国家卫生健康委员会"十三五"规划教材

专科医师核心能力提升导引丛书

供专业学位研究生及专科医师用

泌尿外科学

Urology

第 **3** 版

主　审　郭应禄

主　编　金　杰　魏　强

副主编　王行环　刘继红　王　忠

人民卫生出版社

·北京·

图书在版编目（CIP）数据

泌尿外科学 / 金杰，魏强主编. —3 版. —北京：
人民卫生出版社，2022.7
ISBN 978-7-117-32627-8

Ⅰ.①泌…　Ⅱ.①金…②魏…　Ⅲ.①泌尿外科学—
教材　Ⅳ.①R69

中国版本图书馆 CIP 数据核字（2021）第 272201 号

| 人卫智网 | www.ipmph.com | 医学教育、学术、考试、健康，购书智慧智能综合服务平台 |
| 人卫官网 | www.pmph.com | 人卫官方资讯发布平台 |

泌尿外科学
Miniao Waikexue
第 3 版

主　　编：金　杰　魏　强
出版发行：人民卫生出版社（中继线 010-59780011）
地　　址：北京市朝阳区潘家园南里 19 号
邮　　编：100021
E - mail：pmph @ pmph.com
购书热线：010-59787592　010-59787584　010-65264830
印　　刷：三河市延风印装有限公司
经　　销：新华书店
开　　本：850×1168　1/16　印张：49　插页：8
字　　数：1383 千字
版　　次：2008 年 6 月第 1 版　　2022 年 7 月第 3 版
印　　次：2022 年 9 月第 1 次印刷
标准书号：ISBN 978-7-117-32627-8
定　　价：218.00 元

打击盗版举报电话：**010-59787491**　E-mail：**WQ @ pmph.com**
质量问题联系电话：**010-59787234**　E-mail：**zhiliang @ pmph.com**

编　　者 （按姓氏笔画排序）

王　平　中国医科大学附属第四医院

王　忠　上海交通大学医学院附属第九人民医院

王行环　武汉大学中南医院

王坤杰　四川大学华西医院

王建业　北京医院

孔垂泽　中国医科大学附属第一医院

叶定伟　复旦大学附属肿瘤医院

田　野　首都医科大学附属北京友谊医院

朱育春　四川大学华西医院

刘继红　华中科技大学同济医学院附属同济医院

孙颖浩　中国人民解放军海军军医大学长海医院

李　虹　四川大学华西医院

杨　勇　北京大学肿瘤医院

何志嵩　北京大学第一医院

张　骞　北京大学第一医院

张晓东　首都医科大学附属北京朝阳医院

林天歆　中山大学孙逸仙纪念医院

金　杰　北京大学第一医院

郑军华　上海交通大学附属第一人民医院

贺大林　西安交通大学第一附属医院

夏术阶　上海交通大学附属第一人民医院

徐　勇　天津医科大学第二医院

郭应禄　北京大学第一医院

黄　健　中山大学孙逸仙纪念医院

黄翼然　上海交通大学医学院附属仁济医院

梁朝朝　安徽医科大学第一附属医院

曾宪涛　武汉大学中南医院

谢立平　浙江大学附属第一医院

廖利民　北京博爱医院

魏　强　四川大学华西医院

编写秘书

曹德宏　四川大学华西医院

虞　巍　北京大学第一医院

范　宇　北京大学第一医院

主 审 简 介

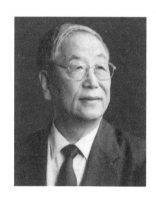

郭应禄 中国工程院院士，北京大学第一医院泌尿外科主任医师、教授、博士生导师。北京大学泌尿外科医师培训学院院长，北京大学第一医院名誉院长，北京大学泌尿外科研究所名誉所长，中国医师协会常务理事，中华医学会理事，中国医学基金会副主席，中国医师协会泌尿外科医师分会终身名誉会长，北京郭应禄泌尿外科发展基金会名誉理事长，国家泌尿男生殖系肿瘤研究中心主任，卫生部泌尿男生殖系肿瘤医疗中心主任。《中华泌尿外科杂志》名誉总编辑，《中华临床医师杂志》主编，*Translational Andrology and Urology* 主编。

主编著作 32 部，发表论文 500 余篇，获得成果 20 余项。荣获首届吴阶平 - 保罗•杨森医学药学奖特殊贡献奖，中华医学会泌尿外科学分会"终身成就奖"，亚洲泌尿外科学会荣誉会员奖，杰出华人泌尿外科医师奖。

主 编 简 介

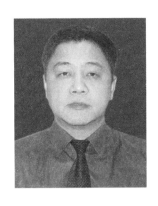

金　杰　北京大学第一医院泌尿外科主任医师、教授、博士生导师。北京大学泌尿外科研究所名誉所长，北京医学会男科学分会委员，全国卫生产业企业管理协会常务理事，中国医疗保健国际交流促进会理事。《中华临床医师杂志》编委，《泌尿男科时讯》主编。

研究方向为前列腺组织炎症与前列腺疾病、泌尿肿瘤的表观遗传学。主持包括国家重点基础研究发展计划（973 计划子项目）1 项，国家自然科学基金面上项目 7 项，国家自然科学基金专项基金项目 2 项，中央保健科研课题基金 1 项，北京市自然科学基金 2 项，广东省自然科学基金 1 项，深圳市科技计划面上项目 1 项，共计 15 项。以第一及通讯作者发表 SCI 论文 100 多篇。

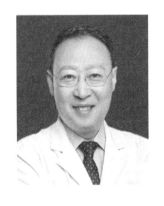

魏　强　主任医师、教授、博士生导师。四川大学华西医院泌尿外科主任，中华医学会泌尿外科学分会副主任委员，中国医师协会泌尿外科医师分会副会长，中国临床肿瘤学会（CSCO）前列腺癌、肾癌专家委员会副主任委员，四川省医学会泌尿外科分会主任委员。《中华医学杂志英文版》(CMJ) 及 *Journal of Evidence-Based Medicine* 编委，《中华泌尿外科杂志》常务编委。

研究方向为前列腺组织炎症与前列腺疾病、泌尿循证医学、泌尿肿瘤的基础与临床研究。主持包括科技部重大专项课题 1 项，国家自然科学基金面上项目 6 项等课题 20 余项，以第一及通讯作者发表 SCI 论文 100 余篇。主编（译）、副主编、参编国家级规划教材及专著 12 部。获四川省科技进步奖一等奖、二等奖，获中华医学会泌尿外科学分会"金膀胱镜奖"及科技部"吴阶平泌尿外科医学奖"。

副主编简介

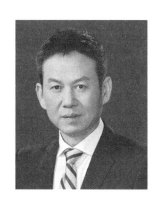

王行环 主任医师、教授、博士生导师，武汉大学中南医院院长，武汉雷神山医院院长。长江学者、湖北省医学领军人才。兼任国务院学位委员会学科评议组成员，中国医师协会泌尿外科医师分会副会长，中国研究型医院学会泌尿外科学专业委员会主任委员等。"全球学者库"中国泌尿外科专家学术影响力排名第 3 位，中国专家新冠肺炎国际论文学术影响力排名第 5 位。

以第一或通信作者在《中华医学杂志》、*JAMA*、*Lancet* 及 *Eur Urol* 等杂志发表论文 318 篇，其中 SCI 论文 170 篇，他引一万余次，研究成果被写入 26 部国际指南和 2 部英文经典教科书。主持国家重点研发计划 4 项，主持制定国家卫生行业标准和指南 9 部。获国家技术发明奖二等奖（第一完成人），全国创新争先奖（负责人），全国最美科技工作者，吴阶平医药创新奖等。

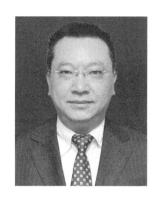

刘继红 医学博士、主任医师、二级教授、博士生导师，先后留学日本、德国和美国。现任华中科技大学同济医学院副院长，附属同济医院党委副书记、院长。全国医学（临床医学）专业学位研究生教育指导委员会委员，中国中西医结合学会副会长，中华医学会男科学分会副主任委员，中国医师学会男科与性医学医师分会副会长，中国医促会泌尿生殖分会副主任委员等。《中华男科学杂志》《现代泌尿生殖肿瘤杂志》和《华中科技大学学报（医学版）》副主编，*Asian J Androl* 等 5 本英文杂志编委，《中华实验外科杂志》等 10 本中文杂志编委。

主持国家自然科学基金重点及面上项目 10 项，发表中文论文 350 余篇，SCI 收录 180 余篇（其中第一作者或通讯作者 80 余篇）。主编《男科手术学》等学术专著 6 部，副主编 7 部，参编《外科学》教材等 40 余部。培养硕士、博士生 100 余名。获湖北省科技进步奖一等奖 2 项，上海市科技进步奖三等奖 1 项，中华医学奖三等奖 1 项，教育部二等奖 1 项等。专利 3 项。获"全国医药卫生系统先进个人"、"湖北五一劳动奖章"、2020 年"全国优秀院长"等称号。

副主编简介

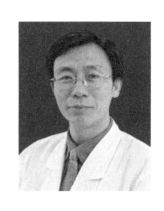

王　忠　主任医师、教授、博士生导师，上海市医学领军人才。现任上海交通大学医学院附属第九人民医院临床医学院副院长、泌尿外科主任。兼任《中华男科学杂志》副主编，中国男科手术培训中心主任，中华医学会男科学分会副主任委员，中国医师协会泌尿外科医师分会委员，上海市中西医结合学会泌尿男科专业委员会主任委员，医用激光设备与技术专业委员会秘书长，印度泌尿外科学会西区特聘教授，医疗卫生援黔核心专家，宁夏回族自治区特聘专家等。

发表论文近 200 篇，主编和参编专著 15 部，获得专利 5 项，承担和完成国家自然科学基金 5 项。获上海市科技进步奖三等奖 3 次，2017 年荣获首届"国家名医"。培养硕士、博士、博士后 30 余名。专业特长：对泌尿外科常见病和疑难杂症的诊断处理有丰富经验，在泌尿、生殖系统异常和畸形的修复重建方面有特长，特别擅长钬激光前列腺剜除术和前列腺癌根治术。

全国高等学校医学研究生"国家级"规划教材
第三轮修订说明

进入新世纪,为了推动研究生教育的改革与发展,加强研究型创新人才培养,人民卫生出版社启动了医学研究生规划教材的组织编写工作,在多次大规模调研、论证的基础上,先后于2002年和2008年分两批完成了第一轮50余种医学研究生规划教材的编写与出版工作。

2014年,全国高等学校第二轮医学研究生规划教材评审委员会及编写委员会在全面、系统分析第一轮研究生教材的基础上,对这套教材进行了系统规划,进一步确立了以"解决研究生科研和临床中实际遇到的问题"为立足点,以"回顾、现状、展望"为线索,以"培养和启发读者创新思维"为中心的教材编写原则,并成功推出了第二轮(共70种)研究生规划教材。

本套教材第三轮修订是在党的十九大精神引领下,对《国家中长期教育改革和发展规划纲要(2010—2020年)》《国务院办公厅关于深化医教协同进一步推进医学教育改革与发展的意见》,以及《教育部办公厅关于进一步规范和加强研究生培养管理的通知》等文件精神的进一步贯彻与落实,也是在总结前两轮教材经验与教训的基础上,再次大规模调研、论证后的继承与发展。修订过程仍坚持以"培养和启发读者创新思维"为中心的编写原则,通过"整合"和"新增"对教材体系做了进一步完善,对编写思路的贯彻与落实采取了进一步的强化措施。

全国高等学校第三轮医学研究生"国家级"规划教材包括五个系列。①科研公共学科:主要围绕研究生科研中所需要的基本理论知识,以及从最初的科研设计到最终的论文发表的各个环节可能遇到的问题展开;②常用统计软件与技术:介绍了SAS统计软件、SPSS统计软件、分子生物学实验技术、免疫学实验技术等常用的统计软件以及实验技术;③基础前沿与进展:主要包括了基础学科中进展相对活跃的学科;④临床基础与辅助学科:包括了专业学位研究生所需要进一步加强的相关学科内容;⑤临床学科:通过对疾病诊疗历史变迁的点评、当前诊疗中困惑、局限与不足的剖析,以及研究热点与发展趋势探讨,启发和培养临床诊疗中的创新思维。

该套教材中的科研公共学科、常用统计软件与技术学科适用于医学院校各专业的研究生及相应的科研工作者;基础前沿与进展学科主要适用于基础医学和临床医学的研究生及相应的科研工作者;临床基础与辅助学科和临床学科主要适用于专业学位研究生及相应学科的专科医师。

全国高等学校第三轮医学研究生"国家级"规划教材目录

11	SAS 统计软件应用（第 4 版）	主　编	贺　佳
		副主编	尹　平　石武祥
12	医学分子生物学实验技术（第 4 版）	主　审	药立波
		主　编	韩　骅　高国全
		副主编	李冬民　喻　红
13	医学免疫学实验技术（第 3 版）	主　编	柳忠辉　吴雄文
		副主编	王全兴　吴玉章　储以微　崔雪玲
14	组织病理技术（第 2 版）	主　编	步　宏
		副主编	吴焕文
15	组织和细胞培养技术（第 4 版）	主　审	章静波
		主　编	刘玉琴
16	组织化学与细胞化学技术（第 3 版）	主　编	李　和　周德山
		副主编	周国民　肖　岚　刘佳梅　孔　力
17	医学分子生物学（第 3 版）	主　审	周春燕　冯作化
		主　编	张晓伟　史岸冰
		副主编	何凤田　刘　戟
18	医学免疫学（第 2 版）	主　编	曹雪涛
		副主编	于益芝　熊思东
19	遗传和基因组医学	主　编	张　学
		副主编	管敏鑫
20	基础与临床药理学（第 3 版）	主　编	杨宝峰
		副主编	李　俊　董　志　杨宝学　郭秀丽
21	医学微生物学（第 2 版）	主　编	徐志凯　郭晓奎
		副主编	江丽芳　范雄林
22	病理学（第 2 版）	主　编	来茂德　梁智勇
		副主编	李一雷　田新霞　周　桥
23	医学细胞生物学（第 4 版）	主　审	杨　恬
		主　编	安　威　周天华
		副主编	李　丰　杨　霞　王杨淦
24	分子毒理学（第 2 版）	主　编	蒋义国　尹立红
		副主编	骆文静　张正东　夏大静　姚　平
25	医学微生态学（第 2 版）	主　编	李兰娟
26	临床流行病学（第 5 版）	主　编	黄悦勤
		副主编	刘爱忠　孙业桓
27	循证医学（第 2 版）	主　审	李幼平
		主　编	孙　鑫　杨克虎

28	断层影像解剖学	主　编	刘树伟　张绍祥
		副主编	赵　斌　徐　飞
29	临床应用解剖学（第2版）	主　编	王海杰
		副主编	臧卫东　陈　尧
30	临床心理学（第2版）	主　审	张亚林
		主　编	李占江
		副主编	王建平　仇剑崟　王　伟　章军建
31	心身医学	主　审	Kurt Fritzsche　吴文源
		主　编	赵旭东
		副主编	孙新宇　林贤浩　魏　镜
32	医患沟通（第2版）	主　编	尹　梅　王锦帆
33	实验诊断学（第2版）	主　审	王兰兰
		主　编	尚　红
		副主编	王传新　徐英春　王　琳　郭晓临
34	核医学（第3版）	主　审	张永学
		主　编	李　方　兰晓莉
		副主编	李亚明　石洪成　张　宏
35	放射诊断学（第2版）	主　审	郭启勇
		主　编	金征宇　王振常
		副主编	王晓明　刘士远　卢光明　宋　彬
			李宏军　梁长虹
36	疾病学基础	主　编	陈国强　宋尔卫
		副主编	董　晨　王　韵　易　静　赵世民
			周天华
37	临床营养学	主　编	于健春
		副主编	李增宁　吴国豪　王新颖　陈　伟
38	临床药物治疗学	主　编	孙国平
		副主编	吴德沛　蔡广研　赵荣生　高　建
			孙秀兰
39	医学3D打印原理与技术	主　编	戴尅戎　卢秉恒
		副主编	王成焘　徐　弢　郝永强　范先群
			沈国芳　王金武
40	互联网＋医疗健康	主　审	张来武
		主　编	范先群
		副主编	李校堃　郑加麟　胡建中　颜　华
41	呼吸病学（第3版）	主　审	钟南山
		主　编	王　辰　陈荣昌
		副主编	代华平　陈宝元　宋元林

42	消化内科学（第3版）	主　审	樊代明	李兆申		
		主　编	钱家鸣	张澍田		
		副主编	田德安	房静远	李延青	杨　丽
43	心血管内科学（第3版）	主　审	胡大一			
		主　编	韩雅玲	马长生		
		副主编	王建安	方　全	华　伟	张抒扬
44	血液内科学（第3版）	主　编	黄晓军	黄　河	胡　豫	
		副主编	邵宗鸿	吴德沛	周道斌	
45	肾内科学（第3版）	主　审	谌贻璞			
		主　编	余学清	赵明辉		
		副主编	陈江华	李雪梅	蔡广研	刘章锁
46	内分泌内科学（第3版）	主　编	宁　光	邢小平		
		副主编	王卫庆	童南伟	陈　刚	
47	风湿免疫内科学（第3版）	主　审	陈顺乐			
		主　编	曾小峰	邹和建		
		副主编	古洁若	黄慈波		
48	急诊医学（第3版）	主　审	黄子通			
		主　编	于学忠	吕传柱		
		副主编	陈玉国	刘　志	曹　钰	
49	神经内科学（第3版）	主　编	刘　鸣	崔丽英	谢　鹏	
		副主编	王拥军	张杰文	王玉平	陈晓春
			吴　波			
50	精神病学（第3版）	主　编	陆　林	马　辛		
		副主编	施慎逊	许　毅	李　涛	
51	感染病学（第3版）	主　编	李兰娟	李　刚		
		副主编	王贵强	宁　琴	李用国	
52	肿瘤学（第5版）	主　编	徐瑞华	陈国强		
		副主编	林东昕	吕有勇	龚建平	
53	老年医学（第3版）	主　审	张　建	范　利	华　琦	
		主　编	刘晓红	陈　彪		
		副主编	齐海梅	胡亦新	岳冀蓉	
54	临床变态反应学	主　编	尹　佳			
		副主编	洪建国	何韶衡	李　楠	
55	危重症医学（第3版）	主　审	王　辰	席修明		
		主　编	杜　斌	隆　云		
		副主编	陈德昌	于凯江	詹庆元	许　媛

56	普通外科学（第 3 版）	主　编	赵玉沛
		副主编	吴文铭　陈规划　刘颖斌　胡三元
57	骨科学（第 3 版）	主　审	陈安民
		主　编	田　伟
		副主编	翁习生　邵增务　郭　卫　贺西京
58	泌尿外科学（第 3 版）	主　审	郭应禄
		主　编	金　杰　魏　强
		副主编	王行环　刘继红　王　忠
59	胸心外科学（第 2 版）	主　编	胡盛寿
		副主编	王　俊　庄　建　刘伦旭　董念国
60	神经外科学（第 4 版）	主　编	赵继宗
		副主编	王　硕　张建宁　毛　颖
61	血管淋巴管外科学（第 3 版）	主　编	汪忠镐
		副主编	王深明　陈　忠　谷涌泉　辛世杰
62	整形外科学	主　编	李青峰
63	小儿外科学（第 3 版）	主　审	王　果
		主　编	冯杰雄　郑　珊
		副主编	张潍平　夏慧敏
64	器官移植学（第 2 版）	主　审	陈　实
		主　编	刘永锋　郑树森
		副主编	陈忠华　朱继业　郭文治
65	临床肿瘤学（第 2 版）	主　编	赫　捷
		副主编	毛友生　沈　铿　马　骏　于金明
			吴一龙
66	麻醉学（第 2 版）	主　编	刘　进　熊利泽
		副主编	黄宇光　邓小明　李文志
67	妇产科学（第 3 版）	主　审	曹泽毅
		主　编	乔　杰　马　丁
		副主编	朱　兰　王建六　杨慧霞　漆洪波
			曹云霞
68	生殖医学	主　编	黄荷凤　陈子江
		副主编	刘嘉茵　王雁玲　孙　斐　李　蓉
69	儿科学（第 2 版）	主　编	桂永浩　申昆玲
		副主编	杜立中　罗小平
70	耳鼻咽喉头颈外科学（第 3 版）	主　审	韩德民
		主　编	孔维佳　吴　皓
		副主编	韩东一　倪　鑫　龚树生　李华伟

71	眼科学（第3版）	主　审	崔　浩	黎晓新		
		主　编	王宁利	杨培增		
		副主编	徐国兴	孙兴怀	王雨生	蒋　沁
			刘　平	马建民		
72	灾难医学（第2版）	主　审	王一镗			
		主　编	刘中民			
		副主编	田军章	周荣斌	王立祥	
73	康复医学（第2版）	主　编	岳寿伟	黄晓琳		
		副主编	毕　胜	杜　青		
74	皮肤性病学（第2版）	主　编	张建中	晋红中		
		副主编	高兴华	陆前进	陶　娟	
75	创伤、烧伤与再生医学（第2版）	主　审	王正国	盛志勇		
		主　编	付小兵			
		副主编	黄跃生	蒋建新	程　飚	陈振兵
76	运动创伤学	主　编	敖英芳			
		副主编	姜春岩	蒋　青	雷光华	唐康来
77	全科医学	主　审	祝墡珠			
		主　编	王永晨	方力争		
		副主编	方宁远	王留义		
78	罕见病学	主　编	张抒扬	赵玉沛		
		副主编	黄尚志	崔丽英	陈丽萌	
79	临床医学示范案例分析	主　编	胡翊群	李海潮		
		副主编	沈国芳	罗小平	余保平	吴国豪

全国高等学校第三轮医学研究生"国家级"规划教材评审委员会名单

顾　问

　　韩启德　桑国卫　陈　竺　曾益新　赵玉沛

主任委员 （以姓氏笔画为序）

　　王　辰　刘德培　曹雪涛

副主任委员 （以姓氏笔画为序）

　　于金明　马　丁　王正国　卢秉恒　付小兵　宁　光　乔　杰
　　李兰娟　李兆申　杨宝峰　汪忠镐　张　运　张伯礼　张英泽
　　陆　林　陈国强　郑树森　郎景和　赵继宗　胡盛寿　段树民
　　郭应禄　黄荷凤　盛志勇　韩雅玲　韩德民　赫　捷　樊代明
　　戴尅戎　魏于全

常务委员 （以姓氏笔画为序）

　　文历阳　田勇泉　冯友梅　冯晓源　吕兆丰　闫剑群　李　和
　　李　虹　李玉林　李立明　来茂德　步　宏　余学清　汪建平
　　张　学　张学军　陈子江　陈安民　尚　红　周学东　赵　群
　　胡志斌　柯　杨　桂永浩　梁万年　瞿　佳

委　员 （以姓氏笔画为序）

　　于学忠　于健春　马　辛　马长生　王　彤　王　果　王一镗
　　王兰兰　王宁利　王永晨　王振常　王海杰　王锦帆　方力争
　　尹　佳　尹　梅　尹立红　孔维佳　叶冬青　申昆玲　田　伟
　　史岸冰　冯作化　冯杰雄　兰晓莉　邢小平　吕传柱　华　琦
　　向　荣　刘　民　刘　进　刘　鸣　刘中民　刘玉琴　刘永锋
　　刘树伟　刘晓红　安　威　安胜利　孙　鑫　孙国平　孙振球
　　杜　斌　李　方　李　刚　李占江　李幼平　李青峰　李卓娅
　　李宗芳　李晓松　李海潮　杨　恬　杨克虎　杨培增　吴　皓

前　言

研究生教材《泌尿外科学》从第 1 版到第 3 版的修订历时十余年，在此期间医学基础理论不断发展进步，临床技术也快速更新迭代。一方面，我们秉持启发引导式的理念，结合学术进展与临床实践，激发已具备一定基础医学知识的研究生们在学习中提高发现问题和解决问题的能力，并以此临床问题开展科学研究的能力。因为知识的获取并非仅仅囿于课本，更重要的是要将所学理论技术立体活化，并围绕真实病例展开思考和实践。另一方面，我们也希望研究生具备较强的自学能力和探索精神，时刻关注科学发展前沿，及时汲取不断更新中的医学知识，使之实践于临床。

本版遵循了"回顾历史、剖析现状、展望未来"的写作思路，在传统章节排版的基础上，还对一些疾病、章节进行了重新归类，新增及选择性地删除了一些非必要的陈旧内容，保证了内容的时效性和科学性。与上版相比较，新增上尿路上皮癌、膀胱阴道瘘等内容。部分内容进行了结构调整，其中包括尿道下裂移入小儿泌尿，原肾盂输尿管连接部梗阻分为成人及小儿两部分，上版的原发性膀胱输尿管反流分为成人及小儿，原尿道瓣膜并入下尿路梗阻等。在修订过程中，我们也妥善处理了在上一版中部分章节图文缺乏的问题，在成人隐睾、性传播性疾病、男性不育症、精索手术等部分适当增添了相关图片及手术视频，有助于学生更加直观地学习，加深理解。

本版在泌尿外科疾病诊治的基本方法和原则中新增精准医学、肿瘤免疫治疗基础等重要内容。精准医学关注的科学问题即疾病的精准预防及疾病的精准诊治，尤其是泌尿系统肿瘤的精准诊治方面近年取得了重要进展。此外，当前免疫治疗为肿瘤的治疗带来了新的曙光，其中免疫检查点抑制剂在尿路上皮癌等的治疗中开启了新纪元，也一并进行了探讨。

"一节复一节，千枝攒万叶"，本书在二十三家国内知名医学院校的大力支持和通力合作下最终完成，饱含大家严谨的治学态度和敬业精神。感谢各位编者不断地反思、探讨与修改，为《泌尿外科学》的完善与进步做出贡献。治学之路坎坷艰难，纵使我们殚精竭虑、尽职尽责，但难免会有错误之处，敬请各位读者在使用中发现问题和不足，提出宝贵的意见，帮助这部教材日臻完善、精益求精，共同促进医学研究生教学工作的发展。

金　杰　魏　强

2022 年 3 月

目　录

第一篇 泌尿外科疾病诊治的基本方法和原则

第一章　泌尿外科基本症状的理解

一、采集病史

病史的采集是了解患者主诉、症状、体征等基本信息的主要手段。毫无疑问，完整的病史采集是准确诊断的第一步。与患者沟通并采集到有用的信息（即病史）是一门艺术，其中不但需要医生对泌尿系统疾病有丰富的理论知识和实践，同时需要医生有高超的沟通能力。患者初诊时一般比较焦虑，同时患者的教育程度、语言能力和认知能力均可能会对患者的准确表述产生极大的影响。但医生是专业人员，就应该有能力通过患者的只言片语了解患者症状和体征的基本现象。病史的采集通常从患者的就诊原因开始，对于患者叙述，医生应该记住患者的表述是不专业的（所以称之为主诉而非症状），需要医生进行仔细地询问或鉴别。如患者主诉尿频，医生应了解昼夜尿的次数、每次排尿大概的容量和促使患者频繁排尿的原因，只有确定患者夜尿大于 2 次，每次尿量较平时少，常有急迫排尿感觉，医生才能确定患者可能存在与膀胱过度活动相关的症状。从患者主诉到我们所判断的症状，不但需要医生有很丰富的临床经验，更需要耐心和爱心。

对于症状，我们还需了解产生症状的时间、诱因、持续时间、严重程度及对生活的影响等。完整的病史还应包括患者的现病史、既往史和家族史等，尤其是家族史，很多时候阳性的家族史往往对一些疾病的诊断决策起决定作用，如血清前列腺特异抗原（prostate specific antigen，PSA）略升高者，对于有家族史者，活检的必要性要显得更为迫切。

二、泌尿系统症状

泌尿系统症状有其特异性，多数泌尿系统的症状其背后的基本病理生理机制相同，但病因可能有所不同。如尿急症，指突发的排尿感而很难被延迟，多与逼尿肌过度活动有关，逼尿肌过度活动是一种基本病理生理改变，病因有下尿路梗阻、中枢神经的损伤和肌源性的病变等，甚至泌尿系统感染也伴随这类病理生理改变，因此对于症状需要进一步的分析，了解其背后的病理生理机制及其可能的病因，才能获得更为准确的诊断，或制订更有效的治疗措施。

1. **下尿路症状**　下尿路症状是泌尿系统症状中最为常见的症状群，可单独存在或合并其他症状和体征，后者可能会伴有更为复杂的病理生理改变或病因。下尿路症状由三大组症状组成，其中包括储尿期症状、排尿期症状和排尿后症状等（表 1-1-1）。下尿路症状名词提出有其一定的背景，最初对老年男性前列腺增生患者的症状称之为前列腺增生症状，其中包括以上三大组症状。但自 20 世纪 80 年代尿动力学研究发现，很多患者并无因前列腺增生所致的梗阻，仍有相关症状，此时这类症状多与逼尿肌功能改变有关，并非前列腺增生导致膀胱出口梗阻。一味将这三组症状归因于前列腺增生，既不利于对良性前列腺增生的病理生理改变的理解，更不利于患有这类症状的老年患者的治疗。提出下尿路症状的意义在于，在除外其他可能的膀胱局部器质性疾病的情况下，通常用来描述前列腺增生或膀胱

表 1-1-1　下尿路症状的组成

储尿期	排尿期	排尿后
尿频	排尿踌躇	排尿后滴沥
尿急	尿线变细	尿不尽感
夜尿增多	间断排尿	
急迫性尿失禁	腹压排尿	
膀胱疼痛	终末滴沥	
其他类型尿失禁		

功能改变所致的特异症状,此统称为下尿路症状(lower urinary tract symptoms)。以下将对下尿路症状组成做进一步阐述,以便更好地理解和诊断下尿路症状。

(1)储尿期症状(storage symptoms)

1)尿频(increased daytime frequency,IDF):根据 2002 年国际尿控学会标准委员会有关标准定义的报告,并未对尿频作出排尿次数多少的规定。对于不同职业、文化背景和生活方式的患者,尿频多少对其影响可能有很大差异,因此强调排尿次数的增加而影响了患者的生活方式即可诊断为尿频。在研究中为了定量分析的便利,通常把夜尿 >1 次及昼夜排尿次数 ≥8 次作为尿频的入组标准。在临床实践中对于尿频的评估更为重要的是要了解患者频繁排尿的原因,每次排尿的尿量和是否存在与尿频相关的其他下尿路症状。产生尿频的病理生理机制有多种,如为炎症所致,患者常因憋尿时不适(尿道或膀胱区)而频繁排尿;如为逼尿肌过度活动症所致,患者常因逼尿肌过度活动所导致的尿急症而频繁排尿;膀胱顺应性明显减低(或称之为膀胱纤维化)也会产生尿频,这类患者往往尿急症状不明显,多因膀胱内压力更短时间内超过尿道压导致尿道感觉异常(或有尿意,这类患者膀胱感觉往往会有所减低)而排尿;如仅尿量增多(多尿症患者),往往因膀胱更短时间内充满而有尿意而频繁排尿(此时患者尿量多为正常)。因此对尿频的诊断不能仅仅满足于了解患者的排尿次数,还应进一步询问促使其频繁排尿的伴随症状。

2)尿急或尿急症(urgency):严格来说尿急一词只是患者的主诉,并非标准症状名词。如患者尿急与一种突发排尿感及其很难被延迟的现象有关,标准症状名词为尿急症。尿急可以出现在正常人膀胱胀满时,尽管很急但多能忍住而找到适当的时机排尿,而尿急症的出现提示患者控制逼尿肌收缩的能力明显减低,其基本的病理生理改变为逼尿肌过度活动。尿急症多伴有尿频,尤其是夜间排尿次数增多,而尿频发生机制有多种,并非一定伴有尿急症。

3)急迫性尿失禁(urgency urinary incontinence,UUI):急迫性尿失禁是一种与尿急症相关的尿失禁,多于尿急症后出现。由于急迫性尿失禁发生

的机制与患者控制逼尿肌能力下降有关,故一旦发生往往会一次排空膀胱,因此常产生大量逸尿现象,此点与压力性尿失禁有明显不同(见压力性尿失禁症状)。

由于尿频、尿急和急迫性尿失禁通常有相同的病理生理机制即逼尿肌过度活动,因此目前常把这三种症状统称为膀胱过度活动症,膀胱过度活动症是否能成为单独的疾病并无定论,但可以肯定的是很多疾病如良性前列腺增生所致的膀胱出口梗阻、泌尿系统感染甚至膀胱内其他局部病变均可能导致膀胱过度活动症,从临床看更可能为一种症状群。

4)夜尿增多(nocturia):夜尿增多通常指自入睡后因尿意而醒并排尿。正常时一般不会超过一次。因此多将夜尿增多定义为每夜排尿 1 次以上。夜尿增多是一种多机制的症状。如夜尿增多伴有昼夜尿频和尿急,通常与膀胱过度活动症有关,夜尿增多伴有膀胱疼痛(憋尿痛)通常与下尿路炎症有关,以上的夜尿增多多指排尿次数增多并伴有每次排尿量的减少。仅夜尿增多且每次排尿量正常通常与代谢有关,如糖尿病所致的渗透性利尿和垂体功能障碍所致的多尿症,以上两者均伴有昼夜尿量和排尿次数的增加和烦渴现象。充血性心力衰竭和垂体分泌节律的紊乱常引起夜尿量增加进而导致夜尿次数增加,一般不伴有其他下尿路症状。

5)压力性尿失禁(stress urinary incontinence):压力性尿失禁多见于女性或前列腺术后的男性患者,指一种因腹压增高所致的经尿道溢尿现象。因此,压力性尿失禁的特点是与腹压关系密切:腹压增高同时出现溢尿,腹压消失溢尿即消失。压力性尿失禁基本病理生理机制与尿道固有控尿机制减弱或盆底松弛导致膀胱颈、后尿道过度下移后压力传导受限有关。

6)膀胱疼痛:指一种与膀胱充盈相关,排尿后多能缓解的膀胱区不适、压迫感或疼痛。有这类症状的患者也常主诉"尿急",但这类"尿急"与尿急症有明显不同,也不同于正常膀胱充满状态下的尿急。患者通常表示排尿后不久就出现尿意,随着憋尿的增加,尿意逐渐强烈致一种不适或压迫感,严重者甚至疼痛,但一般都能忍住而不至于尿失禁。产生膀胱疼痛的机制通常与膀胱

黏膜、黏膜下和肌层存在某种炎症有关，多涉及膀胱感觉神经，如有害物质增多导致膀胱纤维增生等，使得膀胱感觉异常过敏。因为憋尿不适而频繁排尿以缓解症状，此类患者尿频尿急主诉并非逼尿肌过度活动所致。

（2）排尿期症状（voiding symptoms）：排尿期症状无论患者或医生都比较容易理解，包括排尿踌躇（hesitancy）、尿线变细（slow stream）和间断排尿（intermittency）。排尿踌躇指患者已准备好排尿至尿液排出的时间明显延长，对于多长时间为异常并无具体规定，患者自认为明显延长并影响其排尿即可称之为排尿踌躇。尿线变细也是一种比较主观的定义，多采用患者自认为与没有排尿异常时比较是否存在变细现象作为尿线是否变细的判断标准。间断排尿指排尿时出现一次以上无不适停顿现象，而腹压排尿指患者排尿时常不自主性地需要增加腹压以协助排尿，终末滴沥则指排尿末出现滴沥现象。需要强调的是排尿期症状并非仅仅与下尿路梗阻有关，无论是下尿路梗阻或逼尿肌收缩力减弱的排尿期症状均无特异性。排尿踌躇和尿线变细多为排尿期症状早期，而间断排尿、腹压排尿和终末滴沥多提示排尿期症状比较严重。另外，临床上一部分患者会主诉尿线分叉（splitting of the stream）或者尿线分散（spraying of the stream），这些患者通常有排尿费力，需要腹压才能开始排尿，维持或改善尿流速度。

（3）排尿后症状（post-voiding symptoms）：在排尿完成后立即出现的症状，包括排尿后滴沥（postvoid dribble）及尿不尽感（feeling of incomplete emptying）。排尿后滴沥指排尿完成后立即出现尿液不自主流出，而终末滴沥出现在排尿终末，两者发生的时机不同。排尿后滴沥和尿不尽感这两种症状一般难以确定为储尿期症状或排尿期症状，因为无论是逼尿肌过度活动或膀胱尿道炎症等疾病均可导致这两种症状的发生。由于排尿后症状一般不会单独存在，需要结合其他下尿路症状或需做尿动力学等进一步诊断才能确定引起以上两种症状的疾病及病理生理改变。

目前，由于膀胱本身病变在下尿路症状产生中的重要性日益突出，针对膀胱储尿期和排尿期的下尿路症状，临床上分别定义了两个综合征：膀胱过度活动症（overactive bladder，OAB）和膀胱活动低下症（underactive bladder，UAB）。OAB主要指尿急，伴有或不伴有急迫性尿失禁，通常伴有尿频和夜尿增多。而UAB则由于膀胱逼尿肌收缩功能下降导致的尿线变细，排尿踌躇，腹压排尿，伴有或不伴有尿不尽感，有时伴有储尿期症状。UAB临床表现与膀胱出口梗阻的表现相似，因此需要综合临床表现和尿动力学的检查明确。

2. 疼痛 泌尿系统疾病所致的疼痛多与尿路梗阻和炎症有关。不同的病因和部位疼痛的严重程度和特点可能完全不同。以下将对泌尿系统不同器官疾病引起的疼痛做简要介绍。

（1）肾源性疼痛：多位于患侧肾脏，也可能沿输尿管放射。最为典型的为肾绞痛，因结石梗阻后肾盂或上段输尿管平滑肌痉挛所致，表现为突发和阵发性严重疼痛，由于伴随输尿管痉挛和神经牵扯机制，疼痛常沿输尿管向下腹部放射。肾源性疼痛多位于腰背部，患侧肋脊角和第十二肋缘的深面。肾脏的慢性疼痛多与肾积水或肿瘤导致肾被膜牵拉或炎症所致。肾脏慢性疼痛的特点系体位改变或休息并不会减轻疼痛，此点与腰背肌肉或骨骼疾病引起的疼痛有明显不同。肾脏疼痛有时需要与腹部疾病鉴别，如胃不适或胆囊炎等。

（2）输尿管源性疼痛：也多与梗阻或炎症有关。急性梗阻可导致肾绞痛样症状，其发生机制与肾盂扩张压力过高导致上段输尿管或肾盂平滑肌痉挛有关。急性肾绞痛时应注意了解和观察与血尿的关系；通常肾绞痛后因结石摩擦输尿管或肾盂黏膜，常导致黏膜出血而出现绞痛后血尿；而肾盂输尿管肿瘤出血时也常因血块导致梗阻而出现肾绞痛，但一般表现为血尿后绞痛，因为血块常阻塞在输尿管内，因此血尿后绞痛常表现在输尿管部位。

（3）膀胱疼痛：引起膀胱疼痛的机制也多与梗阻或炎症有关。膀胱急性疼痛多为急性梗阻（如尿潴留）和急性炎症（膀胱炎）所致，除疼痛以外，前者有排尿困难症状，后者则多伴有尿频、尿急和尿痛。临床上较难以诊断的是膀胱慢性疼痛。尽管慢性尿潴留也能造成膀胱慢性疼痛，但因伴有明显的排尿困难和残余尿量的增多而容易鉴别。急性炎症如细菌性膀胱炎引起的疼痛常伴有急性发作的尿频、尿急和尿痛，尿常规和尿培养可以做出准确判断。与慢性炎症相关的膀胱疼痛有其特点，患者常主诉憋尿时下腹不适，憋尿多时或症状严重时表现为下腹疼痛，通常排尿后有所缓解，患者常伴有尿频尿急。多种病因均可导致慢性炎症，如反复泌尿系统感染、泌尿系统结核、嗜酸细胞浸润（常与过敏有关）、膀胱间质炎症甚至膀胱肿瘤等，因此慢性膀胱疼痛需要做详尽的检查才能获得准确的诊断（详见膀胱疼痛综合征/间质性膀胱炎一节）。

（4）前列腺疼痛：基本病理生理改变为前列腺组织内的炎症反应，但这类炎症反应也是多病因所致，如细菌性前列腺炎或非细菌性前列腺炎等。患者也可能同时主诉阴茎、肛门周围疼痛。对于非细菌性前列腺炎所致的前列腺疼痛有时难以区别是否为膀胱疼痛放射所致，常用的疼痛定位方法是麻醉试验，即经气囊尿管往膀胱内注入利多卡因，如果疼痛消失则提示为膀胱源性疼痛，反之为前列腺疼痛。前列腺炎症严重时可因前列腺水肿而导致梗阻，这也是急性细菌性前列腺炎出现尿潴留的主要原因之一。

（5）阴茎疼痛：除检查了解有无包茎、包皮炎、尿道炎或阴茎硬结等所致的阴茎局部疼痛外，临床上更为多见的为膀胱或前列腺疼痛放射所致。

（6）睾丸疼痛：睾丸疼痛临床也较为常见。突发一侧睾丸疼痛应高度怀疑患者睾丸扭转。急性睾丸明显疼痛并伴有阴囊肿大应高度怀疑睾丸炎。睾丸扭转治疗不及时也会出现炎症反应，此时与睾丸炎鉴别需要依靠多普勒彩色超声检查。严重的精索静脉曲张常导致患者睾丸的隐痛。阴囊内其他疾病如鞘膜积液、附睾炎、睾丸肿瘤等均可引起阴囊的疼痛，结合体检一般均能做出准确判断，必要时需要超声检查加以鉴别。由于从胚胎发育来说睾丸自肾水平下降入阴囊，因此肾脏疾病如肾输尿管结石引起的肾绞痛往往放射至睾丸，此时主要特征是尽管主诉睾丸疼痛，但睾丸的体检并无异常。

3. **血尿**　血尿是泌尿外科最为重要的症状和体征之一。镜下血尿的定义为每高倍镜视野红细胞≥3个。一旦患者主诉肉眼血尿，需进一步询诊，尽可能弄清楚以下问题。①血尿颜色：洗肉水样常为外科血尿，即指正常红细胞混于尿液中；酱油色多为溶血尿，即溶血性疾病所致的血红蛋白混于尿液中。暗红色血尿多为陈旧性血尿，也提示尿路可能存在有血凝块。②血尿同时是否伴有疼痛症状：先有疼痛后有血尿可能与尿路结石有关，而先有血尿后有疼痛，不能除外血凝块所致的肾绞痛。而血尿同时无其他不适，称之为无痛性肉眼血尿，常与尿路肿瘤或肾肿瘤出血有关。③是否伴有血块：伴有血块者通常提示出血较为严重。需关注是否存在细长条或蚯蚓状血块，因为这类血块只能形成于输尿管，提示上尿路出血导致的血尿。④血尿出现的时机：初始血尿提示病变位于尿道，终末血尿提示病变位于膀胱颈附近，全程血尿提示病变位于膀胱或上尿路。

泌尿外科多数疾病均可造成血尿，但内科疾病如肾病或肾炎也可表现为血尿（多为镜下血尿）。常通过观察红细胞形态来判断血尿的内外科性质，如红细胞多为变形性，提示红细胞通过肾小球进入尿液，多为肾病或肾炎所致；如红细胞形态正常，提示红细胞直接通过破损血管进入尿液，多为肿瘤、结石和外伤等外科疾病所致。对于尿液中潜血阳性，但无红细胞者，提示血红蛋白尿，多为溶血性疾病所致。

4. **尿失禁**　严格来说尿失禁应属于下尿路症状范畴，但由于尿失禁发生的机制复杂，故在此重点阐述。

压力性尿失禁（stress urinary incontinence，SUI）：指腹压增高时出现经尿道不自主漏尿现象。对此定义应关注两点：①腹压增高时而非逼尿肌压力升高所致的尿失禁。逼尿肌压力是需要尿动力学判断的，因此文献所述尿动力学性压力性尿失禁（urodynamic SUI）只是强调了是腹压升高而非逼尿肌压力升高的尿失禁，而尿动力学本身其实只是除外了急迫性尿失禁，并非依靠尿动力学诊断压力性尿失禁。②经尿道漏尿，此点通常需要做相关的检查才能确定。最为直接判断的方法为压力诱发试验确定是否从尿道漏尿。需要指出的是，SUI的患者可以合并存在UAB，由于目前SUI的手术治疗在临床上日益广泛开展，需要重视这部分患者是否合并存在UAB的情况以避免术后排尿困难的出现。

急迫性尿失禁（urgency urinary incontinence，UUI）：指尿急症出现时因不能延迟排尿而出现的尿失禁现象。急迫性尿失禁发生的机制与逼尿肌过度活动有关，因此通常伴有尿频和尿急主诉。临床上多见于神经系统疾病的患者，因此在采集病史的时候，需要重视神经系统疾病相关的病史。在压力性尿失禁的患者中，如果伴随逼尿肌过度活动时，则可能会混合出现急迫性尿失禁，称为混合性尿失禁（mixed urinary incontinence，MUI）。

充盈性尿失禁（overflow urinary incontinence）：指膀胱过度充盈不能排空时出现的漏尿现象。通常表现为尿道口尿液滴沥，夜间较为严重。其基本的发病机制与慢性尿潴留有关，而引起慢性尿潴留的机制或与严重的膀胱出口梗阻有关，或为逼尿肌收缩力严重受损所致，因此这类患者多同时伴有严重的排尿困难。充盈性尿失禁的患者常伴有双肾积水，肾功能不全，临床处理上需要上下尿路处理综合考虑，充分引流，保护患者肾功能。

完全性尿失禁（complete urinary incontinence）：指患者尿道括约肌功能完全消失而持续漏尿现象，临床表现与充盈性尿失禁类似，但患者膀胱空虚而无正常排尿。

持续性失禁（continuous incontinence）：指非尿道漏尿现象，为尿瘘的一种临床表现。如膀胱阴道瘘和输尿管阴道瘘等所致的持续性漏尿。

（金 杰 虞 巍）

参 考 文 献

[1] Drake MJ. Fundamentals of terminology in lower urinary tract function. Neurourol Urodyn, 2018, 37（S6）: S13-S19.

[2] Abrams P, Cardozo L, Fall M, et al. The standardisation of terminology of lower urinary tract function: report from the Standardisation Sub-committee of the International Continence Society. Neurourol Urodyn, 2002, 21（2）: 167-178.

[3] Randich A, Uzzell T, DeBerry JJ, et al. Neonatal urinary bladder inflammation produces adult bladder hypersensitivity. J Pain, 2006, 7（7）: 469-479.

[4] Glenn S, Gerber, Charles B, et al. Evaluation of the urologic patient: history physical examination, and urinalysis//Alan J Wein. Campbell-Walsh Urology.10th ed. Philadelphia: W.B. Saunders Co., 2011.

第二章　泌尿外科影像学诊断

由于泌尿系统脏器深在,往往无法通过单纯体格检查评估患者的疾病状态,所以影像学检查就成为诊断和治疗泌尿系统疾病不可缺少的工具。随着影像学检查的广泛应用,越来越多没有临床症状的肾脏肿瘤和肾上腺肿瘤患者被发现,更进一步说明了影像学检查在泌尿外科临床实践中的重要性。从普通的 X 线检查到计算机体层成像(computed tomography,CT)和磁共振成像(magnetic resonance imaging,MRI);从单纯了解解剖结构到进一步反映泌尿器官的生理功能改变;从单纯的前后位 X 线检查到可以进行横断、矢状和冠状面等不同层面检查;从两维图像到三维图像,从单纯检查到目前可以在影像检查指引下进行治疗,泌尿影像学走过了很长的发展之路,内容极其丰富,本章仅就临床常用的影像学检查指征、特点作简要介绍。

第一节　影像学检查的防护

在临床工作中,虽然影像学检查给予了我们巨大的帮助,但同时也需要注意其应用指征,避免过度检查给医生和患者带来的双重损害。

一、放射防护

自 1895 年伦琴(Röntgen)发现 X 射线后,X 线检查就逐步广泛应用于临床。而长期接触放射线,身体会逐渐积累很多损害。

放射对身体的损害是不分医生和患者的,所以对医生来说要学会如何进行防护,对患者来说要避免不必要的检查。影响放射后损害的危险因子非常复杂,这里仅简述一些基本原则。首先,一般将患者在接受治疗时所吸收的射线能量用格里(Gray)来表示,而医生和患者在诊断时暴露于射线的能量应用希沃特(Sievert,Sv)来表

示。其次,在接受检查和治疗时暴露于射线的量越大,身体所受的损伤就越大,其最大的危害是可能诱发肿瘤。推荐每年暴露于放射线的量不超过 50mSv,但是由于身体不同组织对射线的敏感度不同(射线对眼睛和腺体的生物学损害最大),所以推荐的最低危害放射剂量没有统一标准,依据身体部位不同而不同。一般认为,每年接受 10mSv 的有效放射量后,1/1 000 的人会发生恶性肿瘤。而接受一次腹部和盆腔三维 CT 扫描(无论是平扫还是增强)的放射量为 25～40mSV。可想而知,过度的放射检查会给患者带来什么样的损害。为此,特摘录放射相关等级表(relative radiation level,RRL)如表 1-2-1 所示。作为医疗工作者,为了更长时间、更好地服务于患者,在工作中更要注意保护自己。其基本方法包括尽量减少暴露于放射线的时间,尽量增加与放射源之间的距离,以及规范地应用防护设备,而对于甲状腺、性腺和眼睛的防护则更为重要。

表 1-2-1　泌尿外科常规检查的放射暴露

放射相关等级(RRL)	成人有效检查剂量等级	检查方式
None	0mSv	超声,磁共振
Minimal	<0.1mSv	胸片
Low	0.1～1mSv	腰椎,盆腔平片
Medium	1～10mSV	腹部 CT 平扫,放射性核素检查,骨扫描,^{99m}Tc-DMSA 肾动态,IVP,逆行肾盂造影,KUB,胸部增强 CT
High	10～100mSV	腹部平扫或增强 CT,全身 PET

患者放射防护意识在逐步提高,医生在临床诊治疾病的工作中需要充分考虑到这一点。但需要指出的是,对于临床上需要明确病情的患者

（尤其是重症，肿瘤患者），还是以诊断病情为主要目的，避免延误病情的诊治，应结合医生临床实践的具体情况，在能够明确病情的前提下，选择对患者伤害较小的检查。而对于普查和常规体检的患者，在没有临床依据的情况下，尽量选择没有放射损伤的影像学工具，尤其是避免放射剂量较大的影像学检查（如 PET-CT）的过度使用。

二、对比剂的利与弊

影像学检查时，将对比剂应用于人体内，可以增加普通影像学所获得的信息，进一步明确病变的性质及身体特定器官的功能，目前已广泛应用于临床。但凡事有利就有弊，在应用对比剂的过程中也需要注意其本身的副作用。临床医生在选择使用有对比剂的影像学检查时，需要充分认识该检查在诊疗中的价值以及禁忌证，了解检查流程，应告知患者对比剂的优势以及可能存在的副作用，并发症等相关事宜，以便获得患者的充分理解。据报道，目前静脉应用对比剂的总体并发症发生率约为 5%。以下就常用对比剂的副作用进行简单描述。

以普通放射及 CT 常用的含碘造影剂来说，如果静脉应用，面临着两类并发症：一类是异物过敏反应，该类并发症一般在应用药物过程中或者是应用后立即出现，对以往曾经对造影剂过敏、哮喘、糖尿病、肾功能损害、心功能不全或服用 β 受体阻滞剂的患者，该类并发症更为常见。患者在检查后 48h 内出现，血肌酐升高伴有尿量减少，则需要警惕对比剂肾病的发生。糖尿病、慢性肾脏病等因素是出现对比剂肾病的危险因素。在临床工作中，尤其是在进行肾脏相关外科手术操作时，需要警惕此类并发症的出现，避免临床判断出现偏差。另一类与含碘对比剂相关的并发症是剂量相关性并发症。众所周知，相对于体内碘含量来说，检查过程中所需的碘量很高，对于体内的主要含碘器官甲状腺来说，其总含碘量仅为 0.01g，其每日转化碘量仅为 0.000 1g。而进行一次肾脏增强扫描 CT，需要的碘量为 25～50g。虽然这对大多数受检者来说无害，但是对于甲状腺功能异常（尤其是功能亢进）者来说，则会因为过量碘的摄入导致甲状腺功能异常，尤其是甲亢的加重。

MRI 所需的对比剂包括铜、锰和钆等顺磁性物质，它们可以改变 MRI 过程中 T_1 和 T_2 相的弛豫时间，增强 T_1 相的组织信号，但是对于 T_2 相的影响不大。以往认为该对比剂对人体影响不大，但越来越多的研究发现，对比剂可以诱发肾源性系统性纤维化，肾功能不全的患者发生率尤高，因此肾功能不全的患者不建议选择含有钆的对比剂进行检查。

在超声检查中，应用六氟化硫微泡可以提高血液的回波率，提高信噪比，在大血管和小血管的检查中提高多普勒成像质量以更准确地为疾病定性。超声对比剂整体的使用安全性较高，过敏等副作用较为罕见。由于六氟化硫微泡不通过肾脏代谢，因此对于肾功能不全的患者，尤其是在增强 CT 和增强 MR 检查都无法进行时，对于明确病灶的血供分布特点具有一定的临床参考价值。

恰当、合理的应用对比剂可以帮助影像学检查，提高检查的精确度和准确度。但如果忽略了其本身的危害性，则可能对患者造成不可逆转的损害。

第二节 常用的临床影像学检查方法

一、腹部平片

最简单的泌尿影像检查，是排泄性尿路造影前的准备，可显示腹部不正常钙化，以作为泌尿道结石诊断和治疗前后的参考，可显示肾脏的大小、形状、长轴变化和位置，作为进一步诊断肾脏病变的参考（图 1-2-1）。此外，还可通过显示腰大肌的清晰与否而判断腹膜后病变的可能，并显示骨盆和腰椎的病变情形而进一步诊断泌尿道的可能病变（如前列腺癌造成骨盆或腰椎骨转移）。评估输尿管内引流管或支架的位置和状态，也可通过肾区或骨盆区见到不正常气体作为诊断气肿性肾盂肾炎（图 1-2-2）或气肿性膀胱炎的依据。

二、排泄性尿路造影

最常被应用于诊断泌尿系统病变的影像学检查。方法是在周围静脉注射 50ml 的含碘显影剂后，在注射后 1min、5min、15min 和 30min 共摄 4 张 X 线片。可用于显示肾脏集合系统和输尿管结

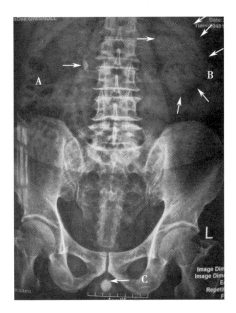

图 1-2-1　泌尿系统腹平片

A. 可见右侧腰大肌影旁高密度影, 右输尿管结石; B. 左肾影; C. 会阴区高密度影, 尿道结石

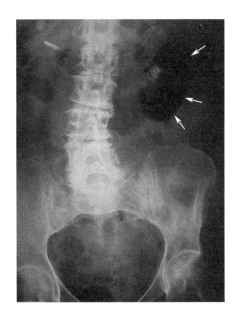

图 1-2-2　泌尿系统腹平片

左肾周异常积气, 为气肿性肾盂肾炎的表现

构(图 1-2-3)、显示输尿管梗阻等级和分侧肾脏功能、明确尿石症状态, 并且可以结合体外冲击波碎石、显示透光结石, 或者是经皮穿刺肾集合系统时显示集合系统状态。在特殊情况下(例如肾下垂、尿流改道手术后)明确肾脏和输尿管的解剖情况等。当存在腹膜后肿瘤或女性生殖器肿瘤时, 可以根据显影所示的泌尿道移位, 明确泌尿道外的病变存在。

三、逆行性尿路造影

将对比剂通过逆行方法、注入输尿管以显示集合系统和输尿管的方法。当排泄性尿路造影的结果不确定时(如尿路不显影或显影不佳时), 或患者对显影剂过敏时, 需施行此项检查。可以用于评估先天性或继发性输尿管梗阻, 评估输尿管和肾集合系统的充盈缺损情况(图 1-2-4), 帮助

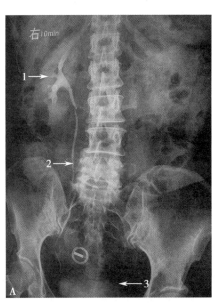

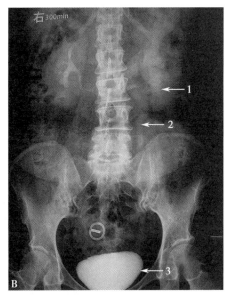

图 1-2-3　排泄性尿路造影

A. 10min 时可见右侧肾盂、输尿管和膀胱显影, 图中 1 为肾盏、2 为输尿管、3 为膀胱, 而左肾未见明显集合系统成像; B. 患者在注射造影剂 300min 后拍片, 可见左侧集合系统影像, 显示左肾积水, 该图中 1 为肾盏、2 为输尿管、3 为膀胱

经皮肾穿刺过程中定位和扩大肾盂积水状态，检查血尿原因或监测尿路上皮癌的复发，也可以在输尿管镜手术或者是输尿管支架管留置过程中应用。在逆行性尿路造影过程中，除可以获得上尿路的解剖性信息，还可以将抽出的尿液加以检查（如细胞学检查、细菌及生化检查），明确血尿来源的侧别。

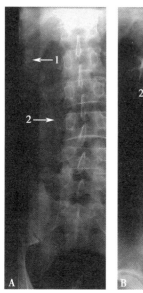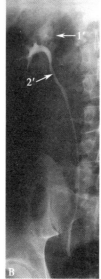

图 1-2-4　逆行尿路造影

A. 显示右侧输尿管内留置输尿管导管，图中 1 为肾区致密影，2 为已经留置的输尿管导管；B. 逆行造影显示，左肾区致密影无显著增强，考虑为肾脏憩室结石，图中 1′ 为肾区致密影，2′ 为输尿管

四、尿流改道后的肠袢造影

在尿流改道后，为了了解输出道的情况以及上尿路是否存在病变，在 CT/MR 不能明确病情时，可以考虑输出道肠袢造影，但目前较少采用。对于原位新膀胱的患者，可以考虑采用新膀胱造影了解膀胱的容量，是否存在反流（图 1-2-5）。

五、肾盂穿刺造影

当排泄尿路造影及逆行性尿路造影的结果不确定、上尿路积水严重、肾功能受损严重但病因不明时，可施行此项检查（图 1-2-6）。此检查通常在超声波指引下，将穿刺针经腰背部进入肾脏的集尿系统后抽出一定量的尿液（进行细胞学检查、细菌及生化检查），再注入与抽出的尿液等量显影剂摄 X 线片。可明确尿路不显影或显影不佳的原因。

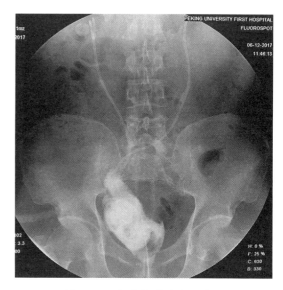

图 1-2-5　原位新膀胱术后造影

原位回肠新膀胱术后早期，通过尿管注入造影剂，新膀胱显影，观察有无造影剂外渗，新膀胱的形态

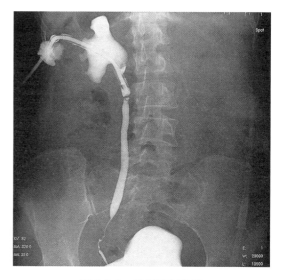

图 1-2-6　肾盂穿刺造影

也称为顺行尿路造影，可见患者输尿管中段显著狭窄

六、排泄性膀胱尿道造影和逆行性膀胱尿道造影

主要用于诊断膀胱及尿道的病变。虽然近年来超声波检查及 CT 广泛应用于泌尿道的影像检查，但对于尿道病变及膀胱输尿管逆流的影像学诊断仍以此两种检查为主。直接向膀胱或尿道内注入造影剂（图 1-2-7），可以评估膀胱内的病理情况、膀胱憩室、与膀胱相关的内疝、膀胱直肠瘘或膀胱阴道瘘，评估术后膀胱解剖状态的完整性，评估膀胱钝性损伤等。在向膀胱注入造影剂，让

患者在排尿状态下进行摄像检查（图1-2-8），还可以评估患者的膀胱、尿道功能，是否存在膀胱输尿管反流，并评估尿道状态。在进行尿道造影时，应用双气球囊可以更好地显示尿道状态，对于女性尿道憩室的检查尤为有益。

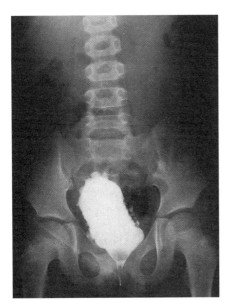

图1-2-7 逆行性膀胱尿道造影
向膀胱内灌注造影剂时影像，可见膀胱呈桶状，周围大量小膀胱憩室形成

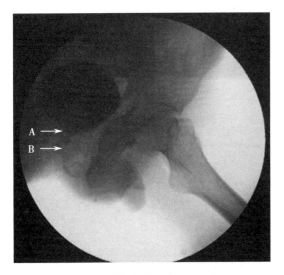

图1-2-8 排泄性膀胱尿道造影
患者排尿时摄像，可见膀胱颈口开放良好，尿道球部狭窄
A. 膀胱颈口；B. 尿道球部

七、超声波检查

超声检查是通过压电效应产生的机械波穿过耦合剂到达皮肤，进入人体；这些超声波在人体内纵向垂直传导，对人体组织产生压缩和拉长作用，部分超声波反射回传感器，而传感器则将这些机械信号改为电信号重新传回仪器，迅速重建并实时更新图像。超声检查安全、经济、有效，并可在手术过程中辅助应用，目前已经广泛用于泌尿外科所有脏器的检查。临床常用的超声检查方式包括灰阶超声、多普勒超声、谐声超声和三维超声等，在检查方面各有所长。常用的B型超声可以反映多数器官的二维图像（图1-2-9），而谐声超声通过谐声原理，可以将常规灰阶超声减噪，增加图像的清晰度，多普勒超声则可以反映器官的血流（图1-2-10），或者是尿液流动的信号，在检查一个脏器时，将它们联合使用往往可以获得更多的信息。三维超声目前已经广泛用于妇产科学，它可以对目的图像自由旋转，更好地反映一个脏器的结构（图1-2-11），但目前暂未广泛用于泌尿外科检查。超声的检查比较便利，图像具有实时性，除了诊断之外，对于外科操作的影像监控也具有重要价值。目前超声MR图像融合技术在指导前列腺穿刺活检，前列腺局灶性治疗方面具有重要临床价值。在泌尿外科手术时，超声作为实时监控的手段，在肾穿刺造瘘、经皮肾镜手术、保留肾单位手术的手术操作、肾肿物的消融治疗等方面具有重要指导价值。临床医生应该掌握超声检查的使用，把超声作为自己感官的衍生和扩展，充分利用超声的特性，协助自己的临床工作，提高临床工作的质量和效率。

泌尿外科超声检查常用的声波频率范围为3.5～12MHz。在对超声图像的描述中，一般将肝脏作为超声的基准信号，而低回声则是指灰暗和

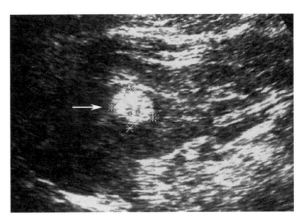

图1-2-9 灰阶超声
肾血管平滑肌脂肪瘤，图中箭头所示可见肾下极高回声肿物

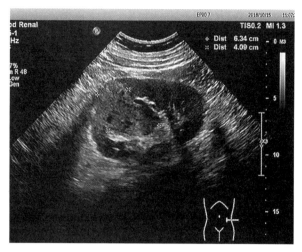
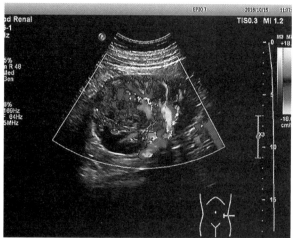

图 1-2-10 灰阶超声和彩色多普勒超声检查
肾癌,灰阶超声显示肾实质内低回声肿物,彩色多普勒超声显示肿物内及肿瘤周围血流丰富

黑色信号,高回声指白色或亮信号,等回声指与肝脏信号相似,无回声指黑色信号。对于不同器官检查时可以应用不同超声频率的超声传感器,通过腹部、尿道或直肠进行检查,以获得最佳的图像。

目前随着超声广泛应用于健康检查,使肾脏、肾上腺偶发瘤的检出率大为增加。对于肾脏错构瘤来说,高回声结节是其重要特点(图 1-2-9),但是部分肾癌也表现为高回声结节,所以结合 CT 扫描,明确肿瘤中是否含有 CT 负值的脂肪成分,才能更进一步确定肿瘤的性质。

八、X 线计算机体层成像(CT)

由于在发明和发展计算机辅助 X 线断层扫描技术中的巨大贡献,Cormack AM 和 Hounsfield 获得了 1979 年的诺贝尔生理学或医学奖。CT 也是目前检查肾脏、上尿路集合系统和输尿管的最佳影像学选择。近年来多通道螺旋 CT 检查的出现,使我们可以利用计算机重建冠状面影像,进而发展出 X 线计算机体层尿路造影(CT urography,CTU)(图 1-2-12),可用于诊断无法以排泄性或逆行性尿路造影诊断的尿路疾病;CT 同时也非常

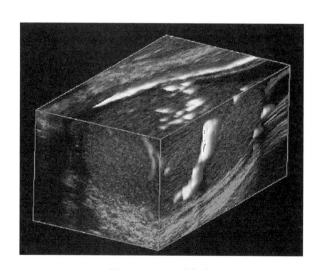

图 1-2-11 三维超声
睾丸三维超声,显示睾丸内的血管情况,其优点是可以任意调节观察角度,明确病变状态

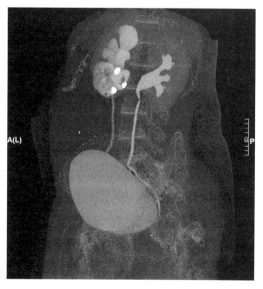

图 1-2-12 X 线计算机体层尿路造影(CTU)
可见重建后的尿路,其中肾盂、输尿管内高密度影为结石

适用于急诊室肾绞痛患者的诊断（图1-2-13），除茚地那韦结石外，所有成分的结石均可以在平扫CT中显影，目前已经在很多方面替代了排泄性尿路造影。

CT能清晰显示人体横断切面解剖，提供泌尿道病变影像诊断信息。CT扫描图像的灰阶值应用HU（hounsfield units）表示，一般将水的密度作为0HU，空气为−1 000HU，骨骼为+1 000HU。联合平扫和增强CT检查，可以更全面地评估疾病状态。对肾肿瘤的诊断和肿瘤分期尤为重要。如果在增强CT扫描时，肿瘤的CT值升高15～20HU以上，则肾脏肿瘤恶性可能性很大；如果扫描肾脏肿瘤时发现了其内部存在负值，则可能为含有脂肪成分的良性肿瘤（图1-2-14）。此外，对于筛查上尿路肿瘤、传统X检查及超声波检查无法诊断的睾丸未降，CT检查也有很大帮助。对于上尿路尿路上皮肿瘤，CT是目前临床诊断的重要工具（图1-2-15）。

X线计算机体层血管造影（CT angiography，CTA）还可用于诊断肾血管性疾病，并对肾移植供肾、保留肾单位肾脏手术的患者进行术前肾血管评估（图1-2-16）。还可明确肾脏血管的正常解剖变异，降低手术时间及并发症。

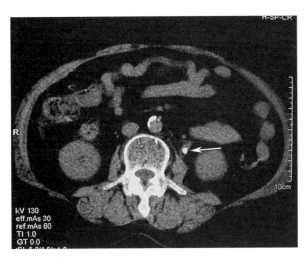

图1-2-13　平扫CT
腹部平扫CT诊断结石的敏感性和准确率均很高，图中箭头所示为左侧输尿管小结石

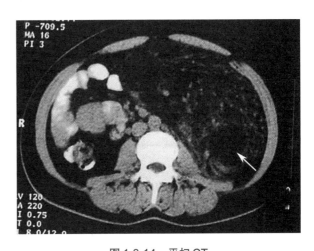

图1-2-14　平扫CT
腹部平扫CT发现左肾巨大肿物，图中箭头所示部位为肿物内部，其CT值为负

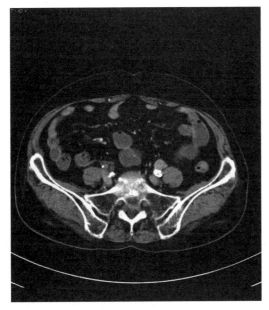
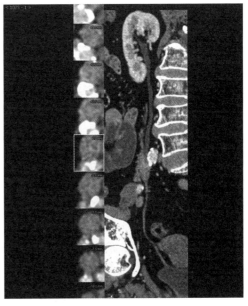

图1-2-15　上尿路增强扫描显示输尿管肿瘤
左图为横断面检查，右侧为三维重建，显示左输尿管中段肿瘤

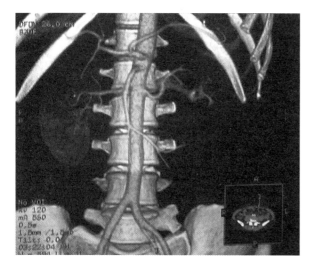

图 1-2-16 X线计算机体层血管造影(CTA)

可以重建血管,图中可见正常的右肾动脉及其分支,左肾动脉异常

九、磁共振成像(MRI)

近年来 MRI 已广泛应用于泌尿道病变的诊断,特别是肾脏、肾上腺、前列腺和睾丸病变。在患者无法应用碘对比剂进行增强扫描,应用 CT 或者超声无法确定泌尿系统的病变性质时尤为适用。对于肾功能不全、肾癌合并肾静脉或腔静脉瘤栓的患者,效果优于 CT 检查(图 1-2-17)。其机制为在磁场能量足够强时,人体内自由水阳离子会按照磁场的 Z 轴排列,通过检查部位线圈射频波的释放和停止,质子会释放能量,从而获得磁共振图像,反映人体内结构的情况。MRI 扫描的 T_1 相,液体显示低信号,色黑;T_2 相,液体呈高信号,色白。这样反映在肾脏上,在 T_1 相时,肾皮质高信号,偏亮,肾髓质低信号,偏黑。对于恶性肾脏肿瘤,应用钆对比剂后在 T_1 相肾脏肿物增强提示为恶性,虽然对于肾血管平滑肌脂肪瘤来说,肿物应用钆对比剂后在 T_1 相也增强,但是可以在其中观察到明显的脂肪信号以资区别。但是对于肾脏嗜酸细胞瘤来说,CT 和 MRI 检查均没有良好的方法来鉴别。此外,对于肾上腺嗜铬细胞瘤、肾上腺皮质癌和肾上腺转移肿瘤在 MRI 检查 T_2 相均为高信号。但对于良性的肾上腺髓质脂肪瘤来说,由于其中含有脂肪,所以与周围组织对比,在 T_1 相信号明显增高。

磁共振成像可使用不同的脉冲程序和使用各种的线圈来检查,或使用钆喷替酸葡甲胺(Gd-DTPA)

加上动态研究,可使诊断泌尿道病变更有把握。例如,使用直肠内置局部线圈或整排排列线圈来检查怀疑前列腺癌的患者,可使诊断及肿瘤定期更准确(图 1-2-18),近年来使用扩散加权影像(diffusion weighted image,DWI)可改善前列腺癌的定位;使用同向和逆向脉冲程序,可用来鉴别腺瘤或非腺瘤之肾上腺肿瘤。但对于以下患者属

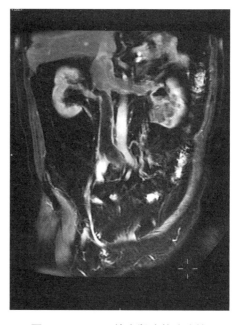

图 1-2-17 MRI 检查肾癌静脉瘤栓

MRI 是检查肾癌瘤栓较为敏感的影像检查,图中可以看到左肾肿瘤的瘤栓通过左肾静脉进入下腔静脉

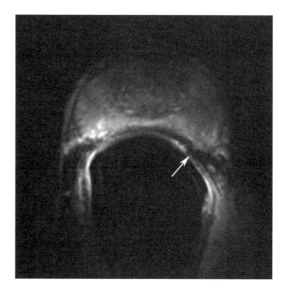

图 1-2-18 直肠内线圈行 MRI 检查前列腺

可以提高前列腺癌的检出率、精确确定分期,图中箭头为左侧外周带前列腺肿物,术后证实为前列腺癌,直径 2mm

于绝对禁忌证：①使用颅内动脉瘤外科夹的患者（除非确定使用非铁质磁性的外科夹）；②使用眼眶内金属性物质的患者；③使用任何电性、磁性或机械性激活的体内内植物的患者（如心脏起搏器、助听器等）。

十、放射线核素检查

将特定的核素注入人体，在一定时间内经闪烁照相机摄取影像，既可提供泌尿道解剖上的评估，也可提供泌尿道功能上的评估，以及全面肾功能检查，测量肾功能（图 1-2-19）。放射性核素不会损伤肾脏的功能，没有延迟的毒性作用，人体吸收的放射线也很少，与逆行肾盂造影相比较，是一种无创检查。同时应用 0.5mg/kg 的呋塞米，也就是所谓的利尿性肾核素扫描，可以进一步地评估上尿路的梗阻状态。此外不同的核素功能不同，检查适应证也不同，例如：NP-59 应用于检查肾上腺皮质功能性病变（如库欣综合征或 Conn 综合征），碘苄胍（MIBG）应用于检查肾上腺髓质功能性病变（如嗜铬细胞瘤）。

核素淋巴显像对于乳糜尿的定位诊断具有一定临床价值图。

在泌尿系统肿瘤检测方面，应用全身核素骨扫描对于骨转移肿瘤的检测非常敏感，如果检查阳性，可以进一步行平片、CT 或者是 MRI 检查，以便与外伤、炎症等区别（图 1-2-20）。而目前的正电子发射扫描（PET），可以通过核素示踪剂明确细胞的功能状态，发现高代谢的肿瘤细胞，结合 CT 扫描（PET-CT），可以提高我们对原发和继发肿瘤的检出率（图 1-2-21）。近年来随着技术的进步，针对不同瘤种的生物学特点，开发了不同的核素示踪剂，如 ^{68}Ga-PSMA PET-CT，对前列腺癌转移灶诊断能力显著提高（图 1-2-22）。目前文献报道，其对睾丸肿瘤的早期诊断、手术后残留或者是化疗后的复发均较 CT 敏感。此外，通过对 PET 示踪剂的研究，人们发现一些核素不但可以反映肿瘤的结构和功能，还能明确肿瘤的基因状态，明确基因靶向治疗的效果。所以，虽然目前 PET-CT 在泌尿外科的应用还很初步，但是其应用前景非常广阔。

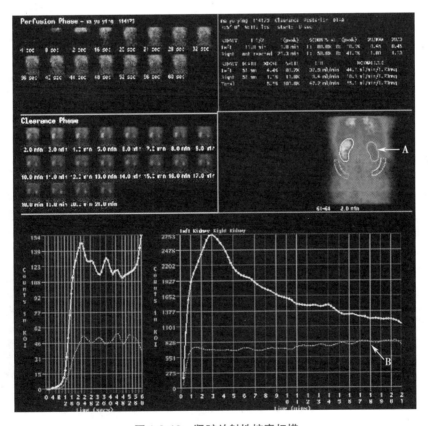

图 1-2-19　肾脏放射性核素扫描
可以明确肾脏的功能情况，图中箭头 A 所示为左肾，几乎未见放射性核素摄取，
重建曲线中左肾曲线低平（箭头 B），考虑肾功能严重受损

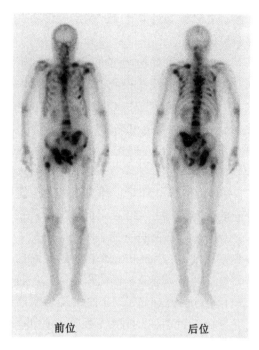

图 1-2-20 骨显像

前列腺癌患者远处转移易出现在骨骼,通过骨显像能够监测转移的变化情况

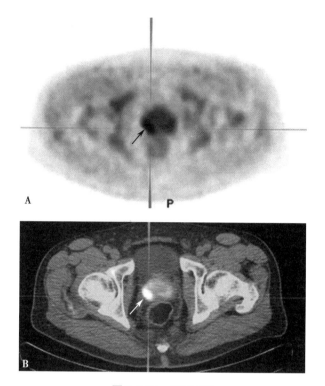

图 1-2-21 PET-CT

A. ^{11}C 醋酸盐 PET 扫描;B. PET-CT,箭头所示患者前列腺右侧叶高代谢区,考虑为前列腺癌可能性大

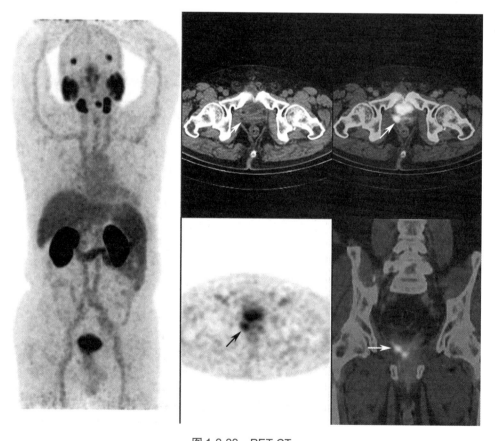

图 1-2-22 PET-CT

^{68}Ga-PSMA PET/CT:前列腺根治性切除术后生化复发的患者,在原手术区域异常高摄取病灶,考虑为复发病灶

十一、血管造影

泌尿系统血管造影绝大部分用于肾脏及肾上腺病变的诊断,少部分用于膀胱的病变(膀胱大量出血的止血)、阴茎病变(阳痿的诊断)及腹膜后病变的诊断。由于超声波检查(包括多普勒超声波)、CT 及磁共振成像应用于泌尿道病变的诊断日益增加,使血管造影的应用大量降低,特别是对于肾上腺及阴茎病变的诊断。肾上腺静脉取血激素定量可用于诊断 CT 及 MRI 未确定诊断之功能性肾上腺疾病(特别是两侧肾上腺增生症)。阴茎海绵体造影则用来诊断勃起功能障碍、Peyronie 病变、阴茎异常勃起及阴茎外伤。

十二、淋巴造影

是将油性造影剂注入足背的淋巴管而使腹股沟、盆腔和腹膜后的淋巴管和淋巴结显影的一种影像检查。通常用于评估膀胱、前列腺、尿道、睾丸和阴茎的恶性肿瘤是否已侵犯区域性淋巴结。但随着 CT 和磁共振成像应用于探测骨盆腔和腹部淋巴结病变日益增加,使淋巴造影检查日益减少,而主要用于乳糜尿(chyluria)的定位诊断。

十三、介入性泌尿放射学

近年,放射学已由诊断扩展到了治疗领域,即所谓介入性放射学。介入性泌尿放射学可以通过经皮肾造口术、膀胱造口术等来检查或治疗阻塞性肾病、肾结石、肾内或膀胱内异物等,还可以通过经皮肾囊肿穿刺或开窗、经皮肾肿瘤或腹膜后肿瘤穿刺活检、经皮肾盂或肾盏肿瘤的化学药物治疗等来治疗肾囊肿、尿路肿瘤等相关疾病。经血管介入性泌尿放射线学则可以进行肿瘤栓塞、肾动脉狭窄扩张及支架置放、肾动脉瘤或肾动-静脉瘘管的栓塞等检查和治疗。近年来介入泌尿放射学还与能量治疗学联手,开展了在影像引导下肾上腺、肾脏原发或继发肿瘤的微波、射频、高能聚焦超声等肿瘤消融治疗,已逐渐成为现代微创治疗的分支之一。但在介入性泌尿放射学应用过程中,并发症可能难以避免。因此,术前需与患者充分沟通,并发症一旦发生,应该迅速处理,积极外科介入是绝对必需的。

第三节 泌尿外科影像学的联合应用和发展

不同的影像学检查特点不同,要根据患者不同的疾病特点、临床所希望获得的结果、联合多种检查,可能才会获得良好的结果。例如在急诊室遇到一位肾绞痛的患者,如果从经济、速度、安全等方面考虑,超声检查无疑是排在首位的;但是如果考虑患者可能有尿路结石,那么无疑薄层平扫 CT 在检查的敏感性和特异性方面最优;当考虑到需要进一步对患者治疗时,则需要进行排泄性尿路造影等明确患者的肾脏功能。再例如,一名患者在进行超声检查时发现了肾脏内的高回声肿物,这可能是肾脏错构瘤的特点之一,但是也不除外一些肾癌会有高回声的表现。那么,我们就需要进行肾脏增强和平扫 CT 的检查,当然如果在检查中发现了肿物内存在 CT 负值的脂肪成分,我们就可以更加肯定肿瘤可能为良性。但是如果肿瘤在 CT 增强扫描时没有显著增强、同时也没有发现 CT 负值表现的脂肪成分,那么可能我们还要进行血管造影或者是 PET-CT 等进一步检查以确定肿瘤的性质。但是如果患者本身对碘对比剂过敏,则可能在进行 CT 增强扫描之前,我们就需要转为 MRI 检查。所以在临床实践中,联合不同影像学检查的优势和特点,可以更好地为患者解决问题。泌尿外科医生除了需要通过影像学检查明确病变的特性之外,还需要通过影像学检查关注非病变的影像特点,如肾脏的功能状况,患者是否存在影响手术操作的解剖特点,而这些信息都需要医生自身对影像学的表现非常熟悉,不能光通过影像科室的报告决定患者的治疗方案和制订手术策略。

正如现代物理学明确一种物质时首先从物质的本身性状说起,之后逐步了解构成物质的分子、原子和电子一样,现代影像学也是人们在治疗疾病、了解人体的过程中,从通过各种手段、由表及里、多方位了解身体结构开始,到进一步通过造影剂、示踪剂明确结构的功能以及产生结构变化的原因,并希望在了解病因的同时,在影像学精确定位的情况下,同时使该疾病获得治疗。目前我们通过 MRI 或者是 PET-CT 检查,已经不仅可以明确身体结构的情况，还能够获得某些部位的功能代谢状态，例如应用氟-18脱氧葡萄糖（FDG），可以显示一些肿瘤内部的糖酵解增强，以及去磷酸化状态，从而进一步指导治疗。更进一步的是，我们还可以在目前越来越精确的影像学指引下，进行更加精确和微创的诊断和治疗。例如目前所应用的 MRI 直肠线圈引导、前列腺穿刺活检，可以通过重建三维前列腺内部可疑结构，从而精确穿刺活检前列腺内高危区域。

目前，作为泌尿外科医生重要工具之一的影像学，正向着多方向、多功能发展，显示机体和疾病的结构、功能仅仅是其初级的能力之一，影像学的结构定位、与机体功能和疾病基因学的多方面联合探测，必将为诊断和治疗疾病提供新的工具。

（金 杰 虞 巍）

参 考 文 献

[1] Bishoff JD，Rastinehad AR. Urinary tract imaging：basic principles of computed tomography，magnetic resonance imaging，and plain film//Alan J Wein. Campbell-Walsh Urology.11th ed. Philadelphia：W.B. Saunders Co.，2016.

[2] Quintavalle C，Brenca M，De MiccoF，et al. In vivo and in vitro assessment of pathways involved in contrast media-induced renal cells apoptosis. Cell Death and Disease，2011，2：e155.

[3] McCullough PA，Capasso P. Patient discomfort associated with the use of Intra-arterial iodinated contrast media：A Meta-Analysis of comparative randomized controlled trials. BMC Medical Imaging，2011，11（12）：2-10.

[4] Kim BS，Kim TH，Kwon TG，et al. Comparison of pelvic Phased-Array versus endorectal coil magnetic resonance imaging at 3 tesla for local staging of prostate cancer. Yonsei Med J，2012，53（3）：550-556.

[5] Shigemura K，Yamanaka N，Yamashita M. Can Diffusion-Weighted magnetic resonance imaging predict a high Gleason score of prostate cancer? Korean J Urol，2013，54（4）：234-238.

[6] Srensen J. How does the patient benefit from clinical PET? Theranostics，2012，2（5）：427-436.

[7] Balyasnikova S，Löfgren J，de Nijs R，et al. PET/MR in oncology: an introduction with focus on MRand future perspectives for hybrid imaging. Am J Nucl Med Mol Imaging，2012，2（4）：458-474.

第三章 泌尿外科内镜检查及常用手术设备介绍

第一节 概　述

在 1 000 多年前,我国唐代医学家孙思邈在《备急千金要方》中就记载了用葱管导尿,之后随着金属导尿管的制成和用于临床,人们逐步萌发了通过其观察与外界相通的内脏的愿望。

但自 1804 年 Philip Bozzini 用蜡烛照明观看膀胱尿道内情况开始,直到 75 年后 Leiter 才在 Nitze 对膀胱镜改进的基础上,制成了第一台间接膀胱镜,初步解决了管状视野的限制,扩大了观察范围,人们称之为 Nitze-Leiter 膀胱镜(图 1-3-1)。因此,1879 年作为膀胱镜问世的年代正式载入医学史册。膀胱镜也是最早观察人体内脏器官的医疗设备,并从一开始就具有诊断与治疗的功能。

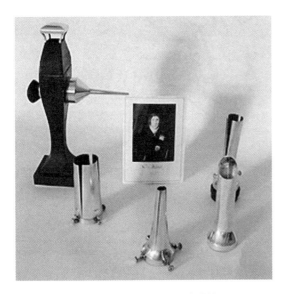

图 1-3-1　Nitze-Leiter 膀胱镜

泌尿内镜以膀胱镜为基础,现在已经发展了膀胱镜、输尿管镜、经皮肾镜、腹腔镜等各种不同类型和不同型号,可以行使不同的诊断和治疗功能。

近 30 余年来,在科技发展的基础上,内腔镜制作技术不断提高。随着材料的进步,光导纤维、广角视野、电子成像和三维影像技术引入内腔镜,制造出了管径更细、镜体可弯、视野清晰的新一代内腔镜(输尿管镜、肾镜),许多功能不同的操作附件可以通过镜鞘放入尿路,从而可以对输尿管全长及肾内疾病进行诊断和治疗,使泌尿内腔镜的应用扩大到全尿路,成为目前诊断与治疗泌尿系统疾病的重要技术之一。

由于泌尿内镜借助一些特殊器械在泌尿系统腔内进行诊断和治疗,不需要在人体上做传统的大切口,明显减少了对组织的损伤,加速了机体的恢复,成为泌尿外科诊断、治疗方面的重大变革与发展方向。本章重点讲述膀胱镜和输尿管镜及其相关检查操作。

膀胱镜和输尿管镜技术是泌尿外科医生必须掌握的基本技术之一,是腔内泌尿外科学的重要基础,需要认真学习掌握,规范使用。首先,要了解内镜的结构和技术参数、正确使用方法。然后要规范操作,按照尿道、膀胱、输尿管等解剖结构进行置镜、检查、撤镜等操作,避免造成解剖损伤。在操作过程中注意控制安全的冲洗的压力、流量,注意灌注量以及引流量的平衡等,减少相关并发症。这些正确理念和习惯的形成,对进行各种其他泌尿内镜技术都有重要的意义。

第二节 泌尿外科内镜检查的辅助设备和要点

在进行泌尿外科内镜操作过程中,除需要相应内镜外,尚需配备一些辅助设备,才能够完成操作。

首先,需要冷光源(氙灯或卤素灯),通过光导纤维将接近日光的冷光导入所检查器官。如果是进行荧光内镜检查,则需要应用 5- 氨基己酸丙酸或黑克斯胺灌注膀胱,之后在蓝光下(波长 380~450nm)进行检查。

其次,需要视频技术,将内镜下图像在监视器上实时播放。虽然也可以通过内镜上的目镜进行观察,但这样存在增加医生接触患者体液的机会、观察者易疲劳和不易教学等缺点,所以目前内镜操作均已应用视频技术。而视频技术在数字化、清晰度、逼真度和三维影像上的发展,也促进了泌尿内镜诊疗技术的发展。

再次,进行内镜检查时,需要往膀胱、输尿管或肾盂内灌注介质,使器官膨胀,便于观察。常用的介质包括灭菌生理盐水、甘氨酸、灭菌蒸馏水或 5% 的甘露醇。如果操作过程中常规应用重力作用使液体灌注入所检查器官时视野仍不清楚,则可以考虑应用灌注泵。当然应用注射器或压力袖带也可以达到同样目的。如果膀胱内出血、脓液较多,视野浑浊影响观察,可以膀胱内充气,进行观察。

第四,在内镜检查过程中,有时还需要 X 线实时监测或照片(C- 形臂)。有时尚需要各种活检钳(头端为勺状)、异物钳(头端为齿状)、剪刀、高频电极、输尿管导管、导丝、套石篮、超声碎石、气压弹道碎石、液电碎石、尿道扩张器和输尿管扩张器等辅助设备,以便完成操作。

第五,我们需要考虑的是,在应用内镜检查治疗过程中,可能需要多种设备,如何有效摆放,以便于操作进。一般来说,我们会将光源、监视器、灌注泵等置于术者左前方,这些设备集中置于台车上(图 1-3-2)。如果术中需要应用 C- 形臂,则其监视器可以放在术者左前、正前方或右前方。需要注意,监视器的摆放需要术者便于观察,不被其他设备遮挡。其他例如活检钳、导丝等设备需要置于器械台上,对于习惯右手操作的术者,一般器械台可以置于术者右侧,患者腿下(图 1-3-3),这样在操作时便于抓放相关器械。

第三节 膀胱尿道镜检查

膀胱尿道镜,也就是我们常说的膀胱镜。可以直接观察前后尿道、膀胱颈、输尿管口和膀胱,对诊断和治疗引起下尿路症状的原因,尤其是明

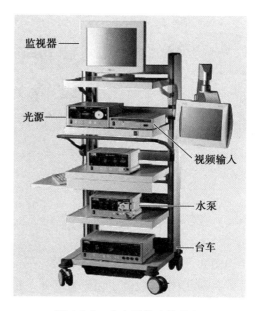

图 1-3-2 台车及其上的设备

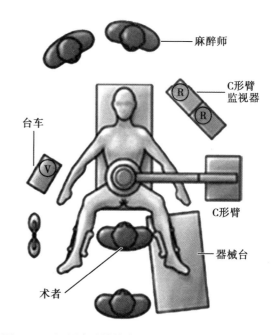

图 1-3-3 泌尿内腔镜检查和治疗时手术间设备的摆放

确血尿产生的部位非常重要。此外,还可以通过膀胱尿道镜行输尿管插管,进行逆行肾盂造影或解除输尿管梗阻。

一、膀胱镜构造

(一)硬膀胱尿道镜

1. **观察镜**(图 1-3-4) 是膀胱镜的核心部件,由照明系统和成像系统组成,共同包绕在镜鞘中。镜子后上方有光源接口,通过照明系统将光

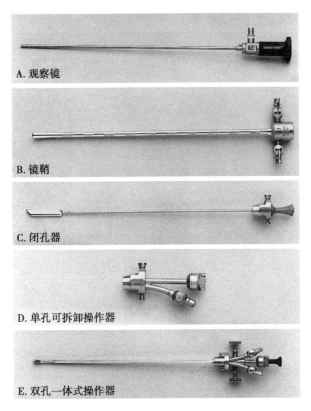

图 1-3-4　硬膀胱尿道镜的组成构件

A. 观察镜
B. 镜鞘
C. 闭孔器
D. 单孔可拆卸操作器
E. 双孔一体式操作器

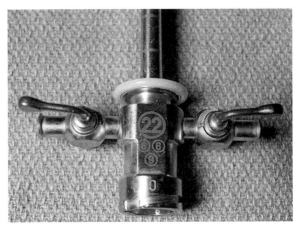

图 1-3-5　硬膀胱尿道镜镜鞘外部标记

源射入膀胱，物像通过棱镜和透镜等传送系统传递至镜子末端的目镜。光源接口一般分为卡口或螺丝口两类，不同光导纤维接口不同。根据观察镜视角的不同可分为 0°、5°、12°、25°、30°、70°、110° 等不同型号。0° 观察镜的视野中心是镜子的正前方，相当于"目视前方"，70° 镜的视野与镜杆前端呈 70° 夹角，相当于"低头看路"。一般 25° 以下的镜子可用来观察尿道，30° 以上的镜子用来观察膀胱。

2. **镜鞘**（图 1-3-4）　管状，根据功能不同可以分为圆形或椭圆形，联合闭孔器以利于将膀胱镜置入，用来容纳操作器和观察镜。有进水和出水通道，前端呈唇状，下方 2cm 开放，利于膀胱镜插放和检查中操作器转向杆的转动。镜鞘型号不同，Fr8～Fr14 可以用于小儿（Fr 为法式单位，指 1Fr=0.33cm，3mm 近似为 1Fr），Fr16～Fr25 用于成人。型号越小，操作空间越小，行腔内操作越困难，但尿道狭窄时便于直视下置镜、扩张和操作。镜鞘外部最大的标记为镜鞘大小，小标记为操作空间大小（图 1-3-5）。

3. **闭孔器**（图 1-3-4）　用于封闭镜鞘锐缘，使其光滑圆钝，减小其在放置和拔除过程中对尿道黏膜的损伤。

4. **操作器**（图 1-3-4）　用来固定支持观察镜和进行腔内操作，与镜鞘紧密相连，后端有转向旋钮和操作孔（1～2 个），外接橡皮水封，前端舌状调节片由两根金属丝与转向旋钮相连，可以调节插入的输尿管导管、电凝电极、活检钳、内切开剪刀等的方向，便于对准预操作部位进行处理。

（二）软膀胱尿道镜

又称为可弯性膀胱尿道镜，由可弯性材料构成，镜体、操作把手和光导纤维一体化构成。观察镜为 0°，管镜较细（Fr15～Fr16），柔软可弯，应用操作把手可以将前端上弯 210°，下弯 90°，没有盲区，但是操作把手上只设有一个灌注接口和一个操作接口（图 1-3-6）。硬性和软性尿道膀胱镜各自的优缺点比较见表 1-3-1。

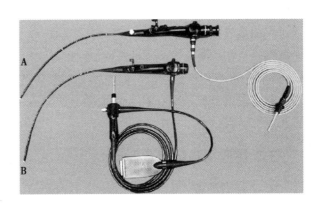

图 1-3-6　软膀胱尿道镜
A. 纤维膀胱镜及光纤；B. 一体式软膀胱尿道镜

表 1-3-1　硬性和软性膀胱尿道镜优缺点比较表

	视野	冲洗	操作孔	损伤	限制	掌握难易	价格
硬膀胱尿道镜	大、存在盲区	双通道、速度快	两个	较大	骨骼系统异常者受限	容易、膀胱内易定向	低
软膀胱尿道镜	小、无盲区、活动大	单通道、速度慢	一个	较小	不受体位限制	活动度大、需熟练操作	高

二、膀胱尿道镜检查的适应证和禁忌证

膀胱尿道镜检属有创检查，需要在无创检查后进行。膀胱尿道镜检查可以明确外科性血尿的出血原因及部位；诊断膀胱尿道肿瘤，明确其部位、大小、数量、形态；适用于尿路移行上皮细胞肿瘤保留膀胱手术后的定期复查；诊断下尿路手术后尿失禁或排尿困难的原因；诊断膀胱尿道结石、异物、畸形、尿道狭窄、尿瘘的部位、大小和毗邻关系；尿道吊带植入术后是否发生尿道侵蚀；并且可以输尿管插管，引流上尿路，或者是行肾盂逆行造影，或者是获取上尿路尿样，以便进一步检查；对于膀胱内小肿瘤、异物或小结石可以同时处理。

为了降低患者的痛苦和减少并发症发生，在以下情况时需要避免膀胱镜检查。在男性泌尿生殖系急性炎症时，机械性检查和膀胱扩张会造成感染的扩散，为膀胱镜检查的绝对禁忌证；膀胱容量过小（小于 50ml）时，不但观察不满意，而且易发生膀胱穿孔；结核性挛缩膀胱更是如此，是绝对禁忌证；此外在女性经期、未控制的全身出血性疾病、身体状态极其虚弱、精神疾病无法配合检查等情况均需避免膀胱镜检，一周内也需要避免重复膀胱镜检查；尿道狭窄是膀胱尿道镜检失败的主要原因，但并非禁忌证。在尿道镜直视下可以明确尿道狭窄的部位、原因、长度和程度，在直视下直接扩张尿道或者是沿狭窄尿道置入导丝，有利于进一步检查治疗。但是如未考虑到尿道狭窄存在的情况，盲目置镜，可能会导致尿道、直肠等的损伤。

三、膀胱尿道镜检查要点

（一）患者准备

在患者检查前，要充分了解患者的症状、体征、化验室检查和影像学结果，也就是要确定患者的检查目的，并需要充分与患者沟通，使患者明确检查的过程和目的，消除恐惧心理，积极配合检查。检查前排空膀胱，以便于检查残余尿量。

硬膀胱镜检查时采用截石位，软膀胱镜检查时患者采用仰卧位即可。应用 2% 的利多卡因凝胶或者是其他黏膜麻醉润滑剂，将其注入尿道后用阴茎夹夹住阴茎 5min。注药过程需要缓慢，以减轻疼痛和尿道黏膜损伤。一般黏膜麻醉已足够检查之用，只有少数特殊情况下才需要应用腰麻或全麻。会阴部消毒需要应用对黏膜无刺激性或刺激性小的药液，如 0.5% 的碘伏。此外，在检查过程中不断地与患者进行沟通，也能够更好地消除患者的紧张情绪，尤其是在通过患者膜部尿道、前列腺尿道时，由于痛苦相对较大，及时与患者交流可以获得更好的效果。

（二）器械消毒

在进行膀胱检查前一定要亲自确定所有必需器械已备好并消毒。使用前应用无菌灌注液冲洗器械，将其外消毒液冲洗干净，并使膀胱镜的温度与体温相当。需要先在体外检查器械是否配套、外鞘、闭孔器是否光滑，进出水开关、转向器是否灵活可用，准备应用的辅助设备是否齐全；擦干镜和摄像头，将两者接好，接上光纤，调节摄像头焦距，对好白平衡。

（三）置镜方法

对于男性，直视下置镜患者的痛苦较大，可应用闭孔器盲插，但整个过程中均须避免暴力，防止尿道副损伤。操作时，需要首先检查尿道外口是否狭窄，是否适合内镜插入，之后将阴茎提起，与下腹壁呈 90° 角，以消除尿道耻骨前弯（图 1-3-7），将镜鞘插入尿道，插入时须轻柔，主要利用镜体重量沿尿道下滑，至尿道球部后，可感到阻力，这时将镜体后端向下压至水平，同时嘱患者尽量放松会阴部，使镜鞘通过耻骨下弯的膜部尿道，此时可感觉到镜鞘滑入尿道，一旦进入膀胱，勿使

镜鞘继续深入，防止膀胱受损。

置镜过程中，如进入舟状窝后受阻，可以缓慢旋转镜鞘，以消除舟状窝瓣的影响，进入尿道。如出现尿道外口狭窄或尿道狭窄，可以应用尿道探子进行扩张，扩张过程中仅通过狭窄部即可，不必深入。如狭窄段短，位置较深，也可以在直视下应用膀胱镜缓慢扩张进入，但比应用尿道探子扩张更易损伤尿道黏膜。必要时更换 Fr19 或更小号的镜鞘置镜。扩张过程中勿用暴力，如扩张无法成功，可以停止镜检。如通过尿道膜部后仍有阻力，可能存在膀胱颈后唇抬高，须进一步压低膀胱镜或应用 0°、12°镜直视下进入膀胱。

通过尿道膜部是置镜过程中相对困难和危险的一步，这时需要在轻轻牵拉阴茎同时下压膀胱镜，使其顺尿道走行滑入膀胱。如果牵引阴茎过度，容易在尿道球部造成凹陷，顶起膜部尿道，造成置镜失败，如这时过度使用暴力则容易造成尿道直肠损伤，在滑过膜部尿道后需继续下压镜体，如果过早放松或应用向前方的力量则容易形成假道。

如果患者既往有尿道、前列腺手术史、怀疑存在尿道结石、尿道肿瘤、尿道憩室、尿道瘘或者尿道假道时，需要应用 0°或 12°镜直视下置镜。其操作要点是在灌注同时，左手轻提阴茎，右手持镜，一直将尿道管腔放在视野的中心，并按前述沿尿道走行置镜。

对于女性，在光源照明下，将镜鞘插入尿道外口，并沿尿道向前下方进镜，一旦进入膀胱，则需轻轻下压镜体后端，避免损伤由子宫顶起的膀胱后壁。由于女性尿道较短，在操作过程中左手需要注意固定镜体，防止镜鞘滑出。

（四）灌注介质

传统的膀胱镜，一般采用 0.9% 的生理盐水作为灌注介质，这种介质符合生理常规无特殊刺激，在激光等能量操作时，可以通过循环水带走过高的热量，避免对组织造成附加伤害。如果涉及到电切等相关操作，需要更换为 5% 甘露醇作为灌注介质，减少电切综合征的发生。此外在一些特殊情况下，如尿液过于污秽、血尿严重、取密度过轻的异物、或多点活检时，可以考虑以消毒空气或二氧化碳气作为灌注介质，完成相应的观察和操作。如果以气体作为灌注介质，压力不应超过 $10cmH_2O$，以避免理论上气体入血形成空气栓塞的可能性。有条件的机构可以进行灌注全程的压力 / 容量监测，了解膀胱的容量及顺应性。

（五）观察方法

在所有内镜检查时，我们均须注意的是，一定要尽量保持观察视野清晰。这也是泌尿内镜发

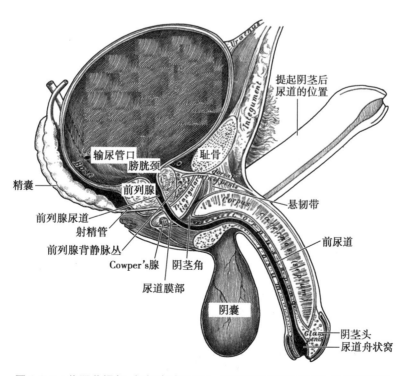

图 1-3-7　将阴茎提起，与下腹壁呈 90°，以消除尿道耻骨前弯，以便于进镜

展的重要方面之一。其要点是在操作时双眼不离开操作视野，避免误损伤内镜周围的组织，检查时要仔细、缓慢移动内镜，操作时要缓慢用力，尽量缩短检查时间，再彻底检查所要观察的所有位置后，才进行可能会损害视野的操作。

置入镜鞘后，撤除闭孔器，测残余尿，留取尿样检查。观察膀胱一般应用 70°镜，观察膀胱颈和膀胱前壁时可以更换 110°镜。如尿液混浊、有血凝块等，最好在冲洗干净后观察。膀胱灌注前需要排空注水管的空气，膀胱灌注不宜过多或过少，过度灌注容易造成视野发暗、黏膜变薄、患者痛苦，过少则黏膜皱缩塌陷，不易观察。一般灌注容量为膀胱正常容量的 1/2～2/3 时，观察效果较好。但是灌注容量并不是一成不变的，对于存在膀胱过度活动症的患者容量需要更少；对于膀胱黏膜病变、膀胱功能容量减少的患者，可以一边注水、一边观察，如果盲目追求膀胱灌注容量，反倒会继发膀胱黏膜出血，造成观察困难。此外，总体观察时间宜短不宜长，操作手法宜轻柔，以减轻患者痛苦，避免膀胱痉挛发生。患者的安静和放松是成功操作的基础。

内腔镜观察膀胱是一个常规系统操作，从膀胱哪个部位开始检查，或应用哪一种检查顺序都不重要，最主要的是将膀胱的尿路上皮全部观察到。而对于一个三维空腔来说，不疏漏检查部位的关键有两点：一是选定一个标记，二是从选定标记开始，按顺序 360°检查。此外在检查过程中要牢记，内镜检查对所观察部位有放大效果，内镜距离检查部位越近，观察越清晰，但是视野越小，反之，距离检查部位远，观察的范围越大，但可能会遗漏微小病变。所以在检查过程中需要适时调整内镜与检查目标的距离。笔者一般习惯从膀胱颈开始，先观察三角区、输尿管口、右侧壁、顶壁和前壁，再观察左侧壁、顶壁和前壁，最后观察后壁。输尿管口一般呈裂隙状，位于 4 点、8 点处，两者间距为 2～3cm，过度灌注时可达 5cm 以上，输尿管口与尿道内口的距离一般也为 2～3cm。观察膀胱前壁时灌注量要少，在患者放松同时，按压耻骨上方腹壁，以便于观察，有条件者可以应用 110°镜观察效果更佳。明确膀胱病变部位后着重观察病变的大小、形态、数目、与输尿管口的关系、肿物有蒂或无蒂、蒂的情况以及病变周围的情况。对于输尿管口附近或者是较大的肿物，可以边冲水、边观察，同时可用镜体、活检钳等将肿物挑起，以便于观察。膀胱憩室内的肿瘤则需要边放水边观察，待肿瘤从憩室内逸出后观察、取活检。对于膀胱或尿道阴道瘘，观察时可左手扶镜，右手插入阴道瘘口，观察体会尿瘘的大小，周围毗邻和尿瘘的质地等，之后再应用膀胱尿道镜观察阴道情况。观察尿道时更换 0°～12°镜，边冲水、边退镜、边观察，要注意前列腺部尿道、精阜、尿道膜部括约肌和尿道黏膜的情况。进镜状态下观察尿道方法一样，顺序相反。检查结束，撤除操作架，插入闭孔器或者是在直视下撤镜，仍需注意按前述沿尿道走行撤镜，最容易犯的错误是当镜子撤到尿道膜部时未及时上抬镜鞘后端，造成镜鞘"突然弹起"，损伤尿道膜部，加重患者痛苦。

检查时通过内腔镜直接观察可能比较麻烦，但是通常从内腔镜直接观察到的图像比视频设备上获得的图像要好。膀胱内病变大小的估算原则是：直接应用目镜观察，贴紧物体时放大 4 倍，距物体 2.5cm 时物像与实际大小相同。而 14 英寸监视器可以将物像放大 10 倍以上，需要根据经验观察，如不易判定肿物大小时也可以将活检钳、输尿管导管等与肿物对比，进行估算。

（六）软膀胱镜检查

软膀胱镜检查的适应证同硬膀胱镜，但是更适用于需要经常反复检查膀胱镜的患者；骨盆、下肢病变，无法采用截石位的患者；膀胱颈部、膀胱前壁病变、硬镜不易观察的患者；尿道狭窄，前列腺增生导致后尿道狭窄、膀胱颈后唇过度抬高的患者；上尿路扩张患者手术中，在切开输尿管、肾盂后，应用其检查肾内结石等病变的情况。检查时对体位无特殊要求，应用表面麻醉即可。

置镜前一定嘱患者排空尿液，如存在较大量的残余尿可以先应用尿管将其排空。女性置镜方法不需特殊讲述。对于男性，在将软镜插入膀胱的过程中，需要右手握软膀胱镜操作柄，左手小指、无名指或中指与无名指夹住阴茎并将其轻轻提起，大拇指和示指捏住镜子前端并将其置入尿道约 5cm 后，右手向前推镜，控制转向器，一直将视野放在管腔中心，双手配合，缓慢将镜子置入膀胱。由于软镜出水不便，所以开始一定不要灌注太多,检查需要尽量快速。

软膀胱镜为 0° 镜,观察范围变化大,检查时动作宜小,观察原则仍然是务必完全检查整个膀胱尿路上皮,可将膀胱顶部气泡作为标志,看到气泡后将前端缓慢弯曲至 180°～210°,则可以观察到膀胱颈和尿道内口,将前端弯曲角度变小并回拉镜体,则可观察到膀胱前壁;将前端向下弯曲则可以见到膀胱后壁和膀胱三角区,同法转动镜体、弯曲镜体前端观察膀胱侧壁。

(七) 活检

怀疑膀胱、尿道或者是上尿路存在肿瘤或肉眼已发现肿物时,应行细胞或组织学活检。可疑上尿路肿瘤时可以通过输尿管插管留取肾盂尿液进行细胞学检查,如果应用细胞刷,细胞学结果会更可靠。

取活检前需要根据其肉眼表现初步判定肿物性质和恶性程度;对于肿物多发或需要多点随机活检的患者,取活检的部位应当先易后难;活检时应避免钳夹肿物表面坏死组织,同时取瘤体和基底的组织;取尿道活检时,需要应用 12° 镜;如果肿物单发、过小,组织活检后可能会影响下一步治疗,可暂不活检,待治疗过程中一并处理;对于肿瘤外观提示为浸润性或者是分化差的肿瘤、尿细胞学提示肿瘤细胞分级高、尿细胞学发现肿瘤细胞但是膀胱镜下未发现肿瘤、外观为低分级表浅乳头状肿瘤或者是准备行膀胱部分切除术者,除膀胱内病灶部位活检外,需要行膀胱黏膜随机活检术。膀胱黏膜随机活检包括膀胱双侧壁、前壁、顶壁、后壁、三角区六个部位,如考虑为原位癌等情况,还需要取前列腺处后尿道黏膜活检。活检前后需要将活检钳的夹勺仔细冲洗,防止组织残余,影响检查结果。但是由于活检深度一般较浅,根据活检判断肿瘤浸润深度一般会有误差。

四、检查后处理及膀胱尿道镜检查的并发症、处理方法和预防

膀胱尿道镜检术后可能会出现膀胱刺激征、血尿、感染、发热和相邻脏器副损伤等并发症,但如检查指征严格,操作规范,则很少出现。处理需要及时充分,而更关键的是告知患者可能发生的情况,如出现相关症状,及时寻求处理。

在操作中需要严格遵守无菌原则、动作轻柔、避免暴力,如出现尿道损伤可以放置尿管,若膀胱破裂通入腹膜腔,则需手术修补。上尿路引流不畅患者逆行造影前,需要预防性应用抗生素,术后暂时留置输尿管导管,如出现肾积脓,可以行肾盂穿刺造瘘治疗。其他的并发症还包括:尿路刺激症状,一般较轻,持续 1～2d 自愈;术后血尿,一般并不严重,如系操作过程中副损伤出血或者是组织活检后出血不止,可以留置尿管观察,必要时手术探查止血;术后发热,一般是由于尿路引流不畅引起的,病原菌多为革兰氏阴性菌,可以对症应用抗生素并加强尿路引流来治疗;膀胱、尿道、直肠损伤多由于检查过程中应用暴力引起,需及时发现,根据不同情况分别处理;术后尿道狭窄,多发的部位是尿道外口、尿道舟状窝和膜部尿道,避免多次检查,减少术中损伤可以降低其发生率;腰痛和肾绞痛一般是由于逆行造影过程中注药压力过大、药量过高引起,一般数天自行消失。

第四节 输尿管镜检查

通过逆行方式经尿道于直视下行上尿路内镜检查,称为"输尿管镜检查",其实应为"输尿管肾盂镜检查",可利用硬镜、半硬镜和软镜三种内镜。1912 年,Hugh Hampton Young 第一次使用所谓的"输尿管镜",他用 Fr9.5 的儿童膀胱镜观察因后尿道瓣膜导致扩张的输尿管,并一直观察到了肾盂内的肾盏。在 1980 年 Perez-Castro 报道了将金属输尿管镜放入输尿管及肾盂内进行诊治疾病的经验,之后很快在国外推广,成为诊断和治疗输尿管疾病的重要手段之一。

一、输尿管镜的构造特点

(一) 输尿管硬镜和半硬镜

主体由金属制成,一般镜身长 31～44cm,通过柱状透镜或光导纤维成像,内镜角度为 0°～10°,视野 65°～80°,前端细 (Fr6.0～Fr7.5),后端粗 (Fr8.0～Fr9.5),工作腔道为 Fr2.4～Fr4.0(图 1-3-8)。半硬镜也属于硬质器械,但为了保持完整的视野,其镜体可以有中等程度的偏转。柱状透镜成像的输尿管镜由于被动的偏转,在视野中易出现半月

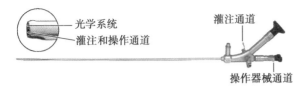

图 1-3-8　硬性输尿管镜

形缺损，观察往往不理想。为了克服这个缺点，在硬输尿管镜或半硬输尿管镜中，光导纤维成像已经替代了柱状透镜成像。

（二）软输尿管镜

构造同软膀胱镜，但是更加细长（Fr5.3～Fr8.7），有冲水和操作通道。软输尿管镜既可以被动弯曲，也可以主动弯曲。被动弯曲的输尿管镜是单纯的诊断性器械，仅具有历史意义。实际上，在逆行方式下完整的观察全部上尿路需要主动和被动弯曲的配合。主动弯曲的软输尿管镜应用光导纤维成像，内有机械装置，可使头部弯曲（一侧为130°～250°，另一侧为110°～275°），加之邻近部位的柔软性（即继发弯曲），可以很容易地观察各个肾盏。这样软输尿管镜可弥补硬输尿管镜观察不全的缺点，可以较容易地诊断肾盂或肾盏的疾病，也可用于治疗这些部位的疾病（图1-3-9）。

（三）输尿管软、硬镜的比较

输尿管硬镜适合输尿管下段的检查和治疗，容易操作、可直视下进镜，工作腔道大。输尿管软镜适合观察输尿管上段、肾盂和肾盏。由于软镜在膀胱中容易扭曲，常常需要顺导丝进镜。能够容易地通过输尿管的扭曲段，90%以上的上段

集合系统都能达到。联合两者，可以更容易地诊断和治疗输尿管全长以及肾盂肾盏的疾病。

二、输尿管镜检的适应证和禁忌证

输尿管镜包括诊断和治疗两部分的应用，两者往往不可分开，在治疗方面本节不作重点描述。凡在应用输尿管镜前均应先行上尿路造影（如逆行输尿管肾盂造影）以显示上尿路轮廓，帮助内镜操作者确定主要观察的区域。此外必须牢记，只要应用输尿管镜就有发生并发症的可能性，一般只有在应用其他影像学检查无法确定、或需要治疗时才会应用输尿管镜。其适应证主要包括：检查不明原因的上尿路梗阻、尿路示充盈缺损、上尿路细胞学或培养结果有异常、发现输尿管口喷血或者是上尿路肿瘤腔内治疗后随诊；此外，如果在检查过程中发现异常可以同时进行相关处理，例如经输尿管镜碎石、上尿路异物取出、上尿路狭窄内切开或扩张、或进行上尿路肿瘤的腔内治疗等。

对于患者不耐受麻醉或手术、存在全身严重的出血性疾病患者，均不宜进行输尿管镜检。对于其他患者，无绝对禁忌证，如尿道狭窄可以先行尿道内切开，输尿管狭窄缓和可以先行内切开治疗，如患者不能应用截石位，可以联合软膀胱镜和软输尿管镜进行治疗。

三、硬输尿管镜检查要点

（一）患者准备

充分了解患者的症状、体征、化验室检查和

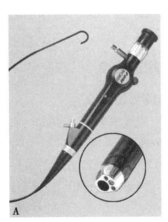
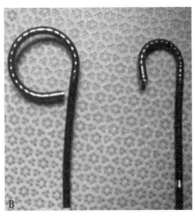
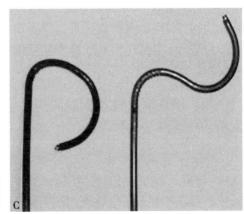

图 1-3-9　软输尿管镜示例

需要注意的是，不同软输尿管镜头端的弯曲情况不同

影像学结果,确定患者行输尿管镜检的必要性和需要检查的重点。并使患者明确检查的过程和目的,消除恐惧心理,积极配合检查。术前需行尿常规、尿培养、静脉肾盂造影,必要时行逆行肾盂造影检查。检查时患者多采用截石位,一般可以将检查侧下肢尽量放低与躯体平齐,但不必过度外展,而对侧下肢需要尽量外展,以便于进镜。可以应用硬膜外麻醉或腰麻,如应用全麻,可以获得更好的肌松效果,减少患者痛苦,降低检查并发症。

(二)器械准备

除需准备输尿管镜、光源、电视摄像系统外,还需准备膀胱尿道镜、水泵、亲水导丝、超硬导丝、Fr3~Fr5 输尿管导管、输尿管扩张设备(橄榄头扩张器、逐级扩张器或球囊扩张器等)和输尿管镜异物钳、活检钳、套石篮等相关辅助器械。

(三)置镜检查

首先行膀胱尿道镜检查,观察膀胱、尿道的情况,明确输尿管口的位置和形态。

其次,从输尿管口插入安全导丝,并保证导丝进入肾盂。这样可以保证在输尿管穿孔、输尿管镜检失败、或因出血等原因导致术野不清、需要停止手术时,安全地置入输尿管支架管。此外,安全导丝还可以使扭曲的输尿管变直、方便输尿管置镜,一般并不会妨碍手术操作。置入安全导丝过程中如果受限,可以先沿安全导丝置入顶端开口的输尿管导管,之后撤掉导丝,行逆行造影,明确放置导丝失败的原因。明确原因后,根据情况,可以试行应用"亲水导丝",以期通过狭窄段;或者沿导丝、在其外放置顶端开口的输尿管导管,以增加导丝的硬度,从而通过狭窄段;也可以在输尿管镜直视下,在狭窄远端试行放置导丝通过狭窄段。

再次,如发现输尿管口或者是输尿管狭窄,需要将其扩张才可能成功完成输尿管镜手术。可应用两类扩张方法:被动扩张法是在术前输尿管内留置双 J 管 24~48h 以上,这样不但能够扩张输尿管,还可以缓解部分患者的临床症状,解除上尿路梗阻;主动扩张法需要应用相应的器械,例如在导丝引导下,应用金属橄榄头扩张器、逐级扩张器扩张输尿管,为避免假道形成,一般应在透视下行这项操作;另一种主动扩张方法是应用气囊导管扩张,效果良好,但价格昂贵。

最后,是输尿管镜操作的第一步,也是最重要的一步:如何使镜子进入输尿管。熟悉输尿管的走行和解剖是输尿管镜操作成功的关键。两输尿管开口间距为 2~3cm,每侧输尿管口与尿道内口距离略大于 2cm。输尿管进入膀胱的角度变化较大,可以从 90°~135° 不等,另外由于老年男性前列腺增生,膀胱三角区被抬高后此角度会更大。输尿管斜行穿越膀胱的一段称为壁间段,长1.5~2cm,是输尿管最为狭窄的部位,一旦造成医源性损伤,会导致输尿管闭塞或膀胱输尿管反流,检查过程中需要予以注意。一般在进入输尿管口时,先将镜体贴近输尿管口并旋转,用镜尖挑起输尿管口游离缘,同时配合液压泵灌注扩张输尿管口,可以观察到输尿管侧壁,沿此间隙进入输尿管,再慢慢将输尿管镜复位,即可以进入输尿管。进入输尿管后,需要降低灌注液体的进入速度,避免输尿管、肾盂腔内压力过高、反流,出现腰痛和发热,并可以避免输尿管结石、异物等被冲到近端,增加处理难度。在慢慢将输尿管镜推向近端过程中,需要将输尿管腔一直位于视野的中心、或始终沿导丝进镜,如视野模糊、出现一片白色或红色,可能是输尿管转折处或进镜过快导致黏膜折叠,可以适当退镜、轻摆镜体、重新找到管腔。在这一过程中需要注意的是,输尿管镜前端细,末端粗,即使进镜过程中毫无阻力,也需缓慢进镜,并及时反复进、退输尿管镜,以扩张远端无法观察到的输尿管。如进镜过程中毫无阻力,并见到前方输尿管管腔,突然出现进镜困难,除因肌肉痉挛导致输尿管镜放置困难外,还可能是远端输尿管套叠,输尿管镜末端阻力增加所致,如此时暴力前行,极易出现输尿管断裂等严重并发症。输尿管镜进入盆段时,需要下压镜体;在输尿管扩越髂血管处可以看到视野下方的搏动,是进镜的标志之一;如进入输尿管过程中出现近端输尿管迂曲,看不到管腔,可以适当退镜,等待片刻,并使患者保持头低脚高位,多可找到管腔继续进行检查。如果在进镜过程中发现近端输尿管狭窄,除可以通过上述方法扩张狭窄段,以便通过输尿管镜外,还可以通过反复、轻微、旋转输尿管镜,使镜体尖端逐渐扩张越过狭窄段,从而进镜;如果仍然进镜困难,也可以在除留置安全导丝外，再在输尿管镜内留置一根导丝，之后将输尿管镜逐步调节到两根导丝之间，逐步扩张通过狭窄段。

四、软输尿管镜检查

软输尿管镜一般长 64～70cm，尖端 Fr7.9～Fr9.5，尾端 Fr8.4～Fr10.1，可双方向主动转动（一侧转向 130°～250°，另一侧转向 160°～270°），视野 80°～90°。软输尿管镜除具备与硬输尿管镜相同的检查适应证外，还可以检查 90% 以上的肾盏系统和肾乳头结构。

在应用软输尿管镜检查过程中，顺利将软镜置入输尿管、肾盂也是检查中至关重要的一步。所谓的"非接触技术"是指将软镜沿导丝直接置入输尿管，一般仅适用于输尿管条件良好的患者，目前最常用的方法是在膀胱镜检、硬输尿管镜检后，沿留置于输尿管内的导丝，先行置入输尿管引导鞘（ureteral access sheaths）（图 1-3-10），之后沿输尿管引导鞘，置入软输尿管镜，这样不但可以方便软输尿管镜的进出，还可以在检查或治疗同时降低肾盂内的压力，获得更清晰的视野和更安全的操作。为安全起见，一般多在 X 线监视下放置引导鞘。如果输尿管狭窄，无法置镜，可以按前述扩张输尿管的方法处理后，再行置入输尿管引导鞘。

软输尿管镜进入肾盂后，可以撤去导丝，按顺序细致观察。从内腔镜的操作孔注入稀释的造影剂，在透视帮助下逐一辨别复杂的肾盏系统，以做到不丢不漏，观察每一个肾盏。另外，在应用软输尿管镜处理病变时需要注意，在从操作腔道插入辅助设备后，软镜的可弯曲度会减小，单纯观察时可见的病灶，在处理时可能不易观察到。撤镜时，可以在输尿管内留置导丝后，将输尿管引导鞘和输尿管镜同时先后下撤，以便观察整个输尿管情况。

五、输尿管镜检查的并发症及其防治

1. **输尿管损伤** 包括输尿管穿孔、黏膜撕脱、套叠或输尿管断裂。防治方法包括检查前应当放置安全导丝；如需扩张输尿管，应当在透视下进行；检查过程中始终保持视野位于输尿管腔中央；如发现黄色、反光的脂肪颗粒或者是网状组织，需要立即停止放镜，必要时透视下造影明确输尿管镜的位置；如在放镜过程中发现镜体嵌入输尿管，活动费力时，需要将镜体反复进出，扩张输尿管，必要时改用全麻，在获得良好肌松的情况下，一般可以进一步检查，但如果继续暴力操作，可能会导致输尿管断裂。一般输尿管损伤都是发生在应用输尿管镜治疗时，如碎石、切除肿物或肿物活检。小的黏膜损伤可以通过放置输尿管支架管保守治疗痊愈，较大的损伤可能需要改行开放手术处理。

2. **血尿** 一般较轻，不需特殊处理。

3. **术后腰痛、发热** 与操作过程中灌注压高、灌注量多、术后输尿管水肿或血块阻塞输尿管有关。术前需要做尿培养，必要时预防性应用抗生素，术中要注意低压灌注，及时放水，术后注意保持输尿管通畅，从而预防上述症状的发生。

4. **感染中毒性休克、败血症** 少见。术前明确上尿路感染状态对预防其发生非常重要，如果

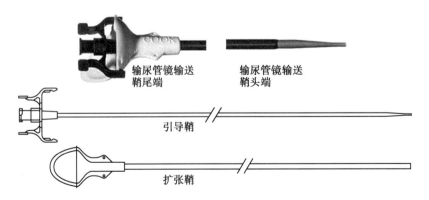

图 1-3-10 输尿管镜输送鞘

分为两部分，一部分为引导鞘，其直径为工作腔道直径，一部分为扩张鞘，外涂亲水涂层，其直径为输尿管被扩张直径

置镜过程中发现尿液浑浊、可疑或发现脓尿，及时留置输尿管引流管，停止输尿管镜操作十分重要。休克发生后，除对症处理休克外，确保上尿路引流通畅同样非常重要。

5. 器械折断或异物存留在输尿管腔内　少见，在术前检查确定器械的完好性、避免在检查过程中使用暴力置镜、操作过程中将器械伸出输尿管镜操作腔后使用，可以避免此类并发症的发生。一旦发生，需要应用输尿管镜或者是开放手术将残留异物取出。

6. 输尿管狭窄　多由输尿管穿孔、创伤或炎症引起，应用型号越粗的输尿管镜越容易发生，是输尿管镜的远期并发症。其处理方式依赖于狭窄段的部位、长度和程度，如果狭窄段短，可以行输尿管内切开或者是球囊扩张治疗，如果狭窄段长，可能需要开放手术修复。

输尿管镜手术总并发症发生率为2%～20%。如果能够非常熟悉输尿管镜和其辅助设备、在术前进行充分的准备、术中放置安全导丝，在透视下进行操作可以避免多数并发症的发生。如果术中出血、视野不清，可以停止手术，留置输尿管支架管，进行二次手术处理。

第五节　泌尿内镜的养护和展望

一、泌尿内镜的养护

现代泌尿外科的微创化已经普及，在综合性医院，泌尿内镜手术可以占全部手术90%以上。与传统开放手术器械相比，各种腔镜器械结构复杂、价格昂贵、操作精细、容易损坏。由于操作或维护不当，可能加速器械的损坏，不但影响手术器械的使用，还增加医院的费用支出。以软性输尿管镜为例，80%以上的损坏是由于使用和消毒不当造成的，是可以避免的。因此，泌尿内镜的养护非常重要。作为泌尿外科医生，我们应当像爱护我们的双手一样，爱护泌尿内镜。

内镜养护的内容包括：正确使用方法、清洗、消毒、储存等。泌尿内镜的使用和养护，最好由专人进行。

要正确使用内镜，需要首先熟知泌尿内镜的原理和结构。对于膀胱镜、输尿管镜和软性输尿

管镜来说，需要了解镜子的长度、外径型号、工作腔道大小、镜子的视角和视野范围，接口的进水、出水腔道粗细和方向等。使用前，首先检查消毒包装是否有破损；打开消毒包装后，检查消毒合格标志，是否消毒有效。如怀疑消毒效果，应更换器械，打开的器械重新消毒。使用中要轻拿轻放，避免过度弯曲。在使用钬激光碎石时，激光光纤的前端要距离内镜前端5mm以上，避免激光激发时损害镜头。在使用软性输尿管镜时，将压力阀旋钮卸下，避免使用时液体进入软镜结构内部。使用钬激光时，避免在软镜前端弯曲时插入激光光纤，以减少光纤对软镜内壁的割伤。在软镜处理肾下盏结石时，由于钬激光光纤随镜体前端过度弯曲，容易造成光纤折断、或激光能量外泄，从而损坏软镜。在处理肾下盏结石时，尽量将结石移位至上盏，再行钬激光碎石。如果不能将下盏结石移位，要调低激光的脉冲能量和频率，避免长时激发，如发现瞄准光消失或碎石效果降低，即刻停止激光工作，检查激光光纤是否断裂、软镜是否损伤。

内镜的清洗：由于内镜通常使用生理盐水或5%甘露醇作为灌注液，或腹腔镜器械沾染血迹，不及时清洗会在内镜的各种腔道内形成结晶或污迹，影响后期的消毒或使用。因此手术后需要及时用蒸馏水清洗。把内镜的各个关节和阀门打开，将内镜的外面和各腔道冲洗干净，并吹干。感染病例手术器械还要用消毒液充分浸泡，并用蒸馏水冲洗干净。

内镜的消毒：不同内镜需要不同消毒方法，需要严格按照内镜的说明书和医院感染管理要求进行。一般来说，主题材料为金属材质的膀胱镜、半硬性输尿管镜多数可以进行高温灭菌。对于软性输尿管镜来说，不能采用高温灭菌，可以采用环氧乙烷熏蒸灭菌或低温等离子消毒。按照现代医院感染管理的要求，不推荐采用传统的戊二醛或其他液体浸泡消毒法。环氧乙烷熏蒸可以达到灭菌效果，处理过程需要6h，通常需要过夜处理。现在，为了缩短消毒时间，提高器械使用率，各种内镜多采用低温等离子消毒。消毒过程中，采用专门消毒盒，固定好内镜，应用镜头保护套，防止镜头损伤。在消毒软镜前，先行软镜检测、测压，观察其是否已经发生损坏。采用气体

消毒前,需要安装压力阀旋钮,避免在消毒过程中,软镜内外压力变化,造成损坏。

内镜的储存:内镜消毒后,贴好消毒日期标记,储存于固定位置。储存环境需要一定的温度、湿度、储存条件。内镜使用前后进行登记。过期的器械不能使用。

二、泌尿内镜的展望

随着现代科学技术的进步,近年来泌尿内镜得到了很大发展。未来的发展方向在以下几个方面:电子化、小型化、一次性、智能化等。

以软性输尿管镜为例。小型化:镜体越来越细。镜体的前端目前可以达到F8~F9,将来,在保持软镜工作腔道不缩小的前提下,镜体前端和镜身的直径会进一步缩小,以期提高置镜成功率、减少输尿管损伤发生率、降低肾盂内压力及相关并发症。电子化:感光元件采用感光耦合元件(CCD)或互补性氧化金属半导体(CMOS),置于镜子前端,使像素数达到10万像素以上,大大提高了图像清晰度和色彩还原度。智能化:已经有软镜机器人手臂代替术者直接操作软镜,减少了术者的疲劳。未来,随着人工智能技术的发展,软性输尿管镜有望进行自动腔内测压、自动侦测结石、自动激发激光、自动保护等功能。一次性:目前,无论是光学软性输尿管镜,还是电子软性输尿管镜,都存在价格昂贵、易损坏、维护成本高,以及消毒复杂、存在交叉感染风险等问题。随着材料科学进步和制造成本降低,一次性软镜也成为大趋势。目前,已经有多款一次性软镜上市或在研发中。

第六节 常用手术能量器械介绍

能量器械指利用电、声、光等媒介,产生热量或机械能,来进行切割、止血、肿瘤汽化或消融、碎石等操作。根据不同原理、采用的能量媒介不同,常用器械有高频电刀、超声刀、激光等。

组织在不同温度下,会发生不同效应。温度40~60℃时,组织温度升高,血管扩张,血流增加,能起到理疗作用。温度60~90℃时,组织中的蛋白发生变性、凝固,组织发生坏死,可以起到凝闭各类管道、止血作用。温度90~100℃时,组织发

生汽化,达到切割组织的作用。超过100℃时,组织发生碳化。能量器械就是利用各种媒介,作用于组织,产生不同的温度,从而达到上述目的。

现代外科技术的发展,离不开各种能量器械的辅助。下面简要介绍常见手术能量器械。

一、电刀类器械

1. 高频电刀

原理:高频电刀是利用高频高压电流通过电极尖端与肌体接触时产生的电弧对组织进行加热、爆裂或者汽化,达到对组织进行切割、凝固止血的作用。高频电刀是现代外科技术的重要标志之一,与传统的开放手术使用的手术刀相比,高频电刀切割速度快、止血效果好,可以缩短手术时间、减少出血量,而且操作简单、安全方便。

高频电刀有两种工作模式,单极模式和双极模式。

单极模式下,需要负极板接收电刀作用于人体的电流,形成回到高频发生器的回路。切割和止血需要不同的输出功率。一般高功率进行切割,低功率进行止血。手术前,需要确认功率设置是否正确,如不知正确的功率设定值,可以先尝试低设定值,然后小心增加功率,直至达到期望的效果。为了避免负极板粘贴于皮肤位置发生灼伤,负极板与患者接触的面积应较大,且由导电胶紧密贴合于皮肤,以降低阻抗、减少电流密度。有心脏起搏器的患者,需要大面积感应式非接触负极片,置于患者整个背部。单极电刀产生的电弧温度较高,对组织的热损伤较重,产生的烟雾和碳化、焦痂也较多。

双极模式下,不需要负极板,电流在双极镊子的两个尖端之间形成回路,使其夹持的组织、血管脱水凝固,达到止血的目的。其作用范围仅限镊子两端之间,对机体组织的损伤程度比单极模式小。

高频电刀的适用范围:开放手术、腹腔镜手术、经尿道手术。不同型号的产品,使用时要根据要求来调整输出功率,进行切割、止血。

经尿道手术切除膀胱肿瘤或前列腺时,单极模式下,高频电刀要采用不导电的灌注液体,以5%甘露醇常用,如采用生理盐水,则电刀不工作。双极模式可以采用生理盐水作为灌注液,进

行前列腺手术时可以进行汽化、切割。

2. Ligasure Ligasure 也叫电脑反馈控制双极电刀系统（feedback-controlled bipolar），属于双极电刀。与传统双极电刀不同，其电压较低，电极钳口与组织接触面积大，可以通过更大的电流，主机通过反馈控制系统，测量钳口之间组织的阻抗变化，当组织凝固到最佳程度时，系统自动停止激发。Ligasure 可以使组织中的血管胶原蛋白和纤维蛋白变性、熔合形成透明带，达到结扎止血作用。优点：①直接闭合组织，不必使用缝线、钛夹等，不留异物、速度较快，比缝线结扎需要的操作空间小。②可闭合直径 7mm 以内的血管；闭合的透明带可以抵抗动脉收缩压三倍的压力。③热扩散少，热传导距离仅 1.5～2mm，对周围正常组织热损伤较小；④产生的烟雾和焦痂较少、不影响手术视野。Ligasure 比传统双极电刀的效能更高，特别适用于腹腔镜和开放手术，大大提高了手术的安全性。

3. **等离子电切** 原理是：在低频稳定电场下，粒子可获得更长的加速时间，形成高速运动的等离子体，由离子、电子和不带电的粒子组成电中性气体，可以将组织细胞中的有机物分子键断裂，产生汽化效应。

等离子用于前列腺切除时，使电极下方组织 2～3mm 范围内发生汽化，形成均匀的凝固层，组织不产生碳化和焦痂，视野清洗，止血效果较好；工作温度 40～70℃，对周围组织热损伤较小；可以采用生理盐水作为灌注液。

二、超声类

原理：超声的原理是利用压电效应制成的换能器，将电能转化为高频震荡的机械能的装置，通过金属探杆，作用于目标。超声的振幅 15～20μm，其震荡频率超过人类听力可听到的 20 000Hz，通常称为"超声"。超声作用于组织，可以使组织细胞内水汽化，蛋白氢键断裂，组织凝固，达到止血、切开的效果；作用于结石，可以使结石粉碎。临床常用设备有超声刀、高能超声聚焦、超声碎石器等。

1. **超声刀** 超声刀震荡频率可达 55 000Hz。由超声探杆和垫片组成。可用于腹腔镜、开放手术中止血、切割。使用时，将组织夹持于垫片和

探杆之间有效范围，进行激发。止血采用低频模式，切割采用高频模式。

超声刀的优点是，组织可以发生空泡化，有利于组织的分离、切割；切割时组织不发生碳化，组织结构较为清楚。超声刀可以闭合 5mm 以下的血管。

超声刀使用注意事项：激发时，超声刀前端不要夹持或触碰金属物品，如钛夹、其他手术器械等。一旦组织切开，立即停止激发，否则容易损坏超声手柄。

2. **高能超声聚焦** 或称高强度聚焦超声刀（high intensity focused ultrasound，HIFU），是在体外将低能量超声波聚焦于体内目标区域，使目标区域温度迅速达到 65～90℃，造成组织空泡化、变性，从而达到组织消融、杀灭肿瘤细胞的作用，而周围正常组织不受影响。该技术目前在泌尿外科主要用来治疗前列腺增生和前列腺癌。

3. **超声碎石设备** 超声碎石设备可以将超声手柄产生的高频震荡机械能通过探杆作用于肾、输尿管、膀胱结石，使结石粉碎。由于超声可以产生热量，因此在碎石过程中，需要灌注液体进行冷却。目前碎石探杆多为空心结构，利用负压既可以达到冷却降温，又可以在碎石同时，将结石碎片吸走，达到边碎石边清除结石的目的。

三、激光类

激光（light amplification by stimulated emission of radiation，LASER）意思是"受激辐射光放大"，由处于激发态的电子以光子的形式释放多余能量所形成的。激光具有单一频率、单一波长。激光可以产生热效应、压强效应、化学效应等作用，其作用特点与其波长有关。激光作用于组织时会发生一定的透射率和吸收率。不同激光，对组织产生的作用不同，是激光特有波长产生的物理特性。激光对组织的作用特点是其波长决定的，作用强度与激光能量的大小有关。应用于临床的激光有钕激光（Nd:YAG 激光）、绿激光、半导体激光、钬激光（Ho:YAG 激光）、铥激光（Tu:YAG 激光）等。

1. **钕激光（Nd:YAG 激光）** 由光源照射于掺有金属钕（neodymium，元素符号 Nd）的钇‐铝石榴石（yttrium-aluminum-garnet）激发形成的。

Nd:YAG 激光波长 1 064nm，其特点为水吸收系数小，在组织中穿透深，凝固坏死深度可达 4～6mm，止血效果好，但不具备切割功能。Nd:YAG 激光较早应用于腔内泌尿外科，进行前列腺消融。但由于其易散射、热损伤较深，目前已较少应用。

2. 绿激光　Nd:YAG 激光经过含有三硼酸锂（LBO）磷酸氧钛钾（KTP）晶体（KTP-LBO），频率倍增，波长减半为 532nm，呈现绿色，称为绿激光。绿激光可以被组织中的血红蛋白吸收，发生汽化，凝固层厚度仅 1～2mm，止血效果好。绿激光可用于前列腺汽化（PVP 术），早期功率 80～100W，手术速度较慢，目前绿激光器的功率可以达到 180W，前列腺汽化效率大大提高。绿激光前列腺消融特点是：手术安全、出血少，缺点是没有前列腺组织，无法进行病理检测。

3. 半导体激光　利用一定的半导体材料作为工作物质而产生激光的。不同半导体晶体产生激光波长不同。半导体激光发生器体积较小。用于泌尿外科的半导体激光波长 1 470nm，980nm。其能量可以被水和血红蛋白吸收，组织穿透深度分别为 1mm、4mm 的红激光，止血效果较好，可用于前列腺汽化。

4. 钬激光（Ho:YAG 激光）　钬激光由光源照射于掺有金属钬（holmium，元素符号 Ho）的钇 - 铝石榴石（Ho:YAG）激发形成的脉冲式近红外线激光。钬激光波长 2 140nm，在水中形成爆破效应，可以用来碎石及组织切割。其特点为能量容易被水吸收，作用集中于组织表层，组织穿透深度小于 0.4mm，对组织损伤较小。钬激光可用于前列腺剜除术。

钬激光用于泌尿系统结石体内碎石手术，碎石效率较高。钬激光导光纤维可以细至 200μm，用于软性输尿管镜碎石。钬激光碎石可以调整激光参数，达到不同碎石效果。一般来说，每个脉冲能量较大、脉冲宽度较小，钬激光力量大，可以使结石碎成较大碎块。如果每个脉冲的能量低、脉冲宽度较长，碎石力量较小，结石碎片较小，可以通过提高频率，达到粉末化碎石效果。

5. 铥激光（Tm:YAG 激光）　铥激光由光源照射于掺有金属铥（thulium，元素符号 Tm）的钇 - 铝石榴石（Tm:YAG）激发形成的连续式激光。铥激光波长 2 000nm 左右，能量被水吸收，作用集中于组织表层，组织穿透深度 0.1～0.2mm，对组织损伤较小；凝固效果好，具有较好的止血效果。铥激光可用于前列腺切除、剜除、膀胱肿瘤切除等。

四、其他能量设备

1. 液电　液电碎石（electrohydrauticlithotripsy，EHL）原理是利用两个电极之间放电形成的冲击波粉碎结石。液电碎石的优点是电极可以弯曲，碎石力量较大。缺点是结石移位较大，存在输尿管损伤、穿孔等并发症，损坏内镜概率较高，现在已经较少使用。

2. 气压弹道　以高压气体为能源，推动往复运动的振子，带动撞杆小幅运动。可以用于膀胱镜、输尿管镜和经皮肾镜碎石。因为是靠机械能做工，因此没有热量，不会对输尿管、肾盂产生热损伤。撞针运动幅度 1mm 左右，对组织的损伤较小。

（王　刚　范　宇）

参 考 文 献

[1] Herr H，Donat M，Dalbagni G，et al. Narrow-band imaging cystoscopy to evaluate bladder tumors-individual surgeon variability. BJU Int，2010，106（1）：53-55.

[2] Gee JR，Waterman BJ，Jarrard DF，et al. Flexible and Rigid Cystoscopy in Women. JSLS，2009，13（2）：135-138.

[3] Geavlete P，Jecu M，Geavlete B，et al. Ureteroscopy-an essential modern approach in upper urinary tract diagnosis and treatment. J Med Life，2010，3（2）：193-199.

[4] Kawahara T，Matsuzaki J，Kubota Y. Ureteroscopy-assisted retrograde nephrostomy for an obese patient. India J Urol，2012，28（4）：439-441.

[5] Rajamahanty S，Grasso M. Flexible ureteroscopy update：indications，instrumentation and technical advances. India J Urol，2008，24（4）：532-537.

[6] Yu Fan，Yu Wang，Lin Yao，et al. The feasibility and safety evaluation of the pressure monitored air cystoscopy during active hematuria. J Urol，2016，195（4s）：e75.

第四章 尿动力学基础

尿动力学检查（urodynamic study）是泌尿外科的一个分支学科，它主要依据流体力学和电生理学的基本原理，通过尿道或经皮造瘘置管的方法，测定尿路各部的压力、流率及肌电活动，研究尿液从肾脏输送到膀胱及其在膀胱内储存和排空的生理和病理过程的医学科学。尿动力学检查有两个基本目的：再现患者的主诉症状；对患者存在的问题作出病理生理学解释。从解剖上分类，尿动力学可分为上尿路动力学和下尿路动力学。由于上尿路动力学（whataker 试验）已逐渐被利尿肾图或肾动态扫描取代，本章将主要介绍有关下尿路尿动力学的基本原理和临床应用。

第一节 尿 流 率

一、尿流率测定的历史

尿流率测定是一种简单、非侵入性的检查。美国 Jefferson 医院的 Drake 被认为是发明尿流率计的先驱。1948 年，Drake 设计了第一个"承重式尿流计"，并将转筒记纹器所记录的曲线称为"尿流图"。该装置将一个漏斗置于中空的座椅下面，从而使得女性尿流率测定成为可能。此时的尿流率计尽管测定相对准确，但在设计上粗糙而简单。1956 年 von Garrelts 发明了使用电子装置记录尿流率，之后 20 世纪 80～90 年代，在电子技术、计算机技术与尿动力学紧密结合下，诞生了电脑化的尿流率测定，此时尿流率设计更趋正规化和精细化，测定结果更加准确。

随着最初的承重式尿流计的使用，尿流计种类有所改进。目前最常用的尿流计分为三类。

1. **承重式尿流计** Drake 尿流计，将尿液排入集尿器中，排出尿液重量的增加可以通过装置随时间延长连续地传递到记录装置，电脑将重

量 - 时间曲线转化为尿流率曲线（图1-4-1）。

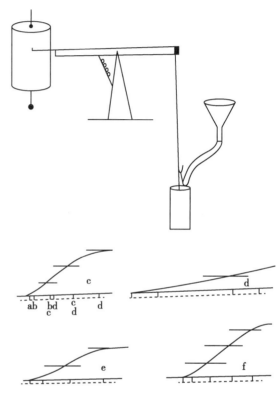

图 1-4-1 早期承重式尿流计
1948 年 Drake 设计并制造了一种新装置，通过转筒记纹器测量并记录尿液重量随时间延长不断增加的曲线称为"尿流图"

2. **转盘式尿流计** 尿流冲击匀速旋转的转盘导致其转速减少，维持转盘继续匀速旋转所需的电能可被测出，其与尿流率成比例，并可转化为尿流率。

3. **电容式尿流计** 尿流穿过电容式集尿器时，可引起其内部电容的改变，将这种改变转换为尿流率曲线。

二、尿流率主要参数

尿流率测定是目前尿动力学检查中应用最广

泛，也是应用最多的无创检查，可以客观地反映下尿路的排尿过程。尿流率代表了膀胱的整个排空过程，初步反映了排尿期膀胱、膀胱颈，尿道及括约肌的功能及相互关系，可作为门诊对下尿路症状患者的一线筛查手段。

尿流率参数定义：尿流率指单位时间内自尿道外口排出体外的尿量（单位为 ml/s），尿流曲线的记录以时间为 X 轴，尿流率为 Y 轴。尿流率检查记录的常用参数和定义如下（图 1-4-2）。

1. **膀胱容量** 开始排尿时的膀胱容量（排出尿量 + 排尿后残余尿量）。

2. **排出容量** 检查时实际排出的尿量，以 Vcomp 表示。

3. **尿流时间** 实际排尿的时间，以 TQ 表示。

4. **总排尿时间** 本次排尿开始时直至排尿结束的时间，其中包括排尿中断的间期，正常值为排出尿量 100ml 则 10s 为上限，排出尿量 400ml，则 23s 为上限。以 T100 表示。

5. **最大尿流率** 一次排尿时出现的最大尿流率，如存在腹压影响，因腹压所致的尿流率增高不能作为最大尿流率。以 Q_{max} 表示。

6. **最大尿流率时间** 从出现尿流时达到最大尿流率的时间。无论正常或梗阻，最大尿流率通常出现在总排尿时间的 1/3 以内。以 TQ_{max} 表示。

7. **平均尿流率** 排出尿量除以尿流时间。只有持续尿流时平均尿流率才有价值。间断排尿和排尿末滴沥时平均尿流率无价值。以 Q_{ave} 表示。

三、尿流率的测定、解读及质量控制

（一）尿流率测定的影响因素及测定环境

尿流率，尤其是最大尿流率，受到各种因素的影响。如尿量、心理因素、年龄、体位和腹压等多因素，其中最重要的影响因素是排出尿量。一般要求排出尿量不能低于 150ml，否则尿流率会出现减低赝像。某些患者可能因梗阻严重或逼尿肌收缩力明显受损而出现大量残余尿（大于 100ml），此时实际能够排出的尿量较少，从而导致人为认定因憋尿量不够导致尿流率结果不准确，实际上即使患者继续憋尿，也无法排出较多尿液，同时还会因为膀胱过度充盈导致逼尿肌过度牵拉，逼尿肌收缩力进一步下降，从而进一步影响尿流率的准确测定。因此目前主张在尿流率测定前后进行膀胱容量测定，如膀胱容量测定仪（图 1-4-3），能更为准确地提供尿流率的相关参数。其次，患者的心理因素及体位也会导致尿流率测定较正常排尿时相差较大：检查人员的关注、暴露的环境、不舒适的排尿体位、对检查结果的期盼等多方面因素都会引起整个排尿过程发生变化。因此尿流率测定需要一个专门、独立、安静、隐蔽、通风、暖和、能充分尊重患者排尿隐私与排尿习惯的场所中进行。排尿设施可以保证男

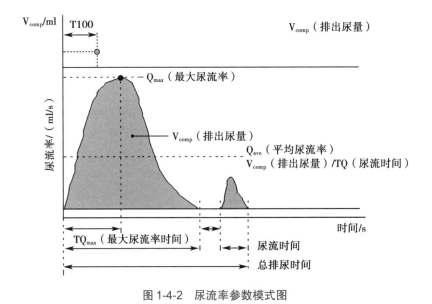

图 1-4-2 尿流率参数模式图

性尽量采取站立位，女性患者采取坐位排尿。笔者单位的尿流率测定就在一个符合上述所有条件的独立卫生间中进行，尿流率测定仪通过蓝牙远程传输同主机相连，从而最大程度保证尿流率结果可信（图1-4-4）。

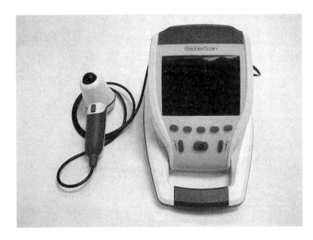

图 1-4-3 膀胱容量测定仪

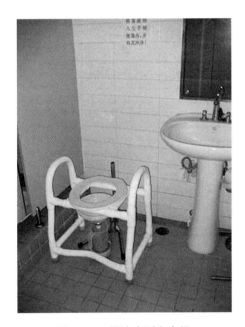

图 1-4-4 尿流率测定房间

（二）尿流率正常参考值及临床意义

1. **最大尿流率（Q_{max}）** 正常参考值男性为 15ml/s 以上，女性为 20ml/s 以上。受试者排尿量在 150~400ml 之间可重复性最强，根据国际尿控委员会（ICS）要求，最低排尿量应该 150ml 以上。由于某些疾病的影响，尿量不能达到 150ml 时，以尿流率最佳的检查结果作为该患者的参考

值。如随后进行测定发现有大量的残余尿，无论尿流率高低均提示下尿路或膀胱功能障碍。由于尿流率取决于下尿路阻力和逼尿肌收缩力的综合作用，因此 Q_{max} 减低可能提示有下尿路梗阻，或存在逼尿肌收缩力减低。临床应用当中采取不同列线图具体评估。

2. **其他参数** 平均尿流率，尿流时间，达峰时间等临床价值较小，在此不做介绍。

3. **尿流率临床意义** 尿流率是膀胱出口条件与逼尿肌力量共同作用的结果，因此尿流率异常反映的是排尿动力与排尿阻力两方面的问题，需要进一步检查确定。尿流率是临床上最常用的筛选指标，也是各种下尿路疾病治疗后的随访评估工具。

4. **ICS 推荐的尿流率报告表达方式** 排尿功能 = 最大尿流率 / 排尿量（v）/ 残余尿量（VRU）（VOID = Q_{max}/v/VRU）。其中 Q_{max} 精确到个位，容量精确到十位，某项指标空缺以"−"表示。

（三）尿流率曲线形态

在考虑尿流率是否正常时，不但要看正常参考值，曲线的形态是否正常也很重要，只有将两者结合，才能对尿流率结果进行正确的解读。

1. **正常尿流率曲线** 正常的尿流率曲线是一偏左侧的钟形连续曲线，最大尿流率（即曲线的最高点）出现在整个曲线的左1/3处（图1-4-5）。

2. **尿道狭窄的尿流率曲线** 典型的尿道狭窄尿流率图形表现为排尿时间明显延长的低平曲线。这是一种缩窄性梗阻的特征，这类梗阻的特点是排尿启动并无延长，很快达到尿流高峰，由于缩窄性瘢痕狭窄限制，尿流率维持在接近尿流高峰水平，直至近排尿末而形成一低平曲线。对梗阻不是很严重的缩窄性梗阻，一般来说无残余尿量（图1-4-6）。

3. **前列腺增生梗阻的尿流率曲线** 最大尿流率减低，但仍在曲线的左 1/3 内，曲线迁延，常有因腹压辅助排尿所致的曲线波动。排尿末常有滴沥，使曲线终末出现断续现象（图1-4-7）。

4. **不稳定膀胱尿流率曲线** 不稳定膀胱特征性尿流率曲线并非常见，只有在患者急迫排尿又试图收缩括约肌抑制逼尿肌反射时才会出现特征性图形。如图 1-4-8 所示，由于患者在行尿流率检查前因逼尿肌出现不稳定收缩，患者正收

缩括约肌试图抑制逼尿肌反射,一旦逼尿肌收缩时松弛收缩的括约肌,尿流急剧冲出,形成尿流率曲线起始部的高尖波。如患者过度憋尿,也可能出现类似的情况,可根据患者排尿量进行鉴别(图1-4-8)。

5. **尿道括约肌活动干扰的尿流率曲线** 某些患者因为前列腺炎或尿道炎,或盆底痉挛和疼痛,或排尿体位不便,排尿时会出现尿道括约肌异常,造成尿流率曲线的波动,但一般对尿流率参数无明显影响,可重复多次检查以减少误差(图1-4-9)。

6. **腹压辅助排尿的尿流率曲线** 曲线波动,低谷往往接近基线,随着腹压的增高,尿流率也随之增高,而患者放松时尿流率也随之接近基线。这类患者的尿流率图形有一定的临床意义,但所得数据常因此出现人为误差。一般来说根据图片可判断出腹压辅助排尿状况,但仅提示患者有排尿困难,难以鉴别排尿困难或与下尿路梗阻有关,或与逼尿肌收缩力减低有关(图1-4-10)。

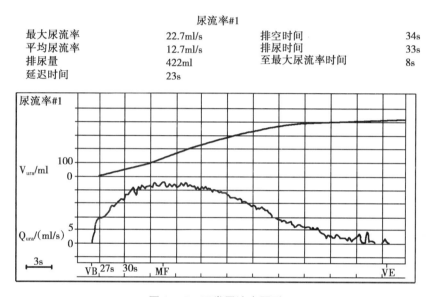

图 1-4-5 正常尿流率图形
呈偏左侧的钟形曲线,并有足够的尿量和正常 Q_{max}

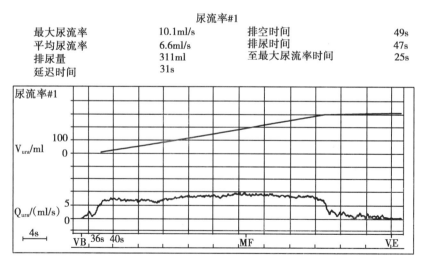

图 1-4-6 尿道狭窄尿流率图形
特征为一低平台曲线,排尿时间明显延长,Q_{max} 也明显减低

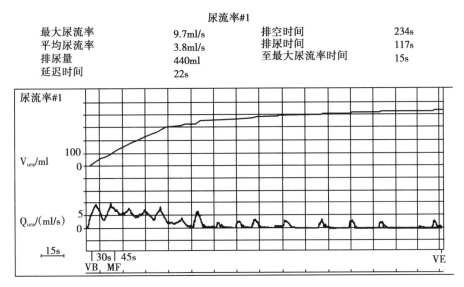

图 1-4-7　前列腺增生梗阻的尿流率曲线

Q_{max} 明显减低,但仍在曲线 1/3 处,排尿过程可见腹压辅助排尿现象,排尿后呈滴沥状

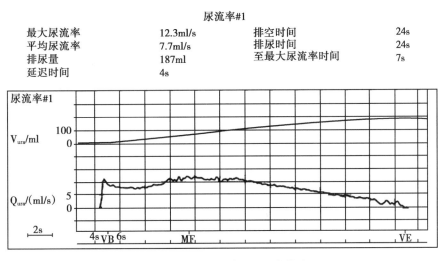

图 1-4-8　不稳定膀胱尿流率曲线

该曲线特征是刚开始排尿即出现明显的高尖波,为不稳定膀胱患者在尿急时开始排尿前常强行收缩括约肌或挤压阴茎以控尿,突然松弛排尿时造成的。尿流率并非不稳定膀胱的诊断手段,但通过特征曲线可作出初步判断

(四)尿流率的质量控制

尿流率测定结果受多种因素影响,测定结果往往存在赝像问题,需要人为校正,以下是一些常见赝像,特举例说明。

1. 尿流率曲线的不规则尖波　为尿流方向突然改变所致,通过人工校正得到正确结果(图 1-4-11)。

2. 由于男性患者前后移动流入集尿器的尿线产生不规律尿流曲线　该变化快速且呈双相性(图 1-4-12)。

3. 患者挤捏阴茎时出现的尿流率赝像及纠正后的结果(图 1-4-13)。

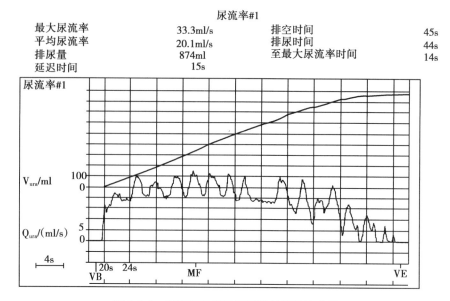

尿流率#1

最大尿流率	33.3ml/s	排空时间	45s
平均尿流率	20.1ml/s	排尿时间	44s
排尿量	874ml	至最大尿流率时间	14s
延迟时间	15s		

图 1-4-9 尿道括约肌活动干扰的尿流率曲线

该曲线特征为排尿期间,尿流率曲线因尿道括约肌的过度活动产生一系列有节律的波动

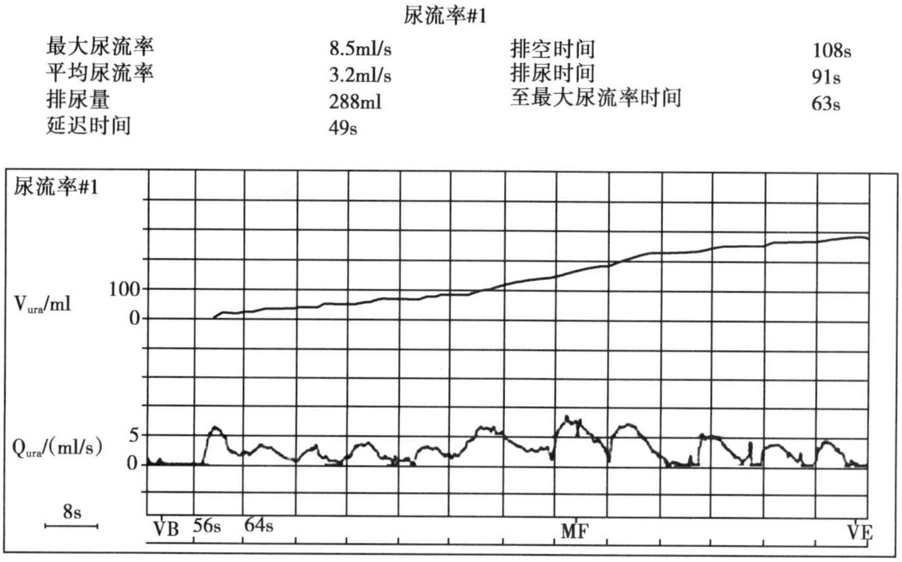

尿流率#1

最大尿流率	8.5ml/s	排空时间	108s
平均尿流率	3.2ml/s	排尿时间	91s
排尿量	288ml	至最大尿流率时间	63s
延迟时间	49s		

图 1-4-10 腹压辅助排尿的尿流率曲线

该曲线为一低平波动曲线,波动的节奏通常和受试者收缩腹肌的节奏相同,这类曲线多数提示患者存在严重的排尿困难或逼尿肌收缩无力,需要腹压辅助排尿

图 1-4-11 人工纠正不规则尿流曲线

尿流率曲线的不规则尖波为尿流方向突然改变所致。通过人工校正(图中虚线),Q_{max} 由 19.5ml/s 降至 17ml/s

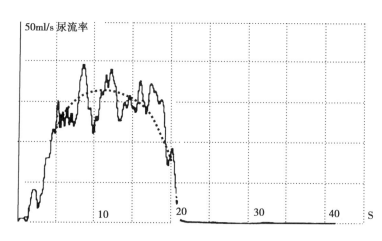

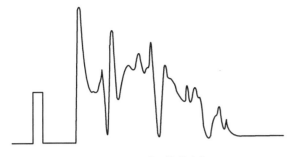

图 1-4-12 "尿线游弋"

由于男性患者前后移动流入集尿器的尿线产生不规律尿流曲线。该变化是快速且呈双相

第二节　膀胱压力测定

广义上来说，膀胱压力测定（cystometry）是一种研究排尿过程中储尿期与排尿期的膀胱尿道功能、以便对下尿路功能障碍性疾病进行诊断以及有效治疗的方法。膀胱压力测定包括：①充盈期膀胱压力-容积测定（cystometrograms，CMG）；②排尿期压力-流率测定（P/Q）两个部分。前者主要测定储尿期膀胱、尿道功能，后者可以测试排尿期膀胱、尿道功能（主要是流出道阻力）。临床尿动力学测定过程中两者一般连续完成，从而完整、充分地反映下尿路功能。少数情况下，充盈期膀胱压力-容积测定就可以达到疾病诊断的目的，单纯进行充盈期膀胱测压时不需要准备尿流率仪，膀胱压的测定也可尽量简易。例如对于

脊髓栓系综合征伴排尿困难的儿童，尿动力学检查的最主要目的是了解充盈期膀胱的顺应性、稳定性、膀胱容量，以及有无膀胱输尿管反流，单纯充盈期膀胱测压或加同步 X 影像即可满足临床需要，因为对大多数主诉为排尿困难的脊髓栓系的患儿来说并不存在排尿期，平时多依靠腹压辅助排尿。此章我们将以完全性膀胱测压为例，介绍膀胱充盈期和排尿期的尿动力学特征，及膀胱尿道功能障碍时其充盈期和排尿期尿动力学特征的变化。同时简要介绍便携尿动力及空气介导测压系统在尿动力中的应用。

一、膀胱压力测定简史

早在 1897 年，Rehfisch 首次通过同步测定膀胱压力与尿流率来研究排尿功能，后来 von Garrelts（1956 年）及 Miller（1979 年）又对其进行了深入研究。最初研究膀胱压力测定的理论基础是依据"硬管流体力学模式及理论"来研究膀胱压力测定。直至 20 世纪 70 年代以后，学者们逐步认识到膀胱流出道不应该是一个硬管，而应该是一个"可膨胀的管道"，基于这一新概念的不断深入研究，人们开始认识到作为排尿压力产生源泉的逼尿肌也与其他收缩肌一样，受相同的力学原理支配。这就是尿流率与逼尿肌压力这两个重要变量的早期认识过程。虽然自从 von Garrelts 及 Miller 年代以来，膀胱压力测定方法没有太大的变革，

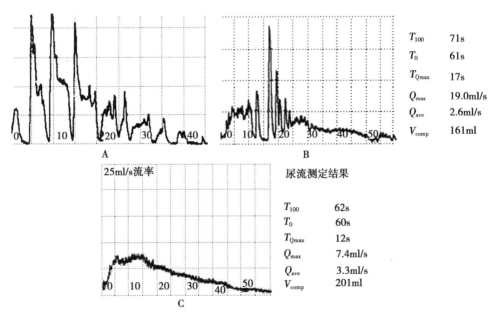

T_{100}	71s
T_0	61s
T_{Qmax}	17s
Q_{max}	19.0ml/s
Q_{ave}	2.6ml/s
V_{comp}	161ml

25ml/s流率

尿流测定结果

T_{100}	62s
T_0	60s
T_{Qmax}	12s
Q_{max}	7.4ml/s
Q_{ave}	3.3ml/s
V_{comp}	201ml

图 1-4-13 患者挤捏阴茎时出现的尿流率赝像

但是膀胱压力测定真正走出实验室，完全在临床实践中应用与普及只有不到 20 年的历史，计算机应用与普及促进了这一转化与发展。1988 年和 1997 年国际尿控协会（ICS）两次颁布标准化报告，但这方面的工作还需要进一步完善。

二、膀胱压力测定准备

（一）患者的准备

每个患者的症状体征不同，可能需要从尿动力学中得到不同的资料，需要不同项目的尿动力学检查。比如对于前列腺明显增生同时合并糖尿病的患者准备行经尿道前列腺电切术（TURP）前，希望了解的是患者膀胱逼尿肌的功能有无明显的损害。因此在开始尿动力学检查之前，应该遵循以下三项原则：①开始检查前确定需要尿动力学回答的问题；②设计相关的尿动力学检查项目以尽可能满足回答这些问题的需要；③根据需要来设定尿动力学设备。如果通过一次检查不能回答某一特定的问题，则应重复一次检查。如一主诉为尿频伴急迫性尿失禁的患者检查中未能发现逼尿肌不自主收缩现象，则应再重复一次检查，在这次检查中尽可能嘱咐受试者咳嗽，刺激膀胱以诱发充盈期逼尿肌不自主收缩或逼尿肌反射，或者行便携尿动力以便达到检查目的（后文详述）。

（二）检查项目的确定

尿动力学检查需要根据受试者可能的病情需要进行检查项目的设定，这对检查者提出了很高的专业要求。比如一位良性前列腺增生患者因排尿困难严重而留置尿管者，病史提示患者有数年的糖尿病病史，需要了解患者排尿困难是否与逼尿肌功能有关，此时尿动力学检查的重点应测定排尿期逼尿肌压力，如有良好的逼尿肌反射，尿潴留的病因应为下尿路梗阻。而压力性尿失禁患者尿动力学检查的重点应在逼尿肌功能和尿道固有括约肌功能的评估，因此检查项目应包括完全性膀胱测压和腹部漏尿点压力测定 / 尿道压力描记。

（三）检查材料的准备

充盈期膀胱测压同压力 - 流率测定检查所需检查材料有所区别。对于确定只进行单纯充盈期膀胱压力测定的患者，单纯的单腔测压管测定膀胱压力即可，无需直肠插管测定直肠压。例如脊髓栓系综合征患者，此类患者一般逼尿肌无法自主收缩排尿，因此不必强求排尿期检查。对于一般完全性膀胱测压，需准备 Fr8.0 以内的双腔膀胱测压管，气囊直肠测压管和灌注用的生理盐水。影像尿动力检查需要准备 15% 泛影葡胺生理盐水，还需准备肌电图和尿流率测定的相关材料和设备。

三、膀胱压力测定参数解读及分析

一般充盈期膀胱测压测定参数有膀胱稳定性、顺应性、感觉和最大测压容积；而排尿期主要有最大尿流率时逼尿肌压力、最大逼尿肌压力、膀胱等容收缩压和压力 - 流率分析等。

正常情况下，随着膀胱的充盈，逼尿肌压力并不会随之升高，在充盈期末逼尿肌压力仅升高 $5\sim10cmH_2O$ 不等。正常的完全性膀胱测压，逼尿肌压力的变化可以分为 Ⅳ 期（图 1-4-14），只有灌注速度很低并接近生理状态时逼尿肌压力的变化才会出现以上各期典型的表现。

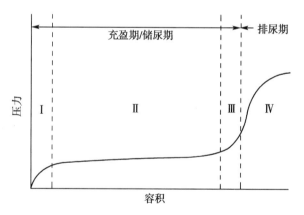

图 1-4-14 完全性膀胱测压中正常逼尿肌压力变化示意图
Ⅰ 期为充盈开始时膀胱逼尿肌最初的反应，压力略有升高。第 Ⅱ 期膀胱逼尿肌处于一种持续低张力状态，直至因膀胱黏弹性处于极限出现第 Ⅲ 期为止。第 Ⅲ 期处于充盈期末，因膀胱壁黏弹性处于极限，膀胱内压开始有所升高，但并未出现逼尿肌反射；第 Ⅳ 期出现即逼尿肌反射

根据 ICS 的标准，膀胱灌注速度分为慢速、中速和快速三种，其中慢速的速度为 <10ml/min，基本上接近生理灌注速度；中速为 10～100ml/min，是膀胱测压时最常用的速度范围，通常选定的速度为 50～60ml/min，速度过快会明显影响到膀胱的顺应性，过慢则会延长测定时间；快速指灌注

速度>100ml/min,常用于刺激膀胱诱发可能存在的逼尿肌不稳定。

(一)逼尿肌稳定性

逼尿肌的稳定性是膀胱充盈期最重要的参数之一。正常情况下除非膀胱充盈至一定容量而出现逼尿肌反射,逼尿肌一般都处于静止状态。而逼尿肌在膀胱充盈期出现期相性收缩且"并不受患者的控制",即为逼尿肌活动过度或逼尿肌反射亢进。目前国际尿控学会将充盈期出现的不自主逼尿肌期相性收缩波定义为逼尿肌活动过度(为非神经因素所致)(图1-4-15)或逼尿肌反射亢进(为神经因素所致)(图1-4-16)。临床主诉尿频、尿急和急迫性尿失禁者尿动力学常表现为膀胱充盈期逼尿肌活动过度或逼尿肌反射亢进。但是并非所有的膀胱过度活动症(OAB)患者都能在尿动力学检查中发现逼尿肌活动过度或亢进现象;因此在对可疑OAB患者进行尿动力学检查时需要嘱咐患者咳嗽或加快灌注速度,以刺激膀胱诱发OAB。反之,如果患者无尿频、尿急和急迫性尿失禁,行尿动力学检查时发现OAB现象,更可能的原因与膀胱插管测压刺激有关,此时重复尿动力学检查时这种不稳定现象往往会消失,此时即使作出OAB诊断对患者也无特殊临床意义。

(二)膀胱顺应性

膀胱顺应性是膀胱储尿功能的主要参数。顺应性的定义为:膀胱内压力每升高$1cmH_2O$所需的膀胱灌注量。膀胱顺应性是膀胱壁很特殊的特征,由膀胱壁的黏弹性所决定的。正常情况下膀胱充盈期末,膀胱压力仍能维持在极低水平,也

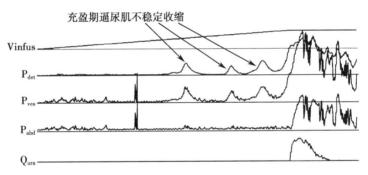

图1-4-15 逼尿肌活动过度示意图

男性,63岁。主诉尿频、尿急,伴排尿困难。尿动力学检查示充盈期出现3次不自主逼尿肌期相性收缩,嘱患者深呼吸后收缩均得到抑制,无急迫性尿失禁出现。排尿期逼尿肌压力超过$110cmH_2O$,最大尿流率<10ml/s,提示出现明显的膀胱出口梗阻

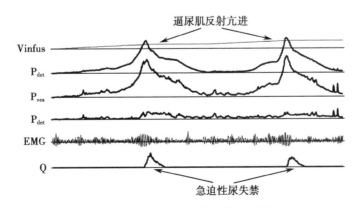

图1-4-16 逼尿肌反射亢进示意图

患者17岁,自幼脊膜膨出伴尿频、尿急和急迫性尿失禁。尿动力学检查示充盈期膀胱反复出现明显的无抑制收缩,肌电图显示尽管患者尽量收缩尿道括约肌,仍出现急迫性尿失禁

就说膀胱顺应性很好。膀胱壁内组织成分的任何改变都将影响到膀胱的顺应性。膀胱顺应性的高低直接影响到膀胱储尿期的压力，顺应性过低可导致储尿期压力的明显升高，如储尿期压力长期超过 40cmH_2O 将明显增加上尿路损害的危险性（图1-4-17）。

以目前临床发表的资料看，膀胱顺应性的高低主要取决于储尿期膀胱压力是否超过 40cmH_2O。由于膀胱顺应性与膀胱灌注的速度有关，速度过快时可以造成人为的膀胱压力升高，因此在怀疑出现顺应性减低时，应及时减低膀胱灌注速度，尽量接近生理灌注速度（10ml/s）。如果速度降低后膀胱压力降低至基线，提示顺应性的减低为赝像；如膀胱压力并未减低，甚至持续缓慢上升，则提示可能存在低顺应膀胱。对于双肾积水的患者，在判断膀胱顺应性时应慎重。由于膀胱输尿管反流会明显缓解膀胱内压力的上升，即使存在低顺应性膀胱，普通尿动力学检查可能只显示良好的顺应性曲线，临床判断需要结合其他检查。如膀胱反流造影或影像尿动力学检查显示存在膀胱输尿管反流，逼尿肌反射不能伴膀胱输尿管反流本身即提示低顺应性膀胱。对于有肾积水的神经源性膀胱，最好采用影像尿动力学检查，因为需要判断出现输尿管反流时的膀胱压力，在出现输尿管反流时，上尿路将处于受损的危险状态，而

这种诊断只有依靠能将膀胱压力和膀胱输尿管形态同步显示的影像尿动力学才能实现（图1-4-18）。

（三）膀胱感觉

膀胱感觉为主观参数，因此其判断需要医生的耐心和受试者的理解及配合。实际操作中膀胱感觉判断很困难，受灌注的速度、灌注液温度、患者对检查关注的程度等因素的影响。比如，患者理解并能集中精力关注检查，充盈感觉出现会早得多。很多学者认为膀胱灌注超过 800～1 000ml 时患者仍无膀胱充盈感，可诊断为膀胱感觉低下或膀胱感觉消失；而灌注仅至 150ml 患者即有明显的排尿感，则诊断为膀胱感觉过敏；其中有很大的灰区。有经验的医生并不特别关注膀胱感觉的实际值，更重要的是了解这些感觉的出现是否与患者的临床表现有关或感觉变化时是否伴随逼尿肌压力的改变。为此，国际尿控学会规定了有关各种程度膀胱感觉的确切定义，但并未规定各感觉所在位置的正常值。

1. **首次膀胱充盈感**(the first sensation of bladder filling) 顾名思义，指患者首次感觉到膀胱有充盈感时的膀胱灌注量，初尿意容量一般是膀胱最大容量的 50%。这种感觉变化很大，由于经尿道插管或受试者紧张，很多受试者在灌注一开始即有明显的感觉，随着膀胱灌注的继续，充盈感觉反而减低的现象也时有发生。

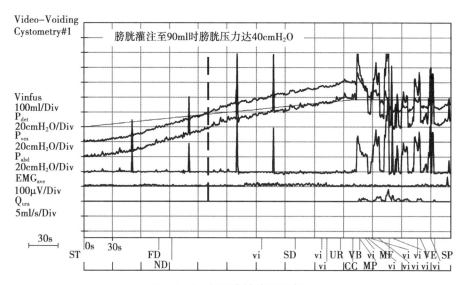

图 1-4-17 低顺应性膀胱示意图

该患者为脊髓栓系者。充盈期膀胱测压显示灌注 90ml 左右时膀胱压力达到 40cmH_2O。从本图中可以看出，尽管该患者的膀胱容量大约 300ml，但 90ml 以上的膀胱容量其压力均超过 40cmH_2O，提示该患者的膀胱安全容量仅为 90ml

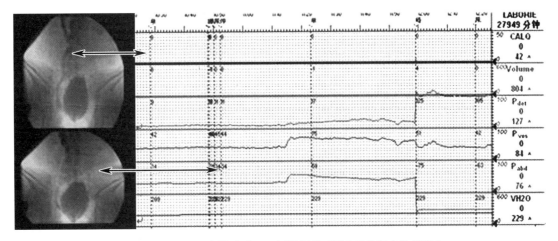

图 1-4-18 低顺应性膀胱 + 双侧输尿管反流（正常顺应性假象）
男性，17 岁，自幼排尿困难，发现双肾积水 15 年，发现腰髓占位 2 年。影像尿动力学显示膀胱灌注至 209ml，膀胱压 22cmH$_2$O 时见右输尿管反流，灌注 229ml，膀胱压 25cmH$_2$O 时见左输尿管反流。即使尿动力曲线未显示膀胱顺应性变化，但结合影像学结果，仍考虑为低顺应性膀胱

2. **排尿感觉（desire to void）** 指患者自觉有排尿感时的膀胱灌注量。根据程度不同分三个阶段：①首次排尿感；②正常排尿感，指方便时患者将要排尿的感觉，但如果不方便时患者也能延迟排尿时间；③强烈排尿感，指患者有持续强烈排尿感觉，但不用担心尿液逸出。

3. **急迫排尿感** 指有持续强烈的排尿感觉同时担心尿液溢出。

4. **疼痛** 膀胱过度充盈产生下腹疼痛的感觉，应与排尿痛有所区别。

（四）膀胱最大测压容积和膀胱"安全容量"

由于膀胱测压时所测定的容积受膀胱的灌注速度和患者主观感觉的影响，很难直接作出判断。在检查前通常参考排尿日记所记载的最大排尿量作为尿动力学检查时膀胱测压容积（膀胱灌注量）的参考值。从目前的文献看，膀胱灌注量小于 350ml 为膀胱测压容积减低，正常范围为 350~650ml，超过 650ml 则为膀胱测压容积增大。对神经源性膀胱而言，单纯了解膀胱容量大小并无多大临床意义，最重要的是要了解膀胱安全容量，即膀胱内压力小于 40cmH$_2$O 时的容量或膀胱输尿管反流之前的膀胱容量，只有在膀胱安全容量范围内储尿，上尿路的功能才能得到保护。膀胱安全容量的正常值也没有明确的规定，而取决于患者对疗效和生活质量的要求。如一神经源性膀胱患者其膀胱安全容量在 400ml，则

400ml 的容量足以进行自家间歇导尿而不至于导尿过频引起不必要的合并症；反之，膀胱安全容量在 150ml 左右，每次膀胱充盈至 150ml 即需要导尿，显然会明显影响到患者的生活质量及泌尿系统感染等合并症出现的危险性也明显增加，因此需要进行膀胱扩大术以提高神经源性膀胱患者的膀胱安全容量。对有膀胱输尿管反流的患者应特别注意膀胱充盈期出现反流的时间或膀胱灌注量，因为只有在膀胱输尿管反流出现之前的膀胱容量才是安全的，要作出如此准确而复杂的诊断，需要应用同步透视影像尿动力学检查设备。

（五）逼尿肌收缩力评估

逼尿肌收缩力的评估是排尿期膀胱测压最重要的检查参数之一。根据国际尿失禁标准化定义：所谓的排尿期正常逼尿肌功能指能自主启动的逼尿肌反射，无下尿路梗阻的情况下，能在一定的时间内将膀胱尿液排尽的能力。排尿期逼尿肌收缩力下降或收缩时间缩短导致膀胱不能完全排空，称之为逼尿肌活动低下（detrusor underactivity），严重者称之为逼尿肌收缩不能（acontractile detrusor）。对于有一定阻力的下尿路来说，正常的逼尿肌收缩力常用最大尿流率时逼尿肌压力来表示（P$_{det}$·Q$_{max}$）。男性患者正常逼尿肌收缩力（P$_{det}$·Q$_{max}$）一般在 40~60cmH$_2$O 之间。但是对于女性而言，情况明显不同。原因在于女性尿道短粗，阻力极低，正常女性排尿期膀胱测压时尽管

尿流率很高，但逼尿肌压力极低，有时甚至接近0，因此依靠单纯排尿期膀胱测压评估女性逼尿肌收缩力是不可靠的。有学者认为可以采用等容压（Piso）来评估女性逼尿肌收缩力。Piso测定的方法是在尿流率接近最大时，或采用气囊测压管阻塞膀胱颈，或经阴道压迫阻塞尿道，也可以让患者迅速收缩尿道括约肌阻断尿流，此时由于膀胱容量的固定，正常情况下逼尿肌压力会迅速上升至60cmH$_2$O以上（图1-4-19），很多受试者可高达100cmH$_2$O以上。目前国际尿控学会并未规定出Piso的正常值范围，但是Piso大于60cmH$_2$O以上提示逼尿肌收缩力基本正常是多数学者可接受的参考标准。

（六）压力-流率分析

压力-流率分析即指同步测定排尿期逼尿肌压力和尿流率，并分析两者之间的相关性以确定尿道阻力的方法，是目前诊断有无膀胱出口梗阻的"金标准"。早在1897年就有学者通过简易测压方法分析压力流量关系以确定是否存在尿道梗阻，采用当时的流体力学方法，并将尿道假设为一硬性管道，并因此得出许多尿道阻力因子。直至20世纪60年代末，人们认识到膀胱出口或尿道是一种可扩张性的管道，而在此基础上建立了新的分析原则，同时对逼尿肌的特性有了

进一步的了解，最终建立了以两个变量为主的压力-流率分析方法，即排尿期逼尿肌压力和尿流率的相关性（即P-Q图）。之后还有许多学者推算出各自的分析方法如：线性被动尿道阻力关系（linearized passive urethral resistance relation，LinPURR）和ICS压力-流率图，但这些方法均基于同一理论基础，只是在计算经验公式时考虑了不同的方面，在临床工作中可以根据不同的需要进行选择。本节以线性被动尿道阻力关系（LinPURR）方法和Blaivas列线图为例，分别分析男性和女性压力-流率分析中的作用。

1. 压力-流率列线图分析

（1）线性被动尿道阻力关系（LinPURR图又称Schfer图）：该压力-流率图主要用于分析BPH引起的膀胱出口梗阻，梗阻程度分为七级即0～Ⅵ，将LinPURR图分成七个区，0～Ⅰ为无梗阻，Ⅱ为轻度梗阻，Ⅲ～Ⅵ随着分级增加梗阻程度逐渐加重。而压力-流率曲线下降支自最大尿流率到最小排尿期逼尿肌压和零尿流率用直线归纳成LinPURR曲线，该直线顶端即$P_{det}\cdot Q_{max}$。

位于某一区即表示该LinPURR的梗阻程度；与其他压力-流率图不同的是：LinPURR图考虑了逼尿肌收缩力所起的作用。由于逼尿肌的收缩强度参与$P_{det}\cdot Q_{max}$在LinPURR图中的位置的

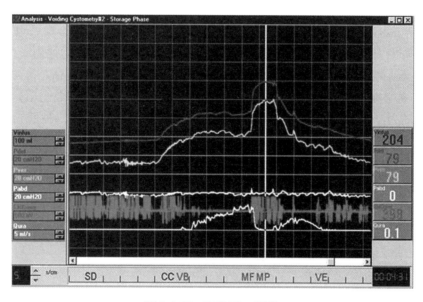

图1-4-19 正常Piso图形

尿流率接近最大时，嘱受试者紧缩括约肌夹闭尿道，从肌电图可以看出，排尿期间肌电图骤然升高为受试者紧缩括约肌所致。尿流随之停止，逼尿肌压力急剧上升至80cmH$_2$O，括约肌松弛后尿流恢复，逼尿肌压力也随之下降

定位,将该图进行分区以表示逼尿肌收缩的强度,从很弱(VW)、弱减(W-)、弱加(W+)、正常减(N-)、正常加(N+)和强烈(ST)共六个等级(图1-4-20)。LinPURR图充分考虑了梗阻严重程度的不同和逼尿肌收缩力对压力-流率关系的影响,采用该图可得出半定量的梗阻严重程度和逼尿肌收缩力,便于临床统计学分析比较。值得注意的是作者强调LinPURR图的经验公式是基于良性前列腺增生(BPH)引起膀胱出口梗阻的临床资料,因此最适用于分析前列腺增生患者的压力-流率相关性。

(2)Blaivas列线图:女性尿道短、尿道固有阻力明显低于男性,因此即使存在BOO,逼尿肌收缩力也不一定就像男性一样明显升高。目前针对女性膀胱出口梗阻,一些学者提出了不同的诊断标准。例如:Nitti等认为,通过影像尿动力学检查,只要排尿期有持续的逼尿肌压力收缩,同时同步影像显示膀胱流出道存在梗阻性影像证据,就可以考虑BOO诊断,不用过分考虑逼尿肌收缩力的具体数值,而Blaivas和Groutz等认为女性膀胱出口梗阻的诊断标准为:$Q_{max} < 12ml/s + (P_{det}.Q_{max}) > 20cmH_2O$。不同于男性膀胱出口梗阻诊断的标准化,女性膀胱出口梗阻目前尚无统一的诊断标准,目前大多数学者推荐使用Blaivas列线图(图1-4-21)作为评估女性膀胱出口梗阻的可用工具。

2. 压力-流率测定时的注意事项 压力-流率测定是膀胱压力测定的一部分,其参数来自排尿期的逼尿肌压力和尿流率。同时记录排尿期逼

尿肌压力和瞬时的尿流率才能得出压力-流率曲线。通常采用小于Fr8的膀胱测压导管来进行压力-流率测定时,经尿道的测压导管一般不会影响尿流率的大小。如检查中发现尿流率明显低于自由尿流率(即无插管尿流率),则提示尿道可能存在瘢痕(尿道顺应性减低),或因尿道内插管不适,或因精神因素导致。在进行压力-流率分析前,首先要注意排尿量是否大于150ml,否则尿流

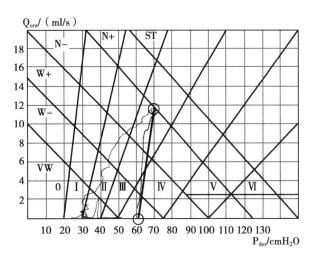

图1-4-21 诊断女性膀胱出口梗阻的压力-流率列线图(Blaivas列线图)

左图为Blaivas列线图的制定方法,左图中典型的低压-高流的无梗阻女性多集中于左图的右下方,而典型的高压-低流的梗阻女性多集中于图的左上方。据此得出Blaivas列线图(右图)。该图将压力-流率坐标图分隔为无梗阻(0型)、轻微梗阻(1型)、中度梗阻(2型)和严重梗阻(3型)4个等级。根据Q_{max}与$P_{det}.Q_{max}$在图中对应点所落的位置得出相应梗阻级别

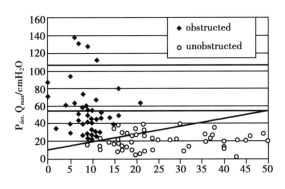

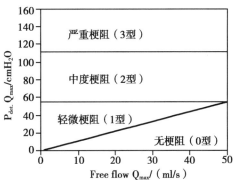

图1-4-20 LinPuRR(Schfer图)示意图

该图将梗阻程度分为0~Ⅵ七级(注意自左下至右上的斜线),又将逼尿肌收缩力分为VW~ST六级(注意自左上到右下的斜线),该压力-流率分析不但考虑了梗阻的程度,而且也包括了逼尿肌收缩力。由于该图基于BPH患者的临床资料,故最适用于BPH患者的膀胱出口阻力分析

率的结果会出现过低赝像，同时也会造成 P-Q 图假性梗阻赝像。

3. 压力 - 流率分析的临床意义 尿频、尿急、排尿滴沥、尿线变细、射程短等下尿路症状的产生在老年男性多数与前列腺增生所致的膀胱出口梗阻有关。但情况并非完全如此，如老年人出现尿频、尿急和急迫性尿失禁也有可能与脑软化、神经系统疾病和逼尿肌老化等所致的膀胱过度活动症有关；而排尿滴沥、尿线变细、射程短、排尿困难症状也有可能与糖尿病、逼尿肌老化等影响逼尿肌收缩力有关；如临床资料显示临床常规手段诊断前列腺增生者其中大约有 25% 左右尿动力学显示无膀胱出口梗阻，这些患者症状的产生多与上述因素有关。大量临床资料已证实，尽管通过尿流率及其图形变化有助于下尿路梗阻的诊断，但是尿流率的降低不能确定是下尿路梗阻或逼尿肌收缩力下降所致，而压力 - 流率分析是目前唯一能准确判断是否存在膀胱出口梗阻的检查手段。因此对于需要确定是否存在下尿路梗阻，或保守治疗失败（如药物治疗）需进行侵袭性治疗（如手术等），行压力 - 流率分析以便确定侵袭性治疗能否达到目的是必要的。因此建议在有条件的单位对于需要手术治疗的 BPH 患者术前应行尿动力学检查，而对尚无条件的单位如发现患者的症状体征不符（如前列腺不大而症状严重者），或同时患有明显影响逼尿肌功能的疾病者一定要行压力 - 流率分析，确定是否存在梗阻，预测术后疗效。再者，在尿道造影或影像尿动力学检查时发现尿道某部位出现狭窄现象，也需要结合压力 - 流率分析结果，如压力 - 流率分析显示无膀胱出口梗阻，只能说明影像学所见的狭窄并未引起有临床诊断意义的梗阻。

4. 临床常见压力 - 流率曲线图形及其分析

（1）正常压力 - 流率图形：在了解异常压力 - 流率之前，应对正常压力 - 流率图形有足够的了解，不同压力 - 流率分析考虑了排尿期逼尿肌尿道功能的不同方面，因此对何谓正常也有不同的定义。再者，男女压力 - 流率曲线有所不同，由于正常男性尿道有一定的阻力，控制区主要位于尿道膜部附近，因此排尿期逼尿肌反射通常有一定的幅度，在 40～60cmH_2O 之间（图 1-4-22）。而女性有所不同，由于女性尿道宽而短，对于无排尿不适症状的女性，排尿期尽管也存在逼尿肌反射，由于尿道的低阻力性，膀胱测压反映出逼尿肌压力远远低于男性，有时甚至在逼尿肌压力无明显升高的情况下完成排尿过程。这并不意味正常女性排尿时逼尿肌不需要收缩，只是出口阻力太低而不能反映出来。如确实需要了解女性逼尿肌的收缩能力，可以在排尿期尿流率接近最大时突然堵住尿道口（也可以采用气囊尿管测压突然堵住膀胱颈口或嘱患者突然收缩尿道括约肌以阻断尿流），这种称为等容收缩压（Piso）的参数在一定程度上能了解逼尿肌收缩能力。推荐应用 Blaivas 列线图评估女性膀胱出口梗阻。

（2）常见异常压力 - 流率曲线分析

1）高压低流型压力 - 流率曲线：指尿流率低

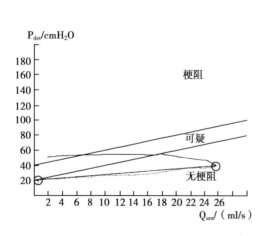

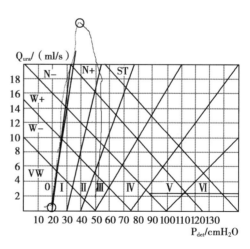

图 1-4-22 正常男性压力 - 流率曲线

正常男性压力流率曲线，P-Q 图（ICS 暂定标准图）显示 $P_{det} \cdot Q_{max}$ 位于无梗阻区，LinPURR 图显示 $P_{det} \cdot Q_{max}$ 位于 II 级之内（无梗阻区），同时显示逼尿肌收缩力正常（ST 区）

而逼尿肌收缩力高的压力 - 流率曲线，是下尿路梗阻的最常见图形（图 1-4-23）。

此类患者逼尿肌收缩力过强，是对下尿路梗阻的一种代偿，但长期梗阻后，逼尿肌收缩功能受到一定损害，逼尿肌收缩力将出现下降趋势。很多情况下这种逼尿肌收缩力下降趋势不但与梗阻持续存在有关，也可能与逼尿肌老化或其他一些影响逼尿肌收缩力的因素（神经系统疾病和糖尿病等老年常见病）有关。这类压力 - 流率曲线较为典型，$P_{det}.Q_{max}$ 位置较高，由于尿流率较低，而该

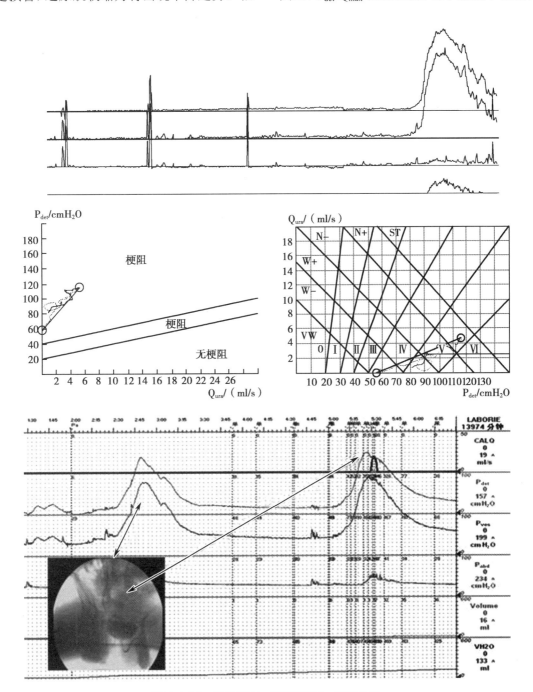

图 1-4-23 男性高压 - 低流型压力 - 流率曲线

高压 - 低流型压力 - 流率曲线：$P_{det}.Q_{max}$ 位置较高，且位于坐标左侧。LinPURR 图中梗阻分级 V，逼尿肌收缩力在 N+ 或 ST 以上

最下方图，病史：男性，73 岁，排尿困难 7 年，尿潴留、肾积水 2 个月。尿动力学分析：频发 OAB，膀胱顺应性明显降低，膀胱容量减少，排尿期高压 - 低流，Q_{max} 1.5ml/s，$P_{det}.Q_{max}$ 144cmH$_2$O，提示膀胱出口梗阻。影像尿动力学显示，储尿期膀胱灌注约 60ml 时，膀胱压上升约 120cmH$_2$O 时，出现右侧输尿管反流，排尿期膀胱颈口无明显开放，在逼尿肌收缩，膀胱压升高时，右输尿管反流加重至全程反流

点常位于坐标的左侧。LinPURR 图中通常显示其梗阻分级高，而逼尿肌收缩力在 N + 或 ST 以上。女性膀胱出口梗阻需要使用 Blaivas 列线图诊断（图 1-4-24）或是影像尿动力诊断（图 1-4-25，图 1-4-26）。

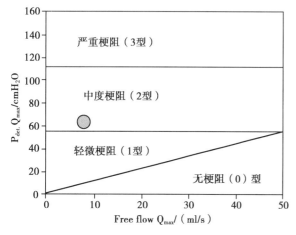

图 1-4-24 女性高压 - 低流型压力 - 流率曲线

2）低压 - 低流型压力 - 流率曲线：这类压力 - 流率曲线在老年人并非少见，临床症状主要表现为排尿困难，老年男性几乎都怀疑为 BPH 所致，

尿动力学检查显示逼尿肌存在一定反射，但逼尿肌收缩力明显下降。排尿期最大逼尿肌压一般小于 $40cmH_2O$，$P_{det}.Q_{max}$ 位于坐标的左下角，如图 1-4-27 所示，尽管逼尿肌压力很低，但无膀胱出口梗阻。对这类患者的处理因人而异，如膀胱出口无梗阻，应无前列腺治疗的指征，如膀胱出口梗阻可疑，应慎用侵袭性治疗。

3）高压 - 高流型压力 - 流率曲线（图 1-4-28）：这类压力 - 流率曲线并不多见，多为老年男性，主诉以尿路刺激症状为主（尿频、尿急、夜尿增多），Q_{max} 正常，压力 - 流率曲线特点为 $P_{det}.Q_{max}$ 位于梗阻区，LinPURR 图示梗阻分级可以很高或轻中度梗阻，主要表现为逼尿肌收缩力代偿性增强，故尽管 Q_{max} 在正常范围，但压力 - 流率分析仍显示膀胱出口梗阻。由于目前尚无准确的检查手段区别逼尿肌反射过强为梗阻所致或为原发性不稳定膀胱，因此存在膀胱出口梗阻的前提下，主张药物或手术治疗以减轻或消除梗阻。只有在膀胱出口无梗阻的情况下针对原发性不稳定的药物治疗才是安全的。因此具有该压力 - 流率曲线特征的膀胱出口梗阻应该进行针对解除膀胱出口梗阻的治疗。

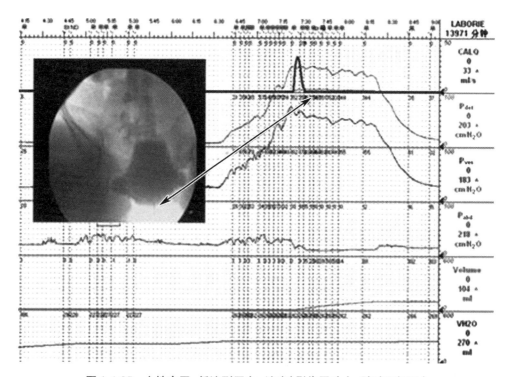

图 1-4-25 女性高压 - 低流型压力 - 流率（影像尿动力：膀胱颈梗阻）

压力 - 流率曲线呈高压 - 低流的梗阻性曲线；影像显示：排尿期 45° 斜坐位膀胱颈未开放，远端尿道未显影，$P_{det}.Q_{max} > 120cmH_2O$，梗阻程度属于 Blaivas 严重梗阻

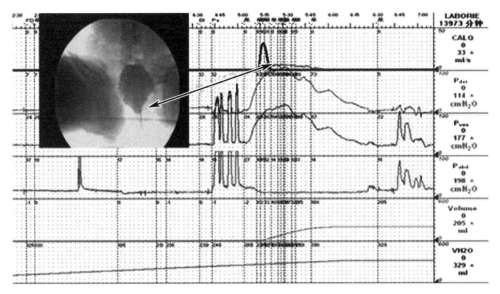

图 1-4-26　女性高压 - 低流型压力 - 流率曲线（影像尿动力：尿道狭窄）

压力 - 流率曲线显示高压 - 低流的梗阻性曲线；影像显示：排尿期 45° 斜坐位膀胱颈开放良好，近端尿道明显扩张，尿道中段明显狭窄，远端尿道未显影；$P_{det}.Q_{max} > 110cmH_2O$，梗阻程度属于 Blaivas 严重梗阻

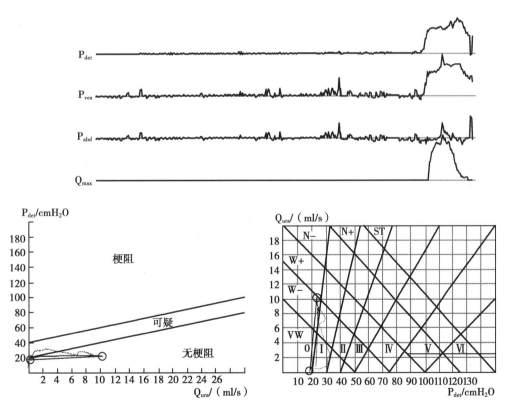

图 1-4-27　男性低压 - 低流型压力 - 流率曲线

男性，61 岁，主诉排尿困难，Q_{max} 10.3ml/s，尿动力学显示逼尿肌反射存在，逼尿肌收缩力下降（$P_{det}.Q_{max} = 34cmH_2O$），P-Q 图显示膀胱出口无梗阻，LinPURR 图显示膀胱出口无梗阻，逼尿肌收缩力明显下降（W−），故排尿困难原因为逼尿肌收缩力下降，无前列腺手术指征

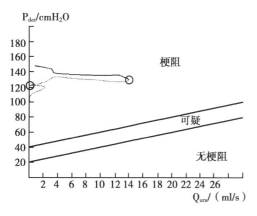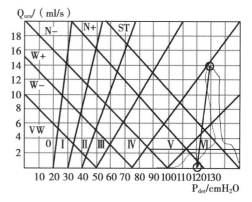

图 1-4-28　男性高压 - 高流型压力 - 流率曲线

男性，60 岁，主诉尿频，尿急，排尿困难，自由 Q_{max}（无测压管）为 16.3ml/s，P-Q 图显示 P_{det} at Q_{max} 位于梗阻区且位置较高，LinPURR 图提示逼尿肌收缩力极强（ST），梗阻分级大于Ⅵ

四、膀胱压力测定质量控制

膀胱压力测定过程中的质量控制和可靠性检查对于获得无技术错误、无赝像、精确、可靠的尿动力数据是必需的。质量控制应贯穿于整个膀胱压力测定过程及后续的分析过程，最佳方法就是在测定开始前或测定的早期阶段就避免、消除或更正各种赝像和技术错误；回顾性分析中的质量控制、同时结合患者的临床资料也很必要。而完成以上的前提就是需要对典型数值和典型信号模式能够正确识别。

膀胱压力测定质量控制的一些具体方法如下。

1. **严格执行 ICS 制定的零点压力标准和参考平面**　零点压力是指周围环境大气压力，参考平面为耻骨联合上缘水平面。膀胱内压（P_{ves}）和腹内压（P_{abd}）只有在同一参考水平上调零后，压力结果在不同患者和不同中心之间才具有可比性，其差值逼尿肌收缩压（P_{det}）才有意义。

2. 当遵守 ICS 调零标准时，检测开始前 P_{ves}、P_{abd} 的初始静息压应在典型值范围以内。平卧位：5～20cmH$_2$O，坐位：15～40cmH$_2$O，站立位：30～50cmH$_2$O。通常 P_{ves}、P_{abd} 两个记录的压力几乎完全一样，因此 P_{det} 初始静息压为 0 或接近 0。除直肠活动导致的以外，所有负压力值都应立即纠正。

3. 建议采用液体介质充盈系统测定 P_{ves} 和 P_{abd}，导管尖端传感器由于不能确定导管在膀胱和直肠内的水平位置，目前不予推荐。

4. 建议使用标准的经尿道双腔导管。小儿或严重缩窄性梗阻的患者推荐行耻骨上膀胱测压。6Fr 双腔导管是目前使用中最细的。在外压性梗阻，6Fr 的双腔导管对压力和流率的测定无明显影响。

5. 常见问题及校正措施（表 1-4-1）。

表 1-4-1　常见问题及校正措施

信号问题	可能的原因	校正措施
初始静态 P_{det} 为负值	P_{abd} 过高	如 P_{ves} 位于典型值范围以内，两压力曲线皆为活信号，打开 P_{abd} 连接管阀门，从气囊内抽出 1～2 滴水。如仍然无效可以轻轻调整直肠气囊的位置、或将气囊中的液体放出少许
	P_{ves} 过低	膀胱导管内有气泡，或导管未放入膀胱，或导管堵塞、扭转、打结。可用少量液体缓慢冲刷 P_{ves} 管线
P_{det} 初始静息压过高	P_{abd} 过低	导管内有气泡，或导管堵塞、扭转、打结。可用 1～2ml 水缓慢冲刷直肠气囊
	P_{ves} 过高	置管位置不对、导管扭转打结、导管侧孔紧贴膀胱壁，可用少量液体缓慢冲刷 P_{ves} 管线

第三节　影像尿动力检查

影像尿动力学是指将常规尿动力学和 X 线或超声影像相结合的手段来诊断与研究下尿路功能障碍的一种高级尿动力学方法。常用于神经源性膀胱、女性排尿功能障碍、下尿路手术后排尿障碍等复杂病例的研究、临床诊断、治疗指导及随访等。分为同步与非同步影像尿动力学检查。本章主要介绍同步影像尿动力检查。

一、影像尿动力学检查室构建

影像尿动力检查是构建首先必须符合 X 线防护标准，控制室和操作间尽量分开（图 1-4-29）。

二、方法学简介

影像尿动力检查测定方法同常规膀胱压力测定相似，特殊之处在于一般使用 15% 的泛影葡胺作为膀胱充盈介质。需要使用数字化的 X 线检查床，与具有图像同步采集和处理功能的尿动力仪结合，共同完成影像尿动力检查。影像尿动力检查不是一种常规性检查。同步影像尿动力检查的优点在于能够在测定下尿路压力 - 流率数据的同时，同步采集下尿路影像学资料。影像尿动力对于膀胱出口梗阻位置的判断、输尿管反流、膀胱顺应性及女性排尿功能障碍等复杂情况能较普通尿动力更准确地进行诊断。

三、典型图例简介

本节列举一些病例的典型图像，以便读者能更形象地了解影像尿动力检查。

1. 男性高压 - 低流型压力 - 流率曲线（图 1-4-23）。

2. 女性高压 - 低流型压力 - 流率曲线　膀胱颈梗阻及尿道狭窄（图 1-4-25，图 1-4-26）。

3. 女性高压 - 低流型压力 - 流率曲线　盆底脱垂（图 1-4-30）。

4. 神经源性低顺应性膀胱，伴双侧输尿管低压反流（假象：膀胱顺应性良好）（图 1-4-31）。

5. 神经源性低顺应性膀胱，伴左输尿管高压反流（图 1-4-32）。

6. 神经源性低顺应性膀胱，肾积水，无输尿管反流（应注意同输尿管末端狭窄区分）（图 1-4-33）。

7. 逼尿肌 - 外括约肌协同失调（图 1-4-34）。

8. 男性原位回肠膀胱术后半年，腹压排尿期双输尿管高压反流（图 1-4-35）。

9. 原位膀胱术后，充盈期双侧输尿管低压反流（图 1-4-36）。

10. 回结肠可控膀胱术后（图 1-4-37）。

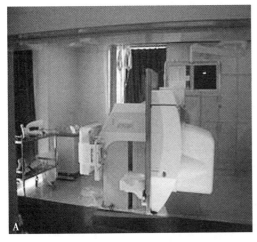 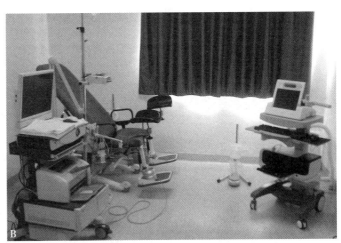

图 1-4-29　影像尿动力学检查室构建

A. 为影像尿动力检查床及配套检查室；B. 为普通尿动力检查室

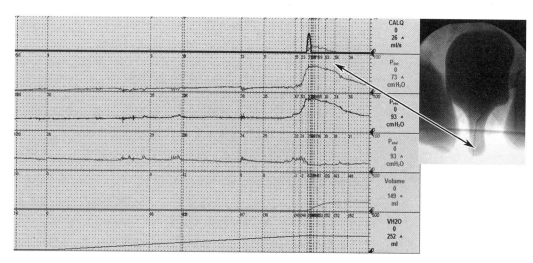

图 1-4-30 女性高压 - 低流型压力 - 流率曲线：盆底脱垂

老年女性，排尿期呈高压 - 低流型压力 - 流率曲线，同步影像显示：排尿期膀胱尿道脱垂明显

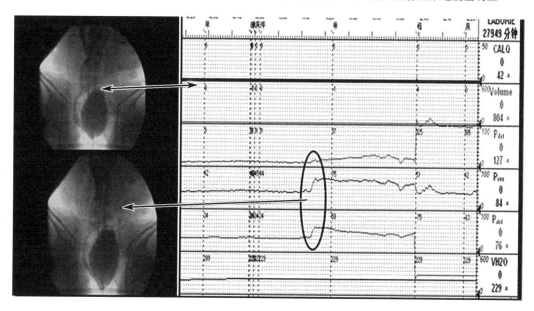

图 1-4-31 神经源性低顺应性膀胱，伴双侧输尿管低压反流（假象：膀胱顺应性良好）

男性，自幼排尿困难，发现双肾积水 15 年，发现腰髓占位 2 年。灌注至 200ml 时，出现右输尿管低压反流，继续灌注至 220ml 时，出现双侧输尿管反流，同时出现"膀胱顺应性正常"假象

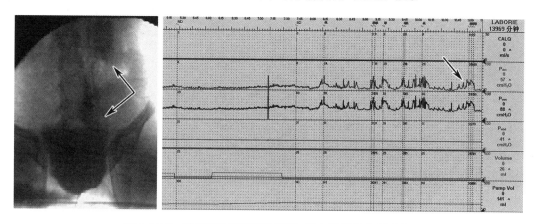

图 1-4-32 神经源性低顺应性膀胱，伴左输尿管高压反流

女童，10 岁，脊髓栓系术后，排尿困难，伴左肾积水。膀胱充盈期顺应性无明显变化，灌注后期腹压用力后出现左肾、输尿管全程反流

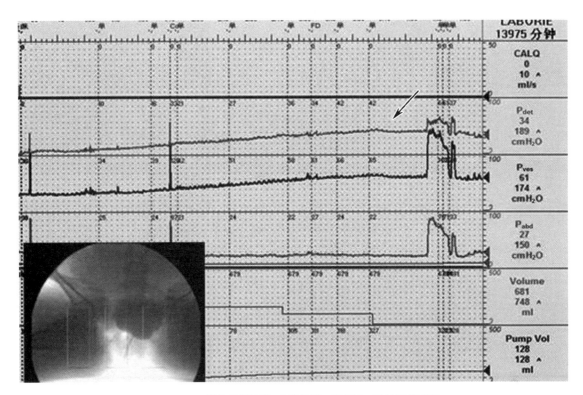

图 1-4-33　神经源性低顺应性膀胱，肾积水，无输尿管反流

女性患者，腰椎外伤后，双肾积水。充盈期膀胱压力明显上升，无输尿管反流

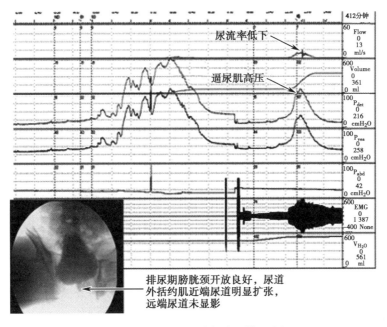

图 1-4-34　逼尿肌-外括约肌协同失调

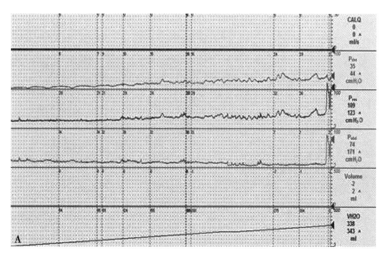
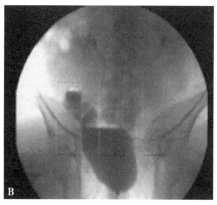

图 1-4-35　原位回肠膀胱术后半年,腹压排尿期双输尿管反流

原位回肠膀胱术后半年,日常腹压排尿。膀胱功能容量约 300ml,排尿期间,腹压用力 100cmH₂O 时,双肾、输尿管全程反流加重。影像尿动力显示:膀胱充盈期见双侧输尿管反流,排尿期加重

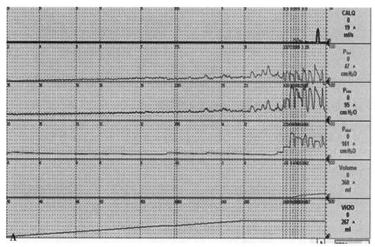
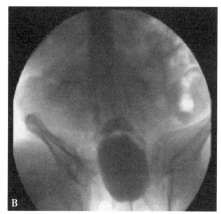

图 1-4-36　原位膀胱术后,充盈期双侧输尿管低压反流

原位回肠膀胱术后 5 年,偶伴夜间充盈性尿失禁。膀胱充盈 200ml,见双侧输尿管反流,此时膀胱内压为 21cmH₂O,为尿囊储尿期低压、双肾,输尿管反流,建议自导尿处理

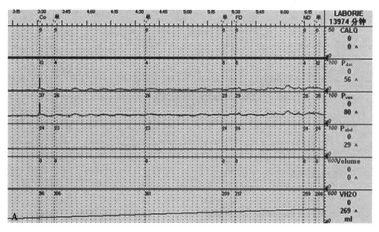
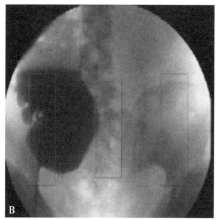

图 1-4-37　回结肠可控膀胱术后,尿囊功能正常

女性患者,膀胱全切,回结肠可控膀胱术后,代膀胱功能良好:顺应性正常,无输尿管反流

第四节 动态尿动力学检查

常规膀胱压力测定（CMG）是了解下尿路功能的主要手段，但人工灌注速度明显影响膀胱顺应性，有时甚至诱发出现人为假象，使其诊断精确性受到很大影响。动态尿动力学检查（ambulatory urodynamics monitoring，AUM）指通过特殊仪器，受试者在日常生活，膀胱被尿液自然充盈状态下长时间检测尿动力学参数及其变化。AUM 以生理流率自然灌注检查膀胱，患者可保持日常自由活动，甚至可以重复日常引起下尿路功能障碍的行为以利于检查。由于灌注速率和途径的不同（AUM 经输尿管和输尿管膀胱交界部以生理流率灌注，CMG 是经尿道以导管灌注），一般 AUM 检查的膀胱充盈期容量比 CMG 多，而充盈期压力比 CMG 减小。AUM 在检查尿失禁和神经源性膀胱方面较 CMG 更为优越，对膀胱出口梗阻和上尿路扩张的评价也更为确切（图 1-4-38）。

一、前言

AUM 已成为国际尿控协会（International Continence Society，ICS）建议评估下尿路功能的标准检查之一。AUM 可被认为是研究存在下尿路症状（lower urinary tract symptoms，LUTS）人群的下尿路功能和实验室尿动力学检测的有效工具。AUM 的临床敏感性和特异性尚未得到循证医学的确认，具体的操作技术和结果的可靠性需要辨证分析。目前为止，对 AUM 在下尿路功能障碍（lower urinary tract dysfunction，LUTD）评估

中的作用还没有形成专家共识。尽管我们将在本文介绍 AUM 开展过程中的一些细节问题，但它们并没有涵盖临床实践中出现的所有问题。ICS 尿动力学委员会提出了"动态尿动力学检查"教学模块（相关网站 http://www.icsoffice.org/eLearning），作为一个标准化的 AUM 临床使用培训，旨在培训尿动力学医师如何完成 AUM 并对检查结果进行分析。

二、动态尿动力学检查的优势

传统的尿动力学检查是研究下尿路功能障碍（LUTD）的标准临床检查。然而，文献报道，在 19%～44% 的病例中，传统的尿动力学检查不能准确地发现下尿路症状的产生原因。这可能是由于检查持续时间短，在检查期间患者并没有出现 LUTD。在传统尿动力学检查中，患者自觉的症状和检查结果之间缺乏联系的情况也很常见。众所周知，存在 LUTD 的患者，无特异性的临床症状。当传统的尿动力学检查结果不满意时，AUM 可以作为 LUTD 临床评估的一种补充。据文献报道，AUM 更有利于观察到逼尿肌过度活动。然而，AUM 在部分健康的志愿者中也可以检查出异常，尤其是逼尿肌过度活动，这一现象也提示 AUM 临床诊断特异性的波动。一项单中心回顾性研究的结果表明，在 AUM 检查期间可以通过渗漏检测仪捕捉到压力性尿失禁。目前，AUM 检查对 LUTD 诊断的敏感性和特异性尚不明确。AUM 的检测方法与传统的膀胱测压方法相似，但也存在不同之处：AUM 依靠生理状态下尿液产生来充盈膀胱（通常要求患者增加饮水量），检

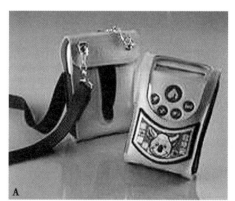
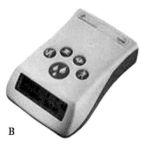
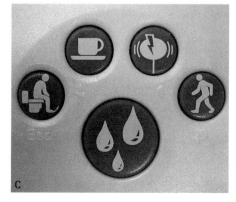

图 1-4-38 便携尿动力实物图
A. 便携装置；B. 检测仪；C. 功能按键

查持续2～4h。患者在 AUM 检查开始后可以正常穿衣，离开尿动力室，减少了检查带来的不便。而对于尿动力学医师来说，读取和分析检查结果需要花费一定的时间和精力。

三、测压管路

大部分研究中报道，AUM 检查都使用了装有微传感器的测压管路，因为这样的管路让患者接受检查的同时，仍可进行日常的工作和生活，减少检查带来的不便。AUM 使用的测压管有液体传导和气体传导两种，但两种管的使用可靠性比较仍在进一步探索中。

四、记录系统

最经典的记录系统以其测压管路出色的性能而闻名，其管路由可弯曲的硅胶制成，同时安装有电子探针传感器。而该管路系统的主要缺点是体积大，携带不便。较新的测压管路系统有一个更小的遥控附件，也可以标记重要生理事件下的数据。这些较新的系统可以兼容水传导和空气传导的测压导管。目前对各测压管路系统在 AUM 检查中使用性能的比较，仍缺少相关研究和数据。

五、AUM 检查前患者准备

进行 AUM 检查前，患者应尽可能排空肠道、让膀胱适当充盈、衣着宽松。如果在检查前直肠内粪便较多，应尽可能排空，以防在检查期间出现排便造成直肠测压管脱落。急性泌尿系感染期间禁止进行 AUM 检查。目前，对于 AUM 检查期间，是否预防性使用抗生素和使用促进肠道排空的药物，仍无循证医学证据。比较明确的是，泻药可引起直肠蠕动频繁和腹部不适，进而影响检查结果。

要记录尿急、尿失禁、排尿疼痛、自主排尿的开始和结束的时间、液体摄入量、诱发下尿路异常的动作（跑步、洗手、咳嗽、打喷嚏等）以及发现测压管路的移位，一个远程调控系统是非常必要的。在预约 AUM 时，向接受检查者以"检查说明"的形式告知其检查内容、如何配合顺利完成检查很有必要。接受 AUM 检查前，要完善尿流率检查和残余尿测量。在排除泌尿系感染的情况下，才能进行 AUM 检查。

六、设备调试

在 AUM 检查开始之前，必须确保患者理解并能遵从"检查说明"中的重要指导（下文详细描述）。并且将 AUM 测试期间所感知到的所有下尿路症状记录在排尿日记中。由于出现的下尿路症状与记录的膀胱内压力相对应，详细描述症状及标记其发生的时间对于 AUM 的做出诊断至关重要。

与传统膀胱测压方法相似，AUM 检查需将测压管分别置入膀胱和直肠。在标准大气压下置入测压管之前，需要在耻骨联合的水平进行调零。在测压导管上留置一个三通接头，可以帮助排出测压管中的空气，还可以检查测压管是否密闭良好。将测压管置入膀胱/直肠足够的长度，测压管必须牢固地贴在肛门和尿道外口附近，以减少导管脱落的风险，并减少运动干扰。留置好测压管路后，患者方可穿好衣服，调试测压管连接到 AUM 记录系统。

在开始记录之前，嘱患者咳嗽，检查膀胱内、腹腔内压和相减所得的逼尿肌压力。如果在咳嗽过程中膀胱和腹腔内压迅速而急剧增加，并且相减所得的逼尿肌压力没有改变，那么就可以开始测试。否则，需要平衡测压管路的传导一致性。

在 AUM 检查中，记录漏尿（尿失禁）的方法尚未标准化。通常可以通过电子尿垫、远程调控系统、排尿日记来完成。以上哪一种方法更具特异性、准确性、可信性，尚无临床证据。

七、指导患者完成 AUM 检查

如上所述，在 AUM 检查过程中，膀胱是由生理状态下产生的尿液来充盈的，而不是导管灌注来充盈膀胱。一次 AUM 检查持续时间为2～4h。在装好 AUM 检查设备后，患者离开尿动力室前应对其进行简单易懂的指导（表1-4-2）。为了最大限度地达到 AUM 的诊断效能，强烈推荐在检查期间同步记录排尿日记。在最新的 AUM 检查设备中，患者可以直接通过检查设备上的按钮，标记出下尿路症状的出现，比排尿日记更灵活和简单易行。

通常情况下，患者在 AUM 检查期间需要多喝水，以便能够在有限的时间内记录完整的储尿期和排尿期的下尿路情况。使用利尿剂更容易诱发逼尿肌过度活动,然而由此引起的排尿量骤增也增加了下尿路的负担。

在对患者的指导中也包括在哪些情况下需要回到尿动力学室。如果出现测压管移位或水囊泄露、系统出现故障时,需要对测压管路和记录系统重新调试。如果出现以上情况时还未做出诊断,压力传感器将需要重新归零,重新留置,并重新启动测试。

表 1-4-2 动态尿动力学仪检查前指导
(含如何使用仪器上的事件按钮)

检查期间每小时喝 200~400ml,或在 30min 内喝 1L 的水
如果患者需要限制液体入量,AUM 的检查时间应适当延长
记录尿急、尿失禁、尿痛,自主排尿开始和结束的时间、排尿量和液体总摄入量
记录会诱发下尿路症状的事件,比如饮水、跑步、抬重物、洗手、咳嗽、打喷嚏等
条件允许的情况下,每小时回到尿动力室以确认记录仪可以准确地记录压力
条件允许的情况下,要排尿时回到尿动力室,以便记录逼尿肌活动下的尿流率
当测压管路脱落或者排尿时向外移位时,及时返回尿动力室

八、AUM 的质量控制

在 AUM 检查期间存在丢失信号而影响检查结果的风险。因此,与传统的尿动力学检查相比,在进行 AUM 时还需要考虑一些预防措施。显然,确保测压导管牢固的固定在尿道外口和肛门附近是最基本的预防措施。体外测压导管应固定在下腹(在裤子内),与检测记录仪器连接部分的长度也应尽可能缩短,并固定在衣服里面,以避免在测试过程中测压管移位(图 1-4-39)。

为了确保 AUM 检查结果的准确性,重要的是保证检查结果记录质量。在开始检查之前,将每个传感器调零,并通过嘱患者咳嗽来确保膀胱内测压管和腹腔内测压管传导压力一致。因此,可以在开始检查前明确咳嗽产生的膀胱内压与腹压相减得到的逼尿肌压力误差是否在可接受范围,并且可以每小时监测一次,以确保压力记录正确,测压管有没有移位。在 AUM 的检查说明中,可以让患者在每次排尿前与排尿后分别咳嗽,以便校正逼尿肌压力。

AUM 的结果分析:分析 AUM 检查结果的第一步是评估仪器记录数据的质量和灵敏性,并判断该压力检测曲线是否随咳嗽和活动而同步变化。如果在咳嗽或活动时,压力检测曲线没有出现相应的波动,则说明该段时间内检查所得的数据不可靠。在咳嗽或活动时,膀胱内压曲线和腹内压曲线波动良好并且传导一致,则说明该段时间内检查所得的数据可靠。而在检查期间,直肠蠕动所引起的曲线波动是可以接受且难以避免的。

检查结果分析应在记录仪器从患者身上取除后尽快进行,以便与患者当面交流,使检查结果的解读和诊断与实际情况相符。

九、AUM 检查的禁忌

行动不便,认知障碍,或不能遵从"检查说明"是 AUM 检查的相对禁忌证。在 AUM 检查前,需要除外严重便秘和急性期泌尿系感染等情况。

第五节 展 望

虽然早在 19 世纪后叶起,尿动力学这一领域就已经在欧洲某些国家悄然兴起,但真正现代意义上的尿动力学发展只有几十年的发展历程。但就是在这短短的几十年当中,随着计算机系统的兴起、微电传感器的应用、人们对流体力学乃至排尿功能的持续、深入的认识,尿动力学检查也逐步从最原始的尿流率测定、膀胱压力测定发展至目前复杂的压力 - 流率测定、影像尿动力测定、便携尿动力测定等多方法、多目的的检查体系。随着新的研究理念的提出,新的检查手段的完善,近来尿动力学检查在方法学上向着更无创、更准确的方向发展,本节就近几年来该领域的一些新进展做一个简要介绍,希望能够引领读者进行更进一步的思索与研究。

1. **近红外光谱** 近红外光谱是一种通过仪器发射和接收近红外区域的光谱(600~1 000nm),通过近红外光为手段,无创、实时监测活体组织中的氧含量,并且通过实时评估体内氧合血红蛋白(O_2Hb)和脱氧血红蛋白(HHb)的浓度变化,从而测定体内的血流动力学变化。近红外光起初在研究和临床领域用于评估颅内血氧含量,现在广泛用于研究氧动力学,氧化代谢及不同组织的血流动力学。近来,有研究者提出假设:当存在膀胱出口梗阻时,逼尿肌收缩力越强,逼尿肌组织中血流减少越明显,血红蛋白和脱氧血红蛋白总量减少越明显,其血红蛋白浓度下降程度应该同膀胱内压升高程度有相关关系,通过近红外光实时测量逼尿肌组织中的血红蛋白浓度变化,结合尿流率和残余尿,有望无创判断膀胱出口梗阻存在与否。研究者们根据这一理论假设将近红外光设备用于泌尿科领域,通过监测逼尿肌组织中的实时血红蛋白变化,结合尿流率和残余尿,根据特定的算法判断是否存在膀胱出口梗阻,取得了令人鼓舞的结果。该项技术通过一个贴片附着在皮肤上,接收和发射近红外光子,从而可以实时、无创地检测储尿和排尿期膀胱组织内氧合血红蛋白以及血流动力学的变化(图 1-4-39)。通过结合患者尿流率及残余尿的变化,评估患者膀胱出口梗阻的情况(图 1-4-40)。该项检查对于患者无任何创伤,仅对于局部皮肤病损的患者为相对禁忌。Macnab AJ 等对 57 例患者进行了传统尿动力同该类方法的对比,发现传统压力 - 流率检查确认为膀胱出口梗阻的 28 例中,应用近红外光方法同样确定为梗阻的为 24 例(敏感性为 85.7%),而传统压力 - 流率检查确认为无膀胱出口梗阻的 27 例中,应用近红外光方法同样确定为无梗阻的为 24 例(特异性为 88.89%)。Yurt M 等进行了类似的研究,其最终结论同前者相近,对

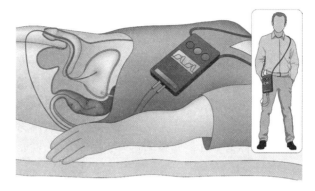

图 1-4-39 动态尿动力仪器留置方法

于存在 LUTS 症状的男性患者来说,该检测的敏感性约为 86.2%,而其特异性为 87.5%。国内杨勇、张鹏等学者也开展了类似研究,得出该类检查"应用近红外光谱无创膀胱监测方法同传统压力 - 流率方法相比,能够较准确地、无创诊断男性膀胱出口梗阻,其诊断灵敏度约为 68.8%,特异度介于 62.5%~66.7%,诊断符合率平均为 67.83%"的结果,进一步证实了近红外光谱作为一种新的无创尿动力诊断方法的可行性及较高可靠性。

2. 空气介导测压系统在膀胱压力测定中的应用 传统压力 - 流率检查所用的测压系统均以水为传导介质。测压管、传感器及连接通路中必须充满液体,且无其他介质存在(例如空气等),这样才能保持检查过程顺利,结果准确可靠。但在检查过程中,整个测压及传导系统中不可避免会有气体进入;或导管打折、弯曲;或受试者体位变化及导管位置变化;或其他引起水传导不畅的

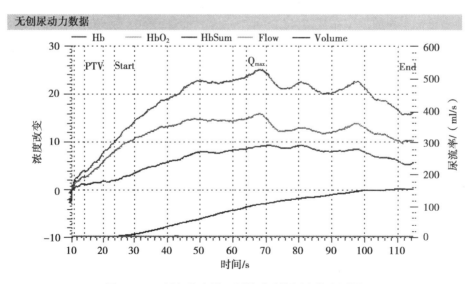

图 1-4-40 近红外光谱无创膀胱功能测定仪实测图
Hb:血红蛋白;HbO_2:氧化血红蛋白;HbSum:总血红蛋白;Flow:流率;Volume:体积

问题,由此引起的压力传导失真,失效及相关赝像会导致诊断不准确。其次,为防止以上问题的出现,相对应的检查前准备程序,检查中的校准程序均较复杂。

空气介导测压导管系统是一种利用空气为传导介质,利用充气气囊作为体内压力感受器,完全不需要液体填充的新型测压、传导系统(图1-4-41)。目前欧洲及北美部分国家尝试采用该系统进行尿动力检查操作,国内尚没有同类产品、相关经验及操作指南。该套系统使用的测压管及压力感受器同传统测压系统有较大差别。

(1)测压管中放弃了管壁测压孔设计,利用充气密闭球囊感受压力,此设计改进了测压孔单一方向感受压力,容易被黏膜堵塞导致传导不良的问题,同时球囊能够感受全方位压力变化,提高了压力传导率及准确性。

(2)有单气囊和双气囊导管两种可供选择。单气囊导管用于压力-流率检查时单独测定膀胱压;双气囊导管可在膀胱充盈期及排尿期同时测定膀胱压和尿道压,不用单做MUCP检查就可以测定尿道压,克服了传统测压导管不能同时测定膀胱压和尿道压的缺点。

(3)空气导管采用空气为传导介质,整个测压系统不再需要液体灌注填充。使得操作过程大大简化:①不用事先用液体充盈整个测压及传导系统;②检查过程开始前充水、调零过程省略;③检查过程中每隔一段时间的咳嗽建议压力传导试验省略;④检查过程中体位变动影响减少。

(4)省略了先前为液体传导系统制定的赝像鉴别操作流程(液体介导系统的赝像原因大部分来源于液体中混入气体,导管打折,移位,测压孔闭塞等原因)。目前国际上类似研究也仅检索到

4篇,证明本研究有较强的创新性,有较高的研究价值及临床应用前景。

3. 超声检查在判断膀胱出口梗阻中的应用

近年来迅猛发展的超声技术,为无创判断膀胱出口梗阻(尤其是前列腺增生导致的膀胱出口梗阻)提供了丰富的选择机会,下面就几个较新的技术简要介绍。

(1)经直肠血管多普勒超声检测前列腺被膜动脉阻力指数:相对于彩色多普勒超声相比,血管多普勒超声能够探测到小血管内的血流流动。前列腺血供来源于尿道及前列腺被膜动脉。增大的前列腺移行带挤压前列腺被膜,使得被膜动脉血流阻力指数增高,这一变化可以通过血管多普勒超声检测到。Shinbo等研究了前列腺被膜动脉阻力指数同BOO及急性尿潴留风险的关系。他们认为前列腺被膜动脉阻力指数超过0.75,阻力指数预测BOO的准确率就会高于国际前列腺症状评分(IPSS)。

(2)前列腺尿道角度及膀胱内前列腺突出程度:前列腺尿道成角(PUA)指的是在经直肠前列腺超声检查过程中,其矢状面上前列腺尿道同膜部尿道之间的夹角。膀胱内前列腺突出程度(IPP)指的是在同一平面内前列腺突出部分与膀胱基底部之间的距离。Park等回顾性分析了270例有LUTS症状的前列腺患者,并同时将IPSS分为储尿期评分(IPSS-ss)和排尿期评分(IPSS-vs)。研究者发现IPP同IPSS明显相关,而PUA同储尿期评分无关,而同排尿期评分明显相关。PUA评分越高,排尿期症状越严重。

(3)逼尿肌厚度(DWT)和膀胱内前列腺突出程度(IPP):Franco等调查了100例50岁以上有LUTS症状的患者,在膀胱容量约200ml时通过经

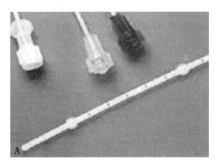
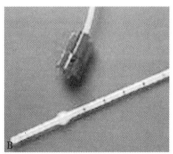
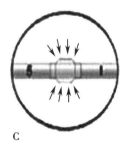
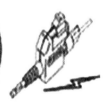

图1-4-41　双气囊膀胱测压管,腹压测压管及测压球囊示意图

A. 双气囊膀胱测压管;B. 腹压测压管;C. 球囊体内全方位测压示意图

腹超声测量 IPP 和逼尿肌厚度，所有患者均行压力 - 流率测定。研究者发现 IPP 及 DWT 同 BOO 之间的关系，认为 IPP 12mm 及 DWT 6mm 可作为诊断临界值。IPP 同时超过 12mm 和 DWT 超过 7mm 能够更好地诊断 BOO。患者若具有以上指标其中一项，就有超过 90% 的概率存在 BOO，一项指标都没有的患者只有 66% 的可能存在 BOO。

（肖云翔　陈宇珂）

参 考 文 献

[1] McGuire EM，Woodside JR，Borde1n TA. Prognostic value of urodynamic testing in myelodysplastic children. J Urol，1981，126（2）：205-209.

[2] Barrett DM. Disposable（infant）surface electrocardiogram electrodes in urodynamics：a simultaneous comparative study of electrodes. J Urol，1980，124（5）：663-665.

[3] Werner Sch fer，Paul Abrams，Limin Liao，et al. Good Urodynamic Practices：Uroflowmetry，filling，Cystometry，and Pressure-Flow Studies. Neurourology and Urodynamics，2002，21（3）：261-274.

[4] Nitti VW，Tu LM，Gitlin J. Diagnosing bladder outlet obstruction in women. J Urol，1999，161（5）：1535-1540.

[5] Blaivas JG，Groutz A. Bladder outlet obstruction nomogram for women with lower urinary tract symptomatology. Neurourol Urodyn，2000，19（5）：553-564.

[6] 张鹏，武治津，高居忠. 压力 - 流率测定中尿道内置测压导管对尿流率的影响. 中华泌尿外科杂志，2004，25（4）：274-276.

[7] 张鹏，武治津，杨勇，等. 影像尿动力学检查在诊断女性下尿路排尿功能障碍疾病中的作用. 中华外科杂志，2012，50（5）：438-442.

[8] ZHANG P，YANG Y，WU ZJ. Video-urodynamics study on female patients with bladder neck obstruction. Chinese Medical Journal，2012，125（8）：1425-1428.

[9] van Waalwijk van Doorn E，Anders K，Khullar V，et al. Standardisation of ambulatory urodynamic monitoring：Report of the Standardisation Sub-Committee of the International Continence Society for Ambulatory Urodynamic Studies. Neurourol Urodyn，2000，19（2）：113-125.

[10] Macnab AJ，Stothers L. Near-infrared spectroscopy：validation of bladder-outlet obstruction assessment using non-invasive parameters. Can J Urol，2008，15（5）：4241-4248.

[11] Yurt M，Süer E，Gülpinar O，et al. Diagnosis of bladder outlet obstruction in men with lower urinary tract symptoms：comparison ofnear infrared spectroscopy algorithm and pressure flow study in a prospective study. Urology，2012，80（1）：182-186.

[12] Peng Zhang，Yong Yang，Zhi-jin Wu，et al. Diagnosis of Bladder Outlet Obstruction in Men Using a Near-infrared Spectroscopy Instrument as the Noninvasive Monitor for Bladder Function. Urology，2013，82（5）：1098-1102.

[13] Cooper MA，Fletter PC，Zaszczurynski PJ，et al. Comparison of air-charged and water-filled urodynamic pressure measurement catheters. Neurourol Urodyn，2011，30（3）：329-334.

[14] Pollak JT，Neimark M，Connor JT，et al. Air-charged and microtransducer urodynamic catheters in the evaluation of urethral function. Int Urogynecol J，2004，15（2）：124-128.

[15] Culligan PJ，Goldberg RP，Blackhurst DW，et al. Comparison of microtransducer and fiberoptic catheters for urodynamic studies. Obstet Gynecol，2001，98（2）：253-257.

[16] McKinney TB，Hessami S. Comparison of fiberoptic，microtip，water and air-charged pressure transducer catheters for the evaluation of urethral pressure profiles（UPP）. Int Urogynecol J，2011，（Suppl 1）：S53.

[17] Abdi H，Kazzazi A，Bazargani ST，et al. Imaging in benign prostatic hyperplasia：what is new?.Current Opinion in Urology，2013，23（1）：11-16.

[18] Shinbo H，Kurita Y. Application of ultrasonography and the resistive index for evaluating bladder outlet obstruction in patients with benign prostatic hyperplasia. Curr Urol Rep，2011，12（4）：255-260.

[19] Shinbo H，Kurita Y，Takada S，et al. Resistive index as risk factor for acute urinary retention in patients with benign prostatic hyperplasia. Urology，2010，76（6）：1440-1445.

[20] Park YJ，Bae KH，Jin BS，et al. Is increased prostatic urethral angle related to lower urinary tract symptoms in

males with benign prostatic hyperplasia/lower urinary tract symptoms?.Korean J Urol, 2012, 53 (6): 410-413.

[21] Franco G, De Nunzio C, Leonardo C, et al. Ultrasound assessment of intravesical prostatic protrusion and detrusor wall thickness-new standards for noninvasive bladder outlet obstruction diagnosis? J Urol, 2010, 183 (6): 2270-2274.

[22] van Waalwijk van Doorn E, Anders K, Khullar V, et al. Standardisation of ambulatory urodynamic monitoring: Report of the standardisation subcommittee of the International Continence Society for ambulatory urodynamic studies. Neurourol Urodyn, 2000, 19: 113-125.

[23] Abelson B, Majerus S, Sun D, et al. Ambulatory urodynamic monitoring: state of the art and future directions. Nat Rev Urol, 2019, 16 (5): 291-301.

[24] Sch€afer W, Abrams P, Liao L, et al. Good urodynamic practices: Uroflowmetry, filling cystometry, and pressure-flow studies. Neurourol Urodyn, 2002, 21: 261-274.

[25] Salvatore S, Khullar V, Cardozo L, et al. Evaluating ambulatory urodynamics: A prospective study in asymptomatic women. BJOG, 2001, 108: 107-111.

[26] Radley SC, Rosario DJ, Chapple CR, et al. Conventional and ambulatory urodynamic findings in women with symptoms suggestive of bladder overactivity. J Urol, 2001, 166: 2253-2258.

[27] Bradshaw H, Radley SC, Rosario DJ, et al. Evaluating ambulatory urodynamics: A prospective study in asymptomatic women. BJOG, 2003, 110: 83-84.

[28] Collins CW, Winters JC. AUA/SUFU adult urodynamics guideline: A clinical review. Urol Clin North Am, 2014, 41: 353-362.

[29] Lucas MG, Bosch RJ, Burkhard FC, et al. EAU guidelines on assessment and nonsurgical management of urinary incontinence. Eur Urol, 2012, 62: 1130-1142.

[30] Abrams P, Cardozo L, Fall M, et al. The standardisation of terminology in lower urinary tract function: Report from the standardisation sub-committee of the International Continence Society. Urology, 2003, 61: 37-49.

[31] Cardozo L, Stanton S, Williams JE. Detrusor instability following surgery for genuine stress incontinence. Br J Urol, 1979, 51: 204-207.

[32] Jarvis GJ, Hall S, Stamp S, et al. An assessment of urodynamic examination in incontinent women. Br J Obstet Gynaecol, 1980, 87: 893-896.

[33] Versi E, Cardozo L, Anand D, et al. Symptoms analysis for the diagnosis of genuine stress incontinence. Br J Obstet Gynaecol, 1991, 98: 815-819.

[34] Wall L. Diagnosis and management of urinary incontinence due to detrusor instability. Obstet Gynecol Survey, 1990, 45: 8S-11S.

[35] Blaivas J. Diagnostic evaluation of urinary incontinence. Urology, 1990, 36: 11-20.

[36] Patravali N. Ambulatory urodynamic monitoring: Are we wasting our time? J Obstet Gynaecol, 2007, 27: 413-415.

[37] Pannek J, Pieper P. Clinical usefulness of ambulatory urodynamics in the diagnosis and treatment of lower urinary tract dysfunction. Scand J Urol Nephrol, 2008, 42: 428-432.

[38] Salvatore S, Khullar V, Cardozo L, et al. Evaluating ambulatory urodynamics: A prospective study in asymptomatic women. BJOG, 2001, 108: 107-111.

[39] Heslington K, Hilton P. Ambulatory monitoring and conventional cystometry in asymptomatic female volunteers. Br J Obstet Gynaecol, 1996, 103: 434-441.

[40] van Waalwijk van Doorn ES, Remmers A, Janknegt RA. Conventional and extramural ambulatory urodynamic testing of the lower urinary tract in female volunteers. J Urol, 1992, 147: 1319-1325.

[41] Webb RJ, Ramsden PD, Neal DE. Ambulatory monitoring and electronic measurement of urinary leakage in the diagnosis of detrusor instability and incontinence. Br J Urol, 1991, 68: 148-152.

[42] van Venrooij GE, Boon TA. Extensive urodynamic investigation: interaction among diuresis, detrusor instability, urethral relaxation, incontinence and complaints in women with a history of urge incontinence. J Urol, 1994, 152: 1535-1538.

[43] Martens FM, van Kuppevelt HJ, Beekman JA, et al. No primary role of ambulatory urodynamics for the management of spinal cord injury patients compared to conventional urodynamics. Neurourol Urodyn, 2010, 29: 1380-1386.

[44] Davila GW. Ambulatory urodynamics in urge incontinence evaluation. Int Urogynecol J, 1994, 5: 25-30.

[45] Dokmeci F, Seval M, Gok H. Comparison of ambulatory versus conventional urodynamics in females with urinary incontinence. Neurourol Urodyn, 2010, 29: 518-521.

第五章 如何理解循证医学及其应用

循证医学（evidence-based medicine，EBM）自1991年由戈登·盖亚特正式提出至今，已深入到生物医学的各个领域，对医疗健康服务产生了广泛影响，成为20世纪医学领域最具影响力的创新和革命之一。循证医学被提出后，其理念与方法迅速延伸至包括社会和管理科学等更多学科领域，产生了循证科学（evidence-based science，EBS）。本章将介绍循证医学的分支——循证泌尿外科学（evidence-based urology，EBU），重点从临床医师的角度阐释其在临床实践中的理解与应用，更多有关循证医学、循证临床实践、证据生产与转化的内容可关注武汉大学的《循证医学》慕课课程。

第一节　循证医学的定义及其理解

一、循证医学的基本定义

早期循证医学的倡导者多为医学院校的教授，其用意在于呼吁提高临床医师检索、阅读、理解和应用临床研究文献的意识和能力。该定义最大的不足在于未能充分重视医疗主体医务人员的临床经验和患者的意愿，因此引起了广泛的批评和讨论。

1996年大卫·萨基特等重新定义循证医学是"慎重、准确、明智地应用所能获得的最好研究证据来确定个体患者的诊治方案。实施EBM意味着医师需综合参考研究证据、临床经验和患者意见进行实践"；2000年他们再次定义循证医学为"慎重、准确和明智地应用当前所能获得的最好的研究依据，同时结合医师的个人专业技能和多年的临床经验，并考虑患者的价值和愿望，将三者完美结合制定出患者的治疗措施"。该定义明确了任何一项决策都必须考虑当前最佳的研究证据、医师的临床经验和患者的意愿这3大要素；

但什么是最好的研究证据并未明确定义。因此，2014年戈登·盖亚特进一步完善循证医学的定义为"临床实践需结合临床医师个人经验、患者意愿和来自系统化评价和合成的研究证据"，该定义明确了什么是最佳的证据。

当前应用最为广泛的是2000年的定义。定义看似简单，如果要践行循证医学，医务人员不但需要有较高的专业经验和知识，也需要具备较高的研究能力及人文素养。

二、循证医学证据

证据（evidence）本是法律术语，证据问题也是诉讼的核心问题。目前法学界对证据制度的研究已经形成一门专门科目，称为证据学或证据法学。从这个层面来讲，医学证据是指在医疗案件中能够证明案件事实的各种资料。根据《中华人民共和国侵权责任法》的规定，医学证据主要有住院志、医嘱单、检验报告、手术及麻醉记录、病理资料、护理记录、医疗费用等医学资料。牛津大学出版社出版的第五版《流行病学词典》中，对证据的定义为"证据是科学知识，是用于支持决策的研究结果"。

循证医学证据则是指通过循证研究得出的结果。循证研究可分为一次研究、二次研究和转化研究。那么，证据也分为一次研究生产的初始证据、二次研究生产的合成证据、转化研究生产的综合转化证据。泌尿外科医务人员通过不断学习并记忆这些结果，从而将外部证据转化为内部证据，在日常的诊治活动中，若内部证据能够满足所需，则无需寻求外部证据。然而，外部证据是不断更新的，那么就需要源源不断地把外部证据转化为内部证据，这也是为何医务人员需要持续不断学习的原因。因此，对待证据要把握三个原则：①证据是分级的；②证据是不断更新的；③证据自身并不能指导行动，医务人员的经验、患者的价值观/偏好均起着重要作用。举个例子：

一直以来，我们认为前列腺癌应该"早诊断、早治疗"，主要依据筛查前列腺特异抗原（prostate specific antigen，PSA）的水平。后来，前列腺癌筛查成了一个极具争议的问题，起因是 2012 年美国预防服务工作组（US Preventive Services Task Force，USPSTF）直言反对任何年龄段的 PSA 筛查；但其他各大权威专业学会，如美国泌尿外科学会、欧洲泌尿外科学会并不认可该观点。这里面的循证医学证据主要来源于两大研究：① 2009 年《新英格兰医学杂志》发表了 7.7 万美国男性"前列腺癌、肺癌、结肠直肠癌和卵巢癌（PLCO）筛查试验"的结果，结论为 PSA 联合直肠指检筛查并未降低前列腺癌的死亡率；② 2009 年《新英格兰医学杂志》也发表了 16.2 万欧洲男性"欧洲前列腺癌筛查随机研究（ERSPC）"的结果，结论是 PSA 筛查可使前列腺癌死亡率降低 21%，但增加了过度诊疗的风险。

然而，基于上述两项研究持续随访的结果，以及研究人员应用数学模型对这两项研究进行了重审之后，研究人员认为这两项研究的相关结果均证明了 PSA 筛查能够导致前列腺癌死亡显著减少的事实，并建议对 USPSTF 指南进行重审与修订。随后，USPSTF 于 2018 年更改指南，不再绝对否定 PSA 筛查。

至此，事情还没有完结。2018 年 9 月《英国医学杂志》发表了一项基于 5 个大型随机对照试验共计 72 万余名男性的系统评价与 Meta 分析，结果表明 PSA 筛查的确可发现一倍多的前列腺癌患者；然而，与无筛查（即观察性等待）对照组比较，PSA 筛查组前列腺癌死亡率略有下降，但全死因死亡率没有降低，说明其他死因抵消了筛查的好处，不支持筛查有效。

但我们认为事情到此并没有真正画上句号，具体如何仍有待后续证据。

上述例子充分阐释了证据不断更新的特性及医务人员不断学习的重要性，也说明了证据还包括了经济学的考量，即经济学证据的重要性。因此，循证泌尿外科学的最显著特点就是对证据质量进行分级，并在此基础上结合患者的价值观/偏好和医务人员的临床经验做出推荐。也就是

说，证据不等于决策，只是决策的三要素之一；此外，证据的使用还受到国家或当地政策法规、风俗习惯及文化的影响。因此，一个合理的临床决策不但需要临床研究的证据，更需要结合医务人员的知识及经验和患者的意愿。再举个例子：

假设一对夫妇中丈夫患了前列腺癌且怀疑伴骨转移，当前证据表明 PET-CT 是诊断骨转移的最佳手段。那么则会出现以下 6 种情况：①他们经济极其拮据，检查的费用对其来说是昂贵的，尽管主治医师推荐 PET-CT，但他们应该会选择普通的 CT；②他们经济条件好，主治医师推荐 PET-CT，但他们依据所掌握的知识坚持认为 PET-CT 的辐射量很大而拒绝，要求使用普通的 CT；③他们经济条件好且要求使用 PET-CT，但被告知所在地区的医院无 PET-CT 设备，只能选择普通 CT；④他们经济条件好，在武汉大学中南医院住院，经主治医师推荐后，愿意选择 PET-CT 进行检查；⑤他们经济条件很好，愿意选择 PET-CT 且所在地区的医院有 PET-CT 设备，其主治医师认为普通 CT 即可解决，但他们坚持要使用 PET-CT 进行检查，最后主治医师遵从了他们的意愿；⑥他们经济条件很好，愿意选择 PET-CT 且所在地区的医院有 PET-CT 设备，但其主治医师认为普通 CT 即可解决，最终他们决定听从医师的建议选择普通 CT 检查。此即"证据有用不等于对我有价值、亦不等于我会选择"。

循证医学证据还存在一个基本问题是证据的局限性，如以上所示，从一项研究中所获得的证据仅适用于某一人群。相对于此人群而言，该研究的结果从统计学的角度证明了该证据的真实性，即所谓的"真理"；尽管这种"真理"随技术的进步而失去价值，但其真实性依然存在。如 19 世纪初，苏格兰医师开展的对照研究发现石灰水洗手接生比清水洗手接生新生儿感染发生风险要低得多，此结果是"真理"，如果现在重复此试验还是这个结果，但随着无菌术的出现，使得该结果失去任何临床意义。因此在应用循证医学证据时应注意所证明的理论或技术是否具有时代性。

三、医务人员的知识和经验

如上所述，在循证医学范畴，医务人员的知识和经验属于内部证据。医师通过其所获得的对

疾病基本规律的认识，及长期临床工作积累的经验，使其具备整合临床研究所获得证据的能力，只有这样，循证医学的证据才能有效应用到患者个体。例如：

面对一位 53 岁的良性前列腺增生患者，其血清 PSA 为 1.6ng/ml、前列腺体积为 38ml、最大尿流率为 14ml/s 及 IPSS 评分为 11 分，医师会根据患者存在良性前列腺增生的进展性为依据，判断长期口服非那雄胺对其有可能明显降低急性尿潴留风险和手术干预风险而建议患者服用此药，如同时考虑到患者年龄偏轻、性生活比较活跃等特点，提醒患者服此药时对性生活可能的影响，并告知此合并症发生的百分比（8% 左右）、以及一旦出现停药后可恢复的特点，与患者协商共同确定治疗方案。

此时医师对疾病规律的认识及对药物副作用发生规律的临床积累对确定个体化治疗方案起着关键的作用。医师的知识和经验整合了来自临床研究的各种证据，使得一种来自人群的循证医学证据（能降低急性尿潴留发生率，性功能影响百分比和副作用的可逆性等证据）有效地应用到一位个体患者。如果单纯应用循证医学证据来做临床决定往往造成偏差，首先是一种概率不适合一个个体判断，其次临床中患者的情况千变万化，甚至难以与来自循证医学研究的证据有可比性。

四、患者的意愿

循证医学所提倡的患者意愿在医疗决定中的作用往往被我国医师所忽略。临床中很多情况下，在充分知情告知的基础上，患者的意愿往往可起决定性作用。如高风险 / 局部晚期前列腺癌治疗方案的选择，外科医师多选择前列腺根治性切除术，放疗科医师多支持根治性放疗，有众多的临床研究分别支持以上两种观点。如果仔细阅读这些研究，会发现多数研究证实就总生存率而言两种治疗并无显著性差异，而两者合并症明显不同，手术带来的合并症有尿失禁和勃起障碍，放疗带来的合并症是下尿路症状及直肠刺激征等。尽管总生存率相同，医师常常站在本专业角度或根据自己所积累的知识和经验建议患者某种方案，其实应告知患者两种治疗可能面临的疗效、合并症差异等，患者会根据自己的意愿来选择最终的治疗方案，如有性功能需求患者可能更多选择放疗。

对于影响生活质量的疾病更是如此。如间质性膀胱炎患者对尿频尿急和膀胱疼痛有比较深刻的体验，为免除此痛苦常常要求医师切除膀胱。但患者对膀胱切除后尿流改道的认识并不充分，此时需要医师详尽告知尿流改道对生活质量的影响，甚至邀请手术后患者与患者沟通，最终是否采取膀胱切除尿流改道手术应取决于患者的意愿，因为除此之外，目前对间质性膀胱炎的治疗只能在一定程度上缓解症状，而并不能治愈此病。

五、证据质量及推荐强度分级标准

上述内容讲到证据是分级的，特别是在基于证据制定临床实践指南（clinical practice guideline，CPG）的时候，需要对证据进行全面的评价并给出证据级别，并在此基础上结合患者的价值观和喜好给出推荐级别。对证据推荐进行分级的意义是推荐意见是决策者科学决策的有效参考。明确的推荐意见对决策者的影响比证据级别更直接，可为是否应该采取某个决策方案及其实施结果的利弊提供证据参考，增强决策者的信心。因此推荐意见的内容和表述必须科学简洁，使决策者有时间考虑自身可利用的资源和目标人群的意愿，全面高效决策。

20 世纪 60 年代，美国两位社会学家坎贝尔和斯坦利首次提出了证据分级的概念，用来评价教育领域部分原始研究的设计，将随机对照试验的质量定义为最高，并引入内部真实性和外部真实性的概念。1979 年，加拿大定期体检特别工作组（CTFPHE；现更名为 CTFPHC）首次提出对医学领域的证据进行质量分级和推荐强度分级的标准，此后全球多个机构和组织分别对证据质量和推荐强度制定了标准，证据质量和推荐强度分级进入了一个快速发展历程。至今已出现了多种证据质量及推荐强度分级标准，表 1-5-1 展示了其制定者、发布时间、特点及评价的对象。

需要说明的是，这些标准在使用的时候可以直接使用，亦可结合专业背景采用专家共识法进行修订。如欧洲泌尿外科学会的指南就是以英国牛津循证医学中心（OCEBM）的标准为基础进行了修订。

表 1-5-1 当前已有的证据质量及推荐强度分级标准

制定者	发布时间	特点	评价的对象
CTEPHE（CTFPHC）	1979 年	<ul><li>4 个证据级别 5 个推荐级别</li><li>首个证据及推荐级别的分级标准</li><li>首次将专家意见纳入证据分级系统</li></ul>	RCT、队列研究、病例 - 对照研究、描述性研究、专家报告、专家意见
大卫·萨基特	1986 年	<ul><li>5 个证据级别 3 个推荐级别</li><li>首次对 I 级证据的 RCT 定义了质量标准</li><li>将证据质量与推荐强度的等级一一对应</li></ul>	RCT、同期对照试验、历史对照试验、系列病例报道
AHCPR（AHRQ）	1992 年	<ul><li>6 个证据级别 3 个推荐级别</li><li>首次将 Meta 分析列入证据的分级中</li><li>将基于 RCT 的 Meta 分析作为最高级别的证据</li></ul>	RCT、Meta 分析、非随机对照试验、准实验性研究、非试验性研究（对照研究、相关性研究和病例研究）、专家委员会报告、权威意见或临床经验
NEEBGDP	1996 年	<ul><li>3 个证据级别 3 个推荐级别</li><li>将 RCT、Meta 分析和系统评价共同作为最高级别的证据</li></ul>	RCT、Meta 分析或系统评价、队列或病例 - 对照研究、非对照研究或共识建议
美国纽约州立大学下州医学中心	2001 年	<ul><li>9 个证据级别，无推荐级别</li><li>首次将动物研究和体外研究纳入证据分级系统</li></ul>	RCT、Meta 分析或系统评价、队列或病例 - 对照研究、病例报告、理论研究、专家意见、动物研究、体外研究
SIGN	2001 年	<ul><li>8 个证据级别 4 个推荐级别</li><li>RCT、Meta 分析或系统评价、病例对照或队列研究均定义了质量标准并进行了详细划分</li><li>考虑了病例 - 对照或队列研究的系统评价</li></ul>	RCT、Meta 分析或系统评价、队列或病例 - 对照研究、非分析性研究（病例报告、系列病例分析）、专家意见
OCEBM	2001 年	<ul><li>10 个证据级别 4 个推荐级别（治疗部分）</li><li>首次在证据分级的基础上提出了分类概念，涉及治疗、预防、病因、危害、预后、诊断、经济学七个方面</li></ul>	RCT、系统评价、队列或病例 - 对照研究、病案系列、结局研究、生态学研究、基于经验未经严格论证的专家意见
GRADE 工作组	2004 年	<ul><li>4 个证据级别 2 个推荐级别</li><li>明确界定了证据质量和推荐强度</li><li>清楚评价了不同治疗方案的重要结局</li><li>对不同级别证据的升级与降级有明确、综合的标准</li><li>从证据到推荐全过程透明</li><li>明确承认价值观和意愿</li><li>就推荐意见的强弱，分别从临床医生、患者、政策制定者角度做了明确实用的诠释</li><li>适用于制作系统评价、卫生技术评估及指南</li></ul>	系统评价与 Meta 分析（RCT、观察性研究、系列病例观察、个案报道）
李幼平等	2004 年	<ul><li>5 个证据级别，无推荐级别</li><li>首次在专科医师分类研究中引入证据分级的理念</li><li>首次对管理领域尚无证据分类分级理念的现状，借鉴循证医学有效证据分类分级的成功经验，探索对管理、教育等非医非药的研究证据进行分级</li></ul>	系统评价、官方指南、有确切研究方法的文献、综述、专家意见
卡洛斯·亚拉贡等	2005 年	<ul><li>4 个证据级别，无推荐分级</li><li>首次专门针对动物实验的标准，将证据分级的概念引入兽医外科研究</li></ul>	随机盲法安慰剂对照试验、有历史对照的临床研究、非对照的病例系列、专家意见、和 / 或生理学研究外推的证据

续表

制定者	发布时间	特点	评价的对象
李幼平等	2006 年	• 5 个证据级别,无推荐分级 • 首次对管理领域尚无证据分类分级理念的现状,借鉴循证医学有效证据分类分级的成功经验,探索对管理、教育等非医非药的研究证据进行分级	系统评价、卫生技术评估报告、Meta 分析、政府及相关机构报告、有确切研究方法的文献、综述、专家意见
刘建平等	2007 年	• 8 个证据级别 4 个推荐级别 • 首次在中医药领域提出和应用证据分级理念	RCT、队列或病例 - 对照研究、半随机对照试验、病例系列(历史对照、自身前后对照)、病例报告、史料记载
OCEBM	2009 年	• 10 个证据级别 4 个推荐级别(治疗部分) • 增加了来自于生理学、实验室研究或"第一性原理"	RCT、系统评价、队列或病例 - 对照研究、病案系列、结局研究、生态学研究、基于经验未经严格论证的专家意见、生理学研究、实验室研究或"第一性原理"
挪威知识转化中心等	2010 年	• CERQual 分级系统 • 4 个证据级别 • 专门针对于定性研究的标准	定性研究
OCEBM	2011 年	• 5 个证据级别 • 增加了适用性评价	RCT、系统评价、队列或病例 - 对照研究、病案系列、结局研究、生态学研究、基于经验未经严格论证的专家意见、生理学研究、实验室研究或基于机制的推理
汪受传等	2013 年	• 5 个证据级别,无推荐级别 • 将中医文献证据单独列出,是中医药领域证据分级体系的又一次发展	随机研究、非随机同期对照研究、非随机历史对照研究和专家意见、病例报告、非对照研究和专家意见
扎卡里·芒恩等	2014 年	• ConQual 标准 • 稳定性和可信度两个层面	质性研究

备注：AHCPR（AHRQ），美国卫生保健政策研究所（Agency for Health Care Policy and Research，AHCPR；现更名为 Agency for Healthcare Research and Quality，AHRQ）；CTFPHE（CTFPHC），加拿大定期体检特别工作组（Canadian Task Force on the Periodic Health Examination，CTFPHE；现更名为 Canadian Task Force on Preventive Health Care，CTFPHC）；ConQual，评估定性研究合成证据的可信度（Confidence in the Evidence from Reviews of Qualitative research）；GRADE，推荐等级的评估，制定与评价（The Grading of Recommendations Assessment，Development and Evaluation，GRADE）；NEEBGDP，英格兰北部循证指南制定项目（North of England Evidence Based Guidelines Development Project，NEEBGDP）；OCEBM，英国牛津循证医学中心（Oxford Centre for Evidence-Based Medicine，OCEBM）；RCT，随机对照试验（Randomised controlled trial）；SIGN，苏格兰校际指南网络（The Scottish Intercollegiate Guidelines Network，SIGN）

第二节　基于循证医学的临床诊治指南

一、临床实践指南的定义

医师应用循证医学证据时需要具备一定的知识,如对疾病规律的深刻认识,对临床研究的设计理解,对于评估指标是否合理的判断,研究结论的临床意义,甚至要求医师有一定的人文素养而理解患者的愿望等。要求每位医师均具备以上的能力显然比较困难,为了更好地使得循证医学证据有效地在临床上得到广泛的应用,提高服务患者的能力,临床实践指南应运而生。

1990 年,美国医学科学院（Institute of Medicine，IOM）提出了临床实践指南的定义"针对特定的临床情况,系统制定出帮助临床医生和患者做出恰当处理的指导性意见"。2011 年 IOM 更新定义为"临床实践指南是针对患者的特定临床问题,基于系统评价形成的证据,并对各种备选干预方式进行全面的利弊平衡分析后提出的最优的指导意见"。同时指出临床实践指南具备6大特征：①必须基于当前所有证据形成的系统评价；②指南制定应该是多学科协作；③指南必须考虑患者的意愿价值偏好；④指南的制定过程要透明，最大程度地控制可能存在的偏倚，避免利益冲突；⑤指南需要明确患者临床问题的结局指标和备选干预方案之间的逻辑关系，有明确的证据质量分级和推荐强度；⑥新的证据出现时，应当及时更新指南。

这个定义提出后，进一步明确了循证临床实践指南（evidence - based clinical practice guideline，E-CPG）的定义和特点，得到许多国家学者及组织的认可与推崇。循证临床实践指南已成为主流，2012年世界卫生组织对指南的定义亦强调了其指南需要遵循两大原则：①推荐意见基于对现有证据的全面客观的评价；②形成推荐意见的流程清晰明确。基于循证医学证据的临床诊治指南即指采用符合一定等级循证医学证据，为临床医师制定一整套临床诊治的推荐意见。由于所能获得的循证医学证据等级不同，将推荐意见也进行了推荐等级分级。符合循证医学的指南对每个推荐意见均标注了引用证据的等级和推荐等级（表1-5-1）。

二、临床实践指南的分类

一般而言，指南的分类是根据指南的制定方法、指南的终端用户、指南关注的内容等方面进行的。按制定方法可分为基于专家共识的指南（consensus-based clinical practice guideline，C-CPG）和E-CPG。E-CPG根据指南的终端用户，可以进一步将指南分为政府决策指南、医疗实践指南和患者指南。根据指南关注的内容不同分为诊疗指南和公共卫生政策指南。此外，除上述的分类方法外，WHO提出了其临床指南分类方法，将指南分为快速建议指南、标准指南、完整指南、指南汇编、指南改编及与其他组织合作制定的指南五大类型。

三、临床实践指南的制定机构

指南的制定是一个系统工程，需要花费较大的人力、物力，制定流程应当符合具体的国情。

因此，世界各国以及各学术机构都成立了相关的指南制定机构，专门负责指南的制定。英国是最早开发临床实践指南的国家之一，当前世界主流的几大制定机构为：WHO、美国国家指南交换中心（National Guideline Clearinghouse，NGC；http://www.guideline.gov/）、英国国立健康与临床优化研究所（National Institute for Health and Care Excellence，NICE；http://www.nice.org.uk/）、苏格兰校级指南协作网（Scottish Intercollegiate Guidelines Network，SIGN；http://www.sign.ac.uk/）、国际指南协作网（Guidelines International Network，GIN；http://www.g-i-n.net/）。目前，我国尚无统一的指南研发和制定的官方机构，指南的制定主要是由国家卫健委、国家中医药管理局以及各专业学会提出，由各科研机构承担，以科技项目的形式完成并发布。

制定全球性的指南是WHO的一项重要工作。NGC不仅收录美国本土的指南，也收录来自世界各地并经过NGC专家委员会评审合格的指南，质量评审十分严格，因此，NGC是目前全球质量最高的指南数据库之一。GIN是一个国际性非盈利机构，提供一个主要负责对全球指南的制定进行方法学指导和交流的平台，其不直接制定和研发指南，主要提供指南制定的方法学指导和指南检索服务。

四、临床实践指南的制定方法

根据指南制定方法的不同，一般可以把指南分为两大类：C-CPG和E-CPG。尽管E-CPG已成为主流，但基于专家共识的临床实践指南在当前指南中仍旧占了较大的比重。C-CPG的优势在于其代表了行业内专家的意见，有一定的行业权威性；再者制定方法相对简单，可以在短期内完成指南的制定。C-CPG的不足在于：①专家的认证和选择难以有合理规范的方法；②指南的推荐意见大多基于专家的经验，没有规范科学的证据支持；③指南的推荐意见没有明确的强度区别；④指南的推荐意见没有考虑患者的价值偏好以及卫生经济学因素，不能很好地适应当前医学发展的需要。

E-CPG是基于严格评价过的证据，同时考虑患者的意愿价值偏好和资源消耗等各方面要素，通过规范科学的方法制定的指南,是当前临床实践指南发展的趋势,循证临床实践指南已经成为各类国际组织临床实践指南的主流。E-CPG 的优势在于:①指南制定小组人员组成多样,由各学科领域人员共同组成,体现了学科交叉的优势和特色;②指南的推荐意见基于严格评价的证据,代表了当前医学发展的最前沿动态;③有明确的推荐意见形成的方法以及推荐意见的强度,科学性及可重复性较高;④指南推荐意见,充分考虑了患者的价值偏好和资源消耗,有利于患者参与医疗决策,适应当前医学发展的需要。E-CPG 的主要不足在于制定方法学较为复杂,需要花费大量的人力、物力和时间。

E-CPG 的制定流程为:提出正确的临床问题;成立专门的指南制定小组;系统、全面地检索证据;使用正确的方法对证据的质量进行严格的评价;整合证据,并根据证据级别和强度给出推荐意见;同行评价和修改指南初稿;在临床实践中使用与传播;定期评价和更新。一般而言,制定周期约为两年。

五、临床实践指南的制定示例

本处以《中国良性前列腺增生症经尿道等离子双极电切术治疗指南(2018 标准版)》为例,简要介绍制定的过程及细节,该指南还有完整版及简化版。

该指南制定源于国家重大专项的任务。在正式制定该指南之前,发起单位对当前国际上已有的 15 部临床实践指南进行了循证评价,方法学质量评价采用临床指南研究与评估系统(AGREE Ⅱ)。在此基础上,两位制定委员会主席王行环与贺大林教授组织制定计划书及开展评价、修改计划书的工作。

计划书中规定和披露了 18 个方面的内容:制定背景;制定的必要性;目标人群;推荐意见影响的人群;相关指南;目的和目标;指南项目组的设立;指南项目组的管理;利益冲突和资助来源;构建关键问题;系统性评价;从证据到推荐意见;撰写指南文件;指南外部评审;指南传播、实施与评估;指南更新;其他事项;参考文献。建议参阅《非肌层浸润性膀胱癌治疗与监测循证临床实践指南研究方案》。

该指南制定委员会包括指南指导委员会(由 11 名资深泌尿外科学临床专家、心血管病专家、护理专家、编辑与传播专家、循证医学专家、外科学专家、政府代表构成)、指南共识专家组(充分考虑了成员的学科、专业、性别、地理分布的平衡的基础上,由泌尿外科学、护理学、循证医学等学科共 19 人构成)、指南制定工作组(由 15 名成员构成,并设指南秘书组)、指南外审专家组(由泌尿外科学、药学、普通外科学、循证医学、卫生经济学领域共 14 人组成)、证据合成与评价团队(共 15 人)组成。所有指南制定委员会参与人员均要求进行利益冲突声明,由两位主席负责审核,均无利益冲突。

其中,因在实际开展时已有的证据质量及时效性等因素影响,成立了证据合成与评价团队制作指南关键系统评价 /Meta 分析,这也是该指南制定过程中的一个创新。此外,该指南并无患者代表的参与,这是后期需要完善的地方。

为便于读者理解及接受,该指南对临床问题中结局指标的重要性按照欧洲泌尿外科学会指南 2015 年版使用的标准进行评估打分,该标准依据 OCEM 的证据分级的 2009 年 3 月推出的标准(表 1-5-1)修改而来。使用时,推荐等级上该指南专家还可以在此基础上根据专家团意见进行调整。证据等级不可更改、推荐级别可行调整,推荐意见的形成采用了两轮德尔菲法共识。

指南的问题确定及外审有专用的表格。指南的外审从推荐意见的赞同度、推荐意见的表述清晰度、推荐意见的临床可行性这 3 个方面展开。

该指南制定从 2016 年 8 月开始启动,于 2018 年 5 月完成定稿及发表,历时近两年,最终形成 28 条推荐意见。每条推荐意见由临床问题、推荐意见、证据概述和实际考量 4 个部分组成,其中"实际考量"并非每条均有。

以第 8 条推荐意见为例,展示其结构:

问题 8:经尿道前列腺等离子双极电切术(transurethral bipolar plasmakinetic prostatectomy,TUPKP)与开放手术(open prostatectomy,OP)比较

推荐意见:TUPKP 的有效性与 OP 相当,安全性优于 OP;但由于 OP 创伤大,故不推荐使用(证据级别:1b-1a;推荐等级:B)

证据概述:基于 6 项 RCTs 的系统评价与 Meta

分析（n＝488）比较了 TUPKP 与 OP 的有效性与安全性。

（1）有效性：TUPKP 在术后第 1～12 个月的 Q_{max}、IPSS、Q_{max} 和 PVR 方面无差异。

（2）安全性：① TUPKP 在手术时间，术后尿道狭窄、尿路感染、输血、再次导尿和二次手术方面无差异；②在术中出血量、膀胱冲洗时间，住院时间、导尿管留置时间，术后 ED、逆行性射精、尿失禁、继发性出血和膀胱颈痉挛方面优于 OP。

实际考量：上述证据显示，使用 TUPKP 的有效性与 OP 相当，但安全性优于 OP。专家组认为，虽然 OP 可以带来较好的治疗效果，但由于创伤较大、术后恢复时间较长等不足，目前临床上较少使用，故不推荐 OP。鉴于：①国际泌尿外科领域指南并未淘汰 OP；②开放手术在县级医疗机构或某些情况下仍存在；③当前研究的方法学质量及样本量的限制，结合临床实际情况，专家组建议推荐等级降一级。当前尚缺乏两者比较的相关卫生经济学证据。

推荐意见的数目与临床问题的数目并非是一一对应的，一个临床问题可以有多条推荐意见、一条推荐意见亦可回答多个临床问题，建议参阅同样源于国家重大专项的任务的另一部指南《中国非肌层浸润性膀胱癌治疗与监测循证指南（2018版）》的标准版或简化版，该指南共计 36 个临床问题、49 条推荐意见。

六、临床实践指南的本土化

在应用国外指南时应注意国家和地区之间所面临的疾病和医疗资源的差异，如美国密歇根大学泌尿系统感染指南建议，单纯泌尿系统感染一线抗生素推荐使用呋喃妥因和磺胺等药物。尽管这类药物在美国的临床研究中显示较高的敏感性，但因我国抗生素资源不同，导致临床使用抗生素的用药环境差别很大，最终会造成药物敏感性会有明显差异。因此在制定我国泌尿系统感染指南时需依据当地的细菌菌谱和药物敏感性来推荐合适的抗生素作为一线治疗。

此外，在指南的推广实施中，指南制定者也发现，一部指南即便其质量很高，也难以满足使用者在不同地域环境及医疗卫生体系下的使用需求。2005 年，一个致力于制定临床实践指南适用性改编的规范程序的国际组织 ADAPTE 协作组正式成立。2009 年协作组正式发布了临床实践指南适用性改编手册，向指南制定者提供了一系列用于临床实践指南改编过程中的工具，提供了一套规范、可参照的临床实践指南适用性改编程序，其核心内容包括 3 个阶段（准备阶段、改变阶段和完成阶段）、9 个模块和 24 个步骤，具体可参阅其网站 http://www.adapte.org。

七、临床实践指南的思考

基于循证医学的临床诊治指南帮助医师系统地总结了现阶段最佳的临床医学证据并以此给出了推荐意见，但这类推荐意见仍然针对某个人群而并非针对个体患者，因此在应用指南时仍然需要循证医学的另外两个要素即医师的知识和经验及患者的意愿。因此，在制定临床诊治方案时，基于循证医学证据的临床诊治指南应作为一种重要的参考依据，而非制定诊治方案的标准。

其次，从前述内容可以看出，研究发表与实践之间会有滞偏倚，指南制定/修订时依据的证据可能已经滞后于当前的临床实际情况，故在使用时不必完全拘泥于指南的推荐意见和推荐强度，而是应结合当前最佳的研究证据。

再者，当前在我国，指南制定除受限于懂得方法学临床人员较少之外，另外的一个瓶颈在于本土化证据的匮乏，特别是经济学证据。因此，需要大力开展临床研究，充分利用我国丰富的临床资源，推进"临床科研一体化"，生产基于我国人群的证据。从意识上讲，应接受患者代表的参与，进行患者价值观/偏好的调查。

总之，循证医学广泛影响了医学教育和临床实践。循证医学的提出，让医务人员在更为科学和规范的角度认识医学问题，只有如此，才能在临床中做出更为有利于患者的医疗决策。

（曾宪涛）

参 考 文 献

[1] Sackett DL，Rosenberg WM，Gray JA，et al. Evidence based medicine：what it is and what it isn't. 1996. Clin Orthop Relat Res，2007，455：3-5.

[2] McConnell JD，Roehrborn CG，Bautista OM，et al. The long-term effect of doxazosin，finasteride，and combination therapy on the clinical progression of benign prostatic hyperplasia. N Engl J Med，2003，349（25）：2387-2398.

[3] Andriole GL，Crawford ED，Grubb RL 3rd，et al. Mortality results from a randomized prostate-cancer screening trial. N Engl J Med，2009，360（13）：1310-1319.

[4] Schröder FH，Hugosson J，Roobol MJ，et al. Screening and prostate-cancer mortality in a randomized European study. N Engl J Med，2009，360（13）：1320-1328.

[5] Ilic D，Djulbegovic M，Jung JH，et al. Prostate cancer screening with prostate-specific antigen（PSA）test：a systematic review and meta-analysis. BMJ，2018，362：k3519.

[6] Zeng X，Zhang Y，Kwong JS，et al. The methodological quality assessment tools for preclinical and clinical studies，systematic review and meta-analysis，and clinical practice guideline：a systematic review. J Evid Based Med，2015，8（1）：2-10.

[7] 杨勇，李虹. 泌尿外科学，第2版. 北京：人民卫生出版社，2015.

[8] 王行环. 循证临床实践指南的研发与评价. 北京：中国协和医科大学出版社，2016.

[9] 李幼平. 循证医学. 北京：人民卫生出版社，2014.

[10] 曾宪涛，耿培亮，靳英辉，主译. 系统评价——循证医学的基础. 北京：北京科学技术出版社，2018.

[11] 靳英辉，高维杰，李艳，等. 质性研究证据评价及其循证转化的研究进展. 中国循证医学杂志，2015，15（12）：1458-1464.

[12] 曾宪涛，崔一民，冯佳佳，等. 制订/修订《超说明书用药循证评价》的基本方法与程序. 2017，4（5）：35-39.

[13] 曾宪涛，蔡广研，陈香美，等. 制定修订《临床路径释义》的基本方法与程序. 中华医学杂志，2017，97（40）：3140-3142.

[14] 曾宪涛. 再谈循证医学. 武警医学，2016，27（7）：649-654.

[15] 王云云，靳英辉，陈耀龙，等. 循证临床实践指南推荐意见形成的方法分析. 中国循证医学杂志，2017，17（9）：1085-1092.

[16] 靳英辉，韩斐，王强，等. 临床实践指南制定方法——指南范围、主题及问题的确定. 中国循证心血管医学杂志，2018，10（3）：257-261.

[17] 靳英辉，张林，黄笛，等. 临床实践指南制定方法——指南制定参与人员及组成分配. 中国循证心血管医学杂志，2018，10（4）：385-391.

[18] 王明辉，张菁，曾宪涛，等. 临床实践指南制订方法——患者的价值观和意愿. 中国循证心血管医学杂志，2018，10（10）：1153-1156，1161.

[19] 曾宪涛，李胜，龚侃，等. 良性前列腺增生症临床诊治实践指南的循证评价. 中华医学杂志，2017，97（22）：1683-1687.

[20] 靳英辉，曾宪涛，刘同族，等. 非肌层浸润性膀胱癌治疗与监测循证临床实践指南研究方案. 中国研究型医院，2018，5（3）：42-51.

[21] 中国研究型医院学会泌尿外科学专业委员会，中国医疗保健国际交流促进会泌尿健康促进分会，中国医疗保健国际交流促进会循证医学分会，等. 中国良性前列腺增生症经尿道等离子双极电切术治疗指南（2018标准版）. 中华医学杂志，2018，98（20）：1549-1560.

[22] 中国研究型医院学会泌尿外科学专业委员会，中国医疗保健国际交流促进会泌尿健康促进分会，中国医疗保健国际交流促进会循证医学分会，等. 中国良性前列腺增生症经尿道等离子双极电切术治疗指南（2018简化版）. 现代泌尿外科杂志，2018，23（9）：651-654，704.

[23] 中国研究型医院学会泌尿外科学专业委员会，中国医疗保健国际交流促进会泌尿健康促进分会，中国医疗保健国际交流促进会循证医学分会，等. 中国非肌层浸润性膀胱癌治疗与监测循证临床实践指南（2018简化版）. 中国循证医学杂志，2018，18（12）：1267-1272.

第六章　精准医学

第一节　概　　述

一、精准医学

精准医学（precision medicine）指的是，在利用大样本研究获取疾病分子机制而建立的知识体系的基础上，以生物医学（特别是组学）数据为依据，根据患者个体的基因特征、表型特征、生存环境及生活习惯等因素，应用现代遗传学、分子生物学、生物信息学、数字影像学和临床医学等方法与手段，精准地制订个性化的疾病预防、诊断与治疗方案。虽然精准医学是一个新提出的概念，但事实上，我们在许多医疗实践中已体现了这一观念。如患者在输血之前需要先进行血型匹配，这一指导策略已有上百年的历史；又如肿瘤靶向药物的应用，对 *HER2* 基因过表达的乳腺癌患者，可使用靶向药物曲妥珠单抗等。精准医学概念的提出，将有利于人们对精准医学的准确认识，有利于这一医学模式和医疗策略的发展。

2008 年，美国总统科学技术顾问委员会（President's Council of Advisors on Science and Technology）提出："要根据每个患者的个人特征对医疗进行调整，以将人群划分为对特定疾病的易感性不同或对特定治疗的反应不同的亚群体，预防性或治疗性干预措施可以集中在那些将受益的人身上，同时为不会受益的人节省开支和产生副作用"。2011 年，美国国家研究委员会（National Research Council，NRC）参考了此观点，在"迈向精准医学"倡议中（"Toward Precision Medicine: Building a Knowledge Network for Biomedical Research and a New Taxonomy of Disease"）首次提出了"精准医学"这一概念，指出应该新建立一个能集成包括组学、环境、临床等多种数据的疾病分类体系，利用系统生物学策略构建以个体为中心的多层次人类疾病知识整合数据库，从而在此基础上形成用于疾病精准分类的生物医学知识网络。

2015 年 1 月，美国政府在国情咨文中宣布启动"精准医学计划"（precision medicine initiative），将精准医学提升到国家战略层面，旨在产生能够将精准医学概念转变为临床实践的科学证据，从而引领一个医学新时代。该计划在全世界范围内掀起了精准医学研究的热潮，许多国家也已经在这方面投入或将投入大量的资金。我国亦重视精准医学的发展，早在 2015 年 3 月便成立了精准医学战略专家组，旨在组织、论证精准医学计划的启动实施方案等。在 2016 年 3 月，科技部也正式启动了"精准医学研究"重点专项。我国的精准医学研究计划是基于中国人群独特的遗传背景和生活环境实施，将建立起专门针对中国人群的精准医学体系，将为重大疾病的诊治提供解决途径，提高我国在重大疾病领域的预防水平。而该专项更是以临床应用为导向，计划形成重大疾病的风险评估、预测预警、早期筛查、分型分类分期、治疗、疗效预测及安全性监控等精准防治及临床决策系统，形成可用于精准医学应用全过程的技术平台，建设中国人群典型疾病精准医学临床方案的示范和应用体系。

精准医学关注的科学问题主要覆盖两大方面，即疾病的精准预防，以及疾病的精准诊治。在精准预防层面，主要是高风险人群的确定和重点预防；而在精准诊治方面，则包括：①疾病的早期诊断、精准诊断，如分子诊断、分子影像、分子病理等；②疾病的分型、分期，如分子分型、分子分期等；③疾病的精准治疗，包括针对靶点的治疗、治疗敏感性预测与评估、不良反应预测与监测等；④疾病的预后分层。精准诊治的各个层面说到底都是针对临床疾病治疗过程中治疗不足或治疗过度这两个重要挑战。

总的来说，精准医学是一种新兴的医疗策略，是医学研究和产业化技术发展和积累的必然结果，是现代医学科学发展的必然趋势，也代表了临床医学发展的方向，将会优化疾病管理和促进人类健康。

二、肿瘤的精准医学

在全世界范围内，肿瘤是病死率最高的疾病，发生率随着年龄增加而上升，美国精准医学计划的近期目标便是癌症治疗。传统的肿瘤治疗方法可总结为"试错法"或"一刀切"，患者接受的治疗取决于肿瘤的类型、大小，以及是否扩散、转移等。然而，这种治疗策略往往不是最优的，相同的治疗方案对于某些患者可能存在过度治疗、毒副作用明显，而对于某些患者则可能治疗不足，这是因为肿瘤有自身的特异性，一个人肿瘤发生的变化可能不会发生在其他患有相同类型肿瘤的人身上，而在不同类型的肿瘤中也可能发现相同的致癌变化。科学技术的发展，让我们逐步了解了肿瘤发生发展背后的分子机制，了解肿瘤的分子基础可以为肿瘤的临床实践提供新的策略，如精准诊断、预后评估和治疗决策。因此，肿瘤作为多基因遗传相关疾病，是现阶段技术条件下精准医学实践的天然对象。

肿瘤精确医学旨在研究肿瘤并揭示其特点，不仅仅是要根据起源部位对肿瘤进行分类或分型，也要确定导致特定肿瘤的遗传学改变，以便为肿瘤患者提供精准治疗策略。科学家们预测，在未来我们会根据每个患者的肿瘤特点（包括遗传学改变）而量身定做治疗方法，比如利用基因测试帮助确定患者的肿瘤最有可能对哪种治疗方案产生反应，从而避免患者接受不太可能起到帮助作用的治疗。肿瘤精准治疗最早的成功案例是将 HER2 单克隆抗体用于 HER2 阳性的乳腺癌患者的治疗中，这一研究的成功极大地鼓舞了肿瘤靶向药物的研发。肺癌的治疗是肿瘤精准医学临床实践的另一典型案例，*EGFR* 基因突变、*ALK* 基因重排是肺癌常见的驱动性分子事件，对肺癌患者进行 *EGFR* 和 *ALK* 等基因检测，便可依据检测结果给予相应的精准治疗，这已被写入美国国立综合

癌症网络的肺癌治疗指南。越来越多的泛癌症临床试验正在根据反应的分子和遗传预测因子招募患者，这些研究有望为了解个性化药物在多种癌症类型治疗中的真正用途提供更好的视角。事实上，肿瘤精准医学不仅可应用在治疗这一方面，还可用于肿瘤的筛查、诊断、随访，严重不良反应的预测，副作用及治疗反应的监测等。精准医学覆盖整个肿瘤诊疗体系，将有利于肿瘤的及时、精准诊断，有利于改善肿瘤治疗的安全性和有效性。

总而言之，肿瘤精准医学是精准医学最重要的内容，为肿瘤研究领域提供了崭新的思路，将为肿瘤的临床诊疗系统带来新的曙光。但也应注意到，精准医学并非肿瘤治疗的"万灵药"，更不是攻克肿瘤的终极理念和手段，精准医学只是医学发展特定阶段下产生的特定概念。我们发展及实践肿瘤精准医疗时，应建立在对精准医学的现状和局限性进行冷静而客观的分析之上。

第二节　泌尿系统疾病的精准医学

现今，许多泌尿系统疾病在诊疗方面仍存在一些尚未解决的问题，利用精准医学策略有望协助解决一些相关问题。近年来泌尿系统疾病在精准医学方面取得了许多进展，本节将对一些新近的重要进展进行介绍，旨在展现研究的思路和一些应用举例，希望能引起泌尿外科医疗工作者及研究者的关注，也希望读者能从中得到启发。

一、肾细胞癌

肾细胞癌并不是一种单一的肿瘤，而是包括各种不同的肿瘤或亚型，这些肿瘤或亚型是根据其特有的病理特征或独特的分子改变而确定的。透明细胞癌是最常见的肾细胞癌类型，其特征是 VHL/HIF 通路失调。非透明细胞癌是一组异质性较强的肿瘤，具有不同的组织病理学和分子特征。

随着医学科技的发展，以肿瘤分子特征为基础的分类器越来越多地被构建，包括在肾细胞癌中，如最开始提出的用于肾透明细胞癌预后预测的 ccA/ccB 基因模型和 ClearCode34 基因模型。而近来 Schaeffeler 等新提出的 S3-score 模型在预测肾透明细胞癌肿瘤特异生存方面准确性更高，优于先前提出的那两个模型。今年国内的一项多

中心回顾性研究在国际上首次利用单核苷酸多态性（SNP）来构建肿瘤疾病的预测模型，该研究构建了一个由 6 个 SNP 构成的分类器，可用于精准识别局限性肾透明细胞癌复发的高危患者，还联合了临床病理危险因素，最终构建出一个复合预测模型，进一步提高了预测效能，模型对局限性肾透明细胞癌术后精准诊疗决策的制定具有重要作用。分子特征本身反映了肿瘤的特性，因此分子预测模型是精准医学的一个重要手段，要推动模型在临床中应用，应更注重模型在前瞻性临床试验中的验证。

近二十年来，随着对肾细胞癌分子结构的了解不断加深，包括靶向药物和免疫检查点抑制剂在内的对转移性肾细胞癌更有效的治疗方法也得到了发展。然而也只有部分转移性肾癌患者对给定的治疗有反应，因此需要有预测功能的生物标志物来指导治疗选择。针对肾细胞癌的靶向治疗主要是抗血管内皮生长因子（VEGF）靶向治疗，Hsieh 等在一项比较一线治疗舒尼替尼与依维莫司治疗转移性肾细胞癌患者的随机试验中评估了体细胞基因突变与治疗结果的相关性，发现在依维莫司组，PBRM1 突变与更长的无进展生存期相关，而在舒尼替尼组则是 KDM5C 突变与更长的无进展生存期相关。而后，在另一项对比帕唑帕尼与舒尼替尼治疗局部晚期和 / 或转移性肾透明细胞癌患者的Ⅲ期临床试验的事后分析中，发现相比没有发生 PBRM1 突变的患者，发生 PBRM1 突变有更好的总体生存和无进展生存。由此有理由认为 PBRM1 突变可能可以作为 VEGF 靶向治疗的预测生物标记物，而最近的两项研究更是表明了 PBRM1 突变的这一潜在作用。研究表明，PBRM1 基因失活增强了人和小鼠 VHL 敲减的肾癌细胞和肿瘤中的 HIF 信号转导。由于 PBRM1 突变倾向于与人类肾透明细胞癌中的 VHL 改变同时发生，因此可以想象，以这两个基因失活为特征的肿瘤对 HIF 信号的高度依赖，对针对 HIF 靶基因 VEGF 的抗血管生成疗法就更为敏感。另外，也有两个由血管生成相关基因构成的基因分类器被分别提出，可用于预测舒尼替尼或帕唑帕尼的疗效，但仍需进一步的验证。

目前免疫检查点抑制剂纳武单抗也被批准用于转移性肾细胞癌，虽然肿瘤细胞表面 PD-L1 的表达能提高纳武单抗治疗非小细胞肺癌的疗效，但对于肾细胞癌却并不能充当疗效的预测因子，有两项临床研究都表明，肿瘤细胞表面 PD-L1 的表达与生存改善之间并没有显著的关联。这可能和肿瘤的异质性有关，最近有一项研究表明，在匹配的原发肾透明细胞癌和转移病灶中，约有 20% 的病例肿瘤细胞表面 PD-L1 的表达不一致，而转移瘤是全身治疗的目标，因此提示可能还需要对转移病灶进行肿瘤细胞表面 PD-L1 表达的检测。为了确定对纳武单抗反应的潜在基因组决定因素，Miao 等人最近分析了单独抗 PD-1/PD-L1 或联合抗 CTLA-4 治疗的肾透明细胞癌患者肿瘤标本的全外显子组测序，发现 PBRM1 突变在临床受益于免疫检查点抑制剂的患者中明显更常见。研究人员还发现，PBAF 敲减的肾透明细胞癌细胞系具有明显的免疫相关基因表达谱，提示 PBRM1 缺失可能会整体改变肿瘤细胞的表达，从而影响免疫治疗的免疫相互作用和应答。总的来说，这些发现为转移性肾细胞癌的精准治疗提供了依据和思路，但尚需大样本的前瞻性临床试验进行验证。

二、膀胱癌

膀胱癌是泌尿系统最常见的恶性肿瘤之一，目前在临床实践中，膀胱癌的治疗主要根据肿瘤的分期和分级等，然而肿瘤的异质性使得具有相同分期的患者的预后也不尽相同，提示膀胱癌的诊治也需要引入精准医学策略。

诊断方面，研究者尝试根据转录组或基因组提出膀胱癌分子分型，目前已有多个研究中心提出了不同的分子分型方案，尝试揭示不同亚群的生物学特点，以期优化治疗决策。美国癌症基因数据库（TCGA）研究组针对肌层浸润性膀胱癌，在 2017 年提出了五分法方案，包括 Luminal-papillary、Luminal-infiltrated、Luminal、Basal-squamous 和 Neuronal 五种亚型。Luminal-papillary 亚型以 FGFR3 突变、TACC3 融合和 / 或扩增、SHH 信号通路（sonic-hedgehog signaling pathway）激活等为特点，在所有分型中预后最好，对以铂类为基础的新辅助化疗反应率低，FGFR3 高频突变的特点也提示酪氨酸激酶抑制剂可能对此分型有效。Luminal-infiltrated 亚型以肿瘤纯度最低、上皮间充质转化（EMT）和成纤维细胞标志物高表达等为特点，该亚型对以铂类为基础的化疗抵抗，而对免疫治疗敏感。Luminal 亚型的特点则是管腔样细胞标志物、*KRT20* 及 *SNX31* 高表达，其预后差，尚未确定敏感的治疗方式。Basal-squamous 亚型以鳞状分化、表达基底角蛋白、*CD274*（*PD-L1*）和 *CTLA4* 高表达等为特点，在女性中发生率较高，对新辅助化疗和免疫治疗都有效。Neuronal 亚型则以表达神经内分泌及神经元相关基因、高增殖状态等为特点，此分型的肿瘤并没有表现出与神经内分泌肿瘤相关的典型形态学特征。此类更详细的膀胱癌分子分型让我们进一步地了解了膀胱癌的本质，为膀胱癌的精准诊疗提供了依据，但这些分子分型都是根据大批样本数据运算得到，现给定单个样本也不能得到具体分型，因此目前提出的这些分子分型尚不能直接应用于临床。于是，有研究者基于单样本，通过构建基因分类器来反映膀胱癌的分子分型，从而促进分子分型在临床实践中的应用。尚需要更多的研究来促进分子分型的临床实践，而且将分子分型作为治疗反应的预测因子也需要临床试验的验证。

淋巴转移是膀胱癌最常见的转移方式，是影响患者预后的重要因素之一。目前对于肌层浸润性膀胱癌，膀胱根治性切除 + 双侧盆腔淋巴结清扫是标准治疗方式，但是淋巴结清扫范围尚未有定论，准确的术前淋巴转移评估能为治疗决策提供依据。然而目前淋巴转移的术前诊断主要依靠影像学检查，其敏感性并不高，为 31%~45%。因此学者们试图寻找更为准确的方法来评估膀胱癌术前淋巴结转移状态，从而指导治疗。一方面，研究者尝试改进检查技术，超微超顺磁氧化铁 MR（ultra-small super-paramagnetic particles of iron oxide-MR，USPIO-MR）就是一个例子，USPIO-MR 可提高诊断的敏感性至 65%~75%，说明其有一定的应用前景，但其有创性、高花费和潜在的副作用可能限制其临床应用；另一方面，随着高通量筛选技术的发展，一些用于预测淋巴转移的基因模型陆续被报道，其中值得一提的是最近新报道的一个 5- 基因预测模型，还首次联合了临床因素构建了复合模型，显著提高了预测效能，同时经多中心验证，有良好的应用前景。另外，自 2012 年首次提出影像组学这个概念以来，顺应了精准医学的发展潮流，影像组学也得到了迅速的发展，它是通过分析原始的影像学检查图片资料，获取高通量的影像组学特征，进而用于疾病的诊断、治疗反应预测及预后预测等。基于 CT 和 MRI 的影像组学预测模型用于膀胱癌术前淋巴转移预测也被先后构建，为膀胱癌精准医学的发展提供了新的思路。

治疗方面亦有所进展，术中淋巴显像是一种较有前景的辅助技术，吲哚菁绿（indocyanine green，ICG）是一种在近红外光谱范围内有较强吸收且无毒的荧光染料，有研究发现术前在膀胱壁内注射 ICG，术中利用近红外荧光成像系统便可定位盆腔淋巴结，有利于更精准地清扫淋巴结，然而这些报道都属于初步研究，要得到更有说服力的结论还需样本量更大的临床试验。

高危非肌层浸润性膀胱癌术后卡介苗（bacillus calmette-guérin，BCG）灌注治疗是治疗的首选方案之一，但仍有 30%~50% 患者发生复发和进展，如何识别筛选对 BCG 治疗敏感的患者是一个重要的临床问题。Kamat 等通过检测 BCG 灌注后尿液中炎症因子的变化，构建了一个由 9 个炎症因子组成的预测模型，用于预测 BCG 灌注治疗后的复发风险，其准确度达 85.5%。另外，如何准确预测膀胱癌新辅助化疗及术后辅助化疗的敏感性也是重要的热点话题，近来有一些新的进展。研究发现，DNA 修复通路相关基因 *ERCC2*、*FANCC*、*ATM* 和 *RB1* 的突变与新辅助化疗的完全病理反应相关，尚需要前瞻性临床试验来评估这些变化作为预测生物标志物的潜在临床价值。近年来，免疫治疗在癌症治疗方面取得了重大的突破，多种免疫检查点抑制剂已被批准用于膀胱癌。有研究表明免疫检查点抑制剂治疗对于 PDL1 高表达的患者有效，然而部分低表达的患者也可有获益，因此 PDL1 表达水平并不是理想的治疗反应预测因子，我们需要寻找更好标志物。研究者推测，肿瘤中已有的免疫和炎症标志物可能是评估免疫检查点抑制剂潜在反应的生物标志物。

三、前列腺癌

前列腺癌是男性最常见的恶性肿瘤之一，在世界范围内，其发病率位列男性恶性肿瘤的第二位，而病死率则位于第五位。前列腺癌术前诊断主要依靠穿刺活检，而前列腺穿刺的针数与漏诊率直接相关，穿刺针数越多则漏诊率越低。20世纪80年代末提出的经直肠超声引导下6针前列腺穿刺活检术假阴性率较高，漏诊率可高达20%。为减少漏诊，于是人们提出增加穿刺针数的方案，从8针到24针不等，但穿刺针数的增加，使得术后感染、便血等并发症也随之增加。因此，如何精准有效地穿刺、提高穿刺准确性、减少穿刺后并发症是前列腺癌诊断的一个重要话题。

为解决这个问题，学者们先后提出了多种前列腺靶向穿刺技术。主要的思路包括以下几个方面：①增强结节或肿瘤的显现，便于识别；②开发机器智能诊断代替或协助人工肉眼识别；③引入机器人系统进行穿刺提高穿刺的稳定性和准确性。超声造影靶向活检技术利用前列腺癌新生血管丰富，通过微泡造影剂可使前列腺癌病灶的微小血管显影，进而引导穿刺针进行靶向穿刺，但显像的质量受影响因素较多，判读影像和操作都一定程度上依赖于操作者，因此未得到广泛应用。也有学者提出利用人工神经网络式分析技术来提高超声造影图像对肿瘤的辨识度，以期实现自主识别。MRI引导下穿刺活检也是为了改善显像，利用的是MRI软组织显像能力强和多平面显像的优势。另外，引入机器人系统协助穿刺，降低了患者细微运动对靶向穿刺点定位的影响，解决人手操作穿刺针调整和插入深度存在不确定性等问题，提高了穿刺的稳定性和准确性，例如与超声结合的BioXbot系统、与MRI结合的MrBot系统等。值得一提的是，MRI与经直肠超声融合靶向穿刺技术结合了MRI软组织显像的优势和术中超声图像方便灵活、实时显像的优点，具有较高的临床运用前景。如前文所述，影像组学在肿瘤诊断中有良好的应用前景，有研究报道利用影像组学技术可用于区分前列腺良性或恶性结节，然而临床上并不能完全依靠这一判断结果来指导治疗决策，穿刺病理诊断仍是"金标准"，因此笔者认为这一诊断技术的主要作用还是在于指导前列腺穿刺。

前列腺癌精准医学的应用还主要体现在治疗上。现今，雄激素剥夺治疗仍是转移性前列腺癌的一线治疗方案，然而几乎所有接受雄激素剥夺治疗的患者最终将失去对该治疗的反应，使得前列腺癌再次进入进展状态，临床上称之为去势抵抗性前列腺癌（castration resistant prostate cancer，CRPC）。基础研究认为，前列腺癌细胞内的雄激素受体在CRPC阶段仍处于持续活化状态，异常激活的雄激素受体信号通路可能是CRPC进展的核心因素，因此靶向雄激素受体通路的新型药物如阿比特龙、恩扎鲁胺等对CRPC治疗有效，主要是通过不同途径干扰雄激素受体信号通路而起作用。此外，以多西他赛为代表的化疗药物对于CRPC的治疗也具有一定的效果。虽然对于晚期前列腺癌有上述治疗方式，但对治疗的反应率并不高，综合治疗效果亦不尽如人意，预后改善程度有限，因此，针对晚期前列腺癌的治疗研究一直是前列腺癌研究的重点和焦点。

CRPC的治疗最终都将进入一个"多药耐药"阶段，这时常规的临床治疗将对其不再具有治疗效果，而精准医学模式一定程度上可以"突破"现有常规的诊疗策略。在国内外，已有多项大型前列腺癌测序研究报道，包括全基因组测序、全外显子测序等，通过对高通量测序数据的分析和解读，初步描绘了前列腺癌的分子特征，形成以分子特征为特点的前列腺癌分子分型，从而指导前列腺癌的精准诊疗。在这些研究中，发现了前列腺癌的多种分子特征。前列腺癌有融合基因表达，其中以ETS融合基因为主，而ERG融合基因的发生频率在不同人种中具有差异，在西方前列腺癌人群中发生率较高，而在黄种人中并不常见，这也提示我们在开发、践行精准医学时不能忽略人种这一因素。ERG融合基因的激活在前列腺癌的诊断、治疗及预后分层中均具有重要意义，现已有直接或者间接靶向ERG分子的靶向治疗的临床试验在进行。SPOP是前列腺癌最常突变的基因，其下游靶基因的类固醇受体共激活因子家族也是重要的靶点。另外，雄激素受体（AR）共因子也在前列腺癌中发挥重要作用，针对AR共因子治疗是前列腺癌精准医学的重要潜在方向。最近还有一个研究，分析了101例转移性CRPC标本的全基因组测序数据，提示RB1基因突变与较差的总体生存相关，而Wnt/β-catenin通路可能与恩杂鲁胺治疗抵抗相关。类似的研究成果还有很多，但如何挖掘关键信息，并将其有效地应用于临床治疗策略才是精准医学应用的关键步骤。

第三节 展 望

发展精准医学有两个关键，一是有相应的平台支撑和技术支撑，二是要有高度凝练的临床和健康科学问题。精准医学发展的一个关键是要建立大规模、高质量、统一标准、具有共享机制的样本库或数据库，然而由于各种原因，我国医疗数据库和生物资源库共享机制缺乏，因此亟须攻克这一困难，而且在构建数据库过程中应注意明确数据收集、存储、共享等规范，同时注意数据安全及隐私保护，结合精准医学特点建立行业标准，完善相关伦理及政策法律法规体系的建设。从本章第二节所举的多个研究和应用例子中可以看到，在实现精准医疗的过程中，可利用多种技术，我们应根据不同的疾病以及不同的临床问题，来选择合适的技术手段，同时也不应被现有知识或者常规束缚，比如肿瘤免疫治疗反应率低的问题，我们除了可以研究对免疫治疗敏感性的预测以外，还可以寻找新的肿瘤抗原，寻找反应率更高的治疗靶点。临床问题一般由临床医生提出，而后续的研究往往需要多学科交叉、合作与融合，这是精准医学的性质所决定，然而，除了需要充分利用各学科的专业知识以外，还需要各相关专业人员对精准医学有基本甚至系统的认识，这更有利于精准医学项目的开展。毫无疑问，精准医学研究最终还需结合循证医学，深入临床转化研究，从而加快成果转化，将精准医学研究成果真正应用于临床。未来人工智能也极有可能为精准医学提供强有力的工具，人工智能在医药领域的主要应用模式包括 AI+辅助医疗、AI+医学影像、AI+健康管理、AI+药物挖掘等，因此，人工智能一方面助力精准医学研究，另一方面则为精准医学成果最终惠民提供保障。

自美国宣布启动"精准医学计划"以来，全球范围内掀起了一股精准医学热潮，精准医学也快速地进入了大众的视野，人们都普遍认为精准医学具有广阔的应用前景。然而，现阶段精准医学的投入与获益比仍远低于我们的预期。因此，我们还需更加注重技术的创新，需要临床医患与科研工作者双方充分沟通与合作，以及相关政府卫生管理部门对行业的引导，来促进精准医学的发展和成果转化，从而真正造福人类健康。

（林天歆）

参 考 文 献

[1] Ashley EA. Towards precision medicine. Nat Rev Genet, 2016, 17(9): 507-522.

[2] 石乐明，郑媛婷，苏振强. 大数据与精准医学. 上海：上海交通大学出版社，2017.

[3] Prasad V, Fojo T, Brada M. Precision oncology: origins, optimism, and potential. Lancet Oncol, 2016, 17(2): e81-e86.

[4] Roychowdhury S, Chinnaiyan AM. Translating cancer genomes and transcriptomes for precision oncology. CA Cancer J Clin, 2016, 66(1): 75-88.

[5] Signoretti S, Flaifel A, Chen YB, et al. Renal Cell Carcinoma in the Era of Precision Medicine: From Molecular Pathology to Tissue-Based Biomarkers. J Clin Oncol, 2018: JCO2018792259.

[6] Brannon AR, Reddy A, Seiler M, et al. Molecular Stratification of Clear Cell Renal Cell Carcinoma by Consensus Clustering Reveals Distinct Subtypes and Survival Patterns. Genes Cancer, 2010, 1(2): 152-163.

[7] Brooks SA, Brannon AR, Parker JS, et al. ClearCode34: A prognostic risk predictor for localized clear cell renal cell carcinoma. Eur Urol, 2014, 66(1): 77-84.

[8] Buttner F, Winter S, Rausch S, et al. Survival Prediction of Clear Cell Renal Cell Carcinoma Based on Gene Expression Similarity to the Proximal Tubule of the Nephron. Eur Urol, 2015, 68(6): 1016-1020.

[9] Wei JH, Feng ZH, Cao Y, et al. Predictive value of single-nucleotide polymorphism signature for recurrence in localised renal cell carcinoma: a retrospective analysis and multicentre validation study. Lancet Oncol, 2019.

[10] Hsieh JJ, Chen D, Wang PI, et al. Genomic Biomarkers of a Randomized Trial Comparing First-line Everolimus and Sunitinib in Patients with Metastatic Renal Cell Carcinoma. Eur Urol, 2017, 71(3): 405-414.

[11] Gao W, Li W, Xiao T, et al. Inactivation of the PBRM1

tumor suppressor gene amplifies the HIF-response in VHL-/- clear cell renal carcinoma. Proc Natl Acad Sci U S A, 2017, 114（5）: 1027-1032.

[12] Nargund AM, Pham CG, Dong Y, et al. The SWI/SNF Protein PBRM1 Restrains VHL-Loss-Driven Clear Cell Renal Cell Carcinoma. Cell Rep, 2017, 18（12）: 2893-2906.

[13] McDermott DF, Huseni MA, Atkins MB, et al. Clinical activity and molecular correlates of response to atezolizumab alone or in combination with bevacizumab versus sunitinib in renal cell carcinoma. Nat Med, 2018, 24（6）: 749-757.

[14] Borghaei H, Paz-Ares L, Horn L, et al. Nivolumab versus Docetaxel in Advanced Nonsquamous Non-Small-Cell Lung Cancer. N Engl J Med, 2015, 373（17）: 1627-1639.

[15] Motzer RJ, Rini BI, McDermott DF, et al. Nivolumab for Metastatic Renal Cell Carcinoma: Results of a Randomized Phase II Trial. J Clin Oncol, 2015, 33（13）: 1430-1437.

[16] Motzer RJ, Escudier B, McDermott DF, et al. Nivolumab versus Everolimus in Advanced Renal-Cell Carcinoma. N Engl J Med, 2015, 373（19）: 1803-1813.

[17] Callea M, Albiges L, Gupta M, et al. Differential Expression of PD-L1 between Primary and Metastatic Sites in Clear-Cell Renal Cell Carcinoma. Cancer Immunol Res, 2015, 3（10）: 1158-1164.

[18] Miao D, Margolis CA, Gao W, et al. Genomic correlates of response to immune checkpoint therapies in clear cell renal cell carcinoma. Science, 2018, 359（6377）: 801-806.

[19] Robertson AG, Kim J, Al-Ahmadie H, et al. Comprehensive Molecular Characterization of Muscle-Invasive Bladder Cancer. Cell, 2017, 171（3）: 540-556, e525.

[20] Cancer Genome Atlas Research N. Comprehensive molecular characterization of urothelial bladder carcinoma. Nature, 2014, 507（7492）: 315-322.

[21] Seiler R, Ashab HAD, Erho N, et al. Impact of Molecular Subtypes in Muscle-invasive Bladder Cancer on Predicting Response and Survival after Neoadjuvant Chemotherapy. Eur Urol, 2017, 72（4）: 544-554.

[22] Hurst CD, Alder O, Platt FM, et al. Genomic Subtypes of Non-invasive Bladder Cancer with Distinct Metabolic Profile and Female Gender Bias in KDM6A Mutation Frequency. Cancer Cell, 2017, 32（5）: 701-715, e707.

[23] Rebouissou S, Bernard-Pierrot I, de Reynies A, et al.

EGFR as a potential therapeutic target for a subset of muscle-invasive bladder cancers presenting a basal-like phenotype. Sci Transl Med, 2014, 6（244）: 244ra291.

[24] Sjodahl G, Lauss M, Lovgren K, et al. A molecular taxonomy for urothelial carcinoma. Clin Cancer Res, 2012, 18（12）: 3377-3386.

[25] Choi W, Porten S, Kim S, et al. Identification of distinct basal and luminal subtypes of muscle-invasive bladder cancer with different sensitivities to frontline chemotherapy. Cancer Cell, 2014, 25（2）: 152-165.

[26] Baltaci S, Resorlu B, Yagci C, et al. Computerized tomography for detecting perivesical infiltration and lymph node metastasis in invasive bladder carcinoma. Urol Int, 2008, 81（4）: 399-402.

[27] Lodde M, Lacombe L, Friede J, et al. Evaluation of fluorodeoxyglucose positron-emission tomography with computed tomography for staging of urothelial carcinoma. BJU Int, 2010, 106（5）: 658-663.

[28] Goodfellow H, Viney Z, Hughes P, et al. Role of fluorodeoxyglucose positron emission tomography（FDG PET）-computed tomography（CT）in the staging of bladder cancer. BJU Int, 2014, 114（3）: 389-395.

[29] Bellin MF, Beigelman C, Precetti-Morel S. Iron oxide-enhanced MR lymphography: initial experience. Eur J Radiol, 2000, 34（3）: 257-264.

[30] Birkhauser FD, Studer UE, Froehlich JM, et al. Combined ultrasmall superparamagnetic particles of iron oxide-enhanced and diffusion-weighted magnetic resonance imaging facilitates detection of metastases in normal-sized pelvic lymph nodes of patients with bladder and prostate cancer. Eur Urol, 2013, 64（6）: 953-960.

[31] Smith SC, Baras AS, Dancik G, et al. A 20-gene model for molecular nodal staging of bladder cancer: development and prospective assessment. Lancet Oncol, 2011, 12（2）: 137-143.

[32] Seiler R, Lam LL, Erho N, et al. Prediction of Lymph Node Metastasis in Patients with Bladder Cancer Using Whole Transcriptome Gene Expression Signatures. J Urol, 2016, 196（4）: 1036-1041.

[33] Wu SX, Huang J, Liu ZW, et al. A Genomic-clinico-pathologic Nomogram for the Preoperative Prediction of Lymph Node Metastasis in Bladder Cancer. EBioMedicine, 2018, 31: 54-65.

[34] Lambin P, Leijenaar RTH, Deist TM, et al. Radiomics: the bridge between medical imaging and personalized

medicine. Nat Rev Clin Oncol, 2017, 14 (12): 749-762.

[35] Wu S, Zheng J, Li Y, et al. A Radiomics Nomogram for the Preoperative Prediction of Lymph Node Metastasis in Bladder Cancer. Clin Cancer Res, 2017, 23 (22): 6904-6911.

[36] Wu S, Zheng J, Li Y, et al. Development and Validation of an MRI-Based Radiomics Signature for the Preoperative Prediction of Lymph Node Metastasis in Bladder Cancer. EBioMedicine, 2018, 34: 76-84.

[37] Manny TB, Hemal AK. Fluorescence-enhanced robotic radical cystectomy using unconjugated indocyanine green for pelvic lymphangiography, tumor marking, and mesenteric angiography: the initial clinical experience. Urology, 2014, 83 (4): 824-829.

[38] Schaafsma BE, Verbeek FP, Elzevier HW, et al. Optimization of sentinel lymph node mapping in bladder cancer using near-infrared fluorescence imaging. J Surg Oncol, 2014, 110 (7): 845-850.

[39] Kamat AM, Briggman J, Urbauer DL, et al. Cytokine Panel for Response to Intravesical Therapy (CyPRIT): Nomogram of Changes in Urinary Cytokine Levels Predicts Patient Response to Bacillus Calmette-Guerin. Eur Urol, 2016, 69 (2): 197-200.

[40] Van Allen EM, Mouw KW, Kim P, et al. Somatic ERCC2 mutations correlate with cisplatin sensitivity in muscle-invasive urothelial carcinoma. Cancer Discov, 2014, 4 (10): 1140-1153.

[41] Plimack ER, Dunbrack RL, Brennan TA, et al. Defects in DNA Repair Genes Predict Response to Neoadjuvant Cisplatin-based Chemotherapy in Muscle-invasive Bladder Cancer. Eur Urol, 2015, 68 (6): 959-967.

[42] Liu D, Plimack ER, Hoffman-Censits J, et al. Clinical Validation of Chemotherapy Response Biomarker ERCC2 in Muscle-Invasive Urothelial Bladder Carcinoma. JAMA Oncol, 2016, 2 (8): 1094-1096.

[43] Ribas A, Tumeh PC. The future of cancer therapy: selecting patients likely to respond to PD1/L1 blockade. Clin Cancer Res, 2014, 20 (19): 4982-4984.

[44] Drake CG, Bivalacqua TJ, Hahn NM. Programmed Cell Death Ligand-1 Blockade in Urothelial Bladder Cancer: To Select or Not to Select. J Clin Oncol, 2016, 34 (26): 3115-3116.

[45] Masucci GV, Cesano A, Hawtin R, et al. Validation of biomarkers to predict response to immunotherapy in cancer: Volume I - pre-analytical and analytical validation. J Immunother Cancer, 2016, 4: 76.

[46] Bray F, Ferlay J, Soerjomataram I, et al. Global Cancer Statistics 2018: GLOBOCAN Estimates of Incidence and Mortality Worldwide for 36 Cancers in 185 Countries. CA Cancer J Clin, 2018.

[47] Hodge KK, McNeal JE, Terris MK, et al. Random systematic versus directed ultrasound guided transrectal core biopsies of the prostate. J Urol, 1989, 142 (1): 71-74; discussion 74-75.

[48] Scattoni V, Russo A, Di Trapani E, et al. Repeated biopsy in the detection of prostate cancer: when and how many cores. Arch Ital Urol Androl, 2014, 86 (4): 311-313.

[49] Loch T. Computerized transrectal ultrasound (C-TRUS) of the prostate: detection of cancer in patients with multiple negative systematic random biopsies. World J Urol, 2007, 25 (4): 375-380.

[50] Stoianovici D, Kim C, Petrisor D, et al. MR Safe Robot, FDA Clearance, Safety and Feasibility Prostate Biopsy Clinical Trial. IEEE ASME Trans Mechatron, 2017, 22 (1): 115-126.

[51] 周晓峰, 邓何. 前列腺靶向穿刺技术发展概况. 微创泌尿外科杂志, 2018, 7 (6): 428-432.

[52] Khalvati F, Wong A, Haider MA. Automated prostate cancer detection via comprehensive multi-parametric magnetic resonance imaging texture feature models. BMC Med Imaging, 2015, 15: 27.

[53] Khemlina G, Ikeda S, Kurzrock R. Molecular landscape of prostate cancer: implications for current clinical trials. Cancer Treat Rev, 2015, 41 (9): 761-766.

[54] Spratt DE, Zumsteg ZS, Feng FY, et al. Translational and clinical implications of the genetic landscape of prostate cancer. Nat Rev Clin Oncol, 2016, 13 (10): 597-610.

[55] 高旭, 李晶. 前列腺癌与精准医学. 第二军医大学学报, 2018, 39 (6): 581-590.

[56] Chen WS, Aggarwal R, Zhang L, et al. Genomic Drivers of Poor Prognosis and Enzalutamide Resistance in Metastatic Castration-resistant Prostate Cancer. Eur Urol, 2019, 76 (5): 562-571.

[57] 李娜, 马麟, 詹启敏. 迈向精准医学. 中国肿瘤生物治疗杂志, 2019, 26 (1): 3-6.

第七章　泌尿肿瘤免疫治疗基础

近年来免疫治疗为肿瘤的治疗带来了新的曙光。免疫治疗已成为肿瘤治疗的重要组成部分，目前已经广泛应用于临床实践。以细胞因子（IL-2，IFN-α）为主的非特异性免疫治疗曾是晚期肾癌的主要治疗方法；卡介苗膀胱灌注用于高危非肌层浸润性膀胱癌术后预防复发，前列腺癌疫苗是首个被食品药品监督管理局（Food and Drug Administration，FDA）批准的治疗性疫苗。而近年来的免疫检查点抑制剂为肿瘤的治疗开启了新篇章。免疫检查点抑制剂在泌尿系统肿瘤的应用已经得到了Ⅲ期临床试验的支持，为泌尿系统肿瘤的治疗开启了新纪元。

第一节　肾癌的免疫治疗

肾癌是免疫原性肿瘤，肾癌对传统的放化疗不敏感。肾癌的免疫治疗从细胞因子（IL-2，IFN-α）的非特异性免疫治疗到特异性的免疫检查点抑制剂的治疗。早在 1988 年以 IFN-α 为主的免疫治疗就在肾癌中应用。近年来肾癌的免疫治疗发展非常迅速，2015 年，一项Ⅲ期临床试验证明：纳武单抗（nivolumab）比依维莫司（everolimus）治疗一线抗血管生成失败的晚期肾癌更有效。以该临床试验为基础，纳武单抗（nivolumab）迅速成为肾癌的二线标准治疗。2018 年，两种免疫检查点抑制剂：纳武单抗（nivolumab）和伊匹单抗（ipilimumab）的联合使用被证明比舒尼替尼更有效。此外，免疫检查点抑制剂（avelumab）联合 VEGF 抑制剂阿昔替尼（axitinib）、免疫检查点抑制剂（pembrolizumab）联合 VEGF 抑制剂（axitinib）同时被证实比舒尼替尼有效，有望成为晚期肾癌新的标准治疗模式。

一、细胞因子免疫治疗

细胞因子（IL-2 和 IFN-α）曾被广泛应用于转移性肾癌的治疗，虽有一定疗效但十分有限。

（一）白介素 -2（IL-2）

1. **高剂量疗法**　高剂量 IL-2 治疗转移性肾癌的总有效率 15%～25%，其中完全缓解（CR）5%～7%。所有患者的中位生存期时间 16.3 个月，CR 患者中位肿瘤缓解时间超过 8 年，其中部分可获得长期无病生存。用法：$(6.0～7.2)×10^5 \text{IU}/(\text{kg}·8\text{h})$，15min 内静脉注射，共 14 次，休 9d 后重复 14 次为 1 疗程。不良反应：可引起多器官功能损害，包括严重低血压、心肌缺血 / 心肌梗死、呼吸困难、消化道反应、肝肾功能异常、血小板下降、贫血、精神异常等。早期临床研究中治疗相关的死亡率 4%。因此，高剂量 IL-2 治疗需在重症监护下和有经验的临床医生指导下进行。

2. **低剂量疗法**　低剂量 IL-2 治疗转移性肾癌的总有效率为 10% 左右，CR 低，但中位总生存期时间与高剂量 IL-2 相近。低剂量 IL-2 的不良反应轻，临床应用方便，可皮下或静脉滴注给药。用法：①$(1.25～2.50)×10^5 \text{IU}/(\text{kg}·\text{d})$，每周 5d，连续 6 周为 1 周期；②$(3～5)×10^5 \text{IU}/(\text{m}^2·\text{d})$，每周 5d；也有用至更低剂量：$1×10^6 \text{IU}/(\text{m}^2·\text{d})$，每周 5d。

（二）干扰素 -α（IFN-α）

干扰素 -α（IFN-α）治疗转移性肾癌的总有效率 5%～15%，其中 CR 为 3%，平均缓解期约 4～6 个月，中位生存时间 8.5～13 个月。用法：采用剂量递增的方法，起始剂量 3MIU，皮下注射，每周 3 次；1 周后递增为每次 6MIU，如果耐受良好可进一步递增至 9MIU，每周 3 次，共 8～10 周为一疗程。有研究表明 IFN-α 联合 IL-2 可提高缓解率和延缓疾病进展期，但并不提高总生存期。多项临床研究表明，靶向药物治疗转移性肾癌的疗效优于细胞因子免疫治疗，细胞因子非特异性免疫治疗逐渐被靶向治疗取代。

二、免疫检查点抑制剂免疫治疗

纳武单抗（nivolumab）

纳武单抗（nivolumab）是一种完整的人 IgG4 编程的程序性死亡受体（programmed cell death protein 1，PD-1）免疫检查点抑制剂抗体，选择性阻断活化 T 细胞上表达的 PD-1 与免疫细胞和肿瘤细胞上表达的程序性细胞死亡分子配体 1 或 2（programmed death-ligand 1/2，PD-L1/L2）之间的相互作用。nivolumab 于 2015 年批准为晚期肾癌一线应用 VEGF 抑制剂失败后二线的标准方案。在一项针对转移性肾癌患者的 II 期剂量范围试验中，nivolumab 的客观反应为 20%～22%，总生存期为 18.2～25.5 个月。在 III 期临床试验（CheckMate-025）证实：在接受过 1～2 种抗血管生成治疗的晚期透明细胞肾癌患者中，nivolumab 组比依维莫司（everolimus）组的总生存期更长，3 级或 4 级不良事件更少。该试验纳入 821 例早期接受 1～2 种抗血管生成治疗的晚期透明细胞肾癌患者，随机（1:1）分组，分别接受每 2 周静脉注射 nivolumab 3mg/kg 或口服 everolimus 10mg 片剂，每日 1 次。结果 nivolumab 组总生存期 25 个月，everolimus 组总生存期 19.6 个月。nivolumab 与 everolimus 的死亡危险比为 0.73（98.5% CI 0.57～0.93，$p=0.0018$），满足预先确定的优势标准（$p=0.0148$）。nivolumab 的客观有效率（25%）高于 everolimus（5%）；优势比 5.98（95%CI 3.68～9.72，$p<0.001$）。nivolumab 组无进展生存期中位数为 4.6 个月，everolimus 组为 4.4 个月（危险比 0.88，95%CI 0.75～1.03，$p=0.11$）。19%（nivolumab）和 37%（everolimus）的患者发生了与治疗相关的 3 级或 4 级不良事件，最常见的不良事件是贫血（8%）和疲劳（3%）。

三、联合治疗

（一）nivolumab 联合伊匹单抗（ipilimumab）

伊匹单抗（ipilimumab）是一种抗细胞毒性 T 淋巴细胞相关抗原 4 抗体，被批准用于治疗转移性黑色素瘤。nivolumab + ipilimumab 与舒尼替尼在早期未治疗的晚期肾细胞癌中的对照试验（CheckMate 214）证实：在初治的晚期肾细胞癌中，nivolumab 联合 ipilimumab 的总生存率和客观应答率明显高于舒尼替尼。CheckMate 214 纳入 1 096 例患者随机（1:1）分组，联合组接受 nivolumab（3mg/kg）+ ipilimumab（1mg/kg），4 次/3 周，持续 4 周期后，序贯 nivolumab[3mg/（kg·2w）]；对照组 sunitinib（50mg/d）口服 4 周休息 2 周（6 周为 1 周期）。两组患者均直到进展或不能耐受后停药。结果：在中、低风险患者中位随访 25.5 个月，nivolumab + ipilimumab 的 18 个月总生存率为 75%（95%CI 70～78），舒尼替尼的 18 个月总生存率为 60%（95%CI 55～65）；nivolumab + ipilimumab 与舒尼替尼合用 26.0 个月未达到总生存中值（死亡危险比 0.63，$p<0.001$）。客观应答率为 42% 和 27%（$p<0.001$），完全应答率为 9% 和 1%。中位无进展生存期分别为 11.6 个月和 8.4 个月（疾病进展或死亡的危险比为 0.82）。nivolumab + ipilimumab 组 547 例患者中有 509 例（93%）发生治疗相关不良事件，舒尼替尼组 535 例患者中有 521 例（97%）发生治疗相关不良事件；3 级或 4 级事件分别发生在 250 例（46%）和 335 例（63%）患者中。各组中 22% 和 12% 的患者发生了导致停药的治疗相关不良事件。

（二）阿维鲁单抗（avelumab）联合 VEGF 抑制剂阿西替尼（axitinib）

阿维鲁单抗（avelumab）：免疫检查点抑制剂，PD-L1 抗体；选择性阻断活化 T 细胞上表达的 PD-1 与免疫细胞和肿瘤细胞上表达的 PD-L1 之间的相互作用。axitinib 是一种 VEGFR 抑制剂，具有抗血管生成、抗肿瘤细胞增殖、免疫调节等作用。Javelin Renal 101 III 期临床试验的晚期肾癌患者，发现免疫检查点抑制剂抗 PD-L1 单抗 avelumab 联合 VEGF 受体抑制剂 axitinib 较标准一线治疗方案 sunitinib 能明显延长无进展生存期（PFS）（13.8 个月 $vs.$ 7.2 个月），提高了客观有效率。在 Javelin Renal 101 III 期临床试验中纳入 886 例患者按 1:1 的比例随机分配患者接受 avelumab（10mg/kg）静脉注射，每 2 周加 axitinib（5mg）口服 2 次，或 sunitinib（50mg）口服 1 次，持续 4 周休 2 周（6 周为 1 周期）。结果 avelumab + axitinib 的中位无进展生存期为 13.8 个月，而舒尼替尼的中位无进展生存期为 7.2 个月（疾病进展或死亡的危险比为 0.61（95%CI 0.47～0.79，$p<0.001$）；在总体人群中，无进展生存期中位数

为 13.8 个月,而无进展生存期中位数为 8.4 个月(危险比为 0.69,95%*CI* 0.56~0.84,*p* < 0.001)。PD-L1 阳性肿瘤患者中,avelumab + axitinib 客观有效率为 55.2%,舒尼替尼客观有效率为 25.5%。

(三)派姆单抗(pembrolizumab)联合 axitinib

派姆单抗(pembrolizumab):PD-1 免疫检查点抑制剂抗体,选择性阻断活化 T 细胞上表达的 PD-1 与免疫细胞和肿瘤细胞上表达的 PD-L1/L2 之间的相互作用。前瞻性Ⅲ期 Keynote-426 临床试验,免疫检查点抑制剂抗 PD-1 单抗 pembrolizumab 联合 VEGF 受体抑制剂 axitinib 较晚期肾癌标准一线治疗方案舒尼替尼(sunitinib)能明显延长总生存期(OS)和 PFS,提高客观有效率(59.3% *vs.* 35.7%)。Keynote-426 临床试验纳入 861 例初治的晚期透明细胞肾细胞癌患者随机(1∶1)分配分别接受 pembrolizumab(200mg)静脉注射,每 3 周 1 次,加 axitinib(5mg)口服,每日 2 次或 sunitinib(50mg)口服,每日 1 次,连服用 4 周,停 2 周,6 周为 1 周期。结果:中位随访 12.8 个月后,pembrolizumab 联合 axitinib 组 12 个月存活患者的估计百分比为 89.9%,舒尼替尼组为 78.3%(死亡危险比 0.53,95%*CI* 0.38~0.74,*p* < 0.000 1)。pembrolizumab 联合 axitinib 组的中位无进展生存期为 15.1 个月,sunitinib 组为 11.1 个月(疾病进展或死亡的危险比为 0.69,95%*CI* 0.57~0.84,*p* < 0.001)。pembrolizumab 联合 axitinib 组的客观有效率为 59.3%(95%*CI* 54.5~63.9),sunitinib 组的客观有效率为 35.7%(95%*CI* 31.1~40.4,*p* < 0.001)。

第二节　前列腺癌的免疫治疗

目前前列腺的免疫治疗主要包括肿瘤的主动免疫治疗和肿瘤免疫检查点抑制剂治疗。肿瘤的主动免疫治疗主要是用于激素抵抗的晚期前列腺癌的治疗;早期多个临床研究表明免疫检查点抑制剂治疗前列腺癌的疗效是有限的。但近来有研究表明对于微卫星不稳定性高(MSI-H)或错配修复缺陷(dMMR)的转移性前列腺癌,一半以上的患者能从程序性死亡受体 1/程序性死亡受体-配体 1(PD-1/PD-L1)治疗中临床获益。但前列腺癌 MSI-H/dMMR 分子表型较少,仅 3%。

一、主动免疫治疗

(一)sipuleucel-T

sipuleucel-T 是一种活性细胞免疫疗法,是一种自体癌症"疫苗",由自体外周血单核细胞(PBMCs)组成,包括抗原呈递细胞(APCs),这些细胞在体外被重组融合蛋白(PA2024)激活。PA2024 由前列腺抗原、前列腺酸磷酸酶和粒细胞巨噬细胞集落刺激因子(免疫细胞激活因子)融合而成。2010 年 4 月,sipuleucel-T 成为 FDA 批准的第一个抗癌疫苗。sipuleucel-T 的使用延长了转移性去势耐药前列腺癌患者的总体生存期,但未观察到对疾病进展时间的影响。在双盲、安慰剂对照、多中心Ⅲ临床试验(NCT00065442)中,随机分配 512 名患者,以 2∶1 的比例接受 sipuleucel-T(341 名患者)或安慰剂(171 名患者),每 2 周静脉注射一次,共三次。结果:与安慰剂组相比,sipuleucel-T 组的死亡风险相对降低了 22%(危险比为 0.78,95%*CI* 0.61~0.98,*p* = 0.03)。另外中位生存期提高了 4.1 个月(sipuleucel-T 组为 25.8 个月,安慰剂组为 21.7 个月)。sipuleucel-T 组 36 个月生存率为 31.7%,安慰剂组为 23.0%。两组研究对象的客观疾病进展时间相似。观察接受 sipuleucel-T 的患者对免疫抗原的免疫反应。与安慰剂组相比,sipuleucel-T 组报告的不良事件更多,包括寒战、发热和头痛。基于无症状或症状轻微的转移性去势抵抗前列腺癌(castration-resistant prostate cancer, CRPC)患者的疾病负担较低,免疫功能相对较完整的考虑,NCCN 专家组建议,对于无症状或症状轻微的转移性 CRPC 患者,sipuleucel-T 可作为初始治疗的选择。

(二)prostvac

前列腺癌疫苗(prostvac)是一种含有前列腺特异性抗原(PSA)的活性免疫治疗疫苗,PSA 是一种肿瘤相关抗原,用于产生针对前列腺癌的 T 细胞。一项Ⅲ期临床试验患者随机分为 prostvac 组(Arm V, *n* = 432),prostvac + 粒细胞-巨噬细胞集落刺激因子(Arm VG, *n* = 432),或安慰剂(Arm P, *n* = 433),按前列腺特异性抗原(<50ng/ml *vs.* ≥50ng/ml)和乳酸脱氢酶(<200U/L *vs.* ≥200U/L)分层。在第三次中期分析中,达到了无效的标准,试验提前终止。两种积极治疗对中位 OS 均无影

响。虽然 prostvac 是安全的，耐受性良好，但它对转移性去势性前列腺癌的 OS 或未发生事件没有影响。目前正在临床试验中探索联合治疗。

二、免疫检查点抑制剂

（一）派姆单抗（pembrolizumab）

FDA 于 2017 年 5 月 23 日批准使用抗 PD-1 抗体 pembrolizumab 治疗无法切除或转移的微卫星不稳定性高（MSI-H）或错配修复（MMR）缺陷的实体瘤患者，这些患者在先前的治疗后进展且无可选的好的替代治疗方案，但不包括前列腺癌。成人推荐剂量的 pembrolizumab 为 200mg 静脉注射，每 3 周一次。

使用 pembrolizumab 治疗的转移性去势抵抗前列腺癌（castration-resistant prostate cancer，CRPC）患者数量有限。Ⅱ期实验 10 名在恩杂鲁胺（雄激素受体拮抗剂）上有疾病进展的 CRPC 和非内脏转移（骨 =7；淋巴结 =2；骨和肝 =1）患者接受 pembrolizumab 联合恩杂鲁胺治疗。给予 pembrolizumab（200mg/3w，静脉注射 4 次）加入标准剂量恩杂鲁胺。有 3 名患者的前列腺特异性抗原（PSA）迅速下降至 ≤0.2ng/ml。3 个应答者中有 2 个做了肿瘤活检，免疫组化显示 CD3$^+$、CD8$^+$、CD163$^+$ 白细胞浸润，PD-L1 表达；并且 2 个应答者的遗传分析显示其中 1 个 MSI-H。非随机的 Ⅰb 期 Keynote-028 试验包括 23 例晚期前列腺癌患者，其中 74% 的患者曾接受过 2 次以上的转移性治疗。给予 pembrolizumab（10mg/kg，每 2 周 / 次）直至病情恶化或无法耐受毒性达 24 个月。研究者复查的客观有效率为 17.4%（95%CI 5.0～38.8）；中位无进展生存期（PFS）和总生存期（OS）分别为 3.5 和 7.9 个月。中位随访 7.9 个月后，60.9% 的患者出现与治疗相关的不良事件；17.3% 的患者出现 3/4 级事件（即 4 级脂肪酶升高、3 级周围神经病变、3 级乏力、3 级疲劳）。根据现有数据，专家组支持在 MSI-H 或 dMMR 转移性 CRPC 患者中使用 pembrolizumab。

（二）伊匹单抗（ipilimumab）

ipilimumab 是一种全人单克隆免疫球蛋白 G1 抗体，通过与细胞毒 T 淋巴细胞抗原 4 结合，通过 ipilimumab 阻断 T 细胞负调节因子细胞毒 T 淋巴细胞抗原 4，使 CD28 和 B7 相互作用，导致

T 细胞活化，从而增强抗肿瘤 T 细胞反应、扩散、肿瘤浸润，最终癌细胞死亡。ipilimumab 与安慰剂对照的随机、双盲、Ⅲ期，用于转移性 CRPC 患者的临床试验中，ipilimumab 对转移性 CRPC 患者的 OS 无改善。观察到的无进展生存期和前列腺特异性抗原应答率的增加表明患者中存在抗肿瘤活性。结果：400 例患者随机分配（2∶1）ipilimumab 或安慰剂（10mg/kg）每 3 周一次，最多 4 次。每 3 个月，对无进展的患者给予 ipilimumab 或安慰剂（10mg/kg）维持治疗。中位 OS 在 ipilimumab 组为 28.7 个月（95%CI 24.5～32.5），而在安慰剂组为 29.7 个月（95%CI 26.1～34.2）（危险比，1.11，95.87% CI 0.88～1.39，p = 0.366 7）。ipilimumab 组无进展生存期中位数为 5.6 个月，安慰剂组为 3.8 个月（危险比为 0.67，95.87% CI 0.55～0.81）。探索性分析显示，ipilimumab 组的前列腺特异性抗原应答率（23%）高于安慰剂组（8%）。腹泻（15%）是仅有的 3 至 4 级治疗相关不良事件（AE）报告在 10% 的 ipilimumab 治疗的患者。在 ipilimumab 组 9 例（2% 发生）死亡，原因是治疗相关的不良事件；安慰剂组没有发生死亡。CA184-043 临床试验：在多西他赛化疗后进展的转移性 CRPC 患者放疗后的 ipilimumab 与安慰剂：一个多中心、随机、双盲的 Ⅲ期试验中也表明 ipilimumab 组和安慰剂组的总生存率没有显著差异。799 例多西紫杉醇治疗后，至少有一处骨转移，接受过骨定向放射治疗（8Gy/1）后的前列腺癌患者，随机按 1∶1 的比例分配，每 3 周接受 ipilimumab 或安慰剂（10mg/kg）治疗，最多 4 次。未进展性患者可以每 3 个月继续接受 ipilimumab 或安慰剂（10mg/kg）作为维持治疗，直到病情进展或出现不可接受的毒性作用或死亡。结果：使用 ipilimumab 的中位总生存期为 11.2 个月（95%CI 9.5～12.7），使用安慰剂的中位总生存期为 10.0 个月（8.3～11.0）（危险比 0.85，95%CI 0.72～1.00，p = 0.053）。一篇原始观察性研究表明：前列腺癌 MSI-H/dMMR 分子表型较少，仅 3%。对于 MSI-H/dMMR 的转移性前列腺癌，一半以上的患者能从抗 PD-1/PD-L1 中临床获益。在 1 033 例具有足够肿瘤质量进行 MSI 评分分析的患者中（平均年龄 65.6 岁），32 例（3.1%）患有 MSI-H/dMMR 前列腺癌。1 033 名患者中有 23

名（2.2%）患有高 MSI 评分的肿瘤，另有 9 名患者的 dMMR 评分不确定。32 例 MSI-H/dMMR 患者中，有 7 例（21.9%）的 Lynch 综合征相关基因发生致病性种系突变。6 例患者分析了 1 个以上的肿瘤，其中 2 例在病程后期表现出获得性 MSI-H 表型。11 例 MSI-H/dMMR 去势性前列腺癌患者接受抗 PD-1/PD-L1 治疗。其中 6 例（54.5%）的前列腺特异性抗原水平下降超过 50%，其中 4 例出现免疫反应。截至 2018 年 5 月，6 名应答者中有 5 名[11 名应答者中的 5 名（45.5%）]仍在接受长达 89 周的治疗。

（三）ipilimumab + GVAX

粒细胞 - 巨噬细胞集落刺激因子转导的异基因前列腺癌细胞疫苗（granulocyte-macrophage colony-stimulating factor-transduced allogeneic prostate cancer cells Vaccine，GVAX）与 ipilimumab 联合免疫治疗未接受过化疗的转移性 CRPC 的 1 期剂量递增试验（NCT01510288），所有患者在第 1 天皮内注射启动剂量的 GVAX（5×10^8 细胞），随后每 2 周皮内注射 3×10^8 细胞，持续 24 周。每 4 周联合静脉注射 ipilimumab，12 名患者分为 ipilimumab 递增剂量的 4 组（0.3、1、3、5mg/kg）。前两个剂量水平无任何严重的免疫相关不良事件。在 3mg/kg 剂量下，1 例为 2 级、2 例为 3 级垂体炎；5mg/kg 剂量时，2 例出现 3 级垂体炎，1 例出现 4 级肉样肺泡炎（剂量限制性毒性反应）。由此观察结果决定，16 例患者被纳入扩展队列（3mg/kg），其中 2 例发生 2 级垂体炎，3 例结肠炎（1 级和 2 级），1 例 3 级肝炎均为免疫相关不良反应。28 例患者中最常见的不良反应是注射部位反应（所有患者中 1~2 级）、疲劳（20 例 1~2 级、2 例 3 级）、发热（15 例 1~2 级、1 例 3 级）。接受 3mg/kg 或 5mg/kg 的 ipilimumab 的 7 名患者（25%）的 PSA 较基线水平下降≥50%。GVAX 联合 3mg/kg ipilimumab 治疗 mCRPC 安全、耐受。进一步研究 mCRPC 患者的疫苗和 ipilimumab 联合治疗是有意义的。

第三节　膀胱癌的免疫治疗

从卡介苗到免疫检查点抑制剂，免疫治疗与膀胱癌有着不解之缘。膀胱癌的肿瘤突变负荷仅次于肺癌和黑色素瘤，位居肿瘤第 3 位，适用于免疫治疗。免疫检查点抑制剂治疗改善了晚期膀胱癌的总生存。2016 年之前，化疗是局部晚期或转移性尿路上皮癌（urothelial cancer，UC）患者的唯一选择；对无禁忌的患者，含铂化疗联合用药方案依旧是标准疗法。免疫检查点抑制剂治疗一线不耐受顺铂的晚期膀胱癌，其中位总生存期从低于 10 个月最高提升至 19 个月。免疫检查点抑制剂提高了晚期尿路上皮癌的二线治疗疗效；其客观应答率从 12% 最高提升至 27%；中位总生存期从低于 10 个月最高提升至 20 个月。

一、卡介苗膀胱灌注治疗

卡介苗（BCG）是高危非肌层浸润性膀胱癌经尿道膀胱肿瘤切除术后首选的辅助治疗药物。1976 年，Morales 等首次报道 BCG 能有效地治疗膀胱癌。目前研究认为 BCG 通过激活免疫系统和诱导炎性反应发挥抗肿瘤效应，诱导机体局部免疫反应，细胞介导的细胞毒效应可能起重要作用，以预防膀胱肿瘤复发、控制肿瘤进展，但对患者总生存及肿瘤特异性生存没有明确疗效。Meta 分析的结果显示，与单纯的经尿道膀胱肿瘤电切术相比，术后联合膀胱灌注 BCG 能够降低膀胱癌的复发风险。另外，术后联合膀胱灌注 BCG 在降低膀胱癌复发风险上优于术后膀胱灌注化疗药物。更为重要的是，BCG 还能降低膀胱癌进展至浸润性膀胱癌的风险。基于这些研究结果，欧洲泌尿外科协会、美国泌尿外科协会和中国泌尿外科指南已将膀胱灌注 BCG 列为中高危非肌层浸润性膀胱癌的标准治疗。

BCG 治疗的免疫反应调节机制进一步研究如下。一项前瞻性研究评估了接受卡介苗治疗的尿路上皮癌患者血液和尿液中的常规调节性 T 细胞（conventional regulatory T cells，cTregs）和表达 PD-L1 的 CD4 T 细胞（PD-L1 + Tregs）的水平。在健康献血者和尿路上皮癌患者中血液很难检测到循环 PD-L1 + Tregs，但在入组患者尿液中发现了大量 PD-L1 + Tregs。体外实验提示，BCG 感染尿路上皮细胞可部分通过干扰素 b 介导的机制诱导 PD-L1 + Tregs；BCG 治疗后尿中高浓度的 Tregs 与快速复发有关。该研究表明，BCG 治疗过程中富集包括 PD-L1 的非典型来源在内的大量调节 T 细胞，有望将 BCG 与 PD-1/PD-L1 免疫检查点抑制剂联合治疗成为非肌肉浸润性膀胱癌的新治疗策略。

二、免疫检查点抑制剂

（一）阿替珠单抗（atezolizumab）

atezolizumab 是一种高亲和力的人源化 IgG1 单克隆抗体，可选择性结合 PD-L1，通过影响肿瘤细胞和肿瘤周围浸润的免疫细胞的 PD-L1 与 PD-1 的作用，从而激活 T 细胞。2016 年 FDA 批准 atezolizumab 用于治疗晚期或转移性尿路上皮癌，atezolizumab 是首个被批准用于膀胱癌的 PD-1/PD-L1 免疫检查点抑制剂。2015 年更新的数据显示，atezolizumab 的疗效与 PD-L1 的表达相关，在 PD-L1 表达量≥5% 的患者中客观缓解率（ORR）可达到 50%，但在 PD-L1 表达量低的患者中 ORR 只能达到 17%。PD-L1 表达量≥5% 和 <5% 的患者的 PFS 分别为 6 个月和 1 个月。基于这些结果，研究者开展了一项单臂Ⅱ期多中心的临床试验（NCT02108652）用于评估 atezolizumab 在铂类化疗无效患者的一线治疗和膀胱癌的挽救性治疗中的疗效。2016 年，这项试验的更新数据显示，在挽救性治疗中 84% 的患者出现了治疗响应，PD-L1 表达量≥5% 的患者的 ORR 为 26%，而 PD-L1 表达量 <5% 的患者的 ORR 为 8%~10%；所有受试者的中位 PFS 为 2.1 个月，PD-L1 表达量≥5% 和 <5% 的患者的中位 OS 为 11.4 和 8.8 个月，所有患者的 OS 为 7.9 个月。目前，一项Ⅲ期的评价单药 atezolizumab 对比化疗在二线和三线治疗中疗效差异的研究显示，在 PD-L1 高表达的人群中 OS 和 ORR 在 atezolizumab 与化疗组之间没有明显差异，但是 atezolizumab 组的响应时间明显长于化疗组（分别为 15.9 个月和 8.3 个月），同时 atezolizumab 组发生 3/4 级不良反应明显少于化疗组。多中心、单臂Ⅱ期试验（NCT02108652）评估了转移性尿路上皮癌患者在铂类化疗失败后的 atezolizumab 治疗。310 名患者接受了 atezolizumab（1 200mg，每 3 周一次）。用免疫组织化学方法检测 PD-L1 在肿瘤浸润性免疫细胞（IC，定义 IC0 为 PD-L1 阳性的 ICs 百分比 <1%；1%<IC1 <5%；IC2/3 >5%）上的表达。通过独立评估，IC2/3 组的客观缓解率为 26%（95%CI 18~36），IC1/2/3 组为 18%（95%CI 13~24），所有患者为 15%（95%CI

11~19）。中位随访 11.7 个月，84% 的应答者观察到持续的应答。IC2/3 组的中位总生存期为 11.4 个月（95%CI 9.0 不可估计），IC1/2/3 组为 8.8 个月（95%CI 7.1~10.6），所有患者为 7.9 个月（95%CI 6.6~9.3）。16% 的患者出现 3~4 级治疗相关不良事件，5% 的患者出现 3~4 级免疫介导不良事件。结论：atezolizumab 在该人群中有持久的活性和良好的耐受性。PD-L1 在免疫细胞上的表达与免疫应答有关。一项多中心、开放性、Ⅲ期随机对照试验比较了 atezolizumab 与化疗（长春花碱、紫杉醇或多西紫杉醇）对铂类化疗后进展的局部晚期或转移性尿路上皮癌（NCT02302807）的安全性及有效性。随机分配 931 名患者接受 atezolizumab（n = 467）或化疗（n = 464），在 IC2/3 人群（n = 234）中，atezolizumab 组和化疗组患者的总体生存率没有显著差异（中位数 11.1 个月 vs. 10.6 个月；p = 0.41）；两组客观应答率相似（23% vs. 22%）；atezolizumab 组的反应持续时间比化疗组长（中位数 15.9 个月 vs. 8.3 个月；HR 0.57，95%CI 0.26~1.26）。3~4 级治疗相关的不良事件更少（20% vs. 43%），可见相对化疗组，atezolizumab 组反应持续时间较长、安全性提高。结论与前一临床试验相符。

（二）派姆单抗（pembrolizumab）

pembrolizumab 是另一种阻断 PD-1 与 PD-L1 结合的抗 PD-1 抗体。Nakanishi 等已报道 PD-L1 表达量增加与膀胱癌患者的预后相关。在评估 pembrolizumab 疗效和安全性的非盲开放的Ⅰ期临床试验中（Keynote-012），64.2% 的患者为 PD-L1 阳性，ORR 和 CR 分别为 28% 和 9%，中位 PFS 和 OS 分别为 2.0 个月和 12.7 个月，60.6% 的患者发生了药物相关的不良反应，但是 3~4 级的不良反应只发生在 5 例患者中。基于此，一项Ⅱ期临床试验（Keynote-052）用于评价 pembrolizumab 在未接受过任何全身治疗（或完成基于铂类化疗后已超过 12 个月）和不适合铂类为基础的化疗的晚期尿路上皮癌和肌层浸润性膀胱癌中的疗效评价已开展。同时，一项随机的全球多中心的Ⅲ期临床试验（Keynote-045）亦在进行中，用于比较单药 pembrolizumab（每 3 周 200mg）与化疗（联合紫杉醇、多西他赛和长春花碱）在膀胱癌二线和三线治疗中的差异，试验的数据显示，与化疗相比，使用 pembrolizumab 的患者的中位 OS 更长（10.3 个月 vs. 7.4 个月；$p = 0.002$）。此外，与化疗组相比，pembrolizumab 治疗组发生的 3、4 或 5 级治疗相关不良事件较少（分别为 15.0% 和 49.4%）。据第 3 阶段试验的结果，NCCN 小组将 pembrolizumab 定为接受铂类治疗后进展或转移的膀胱癌患者的 1 类推荐作为二线治疗。

（三）纳武单抗（nivolumab）

nivolumab 是一种抗 PD-1 单克隆抗体。已开展的多中心、开放性、I/II 期临床试验（CheckMate 032）主要评价 nivolumab 在铂类化疗后病情进展的局部晚期或转移性尿路上皮癌中的疗效。相关数据显示，78 例患者接受了 nivolumab 的治疗，其客观反应率为 24.4%，其中 5 例完全缓解（6%），14 例部分缓解（18%），22 例病情稳定（28%），30 例病情进展（38%）；中位 PFS 和中位 OS 分别为 2.8 和 9.7 个月。21.8% 的患者出现 3 级或 4 级治疗相关不良事件。局部晚期或转移性尿路上皮癌患者在含铂方案治疗后进展的 II 期试验（CheckMate 275）的数据显示，在 265 名患者中，52 名患者在使用不受 PD-1 肿瘤状态影响的 nivolumab 治疗后出现 ORR（19.6%，95%CI 15.0～24.9），其中 81 例 PD-L1 ≥5% 者有 23 例（28.4%），122 例 PD-L1 ≥1% 者 29 例（23.8%），143 例 PD-L1 <1% 者 23 例（16.1%）；其中 PD-L1 <1% 者中位生存期 5.95 个月，PD-L1 ≥1% 者中位生存期 11.3 个月。18% 出现 3～4 级治疗相关不良事件，最常见的是 3 级疲劳和腹泻，3 例死亡归因于治疗（肺炎、急性呼吸衰竭和心血管衰竭）。FDA 于 2017 年正式批准 nivolumab 作为铂治疗失败后局部晚期或转移性尿路上皮癌患者，即二线治疗方案。

（四）德瓦鲁单抗（durvalumab）

durvalumab 是结合 PD-L1 的人单克隆抗体。一项 I/II 期多中心开放性研究对 61 例 PD-L1 阳性不能手术或转移性尿路上皮性膀胱癌患者进行的 durvalumab 早期结果显示，46.4% 的 PD-L1 ≥25% 患者对治疗有反应；PD-L1 <25% 患者无反应。中位随访时间 4.3 个月，最常见的治疗相关不良事件（AEs）是疲劳（13.1%）、腹泻（9.8%）和食欲下降（8.2%）；3 例（4.9%）出现 3 级相关 AEs，无 4 级或 5 级相关 AEs。2017 年

（NCT01693562）对该研究的更新（$n = 191$）显示，ORR 为 17.8%（PD-L1 高表达 vs. 低或不表达的 ORR 为 27.6% vs. 5.1%）。总体中位 OS 为 18.2 个月，1 年总生存率为 55%。治疗相关的 3/4 级不良事件发生率为 6.8%，4 例出现 3/4 级免疫介导不良事件。durvalumab（10mg/kg，每 2 周 1 次）在局部晚期/转移性 UC 患者中显示出良好的临床活性和令人鼓舞且可管理的安全性。

（五）阿维鲁单抗（avelumab）

avelumab 是一种全人类抗程序性死亡配体 1（PD-L1）IgG1 抗体，目前正在临床试验中评估其在膀胱癌治疗中的安全性和抗肿瘤活性。44 例铂类难治性疾病患者的 Ib 期试验结果显示，avelumab 治疗后的 ORR 为 18.2%，中位 PFS 为 11.6 周，中位 OS 为 13.7 个月，54.3% 患者的 OS 为 12 个月。avelumab 治疗的 6.8% 患者出现 3 级或 4 级治疗相关不良事件，包括乏力、AST 升高、肌酸磷酸激酶升高和食欲下降。另一项试验（NCT01772004）报告了 249 例铂难治性转移性尿路上皮癌或不符合顺铂化疗条件的患者的结果。在随访至少 6 个月的 161 例铂治疗后患者中，ORR 为 17%，6% 报告完全缓解，11% 报告部分缓解。249 例患者中，8% 出现 3 级或更严重的治疗相关不良事件，最常见的是疲劳、乏力、脂肪酶升高、低磷血症和肺炎。8% 发生与阿维鲁单抗治疗相关的严重不良事件，1 例发生与治疗相关的死亡（肺炎）。avelumab 在铂难治性转移性尿路上皮癌患者的治疗中显示出抗肿瘤活性；试验报告了可管理的安全性。这些数据为 avelumab 治疗转移性尿路上皮癌提供了理论依据。

（六）伊匹单抗（ipilimumab）

ipilimumab 是靶向 CTLA-4 的单克隆抗体。细胞毒性 T 淋巴细胞抗原 4（CTLA-4）与抗原提呈细胞（APC）结合后将抑制 T 细胞的活性。ipilimumab 最初主要用于治疗转移性黑素瘤患者并改善了该类患者的疗效。一项 ipilimumab 联合顺铂 + 吉西他滨（GC）化疗一线治疗转移性尿路上皮癌的 II 期多中心临床研究结果显示，ORR 为 69%，1 年的 OS 为 61%，联合 ipilimumab 治疗后提高了 22% 的患者治疗反应，较既往的研究疗效有所提高。ipilimumab 治疗还可以提高 $CD4^+T$ 淋巴细胞的数量，但不能减少抑制性 T 淋巴细胞，

其作用机制仍不明确，仍需要进一步临床研究。

2019.v4NCCN 小组一致推荐 pembrolizumab、atezolizumab、nivolumab、durvalumab、avelumab 作为铂类治疗后局部晚期或转移性疾病的二线全身治疗方案；对于不符合顺铂化疗条件且肿瘤表达 PD-L1 的患者或不管 PD-L1 表达情况且不符合任何含铂化疗条件的患者，pembrolizumab 和 atezolizumab 作为一线治疗选择。

三、联合治疗

（一）联合化疗

以上临床试验免疫检查点抑制剂多数是用于铂类治疗后复发或转移性的尿路上皮癌。化学治疗可发挥调节机体免疫作用，与免疫检查点抑制剂联合使用，此类组合的治疗效应、安全性、耐受性等有待进一步探索。多中心单臂 II 期研究（NCT01524991）探讨吉西他滨、顺铂（GC 方案）联合 ipilimumab 治疗转移性尿路上皮癌及 DNA 损伤反应基因突变对预后的影响。纳入 36 例转移性尿路上皮癌化疗初期患者，所有患者均连续行外周血流式细胞术，28/36 例患者行肿瘤存档组织全外显子序列测定。2 周期 GC 后给予 4 周期 GC + ipilimumab，81% 患者出现 ≥3 级不良反应，客观有效率为 69%，1 年生存率为 61%（下限 90%CI 51%）。另外发现，单用 GC 化疗后循环免疫细胞组成和频率无明显变化，随着 ipilimumab 联用循环 CD4 细胞有显著的扩增，这与生存率的提高有关。有害体细胞 DNA 损伤反应突变患者的应答率显著增高。可见联合化疗和免疫检查点阻断治疗转移性尿路上皮癌是可行的，而最佳的组合仍需要进一步的研究来完善。

（二）联合放疗

放射治疗仍是实体肿瘤的重要治疗手段。放射治疗与免疫检查点抑制剂联用疗效是否存在潜在协同机制及毒性是指的研究的。一项 I 期临床试验评估立体定向体放射治疗（stereotactic body radiotherapy，SBRT）（8Gy•3 次，隔天一次）联合 pembrolizumab（200mg，每 3 周）治疗转移性尿路上皮癌组合的效果和毒性是否取决于放疗时机。纳入 18 名患者按 1:1 分为 pembrolizumab 第一周期前接受 SBRT（序贯组，A 组）或 pembrolizumab 第三周期前接受 SBRT（联合组，B 组），结果无剂量限制性毒性发生。发生治疗相关不良事件（treatment-related adverse events，trAEs）1～2 级的分别有 A 组占 6/9、B 组占 9/9，3 级 trAEs 有 B 组 1/9，无 4 级 trAEs 发生。A 组和 B 组的总反应率分别为 0% 和 44.4%。A 组和 B 组 PFS 中位数分别为 3.3 个月和 3.5 个月；OS 中位数分别为 4.5 个月和 12.1 个月。结论：序贯性和联合性 SBRT 可安全地与 pembrolizumab 联合治疗转移性尿路上皮癌，SBRT 时机对疗效的影响值得进一步探讨。

一项有关 pembrolizumab 联合每周低剂量放疗治疗肌肉浸润性 / 转移性膀胱癌的剂量限制性尿毒性的 I 期临床试验研究（NCT02560636），在放射治疗开始前 2 周开始给予 pembrolizumab 100mg，之后每 3 周以 100mg 的剂量给药。放射治疗按照标准方案进行，采用"每日计划"方法，剂量为 36Gy，分为 6 周。前 5 名患者中的 2 名患者出现剂量限制性毒性（dose-limiting toxicity，DLT）事件，表现为 3 级尿痛、非感染性膀胱炎、疲劳的泌尿系统毒性，因此试验的第一个队列提前停止，将对方案进行修正。骨盆恶性肿瘤低分割放射治疗联合免疫检查点抑制剂的相关数据相对较少，研究者建议谨慎使用放射治疗和免疫检查点抑制剂相结合的方法，特别是当对盆腔肿瘤采用高剂量低分割方案进行放射治疗时。

（谢丛华　魏永长）

参 考 文 献

[1] Escudier B. Combination Therapy as First-Line Treatment in Metastatic Renal-Cell Carcinoma. N Engl J Med, 2019, 380（12）: 1176-1178.

[2] Verhagen PC. Re: Sunitinib versus interferon alfa in metastatic renal-cell carcinoma. Eur Urol, 2007, 51（5）: 1444.

[3] Motzer RJ, et al. Nivolumab versus Everolimus in Advanced Renal-Cell Carcinoma. N Engl J Med, 2015,

373（19）：1803-1813.

[4] Fyfe G. Results of treatment of 255 patients with meta-static renal cell carcinoma who received high-dose recombinant interleukin-2 therapy. J Clin Oncol，1995，13（3）：688-696.

[5] McDermott DF. Randomized phase Ⅲ trial of high-dose interleukin-2 versus subcutaneous interleukin-2 and interferon in patients with metastatic renal cell carcinoma. J Clin Oncol，2005，23（1）：133-141.

[6] Gulley JL. Phase Ⅲ Trial of PROSTVAC in Asympto-matic or Minimally Symptomatic Metastatic Castration-Resistant Prostate Cancer. J Clin Oncol，2019，37（13）：1051-1061.

[7] Graff JN. Early evidence of anti-PD-1 activity in enzal-utamide-resistant prostate cancer. Oncotarget，2016，7（33）：52810-52817.

[8] Hansen AR. Pembrolizumab for advanced prostate adenocarcinoma: findings of the KEYNOTE-028 study. Ann Oncol，2018，29（8）：1807-1813.

[9] Kwon ED. Ipilimumab versus placebo after radiotherapy in patients with metastatic castration-resistant prostate cancer that had progressed after docetaxel chemotherapy（CA184-043）：a multicentre，randomised，double-blind，phase 3 trial. Lancet Oncol，2014，15（7）：700-712.

[10] Burdett S. Prostate Radiotherapy for Metastatic Hor-mone-sensitive Prostate Cancer: A STOPCAP System-atic Review and Meta-analysis. Eur Urol，2019，76（1）：115-124.

[11] Abida W. Analysis of the Prevalence of Microsatellite Instability in Prostate Cancer and Response to Immune Checkpoint Blockade. JAMA Oncol，2019，5（4）：471-478.

[12] Eertwegh AJ. Combined immunotherapy with granulo-cyte-macrophage colony-stimulating factor-transduced allogeneic prostate cancer cells and ipilimumab in patients with metastatic castration-resistant prostate cancer: a phase 1 dose-escalation trial. Lancet Oncol，2012，13（5）：509-517.

[13] Chevalier MF. Conventional and PD-L1-expressing R egulatory T Cells are Enriched During BCG Therapy and may Limit its Efficacy. Eur Urol，2018，74（5）：540-544.

[14] Rosenberg JE. Atezolizumab in patients with locally advanced and metastatic urothelial carcinoma who have progressed following treatment with platinum-based chemotherapy: a single-arm，multicentre，phase 2 trial. Lancet，2016，387（10031）：1909-1920.

[15] Powles T. Atezolizumab versus chemotherapy in patients with platinum-treated locally advanced or metastatic urothelial carcinoma（IMvigor211）：a multicentre，open-label，phase 3 randomised controlled trial. Lancet，2018，391（10122）：748-757.

[16] Plimack ER. Safety and activity of pembrolizumab in patients with locally advanced or metastatic urothelial cancer（KEYNOTE-012）：a non-randomised，open-label，phase 1b study. Lancet Oncol，2017，18（2）：212-220.

[17] Balar AV. First-line pembrolizumab in cisplatin-ineligi-ble patients with locally advanced and unresectable or metastatic urothelial cancer（KEYNOTE-052）：a multi-centre，single-arm，phase 2 study. Lancet Oncol，2017，18（11）：1483-1492.

[18] Vaughn DJ. Health-Related Quality-of-Life Analysis From KEYNOTE-045: A Phase Ⅲ Study of Pembroli-zumab Versus Chemotherapy for Previously Treated Advanced Urothelial Cancer. J Clin Oncol，2018，36（16）：1579-1587.

[19] Bellmunt J. Pembrolizumab as second-line therapy for advanced urothelial carcinoma. N Engl J Med，2017，376（11）：1015-1026.

[20] Sharma P. Nivolumab monotherapy in recurrent meta-static urothelial carcinoma（CheckMate 032）：a mul-ticentre，open-label，two-stage，multi-arm，phase 1/2 trial. Lancet Oncol，2016，17（11）：1590-1598.

[21] Sharma P. Nivolumab in metastatic urothelial carcinoma after platinum therapy（CheckMate 275）：a multicen-tre，single-arm，phase 2 trial. Lancet Oncol，2017，18（3）：312-322.

[22] Massard C. Safety and efficacy of durvalumab（MEDI4736），an anti-programmed cell death ligand-1 immune check-point inhibitor，in patients with advanced urothelial blad-der cancer. J Clin Oncol，2016，34（26）：3119-3125.

[23] Powles T. Efficacy and safety of durvalumab in locally advanced or metastatic urothelial carcinoma: Updated results from a phase 1/2 open-label study. JAMA Oncol，2017，3（9）：e172411.

[24] Apolo AB. Avelumab，an anti-programmed death-ligand 1 antibody，in patients with refractory metastatic urothelial carcinoma: Results from a multicenter，phase 1b study. J Clin Oncol，2017，35（19）：2117-2124.

[25] Patel MR. Avelumab in metastatic urothelial carcinoma after platinum failure（JAVELIN Solid Tumor）: pooled results from two expansion cohorts of an open-label，phase 1 trial. Lancet Oncol，2018，19（1）: 51-64.

[26] Motzer RJ. CheckMate 214 Investigators. Nivolumab plus Ipilimumab versus Sunitinib in Advanced Renal-Cell Carcinoma. N Engl J Med，2018，378（14）: 1277-1290.

[27] Galsky MD. Phase 2 Trial of Gemcitabine，Cisplatin，plus Ipilimumab in Patients with Metastatic Urothelial Cancer and Impact of DNA Damage Response Gene Mutations on Outcomes. Eur Urol，2018，73（5）: 751-759.

[28] Sundahl N. Randomized Phase 1 Trial of Pembrolizumab with Sequential Versus Concomitant Stereotactic Body Radiotherapy in Metastatic Urothelial Carcinoma. Eur Urol，2019，75（5）: 707-711.

[29] Tree AC. Dose-limiting Urinary Toxicity With Pembrolizumab Combined With Weekly Hypofractionated Radiation Therapy in Bladder Cancer. Int J Radiat Oncol Biol Phys，2018，101（5）: 1168-1171.

[30] Patel MR. Avelumab in metastatic urothelial carcinoma after platinum failure（JAVELIN Solid Tumor）: pooled results from two expansion cohorts of an open-label，phase 1 trial. Lancet Oncol，2018，19（1）: 51-64.

第二篇　泌尿系先天畸形及处理

第一章　肾盂输尿管连接部梗阻

肾盂输尿管连接部梗阻（ureteropelvic junction obstruction，UPJO）是由于各种因素导致肾盂内尿液向输尿管排泄受阻，伴随肾集合系统扩张并继发肾损伤的一类疾病。

第一节　流行病学

先天性 UPJO 是小儿肾积水的主要原因，可见于各个年龄组，约 25% 的患者在 1 岁内被发现，50% 于 5 岁前被诊断。近年来，随着产前围生期超声波检查的普及，约 60% 患儿的肾积水在胎儿期即被发现。实际上，肾盂输尿管连接部梗阻是胎儿集合系统扩张的主要原因，占所有肾集合系统扩张的 8% 以上，比多房性肾发育异常更多见，极少数病例在青少年或成人期才获诊断。先天性 UPJO 的发生率没有确切的统计资料，在欧美国家是 1/1 500～1/500 新生儿，本症多见于男性，特别是在新生儿病例组，男女之比为 2∶1，其中 2/3 发生在左侧，双侧发病占 10%～40%，双侧患病者常见于新生儿或 6 个月以前的婴儿。Cohen 等报道，单侧或双侧 UPJO 可见于数个家庭成员或几代家庭成员。Miranda 等研究发现具有明显家族史的 UPJO 患者可表现出常染色体显性或隐性遗传，符合单基因遗传病的特征，可能与单个基因的突变有关。因此，该病可能是常染色体显性遗传性疾病，但尚未被证实。

第二节　病因和病理生理

一、病因

引起先天性 UPJO 的病因很多，其确切病因尚不十分明确，梗阻的病因多为机械性的，较少的病例是动力性的。

（一）机械性梗阻

分为管腔内狭窄和管腔外压迫两类。

1. 管腔内狭窄　包括：①高位肾盂输尿管连接；②连接部狭窄、瓣膜或输尿管皱折。其中连接部狭窄是 UPJO 最常见的原因（占 87%），主要表现为 UPJ 处肌层肥厚、纤维组织增生，狭窄段断面直径 1～2mm，常伴有高位输尿管开口。

2. 管腔外压迫常见原因　①异位血管（迷走血管）压迫，来自肾动脉主干或腹主动脉供应肾下极的迷走血管或副血管，跨越肾盂输尿管连接部使之受压；②纤维索条；③膜性粘连，有时可形成局部输尿管迂曲。另外，Allen（1973）提出，输尿管受胎儿血管压迫，引起局部发育停滞。Ruana-Gil 等（1975）提出另一种解释，认为胚胎的输尿管起始为一实心管，以后逐渐管化（recanalization），如管化不完全则出现梗阻。Murnaghan（1958）显示该狭窄部位的环形肌肉发育中断。

（二）动力性梗阻

即功能性狭窄，是指 UPJ 段黏膜正常，但肌层平滑肌细胞数量减少，结缔组织及胶原增加，并围绕间隔肌细胞，使平滑肌细胞不能有效传导肌源性的起搏冲动，致使输尿管蠕动障碍，尿液输送受阻，引起梗阻。神经分布异常及平滑肌发育缺陷也是造成动力性梗阻的原因。

二、病理生理

肾盂输尿管连接部（UPJ）在尿液排出过程中非常重要，在正常尿流时，肾盂收缩同时有电启动活动，频率为 6 次 /min。收缩先传到肾盏壁，使肾乳头部的尿液顺利排出，并有保护肾实质免受肾盂传来的反压力的作用。随后起搏活动布满肾盂，在肾盂输尿管连接部受阻，但因此时肾盏电活动频率高于肾盂输尿管连接部，故尿液仍能不断排出至肾盂使肾盂充盈，压力增高，此时，肾盂输尿管连接部阻力降低；尿液经肾盂输尿管连接部被推送到输尿管。当输尿管收缩以推进尿液时，输尿管内压力可高于肾盂内压力，此时肾盂输尿管连接部闭合，以保护肾脏不受输尿管反压的作用。如果 UPJ 部神经肌肉结构异常，使 UPJ 部关闭机制丧失，那么就会出现尿液反流、肾积水。如果 UPJ 处梗阻严重，肾盂内的压力不足以克服阻力而驱使尿液排出，尿液积聚在肾盂内，同样产生肾积水。

肾积水时容量可达数百至数千毫升，根据肾盂类型的不同，其对肾实质的损害进程不同。肾外型肾盂，由于肾盂的被动性扩张能代偿部分增高的腔内压力，即使积水较重，肾实质的损害也较轻，病情发展较慢，肾积水容量可很大。肾内型肾盂，肾实质受压严重，由于缺血、萎缩、肾功能损害较早发生，也较严重，当积水量很大时，肾实质可菲薄如纸。这些病变的进展加剧与否，主要决定于梗阻的程度，时间及有无合并病变。一般可能有几种情况：①梗阻不严重，肾盂肾盏的顺应性与尿流的速度达到相对平衡，肾积水可停止或不发展，停留在较好肾积水阶段，如无合并症发生，肾脏可能不受到损害，临床上可观察其发展；②梗阻较严重，且逐渐进展，肾盂内压力逐渐增加，肾脏受到明显进行性损害；③在①和②的基础上有合并症发生，特别是继发性感染，肾脏损害急剧加重。

三、病理改变

（一）光镜观察

肾盂输尿管连接部梗阻中，约 9% 为连接部狭窄，病理可见肾盂输尿管连接部及输尿管上端肌层增厚和纤维组织增生。光镜下可局部平滑肌细胞增生，排列紊乱，肌细胞间有少量炎性细胞浸润。连接部狭窄常伴有高位输尿管开口。

肾盂输尿管连接部瓣膜：4 个月龄以上的胎儿输尿管上段常见先天性皱襞，可持续存在肾盂输尿管连接部梗阻到新生儿期，随小儿生长可逐渐消失，但如果胎儿皱襞持续存在且含有肌肉，又恰位于 UPJ 处，可造成梗阻。Wachter 提出输尿管瓣膜症的特征作为诊断依据：①输尿管黏膜内有含平滑肌纤维横行皱褶；②瓣膜以上的输尿管扩张而以下正常；③无其他机械性或功能性梗

阻。瓣膜肉眼观察形态多为半环形同锥状穿越，长度约 0.5cm 指向输尿管腔内，镜下可见平滑肌及结缔组织，被覆移行上皮。

（二）电镜观察

近年来用电镜观察 UPJ 部进行超微结构研究，对病因有了较深入的理解，比较一致地认为：病因在于 UPJ 部平滑肌细胞异常。Nortely（1968）及 Hanna（1976）指出，在正常情况下，肾盂输尿管的平滑肌细胞排列成束，紧密相接（肌细胞有两层细胞膜：内层黏膜，外层基底膜，前者包绕整个细胞）。肌细胞接触处称为中间接点（intermediate junction），通过中间接点受尿刺激而产生的电活动在肾盏，肾盂的肌细胞从上而下传递，引起肾盂及输尿管的蠕动而将尿液向下输送。能接受尿流刺激而产生电活动的是一种特殊的平滑肌细胞，称为起搏细胞（pace maker cells），位于肾盏肾盂的近侧部位。肾盂输尿管连接部狭窄的电镜检查则可见肌细胞周围的胶原纤维和基质将平滑肌分离，失去正常的排列，阻断了肌细胞间电活动的传递，影响了蠕动。原来认为这种胶原纤维及平滑肌细胞的异常只存在于肾盂输尿管连接部，但近年发现（Gosling，Dexon，1982）亦存在于扩张的肾盂壁上，提示手术中需要切除过多的肾盂壁。这种胶原纤维及平滑肌细胞的异常改变是否也存在于继发性的肾盂输尿管连接部狭窄部和扩张的肾盂壁上，值得进一步研究。

第三节 临床表现

先天性肾盂输尿管连接部梗阻性肾积水症状出现得早或晚与梗阻程度呈正比，梗阻越重，症状出现越早。同时和肾盂类型有关，肾外肾盂的症状出现较晚。

1. **腹部肿块** 腹部无症状肿块是新生儿及婴儿常见的就诊原因，约 75% 的患儿在患侧腹部均能触及肿块，多呈中度紧张的囊性感，表面光滑而无压痛。少数病例可出现突然的腹部的绞痛，同时出现腹部肿块，当大量排尿后肿块缩小甚至消失。这是一个重要的诊断依据。

2. **疼痛** 疼痛多呈间歇性发作，疼痛部位多表现在上腹胃部或脐周。年龄较大的儿童或成人可明确指出疼痛来自患侧腰部。有时疼痛发作时

可伴恶心、呕吐,易误诊为肠痉挛或其他胃肠道疾病,应予以鉴别。大量饮水后出现腰痛是本病的一大特点,是肾盂因利尿突然扩张而引起的疼痛。另外还可因合并的结石活动或血块堵塞而引起绞痛。

3. **血尿**　其发生率为10%～30%,原因:腹部的轻微外伤;肾盂内压力过高,肾髓质血管的破裂并发感染或结石。

4. **尿路感染**　尿路感染的发生率低于5%,但一经出现,常伴有全身症状,如高热、寒战和败血症,局部有明显触痛。

5. **高血压**　由于扩张的肾集合系统压迫肾内血管,引起肾供血减少而产生肾素,无论在小儿或成人可出现高血压。

6. **肾破裂**　严重的积水肾脏受到直接暴力或间接暴力可导致肾破裂,发生率为1%～5%,常导致急性腹膜炎表现。

7. **尿毒症**　双侧肾积水或单侧肾积水对侧肾功不良者可出现肾功能不全表现。因本病常合并其他的泌尿系畸形,或因双侧肾积水,晚期可有肾功能不全表现,如无尿、贫血、生长发育迟缓及厌食等消化系统紊乱症状。

第四节　诊断和鉴别诊断

一、症状和体征

结合病史、体征及常用影像学检查,一般可做出诊断。值得一提的是,UPJO疼痛与泌尿系统结石引起的急性梗阻时所产生的剧烈阵发性疼痛不同,UPJO疼痛通常是一种持续性疼痛,发作时疼痛剧烈,持续一段时间后,疼痛逐渐缓解。疼痛可因体位的变化出现或缓解。由肾盂充盈性过度膨胀引起的恶心、呕吐通常在疼痛初始时发生,这种现象称Ditel危象。

二、诊断方法

1. **超声波检查**　超声波检查方法简单,无损伤,结果肯定明确,是首选方法,并可以与肾囊肿、肾肿瘤做鉴别诊断,还可以显示积水肾剩余肾脏组织的形态,同时应用彩色多普勒超声测定肾动脉血流阻力指数,据此可估计其剩余肾单位

的功能。超声波对胎儿尿路梗阻的诊断价值更大。但需注意,由于胎儿及新生儿的肾脏尚未发育成熟,肾脏的锥体及髓质在检查时是透明的,可造成误诊,此时可用IVU或肾核素扫描进一步证实。采用利尿超声检查可以帮助选择肾积水治疗方案,如利尿后肾脏无回声区范围增加显著,恢复慢,提示梗阻重需手术治疗。反之,无回声区范围增加少,利尿后60min恢复原来大小,提示梗阻轻,可考虑非手术治疗。肾功能差时这种变化反应不大,应结合IVU、肾图及Whitaker试验综合制订治疗方案。

2. **肾图和肾显像**　肾图可测定肾小管分泌功能和显示上尿路有无梗阻。肾显像分为静态和动态显像。静态显像仅显示核素在肾内的分布特征,动态显像显示肾吸收、浓集和排出的全过程。对制定分肾功能及梗阻程度意义很大。正常情况下,放射性核素在肾内浓集达到高峰后下降至一半所需时间(即半量排泄时间,$T_{1/2}$)为4～8min。$T_{1/2} < 10min$ 可视为正常;$10min \leqslant T_{1/2} \leqslant 20min$ 提示肾盂出口可能存在梗阻;$T_{1/2} \geqslant 20min$ 提示肾盂出口存在梗阻。

3. **尿路造影检查**　排泄性尿路造影(IVU)可见肾盂、肾盏扩张,造影剂突然终止在UPJ处,输尿管不显影。如患侧不显影或未见造影剂突然终止于UPJ处,可延缓摄片,也可进行逆行尿路造影检查,以明确梗阻的部位。典型图片见图2-1-1。

4. **肾盂流动压力测定(Whitaker试验)**　即通过经皮肾造瘘管注入造影剂,在监视器下记录灌水造影剂时肾盂内的压力变化。此法较复杂且带创伤性,近年已很少应用。

5. **CTU及MRU**　近年来,多采用电子计算机断层扫描尿路三维成像(CTU)及磁共振水成像(MRU)技术,对判定梗阻部位非常明确。特别适合于肾功能不全、对碘造影剂过敏或上尿路解剖结构复杂者(图2-1-2)。

6. **3D-CT**　随着影像技术特别是后处理技术的发展,近年来出现的3D-CT可以通过MPR,MIP等多种处理手段,在冠状面、横断面和矢状面等多种层面成像,可以明确血管和肾盂的关系,精确地显示肾盂输尿管交界部狭窄的位置,可以避免动脉造影(图2-1-3)。

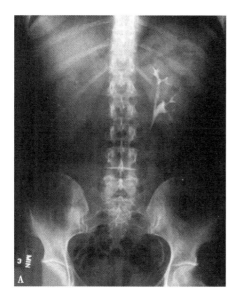
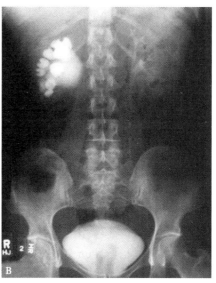

图 2-1-1　排泄性尿路造影(IVU)检查图像
A. IVU 显示右肾显影延迟；B. 积水下端位于 UPJ，符合 UPJ 梗阻表现

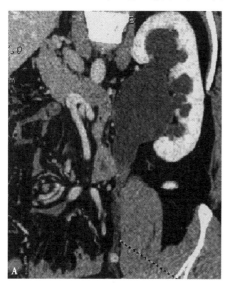
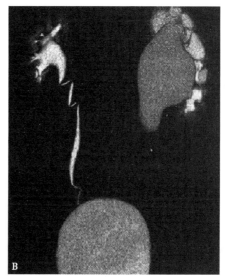

图 2-1-2　CTU 及 MRU 检查图像
A. 冠状面提示左肾盂扩张积水，成倒泪滴状，肾盂输尿管交接部可见肾盂拐点样改变；
B. 三维重建可见左肾盂扩张积水

图 2-1-3　螺旋 CT 三维重建血管造影检查图像
螺旋 CT 三维重建血管造影显示下极副肾血管
通过 UPJ 部位

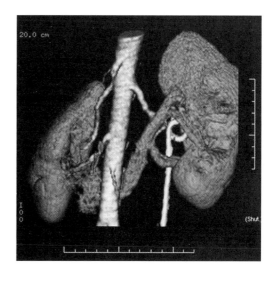

三、积水肾脏功能的评估

对积水肾脏功能的评估，是决定手术治疗或手术方法选择（成形或切除）及实施的一项工作，也就是需不需要做手术，做什么样的手术，手术后肾脏功能（保留肾脏）恢复的机会等，是一项十分重要的问题。目前临床上还没有十分明确的评估方法，多采用综合指标判定分析与临床经验的结合。

1. **影像学检查** 积水肾剩余肾实质厚度超过 1.5cm 或肾皮质超过 3mm 者，肾有保留价值。赵国贵等认为当肾实质厚度在 2mm 以下时，才是肾切除的适应证。

2. **利尿性肾图及流动压力测定** 对早期明确诊断、确定手术适应证有价值。

3. **积水肾尿液分析**

（1）滤过钠排泄分数（FENa）测定：多数学者认为 FENa 与肾功能的损害程度及恢复的可能机会有密切关系，一般认为其值在 3% 以下时，肾功能恢复较好。

（2）pH 测定：pH 在 6 以下恢复好。

（3）N- 乙酰 -β- 氨基葡萄糖苷酶（NAG）及 β2 微球蛋白的测定：含量高预后好，因为这些物质由肾单位排泄，如果肾单位完全破坏，这些物质就不能在尿中出现。

4. **静脉尿路造影** 注意显影时间、清晰度、肾实质的功能状态。

5. **发射型计算机断层扫描仪（ECT）** 可了解肾小球滤过率、肾血流量及分肾功能显示。

6. **彩色多普勒超声** 测定肾内动脉血流阻力指数有助于判定肾功能。

7. **磁共振成像** 特别是近年来提出的 Gd-DTPA 加强的动力磁共振成像，可以说明受累侧肾功能及健侧肾功能，对比研究更有意义。

8. **锝二巯丁二酸（^{99m}Tc-DMSA）核素扫描** DMSA 吸收率 30% 以上可保留患侧肾。

9. **肾积水的容量** 巨大肾积水（积水容量估计超过 24h 尿量者）预后不佳。

四、鉴别诊断

1. **下腔静脉后输尿管** 亦可引起上段输尿管梗阻而表现输尿管和肾盂积水。但其梗阻原因是腔静脉压迫输尿管，而非输尿管本身病变。IVU 检查显示肾盂及上段输尿管扩张积水，输尿管呈 S 形并向中线移位。如果 IVU 结果不满意，逆行造影有助明确诊断。

2. **输尿管结石** 肾盂输尿管连接处的结石也可引起肾积水，需与盂管交界处狭窄鉴别。输尿管结石多有阵发性绞痛和血尿病史。X 线片上可见输尿管行程有不透光影。IVU 和逆行造影检查显示结石梗阻以上输尿管和肾盂积水，梗阻部位呈杯口状，阴性结石在梗阻部位有充盈缺损。CT 检查对诊断比较困难的阴性结石有帮助。

3. **输尿管结核** 输尿管结核可因输尿管壁结核病变致输尿管狭窄。但输尿管结核很少是原发性的，均继发于肾结核。早期有结核的全身症状，如食欲不振、消瘦、盗汗、低热等，并有尿频、尿急、尿痛等膀胱刺激症状。B 超、IVU 或逆行尿路造影检查除显示肾输尿管积水外，尚表现为肾盂肾盏破坏并有空洞，输尿管呈串珠样狭窄改变，管壁僵硬，表面不光滑。

4. **输尿管肿瘤** 输尿管肿瘤可致输尿管梗阻，引起肿瘤以上输尿管扩张积水。但临床上以间歇无痛性肉眼血尿为主要表现，尿液中可见肿瘤细胞。IVU 及逆行尿路造影显示输尿管管腔狭窄，内有充盈缺损，其下方扩张呈杯口状改变。

第五节 治 疗

儿童（包括胎儿）的肾积水，应当根据具体情况，尽早采用手术治疗。也有人认为，轻度积水无症状患者，应该严密观察，每 3 个月进行一次超声和核素检查。而成人的肾积水，治疗意见上有分歧，应当根据：①病因及病理病况；②肾功能的状态及发展趋向：③肾盂、肾盏及输尿管的形态变化；④是否有合并症；⑤症状的有无做综合判断。笔者认为：肾盂输尿管连接部梗阻引起的肾积水，应早期做手术治疗，解除梗阻，并行肾盂成形术，争取肾功能有较大的恢复。

各种传统的开放整形术应用较多，疗效也较为满意，成功率可达 90% 以上，是目前治疗 UPJO 最常用的方法。近年来，随着泌尿外科腔镜技术和腹腔镜技术的发展，通过经皮肾镜或输尿管镜下，各种梗阻部位的内切开技术；通过腹腔镜下，离断性肾盂成形术两大类技术日渐成熟，成功率高达 90% 以上。术式的选择应依病变及每个人的具体情况而定，同时还要兼顾主刀医生对术式的熟练程度。但各种术式均应达到以下基本要求：①重塑管径要超过正常管径；②吻合口宽广、低位、呈漏斗形、密闭而无张力；③切除多余无张力的肾盂壁；④尿量减少、输尿管周围的纤维组织增殖，以免术后广泛粘连再度引起排空不良；⑤保护好肾盂及输尿管外膜下血管网，减少损伤血供，以防缺血、炎症、狭窄。

一、开放性肾盂成形术

1. **Y-V 成形术（Foley 术）** 1937 年 Foley 在 Schwyzer 方法的基础上改良而成，主要适用于输尿管高位连接的病例。手术步骤：①腰部切口，可稍微游离肾脏，充分暴露肾盂及输尿管上端；②从肾盂输尿管连接部开始，用剪刀朝肾门方向剪开肾盂，使之成 V 形广基瓣，其垂直线与输尿管切开的长度相等，纵行切开输尿管 1～1.5cm；③将 V 形肾盂瓣的尖端与输尿管切口的下端用 4-0 可吸收线缝合，再将 V 形瓣与输尿管做间断缝合；④术中需留置双 J 管，不必常规行肾造瘘。

2. **肾盏瓣成形术（Culp 术）** Culp 成形术适用于输尿管狭窄段较长及管腔细窄者。手术方法：从肾盂后壁向前壁方向，纵行裁取与输尿管切开相同长度的肾盏瓣，切开输尿管狭窄段至正常组织，将肾盂瓣镶入输尿管狭窄段，用 4-0 可吸收线将肾盂瓣与输尿管做间断缝合，留置双 J 管或同时做肾造瘘。

3. **Anderson-Hyners 成形术** 又称"离断减组织"成形术，此术式的特点是裁剪肾盂，切除肾盂输尿管狭窄处及肌细胞发育异常的部位；劈开远端输尿管，与肾盂下极做斜面吻合，使吻合口宽阔、低位、呈漏斗形，恢复其蠕动能力。这是治疗先天性 UPJO 的"金标准"，手术成功率可达 90% 以上。步骤如下：①暴露肾盂输尿管连接部，检查梗阻情况，游离肾脏并切断远段输尿管；②保留距肾实质旁 1cm 的肾盂，切除多余的肾盂远段形成 V 形肾盂瓣；③纵行切开输尿管，使其长度适于嵌入肾盂瓣的下角，缝合肾盂和输尿管。④植入双 J 管并做肾造瘘。以往离断性肾盂成形术术中常规放置支架管及肾造瘘管，以利引流，防止吻合口扭曲狭窄，并可经造瘘管行肾盂冲洗、注入抗菌药物及造影等。但放置该类外引流支架管常并发感染、漏尿，促使炎性瘢痕形成等诸多病变。近年来主张仅放置双 J 管，利用其管腔内引流和管周围引流的作用，既能保证引流通畅，防止吻合口扭曲，也可避免肾造瘘及外支架管的缺点。无造瘘管的闭合肾盂还可以维持肾盂内的压力有利于术后的恢复。⑤将周围的脂肪组织覆盖于吻合处，同时植入外引流。

4. **术后处理及注意事项** 术后使用抗生素预防感染，注意保持引流管的畅通引流。双 J 管一般可于术后 1～2 个月后拔除。如放置了肾造瘘管，在拔除肾造瘘管前，应进行必要的检查：①通过肾造瘘管做肾盂测压，正常肾盂压应 <0.98kPa（10cmH$_2$O）；②经肾造瘘管注入亚甲蓝 1ml，观测尿中蓝色尿液的排出时间；③经肾造瘘管做顺行肾盂输尿管造影，了解吻合口是否通畅；④拔管前 2d，口服泼尼松，以减轻吻合口的水肿；⑤上述检查正常，可试夹管 1d，若无腰痛和发热，可拔除肾造瘘管。

二、腔内肾盂切开术

1. 适应证和禁忌证

（1）适应证：除极少数情况外，腔内肾盂切开术的适应证与传统的开放性肾盂成形术基本相同，其对于狭窄段短（<2cm）、肾积水轻及肾盂成形术失败的 UPJO 患者有一定的优势。

（2）禁忌证：①狭窄段超过 2cm，局部血供较差，影响肌肉的再生及输尿管生理功能的恢复；②巨大的肾积水和输尿管高位连接；③急性尿路感染，感染是导致手术失败的重要原因；④无法纠正的出血倾向；⑤后腹膜纤维化，脊柱畸形等。

2. **顺行经皮肾镜肾盂切开术** 超声波或 X 线引导下经皮肾盂穿刺，方法同经皮肾穿刺碎石（PCNL），达狭窄部位后使用电刀、冷刀或钬激光对狭窄部位进行内切开。现多主张于 UPJ 的后方做切开。切开深度应足够，以能看到肾周围脂肪组织为标准。内置双 J 管引流。一项对 35 例患者的研究表明，平均手术时间为（94±28）min，平均住院时间为（4.7±2.8）d，没有患者改为开放手术，没有围术期输血，随访期间总体成功率为 83%，原发 UPJO 成功率为 81%，继发 UPJO 成功率为84%。2例需要再次内成形术，2例需要开放手术。总体来讲，本方法损伤小，手术时间短，患者术后恢复快。严格选择病例，可以充分显示该术式优势。

3. 逆行经输尿管镜肾盂切开术 输尿管镜插入并越过UPJO处，于后方做切开，如不能插入UPJO处，可先行气囊扩张。也可以使用电刀、冷刀或钬激光。内置双J管引流。

4. 影响手术疗效的因素

（1）狭窄段的长度：狭窄段越长，疗效越差。狭窄段大于2cm，不宜行肾盂内切开术。

（2）患者的年龄：新生儿及婴儿倾向于开放手术。这是因为新生儿内镜操作较困难，而且术中接受过多的X线照射，影响发育。

（3）初发梗阻与复发性梗阻：腔内肾盂切开术最初是用于治疗手术失败的复发性梗阻，手术疗效较为满意。

（4）肾积水程度及肾功能：肾积水程度越严重，疗效越差；肾功能越差，疗效也越差。

（5）跨越血管：UPJO部位及其相邻部位存在跨越血管，其手术成功率明显低于无跨越血管者，尤其是跨越血管伴严重肾积水，手术效果更差，但并非有跨越血管一定会影响手术效果，关键在于跨越血管是否是引起UPJO的病因之一。CT血管造影能够显示异位血管，有时可以避免动脉造影，有助于术前诊断和术式选择。

三、腹腔镜肾盂成形术

腹腔镜肾盂成形术的适应证与开放手术基本相同。伴有解剖异常的UPJO如马蹄肾、肾外型肾盂是腹腔镜手术的适应证。尤其对于有跨越血管以及肾盂极度扩张的UPJO更为适宜，因为这两种情况，腔内肾盂切开术疗效较差，而腹腔镜下能切除跨越血管所造成的梗阻，而且能切除扩大的肾盂，疗效更为满意。对于腔内肾盂切开术后失败的病例，腹腔镜也是很好的适应证。同开放手术一样，肾内型肾盂和肾功能差的病例，手术效果较差，不宜行腹腔镜肾盂成形术。文献报道了四种手术方式：标准的经腹腔入路，腹膜后方式，前腹膜外方式及机器人手术。具体手术方法基本同开放性Anderson-Hynes手术。手术过程中，可以离断肾盂输尿管，再行成形术，也可不

离断行Y-V成形术，或者活瓣成形术，操作同开放手术技术。术中需特殊注意镜下吻合容易发生旋转和扭曲，所以在裁剪时应保留肾盂输尿管不完全离断，先劈开输尿管，肾盂瓣下角与输尿管劈开处下角缝合固定后再完成肾盂和输尿管的裁剪，可避免输尿管扭曲。术后处理同开放手术。

四、双侧肾积水的治疗

主要原则为：①一侧肾积水严重，一侧较轻，可先治疗严重侧；②两侧肾积水均较严重，可分期治疗，但以先处理较轻侧为好；③两侧肾积水均较轻，要仔细分析，严格掌握适应证，必要时紧密观察其发展。

五、肾盂输尿管连接部梗阻术后再狭窄的处理

UPJO肾盂成形术后再狭窄较为少见。可能与下列因素有关：①术式选择不当，应选择Anderson-Hynes术式而采取了单纯内切开术，选择了内切开术而忽略了肾外迷走血管和纤维条索的作用；②过多地游离输尿管及肾的周围脂肪组织，可致血供不足、愈合差、产生再狭窄；③吻合口对合不良，或吻合技术过差、缝合材料不当也是导致再狭窄的重要因素；④周围血液、尿液的渗出引流不畅致局部纤维化使局部缺血，导致瘢痕形成，是再发狭窄的重要原因；⑤过粗的支架管内引流可造成输尿管壁压迫性缺血、坏死、形成瘢痕组织，可致狭窄复发。肾盂成形术后发生再狭窄手术处理较为困难，采用传统的开放手术难以实施，腔内切开和气囊扩张可作为肾盂成形术失败的补救措施。根据具体情况可采用内切开、气囊扩张等方法解决，也有报道表明，可以采用可伸缩性金属内支架治疗。过度扩张的肾盂和肾盏，尽管采取了离断式肾盂成形术，术后造影复查是不能完全恢复到正常形态，应以积水不再进展肾功恢复良好为主要复查目的。

六、治疗方式的选择

UPJO手术适应证包括：①并发疼痛或感染；②肾动态显像分肾功能<35%～40%；③保守治疗后患肾功能下降>10%。建议指征：彩超提示胎儿肾积水3级以上（胎儿超声协会，SFU），超声

检查患肾肾盂前后径＞20mm，并合并肾盏扩张。对于月龄 3 个月以内的患者，绝对手术指征是：①孤立肾重度积水；②肾积水程度很重，影响呼吸或者消化系统功能；③有破裂危险。其他的患者尽量选择定期复查，严格掌握各种术式的适应证，可以提高成功率。选择术者熟练把握的术式也可提高总体治愈率。对于开放手术失败的病例可以选择腔内治疗。近年来腹腔镜技术发展以及机器人技术的飞速发展，腔镜肾盂成形术越来越多，长期效果有待于进一步观察。

功能严重受损的肾积水，即积水的肾脏残留功能低于 10%，对侧肾正常，倾向于患肾切除术，若对侧肾脏亦不正常，则不能轻易切除严重积水或巨大肾积水的肾脏，可经过评估后选择肾盂成形术等其他术式。需要注意的是，巨大肾积水需保留肾脏者，常需先行肾造瘘术 1～2 周，待肾盂充分减压，肾盂壁缩小、增厚，肾功能改善，才能施行肾盂成形术。若一期施行成形术是难以估计肾盂剪裁及吻合的宽度，易引起吻合口缺血、萎缩和狭窄。

第六节　展　望

UPJO 是小儿肾积水最常见的病因，广泛开展产前 B 超检查是早期发现 UPJO 的有力措施。另外，探讨新的术前患肾功能判定以及术后肾功能恢复程度的预测也是摆在我们面前的一个重要课题。膀胱内压超过 40cmH$_2$O 尿路积水的风险加大。根据肾盂流动压力测定（Whitaker 试验）结果可用于鉴别可疑的病例，＜12cmH$_2$O 可排除梗阻，＞20cmH$_2$O 说明有梗阻存在。从治疗角度上讲，开放性手术与腹腔镜手术的成功率及并发症发生率相似，可以根据医生本人的经验及掌握技术情况选择。腹腔镜手术可以采用经腹腔入路或经腹膜后入路手术，有条件的单位也可采用机器人辅助的腹腔镜手术。腹腔镜手术在保证手术成功率和不增加手术并发症的同时具有创伤小、恢复快的优点，有望成为微创外科时代治疗 UPJO 的新"金标准"。

（王　平　张西玲）

参 考 文 献

[1] 吴阶平. 吴阶平泌尿外科学. 济南：山东科学技术出版社，2004：497-500.

[2] 郭应禄，周利群. 坎贝尔 - 沃尔什泌尿外科学. 北京：北京大学医学出版社，2009：1300-1323.

[3] Lim DJ, Walker RD. Management of the failed pyeloplasty. J Urol, 1996, 156 (2 Pt 2): 738-740.

[4] 中华医学会小儿外科分会泌尿外科学组. 先天性肾盂输尿管交界处梗阻诊疗专家共识. 中华小儿外科杂志，2018，39 (11)：804-810.

[5] 苏清华，林浩群，刘建，等. 后腹腔镜离断式肾盂成形术治疗肾内型肾盂输尿管连接部梗阻的探讨. 腹腔镜外科杂志，2015 (11)：821-823.

[6] 殷晓鸣，杨屹. 欧洲泌尿外科学会 2017 年版肾盂输尿管交界处梗阻诊疗指南解读. 临床小儿外科杂志，2018，17 (07)：12-14.

[7] 钟东亮. 肾盂输尿管连接部梗阻的腔镜治疗. 国外医学：泌尿系统分册，2004，23 (1)：39-41.

[8] 简钟宇，陈吉祥，李虹，等. 离断性机器人辅助、腹腔镜和开放肾盂成形术治疗成人肾盂输尿管连接处梗阻疗效的 Meta 分析. 中华泌尿外科杂志，2019，40 (6)：456-461.

[9] Lopez-Pujals A, Leveillee RJ, Wong C. Application of strict radiologic criteria to define success in laparo-scopic pyeloplasty. J Endourol, 2004, 18 (8): 756-760.

[10] 那彦群，叶章群，孙光. 2014 版中国泌尿外科疾病诊断治疗指南. 北京：人民卫生出版社，2014：423-428.

[11] Wein AJ, Kavoussi LR, Novick AC, et al. Campbell-Walsh UROLOGY. 9th ed. Philadelphia: Kennedy Blvd, 2007: 1300-1324.

第二章 成人巨输尿管症

第一节 概 述

先天巨输尿管症在 1923 年首先由 Caulk 描述，系输尿管不同程度的扩张致不能产生有效蠕动而形成，是一种少见的输尿管疾病。成人先天性巨输尿管症的病变多发生于输尿管膀胱连接处，偶尔可见于输尿管中段；女性多于男性，单侧多见，以左侧多见为主。

巨输尿管症主要是通过尿流动力影响患者肾功能。正常人体肾盂容积为 5~12ml，肾盂蠕动收缩主要是环形肌的活动，每次收缩可使肾盂容积缩小 5%，如每分钟蠕动收缩频率为 4 次，则肾盂每分钟可送 1~2ml 的尿液至输尿管。在尿量 / 单位时间正常情况下，尿液呈现小球状运输，尿液小球是在肾盂输尿管交界处形成的。输尿管环形肌与纵形肌由上而下的收缩是尿液小球运至膀胱的主要动力。输尿管收缩能否使输尿管闭合是这种尿液输送能否顺利完成的主要决定因素。在输尿管膀胱连接部的输尿管蠕动活动主要表现在该部纵形肌收缩，使膀胱壁内输尿管缩短，由于这部分输尿管没有环形肌，此时主要靠膀胱外输尿管环形肌和膀胱内壁环形肌束的收缩活动将膀胱壁间段输尿管的尿液挤入膀胱内。如果膀胱外输尿管蠕动收缩时所产生的输尿管内压不超过膀胱内压，则尿液不能进入膀胱。正常人体膀胱在充盈时膀胱内压力为 15cmH$_2$O，输尿管内静息压力 0~8cmH$_2$O，在蠕动收缩时输尿管内压可上升到 20cmH$_2$O，输尿管内压高于膀胱内压，即可将输尿管内的尿液推挤到膀胱。在巨输尿管症患者，当输尿管收缩不能使管腔闭合时，尿液向收缩环远近两个方向运行，收缩推送尿液的作用下降乃至完全消失此时输尿管内充满尿液，尿液输送的动力为肾盂膀胱之间的静水压力差。由于输尿管不

能对于输尿管内液体产生有效的输送，导致尿液潴留，肾盂内压力逐渐升高导致尿液潴留，肾盂内压力逐渐升高导致肾脏有效滤过压下降，导致肾功能下降。非梗阻性巨输尿管症的肾功能损害小于梗阻性巨输尿管症的患者，因而巨输尿管症的手术治疗的目的是尽快解除梗阻，恢复正常输尿管对尿液的输送能力。目前的争议在于如何鉴别梗阻性与非梗阻性病变，并制订更好的手术方案。

第二节 定 义

巨输尿管目前泛指任何扩张巨大的输尿管，目前认为这是一种症状的概念描述而不是特指某一个特殊的疾病。作为一种指导治疗的手段，巨输尿管症按引起本病的病因分为 4 种类型：①反流性；②梗阻性；③既有反流又存在梗阻；④非梗阻非反流性。每种类型又分别有原发性和继发性两种（图 2-2-1）。临床上最常见的先天性巨输尿管症，即为非梗阻非反流性巨输尿管。

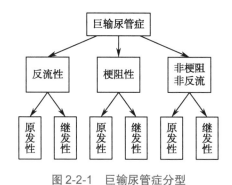

图 2-2-1 巨输尿管症分型

第三节 病理生理学

一、原发性和继发性反流性巨输尿管症

对于反流性巨输尿管症患者，只有一小部分

存在梗阻因素。Weiss 和 Lytton 对 400 多例反流性巨输尿管症患者的研究发现，仅有 2% 的人存在梗阻。输尿管远端发育不全，不仅导致输尿管膀胱黏膜下隧道缺如，而且使之缺乏有效的蠕动，而不能使尿液以正常尿流动力流入膀胱，甚至造成反流。因为反流的存在，膀胱的排空和充盈循环，直接传递压力到输尿管，最后导致输尿管扩张。组织学变化主要为输尿管壁的僵硬，细胞外基质的改变和无效的蠕动等。细胞外基质变化主要表现在大量胶原组织沉淀，导致了胶原和平滑肌比例，导致管壁僵硬，进一步正反馈加重反流和输尿管扩张。

二、原发性梗阻性巨输尿管症

目前普遍认为原发性梗阻性巨输尿管症的原因是接近膀胱 0.5～4cm 的输尿管无法排泄尿流，一般是动力性梗阻，而这一节段性异常的原因仍不明确。Murnaghan 认为末段输尿管内肌肉结构改变是导致输尿管功能性梗阻的原因。Creevy 则认为是输尿管末段肌层肥厚，黏膜及黏膜下有轻度炎症。Mackinnon 等和 Tanagho 等研究证明，末段输尿管壁内仅存环肌而纵肌缺乏是造成功能性梗阻的因素，这一见解，得到后来许多学者的公认。Swenson（1952）认为先天性巨输尿管类似于先天性巨结肠的改变，为末段输尿管管壁内副交感神经节细胞缺如或减少，蠕动下降，造成功能性梗阻，但未得到病理证实；Notley 通过观察输尿管壁肌层的神经分布，发现输尿管肌层神经分布无异常，提出巨输尿管症可能不是神经缺损导致，而肌层和黏膜下有大量胶原纤维增生，影响输尿管的引流通畅继而引起梗阻部位以上输尿管扩张。Henle 等发现离体的原发性巨输尿管与正常输尿管肌束对 α 肾上腺素能受体刺激的反应不同，提出由于巨输尿管肥厚的平滑肌组织亚细胞结构中钙激活剂的分布异常，造成其蠕动波的不协调或减少，引起功能性梗阻。李衷初等认为，造成先天性巨输尿管症的主要因素可能为：①远端输尿管壁肌层排列紊乱；②功能性梗阻段的肌束与胶原纤维间的比例失调。其他罕见的原因包括先天性输尿管狭窄以及输尿管瓣膜。

鉴于上述种种原因，使该段输尿管的蠕动波减弱或消失，尿液排流不畅，导致输尿管管腔内流体静压增高，进而引起功能性输尿管梗阻段扩张，并逐渐向上传递，从而致使近端输尿管扩张和肾积水。

三、继发性梗阻性巨输尿管症

这种巨输尿管症常常继发于神经源性或非神经源性排尿功能障碍、膀胱出口梗阻（如后尿道瓣膜）。当通过输尿管膀胱连接部的压力在 40cm 水柱以上时，输尿管排出尿液阻力增加，如果压力持续存在，输尿管膀胱连接部会出现失代偿、膀胱输尿管反流、输尿管扩张，最后损伤肾功能。其他梗阻性因素：输尿管膨出，输尿管异位、膀胱憩室、输尿管再植后纤维化、腹膜后肿瘤或团块以及变异血管的外在压迫。

四、继发性非梗阻非反流性巨输尿管症

急性泌尿道感染时，细菌内毒素可抑制输尿管蠕动，导致输尿管明显扩张。肾病或某些药物可明显增加尿液生成，一旦超过输尿管蠕动所能排泄的尿量，则会造成进行性的输尿管扩张。其病因包括锂中毒、镰状细胞肾病、心因性烦渴等。而非梗阻性输尿管扩张常见于 prune-belly 综合征。

五、原发非梗阻非反流性巨输尿管症

当排除了反流、梗阻以及输尿管扩张的继发性原因后，本诊断方可成立，而绝大部分新生儿先天性巨输尿管症均属此类。许多巨输尿管在成人中被发现，它们的远端输尿管梭形扩张。主要发病原因是胚胎期输尿管发育速度快于肾脏上升速度，输尿管外膜结缔组织增生，使输尿管呈扭集、迂曲、扩张，引流不畅，蠕动波传导至之形扭集点时减弱，末端输尿管在下行尿液的牵张作用下，发出逆向蠕动波，与顺行蠕动波重叠，形成功能性梗阻，病变进行性加重，使肌层尤其是纵肌出现压迫性萎缩，加之炎性细胞积聚，胶原纤维增生，最终使输尿管及肾盂扩张积水。可以自发性消退。

第四节 诊 断

与小儿先天性巨输尿管症不同，由于患儿胚胎期即存在输尿管功能性梗阻，而胎儿 3 个月时

肾脏即进行泌尿，因而出生时病情即较重，且发展迅速，在儿童时期常因并发急性尿路感染、肾功能不全而得到较早诊断。而成人先天性巨输尿管症一般病情已发展成一定程度的稳定平衡状态，发展较为缓慢，早期并发症不严重，可以无任何症状，临床上无特异性的症状与体征，诊断较为困难。若继发下列临床表现时，通过进一步影像学检查，一般诊断并不困难。

一、临床表现

1. 尿路感染　反复出现尿频、尿急、尿痛、血尿，严重者可出现高热乏力等全身感染症状。

2. 腰腹部疼痛　患者可有反复的腰腹部疼痛，合并感染时更明显

3. 腹部及盆腔内包块　偶尔可在腹部一侧触及长条状囊性包块。

4. 肾功能受损　往往伴有肾功下降，肾积水等。

5. 其他　精神差、抵抗力弱、易感冒、恶心、呕吐、食欲减退等。

二、辅助检查

1. 中段尿培养　可为阳性，提示并发感染；血尿素（BUN）、肌酐（Cr）增高者提示双侧严重病变。

2. 超声　作为泌尿道畸形的初查手段，多可鉴别巨输尿管症及 UPJO，并对肾实质、集合系统及膀胱的情况提供有用的解剖细节，并在以后的系统随访中，为肾输尿管积水情况提供一个基线。

3. 静脉尿路造影（IVP）　可见病变侧巨大输尿管，未见扭曲，输尿管排空时间延长等。典型表现为：患侧输尿管显著扩张，患肾不同程度的积水和显影延迟。输尿管下端狭窄处呈①"鸟嘴样"改变，狭窄段输尿管充盈均匀，浅淡呈杵指状或鼠尾状。输尿管排空延迟；②圆柱型：输尿管全程均呈圆柱状显著扩张，有时伴有迂曲；③纺锤型：输尿管下段扩张为主，功能性狭窄段输尿管外形呈纺锤状。巨输尿管 IVU 影像直观，同时可提供双肾功能情况，能为诊断和治疗方案提供重要参考，因此在条件允许时为必备检查项目。

4. CT　对诊断巨输尿管症有一定价值，随着 CT 分辨率和重组三维图像技术的进步，其诊断符合率将进一步提高。

5. MRU　无需经静脉注射任何造影剂，直接使上尿路内尿液信号成像，能清晰显示上尿路系统的形态、结构。磁共振尿路造影无需任何造影剂，无电离辐射，即使在肾功能不良或肾盂显著扩张的情况下仍能依靠尿液信号显示尿路形态而且能显示输尿管全程。可以避免使用造影剂可能发生的任何副作用，而且在肾功能不全患者中更有优势。MRU 可以清晰地显示肾积水、肾皮质厚度、输尿管扩张、迂曲，有末端相对狭窄段，但其内径仍在正常范围内，有的甚至大于正常末端输尿管内径；MRU 可以多角度旋转观察输尿管膀胱交界处特征，优于其他尿路造影方法。

6. DTPA 和 ^{99}Tc-MAG3　是常用的放射核素显像方式，用以评估梗阻、肾小球滤过率及肾功能；有助于明确患肾的供血、功能情况，患侧利尿肾图显示不同程度梗阻表现，尤其对于 IVU 造影肾脏不显影患者。

7. 膀胱尿道造影　能明确有无下尿路梗阻因素存在（如后尿道瓣膜、尿道狭窄、神经源性膀胱等）及是否有膀胱输尿管反流，有助于诊断继发性梗阻型或反流型巨输尿管症。

8. 逆行肾盂造影　适用于肾功能受损、IVP 显示不清者，但由于目前有很多手段可明确诊断，故逆行造影已很少用于巨输尿管症的评估。

9. Whitaker 灌注试验　也可用以评估梗阻。但因其具有创伤性，不适用于儿童。

10. 尿动力学检查　膀胱容量正常，无残余尿，无神经源性膀胱。对于考虑手术治疗的患者，应该做膀胱镜检查。

第五节　处　　理

一、治疗方案选择

决定巨输尿管症治疗方案的重点，在于明确病变的类型，是梗阻型还是非梗阻型，是原发还是继发型；以及对于肾和输尿管的影响程度，是否出现并发症。

1. 原发反流性巨输尿管症　如果反流不严重，一般不需要一开始就选择外科手术治疗，可首先排除下尿路梗阻的同时尝试内科治疗，保守

处理过程中监控患者肾功能和并发症情况，如肌酐清除率在正常范围且没有并发症出现则继续内科治疗，如无效可先行输尿管造口或者膀胱造瘘，后期行输尿管成形再植术。但对于反流较重患者，仍建议手术治疗。

2. **原发性梗阻型巨输尿管症**　成人膀胱输尿管连接部以及肾脏的发育已经完全成熟，因此自行缓解的可能性不大，而且就诊时经历了长时间的亚临床损害阶段，可能出现各种并发症，而且一旦出现肾功能不全，及时手术，也难以恢复肾功能。因此对于原发梗阻型巨输尿管症，建议接触梗阻，尽量保留患肾功能。

3. **原发性非梗阻非反流性巨输尿管症**　手术与随访之间的选择有赖于临床印象及经验。成人病例由于病变相对稳定，病情发展缓慢，应根据病变及患肾功能情况选择不同治疗方法。文献报告约40%的病例可选择保守治疗，亦可选用保守性扩张输尿管下端的疗法，适用于临床症状不明显，病情发展缓慢或年龄较大的病例。因此，绝大部分医生认为，只要肾功能没有明显受损或泌尿系统感染不严重，多数可采取保守观察，或经内镜定期扩张梗阻部分输尿管，以后定期复查肾功能和超声检查。当肾输尿管积水加重或临床症状明显时，可行矫形手术。

手术方法有输尿管下端裁剪成形和再植术，输尿管折叠和再植术，回肠代输尿管成形术等。根据不同情况选择合适的治疗方案。对于双侧病变，如双侧功能尚可，可一期同时行双侧输尿管膀胱吻合术。

4. **继发性巨输尿管症**　对于继发性梗阻型或者反流型巨输尿管症，治疗方法的选择决定于何种致病因素，建议在保护肾功能的前提下，优先对症处理梗阻因素。

5. 对巨大肾积水（积水量均＞800ml），肾皮质厚度不足0.3cm，患肾无功能，反复合并感染、高热者应行患肾、输尿管切除术。如合并泌尿系感染患者，应首先留置双J管或经皮肾穿刺造瘘术，待感染控制后再行手术。对于患肾重度积水或肾积水并发感染，静脉肾盂造影不显影，而同位素肾动态显像表明患肾仍有供血和部分功能，特别是双侧病变者，可先行肾造瘘，待肾、输尿管张力恢复，感染控制后，再行输尿管膀胱吻合术。

6. 对于输尿管扩张不重，可以选择输尿管镜下扩张术。

二、手术

1. **手术方式**　Simoni等认为以下三种情况可作为手术适应证：①尿液引流功能严重损害；②观察期间肾功能恶化；③在使用足量预防性抗生素时仍反复发作泌尿系感染。手术治疗的原则是去除病因，解除梗阻和反流，保留和保护患肾功能。手术方法有以下几种。

（1）肾穿刺造瘘：其适应证为梗阻严重，患肾重度积水，肾功能差，合并感染，患儿全身状况差。此为暂时性治疗，肾功能恢复、全身情况好转后可行输尿管再植。

（2）输尿管定期扩张引流、双J管置入：其适应证为梗阻轻，输尿管扩张不超过髂血管处，无迂曲。

（3）输尿管膀胱再植术：目标是切除无功能输尿管后，构建无反流且无梗阻的输尿管流出道。输尿管裁剪或折叠加输尿管膀胱吻合术，绝大多数先天性巨输尿管症的患者，只要肾功良好，无明显并发症，全身情况较好时都应争取该治疗。输尿管抗反流主要通过黏膜下隧道和膀胱外乳头法。上述方法也适用于气膀胱腹腔镜输尿管膀胱再植术、腹腔镜下输尿管膀胱再植术和机器人输尿管膀胱再植术等微创新技术，而且与传统开放手术相比，疗效基本相当，患者术后恢复更快，并发症更少，全腔镜手术行输尿管裁剪较为困难，学习曲线较长，但可通过操作孔将输尿管拖出体外行输尿管裁剪后和乳头成形，这种方法可以缩短学习曲线。尽管目前有很多微创新技术，但是开放输尿管膀胱再植术仍是成人巨输尿管手术治疗的"金标准"。

膀胱黏膜下隧道法：Politano-Lead-better术为膀胱内外联合输尿管膀胱吻合术，输尿管在膀胱黏膜下隧道潜行吻合术，植入的输尿管为纵向走行，黏膜下隧道长，不仅抗反流效果好，且更接近生理状态，是单侧巨输尿管原位再植的较好选择；但手术操作复杂费时，且输尿管在非直视下通过隧道进行吻合，通过膀胱壁的输尿管有成角或扭曲风险。Lich-Gregoir术式为膀胱外输尿管膀胱吻合术，输尿管膀胱顶壁移植术，在直视下手术,不需要切开膀胱,术式简单,术后患者吻合口狭窄、反流等并发症较少。Cohen 术即经膀胱内横向黏膜下推进抗反流输尿管膀胱再植术,植入的输尿管呈一弧形弯曲,无成角,不易梗阻,是双侧再植患者的较好选择;但其黏膜下隧道为横向走行,对膀胱三角区干扰较大,黏膜下隧道长度也受到一定影响。Glenn-Anderson 术操作较简便,不易形成输尿管梗阻;但因输尿管开口至膀胱颈的间距所限,常导致再植后的黏膜下隧道长度有限,有反流复发或持续存在的风险。膀胱黏膜下隧道抗反流机制要求膀胱黏膜下隧道的长度和输尿管直径之比应(4～5):1,缺点为操作相对比较复杂,对术者要求较高。操作不当加大了输尿管末端再次狭窄的可能。

膀胱外乳头式输尿管再植术:1995 年由黄健等提出,并通过临床应用效果满意。乳头游离在膀胱内部,当膀胱内压增加时,游离的输尿管管壁周边受压,有效地防止了膀胱内尿液的反流。乳头式法避免膀胱黏膜下潜行造成的成角可能,并且不与膀胱内黏膜吻合,减少了吻合口梗阻的可能,但是发生尿外渗和吻合口瘘较膀胱黏膜下潜行方式增多。

由于输尿管折叠后增粗,施行黏膜下隧道或乳头时较困难,故折叠术只适合用于输尿管扩张不明显,管壁薄病例对于输尿管明显扩张、肾积水,尤其扩张输尿管直径超过 1.5cm 者,应行输尿管裁剪。

2. 手术应注意以下几点

(1)只剥离剪裁段扩张的输尿管,并保持输尿管外膜的完整,使剪裁后保留的输尿管具有良好的血液供应。主要保护好输尿管外膜及内侧纵行血管,修剪输尿管在其对侧进行,避免引起输尿管缺血坏死。

(2)剪除的输尿管壁不宜过多。最好于输尿管内放入 Fr10～12 支撑后再行裁剪,以免使缝合后的新管腔过细,或发生缺血性坏死。需切除的输尿管段亦不宜过长,以免吻合后张力过大,需于粘连处分离拉直扭曲输尿管后作适宜的规划。

(3)行输尿管再植时切开膀胱浆肌层的 3～5cm 作隧道,将输尿管包埋于隧道内,在其远端剪开膀胱黏膜,直径 0.5～0.7cm,行输尿管、膀胱吻合。

行膀胱外乳头式输尿管再植术吻合口的位置不宜太靠近膀胱前壁或顶部,以侧后壁为宜,因为太靠近前壁或顶部时会造成平卧位引流不畅,久之可引起上尿路扩张。输尿管乳头插入膀胱深度以 1.0～2.0cm 为宜。即使输尿管末端略有坏死、萎缩,剩余的输尿管乳头也有抗反流机制,不会因为过短而乳头从膀胱壁上回缩。

(4)如上、下段巨输尿管皆需行剪裁成形术,则应先行盆段剪裁术,对上段输尿管只行松解盂管交界部粘连,拉直扭曲的输尿管,保证下段输尿管的侧支血液循环,并观察肾盂引流排空情况,如上段仍需行剪裁肾盂成形术,则于下段剪裁术完全愈合后再施行之。

(5)剪裁后的输尿管植入膀胱的部位宜选择在三角区偏中、原输尿管口的稍上方。过于侧位或入口处过紧,则容易形成角状梗阻。

3. 术后并发症 膀胱造影是用于评估术后短期和长期手术效果的有效办法。成功的输尿管膀胱成形术应达到正常的肾脏引流,输尿管反流较少并且基本无并发症发生。术后 1 年、3 年、5 年必须测血压、尿常规和肾功能复查,如有异常需进行全面的影像学检测。

膀胱输尿管成形术早期需加强抗感染治疗,密切观察负压球引流量。常见并发症是吻合口漏尿,应给予充分的手术区引流。此外,最严重的并发症是输尿管坏死及尿瘘形成,一旦有此种迹象,除充分手术区引流外,应给予相应的适当措施,如肾造口等。此类患者的全身健康状况较差,应注意营养供应,防止肺部及胃肠并发症发生。术后拔除支架管后,仍需严密随访观察成形术后输尿管功能及肾功能变化情况。

膀胱输尿管成形术后完全真正的失败不多见,在术前进行详尽的影像学检查,并严密探讨手术细节以及对不同手术方案的选择是减少手术失败的关键。术后再次出现反流通常是由于扩张的输尿管未经妥善的裁剪而再植,另外膀胱黏膜下长度和隧道内不能提供足够的肌肉支持也是术后再发反流的常见因素。而术后输尿管完全梗阻主要是由于输尿管末端缺血造成的。另外输尿管不完全梗阻主要是有输尿管扭曲以及膀胱黏膜下隧道过长导致,如出现长期慢性梗阻,则有必要行修整手术。

第六节　展　　望

目前对于梗阻型巨输尿管症的治疗意见比较统一，而对于非反流型非梗阻型的因素引起的巨输尿管症的治疗存在分歧。成人先天性巨输尿管症一般病情已经发展到一定程度的稳定平衡状态，发展较为缓慢，因此治疗应根据不同情况选取不同治疗方案。而未来通过对成人巨输尿管症的病理生理的进一步探究，治疗方案和时机还需要优化。

（黄翼然　吕向国）

参 考 文 献

[1] Hinman F, Hutch JA. Atrophic pyelonephritis from ureteral reflux without obstructive signs (reflux pyelonephritis). J Urol, 1962, 87 (87): 230-242.

[2] Weiss RM, Lytton B. Vesicoureteral reflux and distal ureteral obstruction. J Urol, 1974, 111 (2): 245-249.

[3] Murnaghan GF. Experimental investigation of the dynamic of the normal and dilated ureter. Brit J Urol, 1957, 29 (4): 403-409.

[4] Creevy CD. The atonic distal ureteral segment (ureteral achalasia). J Urol, 1967, 97 (3): 457-463.

[5] Mackinnon KJ, Foote JW, Wiglesworth FW, et al. The pathology of the adynamic distal ureteral segment. J Urol, 1970, 103 (2): 134-137.

[6] Notley RG. Electron microscopy of the primary obstructive megaureter. Brit J Urol, 1972, 44 (2): 229-234.

[7] Hente L, Nawrath H. In vitro studies on human primary obstructed megaureters. J Urol, 1985, 133 (5): 884-887.

[8] Simoni F, Vino L, Pizzini C, et al. Megaureter: classification, pathophysiology, and management. Pediatr Med-Chir, 2000, 22 (1): 15-24.

[9] Stehr M, Melzger R, Schuster T. Management of the primary obstructed megaureter (POM) and indication for operative treatment. Eur J Pediaur Surg, 2002, 12 (1): 32.

[10] Ansari MS, Mandhani A, Khurana N, et al. Laparoscopic Ureteral Reimplantation With Extracorporeal Tailoring for Megaureter: A Simple Technical Nuance. The Journal of Urology, 176 (6): 2640-2642.

[11] 李晓飞, 郑克立. 成人先天性巨输尿管症30例报告. 临床泌尿外科杂志, 2000, 15 (1): 11-12.

[12] 胡少军, 陈跃东, 王钧, 等. 先天性巨输尿管症的诊治（附17例报告）. 现代泌尿外科杂志, 2008, 13 (2): 100.

[13] Zubieta R, López PJ. Surgical technique for extravesical vesicoureteral neoimplantation. Arch Esp Urol, 2008, 61 (8): 873-881.

[14] Riqulme M, Aranda A, Rodriguez C. Laparoscopic extravesical transperitoneal approach for vesicoureteral reflux. J Laparoendose Adv Surg Tech A, 2006, 16 (3): 312-316.

[15] 黄健, 姚友生, 许可慰, 等. 腹腔镜下膀胱全切除原位回肠代膀胱术（附15例报告）. 中华泌尿外科杂志, 2004, 25 (3): 175-179.

[16] 吕夷松, 黄健, 许可慰, 等. 输尿管-肠代膀胱"插入式"吻合的动物实验研. 中华泌尿外科杂志, 2007, 28 (6): 397-399.

[17] Abou-Elela A, Torky M, Salah E, et al. Inverted ureteral nipple as antireflux technique in surgical management of bilharzial ureteral strictures. Urology, 2010, 76 (4): 983-987.

[18] Dorairajan LN, Hemal AK, Gupta NP, et al. Primary Obstructive Megaureter in Adults: Need for an Aggressive Management Strategy. International Urology & Nephrology, 1999, 31 (5): 633-641.

[19] 金锡御, 宋波. 临床尿动力学. 北京: 人民卫生出版社, 2002.

[20] Rassweiler JJ, Zen AS, Tibet E, et al. Ureteral reimplantation for management of ureteral strictures: a retrospective comparison of laparoscopic and open techniques. European Urology, 2007, 51 (2): 512-523.

[21] Tatlisen A, Ekmekcioglu O. Direct nipple ureteroneocystostomy in adults with primary obstructed megaureter. Journal of Urology, 2005, 173 (3): 877-880.

第三章 隐 睾

第一节 概 述

一、隐睾的定义

隐睾（cryptorchidism）系指一侧或双侧睾丸未能遵循男性正常发育的自然规律而下降到同侧阴囊内的临床病症，又称睾丸下降不全（undescended testis），是最常见的男性生殖系统先天性疾病之一。

二、隐睾的发病率

影响隐睾发生的流行病学因素包括解剖、遗传、激素、环境学及社会经济学等。总的来说，在男性不同生长发育时期其发病率呈逐渐下降趋势。隐睾发病在早产儿为9.2%~30.3%，尤其在出生体重不足1 800g的早产儿中高达65%~70%；在正常新生儿中占3.4%~5.8%，1岁时可降至0.6%~1.0%，青春期隐睾发病率约为1%，成年人为0.3%。根据统计结果，发病率在生长发育过程中逐渐降低，表明在小儿出生后睾丸仍可以继续下降。Berkowitz报道出生后3个月70%~77%隐睾婴儿睾丸会自发性下降。Kleinteich等统计88 562例隐睾患者，≥1岁的占1.82%。另一组3 612例小儿中有28人在1岁时仍有隐睾，比例为0.8%，这与青春期的发病率无明显差异，说明1岁后隐睾自行降入阴囊的机会很小。正常小儿在出生后的60~90d，其黄体生成素（LH）和卵泡刺激素（FSH）有一脉冲样分泌，刺激睾丸间质细胞产生睾酮分泌波峰，大约在出生后3个月达到高峰，有利于出生后睾丸的下降，许多研究证明隐睾患者出生后的睾酮峰波分泌受影响。假如在生后6个月或迟至12个月睾丸未降，那么在青春期前自发下降的机会极小。临床可以用来预测睾丸在出生6个月内自然下降的因素包括低出生体重、双侧隐睾、正常的阴囊解剖、在正常下降路线上的隐睾等，了解这些因素对我们治疗方案的选择有很大的帮助。最新的研究表明，近23%的隐睾患者有家族史，如兄弟为隐睾，其家族其他成员患隐睾的风险为6.9倍；如父亲为隐睾，家族风险提高4.6倍。

临床资料显示，隐睾中约2/3为单侧发病，1/3为双侧。左侧隐睾占30%，右侧占70%。

第二节 睾丸的胚胎发生与下降机制

一、睾丸的胚胎发生

1. 性别的决定机制 1959年人类首先认识到Y染色体在性别决定中的重要作用，并认为决定原始性腺发育成睾丸的睾丸决定因子（testis determine factor，TDF）位于Y染色体上。1990年Sinclair等在距离拟常染色体边界约8kb的60kb1A1区段内克隆获得了一个单拷贝基因，命名为SRY基因（sex-determined region Y），成为TDF的候选基因。凡胎儿含SRY基因者，其始基性腺将发育成睾丸，而生殖管道和外生殖器的性别分化不受SRY基因的控制，而受睾丸产生的激素的影响，睾丸间质细胞分泌的雄激素（睾酮，双氢睾酮）调控成对的中肾管分化为精囊、附睾、输精管和射精管，睾丸支持细胞分泌的苗勒管抑制物质（MIS）抑制副中肾管发育，男性外生殖器的发育也受睾丸雄激素的相似影响。最新的研究表明，SRY基因并非单独决定性腺分化，男性的正常发育还需要位于X染色体上的一些基因的共同参与。早期性腺分化涉及WT1基因、SF-1基因、SOX-9基因和其他常染色体基因。在人类，至少有19个基因参与性别的分化，而且这些基因除作用于性腺的分化外，还影响许多其他组织器官的分化发育。

2. 睾丸发生的生理过程 当胚胎发育到第5周时，尿生殖嵴表面增厚的上皮向嵴的深部增生，形成一些界限不甚清楚的上皮细胞索，称为原始性腺索（primitive sex cord）。约在胚胎第6周时，在原始性腺索内出现一种大型细胞，称为原始生殖细胞（primitive germ cell），此时的生殖腺尚不能区分为睾丸或卵巢，故称为未分化的生殖腺（undifferentiated gonad）。第7周生殖腺向睾丸分化时，先是生殖细胞索与间充质的分界变明显，接着未分化的性腺表面上皮的深面产生一层结缔组织，即白膜。白膜将表面上皮与生殖细胞索隔开。生殖细胞索增殖分为两部分，以生殖系膜为中心呈放射状排列的一部分分化成生精小管，靠近生殖系膜的一部分则分化成直细精管和睾丸网，而生精小管之间的间充质则分化成睾丸间质细胞和结缔组织等。生精小管在青春期前始终是实心的细胞索，直到性成熟时才出现管腔。生精小管的精原细胞由原始的生殖细胞分化而来，支持细胞来自躯体原始性腺索细胞，在胚胎早期，支持细胞能分泌苗勒管抑制物质（MIS），一方面可以刺激支持细胞的增生形成睾丸性索，另一方面抑制生精细胞进入减数分裂期，并抑制苗勒管的生长发育，使其萎缩消失。Leydig 细胞则来自索间性胚基。临床上我们常用小管生殖指数来反映睾丸生殖功能的发育情况。小管生殖指数指的是每个小管横截面积上生精细胞的平均百分数，即在光镜下计数生精细胞的数目，并除以相同视野下小管横截面的数目。在正常新生儿中，约70%的每小管横截面积含有至少1个生精细胞，从出生到3岁，含有至少1个生精细胞的小管数下降到50%，而到了青春期，这个数目增加到100%。

3. 睾丸引带的发育过程 随着生殖腺分化成睾丸，睾丸头端的生殖系膜逐渐消失，其尾端的生殖系膜逐渐形成生殖韧带，后演化为长索，称为引带（gubernaculum）。1762年Hunter首先提出睾丸引带的概念，认为其作用为引导睾丸自腹部进入阴囊。后又有人认为引带是纤维肌肉，近端附着于睾丸和附睾，末端呈带状，附着于腹壁的间充质。现在研究认为，引带是维持间充质

的残余结构，能适应睾丸下降过程的一系列变化。在睾酮的作用下，引带间充质容积增大、肿胀，在腹股沟管和阴囊占据一定空间。在胚胎7个月时，睾丸的发育使其周围组织形态出现明显变化，除引带肿胀外，精索血管也延长增粗呈曲张状。之后，肿胀的引带开始退变、收缩，睾丸即沿着引带扩张过的腹股沟管，经内环口，自外环口穿过。出了外环口的睾丸，沿着引带末端的阴囊分支最后进入阴囊底部。支持睾丸引带作用的观点来自啮齿类动物研究，离断了此类动物刺激睾丸引带的生殖股神经之后，阻止了睾丸的下降；而离断了其他哺乳动物的睾丸引带，并不能阻止睾丸降入阴囊。离断不同部位的睾丸引带可产生不同的效果。但在人类胚胎中，引带和阴囊仅有微弱的附着，可能不足以支持对睾丸的牵引。Heyns 对于23周的死胎进行解剖，只见到睾丸引带通过腹股沟管外环口，并被筋膜覆盖，并无肉眼可辨认的伸向阴囊内或其他部位的分支。

二、睾丸下降的机制

睾丸下降是激素和目前尚未明确的机械作用的共同结果。

1. 生理情况下睾丸下降的过程 生殖腺原来位于后腹腔上方，随着其分化和胚胎的生长发育而逐渐下降。睾丸在胚胎的第3个月初已经降到腹股沟附近，胚胎的第6个月降至腹股沟管腹腔口处，第7个月沿着腹股沟管下降，第8个月最终降入阴囊。当睾丸下降时，腹膜向腹股沟管突出一个盲囊，直达阴囊，称为睾丸鞘突（testicular vaginal process），睾丸随在睾丸鞘突后方降至阴囊，鞘突末端将睾丸大部分包围起来，即形成睾丸鞘膜，鞘膜间腔隙即为鞘膜腔。正常情况下，胚胎时期的鞘膜腔与腹膜腔相通的部分，在出生后可自行闭锁消失。

2. 下降机制目前还不完全清楚，可能的影响因素如下。

（1）睾丸引带的牵引作用：胚胎发育过程中睾丸尾端的生殖系膜逐渐形成生殖韧带，后变成睾丸引带，此引带头端起自睾丸尾端，尾端止于阴囊，由于胚胎的迅速增长，而引带并不相应的延长，故睾丸逐渐下降。

（2）腹内压作用：研究认为腹内压是睾丸离

开腹部进入腹股沟管的原始动力。临床上先天性梨状腹综合征患者，常伴有隐睾。但动物实验发现，将幼鼠腹壁肌肉切除，使其失去产生腹压的条件，幼鼠的睾丸仍能够降入阴囊。

（3）附睾发育与睾丸下降：胚胎学研究表明，睾丸和附睾头源自尿生殖嵴，而附睾体和输精管则源自 Wolffian 管，胚胎期第 12 周睾丸与 Wolffian 管开始贯通相连。同时，正常附睾通过未知机制附着于睾丸引带。依据引带经附睾间接附着于睾丸的解剖特点和临床上发现隐睾患者有很高的附睾、输精管异常发生率，认为附睾的分化和成熟可诱发睾丸下降，但临床很多附睾和 / 或输精管缺如者，并未合并发生隐睾。目前该观点的争议较大。

（4）生殖股神经的作用：生殖股神经（genito-femoral nerve，GN）和它的神经递质 Ca²⁺ 基因相关肽（calcitonin gene related peptide，CGRP）在睾丸下降过程中的作用已得到确定。在脊神经 $L_{1\sim2}$ 前部发出的生殖股神经可以传导性交过程中外周皮肤的刺激，收缩提睾肌促进射精动作的完成，保护睾丸阻止睾丸进入腹腔，调节睾丸的位置保持生精所需要的理想温度。雄激素可以作用于生殖股神经，刺激睾丸引带，使之产生节律性收缩而牵引睾丸下降至阴囊。雄激素阻断的动物模型（TFM 鼠和氟他胺处理的鼠）提供了明确的证据来支持 GN 假说，它们出现了睾丸未降和 CGRP 在 GN 中减少，然而引带中 CGRP 受体则上调。相反，在先天性隐睾的鼠中发现，在 GN 含有过多的神经纤维，并且神经纤维中含有过多的 CGRP，然而，引带中的 CGRP 则下调，这与引带下降至阴囊时期，过多的 CGRP 通过正常的趋化信号干扰而导致隐睾是一致的。

（5）内分泌的作用：最新的研究证实，睾酮能够通过生殖股神经的介质，转化成降钙素基因相关肽，作用于睾丸引带上的相应受体，使睾丸向腹股沟阴囊下降。将离断的睾丸引带孵育在含有降钙素基因相关肽的溶液中，可以观察到睾丸引带有节律性收缩。在动物实验中，对幼鼠阴囊内注射降钙素基因相关肽拮抗剂，则可阻止或延缓幼鼠的睾丸下降。正常睾丸的下降多发生在血液中促性腺激素较高的时期，即胎儿最后一个月。而在男性出生后 60～90d 促性腺激素有一个分泌高

峰，刺激间质细胞产生睾酮增多，在生后 3 个月血清睾酮达到高峰，在这个时期 70%～77% 的隐睾会发生自行性下降。而胰岛素样因子 -3（INSL3）通过刺激睾丸引带的生长在睾丸腹部下降过程中起作用，雌激素可以通过调控降低 INSL3 引起隐睾。说明内分泌因素在促进睾丸降入阴囊的过程中起着重要的作用。

第三节　隐睾的病因

隐睾的病因至今尚未完全阐明，目前认为有以下几种可能的假设。

一、解剖因素

1. **睾丸引带功能的异常**　大多数情况下睾丸在引带的牵拉下，移出外环口沿着引带末端的阴囊分支而降入阴囊。如果引带退变，收缩障碍，则下降的睾丸因此停滞在腹股沟管内环口、腹股沟管内或外环口处，发生不同程度的下降不全。若睾丸引带的任何一处附着点的作用超过阴囊分支时，睾丸则会沿着引带末端的其他分支下降至耻骨、腹部或会阴部，形成异位睾丸。Jackson 等在睾丸固定术中发现，79.4% 隐睾存在睾丸引带附着部位异常。Han 等指出隐睾睾丸引带远端位置通常是异常的，他们观察了 639 例 732 个隐睾的睾丸引带附着点，结果发现睾丸引带附着于阴囊侧方或上方、腹股沟管外环口周围和其他位置分别占腹腔内睾丸的 25%、58% 和 15%；而在 425 例腹股沟管内睾丸的睾丸引带附着于阴囊底部为 5%，附着于阴囊侧方或上方的为 31%，附着于腹股沟管外环口周围为 63%，附着于其他位置的为 3%；165 例阴囊上部睾丸的睾丸引带附着于阴囊侧方或上方的为 66%，附着于阴囊底部的为 17%，附着于腹股沟管外环口周围为 16%，附着于其他位置的为 1%。

2. **机械梗阻**　当睾丸的体积过大，超过内环口、腹股沟管腔或外环口的直径时，睾丸在下降过程受阻而不能降入阴囊；或阴囊入口为筋膜所覆盖时，睾丸亦无法降入阴囊内。睾丸只能在鞘状突完全降入阴囊底部的时候才能下降，隐睾患者常并发鞘状突未闭和鞘状突终止于耻骨结节或阴囊上方，发育不全的鞘状突组织结构将阻止精

索随着躯体的生长发育而延长，从而使精索锚定睾丸于（比正常）更高的位置，这表明鞘状突下降障碍可导致睾丸的下降不全。在胚胎期如发生腹膜炎，则可造成睾丸与后腹膜腔组织发生粘连，阻止睾丸的下降。

3. 精索血管异常 精索血管过短长期以来一直被认为是隐睾的主要解剖异常。然而，精索内精索血管长度因缺乏研究方法与判定标准目前难以精确评估。研究认为在胚胎第 7 个月时，睾丸的发育使其周围组织形态上出现了明显的改变，精索血管随之增粗、延长。如精索血管发育迟缓或终止发育，致使精索过短从而造成睾丸下降不全。在隐睾症发病机制中，继发于精索延长失败所致的隐睾发病率为 1%～2%。但也有学者认为精索不能延长归因于精索血管过短显然有失偏颇。精索解剖结构的多样性可能导致其在隐睾症中出现多种异常表现。精索血管作为精索的主要组成部分，可能使得因精索血管过短而导致隐睾症的作用被高估。

4. 生殖股神经（GN）发育障碍及 Ca²⁺ 基因相关肽（CGRP）的表达异常 1987 年由 Lewis 提出的生殖股神经假说在啮齿类动物实验中得到有力验证，但在人类则尚未可知，这是因为人类引带的结构比较特殊。有人通过间接研究腹股沟斜疝的患者，发现鞘状突的主功能是让腹内的睾丸通过腹腔到达阴囊，这与引带的牵引类似，并认为它可能是由 GN 控制的。对斜疝切开术后获取的疝囊进行器官培养，显示 CGRP 能在 48h 使疝融合和腹膜表面闭合，这与 GN 和 CGRP 在睾丸下降后不仅控制引带的迁徙并且控制鞘状突闭合的观点相一致。进一步将患有先天隐睾的新生小猪阴囊内泵入 CGRP，发现缓慢释放的 CGRP 能刺激下降不全的睾丸迁徙。但是，尚不确定此类方法能否用来治疗隐睾或腹股沟斜疝的小儿。

二、睾丸自身因素

1. 睾丸发育异常 约 3% 隐睾手术探查发现单侧睾丸缺如，仅于内环口处找到精索血管和输精管残端，考虑为患儿在出生前或出生不久便发生睾丸扭转，睾丸缺血萎缩所致。

2. 睾丸结构异常 由于在胚胎时期原始性腺的分化异常，致使两侧睾丸融合为一个睾丸，

而阻碍了睾丸沿正常途径下降。此外，横过异位睾丸患者，双侧睾丸常终止在下降途径的任何部位，临床上则表现为单侧或双侧的隐睾。

3. 睾丸反应异常 正常睾丸下降发生在促性腺激素分泌的高峰期，说明促性腺激素在睾丸下降过程中可能起重要的作用，而睾丸在未发育成熟时一般不会下降，表明未成熟的睾丸对促性腺激素不产生下降反应，故睾丸对促性腺激素的反应异常时，也可导致睾丸下降障碍。

三、内分泌因素

1. 下丘脑 - 垂体 - 性腺轴的功能异常 临床研究揭示隐睾患者的睾酮水平低于正常，表明睾丸下降过程与睾酮水平密切相关，其原因可能是下丘脑 - 垂体 - 性腺轴功能异常所致。调节睾丸的主要激素有促黄体生成激素（LH）和卵泡刺激激素（FSH），两者由脑垂体前叶的嗜碱性细胞分泌。血清 FSH 水平在隐睾时常升高。但研究指出，隐睾患者垂体内合成的促性腺激素并不减少，只是不能正常地释放进入血液循环。也有学者测定隐睾患者睾酮水平正常，提出主要是 5-α 还原酶缺乏，使双氢睾酮产生障碍。动物实验中使用 5-α 还原酶抑制剂或雄激素受体阻断剂，可致孕鼠生育出患隐睾的后代，从而佐证了这一观点。有人认为靶器官雄激素受体不足或受体基因突变等因素，妨碍睾酮与靶细胞受体蛋白结合，也与隐睾发病有关。还有研究发现，隐睾患者血液循环中出现抗促性腺激素细胞抗体，与母体配对检查，一致率较高，而对照组阴性，因此支持垂体自身免疫抗体致病的可能性。下丘脑 - 垂体 - 性腺轴的功能异常，导致睾酮浓度降低，如前所述，睾酮降低而使睾丸引带的牵引动力受到影响，阻止了睾丸的下降。临床上患雄激素不敏感综合征（AIS）和低促性腺激素的性功能减退综合征的患者会发生双侧隐睾。

但是雄激素在睾丸下降中的确切作用仍不明了。在睾丸下降的第一阶段，雄激素至少促成了头悬韧带的退化。相反，引带的生长则不依赖于雄激素，因为在雄激素不敏感的鼠和人中，引带也能正常地牵引睾丸降至腹股沟区。睾丸迁徙阶段，被认为更加依赖于雄激素，因为在完全性雄激素不敏感的鼠，睾丸只降到膀胱颈，而不是到

阴囊。从激素治疗的成功率可以看出：大致上，位置越高的睾丸，刺激性轴诱导睾丸下降的效力就越低。然而，增加黄体生成素不但能增高雄激素水平，还能增加分化依赖睾丸间质细胞的产物，如胰岛素样因子3蛋白（insulin-like factor 3，INSL-3）。最近在鼠身上发现，INSL-3和双氢睾酮在活体外能增强引带的增长。

男性血浆中的雌激素以其生物活性最高的雌二醇（E2）形式存在，也来自体内肾上腺和睾丸的少量分泌。追溯到19世纪50年代，孕妇经常用乙菧芬来支持怀孕，结果发现这导致很高的隐睾发生率和其他生殖器缺陷。对怀孕的鼠用雌激素治疗亦有相同的发现，这进一步验证了上述的发现。Husmann等认为雌激素导致隐睾有可能通过3条途径：①稳定苗勒管，防止苗勒管退化。但这个假说似乎在人类并不是这样，因为隐睾患儿手术探查时并不是经常看到苗勒管结构。②过多的雌激素能直接对抗或减弱引带的膨胀或生长。雌激素能直接干扰INSL-3蛋白，而INSL-3蛋白是引带生长所需要的。③雌激素抑制雄激素的分泌，可能是通过间接地减少垂体分泌黄体生成素或直接地抑制睾丸间质细胞合成雄激素。

2. 苗勒管抑制物质（MIS）的不足或缺乏

在胚胎形成的早期，当原始性腺发育成睾丸，睾丸间质细胞分泌睾酮，而支持细胞则分泌苗勒管抑制物（MIS），它是由双硫键连接72 000亚单位形成的一种糖蛋白聚合物。MIS在胚胎的第56天起出现，存在于整个胚胎期，起到抑制苗勒管的发育并使其退化的作用。在MIS的作用下，苗勒管自胚胎60d起从尾侧开始退化，并迅速向颅侧推进。如果MIS不足或缺乏，则苗勒管残留或未退化，引起雌激素受体过度表达，雄激素相对缺乏，阻碍睾丸下降，同时睾丸引带增生反应缺失，不能有效诱导睾丸下降。双侧隐睾患者MIS平均水平明显低于单侧隐睾患者，大多数学者认为残留的苗勒管可能是影响睾丸经腹下降的重要障碍。

四、环境因素

环境因素对隐睾发生的作用越来越受到人们的重视，有证据显示职业性接触有机氯、邻苯二甲酸酯等农药能够通过雌激素受体或孕激素受体及抗雄激素作用干扰内分泌功能，从而影响胚胎生殖系统的分化和发育，但有关农药对人类的致畸作用及其机制还有待于进一步研究。吸烟也会对胎儿的发育产生不良影响。母亲患糖尿病包括妊娠期糖尿病，也是引起隐睾的危险因素之一。Damgaard研究发现妊娠期经常性的饮酒可以增加先天性隐睾的发生率，但具体机制尚不清楚。

五、遗传因素

研究发现隐睾有明显的家族遗传倾向，家族中发病率接近14%。有报道患者的父亲1.5%～4.0%有隐睾，而其同胞兄弟约6.2%有隐睾，明显高于一般成年人群0.3%的患病率。Berkowitz等在美国的一项巢式病例对照研究中发现，在调整了种族、胎儿低出生体重、早产、孕妇并发症及用药等因素后，有隐睾家族史者患隐睾的危险是无此家族史者的4.25倍。细胞遗传学研究表明隐睾者存在染色体畸形，不仅有常染色体异常，也有性染色体异常。

随着分子生物学技术的发展，国内外学者对隐睾进行了许多分子遗传学的研究，对其病因的认识已深入到基因分子水平。胰岛素样因子3基因（INSL-3），其表达的蛋白质胰岛素样因子-3是胰岛素超家族的一员，在睾丸发育过程中由睾丸的间质细胞表达。隐睾患者中有INSL-3基因突变，但不是隐睾发生的常见原因。动物实验研究表明，INSL-3通过对胚胎的男性化作用和睾丸引带的增生及悬韧带的退化促进睾丸下降，INSL-3基因突变，睾丸经腹下行期受阻，发生隐睾，并且这种作用并不依赖于雄激素。在INSL3基因剔除的鼠，睾丸在腹腔，但仅仅是疏松地连接在腹腔。最近，有研究对雌性鼠身上转基因诱导INS-3的表达进行了观察，发现，除了卵巢移到腹股沟区外，还观察到雌鼠的腹股沟疝的发生率增高了，这提示NSL3在睾丸从腹腔降到阴囊起到了作用。

雄激素受体基因位于X染色体长臂上，并以X连锁隐性遗传。雄激素受体基因突变使其编码的雄激素受体异常，表现在靶细胞上的雄激素受体数量减少或亚单位异常，则通过其介导的睾酮和双氢睾酮的生物学效应得不到正常发挥，导致隐睾。但有学者认为雄激素受体基因突变并不是单纯性隐睾患者的原因。

胚胎睾丸的分化发育及睾丸的移行下降机制复杂，受多方面因素的影响控制，由于目前对睾丸下降的机制尚未完全阐明，所以目前仍无一种假设能够说明所有隐睾的病因。

第四节　隐睾的病理变化

隐睾常有不同程度的睾丸发育不全，体积较健侧缩小，质地变软。部分患者伴有附睾、输精管的发育异常，发生率为23%～76%。约1%的隐睾患者手术探查时睾丸已经缺如，仅见睾丸、附睾残迹和/或精索血管、输精管残端。

一、病理学演变机制

隐睾症时有进行性的生精小管上皮损伤，所以早期的隐睾复位可以预防生精小管的不可逆性的损伤，尽管有学者做了出生后隐睾的大量活检研究，但在生精小管损伤的严重性和损伤开始的时间方面均未达成一致共识。生精小管损伤的最常见病变是小管变细和精原细胞数目减少。其原因可能有三，①原发性睾丸异常，隐睾产生异常的精原细胞。大约40%的隐睾患者有明显的小管生育指数下降，即使患者精原细胞数目正常，但患者精原细胞的染色体异常。②分娩后暂时性促性腺激素低下性性腺功能减低。隐睾患者在出生60～90d后，由于LH的缺陷而无一过性的促性腺激素水平的脉冲性增高，使间质细胞的数目减少，雄激素的分泌下降，生殖母细胞不能分化成精原细胞。③动物实验证明，温度升高可引起生精小管损伤，对手术复位的睾丸以及激素治疗后睾丸的随访活检结果表明，在儿童期生精小管的直径是唯一能改善的生殖能力参数。这是因为生精小管的直径主要取决于支持细胞，由此可见温度对支持细胞的影响比对精原细胞更为严重。

二、组织学

隐睾病理组织学标志性变化有：①患儿1岁后仍持续出现生殖母细胞。② Ad 型精原细胞数目减少。光镜下变化主要有：生精小管减少，部分变性萎缩，睾丸生殖细胞，主要是精原细胞数目减少，睾丸间质结缔组织较少，其中可见散在分布的间质细胞，细胞形态不完整，界限不清，胞

质较少，表现为不同程度间质纤维组织增生及小管周围纤维化。电镜下的变化有精原细胞减少，间质纤维组织增生。胞质内核糖核酸消失，并可见精原细胞及支持细胞内胶原纤维增多。还可观察到线粒体退化，生殖细胞内出现空泡，严重的会有大量黏多糖沉积。青春期前和成人的病理变化如下。

1. 在青春期前，根据小管生殖指数和平均小管直径的大小，可将隐睾的大部分活检结果分为以下3型。

Ⅰ型（轻度病变睾丸）小管生殖指数高于50，平均小管直径正常或轻度降低（小于10%）。本型约占隐睾的31%。

Ⅱ型（伴有明显生精功能低下的睾丸）睾丸的小管生殖指数为30～50，平均管径比正常睾丸减少10%～30%。精原细胞不均匀分布在小管中，小管聚集成小叶状。本型约占隐睾的29%。

Ⅲ型（有严重生精功能低下的睾丸）睾丸小管生殖指数低于30，平均小管直径低于正常的30%。这种睾丸通常含有环状的小管，这种小管中有或没有嗜酸性小体或微结石。支持细胞胞质呈灶状的颗粒性变化，而睾丸的间质成分增多，水肿样。Ⅲ型睾丸约占隐睾的40%。

Ⅰ型病变也可见于动物实验性隐睾，即将正常实验动物睾丸的环境温度升高造成的类似隐睾的病理变化。双侧隐睾患者的Ⅱ、Ⅲ型病变发生率高于单侧隐睾患者的发生率。Ⅱ、Ⅲ型病变的睾丸常伴有发育不良，包括生精细胞、支持细胞、肌成纤维细胞和间质细胞等的不良变化。但只是在青春期之后，除生精细胞之外的其他细胞类型的发育不良才表现得比较明显。另外，在约25%的单侧隐睾病例中，对侧阴囊中的睾丸亦有不同程度的病变。无论是光镜或电镜检查，隐睾组织学从2岁起就有明显病理改变，认识到这一点对决定临床治疗时机的选择具有指导意义。

2. **成人隐睾**　在大部分的青春期和成人隐睾中，所有的睾丸结构均有异常改变，生精小管直径减小，生精过程停止。最常见的病变是小管中只有支持细胞和精原细胞，支持细胞的数量增加，睾丸固有膜中弹性纤维稀少，胶原纤维成分增加。通常在聚集成簇状的小管中只有青春期前的支持细胞（细胞直径小，完全不成熟），这些区

域称为发育不全或发育不良区。另一些区域中间质细胞增生显著，而且很多增生的细胞含有充满脂滴的胞质。大多数病例中，睾丸网发育不全，被覆上皮大部分是柱状上皮。常见有囊性扩张，在一些病例中有腺性增生，睾丸实质中通常含有化生的脂肪。成人隐睾患者多有附睾发育不良，小管周围组织不成熟。

第五节　临床表现、诊断及鉴别诊断

一、临床表现

没有并发症的隐睾患者一般无自觉症状，主要表现为患侧阴囊空虚，单侧患者左、右阴囊不对称，双侧隐睾阴囊空虚、瘪陷，阴囊发育较差。若并发腹股沟斜疝时，活动后患侧出现包块，可手法还纳，伴有胀痛不适，严重时可以出现阵发性腹痛，呕吐，发热。当隐睾发生扭转时，如隐睾位于腹股沟管内或外环口处，主要表现为局部疼痛性肿块，患侧阴囊内无正常睾丸，胃肠症状较轻；如隐睾位于腹内，扭转后疼痛部位在下腹部靠近内环口处，右侧腹内型隐睾扭转与急性阑尾炎的症状和体征相似，有必要进行鉴别，主要的区别是腹内型隐睾扭转压痛点偏低，靠近内环口处。此外，患者阴囊内睾丸缺失可鉴别之。

根据睾丸所处位置，临床上将隐睾分为：①高位隐睾，睾丸位于腹腔内或靠近腹股沟内环口处，约占隐睾的15%；②低位隐睾，睾丸位于腹股沟管内或外环口处，约85%为此型。也有将隐睾分为：①腹腔内隐睾，睾丸位于腹股沟内环口上方；②腹股沟隐睾，睾丸位于内环口和外环口之间；③阴囊高位隐睾，睾丸出外环口入阴囊处；④异位隐睾，是指睾丸引带的发育和导向异常，下降的睾丸偏离正常的下降途径未降入阴囊，而异位于耻骨、会阴部、腹股沟管、耻骨上部及对侧阴囊等，其中异位腹股沟管隐睾常见，异位于对侧阴囊的病例则极为罕见；⑤可回缩隐睾，睾丸可推挤或拉入阴囊内，但松开后又上缩至腹股沟处。

二、诊断及鉴别诊断

根据阴囊内不能扪及睾丸的体征，可以做出隐睾的诊断，但需要和睾丸缺如、异位睾丸、可回缩性睾丸相鉴别。

小儿提睾肌反射比较敏感，受到寒冷、惊吓等刺激后，提睾肌收缩，可将位于阴囊的睾丸上提至外环口，易误诊为隐睾。检查时让患儿平卧或坐位，两腿分开，检查者双手要温暖，室内温度不宜过低，这样可以尽量避免外界因素的影响。仔细认真的检查，大约80%的隐睾可以在腹股沟区扪及，压之有胀痛感，可与腹股沟淋巴结鉴别。隐睾的体积一般比对侧阴囊内睾丸小，随年龄的增大，差别逐渐明显。约20%的隐睾在查体时无法扪及，但并不意味着这些患者的睾丸都位于腹内。在术前未能触及的睾丸，约80%可在腹股沟管内或内环口附近发现，其余20%经手术探查仍未能发现。如果一侧找不到睾丸，称为单侧睾丸缺如，发生率占隐睾探查手术的3%，如双侧隐睾经探查，都未能发现睾丸，则为无睾症，其发病罕见。

对于不能触及的隐睾，术前应该定位患侧睾丸的位置，可以借助特殊检查，如睾丸动脉或静脉造影、疝囊造影等，但这些检查为有创检查且并发症较多，结果不确定，现在临床上已基本不再使用。B超检查是目前常用的方法，操作简便、无创伤，尤其对腹股沟管内隐睾定位有很高的诊断率，敏感性可达85%，但由于对软组织分辨力较差，并且易与腹腔淋巴结、肠管等结构混淆，因此B超检查对腹内隐睾的诊断价值不大。CT可以直观地显示隐睾的位置与大小，但其软组织对比较差，且放射线对生殖腺体有损伤，临床上不宜提倡。MRI检查可以多方向、多层次成像，具有高度的软组织分辨力，有一定的应用价值，但其特异性较差，只能作为参考。放射性核素扫描方法对定位有较大的帮助，用放射性核素标记的HCG，与睾丸的LH/HCG受体结合，在γ相机扫描时显像，从而显示出睾丸的位置，是一种理想的睾丸定位方法。在决定手术探查前对不能触及隐睾的患者进行腹腔镜检查，可以明确隐睾的位置和睾丸缺如诊断率可达88%～100%，该方法目前在隐睾的临床诊疗中已广泛使用。

对于双侧不能扪及睾丸的患者，术前可以行性激素试验。试验前先测定患者血清睾酮、LH、FSH值，然后肌内注射HCG 1 000～1 500IU，隔日1次，共3次后复查睾酮、LH和FSH值。如果睾酮值升高，提示睾丸存在，有手术探查价值。若睾酮值不升高，说明双侧睾酮缺失，无手术探查必要。

上述检查方法均有一定的局限性，目前最理想的确诊手段还是手术探查。

第六节 隐睾的并发症

一、生育能力下降或不育

隐睾是男性不育的主要因素，并且可能是最危险的因素。Mieusset 等报道男性不育者中 9.4% 有隐睾史，而正常人群中仅有 2.4% 有隐睾病史。对隐睾患者未来的生育能力进行评估和预测时，须基于儿童时期睾丸下降固定术时睾丸组织的病理情况、成年后精子发生的情况及精子活力。隐睾的病理变化是生殖细胞发育障碍，因此会导致生育能力下降或不育。一般来讲，双侧隐睾患者生育能力下降更明显，但如果隐睾位置较低，经适当的治疗后，有希望保留部分生育能力。单侧隐睾的生育能力除与睾丸位置有关外，还与对侧睾丸生殖细胞和附睾的发育程度有关。最新对青春期治疗的单侧隐睾患者的统计，成年后约 62% 有生育能力，没有手术治疗者仅有 40%～46% 有生育能力，其精液密度低，表明隐睾可能影响健侧睾丸的生育能力。治疗年龄与生育能力关系的研究很多，但存在很大的争议。有研究发现，单侧隐睾生育能力与手术年龄成反比，在 1～2 岁间手术者成年后生育率为 87.5%，在 3～4 岁手术者为 57%，延迟到 12 岁以后仅为 14%。Lee 分析单侧隐睾患者，并未发现睾丸的大小与成年后的生育力降低以及精子数减少等有明确联系。

有学者认为，隐睾所处的位置与以后的睾丸大小及生育力相关。腹腔睾丸预期的生育力最差，睾丸位于腹股沟者次之，睾丸位于腹股沟凹的浅表处或阴囊上方者最佳。隐睾位置、大小与生育力的相关性等尚需进一步的研究。

在双侧隐睾患者中，有 44%～100% 精子数量低于正常（<2 000 万 /ml），其中一半以上无精子。很多文献发现双侧隐睾患者中有正常精子数量者只占 25%，其余者为精子减少或无精子。单侧隐睾者中 20%～60% 精子数量低于正常。有关

生育能力和精子数量的研究资料显示，许多单侧或双侧隐睾患者尽管精子数量减少，但仍可成功生育。对有生育和不育的隐睾患者的精子数量进行比较，发现只有当精子数量少于 1 000 万 /ml，并且一次射精的精子总数量低于 2 500 万时，两者才有显著差别。因此，有相当部分隐睾患者虽然精子数量低于 2 000 万 /ml，依然可以生育。提示在隐睾患者中可能存在亚生育能力的亚群，而目前还不清楚他们的配偶是否怀孕困难，有待进一步研究。

二、先天性腹股沟斜疝

文献统计，约 65% 的隐睾患者合并有先天性腹股沟斜疝。原因是绝大多数隐睾患者的鞘突管没有闭合，肠袢降入阴囊内鞘突腔。一般情况下可以等待患儿稍大后将斜疝与隐睾一并手术处理。有些患儿在生后几个月即可发生较大的疝，可压迫精索血管，影响睾丸血供，加重睾丸的萎缩；有些患者的斜疝可发生嵌顿和绞窄。这些情况均需要及早手术治疗。鞘状突未闭的临床意义在于其对隐睾激素治疗效果的影响，鞘状突正常闭合者隐睾下降的概率为 49.5%，而未闭者无一例出现睾丸下降。

三、睾丸扭转

由于隐睾及其系膜的解剖异常，易发生睾丸扭转。Wallenstein 统计发现隐睾发生睾丸扭转的概率是阴囊内睾丸的 21～53 倍；可能与睾丸引带或提睾肌附着异常有关。隐睾扭转一般表现为腹股沟部疼痛性包块，症状与腹股沟斜疝相似，但一般无消化道症状。右侧的睾丸扭转注意与急性阑尾炎鉴别。

四、睾丸损伤

隐睾常位于腹股沟管内或耻骨结节附近，位置较为表浅、固定，易受外界暴力创伤。损伤后睾丸会发生纤维变性，萎缩加速，导致生精障碍及性功能改变。其原因是睾丸外伤破裂后精子外溢而产生特异的抗精子抗体，这种抗体不仅作用于伤侧，也作用于健侧，从而引起不育。早期 B 超检查，有助于准确诊断，B 超诊断睾丸破裂与临床符合率为 90%～100%。

五、睾丸恶变

睾丸肿瘤多发生在青春期及之后，但也有 10 岁发生肿瘤的文献报道。隐睾患者发生睾丸肿瘤的机会是正常人的 21～53 倍。睾丸位置越高，恶变的风险就越大，高位隐睾尤其是腹内型隐睾恶变发生率更高，其恶变率是低位隐睾的 4～6 倍。Campbell 统计其恶变率高达 48.5%。Coupland 等对一组 794 例睾丸生殖细胞瘤的研究发现，隐睾患者发生精原细胞瘤的机会高于其他类型肿瘤，且在年龄＞32 岁者这种差别更明显。但最近的资料显示，隐睾作为睾丸癌的危险因素已不如以前报道的那么严重。与无隐睾者相比，睾丸癌的危险度为 3.82，比以前报道的危险度 6 降低了许多。如仅单侧隐睾，则危险度为 2.71。隐睾恶变的发病年龄在 30 岁左右。一般认为 2 岁以后行睾丸固定术并不能预防恶变的发生，但下降至阴囊的睾丸易于观察是否有恶变发生。隐睾发生恶变的可能原因除自身因素外，睾丸肿瘤发生风险升高与青春期提前和运动量少有关，还与局部温度、血运障碍、内分泌变化有关。Sohval 观察到隐睾中的未分化生精小管与阴囊内睾丸发生精原细胞瘤的变化相似，并认为隐睾中先天性缺陷是其更易发生恶变的原因。隐睾除应尽早行复位固定术外，术后亦应终生随访，同时注意对侧有无睾丸肿瘤的发病。隐睾导致的睾丸肿瘤类型中最常见的精原细胞癌，一项研究发现 125 例具有隐睾病史的睾丸生殖细胞肿瘤中，54 例为精原细胞癌，35 例为胚胎癌，33 例为畸胎瘤，3 例为绒毛膜癌。

第七节 治 疗

隐睾一经确诊，需要尽早地予以治疗，其决定性的治疗应在出生后 6～12 个月间完成。目前认为有必要与产科医师密切配合，从新生儿期开始就对隐睾进行监护。如果发现新生儿阴囊内睾丸缺失，就应该告知家长去泌尿外科进行密切随访。出生 6 个月后睾丸自行下降的机会已经很小，如果仍未降入阴囊，则需要采取相应的治疗措施。

一、内分泌治疗

1. 作用机制 基于隐睾发生可能与内分泌失调的因素有关，且隐睾患者大多有内分泌改变和睾丸生殖细胞发育障碍。内分泌治疗不但可以刺激睾丸间质细胞分泌更多的睾酮，促进生殖细胞发育成熟，还能够促使睾丸自行下降。Zophbi 研究发现 HCG 治疗可以使隐睾患者睾丸引带的弹性密度和横纹肌纤维显著增加，使其牵引睾丸下降的能力增强。激素的治疗方法包括外用绒毛膜促性腺激素（HCG）和外用促性腺激素释放激素（GnRH）或促黄体生成激素释放激素（LHRH）。

2. 治疗时机 隐睾一旦确诊就应该尽早治疗，生后 6 个月，如睾丸仍未降入阴囊，则自行下降的机会已经很小，应该开始进行治疗。在年龄较大的儿童以及睾丸可回缩入阴囊或处于外环口位置以下的儿童中，激素治疗的成功率较高。

3. 绒毛膜促性腺激素（HCG）用法 HCG 自 20 世纪 30 年代应用于隐睾治疗以来取得了比较满意的效果，其主要成分是 LH，直接刺激间质细胞分泌睾酮，使局部睾丸血流加快，促使生殖母细胞转变为 Ad 型精原细胞；还可使未降的睾丸增大，精索增粗，阴囊扩大，有利于改善手术治疗的操作。具体用法是每日 500IU 肌注，连续 20～30d 为 1 个疗程，也可以每周 2 次，每次 1 000～1 500IU 肌注，连续 9 次为 1 个疗程，总量为 13 500IU 为宜。有研究发现 HCG 超过 15 000IU 有比较明显的副作用。两种方法效果相似，一般在疗程结束几天内就能看到反应，如果效果不佳，不宜继续或重复应用。HCG 的使用有一定的副作用，表现为性早熟，阴茎增大，睾丸胀痛，长骨骨骺过早闭合造成侏儒症等。因此 HCG 有逐渐被 LHRH 代替的趋势，但由于 LHRH 价格较贵，临床普及程度仍不够。

4. 黄体生成激素释放激素（LHRH）用法 LHRH 在 20 世纪 80 年代取代 HCG 成为目前治疗隐睾首选的内分泌治疗药物。LHRH 作用于垂体前叶，刺激垂体释放 LH 和 FSH 入血，被释放的 LH 刺激间质细胞分泌睾酮，睾丸内睾酮升高，附睾引带和精索受其影响，促进睾丸下降。LHRH 采用鼻黏膜喷雾给药，每侧鼻孔 200μg，每天 3 次，每日总量 1.2mg，连续 4 周为 1 个疗程，经鼻腔给药没有任何痛苦，不受限制。

5. HCG 和 LHRH 联合应用 文献报道二者联合应用的有效率高达 70%。用法是先用 LHRH

4 周，每日 1 200μg，继用 HCG 1 500IU，连续 3d。

6. 内分泌治疗效果存在差异的原因分析以及治疗效果的评价 激素治疗隐睾使睾丸下降的效果文献报告不一。Thorsson 做的 Meta 分析发现排除可回缩性睾丸，内分泌治疗的有效率约 20%。但文献报道的有效率仍存在较大的差异，分析其可能的原因是目前对疗效缺乏统一的评价标准，治疗对象是否排除回缩性睾丸等。年龄是影响激素治疗隐睾效果的重要因素。Muinck 等通过对 2～5 岁与 5～12 岁儿童比较，得出前组治疗效果明显好于后组。Pyorala 等通过分析得出，2～4 岁和 >4 岁隐睾患儿激素治疗的效果已无差别。激素治疗的效果还与隐睾的位置密切相关，位置越低，疗效越好。单侧或双侧隐睾之间无差别，腹内型隐睾激素治疗几乎无效。近年来，一些学者报道激素疗法可引起睾丸局部的类炎症反应，提示可促使睾丸生殖细胞凋亡。Toppari 和 Kaleva 认为 HCG 疗法可使睾丸产生类炎症反应，并可增加生精细胞的凋亡率，导致成年后睾丸体积减小，生殖功能降低。Leo 等人用组织化学、凝胶电泳等方法对 HCG 治疗失败的 15 例睾丸活检标本通过检测低分子量 DNA 片段、睾丸体积、血浆 FSH 水平等指标，提示 HCG 治疗后可促进生殖细胞的凋亡。Cortes 等研究发现应用 HCG 不能促进精子的发生、增加生育力，术前应用 HCG 者术中活组织检查发现生精小管横断面的精原细胞明显低于手术组，认为外源性激素刺激隐睾对生殖细胞是一个有害的影响。因此，这一疗法的实际价值和科学性有待进一步的重新认识。

二、手术治疗

隐睾手术治疗的目的是恢复睾丸的正常生理环境，保护患者的生育能力，避免心理障碍，减少睾丸恶变等并发症的发生。手术方式包括：标准睾丸固定术、分期睾丸固定术、长袢输精管睾丸固定术、自体睾丸移植术、腹腔镜睾丸固定术、睾丸切除术及腹腔镜微创手术等。

1. 开放手术

（1）发展历史：1899 年 Bevan 首先开展了睾丸固定术，通过游离隐睾精索，将睾丸放入阴囊，达到治疗目的。此后很多学者对 Bevan 术式进行了一些改进。1931 年 Torek 率先进行了分期固定术，将不能直接降入阴囊的睾丸先缝合于大腿皮下组织内并固定于阔筋膜上，3 个月后再把睾丸放回阴囊。也有将睾丸通过阴囊中隔固定于对侧阴囊内。1959 年 Fowler 及 Stephens 睾丸血管造影证实输精管与精索的血管间存在交通支，开展了长袢输精管睾丸固定术，即 Fowler-Stephens 术式，适用于腹内型隐睾的治疗。1975 年 Corkery 在分期睾丸固定术第一次手术时，用硅胶膜包裹精索和睾丸，以减少术后粘连，第二次手术取出硅胶膜后，能比较容易的将睾丸放入阴囊。1976 年 Silber 应用显微外科技术成功地进行了自体睾丸移植术。1982 年 Scott 开展了腹腔镜睾丸固定术。

（2）手术时机的选择：目前大多数学者认为手术治疗的年龄以 1～2 岁为宜，原因有：2 岁前睾丸组织学改变不明显，2 岁后睾丸组织结构退变进行性加重，累及范围扩大，尽早手术有利于保留生育能力，减少睾丸恶变发生；患儿年龄越小，腹腔与阴囊越接近，精索血管与周围组织粘连也越少，使睾丸容易下降至阴囊，手术难度也较小；早期的手术还有利于消除患儿的心理障碍。

（3）开放手术不同术式的具体操作和手术效果：腹外型隐睾应用标准睾丸固定术即可达到满意效果，精索血管过短者可考虑行分期睾丸固定术或 Fowler-Stephens 睾丸固定术。腹内型隐睾少数可通过标准或分期睾丸固定术进行治疗，位置高者则要行 Fowler-Stephens 睾丸固定术或腹腔镜睾丸固定术，也可以选择自体睾丸移植术。如果隐睾已明显萎缩或怀疑恶变时，则可选择睾丸切除术。Murphy 分析 1970—2005 年行睾丸固定术后的手术效果，早期行睾丸固定术的患儿，超过 90% 可保留生育能力。而绝大部分双侧腹内型隐睾患者生育能力丧失。单侧腹内型隐睾或单侧睾丸缺失，尽早地手术其生育能力在很大程度上仍能得以保留。充分游离足够长的精索，能够无张力的将睾丸放置入阴囊是手术效果良好的关键，但可能损伤其血供或睾丸附属组织时，则不可强行游离。

2. 标准睾丸固定术

（1）适应证：①儿童单侧隐睾；②儿童双侧隐睾，经绒毛膜促性腺激素治疗仍未下降至阴囊者；③成人隐睾，一般仍可行睾丸固定术，若单侧隐睾且高度萎缩，应行睾丸切除；④异位睾丸、游走睾丸或合并腹股沟疝的隐睾；⑤外伤性睾丸脱位，经手法复位未成功者。

（2）禁忌证：①内分泌严重异常或缺陷导致的睾丸发育和功能障碍，隐睾仅仅是一种异常表现；②智力低下发育障碍者；③合并射精障碍者。

（3）手术方法：要点是游离足够长度的精索，将睾丸固定于同侧阴囊，如合并腹股沟斜疝，同期手术修复。

1）切口选择：儿童隐睾手术可选择沿下腹皮纹弧形切口，一般不采用腹股沟斜切口，因为修复时通常不需要修补腹股沟管前后壁，斜切口还会影响外观（图2-3-1）。如果为双侧隐睾，则选用下腹正中沿皮纹弧形切口，经腹腔探查。

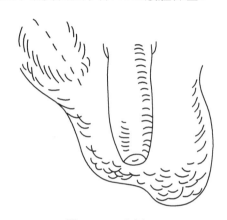

图2-3-1 手术切口

2）显露睾丸：逐层切开皮肤、皮下组织，剪开腹外斜肌腱膜，显露腹股沟管，大多数隐睾位于腹股沟管内，即可将精索及睾丸连同鞘膜游离出来，合并腹股沟斜疝的患者，睾丸可能在腹腔内，可让患者咳嗽增加腹压，使睾丸随疝囊进入腹股沟管内（图2-3-2）。位于腹膜后的隐睾，则需切开内环口甚至向上延长切口切开腹膜，在髂窝乃至腰部仔细探查寻找。在探查隐睾过程中应该注意精细操作，避免损伤隐睾。

3）松解精索：切断睾丸细带，切开睾丸鞘膜，检查睾丸、附睾及输精管，切除多余的鞘膜，将精索鞘膜自精索上完全剥离，使精索充分游离松解至睾丸能牵至耻骨联合以下。若睾丸尚不能牵至耻骨联合下，则应从内环口处继续向上松解精索，使其与腹膜外的脂肪组织分开，直至能将睾丸在无张力下牵至耻骨联合以下（图2-3-3）。松解过程中要注意对睾丸动、静脉的保护，尽量保留精索血管与输精管之间的结缔组织，以防睾丸

萎缩和输精管蠕动障碍的发生。

4）关闭腹膜鞘状突和扩大阴囊：如果鞘膜和腹腔相通，要在内环口处将鞘状突做环状缝合关闭。合并腹股沟斜疝，应做疝修补。用示指经切口的腹壁深筋膜面向阴囊分离，轻轻扩张囊腔，直达阴囊底部，建造放置睾丸的囊腔（图2-3-4）。

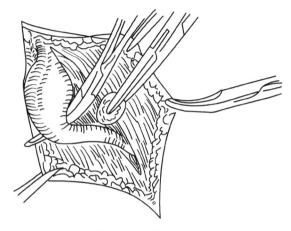

图2-3-2 游离睾丸

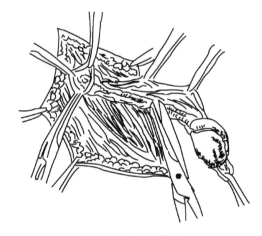

图2-3-3 松解精索

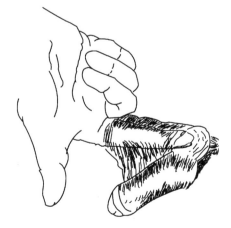

图2-3-4 扩大阴囊腔

5）固定、牵引睾丸：用中号丝线穿过睾丸下方鞘膜或引带，暂不打结，两线尾再经阴囊底部穿出皮肤以备牵引睾丸。将睾丸引带或睾丸下极白膜缝合于阴囊底部肉膜内面，使睾丸移至扩大的囊腔内，注意此时精索应无扭转（图2-3-5）。拉紧牵引丝线并将其缝扎于同侧大腿内侧皮肤上。逐层缝合切口，注意外环口处不要缝合太紧，以免影响睾丸血运。

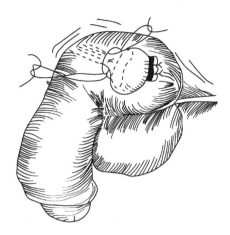

图 2-3-5　固定睾丸

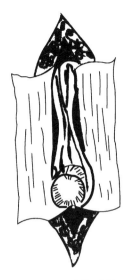

图 2-3-6　Ⅰ期手术

有学者认为睾丸缝线牵引固定会引起睾丸实质的损害，导致生精小管坏死、精子减少、无精子及炎症等并发症，主张将游离的隐睾放入阴囊后，分别与两侧将精索筋膜与肉膜缝合固定，而不缝合牵引睾丸。

3. 分期睾丸固定术　高位的隐睾经充分游离后，仍因精索长度不够而无法将睾丸放入阴囊，则考虑行分期睾丸固定术。第一期手术步骤同标准睾丸固定术，根据游离后精索的长度将睾丸固定于耻骨结节、腹股沟韧带或阴囊上方（图2-3-6）。要注意避免过度牵拉精索，以免睾丸萎缩，使第二期手术剥离困难。也有应用硅胶膜包裹精索和精索，减少一期手术后的粘连。间隔6～12个月后再做二期手术，经原切口再次进入，于内环口处向腹膜后游离精索，将睾丸无张力的固定在阴囊内（图2-3-7）。分期睾丸固定术是比较理想的治疗高位隐睾的手术，但由于分期手术增加了精血管损伤的机会，术后发生睾丸萎缩的约6%～17%。

4. 长袢输精管睾丸固定术（Fowler-Stephens术）　该术式适用于腹内型隐睾及高位睾丸下降不全者。手术要点是尽量高位切断精索血管，利

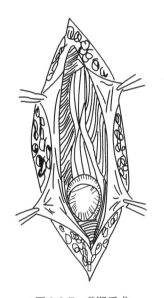

图 2-3-7　Ⅱ期手术

用睾丸的侧支血供将高位隐睾一次降入阴囊。该术式首先由Flower及Stephens提出，两人利用睾丸动脉造影，证实输精管及精索间存在吻合血管支，高位隐睾的侧支血供来源于输精管血管袢、腹壁下血管侧支以及从睾丸引带进入鞘状突后壁的分支。据此提出保留睾丸输精管与精索血管间的膜样组织，不切断睾丸引带，尽可能高位切断精索血管，一次性将睾丸固定于阴囊内的方法，并在临床治疗中取得成功。

禁忌证：输精管较短者，即使切断精索血管，也不可能将睾丸放入阴囊；节段性输精管闭锁或缺如；附睾缺如或附睾与睾丸分离；睾丸发育不良，没有肯定的血供；阻断精索血管后，睾丸切口

不出血，或出血在 5min 内停止者；常规游离精索后，发现精索长度不够者。

在术中切断精索血管前，必须先做 Fowler-Stephens 试验，以证实睾丸侧支血供是否正常。用哈巴狗血管钳在距离睾丸至少 3～5cm 处夹住精索血管，观察数分钟了解睾丸颜色变化情况，然后用尖刀在睾丸白膜上切一小口，连续观察 5～10min，如切口有鲜红色血液流出，说明睾丸的侧支血供充足，可以结扎切断精索血管，否则不宜选用该术式。术中注意保留重要的侧支循环，不剥离睾丸引带的血管。注意不要损伤输精管祥周围的小血管。固定睾丸的方法同标准睾丸固定术。也可以作分期手术，即一期仅作精索血管离断，待侧支循环增强，睾丸有足够血供时（6～12 个月后），再游离睾丸并固定于阴囊中。如果睾丸固定仍有张力，可解剖出腹壁下动静脉，使隐睾及输精管等组织从腹壁下血管下方内侧穿出，从而缩短行程，有助于隐睾固定于阴囊。手术时应注意不能结扎腹壁下血管，也不要广泛解剖精索，避免损伤输精管血管，这是保证手术成功的关键。Fowler-Stephens 睾丸固定术主张高位离断精索血管，即在精索血管与输精管血管有侧支吻合前离断精索血管，以保留足够的侧支循环，疗效确切。Dhanani 报道分期手术，平均随访 9 个月，成功率 98%。Docimo 报道的 Fowler-Stephens 一期及分期睾丸固定术的成功率分别为 67% 和 74%。近年来 Koff 等提出低位（靠近睾丸）离断精索血管，认为可保留从近端精索血管至输精管血管的侧支循环，有利于睾丸血运，并可作为 Fowler Stephens 睾丸固定术的选择术式，随访 33 例 39 侧，1 个月成功率为 97%，1 年为 93%。国内也有应用此法的报告，成功率为 100%。

这一手术方式使部分高位隐睾患者避免了隐睾切除或睾丸自体移植，但有少数睾丸萎缩的报道，因此要慎重把握手术适应证。

5. **睾丸自体移植术** 对于标准睾丸固定术，分期睾丸固定术或 Fowler-Stephens 术无法解决的高位隐睾患者，自体睾丸移植术是一种较理想的选择。睾丸移植包括：睾丸组织移植、吻合血管的睾丸移植（自体移植和异体移植）和睾丸间质细胞移植。睾丸组织移植处于睾丸移植研究的早期阶段，且仅用于动物实验。睾丸间质细胞

移植可有力的增加血中睾酮水平，主要用来治疗男性性功能低下。对于隐睾患者来说，成年后的生殖功能至关重要，故临床上吻合血管的睾丸移植应用较多。自体睾丸移植主要应用于睾丸发育良好且由于解剖因素不能行上述手术方法的高位隐睾患者。但该术式对技术条件要求较高，使其在临床的应用受到限制。手术要点：①采用超过内环口的腹股沟斜切口，沿着精索寻找睾丸；②尽可能在精索血管起始处分离精索内动、静脉；③游离足够长度的腹壁下动、静脉，切断后近端用无损伤血管钳夹，远端予以结扎；④远离睾丸切断精索血管，在显微镜下分别将睾丸精索动、静脉远端与腹壁下动、静脉近端行端端吻合；⑤吻合完毕后，先开放静脉血管，再开放动脉血管，观察睾丸颜色变化，确定吻合效果；⑥游离输精管，分离阴囊，固定睾丸。Bukowski 等回顾了17 年自体睾丸移植术治疗高位隐睾情况，成功率为 96%。Frey 等报道睾丸自体移植术后有 17.4% 的睾丸发生部分或完全萎缩。睾丸异体移植主要适用于先天性双侧睾丸发育不良、无睾症、严重睾丸萎缩、双侧腹腔型隐睾行睾丸固定术或自体睾丸移植术致睾丸萎缩或坏死而必须行睾丸切除者。由于供体缺乏及伦理方面的制约，目前多用于动物试验。胎儿睾丸具有较强的耐缺血、缺氧能力，且具有免疫宽容性。近年来，对胎儿睾丸移植的研究已引起众多学者的关注，但仍受到伦理因素的制约，临床应用较少。

6. **睾丸切除并假体植入术** 适用于睾丸严重发育不良，或可疑恶变者，或行睾丸固定术或睾丸移植术后睾丸萎缩坏死的高位隐睾患者。无论是成年人还是儿童，一侧或双侧睾丸缺失都可能导致心理障碍。睾丸缺失不仅对患者性心理、性活动有影响，而且会对患者的职业和社会生活产生不良的效应。睾丸的缺失与否将直接影响儿童性心理的发育及健康成长，儿童会由于睾丸的缺失而变得自卑、怪癖、忧虑，从而回避正常的社交活动。所以阴囊正常外观的保持显得极为重要。因此，临床上多建议在行睾丸切除术后行一期或延期睾丸假体植入或异体睾丸移植术，以恢复阴囊的正常外观，这也正是新的医学模式的体现。目前临床上常用的是硅胶材料制成的睾丸假体。但是，假体毕竟是一种替代的物质，较正常

的睾丸组织尚有一定的差距(质地、弹性等)。因此,如何"以假乱真"便是今后睾丸假体研究的重点。值得注意的是 2000 年 Baez 等学者创建的组织工程软骨假体(engineered cartilage prosthesis),这种睾丸假体具有天然软骨的特性,并具有一定的弹性,更具有良好的组织相容性,预示着组织工程形式的睾丸假体具有更广阔的研究与应用前景。

7. 微创手术

(1)腹腔镜在隐睾诊断与治疗中的应用:1976 年 Cortesi 等在泌尿外科首次应用腹腔镜对隐睾进行了定位和活检,成为诊治腹内型隐睾或睾丸缺如的一种安全、准确的方法。不仅可以对隐睾进行定位和评估,并且还能进行腹内型隐睾固定或切除术。据美国泌尿外科协会(AUA)统计,探查手术平均时间 15min,准确率达到了 98%,而并发症仅为 1.6%。自 1982 年 Scott 及 Cohen 首次应用腹腔镜治疗高位隐睾以来,其效果已得到了泌尿外科医师的认可,成为隐睾治疗最常用术式。与传统的开放手术相比,腹腔镜技术可更精确分辨睾丸解剖位置、活力情况、血供情况,可更加精细的游离精索,有利于保护血供和输精管(图 2-3-8)。

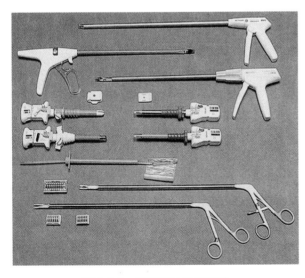

图 2-3-8 腹腔镜的常用器械

(2)适应证与禁忌证:腹腔镜适用于体检时不能触摸到的隐睾患者,目的是确定体内是否存在睾丸和睾丸在体内的准确位置,以选择最佳的治疗方法。具体适用于以下几种情况。①低位腹腔型隐睾,精索较松弛,可通过松解腹腔段精索,结合腹股沟切口将睾丸下降固定于阴囊,无需破坏内环口。②高位腹腔型隐睾,充分松解腹腔段精索可达肾下极。如精索长度足够,则行一期睾丸下降固定术,常需剪开内环口以缩短睾丸至阴囊的距离,如精索长度不够,则行 Fowler-Stephens 一期或分期下降固定术。③睾丸严重发育不良或可疑恶变者,可在腹腔镜下行睾丸切除术。患者合并有腹膜炎、肠梗阻、腹壁感染及严重凝血性疾病者禁忌行腹腔镜检查或手术。

(3)腹腔镜对隐睾的定位诊断:术中成功建立气腹后用 0° 或 30° 腹腔镜窥镜观察腹腔和盆腔。隐睾在腹腔镜检中的表现主要有:①腹内型隐睾多位于膀胱底与内环口之间,并与输精管和精索血管相连接;②腹股沟隐睾在腹腔内未见睾丸,但有正常的精索血管及输精管;③睾丸缺如表现为内环口以上无睾丸,并可见精索血管和输精管盲端结构。须注意仅有输精管盲端结构不能断定是睾丸,还应仔细检查,精索血管和睾丸可能位于腹腔内较高的位置。

(4)腹腔镜的睾丸固定术和睾丸切除术的手术方法:根据腹腔镜检查结果,制订相应治疗方案。腹股沟隐睾可选用标准睾丸固定术或长袢输精管睾丸固定术。对于腹内型隐睾,根据松解的精索血管长度和隐睾的位置,可通过腹腔镜行睾丸固定术、长袢输精管Ⅰ、Ⅱ期睾丸固定术及睾丸切除术。如果证实为睾丸缺如,则无需进一步治疗。

1)腹腔镜睾丸固定术:将患侧抬高使结肠向中线移位,成功建立气腹后先检视盆腔,在腹壁下血管外侧找到内环口,同时找到睾丸和精索血管,如果睾丸位置较高,则找到输精管和睾丸引带后,沿着向肾脏方向找到睾丸,沿精索血管方向切开后腹膜,分离精索血管和输精管,使之松解、游离,切断睾丸引带后游离睾丸,如精索较长,经腹股沟管引下睾丸固定于阴囊。如果精索较短,则可在腹壁下血管内侧与耻骨下膀胱边切一小口,穿过盆底肌形成新的"腹股沟管"到阴囊,研究认为此路径到达阴囊距离最短。切开阴囊,分离肉膜潜窝,用血管钳朝向盆腔,在腹腔镜监视下通过新的"腹股沟管"将睾丸引下,固定于阴囊皮肤与肉膜潜窝中(ER 2-3-1)。

ER 2-3-1　全腹膜外入路腹腔镜下双侧高位隐睾下降固定＋双侧斜疝无张力补片修补术

2）腹腔镜长袢输精管睾丸固定术：如果术中发现精索血管较短，不能将睾丸降入阴囊，可选用 Fowler-Stephens Ⅰ期手术，距睾丸 3～5cm 处分离小段精索血管，用钛夹将精索血管束夹紧，阻断精索血流，完成Ⅰ期手术。3 个月后行 Fowler-Stephens Ⅱ期手术，用腹腔镜找到隐睾及精索血管阻断处，游离睾丸和输精管，切断睾丸引带和精索血管，按睾丸固定术固定于阴囊。Ⅱ期手术根据情况也可以采用开放手术进行。

3）腹腔镜睾丸切除术：该手术适用于青春期单侧隐睾、腹内型睾丸畸形或萎缩，尤其是病理证实有恶变趋向者。术中找到腹内睾丸后，游离输精管、精索血管和睾丸引带，切除睾丸，经扩大的操作孔拉出体外。

（5）手术并发症及预防：一般而言，腹腔镜手术并发症的发生与术者操作技巧，熟练程度密切相关。

1）气腹针及套管针刺伤腹腔大血管：脐部穿刺是术中唯一盲穿的操作，用力过猛或穿刺过深均可能刺破腹腔大血管。一旦有大量鲜血从气腹针或套针中流出，即可诊断有大血管的损伤，应立即剖腹探查，修补血管裂口，彻底止血。可在穿刺前，在脐旁用巾钳将皮肤垂直向上提起后再行穿刺，这样与血管间的距离增大，损伤概率明显降低。

2）气体栓塞：多与气腹针放置不当和腹腔内压过高有关。采用溶解度大的二氧化碳气腹，术中密切监测腹内压力，保持压力在 14mmHg 以下均有助于降低其发生率。

3）邻近脏器损伤：常由气腹针或套管针插入腹腔不当导致。术中正确穿刺操作，可避免肠管损伤，如果肠管损伤需立即行肠修补术。术前留置尿管可避免膀胱的损伤。如膀胱损伤可持续尿管引流，无需特殊修补处理。

第八节　几种特殊类型的隐睾

一、异位睾丸

异位睾丸指睾丸在发育下降过程中，受各种因素的影响，偏离正常途径未进入阴囊，而异位于耻骨、股部、会阴部等处，临床上较为罕见。自 1786 年 Gohn 首次报道以来，文献统计异位睾丸在隐睾患者中约为 1%。异位睾丸病因尚未完全明确，睾丸异位与睾丸引带发育关系密切，睾丸引带有 5 条分支，分别附着于会阴、股管、表浅腹股沟窝、耻骨上和对侧阴囊。正常情况下，有一束引带附着阴囊，睾丸沿正常途径下降，一旦某分支变为一束引带，睾丸便偏离正常下降途径，出现异位，其中最多见于表浅腹股沟窝，而异位到对侧者罕见，提示异位睾丸多为腹外型。在睾丸下降过程中受到某些机械梗阻因素，阻碍睾丸进入阴囊，而沿着睾丸引带末端的其他分支下降到耻骨、股部、会阴部等。但 Heyns 对胎睾和隐睾解剖时发现几乎所有睾丸均只有一条引带，这不支持睾丸引带有多条分支的假设。

异位睾丸形态、大小均正常，其精索血管和输精管长度正常。可分为腹内型和腹外型：

（1）腹内型：睾丸未进入腹股沟管内，而是由腹膜后返折到腹膜前或异位到对侧（ER 2-3-2）。

ER 2-3-2　同侧异位睾丸

（2）腹外型：睾丸及精索均已穿过内环口而出腹股沟管，由于不同的引带附着点，使其异位于腹股沟管周围，占异位隐睾的大多数。

手术治疗是治疗异位睾丸唯一有效的方法，由于其精索血管长度正常，松解后均可放入阴囊，一般选择睾丸固定术即可。

二、横过异位睾丸

横过异位睾丸是指睾丸下降过程中远离正常途径，横过腹部异位于对侧腹股沟或阴囊，较罕见。多数睾丸是从右侧移位到左侧。患者以单侧或双侧隐睾就诊，多于术中探查发现。横过异位睾丸发育基本正常，有完整的精索血管和输精管，可能与睾丸引带异位附着有关。睾丸横过异位的早期诊断很困难。虽然欧美，日本的统计表明横过异位睾丸的发现年龄已从 35 年前的平均 21 岁到目前的平均 4 岁，但只有小部分为术前诊断。随着人们对这种畸形的进一步认识，术前诊断率有所提高。Lam 等报道 MRI 及 MRV 对横过异位睾丸的诊断很有帮助。横过异位睾丸的治疗可选择睾丸固定术，术中充分松解游离精索，在无张力的情况下，经对侧腹股沟管下降至对侧阴囊内，然后穿过阴囊纵隔将睾丸固定于患侧阴囊内。

第九节 有关隐睾诊疗的几个问题

尽管隐睾经过一百多年的研究和临床实践，在病因、发病机制、临床诊疗等各个方面取得了长足的进展，但仍有大量的基础与临床问题没有解决。首先，隐睾的发病原因依然不明，需要进行前瞻性研究与长期的随访观察，进一步认识环境因素、遗传因素在隐睾发病中的作用。内分泌问题是我们最早认识到的可能的致病因素，但妊娠期孕妇、胎儿体内激素水平的变化、相互间的调控及对生殖器官发育的作用并没有完全研究清楚。其次，由于发病机制不明，临床上缺乏有效的预测指标，无法对该病开展胚胎期的前期干预。尽管临床上对隐睾的内分泌治疗和手术治疗已经取得很好的效果，但在治疗时机的选择上、隐睾对不育症的影响及隐睾与睾丸恶变间的关系等方面依然存在着很大的争议，需要大量的临床资料的随访来验证解决。

随着分子生物学、分子遗传学、分子免疫学、基因克隆、干细胞、组织工程学及蛋白质组学研究的飞速发展，使隐睾的研究进入了基因水平，而微创外科技术的应用，也使隐睾的诊疗水平达到了新的高度。这些研究热点给隐睾的研究带来了新的思路和新的研究方法，值得每一位泌尿外科医师去深入研究和思考。希望将来在病因和发病机制研究成果的基础上，能够在胚胎期就对该病做出准确的预测和有效的干预。

（夏术阶 邵 怡 赵 炜）

参 考 文 献

[1] Schneck F X, Bellinger M F, Zuniga Z V, et al. Abnormalities of the Testes and Scrotum and their Surgical Management// Walsh PC, Retik AB. Campbell's Urology. 8th ed. Harcout Asia WB SAUNDERS, 2002: 2353-2394.

[2] 庄乾元, 韩见知. 睾丸位置异常 // 庄乾元, 韩见知. 先天性泌尿生殖系疾病. 武汉: 湖北科学技术出版社, 2001: 301-317.

[3] Heyns C F. The gubernaculums during testicular descent in the human fetus. J Anat, 1987, 153: 93-112.

[4] Toppari J, Virtanen H, Skakkebaek NE. Environmental effects on hormonal regulation of testicular descent. J Steroid Biochem Mol Biol, 2006, 102(1-5): 184-186.

[5] 彭浩, 蒋永义. 男性生殖系畸形 // 周瑞锦, 刘中华, 玄绪军. 泌尿生殖系统遗传病与先天畸形. 郑州: 郑州大学出版社, 2002: 300-303.

[6] Thorsson AV, Christiansen P, Ritzn M. Efficacy and safety of hormonal treatment of cryptorchidism: current state of the art. Acta Paediatr, 2007, 96(5): 628-630.

[7] Murphy F, Paran TS, Puri P. Orchidopexy and its impact on fertility. Pediatr Surg Int, 2007, 23(7): 625-632.

[8] Damgaard IN, Jensen TK, Petersen JH. Cryptorchidism and maternal alcohol consumption during pregnancy. Environ Health Perspect, 2007, 115(2): 272-277.

[9] Bonet B, Recaman M, de Ferreira Sousa JA. Nonpalpable testes: experience from the Hospital Central Especializado de Crianas Maria Pia. Cir Pediatr, 2006, 19(3): 144-146.

[10] Liu XF, Li HC. Present state of studies on anatomical anomalies in cryptorchidism. Zhonghua Nan Ke Xue, 2006, 12(10): 936-938.

[11] 黄澄如, 张凤翔, 谢会文, 等. 隐睾 // 吴阶平. 吴阶平泌尿外科学. 济南: 山东科学技术出版社, 2004: 519-527.

[12] Kristensen P, Irgens LM, Andersen A, et al. Birth defects among offspring of norwegian farmers, 1967-1991.

Epidemiology, 1997, 8: 537-544.

[13] Bergh. A Studies of cryptorchidism in experimental animal models. Acta Paediatr, 2007, 96(5): 617-621.

[14] Virtanen HE, Bjerknes R, Cortes D. Cryptorchidism: Classification, prevalence and long-term consequences. Acta Paediatr, 2007, 96(5): 611-616.

[15] 郭应禄. 隐睾 // 郭应禄. 临床泌尿外科病理学. 北京: 北京大学医学出版社, 2004: 356-361.

[16] 回允中. 阿克曼外科病理学. 沈阳: 辽宁卫生出版社, 1999: 1260.

[17] Hutson JM, Hasthorpe S. Abnormalities of testicular descent. Cell Tissue Res, 2005, 322(1): 155-158.

[18] Thorsson AV, Christiansen P, Ritzén M. Efficacy and safety of hormonal treatment of cryptorchidism: current state of the art. Acta Paediatr, 2007, 96(5): 628-630.

[19] Han WK, Kim JH, Hong CH, et al. Structural evidence against hormonal therapy for cryptorchid testis: abnormal gubernacular attachment. J Urol, 2004, 171(6,

Part 1of 2): 2427-2429.

[20] Henna MR, Del NeroRG, Sampaio CZ, et al. Hormonal cryptorchidism therapy: systematic review with metanalysis of randomized clinical trials. Pediatr Surg Int, 2004, 20(5): 357-359.

[21] Vijjan VK, Malik VK, Agarwal PN. The role of laparoscopy in the localization and management of adult impalpable testes. JSLS, 2004, 8(1): 43-46.

[22] De Luna A M, Ortenberg J, Craver R D. Explorationfor testicular remnants: implications of residual seminiferous tubules and crossed testicular ectopia. J Urol, 2003, 169, 1486-1489.

[23] Lam WM, Le V, Chan K, et al. Transverse testicular ectopia detected by MR imaging and MR venography. Pediatr Radiol, 2002, 32: 126-129.

[24] Cortes D, Thorup J, Visfeldt J. Hormonal treatment hurm the germ cells in 1 to 3-year-old boys with cryptorchidism. J Urol, 2000, 163(4): 1290-1292.

第四章　原发性膀胱输尿管反流

原发性膀胱输尿管反流（primary vesicoureteral reflux，PVUR）是指输尿管膀胱连接处（ureterovesical junction，UVJ）组织结构的先天性异常，导致输尿管单向活瓣防护作用减弱，尿液从膀胱逆流进入上尿道而产生的一种病理状态。原发性膀胱输尿管反流与尿路感染及肾瘢痕化关系密切，反流可导致高血压和肾功能衰竭等并发症。大量资料表明，反流性肾病是终末期肾的重要原因之一。因此，近年来，原发性膀胱输尿管反流已愈来愈多地引起国内外学者的关注。

原发膀胱输尿管反流最早可追溯到古罗马时期，Galen 和 Da Vinci 首次提出输尿管膀胱连接部是一个尿液自上尿路向膀胱单向流动的调节阀门，在防止尿液反流中可能具有重要作用。但是，直到 1883 年，Semblinow 等才在正常的兔子和狗的实验中证实膀胱输尿管反流现象，但是尚不能明确其是否为机体病理异常。1907 年，Sampson 等第一次提出膀胱输尿管反流可能与上尿路肾脏的感染及损伤密切相关，且揭示了输尿管在膀胱壁内斜行结构在输尿管膀胱连接部位形成了一个单向门锁机制。1929 年 Gruber 等通过详细的解剖学研究，分离出了输尿管膀胱连接部，提出原发性膀胱输尿管反流的发病与膀胱壁内段输尿管的长度及膀胱三角区的肌肉发育与功能异常相关。这一里程碑式的发现，为膀胱造影及膀胱输尿管反流患者行输尿管膀胱连接部位的手术重建提供了解剖学理论基础。1952 年 Hutch 等临床发现在截瘫且存在膀胱输尿管反流的患者中慢性肾盂肾炎的发病比例明显增加，揭示了膀胱输尿管反流可能导致肾脏损伤与功能结构的异常。而当时人们认为膀胱输尿管反流是继发于膀胱颈梗阻，故 1950 年前后人们施行了许多不必要的手术，通过膀胱颈部成形去解除并不存在的膀胱颈梗阻。1958 年 Politan 和 Leadbetter 首先报道

通过抗反流的输尿管膀胱再吻合术来解决原发性膀胱输尿管反流。1965 年 Tanagho 等通过手术切除动物模型中的膀胱三角区远端到输尿管口之间的组织，证实了输尿管膀胱壁内段周围结构组织的破坏可导致膀胱输尿管反流的发生。1975 年 Ransley 和 Risdon 通过切除猪输尿管末端周围的膀胱黏膜下组织也获得了类似的病理表现。目前，随着解剖学及临床研究的进一步发展，已充分认识到输尿管膀胱连接部解剖结构的先天异常或损伤是原发性膀胱输尿管反流发生的关键性病因。

年龄为原发性膀胱输尿管反流发病的重要评估因素，原发性膀胱输尿管反流主要发生于儿童，有研究发现，其儿童发病率从 1%～18.5% 不等，但伴有感染儿童中约 30% 存在反流，而没有伴有感染的患儿中 17% 存在反流，而伴有感染的婴儿的发病率高达 70%。有研究发现，年龄与反流的发生率呈反比，4 岁时发病率为 20%，12 岁为 15%，而成人的发病率仅为 5.2%，可能与随着年龄的增长，膀胱及输尿管发育，输尿管隧道延长及输尿管膀胱壁内段组织结构加强相关，反流可自然缓解。此外，膀胱输尿管反流的发生与患者性别、种族以及家族遗传性等密切关系，有研究发现，不同性别在 PVUR 的发病率上存在差异。有人对胎儿期发生上尿路扩张的婴儿评估发现，76% 的反流患儿为男性，而对于大龄儿童研究发现，反流的多数患者而女性，但是存在感染时出现反流的患者男性高于女性。对于膀胱输尿管反流的发生率与种族相关性，一直存有争议。大多数儿童输尿管反流的研究来源于北美、北欧及斯堪的纳维亚地区。我国儿童膀胱输尿管反流的发生率与种族差异的关系尚不清楚。有报道提出原发性膀胱输尿管反流是较为常见的与遗传学因素有关的先天性泌尿系统疾病。在患有膀胱输

尿管反流病患的家族后代中发生膀胱输尿管反流的风险性明显增加。有报道称，当婴儿患有膀胱输尿管反流时其母亲或者同胞中约有 71% 的概率具有相同的病史。

第一节　膀胱输尿管反流的分类及其病理生理

输尿管的发育源于中肾管（或称 Wolffian 管）的胚胎输尿管芽，Wolffian 管和早期输尿管被称为一个 Y 字母形状的两条上臂，远端中肾管形成 Y 字母的主干。发育过程中，远端中肾管被牵拉合并入泌尿生殖窦区域，形成膀胱，随着远端中肾管 Y 主干的完全合并，Y 两个上臂分别进入膀胱，其中一条作为输尿管。两条 Y 臂接触到泌尿生殖窦或膀胱壁，其相互间也发生旋转。如输尿管芽过早接触泌尿生殖窦，过度旋转牵拉将使其位于膀胱侧面位置较高，合并不完全，膀胱壁内段长度不足，而引起反流。

膀胱输尿管反流现象的发生主要反映输尿管功能的完整性、输尿管膀胱连接部的解剖结构及膀胱功能顺应性几个因素的异常。输尿管本身功能出于防反流目的，其蠕动诱发的电活动起源于尿液收集系统近端的起搏点，可通过神经肌肉传递蠕动波。电活动向输尿管远端传播，产生输尿管蠕动及收缩，采用递推式使尿液不断向前推进。随后尿液通过输尿管膀胱连接部进入膀胱，完成尿液的输送过程。膀胱充盈和末端输尿管收缩闭合可防止膀胱尿液反流。输尿管向前推进尿液的有效性，取决于输尿管管壁的闭合能力。在膀胱正常充盈阶段，交感神经冲动和膀胱壁的弹性特征可以阻止膀胱内压力的大幅度升高。当膀胱充盈时，膀胱保持一个相对低压状态，这有利于输尿管中的尿液通过输尿管膀胱连接部进入膀胱。已知连接部的功能只允许尿液从输尿管进入膀胱，从而有效地限制了尿液从膀胱反流入输尿管。

输尿管膀胱壁内段的结构是预防反流的核心，输尿管壁内段与膀胱逼尿肌共同穿过膀胱壁，在膀胱外侧，输尿管的三层肌肉分离，外层输尿管肌肉与外层逼尿肌合并形成 Waldeyer 鞘，后者形成深层膀胱三角区。输尿管壁内段被充盈的

膀胱壁挤压，防止尿液反流入输尿管。足够长度的输尿管壁内段加上膀胱内外点之间的输尿管结构形成了单向抗反流压力瓣。研究发现无反流的膀胱输尿管连接部内段隧道长度与输尿管直径比例约为 5:1，而反流患者的输尿管膀胱连接部位 1.4:1（图 2-4-1）。因此，输尿管的长度与直径比值 5:1 被作为抗反流手术的标准，但这个比值在消除反流的作用中是否是必需的，输尿管扩张和输尿管蠕动功能降低的情况下是否可以实施手术治疗，临床效果如何，尚有不同观点。这需要更多的临床实践、对照研究与长期的随访评价。

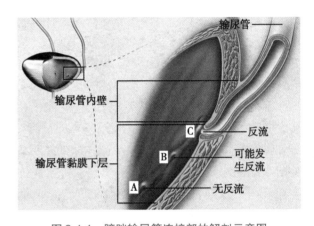

图 2-4-1　膀胱输尿管连接部的解剖示意图
A. 膀胱内段输尿管的长度与直径的比例≥5:1，不会发生输尿管反流；B. 膀胱内段输尿管的长度与直径的比例介于 1.4:1～5:1 之间，可能会发生输尿管反流；C. 膀胱内段输尿管的长度与直径的比例≤1.4:1 发生膀胱输尿管反流

正常情况下，输尿管的收缩使尿液团上端的输尿管管腔闭合，推动近端的尿液向远端输送。当尿液团到达输尿管膀胱连接部时，膀胱的纵行肌肉收缩，使膀胱内输尿管与输尿管口之间的距离缩短，降低了输尿管口处的阻力，有利于尿液排入膀胱。目前研究提示输尿管的蠕动压力为 20～35mmHg，膀胱内压一般为 8～12mmHg，输尿管的压力必须大于膀胱内压以完成尿液顺行输送。当输尿管松弛时，膀胱壁内段输尿管又恢复了正常时的位置及长度，提高膀胱输尿管连接部的阻力，并闭合末段输尿管，起着输送尿液、阻止膀胱输尿管反流的瓣膜防护作用。

正常输尿管推动尿液经 UVJ 进入膀胱的过程，必须具备以下几个基本条件：①输尿管的三层肌肉（内纵、中环、外纵）对尿液的牵张能够产

生收缩反应与蠕动；②膀胱内足够低的压力，以便尿液能够顺利流入膀胱；③当膀胱充盈或收缩时，输尿管远端的膀胱连接部处必须保证处于闭合状态；④膀胱壁内段输尿管斜行进入膀胱壁内段的长度约为1.5cm；⑤膀胱壁内段输尿管的长度与直径的比例关系为5:1。这些基本条件发生改变或被破坏时就会导致膀胱输尿管反流。

另有研究提示，除隧道长度结构缺陷外，输尿管膀胱平滑肌、膀胱三角区肌肉、细胞外基质成分异常及神经功能异常也可能会导致膀胱输尿管反流。原发性膀胱输尿管反流的发病原因主要为输尿管膀胱连接部位结构或者功能出现生理性缺陷，导致抗反流机制出现障碍，而其余输尿管及膀胱等因素维持正常或相对无影响。即使膀胱内尿液压力足够低时，膀胱内尿液也会出现输尿管反流。

膀胱输尿管反流可引起肾脏实质的损害，多因素研究显示，反流的级别、尿路感染病史、确诊年龄和ACE I/D基因多态性是原发性膀胱输尿管反流导致肾脏实质损害四个最重要的危险因素。Mackie和Stephens提出肾脏发育不良与最高分级膀胱输尿管反流相关理论提示，输尿管芽异常起源是发生于反流相关肾结构异常的可能因素。肾脏发育不良并非原发性孤立膀胱输尿管反流所特有，有研究提示，在反流分级较高时，重复肾、梨状腹综合征及PUV等均可显示反流相关性肾脏结构异常。肾脏瘢痕发生是感染性肾积水的一个并发症，反流可通过机械性流体动力学机制促进病原微生物从膀胱逆行进入肾脏，是细菌种植后出现肾脏组织感染、肾脏组织损伤及肾脏的瘢痕纤维化。

尿路感染在儿童中较为常见，而膀胱输尿管反流是尿路感染（urinary tract infection，UTI）的常见病因。伴发重度反流的明显肾积水及输尿管扩张，理论上可反复顺行携带病原体进入膀胱，而含有细菌的尿也亦可通过反流逆行进入上尿路。有研究提示，继发于内毒素效应的输尿管松弛与无法将感染的尿液从上尿路排出相关，但是这尚不能影响最终反流的缓解。研究发现，30%～50%的尿路感染儿童伴发有原发性膀胱输尿管反流。反流并非造成尿路感染的全部因素。在缺乏膀胱症状或感染时，反流被认为可能是菌尿最可能的临床促进剂，并可能通过机械传播将细菌带入肾盂。有研究提示，原发性膀胱输尿管反流合并尿路感染是发生急慢性肾盂肾炎、肾脏瘢痕、高血压及终末期肾病的高危因素。与低级别膀胱输尿管反流相比，高级别反流发生尿路感染和肾脏损害的概率增加8～10倍。

膀胱输尿管反流是高血压的一个重要的初始发病因素。可能涉及肾素-血管紧张素系统和钠钾三磷酸腺苷活性的动脉性紊乱，但是其具体的病理生理学机制尚不完全明确。有研究提示成人中膀胱输尿管反流与高血压存在明显的关联。另有研究提示紊乱的肾脏实质损害伴发的肾脏微血管机制可能是反流相关性高血压的重要原因，这提示着对于膀胱输尿管反流患者如果仅仅纠正反流并不能有效控制高血压。

近年来，原发性膀胱输尿管反流相关性感染所致的肾脏衰竭发病有所减少，在过去30年间，慢性肾盂肾炎作为终末期肾病的原发病因的发生率从15%～25%降至少于2%。研究发现，伴随着肾脏瘢痕化的内科肾脏疾病，如浓缩障碍、超过滤、蛋白尿、肾小管酸中毒及钠镁微分泌障碍等，均可能与肾脏小管及实质损害或异常相关。

在过去的几十年里，有多种关于膀胱输尿管反流的分级与分类标准的提出，但其各有优缺点。1981年由国际反流研究委员会（International Reflux Study Committee，IRSC）综合多个分类系统，以排泄性膀胱尿道造影（voiding cystourethrography，VCUG）获得的泌尿集合系统形态学改变为基础，将原发性膀胱输尿管反流分为5级的国际分类的新标准。这些新的分级标准为内科与外科治疗方法的选择提供了依据（图2-4-2）。

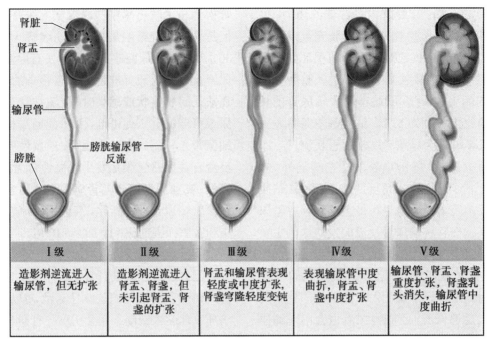

I级	II级	III级	IV级	V级
造影剂逆流进入输尿管，但无扩张	造影剂逆流进入肾盂、肾盏，但未引起肾盂、肾盏的扩张	肾盂和输尿管表现轻度或中度扩张，肾盏穹隆轻度变钝	表现输尿管中度曲折，肾盂、肾盏中度扩张	输尿管、肾盂、肾盏重度扩张，肾盏乳头消失，输尿管中度曲折

图 2-4-2　国际反流研究委员会输尿管反流分级标准

根据排泄性膀胱尿路造影示反流阳性以及国际反流研究会的五级分类法对原发性膀胱输尿管反流分类标准。I级：尿反流只限于输尿管；II级：尿反流至肾盂、肾盏，但无扩张；III级：输尿管轻轻度扩张或（和）扭曲肾盂轻度扩张和穹隆轻度变钝；IV级：输尿管中度扩张和迂曲，肾盂、肾盏中度扩张，但是多数肾盏仍保持乳头形态；V级：输尿管严重扩张和迂曲，肾盂、肾盏严重扩张，多数肾盏形态消失

第二节　临床表现及评估

原发性膀胱输尿管反流可导致反复尿路感染，诱发免疫反应以及最终引起肾脏瘢痕的形成。在 30%～60% 的原发性输尿管反流的患者中可以发生不同程度的反流性肾损害，其中5%～10% 最终导致高血压和终末期肾病。一旦肾脏功能开始恶化，即使尿路感染及反流已经被纠正，也不能逆转肾脏功能的损害。在理想状态下，膀胱输尿管反流应该在肾脏瘢痕出现前得到诊治。应用彩色多普勒超声、排尿性膀胱造影以及核素膀胱造影判断与评估反流的分级，应用^{99m}Tc 标记二巯丁二酸和 ^{131}I- 西普兰肾脏闪烁扫描检查方法判定与评估肾脏的功能、反流的程度和肾小球滤过率。

由于缺乏灵敏和非侵袭性的筛查方法以及部分无症状原发性膀胱输尿管反流患者随年龄的增加或药物治疗后反流的自行消退，一些学者对新生儿和家族膀胱输尿管反流患者的无症状同胞是否需要诊断性检查提出质疑，影响了对无症状同胞常规筛查工作的开展。大量的随访研究资料证实，家族性膀胱输尿管反流已成为肾瘢痕化的高危险因素，特别是通过对家族性膀胱输尿管反流患者肾瘢痕化危险因素的详细研究以及对几组家族同胞对该疾病进行早期筛查、治疗和预后评估，多数学者强调对家族性反流和尿路感染的孕妇所生育的子女应实施早期检查。

一、临床表现

原发性膀胱输尿管反流的主要临床表现是反复泌尿道感染，如反流引起上尿路尿液无法排空即可表现为输尿管扩张和肾脏积水。多数患者在反流早期无明显临床症状，部分患者可出现反复尿异味、尿频、尿急、尿滴沥等。肾盂肾炎常引起不典型的腰腹部疼痛不适或肾区局限性疼痛，急性肾盂肾炎患者常常伴有发热，但是发热并不能作为上尿路受累的可靠体征。如双侧膀胱输尿管反流，肾功能已严重损害，则可出现尿毒症的症状：贫血、水肿、食欲缺乏等。肾性高血压常为双侧严重反流病的并发症之一，发生率约占 18%，个别也有单侧肾瘢痕出现。对任何患者出现肾功能不全或高血压时，应考虑原发性膀胱输尿管反流引起肾脏功能损害的可能性，因为大约 30% 患者在膀胱输尿管反流被确诊时就已经出现肾瘢痕和功能异常。值得注意的是，泌尿道感染后，即使没有发热也可能发生肾功能损伤。

二、原发性膀胱输尿管反流的评估方法

1. **实验室检查**　对发热、不适或可疑泌尿道感染者应该做尿培养检查。尿培养检查的结果有提示意义，但显微镜检查并不精确。尿液收集中段尿行尿培养对结果的判定极为重要。尿样中如有多种微生物存在，通常提示采集尿液时有污染。一般不采用耻骨上穿刺吸取尿液。导尿是减少污染的最佳途径，菌落计数超过 1 000 菌群单位（CFU）/ml 者有诊断意义。

此外，对于肾瘢痕化的患者，行血常规检测可检测患者贫血、感染情况，而肾功能检测可评估患者肾脏实质及肾脏功能的损伤情况，对患者的机体耐受能力进行评估。

2. **下尿路的评估**　X 线透视下排泄性膀胱尿道造影是评估下尿路，判定膀胱输尿管反流分级的首选方法。有研究提示，反流可能出现在充盈时或仅仅出现在排泄期膀胱活跃收缩时。故如果患者不能按照放射造影时一套人工设定的方式排尿，可能出现假阴性结果。即使在排尿时，反流也可能不一定在单次充盈 - 排尿循环中出现。如果实施循环研究，可提高 12%～20% 的反流检出率。循环性排泄性膀胱尿道造影需在荧光镜下观察 2～3 个膀胱充盈和排尿循环，通过显示解剖细节（膀胱憩室或后尿道瓣膜），排尿后残余尿和膀胱容量以了解下尿路的功能。过去，排泄性膀胱尿道造影检查通常是在泌尿道感染后数周内完成，待炎症消退以防止检查时患者出现不适。目前为避免忽略感染时的反流，避免假阴性结果，建议在泌尿道感染后不久即进行检查。研究报道，膀胱造影并不使感染的风险性增加。在临床实践中发现泌尿道感染的病史常提示着有上尿路受损，而感染经治疗后膀胱造影结果可转为阴性。另有研究提示，静脉肾盂尿路造影可进一步确诊有无肾萎缩及肾瘢痕形成。近年认为大剂量

静脉肾盂造影加 X 线段层照片更能显示瘢痕。

核素膀胱造影（radio-nuclide cysto-gram，RNC）不能提供 X 线透视造影所反映的解剖细节，但它是一种精确的检查反流的方法。通过排泄性膀胱尿道造影而获得收集系统和尿路内造影剂的形态改变，IRSC 将膀胱输尿管反流分为 5 级。Ⅰ级：造影剂逆流进入输尿管；Ⅱ级：造影剂逆流进入肾盂、肾盏，但未引起肾盂、肾盏的扩张；Ⅲ级：肾盂和输尿管表现轻度或中度扩张，肾盏穹隆轻度变钝；Ⅳ级：表现输尿管中度曲折，肾盂、肾盏中度扩张；Ⅴ级：输尿管、肾盂、肾盏重度扩张，肾盏乳头消失，输尿管中度曲折。研究提示，无荧光透视下不同密度的混杂显影，以及延长曝光能力，可使核素膀胱造影在Ⅱ～Ⅲ级反流诊断中的敏感度更高，而因其曝光来源于膀胱本身的对照剂，对Ⅰ级反流的检出率较差。多因素分析结果显示，反流的级别、尿路感染病史和确诊时的年龄是肾脏发生损害最重要的三个危险因素。反流级别每增加一级，发生肾脏实质损害的危险性升高 3.5 倍；如果患者存在尿路感染病史，那么发生肾脏实质损害的危险性升高 4 倍。通过标准的排泄性膀胱尿道造影定级和对解剖结构改变程度的了解，依据反流程度和对肾脏损害的预测，不仅有助于泌尿外科医生判断与选择原发性膀胱输尿管反流患者的治疗方案，而且还可用于评估治疗效果。

尿流量的测定可初步评估膀胱排空特征。因反流是一个动力学现象，膀胱功能亦应该被考虑在内。在反流患者中，确认膀胱出口是功能上相对正常的还是潜在具有梗阻特征具有重要指导意义。如尿流率曲线不平滑，提示在排尿时膀胱壁不能完全舒张，表明在排尿时相对高压的存在，可能推迟了反流消退的自然病程。此外，残余尿量的增加，可能增加感染的概率，在反流的患者中，被感染的残余尿可能增加逆行感染的风险。

膀胱镜检查对原发性膀胱输尿管反流的评估没有价值。很少有排泄性膀胱尿道造影和核素膀胱造影未发现的解剖异常而被膀胱镜检查发现的。膀胱镜在确定输尿管口位置、是否重复、输尿管口附近是否存在憩室等方面具有重要指导意义。事实上，在膀胱镜检查时，进行性膀胱充盈可使输尿管开口出现更为异常的外观并缩短了膀

胱壁内段输尿管的距离。尽管一些泌尿外科医生在实施输尿管再植术前常规进行膀胱镜检查，但如果尿培养结果阴性，很少会根据膀胱镜检查的结果推迟手术。

3. 上尿路评估 超声检查是一种无创伤性检查方法，其对肾脏的大小、形态及血运等均具有良好的评估价值。对于怀疑有原发性膀胱输尿管反流的患者超声检查是首选的评估方法。虽然超声检查在低分级反流没有引起肾积水的情况下不能完全排除反流的存在，但它对了解肾脏大小，是否存在瘢痕、肾积水、残余尿以及其他上尿道疾病方面具有重要的诊断价值。此外，彩超可估计膀胱输尿管连接部功能，观察输尿管扩张，蠕动及膀胱基底部的连续性、观察肾盂、肾脏形态及实质改变情况。有研究在行彩超检测时插入导尿管，自尿管注入气体，若气体进入输尿管则膀胱输尿管反流可诊断。但是，彩超单独检测不能用于评估膀胱输尿管反流或肾脏的梗阻，其对肾脏瘢痕的探测也具有局限性，对膀胱输尿管分级的价值较低。超声检查对上尿路的评估主要受限于缺少肾盂前后直径的标准值。文献中该值的范围从 5～10mm 不等。有研究提示，如果把肾盂前后径的标准从 10mm 降至 4mm，那么膀胱输尿管反流的检出率将有很大的提高。

原发性膀胱输尿管反流可最终导致肾病损伤的发生，主要包括肾脏实质瘢痕形成、总体肾功能的损伤和对肾脏发育的影响。当准备对肾脏瘢痕化反流患者进行手术治疗时，需要对肾脏功能进行评估，包括血肌酐、尿素氮、静脉肾盂造影、^{99m}Tc 标记二巯丁二酸或 ^{131}I- 西普兰肾脏闪烁扫描，判定与评估肾脏功能或肾小球滤过率。排尿性膀胱造影、核素膀胱造影是用于判断与评估原发性膀胱输尿管反流的程度和分级的首选方法。

第三节 治 疗

20 世纪 60～70 年代原发性膀胱输尿管反流的治疗手段以手术为主，其总体成功率可达到 98% 以上。输尿管再植可以解除反流，而且再植处不会狭窄。然而手术治疗存在着一些并发症，特别是在高级别反流和上尿路扩张的患者中发生率显著增加。由于Ⅱ～Ⅳ级儿童原发性膀胱输尿管反流患者通过内科保守治疗反流多能消失，如包括等待观察、药物预防治疗等，但是成人原发性膀胱输尿管反流患者，多数不能自行缓解消退，如患者出现反复泌尿道感染、肾功能损伤及高血压等，建议尽早手术治疗。近年来，膀胱输尿管反流的药物治疗和手术治疗给患者带领类似的治疗效果，这引起了大量临床专家的讨论。

成人原发性膀胱输尿管反流的非外科治疗观念基于以下几点：①不伴有感染的成人原发性膀胱输尿管反流不会导致肾脏损伤或影响肾脏功能；②Ⅱ～Ⅳ级成人原发性膀胱输尿管反流，无明显肾脏功能损伤，后期可继续临床观察。这些因素有助于临床医生进行准确的预测，包括哪些患者需要药物治疗，哪些更适合手术矫治。

一、等待观察、抗炎保守治疗

对无症状、肾功能无明显损害的Ⅰ～Ⅳ级成人原发性膀胱输尿管反流患者可观察等待；如患者出现反复泌尿道感染，可以给予抗生素药物治疗。药物治疗的目的是保持尿路的无菌性。为了达到这一目的，可长期给予低剂量预防性抗生素抑制感染，可作为一线治疗。但是患者需定期每年 1～4 次的尿细菌培养和药敏试验，并行残余尿路检测，以便临床治疗指导。

二、外科手术治疗

成人原发性膀胱输尿管反流外科介入治疗始于 19 世纪 50 年代，手术治疗的指征是基于感染的控制和肾功能的发展而并不是反流的程度。外科手术治疗的适应证包括：①非手术治疗失败，患者肾脏积水、输尿管扩张进行性加重，肾脏功能进行性降低；②抗生素治疗过程中尿路感染反复发作；③高级别反流；④伴其他解剖问题的原发性膀胱输尿管反流，如异位输尿管开口、或伴有较大的输尿管旁憩室、或输尿管开口于膀胱憩室内等。成人原发性膀胱输尿管反流外科手术治疗的原则，主要包括：①远端输尿管足够松弛，没有张力或其纤细血管供应的破坏；②建立一个黏膜下隧道，有宽的内径和满意的 5:1 长宽比；③注意输尿管进入膀胱的点、黏膜下隧道的方向，防止输尿管黏膜吻合口狭窄、输尿管成角或缠绕；④注意输尿管的肌肉支撑，以获得有效的抗反流机制；⑤轻柔处理膀胱，减少术后血尿和膀胱痉挛；手术程序可根据输尿管路径分为膀胱内、膀胱外及联合手术；还可通过黏膜下隧道与起源裂孔相对位置分为裂孔上或裂孔下。不同的术中可根据各自的条件、患者的解剖学情况选择相应的手术方式，以获得输尿管再植手术的成功。成人原发性膀胱输尿管反流的微创外科治疗方式主要包括以下几种。

用于成人原发性膀胱输尿管反流矫治的手术方法较多，目前常用的主要包括 Glenn-Anderson 法、Cohen 跨三角区法、Politano-Leadbetter 法、膀胱外（Lich-Gregoir）法和腹腔镜或机器人辅助下 cohen 式输尿管膀胱吻合术，成功率可达 95% 以上。每一种手术方法均通过重建正常的瓣膜样解剖结构，提供黏膜下隧道，使输尿管具有足够的长度和肌性支撑。如果手术后反流仍然存在，通常是由于再植长度不够或未认识到膀胱功能障碍造成。腹腔镜或机器人辅助下 cohen 式输尿管膀胱吻合是一种新的微创技术外，其他手术方法在泌尿外科手术学的教科书中均有描述。本文将简要介绍 Cohen 跨三角区法、Glenn-Anderson 法和腹腔镜下或机器人辅助 cohen 式输尿管膀胱吻合术的优缺点，各方法间的差异、并发症以及每种手术需要注意的关键问题。

1. Glenn-Anderson 法　该方法是由 Glenn 和 Anderson 于 1967 年描述开展的治疗方法，其通过使用同一个开口，位于原来的位置，增加输尿管与膀胱颈的距离，使输尿管梗阻或扭曲的可能性不大，手术成功率高达 97%～98%，但是，采用该方法有出现膀胱输尿管持续反流的可能。其中一个原因可能是隧道长度不够。因此手术患者的选择是成功的关键，输尿管外侧位且距离膀胱颈部远（3～4cm）是该方法的最佳适应证。该方法适于单侧再植，可避免对侧输尿管被损伤的危险。

2. Cohen 跨三角区法　Cohen 跨三角区输尿管再植法可能是目前最流行的抗膀胱输尿管反流技术。于 1975 年首次报道，沿膀胱后壁建立一个黏膜下隧道，通过隧道及三角区输尿管开口于对侧膀胱壁，该方法克服了 Glenn-Anderson 法中隧道长度的限制。Cohen 法的方法尤其适用于小膀胱或厚壁膀胱，因输尿管从膀胱后壁推进很少导致扭折或梗阻，其成功率为 98%～99%。跨过

三角区再植也是连接膀胱颈重建手术中所选择的程序，在输尿管的上方替代提供了延长膀胱颈的空间。该方法的缺点是逆行插管、支架植入困难和输尿管结石治疗困难等，但采用可弯曲的膀胱镜和逆行导管可减少这方面的问题。

在通过 Cohen 法或其他方法游离输尿管时，应避免剥除过多的软组织。尽可能少地进行组织解剖。5-0 的丝线留置于隧道袖套周围，并在输尿管内留置一根细（3.5F 或 5F）导管以帮助操作。采用组织剪构建宽大的黏膜袖套，切开黏膜并去除表面的逼尿肌后，解剖出输尿管并展开，仔细止血。过度解剖逼尿肌易于出血且没有必要。用眼科剪沿输尿管锐性分离，电凝输尿管周围筋膜的出血，成角的部位应予纠正。如果游离后远端输尿管口窄或血运不佳，应予以切除。如果手术前有输尿管口扩张，应将扩张开口适当关闭。输尿管关闭不全会导致憩室的形成，这也是该方法最常见的并发症。建立新的输尿管裂孔时还要避免梗阻。在逼尿肌中部建立一个凹面，以避免新隧道的入口处闭合。对于小膀胱，通过切除输尿管裂孔外侧缘组织，将腹膜从膀胱后部推开，有助于改变输尿管入口的位置，使输尿管偏外侧位置并建立一个更长的隧道。输尿管于隧道下并吻合到位后，需确认细的婴儿胃管可顺利通过，以保证输尿管的开放。于膀胱外间隙留置引流管。一般情况下，不必使用输尿管支架和膀胱外引流。

3. 腹腔镜或机器人辅助下输尿管膀胱吻合术　随着腹腔镜技术在泌尿外科疾病治疗中的飞速发展与应用，受腹腔镜根治性肾癌切除术的启发，2001 年 Gill 和 Ponsky LE 首次在腹腔镜下实施 Cohen 输尿管膀胱吻合术并成功治疗 3 例成人原发性膀胱输尿管反流。该技术在操作中有几个要点：①经耻骨上建立两个 5mm 的带球囊通道进入膀胱；②通过耻骨上孔道连续吸引以维持膀胱内低压和减少液体外渗；③用带有柯林斯刀的经尿道前列腺切除器建立 4～5cm 长的跨三角区黏膜下隧道；④膀胱外输尿管需要充分的游离，新的输尿管开口需要与逼尿肌妥善的固定；⑤切开的膀胱壁需要在原输尿管口处缝合缩窄；黏膜需要重新吻合以便建立隧道。

尽管经膀胱跨三角区腹腔镜下输尿管再植术

治疗成人原发性膀胱输尿管反流的初步经验令人鼓舞，但该技术的主要缺点是：①膀胱内操作空间较小，腔镜下在膀胱内缝合打结的操作技术较为复杂；②膀胱的容量相对较小，对于建立长达4～5cm的跨三角区黏膜下隧道有一定困难；③由于在原输尿管口膀胱壁切开的孔洞没有封闭，需要带1周的foley导尿管保证膀胱在低压下的愈合，因此导尿管保留时间要长于开放手术；④再植输尿管路径的退行性改变可能是影响长期疗效的一个危险因素。

Lakshmanan和Fung等人根据Lich-Gregoir膀胱外输尿管再植方法，采用腹腔镜技术治疗了23例单侧和24例双侧成人原发性膀胱输尿管反流并获得成功。该技术的优点包括操作简单、安全快速、住院天数短、术后没有持续反流或梗阻、同时减少了膀胱痉挛发生、降低了止痛药的应用时间和具有更好的美容效果，但这种方法也存在术后排尿功能障碍的风险和经腹腔入路的相关并发症。需要更多的临床病例并与开放手术进行长期疗效的比较，方能证明它的优势。

输尿管再植的常见并发症主要包括：

1. 持续反流 输尿管膀胱再植后早期反流较为常见，多可在反复膀胱造影检查发现，一年后缓解消失，可能与膀胱炎性改变的消退和术后早期出现的膀胱功能障碍的缓解有关。但是，在高级别反流患者中术后一年存在持续反流。

2. 对侧反流 在输尿管再植术后，对侧输尿管反流在各种手术技术方面没有明显的差别。多数认为，对侧反流实际上为同步发生的，在初始膀胱造影时没有发现，或者单侧或双侧反流的自然病程可能是间断出现的。对侧输尿管反流自行消退比例较高，多不需要外科干预处理，建议定期复查。

3. 梗阻 在行输尿管再植术后早期，超声检查发现部分患者存在轻到中度的肾脏积水，多数患者随着时间的推移，积水会自行消失。术后早期梗阻多与机械性梗阻相关，如输尿管壁内血块梗阻、输尿管在隧道内扭曲及隧道水肿压迫等。如发生急性梗阻，建议逆行置入双J管，或行经皮肾造瘘以便充分引流，待急性梗阻患者机体技能恢复后，再行解决再植梗阻问题。

第四节 展 望

成人原发性膀胱输尿管反流的发病率较低，但是，因其可引起反复的泌尿道感染及持续的肾脏功能损伤，甚至终末期肾病，越来越引起大家的关注。近年，腹腔镜技术及达芬奇机器人技术在临床的广泛普及应用，使手术的创伤更小，操作更为精细，患者术后并发症更少，但是对于成人原发性膀胱输尿管反流，何时采取手术干预更佳、如何更好地降低术后近远期并发症，仍需大家关注。

（张昌文 徐 勇）

参 考 文 献

[1] Anraku T, Obara K, Tasaki M, et al. Retrospective Analysis to Determine the Optimal Timing to Discontinue Continuous Antibiotic Prophylaxis in Patients with Primary Vesicoureteral Reflux. Urol Int, 2019, 27: 1-6.

[2] Al-Mendalawi MD. Risk factors for renal scarring in children with primary vesicoureteral reflux disease. Saudi Journal of Kidney Diseases and Transplantation, 2013, 24 (3): 600.

[3] Capozza N, Lais A, Nappo S, et al. The role of endoscopic treatment of vesicoureteral reflux: a 17-year experience. J Urol, 2004, 172 (4 Pt 2): 1626-1629.

[4] Conte ML, Bertoli-Avella AM, de Graaf BM, et al. A genome search for primary vesicoureteral reflux shows further evidence for genetic heterogeneity. Pediatric Nephrology, 2008, 23 (4): 587-595.

[5] Darge K, Riedmiller H. Current status of vesicoureteral reflux diagnosis. World J Urol, 2004, 22 (2): 88-95.

[6] Matsumoto F, Tohda A, Shimada K. Effect of ureteral reimplantation on prevention of urinary tract infection and renal growth in infants with primary vesicoureteral reflux. Int J Urol, 2004, 11 (12): 1065-1069.

[7] Fonseca FF, Tanno FY, Nguyen HT. Current options in the management of primary vesicoureteral reflux in children. Pediatric Clinics of North America, 2012,

59（4）：819-834.

[8] Gnech M，Lovatt CA，McGrath M，et al. Quality of reporting and fragility index for randomized controlled trials in the vesicoureteral reflux literature：where do we stand? J Pediatr Urol，2019，pii：S1477-5131（18）30579-5.

[9] Pirker ME，Mohanan N，Colhoun E，et al. Familial vesicoureteral reflux：influence of sex on prevalence and expression. J Urol，2006，176（4 Pt 2）：1776-1780.

[10] Puri P，Chertin B，Velayudham M，et al. Treatment of vesicoureteral reflux by endoscopic injection of dextranomer/hyaluronic Acid copolymer：preliminary results. J Urol，2003，170（4 Pt 2）：1541-1544.

[11] Pennesi M，L'Erario I，Barbi E. Endoscopic Treatment of Primary Vesicoureteral Reflux. The New England journal of medicine，2012，367（1）：88，author reply 89.

[12] Politano Va，Leadbetter WF. An operative technique for the correction of vesicoureteral reflux，J Urol，1958，79（6）：932-941.

[13] Satyanarayan A，Peters CA. Advances in robotic surgery for pediatric ureteropelvic junction obstruction and vesicoureteral reflux：history，present，and future，World J Urol，2019，doi：10.1007/s00345-019-02753-3.

[14] Sinha SK，Agarwal A. Current Perspectives in Management of Vesicoureteral Reflux，Indian Pediatr，2018，55（12）：1039-1040.

[15] Venhola M，Huttunen NP，Uhari M. Meta-analysis of vesicoureteral reflux and urinary tract infection in children. Scand J Urol Nephrol，2006，40（2）：98-102.

[16] Wein AJ，Kavoussi LR，Novick AC，et al. Campbell-Walsh Urology. 9th ed. Philadelphia：Saunders Elsevier Company，2007：1907-1909，3423-3482.

[17] Weng P L，Sanna-Cherchi S，Hensle T，et al. A recessive gene for primary vesicoureteral reflux maps to chromosome 12p11-q13. Journal of the American Society of Nephrology，2009，20（7）：1633-1640.

[18] Wang HH，Ding WF，Chu SH，et al. Endoscopic Treatment for Post-Transplant Vesicoureteral Reflux，Transplant Proc，2019，pii：S0041-1345（18）31838-4.

[19] Yeoh JS，Greenfield SP，Adal AY，et al. The incidence of urinary tract infection after open anti-reflux surgery for primary vesicoureteral reflux：Early and long-term follow up. J Pediatr Urol，2013，9（4）：503-508.

[20] Yonli DS，Chakroun M，Zaghbib S，et al. Bilateral duplex collecting system with bilateral vesicoureteral reflux：a case report，J Med Case Rep，2019，13（1）：128.

第三篇　泌尿系统损伤

第一章 肾损伤

第一节 概 述

创伤是指机械性致伤因素造成人体组织结构连续性破坏和功能障碍的损伤。处理创伤患者主要有两个阶段：现场急救和院内急救。现场急救至关重要，创伤往往造成多脏器严重损伤，严重时危及生命。在美国，创伤是危及生命的第二大死因，每年有超过 150 000 人死于创伤；每 14 个死亡患者就有一个是由创伤引起；创伤是 1～37 岁人群最常见死因。急救是否及时、妥善，直接关系到伤员的预后。现场急救要求立即解除威胁生命的创伤，要求急救人员熟练掌握除颤、通气、止血、固定、包扎和搬运等必备急救技术，需要遵循创伤高级生命支持指导原则：①快速准确地评价患者的基本状况；②对患者进行生命复苏和稳定病情；③合理安排患者转科转院（包括时机、方式、内容等）；④确保向患者提供最佳的救护措施，并且在对患者进行基本状况评价、生命复苏以及转科转院的过程中保证这些措施实施的质量。

泌尿系统损伤可能是全身多发伤的一部分，可伴发胸、腹、腰部或骨盆等器官损伤。战争、自然灾害频发年代发病率相对较高。近年来随着经济的高速发展，交通业和建筑业的蓬勃发展，以及矿业安全措施不到位等原因，我国进入了事故的多发期，泌尿系统损伤发病率呈逐年上升的趋势。

在美国，泌尿系统损伤以肾损伤多见，国内报道则以男性尿道损伤多见。肾损伤约占腹部损伤 8%～10%，占全部损伤 1%～5%，男女比例约为 3∶1。根据美国报道的数据，全球每年肾损伤发生数量大约为 245 000 例。肾损伤是近代战争中最常见的泌尿系统损伤，常伴发重度腹部脏器损伤，肾切除率高达 25%～33%。21 世纪，车祸、战争和自然灾害将成为主要致病因素，肾损伤的发病率也将随之上升。影像学诊断的进步和肾损伤治疗策略的发展，已经显著降低了肾损伤的手术率，肾脏的保留率可达 85%～90%。因无论何种致伤因素导致的肾脏损伤多数都合并其他脏器的损伤，在急诊和创伤外科救治时需要对患者的伤情进行全面系统的评估和及时的复苏治疗，同时需要泌尿外科医生甚至血管介入科医生对泌尿系统的创伤做出专业的评估和判断，因此多发性创伤救治需要各专业医护团队的协同配合，方能获得最好的救治效果。肾损伤多发生于年轻人且多见于男性，这可能与男性参加危险性较高的活动多有关。

第二节 肾损伤机制

根据损伤发生的原因和致伤机制不同可分为闭合性损伤（如肾挫伤和肾裂伤）、开放性损伤（如枪弹伤、刺伤）、医源性损伤和自发性肾破裂。

闭合性肾损伤常继发于交通事故，高处坠落，对抗性体育项目等。交通事故引发的损伤约占闭合性损伤的一半。肾裂伤和肾血管损伤占肾脏闭合性损伤的 10%～15%，单纯血管损伤罕见，仅占 0.1% 以下。肾脏血管闭塞是由于快速减速而导致肾脏移位牵拉血管，引起血管内膜的破裂，血管壁内出血而形成血栓。无论是继发于创伤过程中肾血管内膜撕裂，还是由于周围器官、组织压迫血管而形成的微血栓，都会激活凝血级联反应，从而导致肾脏血管的栓塞和肾脏部分或整体坏死。城乡闭合性肾损伤的比例不同，在乡村闭合性损伤占 90%～95%，而在城镇，开放伤可高达 20%。尽管存在一些地域差异，大多数肾损伤都是由闭合性损伤所致。儿科的肾损伤也多为闭合性损伤，约占 90%。

闭合性肾损伤原因分为直接暴力和间接暴力两种。

直接暴力：腰部或上腹部突然受到撞击或挤压，使肾脏移位作用于肋骨或者脊椎而受到损伤，多见于交通事故和土坡倒塌。

间接暴力：高处跌落，足部或臀部着地及急剧刹车所产生的减速性损伤，可引起肾蒂的撕裂或肾盂输尿管交界处破裂。腰部肌肉的强力收缩亦可造成肾挫伤，出现血尿。

枪弹伤和刀刺伤是开放伤的最常见原因，多见于人与人之间的暴力冲突。高能量的子弹可以引起严重的肾实质破坏，常引起多脏器损伤。子弹的最主要的致伤作用是枪弹在穿透组织时产生的直接损伤作用（切割、撕裂、穿通等），其次为强压力波对周围组织的挤压作用，再次才是瞬时空腔形成中造成的撕裂和牵拉作用。低速度射击的伤口形状类似于刀刺伤，高速射击（350m/s）将导致严重的组织损伤，同时还要考虑到子弹偏航问题。高速射击伤可以将衣料和其他异物带入伤口导致创口污染，应该预防性应用抗生素。相比高速子弹枪击伤，低速的刀刺伤或锐器伤造成的损伤范围较为局限，损伤深度判断也相对容易。而由爆炸所产生的损伤往往较为复杂，常合并贯通伤、钝性损伤及烧伤等多种损伤类型。

肾脏开放伤占肾损伤的比例是 4.6%～87%，这个比例的巨大差异可能是由于报道的时代不同，不同地区流行的创伤类型不同。在美国，社会暴力正在逐步减少，如今锐器损伤的概率远比 20 世纪 60～90 年代早期低，而在我国呈现增加趋势。战争时期美国士兵的肾脏损伤也在逐渐减少。越南战争中，约 32% 的泌尿系统损伤涉及肾脏。海湾战争中防弹衣的运用使创伤由腹部转到盆腔及泌尿生殖系统（17% 的肾脏损伤 *vs.* 83% 的盆腔及生殖系统损伤）。在克罗地亚，56% 的泌尿生殖系统损伤是肾脏开放伤，而 75% 的肾脏开放伤来自于爆破装置，比如地雷。

近年来随着内镜技术和微创手术的应用，医源性肾损伤有增加趋势，如经皮肾穿刺造瘘术、经皮肾镜取石术，逆行肾盂造影、内腔镜检查和治疗、体外冲击波碎石术等都可以产生肾损伤并发症。

在泌尿系结石的治疗中，体外冲击波碎石术（extracorporeal shock wave lithotripsy，ESWL）是一种常用和重要的治疗方法，起初 ESWL 进入临床应用时被认为是一种"无创伤"的治疗方法，然而 ESWL 治疗有时也可导致少部分患者的肾脏出现不同程度的损伤，主要原因是高能冲击波穿过肾脏组织和结石的交界面时，声阻抗聚变，能量以部分热能形式释放，在焦点处产生脉冲性高压振荡和高温可以引起肾组织挫伤、灼伤以及细胞结构的改变，使组织内微血管、毛细血管以及淋巴管破裂，或直接损伤肾小管和肾小球上皮细胞，导致肾实质短暂性局部缺血、肾周和包膜下积液、血尿和肾功能损害等。急性损伤大多数都是可逆的，血肿、积液和肾功能损害在数周至数月内可完全吸收和恢复。ESWL 相关肾脏损伤的发生与冲击波频率、输送的能量水平以及碎石机的类型和短期内多次碎石相关；也与患者自身肾脏功能、年龄以及是否合并基础疾病等有关。

肾自发性破裂是指肾脏在病理条件下，如肾积水、肾肿瘤、肾囊肿、肾结核、肾结石等情况下受到轻微外力作用，而引起的肾脏破裂。大量证据表明原来存在疾病的肾脏在受到闭合性创伤时更易受损。肾脏闭合性损伤成年患者中有 4.4%～19% 的肾脏之前就存在异常。肾脏异常的比例在儿童中更高，可达 12.6%～35%。肾自发性破裂常见病因按出现频率由多到少的次序为：肾积水（肾盂输尿管交接部狭窄、结石、反流）、囊肿、肿瘤和肾脏位置异常。儿童患者损伤的原因为：积水的肾脏组织强度降低；肾皮质中存在液性病灶导致组织畸形；儿童肾脏占人体比例比成人要大，来自于柔软的胸廓，无力的腹部肌肉和稀少的肾周脂肪的保护也要少。

第三节 损伤程度分类

为了规范不同程度损伤患者分组，选择正确的治疗方式，更准确地预测患者的预后，需要建立相对统一的损伤分级系统。损伤严重程度的精确性和可重复性分类对标准化创伤研究至关重要，而根据肾损伤的分级进行诊治也是最大限度保护肾脏、救治患者的重要依据。在过去的 50 年中，约有 26 种不同的肾损伤分级系统被提出。目前国内外都普遍采用美国创伤外科协会（AAST）的创伤分级系统。增强 CT 的广泛应用提供了受损肾脏解剖学上的详细信息，能够对肾损伤进行精确分度，详见表 3-1-1 和图 3-1-1。

表 3-1-1　美国创伤外科协会（AAST）肾损伤分级系统

分级	类型	描述
1	挫伤	肉眼或镜下血尿，而影像学检查正常 限性被膜下血肿不伴有肾实质裂伤
2	血肿	肾周血肿局限于后腹膜；肾皮质裂伤深度小于1cm不伴有尿外渗
3	裂伤	肾皮质裂伤深度大于1cm，不累及集合系统，不伴有尿外渗
4	裂伤	裂伤从皮髓质深达集合系统
	血管伤	肾脏节段性动脉或静脉损伤伴局限性血肿，或部分血管裂伤或者栓塞
5	裂伤	肾脏粉碎性裂伤
	血管伤	肾门损伤致肾脏失去血供（创伤性肾动脉破裂、创伤性肾动脉栓塞）

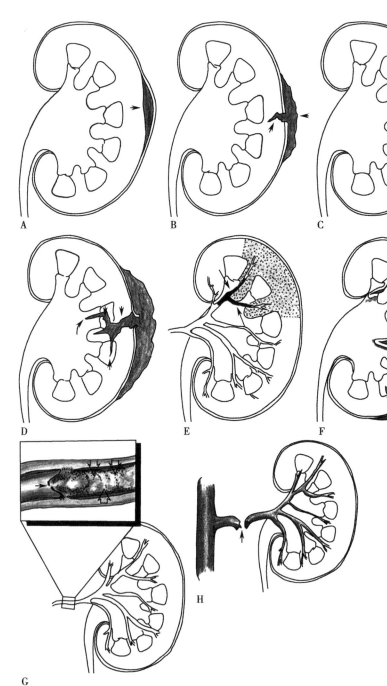

图 3-1-1　美国创伤外科协会（AAST）肾损伤分级系统

A. 1 级：被膜下血肿（箭头所示）；B. 2 级：表浅肾脏裂伤（箭头所示）伴有肾周血肿（短箭头所示）；C. 3 级：深度肾裂伤（箭头所示）不累及肾脏集合系统；D. 4 级肾实质损伤：深度裂伤（直箭头所示）累及肾脏集合系统（弯箭头所示）；E. 4 级肾血管损伤：肾段动脉分支栓塞（箭头所示）导致肾段梗死（阴影区域）；F. 5 级肾实质损伤：多发深度裂伤导致肾脏碎裂；G. 5 级肾脏血管损伤：血管内膜损伤导致肾脏主动脉堵塞（实心箭头所示），远端肾动脉血栓形成（空心箭头所示）；H. 5 级肾脏血管损伤：肾动脉撕裂（箭头所示）

1～2 级为轻度肾损伤，3～5 级为重度肾损伤。近 82% 的肾损伤是 1 级损伤。一项大型肾损伤流行病学调查显示，轻度肾实质裂伤（2 级）占 6%，较大裂伤（3 级）占 7%，血管损伤（4 级和 5 级）仅占 5.5%。AAST 评分可以对大多数肾脏损伤进行精确的描述，更好地反映临床结果。

AAST 的肾损伤分级系统被广泛应用于肾损伤的分类，有助于标准化诊断和指导临床治疗方案的制定及预后评估，其优势和有效性已经被临床实践所证实。

肾损伤的分类方法对损伤程度进行科学合理的划分，能起到规范诊断、指导治疗和评估预后的作用。不断提高的影像检查和诊断技术是分类的基础，使我们可以更为准确地判断肾损伤的部位、类型及范围。虽然对肾损伤尚无最完美的分类标准，但是通过对肾损伤的分类，结合临床医生的处理经验和患者的实际情况，可对肾损伤有充分的理解和认识，便于制定出最优化和规范的治疗方案。

第四节 诊 断

一、病史和体格检查

对于意识清醒的患者，可以直接获得病史资料。对于有意识障碍或者严重肾损伤患者，也可以从现场证人或者现场急救人员那里获得有价值的信息。快速减速往往提示肾脏损伤，例如高处坠落，高速交通事故等。机动车交通伤应了解车速、伤者与机动车的位置关系，尽量还原受伤时的场景有利于判断伤情的严重程度；如为高处坠落伤应了解坠落高度和坠落现场地面情况；对于交通事故，也应该同时考虑到交通工具的速度，伤员是乘客还是路过者。

对于开放伤，应该询问锐器大小形状和武器的膛线。这对于评估伤情的严重程度和清创手术的范围有重要的参考价值。

患者既往医疗史也应该详细记录。对于近期内接受过肾脏穿刺活检、经皮肾穿刺造瘘、肾脏或腹膜后外科手术、体外震波碎石等手术或操作的患者应考虑到肾脏医源性的损伤的可能，临床医生应做出及时的判断和处理。既往的器官功能障碍可以影响患者的预后，在抢救的早期，应该考虑到这些已经存在的疾病。

肾损伤必须在早期对患者临床状况进行评价，体格检查是最重要的。血流动力学状态稳定性是判断患者状态重要的标准。

1. 休克 休克是指收缩压低于 90mmHg。重度肾损伤尤其合并其他脏器损伤时，因创伤和出血常发生休克。闭合性肾损伤的休克发生率约为 40%，开放性肾损伤休克发生率可高达 85%。轻微血尿合并休克的患者应高度怀疑肾血管的重度损伤。部分患者可在伤后数日甚至数周后出现休克，应考虑继发性出血或并发严重感染和脓毒血症导致的感染性休克。生命体征在患者的诊断和治疗中应该自始至终详细记录，据此可决定患者是否需要影像学检查。

查体可以确定穿透伤的出入部位、腰背部瘀斑、肋骨骨折以及肾周血肿的存在。后背、躯干、下胸部或者上腹部的损伤都可以引起肾脏损伤。

体格检查时出现下列情况可能提示肾脏受累：血尿、肋骨骨折、腹部膨隆、腹部包块、腹部触痛、腰背部疼痛、腰背部擦伤等。肾损伤时常伴有颅脑、胸腹内脏器、骨折等严重损伤。由于这些损伤的症状严重，常使人忽视了肾损伤的表现，不要顾此失彼；同时也不要局限于肾损伤的诊断而忽略了其他脏器损伤。

2. 血尿 血尿是提示泌尿系统损伤最重要的指标，是泌尿系损伤患者早期病情评估最为重要的发现之一，95% 的肾损伤患者有血尿的表现。尿中红细胞每高倍视野大于 5 个，或者尿液检测条阳性均提示血尿。血尿通常是一过性的，需要早期对患者进行尿常规检查。如尿标本由导尿所得，需与导尿本身引起的损伤出血鉴别。起床活动、用力、继发感染是继发血尿的诱因，多见于伤后 2～3 周。部分病例血尿可延续很长时间，甚至长达几个月。将每小时收集的尿液留在试管中分别依次序排列在试管架上来比较尿色深浅，可以了解病情进展情况。肾损伤时，80%～94% 的患者出现血尿。肾挫伤时血尿轻微，重度肾实质损伤更容易出现肉眼血尿，血块可阻塞尿路。血尿的严重程度和肾损伤的严重程度无直接关系，严重肾损伤（4 级和 5 级）患者中，18% 无血尿，27% 仅有镜下血尿。闭合性肾血管损伤中 36% 病例没有血尿。严重肾损伤，例如肾盂输尿管连接部的破坏、肾蒂血管断裂、损伤性肾动脉血栓形成、肾盂广泛裂伤、输尿管断裂或被血块阻塞时,血尿可不明显,甚至没有血尿。血尿和休克同时存在往往提示肾损伤。

3. **疼痛** 肾包膜张力增加、肾周围软组织损伤可引起患侧腰、腹部疼痛,血块通过输尿管时可发生肾绞痛。疼痛可局限于腰部或上腹部,或散布到全腹,放射到背部、肩部、髋区或腰骶部。血液、尿液渗入腹腔或伴有腹部器官损伤时,可出现全腹疼痛和腹膜刺激症状。

4. **腰腹部肿块** 肾周围血肿和尿外渗使局部肿胀,形成腰腹部肿块,有明显触痛和肌肉强直,病情进展时,肿块有逐渐增大的趋势。肿块的大小与出血量和尿外渗的量有关。若伤后肿块不断增大且血红蛋白持续下降,说明有活动性出血。

5. **发热** 尿外渗易继发感染,形成肾周脓肿或化脓性腹膜炎,并有全身中毒症状。

二、影像学检查

肾脏损伤后进行影像学检查的 4 个主要目的是:准确描述损伤状况,了解创伤肾的既往存在病变,评价对侧肾脏状况以及发现其他邻近脏器的损伤。

不是所有肾损伤的患者都需要影像学评价,是否进行取决于病史、损伤机制、体格检查、实验室检查以及临床状况。影像学检查的主要目的是判断患者损伤程度和是否需要手术。早期影像学检查必须适应患者的状况,当需要急诊手术时应适当变更。后期的影像学检查主要用来评价治疗效果或发现并发症。

如前所述,血尿是提示泌尿系统损伤的重要指标,但是过去的一些研究表明,仅以血尿为指标而进行影像学检查,肾脏损伤的发现率较低。肾损伤影像学检查指针为:有肉眼血尿,或镜下血尿伴有休克,或多脏器复合伤。仅有镜下血尿而没有休克的患者,仅需严密观察而不必行影像学检查。一些研究表明,镜下血尿伴有严重合并伤如腰椎骨折、低位肋骨骨折、横突骨折时;镜下血尿伴有诊断性腹腔穿刺阳性;明显减速伤等情况应考虑影像学检查。医学不仅仅是自然科学,还涉及社会环境和需求,为避免误诊及医疗纠纷,如果病史和体格检查怀疑肾损伤者,都可能需要影像学检查。

穿透伤伴任何程度血尿的患者,除非患者血流动力学不稳定需要紧急手术,否则都应该行影像学检查。穿透伤的伤口可能累及肾脏,即使没有血尿也应行影像学检查。

将成人闭合性损伤进行影像学检查的指征应用到儿童身上是否可行还存在争议。有人认为在闭合性损伤中,儿童肾脏比成人更容易受累,任何程度血尿都应行影像学检查。儿童在创伤时产生大量儿茶酚胺,当失血量达血容量 50% 左右时,仍然能够保持血压的正常,所以血压不能作为影像学检查的标准。

1. **CT 检查** 腹部增强 CT 是早期评价可疑肾损伤最好的影像学检查,有较高的特异性和敏感性。研究表明 CT 检查阳性率为 95.6%,IVU 的阳性率为 90.9%,超声阳性率为 78.8%。CT 可以提供肾脏损伤分度的准确信息:挫裂伤的准确位置;软组织撕裂伤;尿液外渗情况;肾周血肿和后腹膜血肿的大小及分布;伴发的肠道、肝脏、胰腺、脾脏及其他脏器损伤;血管损伤(有动脉或静脉造影剂外溢,肾实质没有增强效应);肾脏既往存在的病变;以及对侧肾脏是否存在及位置。增强检查分为皮质期和髓质期。如果在 CT 检查的初期显示为深度肾实质裂伤或较大范围的肾周液体聚集,尤其是肾脏内侧,应进行肾排泄相的延迟扫描。肾排泄相大约是注射造影剂后 3～5min。肾集合系统的损伤初次扫描很难发现,因此排泄相(延迟显像)对于怀疑有肾脏集合系统的损伤十分重要,如果肾脏是正常完整的,没有后腹膜或盆腔积液,可以不进行延迟扫描。

近年来随着技术的发展,3D-CT 和 CT 血管成像技术的发展,提高了肾蒂血管损伤和复杂性肾损伤的诊断率,可以酌情使用。

CT 检查的缺点为有辐射性,对儿童尤其要慎重;费用相对较贵;费时,不能在床头检查;造影剂过敏。

典型肾损伤 CT 表现如下。

(1)**肾挫伤**:肾挫伤(1 级)特征是局限区域的肾实质增强低于周围正常组织,界限可能清晰或模糊。其与肾梗死的区别是前者有对比增强,而后者没有。被膜下血肿(2 级)表现为不同的 CT 值,这取决于血块形成的时间。急性血肿典型表现为高 CT 值(40～60HU),在 CT 平扫中与肾实质接近。较小的被膜下血肿呈新月形,可能掩盖肾实质较小肿物产生的占位效应。如果血肿增大，CT 上可表现为双凸镜形。如果被膜撕裂，血肿可进入肾周间隙。

（2）撕裂伤：撕裂伤表现为肾实质内的线形低 CT 值区，可能表浅（深度 <1cm）或较深（深度 >1cm）。深度裂伤可以不累及集合系统（3 级），或累及集合系统（4 级）导致尿外渗。裂伤内部一般是凝固的血块，故在静脉注入造影剂时无增强。肾周血肿 CT 值多为 45～90HU，范围可能较大。

（3）活动出血及尿外渗：如果在 CT 检查早期裂伤处和邻近血肿即出现显著增强，应考虑创伤性假性动脉瘤或活动出血。活动出血可延伸至邻近器官，呈线形或火焰状，而假性动脉瘤则更局限且接近圆形。外渗的造影剂 CT 值为 80～370HU，与主动脉或周围大血管相差不超过 10～15HU，且通常被低 CT 值的凝固血块所围绕。这一表现提示患者可能由血流动力学稳定状态转入失代偿期。

在肾盂相出现裂口处或肾周对比增强提示有尿外渗存在，静注造影剂后 10～15min 进行延迟扫描可以有助于判断尿外渗的程度。

（4）肾梗死：肾段血管撕裂伤和血栓形成可导致肾脏某一局限区域的梗死。肾梗死的典型表现为尖端指向肾门的楔形病变，皮髓质相和肾盂相均无增强。肾段梗死可为单发或多发，常同时伴有其他类型肾损伤。粉碎肾是指多处肾裂伤导致肾脏大体上碎裂为多块，这些损伤常伴有多处肾梗死。由肾大动脉撕裂或原位血栓造成的肾血流完全中断是肾损伤中最严重的类型，可伴有或不伴有实质裂伤。如果肾动脉内膜损伤致血栓形成而使肾脏血流中断，可能伴有腹膜后出血及血尿。典型创伤性肾梗死 CT 表现为患侧肾脏不显影，下腔静脉属支肾静脉逆行造影也不显影，梗死段肾动脉突然截断。

2. 超声检查 超声是常用的筛选和评价肾损伤的便捷检查，其应用广泛，价格便宜，急救室可应用，无辐射，无需增强剂，对腹腔内液体的精确测定，能对损伤提供部分评价。当患者血流动力学不稳定，不允许在伤后立即进行 CT 检查时，可以选择超声检查，对于保守治疗的患者也可以通过床旁的超声检查监测肾周血肿或尿外渗的变化情况。超声可以随访血肿的大小和进展，也可用于鉴别肝、脾包膜下血肿。缺点是依赖于检查者的经验，分辨率小于 CT，不能明确深度，不能提供肾脏功能信息。超声对于术后液体聚集、肾裂伤保守治疗、肾积水等的诊断和随访有重要价值，可以动态观察尿性囊肿或者后腹膜血肿的变化情况。

3. 静脉尿路造影 IVU 曾是怀疑肾损伤且血流动力学稳定的患者最常用的检查方法，目前已经被 CT 所取代。IVU 可以显示肾脏实质的外形，显示肾脏的集合系统，更为重要的是可以显示肾脏的缺失情况以及分肾功能。肾脏不显影、轮廓变形或造影剂外渗提示有严重损伤，应立即行 CT 或血管造影。休克、血管痉挛、严重肾损伤、血管内血栓形成、反射性无尿、肾盂输尿管被血块堵塞等原因可导致肾脏不显影，故首先必须纠正休克，使收缩血压高于 90mmHg 后才能进行排泄性尿路造影。

对于血流动力学不稳定需要紧急手术患者，或者急诊开腹探查发现肾脏被血肿包裹的患者，大剂量单次 IVU 可以提供肾脏功能和损伤重要信息，节省时间。检查尽量在手术前进行，紧急情况下也可在手术室进行，特例情况下可在手术中进行。按照每公斤体重 2ml 剂量快速注射增强剂，10min 后拍片。根据低血压程度和术中是否需要输尿管显影也可选择在 20min 或 30min 摄片。该检查可对急诊术中探查决策的制订提供重要帮助，除了受损肾脏之外，还可以提供对侧肾脏的功能情况。如果术前 IVU 结果不正常或者接近正常，都应行肾脏探查术，明确肾脏损伤分度，修补肾脏。如果完全正常，可以不做手术探查。

4. 逆行肾盂造影 逆行肾盂造影常用于 CT 不能排除肾脏集合系统损伤或者肾盂输尿管交接部撕裂的患者，对评价肾实质的损伤没有帮助。远端输尿管在 CT 上不能显影，常被怀疑为肾盂输尿管交接部损伤，需要进一步行尿路成像确认，延迟 CT 成像也可以解决这些问题。

5. MRI MRI 可以提供肾脏解剖精细细节，但是和 CT 相比无明显优势，只有在造影剂过敏情况下才考虑使用 MRI。MRI 检查耗时较长，不是所有的医院都具备条件。此外，MRI 对尿液外溢的检出率较低。磁共振水成像也可以使用增强剂，从而增加对尿外渗诊断的准确性，但作用有限。

6. 血管造影 肾动脉造影在 CT 时代是作为一种辅助的影像学方法。动脉造影指征为怀疑有肾脏动脉血栓形成，或肾段动脉损伤需要栓塞或支架治疗。造影检查可以发现造影剂外溢、动脉血栓形成、假性动脉瘤等。目前动脉造影在诊断中已经基本被 CT 取代。CT 上肾实质没有增强效应，同时伴有静脉反流往往提示有动脉栓塞。选择性肾血管造影能够比 CT 更精确的定位损伤部位。选择性肾动脉栓塞可用于血流动力学稳定患者的非手术治疗，这些患者可能合并有活动性出血或高度怀疑有损伤后的血管并发症（比如动静脉瘘和假性动脉瘤）。静脉造影术可以用来诊断怀疑有肾静脉损伤或有下腔静脉损伤的患者。相对于 CT 而言，血管造影费时、有创、且费用较高。

7. 放射性核素显影　肾脏的放射性核素显影可以对肾脏功能情况作出定量判定。它适用于排泄性尿路造影及碘显影剂过敏的患者，不受肠内容物干扰。肾血管损伤修补术后患者的随访也可采用该方法。放射性核素肾扫描时受伤区域核素分布稀疏，肾轮廓不规则。

三、影像再评估

对于 1～3 级损伤，没有持续血流动力学不稳定，没有失去血液供应组织，不需要影像学随访。4 级裂伤可能产生并发症，因此推荐伤后 36～72h 重复 CT 检查，延迟显像，一般 10min 后可以发现造影剂外溢（尿外渗）。当患者有不明发热，腹部疼痛或包块，或明显出血时应该考虑行超声或 CT 重复检查。无论接受过何种治疗，对于 4～5 级肾损伤患者应采用核素显像定量再次评估肾脏功能。

不同类型肾损伤的处理流程图见图 3-1-2。

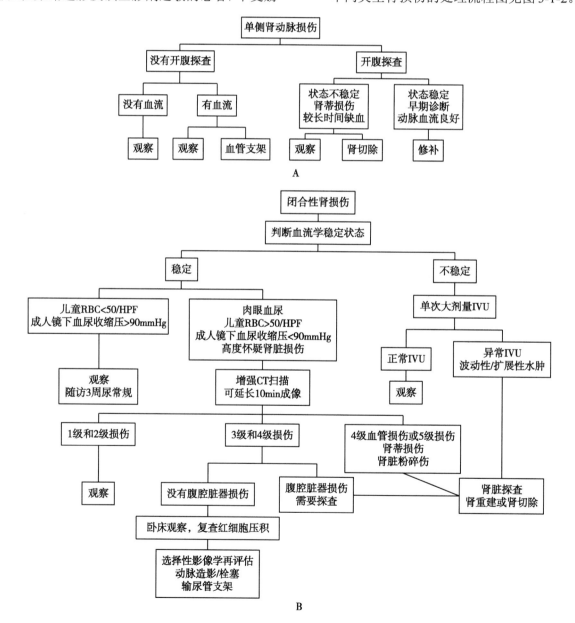

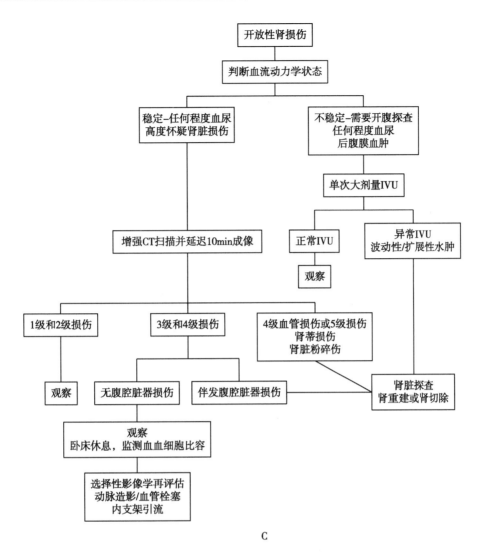

C

图 3-1-2 肾损伤诊断处理流程图
A. 单侧肾动脉损伤；B. 闭合性肾损伤；C. 开放性肾损伤

第五节 治 疗

一、保守治疗

肾损伤的保守治疗被证实对大部分肾钝性损伤（闭合性损伤）和一些特殊情况下的肾贯通伤是有效的。临床上90%以上的肾脏损伤可通过保守治疗获益。对于血流动力学稳定的患者（生命体征尚平稳，未处于休克状态，血细胞比容保持稳定），一般采用保守治疗。包括：①绝对卧床3～6周，留置尿管以便监测尿液颜色，待尿液变清后可允许起床活动；②运用镇静止痛和解痉剂；③适量抗生素预防和抗感染；④运用止血药物；⑤定时观察血压、脉搏、血常规、腰腹部体征

和血尿进展情况，观察每次排出的尿液颜色深浅的变化，及定期测量血红蛋白和血细胞比容，及时补充血容量和热量，维持水、电解质平衡，保持足够尿量，必要时输血；⑥3～5周可复查排泄性尿路造影并注意有无高血压及尿外渗。

若肾损伤患者在保守治疗期间发生以下情况，需及时施行手术：①经积极抗休克后，生命体征仍未改善，提示有内出血；②血尿逐渐加重，血红蛋白和血细胞比容继续下降；③腰、腹部肿块明显增大；④有腹腔脏器损伤可能。

二、手术探查

肾损伤手术探查的绝对适应证为：持续的危及生命的出血；IVU、CT或血管造影提示肾蒂损伤（5级损伤）；由于肾蒂损伤或重度肾损伤导致

的扩张性、搏动性后腹膜血肿。

在急诊开腹检查术发现后腹膜血肿，如果没有术中或术前检查表明损伤可以继续观察的，应该进行肾区检查。肾脏穿透伤伴发后腹膜血肿，缺乏充分术前检查时，也应该进行探查。重度肾段失去血供伴后腹膜血肿，同样应该探查。探查时应考虑到患者生命体征的稳定和伴发损伤的程度。

如果伤口或血肿覆盖肾脏血管，应采取正中切口，在打开肾周筋膜前，控制肾脏血管。如果仅有血肿，通过腰部入路，也可较好控制出血，必要时亦可将切口下角横行延长，切开腹膜探查腹腔内容。如果后腹膜血肿没有探查，应进行术后CT检查。伴有腹腔内脏损伤时，需行紧急剖腹探查，此时可经腹部切口。

肾脏探查手术的相对适应证：肾盂严重裂伤；肾盂输尿管交接部撕脱伤；同时存在肠道或胰腺损伤；持续的尿漏，伤后肾积水或肾周脓肿经皮穿刺或腹腔镜治疗失败的；异常的术中单次IVU，周围软组织失活伴尿外渗；双肾动脉栓塞，孤立肾动脉栓塞或肾脏灌注不足；肾血管损伤经动脉介入处理失败；肾血管性高血压。

探查术中应完整暴露肾脏、肾蒂血管、肾盂和输尿管，并仔细检查各部位的损伤情况和完整性。彻底切除坏死组织、清除肾周血肿和异物。

探查术中发现肾脏损伤局限时可行肾修补术或肾部分切除术，手术原则是尽量清除缺血坏死的肾组织、确切缝扎血管断面、彻底关闭集合系统并尽可能多保留肾包膜以利于关闭肾脏残余创面和防止缝线切割，如肾包膜不足以覆盖创面时可利用大网膜或人工合成材料覆盖在肾实质创面上。

术后应留置腹膜后引流管，引流外渗的尿液、血液及坏死组织，防止术后出现继发性尿性囊肿和严重的肾周感染。某些特殊情况下（如合并其他脏器严重损伤或大量尿外渗）无法在短期内行肾脏探查术时也可先行肾周引流术，等待时机允许时再行二期手术治疗。

近年来关于5级肾损伤是否需要手术探查还存有争议。一些研究表明，血流动力学稳定的5级肾损伤可以采取保守治疗。如果需要持续补液或者输血，则需要进一步手术干预。肾周血肿大于3.5cm及造影剂外溢都是危险因素。

三、各种类型肾损伤的处理

1. **失活肾组织伴尿外渗**　大量肾周尿外渗和同侧输尿管不显影提示重度肾盂裂伤或肾盂输尿管交接部撕裂，这种的情况是探查适应证。单纯尿外渗不是手术探查的指征，76%～87%病例可自行缓解。通过CT或超声监测患者，如果有持续漏尿、尿性囊肿形成或脓毒血症发生，可以考虑经皮肾造瘘术和/或双J管内引流术。

广泛尿外渗合并如下情况时应考虑手术：①严重肾裂伤伴失活肾实质>20%；②巨大后腹膜血肿；③同时存在肠管或胰腺损伤。

2. **穿透伤**　一部分人认为肾脏穿透伤时应该立即探查。然而另外一些学者建议，血流动力学稳定的肾穿透伤患者可以保守治疗，只有在如下情况时才考虑行手术治疗：①严重失血（心率快、低血压、血细胞比容下降、腹部包块）；②伴发腹内脏器官损伤（压痛、反跳痛及肌紧张、肠鸣音消失、膈下游离气体）；③影像学提示重度肾损伤。

术前提示3～4级肾损伤进行开腹探查时，可行肾区探查。

枪击伤由于广泛损伤晚期并发症较多，相对于钝器伤及刀刺伤，出现较少量尿外渗就应探查。

3. **肾血管损伤**　肾动静脉损伤不常见，一旦出现说明患者损伤很严重。如果这些患者能存活，可能有肾功能受损、缓慢进展性高血压或进行性肾衰竭。

肾动脉是终末分支，结扎其任何一支动脉即可导致相应肾实质梗死。肾血管损伤需要结扎以控制出血，同时可以切除肾脏，或进行血管修复术。肾动脉损伤时67%～86%的患者需要肾切除，而肾静脉损伤时25%～56%的患者需要肾切除。肾切除是肾血管损伤时最快速的治疗方法。肾动脉修复的适应证较严格且成功率很低，而肾静脉则相对较好。以往认为肾蒂损伤多需要手术处理，目前发现某些病例可能从介入治疗中获益。肾段血管损伤的治疗方案有：观察，介入治疗，手术探查，部分或全部肾切除。

肾损伤后继发性血管闭塞由Von Reckinghausen于1861年首次发现。尽管一些综述报道了血管形成术的高成功率，但更多最新的研究显示，当肾的主要动脉损伤时，几乎不可能重建肾功能。肾裂伤后动脉损伤血管重建的成功率为22%～56%，动脉血栓后血管重建的成功率为26%～64%，而肾脏功能改善率仅为9%～21%。

有人认为在对侧肾脏正常时，不宜进行血管重建。孤立肾或双侧肾损伤且可行动脉修补时，才考虑血管重建手术。

对于早期发现的单侧血管损伤，如果损伤不完全，肾脏没有缺血，患者状态稳定，可以考虑血管修补术。动脉重建的成功与否取决于缺血的持续时间及程度，以及有无副肾动脉提供侧支循环。急性完全的肾缺血＞2h，即可发生肾小球滤过率持续进行性下降甚至肾功能的不可逆损伤，但是经过肾皮质、肾盂周围及输尿管周围的侧支血管会使其在一段时间内保持活力，功能的逆转与时间息息相关，肾静脉的通畅也会使其在一段时间内保持活力。尽管一些学者报道了热缺血数小时后修补肾动脉损伤获得技术性成功的病例，但大部分人仍一致认为损伤后4h以内的肾损伤修补才对恢复肾功能有意义。如果肾缺血已超过4h且对侧肾功能正常，多数泌尿科医生不会采取手术治疗而是任其自然萎缩。如果血液断流性损伤发生于双侧或孤立肾，即使肾缺血已超过4h，也应尝试行重建手术。有学者认为如果在12h之内完成修补，也有相当可观的成功率，但超过12h，成功率降到10%～30%。不完全的动脉裂伤可以进行一期缝合，完全断裂一般需要清创及节段切除。动脉血栓的治疗需要切除坏死内膜及血栓清除术，可以通过血管端端吻合，植入大隐静脉或人工血管重建血管，也可通过自体植入肠系膜下动脉、髂内动脉或脾动脉。

一小部分肾动脉损伤或缺血患者会发生肾梗死或高血压，他们需要后期进行肾切除。肾脏分支血管的损伤很罕见，不必行手术治疗。

肾脏静脉损伤很罕见，且影像学不易发现，大多由穿透伤引起，多数可以修补。肾静脉分支间有广泛交通，只要保留其一条较粗的分支通畅即可不影响肾功能。闭合性损伤可引起下腔静脉水平肾静脉撕裂，引起广泛出血，有25%～50%的患者需要立即切除肾脏。近下腔静脉处左肾静脉损伤可以结扎止血，肾脏血液回流可以经性腺及肾上腺静脉；右肾静脉损伤必须修补。

四、早期血管控制

一些回顾性研究表明早期血管控制可以降低肾切除率，通常采取正中切口在剪开肾周筋膜前，分离和控制肾脏主要血管。另一些研究则表明早期控制血管对肾切除率无明显影响。经腹腔切除肾脏并进行早期血管控制最先由Scott和Selzman提出。通常采自剑突至耻骨联合的腹部正中长切口，进腹后先探查腹内脏器。如果有腹腔脏器损伤，可先处理肝脾等脏器。之后将横结肠上提，放在胸部湿纱布上。肠管向右和向上提拉可以充分地显露肠系膜根部和后腹膜。在主动脉上方做垂直切口上到肠系膜动脉水平，进入后腹膜，切口还可以延伸到Treitz韧带上方。大多数情况下，由于后腹膜血肿的存在，腹主动脉通常触摸不清楚，在这种情况下可以用肠系膜下静脉作为标志：紧邻肠系膜下静脉的内侧切口，逐渐分离到腹主动脉前壁。在辨认主动脉后，继续向上剥离，直到发现左肾静脉横跨主动脉，这是辨认肾脏血管的重要标志。用血管套套住血管而不能夹闭，除非出血严重。手法压迫肾脏常不能止血。首先夹闭动脉，如果出血仍然继续，可以夹闭静脉，降低回血。热缺血时间应该小于30min。一旦血管控制后，就在Gerota筋膜外侧打开后腹膜，清除血肿，暴露肾脏，评估损伤情况。应该仔细检查整个肾脏，包括肾实质、肾盂、肾蒂血管。

五、肾脏重建

部分肾切除需要完全暴露肾脏，清除失活组织，缝合结扎出血血管。集合系统损伤需用吸收缝线严密缝合，并将缺损的肾盂组织修补关闭。肾实质裂伤可用肝脏缝合线缝合，垫入脂肪块或肌肉块可防止缝线的切割作用。尽可能地保留肾脏筋膜是成功修补肾脏的重要因素。血管损伤可用4-0的可吸收线缝合。持续的较小的肾静脉出血，在关闭肾实质缺损后，多能自行停止。

六、肾脏切除

肾脏的修复和代偿能力很强，大多数情况下，通过保守治疗和肾修补术或肾部分切除术可避免患肾切除，残存正常肾脏体积25%以上就可以避免术后的透析治疗。

严重肾裂伤急诊探查时的肾切除率难以估计,这主要取决于创伤的分型及程度。探查术总体肾脏切除率为 13%～75%。肾切除适应于:①无法控制的大出血;②广泛的肾裂伤,尤其是战时或者大规模自然灾害时的开放伤;③无法修复的肾蒂严重损伤;④病理性肾破裂且无法修复者,如肾肿瘤、肾脓肿、巨大结石和肾积水。肾错构瘤易发生破裂出血,但属良性,常为多发并可侵犯双肾,故应尽量做部分肾切除。

患者状态不稳定行紧急检查术,肾切除术高达 100%。对于严重肾血管损伤患者,肾切除是最迅速有效的治疗方式。

七、肾动脉栓塞

多个研究中心结果表明,肾脏闭合性和穿透伤,血流动力学稳定伴随其他损伤不宜行开腹探查;出现迟发性出血;孤立肾、对侧肾功能不全;或手术(如经皮肾镜取石手术)导致的肾脏损伤伴出血时,患者可成功通过选择性肾动脉栓塞来控制出血。肾动脉栓塞术的肾功能完全损失风险低于肾脏探查术,术中可快速显示出血部位及范围,明确诊断后可行超选择性肾动脉栓塞(图 3-2-18),达到止血的目的且最大限度保留肾脏功能,创伤较手术探查小,临床应用越来越广泛。水解明胶、钢圈、自身的血块都可以用来堵塞血管。如先注入少量去甲肾上腺素溶液使正常肾血管收缩,可使栓塞剂较集中于受伤部位。可吸收材料会被溶解并引起再出血,不能使用。3～4 级动脉分支可以栓塞,如果需要,还可以重复进行栓塞,这样能避免手术切除。术后应密切监测患者病情,如发生病情变化应立即做好外科手术的准备。

对刀刺伤患者可采取动脉栓塞治疗血管损伤,失败后才考虑手术探查。

八、肾损伤的并发症

损伤的并发症大多由血肿、尿外渗以及继发性感染等引起。主要有肾周脓肿、尿漏、肾盂肾炎和脓肾、败血症、延迟出血、输尿管狭窄、肾积水、假性尿囊肿、结石、肾功能丧失、动静脉瘘、假性动脉瘤、高血压和血肿钙化等,四周内发生的为早期并发症。部分病例损伤肾有持久性的形态学改变如肾盂肾盏憩室、肾盏变形、部分肾实质萎缩等,但不伴有任何症状。囊肿感染和肾周脓肿多出现于肾脏部分损伤、坏死和伴有胰腺或肠损伤的患者。

1. 感染性尿性囊肿 / 肾周脓肿 严重肾损伤尿外渗患者 80%～90% 能自行缓解,只有小部分患者会发生肾积水及肾周尿性囊肿。

尿性囊肿通常没有症状,有时可引起腰腹部不适、肿块、麻痹性肠梗阻、低热。肾积水、肾移位或 IVU 不显影往往提示诊断。肾积水的发展很隐匿,文献报道从损伤到出现症状需要 3 周～34 年。

感染性尿性囊肿或肾周脓肿可继发于:①局部或全身细菌种植于尿性囊肿;②由污染的匕首或子弹造成的血肿或组织失活;③同时伴有肠管或胰腺损伤;④结肠失活或十二指肠损伤;⑤需要清创处理大面积软组织损伤。

超声可以提供迅速、无创性诊断,CT 上肾周可见低密度影像,在延迟显像可见显影。

因为尿外渗患者 80%～90% 能自行缓解,多数患者可采用观察疗法。感染性尿性囊肿、肾周脓肿可通过经皮穿刺引流处理,通常情况下,经皮穿刺引流是有效的,但是如果脓肿形成腔室间隔,那么就需要开放手术彻底引流。交通性尿性囊肿可采用双 J 管内引流术或者肾造瘘术,而经皮尿性囊肿引流术效果较差。横断肾脏部分实质造成持续尿外渗可通过选择栓塞控制。

2. 再次出血 3～4 级损伤尤其是刀刺伤通过保守治疗再次或迟发出血的可能性高达 13%～25%,平均再次出血间隔为 12(2～36)d,常见原因为动静脉瘘或假性动脉瘤。当患者出现发热、进行性加重的侧腹部疼痛、贫血加重、腹部膨胀等情况时进行 CT 检查以明确是否有活动性出血。多数患者可通过动脉栓塞的方法治疗。

当较大肾段动脉分支裂伤时,血肿形成的压迫效应可以使出血停止,当血肿吸收后,再次出血进入吸收残腔,形成假性动脉瘤。当动脉和邻近静脉同时发生裂伤,出血因血肿压迫而停止。血肿吸收后,动脉继续出血,流进裂伤静脉,导致动静脉瘘。外伤性肾动静脉瘘表现为肾静脉过早显影,于动静脉之间有一囊状结构的通道。动静脉瘘较大时,由于血流动力学改变,动静脉瘘的虹吸作用引起相应肾实质缺血，肾脏显影减低。在穿透伤情况下，肾脏集合系统和血肿吸收残腔常常有交通，肾脏动静脉瘘或假性动脉瘤出血时因血液直接进入肾脏集合系统，导致快速大量失血。

肾活检后 50%～70% 肾动静脉瘘可以自行缓解，但是重度肾损伤尤其是刀刺伤形成的瘘，大多不能自行缓解。

高血压、肾脏血管杂音及持续血尿是肾动脉造影指征。

近年来，随着经皮肾穿刺造瘘术及经皮肾镜碎石术的普及，肾脏动静脉瘘的发生率越来越多。80% 肾脏动静脉瘘或假性动脉瘤可以通过选择性肾动脉栓塞治疗，其他治疗方法包括肾切除、部分切除、动脉结扎，成功率可达 82%。

3. 高血压 创伤后高血压较少见，其病理生理机制可能有两点，一是肾动脉血栓形成造成肾动脉缺血或者肾动脉狭窄，导致肾素过多分泌（Goldblatt 模型，图 3-1-3）。二是肾周血肿或纤维化压迫肾实质导致过多肾素分泌（Page Kidney 模型，图 3-1-3）。肾动静脉瘘或假性动脉瘤也可引起肾血管性高血压。

增强 CT 和动脉造影技术都可以显示出血流区域，一般用选择性肾血管造影和肾素抽样检验评价怀疑肾血管性高血压的患者。Page 肾可以表现为被膜下积液或肾周软组织增厚，或者与对侧肾脏相比，患肾表现出肾实质期显像延迟。

肾切除是治疗损伤后高血压最常用的方法。肾动脉狭窄修复或部分肾切除对某些病例有效。通过切除纤维胶原壳进行剥脱治疗 Page 肾曾被应用，但成功病例很少。近年来，有报道通过腹腔镜对 Page 肾进行剥脱治疗高血压，但目前还存在争议。也有报道表明，创伤后高血压可在多年后自行缓解。

由肾动静脉瘘造成的高血压可以通过肾动脉栓塞术或开放手术治疗。慢性被膜下血肿造成高血压可以行经皮穿刺引流术。

4. 肾功能不全 目前缺乏损伤后肾功能不全的定量化分析。损伤后肾全切或部分肾切除会使急性肾衰竭及死亡的危险性增大。可用核素扫描定量分析伤肾肾脏功能。肾动脉栓塞可以导致 10%～50% 的肾脏功能丧失，平均为 10%。

九、预后

直接死于肾损伤的病例并不多见。大多临床死亡病例是由于其他重要脏器（肝、脾、胰、十二指肠等）的损伤所致。肾损伤的初次随访内容包

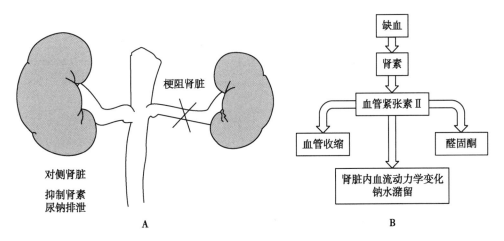

图 3-1-3 Goldblatt 高血压模型
A. 一侧肾动脉狭窄模型；B. 肾脏缺血导致高血压

上图显示的是经典两个肾脏，一个钳夹的 Goldblatt 高血压模型（2K，1C Goldblatt）。在这个模型中，一个肾脏的动脉被造成狭窄，对侧肾脏保持完整。由于肾动脉的狭窄，远端肾脏缺血，激活肾素血管紧张素系统，产生大量的血管紧张素Ⅱ，导致血管收缩性高血压。另外，高水平的血管紧张素Ⅱ刺激肾上腺皮质产生大量醛固酮，狭窄肾脏排钾保钠，导致钠水潴留。继发的醛固酮增多症导致低钾血症。肾动脉的狭窄程度需要达到动脉直径和横断面积 80% 以上，才能足以引起显著的血液灌注量的减少，导致肾脏缺血，激活肾素血管紧张素系统。程度较轻的肾动脉狭窄不能引起上述病理生理改变。2K，1C Goldblatt 高血压模型中，对侧肾脏是正常的，肾动脉在血流动力学上没有狭窄的表现。对侧肾脏发挥着抑制肾素分泌，促进尿钠排泄的作用

括 3 个月后的体格检查、尿液分析、影像学检查、血压测量及肾功能检查。长期随访具体内容因患者而异。

第六节 展 望

近年来随着医学影像学的发展和治疗技术的进步，越来越多的新技术在临床得以广泛应用，例如 CT 血管造影、3D-CT 重建、CT 尿路造影等影像技术，提高了临床疾病的诊断率，将来有可能将其引入肾损伤的评价系统中。但其在肾损伤的诊断和治疗中的作用仍需要进一步评估。例如 3D-CT 重建能否提供肾损伤分级，CT 尿路造影能否取代静脉肾盂造影或者提供肾脏集合系统完整精确的解剖学信息。有人建议根据损伤严重程度的不同，将 4 级肾损伤分为 4 级 a（低风险可能保守治疗）和 4 级 b（高风险可能手术治疗），这些都有赖于完善的影像学评估系统及大量的病例积累分析。经皮肾镜技术的广泛应用而造成的医源性肾损伤及并发症越来越多，应重视这一独特类型肾损伤的研究，积累更为丰富的临床经验。

附 录

一、肾损伤诊断处理流程图
见图 3-1-2。

二、相关概念

（一）Goldblatt 高血压模型
见图 3-1-3。

（二）Page 肾
慢性长期对肾脏的压迫导致继发高血压。肾脏大多数是由伤后被膜下血肿所压迫，少数是由肾囊肿或者肿瘤对肾实质的压迫。压迫导致肾脏血流减少，引起肾素过多分泌，继而引发高血压，常常需要数月或者数年。Irvine H.Page 博士于 1939 年发现了使用玻璃纸紧密包裹实验动物肾脏而诱发高血压这种现象。1955 年，Page 博士又与其同事报道了第一例临床病例，在患者身上证实了该现象的存在，之后便以其名字命名。由于正常人体都有两个肾脏，另一侧的功能正常，其强大的代偿能力使临床不表现因一侧肾缺血而导致的肾小球滤过率下降和肾功能受损；但若仅有一侧肾脏，如肾移植患者的高血压表现则更为突出。

（宫大鑫）

参 考 文 献

[1] Santucci RA, Wessells H, Bartsch G, et al. Evaluation and management of renal injuries: consensus statement of the renal trauma subcommittee. BJU Int, 2004, 93(7): 937-954.

[2] Brandes SB, McAninch JW. Urban free falls and patterns of renal injury: a 20 year experience with 396 cases. J Trauma, 1999, 47(4): 643-649.

[3] Bruce LM, Croce MA, Santaniello JM, et al. Blunt renal artery injury: incidence, diagnosis, and management. Am Surg, 2001, 67(6): 550-554.

[4] Santucci RA, McAninch JW, Safir M, et al. Validation of the American Association for the Surgery of Trauma organ injury severity scale for the kidney. J Trauma, 2001, 50(2): 195-200.

[5] Qin R, Wang P, Qin W, et al. Diagnosis and treatment of renal trauma in 298 patients. Chin J Traumatol, 2002, 5(1): 21-23.

[6] Heyns CF, Van Vollenhoven P. Selective surgical management of renal stab wounds. Br J Urol, 1992, 69(4): 351-357.

[7] Wessells H, Suh D, Porter JR, et al. Renal injury and operative management in the United States: results of a population based study. J Trauma, 2003, 54(3): 423-430.

[8] Jacobs MA, Hotaling JM, Mueller BA, et al. Conservative management vs early surgery for high grade pediatric renal trauma—do nephrectomy rates differ? J Urol, 2012, 187(5): 1817-1822.

[9] Aragona F, Pepe P, Patanè D, et al. Management of severe blunt renal trauma in adult patients: a 10-year retrospective review from an emergency hospital. BJU Int, 2012, 110(5): 744-748.

[10] Shoobridge JJ, Corcoran NM, Martin KA, et al. Contemporary management of renal trauma. Rev Urol, 2011, 13(2): 65-72.

[11] Starnes M, Demetriades D, Hadjizacharia P, et al. Complications following renal trauma. Arch Surg, 2010, 145 (4): 377-381.

[12] Shirazi M, Sefidbakht S, Jahanabadi Z, et al. Is early reimaging CT scan necessary in patients with grades III and IV renal trauma under conservative treatment? J Trauma, 2010, 68 (1): 9-12.

[13] Brewer ME Jr, Strnad BT, Daley BJ, et al. Percutaneous embolization for the management of grade 5 renal trauma in hemodynamically unstable patients: initial experience. J Urol, 2009, 181 (4): 1737-1741.

[14] Broghammer JA, Fisher MB, Santucci RA. Conservative management of renal trauma: a review. Urology, 2007, 70 (4): 623-629.

[15] Pandyan GV, Omo-Adua I, Al Rashid M, et al. Blunt renal trauma in a pre-existing renal lesion. Scientific World Journal, 2006, 28 (6): 2334-2338.

[16] Chedid A, Le Coz S, Rossignol P, et al. Blunt renal trauma-induced hypertension: prevalence, presentation, and outcome. Am J Hypertens, 2006, 19 (5): 500-504.

[17] Davis KA, Reed RL, Santaniello J, et al. Predictors of the need for nephrectomy after renal trauma. J Trauma, 2006, 60 (1): 164-169.

[18] Chouhan JD, Winer AG, Johnson C, et al. Contemporary evaluation and management of renal trauma. Can J Urol, 2016, 23 (2): 8191-8197.

[19] Bryk DJ, Zhao LC. Guideline of guidelines: a review of urological trauma guidelines. BJU Int, 2016, 117 (2): 226-234.

[20] Keihani S, Anderson RE, Hotaling JM, et al. Diagnosis and management of urinary extravasation after high-grade renal trauma. Nat Rev Urol, 2019, 16 (1): 54-64.

[21] Kodama R. Contemporary treatment of renal trauma in Canada. Can Urol Assoc J, 2019, 13 (6 Suppl4): S46-S50.

[22] Erlich T, Kitrey ND. Renal trauma: the current best practice. Ther Adv Urol, 2018, 10 (10): 295-303.

[23] Fernández-Ibieta M. Renal Trauma in Pediatrics: A Current Review. Urology, 2018, 113: 171-178.

[24] Chong ST, Cherry-Bukowiec JR, Willatt JM, et al. Renal trauma: imaging evaluation and implications for clinical management. Abdom Radiol (NY), 2016, 41 (8): 1565-1579.

[25] LeeVan E, Zmora O, Cazzulino F, et al. Management of pediatric blunt renal trauma: A systematic review. J Trauma Acute Care Surg, 2016, 80 (3): 519-528.

第二章 输尿管损伤

第一节 概 述

输尿管是连接肾盂和膀胱输送尿液的肌型管道器官,其位于腹膜后间隙,受到脊柱、骨盆、腰背肌肉、腹前壁及腹腔脏器的保护。总体来说,输尿管损伤很少见。医源性损伤,如妇产科手术、结直肠手术及泌尿科的内镜操作等是引起输尿管损伤的主要原因。输尿管的管径细小,再加上其本身有一定的活动度,因此临床上创伤性输尿管损伤并不常见,非医源性损伤主要见于贯穿伤。输尿管损伤不易被立即发现,如果发现延迟或处理不当,可引起尿瘘、瘘道形成、输尿管梗阻、感染甚至脓毒症,轻则导致肾功能的损害和住院时间的延长,重则导致肾脏的丢失甚至危及生命。因此临床医生需要对输尿管损伤保持高度地警惕。

第二节 病 因

一、外伤性损伤

外伤性输尿管损伤并不常见,其占全部泌尿道损伤的比例约为1%~2.5%。外伤性输尿管损伤的部位以输尿管上段居多,这可能与中下段输尿管有骨盆保护有关。Elliott等总结文献报道的437例开放性输尿管损伤,上段输尿管损伤占39%(170例),中段占31%(136例),下段占30%(131例)。单纯的输尿管创伤患者极为罕见,往往伴有腹内脏器的损伤,主要有小肠穿孔(39%~65%),大肠穿孔(28%~33%),肾损伤(10%~28%)和膀胱损伤(5%)。多脏器损伤的表现常可掩盖输尿管损伤,进而导致诊断和处理延迟。

开放性输尿管损伤在腹部穿刺伤中占2%~

3%。开放性输尿管损伤主要由刃器刺、割伤或枪弹伤所致。刃器导致输尿管损伤的致伤机制主要为外界直接暴力造成输尿管穿孔、割裂或切断。而枪弹伤的致伤机制除弹片的直接锐性损伤外,还包括弹片造成的空洞效应和热力灼伤。弹片速度越快,造成的软组织损伤越广泛,即切割点周围的输尿管微血管损伤的面积就会越大,从而继发输尿管坏死的风险越高。

约1/3的外伤性输尿管损伤患者由钝性打击所致。闭合性输尿管损伤的致伤机制主要是由于运动中突然加减速(车祸)使输尿管剧烈拉伸,在其固定点处发生撕裂。一般认为,闭合性输尿管损伤的发生部位常位于上段输尿管。能够导致输尿管损伤的钝性暴力常可传递至腰椎或经由腰椎至输尿管,因此对于伴有腰椎断裂或者腰椎脱位的钝性伤患者,应高度怀疑输尿管创伤。

二、医源性损伤

医源性损伤是输尿管损伤的主要原因,开放、腹腔镜及内镜手术均可导致输尿管的损伤且往往术中不易发现,易造成术后较为严重的并发症。造成输尿管损伤的常见手术主要为妇产科手术、结直肠手术以及泌尿系的操作(特别是内镜),多数医源性输尿管损伤位于盆段。手术损伤输尿管的常见机制包括:①术中解剖不清导致的结扎、钳夹、切割或离断输尿管;②过度分离输尿管外膜造成输尿管缺血坏死或狭窄;③术中电刀、超声刀的热能或射频及冷冻消融治疗肾下极肿瘤时损伤输尿管;④输尿管镜从腔内造成输尿管黏膜损伤、穿孔、撕裂及撕脱。

1. **妇产科手术** 一半以上(52%~82%)的输尿管手术损伤由妇产科手术导致,其中腹腔镜辅助经阴道子宫切除术(0.2%~6.0%)、经腹子宫切除术(0.03%~2.0%)和经阴道子宫切除术

（0.02%～0.5%）是妇产科手术中引起输尿管损伤常见的三种术式。妇产科手术导致的输尿管损伤多为下段损伤，即输尿管穿行子宫动脉处，常在结扎卵巢或子宫血管时钳夹或误扎。危险因素包括广泛的盆腔粘连、过大的子宫、盆腔器官脱垂、既往的盆腔手术史和手术医生经验不足。明确输尿管与子宫动脉和卵巢动脉的解剖关系，充分显露视野和及时止血是降低输尿管损伤发生率的关键。此外，在术前常规留置输尿管支架管虽不一定能预防输尿管损伤的发生，但是能够帮助术者及时发现输尿管损伤。

2. **腹腔镜手术** 在腹腔镜的手术中，经阴道子宫切除术（20%）、子宫内膜异位症切除术（12.8%）及卵巢切除术（11.4%）是造成输尿管损伤的常见腹腔镜手术。和开放手术相比，尽管还有争议，但腹腔镜手术被认为会增加输尿管损伤的发生率，其原因可能和腹腔镜在空间、视野及精细操作上不及开放手术有关。争议的来源可能和手术类型相关。

3. **普外科手术** 结直肠及血管手术所致输尿管手术损伤的占比（15%～26%）仅次于妇产科手术，发生率约为0.3%～10%。其中以肛肠手术如乙状结肠切除居多。该类输尿管损伤多发生于输尿管中下段，左侧多于右侧。损伤原因常为分离直肠侧韧带时误扎，而术中没有及时识别并处理。误扎输尿管后导致患侧输尿管急性完全梗阻，患侧输尿管及肾积水，患者在短期内即可出现患肾功能严重受损，而再次手术修复受损的输尿管常是该类病例的唯一选择。

腹部血管手术，如主-髂动脉与主-股动脉的分流手术所致输尿管损伤的发生率约为6%。一般认为，输尿管前方移植血管和腹膜后炎症导致输尿管游离困难或解剖不清是导致该类输尿管损伤的主要因素。血管手术导致的输尿管创伤大多无法及时发现，该类损伤导致输尿管狭窄而引起的相关症状比较轻，出现晚。

4. **输尿管镜损伤** 泌尿科的手术引起输尿管损伤的占比为11%～30%，其中在结石治疗过程中使用输尿管镜引起的输尿管损伤最为常见。近年来，输尿管镜技术被越来越多地运用于上尿路疾病的诊断和治疗，与之伴随的是因输尿管镜导致的输尿管损伤的病例数量快速增长。在输尿管镜的临床操作过程中，黏膜损伤的发生率为0.3%～4.1%，输尿管穿孔的发生率为0.2%～2.0%，输尿管套叠及撕脱伤的发生率为0～3.0%。然而，需要立即手术处理的严重输尿管穿孔和撕裂伤非常少见（0.4%）。轻微的穿孔及黏膜损伤不需要立即手术处理，仅需安置输尿管支架管，但因此带来的输尿管狭窄的发生率在0.5%～2.5%，且往往需要输尿管的修复重建才能解决。输尿管镜创伤的原因包括术者经验不足、输尿管周围组织粘连、手术时间长、碎石操作不当等。由于输尿管镜是腔道内直视下操作，操作者在术中容易及时发现输尿管损伤。术中一旦发现严重的输尿管损伤如穿孔、撕裂、撕脱等，应立即停止手术并采取相应措施。

5. **放射性损伤** 放射性输尿管损伤是医源性损伤的一种特殊类型，发生率约0.04%，主要原因是盆腔肿瘤大剂量放疗引起输尿管及周围组织纤维化，其病理特点为：输尿管及其周围组织充血、水肿，局部瘢痕纤维化粘连而致输尿管狭窄，导致输尿管梗阻和肾积水。盆腔肿瘤放射性粒子植入也会并发远期输尿管损伤。宫颈癌镭粒子植入并发输尿管狭窄的发生率在20年内合计大约为2.5%，每年约增加0.15%。近距放射（粒子植入）引起的输尿管损伤有两种类型：一是输尿管周围组织的纤维化引起输尿管远端的局限狭窄和肾积水；另一种是放射性粒子直接造成输尿管壁的损伤。

第三节 输尿管损伤分类

输尿管损伤的分类（部位、诊断时间、严重程度）会影响治疗的选择。按照输尿管损伤的部位，可以分为肾盂输尿管连接部损伤、腹段输尿管损伤（肾盂输尿管连接部至髂血管）和盆段输尿管损伤（髂血管以下），损伤的部位往往和损伤的原因相关；依据发现损伤的时间长短可分为及时诊断（损伤后短时间）和延时诊断（术后较长时间），延时诊断占多数；此外，依据美国创伤外科协会将输尿管损伤分为五级：一级，血肿形成，输尿管壁轻度损伤；二级，累及<50%周径的切割伤；三级，累及>50%周径的切割伤；四级，完全性撕裂伤，致<2cm输尿管壁失去血运；五级，完全性撕

裂伤，致 >2cm 输尿管壁失去血运。这种分级方法可用于指导临床治疗：一、二级损伤一般采用输尿管置管或经皮肾造瘘治疗；三、四、五级损伤常需要开放手术修补。

第四节 临床表现

输尿管损伤的临床表现与损伤原因、损伤类型相关。创伤性输尿管损伤和医源性输尿管损伤如术中能及时发现并处理，可无临床症状。如术中未能发现，术后表现多样且复杂。根据损伤程度、术后发病时间、有无合并感染等，临床可表现为尿外渗、尿瘘、梗阻等。此外，单侧损伤与双侧损伤的临床表现也有不同。

一、血尿

创伤后或术后血尿应高度怀疑输尿管损伤的可能，但血尿的程度与创伤的严重程度不成正比。没有血尿并不能排除输尿管损伤的存在。文献报道的输尿管损伤后血尿发生率并不高，创伤性输尿管损伤发生率仅为 30%~45%，而医源性损伤的血尿发生率不超过 20%。

二、尿外渗、尿性囊肿和尿瘘

输尿管损伤常表现为术中伤口的渗液和术后即刻或数天后出现伤口的漏尿，如尿液未能引流出体外，可伴有腹膜炎和肠麻痹的表现。尿液积聚体内时可形成尿性囊肿，合并感染时则形成脓肿。闭合性创伤性输尿管损伤尿性囊肿的形成较为常见。后期的输尿管损伤特别是伴有输尿管慢性局部坏死时常形成尿瘘，最常见输尿管阴道瘘和输尿管皮肤瘘，瘘道的形成增加了治疗的难度。

三、感染

主要为局部的尿液积聚或局限的输尿管坏死和尿外渗继发感染引起。感染严重者可有脓毒症的表现，甚至引起死亡。

四、梗阻

输尿管梗阻是输尿管损伤最常见的临床表现。损伤后早期即可引起患侧腰疼，但多数患者

无特殊感觉而表现为远期的慢性输尿管梗阻和肾积液，诊断多源于肾积液引起的腰部不适或常规复查。双侧输尿管损伤或孤立肾输尿管损伤可表现为无尿，诊断时需排除肾的低灌流和急性肾衰竭。

五、非特异性表现

创伤性输尿管损伤可有腰肋部瘀斑和肋脊角触疼的表现。此外，术后不明原因的发热，持续长时间的肠麻痹，不明原因的白细胞升高，不明原因的血肌酐和尿素氮升高等都要考虑输尿管损伤的可能。

第五节 诊　　断

及时明确诊断并进行处理是决定输尿管损伤预后最重要的因素。充分全面地了解病史，详细的体格检查和选择合适的辅助检查是能否及时确诊的关键。因多数输尿管损伤缺乏特异的临床表现，警惕意识是早期确诊的关键。延期诊断将显著增加处理的难度和并发症的发生率。

1. **外伤性输尿管损伤**　外伤性输尿管损伤少见且往往伴有严重的腹部及盆腔脏器损伤。其中，贯通伤常合并血管和肠管的损伤，而钝挫伤常伴有盆骨及腰、骶椎的损伤。此类损伤往往容易漏诊，直到后期患者出现明显症状才被发现。及时诊断有利于输尿管损伤的修复及提高预后，延时诊断会明显增加并发症，后期患者往往会出现输尿管梗阻的症状并导致肾功能不可逆的损害。血尿对于外伤性输尿管损伤的提示价值并不高，因为只有 50%~75% 的患者出现血尿。

对于贯通性输尿管损伤，其及时诊断主要依靠术中直接探查输尿管，应特别注意输尿管周围的组织损伤、腹膜后血肿等，同时静脉或输尿管插管给予亚甲蓝或靛胭脂可以帮助确认损伤部位。对于输尿管钝性损伤，由于临床较少见而容易漏诊，同时合并其他脏器损伤的表现以及全身情况的不稳定常常掩盖输尿管损伤从而使诊断延误。对于全身情况不稳定而需紧急剖腹探查者，术中直接探查输尿管是最直接有效的方法。对于全身情况稳定，但有血尿（包括肉眼血尿或镜下血尿）、严重的加/减速伤、腰肋部瘀斑或压痛的

患者，需作相关影像学检查以排除输尿管损伤，并密切关注其病史及临床表现。

外伤性输尿管损伤的辅助检查可首选增强CT，其最大的优势在于同时了解合并伤的情况，随着增强CT普遍应用于外伤患者，输尿管损伤的检出率逐步提高。增强CT是目前检查创伤特别是多发伤的较理想方法，借助三维成像技术，可对输尿管情况进行观察，造影剂的外渗是输尿管损伤的典型表现。但如果患者患侧肾功能受损明显，或没有肾盂积水、尿囊肿或输尿管扩张不明显的情况时，CT常不能直接显示输尿管损伤的部位，需结合其他影像学检查。

在增强CT诊断不明确的情况下，逆行肾盂造影往往是确认输尿管损伤的"金标准"。不仅可明确输尿管损伤的有无、损伤的部位和程度，并且还可在条件允许时安置输尿管支架管。若逆行造影失败，还可在患者行经皮肾穿刺造瘘后行造瘘管造影（顺行造影）明确损伤部位。

静脉肾盂造影（IVP）诊断输尿管损伤的表现和增强CT一样，也是造影剂的外渗。不推荐首选IVP用于外伤性输尿管损伤的诊断，因为其并不能对其他合并伤进行了解。且单纯的IVP检查，特别是单次摄片的IVP对于输尿管损伤的诊断可靠性并不高，其假阴性率高达60%。联合使用增强CT和IVP是否能增加输尿管损伤的检出率还需要进一步的临床试验验证。

在患者选择增强CT后往往不需要再额外行B超检查，而且B超对输尿管损伤的诊断的作用有限，但对尿性囊肿和血肿的诊断有帮助，并可发现因尿外渗和血肿所致的肾积水。

2. **医源性输尿管损伤**　医源性输尿管损伤的及时诊断依赖于术中发现，但延时诊断的仍占65%~80%，对于医源性的输尿管损伤也一样，及时诊断有利于输尿管损伤的修复及提高预后，延时诊断会明显增加并发症，后期患者往往会出现输尿管梗阻的症状并导致肾功能不可逆的损害。因而对于容易损伤输尿管的手术，术者应高度警惕术中输尿管损伤的可能。输尿管镜引起的损伤常能即刻发现，并及时留置支架管。妇科和腹部外科手术引起的损伤术中常不能被及时识别而延时诊断。术中伤口不明原因的渗液增多或血尿常提示输尿管损伤，尿少（排除肾低灌流）和术中触

及充盈的输尿管也是输尿管损伤的线索。尽管文献报道在妇科手术前先行输尿管置管并不降低损伤的概率，但笔者认为，置管后的输尿管便于术中识别和触摸，可在一定程度上避免对输尿管周围组织过度分离及缝扎周围组织造成输尿管牵拉成角。但是在行输尿管置管的过程中需要小心操作，避免置管导致的输尿管损伤。

对于医源性输尿管损伤，术中因条件限制往往无法行上述辅助检查。术后的增强CT和IVP对诊断有帮助，其典型表现为造影剂的外渗。同样的，逆行肾盂造影往往是确认输尿管损伤的"金标准"，不仅可明确输尿管损伤的有无、损伤的部位和程度，并且还可在条件允许时安置输尿管支架管。

3. **输尿管损伤的延期诊断**　输尿管损伤一旦不能及时诊断，其延期发现时会有以下临床表现：腰痛、尿失禁、阴道漏尿、血尿、发热、尿毒症或腹膜后尿囊肿。

输尿管损伤延时诊断后，其并发症的发生率将明显增加。对于输尿管损伤的早期识别有助于及时修复输尿管并改善患者预后，而损伤后延期发现则会增加患者痛苦、感染的发生率并导致肾功能的不可逆损害。因此，输尿管损伤的及时诊断对提高患者的预后有非常大的帮助，而如何提高输尿管损伤的及时诊断率是未来需要关注研究的重点和难点。

第六节　治　疗

输尿管损伤情况复杂多样，因其损伤原因、部位、程度以及确诊时间和伴发创伤的不同，对其处理也应采用个体化方案。但无论何种方法，都应力争达到恢复尿路通畅和保护肾功能的目的。

一、不同损伤的治疗原则

1. **处理患者要有全局观**　当患者全身情况危急，休克或伴有其他重要器官损伤时，应先纠正全身情况，优先处理重要器官的创伤，不应强求一次性修复输尿管的损伤。在全身情况不稳定的情况下，可采用输尿管置管或旷置等简单办法以尽快结束手术，输尿管损伤可待二期手术处理。

2. **早期及时诊断、及时处理**　输尿管损伤能

否及时诊断并处理是影响预后的最重要因素,延期诊断常增加处理的难度和并发症的发生率。对于伤后未能及时处理而延期诊断的病例,在手术修复的时机上存在争议:传统的观点主张先做尿流改道——肾穿刺造瘘(PCN),3个月后再行修复手术。理由是早期输尿管损伤部位因损伤性炎症反应、尿外渗等致组织脆性大,修复能力差,易导致修复手术失败。但近期一些学者发现,早期手术修复的成功率与延迟修复并无差别,并发症的发生率甚至更低,因而主张尽早手术(3周内)。因此早期还是延期手术修补输尿管损伤目前尚无定论,主刀医师可以根据自己的经验和患者的病情制订个性化的方案。

3. 损伤原因 外伤性输尿管损伤的标准治疗是开放性手术修补。枪弹伤由于其爆炸效应,清创的范围要比常规的贯穿伤或钝性伤要大。医源性输尿管损伤如发现及时可立即处理,若为术中结扎损伤,可解除结扎并留置支架管。而部分甚至离断损伤均可留置支架管或肾造瘘并修补损伤输尿管,研究显示留置输尿管支架管在防止后期输尿管狭窄上要优于肾造瘘,而笔者也认为术中留置支架管比肾造瘘易于操作。与之相反的是,若延期诊断输尿管损伤则往往先行肾造瘘,留或不留置输尿管支架。此种情况下,逆行安置输尿管支架管成功率低。近年来,内镜、腹腔镜和机器人的输尿管重建在医源性输尿管损伤修复中呈上升趋势。

4. 手术修复原则 输尿管因其本身的生理特性,开放手术修复要遵循下列原则:①创伤段充分清创,直到输尿管断端有明显渗血为止;②游离输尿管时要注意保护其外膜,以免影响其血供;③任何吻合都应在无张力的情况下进行,损伤段较长时不能强行吻合;④吻合口宜大,斜形或铲形,防漏,黏膜对合整齐并放置内支架;⑤必要时用网膜包裹、隔离。

二、不同损伤部位的处理方法选择

轻度不完全的输尿管损伤常可行输尿管置管或肾造瘘,严重的损伤往往需要开放手术处理。不同部位的损伤手术处理方法不尽相同。

1. 上段和中段输尿管损伤 因输尿管的血供特性,中段输尿管损伤处理更为棘手。损伤段

不长(<2～3cm)的中上段损伤可采用输尿管端端吻合,但是因端端吻合离断了输尿管,后期需要注意尿瘘、坏死和再狭窄等并发症。如若不行可考虑采用肾下盏输尿管吻合等。在极少的损伤段较长的患者中可选择可采用输尿管与对侧输尿管吻合,尽管此种方法短期并发症较高(23.8%),也可能损伤对侧输尿管或肾脏至肾单位的丢失,但报道显示其远期成功率可达96.4%,狭窄的发生率为4%。

2. 远端的输尿管损伤 远端输尿管损伤多采用输尿管膀胱再植,虽然抗反流机制被指可减少膀胱输尿管反流、感染和随之而来的肾功能损害,但是在成人中此技术是否有效尚无定论。输尿管膀胱再植+同侧腰大肌固定可减少吻合部的压力,修复更长的损伤,但在采取此种修复方法时需注意避免损伤生殖股神经;更长的中下段损伤可进一步采用输尿管膀胱再植+Boari膀胱瓣,此种术式耗费时间长,不适宜在急诊情况下完成,报道的成功率在81%～88%。

3. 整段输尿管损伤 整段的输尿管损伤可使用肠带输尿管的方法进行修复,通常选择回肠。此种方法需要注意的是不能在肾功能受损或有明确的肠道疾病的患者中使用,且需要随访患者的血生化以及时发现高氯性代谢性酸中毒。除此之外,远期并发症还包括吻合口的狭窄和尿瘘,二者的发生率分别在3%和6%左右,手术的远期成功率在80%以上。对于长段输尿管损伤或者多次修复失败的患者可以采用自体肾移植的方法。

不同处理方法可纠正的输尿管长度见表3-2-1。

表3-2-1 不同术式可修复输尿管损伤的长度

手术方法	可纠正长度
输尿管端端吻合	2～3cm
输尿管膀胱再植	4～5cm
输尿管膀胱再植+腰大肌固定	6～10cm
输尿管膀胱再植+Boari膀胱瓣	12～15cm
肾游离固定	5～8cm

三、治疗方法

1. 输尿管置管 一、二级的输尿管损伤和输尿管镜所致的输尿管穿孔、假道形成等采用输尿管置管即可,输尿管本身损伤不严重的尿瘘也可

首选置管治疗。输尿管置管主要起到尿液内引流和作为输尿管修复愈合的支架作用。置管可采用膀胱镜，最好使用输尿管镜，术中应使导丝通过损伤处到达肾盂，并根据实际情况选用一定口径和一定长度的双 J 管（F5～F8）。术中如有条件应作 X 线定位以确保双 J 管的放置位置良好，术后留置 Foley 尿管 2～3d 防止尿液反流，减少外渗。

2. **输尿管端端吻合**　输尿管端端吻合术在概念上是修复输尿管损伤的最简单方法，但手术的成功取决于合适的病例选择和精良的手术技巧，这种方法最适合于中上段输尿管损伤，下段损伤多采用输尿管膀胱再植。确保吻合口无张力是手术成功的关键，所以输尿管端端吻合只适合于较短长度的损伤（2～3cm）。手术切口的选择取决于损伤的部位，上段损伤可采用腰肋部切口，Gibson 切口较适合于中段损伤。术中术者需对可游离的输尿管长度有清楚的认识，先前的手术史或创伤引起输尿管周围组织粘连造成输尿管的游离困难可能导致手术失败。损伤处两端的输尿管应予充分清创，直至观察到良好的血运（渗血）。确认两断端吻合后无张力的情况下，将两端180°对应剪开，4-0 或 5-0 可吸收线间断缝合。术中是否需常规留内支架管存在争议，笔者认为修复创伤性输尿管最好留置内支架管，临床上我们均常规留置双 J 管，4～6 周后拔除。术毕切口留置引流管，膀胱置 Foley 尿管，2～3d 后拔除。术后常规作腹部 X 线检查以了解内支架位置。文献报道的输尿管端端吻合术的成功率达 90%，常见的并发症包括尿瘘和吻合口狭窄，约 4% 的患者需再次手术。

3. **输尿管肾下盏吻合**　输尿管下盏吻合主要用于修复 UPJ 严重撕裂或近端输尿管损伤后开放手术修复失败的病例，这种情况下肾盂往往损毁严重，或周围组织包裹、严重纤维化已无法分离。手术成功的关键是充分游离出肾下极，并切除包绕下盏的肾皮质暴露出下盏漏斗部，仅仅切开下盏处的皮质常导致狭窄的复发。输尿管肾下盏吻合的方法与端端吻合一致，强调斜形或铲形、开口较大的吻合。通常采用 4-0 可吸收线间断吻合，并留置双 J 管作内引流。

4. **输尿管膀胱再植**　远端输尿管损伤多采用输尿管膀胱再植，该术式可处理远端 5cm 以内的输尿管损伤，合并采用膀胱壁腰大肌固定或 Boari 瓣甚至可处理中上段的输尿管损伤。手术切口可采用下腹正中切口或 Pfannenstiel 切口，术中应尽可能在腹膜外分离操作。输尿管膀胱吻合口也不应有张力，一旦感觉有张力需要结合膀胱壁腰大肌固定或 Boari 瓣。输尿管常规留置内支架 4～6 周，膀胱置 Foley 尿管，2～3d 后拔除。儿童患者输尿管膀胱吻合口最好采用抗反流机制，成人患者是否需行抗反流吻合也是一争议性问题，多数学者认为：不伴感染的成人输尿管反流对肾功能的影响不大，无需抗反流吻合。

5. **膀胱壁腰肌固定**　膀胱壁上提与腰肌固定可用于修复单纯输尿管膀胱吻合有张力的输尿管远端损伤，膀胱上提后可用于修复远端 5～10cm 的损伤。一定的膀胱容积和较好的膀胱顺应性是采用该法的前提，膀胱容积过小或挛缩膀胱是该法的禁忌证。术中可采用下腹正中切口或 Pfannenstiel 切口，在 Retzius 间隙内充分游离膀胱，生理盐水充盈膀胱后，组织钳牵拉同侧膀胱壁应能到达髂血管上方，必要时可结扎对侧膀胱上动脉以增加膀胱的流动性。水平切开膀胱前壁，上提膀胱施行输尿管与膀胱壁吻合后，将同侧膀胱壁固定在腰小肌或腰大肌肌腱上并注意避免损伤生殖股神经，最后纵行缝合前壁切口。输尿管再植 + 腰肌固定的成功率达 95%，并发症主要为吻合口瘘和输尿管梗阻。

6. **Boari 膀胱瓣**　中段输尿管损伤有时最为棘手，当损伤段过长或输尿管无法游离时，输尿管端端吻合常无法实施，对于这种情况 Boari 膀胱瓣可能是一较好选择。设计好的 Boari 膀胱瓣可以修复远端 10～15cm 的输尿管缺损，有些病例甚至可达到肾盂。和膀胱壁可否行腰肌固定一样：膀胱容积大和膀胱顺应性好是采用该法的前提，膀胱容积过小或挛缩膀胱则是禁忌。通常采用 Pfannenstiel 切口充分游离膀胱后，分离出同侧的膀胱上动脉及其分支，并以该动脉作为膀胱瓣的支配血管。沿动脉走向在膀胱后侧壁至前壁标出所要取瓣的轮廓，瓣的基底宽度不应少于 4cm，瓣的长度以超出输尿管缺损长度 2～3cm、确保吻合口无张力为宜，瓣的最远端的宽度不应少于 3cm。将膀胱瓣围成管状后与输尿管吻合，不必强求抗反流的黏膜下吻合,而应以吻合口有无张力以及瓣的远端有良好血供为标准,膀胱瓣的远端应固定于腰肌以防吻合口有张力。文献报道的Boari瓣成功率在90%～95%,失败的原因主要为瓣的远端缺血致吻合口狭窄。Thompson等采用本法对25例输尿管损伤患者进行了重建,22例获得了成功,3例失败,其中2例为吻合口狭窄。

7. **输尿管与对侧输尿管吻合** 中段较长的输尿管损伤,当其他修复方法不能采用时可考虑与对侧输尿管吻合。输尿管与对侧输尿管吻合要求损伤近侧输尿管的长度能足够达到对侧,而且对侧输尿管无病变,既往肾结石和盆腔放疗的病史是相对禁忌证。一般采用经腹正中切口,近端输尿管经乙状结肠系膜在肠系膜下动脉上穿出,与对侧输尿管作端侧吻合,双J管从损伤侧输尿管经吻合口到膀胱,有人建议如对侧输尿管足够宽应在其内再置一双J管。因该方法可能造成对侧输尿管梗阻,如肾功能已损害较重时,应做肾切除而不推荐采用本法。

8. **肠代输尿管** 近端长的输尿管损伤,特别是输尿管镜所致输尿管黏膜撕脱时,常难用膀胱瓣或其他方法修复而需要做肠代输尿管或自体肾移植。回肠是临床使用最多的代替输尿管的器官,当肾盂损伤严重,无法行自体肾移植,也可采用下盏回肠吻合术。回肠代输尿管的禁忌证包括:肾功能欠佳、膀胱功能不良或出口梗阻,炎症性肠病或放射性肠炎。术中常取距回盲部约20cm处长约25cm肠管,恢复肠道连续性后,两端分别用2-0 Vircyl线与肾盂(肠管远端)和膀胱(肠管近端)间断缝合,注意肠管的蠕动方向应与尿液方向相反。文献报道是否行肠体的裁剪和(或抗反流)吻合对结果并没影响。

9. **自体肾移植** 自体肾移植的适应证同肠代输尿管,这类修复手术都需择期完成。选择这种方法前提是治疗组需要有一定的活体肾移植的经验。手术前最好先行CT血管重建以了解肾蒂血管情况,右肾静脉短,因此右侧手术难度较左侧大;左肾静脉有左肾上腺静脉和性腺静脉汇入,术中应避免损伤。近年来随着腹腔镜技术的发展,不仅用于活体供肾切除,也用于处理修复输尿管损伤的自体肾移植。Meng和Freise等报道了采用腹腔镜取肾+自体移植方法处理严重医源性输尿管损伤的经验,7例患肾均成功采用腹腔镜切除,6例成功移植,1例因肾动脉本身原因而未做移植。

10. **肾游离固定** 游离肾脏使其下移可用于修复上段输尿管缺损。将肾脏充分游离后顺肾蒂将其下移,下极与腰肌固定,修复输尿管损伤长度可达5～8cm。右肾静脉较短常限制了肾脏的下移,可将肾静脉分离切断后再与其下方的下腔静脉吻合以增加下移的范围(Gil-Vert等,1964)。

11. **腔内技术和金属支架** 延期确诊的输尿管损伤(常表现为输尿管梗阻)可采用腔内技术处理。腔内技术操作相对简单,可采用逆行或顺行入路。腔内切开和气囊扩张的适应证是较短的狭窄段(<1cm),分肾功能尚可(>25% 总肾功能)和重度以下肾积水。腔内切开处理输尿管狭窄的成功率为60%～70%,狭窄段较长(>1cm)或完全闭锁、肾功能较差或肾积水严重病例疗效常不佳,复发率很高。对于输尿管完全闭锁或经多次手术修复而复发的输尿管狭窄而又不能再次行开放手术成形者,可采用腔内切开后再植入金属支架。笔者自1995年起开始采用腔内切开+金属支架植入治疗反复开放手术所致的输尿管梗阻,最初13例随访时间平均为92个月,其中6例患者输尿管通畅、肾功能稳定,3例辅以双J管植入也达到保护肾功能的目的。现临床有五种不同的金属支架可选择,Memokath051是一种非网眼的整筒金属支架,短期的结果显示其可避免肉芽和上皮增生引起的再梗阻问题。

12. **颊黏膜修补** 颊黏膜可替代肠道作为输尿管的游离移植物,特别是在一些特殊的患者中,如肠道短、炎症性肠病、腹部长期放射史等,其优点还包括不用缝合肠道。修补时即可采用切开,也可采用离断的方式进行修补。一项随访26个月的颊黏膜修补研究显示其成功率可达90%。

13. **肾切除** 患侧肾功能较差、合并严重感染、输尿管损伤严重难于修复,而对侧肾功能正常或接近正常者可考虑行肾切除术。

四、输尿管损伤的微创重建

尽管开放手术仍然是复杂性输尿管损伤修复的主要选择,但腹腔镜和机器人辅助的微创手术也在输尿管的修复重建领域占据一席之地且在不断完善。微创腹腔镜手术的优势在于患者创伤小、恢复快、住院时间短，但会增加手术时间，且视野和精细操作不如开放。但机器人能提供更广的活动范围、更为精细的操作和三维成像等，使其非常适合在需要大量精细缝合的手术中应用，这些优点可以克服腹腔镜的部分不足，也是近年来腹腔镜正在被机器人逐渐替代的原因。

输尿管损伤修复中最常使用的微创技术是输尿管端端吻合术和输尿管膀胱再植，Buffi 等人报道了至今样本量最大的机器人辅助输尿管端端吻合术的临床研究，成功率可达 94.1%，手术时间 150min，无 Clavien 分级大于Ⅱ级的并发症发生。而样本量最大的一项机器人辅助的输尿管膀胱再植（包括腰大肌固定）的临床研究显示其成功率可达 94.7%，Clavien 分级大于Ⅲ级的并发症发生率仅为 3.6%。目前关于机器人辅助的其他输尿管损伤修复手术的报道较少。

五、修复后处理和随访

文献报道的各类输尿管修复术后并发症的发生率约为 11%～53%，包括手术后近期的尿漏、伤口感染、血肿、尿性囊肿、各类导管相关的并发症以及远期的输尿管狭窄或闭锁、反复的尿路感染、输尿管反流和隐性肾功能慢性损害等，因此修复术后早期的严密观察和出院后的定期随诊十分必要。术后早期应观察伤口引流量的多少及性状，并做 X 线检查了解支架管和引流管的位置；拔除内支架前要做相关检查了解修复的输尿管有无梗阻。输尿管术后常有远期的狭窄复发，术后的随访应持续较长的一段时间，开放手术的随访时间不能短于 2 年。腔内切开的病例术后随诊是必需的，应将其视为治疗的一部分：术后第 1 年 3 个月随诊一次，以后每 6 个月一次，至少持续 3 年；随诊主要内容是评估输尿管引流，可首选利尿肾图，有时需要连续多次检查对比分析。此外，不同的修复手术常有其特定的并发症，如 Boari 瓣术后容易发生膀胱输尿管反流而并发反复的尿路感染，这些情况临床上都需予以重视（表 3-2-2）。

表 3-2-2 输尿管损伤的诊治要点

1. 医源性损伤是导致输尿管损伤的最常见病因。开放性输尿管损伤最常由枪弹伤导致，而闭合性输尿管损伤多由交通事故导致
2. 输尿管损伤常合并严重的腹部及盆腔创伤。而对于存在腹部穿通伤或加速钝性损伤的患者，医务人员应高度警惕合并输尿管损伤
3. 血尿不能作为临床上诊断输尿管损伤的指标
4. 通常临床上给出的输尿管损伤诊断是延期诊断
5. 术前留置输尿管支架管不一定能预防输尿管损伤的发生，但该措施能够在输尿管损伤发生后帮助及时诊断，可根据术中输尿管损伤的危险性大小和术者经验判断是否术前留置输尿管支架管
6. 腹部及盆腔手术中，准确辨认并充分游离输尿管可有效避免输尿管损伤
7. 轻度的输尿管穿孔或狭窄推荐通过留置输尿管支架管的方式处理
8. 严重的输尿管损伤如能一期修复重建则尽量修复，如无条件应先行患侧尿流改道后择期再行重建术

第七节 总结与展望

输尿管损伤是一临床相对少见而又不能回避的问题。处理外伤性输尿管损伤要提高早期诊断的意识，而医源性输尿管损伤最好的预防方法是正确地理解局部解剖，保持术中视野清晰，尽量避免非直视下操作。妇科手术仍是引起医源性输尿管损伤的主要原因，伴有易引起输尿管损伤的危险因素存在时要给予充分的重视。术前留置输尿管支架管不一定能预防输尿管损伤的发生，但能够帮助在输尿管损伤发生后及时诊断。泌尿外科器械的创伤也是引起输尿管损伤的常见原因，临床上小口径输尿管镜和输尿管软镜的推广应用及经验的积累已明显降低了输尿管损伤的发生率，规范训练和严格的专科医师准入制度将进一步降低这类并发症的发生。严重损伤后的修复仍较为困难，人工输尿管替代也许会是一个发展方向，国外已有相关报道，但仍需技术上的进一步的完善。随着机器人平台的普及，机器人辅助的输尿管修复重建会是主流方向。

（王坤杰 李 虹）

参 考 文 献

[1] Gild P, Kluth LA, Vetterlein MW, et al. Adult iatrogenic ureteral injury and stricture-incidence and treatment strategies. Asian J Urol, 2018, 5（2）: 101-106.

[2] Serafetinides E, Kitrey ND, Djakovic N, et al. Review of the current management of upper urinary tract injuries by the EAU Trauma Guidelines Panel. Eur Urol, 2015, 67（5）: 930-936.

[3] Tracey AT, Eun DD, Stifelman MD, et al. Robotic-assisted laparoscopic repair of ureteral injury: an evidence-based review of techniques and outcomes. Minerva Urol Nefrol, 2018, 70（3）: 231-241.

[4] Volkin D, Shah O. Complications of ureteroscopy for stone disease. Minerva Urol Nefrol, 2016, 68（6）: 570-585.

[5] Buffi NM, Lughezzani G, Hurle R, et al. Robot-assisted Surgery for Benign Ureteral Strictures: Experience and Outcomes from Four Tertiary Care Institutions. Eur Urol, 2017, 71（6）: 945-951.

[6] Fifer GL, Raynor MC, Selph P. Robotic ureteral reconstruction distal to the ureteropelvic junction: a large single institution clinical series with short-term follow up. J Endourol, 2014, 28（12）: 1424-1428.

[7] Elliott SP, McAninch JW. Ureteral injuries: external and iatrogenic. Urol Clin North Am, 2006, 33（1）: 55-66.

[8] Pereira BM, Ogilvie MP, Gomez-Rodriguez JC, et al. A review of ureteral injuries after external trauma. Scand J Trauma Resusc Emerg Med, 2010, 18: 6.

[9] Siram SM, Gerald SZ, Greene WR, et al. Ureteral trauma: patterns and mechanisms of injury of an uncommon condition. Am J Surg, 2010, 199（4）: 566-570.

[10] Walsh PC, Retik AB, Vaughan ED, et al. Cambell's urology. Philadelphia: W.B.Saunders, 2002: 3100-3104.

[11] Amato JJ, Billy LJ, Gruber RP, et al. Vascular injuries. An experimental study of high and low velocity missile wounds. Arch Surg, 1970, 101（2）: 167-174.

[12] De Cicco C, Ret Davalos ML, Van Cleynenbreugel B, et al. Iatrogenic ureteral lesions and repair: a review for gynecologists. J Minim Invasive Gynecol, 2007, 14（4）: 428-435.

[13] Wu HH, Yang PY, Yeh GP, et al. The detection of ureteral injuries after hysterectomy. J Minim Invasive Gynecol, 2006, 13（5）: 403-408.

[14] Härkki-Sirén P. Laparoscopic complications in Finland. J Am Assoc Gynecol Laparosc, 1999, 6（3）: 363.

[15] Delacroix SE Jr, Winters JC. Urinary tract injures: recognition and management. Clin Colon Rectal Surg, 2010, 23（2）: 104-112.

[16] Pokala N, Delaney CP, Kiran RP, et al. A randomized controlled trial comparing simultaneous intra-operative vs sequential prophylactic ureteric catheter insertion in re-operative and complicated colorectal surgery. Int J Colorectal Dis, 2007, 22（6）: 683-687.

[17] St Lezin MA, Stoller ML. Surgical ureteral injuries. Urology, 1991, 38（6）: 497-506.

[18] Johnson DB, Pearle MS. Complications of ureteroscopy. Urol Clin North Am, 2004, 31（1）: 157-171.

[19] Summertom DJ, Djakovic N, Kitrey ND, et al. EUA Guidelines on urological trauma. Eur Urol, 2013: 32-36.

[20] Boone TB, Gilling PJ, Husmann DA. Ureteropelvic junction disruption following blunt abdominal trauma. J Urol, 1993, 150（1）: 33-36.

[21] Brandes S, Coburn M, Armenakas N, et al. Diagnosis and management of ureteric injury: an evidence based analysis. BJU Int, 2004, 94（3）: 277-289.

[22] Hammontree LN, Wade BK, Passman CM, et al. Ureteral injuries: recent trends in etiologies, treatment and outcomes. J Pelvic Med Surg, 2005, 11（3）: 129-136.

[23] 吴阶平. 吴阶平泌尿外科学. 济南: 山东科技技术出版社, 2004: 842-846.

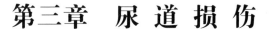

第三章 尿 道 损 伤

第一节 概　述

尿道损伤（urethra trauma）是泌尿系统最常见的损伤，多发于男性青壮年，女性仅占3%。男性尿道长约18cm，以尿生殖膈为界分为前、后两段，前尿道包括阴茎部和球部，后尿道包括膜部和前列腺部。前尿道主要以球部损伤为主，而后尿道则多见膜部尿道损伤。尿道损伤根据损伤原因可分为创伤和医源性三类。创伤可分为开放性损伤及闭合性损伤，开放性损伤较罕见，多为战伤和锐器伤，常伴有阴囊、阴茎等部位贯穿伤。闭合性损伤主要为挫伤和撕裂伤，可合并膀胱、肠道等脏器损伤。临床上医源性损伤是指尿道腔内器械操作不当所致的损伤以及尿道下裂手术失败引起等。发达国家与发展中国家的主要病因有所区别。发达国家尿道损伤的最常见原因是医源性因素，而发展中国家的最常见原因是创伤，这主要是因为发展中国家的交通事故、工地事故等比较高发。

由于解剖位置和组织结构的差异，各个部分损伤的特点及治疗方法不尽相同，其预后也存在差异。如不及时处理或处理不当，极易导致一系列的并发症，如尿失禁、尿道狭窄或闭锁、尿瘘、性功能障碍等。因此，尿道损伤的正确处理是关键，而这又取决于损伤的部位、性质、患者的全身情况等因素。尽管目前临床上已经形成一套比较完善的处理流程，但在处理时机及方式等问题上仍存在一定争议。

第二节　后尿道钝性损伤

一、病因与机制

后尿道钝性损伤主要为与骨盆骨折有关的尿

道损伤（pelvic fracture urethral distraction defect，PFUDD），主要发生于交通事故，其次为房屋倒塌、矿井塌方、高空坠落、工业事故等。在此类损伤中尿道损伤单独存在的很少，多合并骨盆骨折和其他脏器的损伤，因此骨盆骨折尿道损伤时要注意其他脏器的损伤。经典的理论认为，男性后尿道损伤是由于着力于某点上的剪切力所导致。在解剖学上，尿道膜部由尿道外括约肌包绕，并被尿生殖膈系于坐、耻骨连接处，尿道前列腺部则完全位于盆腔内，由耻骨前列腺韧带联系于耻骨联合处。后尿道膜部及前列腺部均被周围组织系于盆底，因此位置较为固定。当骨盆受到外界暴力时可出现几种情况：①骨折导致骨盆环变形，盆底的前列腺附着处和耻骨前列腺韧带受到急剧的牵拉而断裂，使得前列腺突然向后上方移位，前列腺部与膜部尿道交界处撕裂。在前列腺韧带撕裂的同时，背深静脉丛和盆底静脉丛也会被撕裂，从而导致盆腔血肿的形成。盆腔血肿通常会加重前列腺移位，最终导致两处完全断裂。②骨盆受到挤压引起骨盆骨折时，尿生殖膈移位产生的强大剪切力使穿过其中的膜部尿道撕裂。③某些骨盆骨折会使固定的前列腺和移动的膀胱之间形成剪切力，从而导致膀胱颈损伤。

然而，近年来的一些研究对这种经典损伤机制提出了质疑。大量研究结果表明：尿道的破裂不是在前列腺膜部尿道连接处而是在膜部和球部尿道连接处撕裂。最近的解剖学研究发现尿道括约肌和膜部尿道并非在相同平面上，而是从膀胱延伸至会阴膜，行经前列腺全程。包绕膜部尿道的肌肉也直接和前列腺尿道肌肉延续，肌肉终止于会阴膜，并不到达球部尿道，因此目前主要观点认为前列腺、尿道膜部和尿道括约肌应被看作是一个整体的解剖学单位。在骨盆骨折中，这个解剖学单位移位，随着耻骨前列腺韧带的断裂使得尿道膜部的伸缩性加大。当膜部尿道移位时，球部尿道却相对固定，因此球膜部连接处才是后尿道中的薄弱点。另一方面，在因后尿道损伤而行尿道成形术的患者中，大多数患者外尿道括约肌功能会得到不同程度的保存，也从另一方面支持上述推断。球膜部断裂后前列腺向上移位，周围静脉丛破裂出血形成血肿，又加剧了前列腺向后、上的移位。

二、损伤的分类

1977 年 Colapinto 和 McCallum 基于逆行尿道造影结果将后尿道损伤分为三个类型：I 型后尿道损伤（图 3-3-1）：耻骨前列腺韧带断裂，后尿道被拉伸延长，但尿道的连续性和完整性依旧存在。II 型后尿道损伤（图 3-3-2）：后尿道在尿生殖膈的上方撕裂，但尿生殖膈完整，尿道造影时造影剂外溢但不进入会阴部。III 型后尿道损伤（图 3-3-3）：在 II 型的基础上出现尿生殖膈撕裂，尿道的损伤也延伸至球部，因此尿道造影时造影剂外溢进入会阴部。由于 II 型和 III 型损伤都会出现尿道的完全性断裂，因此在排泄性膀胱尿道造影时会出现膀胱上浮移位到骨盆以上的现象（pie in the sky）。随着临床经验的积累与总结，泌尿外科医生发现尿道内括约肌的作用至关重要。因此在 1997 年，Goldman 就以此为依据提出了新的分类方法（见表 3-3-1）。新的分类方法在以往的分类基础上进行了延伸，增加了代表膀胱颈、底部损伤的 IV 和 IVa 型以及前尿道损伤，这其中以 III 型为主，占 66%~85%。IV 型和 IVa 型之间的区别之处就在

于前者直接损伤到膀胱颈和内括约肌，尿失禁的发生率较高，而后者因未直接损伤膀胱颈，因此尿失禁的风险较小，因此 IV 型需要尽早行膀胱颈修补以降低尿失禁的风险。上述两种分类标准主要侧重于尿道解剖结构的改变，以及尿道损伤的位置与尿生殖膈之间的关系，而另一种分类方式则强调尿道损伤以及尿道分离的程度，以欧洲

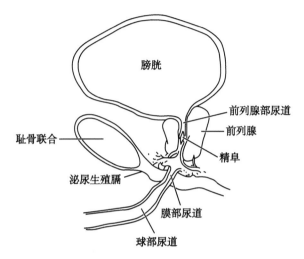

图 3-3-2 II 型后尿道损伤

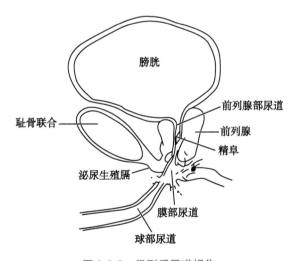

图 3-3-3 III 型后尿道损伤

表 3-3-1 Goldman 分类

分类	描述
I	后尿道被拉伸但无破裂
II	后尿道位于尿生殖膈上的部分断裂
III	损伤同时累及尿生殖膈上下的前后尿道，两者同时出现部分或完全性的断裂
IV	膀胱损伤延伸到后尿道
IVa	后尿道损伤同时伴膀胱底部的损伤
V	部分或完全性的前尿道损伤

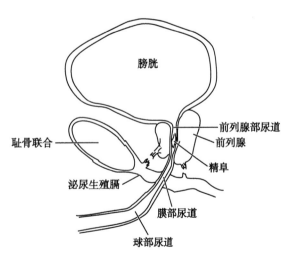

图 3-3-1 I 型后尿道损伤

泌尿外科协会（European Association of Urology，EAU）为代表，见表3-3-2。无论哪种分类方式，其目的都是对尿道损伤进行准确诊断以利于后续的治疗。

表3-3-2 欧洲泌尿外科协会分类

分级	描述
I	牵拉伤，尿道造影示尿道延长但无造影剂渗出
II	挫伤，尿道口有滴血，尿道造影无造影剂渗出
III	前后尿道部分断裂，在尿道或膀胱附近损伤部位造影剂渗出，造影剂可进入膀胱
IV	前尿道完全断裂，损伤部位造影剂渗出，无法显示近端尿道和膀胱
V	后尿道完全断裂，损伤部位造影剂渗出，无法显示膀胱
VI	后尿道完全或部分断裂合并膀胱颈或阴道撕裂伤

三、临床表现

1. **休克** 骨盆骨折常合并邻近脏器损伤，常因大出血而发生失血性休克。

2. **血尿和尿道出血** 多数患者可见尿道口流血，如能排尿，常有肉眼血尿。

3. **疼痛** 常有下腹部痛，局部肌紧张，并有压痛。如出血和尿外渗加重，可出现腹胀及肠鸣音减弱。

4. **排尿困难** 尿道撕裂或完全断裂后，由于尿道的连续性中断或血块堵塞，常引起排尿困难。在这种情况下用力排尿，可能导致大量尿液外渗，增加周围软组织纤维化及感染的风险。

5. **尿外渗及血肿** 尿生殖膈断裂时，可出现尿外渗及血肿。

四、诊断

1. **病史及体检** 骨盆骨折时患者可出现尿潴留。直肠指检对确定尿道损伤的部分、程度及是否合并肛门损伤极为重要，因此应对所有骨盆骨折患者进行直肠指检。当后尿道完全断裂时，可扪及前列腺上移，有浮动感，同时可触及血肿。若指套染血，则提示合并直肠损伤。如退出后有血性液体流出，需考虑膀胱、尿道与直肠之间是否相通。

2. **尿道造影** 尿道造影是尿道狭窄诊断非常重要且成本比较低的检查。完整的尿道造影包括骨盆正位平片，骨盆斜位片，顺行尿道造影、逆行尿道造影。骨盆正位平片和骨盆斜位片能够了解骨盆是否有骨折或者变形、耻骨联合角度移位或分离情况、膀胱及尿道内结石情况。顺行尿道造影从膀胱造瘘管注入含碘造影剂，当患者有尿意时，嘱其排尿，可了解后尿道长度。逆行尿道造影则是从尿道外口注入造影剂，可了解尿道远端情况，同时行尿道顺行造影和尿道逆行造影则为尿道会师造影，能更准确地了解到尿道狭窄的部位和长度。但是尿道造影有一定的局限性，表现在因为体位的问题，尿道造影显示的狭窄长度往往短于实际长度，而且造影不能显示尿道周围瘢痕情况。

3. **尿道CT** 尿道CT需要在尿道及膀胱内充盈含碘造影剂，并行三维重建，可以准确地表现尿道狭窄长度和位置，其不足在于患者需要接受更多的放射线，有条件的单位可以选择。

4. **磁共振** Narumi报道用磁共振诊断外伤性后尿道断裂，阳性率85%（23/27），诊断前列腺尖移位阳性率达90%，也能够跟尿道CT一样能够三维重建，并能够表现周围的瘢痕组织，用条件的单位可以选择。

5. **尿道超声** 尿道超声可以表现尿道狭窄的位置及长度，亦能够表现尿道瘢痕，但是对检查者的要求较好，有条件的单位可以选择。

6. **内镜检查** 随着技术的进步，软性膀胱镜的使用愈加广泛。部分病例可通过软性膀胱镜进行诊断处理。软性膀胱镜的主要优势在于直视下操作，诊断更加直观明确。同时可在患者平卧时操作，适合急诊的特定环境。但是其也有存在不足之处并且在注水的过程中可能增加感染和出血的风险。

五、后尿道钝性损伤的治疗

对后尿道损伤患者的治疗原则是恢复尿道的连续性，预防、减少尿道狭窄、尿失禁、阴茎勃起功能障碍（ED）、尿道直肠瘘等并发症的发生。从病理学的角度来看，因伤后5～6d成纤维细胞开始产生胶原纤维，因此争取在这之前恢复后尿道的连续性。但在这么短的时间内进行尿道会师术，一方面患者自身情况不允许，另一方面可能会加重尿道创伤，反而导致尿道错位。

导尿术是尿道损伤时最常见的治疗操作，但不提倡即刻实行导尿。因为导尿过程中可能将不完全损伤的尿道破坏而造成完全性损伤，有时导尿管甚至从断裂处穿出后误认为已放入膀胱，水囊充盈后进一步损伤尿道及邻近组织。一旦损伤加剧，就会给下一步治疗带来更大的困难，因此需先行尿道造影对损伤进行评估。到目前为止，临床医生们在处理时机及方法上也存在着较多争议。目前临床上对于治疗时机的选择有三种不同意见：①在创伤发生后 48h 内；②在创伤发生后 2～14d 延迟处理；③3 个月或更长时间延迟处理。而在处理方法也有两种：①一期尿道修复；②耻骨上膀胱造瘘＋延期尿道成形术。

（一）一期开放尿道修复

包括一期开放尿道吻合术及尿道会师术，都是在 48h 内进行处理，其目的就是一期确保尿道的连续性。但是这种非直视下的操作往往导致尿道位置异常、成角、旋转，也可导致前列腺横轴错位、旋转错位。相较于延期处理，一期开放尿道修复术后尿道狭窄率虽然更低，但性功能丧失及尿失禁的出现概率却更高，其原因主要是由于开放修复多需要探查耻骨后间隙及清除血肿，造成耻骨后血肿"填塞"作用的丧失，再加上在解剖尿道断端时容易损伤到邻近前列腺的勃起神经；同时，解剖尿道也可能损伤内括约肌。就目前的治疗手段而言，治疗尿道狭窄的方法多且疗效较满意，而治疗性功能障碍及尿失禁的方法有限，且代价更高，因此目前已基本不再主张行一期开放尿道修复。

（二）一期内镜下尿道修复

随着泌尿外科腔内技术的发展，通过内镜诊断及治疗尿道损伤已逐步取代传统的方法。相较于开放尿道修复术，内镜下尿道会师即能保证较低的尿道狭窄发生率，又可以避免开放手术所带来的性功能障碍及尿失禁。孙颖浩最早在我国提出内镜下急诊治疗尿道狭窄。在操作时，内镜（输尿管镜、软性膀胱镜）可自尿道口顺行进入，在直视下放置导丝后引导尿管通过损伤处，从而使尿道在轴位保持一致，且可避免旋转。如顺行无法找到断端，则可加用一套内镜，自膀胱造瘘口进入，通过膀胱颈后到达断端。可以以一端光源作为引导进行尿道会师。这种方法的选择余地

很大，就算达不到会师的目的也可退而求其次，留置膀胱造瘘进行延期二期尿道成形术。

（三）二期尿道修复术

自 20 世纪 70 年代后期，尿道损伤一期修复逐步被二期尿道修复术所代替。Webster 等通过大规模的调查后认为急诊一期开放尿道修复加重尿道创伤、出血增多，使原来尿道部分断裂转变为完全断裂，因此后尿道损伤首选耻骨上膀胱造瘘，3 个月后再行尿道成形术。这在过去的几十年中已成为广泛接受的观点。尽管在尿道完全断离的病例上，尿道狭窄不可避免，但相较于一期开放修复较高的性功能障碍及尿失禁发生率，二期修复更具优势。但如果与一期内镜下尿道修复相比，一期膀胱造瘘后所遇到的情况要复杂得多：断离的尿道并未经过修复，3～6 个月后可能出现极为复杂的长段尿道狭窄，这在二期手术中是个巨大的挑战。因此在患者情况允许的情况下，一期内镜下尿道修复效果可能更好。

六、并发症的处理

后段尿道损伤的主要并发症是尿道狭窄、阴茎勃起功能障碍和尿失禁。由于阴茎勃起功能障碍和尿失禁处理起来较尿道狭窄更加复杂，因此应尽力避免。

（一）尿道狭窄的治疗

骨盆骨折引发的后尿道狭窄发生率约为 74%。对这种外伤性的后段尿道狭窄，需要明确狭窄的程度、部位、数目、长度及尿道周围组织情况。可行尿道膀胱造影、彩超及盆腔 CT 帮助判断。术前建议再行尿常规及尿培养，控制尿路感染后再行进一步治疗。治疗方法有多种：①尿道扩张及内镜直视下内切开：在严格选择患者后可使用激光、冷刀、等离子等手段进行内切开，对于长度 <1cm 的狭窄、瘢痕不是特别严重、尚存在腔隙的患者有效，但内切开容易再狭窄。内镜下内切开因操作简单曾在 20 世纪 80 年代风行一时，但近年来多数学者认为该方法的再狭窄可能性较高，特别是没有严格选择患者的情况下。一般来讲尿道扩张内切开超过 2 次以上仍旧复发，不建议重复治疗。②经会阴尿道端端吻合术：是治疗骨盆骨折后尿道断裂常规手术办法。其手术的基本原则是彻底切除尿道周围瘢痕、无张力

吻合。手术一般从会阴部入路,主要难度在于后尿道解剖位置较深、会阴部血供丰富尿道黏膜对黏膜无张力吻合难度较大。当尿道缺损长度 3cm 以内,可行简单的端端吻合术。当尿道缺损长度超过 3cm,则该方法术后效果佳,成功率超过 90%。③经耻骨径路尿道成形术:对复杂性、反复多次尿道手术失败、后尿道狭窄长度 >3cm、或伴有尿瘘者适用。④尿道套入术:即将前尿道套至后尿道,我国开展较少(图 3-3-4)。

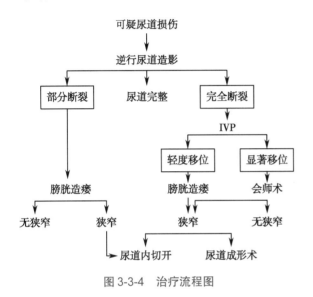

图 3-3-4 治疗流程图

(二)勃起功能障碍的治疗

勃起功能障碍发生率约 20%,多为神经受损所致,药物、理疗等均无法恢复,需通过阴茎假体植入恢复勃起功能。值得注意的是,在置入阴茎假体前需先治愈尿道狭窄或尿失禁,避免后期处理狭窄时损伤假体导致植入的三件套阴茎假体失去勃起功能。

(三)尿失禁的治疗

如尿失禁程度较轻,可通过提肛训练(盆底功能训练)来协助控尿。如为尿道括约肌受损所导致的真性尿失禁,可行吊带或人工尿道括约肌植入。同阴茎假体植入术类似,需在尿道狭窄治愈后进行手术,如合并勃起功能障碍,两种手术可一次进行,也可分次实施。

第三节 伴发膀胱颈损伤的后尿道损伤

Goldman 分类中Ⅳ和Ⅳa 型是伴有膀胱颈、膀胱底部损伤的尿道损伤,尤其是Ⅳ型,直接损伤膀胱颈及内括约肌。男性儿童更容易发生膀胱颈损伤,这是因为前列腺尚处于发育阶段,无任何组织保护,因此膜部尿道薄、脆弱,一旦损伤易引起前列腺尿道、膀胱颈断裂。该类患者应考虑手术修复,早期对膀胱颈进行修补以避免尿失禁的发生。为最大限度地减少膀胱颈瘢痕形成或膀胱颈闭锁可能,有学者提出使用网膜蒂状瓣转瓣处理。

第四节 女性尿道损伤

与男性不同,女性尿道很短,平均 3.5cm 长,易于扩张且没有弯曲。女性尿道分为上中下三个部分,上部结构和膀胱颈一致,两处的环状肌连贯成为内括约肌,因此十分有力;中部尿道除了平滑肌外还有随意环形肌,起到一部分外括约肌的作用;下部尿道即尿道开口,无肌肉。一般来说女性尿道短,位置隐蔽,故不易损伤。即便出现损伤,也以前段、纵行的撕裂伤为多。但女性尿道血运相当丰富,膀胱下动脉、阴道动脉、阴部内动脉分别供血于女性尿道的上、中、下三部,当骨盆骨折时,紧贴于耻骨后盆壁上的静脉丛又易破裂出血。因此,女性尿道损伤,尤其是尿道完全断裂时往往出血严重,可迅速导致休克。

女性尿道损伤的处理方式与男性截然相反,提倡即刻行耻骨后探查并进行尿道重建,或利用导尿管恢复尿道连续性,而不是先予引流改道。尿流改道会导致尿道狭窄、尿道阴道瘘的发生,后期处理十分困难。需要注意的是,女性尿道与阴道毗邻,骨盆骨折后产生的碎骨片在刺穿尿道和膀胱颈的同时往往也损伤了阴道,因此在探查时仅仅关注尿道的重建而不处理阴道损伤容易形成膀胱阴道瘘。因此对骨盆骨折的女性而言,阴道检查也十分必要。

第五节 前尿道损伤

与后尿道损伤相比,前尿道通常是外力直接作用于阴茎、尿道所致,损伤较少合并其他脏器损伤,因此伤情较轻。前尿道损伤通常见于骑跨伤、踢伤、暴力打击会阴部等情况,因外力将球部尿道猛烈压向耻骨联合所致。此外，导尿、尿道扩张等医源性操作或开放性损伤（如刀刺伤等）也可导致前尿道损伤。根据损伤程度可分为挫伤、撕裂伤及尿道断裂。

前尿道的处理相对于后尿道而言相对简单。由于较少合并其他脏器损伤，因此出血较少。但伴有尿道海绵体损伤时可出现严重出血，此时需要抗休克治疗。

尿道挫伤通常是尿道黏膜损伤，由于尿道黏膜自身的特性，愈合后不会留下明显的瘢痕。因此如无明显排尿困难不需要进行导尿。

在处理前尿道撕裂方面，如尿道撕裂不严重，则可通过留置导尿进行处理，1～2周均可愈合且尿道狭窄概率较低。因为在这种情况下，只要及时留置导尿，尿液就不会浸润尿道损伤区域，从而避免感染，降低尿道狭窄的发生概率。而在处理严重尿道撕裂伤方面，部分学者建议行尿液转流，以免导尿时加重尿道损伤。但也有观点认为，处理这类严重尿道撕裂的患者应放宽手术指征，及早施行经会阴部尿道修补术或吻合术以降低尿道狭窄概率。

对于前尿道断裂，如在损伤期就诊，应首选尿道修补或端端吻合术，以恢复尿道的连续性，减少尿道狭窄的发生。否则行耻骨上膀胱造瘘，后期再处理尿道。在手术过程中，需注意彻底清除损伤严重的尿道组织及血肿，以防术后出现尿道狭窄及尿道感染。

前尿道损伤的主要并发症为前尿道狭窄，处理方法多样，包括：尿道外口切开、尿道扩张、尿道内切开、狭窄段切除后尿道端端吻合、局部带蒂皮瓣修复游离移植物修复等。目前对治疗方式的选择还存在着争议。一般而言，长度＜2cm的狭窄段可通过微创的方式进行处理，其中尿道扩张占92.8%，内镜下冷刀切开占85.6%，其余还有支架管支撑、激光切开、药物注射等。而在长度＞2cm的狭窄不建议行尿道腔内处理，而是行尿道成形术。尿道成形术的手术方法众多，有不使用皮瓣/黏膜的尿道吻合术，尿道吻合术又可以分为离断端端吻合术和非离断端端吻合术，而使用皮瓣/黏膜的尿道成形术则更多了，可以根据患者具体情况利用带蒂包皮皮瓣、阴茎皮肤皮瓣，游离口腔黏膜等材料重建尿道。同时，组织工程材料的应用也为尿道重建提供了一个新方向。但与此同时，我们应该清醒地看到，复杂尿道狭窄或尿道狭窄伴真性尿失禁等情况仍是治疗难点，需要我们继续探索。

（郑大超　谢敏凯　王　忠）

参 考 文 献

[1] Carlin BI，Resnick MI. Indications and techniques for urologic evaluation of the trauma patient with suspected urologic injury. Semin Urol，1995，13（1）：9-24.

[2] Narumi Y，Hricak H，Armenakas NA，et al. MR imaging of traumatic posterior urethral injury. Radiology，1993，188：439.

[3] Koraitim MM. Pelvic fracture urethral injuries：The unresolved controversy. J Urol，1999，161：1433.

[4] Webster GD，Mathes GL，Selli C. Prostatomembranous urethral injuries：a review of the literature and a rational approach to their management. J Urol，1983，130：898.

[5] Genoa G. Ferguson，Travis L. Bullock. Minimally Invasive Methods for Bulbar Urethral Strictures：A Survey of Members of the American Urological Association. UROLOGY，2011，78：701-707.

[6] 王忠. 下尿路修复重建手术学. 北京：人民卫生出版社，2010.

第四篇　泌尿系感染与炎症

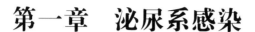

第一章　泌尿系感染

第一节　流 行 病 学

泌尿系统感染又称尿路感染（urinary tract infection，UTI），临床上广义的泌尿系统感染是指泌尿系统中微生物侵入引起的炎性反应，这些微生物包括：细菌、真菌、厌氧菌、结核分枝杆菌、沙眼衣原体、解脲支原体、病毒和寄生虫等；狭义的泌尿系统感染通常指由细菌所致的尿路炎性反应，通常伴随有细菌尿（细菌入侵的证据）和脓尿（尿路上皮炎症反应的证据）。

尿路感染是威胁人类健康常见的疾病之一。全球每年有 1.3 亿～1.75 亿人患尿路感染，其发病率因性别和年龄的差异而有所不同，尤其好发于女性。年轻女性菌尿的发病率是男性的 30 多倍，随着年龄的增长这一比例逐渐下降。据统计，女性菌尿的总患病率估计为 3.5%，随着年龄增加呈线性增高趋势。通过筛查显示 5～14 岁女生大约 1% 存在菌尿，青春期时这一比例升至 4%，而至 24 岁时，接近 30% 的女性患过有症状的尿路感染。约 50% 的女性一生中有过至少一次的泌尿系统感染病史。患者一旦发生尿路感染，其将有较大的可能性再次感染，大多数再感染发生于 2 周后至 5 个月内。曾经感染发生次数越多，复发可能性越高，而初次感染和第二次感染时间间隔越长，复发可能性越低。尿路感染致休克而死亡者在所有因感染致死者中居第 3 位；在我国尿路感染占院内感染的 9.39%～50%。

第二节　病因及细菌学

（一）尿路的天然防御

1. 尿道周围和尿道区域　阴道口、尿道周围和尿道的正常菌群包括乳酸杆菌、凝固酶阴性葡萄球菌、棒状杆菌和链球菌等，形成了抵抗尿路病原体定殖的屏障。当雌激素、阴道 pH、子宫颈 IgA 的改变，以及抗生素和杀精剂等的使用，会使正常菌群发生改变，增加尿路病原体的定殖能力。

2. 尿液　通常情况下，需要复杂营养的尿道定殖微生物很难在尿液中繁殖，很少导致尿路感染。同时正常尿液的 pH、渗透压和有机酸浓度等均是抑制细菌生长的因素。在低 pH 状态下，不管是极低浓度的尿液还是高渗透压的尿液均能抑制细菌的生长。此外尿素对尿内的细菌亦有较强的抑制作用。

3. 输尿管　输尿管的正常蠕动可机械性地防止细菌黏附，是防御感染的重要机制之一。如果发生膀胱输尿管反流、妊娠时输尿管肾积水等引起的输尿管梗阻，病原菌将更易通过上行途径导致肾脏感染。细菌也能通过产生一些物质抑制输尿管蠕动，如脂多糖及某些钙离子载体等。

4. 免疫应答　膀胱或肾脏的感染，最初阶段表现为局部的炎症。尿道的中性粒细胞是清除细菌所必需的，它们的募集在抵抗尿路感染中起了关键性的作用。尿路是分泌型免疫系统的一部分。细菌入侵，感染发生后不久，体内即有抗体形成。肾脏感染伴随着血清和肾脏局部免疫球蛋白的合成以及尿液中特异类型抗体的出现。在血清中已经发现针对 O 抗原的抗体，以及在更小的范围内可以发现针对感染性大肠埃希菌 K 抗原的抗体。I 型和 P 型菌毛亦可引起抗体反应。IgA 则多与黏膜免疫有关。

（二）诱发感染的因素

由于泌尿、生殖系统在解剖、生理方面的特点，使致病菌在正常情况下不易停留、繁殖，故不易引起感染。但是，一旦泌尿、生殖系统发生病理改变，感染的防御功能被破坏，致病菌乘虚而入，从而诱发感染。诱发感染的因素主要有四方面。

1. **梗阻因素** 任何解剖位置的尿流梗阻是增加宿主对尿路感染易感性的重要因素。梗阻抑制正常的尿流，损害了膀胱和肾脏的防御机制，导致促进细菌在尿液中的生长和对尿路上皮细胞的黏附能力。常见梗阻如先天性泌尿生殖系统异常、结石、肿瘤、狭窄、前列腺增生和神经源性膀胱等。

2. **机体免疫减弱** 如糖尿病、妊娠、贫血、慢性肝病、慢性肾病、营养不良、肿瘤、先天性免疫缺陷、长期应用免疫抑制剂治疗、成人肾钙沉着症、止痛剂滥用、痛风、重金属中毒及老龄化等。

3. **医源性因素** 如留置导尿管、造瘘管、尿道扩张、前列腺穿刺活检、膀胱镜检查等操作，由于黏膜擦伤或忽视无菌观念，易引入致病菌而诱发或扩散感染。

4. **女性尿道结构** 女性尿道较短，容易招致上行感染，经期、更年期、性交时更易发生。妊娠时由于内分泌与机械性原因使输尿管口松弛扩张，尿液排出滞缓，容易上行感染。尿道口畸形或尿道口附近有感染病灶如尿道旁腺炎、阴道炎亦为诱发因素。

(三)尿路感染病原菌

引起尿路感染最常见的致病菌为大肠埃希菌，其次为变形杆菌、克雷白杆菌、葡萄球菌和铜绿假单胞菌等。大多数尿路感染是由来自肠道的兼性厌氧菌引起的。尿路病原菌如表皮葡萄球菌和白色念珠菌等则来源于阴道或会阴部皮肤的菌群。

根据患者年龄与性别分析，15岁以下男孩，变形杆菌感染较常见；55岁以上男性或全身情况较差者，葡萄球菌感染增多；16～35岁女性葡萄球菌感染仅次于埃希大肠埃希菌，约占10%～15%，主要为凝血酶阴性的白色葡萄球菌或腐生葡萄球菌，过去认为这类细菌是非致病菌。

大肠埃希菌是泌尿道感染的最常见的病原体，其具有O、H、K三种抗原，根据大肠埃希菌的抗原作血清分型，160余种O抗原血清型的大肠埃希菌中仅有少数几株能引起尿路感染，以O1、O2、O4、O6、O16、O18、O75等几株最为常见。K抗原具有抵制细胞吞噬的作用，具有大量K抗原的大肠埃希菌易引起肾盂肾炎，最常见的菌株为O1K1H7。大肠埃希菌在国外占社区获得

性感染的85%和医院获得性感染的50%。而国内由于抗菌药物应用混乱，大肠埃希菌比例低于国外，而其中携带多重耐药基因的超广谱β-内酰胺酶(extended-spectrum β-lactamases, ESBLs)大肠埃希菌比例增加。

(四)感染途径

1. **上行途径** 最为常见，约占95%，细菌通过尿道上行进入膀胱。病原体对于阴道前庭和尿路上皮黏膜的黏附作用，在上行感染中发挥着重要作用。尽管膀胱炎通常局限于膀胱，但大约50%的感染还会继续沿着输尿管腔内蔓延至上尿路。膀胱炎相关的水肿可引起输尿管膀胱交界处抗反流功能改变，易发生尿液反流，致病菌可直达肾。任何影响输尿管正常蠕动功能的因素都回增加细菌上行感染的风险，如革兰氏阴性菌及其产生的内毒素，妇女处于妊娠期和输尿管梗阻等。由于女性的尿道口靠近肛门、阴道，且相比于男性尿道更宽而短，极易被粪便及阴道分泌物感染而发生尿路感染。

2. **血行途径** 较为少见，较多见于新生儿或金黄色葡萄球菌感染的患者。细菌从身体内的感染灶(皮肤疖、痈、扁桃体炎、中耳炎、龋齿等)侵入血液传播至泌尿系统，常见为肾感染。实验数据表明当存在肾梗阻时感染风险会增加。

3. **直接途径** 较罕见，外伤或邻近器官的感染直接蔓延所致。如阑尾脓肿、盆腔化脓性炎症，锐器贯穿伤等。

4. **淋巴途径** 更为少见，如肠道的严重感染或腹膜后脓肿，邻近器官的细菌可通过淋巴管直接蔓延引起尿路感染。但该途径是否存在尚存争议。

(五)发病机制

细菌黏附到阴道和尿路上皮细胞是尿路感染起始阶段的一个必需步骤。细菌的黏附是一个特异性的相互作用，起到决定病原体、宿主和感染部位的作用。致尿路感染的大肠埃希菌(UPEC)表达了许多可以使它黏附于尿路组织的黏附素，这些黏附素根据其是否作为菌毛的一部分，分为菌毛型或非菌毛型两种。典型UPEC细胞可包含100～400条菌毛。菌毛的直径通常在5～10mm之间。目前功能研究较清楚的菌毛是Ⅰ型、P型和S型。

I 型菌毛通常在致病性和非致病性大肠埃希菌上，使得细菌容易黏附于阴道及膀胱黏膜。其由一个螺旋杆状结构组成，包含 FimA 亚单位及 3 种小亚单位 FimF、FimG 和 FimH。FimA 占整个菌毛蛋白的 95% 以上，FimH 则位于菌毛尖端，可与尿路上皮存在的甘露糖化宿主受体相结合，是大肠埃希菌具备定殖到阴道口、尿道和膀胱以及导致膀胱炎的能力的关键。P 型菌毛对肾有趋向性，"P"代表肾盂肾炎，在大多数致肾盂肾炎的 UPEC 菌株上都存在 P 型菌毛。通过黏附素 SfaS 与唾液酸残基连接的 S 型菌毛则与膀胱和肾的感染相关。

菌毛除参与细菌对于黏膜的黏附外，也可促使细菌内化进入宿主细胞，介导细菌对细胞的入侵。FimH 是 UPEC 侵入所必需的，侵入膀胱表面上皮使得 UPEC 可以建立一个新的微环境从而逃避宿主的天然免疫应答。进入细胞后，UPEC 便会在胞质中迅速生长和分裂，形成"早期胞内细菌群落（IBCs）"。侵入 6～8h 后，早期的 IBCs 生长速度下降，形态学上细菌明显缩短至平均 0.7μm，而且细菌的表型转变为与生物被膜相似的群体。生物膜的特性可以增强保护作用，包括降低细菌的生长速度，表达抑制抗生素活性的因子以及使抗生素失去穿过生物膜基质的能力等。侵入后大约 24h，IBC 边缘的细菌会变成活动状态与 IBC 分离，变成高度的细丝状，长度达到 70μm 甚至更长。形态的改变可能帮助细菌逃避免疫反应。接着细菌便脱离宿主细胞进入膀胱腔内，该过程称为溢出。形成细丝状脱离宿主细胞的细菌会再次黏附和侵入膀胱表面的细胞，进行再一次的内化、繁殖和溢出。反复进行导致更多的 IBC 形成。细菌也可在细胞内进入静止状态，不再繁殖而是待机复发。膀胱炎的复发可能与栖息在膀胱黏膜细胞内的细菌待时机成熟重新启动有关。

尿路上皮被大肠埃希菌侵袭结合后会刺激尿路上皮内一系列反应，使得大量的中性粒细胞注入膀胱吞噬细菌引起炎症反应。同时入侵的细菌激活了细胞内的凋亡程序，诱使特异性凋亡酶 Caspase 释放，最后将染色体 DNA 切断，而使细胞凋亡脱落，使得大量的病原菌脱落到尿液中排出。这种脱落是宿主的防御措施之一。

第三节 泌尿系感染的分类

对于泌尿系统感染来说，目前存在着不同的分类系统，其中被最广泛应用的是来自美国疾病控制与预防中心（Centres for Disease Control and Prevention，CDC），欧洲临床微生物和感染疾病学会（European Society of Clinical Microbiology and Infectious Diseases，ESCMID）以及美国食品药品监督管理局（U.S. Food and Drug Administration，FDA）的分类系统。目前的泌尿系统感染指南中，被最多纳入的分类概念就是非复杂性尿路感染以及复杂性尿路感染。

2011 年，EAU 泌尿系统感染分部发布了"ORENUC 分类系统"，该系统是基于泌尿系感染的临床表现、泌尿系统解剖、感染的严重程度、危险因素以及是否能获得适合的抗感染治疗而对泌尿系统感染进行分类的。

目前，被 EAU 指南所纳入并使用的泌尿系统感染分类如下：

1) 非复杂性尿路感染（uncomplicated UTI）：急性、散发或复发的下尿路（非复杂性膀胱炎）和 / 或上尿路（非复杂性肾盂肾炎）感染，仅限于非妊娠期妇女，且没有已知的相关泌尿系统解剖或功能异常及合并症。

2) 复杂性尿路感染（complicated UTI）：所有的没有被归类为"非复杂性尿路感染"的泌尿系统感染。这就意味着，在这一分类概念中，被归类为复杂性尿路感染的患者存在着相关复杂情况，进而增加泌尿系感染的概率，例如：男性患者、妊娠期妇女、存在着相关泌尿系统解剖或功能异常的患者、留置导尿的患者、肾脏疾病患者，以及合并或没有合并其他能造成免疫系统损害的疾病（糖尿病等）的患者。

3) 反复发作性尿路感染（recurrent UTI）：反复发作的非复杂性和 / 或复杂性尿路感染，反复发作被定义为：一年中至少 3 次尿路感染，或者是过去 6 个月中出现 2 次尿路感染。

4) 导尿管相关尿路感染（catheter-associated UTI，CA-UTI）：指的是在目前留置导尿的患者中发生的尿路感染，又或者是曾在过去 48h 内使用过导尿管的患者中发生的尿路感染。

5）尿脓毒血症（urosepsis）：尿脓毒血症指的是因机体对原发于泌尿或男性生殖系统感染的不当反应而引起的威胁生命的器官功能障碍。

第四节 临床表现及评估

（一）泌尿系感染的临床表现

泌尿系感染是尿路上皮对细菌入侵而产生的炎症反应，通常伴随着菌尿和脓尿。

正常的尿液中是没有细菌存在的，因此当尿液中存在细菌便可定义为菌尿（bacteriuria）。菌尿可以是有症状的，也可以是无症状的。但是，细菌定殖于尿路上皮并不一定都会有菌尿的表现，类似的，菌尿的存在也可能只是代表了尿液收集过程中的细菌污染。

尿液样本的采集方式通常有以下三种：耻骨上穿刺抽吸尿液样本、导尿管尿液收集样本、排尿收集尿液样本，这三种情况下，尿液样本受到污染的可能性是递增的，因此，尿液样本采集的可靠性便是递减的。基于此，有临床意义的"有意义的菌尿"是指上述三种方式采集的尿液样本中细菌数量要超过一定的数值，即超过皮肤、尿道、包皮或阴道污染所造成的细菌数量。这样的菌尿才是能够代表泌尿系感染的。因此，在临床实践中，根据尿液样本采集方式的不同，应用不同的"有意义的菌尿"计数来代表尿路感染。

无症状菌尿（asymptomatic bacteriuria）指的是女性连续两次或男性有 1 次中段尿样本中细菌数量≥10^5cfu/ml，但不伴有相关尿路症状。

脓尿（pyuria）指的是尿液中存在白细胞，通常表示感染和／或尿路上皮对细菌、结石、或是其他外来物定殖的炎症反应。存在菌尿却没有脓尿，通常表示细菌定殖却没有引起尿路感染。而存在脓尿却没有菌尿，则需警惕并评估是否存在结核、结石或肿瘤的可能性。

临床上，尿路感染通常是通过感染的部位来定义的。膀胱炎（cystitis）所指的是一系列临床症状，包括有排尿困难、尿频、尿急等，耻骨上疼痛和血尿则相对没有那么常见。上述的这些症状，尽管在大多数的情况下表示存在着细菌性膀胱炎，但是也可能是和尿道或者阴道的感染有关，又或者是存在着一些非感染性的情况，比如间质性膀

胱炎、膀胱肿瘤或是结石。同样的，膀胱炎或者上尿路感染的患者也可能没有明显临床症状。

下尿路症状在尿路感染中是很常见的，而且通常在上尿路症状出现前几天就已经存在了。急性肾盂肾炎（acute pyelonephritis）的临床表现包括有寒战、发热、腰痛，并同时伴随有菌尿及脓尿。以上这些临床表现，以及伴随的菌尿和脓尿，是肾脏急性细菌感染的特异性表现。部分患者也会有恶心和呕吐的表现。急性肾盂肾炎在临床检查中，也许并不会伴有形态或功能学上的阳性表现。但是，对于部分的患者，急性肾盂肾炎的诊断会存在着困难，例如有脊髓损伤的患者，又或者是年老的患者，这类患者可能无法准确地定位疼痛或是酸胀的部位。

肾积脓或是肾周脓肿（renal or perirenal abscess）可以表现为无痛性发热，腰部肿块及压痛。在老年的患者中，临床症状可能更为隐匿（仅表现为上腹部或者腹部不适），或者患者并没有表现出临床症状。

留置导尿的患者时常会伴有无症状性菌尿。但是值得注意的是，这类患者可能会在短时间内迅速进展为发热并伴菌血症，从而威胁到生命。

慢性肾盂肾炎（chronic pyelonephritis）则表现为固缩肾或者是瘢痕肾，通过肾脏在形态学、影像学或是功能上的改变而做出诊断，慢性肾盂肾炎可能是由感染后引起的，但是更多的情况下，慢性肾盂肾炎与尿路感染并没有关联。肾脏的细菌感染可以在肾皮质及肾盏造成局灶性的瘢痕，并且几乎都会伴有部分肾盏的变形，通过肾脏的影像学检查及大体标本就能够发现这一改变。另一种不那么常见的情况是，由感染而引起的瘢痕可以导致萎缩性肾盂肾炎或引起肾皮质变薄，这类改变在影像学上与尿路梗阻而引起的萎缩相类似。

尿道炎（urethritis）指的是尿道的感染，尿道炎通常也表现为下尿路症状，因此必须与其他下尿路的感染进行鉴别。可以通过尿道分泌物或是涂片的革兰氏染色来得出初步的化脓性尿道炎的诊断。对于衣原体或是淋球菌的感染，则可以通过中段尿样本的核酸扩增及尿道分泌物涂片来明确诊断。

（二）泌尿系感染的评估

对于尿路感染来说，通过临床症状、尿常规

检查，以及尿培养可以做出明确诊断。

对于有尿路症状的患者来说，是有必要进行尿常规检查的，以明确是否存在菌尿、脓尿以及血尿。尿常规可以快速明确尿液中是否存在细菌及白细胞，并对尿路感染做出初步的诊断。在对尿路感染的患者进行尿沉渣镜检的时候，当细菌克隆菌落形成超过 10^5 cfu/ml 时，90% 的确诊患者会表现出显微镜下菌尿。然而，如果细菌菌落形成数量比较少（$10^2 \sim 10^4$ cfu/ml），那么尿沉渣镜检可能无法检测到细菌的存在。由于在显微镜下能观察的尿沉渣数量相对有限，因此，这也是尿沉渣镜检中的一项很重要的假阴性结果。与之相反的是，如果尿液样本中检测出大量的鳞状上皮细胞（来自皮肤、阴道或是远端上皮组织），那么这就意味着样本可能受到了污染，此时检测到的细菌则是一种假阳性结果。根据显微镜下观察到的细菌数量的不同，菌尿对于尿路感染诊断的敏感性约 40%～70%，特异性约 85%～95%。

脓尿和血尿可以很好地反映炎症反应的存在。尽管离心尿液样本中每高倍镜视野下白细胞个数是非常有诊断价值的指标，但是值得指出的是，也有其他的一些因素可以影响到显微镜下观察到的细胞数量。例如：内环境是否缺水，组织炎症反应的强度，收集尿液样本的方法，离心沉渣的体积、速度及离心的时间等。有临床研究中发现，依据对感染定义的不同，患者人群以及检测脓尿方式的不同，脓尿对于尿路感染诊断的敏感性约在 80%～95%，特异性约在 50%～76%。

在临床工作中，若尿常规检查未提示脓尿的存在，那么就不能轻易做出尿路感染的诊断，除非后续的尿培养证实确有感染存在。与之相反的，泌尿系统许多其他的疾病也可以在没有菌尿的情况下引起明显的脓尿。结核就是一个非常典型的例子，泌尿系结核可以引起无菌性脓尿；而鹿角形结石以及直径较小的结石也可以在不引起尿路感染的情况下造成白细胞聚集进而造成显著的脓尿。此外，几乎所有泌尿系统的损伤，无论是衣原体性尿道炎、肾小球肾炎，还是间质性膀胱炎等，都可以造成大量新鲜的多核白细胞聚集。因此，在没有尿路感染的情况下，尿沉渣镜检也是可以有白细胞的存在的。

此外，大约在 40%～60% 的膀胱炎的患者中，尿常规镜检可以检测到镜下红细胞。

除了尿沉渣镜检以外，也可以通过尿液生化常规及相关酶来对菌尿和脓尿进行检测。通过检测尿液中的亚硝酸盐（nitrite, NIT）来明确尿液中细菌的存在，正常尿液中存在的硝酸盐经由细菌的分解而减少，并同时产生亚硝酸盐。亚硝酸盐阳性通常见于大肠埃希菌等革兰氏阴性菌引起的尿路感染。此外，还可以通过检测尿液中白细胞酯酶（leukocyte esterase, LEU）的活性来明确脓尿的存在，白细胞酯酶是由中性粒细胞产生的，正常尿液中白细胞酯酶检测为阴性，若阳性则提示脓尿。

治疗前中段尿培养是诊断细菌性尿路感染最可靠的指标。尿液标本必须妥善地收集并记录，并且立即对样本进行尿培养，如果无法即刻进行尿培养，则可将尿液样本冷藏保存最多 24h。

美国感染病学会（IDSA）和欧洲临床微生物和感染疾病学会（ESCMID）所提出的尿路感染细菌培养标准为：急性非复杂性膀胱炎中段尿培养≥10^3 cfu/ml；急性非复杂性肾盂肾炎中段尿培养≥10^4 cfu/ml；女性中段尿培养≥10^5 cfu/ml；男性中段尿培养或女性复杂性尿路感染导尿标本≥10^4 cfu/ml。

但是，需要指出的是，若患者已表现出尿路感染的症状，尤其若已伴随有脓尿的情况下，尿培养≥10^2 cfu/ml 即意味着存在尿路感染，需进一步治疗。

临床实践中，在大多数情况下，依据临床症状、体征、尿常规检查及尿培养，已经足够能对尿路感染做出诊断，并给予适当的诊疗。因此，并不是所有的患者都需要进行更进一步的检验和检查。但是，仍然有必要对一部分患者进行进一步的检查来评估及明确引起尿路感染的原因。例如，复杂性或反复发作性尿路感染的患者需进一步行影像学检查（腹部平片、CT、超声检查等）或是功能学检查（尿流率、残余尿测定、尿动力学检测等）。

临床工作中若遇到下面这些情况，除了尿常规、尿培养外，还需对患者进行进一步的评估。

患者表现出上尿路感染的症状（腰痛、寒战、发热、乏力等），需要考虑急性肾盂肾炎、肾积脓或是肾周脓肿；

反复发作性尿路感染的患者；

妊娠期的患者；

特殊病原体感染（变形杆菌等），可能意味着存在有感染性结石。

临床诊断为急性肾盂肾炎的患者，建议进一步进行影像学的检查，尤其是伴有以下这些情况：怀疑合并尿路梗阻、曾有过结石病史、怀疑合并可能引起肾乳头坏死的情况（严重的糖尿病、镰状细胞贫血、镇痛药物滥用等）、泌尿生殖系统手术史、神经源性膀胱、正在进行透析的多囊肾患者或合并严重的肾功能不全、怀疑存在结核、真菌等感染，以及合适的抗感染治疗 5～6d 后仍效果不佳。

若出现细菌持续存在的情况，则需要进一步考虑是否存在有以下这些情况：存在感染性结石、慢性细菌性前列腺炎、萎缩肾的单侧感染、泌尿系统重复畸形及异位输尿管、存在异物、尿道憩室及尿道周围腺体感染、单侧海绵肾、脐尿管囊肿感染、肾乳头坏死，以及膀胱周围脓肿引起的膀胱瘘等。

总的来说，对于大多数尿路感染的女性患者来说，是没有必要进行影像学检查的。对于男性患者、免疫低下或是抗感染治疗效果不佳的患者，则需要进一步进行影像学检查来明确是否合并有其他异常情况。CT 和 MRI 可以为尿路感染的位置、原因和范围提供最佳的解剖学依据。

第五节 治 疗

抗感染治疗的目的是去除泌尿道中的细菌生长，如果抗菌药物选用适当，这可能在几个小时内就能实现。抗菌药物的有效性严重依赖于尿液中的抗生素浓度以及该浓度维持在大于抑制细菌最小浓度之上的持续时间。因此，感染的控制情况与细菌对尿液中抗生素浓度的敏感性相关。尿液中的抗菌药物浓度通常显著高于血清水平。除大环内酯类（红霉素）以外，所有常用的口服抗生素都可以在尿液中达到有效抑制浓度。此外，对于伴有菌血症和发热的泌尿系感染患者来说，在血清中抗生素能够达到有效浓度也是至关重要。

在肾功能不全的患者中，我们必须调整主要经肾脏代谢且无其他清除途径的抗生素剂量。在肾衰竭的患者中，肾脏可能无法将抗生素浓缩在尿液中，因此根除细菌相对会比较困难。尿路梗阻也会降低尿液中的抗生素浓度。关于抗菌药物的选择和治疗持续时间的决策上，我们必须考虑到药物的抗菌谱和泌尿系感染的潜在来源。我们需要注意判断是单纯性尿路感染还是复杂性尿路感染，有无并发症等。例如，一些留置导尿管或是神经源性膀胱的患者经常发生复杂性尿路感染，此时可能需要更长时间的抗菌药物治疗。

细菌感染用常规剂量抗菌药物治疗有效，称这种细菌对该抗菌药敏感，如果无效则称这种细菌对该抗菌药物耐药。细菌的耐药性有些是固有的（例如，变形杆菌对呋喃妥因具有天然的抵抗性），但目前认为主要是通过后天获得。当长期应用抗生素时，占多数的敏感菌株不断被杀灭，耐药细菌就大量繁殖，代替敏感菌株，而使细菌对该种药物的耐药率不断升高。因此，我们一旦获得尿液或血液细菌培养结果，就应根据细菌敏感性调整抗菌药物治疗方案。如果可行的话，还应及时纠正诱发感染的因素，如结石的处理，导尿管的拔除和肾脏造瘘等。

第六节 抗生素使用基本原则

泌尿外科抗生素使用分为预防性抗生素使用和治疗性抗生素使用。手术抗生素预防性使用主要针对围手术期，应用目的是保证手术时手术区域有足够浓度的抗菌药物覆盖，以降低局部或全身性术后感染的风险。对于大多数手术而言，抗生素给药应在手术前 30～120min 之间。在手术期间，我们应保持抗生素维持有效的血药浓度，并且在一些特殊情况下，可以维持到手术后的一定时间内（一般最多 24h）。目前已有一些针对泌尿外科手术预防性使用抗生素的前瞻性研究，虽然大多数只局限于小部分的手术或操作，但仍有一定的指导价值。

对于接受侵入性手术的患者来说，我们在评估预防性抗菌药物使用的必要性时，必须考虑宿主应对菌尿或菌血症的反应能力以及可能的感染性并发症两个重要因素。影响宿主应对感染能力的因素包括高龄、解剖异常、营养状况差、吸烟、长期使用皮质醇类激素、同时在服用其他药物以及未经治疗的 HIV 感染等免疫缺陷。另外，长期的植入物留置、伴有感染的结石、其他部位的感染以及长期住院也会通过增加局部细菌浓度或是改变菌群谱增加感染并发症的风险。因此，患者的既往史和相关检查结果对于指导泌尿外科手术预防性抗菌药物使用至关重要。

此外，手术类型和特征直接和抗菌药物预防性使用的时间点、维持时间和范围有关。我们应依据手术野污染或可能的污染菌种类选用，清洁手术（理论上讲清洁手术通常不需预防性应用抗菌药物，仅在下列情况下可考虑应用：手术范围大、时间长，污染机会增加；异物植入手术；高龄、营养不良或免疫缺陷等高危人群）或清洁 - 污染手术应用一代头孢菌素，污染手术应用二代头孢菌素。抗菌药物的选择视预防目的而定：为预防术后切口感染，应针对金黄色葡萄球菌选用药物；而随着内腔镜技术的发展，多数泌尿外科手术可以通过经尿道内镜下完成。由于尿道与外界相通，因此此类手术多属于清洁 - 污染手术，对此类手术应该选择针对革兰氏阴性菌并且尿液中浓度高的抗菌药物作为预防用药如氟喹诺酮类或二代头孢菌素。接受清洁手术者，术前 0.5～2h 内给药，或麻醉开始时给药，使手术切口暴露时局部组织中已达到足以杀灭手术过程中入侵切口细菌的药物浓度。如果手术时间超过 3h，或失血量大（> 1 500ml），需要手术中给予第 2 剂抗生素。药物的有效覆盖时间应包括整个手术过程和手术结束后 4h，总的预防用药时间不超过 24h，个别情况可延长至 48h。手术时间较短（< 2h）的清洁手术，术前用药一次即可。清洁 - 污染手术的预防用药时间亦为 24h，但必要时可延长至 48h。污染手术则依据患者情况酌量延长。对于手术前已伴有感染的患者，抗菌药物使用时间应按治疗性应用而定。

我们应注意的是应用抗菌药物只是预防感染的一部分，精心的术前准备、术中严格的无菌操作及术后全面的护理都是保证患者顺利康复的重要部分。而抗生素预防性使用也可能会有一些并发症的产生，如皮疹或胃肠功能紊乱，甚至发生一些严重的并发症，如过敏性肾炎或休克等。我们应尽量选择单一抗菌药物预防用药，避免不必要的联合用药。预防用药应针对手术路径中可能存在的污染菌。不应随意选用广谱抗菌药物作为

围手术期预防用药。鉴于国内大肠埃希菌对氟喹诺酮类药物耐药率高，应严格控制氟喹诺酮类药物作为外科围手术期预防用药。

对已存在感染的患者应用抗菌药物属于治疗用药，在选择抗菌药物时要考虑到以下几个方面。细菌敏感性：为了降低细菌发生耐药的可能性，我们应当根据血尿培养和药敏试验结果选择敏感抗菌药物。送去培养的检验标本必须在治疗开始之前收集。在无培养和药敏试验结果之前，我们可根据患者的感染部位、基础疾病、发病情况、既往抗菌药物用药史及其治疗反应等推测可能的病原体，并结合当地细菌耐药性监测数据，先给予经验性抗菌药物治疗。初次发作的尿路感染可能的病原菌为大肠埃希菌，有过反复的抗菌药物应用史或院内获得性尿路感染的患者应考虑产超广谱 β- 内酰胺酶大肠埃希菌感染或粪肠球菌而针对性地选择药物。经验用药抗菌谱要广，并且需要根据临床反应和尿培养结果随时进行调整。而依据药敏用药应尽可能选择针对性强、窄谱、安全、价格适当的抗菌药物。

尿液浓度高：药物治疗的目标是清除感染灶内的细菌增殖，对于尿路感染应选择尿液中浓度高的药物（如氟喹诺酮类），而且还要根据药物的药代 / 药效学特点选择正确的给药剂量和给药时间。浓度依赖型药物在有效浓度范围内呈现浓度依赖性杀菌的特点，所用药物浓度越高，杀菌率和杀菌范围也随之增高，如氨基糖苷类和氟喹诺酮类，这些药物的用药方案目标是把药物浓度提高到最大限度。而时间依赖性药物的疗效主要与抗菌药物血药浓度维持超过致病菌的最小抑菌浓度（MIC）的时间有关，如 β 内酰胺类、部分大环内酯类，这些药物的用药方案目标是尽可能延长接触时间，在血清浓度超过 MIC 期间，持续时间的长短将是这些药物效能的重要决定因素。不注意这些药物的药代 / 药效学特点，不仅不能够发挥出抗菌药物的效果，还有可能产生耐药菌株。

联合用药：单一药物可有效治疗的感染不需联合用药，仅在下列情况时有联合用药的指征：病原菌尚未查明的严重感染，包括免疫缺陷者的严重感染；单一抗菌药物不能控制的严重感染；需长疗程治疗，但病原菌易对某些抗菌药物产生耐药性的感染或病原菌含有不同生长特点的菌

群，需要应用不同抗菌机制的药物联合使用；毒性较大的抗菌药物，联合用药时剂量可适当减少。联合用药时宜选用具有协同或相加作用的药物联合，如青霉素类、头孢菌素类或其他β-内酰胺类与氨基糖苷类联合。联合用药通常采用2种药物联合，3种及3种以上药物联合仅适用于个别情况。此外必须注意联合用药后药物不良反应亦可能增多。

注意抗菌药物的附加损害：抗菌药物的附加损害指由抗菌药物治疗引起的生态学损害和不良反应，包括筛选出耐药菌株、促进多重耐药菌定植、促进多重耐药细菌促成的感染和二重感染。抗菌药物的应用与个体水平和群体水平的抗菌药物细菌耐药有着直接的关系。以超广谱β-内酰胺酶（ESBLs）为例，ESBLs是一类能够水解青霉素类、头孢菌素类及单环类抗菌药物的β-内酰胺酶，主要发现于肺炎克雷伯菌和大肠埃希菌，不产ESBLs的大肠埃希菌对二、三代头孢菌素的耐药率仅为15%～20%，但ESBLs阳性的大肠埃希氏菌对常用的头孢菌素和单环类抗菌药物几乎全部产生耐药，同时由于它是质粒介导的耐药基因，也会增加对喹诺酮类和氨基糖苷类的耐药，它的出现是目前临床抗微生物治疗的一大难题。欧洲大肠埃希菌ESBLs阳性率仅为10%左右，我们已经超过了50%，部分地区可以高达70%，而三代头孢菌素的使用是产ESBLs大肠埃希菌的独立危险因素，减少三代头孢菌素的应用可以显著减少ESBLs阳性细菌的发生率。所以应注意未来抗微生物感染治疗的关键在于控制致病菌的进化，而不是只针对病原体的治疗药物本身。

第七节 特殊类型泌尿系感染的诊治原则

（一）老年泌尿系感染

无论任何性别，随着年龄增长，泌尿系感染的概率会增加。据统计，70岁以上尿路感染发病率高达33.3%，80岁以上的老人可高达50%。

老年人容易发生尿路感染，主要与下列因素有关：①老年男性常伴有前列腺增生，老年女性容易得膀胱颈梗阻，这些梗阻因素的存在使细菌更易于繁殖；②老年女性随着年龄增长，体内雌激素水平下降，易致女性患老年性尿道炎；③老年人的免疫功能明显减低，同时肾脏和泌尿道发生退行性改变，局部黏膜抵抗力低下，这也易导致细菌感染。除此以外，老年人常常伴有高血压、糖尿病等全身性疾病，营养不良及长期卧床，因而易患尿路感染，且反复发作。

老年泌尿系感染以非特异性肾盂肾炎、膀胱炎、增生性前列腺炎多见。常见的临床症状有腰痛、尿急、尿频、发热。急性期高热伴寒战、白细胞增高，早期由于老年人机体免疫能力低下，对感染的反应差，同时由于老年人经常存在多种疾病，其他疾病的症状可能会掩盖泌尿系感染的全身及局部症状，因而尿路症状不明显而误诊。慢性期可出现疲倦、背痛、贫血、高血压、脓尿、蛋白尿。

对老年人泌尿系感染的治疗首先应注意治疗基础病，去除梗阻因素。而对于抗菌药物的应用，一旦症状性尿路感染的诊断确立，应通过之前了解的尿路病原体敏感谱选择抗菌药物，同时应考虑到抗菌药物与其他药物潜在的相互作用以及患者的合并症。对于无症状菌尿患者也可给予单一疗程的抗生素治疗。但对于无症状菌尿者长期维持应用抗菌药物是不必要，因为老年人泌尿系感染的复发率和再感染率极高，长期维持用药并不能使其复发率或病死率减低。

（二）孕期泌尿系感染

妊娠期妇女发生尿路感染是普通女性的2倍。其可能的病理生理机制包括以下几点：①妊娠期因孕酮等激素分泌增加，尿路平滑肌松弛，蠕动减弱、尿流减慢，容易造成细菌繁殖；②因子宫不断增大对膀胱和输尿管造成压迫，膀胱也可因此发生移位，肾盂、肾盏以及输尿管各段在骨盆入口以上有所扩张，造成尿液瘀滞；③妊娠期尿液中葡萄糖、氨基酸及水溶性维生素等物质相对较多，利于细菌繁殖生长；④妊娠期血容量增加，肾脏增大充血，肾小球滤过率增加。孕期尿路感染主要表现为无症状菌尿、急性膀胱炎和急性肾盂肾炎三种类型。严重孕期尿路感染可引起感染性休克、妊娠期高血压综合征、贫血等，并可引起胎儿宫内发育迟缓、早产、呼吸窘迫综合征、先天畸形及胎儿死亡等后果，造成低出生体重儿、早产和新生儿死亡率明显增高。

无症状性尿路感染是指尿培养细菌阳性但无

尿路感染的症状，这是最常见的形式，常发生于妊娠第 1 个月，并且常伴随尿浓缩能力下降，提示肾脏受累。其发生率为 4%～7%，与非妊娠妇女的而患病率近似，且尿液中细菌的种类和毒力因子也相似，但相比非妊娠期妇女，妊娠期菌尿进展为肾盂肾炎的可行性更大，为 20%～40%。因此，及时的治疗会减低发生肾盂肾炎和低出生体重儿的风险。美国感染疾病协会建议在妊娠早期行尿培养检查，若结果阳性应及时治疗，根据药敏试验结果给予 5～7d 抗菌药物治疗，治疗后 1～4 周应再行尿培养检查了解治疗效果。

妊娠期有症状的尿路感染主要表现为急性膀胱炎。应该根据尿培养和药敏试验结果给予 7d 抗菌药物治疗，如果来不及等待药敏试验结果可给予二代头孢菌素、三代头孢菌素、阿莫西林、呋喃妥因或磷霉素治疗。治疗 1 周后应再行尿培养检查了解治疗效果。

急性肾盂肾炎是妊娠期最常见的严重并发症之一，多发生在妊娠后期。其发生率为 1%～2%。单侧尤以右侧多见，双侧占 1/4，最常见的病因为下尿路逆行感染所致，常见的病原菌为大肠埃希菌。推荐首先根据尿培养或血培养及药敏试验结果给予抗菌药物静脉输液治疗，如果来不及等待药敏试验结果可选择二代头孢菌素、三代头孢菌素，或氨基青霉素加 β 内酰胺酶抑制剂（BLI）治疗。症状好转后应继续口服抗菌药物至少 14d。

妊娠期患者抗菌药物应选择对人体毒性小、无致畸作用，孕妇应用安全的药物。对胎儿有致畸或明显毒性作用者，如四环素类、喹诺酮类，妊娠期避免应用。对母体和胎儿均有毒性作用者，如氨基糖苷类、万古霉素（去甲万古霉素）等，妊娠期避免应用。药物毒性低，对胎儿及母体均无明显影响，也无致畸作用者，妊娠期感染时可选用，青霉素类、头孢菌素类等 β 内酰胺类和磷霉素等均属此种情况。

（三）导管相关泌尿系感染

导管相关泌尿系感染是指泌尿系统留置导管或先前 48h 内留置导管患者发生的感染。约 3%～8% 的菌尿症与留置导管相关。其可能发病机制如下：留置导管破坏了宿主的防御屏障，使得病原菌更容易入侵到膀胱；导尿管也为细菌定殖提供了附着面；生物膜的形成和导管结壳可使细菌对抗机体的防御和药物的治疗；导管本身也可通过机械性地破坏和激发炎症反应损伤膀胱黏膜。导管相关泌尿系感染的病原菌常常是多病菌，常为多重耐药菌。长期带管的患者每月尿培养显示菌株经常变换，无论是否应用抗菌药物。

在导管相关菌尿的形成中，主要风险因素是留置尿路导管的持续时间。对于留置尿管的患者，每天菌尿的发生率为 3%～10%，因此，到第 30 天绝大多数的患者将有菌尿出现，带管超过 28d 的患者中可有 50% 的患者经历复发的导管结壳和导管阻塞。

超过 90% 的院内导尿管相关感染菌尿是无症状的，因此无法通过症状确定感染情况。单凭菌尿、脓尿及尿液气味情况也无法推断其是否会进展为有症状的尿路感染，因此无需对无症状的置管患者常规进行尿液分析及尿培养检查。不推荐常规对带导管患者预防性应用抗菌药物，以及对无症状菌尿的带管患者使用抗菌药物。

导尿管相关感染中常见的症状是发热，其次为上尿路感染或男性生殖系统感染（如附睾炎）的症状。但是长期带管的患者往往情况较为复杂，出现发热反应，其原因不一定源自泌尿系。因此需结合其他指标进行综合评判。对于留置尿路导管出现发热的患者必须进行尿培养和血培养。当出现感染症状时，抗菌药物的选择与一般的复杂性尿路感染相同，可采用经验用药，根据所在医院导管相关感染经常出现的细菌和敏感性选择，通常可给以广谱抗菌药物。当得到病原菌培养的结果后，应根据药敏试验进行调整。左氧氟沙星 5 天疗法推荐用于非重症导管相关感染。不推荐其他氟喹诺酮类抗菌药物。同时应首先对导管进行相关处理，移除导尿管推荐作为治疗的一部分。如没有必要继续留置导管，应不再插管。如果导管无法去除，在取尿样培养前和应用抗菌药物治疗前应更换留置时间超过 7d 的导管。

导管相关感染的首要预防措施是严格执行导管引流的适应证和拔除指征，尽量减少不必要的插管和不适当的长期留管。对于短期留管的患者，最佳的预防方式是尽早移除导管。对于长期留管的患者，主要目的是预防有症状感染的出现，而不是预防性消除长期留管患者的菌尿发生。

（谢立平　林奕伟）

参 考 文 献

[1] Mulvey MA. Adhesion and entry of uropathogenic Esche-richia coli. CELL MICROBIOL, 2002, 4(5): 257-271.

[2] Ejrnaes K. Bacterial characteristics of importance for recurrent urinary tract infections caused by Escherichia coli. Dan Med Bull, 2011, 58(4): B4187.

[3] Anderson GG, Martin SM, Hultgren SJ. Host subver-sion by formation of intracellular bacterial communities in the urinary tract. MICROBES INFECT, 2004, 6(12): 1094-1101.

[4] Mysorekar IU, Mulvey MA, Hultgren SJ, et al. Molec-ular regulation of urothelial renewal and host defenses during infection with uropathogenic Escherichia coli. J BIOL CHEM, 2002, 277(9): 7412-7419.

[5] Martinez JJ, Hultgren SJ. Requirement of Rho-family GTPases in the invasion of Type 1-piliated uropatho-genic Escherichia coli. CELL MICROBIOL, 2002, 4(1): 19-28.

[6] Mulvey MA, Schilling JD, Hultgren SJ. Establishment of a persistent Escherichia coli reservoir during the acute phase of a bladder infection. INFECT IMMUN., 2001, 69(7): 4572-4579.

[7] Singer M. The Third International Consensus Defini-tions for Sepsis and Septic Shock(Sepsis-3). JAMA, 2016, 315: 801.

[8] Peterson J. Identification and pretherapy susceptibility of pathogens in patients with complicated urinary tract infection or acute pyelonephritis enrolled in a clinical study in the United States from November 2004 through April 2006. Clin Ther, 2007, 29: 2215.

[9] Choe. Summary of the UAA-AAUS guidelines for uri-nary tract infections. Int J Urol, 2018, 25(3): 175-185.

[10] Smith. Treatment and Prevention of Recurrent Lower Urinary Tract Infections in Women: A Rapid Review with Practice Recommendations. J Urol, 2018, 200(6): 1174-1191.

[11] Concia. Clinical evaluation of guidelines and thera-peutic approaches in multi drug-resistant urinary tract infections. J Chemother, 2017, 29(sup1): 19-28.

[12] Gambaro. The Risk of Chronic Kidney Disease Associ-ated with Urolithiasis and its Urological Treatments: A Review. J Urol, 2017, 198(2): 268-273.

[13] Detweiler. Bacteriuria and Urinary Tract Infections in the Elderly. Urol Clin North Am, 2015, 42(4): 561-568.

[14] Köves. Benefits and Harms of Treatment of Asympto-matic Bacteriuria: A Systematic Review and Meta-anal-ysis by the European Association of Urology Urological Infection Guidelines Panel. Eur Urol, 2017, 72(6): 865-868.

[15] Naeye RL. Causes of the excessive rates of perinatal mortality and prematurity in pregnancies complicated by maternal urinary-tract infections. N Engl J Med, 1979, 300: 819.

[16] Millar LK, Cox SM. Urinary tract infections complicat-ing pregnancy. Infect Dis Clin North Am, 1997, 11: 13.

[17] Patterson TF, Andriole VT. Detection, significance, and therapy of bacteriuria in pregnancy. Update in the managed health care era. Infect Dis Clin North Am, 1997, 11: 593.

[18] Delzell JE Jr, Lefevre ML. Urinary tract infections during pregnancy. Am Fam Physician, 2000, 61: 713.

[19] Stenqvist K, Sandberg T, Lidin-Janson G, et al. Viru-lence factors of Escherichia coli in urinary isolates from pregnant women. J Infect Dis, 1987, 156: 870.

[20] 吴阶平. 吴阶平泌尿外科学. 济南: 山东科学技术出版社, 2009: 558.

[21] Cek M. Healthcare-associated urinary tract infections in hospitalized urological patients--a global perspective: results from the GPIU studies 2003-2010. World J Urol, 2014, 32: 1587.

[22] 尿路感染诊断与治疗中国专家共识编写组. 尿路感染诊断与中国专家共识(2015版)-复杂性尿路感染. 中华泌尿外科杂志, 2015, 36(4): 241.

第二章　性传播性疾病

第一节　尿道炎和宫颈炎

一、男性尿道炎

1. 定义　尿道炎（或尿道炎症）通常由感染引起。

2. 临床症状　尿道分泌物和排尿困难是患者特征性主诉。体格检查可发现尿道排出物是脓性的或黏液脓性的。无症状的感染也是常见的。最常见的病原体是细菌：淋病奈瑟球菌和沙眼衣原体。

并发症：男性尿道炎的并发症包括附睾炎、淋病双球菌的播散性感染和赖特综合征。女性性的尿道炎并发症包括盆腔感染性疾病、异位妊娠、不孕症。儿童尿道炎的并发症包括新生儿肺炎和新生儿眼炎。

3. 实验室检查　推荐用实验室检查去证明一个特异性的疾病，因为这些感染是应该报告给卫生部门的，同时特定的诊断可以增加患者依从性并告知配偶。传统的诊断步骤包括通过显微镜检查经革兰氏染色的尿道排出物涂片寻找革兰氏阴性双球菌和淋病奈瑟球菌的培养。新的核酸扩增试验用于高危人群的晨尿检测淋病双球菌和沙眼衣原体已经被证实是准确的。如果诊断试验无效，应当对患者进行所有的感染的经验性治疗。

（1）淋球菌和衣原体感染：通过革兰氏染色、培养或核酸扩增实验证实淋球菌即可诊断为淋病。如果显微镜或诊断性试验没有发现革兰氏阴性胞内寄生菌即可诊断为非淋菌性尿道炎（NGU）。沙眼衣原体是非淋菌性尿道炎的最常见的感染因素，报道中它占到了23%～55%，但是在泌尿临床实践中的比例比这个要低。衣原体感染的患病率在不同年龄段是不同的，在老年人中其患病率

低。另外，由沙眼衣原体引起的非淋菌性尿道炎的比例已经下降。明确衣原体性非淋菌性尿道炎很重要，因为在这种情况下配偶也需要就诊、评估和治疗。

（2）其他感染原因：多数非衣原体性非淋菌性尿道炎病例的病因学是不明确的。生殖道的支原体，如生殖支原体、解脲支原体或人型支原体，在一系列病例报道中占了20%～30%。这些微生物的特异性诊断试验不建议作为常规使用。阴道毛滴虫是一种原生动物的寄生虫，和单纯疱疹病毒（HSV）都可以引起非淋菌性尿道炎。在非淋菌性尿道炎治疗无效的情况下应考虑检验和治疗这些病原体。

4. 诊断　证实尿道炎的表现很重要，因为有一些患者在没有炎症的情况下即出现症状。尿道炎可以表现为下列一些临床体征：体格检查时有黏液脓性尿道排出物（图4-2-1，图4-2-2），尿道分泌物革兰氏染色后在油浸显微镜下检查白细胞≥5个/视野，晨尿白细胞酯酶试验阳性，或晨尿显微镜检查白细胞≥10个/每高倍视野。因为革兰氏染色对淋球菌有很高的敏感性和特异性，所以是

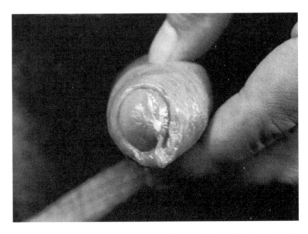

图4-2-1　淋菌性尿道炎的尿道分泌物（图片由北京大学第一医院皮肤性病科提供）

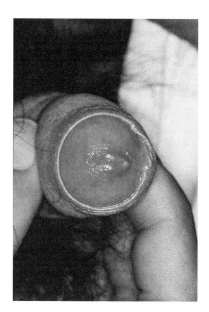

图 4-2-2 非淋菌性尿道炎的尿道分泌物（图片由北京大学第一医院皮肤性病科提供）

证实尿道炎和评估有无淋球菌感染的最常用方法。核酸检测：用 PCR 等技术检测各类临床标本中淋球菌核酸阳性。核酸检测应在通过相关机构认定的实验室开展。

如果不符合尿道炎的诊断标准，那么应该推迟治疗。患者应该检测淋病奈瑟球菌和沙眼衣原体，如果有阳性检测结果应密切随诊。

对于只有症状而没有证据的尿道炎患者，经验性治疗仅仅推荐给属于感染的高危人群和不可能随诊的患者。应该同时对淋球菌和衣原体感染进行经验性治疗。性伴侣应该被给予相应的评估和治疗。

5. 治疗

（1）淋球菌感染的治疗

流行病学：在美国，估计每年有 600 000 新发淋球菌感染病例。对于男性，多数感染表现出症状并使患者马上去寻求治疗，以避免严重的后遗症。然而，这样对于预防性伴侣的感染传播也许并不及时。相对的，很多女性感染淋球菌（也可以是衣原体）并不表现出明显的症状，直到患者出现了并发症，像盆腔炎症性疾病。有症状的和无症状的盆腔炎症性疾病都会导致输卵管瘢痕，增加异位妊娠和不孕症的发生率。

淋球菌和衣原体感染的双重治疗：对于有淋球菌或衣原体感染的患者推荐双重治疗，因为患者经常同时感染这两种病原菌。许多地区报道了

喹诺酮类耐药的淋球菌，并且这种感染在亚洲部分地区变得很普遍。

抗生素耐药：随着抗生素耐药的增加，淋病治疗指南中也相应出现了改变。氟喹诺酮（例如环丙沙星、诺氟沙星、左氧氟沙星）是治疗淋病最常用的药物，因为这些药物高效、准备容易，且单一剂量口服即可，不幸的是，大量使用导致了淋病奈瑟球菌对氟喹诺酮的耐药。从 2000 年以来，在亚洲、太平洋群岛或夏威夷，喹诺酮药物已经不推荐作为感染患者的一线治疗。越来越多的耐药使加利福尼亚 2002 年的推荐治疗方案进行了扩展，在 2004 年美国其他地区针对男性之间性行为导致的淋病的推荐治疗也进行了扩展。最近的氟喹诺酮耐药情况使得全美国都不再把氟喹诺酮药物作为淋球菌感染的一线治疗。只有一类药物，即头孢菌素类仍然作为推荐治疗的一线药物。在推荐的头孢菌素类药物中，只有头孢克肟有口服制剂。单次 2g 剂量的放线菌素是可选的替代方案，但是这个药在美国买不到。这意味着在美国只有一种口服药物用于淋病治疗。

推荐治疗方案：表 4-2-1 总结了非复杂淋球菌感染的推荐治疗方法，其对感染的治愈率≥97%。咽部感染很难治疗，极少有治疗方法能达到>90%的治愈率。如果患者对头孢菌素类或喹诺酮类不能耐受，应该给予大观霉素治疗（2g 单剂肌内注射）。然而这种治疗方法对于咽部感染只有 52%的有效率。

表 4-2-1 尿道炎、宫颈炎和相关感染：推荐治疗方法[a]

淋球菌感染
非复杂的尿道、宫颈和直肠的感染
头孢曲松 250mg 单剂肌内注射；加阿奇霉素 1g 单剂口服；或多西环素 100mg 口服，每天 2 次共 7d
非复杂的咽部感染
头孢曲松 250mg 单剂肌内注射；加阿奇霉素 1g 单剂口服；或多西环素 100mg 口服，每天 2 次共 7d
非淋菌性尿道炎（衣原体感染）
阿奇霉素 1g 单剂口服；或多西环素 100mg 口服，每天 2 次共 7d
复发的和持续的尿道炎
甲硝唑 2g 单剂口服，加红霉素 500mg 口服，每天 4 次共 7d；或乙基琥珀酸红霉素 800mg 口服，每天 4 次共 7d

[a] 根据美国疾病控制和预防中心：2006 年性传播疾病治疗指南。2014 梅毒、淋病、生殖器疱疹、生殖道沙眼衣原体感染诊疗指南

有了推荐的治疗方法，常规的诊断性治疗方法不再推荐给患者。这些患者的性伴侣也应该进行评估和治疗。然而，患者的症状在治疗后如果仍持续存在就应该对他们进行重新评估。应该对任何持续的淋病进行抗菌药物敏感性的评估。治疗后再发现感染通常是再感染而不是治疗失败。

并发症：少数患者有并发症，像播散性淋球菌感染、肝周炎、脑脊膜炎或心内膜炎。这些感染是淋球菌菌血症的结果。播散性淋球菌感染经常导致淤斑或脓疱样的皮肤损害，有时患者有心内膜炎或脑脊膜炎。引起播散性感染的淋病奈瑟球菌株很少引起生殖道感染。推荐引用头孢曲松治疗（播散性感染，1g 肌内注射或静脉注射，每24h 1 次，≥10d；脑脊膜炎或心内膜炎，1g 静脉注射，每12h 1 次，治疗2～4 周）。

（2）非淋菌性尿道炎的（NGU）治疗：治疗应该尽可能地在诊断后马上开始（表 4-2-1）。单剂方法更受欢迎，因单剂治疗依从性较好。推荐使用阿奇霉素或多西环素。患者有过敏的或不能耐受这些药物的，可以从红霉素或氧氟沙星的 7 日疗法中选择一个。常规随访和重复检验不再推荐给应用推荐疗法的患者。然而如果患者在治疗完成后症状持续或复发，应该进行重新评估。如果出现单一的症状，而没有体征的证明或炎症的实验室检查，就没有充分的证据进行再次治疗。患者的性伴侣也应该进行相应的评估和治疗。

3）复发和持续性尿道炎的治疗，在经验性治疗过程中重复开处方时，应该先明确尿道炎的客观体征。对有持续或复发尿道炎的人，如果他们没有遵守治疗或与一个没有治疗的性伴侣有性接触，应该以初始的治疗方法重新治疗。其他患者应该进行阴道毛滴虫的标本采集和培养。遵从治疗方法且没有再次性接触的患者，应该使用表 4-2-1 的方法。这里提供的治疗对阴道毛滴虫和生殖器支原体也有效。

二、女性黏液脓性宫颈炎

1. **临床表现** 黏液脓性宫颈炎同男性尿道炎有很多相似的地方。特征性表现是患者的宫颈管内或宫颈内的拭子标本有明显的脓性或黏液脓性宫颈渗出物。容易引起的宫颈出血也是常见的，宫颈内分泌物的革兰氏染色检查会发现多型核白细胞的数量增加。患者可以表现为异常的阴道排出物或异常的阴道出血，例如，性交后出现上述症状，但也可能是无症状的。

2. **诊断和治疗** 和男性尿道炎的原因一样，淋病双球菌和沙眼衣原体是黏液脓性宫颈炎的最重要的感染源。然而，在一些女性患者鉴定不出任何病原体。应该以淋球菌和衣原体的检测结果指导治疗，除非认为患者不可能对随访进行回应。对于这种病例，应该同时给予淋病双球菌和沙眼衣原体的经验性治疗。

第二节 生殖器溃疡

生殖器溃疡最常见的原因是生殖器疱疹（单纯疱疹病毒感染，HSV），其他重要因素是梅毒和软下疳。相反，性病性淋巴肉芽肿（LGV）和腹股沟肉芽肿（杜诺凡菌病）是生殖器溃疡的不常见原因。每一种溃疡性的性传播疾病增加了 2～5 倍的人类免疫缺陷病毒（HIV）传播风险。

诊断试验：仅仅依靠病史和体格检查的诊断往往是不准确的。患者可以同时被一种以上的病原体感染。理想情况下，生殖器溃疡患者进行评估应包括大多数常见病原体的检验：生殖器单纯疱疹病毒（HSV）、梅毒、软下疳。这些检验包括 HSV 的培养或病原体试验，苍白密螺旋体苍白亚种（梅毒）的暗野显微镜检查或直接免疫荧光试验，和嗜血杆菌属杜克雷嗜血杆菌（软下疳）的培养。现在一些病原体已经可以应用分子生物学方法进行检测。在彻底的诊断评估后，有 25% 的生殖器溃疡患者没有一个实验室确证的诊断。生殖器溃疡患者也应该建议其行 HIV 检测。

通常，患者在检查结果出来之前必须接受治疗。在这种情况下，推荐同时针对梅毒和软下疳进行治疗。

一、生殖器单纯疱疹病毒（HSV）感染

（一）临床表现

生殖器疱疹是一种不可治愈的和复发性的病毒感染。特征性的生殖器皮损开始于疼痛的丘疹或小水疱。当患者就诊时生殖器皮损往往已经发展成脓疱、糜烂或溃疡。

1. **初发 HSV 感染** 初次发生的生殖器疱疹，

溃疡性的皮损持续 4～15d 直到结痂或上皮形成或两者都发生。疼痛、痒、阴道或尿道排出物和触痛的腹股沟淋巴结肿大是主要的局部症状。初发的 HSV 感染伴随高频率和长时间的全身和局部症状，常见的是发热、头痛、不适和肌痛。来自生殖器皮损的疼痛和刺激症状在开始的 6～7d 逐渐增加，在疾病的 7～11d 达到最大强度，然后在2～3 周内逐渐消退。

2. **复发 HSV 感染**　相对于第一次发作，复发的 HSV 感染在症状、体征、生殖器皮损的解剖学位置有其特征性。局部症状，像疼痛、痒均较初次感染轻微，其通常发作持续时间范围为 8～12d 或更短。

（二）病原学

血清学分型上 HSV-1 和 HSV-2 都可引起生殖器溃疡，这两种病毒都感染生殖道。研究提示有5%～30% 的初次发作 HSV 感染病例是由 HSV-1引起的。然而，复发的 HSV-1 感染实际上可能低于复发的 HSV-2 感染。因此，HSV-2 感染在复发的生殖器皮损的患者中数量较多。测定感染株的血清学类型对于预后很重要，而且对于对患者进行指导也是有用的。然而，多数商业上应用的抗体试验对于从 HSV-2 感染中鉴别 HSV-1 还不够精确，更好的鉴定方法在将来会得到应用。

（三）流行病学

血清学研究提示在美国有 45 000 000 人感染了 HSV-2。多数感染是轻微的或未被发现的。因此，多数 HIV- 感染者没有得到这个诊断。这些无症状或症状轻微的人从他们的生殖道中周期性排出病毒感染他们的性伴侣。初次发作的生殖器HSV 感染比复发的感染更可能引起症状。很少的严重病例需要住院治疗其并发症，像播散性感染、肺炎、肝炎、脑脊膜炎或脑炎。

（四）治疗

全身的抗病毒治疗能部分控制 HSV 感染的症状和体征。治疗不能治愈病毒感染，也不改变停止治疗后复发的频率和严重程度。有三种抗病毒药在临床随机实验中证明有效：阿昔洛韦，伐昔洛韦，泛昔洛韦（表4-2-2）。阿昔洛韦用于局部实际上已经证实不如全身治疗有效。

1. **初发 HSV 感染**　初次发作的 HSV 感染患者应该接受抗病毒治疗以加速生殖器皮损的治

表 4-2-2　生殖器溃疡：推荐治疗方案

生殖器疱疹

初发感染
　阿昔洛韦 400mg 口服，每天 3 次，7～10d；
　或阿昔洛韦 200mg 口服，每天 5 次，7～10d；
　或泛昔洛韦 250mg 口服，每天 3 次，7～10d；
　或伐昔洛韦 1g 口服，每天 2 次，7～10d
严重感染
　阿昔洛韦 5～10mg/kg 静脉注射，8h1 次，2～7d 或直到临床症状消退

复发发作

发作期治疗
　阿昔洛韦 400mg 口服，每天 3 次，5d；
　或阿昔洛韦 200mg 口服，每天 5 次，5d；
　或阿昔洛韦 800mg 口服，每天 2 次，5d；
　或泛昔洛韦 125mg 口服，每天 2 次，5d；
　或伐昔洛韦 500mg 口服，每天 2 次，3～5d；
　或伐昔洛韦 1g 口服，每天 1 次，5d
每日抑制疗法
　阿昔洛韦 400mg 口服，每天 2 次；
　或泛昔洛韦 250mg 口服，每天 2 次；
　或伐昔洛韦 250mg 口服，每天 2 次；
　或伐昔洛韦 500mg 口服，每天 2 次；
　或伐昔洛韦 1g 口服，每天 1 次

梅毒

一期和二期
　苄星青霉素 G，2.4 百万单位单剂肌内注射
三期梅毒（除外神经梅毒）
　苄星青霉素 G，2.4 万单位肌内注射，每周 1 次，3 周
神经梅毒
　水剂青霉素 G，3 百万～4 百万单位静脉注射，4h1次，10～14d；
　或普鲁卡因青霉素，2.4 万单位肌内注射，每天 1 次，10～14d，加丙磺舒 500mg 口服，每天 4 次，10～14d
潜伏梅毒
　早期
　苄星青霉素 G，2.4 百万单位单剂肌内注射
　晚期或未知的持续期梅毒
　苄星青霉素 G，2.4 百万单位肌内注射，每周 1 次，3 周

软下疳

阿奇霉素 1g 单剂口服；
或头孢曲松 250mg 单剂肌内注射；
或环丙沙星 500mg 每天 2 次，3d；
或红霉素主剂 500mg 口服，每天 4 次，共 7d

性病性淋巴肉芽肿

多西环素 100mg 口服，每天 2 次，21d

腹股沟肉芽肿

甲氧苄啶 - 磺胺甲噁唑（复方新诺明）1 片，1 天 2 次至少 3 周；
或多西环素 100mg 口服，至少 3 周

愈和缩短病毒排出的持续时间。患者也应该被告知生殖器疱疹的自然史、性行为的风险、围产期的传播以及减少传播的方法。病情严重的患者应该静脉应用阿昔洛韦进行治疗。

2. 复发 HSV 感染　多数有第一次生殖器 HSV-2 感染临床症状的人会再次发作。治疗能缩短皮损持续时间和减少复发。这样，很多患者能从抗病毒治疗中获益，而且应该向患者讨论这个选择。用抗病毒药物治疗复发的 HSV 有两种途径：发作期的治疗和每日抑制性治疗。发作期治疗对多数偶然再发的患者有益。这种治疗在有前驱症状或皮损发生的第一天开始。这样，接受发作期治疗的患者应该在最初的症状或皮损的体征出现时得到药物或处方以便可以开始治疗。对于复发 HSV 传统上建议进行 5 天治疗（表 4-2-2），但是，近来数据表明短程（3d）疗法一样有效。

3. 每日治疗　每日抑制性治疗对于经常复发（每年 6 次或更多）的患者有益。这种治疗能减少复发频率 75% 以上。这种治疗在 6 年内使用阿昔洛韦和 1 年内同时应用伐昔洛韦和泛昔洛韦已经被证实是安全和有效的。每日疗法并没有出现明显的临床 HSV 药物耐受。既然复发的频率随着时间而减少，1 年后应该考虑停止治疗。

二、软下疳

（一）病原学和临床表现

软下疳是一种急性溃疡性疾病，经常并发腹股沟淋巴结肿大（腹股沟淋巴结炎）。病原体是嗜血杆菌属杜克雷嗜血杆菌，一种革兰氏阴性的兼性杆菌。这种感染在美国部分地区很常见，也会出现暴发流行。据估计，有 10% 的软下疳患者同时感染苍白密螺旋体苍白亚种或生殖器单纯疱疹病毒（HSV），并且每一种感染都伴随着 HIV 感染率的增加。

（二）诊断

需要在特殊培养基中培养致病菌（嗜血杆菌属杜克雷嗜血杆菌）来明确软下疳，该诊断并没有广泛应用。另外，这些培养基估计其敏感度 <80%。在实践中，一个可能的软下疳诊断可以基于下述：患者有痛性生殖器溃疡；至少在溃疡开始前 7d 通过暗视野显微镜检查法或阴性的梅毒血清学试验没有苍白密螺旋体苍白亚种感染的证据；HSV

试验阴性；临床表现是典型的。痛性生殖器溃疡合并触痛的腹股沟淋巴结肿大提示软下疳的诊断。不幸的是，这种特征性的临床表现仅仅发生于 1/3 的病例。然而，痛性生殖器溃疡合并化脓性的腹股沟淋巴结肿大被认为是更能确定诊断的特征。人类感染模型结合新的分子技术已经导致对嗜血杆菌属杜克雷嗜血杆菌基因和毒性因子认识上的提高。

（三）治疗

推荐的抗生素用法在表 4-2-2 中总结。合理的软下疳治疗能治愈感染、消除症状、预防传播。成功的治疗导致溃疡和症状戏剧性的消失。然而，即便治疗成功，瘢痕会在多数病例中继续存在。未经包皮环切的患者或 HIV 感染的患者可能对治疗的反应差些。建议在诊断时进行 HIV 和梅毒的试验，如果初始的试验结果是阴性的，要在 3 个月后复查。

建议在 3~7d 后进行随诊评估，如果只有极小的或没有临床改善，应该考虑其他的临床诊断或同时感染其他性传播疾病。有少数嗜血杆菌属杜克雷嗜血杆菌菌株对抗生素耐药。大的溃疡或淋巴结肿大会在 2 周以上消退，有时患者需要进行切开引流或针吸波动的腹股沟结节。

三、性病性淋巴肉芽肿

（一）病原学和临床表现

性病性淋巴肉芽肿是由血清型为 L1、L2、L3 的沙眼衣原体侵入引起的。在美国，这是一种引起生殖器溃疡的罕见原因。

在异性恋男性中其特征性的临床表现是触痛的腹股沟或股部的淋巴结肿大，或者两者都有，通常是单侧的。女性和男性同性恋者会表现为累及直肠周围和肛门周围淋巴管的炎症，狭窄、瘘或直肠结肠炎。这种自限性生殖器溃疡在多数患者寻求药物治疗时已经愈合。通常，诊断是通过血清学试验加上排除腹股沟淋巴结肿大或生殖器溃疡的其他原因而确定的。

（二）治疗

治疗能消灭感染源并预防组织损伤的进一步加重（表 4-2-2）。推荐使用多西环素。红霉素和阿奇霉素也是可选用的药物。至少三周的长疗程对每一种药物来说都是必需的。无论如何，组织反应和瘢痕能在有效治疗后得到改善。腹股沟腺样肿大，被称为"腹股沟淋巴结炎"，可以通过皮肤进行穿刺吸引或切开引流预防腹股沟或股部形成溃疡。应该对患者进行随访直到临床症状和体征消退。

四、腹股沟肉芽肿（杜诺凡菌病）

（一）病原学和流行病学

腹股沟肉芽肿是由肉芽肿荚膜杆菌引起的，该菌是一种革兰氏阴性细胞内寄生杆菌，同克雷伯杆菌很相似。这种感染在美国很罕见。腹股沟肉芽肿在热带地区和发展中国家是生殖器溃疡的一种重要原因，尤其是印度、巴布亚新几内亚、澳大利亚中部和非洲南部。

（二）临床表现

腹股沟肉芽肿表现为疼痛的、进展的生殖器溃疡。生殖器损害是富含血管的，溃疡有一种"牛肉红"的表现。患者可伴腹股沟皮下部肉芽肿局部肿胀，但非淋巴结肿大，故称为假性横痃。病原体不能在标准的微生物培养基上培养。诊断要求在碎组织标本上进行暗涂片杜诺凡氏体显像或标本的组织活检。在不久的将来，分子诊断试验会得到应用。在皮损部位可能出现继发细菌感染。另外，也可以同时感染其他 STD 病原。

（三）治疗

有效的治疗可以使组织损伤的进展停止（表4-2-2）。推荐使用复方新诺明或多西环素，其他可选择的药物是环丙沙星或红霉素，阿奇霉素也可以。延长治疗持续时间对于促进肉芽形成和溃疡再次形成上皮常常是必要的。患者应该在治疗开始后几天再次进行评估，如果皮损没有变化，应该考虑另加一种氨基糖苷类抗生素，如庆大霉素。治疗应该持续至所有皮损。在有效治疗6～18个月后可能会出现复发。

第三节　生殖器疣

一、尖锐湿疣

（一）病原学

生殖器疣是由人类乳头状病毒（HPV）感染引起。HPV 有超过 100 种基因型，超过 40 种感染生殖道。多数生殖器 HPV 感染是无症状的，亚临床的或不被认知的。因为生殖器疣的大小和解剖学部位不同，可见的外生殖器疣可以是疼痛的、脆的、痒的或三者都是。多数可见生殖器疣是由 HPV 6 或 11 型引起。这些 HPV 类型也能在宫颈上和阴道、尿道、肛门内引起外生性疣。HPV 6 和 11 型几乎和外生殖器的侵袭性鳞状细胞癌的发生无关。

HPV 16、18、31、33 和 35 型在可见的外生殖器疣是不常见的。这些 HPV 类型同宫颈发育不良有关，和阴道、肛门、宫颈的鳞状细胞癌也相关。HPV 16、18、31、33 和 35 型也和外生殖器的上皮肿瘤相关，包括鳞状细胞癌、原位癌、间变的丘疹病、Queyrat 增殖性红斑和鲍温（Bowen）病。外生殖器疣患者能同时被多种 HPV 类型感染。

（二）临床表现

好发于男女生殖器及肛周。男性以冠状沟及包皮系带周围最为常见（图4-2-3），也可见于阴茎、包皮、龟头及尿道口等部位。患者大多为处于性活跃期的中青年。发病前多有不洁性接触史或配偶有感染史。潜伏期 1～8 个月不等，平均 3个月。临床上偶可见儿童发病，一般系通过接触污染的用具如毛巾等而传染。

1. 典型损害　初发损害为小而柔软的淡红色丘疹，针帽或米粒大，逐渐增大，且数量逐渐增多，成为乳头瘤样、菜花样、鸡冠样或蕈样的赘生

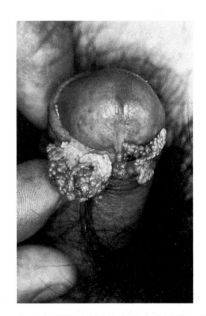

图4-2-3　包皮尖锐湿疣（图片由北京大学第一医院皮肤性病科提供）

物,表面高低不平,质地柔软。如不及时治疗,疣体将逐渐增大,有的成为大的菜花状,基底有蒂;有的彼此融合,成为大块状,淡灰色,表面呈乳头瘤状,可以有糜烂、溃疡、有分泌物,因继发感染可致恶臭。患者一般无自觉症状。

2. 几个特殊部位的尖锐湿疣

(1)男性尿道口:尿道口的疣状赘生物,表面可以是光滑的也可呈乳头瘤样,颜色潮红,表面湿润。检查时需将尿道口的黏膜充分暴露,方能见到疣体。有时HPV病毒可沿尿道逆行向上,造成尿道上皮的感染,此时需作尿道镜检查。尿道口虽不是尖锐湿疣的好发部位,但治疗困难,且容易复发。

(2)女性宫颈:宫颈口上皮是从阴道复层鳞状上皮向宫颈管柱状上皮相移行的部分,虽不是尖锐湿疣的好发部位,但一旦为HPV16、18型所感染,上皮细胞多易发生非典型增生,乃至发生侵袭性癌。宫颈上皮感染多见亚临床感染,以3%～5%醋酸溶液浸湿的纱布敷在局部,以阴道镜检查损害更为清晰易见。

(3)肛门周围:肛周皮肤多皱褶,且行走时多摩擦,因此一旦发生尖锐湿疣常常多发。初起时为多数丘疹,以后疣呈赘状生长,可呈大的有蒂菜花状,更多见扁平、表面有小乳头的斑块状。由于继发感染,分泌物常有难闻的臭味。个别病例病变可出现在肛门的黏膜上皮。发生在肛周的,应注意询问有否同性恋,肛交史。

(4)口唇及咽部黏膜:偶可发生在口腔及咽喉部黏膜上皮,表现为小的、潮红、柔软、表面呈乳头状的疣状赘生物。可发生在口交者。

(5)巨大型尖锐湿疣:是指形状巨大的尖锐湿疣,可以拳头大小,表面呈乳头瘤状,因继发感染,分泌物常有难闻的臭味。好发于男性的包皮黏膜面及龟头,偶也可见于肛周及女性阴道。巨大型尖锐湿疣实质是一个疣状癌。病理为低度鳞状细胞癌的改变。虽然它极少发生转移,但损害可向深部穿透。在男性可侵及尿道,产生许多窦道,从中排出脓液及尿。

3. 亚临床感染　是指上皮细胞已经受到HPV感染,但尚无出现肉眼可见的变化。亚临床感染可以通过醋白试验清晰地显示出来。

4. HPV病毒携带者　采用敏感的分子生物学技术即聚合酶链反应(PCR),从尖锐湿疣患者的配偶或性伴侣的外阴部或阴道拭子标本中提取的DNA作模板,进行扩增,发现有相当比例的配偶或性伴侣HPV检出阳性。他(她)们临床上既无尖锐湿疣的损害,也无亚临床的感染,可以说是HPV携带者。

5. 冰山现象　泌尿生殖器部位上皮感染HPV后,可表现出一个相当宽的谱状表现。从毫无临床及显微镜下改变的HPV携带者;到出现显微镜下改变,但无内眼可见改变的亚临床感染;到出现肉眼可见典型临床改变的尖锐湿疣损害。事实上,在临床上出现典型尖锐湿疣表现只是感染HPV人群中的一小部分,绝大多数处于HPV携带者或亚临床感染的状态。有的学者将其称之为冰山现象,即临床上出现典型尖锐湿疣表现的人数就如同浮动在大洋中冰山露出水面的那一小部分,而巨大的冰山主体即HPV携带者及亚临床感染者则还隐藏在水面之下。

生殖器上皮感染HPV后是否出现临床表现主要取决于HPV的类型,感染的部位及机体的状态,尤其是细胞免疫的状态。如前所述,有40余个HPV亚型可引起尖锐湿疣,主要是HPV6、11、16、18及33型。双方性接触时易受损伤的男性包皮系带旁,冠状沟,女性后联合为临床上最易出现损害的部位。机体免疫功能有缺陷,尤其当细胞免疫功能有缺陷者,如长期服用糖皮质激素或免疫抑制剂者易发生尖锐湿疣,且疣体生长速度较快。

(三)实验室检查

1. 组织病理改变　表皮呈乳头瘤样增生,棘层肥厚。表面有轻度角化亢进及角化不全。在棘细胞及颗粒层内可见空泡化细胞,细胞胞体较大,有一圆形深染的核,核周空泡化,淡染,在核膜及浆膜间有丝状物相连,使细胞呈猫眼状。空泡化细胞是尖锐湿疣的特征性所见,在棘细胞中、上层更为明显。真皮浅层血管周围中等密度浸润,以淋巴细胞为主,还可见浆细胞浸润。真皮乳头部血管扩张,乳头增宽,上延。

2. 醋白试验　以3%～5%的醋酸溶液浸湿的纱布包绕或敷贴在可疑的皮肤或黏膜表面,3～5min后揭去,典型的尖锐湿疣损害将呈现白色丘疹或疣赘状物,而亚临床感染则表现为白色的斑片或斑点。醋白试验对辨认早期尖锐湿疣损害及亚临床感染是一个简单易行的检查方法。对发现尚未出现肉眼可见改变的亚临床感染是一个十分有用的手段。醋白试验简单易行，应作为尖锐湿疣患者的一个常规检查手段，有助于确定病变的范围，进行指导治疗。但醋白试验并不是个特异性的试验，对上皮细胞增生或外伤后初愈的上皮可出现假阳性的结果。

3. **阴道镜检查** 阴道镜是特殊的放大镜，主要用于对宫颈阴道部黏膜的观察，可用于外阴及阴道上皮的检查。阴道镜可将宫颈表现放大20～40倍，对宫颈上皮的亚临床感染，癌前期病变的早期发现，早期诊断有很大帮助。患者在检查前24h内应避免阴道冲洗及性交。宫颈以3%～5%醋酸溶液浸湿的纱布敷贴3min后以阴道镜检查将有助于发现HPV的亚临床感染。对境界清楚的白色斑片或斑点，应进一步取材作组织病理学检查。宫颈上皮内瘤样病变（cervical intraepithelial neoplasia, CIN）可分为3级。

4. **细胞学检查** 主要用于检查女性阴道或宫颈上皮有否HPV的感染。在被检部位刮取细胞并涂于玻片上，以95%酒精固定；常用巴氏染色法，镜下所见分为五级；Ⅰ级为正常；Ⅱ级为炎症；Ⅲ级为可疑癌；Ⅳ级为高度可疑癌；Ⅴ级为癌症。Ⅱ级又分Ⅱa及Ⅱb。Ⅱa系炎症细胞；Ⅱb涂片中除炎症细胞外尚含少许轻度核异质细胞。对涂片示Ⅱb的病例应随访，定期检查。为确定有否HPV感染，需用特异性抗HPV抗体，作组织化学染色或采用原位杂交技术。

5. **聚合酶链反应（PCR）** 取病变组织或可疑部位样品，提取DNA，利用特异引物对目标DNA予以扩增。引物可以是HPV通用引物，亦可以是针对某一型的特异引物。该法敏感性高，特异性强，但该方法应该在通过相关机构认可或认证的实验室进行开展。

（四）疾病诊断

对于发生在外阴、肛周典型的疣状或菜花状肿物，可以作出尖锐湿疣的临床诊断。对早期及亚临床感染的损害，做醋酸白试验时则为阳性；同时应当作阴道镜（女性）或尿道镜（男性）等检查。尖锐湿疣的确诊，则需要取病变组织作组织病理学检查。确诊仍有困难者，可以用组织化学

的方法检查组织标本中特异的HPV抗原；或者可以用原位杂交技术、PCR技术检测组织标本中的HPV的核酸而确诊。

（五）鉴别诊断

1. **扁平湿疣** 这是二期梅毒的特征性临床所见，表现为肛周或外阴部扁平的丘疹，表面湿润，约0.5cm大小，无蒂，表面也不呈乳头状或颗粒状。患者的躯干部及掌跖部可见皮疹。梅毒血清试验呈阳性。将扁平湿疣表面的分泌物印片置于暗视野显微镜下检查，可见多数活动的梅毒螺旋体。

2. **阴茎珍珠样丘疹** 发生在龟头冠状沟处，为皮色或淡红色针帽大柔软的小丘疹，表面光滑，沿冠状沟排列成一行或二行，系正常所见，无需治疗。醋白试验阴性。如不能确诊可定期随访，阴茎珍珠样丘疹的形态不会发生变化，不会增大。有些成年男性的包皮系带两侧可见一两个如针帽大的白色丘疹，稍隆起皮面，表面光滑，这也是正常所见，无需治疗。

3. **女阴假性湿疣** 发生在小阴唇的内侧面，为多数淡红色丘疹，均匀分布，有的可呈鱼籽状。组织病理学检查无挖空细胞，可资鉴别。

4. **发生在外阴部的寻常疣** HPV普遍存在于自然界，由HPV1、2、4型等所引起的寻常疣、扁平疣是皮肤科的常见病。寻常疣的患者完全有可能通过自己的手将病毒自身接种到外阴部。如果在耻部、阴茎根部、股内侧出现单发的绿豆至黄豆大丘疹，表面粗糙，一般可认为是发生在外阴部的寻常疣。如果发生在尖锐湿疣的好发部位，则判断较为困难。若患者否认不洁性交史，并在手足或面部有寻常疣，则考虑是自身接种所致的寻常疣。要确切的诊断则要采用PCR方法对致病HPV的型别予以确定。

5. **HPV感染与生殖器癌的关系**

大量证据表明，HPV感染与生殖器癌，尤其是女性的宫颈癌有明确的关系。

（1）女性宫颈上皮感染了HPV16或18型，约2/3患者在两年内发生中度至重度的非典型增生。

（2）在宫颈上皮内瘤样病变CIN2级及CIN3级的损害内及绝大部分宫颈鳞癌患者的皮损可发现有HPV16或18型的感染。

（3）从分子水平已证实HPV16或18型的DNA

片段整合至某些上皮基底细胞的基因组中，这个致癌的 DNA 基因片段认为是 E6 或 E7。

（4）鲍温样丘疹病是一个发生在外阴部的原位鳞癌。有相当比例患者曾有尖锐湿疣的病史，有的患者可与尖锐湿疣伴发。

（5）巨大型尖锐湿疣，这是一个发生在生殖器部位的疣状癌，组织病理学上呈低度鳞癌改变，病变系在原来尖锐湿疣的基础上，长期慢性刺激而演变成。

（六）疾病治疗

参照中国疾病预防控制中心性病控制中心2006 年颁布《性传播疾病临床诊疗指南》，并作适当调整。

1. 治疗方法的选择

（1）男女两性在外生殖器部位所见到的疣体，如果单个疣体直径 <5mm、疣体团块直径 <10mm、疣体数目 <15 个，则外用药物治疗。

（2）男性尿道内和肛周，女性的前庭、尿道口、阴道壁和子宫颈口的疣体，或男女两性的疣体大小和数量均超过上述标准者，建议用物理方法治疗。

（3）物理疗法治疗后，体表尚有少量疣体残存时，可再用外用药物治疗。

（4）无论药物治疗或物理治疗，必须做醋酸白试验，尽量清除疣体损害，以减少复发。

2. 外用药物

（1）0.5% 鬼臼毒素酊：是首选的药物。方法是将药液涂于疣体上，每天用药 2 次，连续 3d 为一个疗程。如果疣体没有脱落，则在休息 4d 后做第二疗程治疗，可连续用药三个疗程。不良反应主要是局部疼痛，红肿，没有发现全身性不良反应。孕妇禁用。

（2）10%～25% 足叶草酯酊：由于毒性较大，已逐渐被其提纯产物 0.5% 鬼臼毒素酊所代替。每周一次，每次用药药量不应超过 0.5ml，1～4h 后将药液洗去；用药 6 次未愈应改用其他疗法。孕妇禁用。

（3）三氯乙酸溶液：浓度从 30%～80% 不等，这是一个化学腐蚀剂，应由有经验的医护人员使用，不宜交患者本人使用。每日一次，将药液直接涂于皮损上，用药 6 次未愈应改用其他疗法。

（4）2.5%～5% 氟尿嘧啶软膏：主要作用为干扰并抑制 RNA 的合成。外用每天 1～2 次，至疣

体脱落，若周围正常皮肤黏膜出现红肿、糜烂，则应暂停使用。

（5）5% 咪喹莫特乳膏：咪喹莫特属于非核苷类异环胺类药物，外用可通过诱导机体产生干扰素（IFN）、肿瘤坏死因子（TNF）和白介素（IL）等细胞因子，发挥免疫调节作用，主要用于治疗 HPV 感染引起的外生殖器和肛周尖锐湿疣。本品一般在日常入睡前使用，隔日 1 次，疗程可达16 周。咪喹莫特并不会破坏皮肤组织，但在外用部位可引起红斑、糜烂、水肿、剥脱、鳞屑和瘙痒、灼热感等轻、中度的刺激。

（6）干扰素：外用干扰素通过刺激 T 细胞及对病毒的抑制作用而起到治疗效果，对小的尖锐湿疣有一定效果。外用的优点是药物无刺激性，局部不会出现红肿、疼痛等不良反应。缺点是起效较慢，需连续外用 4～6 周。亦可局部注射，但疼痛较著且需多次治疗，不易为患者所接受。局在尖锐湿疣以较为快捷的方法治疗后，可外涂干扰素软膏，一则对亚临床感染的损害起治疗作用，二则可起预防复发的作用。

3. 物理疗法

（1）液氮冷冻：用棉签浸蘸液氮后，稍加压放置于皮损上数秒钟，如此反复多次。每周 1 次，一般需数次治疗。不良反应有局部水肿，可持续数天。

（2）二氧化碳激光：适于疣体较小的病例。在女性宫颈口、男性尿道口的尖锐湿疣难以外用药，可采用二氧化碳激光治疗，但应注意瘢痕发生，导致尿道狭窄的风险。

（3）光动力学治疗（PDT）：方法是将新鲜配制的 20% ALA 溶液持续外敷于患处 3h，然后用 150mJ/cm^2 的氦 - 氖激光连续照射 20～30min。间隔 1～2 周治疗一次，一般 1～3 次可治愈。治疗尿道口尖锐湿疣获得 98% 以上的治愈率，而且复发率很低。

（4）电灼：适于有蒂、大的尖锐湿疣。当尖锐湿疣呈菜花或疣赘状生长时，基底常形成蒂，此时先以电灼法在蒂部做切割是理想的治疗手段，剩余的损害可采用冷冻、激光或药物等治疗。

（5）手术：适于大的尖锐湿疣。以手术方法将疣的主体切除，等伤口愈合后采用局部药物或冷冻等手法。有的患者包皮过长，建议做包皮环切术。

4. 治疗中应予注意的几个问题

（1）复发：尖锐湿疣的判愈标准是疣体消失，一般在治疗后 3 个月内治疗部位无再生疣即为基本治愈。在治疗前对所有尖锐湿疣患者均应先作醋白试验，以辨认出病变范围，尤其是处于亚临床感染的病损，以减少复发。

（2）再感染：对患者的配偶或性伴侣应做检查，如患有尖锐湿疣，同时进行治疗。否则，可造成患者再感染。

（3）男性尿道口尖锐湿疣治疗：建议以光动力学治疗（PDT）破坏疣体，数日后待创面愈合，外用氟尿嘧啶溶液（250mg/10ml 注射液）滴于尿道口内，每天 1～2 次。

（4）女性尖锐湿疣患者治疗：应以窥器配合醋白试验以检查宫颈上皮是否受到感染。由于 HPV16 及 18 型的慢性感染可导致宫颈上皮的非典型增生，乃至宫颈癌的发生，因此需对宫颈尖锐湿疣，包括亚临床感染的损害予以及时治疗。

（5）跟踪治疗：对已经基本治愈的患者，建议外用干扰素软膏、5% 咪喹莫特霜等局部刺激作用小，无明显不良反应的药物。以上外用药可每天一次或隔日一次，连续应用 2～3 个月。尖锐湿疣患者治愈后应定期随访，一般 2～4 周 1 次，持续 3 个月，每次随访均应行醋酸白试验。在完全治愈前，应嘱患者避免性生活。

（七）疾病预防

1. 洁身自爱、避免婚外性行为。

2. 提倡使用避孕套。

3. 有了尖锐湿疣应及时治疗，性伴侣或配偶应同时去医院检查。

4. 患者的内裤、浴巾等应单独使用，并应注意消毒。

二、亚临床的生殖器 HPV 感染

亚临床的 HPV 感染（没有可见的生殖器疣）比可见的生殖器皮损更常见。多数病例是在宫颈细胞学、阴道镜检查、生殖器皮肤活检或通过常规醋酸浸湿检查放大醋酸白区域的指导下诊断的。专家一致认为不推荐常规进行醋酸白检查，这个试验对 HPV 感染的特异性很低。另外，醋酸白试验在低风险人群有许多假阳性结果。确定亚临床的 HPV 感染的诊断要求检出 HPV 核酸或壳蛋白，但是这种试验主要作为研究使用。

在不出现增生异常的情况下不建议对亚临床的 HPV 感染进行治疗。诊断往往是有疑问的，因为许多诊断试验（即细胞学、醋酸白试验、阴道镜检查）和 HPV DNA 的检出很少相关。此外，没有一种治疗被证明可以根除感染。在过度的外科治疗后，在邻近治疗区域的正常表现的组织中已经证明有人类乳头状病毒（HPV）。

第四节 梅 毒

梅毒（syphilis）是由梅毒螺旋体感染人体而发生的常见性传播疾病，已经被发现数百年了，目前在世界范围均有分布，是十分重要的性传播疾病；可以分为获得性梅毒、先天梅毒和妊娠梅毒等。

获得性梅毒（acquired syphilis）是指成人主要通过性行为而被感染的梅毒。主要通过性行为传染，也可由输血、手术甚至衣物等间接传染。临床分为三期，除侵犯皮肤黏膜外，还可以累及内脏器官，是一种较为严重的性传播疾病。

（一）临床分期

1. 早期梅毒 病期 2 年以内，又分为以下几类：

（1）一期梅毒：即硬下疳，潜伏期从 10～90d 不等，平均 21d。

（2）二期梅毒：多在硬下疳发生后 3～6 周出现；偶见硬下疳未完全消退时已出现损害。

（3）早期潜伏梅毒：凡有梅毒感染史且病期 2 年以内，无临床症状或者症状已经消失，物理检查缺乏梅毒的表现，脑脊液检查阴性，而仅有梅毒血清反应阳性者。

2. 晚期梅毒（三期） 病期 2 年以上，分为以下几类：

（1）晚期良性梅毒：包括皮肤、黏膜、眼和骨骼的晚期梅毒损害；

（2）心血管梅毒；

（3）神经梅毒；

（4）晚期潜伏梅毒。

对于病期不明的潜伏梅毒应该按照晚期潜伏梅毒对待。

（二）典型临床表现

1. 一期梅毒 本期皮损为硬下疳，为 1～2cm

左右单发的圆形或椭圆结节,境界清楚,基底深在,硬度似橡皮或软骨样,无自觉疼痛或压痛;表面平坦,浸润明显,中央有溃疡,初期淡红色,晚期变为灰色;硬下疳疮面分泌物多为浆液性,内含大量螺旋体,传染性很强;个别患者可以出现 2 个以上的硬下疳,但少见(图4-2-4)。

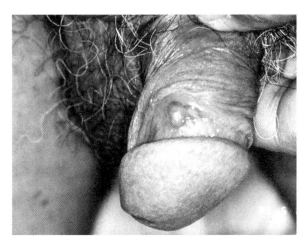

图 4-2-4　一期梅毒硬下疳(图片由北京大学第一医院皮肤性病科提供)

硬下疳发生在男性冠状沟、包皮内侧、龟头、阴茎、尿道外口等处,女性则主要出现在阴唇系带、阴唇及宫颈。男性同性恋或双性恋者硬下疳常出现在肛门或直肠。也可出现于口唇、舌部、咽部、乳房、手背等其他部位。

在未经治疗的情况下,硬下疳多数在 3～6 周左右自行消退,留下一个浅表性瘢痕或色素沉着斑。如果采用有效的驱梅治疗,硬下疳可以很快消退。

硬下疳出现一周后局部淋巴结开始肿胀,又称梅毒性横痃,以两侧腹股沟淋巴结受累最常见。淋巴结黄豆到手指头大小,质硬,无自觉疼痛及压痛,不融合,非化脓性,无粘连。如果硬下疳发生于其他部位,可以出现非对称性淋巴结肿大。

2. 二期梅毒　梅毒螺旋体沿血行播散至全身而出现症状和体征即为二期梅毒。可先有前驱症状,而后累及皮肤、黏膜,少数患者累及骨骼、神经系统等内脏器官。

(1)前驱症状:二期梅毒的前驱症状有咽痛、全身不适、头痛、体重减轻、不规则发烧、关节痛、肌肉痛等。

(2)皮肤表现:二期梅毒中 75% 以上患者发生皮肤损害(图 4-2-5,图 4-2-6)。其中以斑疹性损害和丘疹性梅毒疹最常见。有时会出现脓疱性梅毒疹以及梅毒性白斑和皮肤附属器损害。自觉症状不明显。

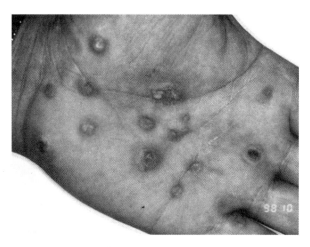

图 4-2-5　二期梅毒的皮肤损害(图片由北京大学第一医院皮肤性病科提供)

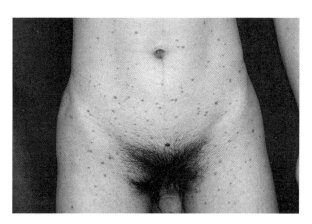

图 4-2-6　二期梅毒的皮肤损害(图片由北京大学第一医院皮肤性病科提供)

(3)黏膜表现:6%～30% 的患者有黏膜损害。可表现为口腔黏膜斑,咽红、充血、扁桃体肿大。

(4)皮肤附属器表现:如梅毒性脱发和梅毒性甲床炎。

(5)淋巴结肿大:约 50%～86% 的二期梅毒患者出现全身淋巴结肿大。常发生于感染 7 周后。表现为浅表淋巴结肿大,质硬,有弹性,无自觉症状,无压痛,活动性好,不粘连,不融合。无急性炎症及化脓性破溃。

(6)二期梅毒的系统损害:10% 的二期梅毒患者有系统损害,较常见的有关节炎、滑囊炎、骨炎;另外,由梅毒性肾小球肾炎而致的肾病综合症、肝炎、前色素膜炎以及急性脉络膜炎等也可见到。少数患者有脑膜炎、脑神经麻痹、横断性脊髓炎、脑动脉血栓以及神经性耳聋等。

3. **三期梅毒** 三期梅毒的传染性逐渐降低，但损害的严重程度增加。开始为皮肤、黏膜及骨髓受损，10年后陆续侵及心血管和中枢神经系统等重要器官，对人的生命危害极大。

（1）症状体征：

1）皮肤梅毒：临床分为结节性梅毒疹和树胶肿两大类。

2）黏膜损害：以溃疡为主，如硬腭处溃疡引起穿孔，软腭处损害破坏悬雍垂或扁桃体、鼻黏膜溃疡破坏鼻骨形成鞍状鼻等。

3）内脏损害：三期梅毒内脏损害以心血管和神经系统损害较多见，且危害很大。

（2）心血管梅毒：在早期梅毒时，梅毒螺旋体可侵犯主动脉壁，并再次休眠数年。而后引起动脉壁的炎症反应，继而产生动脉内膜炎，最终累及动脉全层，出现不同程度的肥厚，瘢痕化；内膜、中层和外膜产生动脉粥样硬化斑块和钙化。早期梅毒不出现心血管异常的临床表现，但在三期梅毒患者中，80%有心血管形态学上的改变，但出现心血管梅毒的表现者仅占其中10%。

心血管梅毒临床症状常发生于感染后15～30年，因而多数出现症状的心血管梅毒患者的年龄在40～55岁。其中男性发病率为女性的3倍。临床主要表现为胸主动脉瘤、主动脉瓣关闭不全和冠状动脉口狭窄。

（3）神经梅毒：梅毒螺旋体在全身系统性播散的初期可侵犯脑膜而发生无症状神经梅毒，性病研究实验室试验（VDRL）阳性。此后，如果未经治疗或治疗不足，病情可出现如下转归：自然缓解，无症状性梅毒性脑膜炎，或有症状性急性梅毒性脑膜炎。而随脑膜感染的发展最终可导致持续性无症状神经梅毒、脑膜血管梅毒、脊髓痨或麻痹性痴呆，但这几种类型在临床上可以共同存在而相互重叠。约10%的三期梅毒患者在感染后15～20年发生有症状神经梅毒。

1）无症状梅毒：指无神经系统症状或体征，但脑脊液检查异常。

2）脑膜梅毒：主要为急性梅毒性脑膜炎。青壮年最常见。多数潜伏期不足1年，10%以下患者在发生脑膜炎时有二期皮肤梅毒疹。25%的患者中脑膜炎是梅毒的重要的首发症状。可出现头痛、发热、羞明、颈强直。同时伴有脑脊液中淋巴细胞中度增高类似无菌性病毒性脑膜炎。而脑脊液非螺旋体血清反应阳性是确诊的重要线索。用青霉素治疗后发热和其他临床症状在几天内即消失。另外，1/3患者出现急性颅内压增高，主要表现为头痛、恶心、呕吐，体温不高或仅有低烧。体检发现颈强直、Kernig征阳性和视乳头水肿。

梅毒性脑膜炎患者中1/4有脑损害。除有颅内压增高和局灶性脑受累外，表现为癫痫、失语和偏瘫。临床检查常有颈强直、精神错乱、谵语和视乳头水肿。有时见脑神经损害，特别是第3、6对脑神经麻痹。

3）脑膜血管梅毒：血管神经梅毒侵犯脑、脑干及脊髓等全部中枢神经系统（CNS）。主要病变包括慢性梅毒性脑膜炎和梅毒性动脉内膜炎引起局灶性梗死。好发年龄30～50岁。多在感染后5～12年后发生。虽然其发生晚于麻痹性痴呆或脊髓痨，但部分病例可出现在患梅毒不足2年时。对未经治疗者，最终可发生麻痹性痴呆或脊髓痨。

对青壮年脑血管意外者，应考虑脑血管梅毒的可能。最常见的特征为身体麻痹或偏瘫、失语、癫痫。最常见受累的部分为中等脑动脉。

脊髓的脑膜血管梅毒：脊髓梅毒在神经梅毒中仅占3%。脊髓受累主要为梅毒性脊膜脊髓炎和脊髓血管梅毒，表现为急性横断性脊髓炎。基本发展过程为慢性脊髓脑膜炎，可由脊髓变性，脊髓周边有髓鞘纤维萎缩、脊髓梗死或脊髓软化引起。

实质性神经梅毒：全麻痹性痴呆可在中老年发病，一般很少见。是由于螺旋体直接侵犯脑实质而致的脑膜大脑炎。在感染后15～20年发病。病程慢性，迁延多年。如未治疗病情不断恶化，终生不愈。

临床特征为同时有精神病学和神经病学表现。早期主要表现为精神异常，包括渐进性记忆丧失、智力功能受损和性格变化。而后，出现辨别力下降、情感不稳定、妄想和行为异常。全麻痹性痴呆的神经体征包括瞳孔异常，缺乏表情，唇、舌、面部肌肉、手指震颤和书写、语言能力受损。瞳孔早期扩大、不等大，以后出现瞳孔变小，固定,对光反射消失等。未治疗者,发生症状后数月至5年可死亡。

4)脊髓痨:感染后20～25年发病。早期临床特征为闪电痛,即突发性剧烈刺痛感,常发生于下肢,亦可发生于任何部位。内脏危象与闪电痛有关,为复发性剧烈疼痛,似外科的急腹症。最常见的是胃危象,表现为明显的胃痛、恶心、呕吐。另一些患者有阳痿、尿潴留或尿滴落,为早期骶部神经根受累的早期表现。

体检时有膝腱、跟腱等深反射减弱,这是脊髓痨的基本特征,但肌力到晚期才会减退。此外,共济失调和瞳孔对光反射减弱,脑神经也常受累,甚至造成失明和失聪。随病程进展,症状和体征可加重和增多,且用抗生素治疗不能改善病情。

(三)实验室检查

1. **暗视野显微镜检查** 取硬下疳、二期梅毒疹的丘疹、扁平湿疣及黏膜斑上的螺旋体进行病原学检查,如标本中看到螺旋体,其形态与运动符合梅毒螺旋体特征时,结果即为阳性。但如果在口腔黏膜取材,要注意与口腔腐生螺旋体相鉴别。若阴性,不能除外此诊断。

2. **直接荧光抗体检查** 采用直接荧光抗体法(DFA-TP)对分泌物进行梅毒螺旋体检查。可排除其他螺旋体,特别是口腔腐生螺旋体的干扰,对确诊一、二期梅毒及复发梅毒十分重要。但是阴性结果不能排除梅毒。

3. **血清学检查** 梅毒血清学检查包括非特异性螺旋体抗体和特异性螺旋体抗体检测。

(1)非特异性螺旋体抗原血清试验:用于梅毒的过筛检查和观察梅毒的活动情况。本法主要检测抗梅毒螺旋体细胞膜上脂类的IgG和IgM抗体。临床常用的试验包括VDRL(性病研究实验室试验)、USR(血清不需加热的反应素玻片试验)、RPR(快速血浆反应素环状卡片试验)等。在一般人群中此类试验的假阳性率为1%～2%,然而在吸毒者中可高达10%。另外,结核病、结缔组织病及孕妇等特殊人群假阳性率均有不同程度的升高。一般而言,90%的假阳性者其滴度低于1:8,但应注意潜伏梅毒和晚期梅毒者阳性滴度亦较低。应当指出的是,低危人群中非特异血清试验阳性者中半数为假阳性,所以此时需做特异抗体检测以确诊。

一期梅毒中,当硬下疳发生14d后,VDRL可出现阳性。而当确诊时,VDRL检查有30%～50%为阴性。因此对可疑者,需在随访过程中至少复查2次。

二期梅毒中非特异性试验几乎均为阳性,VDRL滴度达1:16以上。但当血清中抗体过多时,反而会导致阴性,即前带现象。因此,为避免此问题,应当稀释血清后再做试验。

潜伏梅毒非特异血清反应阳性。

在无症状神经梅毒中,几乎所有患者非特异血清反应均为阳性,而且患者脑脊液VDRL阳性。脑脊液VDRL阳性是确诊神经梅毒的重要依据。但是阴性并不能完全除外神经梅毒,在三期心血管梅毒中和晚期良性梅毒中非特异血清试验阳性率下降。

(2)特异性梅毒抗原血清试验:即螺旋体抗体检测。常用试验有FTA-ABS(荧光螺旋体抗体吸收试验)、TPHA(梅毒螺旋体血凝试验)、TPPA(梅毒螺旋体明胶凝集试验)和19s-IgM-FTA-ABS试验。特异抗体试验在一期梅毒患者确诊时阳性率为70%～90%,对二期患者的敏感性和特异性均很高。因特异抗体不易随治疗而消退,因而对三期梅毒患者的诊断意义明显优于非特异血清试验。

尽管特异性抗体检测特异性和敏感性都很高,还是有约1%假阳性的可能。其中FTA-ABS敏感性最高,因而发生假阳性的可能也最大。

(四)脑脊液检查

脑脊液检查是确诊神经梅毒的主要依据。

1. **无症状神经梅毒** 淋巴细胞数<100个/mm³,蛋白正常或稍升高(<100mg/dl),非螺旋体血清试验阳性。

2. **脑膜梅毒** 颅压增高,单核细胞10～500个/mm³,有时高达2 000个/mm³,蛋白升高(45～200mg/dl),而45%的患者糖浓度下降,VDRL阳性。

3. **脑膜血管梅毒** 细胞数10～100个/mm³,以淋巴细胞为主,蛋白升高(45～250mg/dl),脑脊液VDRL阳性。

4. **麻痹性痴呆** 颅压正常或增高,淋巴细胞升高,8～100个/mm³,蛋白升高(50～100mg/dl);球蛋白升高,糖含量正常或中度下降;脑脊液非特异血清试验阳性。

5. **脊髓痨**　脑脊液检查可正常，但部分患者异常。如淋巴细胞为主的细胞数升高，5～160个/mm³，蛋白中度升高，45～100mg/dl，球蛋白升高。

（五）疾病防治

治疗方案，参照中国疾病预防控制中心性病控制中心2006年颁布《性传播疾病临床诊疗指南》。梅毒治疗原则早期、足量、规则用药，首选青霉素，治疗后要追踪观察，对传染源及性接触者应同时进行检查和治疗。

1. **治疗药物**

（1）青霉素类：为首选的高效抗梅毒的药物，血清浓度达到0.03IU/ml即可杀死梅毒螺旋体，且应该持续2周以上，常用的有苄星青霉素、普鲁卡因青霉素和水剂青霉素。

（2）头孢曲松钠：有治疗梅毒的报道，取得了良好的近期疗效，但在剂量、疗程和远期疗效尚无确切的经验。

（3）四环素类和红霉素类：疗效较青霉素为差，通常作为青霉素过敏者的替代治疗药物。四环素类常用的有四环素、多西环素和米诺环素，孕妇及儿童禁用。红霉素类常用的有红霉素、阿奇霉素，孕妇慎用阿奇霉素。

2. **早期梅毒（包括一期、二期及早期潜伏梅毒）**

（1）青霉素

1）苄星青霉素G：240万U，分两侧臀部肌注，1次/周，共2～3次。

2）普鲁卡因青霉素G：80万U，1次/d，肌注，连续10～15d，总量800万～1 200万U。

（2）对青霉素过敏者

1）四环素类：盐酸四环素500mg，4次/d，连服15d；或多西环素100mg，2次/d，连服15d；或米诺环素100mg，2次/d，连服15d。

2）红霉素类，红霉素用法同盐酸四环素；或阿奇霉素500mg，连续10d。

3）头孢曲松钠：1.0g，静脉滴注或肌内注射，1次/d，连续10d。

3. **晚期梅毒（包括三期梅毒、晚期潜伏梅毒及二期复发梅毒）**

（1）青霉素

1）苄星青霉素：G 240万U，分两侧臀部肌注，1次/周，共3次，总量720万U。

2）普鲁卡因青霉素G：80万U，1次/d，肌注，连续20d为一疗程。也可根据情况2周后进行第2个疗程。

（2）对青霉素过敏者

1）四环素类：盐酸四环素，500mg，4次/d，连服30d；或多西环素100mg，2次/d，连服30d；或米诺环素100mg，2次/d，连服30d。

2）红霉素类：红霉素用法同四环素。

4. **心血管梅毒**

（1）青霉素类，不用苄星青霉素。如有心力衰竭，应予以控制后再开始抗梅治疗。为避免吉海反应的发生，青霉素注射前一天口服泼尼松10mg，2次/d，连续3d。水剂青霉素G应从小剂量开始，逐渐增加剂量。首日10万U，1次/d，肌注；次日10万U，2次/d，肌注；第3天20万U，2次/d，肌注；自第4天用普鲁卡因青霉素G，80万U，肌注，1次/d，连续15d为一疗程，总量1 200万U，共两个疗程，疗程间休药2周。必要时可给予多个疗程。

（2）对青霉素过敏者

1）四环素类：盐酸四环素500mg，4次/d，连服30d；或多西环素100mg，2次/d，连服30d。

2）红霉素类：红霉素用法同四环素，但疗效不如青霉素可靠。

5. **神经梅毒**　应住院治疗，为避免吉海反应，可在青霉素注射前一天口服泼尼松10mg，2次/d，连续3d。

（1）青霉素类

1）水剂青霉素G 1 200万～2 400万U/d，静脉滴注，即每次200万～400万U，6次/d，连续10～14d。继以苄星青霉素G 240万U，1次/周，肌注，连续3次。

2）普鲁卡因青霉素G 240万U，1次/d，同时口服丙磺舒0.5g，4次/d，共10～14d。继以苄星青霉素G 240万U，1次/周，肌注，连续3次。

（2）对青霉素过敏者

1）四环素类：盐酸四环素500mg，4次/d，连服30d；或多西环素100mg，2次/d，连服30d。

2）红霉素类：红霉素用法同盐酸四环素，但疗效不如青霉素。

6. **HIV感染者梅毒**　苄星青霉素G 240万U

肌注,1 次 / 周,共 3 次;或苄星青霉素 G 240 万 U 肌注一次,同时加用其他有效的抗生素。

(六)治愈标准

1. **临床治愈** 一期梅毒(硬下疳)、二期梅毒及三期梅毒(包括皮肤、黏膜、骨骼、眼、鼻等)损害愈合消退,症状消失。但是以下情况不影响临床治愈的判断,继发或遗留功能障碍(视力减退等);遗留瘢痕或组织缺损(鞍鼻、牙齿发育不良等);梅毒损害愈合或消退,梅毒血清学反应仍阳性。

2. **血清治愈** 抗梅治疗后 2 年以内梅毒血清学反应(非梅毒螺旋体抗原试验)由阳性转变为阴性,脑脊液检查阴性。一期梅毒(硬下疳)初期,血清反应为阴性时已接受充足抗梅治疗,可以不出现阳性反应,这种情况不存在血清治愈的问题。

(七)疾病随访

梅毒经充分治疗后,应随访 2～3 年。第一年每 3 个月复查一次,以后每半年复查一次,包括临床和血清(非螺旋体抗原试验)。治疗后 6 个月内血清滴度没有 4 倍下降,则为治疗失败或再感染,需加倍重新治疗外,还要考虑是否需要作脑脊液检查,以观察有无神经梅毒。一期梅毒在 1 年以内、二期梅毒在 2 年以内多数患者可转阴。少数晚期梅毒血清可持续在低滴度上(随访 3 年以上)可判为血清固定。神经梅毒要随访脑脊液,每半年一次,至脑脊液完全转为正常。

第五节 人类免疫缺陷病毒感染

(一)人类免疫缺陷病毒感染:检测、初始评估、转诊概述

人类免疫缺陷病毒(HIV)感染包括一个广大的临床范围,从无症状感染到获得性免疫缺陷综合征(AIDS)。其临床进展率是高度变化的。一些人可以在数月内从人类免疫缺陷病毒(HIV)感染发展到 AIDS,而其他人可以数十年保持无症状。总的说来,从 HIV 感染到 AIDS 的中位时间是 10 年左右。总之,成人感染 HIV 能长时期的保持无症状。然而,HIV 的复制在感染的各个阶段都在持续进行,在感染的随后阶段病毒负荷有实质性的增加,伴随着显著的免疫功能恶化。

随着对 HIV 感染的危险因素认识的增加,能对许多患者进行检验和早期诊断。HIV 感染的首位因素是同 HIV 感染者发生性接触,以及共用注射器。

早期诊断是重要的,因为能减缓免疫功能的衰退。HIV 感染者出现免疫功能障碍意味着其在可预防的感染方面的风险增加。预防性治疗可以降低肺炎(卡氏肺囊虫和细菌)、弓形虫脑炎和分枝杆菌病(结核和鸟分枝杆菌复合)的风险。早期诊断也便于患者咨询,这样可以减少 HIV 的传播。此外,早期诊断有利于早期将患者转诊,便于 HIV 感染者的关怀和治疗。

(二)HIV 检测

任何有 HIV 感染风险的人都应该进行 HIV 检测,尤其是寻求评估性传播疾病的人。适当的前后咨询和知情同意应包括在实验过程中。一些地区需要签署知情同意。

通常,HIV 感染是用 HIV-1/2 抗体试验检测。在 6 个月内感染的感染者,HIV 抗体的检出率 >95%。在多数实验室,用两步法来检测,首先是一个敏感的筛选检查试验,例如酶联免疫测定。筛选试验结果阳性者接着被附加的实验证实,例如蛋白质印迹试验或免疫荧光测定。如果患者筛选检查和确证试验都是阳性,那就感染了 HIV。这样的感染者能传播 HIV。

在美国,几乎所有的 HIV 感染都是由 HIV-1 引起的,极少的病例是被第二种病毒 HIV-2 感染的。因此,不建议对 HIV-2 进行常规临床试验。试验的适应证仅仅是在血液中心;需要特殊人口统计的人;有 HIV-2 感染风险因素行为的人。这些人包括来自 HIV-2 是其地方性流行病的国家(安哥拉,莫桑比克,法国、葡萄牙)和他们的性伴侣。缺少一个阳性的 HIV-1 抗体试验,但临床怀疑是 HIV 疾病,在这种情况下也应该考虑 HIV-2 感染的可能。

(三)急性逆转录病毒综合征

这个综合征发生在一些人感染了 HIV 后,但在抗体试验阳性之前的短时间内。这个综合征有特征性的症状和体征包括发热、不适、淋巴结肿大、皮肤疹。怀疑急性逆转录病毒综合征应该及时进行核酸试验检测 HIV。新的数据提示在这一时期早期开始治疗会导致一个较低的 HIV 负荷,推迟与 HIV 相关的并发症,也许会导致免疫重建。

（四）HIV 感染的初始管理

把 HIV 感染者提交给一个专一的临床部门进行综合治疗是可取的。因为这些设施的有限的利用度，常常需要在介绍转诊计划和药物持续治疗的期间，就开始评估和提供对患者的心理社会帮助。这样，初始管理时的总体考虑是必要的。

最新的 HIV 感染诊断可能不是最近感染的，患者可以在感染的任何一个临床阶段被诊断为 HIV 感染。这样，警觉提示晚期感染的症状和体征，如发热、体重减轻、腹泻、口腔念珠菌病、咳嗽或呼吸短促很重要，这些发现提示需要紧急转诊。

在非紧急的情况下，评估一个人是否有新的 HIV 感染诊断，需包括一个详细的药物史，性生活史，药物滥用史，以前感染的性传播疾病，以及明确的 HIV 相关的症状和诊断。体格检查应该包括对女性的骨盆检查，巴氏涂片和试验检查淋病和衣原体的感染。推荐的血液检查包含有血小板计数的全血细胞计数，化学检测，弓形虫抗体和肝炎病毒标记物试验，梅毒血清学试验，CD4$^+$T 淋巴细胞计数。其他评估包括结核皮试和胸部 X 线。最后，还需要预防性评估性伴侣和注射药物的同伴。

（五）HIV 和包皮环切

三个大规模、随机临床试验发现在高危的异性恋人群中包皮环切的男性患 HIV 的概率降低近 60%。这与在发展中国家的流行病学研究和有限的美国的数据一致。幸运的是，包皮环切手术是一个局麻手术，并发症少。更重要的是，前瞻性的研究数据表明包皮环切对男性性功能和满意度均无影响。这些数据为在高危人群中进行包皮环切项目提供了支持和依据。包皮环切手术可能是很少的公共卫生干预的降低 HIV 感染风险的操作之一。

（彭　靖　金　杰）

参 考 文 献

[1] Krieger JN. Sexually Transmitted Diseases//Lue TF，McAninch JW. Smith & Tanagho's General Urology. 18th ed. The McGraw-Hill Companies Inc，2013：238-247.

[2] Centers for Disease Control and Prevention. Sexually transmitted diseases treatment guidelines 2006. MMWR Morb Mortal Wkly Rep，2006，51（No. RR-11）：1-100.

[3] Corey L. Once-daily valacyclovir to reduce the risk of transmission of genital herpes. N Engl J Med，2004，350：11-20.

[4] Shahmanesh M. 2009 European guideline on the management of male non-gonococcal urethritis. Int J STD AIDS，2009，20：458-464.

[5] 王千秋，张国成. 性传播疾病临床诊疗指南. 上海：上海科学技术出版社，2007：510-530.

[6] 朱学骏. 现代皮肤病性病诊疗手册. 第 2 版. 北京：北京大学医学出版社，2008：450-480.

[7] Bailey RC. Male circumcision for HIV prevention in young men in Kisumu，Kenya：A randomised controlled trial. Lancet，2007，369：643-656.

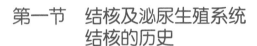

第三章 泌尿生殖系统结核

第一节 结核及泌尿生殖系统结核的历史

早在7 000年前，人们就已经意识到结核是一种"消耗性"疾病。在公元前4 000年的残留骨骼中就发现有结核的特征性改变。在公元前1 000年的埃及，结核是一种常见疾病。在18世纪的欧洲，结核病也曾广泛流行。在这个时期，英国有近1/4的死亡是由这种"消耗性"疾病引起的。1882年，Koch发现了结核病的病因，他发现患者体内有一种微生物，经过体外培养后，接种到易感宿主，可以致其患病。从此以后，Koch法则就成了研究所有感染性疾病的基础。同样在1882年，Ehrlich发现该细菌有抗酸染色特征。

结核病的细菌学诊断在1950年以前主要是依靠Ziehl-Neelsen法，即在白光视野下直接染色，这种方法尽管很迅速而且特异性强，但敏感度相对差；在20世纪50年代以后，很多机构逐步采用荧光显微镜来代替白光显微镜，其染色速度更快，敏感度更高。当时结核菌培养主要采用的是基于蛋黄的固体培养基。豚鼠接种培养在20世纪50年代至70年代曾经被广泛应用，特别是北欧国家，但现在已经被更有效的液体培养基培养所代替。药物敏感试验也是从20世纪50年代开始，最初在液体培养基中进行，但后来改为在固体培养基中进行。随着分子生物学的发展，对于结核菌属和药物敏感的判定现在主要改为分子生物学方法；结核的血清学检测通常在抗酸染色阳性的患者中显示出良好的敏感性和特异性，但对于轻症患者和常规培养阴性患者，血清学检测也不是很敏感，特别是在免疫缺陷的患者中。皮肤的结核菌素试验特异性较差，但是在临床上会对结核病的判定有很大帮助。

结核病治疗的最伟大里程碑是抗结核药物的发现。首先是1944年发现了链霉素，接着在1946年发现了氨基水杨酸，1952年发现了异烟肼，1966年出现了利福平，这些药物随后被用于各种类型结核病的短期化疗。外科治疗泌尿生殖系统结核始于1870年，Bryant为肾积脓的患者切除了肾脏，这是第一例肾切除手术。但在抗结核药得到应用之前，这些患者预后差，其中85%死于肺结核。

第二节 泌尿生殖系统结核的流行病学及发病机制

世界卫生组织估计，世界范围内存在1/3人感染结核分枝杆菌，每年新增结核病有8百万～1千万。在美国，1985年以前每年报道的病例呈现下降趋势，但是在1985以后这种趋势出现逆转，导致病例增加的因素包括获得性免疫综合征（acquired immunodeficiency syndrome，AIDS）的发生，移民的迁入和对公共健康状况的忽视和破坏。人类免疫缺陷病毒和结核感染之间的相互影响已经成为控制结核的主要障碍。在全球范围内，结核是AIDS人群最常见的机会感染。既往感染过结核分枝杆菌的AIDS患者中每年有约10%最终发展成活动性结核。相比之下，一个没有人类免疫缺陷病毒（human immunodeficiency virus，HIV）感染的正常人，他一生中只有5%～10%的可能发生活动性结核，2.6%的AIDS患者存在肺外结核。所以建议对所有感染HIV的人进行结核菌素试验，如果结核菌素试验阳性，那么要对这些患者的潜在结核病灶进行抗结核治疗。同样建议对所有感染结核的患者作HIV检测。

几乎所有的结核分枝杆菌的感染均是吸入了

空气中的带菌飞沫，使细菌进入肺泡。暴露于患有咽喉部结核或肺空洞结核的患者传染风险最大。一个人是否会被感染取决于接触传染源的时间、吸入的细菌数量和细菌的感染性。多达50%的患者在感染结核的两年内可能出现活动性病灶，因此如果有新的感染证据或严重暴露于传染源时，建议预防性使用抗结核药。相比之下，所有的结核菌素试验阳性的AIDS患者在其有生之年都会出现活动性结核，除非他们已经预防性的应用了抗结核药物，或者出现了其他致命的机会感染。

结核分枝杆菌是典型的胞内致病菌，结核病的发生取决于宿主对病原菌的免疫反应。虽然结核菌可同时诱发体液和细胞免疫应答，但是细胞免疫反应决定了感染的最终结局。在结核抗原的作用下，T淋巴细胞开始增殖并产生细胞因子，活化巨噬细胞，使其聚集在细菌周围并将其杀灭。这些单核细胞同时也释放大量细胞因子（肿瘤坏死因子-α，转化生长因子-β），这些细胞因子决定了病理变化的特点和感染的最终结局。

肺部首次感染结核菌后，结核菌增殖并诱发炎症反应。但是这种炎症反应几乎不会阻止细菌繁殖。细菌会迅速扩散，首先是通过淋巴道、其次是血行播散。数周之后，当宿主的免疫反应增强、细菌播散停止时，细菌增殖就会变慢。在这阶段，人体发生迟发超敏反应，巨噬细胞获得抑制结核菌增殖的能力。大多数人的初次感染会得到控制，并且不会发展成为临床结核病。但是他们身体中仍存在处于休眠状态的结核菌，当身体虚弱、受外伤、服用肾上腺皮质激素、接受免疫抑制治疗、患上糖尿病或AIDS时，便可能发展为结核病。

泌尿生殖系统结核是原发病灶的结核菌经血行播散抵达肾脏而引起的。在泌尿生殖系统结核中，肾脏通常是首先被感染的器官，而泌尿系统其他部位的结核则是由肾结核直接散播形成的。这些结核菌可以在肾皮质的肉芽肿内保持休眠数十年，局部免疫功能下降时这些潜伏的感染便进入活动期。关于生殖道的首发感染部位，对男性来说，通常是附睾，女性则是输卵管，也是血行播散所引起的。与泌尿系结核相似，这些感染可以直接侵犯邻近器官。

第三节　泌尿生殖系统结核的临床及病理学特征

泌尿生殖系统结核患者通常主诉尿频，但尿急并不常见。尿液的典型特点是无菌性脓尿，但是将近20%的患者尿液中并无白细胞，患者的症状间断出现，仅10%的患者存在肉眼血尿。但是多达50%的患者存在镜下血尿，肾周或耻骨上疼痛很少出现，如果出现这些症状，则意味着病变广泛且侵及肾脏及膀胱。如果膀胱炎病因不明，症状持续或复发，需进一步反复检查。

一、肾脏结核的临床及病理学特征

肾结核，起病缓慢，早期往往无任何临床症状，因此极易漏诊。患者全身症状常不明显，晚期肾结核或合并其他器官活动结核时，可以有发热、盗汗、消瘦、贫血、虚弱，食欲不振和血沉快等典型结核症状。严重双肾结核或肾结核对侧肾积水时，可出现贫血、水肿、恶心、呕吐、少尿等慢性肾功能不全的症状，甚至突然发生无尿。随病程进展，多数患者呈现下尿路症状，超过50%患者表现为储尿功能障碍，其中最主要为尿频。开始时夜尿较为明显，排尿次数逐渐增多，排尿时有灼热感并伴有尿急。

肾脏结核多由血行播散而发生，结核菌抵达肾脏后，多停留在肾小球周围血管内，随后形成干酪性肉芽肿，其由朗汉斯巨细胞及其周围的淋巴细胞和成纤维细胞组成，感染的整个过程与细菌的毒力和宿主的免疫反应有关。大多数病灶静止，当机体免疫力下降时，进一步发展，病灶扩大，形成典型的结核结节。结核结节由淋巴细胞、浆细胞、上皮样细胞及朗汉斯巨细胞组成，中央常可见干酪样坏死，边缘为增生的纤维组织。病变进展性发展，结核病灶可融合，形成干酪样脓肿，可累及肾髓质及肾盂。累及肾盂时，干酪样坏死物可溃入肾盂而形成空洞。病变可经直接蔓延、淋巴、血行等途径扩散到肾脏其余部分，形成多发性空洞或肾积脓。病灶后期常发生纤维化及钙化，但严重纤维化导致的梗阻会使梗阻以上病变破坏加重，并导致"肾自截"。但钙化物中的结核分枝杆菌可继续存在数年，如有机会仍会继续发展。肾结核时结核分枝杆菌可随尿液下行，至输尿管、膀胱，也可进一步扩散到前列腺及附睾。

二、输尿管结核的临床及病理学特征

结核性输尿管炎一般由肾结核扩散而来，并可导致输尿管纤维化及狭窄，最常见的受累部位是膀胱输尿管连接部，很少累及肾盂输尿管连接部，少数情况下，可累及整个输尿管，多见于肾脏广泛钙化，且一般肾脏都已无功能。膀胱输尿管连接部狭窄长度一般小于5cm，且纤维化的部位较为局限。

三、膀胱结核的临床及病理学特征

膀胱结核均继发于肾结核。最初感染表现是输尿管口炎症和水肿，随着炎症范围的逐渐扩大，输尿管口周围会形成肉芽肿而变得模糊不清。有时会出现膀胱内弥漫性炎症、绒毛状肉芽肿并伴有溃疡。如果疾病继续发展，就会出现膀胱壁纤维化和挛缩，输尿管口出现典型的"高尔夫球洞"样改变。随着现代药物治疗的应用，这种晚期的病变已不常见，受损的黏膜愈合后呈星状外观。

血尿是膀胱结核的重要症状，多在尿频、尿急、尿痛等膀胱刺激征发生后出现，部分患者血尿也可是最初症状。临床表现以终末血尿居多，终末血尿是因排尿膀胱收缩时，膀胱结核性溃疡出血所致，也可表现为全程血尿。晚期大量结核病灶纤维化，膀胱壁挛缩，膀胱容量小于50ml时，称为"结核性小膀胱"，或挛缩膀胱，主要临床表现为严重的尿频、尿急，充盈性尿失禁。

四、附睾和睾丸结核的临床及病理学特征

生殖系结核很少出现血精，如果一个患者反复出现血精，并且没有其他临床症状，就要考虑到结核的可能，即使没有其他证据支持生殖泌尿结核的诊断。结核性附睾炎可以是泌尿生殖系结核的首发及唯一症状，常见的症状为阴囊炎性肿大、疼痛，这点与急性附睾睾丸炎难以鉴别。40%的附睾结核病变仅发生于附睾尾部。本病多见于性活动比较活跃的年轻男性，70%的患者有结核病史。附睾结核一般发展缓慢，以附睾尾部发病多见，附睾逐渐肿大，无明显疼痛，肿大的附睾可与阴囊粘连形成脓肿，若脓肿继发感染，则可出现局部红肿热痛，脓肿破溃流出黏液及干酪样坏死物后，形成窦道。双侧发病者可致不育。体检附睾尾部硬结大小不等，偶有压痛；严重者附睾、睾丸分界不清，输精管增粗，呈串珠状，偶见少量鞘膜积液。

睾丸结核几乎全部由附睾结核直接蔓延而引起，没有累及附睾的睾丸结核是非常罕见的，可表现为无明显临床症状，但睾丸实质内可触及硬结，或睾丸肿大，疼痛明显。

五、前列腺、阴茎和尿道结核的临床及病理学特征

前列腺结核并不常见，许多病例是前列腺电切术后，前列腺组织作病理检查时发现的偶发结核。早期前列腺结核常无症状，或类似于慢性前列腺炎的症状，表现为会阴部不适和坠胀感、肛门和睾丸疼痛、大便时疼痛，疼痛向髋部放射，症状逐渐加重。膀胱颈如受累，则出现尿频、尿急和尿痛症状，尿液内有红细胞、脓细胞、蛋白和结核分枝杆菌。尿液可混浊，尿道内有少量分泌物。前列腺及精囊肿大明显或形成前列腺脓肿时，可压迫后尿道、膀胱以及输尿管末端，引起排尿困难或上尿路扩张积水。直肠指诊前列腺可增大、质硬、表面结节状，易和前列腺癌混淆。前列腺液与精液的结核分枝杆菌检查阳性率约10%。

阴茎和尿道结核也非常少见。阴茎结核发病可在阴茎皮肤表面，也可以在阴茎海绵体内，或和尿道结核同时存在。发病先在阴茎头、冠状沟、阴茎系带或尿道外口处出现略带红色的结核小结节，以后结节中央溃烂凹陷成为溃疡，周围组织发硬，溃疡底部出现干酪样坏死组织，溃疡形状不规则，边缘呈潜入性，溃疡表面有脓苔，不易剥除，无触痛。随着溃疡的不断增大，腹股沟淋巴结肿大。极少数情况下，当结核侵犯到海绵体时，为结节性增生或伴有溃疡的阴茎海绵体炎，阴茎会因瘢痕形成而弯曲。经久不愈的溃疡以后演变成结核瘘管，如伴有结核性尿道炎时会发生尿道狭窄。阴茎结核有时会与阴茎癌、性病下疳混淆，需通过活体检查，或溃疡面分泌物细菌培养查出结核分枝杆菌。

尿道结核是由生殖道病灶播散所引起的,很难理解的是虽然尿道经常与感染的尿液接触,但很少发生尿道结核。临床表现为尿道分泌物、尿频、尿痛、尿道出血或血尿;排尿困难、尿线变细、尿射程缩短、排尿无力;会阴部可扪到粗硬,呈索条状的尿道或形成尿道瘘。尿道狭窄易发生尿道周围炎、尿道周围脓肿或继发感染、破溃后形成尿道瘘,甚至形成尿道直肠瘘。

第四节　泌尿生殖系统结核的诊断

结核分枝杆菌复合群包括结核分枝杆菌、牛分枝杆菌、田鼠分枝杆菌和非洲分枝杆菌。结核分枝杆菌是绝大多数人结核病的致病菌,人类是结核分枝杆菌的唯一宿主。实际上,通常所说的泌尿生殖系统结核就是由结核分枝杆菌所引起的。而牛分枝杆菌所引起的感染,通常是食用了含有该病原菌的牛奶所引起的,这种结核在美国已经根除,但在一些发展中国家仍然面临这方面的问题。

一、结核菌素试验

结核菌素反应属迟发型变态反应,对泌尿生殖系结核的诊断具有一定指导价值。通常将结核菌素的纯化蛋白衍生物 0.1ml(5IU)注射入前臂掌侧上中 1/3 交界的皮内,使局部形成皮丘及出现炎症反应,48～72h 后达到最大程度,表现为局部红斑及中心区形成硬结,通过测量硬结的直径判断实验结果,取纵、横两者平均直径判断结素反应强度,通过测量硬结直径,可以协助诊断。但如果患者患有恶性肿瘤,营养不良,正在应用肾上腺皮质激素治疗,放疗,或者患有 AIDS,那么对结核菌素的局部免疫反应就可能减弱。阳性反应说明患者感染了结核,但是并不等同于患者处于结核活动期。但是,大多数结核菌素试验的阳性反应都是由结核菌感染造成的,相比之下,非结核感染造成的阳性反应比较少见。

二、尿液检查

尿常规检查要观察尿液中是否有红细胞和白细胞,也要注意尿液的 pH 和尿比重,并要做尿细菌培养。在 20% 的病例中发现存在继发性细菌感染,但"无菌性脓尿"是结核典型的常规尿液检查和培养结果,50% 的患者存在镜下血尿。

尿培养是泌尿系结核常规诊断手段之一,因为抗酸杆菌涂片的检查结果经常都是阴性。但由于结核菌生长缓慢,15～20h 才繁殖一代,所以培养需要 6～8 周。而且,由于结核菌间断由体内排出,在做细菌学培养时,应该连续留取晨尿标本送培养,至少连续 3 次。尿液标本应在罗氏培养基进行培养,以分离结核分枝杆菌、减毒分枝杆菌和较为少见的非结核分枝杆菌。特别要注意的是收集尿液时要用无菌容器,在培养的同时还需要作结核菌药物敏感试验。

尿结核菌 DNA 检测对结核分枝杆菌具有较高特异性以及敏感性。但是由于标本中存在某些扩增抑制物、DNA 变性,或者操作不规范等,使得该检查易出现假阳性或者阴性结果。因此,尿结核菌 DNA 检测结果必须结合培养、影像学或活检标本的组织学检查结果方能确立诊断。

三、结核抗体检测

结核抗体的检测原理是抗原抗体反应,利用结核分枝杆菌的特异性抗原检测体内相应的抗体,根据检测抗体的滴度来判断人体是否感染结核。肺结核患者的体液免疫与抗体 IgG、IgM、IgA 有关,在结核患者体内能检测特异性的结核抗体。结核菌素试验、脂阿拉伯甘露糖、重组抗原(38kD 蛋白、Ag85 复合物、A60 抗原等)等可作为抗原检测抗体。活动性结核病患者细胞免疫受损,体液免疫亢进,血清及其他体液中结核抗体升高,随着治疗时间的延长,血清抗体水平逐渐降低,结核抗体的检测,可用于活动性结核病与结核分枝杆菌潜伏感染鉴别诊断及疗效判断。人体血液中抗体为多克隆抗体,用结核抗原去检测时会出现交叉反应;在刚刚治愈的结核病患者体内含有较高浓度的结核抗体等会造成假阳性。重症肺结核、血播散型结核病、老年患者或 HIV 感染者等免疫力低下,体内的结核分枝杆菌抗原无法刺激机体产生足量的结核抗体,导致敏感性较低,甚至出现假阴性结果。

四、影像学检查

B 超检查简便、价廉、快速、阳性率较高,可推荐作为初选检查手段。对于早期肾结核，病变微小并局限于肾皮质，超声检查较难发现。出现以下超声现象提示肾结核的可能：原因不明的肾积水，肾盏扩张，集合系统形态不规整，合并强回声钙化灶；输尿管增粗，管壁回声增强，内径轻度增大；膀胱体积正常或缩小，膀胱壁增厚、毛糙，伴有对侧输尿管扩张和肾积水。附睾结核超声表现为低回声结节，可单发或多发，外形不规则，边界不清晰，内部回声不均匀。当附睾结核侵犯睾丸，寒性脓肿与窦道形成，以及散在小钙化灶伴声影时，声像图表现则具有特征性。

泌尿系平片是更重要的检查手段，因为它可显示肾和泌尿生殖道的钙化。除非肾已广泛钙化，否则输尿管结核钙化灶极少见，膀胱壁和精囊很少发生钙化，除非是晚期结核。腰大肌脓肿与肾钙化相似，但静脉尿路造影或CT可以对两者进行鉴别。需要排除肺部或者脊柱的病变时，可采用胸部和脊柱平片。

静脉尿路造影是早期肾结核最敏感的检查方法。典型表现为肾盏破坏，边缘不整如虫蚀样，或由于肾盏颈部狭窄，肾盏变形，肾盏完全消失。中晚期肾输尿管结核典型静脉尿路造影表现为：①一个或多个肾盏变形、消失，或与肾盏连接的脓肿空腔形成；②肾盂纤维化、变小、形态不规则，肾门狭窄导致多个肾盏扩张、肾积水；③输尿管僵直且多段狭窄，典型的呈串珠样狭窄及其上段输尿管扩张，狭窄最多见于膀胱输尿管连接处；④肾功能损害及肾自截；⑤静脉尿路造影可评价膀胱的情况，可表现为小而挛缩的膀胱。

CT在显示肾脏和输尿管的解剖方面优于超声和静脉尿路造影。CT冠状面扫描能清楚显示整个肾脏的横断面图像，对肾实质及肾盂、肾盏的形态结构显示良好，且有很高的密度分辨率。它对发现钙化和伴随的淋巴结病变更敏感。对于肾内异常空洞的清晰显示是CT的一个突出优点。CT同样可以清晰显示肾自截、尿路钙化、输尿管积水、增厚的肾盂壁、输尿管壁和膀胱壁。增厚的肾盂壁和输尿管壁是肾结核的又一病理特点。增强后的延迟相三维图像重建模拟静脉尿路造影，可以清晰显示整个泌尿系轮廓，准确判断肾脏、输尿管、膀胱及周围组织结构的变化。CT还可以用于生殖系统结核的诊断和鉴别。

五、膀胱镜检查和活检

膀胱镜检查很少用于泌尿系结核的诊断，但在评价病变范围或化疗效果方面有所帮助。早期膀胱结核可见膀胱黏膜有充血水肿及结核结节，病变范围多围绕在肾脏病变的同侧输尿管口周围，以后向膀胱三角区和其他部位蔓延。较严重的膀胱结核可见黏膜广泛充血水肿，有结核结节和溃疡，输尿管口向上回缩呈洞穴样变化。在膀胱镜检查的同时还可作两侧输尿管逆行插管，收集两侧肾盂尿液进行镜检和结核菌培养及动物接种。在逆行插管后还可在双侧输尿管导管内注入造影剂，进行逆行肾盂造影，了解双肾情况。大多数患者可以明确病变性质，发生部位和严重程度。若膀胱结核严重，膀胱挛缩，容量小于100ml时难以看清膀胱内情况，不宜进行此项检查。此外，膀胱镜下可取黏膜活检，取材部位为输尿管口周围或膀胱三角区出现水肿、结节或溃疡的部位，组织活检可发现膀胱结核，并可排除膀胱肿瘤。急性结核性膀胱炎和尿道结核时禁忌膀胱尿道镜检查及活检。

六、经皮穿刺顺行肾盂造影

逆行肾盂造影检查无法找到患者的输尿管膀胱开口时，可以选择进行经皮肾穿刺顺行肾盂造影作为替代性检查来观察无功能肾或了解肾单位状态。通过肾穿刺造影，可以吸出肾盂内容物进行诊断性检查，也可以吸取结核空洞的内容物来测定结核空洞内的抗结核药物的浓度。最后，如果逆行途径不能达到引流或引流不畅时，可以留置经皮肾造瘘管以达到患肾的充分引流。

第五节　泌尿生殖系统结核的内科药物治疗

一、抗结核药物

异烟肼1952年开始得到应用，抗结核菌活性很强，并且在较高浓度时具有杀菌效果。它通过抑制分枝菌酶合成酶，来抑制结核菌的分枝菌酸的合成。10%～20%患者应用异烟肼会出现肝毒性，通常表现为无症状的转氨酶升高。这种情况通常发生在用药后6~8周，但继续用药转氨酶可能降至正常。

利福平是一种从链霉菌里分离出来的抗生素。利福平的作用机制是干扰敏感菌的RNA聚合酶，从而抑制细菌RNA的合成。此药具有脂溶性，能进入巨噬细胞内，通过尿液排出。利福平主要副作用是肝毒性，肝功能衰竭者使用该药时需要中度减量。

链霉素是1944年从灰色链霉菌中分离出来的属于氨基糖苷类抗生素。它的作用机制是干扰细菌蛋白的合成，即与特殊蛋白或细菌核糖体30S单位相结合，使细菌制造出错误的蛋白质。链霉素对细胞内的结核菌是没有作用的，但可以在尿中达到较高浓度。链霉素具有耳毒性，但是如果出现症状后马上停药，这种耳毒性是可以逆转的。

吡嗪酰胺是烟酰胺衍生物，1952年合成，作用机制可能是抑制结核菌的脂肪酸合成酶I。应用剂量超过目前推荐剂量时，15%的患者可出现肝毒性。用药后恶心和呕吐常见。

乙胺丁醇是1961年发现的，对异烟肼和其他抗结核药耐药的结核菌株，乙胺丁醇仍有抗菌活性。乙胺丁醇口服吸收良好，大约80%以有活性的药物原形从尿液中排出，肾衰竭患者要注意调整用药剂量。乙胺丁醇作用机制是进入细胞抑制结核菌细胞壁合成。

二、内科治疗原则及方案

抗结核治疗的原则是早期、联用、适量、规律、全程使用敏感药物。抗结核药物治疗的适应证：①围术期用药：手术前必须应用抗结核药物，一般用药2~4周，手术后继续用抗结核药物短程化疗。②单纯药物治疗：适用于男性生殖系统结核及早期肾结核或虽已发生空洞破溃，但病变不超过1~2个肾盏，且无输尿管梗阻者。

规范的用药方法：①督导治疗：即所有抗结核药物均在医护人员或患者家属的监管下服用；②顿服治疗：将一日全部药量于睡前一次顿服；③对特殊人群的用药：儿童、孕妇、哺乳、肝功能损害、HIV、结核多药耐药的治疗，应该分别制订各自具体的用药方案。

目前，美国疾病控制中心及美国胸科学会推荐，对于依从性好且对药物敏感的泌尿系结核患者，治疗周期为6~9个月。但是现在有足够的证据表明除了播散性结核、结核性骨髓炎、结核性脑膜炎以外，6个月的治疗周期对大多数结核都是有效的，这其中就包括泌尿系结核。6个月的初治方案包括利福平、异烟肼，吡嗪酰胺和乙胺丁醇，所有药物必须一起顿服。在化疗后的第3个月、6个月和12个月时患者应进行复查。

第六节　泌尿生殖系统结核的外科治疗

从20世纪70年代以来，泌尿系结核外科治疗的理念经历了较大的变化，但一般来说是作为药物治疗的辅助手段。以前的观点是将所有病变组织全部切除，现在对此有争论，治疗焦点集中在器官保留和重建，反对盲目切除。此外，手术治疗前药物治疗应至少2~4周。

一、病变组织切除术

1. **肾切除术**　由于现代结核治疗药物的进展，短程药物治疗改变了过去肾结核的外科治疗方案，过去认为必须手术的患者，有可能通过药物治疗痊愈，一些过去认为必须行肾切除术的患者，则可能通过重建性手术保留肾脏。肾切除的适应证包括：①无功能的结核肾，伴或不伴有钙化；②结核病变累及整个肾脏导致肾实质广泛破坏，合并难以控制的高血压或伴有肾盂输尿管交界处梗阻者；③结核合并肾细胞癌。肾切除前应了解对侧肾功能，手术前后需进行药物治疗。一般情况下，肾结核应在药物治疗至少2~4周后择期手术。只要全身情况稳定，其他器官结核并非肾切除的禁忌证，肾结核的治愈也有利于其他部位结核的恢复。

推荐经腰部切口腹膜后途径行结核肾切除术，有腹腔镜经验及技术者可选择腹腔镜肾切除术，尽量切除病变的输尿管以及病变的肾周脂肪，如粘连严重，可行包膜下肾切除。术后继续抗结核药物治疗6~9个月。

2. **肾部分切除术**　现在已经很少做肾部分切除术，因为结核化疗可对肾局部病灶快速起效。肾部分切除术适应证：①局限性钙化病灶，经 6 周药物治疗无明显改善；②钙化病灶逐渐扩大而有破坏整个肾脏危险者。

3. 附睾切除术 结核性附睾炎的发病率正在下降，但有时为了行附睾切除而进行阴囊探查仍有必要。主要适应证：①药物治疗效果不明显；②病变较大并且有脓肿形成；③局部干酪样病变严重；④合并睾丸病变，应同时切除睾丸。

4. B 超或 CT 引导下肾脏穿刺引流术 结核性肾脓肿或肾积水合并感染或肾积脓药物不能控制时，可选择经 B 超或 CT 引导下行经皮肾脓肿穿刺或经皮肾穿刺造瘘术，吸出脓液并引流，有利于感染的控制以及肾功能的恢复，亦可向脓腔内注入抗结核药物，有助于使全身用药不易达到的病灶得到良好治疗。由于肾结核穿刺可能发生结核扩散或难以治愈的瘘管，目前极少应用。

二、成形手术

1. 输尿管狭窄成形术 发病急性期可以留置双 J 管或经皮肾造瘘管充分引流肾脏尿液。接近 9% 患者的输尿管下端狭窄是由水肿导致的，或者是对化疗的反应。如果经过 6 周的抗结核化疗，狭窄的情况继续恶化或者仍然存在未能改善，那么就可能有必要进行输尿管扩张或者再植术。输尿管狭窄修复的手术方式要根据狭窄部位和狭窄程度来选择。例如，内镜下扩张术和内镜下肾盂切开术，都是可以选择的治疗方法。这两种术式造成的创伤比较小，但是只适用于狭窄段比较短的病例。开放手术则需要根据狭窄的解剖位置来制订手术方案。手术治疗输尿管膀胱连接部狭窄时，应切除整个狭窄段，将正常输尿管再植入膀胱，尽可能采用抗反流技术以确保手术成功。

2. 膀胱扩大成形术 膀胱除了作为一个将尿液排出体外的器官以外，膀胱还是个储尿器官。病变严重时膀胱失去顺应性，甚至容量小于 100ml，当患者出现不能忍受的尿频，并伴有疼痛、尿急和血尿症状时，可考虑行膀胱扩大成形术。膀胱扩大术的目标是增加膀胱容量，尽可能多的保留膀胱功能。对于挛缩膀胱，在结核肾切除及抗结核治疗后 3～6 个月后，肌酐清除率 >15ml/min，可行膀胱扩大术。膀胱扩大术常采用的材料为回盲肠或结肠。

3. 尿流改道 尿流改道与膀胱扩大术相反，必须选择合适患者。下列三种情况下可以考虑行永久性的尿流改道：①有精神病病史或智力显著低下；②尿失禁与膀胱容量小无关；③白天无法忍受尿失禁症状，对结核化疗无反应，或膀胱扩大术无效。

4. 原位新膀胱术 虽然原位新膀胱术越来越多地应用于膀胱恶性肿瘤患者行膀胱全切术后的尿路重建，但也可应用于结核患者。但仍需更长时间的随访和进一步的研究来确定其是否优于膀胱扩大术。

第七节 结核基础研究领域进展

结核病是发展中国家较为严重的传染病之一，我国结核病疫情和耐药情况相当严重。自柯赫发现结核分枝杆菌以来，科学界一直将有效疫苗、药物和诊断技术作为其研究的重要目标，目前临床上面临多药耐药结核病、结核病与 HIV 双重感染等新难题。分子生物学的诞生与迅猛发展，可使人们从分子水平上研究和认识结核分枝杆菌的遗传本质，通过揭示核酸和蛋白质等生物大分子的结构及其在遗传信息和细胞信息传递中的作用，拓展了结核病的研究领域。

一、结核菌基因组学研究进展

结核分枝杆菌 H37Rv、CDC1551 菌株全基因组测序的完成成为结核基础研究的又一里程碑，标志着结核研究进入一个崭新的后基因组研究阶段。H37Rv 全基因组序列约 4 000 个基因，G＋C 含量较高（平均 65.6%），其基因序列高度保守。3 924 个可读框中参与脂类代谢、细胞壁合成 187 个，细胞壁代谢 360 个，脂类合成 66 个，能量代谢 287 个，氨基酸合成 95 个，毒力 38 个，DNA 合成 69 个，约 10% 编码两大类不相关的富含甘氨酸的酸性蛋白。所编码的蛋白约 40% 有功能，44% 可能有功能，而 16% 是首次发现的。

二、结核菌毒力相关基因的研究进展

结核菌毒力相关基因的研究有助于探索结核菌与宿主之间的复杂关系，阐明其致病机制。目前已发现了一些与结核分枝杆菌致病相关蛋白的编码基因：①分泌蛋白编码基因：cfp10、east6、erp、fbpA、glnA1、lpqH；②细胞壁蛋白编码基因：acr、fadD26、fadD28、hbhA、LAM、pcaA、mcel、mce3、mce4、mmpL7、mas、mmaA4、ompA；③参与细胞代谢酶的编码基因：icl1、icl2、fadD33、ideR、katG、leuD、lipF、mgtC、mbtB、narG、nuoG、plcA、plcB、plcC、plcD、proC、panC、panD、purC、sodA、sodC、trpD；④转录调节因子编码基因：dosR、hspR、ivg、mprA、phoP、prrA、sigA、sigF、sigE、sigH、whiB3。

三、结核病易感性相关基因的研究进展

结核分枝杆菌感染和发病遗传易感性的研究有助于阐明结核菌的致病机制，筛选结核病易感人群，加强重点预防，降低结核病的感染和发病率。目前已发现了一些与结核病易感性相关的基因：①自然抵抗相关巨噬细胞蛋白 1 基因中有 4 个多态性与易感性相关：5′（CA）n、D543N、3′uTR 和 INT4 多态性。②人类白细胞抗原 - I 类基因 HLA-B（如 B5、B8、B27、B62）可能是易感基因，HLA-II 类基因中，主要是 HLA-DR 和 DQ0 基因与结核发病相关，其中易感基因有 HLA-DRB1-07、09、14、15、16、1302、1501、0803、08032；DQA1-0101、0303、DQB1-02、05、050、1501、0301、0501、0502、060。③细胞因子如 γ 干扰素受体 -1（IFN-γR1）、IFN-γR2、信号转导和转录激活子 1、白细胞介素 -12 受体 β1 亚单位、IL-12p40 亚单位、IL-18Ra-69C/T、单核细胞趋化蛋白 -1、肿瘤坏死因子 β 等编码基因多态性与结核病易感性相关。④钟样受体 8 基因的 4 个多态性（rs3788935、rs3761624、rs3764879、rs3764880）与男性结核病易感性相关，研究发现这 4 个基因的 SNP 位点完全连锁，其中 rs3738935GA/AA 基因型比 GG 基因型更易患结核病。⑤其他：免疫调节激素维生素 D 受体基因 VDR-Fokl 和 VDR-ff、甘露糖结合植物凝集素、Spl10、CYP-E1、一氧化氮合酶 -2 基因与结核病也有一定的关联性。

四、结核菌多重耐药分子机制的研究进展

结核分枝杆菌耐药机制尚未完全研究清楚，目前较常见的耐药机制包括以下四方面：①结核菌基因突变造成，这是导致耐药结核发生的主要因素；②结核菌改变细胞壁的理化特征，使药物作用的靶点发生变化，进而导致耐药；③宿主本身发生药物外排或体内药物代谢动力学变化导致药物降解，难以发挥作用继而产生耐药性；④结核菌的质粒或转座子介导的结核基因组重组导致的耐药。

最近的研究认为，结核分枝杆菌耐利福平是由于其作用靶标 RNA 聚合酶 β 亚单位的编码基因 rpoB 突变所致；耐异烟肼则与下列一个或多个基因突变有关：过氧化氢酶 - 过氧化物酶编码基因、烯酰基还原酶编码基因、烷基过氧化氢酶还原酶编码基因、β- 酮酰基 - 酰基运载蛋白合成酶编码基因；耐乙胺丁醇与阿拉伯糖基转移酶的编码基因操纵子表达增高或突变有关；耐链霉素是由于其核糖体蛋白 S12 编码基因和 16S rRNA 基因突变所致；耐吡嗪酰胺是由于其吡嗪酰胺酶编码基因 pncA 和启动子突变所致；耐喹诺酮类药物是其 DNA 旋转酶的 A、B 亚单位编码基因 gyrA、gyrB 突变所致；耐氨基羟丁基卡那霉素 A 和卡那霉素是由于 rrs 基因突变所致；耐乙硫异烟胺是由于 inhA 和 ethA 基因突变所致；耐卷曲霉素似乎是由于 tlyA 基因突变所致。结核分枝杆菌多重耐多药，是各种药物作用靶基因逐步突变累加所致的。

五、潜伏性结核研究进展

结核分枝杆菌在进入人体后，可存在潜伏、休眠和持留三种状态，从不同的角度诠释了结核菌感染的状态及固有特性。潜伏性结核是宿主感染结核菌后，没有结核病临床表现的一种带菌状态；休眠是指结核菌处于低代谢、停止生长的一种静止状态，休眠的结核菌在体内会不定期地复苏、增殖，内源性复燃导致发病或复发；持留是指结核菌在宿主体内能够长期生存的一种特性，它介导了宿主的潜伏感染和疾病的迁延不愈。2007 年以来潜伏性结核成为研究的热点，我国目前报道的潜伏性结核的感染率约为 20%～30%。

对人群免疫分子标识的筛选和验证发现，低 IFN-γ 释放水平的潜伏性结核人群外周血 CD4$^+$T 细胞全基因组表达谱接近于结核菌素试验阴性的健康对照人群；Th17 相关基因 RORc 在低 IFN-γ

释放水平的潜伏性结核人群，以及结核病患者人群中明显下调；Foxp3-Treg 在高表达 IFN-γ 的潜伏性结核人群，和结核病患者中明显下调。利用抑制性消减杂交技术筛选休眠期的结核菌和对数生长期结核菌的差异表达基因，可发现结核菌休眠期高表达的基因，为潜伏性结核休眠机制的研究奠定了基础。

潜伏性结核患者全血中 miR-29a-3p 和 miRNA144-3p 的表达明显高于活动性肺结核患者，可能成为诊断潜伏性结核的标志物。目前已成功地建立了潜伏性结核的体外及动物模型，发现异柠檬酸裂解酶 mRNA 可作为持留菌存在的标志物，应用液体低氧培养并联合 mRNA 检测有可能检测到结核持留菌。结核菌复苏因子蛋白及噬菌体 TM4 对潜伏的结核菌有复苏促进作用。潜伏性结核是结核病患者的重要来源，微卡菌苗能显著提高潜伏性结核人群固有和获得性细胞免疫水平，对潜伏性结核发病可起预防性免疫治疗作用，对潜伏性结核人群开展预防性治疗有可能成为今后一项重要的结核病控制措施。

六、新型结核病疫苗的研究开发进展

疫苗是预防传染病发生的重要手段之一，而卡介苗不能预防成人肺结核的发生。因此，急需研发出新的安全、有效的疫苗。目前国内外结核病疫苗研究的种类主要有下列三种：活疫苗、亚单位疫苗和灭活疫苗。活疫苗包括基因重组活疫苗和减毒活疫苗，对结核分枝杆菌或卡介苗进行改良以减少前者的致病力或提高后者的免疫保护力，主要包括表达分枝杆菌 T 细胞抗原的重组活疫苗、表达细胞因子的重组卡介苗、结核分枝杆菌营养缺陷型突变株、减毒活疫苗或其他的弱毒或无毒分枝杆菌活菌苗，其研制的关键在于免疫原性和安全性，希望获得替代卡介苗的初种疫苗。亚单位疫苗只用结核分枝杆菌的一部分成分引起机体产生免疫保护反应，主要包括 DNA 疫苗、重组蛋白疫苗或多肽疫苗（加佐剂）。灭活疫苗只能引起短暂的免疫反应，可与化疗联合应用于结核病患者的治疗。目前已有下列五种结核病新疫苗进入Ⅱ期临床试验：①过量表达 MtbAg85B 的重组卡介苗；②携带李斯特菌溶解

素而自身尿素酶 C 缺乏的重组卡介苗；③过量表达 MtbAg85A 的重组牛痘疫苗；④结核分枝杆菌融合蛋白疫苗 Mtb72f；⑤ MtbAg85B/ESAT6 融合蛋白疫苗。

七、新型抗结核药物的研究进展

目前国内外抗结核新药的研究大多处于临床前研究阶段，少数药物进入临床研究阶段，在先导化合物和化疗药物的研究方面主要围绕下列三个方面开展：①新药靶的研究：结核潜伏感染和致病机制的研究揭示了一些新的药靶，如乙醛酸合成酶、异柠檬酸裂合酶、草果酸盐合成酶、环丙烷合成酶等。②候选药物研究：近年来通过天然药物筛选、新药设计合成以及对现有药物的再修饰等途径，发现了一些有潜力的具有抗结核或分枝杆菌活性的先导化合物，其中许多可能开发成新药。③新药临床研究：目前已进入临床研究阶段的抗结核化合物主要有七类：硝基咪唑并吡喃衍生物 PA-824，对分裂增殖期、静止期和耐药的结核菌均有杀菌活性，PA-1343 的杀菌活性强于 PA-824；二芳基喹啉类化合物 R207910 作用于分枝杆菌的质子泵 ATP 合酶，对敏感的和耐药的结核分枝杆菌都具有杀菌活性；二氢咪唑并噁唑化合物 OPC-67683 与目前的一线抗结核药物无交叉耐药性；乙胺丁醇类药物 SQ109 体外抑菌活性强，无交叉耐药性；利福美坦（SPA-S-565）是新的、半合成的利福霉素类药物；吡咯类衍生物 BM212 及其衍生物 Sudoterb 与一线抗结核药物无交叉耐药性；喹诺酮类莫西沙星、加替沙星和西他沙星可用于治疗多重耐药的结核病。

总之，结核分枝杆菌携带了庞大的生命信息，迄今人类所了解的只是其冰山一角，还未认识其核酸、蛋白质组成的许多基本规律，还未彻底搞清楚这些基因产物的功能、调控、基因间的相互调控关系，还未揭示结核菌与宿主之间复杂的免疫应答及生物学调控机制。将来需进一步揭示结核菌的致病机制、潜伏机制、耐药机制，阐明人类对结核菌的免疫清除机制，发现新的诊断结核病的分子标志物，抗结核靶标，为研制新型诊断试剂、抗结核药物和新型结核病疫苗奠定基础。

（贺大林　朱国栋）

参 考 文 献

[1] Kulchavenya E，Kholtobin D，Shevchenko S. Challenges in urogenital tuberculosis. World J Urol，2019，doi：10.1007/s00345-019-02767-x.

[2] Kulchavenya E. Urogenital tuberculosis：definition and classification. Ther Adv Infect Dis，2014，2（5-6）：117-122.

[3] Kulchavenya E，Cherednichenko A. Urogenital tuberculosis，the cause of ineffective antibacterial therapy for urinary tract infections. Ther Adv Urol，2017，10（3）：95-101.

[4] Ghaleb K，Afifi M，El-Gohary M. Assessment of diagnostic techniques of urinary tuberculosis. Mediterr J Hematol Infect Dis，2013，5（1）：e2013034.

[5] Reid MJA，Arinaminpathy N，Bloom A，et al. Building a tuberculosis-free world：The Lancet Commission on tuberculosis. Lancet，2019，393（10178）：1331-1384.

[6] Wejse C. Medical treatment for urogenital tuberculosis（UGTB）. GMS Infect Dis，2018，6：Doc04.

[7] Khan PY，Yates TA，Osman M，et al. Transmission of drug-resistant tuberculosis in HIV-endemic settings. Lancet Infect Dis，2019，19（3）：e77-e88.

[8] Bansal P，Bansal N. The surgical management of urogenital tuberculosis our experience and long-term follow-up. Urol Ann，2015，7（1）：49-52.

[9] Kulchavenya E. Best practice in the diagnosis and management of urogenital tuberculosis. Ther Adv Urol，2015，（3）：143-151.

第四章 前列腺炎

前列腺炎是泌尿外科最常见而又令人困惑的疾病之一。由于慢性前列腺炎的病因不清，症状多变，诊断标准和治疗方法不统一。患者虽长期治疗，但效果不佳，使得该病患病率高、治愈率低、复发率高，且前列腺炎易合并男性不育和性功能障碍，严重影响患者的生活质量。目前，对慢性前列腺炎概念的理解、临床诊疗及相关的研究工作还存在一定的不规范的现象。因此，有必要对慢性前列腺炎的流行病学、发病机制、诊断、治疗及预防进行系统的研究。

第一节 前列腺炎的概念及其分类

一、前列腺炎的概念

前列腺炎（prostatitis）是指前列腺在病原体和/或某些非感染因素作用下，患者出现以骨盆区域疼痛或不适、排尿异常等症状为特征的一组疾病，其概念和分类是一个密不可分的统一体，并随着对其认识的深入而发生变化。

急性前列腺炎是一种定位于前列腺的急性感染性疾病，有明显的下尿路感染症状及畏寒、发热、肌痛等全身症状，尿液、前列腺液中白细胞数量升高甚至出现脓细胞。该型前列腺炎有明确的诊断依据和治疗方案，并且疗效有明确的判断标准，预后较好。

慢性前列腺炎是一个较复杂的概念，目前的研究认为它不是一个独立的疾病，而是具有各自独特形式的综合性疾病或综合征，这种综合征有各自独特的病因、临床特点和转归。因此有学者建议使用前列腺炎综合征（prostatitis syndrome，PS）（Drach，1978）的概念。慢性前列腺炎虽然不会对患者生命直接造成威胁，但可以严重地影响患者的生活质量，尤其是对患者的精神健康的影

响比糖尿病和慢性心力衰竭更为明显。

19世纪初，人们开始认识到前列腺炎的存在并探索进行前列腺液的检查；20世纪20年代，认识到病原微生物可能是其致病因素；接着肯定了前列腺液中白细胞的重要性，随后提出前列腺按摩是其主要治疗方法；40年代，抗生素开始用于前列腺炎的治疗；50年代，开始认识到无菌性前列腺炎的存在，之后一段时间，前列腺炎的研究处于相对停滞状态。直到1995年，美国国立卫生研究院（National Institutes of Health，NIH）慢性前列腺炎研讨会的召开又重新开始了对前列腺炎的研究并且制定了慢性前列腺炎的定义和新的分类；1997年北美成立慢性前列腺炎临床研究组织；1998年国际前列腺炎协作组织成立；2011年，"中国慢性前列腺炎诊断标准与疗效评判协作组"成立，这些机构的成立为慢性前列腺炎的研究提供了良好的平台。

二、前列腺炎的分类

科学的分类有利于更好地指导临床工作。但是，到目前为止，还没有制定出大多数学者完全认同的针对前列腺炎的分类方法。

传统的分类方法根据前列腺炎的临床表现、病原学、病理学等特征将其分成急性前列腺炎与慢性前列腺炎、细菌性前列腺炎、非细菌性前列腺炎、真菌性前列腺炎、特异性前列腺炎与非特异性前列腺炎等类型。

值得一提的是，Drach等（1978）利用Meares-Stamey的"四杯法"第一个比较规范地对前列腺炎分类，通过比较初始尿液（voided bladder one，VB1）、中段尿液（voided bladder two，VB2）、前列腺按摩液（expressed prostatic secretion，EPS）、前列腺按摩后尿液（voided bladder three，VB3）"四杯"标本中白细胞数量和细菌培养结果将前列腺炎划分为：急性细菌性前列腺炎（acute bacterial prostatitis，ABP)、慢性细菌性前列腺炎(chronic bacterial prostatitis，CBP)、慢性非细菌性前列腺炎(chronic nonbacterial prostatitis，CNP)及前列腺痛(prostatodynia，PD)。但是，该方法操作烦琐、费用较高，对临床的实际指导意义有限。

1995年NIH在过去综合分类的基础上对前列腺炎进行了重新分类。1998年国际前列腺合作网络(IPCN)调查并肯定了这个分类方法在三年临床和研究应用中的作用，并建议推广使用。NIH分类法的要点如下。

1. Ⅰ型(category Ⅰ) 急性细菌性前列腺炎(acute bacterial prostatitis，ABP)，起病急，可表现为突发的发热性疾病，伴有持续和明显的尿路感染(urinary tract infection，UTI)症状，尿液中白细胞数量升高，血液和/或尿液中的细菌培养阳性，主要为革兰氏阴性细菌。

2. Ⅱ型(category Ⅱ) 慢性细菌性前列腺炎(chronic bacterial prostatitis，CBP)，占慢性前列腺炎的5%～8%。有反复发作的下尿路感染症状，持续时间超过3个月，EPS/精液/VB3中白细胞数量升高，细菌培养结果阳性。这一限定只适合5%的慢性前列腺炎患者，许多慢性前列腺炎患者前列腺液培养可以发现革兰氏阳性细菌，但却不一定存在于前列腺内，对其致病性也存在广泛的争议。此型前列腺炎需要加强相关研究，尤其是对还没有接受抗生素治疗的初诊患者前列腺内病原体的诊断和分析。

3. Ⅲ型(category Ⅲ) 慢性前列腺炎/慢性骨盆疼痛综合征(chronic prostatitis/chronic pelvic pain syndromes，CP/CPPS)，相当于传统分类方法中的CNP和PD，是前列腺炎中最常见的类型，约占慢性前列腺炎的90%以上。主要表现为长期、反复的骨盆区域疼痛或不适，持续时间超过3个月，可伴有不同程度的排尿症状和性功能障碍，严重影响患者的生活质量；EPS/精液/VB3细菌培养结果阴性。根据EPS/精液/VB3常规显微镜检结果，该型又可再分为ⅢA(炎症性CPPS)和ⅢB(非炎症性CPPS)两种亚型：ⅢA型患者的EPS/精液/VB3中白细胞数量升高；ⅢB型患者的EPS/精液/VB3中白细胞在正常范围。ⅢA和ⅢB两种亚型，各占50%左右。

4. Ⅳ型(category Ⅳ) 无症状性前列腺炎(asymptomatory inflammatory prostatitis，AIP)无主观症状，仅在有关前列腺方面的检查(EPS、精液、前列腺组织活检及前列腺切除标本的病理检查等)时发现炎症证据。患者前列腺液中的前列腺特异抗原水平可以增高。多数患者是因为血清PSA水平升高，而在进行前列腺组织活检时没有发生癌变，却偶然发现了炎症的存在；有一些男性不育症患者在进行不育原因检查也发现精液内存在大量的炎症细胞，因此发现了前列腺内也存在炎症反应。

然而，NIH分类未能将盆底和下尿路作为一个功能整体。Zerman等(2001)提出了针对慢性骨盆疼痛综合征(CPPS)的改进分类方法，主要关注于流行病学和对治疗的指导方面，可能更加具有普遍意义。

5. 其他辅助分型方法

(1)内毒素浓度分类法：Li等(2001)分析了前列腺炎患者和非前列腺疾病患者的前列腺液或者按摩前列腺后的尿液(VB3)的内毒素水平和细菌培养结果，发现内毒素浓度在慢性细菌性前列腺炎和CPPS(ⅢA型前列腺炎)患者的前列腺液或VB3内明显增加，而CPPS中ⅢB型(前列腺痛)患者的前列腺液或VB3内的内毒素浓度与对照组没有差别。由此推测，尽管对前列腺液或者VB3的细菌培养是阴性的，CPPSⅢA型前列腺炎(非细菌性前列腺炎)的病因和发病机制可能与革兰氏阴性细菌感染有一定的关系，因而CPPS-ⅢB可能与CPPS-ⅢA是明显不同的疾病。目前大多数学者认为，诊断前列腺炎的常规检查项目(包括前列腺液、细菌培养或尿液的常规检查)并不能够充分描述前列腺炎的病因和发病机制，而前列腺液或VB3的内毒素可以提供一个补充手段来发现慢性前列腺炎。

(2)细胞因子分类法：细胞因子作为反映炎症状况的有效指标在慢性前列腺炎的分类中的作用逐渐受到重视。但目前尚无明确的判断标准，只能作为诊断和判断预后的参考。例如IL-1β和TNF-α有助于区分慢性非细菌性前列腺炎的两个类型，即炎症性的ⅢA和非炎症性的ⅢB，并且在无症状型前列腺炎中二者的数值也明显增高，临床上可以应用两者的定量对慢性前列腺炎进行更准确的分类。研究发现IL-6、IL-8、IL-10等可能是诊断慢性前列腺炎的有价值的指标。另外一些细胞因子，如 IL-2、NGF 等的作用和意义有待探讨。

近年来，由 Shoskes DA 等（2010）提出的 UPOINT 系统用于评估下尿路及盆底不适等症状，可用于评估前列腺癌术后、间质性膀胱炎、前列腺炎、性功能障碍等疾病（2009，2012，2013），对于 CP 可以根据不同病因提供针对性的对症治疗。UPOINT 表型分类系统（phenotypic classification system）由 6 个独立的因子组成，即排尿症状（urinary symptoms）、社会心理的（psychosocial）因素、器官特异性的（organ-specific）改变、感染（infection）、神经 / 全身状况（neurologic/systemic conditions）、盆底肌疼痛（tenderness of pelvic floor skeletal muscles）。U 指患者表现出刺激性或梗阻性排尿症状及 / 或夜尿。P 指与症状严重程度相关的心理问题，包括抑郁、焦虑、应激及应对不良（如灾难化、社会支持缺乏等）。O 指直肠指检时前列腺触痛以及有明确的前列腺炎症的证据（通过 EPS 或 VB3 镜检证实）。I 指有明确的下尿路感染，包括复发性尿路感染（urinary tract infections，UTI）或前列腺特异性标本（EPS 或 VB3）培养出了尿路致病菌。N 指可能与中枢性神经系统有关的一些病因不明的情形，包括肠易激综合征、纤维肌痛、慢性疲劳综合征以及偏头痛等。T 指会阴部、盆底有明确的疼痛、痉挛或在会阴及盆底检查时出现急性肌筋膜痛性扳机点（actual myofascial painful trigger points）。UPOINT 分类系统能够对 CP/CPPS 进行分类并指导临床医师为患者制订个体化的综合治疗方案。该分类系统的实用性及有效性仍需得到临床研究的进一步验证，对于提示我们加强区别对待前列腺炎各种症状、强调以控制症状为主的个体化治疗有借鉴意义。

这是一种以患者的临床症状为主导的规范的个体化诊治分类方法，在欧美和我国都有学者报道 UPOINT 分类系统在慢性前列腺炎和 / 或慢性盆腔疼痛综合征的临床诊治上有一定的临床应用价值，但还需要进一步的大规模的验证。

第二节　慢性前列腺炎的流行病学

流行病学调查与研究目的是从宏观上了解一个国家、地区或者种族的发病情况和发病因素，并从中找到预防措施，从而有效地降低其发病率。在美国，慢性前列腺炎患病率仅次于良性前列腺增生（benign prostatic hyperplasia，BPH）和前列腺癌（prostatic carcinoma，PCa）。有资料显示约有 50% 的男性在一生中的某个时期会受到前列腺炎的影响。部分前列腺炎可能严重地影响患者的生活质量，并对公共卫生事业造成巨大的经济负担。

一、慢性前列腺炎的发病情况

前列腺炎的临床发病率在不同研究中变异较大。临床发病率的数据多数来自于前往医院就诊患者的研究结果，或对某些特殊群体的人进行选择性调查，研究存在偏倚，不能反映一般人群中前列腺炎的发生情况，其结果作为分析当地前列腺炎的发生情况的依据也是不可靠的，往往可能低估了前列腺炎的实际发生情况。因此，许多学者提出并积极进行以社区为单位的全面调查，以了解一般居民的前列腺炎或者前列腺炎样症状的发生状况，可能更加真实地反映了前列腺炎的流行病学情况。

Mehik A（2000）等对芬兰北部两个省 2 500 名年龄在 20～59 岁的男性进行关于前列腺炎的随机问卷调查。回收问卷 1 832 份（回收率为 75%），发现前列腺炎的患病率为 14.2%，每年总的发生率为 37.8/10 000，其中年龄为 40～49 岁的人前列腺炎发生的危险性是年龄为 20～39 岁人的 1.7 倍，是年龄为 50～59 岁的人 3.1 倍。而一项奥地利的研究（2007）发现在 1 765 名男性居民中，慢性盆腔疼痛综合征的发病率约 2.7%。

Ku 等（2001）对居住在韩国 Choongchung 省社区参军体检的 29 017 名年轻人（20 多岁）进行 6 940 份随机问卷调查前列腺炎相关症状，结果表明 6% 出现过疼痛不适，5%～10.5% 出现过排尿异常，并对生活质量有一定的影响。Kunishima（2006）在北海道随机抽取了 1 424 名男性进行了调查，回收问卷 512 份，研究发现前列腺炎样症状的患病率为 4.9%，且在 50 岁以下和 50 岁以上的人群中无明显差异。

Nickel 等（2001）使用美国国立卫生研究院制定的慢性前列腺炎症状指数（NIH-CPSI），对加拿大渥太华具有地理代表性的 Lenox 和 Addington 县的 20～74 岁男性居民 2 987 例进行前列腺炎样的症状问卷调查,回访率为 29%(868 例),结果显示 9.7%(84 例)具有慢性前列腺炎样的症状,其中小于 50 岁的男性患病率为 11.5%,大于 50 岁的男性患病率为 8.5%。Clemens 等(2006)对 5 000 名美国 25~80 岁的男性进行问卷调查,回收有效问卷 1 550 份,前列腺炎样症状的总体患病率为 11.2%。具有前列腺炎样症状的男性很少有人认为自己的身体是处于健康状态的,他们多数认为自己的身体健康状态不好或极差,这些人中多数仅具有轻微的症状,60% 需要就诊,而有 1/3 需要相应的专业医生诊治。

在我国,前列腺炎症状的患者约占泌尿外科门诊患者总数的 1/3。Lan(2011)等对中国西北地区男性人群进行了调查,发现前列腺炎样症状的患病率为 7.06%。Liang(2009)等对国内五个省市区域的 15 000 位男性进行了流行病学研究,回收的 12 743 例调查结果显示,15~60 岁男性中前列腺炎样症状比例为 8.4%。

总之,目前的研究发现前列腺炎样症状(慢性前列腺炎和 CPPS)的患病率在 2.2%~16%,中位患病率接近 7%。慢性前列腺炎严重影响患者的身心健康和社会和谐发展,已成为严重的公共卫生问题。我国人口众多、地域广阔、习惯各异,具有很强的代表性和研究价值。因此,我国应进行较大规模的流行病学研究,具体可以在以下几个方面开展工作:①首先可在省、市(地区)开展现况调查,即了解不同地区、职业、年龄、生活习惯以及气候差异、婚姻状况等不同特征人群中慢性前列腺炎的分布及影响因素,为该病的病因、发病机制研究及防治提供基线资料;②在上述现况研究的基础上,采用病例对照、队列研究等分析性流行病学研究方法寻找并检验慢性前列腺炎的病因及危险因素;③在社区高危人群中针对慢性前列腺炎的病因及危险因素进行现场干预及效果评价研究;④加强临床流行病学研究及分子流行病学研究,运用循证医学对慢性前列腺炎的文献资料进行系统总结、评价,进而为慢性前列腺炎的诊断、治疗和预防提供可靠依据。

二、慢性前列腺炎发病的影响因素

1. 慢性前列腺炎可以发生在各个年龄段的成年男性 流行病学和病理学检查研究都发现前列腺炎可以影响各个阶段的男性,尤其是中老年男性,并与老年前列腺增生具有较大的重叠性。美国 Minnesota 州的一个社区调查显示,以往诊断为前列腺炎的患者,在随后进行的统一检查诊断为前列腺炎的概率随着年龄的增加而明显增高,40 岁、60 岁和 80 岁的患者分别为 20%、38%、50%。国内夏同礼等(1995)进行尸检发现,50~59 岁男性前列腺炎的发病率为 25.4%,60~69 岁有一个发病高峰,达 36.4%,70 岁以上者为 13.8%。可见单纯依靠年龄因素来判断前列腺炎的发病率是不恰当的。我国前列腺炎样症状的发生率在年龄大于 30 岁者为(11.2%),明显高于年龄小于 30 岁者(5.3%)。

Tripp DA 等(2012)研究了非洲的青少年的前列腺炎样症状和抑郁症状对生活质量的影响,对社区居住的年龄 16~19 岁男性青少年(年龄 16.97±0.88 岁,N=166)展开调查,采用的慢性前列腺炎症状指数(NIH-CPSI)评判标准为会阴部和 / 或射精时疼痛评分 ≥4(轻度);≥8(中度疼痛重度)。结果发现至少有轻度 CP 样症状的患病率为 13.3%,有 5.4% 的青少年为重度症状。

2. 慢性前列腺炎可以有明显的季节性 天气寒冷与炎热都有可能对前列腺产生一定的影响。芬兰的调查结果显示,63% 的前列腺炎患者在天气寒冷的冬季症状明显加重,我国前列腺炎患者也普遍存在这种情况,尤其是在我国的北方地区。天气越冷,温差变化越大,前列腺炎就诊的患者越多,临床症状也越重,但 Collins 等(1998)的调查却发现,美国南部的居民比北部的居民的慢性前列腺炎发生率高 1.7 倍,提示过热也可能是慢性前列腺炎的危险因素之一。

3. 其他疾病对慢性前列腺炎发病率存在一定的影响 慢性前列腺炎可能与其他某些疾病有关。Collins 等(2002)的调查发现,患有前列腺增生的男性合并前列腺炎的发生率增高 7.7 倍,具有中度和重度下尿路症状的男性合并前列腺炎病史的发生率增高 1.8 倍和 2.8 倍;具有性传播疾病病史的男性合并前列腺炎病史的发生率增高 1.8 倍;具有输精管切除和前列腺癌家族史的男性合并前列腺炎病史的发生率较一般人群稍有所增高,可能与这些患者接触泌尿外科医生机会较多,因而有较多机会发现泌尿科其他疾病有关。美国的一个社区调查显示,尽管 40~79 岁中老年男性前列腺炎发病率约为9%，但是以往曾经诊断为前列腺炎的患者，在他们40岁、60岁和80岁再次被诊断为前列腺炎的机会将增加到20%、38%、50%，表明一旦诊断为前列腺炎，患者将在以后更容易被再次或者多次诊断为前列腺炎。

4. **家庭及婚姻对慢性前列腺炎发病率的影响** 和谐有规律的性生活对前列腺功能的正常发挥具有重要的作用，而前列腺炎往往发生在性生活没有节制的人群中。慢性前列腺炎患者既不能禁欲，又不能纵欲。前列腺过度充血是引起炎症的基本变化之一，性生活中最基本的反应是生殖器充血。因此，多数学者认为纵欲过度和手淫过度的患者前列腺炎的发病率较高。芬兰2001年进行的调查结果显示离婚或独身的男性前列腺炎的发病率明显低于已婚男性，可能与其性刺激减少有关；Collins等（2002）的调查结果也认为平均每个月射精次数较多的男性具有前列腺炎病史的机会明显增加。但这与Berger等（1989）的研究结果矛盾，他们认为过度的性生活并不会诱发前列腺炎，而且频繁的射精可以因前列腺液的排出而缓解部分患者前列腺充血水肿，本身就是治疗某些前列腺炎的方法。造成研究结果差异的原因可能是因为研究设计不在一个基线水平，没有进行必要的校正。

5. **职业因素与慢性前列腺炎的发病有明显的相关性** 研究发现，汽车司机患有慢性前列腺炎者甚多。赵广明等（1999）在对318例慢性前列腺炎患者进行职业统计中发现，司机占28.9%，占工人群体的46.9%，说明汽车司机具有慢性前列腺炎的比重已占相当重要的位置。其他多种不同特殊职业因素发生慢性前列腺炎的流行病学还需要进一步深入研究。

6. **生活方式、饮食习惯、经济收入及文化教育背景对慢性前列腺炎的发病也存在影响** 不良的生活方式和饮食习惯可能是慢性前列腺炎重要诱发因素，可以直接影响前列腺炎的发病。目前普遍认为，长时间的骑跨动作可以压迫前列腺，造成前列腺的充血水肿，是前列腺炎的诱发因素之一。但是，Collins等（2002）的调查却不同于多数的研究结果，他们发现骑自行车男性前列腺炎的发病率较一般人群没有显著的增高。有调查显示，年收入在5 000美元以下的美国家庭，前列腺

炎的临床症状指数（NIH-CPSI）较高，工作状态也与NIH-CPSI密切相关。文化教育的程度也可以影响公众对前列腺炎及其相关知识的了解和接受程度及对治疗的依从性等。因此十分有必要加强前列腺疾病相关知识的普及，从而降低前列腺炎的发病率。

7. **慢性前列腺炎还存在其他影响其发病率的因素** 目前研究表明，在不同的国家或者社会阶层，前列腺炎发病率存在一定程度上的差异，但产生这种差异的原因是由于研究方法的不同造成的（如对前列腺炎定义、诊断标准、人群差异等），还是由于确实存在这种地区人群发生率的真正差异，目前还不是很清楚。初步的研究结果表明前列腺炎在人群中的发生率没有显著差异，因此需要进一步加强分子流行病学及种族遗传学方面的研究。

三、慢性前列腺炎对生活质量的影响

当前较多的研究表明，慢性前列腺炎对患者身体和精神均有严重影响，且由于病程长，治疗效果不肯定，使患者背上沉重的经济负担。美国国立卫生研究院（NIH）目前已将慢性前列腺炎和心肌梗死、不稳定性心绞痛、活动性克罗恩（Crohn）病等一起列为影响居民生活质量最为严重的慢性疾病。

NIH-CPSI是一种实用、可靠的慢性前列腺炎患者生活质量自测表，可有效、准确地反映患者症状程度。NIH-CPSI主要涉及慢性前列腺炎症状的3个主要方面：疼痛、排尿异常和对生活质量的影响，其中生活质量评分（quality of life，QOL）用于评价影响生活质量的严重程度。梁朝朝等（2004）对2 498例20～59岁慢性前列腺炎患者进行了问卷调查，并进行NIH-CPSI评分，结果显示慢性前列腺炎患者年龄大多数<40岁，年龄越大，患者人数越少；近1/2患者病程>6个月，>2年者近1/5；患者有腰腹部疼痛者占52.3%，尿痛占23.0%，性功能障碍占21.8%，尿频占65.8%，排尿不适占74.4%，有34.9%患者对当前治疗不满意。国内郝宗耀等（2005）调查3 000例慢性前列腺炎患者的生活质量状况，结果表明慢性前列腺炎严重影响患者的生活质量，68.3%患者的症状评分为中度，其中80.0%生活质量影响为重度，55.2%已婚男性性功能下降，其中表现为阳痿

（ED）者占 45.0%，ED 患者中生活质量影响为重度者占 56.9%。

国外多数学者认为 80% 以上的前列腺炎患者会出现某种精神心理方面的问题，其中 20%～50% 的患者可能表现得十分严重。其临床表现主要分为 3 类：一是神经过敏症（前列腺神经症）；二是身心健康问题；三是性功能方面的问题。神经过敏症主要包括焦虑、抑郁、恐惧、不安全感等。身心健康问题在慢性前列腺炎患者中表现也较为普遍，所谓身心健康问题，指患者过度关心自己的健康状况以及自己的躯体和功能变化，如患者常因症状好坏及检验结果的反复而痛苦，把根治前列腺炎作为当前人生的主要目的，患者常终日集中于感觉症状，主观上放大症状和派生新的症状，如失眠、焦虑等。几乎所有的研究都表明患者有不同程度的性功能问题。这些症状之间关系复杂，常常相互影响、互为诱因，交织在一起，也可以以单一形式表现。Mehik 等（2001）随机调查 2 500 例 20～59 岁社区居民，发现在慢性前列腺炎患者或曾经有过慢性前列腺炎症状者中，17% 害怕患前列腺癌、2.2% 担心患性病、58.2% 希望单独在公厕内排尿、17% 存在婚姻危机（其中 4% 认为慢性前列腺炎直接导致了离婚）。Jarvinen 等（1981）发现，半数以上的患者存在性心理问题或者有阶段性的性功能障碍。Mehik 等（2001）报道慢性前列腺炎患者的性欲减退为 24%，ED 达 43%。Berghuis 等（2002）对 51 例 CP 患者和 34 例对照者进行心理问卷调查，结果显示 CP 患者的显著心理特征为疑病、抑郁、癔症、躯体化症状及性心理改变。国外学者 Ku 等（2002）应用贝克抑郁量表（BDI）等心理症状自评表进行 CP 患者心理症状评分，结果发现随着患者 NIH-CPSI 评分中疼痛和排尿不适评分升高，调查对象的抑郁症状评分也相应升高，而随着排尿症状增加，调查对象的男性气质逐渐降低，因此推断抑郁症状和男性气质低与早期症状发生有关。国内武立新等（2006）对 1 500 例 CP 患者的精神障碍调查结果显示，CP 患者有焦虑症状者占 23.6%，存在抑郁症状者占 21.7%，同时存在 2 种症状者占 13.5%，均显著高于国内正常人（常模），并发现随着患者 NIH-CPSI 积分升高，焦虑量表和抑郁量表得分也显著升高，两者检出率也呈增

加趋势，CPSI 与焦虑量表和抑郁量表有明显相关性，认为慢性前列腺炎患者中大多数存在抑郁障碍，可能也是导致前列腺炎反复发作、迁延不愈和疗效不佳的重要因素之一。可见，CP 对患者身心及生活质量产生严重影响，有必要积极探索改善患者生活质量的治疗措施。

第三节 前列腺炎发病机制的研究及进展

前列腺炎的病因学研究虽然起步较晚，但也历经复杂曲折的过程。19 世纪后期，认为慢性前列腺炎与会阴部创伤、手淫及纵欲过度有关；20 世纪初，由于细菌学及感染性疾病的深入研究，微生物学家将细菌感染作为前列腺炎的病因；淋病奈瑟菌曾被认为是前列腺炎的最主要的感染性病原体；20 世纪 50 年代，人们认识到前列腺的炎症反应可以没有细菌的参与。之后数十年，前列腺炎病因学研究一直没有突破性的进展。近年来，由于分子生物学等学科的快速发展，前列腺炎的发病机制研究重新被重视。但是，前列腺炎的病因学十分复杂，有必要把前列腺炎的病因学研究放到更为广阔的疾病统一论观点中，用辩证的眼光对待这一疾病。

一、慢性前列腺炎的病原学说受到挑战

早在 20 世纪人们就将细菌和前列腺炎联系到一起，目前多数学者仍然认为其发病与细菌等病原体感染可能有关。病原微生物感染为 I 型和 II 型前列腺炎主要致病因素。多发生于机体抵抗力低下的患者，毒力较强的细菌或其他病原体感染前列腺并迅速大量生长繁殖而引起。前列腺内尿液反流、长期反复的下尿路感染、生物膜、前列腺结石等可能是病原体持续存在和感染复发的重要原因。病原体主要为大肠埃希菌和葡萄球菌属。但不可否认的是，绝大多数前列腺炎为非细菌性前列腺炎（NBP）。Lee 等（2003）对严格无菌条件下获取的前列腺穿刺组织进行细菌培养，结果显示慢性骨盆疼痛综合征（CPPS）患者与正常的对照组细菌培养阳性率分别为 38% 和 36%，且培养阳性率随年龄增加而上升；梁朝朝等（2004）对 101 例 CP 患者和 68 名健康志愿者进行中段

尿（VB2）/按摩后尿（VB3）细菌培养，两组的培养阳性率为 37.6% 和 39.7%，两者的差异也无统计学意义（$p=0.872$），与 Lee 等的研究结果相似。推测前列腺组织及前列腺液内的细菌是尿道细菌移生的结果，因此，细菌与前列腺炎发病无显著病因学关系，慢性前列腺炎可能存在病原学以外其他的致病因素。

二、尿液反流可能是慢性前列腺炎发病的重要因素之一

近年来国内外许多学者研究发现，前列腺炎患者存在尿液反流现象，这可能对各个类型的前列腺炎的发病均有重要意义。致病因素引起尿道括约肌过度收缩，导致膀胱出口梗阻与残余尿形成，造成尿液反流入前列腺，不仅可将病原体带入前列腺，也可直接刺激前列腺，诱发无菌的化学性前列腺炎，引起排尿异常和骨盆区域疼痛等。许多学者通过尿路的动态显像，检查慢性前列腺炎患者的前列腺内尿液反流（IPUR）情况，同时结合计算机图像分析方法对其定量分析，发现慢性前列腺炎患者在排尿过程中及排尿后均存在明显的前列腺内导管内反流，并且慢性前列腺炎患者尿液反流明显高于正常人。前列腺炎患者进行尿流动力学检查同样发现其排尿梗阻明显，尤其是前列腺部尿道压力明显增高。

Hruz 等（2003）对 48 例ⅢB 型前列腺炎患者进行尿流动力学检测，结果提示患者尿液排出压力增高，考虑慢性前列腺炎患者的排尿异常和会阴下腹部不适可能与后尿道的解剖学异常或者改变有关。国内张小马等（2006）依据犬前列腺导管的真实形态结构，利用三维重构软件清晰虚拟重构前列腺导管、尿道、射精管的空间立体结构，较真实地显示了外周腺导管与尿流方向垂直或逆向。因此，在后尿道高压情况下，前列腺外周带易发生尿液反流，提示前列腺炎高发于外周带与前列腺导管本身的空间解剖结构密切相关。可见，前列腺内尿液反流造成的"化学性前列腺炎"不但是非细菌性前列腺炎及前列腺痛的重要原因，而且尿液反流还将病原体带入前列腺内，导致细菌性前列腺炎。临床上使用肾上腺受体阻断剂及地西泮等镇静剂缓解功能性尿道梗阻所致的尿液反流，对治疗慢性前列腺炎有一定的疗效。

三、免疫功能异常在慢性前列腺炎发病过程的作用越来越受到重视

有学者认为，慢性前列腺炎的炎症反应是全身免疫功能低下的表现，但是前列腺局部的免疫功能通常表现出异常的增强，细胞和体液免疫反应均参与了慢性前列腺炎的免疫反应过程。John 等（2001）对ⅢB 型患者前列腺穿刺标本和对照组的研究发现，前者具有明显的前列腺组织学的炎症改变，其中炎症细胞的类型以 T 淋巴细胞为主，并且炎症的级别与 $CD8^+/CD4^+$ 比值以及血清和精液的细胞因子水平呈正相关，提示本型患者（非炎症型前列腺炎）并非没有炎症改变，其发病无细菌、病毒感染的证据，而与自身免疫性炎症有关。Batstone 等（2002）分别对 20 名 CPPS 患者和 20 名对照者进行体外 T 淋巴细胞增殖反应的研究，将精液与淋巴细胞共同培养 5～6d 后，发现患者的 T 淋巴细胞对同源及异源精液的增殖反应远高于对 1/50 稀释的精液，而且患者组中有 13 例能产生增殖反应，而对照组中仅有 3 例；同时发现患者组中有 17 人曾患泌尿系统感染，如尿路感染、急性细菌性前列腺炎、性传播疾病等，而对照组中仅有 3 例，支持慢性前列腺炎与自身免疫性炎症有关。

国内外学者都成功建立了自身免疫性前列腺炎的动物模型，其病理改变和临床前列腺炎表现相似。一些研究表明，患者体内的分泌型 IgA（Siga）的升高可以作为Ⅱ型前列腺炎的诊断依据之一。在治愈的慢性细菌性前列腺炎患者中，各种免疫球蛋白开始降至正常之前，前列腺液中的 IgA 维持升高近 2 年，IgG 近 6 个月。在未治愈的慢性细菌性前列腺炎患者中，前列腺中抗原特异性 IgA 和 IgG 的水平仍然保持持续升高的趋势。研究发现，慢性非细菌性前列腺炎患者前列腺液中的免疫抑制因子（IAP）明显减低，而免疫球蛋白水平 IgG、IgA、IgM 及 Siga 含量增高，提示慢性非细菌性前列腺炎的发生和免疫增强有一定的关系。慢性前列腺炎患者前列腺液中可以出现某些细胞因子水平的变化，例如 IL-1β 和 TNF-α 的变化，并可以具有较高的水平，对于慢性非细菌性前列腺炎患者应用免疫抑制剂治疗有效。近年来人们认识到特异性免疫在机体的抗感染免疫中

发挥重要的作用，特别是 CD4＋Th1，CD4＋Th17 两群 T 辅助细胞的功能研究成为热点。有学者应用 CP 小鼠模型发现 Th1-Th17 细胞的功能变化可能参与 CP 的发病。有研究发现诱导前列腺炎模型中 Th17 细胞明显增加，伴有细胞因子 IL-17 明显增加。还有学者提出自身免疫性前列腺炎 EAP 模型中分泌 IL-17 的 CD4＋T 细胞明显增多，抑制 IL-17 功能后不能诱发慢性前列腺炎的症状，表明 IL-17 可以诱导慢性前列腺炎的发生，进一步研究提出 IL-17 可能通过调控 IL-7 分泌，IL7Ra/CD127 等信号途径发挥免疫效应。因此深入研究宿主免疫防御机制可能有助于前列腺的诊断、特异性病原体的鉴定及新药的开发等。可以预见，随着免疫调节机制的阐明，免疫调节药物在慢性前列腺炎治疗中将占有一席之地。

四、下尿路上皮功能障碍在慢性前列腺炎发病中可能起重要作用

近年来，有的学者注意到慢性前列腺炎尤其是 Ⅲ 型前列腺炎与间质性膀胱炎（interstitial cystitis，IC）在临床表现、诊断指标、发病机制，甚至对治疗的反应有惊人的相似之处，推测两者可能有着共同的下尿路病理生理改变，即下尿路上皮功能障碍，由下尿路上皮潜在的保护因素和损害因素之间的平衡破坏所致。保护因素有上皮细胞表面的糖蛋白（GP51）、表皮生长因子（EGF）、T-H 蛋白等，损害因素包括尿液中钾离子和抗增殖因子（APF）等。下尿路上皮损害后，细胞的通透性增加，结果导致尿中潜在毒性物质（主要是钾离子等）进入膀胱肌肉中，使感觉神经除极，引起尿频、尿急等临床症状并随时间的延长症状持续进展而且加重。

Parsons 等（1998）进行钾离子敏感试验（kalium ion sensitivity test，PST）评估盆腔疼痛及对尿频症状进行评分，并测量尿钾的吸收量，即分别用水和 KCl 等溶液灌注膀胱；对正常对照组膀胱黏膜注入硫酸鱼精蛋白以破坏膀胱黏膜后行 PST，在向膀胱注入肝素修复黏膜损伤后行 PST，发现有 75% 的 IC 患者 PST 为阳性，显著高于正常对照组；对患者灌水或者 NaCl，均无膀胱刺激症状的出现；对正常对照组膀胱黏膜破坏后，79% 受试者有尿急，37% 有疼痛，钾离子的吸收量明显增多，黏膜损伤后膀胱刺激症状显著减轻，钾的吸收量也明显减少。Parsons 等（2002）还对慢性前列腺炎患者进行了问卷调查和钾敏感度试验，结果发现有 84% 为阳性，89% 表现为尿频、尿急，82% 表现为局部疼痛。膀胱黏膜损伤后，只有 KCl 引起症状。硫酸戊聚糖钠（pentosan polysulfate sodium，PPS）是一种结构类似于膀胱正常移行上皮保护层，主要成分氨基葡聚糖（glycosaminoglycans，Gags）。Nickel、Parsons 等通过随机、双盲、多中心的临床药物实验研究发现，PPS 能明显缓解 IC 的症状，有效率为 28%～32%，高于安慰剂对照组；PPS 也能明显缓解 CPPS 的症状，降低 NIH-CPSI 评分，提高生活质量，因此推测 CPPS 和 IC 是下尿路上皮功能障碍引起的同一疾病（Parsons CL，2005）。钾离子分布的变化，作为引起慢性前列腺炎相关症状的一个因素，为前列腺炎的离子通道方面的研究提供了一条线索。

近年来，离子通道在生命科学的各个领域得到了广泛的研究。国内外对前列腺疾病离子通道方面的研究，主要集中在前列腺癌，关于离子通道在前列腺炎发病机制中的作用目前研究较少。有学者认为前列腺液中电解质成分密切相关，不同的离子改变可以认为是柠檬酸分泌改变的结果，前列腺炎患者前列腺液组分显著改变主要是由于其腺体分泌功能下降而不是增强引起的。郝宗耀等（2004）对 79 例前列腺炎患者、31 例正常对照组的前列腺液、尿液的 K^+、Na^+、Cl^-、Ca^{2+} 等浓度进行测定并分组分析，结果发现患者组 Cl^-（68.63±37.71）mmol/L 浓度显著高于对照组（45.17±19.79）mol/L。治疗有效组中前列腺液 K^+ 浓度治疗前后分别为（40.66±17.10）mmol/L、（33.42±17.27）mmol/L；治疗无效组中前列腺液 K^+ 浓度治疗前后分别为（37.57±16.93）mmol/L、（50.66±18.77）mmol/L，疼痛组与非疼痛组前列腺液 K^+ 浓度分别为（36.02±12.36）mmol/L、（48.90±16.93）mmol/L。同时还发现每组前列腺液 K^+ 浓度与前列腺液 Ca^{2+} 浓度呈正相关，而且尿液 Na^+ 浓度与尿液 Cl^- 浓度呈正相关的特点。分析患者组 EPS 的浓度的 Cl^- 升高可能与 EPS 中的枸橼酸盐分泌减少有关；治疗前后以及疼痛组与非疼痛组间均存在 EPS 的 K^+ 浓度显著变化，可能与近年来提出的下尿路上皮功能障碍有关。尿

液中潜在的毒性物质（主要是钾离子）容易通过通透性增加的尿路上皮，使感觉神经去极化，引起尿频、尿急、疼痛等症状。国内郭清奎等（2006）通过对 75 例前列腺增生伴慢性炎症或不伴慢性炎症患者术后前列腺标本进行了 Kv1.3 钾离子通道的检测，发现炎症组前列腺上皮细胞 Kv1.3 钾离子通道表达活性较非炎症组降低，结果提示慢性前列腺炎存在钾离子通道异常。正常的钾离子通道开放能促进细胞内 K^+ 外流，而慢性前列腺炎患者的钾离子通道不能够有效转运 K^+，腺泡 K^+ 内浓度将会增多，K^+ 通过有功能障碍的上皮细胞间的缝隙连接渗透到基质中，刺激神经纤维末梢引起疼痛等症状。唐智国等（2007）应用膜片钳技术研究了老年及年轻 SD 大鼠原代培养前列腺上皮细胞钙离子激活钾通道电流的变化，发现老年 SD 大鼠钾离子电流强度增强，影响钙离子内流，从而可以进一步影响上皮细胞的分泌。周正兴等（2005）研究也发现 K^+ 通道对体外培养前列腺上皮细胞的增殖和凋亡具有重要的调节作用。离子通道的异常为慢性前列腺炎的药物治疗提供了一条线索。郝宗耀等（2004）研究同时发现 EPS 中的 Ca^{2+} 的浓度和 K^+ 浓度有相关性（$p<0.05$），提示钙离子通道在慢性前列腺炎的发病中有可能扮演重要的角色。细胞内游离的钙离子对细胞功能和各种生理反应具有广泛的调节作用，是极其重要的第二信使。钙通道作为调节 Ca^{2+} 浓度的重要组成部分，在慢性前列腺炎发病过程中的作用需要进一步研究。随着离子通道在前列腺炎发病过程中的作用被逐步阐明，特异性的离子通道调节剂有可能成为前列腺炎药物治疗的一个选择。

五、慢性前列腺炎的发生可能也与遗传易感性有关

慢性前列腺炎的发生可能也与遗传易感性有关。并且确实存在一些慢性前列腺炎患者与健康男性遗传差异的证据。Riley 等（2002）认为慢性前列腺炎也有基因易感性。他们对 120 例 CPPS 患者和 300 名对照组测定发现，在 Xq11-13 上邻近磷酸甘油酸激酶基因处有高度多态性的短串联重复片段（STR）位点，而这个短串联重复片段位于易感其他前列腺疾病的区域，通过对 9 个不同等位基因进行检测发现，所有 CPPS 患者的等位基因分布不同于对照组，其中等位基因 9.5 和 15 明显不同。在 CPPS 组等位基因 9.5 和 10 较常见，而等位基因 15 则较少见，表明 Xq11-13 可能含有一个或多个使患者易感 CPPS 的遗传位点。深入研究慢性前列腺炎的某些遗传特性的改变有助于发现慢性前列腺炎易感的原因，为前列腺炎的基因预防与治疗奠定基础。

六、神经内分泌激素失衡也可能是慢性前列腺炎发病生化因素之一

研究发现周围组织器官产生的慢性或反复发作的感受伤害性信号，可以通过直接或间接方式传入并建立起中枢神经系统的慢性功能性改变。前列腺痛患者往往容易发生心率和血压的波动，表明可能与自主神经反应有关，其疼痛具有内脏器官疼痛的特点，前列腺、尿道局部感受伤害所释放的肽类物质以及传出交感神经所释放的去甲肾上腺素和前列腺素是 CP 产生疼痛重要因素之一。Dimitrakov 等（2008），检测 27 例 CP 和 29 例年龄匹配的对照组，发现 CYP21A2（P450c21）酶活性降低，阻碍黄体酮转化为皮质酮和 17-羟孕酮转化为 11-脱氧皮质醇，CPSI 总分、疼痛评分与皮质醇呈显著负相关，提示皮质激素失衡可能参与 CP 的发病。除此之外，前列腺组织内散在分布的神经内分泌细胞的功能也值得研究。

七、慢性前列腺炎的发病可能是多种因素综合作用的结果

慢性前列腺炎的病因学假说众多，单一的发病机制无法解释前列腺炎复杂的临床表现，有可能是多因素共同作用的结果，如何发现慢性前列腺炎发病链上关键的某个（些）关键调控点，这对泌尿外科医生和男科医生是个挑战，相信随着研究的深入，慢性前列腺炎的病因学堡垒将会被最终攻克。

第四节　前列腺炎的诊断

目前，慢性前列腺炎的诊断还没有"金标准"，可以用于临床研究的方法学也非常有限。尽管前列腺炎是一个十分常见的疾病，但诊断标准还不明确。Nickel 指出 CP 诊断和治疗要注意几

点：①要除外其他疾病；②正确的判断症状的轻重；③了解疾病对生活质量的影响。

一、诊断原则

目前，国际上推荐按照 NIH 分型诊断前列腺炎。Ⅰ型前列腺炎诊断主要依靠病史、体检和血、尿的细菌培养结果。在应用抗生素治疗前，应进行中段尿培养或血培养。经 36h 规范处理，患者病情未改善时，建议进行经直肠 B 超等检查，全面评估下尿路病变，明确有无前列腺脓肿。Ⅱ型和Ⅲ型前列腺炎须详细询问病史、全面体格检查（包括直肠指检）、尿液和前列腺按摩液常规检查。推荐应用 NIH-CPSI 进行症状评分。推荐"两杯法"或"四杯法"进行病原体定位试验。如果患者以排尿症状为主时，建议尿流率和残余尿测定。Ⅳ型无症状前列腺炎，在前列腺按摩液（EPS）、精液、前列腺按摩后尿液、前列腺组织穿刺活检及前列腺切除标本的病理检查时被发现。

二、诊断方法

前列腺炎临床表现错综复杂，诊断要综合各方面因素，尽量寻找支持诊断的临床及实验室检查证据。

（一）诊断的基本方法

1. **病史和临床症状** 虽然既往的病史和临床症状不能作为诊断的确切依据，但可以提供许多重要的线索，病史询问的重点放在对以往病史的询问上，了解发病原因或诱因。主要记录的症状包括疼痛、排尿异常、性功能改变和射精情况。由于慢性疼痛久治不愈，患者生活质量下降，并可能有性功能障碍、焦虑、抑郁、失眠、记忆力下降等。

2. **体格检查** 体格检查包括全身检查和局部检查，重点放在泌尿生殖道。局部检查主要包括会阴部神经 - 肌肉运动特性的观察、直肠指检等。临床医生要重视体格检查，这样有助于疾病的鉴别诊断。应该指出，直肠指检除了可以获取前列腺按摩液，还可以帮助了解前列腺大小、质地、有无结节、有无压痛及其范围与程度，盆底肌肉的紧张度、盆壁有无压痛等重要信息。

3. **辅助检查**

（1）前列腺按摩液（EPS）检查及其意义：EPS 检查主要包括常规检查、EPS 内的微量元素测定、氧化应激作用内毒素检测等。EPS 常规检查通常采用湿涂片法和血细胞计数板法镜检，后者具有更好的精确度。

正常的 EPS 中白细胞 <10 个 /HP，卵磷脂小体均匀分布于整个视野，pH 6.3～6.5，红细胞和上皮细胞不存在或偶见。当白细胞 >10 个 /HP，卵磷脂小体数量减少，有诊断意义。胞质内含有吞噬的卵磷脂小体或细胞碎片等成分的巨噬细胞，也是前列腺炎的特有表现。当前列腺有细菌、霉菌及滴虫等病原体感染时，可在 EPS 中检测出这些病原体。一些学者曾经认为经尿道或经直肠前列腺穿刺组织培养可作为细菌性前列腺炎诊断的"金标准"。但实际上，当穿刺针穿过尿道或直肠壁过程中常常被污染，造成假阳性。部分学者还认为，前列腺炎病原菌主要位于前列腺的管道系统里，所以以前列腺穿刺组织培养的价值未被肯定。

国内梁朝朝等（2005）对 101 例慢性前列腺炎患者和 68 例健康对照的中段尿、前列腺液 / 按摩后尿液进行细菌培养和性传播疾病的检测，对照分析两组病原微生物检测结果发现：慢性前列腺炎组及健康对照组中段尿细菌培养阳性率分别为 5.0%、4.4%；前列腺液 / 按摩后尿细菌阳性率分别为 39.6%、39.7%，前列腺液 / 按摩后尿液衣原体、支原体阳性率分别为 33.7%、35.3%，二组中段尿、前列腺液 / 按摩后尿液病原微生物检出率差异无统计学意义；慢性前列腺炎组中前列腺液 / 按摩后尿液病原微生物阳性率不随 EPS 中 WBC 计数的增加而增加，但与患者的年龄成正相关，对照组无这一现象。细菌及其他微生物可能不是慢性前列腺炎的病原体，而仅仅是一种移生或伴随现象，这对慢性前列腺炎的病原体学说是一个挑战。国内梁朝朝等（2006）通过对 1 426 例慢性前列腺炎患者的临床研究发现，慢性前列腺炎患者前列腺内炎症程度与临床症状无平行关系，慢性前列腺炎的各种症状表现是多种致病因素、多种发病机制作用的结果。这说明前列腺液内白细胞增多不一定说明有细菌感染的存在，而且前列腺液内白细胞的多少与临床症状无关，对于选择治疗方法和估计预后也没有太大的帮助。对慢性前列腺炎患者前列腺液内白细胞的意义有待重新认识。

（2）尿常规分析及尿沉渣检查：尿常规分析及尿沉渣检查是排除尿路感染、诊断前列腺炎的辅助方法。对于急性细菌性前列腺炎患者，尿常规检查可以发现大量的脓细胞，尤其以初始或者终末尿液显著，中段尿细菌培养结果常阳性。华立新等（2005）报道的35例急性细菌性前列腺炎患者，中段尿培养细菌阳性21例，其中大肠埃希菌15例，假单胞菌4例，肠球菌2例。

目前尚无确切证据表明单纯的尿液检查在慢性前列腺炎选中的价值，传统的四杯法检测尿液中的细胞成分对于判定炎症细胞的来源，诊断感染部位非常重要。"四杯法"操作复杂、耗时、费用高，在实际临床工作中推荐"两杯法"。"两杯法"是通过获取前列腺按摩前、后的尿液，进行显微镜检查和细菌培养。

（3）其他实验室检查项目：其他实验室检查项目主要包括精液检查、血常规、PSA测定、免疫反应检测及前列腺内组织压力的测定等，这些项目可以为诊断前列腺炎提供更多的实验室证据，可以根据患者情况选取。需要指出的是，前列腺炎可以使血清前列腺特异抗原（prostate specific antigen，PSA）升高，其机制尚未完全澄清。推测主要与炎症导致的血管通透性改变有关，即所谓的PSA"渗漏学说"。Schaeffer等（2005）报道，20%的Ⅱ型前列腺炎患者PSA水平增高。Carver等（2003）的调查研究表明，Ⅳ型前列腺炎即无症状前列腺炎在进行前列腺癌筛选的人群中相当普遍，其患病率高达32.2%，并可使血清PSA升高，平均水平为2.3μg/L，明显高于对照组的1.4μg/L，可以干扰我们对前列腺癌的诊断。国内也有类似报道，因此对于血清PSA水平增高的男性，首先进行简单方便的常规筛查是否存在前列腺炎，尤其是否存在无临床症状的前列腺炎症，在明确前列腺炎的诊断后，可以延期进行前列腺活检，提高PSA的准确性，减轻患者痛苦及节约医疗费用。

4. 病理学诊断　2001年，由北美慢性前列腺炎协作研究网（CPCRN）和IPCN制定了目前最新的和最具权威性的分类方法，但前列腺炎病理改变的诊断标准并不十分明确。大部分学者认为，前列腺的病理组织学检查对治疗的指导价值不大，仅可用于评价前列腺炎的临床过程，或诊断特殊类型的前列腺炎，如肉芽肿性前列腺炎等。

5. 影像学诊断

（1）B超：尽管前列腺炎患者B超检查可以发现前列腺回声不均，前列腺结石或钙化，前列腺周围静脉丛扩张等表现，但目前仍然缺乏B超诊断前列腺炎的特异性表现，也无法利用B超对前列腺炎进行分型。但B超可以较准确地了解前列腺炎患者肾脏、膀胱以及残余尿等情况，对于除外尿路器质性病变有一定帮助。经直肠B超对于鉴别前列腺、精囊和射精管病变以及诊断和引流前列腺脓肿有一定的价值。

（2）CT、MRI及MRS：对鉴别精囊、射精管、前列腺癌等盆腔器官病变有潜在应用价值，但对于前列腺炎本身的诊断价值仍不清楚。CT主要用于前列腺炎患者可能合并良性前列腺增生与前列腺癌的诊断与鉴别诊断。正常前列腺的上界不超过耻骨联合上缘的10mm，周围脂肪间隙清晰，精囊三角正常。前列腺如果有中度或者重度增大，前列腺上缘可达到耻骨联合上缘20~30mm，可呈球形或椭圆形扩大、边缘光滑、密度均匀。磁共振成像（magnetic resonance imaging，MRI）检查的图像对比清晰度明显高于CT检查及超声，对常规治疗方法无效的慢性前列腺炎患者，可以进行MRI来帮助发现一些少见病。Nadler等（2001）报道了一例由于阻塞性精囊结石造成的慢性骨盆疼痛综合征，CT检查没有发现结石，而MRI检查发现精囊结石，通过回顾性诊断确诊，并成功治愈该病。前列腺炎的MRI表现不一，慢性前列腺炎可使前列腺外周区于 T_2W 像上信号强度降低，而急性时信号强度增加，还可见到外周区间隔增厚。MRI检查对前列腺炎的诊断存在一定的局限性。

前列腺炎和前列腺癌是造成前列腺外周带 T_2 信号减低的最主要两种疾病，磁共振波谱分析（magnetic resonance spectroscopy，MRS）是利用磁共振现象和化学位移作用，对特定原子核及其化合物进行分析，无损伤性研究活体组织生化代谢的一种新技术，可以无创地探测其组织代谢的变化，与常规MRI有很强的互补性，有助于鉴别诊断。MRS的观察对象目前以枸橼酸盐（citrate，Cit）、胆碱（choline，Cho）和肌酸（creatine，Cre）为主。Kurhanewicz等（1996）研究认为可凭借癌和增生之间的显著的代谢差异鉴别两者。李飞宇等（2005）对 24 例 MRI 检查示外周带 T_2 信号减低的患者，经超声引导下穿刺活检分为前列腺炎和前列腺癌 2 组，根据 T_2 低信号区在外周带设定兴趣区后利用三维磁共振波谱测定各兴趣区（胆碱＋肌酸）/ 枸橼酸盐 [(Cho＋Cre)/C It] 的比值。计算并比较各组（Cho＋Cre）/C It 比值的差异。结果：前列腺炎组（Cho＋Cre）/C It 平均值为 0.98 ± 0.17；前列腺癌组（Cho＋Cre）/C It 平均值为 1.41 ± 0.31，两组比值的组间差别具有统计学意义（$t＝8.89, p＜0.05$），提示 MRS 可作为鉴别前列腺炎和前列腺癌的无创检查，但其存在有 29% 的比值重叠。而 Shukla-Dave 等（2004）则认为 MRS 鉴别慢性前列腺炎与前列腺癌的价值有限。说明 MRS 应与其他方法相结合才能提高其诊断的准确率，其临床应用价值有待进一步研究。近期的一项研究中，Meier-Schroers（2016）等对 68 例共有 85 处可疑前列腺癌病灶的患者进行包括 MRS 在内的多参数的磁共振成像，并对每个病灶的成像参数进行 PI-RADS 评分，通过分析发现前列腺炎和前列腺癌可通过 PI-RADS 进行鉴别。

6. 特殊检查

（1）膀胱尿道镜：膀胱尿道镜为有创性检查，不推荐前列腺炎患者常规进行此项检查。在某些情况下，如患者有血尿，尿液分析明显异常，其他检查提示有膀胱尿道病变时可选择膀胱尿道镜检查以明确诊断。

（2）尿动力学：前列腺炎患者的典型表现之一就是排尿异常，其中有 30% 的患者在尿流动力学检查中存在尿流率有所下降的情况。其次，还可以出现下尿道阻力增加、膀胱功能改变和逼尿肌 - 括约肌的协同失调。尿流动力学改变可能是其发病原因之一，也有可能是继发的病理改变。研究表明，前列腺炎患者侵入性尿动力学检查可以发现膀胱出口梗阻、尿道功能性梗阻、膀胱逼尿肌收缩减退或逼尿肌无反射、逼尿肌不稳定等膀胱尿道功能障碍。在临床怀疑有上述排尿功能障碍，或尿流率及残余尿有明显异常时，可选择侵入性尿动力学检查以明确诊断。但目前国内缺乏大样本、多中心的研究资料，如何将尿流动力学检查结果和其他检查有机结合，仍有待进一步研究。

（二）前列腺炎症状评分

由于诊断慢性前列腺炎的客观指标相对缺乏并存在诸多争议，因此推荐应用 NIH-CPSI 进行症状评估。NIH-CPSI 目前已被翻译成多种语言，广泛应用于慢性前列腺炎的症状和疗效评估，可操作性较强。

第五节 前列腺炎的治疗

一、治疗原则

前列腺炎应采取综合和个体化的治疗方法。依据患者的状况制订个体化的治疗方案。主要包括药物治疗、精神心理治疗、镇痛治疗、功能整体医学和互补替代医学治疗、局部治疗和手术治疗等。强调精神心理治疗和前列腺疾病相关知识的普及与宣传教育。

Ⅰ型：主要是广谱抗生素、对症治疗和支持治疗。伴尿潴留者可采用细管导尿或耻骨上膀胱穿刺造瘘引流尿液，伴前列腺脓肿者可采取外科引流。

Ⅱ型：治疗以口服抗生素为主，选择敏感药物，疗程为 4~6 周，其间应对患者进行阶段性的疗效评价。疗效不满意者，可改用其他敏感抗生素。可选用 α- 受体阻滞剂改善排尿症状和疼痛。植物制剂、非甾体抗炎镇痛药和 M- 受体阻滞剂等也能改善相关的症状。

ⅢA 型：可先口服抗生素 2~4 周，然后根据其疗效反馈决定是否继续抗生素治疗。推荐使用 α- 受体阻滞剂改善排尿症状和疼痛，也可选择非甾体抗炎镇痛药、植物制剂和 M- 受体阻滞剂等。

ⅢB 型：可选择 α- 受体阻滞剂、非甾体抗炎镇痛药、植物制剂和 M- 受体阻滞剂等治疗。

Ⅳ型：一般无需治疗。

慢性前列腺炎的临床进展性不明确，不足以威胁患者的生命和重要器官功能，并非所有患者均需治疗。慢性前列腺炎的治疗目标主要是缓解疼痛、改善排尿症状和提高生活质量，疗效评价应以症状改善为主。

二、根据不同临床类型选择相应治疗方法

（一）Ⅰ型前列腺炎

Ⅰ型前列腺炎一旦明确诊断，立即使用抗生

素治疗，治疗前留取血、尿标本进行细菌培养，待培养结果后，再选用敏感抗生素治疗。开始时经静脉应用抗生素，如：广谱青霉素、三代头孢菌素、氨基糖苷类或氟喹诺酮等。待患者的发热等症状改善后，改用口服药物（如氟喹诺酮），疗程至少4周。症状较轻的患者也应口服抗生素2～4周。急性细菌性前列腺炎伴尿潴留者避免经尿道导尿引流，应用耻骨上膀胱穿刺造瘘引流尿液。伴脓肿形成者可采取经直肠超声引导下细针穿刺引流、经尿道切开前列腺脓肿引流或经会阴穿刺引流。

（二）Ⅱ型和Ⅲ型前列腺炎

Ⅱ型和Ⅲ型前列腺炎的治疗目标主要是缓解疼痛、改善排尿症状和提高生活质量，疗效评价应以症状改善为主。

1. 一般治疗 健康教育、心理和行为辅导有积极作用。患者应戒酒，忌辛辣刺激食物；避免憋尿、久坐，注意保暖，加强体育锻炼。加强体育锻炼及规律的性生活有助于改善前列腺炎患者的症状。

（1）疼痛教育：告知患者疼痛原因的相关知识是十分有价值的，通过沟通交流，可以减轻患者对疼痛病因的焦虑，进而改善患者对治疗的依从性并加强自我管理，该方法在其他疼痛疾病中已证实有较好的效果。

（2）物理治疗：良好的疼痛治疗团队应包括理疗师、疼痛医生和心理学医生。理疗师可以专门治疗盆底肌肉的病变，或者治疗肌筋膜疼痛。在大多数研究已经证实盆腔疼痛物理治疗的必要性。研究发现，Mensendieck 认知疗法可使64%患者疼痛减轻，这种方法主要包括松弛和紧张肌筋膜，改善运动姿势以及认知行为。

在治疗骨盆疼痛中应充分治疗盆底过度活动以及寻找肌筋膜疼痛触发点。治疗应该由专门的理疗师完成，他们不仅在肌肉骨骼疼痛方面受到严格的培训，而且在疼痛心理和中枢神经系统机制的作用方面都受到过培训。对于伴有盆底肌肉功能障碍的慢性骨盆疼痛患者，学习在疼痛发作时如何放松肌肉是非常有帮助的。然而在肌肉挛缩的情况下，单靠放松不能有效缓解疼痛，拉伸肌肉并恢复其长度和功能是十分必要的。在一项双盲 RCT 研究中，前列腺疼痛患者理疗的总体反应率明显优于膀胱疼痛患者。

2. 药物治疗 最常用的三种药物是抗生素、α- 受体阻滞剂和非甾体抗炎镇痛药，其他药物对缓解症状也有不同程度的疗效。

（1）抗生素：目前，在治疗前列腺炎的临床实践中，最常用的一线药物是抗生素，但是只有约5% 的慢性前列腺炎患者有明确的细菌感染。Ⅱ型：根据细菌培养结果和药物穿透前列腺包膜的能力选择抗生素。通常可供选择的抗生素有喹诺酮类、大环内酯类、四环素类、磺胺类药物，一般疗程为4～6周，其间应对患者进行阶段性的疗效评价。疗效不满意者，可改用其他敏感抗生素。不推荐前列腺内注射抗生素的治疗方法。ⅢA 型前列腺炎抗生素治疗大多为经验性治疗，理论基础是推测某些常规培养阴性的病原体导致了该型炎症的发生。因此推荐先口服氟喹诺酮等抗生素2～4周，然后根据疗效反馈决定是否继续抗生素治疗。只在患者的临床症状确有减轻时，才建议继续应用抗生素。推荐的总疗程为4～6周。部分此型患者可能存在沙眼衣原体、溶脲脲原体或人型支原体等细胞内病原体感染，可以口服大环内酯类等抗生素治疗。ⅢB 型前列腺炎多为非炎症性，不推荐使用抗生素治疗。

（2）α- 受体阻滞剂：α- 受体阻滞剂能松弛前列腺和膀胱颈等部位的平滑肌而改善下尿路症状和疼痛，因而成为治疗Ⅱ型 /Ⅲ型前列腺炎的基本药物。常用的 α- 受体阻滞剂有：多沙唑嗪（doxazosin）、萘哌地尔（naftopidil）、坦索罗辛（tamsulosin）、特拉唑嗪（terazosin）和赛洛多辛（silodosin）等。对照研究结果显示上述药物对患者的排尿症状、疼痛及生活质量指数等有不同程度的改善。治疗中应注意该类药物导致的眩晕和直立性低血压等不良反应。α- 受体阻滞剂的疗程至少应在12 周以上；α- 受体阻滞剂可与抗生素合用治疗ⅢA 型前列腺炎，合用疗程应在 6 周以上。

（3）非甾体抗炎镇痛药：非甾体抗炎镇痛药是治疗Ⅲ型前列腺炎相关症状的经验性用药。其主要目的是缓解疼痛和不适。迄今已经有数项随机、安慰剂对照研究评价此类药物的疗效，临床对照研究证实塞来昔布对改善ⅢA 型前列腺炎患者的疼痛等症状有效。

（4）5α- 还原酶抑制剂：虽然一些小样本研究

指出的 5α 还原酶抑制剂如非那雄胺可改善排尿症状和疼痛，但 5α- 还原酶抑制剂一般不推荐用于 CPPS。但在 PSA 较高的老年男性中，该药物可能具有一定的治疗效果。

（5）植物制剂：植物制剂在 II 型和 III 型前列腺炎中的治疗作用日益受到重视，为可选择性的治疗方法。植物制剂主要指花粉类制剂与植物提取物，其药理作用较为广泛，如非特异性抗炎、抗水肿、促进膀胱逼尿肌收缩与尿道平滑肌松弛等作用。由于常用的植物制剂品种较多，其用法用量需依据患者的具体病情而定，通常疗程以月为单位，不良反应较小。植物制剂及一些中成药治疗 CPPS 可显著改善临床疼痛症状，比如植物制剂花粉提取物舍尼通和 DEPROX 500，还有采用多酚类生物类黄酮槲皮素治疗也可以显著改善患者 NIH-CPSI 评分。

（6）M- 受体阻滞剂：对伴有膀胱过度活动症（overactive bladder，OAB）表现如尿急、尿频和夜尿但无尿路梗阻的前列腺炎患者，可以使用 M-受体阻滞剂如托特罗定治疗。

（7）肌松剂：肌松剂（地西泮，巴氯芬）被认为在括约肌功能紊乱，盆底 / 会阴肌肉痉挛中能起作用，但现在只有少数前瞻性的临床试验可以支持这些结论。一项随机对照研究（RCT）中，使用肌松剂硫秋水仙碱（tiocolchicoside），抗炎药（布洛芬）和 α1 受体阻滞剂（多沙唑嗪）的三联组合对首次接受治疗的病患是有效的，但并不比单独使用 α1 受体阻滞剂更有效。

（8）镇痛剂：如果使用单一的镇痛药不能有效地改善症状，临床上可以考虑使用神经性药物，同时，患者可以考虑去专业疼痛管理中心进一步治疗。

（9）抗抑郁药及抗焦虑药：对合并抑郁、焦虑的慢性前列腺炎患者，在治疗前列腺炎的同时，可选择使用抗抑郁药及抗焦虑药。这些药物既可以明显改善患者情绪障碍症状，还可明显改善身体的不适与疼痛。临床应用时必须注意这些药物的处方规定和药物不良反应。常用的有选择性 5-羟色胺再摄取抑制剂、三环类抗抑郁剂和苯二氮类等药物。

（10）中医中药：中成药物治疗也能减轻患者疼痛评分，证实中成药物治疗 CPPS 是有效的。采取辨证论治予以清热利湿、活血化瘀和排尿通淋等方法，根据患者的辨证分型选择汤剂或中成药，如翁沥通、前列安栓、泽桂癃爽胶囊、龙金通淋胶囊或针灸治疗等。

3. 其他治疗

（1）前列腺按摩：前列腺按摩是传统的治疗方法之一，研究显示适当的前列腺按摩可促进前列腺腺管排空并增加局部的药物浓度，进而缓解慢性前列腺炎患者的症状，故推荐为 III 型前列腺炎的辅助疗法。联合其他治疗可有效缩短病程。推荐疗程为 4～6 周，每周 2～3 次。I 型前列腺炎（急性炎症期）患者禁用。应该说，前列腺按摩在掌握适应证的情况下针对部分患者可以考虑采用。

（2）生物反馈治疗：研究表明慢性前列腺炎患者存在盆底肌的协同失调或尿道外括约肌的紧张。生物反馈合并电刺激治疗可使盆底肌疲劳性松弛，并使之趋于协调，同时松弛外括约肌，从而缓解慢性前列腺炎的会阴部不适及排尿症状。生物反馈治疗要求患者通过生物反馈治疗仪主动参与治疗，该治疗方法受患者主观意识影响较大。该疗法无创伤，为可选择的治疗方法。①电磁疗法：一项小型随机对照双盲研究显示，电磁疗法治疗一年仍然具有显著的效果。②针刺：在一项针对男性 CPPS 的随机试验中，电针治疗优于安慰剂治疗、咨询治疗和运动治疗。另一项研究发现每周一次针刺疗法，治疗 6 周和 24 周患者总体反应率和症状评分显示明显改善。同时，两项系统评价和荟萃分析，纳入分析了 7 项随机对照研究共 471 位患者，比较了针刺与口服药物治疗效果，两者结论相似，即针灸治疗是有效和安全的，与对照组相比，NIH-CPSI 总分显著降低，该治疗方法可以作为备选方式。但是，这种治疗的持久性尚不清楚。③胫后神经刺激：一项中等规模随机对照研究显示，IIIB 类慢性前列腺炎 / CPPS 患者的总 NIH-CPSI 评分和疼痛视觉模拟评分在胫后神经刺激后可获得显著改善。④经皮神经电刺激：尽管经皮神经电刺激（TENS）正在普及，但系统评价一直未能为该方法治疗慢性疼痛提供很好的证据或支持。

（3）热疗：主要利用多种物理手段所产生的热力作用，增加前列腺组织血液循环，加速新陈代谢，有利于消炎和消除组织水肿、缓解盆底肌肉痉挛等。有经尿道、经直肠及会阴途径应用微波、射频、激光等物理手段进行热疗的报道，短期内虽有一定的缓解症状作用，但尚缺乏长期的随访资料。对于未婚及未生育者不推荐。

（4）功能整体医学和互补替代医学：整体医学（holistic medicine）将健康和疾病看作是身体、精神心理和环境因素相互作用的动态过程；互补替代医学（complementary and alternative medicine，CAM）是用来补充和完善传统治疗方法的一系列健康关怀活动。功能整体医学和CAM通过身心医学咨询、饮食制度改善、生活习惯调整、植物药治疗、维生素与矿物质供给、营养成分补充等手段来预防和辅助治疗各种慢性顽固性疾病，包括慢性前列腺炎，并取得了一定的效果，是一种新的尝试，但其治疗经验有待系统总结。

（5）心理治疗：心理干预可针对疼痛本身或调整疼痛，表现为在疼痛并未减轻的情况下，患者仍可获得功能改善，情绪稳定等。一般情况下，治疗慢性骨盆疼痛需要遵循慢性疼痛治疗领域的一般原则。然而有研究同样报道，慢性骨盆疼痛的单一方法治疗比如情绪宣泄显示疼痛有改善，而另外三种标准的多种方法（包括心理干预）治疗并未取得良好效果。最近随机对照试验也显示多方法综合治疗在减轻疼痛方面没有更多的益处，但对缓解焦虑有益。一些综述强调多学科综合治疗的重要性，并强调高质量心理治疗评估的必要性。对于功能障碍及焦虑症状较轻的患者，这种治疗方式可通过互联网进行。其他一些综述评论同样对心理干预作出了积极评价，并建议从治疗开始就针对疼痛本身进行干预，以减少其对生活、情绪和功能的影响。心理干预可能有助于部分患者缓解症状。

（6）前列腺注射治疗/经尿道前列腺灌注治疗：尚缺乏循证医学证据。

（7）外科手术治疗：经尿道膀胱颈切开术、经尿道前列腺切除术等手术对于慢性前列腺炎难以起到治疗作用，仅在合并前列腺相关疾病有手术适应证时选择上述手术。

（三）Ⅳ型

一般无需治疗。如患者合并血清PSA升高或不育症等，应注意鉴别诊断并进行相应治疗。PSA升高者试用抗生素治疗有助于前列腺癌的鉴别诊断。

（四）以临床表现为导向的多模式疗法

多项临床研究显示，依据患者临床表现，UPOINT分型，进行个体化综合治疗的多模式疗法优于单一疗法（LE:3）。但在UPOINT基础上是否增加勃起功能障碍的评估（UPOINTS），尚存在争议。

第六节 慢性前列腺炎诊疗过程中存在的问题及展望

一、慢性前列腺炎诊断存在的问题及展望

目前，慢性前列腺炎的诊断尚缺乏"金标准"。首先，慢性前列腺炎患者主诉较多，包括排尿症状、疼痛症状、性功能下降及其他全身不适表现，没有特征性的临床表现和体征。其次，影像学缺乏特异性表现，实验室检查缺少统一的客观指标。过去在临床中一直应用的前列腺液常规检查作为慢性前列腺炎存在与否的重要依据，但近年来的研究显示，前列腺液中白细胞的多少与患者的症状严重程度无明显相关性，与治疗效果也无明显相关性，因此这一评判标准的实用价值受到质疑。近期研究发现前列腺液中存在很多其他成分，如细胞因子、抗原、蛋白酶等，这些物质的检测也许对前列腺炎的诊断有一定的帮助。此外，过去通常根据前列腺液病原微生物培养结果而分类的慢性细菌性前列腺炎（Ⅱ）与慢性非细菌性前列腺炎（Ⅲ），近年来的研究也认为还需进一步研究。因为慢性前列腺炎患者及正常对照组的前列腺组织穿刺标本及前列腺液标本细菌培养，无论是细菌的种类或阳性率在两者之间均无明显差异。因此，一些新的研究认为前列腺液中的病原微生物可能不是致病菌而是尿道病原微生物移生的结果。

目前的诊断方法过于烦琐，临床很少使用，临床上更倾向于通过症状诊断。由于缺乏相关标准，更容易把许多前列腺炎样症状的求医者纳入到前列腺炎患者中。因此，慢性前列腺炎诊断的当务之急是建立一套统一的、客观的诊断标准，

包括症状评分与相关辅助检查。影像学检查中磁共振波谱分析通过对前列腺组织成分分析来诊断慢性前列腺炎，是一个值得研究的内容。此外，寻找诊断慢性前列腺炎更加特异性的生化指标也是我们研究的主要任务之一。在近年的指南中，也更着重于将慢性前列腺炎及盆腔不适等症状一并考虑进行诊断和治疗。

在中国，国内多家医院参与的"慢性前列腺炎诊断标准与疗效评判协作组"于 2011 年 6 月在合肥成立，旨在通过开展多中心研究探索以症状诊断为核心的诊疗策略。讨论认为（2012 年）慢性前列腺炎是长期、反复的会阴、下腹部等区域疼痛或不适，或表现为尿频、尿不尽，可伴有不同程度的性功能障碍、生育能力下降、精神、心理症状等一系列综合征，建议称为"前列腺综合征"，强调以前列腺为核心，排除了病原微生物及其他疾病存在引起的、具有疼痛和 / 或排尿异常症状的一组综合征。并认为评判的症状分为主要症状和次要症状，主要症状包括：①疼痛症状（包括会阴、下腹部、睾丸、阴茎、腰骶部、尿痛、性生活后疼痛等）；②排尿症状（包括尿频尿不尽等）。次要症状包括：①精神、心理症状（包括焦虑、抑郁、失眠、记忆力下降等）；②性功能障碍（包括性欲减退、早泄、勃起功能障碍等）；③生殖功能障碍（包括精液不液化、少精弱精等）；④其他（如滴白等）。对其诊断标准目前定为只要符合任何 1 条主要症状伴 / 不伴若干条次要症状且经一定时间自我调整无缓解者可诊断。当然，如何判断疾病严重程度及验证此标准的有效性、实用性，目前正在通过多中心研究进一步探讨。

2018 年 3 月，"慢性前列腺炎诊断标准与疗效评判协作组"在合肥召开了第二次会议，进一步探讨了在临床工作中对慢性前列腺炎诊断的探索和应用，并提出"前列腺盆腔综合征"这一概念，旨在强调慢性前列腺炎是集中于前列腺及邻近区域盆腔范围内的表现为局部疼痛症状及（或）排尿症状为主的一组综合征。

二、慢性前列腺炎治疗存在的问题及展望

目前，慢性前列腺炎的治疗方法众多，新的手段不断涌现。但由于发病机制不清，治疗基本上是经验性的，缺乏强有力的循证医学支持，且治疗效果不佳。临床医生和患者对慢性前列腺炎目前的治疗效果都不满意。治疗中有很多问题需要探讨。如抗生素是否必须使用？如果必须使用，抗生素作用的机制是什么？哪一类型慢性前列腺炎需要使用？哪一类抗生素更有效，需要治疗的时间？为什么慢性前列腺炎易复发？慢性前列腺炎的疗程多长？治愈的标准是什么？慢性前列腺炎与间质性膀胱炎有什么关系？等。另一方面，很多研究也指出慢性前列腺炎患者多有心理方面的问题或者精神疾病，因此在未来的治疗中，引入心理咨询、心理疏导来共同改善患者的慢性前列腺炎症状，是一个值得考虑的问题。

因此，慢性前列腺炎的治疗是一个亟须研究的课题。特别是发病机制的研究。进一步的研究应该包括病原微生物在发病中的作用，尿液反流与慢性前列腺炎的关系，慢性前列腺患者是否存在易感基因，前列腺上皮细胞功能状态与疾病的关系，各种物理治疗、生物反馈治疗的确切效果及其机制，对中医中药治疗前列腺炎的客观评价及其机制探讨等。新的药物研制、新的治疗方法的建立也是慢性前列腺炎治疗的一项重要任务。

第七节　前列腺炎诊治指南

前列腺炎是男性的常见病、多发病，并且复发率高。虽然目前有许多发病假说，但其具体病因尚不完全清楚，尤其是对慢性非细菌性前列腺炎的确切发病机制知之甚少。前列腺炎因其症状及实验室检查结果（主要针对前列腺液）的不同而分为多个类型。每个类型的前列腺炎诊断和治疗方式没有"金标准"，从而使国内前列腺炎的诊疗手段不统一，造成各种经验性治疗的混乱局势。为顺应时代发展并及时接轨国际研究前沿，我国于 2007 年、2009 年、2011 年和 2014 年分别制定与编写了《前列腺炎诊断与治疗指南》。制定《前列腺炎诊断与治疗指南》的意义在于：①有利于前列腺炎基本概念和认识的更新及统一；②有利于前列腺炎诊断和治疗方法的选择和统一；③有利于前列腺炎不同治疗方式的效果判定；④有利于各地区前列腺炎诊疗结果的比较；⑤有利于提高前列腺炎的诊疗水平，进一步提高前列

腺炎治愈率降低复发率,从而降低患者的经济和心理负担。指南既反映了前列腺炎诊治研究的最新进展,又有比较鲜明的中国特色,充分体现了原则性、指导性、针对性及可操作性的原则。

一、及时制定具有循证医学证据的《前列腺炎诊断与治疗指南》

《前列腺炎诊断与治疗指南》的临床意义如下:

1. 帮助临床医生克服以往的习惯思维局限,更全面、系统地认识前列腺炎。

2. 指南提出了前列腺炎合理的诊治思路及较为规范的诊治程序,减少经验性治疗带来的过度治疗。

3. 不同类型的前列腺炎给予不同的具体的诊疗方案,进行科学正确的诊断和有效的治疗。

4. 建立在循证医学证据上的治疗可对症下药减少患者的经济和心理负担。

5. 特别提出了前列腺炎患者的健康教育问题,体现了以人为本的治疗理念。

二、《前列腺炎诊断与治疗指南》的主要特点

1. 首先"指南"反映了国内、外前列腺炎诊断的最新研究进展,根据大量基础及临床 RCT 实验研究表明,引起慢性非细菌性前列腺炎的病因可能与以下原因有关:病原体感染、排尿功能失调、精神心理因素、神经内分泌因素、免疫反应异常、异常氧化应激及盆底相关疾病,最新的指南将下尿路上皮功能障碍加进病因及机制中,为病因学研究提供新的思路。

该"指南"将临床症状、体格检查、尿常规检查及前列腺按摩液常规检查纳入前列腺炎诊断程序的必需项目,使得绝大部分患者能够得到及时准确的诊断。对于在临床上存在的Ⅳ型无症状性慢性前列腺炎,在指南中亦有所反映。

2. "指南"重点突出,注重实际应用 慢性前列腺炎/慢性骨盆疼痛综合征约占临床前列腺炎 90% 以上,因此"指南"对此类型前列腺炎描述占主要篇幅。指南提出要重视前列腺炎病史的采集,准确的病史对前列腺炎诊断起着重要作用。辅助检查强调由易到难(必需项目、推荐项目、可选择项目),以 NIH 分类为指导,避免大撒网式检查,以减少患者的医疗支出。"指南"亦根据国内临床研究结果,提出了针对国人的前列腺炎治疗方法。"指南"以直观明了的流程图形式显示前列腺炎的诊断思路,明确诊疗顺序从而增强了可操作性,达到进一步规范国内前列腺炎的诊治方法。"指南"还以附件的形式介绍了美国国立卫生研究院慢性前列腺炎症状指数(NIH-CPSI)评分及前列腺炎诊断治疗流程和病原体定位试验的具体操作方法、慢性骨盆疼痛综合征(CPPS)的 UPOINT 临床表现分型等。

除此之外,根据国内的临床调查结果,此版"指南"指出与国外指南在前列腺炎病因分布方面的不同,进一步适应中国人群的实际情况。例如,引起Ⅱ型慢性细菌性前列腺炎的病原体在国外报道以大肠埃希菌多见,但在国内研究表明金黄色葡萄球菌多见,较符合国内Ⅱ型慢性细菌性前列腺炎病原体感染现状,有助于指导临床治疗。

三、全面正确理解《前列腺炎诊断与治疗指南》

有了前列腺炎"指南",并不是所有问题都可以迎刃而解,要认识到指南不是硬性的规定,而是处于动态的发展和完善之中;是依据于大量国外循证医学资料,并结合部分国内资料。但"指南"是一般性的指导原则,应与具体临床实际情况相结合。除了要充分考虑患者个体性差异外,尚应考虑地区、社会、经济等具体条件。合理、正确运用循证医学资料则取决于每个医师的知识、经验和能力。应结合"指南"认真学习相关基础理论知识,积累临床实践经验,适当开展临床科研,不断提高诊疗水平。这在相当长一段时期内是泌尿男科工作者的重要而艰巨的任务之一。

前列腺炎病因较多且复杂,"指南"不仅涉及 NIH 分类的所有类型,而且较为详细地列出可能的病因,这有利于医师拓宽思路,避免临床思维的局限性,同时,也有利于前列腺炎的科研工作的开展。

四、前列腺炎诊治目的及原则

经济、规范、全面是前列腺炎诊断中应遵循的主要原则。经济:灵活应用前列腺炎诊断流程图有助于避免过度的检查,减轻患者经济负担,

减少医疗浪费。规范：为了使前列腺炎的诊治程序更清晰明了，"指南"以前列腺炎诊断流程图形式显示了诊断思路，让诊疗有方向地进行。全面：简化的临床诊断步骤是使检查有条不紊地进行而不是忽略某些检查，在符合规范的条件下，尽可能全面地考虑问题，应结合实际情况，从生活、工作等各方面建议患者进行系统的治疗。

除外，前列腺炎的诊断中应遵循的主要思路是：①重视病史及体格检查，主要包括泌尿生殖系统的检查；②根据病史选择有关检查，检查由简单到复杂，降低患者的诊断成本；③根据治疗反应做出阶段性评价，根据病情变化调整治疗方案。

五、不断完善的《前列腺炎诊断与治疗指南》

不同疾病的诊治指南都是建立在过去的循证医学基础上，反映当时的研究进展和临床经验，因此指南的不断修改和完善是潮流的趋势和时代需求的必然。针对我国的具体情况，国内相关研究亦已起步，病原体感染、排尿功能失调、免疫功能异常、精神心理因素等都可能是慢性前列腺炎的致病因素。当然，除了致病因素的研究，关注加重疾病进展的因素对治疗疾病同样重要，比如，我国梁朝朝教授团队研究发现酒精可能不会引起前列腺炎，但可以加重前列腺炎，这些研究结果会给临床治疗及预防措施提供循证医学证据。总之，按循证医学要求，加强对慢性前列腺炎的流行病学调查、发病机制的研究，重视慢性前列腺炎患者的诊治过程中的随访，从而可以不断总结临床经验进一步提高诊断水平和治疗效果。

（梁朝朝）

参 考 文 献

[1] 郭应禄，李宏军. 前列腺炎. 第2版. 北京：人民军医出版社，2007.

[2] 夏同礼，孔祥田，宓培，等. 我国成人前列腺非特异性炎. 中华泌尿外科杂志，1995，16（6）：711-713.

[3] 邓春华，梁宏，梅骅，等. 前列腺内尿液反流在慢性前列腺炎发病中的作用. 中华泌尿外科杂志，1998，19（6）：288-289.

[4] 郝宗耀，梁朝朝，武立新，等. 慢性前列腺炎对生活质量的影响. 中华泌尿外科杂志，2005，26（6）：367-370.

[5] 武立新，梁朝朝，唐智国，等. 慢性前列腺炎患者1 426例精神障碍调查分析. 中华泌尿外科杂志，2006，27（8）：512-515.

[6] 刘骋，梁朝朝，张学军，等. 慢性前列腺炎病原学初步研究. 中华泌尿外科杂志，2005，26（12）：826-828.

[7] 张小马，梁朝朝，付圣权，等. 犬正常前列腺导管系统形态的初步研究. 中华泌尿外科杂志，2006，27（12）：843-846.

[8] 梁朝朝. 加强我国慢性前列腺炎的流行病学研究. 中华泌尿外科杂志，2006，26（8）：509-511.

[9] 梁朝朝. 慢性前列腺炎诊断标准的再认识. 现代泌尿外科杂志，2012，17（6）：537-540.

[10] 那彦群. 中国泌尿外科疾病诊断治疗指南. 北京：人民卫生出版社，2014：447-779.

[11] 梁朝朝. 慢性前列腺炎诊断标准的再认识. 现代泌尿外科杂志，2012，17（6）：537-540.

[12] Liang CZ, Li HJ, Wang ZP, et al. The prevalence of prostatitis-like symptoms in China. J Urol, 2009, 182（2）：558-563.

[13] Liang CZ, Li HJ, Wang ZP, et al. Treatment of chronic prostatitis in Chinese men. Asian J Androl, 2009, 11（2）：153-156.

[14] Shoskes DA, Nickel JC, Kattan MW. Phenotypically Directed Multimodal Therapy For Chronic Prostatitis/Chronic Pelvic Pain Syndrome: A Prospective Study Using UPOINT. Urology, 2010, 75（6）：1249-1253.

[15] Liang CZ, Hao ZY, Li HJ, et al. Prevalence of premature ejaculation and its correlation with chronic prostatitis in Chinese men. Urology, 2010, 76（4）：962-966.

[16] Collins MM, Meigs JB, Barry MJ, et al. Prevalence And Correlates of Prostatitis In The Health Professionals Follow-Up Study Cohort. J Urol, 2002, 167（2）：1363-1366.

[17] Nickel JC, Alexander RB, Schaeffer AJ, et al. Chronic Prostatitis Collaborative Research Network Study Group. Leukocytes And Bacteria In Men With Chronic Prostati-

tis/Chronic Pelvic Pain Syndrome Compared To Asymptomatic Controls. J Urol，2003，170（3）：818-822.

[18] Krieger JN，Nyberg LJ，Nickel JC. NIH Consensus Definition And Classification of Prostatitis. JAMA，1999，282（3）：236-237.

[19] Nickel JC，Nyberg LM，Hennenfent M. Research Guidelines For Chronic Prostatitis：Consensus Report From The First National Institutes of Health International Prostatitis Collaborative Network. Urology，1999，54（2）：229-233.

[20] Zhao Z，Zhang J，He J，et al. Clinical Utility of The UPOINT Phenotype System In Chinese Males With Chronic Prostatitis/Chronic Pelvic Pain Syndrome（CP/CPPS）：A Prospective Study. Plos One，2013，8（1）：E52044.

第五章　膀胱炎症性疾病

第一节　概　述

膀胱炎症性疾病并非是一种得到共识的疾病概念，多指各种致病因素导致的一种膀胱壁内炎症反应长期存在的现象。即使明确为一种疾病的间质性膀胱炎，也并无明显的病因，从病理上看，也只是存在一种长期非特异性炎症现象。而其他相关疾病，包括反复泌尿系统感染所致的顽固性炎性改变、化学性膀胱炎、放射性膀胱炎及嗜酸性膀胱炎等，尽管病因不同，但临床上多表现为尿频、尿急和排尿疼痛现象，而且治疗方面也存在一定的共性，故本章节将着重介绍有关膀胱炎症性疾病的相关病因、发生机制、基本的病理生理改变和各自的治疗方法。

第二节　感染相关的膀胱感觉过敏

一、感染、炎症及膀胱感觉的相关研究

感染和炎症存在着一种因果关系，感染时一定存在炎症，炎症是对感染的一种组织保护反应，这种保护机制与机体对病原菌产生一种免疫反应有关，其结果是组织内出现大量的炎症细胞，这种炎症反应是机体抵抗病原菌的主要机制，但同时如果这种炎症反应因一系列的自体免疫机制而长期存在，不但影响了膀胱的感觉神经，久而久之也会影响膀胱的组织结构而改变膀胱的功能，正是由于以上因素，使得反复泌尿系统感染的患者常出现膀胱感觉过敏现象，尽管没有细菌学证据，但时常被认为是一种慢性迁延性细菌感染而延误治疗。

（一）感染和膀胱感觉神经改变的相关性研究

要理解感染对膀胱感觉的影响，需要了解感染与膀胱感觉神经变化的相关性。最初人们发现

感染诱发炎症长期存在的证据来自婴幼儿细菌性膀胱炎后出现的膀胱疼痛，而这类疼痛与膀胱壁炎症有关，甚至持续到成年。现在的研究发现，与婴幼儿本身膀胱内有比较丰富的疼痛传入神经C-纤维有关，加之反复的泌尿系统感染，使得C-纤维增多，其神经末梢释放的P物质引发一系列的炎症，因为所诱发的C-纤维增多现象可持续存在，甚至直至成年，导致患者自幼存在膀胱感觉过敏的基础，这类患者也易患膀胱过度活动症及间质性膀胱炎。

（二）膀胱感觉过敏与下尿路症状相关性的病理生理基础

细菌性膀胱炎即使治愈以后，膀胱壁在一定时间内也存在一定程度的炎症，有关此方面的研究多基于大鼠的动物模型，多数研究结果显示，一经感染，即使感染得到控制后数周内，膀胱壁仍存在广泛的炎症，其温度敏感试验也提示存在膀胱感觉过敏。这种感觉过敏与炎症刺激局部组织释放神经生长因子，末梢神经纤维明显增加有关。尽管没有太多的来自人体的研究资料，但从间质性膀胱炎患者的膀胱壁活检结果分析，慢性炎症长期刺激可导致C-纤维神经明显增加，该神经为膀胱壁伤害感受器的传入神经，主要传导尿液中有害物质所致的疼痛感，因此可以推测，即使是细菌性感染所致的神经末梢明显增加，也多与C-纤维增加有关。

C-纤维属于无髓鞘传入神经纤维，见于婴幼儿，成年后逐渐退化。一旦膀胱受到有害刺激，如炎症、化疗、放疗等，该纤维将明显增多，同时多伴有间质内肥大细胞的明显增多，这些病理生理变化不但导致膀胱感觉处于过度敏感状态，同时C-纤维增生与肥大细胞释放组胺所致的膀胱间质炎症相关刺激而形成恶性循环，结果将会引起严重的刺激性储尿期症状。

二、感染相关的膀胱感觉过敏的流行病学

要了解一种病状，首先需要了解其流行病学特征，很遗憾目前尚无相关的资料，如果从感染作为诱因的角度分析，能大致了解感染相关膀胱感觉过敏患者的发生率。多数文献显示泌尿系统感染尤其在女性发生率极高，大约 10%～20% 女性人群在 24 岁之前曾经患过泌尿系统感染，而60% 的女性一生中至少患过一次泌尿系统感染。因此这是一种女性为主而较为普遍的一种疾病。尽管没有进行相关的流行病学调查，但相伴随的膀胱感觉过敏至少在感染后一段时间会存在并明显影响患者的生活质量，甚至会造成误诊而滥用抗生素，引起一系列的合并症。

三、感染相关膀胱感觉过敏的临床症状

曾经有明确的细菌性膀胱炎的病史，经抗生素治疗患者症状常得到明显缓解，往往在尿培养结果显示阴性后（即已清除细菌），患者仍有尿频、尿急，甚至下腹或尿道灼热、不适、甚至疼痛现象。如仔细询问病史，这种灼热或疼痛现象是造成患者尿急甚至导致尿频的主要原因。

四、实验室检查

尿常规常显示尿中少量红细胞，原有白细胞满视野现象消失，提示膀胱黏膜处于受损阶段，此时往往被误认为感染并未消除。

尿培养对感染是否持续存在是很重要的实验室检查。如尿培养显示抗生素治疗前的致病菌转阴，应提示细菌感染已被完全控制。此时症状的持续存在应该与膀胱黏膜因炎症而过度敏感有关。

五、其他检查

由于反复泌尿系统感染患者才易出现感染相关的膀胱感觉过敏，在确定目前没有致病菌外，还应进行筛选性检查以了解是否存在可能引起反复泌尿系统感染的原因，如尿流率加残余尿量测定以除外排尿困难，妇科检查以除外女性生殖器感染，泌尿系统超声检查以了解有无其他异常所致的反复泌尿系统感染，如泌尿系统结石、肿瘤，甚至结核等。

六、膀胱感觉功能检查

膀胱感觉有多种，如储尿期随着膀胱的扩张导致牵张感受器受刺激，可引起明显的尿意，但这类感觉多由有髓鞘的 Aδ 神经纤维传导，是一种生理性的感觉，一般只有在膀胱容量到一定程度时才能产生能产生尿意的传入冲动。而因反复泌尿系统感染，C- 纤维会明显增多，其神经末梢为伤害感受器，对温度（冷或热）及尿液有害成分（如细菌感染及化疗药物等）会产生强烈尿意或疼痛，此类感觉还会随着膀胱壁随尿液扩张牵拉而明显加重。同时传入神经冲动的增加会诱发逼尿肌的过度活动。对膀胱不同感觉功能的区分在进行膀胱感觉功能检查时是极为重要的。

（1）冰水试验：较为常用的膀胱感觉功能检查。具体做法为：膀胱内灌注 2℃（也有改良为 10℃）60ml 生理盐水或蒸馏水，并保持 30s；如果患者在 1min 之内因急迫排尿感而不能延迟出现排尿即为阳性。该检查原本为通过刺激膀胱感觉神经了解其是否造成患者逼尿肌过度活动的检查，通常用于检查脊髓损伤患者有无逼尿肌反射亢进。但近年来发现其在炎症所致的膀胱感觉功能评估中有其临床价值，阳性表现则为膀胱疼痛出现或原有的疼痛加重。也有学者提出了膀胱测压加冰水试验，可以了解患者的感觉异常是逼尿肌过度活动或仅仅为疼痛导致的尿急。

（2）储尿期膀胱测压的膀胱感觉功能评估：在尿动力学检查中通常以初始排尿感时膀胱灌注容量多少来判断膀胱的感觉，同时需经膀胱压力测定确定患者在此感觉出现时并未见逼尿肌收缩现象，否则提示为逼尿肌过度活动所致而非膀胱感觉过敏。尽管国际尿控学会并未给出膀胱感觉过敏诊断的具体膀胱灌注容量，但通常将初始排尿感觉出现时膀胱灌注容量低于 150ml 提示存在膀胱感觉过敏。在临床中，由于尿动力学检查可明显加重此类患者的症状，因此通常不建议作为首选检查，除非相应治疗无效以及高度怀疑与膀胱过度活动症有关时此检查可进一步确定诊断。

七、诊断

感染相关的膀胱感觉过敏诊断的临床意义在于：并非所有的细菌性膀胱炎感染控制后迁延不

愈的尿路刺激症状一定是细菌感染持续存在所致，而感染控制后（如尿培养阴性）存在尿路刺激症状的患者采用长期的抗生素治疗既不能缓解患者的症状，也是造成抗生素滥用的原因之一；另外在很多情况下，尿培养阴性的患者仍应用抗生素时症状逐步得到缓解并非抗生素疗效所致，而是感染控制后膀胱炎症的逐步消退所为。如果认识到这一问题，采用抗感染治疗不但能迅速缓解患者的症状，也可有效控制抗生素的滥用。

感染相关膀胱感觉过敏的诊断多根据患者的临床症状特点和排除其他可能引起尿频的疾病后获得。因为引起膀胱感觉过敏的最主要病理生理机制为膀胱反复细菌感染或已存在的感染所致的炎症。而对于任何引起膀胱炎症改变的疾病均可导致膀胱感觉过敏，而在诊断中需要对此——鉴别，不可轻易诊断。

典型的症状包括：尿频且通常合并明显的尿急症（即突发急迫排尿感，难以延迟），尿频的主要原因与憋尿时膀胱尿意强烈有关，这种强烈的尿意也会随着储尿量的增加而更为严重。

正常的尿常规可以除外泌尿系统大多数器质性疾病，如尿常规异常则需要做进一步的检查，如尿白细胞增多需要做尿培养以确定是否为泌尿系统感染，而尿红细胞增多则需要做尿细胞学检查以除外尿路上皮肿瘤等。

包括影像学及泌尿外科特殊检查如膀胱镜等均为排他性诊断，以了解泌尿系统是否存在某种器质性病变。

八、治疗

抗组胺药物：最为常用的药物。尽管这些药物的研发并非针对膀胱感觉过敏，但抗组胺药物是目前最为有效的治疗因炎症所致膀胱感觉过敏的药物。抗 H_1 受体的药物有阿米替林、氯雷他定，抗 H_2 受体的药物有西咪替丁。临床上常用的药物阿米替林有多重药理作用，该药物既是一种三环类抗抑郁药，也具有较强的抗 H_1 受体作用，同时还具有一定的抗胆碱能疗效，后者对膀胱过度活动症也有良好的疗效，因此对于可能合并膀胱过度活动症的患者应首选此药。但如果患者伴有排尿困难，则应慎用全剂量，建议从 12.5mg（半片）开始逐渐增量，每天最大剂量不超过 75mg。

膀胱灌注药物：经膀胱灌注的药物有辣椒辣素和仙人掌毒素（resiniferatoxin, RTX），均为辣素类药物，其主要作用机制为封闭 C- 纤维而缓解膀胱感觉过敏。一次膀胱灌注有效时间常持续 3 个月以上。

很多情况下患者膀胱感觉过敏与一些器质性疾病同时存在，因此也需要联合治疗。最为典型的是间质性膀胱炎，严重的炎症持续存在不但造成膀胱感觉过敏，甚至为膀胱疼痛。间质性膀胱炎的主要发病机制与膀胱黏膜血尿屏障破坏有关，膀胱灌注透明质酸钠可有效保护膀胱黏膜，如同时服用抗组胺药物能更为有效缓解患者的症状。

对于反复泌尿系统感染并长期尿频严重者，如尿培养阳性也可以积极抗感染的同时口服抗组胺药物，以更好地缓解症状。

九、预后及研究展望

膀胱感觉过敏是一种很常见，但临床常常被忽略的膀胱病理生理改变，也常常与其他疾病合并存在，或者说任何可导致膀胱炎症反应的疾病均可导致膀胱感觉过敏，使得膀胱感觉过敏常常不作为治疗目标。由于在现实临床中，泌尿系统感染这种常见病是造成膀胱感觉过敏的主要因素，而很多情况下采用抗生素治疗可能并不存在的感染，而忽略了膀胱感觉过敏的可能。但从文献看，多数研究只是在动物实验或尿动力学研究层面，少见临床多中心随机对照研究证据以提醒人们感染相关膀胱感觉过敏在临床中的重要性，这也是将来值得努力的研究方向。

第三节　膀胱疼痛综合征 / 间质性膀胱炎

一、膀胱疼痛综合征 / 间质性膀胱炎的定义及其临床意义

有关间质性膀胱炎的描述有百余年的历史，1915 年 Hunner 正式提出有关间质性膀胱炎的定义，描述了 5 例患者在膀胱镜检查下出现"红斑症"现象，病理提示为膀胱壁的广泛炎症，此后间质性膀胱炎作为疾病名称被广泛应用。间质性膀

胱炎主要是一种病理描述，指膀胱壁内存在广泛的炎症，但这种炎症并无特异性，使得该疾病缺乏诊断性的病理表现。这类患者通常伴有尿频、尿急、憋尿时疼痛等严重的下尿路症状，同时经详尽检查除膀胱壁内广泛炎症以外，并无其他病理疾病。

有关间质性膀胱炎的病名在美国糖尿病、消化和肾脏疾病研究所（the National Institute of Diabetes and Digestive and Kidney Diseases，NIDDK）提出了相关的诊疗标准后受到质疑。越来越多的证据显示，如临床上采用此标准，大约 1/3 膀胱疼痛相关的患者不能获得诊断，尽管这些患者通过针对间质性膀胱炎的治疗获益，但也因为不符合此标准而带来不适当治疗和保险公司赔付困难等问题，同时符合 NIDDK 间质性膀胱炎标准的患者多为晚期，使得多数患者得不到早期的治疗。因此目前不但对该诊断的标准提出了质疑，同时也对间质性膀胱炎的名称产生异议。近年提出很多新的名称建议，但从最近的文献看，为相关权威机构认可的名称为膀胱疼痛综合征（bladder pain syndrome，BPS），通常指与膀胱充盈相关的膀胱区疼痛，通常伴有夜尿次数增多、尿频和尿急。由于这类炎症性疾病的疼痛特点并无特异性，不同时期病程、疼痛范围和涉及器官也有差异，因此也提出了 BPS 疼痛的定义为一种慢性盆腔疼痛（慢性指至少 6 个月以上）。鉴于病名的修改涉及一系列与保险公司赔付相关的法律问题，欧洲间质性膀胱炎研究学会（ESSIC）建议以膀胱疼痛综合征 / 间质性膀胱炎来命名此病（即 BPS/IC）。

有关该病病名的变更其实还是反映了对此病最基本的病理生理改变机制不甚了解，病名的变化则为便于临床医生诊断和治疗。

二、膀胱疼痛综合征 / 间质性膀胱炎的流行病学

由于该疾病的病因不明，诊断尚未统一，因此流行病学资料差异很大。我国李贵忠等采用 O'Leary-Sant 间质性膀胱炎症状及问题指数系统对门诊下尿路症状患者进行随机调查，结果显示女性下尿路症状就诊患者符合间质性膀胱炎流行病学诊断的为 55%，而男性为 30%；近年美国采用新 BPS/IC 和症状定义进行电话随机调查 12 752 名女性，结果显示 6.53% 的成年女性符合 BPS/IC 的诊断，即相当于 6 530 人 /10 万人群；而进一步分析显示，有 4.2% 男性符合 BPS/IC 诊断，即相当于 4 200 人 /10 万人。以上结果提示 BPS/IC 可能成为泌尿外科最为被忽略的疾病。

有关 BPS/IC 可能存在的危险因素也有众多报道，我国李贵忠等报道刺激性食物、妇科感染和肛肠疾病与 BPS/IC 的风险有明显的相关性。而近期的荟萃分析研究显示慢性盆底疼痛综合征患者 BPS/IC 发生率为 63%，近 50% 的女性慢性盆底疼痛综合征患者同时患 BPS/IC 和子宫内膜异位症。也有文献报道，自体免疫性疾病可导致类似 BPS/IC 症状，但此时的膀胱炎症可能与自体免疫性疾病累及膀胱有关，是否为 BPS/IC 并无定论。

三、病因

综合目前的研究看，PBS/IC 应该是多病因所致的疾病，病因尽管不同，但都造成了膀胱炎症性改变持续存在而导致相同的主诉和症状。无论是膀胱过度扩张、自身免疫疾病及反复细菌性炎症等，可能均损害了膀胱黏膜血尿屏障的完整性，从而触发了膀胱黏膜下慢性炎症的发生和发展，产生包括 C- 纤维增多，肥大细胞增殖，局部的免疫反应和过敏反应等一系列神经免疫的变化，进一步损害膀胱黏膜的功能，成为一种恶性循环而导致膀胱黏膜下炎症持续存在并进行性加重。由于长期慢性疼痛的存在，甚至重塑了脊髓神经，其结果导致即使切除了膀胱，也有部分患者术后仍有明显的盆底疼痛。

近十年来，病因研究最大的发现在于抗增殖因子（antiproliferative factor，APF）与膀胱黏膜功能的相关。最初有美国马里兰大学 Keay 发现间质性膀胱炎患者黏膜可能分泌一种蛋白，可明显抑制正常尿路上皮的生长。Keay 所领导的研究小组在 2003 年发现了 APF 可明显减低膀胱黏膜分泌肝素结合表皮生长因子样生长因子（heparin binding epidermal growth factor-like growth factor，HB-EGF）的功能。由于 HB-EGF 是维系膀胱黏膜生长的一种多肽类分子，其减少势必进一步造成膀胱黏膜生长的受阻。因此 APF 的上升及

HB-EGF 的减少目前被认为是 BPS/IC 患者膀胱血尿屏障破坏的一种分子机制。而尿液 APF 变化也可能成为 BPS/IC 诊断的分子标记。

有关 BPS/IC 的病因研究有很多假说，如肥大细胞假说、神经生物学改变假说、自身免疫炎症假说等，从现有的资料看很难用一种假说来合理解释该病发生的机制，更可能的是该病发生发展过程中的各种病理生理改变现象。

四、病理

BPS/IC 的病理表现为黏膜破碎不完整，黏膜下存在着以淋巴细胞为主的广泛炎性细胞的浸润。但这种病理表现并非特异，任何因素引起的慢性炎症均有同类的病理表现。因此 BPS/IC 的病理并不能作为该病的诊断性检查。目前共识是 BPS/IC 患者膀胱黏膜及壁的病理检查目的在于除外其他可能引起同类症状的器质性疾病，如嗜酸性膀胱炎、膀胱结核及原位癌等。即使对于有典型的症状患者病理检查接近正常也并非少见（图 4-5-1）。

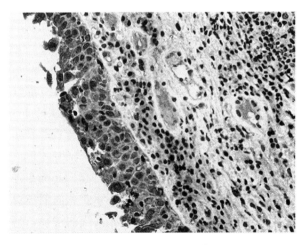

图 4-5-1　BPS/IC 病理表现

五、诊断与鉴别诊断

诊断的主要依据是判断患者的疼痛、压迫感和不适所致的尿频及尿急症状是否与膀胱有关。通常患者自觉随着憋尿的增加，膀胱区的疼痛或压迫感或强烈尿意不适逐渐加重，随之导致患者尿频及尿急主诉。尽管有文献提出了症状持续时间是诊断依据之一，但时间期限也未获得共识，如要求持续 3 个月至 6 个月不等。在临床实践中

发现，持续时间短的患者患有其他疾病的可能性更大，但也不除外就是 BPS/IC 所致。

有关诊断的关键是症状的甄别，患者的主诉与确定的症状并非完全一致。对于以尿频为主诉的患者需要进一步检查促使患者排尿的原因，会发现 BPS/IC 患者并非因为时间地点方便而排尿，主要促使其排尿的原因为与憋尿相关的膀胱区疼痛、压迫感和不适（通常为强烈的尿意）。

有典型的症状还不足以诊断 BPS/IC，需要除外其他器质性疾病。NIDDK 颁布的间质性膀胱炎诊断标准中列举了多数需要甄别的相关疾病，仍对临床有指导意义，只是其中一些诊断标准如红斑症阳性或膀胱容量应小于 350ml 等不符合目前学界对 PBS/IC 的理解。常见需要鉴别的疾病有反复泌尿系统感染、尿路结石、肿瘤、结核等，有些膀胱特殊炎症性疾病也需要进行鉴别，如嗜酸性膀胱炎、化学性膀胱炎、放射性膀胱炎，甚至红斑狼疮等自身免疫疾病累及膀胱等。由于需要鉴别的疾病较多，2004 年 Nickel JC 综合了日本及美国的间质性膀胱炎共识提出了一套诊断和鉴别诊断的解决方案，现做简要介绍。

（一）必要检查

1. **病史及体检**　病史内容包括是否有典型的症状及其持续时间，以上已有阐述。体检的重点在于除外盆底区域是否存在可能引起类似症状的器质性疾病，如肛周疾病、女性尿道或前庭腺体感染、下腹部有无肿块、膀胱尿后有无胀满、有无可能引起疼痛的皮肤病变等。男性需注意有无睾丸或阴茎的器质性疾病，女性则应了解有无盆腔器官的异常。

2. **尿常规**　尿常规是尿路疾病排他性检查中较为可靠的检查。正常的尿常规基本可以除外泌尿系统存在器质性疾病的可能。异常的尿常规需要做详尽的检查，在除外可能的器质性疾病后，异常的尿常规本身并不意味着除外 BPS/IC 的诊断。

3. **细菌培养**　尿常规检查显示有异常白细胞增多者应做尿培养以了解是否存在细菌性膀胱炎。一旦细菌性膀胱炎诊断确立，首先需进行抗感染治疗。若感染控制后相关症状减轻但仍长期持续，需要重新评估以确定是否为 BPS/IC。对于男性前列腺液异常白细胞增多，也需要做前列

腺液细菌学检查。即使细菌学检查阴性，仍需要一个疗程的抗生素治疗（一般为口服广谱抗生素4周）；如症状持续存在，一般可确诊为Ⅲ型前列腺炎。对于Ⅲ型前列腺炎采用一般治疗无明显疗效，尤其是主诉以膀胱区憋尿疼痛为主的患者应高度怀疑BPS/IC。

4. 尿细胞学检查 通常用于尿常规显示有红细胞异常增多时进行的检查，主要目的是除外膀胱原位癌。该检查的可靠性取决于检查者的经验，因此对于高度怀疑或高危人群患者（如年龄在60岁以上的膀胱疼痛综合征患者），应以膀胱镜检查加膀胱黏膜随机活检替代尿细胞学检查。尿细胞学检查同时也能发现嗜酸性膀胱炎，主要表现为尿有大量的嗜酸细胞的存在。

以上检查是BPS/IC筛选时必要的检查，无创而有效，尤其是尿常规及尿细胞学正常几乎可以除外泌尿系统内大多数器质性病变而获得BPS/IC的诊断。

（二）选择性检查

1. IC问卷表评估 由于BPS/IC的症状由一组症状组成而并非单一症状表现，同时每个患者的主要症状表现可能不同，因此需要一份综合性症状评估问卷表评估症状的轻重。这类评估量表也常作为流行病学调查的诊断标准，但在临床实践中应作为确诊诊断后评估症状的轻重或疗效差异的工具。获得WHO推荐的评估量表有3种：①排尿日记：BPS/IC的排尿日记可以根据该疾病的特点加以修改，如不仅记录每次排尿时间、每次排尿量、每次饮水时间及每次饮水量等，还可同时记录每次排尿前是否存在憋尿痛，疼痛的严重程度和疼痛的部位，或记录压迫感以及憋尿不适的情况；②O'Leary-Sant症状及问题评分：该问卷表分为症状部分及问题部分，各由4个问题组成，与其他问卷表不同的是该问卷表不但关注了尿频尿急的严重程度，也重点关注了疼痛、压迫感或不适的严重程度及这些症状对生活质量的影响。经过多年的研究和应用，该问卷表已逐渐获得认可和普及；③WHO还推荐采用通用的疼痛评估表评估BPS/IC的疼痛严重程度，该表设计简单但有效，将疼痛从无到极度疼痛分为0～10分，由患者根据自己疼痛的感觉自行打分。

以上3种问卷表尽管不是诊断性检查，在BPS/IC的临床研究中依然是主要的疗效评估手段，否则研究结果难以比较，也不易被国际学界所接受。

2. 膀胱镜检查 目前对膀胱镜检查在BPS/IC诊断的作用有很多研究和讨论，最基本共识是可行膀胱黏膜的随机活检以除外膀胱黏膜局部病理改变所致的类似症状，最为经典的疾病是膀胱广泛原位癌，该疾病也是以尿频、尿急和膀胱疼痛为主要特征，近50%的患者尿常规可正常，而且60岁以上的膀胱疼痛患者为膀胱癌高危人群。因此目前对60岁以上BPS/IC患者建议行经膀胱镜膀胱黏膜随机活检以除外膀胱原位癌的可能。对于BPS/IC患者而言，黏膜或肌层活检本身并无诊断性价值，但也有学者提出，通过了解组织中肥大细胞的多少可能有利于选择相应的治疗，但此提议并未获得广泛认同。

3. 钾离子敏感试验 膀胱灌注0.4mol/L氯化钾，以疼痛评分增加2个评分为阳性，了解膀胱黏膜的敏感性。正常患者仅4.5%阳性，而BPS/IC患者则高达70%，但也发现泌尿系统感染和放射性膀胱炎患者阳性率均高达100%。因此该检查并无特异性，但对轻度不适患者如需判断是否与膀胱黏膜功能障碍有关时，该检查有一定的临床价值。

4. 麻醉下水扩张 通常经膀胱镜膀胱灌注生理盐水，灌注压力维持在80cmH₂O并保持1～2min。有关麻醉下水扩张的临床意义一直存在争议，可以肯定的是只有在麻醉下水扩张时才能确定患者是否存在Hunner溃疡。目前对Hunner溃疡定义为Hunner病灶，指麻醉下水扩张时膀胱黏膜出现的深度撕裂现象，而并非真正的溃疡。麻醉下水扩张最初作为一种IC的必要诊断手段，但目前对此有很大争议，因为相当一部分患者有典型的IC临床表现，但该检查可能为阴性，究其原因可能与这类患者膀胱炎症性改变并非很重相关，从而导致无典型的红斑症征象。

5. 膀胱黏膜随机活检 膀胱黏膜随机活检最主要的目的是除外膀胱除炎症以外的其他特殊病变。临床中常见的局部病理改变有膀胱原位癌、膀胱结核和嗜酸性膀胱炎。通常只有膀胱广泛原位癌才会导致类似BPS/IC的膀胱疼痛症状，正如前述，膀胱广泛原位癌多见于60岁以上患者，但对于曾经膀胱黏膜活检已除外膀胱原位癌的患者并不意味着将来并无此病，因此，对于针对BPS/IC治疗疗效欠佳或长期治疗有效但近期症状突然加重者，建议再次进行膀胱黏膜随机活检。

由于BPS/IC患者膀胱感觉极度敏感，局麻行膀胱镜检查患者难以耐受，因此通常并不单独进行膀胱黏膜活检而与麻醉下水扩张一并进行，既能缓解患者检查时的痛苦，也可同时行麻醉下水扩张而暂时缓解患者症状。如确实无必要做麻醉下水扩张，也建议在麻醉下行膀胱镜检查及黏膜随机活检。

6. **尿动力学检查**　只有在超声提示膀胱壁明显增厚或静脉肾盂造影显示膀胱外形有明显纤维化迹象，担心可能会影响到上尿路功能时才考虑行该检查。检查的主要目的是通过测定患者膀胱顺应性，了解有无行膀胱扩大术的指征。对于同时主诉有明显排尿困难的BPS/IC患者，应行影像尿动力学检查以确定患者是否存在梗阻及梗阻的水平。从目前的临床实践看，膀胱出口梗阻（或膀胱颈梗阻，或尿道狭窄）作为BPS/IC混淆性疾病并不少见，而梗阻解除后相关症状多能很快缓解。如膀胱出口梗阻解除后BPS/IC症状长期不缓解，仍需考虑有BPS/IC的可能性。

7. **尿生物学标记**　来自膀胱尿路上皮的抗增殖因子（APF）应该是近年来BPS/IC尿生物学标记最大的研究进展之一。抗增殖因子（APF）的发现不但为BPS/IC的发病机制提供了证据，也为该病提供了一种可能的生物学标记。但由于BPS/IC可能为一种多病因疾病，APF作为BPS/IC的尿生物学标记还需临床大宗的研究数据支持。

六、治疗

BPS/IC治疗的基本原则为：①先保守，后侵入。②以缓解症状为主要治疗目标。因为目前并未找到真正的病因，因此对于这种病因不明的良性病来说缓解症状应该也是患者的主要诉求。③不同作用机制的药物联合治疗。④慎用不可逆的外科干预，如肠道膀胱扩大和膀胱全切加尿流改道。

（一）保守治疗

1. **经验性抗感染治疗**　初诊确诊为BPS/IC患者，如此前并未经验性抗生素治疗（国内此种情况其实罕见），建议一个疗程的经验性抗生素治疗；主要原因为尽管依据尿培养阴性而除外泌尿系统感染，但仍有很多病原菌并不能被普通细菌培养检出，而有研究显示在以上情况下，如给予广谱抗生素加阴道抗真菌治疗，71%的女性患者症状得以缓解或消失。

2. **保守治疗**　保守治疗的方法很多，通常包括以下几类。①饮食调节：主要避免含钾离子丰富的食物，如新鲜的橙汁等；还应避免食用辣椒、酒精和咖啡因食物。相关的证据多来自流行病学调查研究。②理疗：包括热水坐浴，经阴道盆底肌肉按摩等。③生物反馈治疗：主要为肌电生物反馈治疗，有助于缓解BPS/IC所致的盆底肌痉挛及相关的肌肉疼痛。这些措施尽管没有太多的循证医学证据，但经验上看的确能在一定程度上缓解BPS/IC患者的症状。

（二）药物治疗

1. **抗组胺药物**　主要作用为组胺受体阻滞（H受体），以达到抑制组胺释放所致的炎症反应。

阿米替林：为治疗BPS/IC的主要口服药物。该药物为三环类抗抑郁药，原本为治疗抑郁症研发。该药物治疗BPS/IC有3种可能的机制：①抗组胺作用（H_1受体阻滞作用）；②抗胆碱作用，尤其是伴有OAB患者有明显的缓解尿频作用；③β-受体激动作用，该作用可进一步缓解传入神经充盈引起的膀胱过度活动。从现有的文献看，抗组胺作用是其治疗BPS/IC的主要作用机制，通过抑制H_1受体，阻断组胺释放所致的炎症效应而减轻或缓解膀胱壁内炎症反应。常规用法为25mg，每天2次，主要副作用为嗜睡，建议从小剂量开始，最大剂量不建议超过75mg/d。

其他抗组胺药物如西咪替丁（H_2受体阻滞剂）和氯雷他定（H_1受体阻滞剂）在临床有一定应用，只是缺乏大型随机对照试验。

实验室研究显示，间质性膀胱炎大鼠模型中H_1，H_2，H_3受体表达均升高，提示抗组胺药物的联合治疗有可能提高疗效。

2. **膀胱黏膜保护剂**　增加膀胱黏膜表面的血尿屏障成分，而达到减少或消除尿液内渗所致的炎症反应。

爱泌罗：化学名为戊糖多硫酸钠，通过尿液排出后覆于膀胱黏膜表面而修复黏膜表面的氨基葡萄聚糖，即 GAG 层。长期服用（6 个月以上）能有效缓解 BPS/IC 患者的症状。用法为 100mg，每天 3 次，空腹服用为佳。常见合并症为胃部不适、腹泻及少许脱发等。

透明质酸钠：作用机制为修补 GAG 层。用药途径为膀胱灌注，每周 40mg/50ml 膀胱灌注 1 次，连续 4 周后每月 1 次，3 个月为 1 个疗程，有效率高达 71%。

肝素：硫酸多糖类，也有修补 GAG 层的作用。单纯肝素膀胱灌注疗效不佳，与碱化的利多卡因同时灌注，有良好的缓解症状作用。用法为每次肝素 10 万～40 万国际单位 +10ml 2% 利多卡因 +3ml 8.4% 碳酸氢钠膀胱灌注，保留 15～20min，每周灌注 1～3 次直至症状基本缓解。

3. 消炎止痛类药物　二甲亚砜（dimethyl sulfoxide，DMSO）的作用机制：①抗炎作用；②止痛作用；③肌肉松弛作用。用药途径为膀胱灌注。每 1～2 周膀胱灌注 50% DMSO 1 次，每次保留 15min 以上，4～8 次膀胱灌注为 1 个疗程。总有效率高达 50%～90%，副作用为可能引起化学性膀胱炎（10%）或呼吸时有大蒜气味。

仙人掌毒素（resiniferatoxin，RTX）：主要作用机制为阻滞 C 纤维释放 P 物质，从而减少炎症组织内肥大细胞释放组胺和其他炎症介质，减轻炎症同时也缓解疼痛。但目前的临床多中心研究显示其治疗 BPS/IC 的疗效并不明确，有待于更大宗的临床研究。

（三）微创治疗

1. 膀胱壁肉毒素 -A 注射治疗　作用机制包括：①感觉神经的阻滞作用（主要为 C 纤维），抑制炎症介质及 P 物质释放而减轻炎症和疼痛；②抑制胆碱能神经释放乙酰胆碱，缓解逼尿肌痉挛。有关肉毒素 -A 的疗效多来自小样本临床研究。有研究显示，200U/20ml 分 20 点注射（包括膀胱三角区），一次治疗 3 个月后有效率为 86.6%，5 个月为 26.6%，提示该治疗需要 3～6 个月反复进行才能维持一定的疗效。

2. 骶神经调节术　作用机制为：①通过刺激 S3 骶神经的传入神经，使得膀胱黏膜分泌 APF 减低，HB-EGF 增加，从而有助于膀胱黏膜功能的恢复；②通过刺激传入神经，激活抑制性间神经元而达到缓解疼痛的作用。该治疗的长期有效率高达 72%。

（四）外科手术治疗

外科手术包括麻醉下水扩张，Hunner 溃疡电灼术，肠道膀胱扩大术及膀胱全切尿流改道术。

1. 麻醉下水扩张　有不超过 3 个月的治疗作用，其作用机制为黏膜下感觉神经损伤而导致患者症状的暂时缓解。也有 3h 麻醉下水扩张的疗效报道，但其疗效比常规水扩张 1～2min 者并无明显优势。

2. Hunner 溃疡电灼术　对有 Hunner 溃疡者进行电灼治疗始于 20 世纪 20 年代，直至近年才有相关的长期临床研究报道，结果显示对于有 Hunner 溃疡者进行电灼确实进一步提高 BPS/IC 的治疗效果。

3. 肠道膀胱扩大术及膀胱全切尿流改道术　国际相关临床诊治指南均将这两种手术列为最后的治疗方法。指征包括患者疼痛及尿频症状极为严重且现有的治疗手段无效，或膀胱纤维化并可能影响到上尿路功能。尤其是症状严重者需要与患者充分沟通，告知膀胱扩大术后需要自行间歇导尿的可能性，或膀胱全切术后所面临的尿流改道和相关的合并症，通常膀胱全切后患者疼痛症状可完全消失，但也有报道由于神经机制，盆底疼痛可能持续存在。

总而言之，BPS/IC 因病因不明，使得其诊断困难，排他性诊断是目前确诊 BPS/IC 的基本原则，也就需要临床医生有丰富的临床经验。治疗的选择应依据循证医学证据，采用综合治疗才会取得良好的疗效（图 4-5-2）。

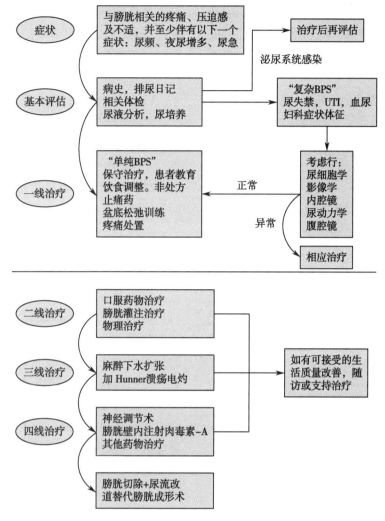

图 4-5-2 BPS/IC 诊治流程图

第四节 化学性膀胱炎

一、化学性膀胱炎的定义

化学性膀胱炎（chemical cystitis）是比较广义的疾病定义，由于不同的化学药物和不同的用药途径，引起膀胱化学性炎症的机制也不完全相同，治疗措施也各异。因此本文将着重介绍环磷酰胺出血性膀胱炎、膀胱灌注化疗相关膀胱炎及膀胱灌注 BCG 相关膀胱炎。

二、环磷酰胺相关膀胱炎

环磷酰胺相关膀胱炎（cyclophosphamide induced cystitis）主要表现为膀胱黏膜脱落和出血，又称环磷酰胺出血性膀胱炎，尽管主要与烷化类化疗药如环磷酰胺系统化疗有关，但其他化疗药物也可能引起出血性膀胱炎（如白消安，busulfan），因此目前更多采用化疗相关出血性膀胱炎来描述这类疾病。

1. **病因及发病机制** 直接病因与环磷酰胺静脉化疗及白消安口服化疗有关。有文献报道化疗相关的出血性膀胱炎发生率为 12%～41%，随着剂量不同，发生率明显升高。如环磷酰胺静脉化疗与白消安口服联合治疗，出血性膀胱炎的发生率高达 47%。因此化疗相关出血性膀胱炎已成为临床肿瘤治疗中常需面对的严重合并症。

有关环磷酰胺导致严重化学性膀胱炎的机制目前已基本明确。环磷酰胺入血后经肝脏代谢分解，其代谢产物之一丙烯醛经肾脏排至膀胱内，引起膀胱黏膜及黏膜下广泛的炎症反应。典型的病理表现为黏膜下水肿、中性粒细胞浸润、出血及坏死。膀胱镜下可见大片坏死脱落的黏膜及出血。近年的研究发现炎症可激活 NF-κB 通路，明显上调前炎症介质如肿瘤坏死因子-α、白细胞介素-1β及Ⅱ型环氧化酶等，明显加重了膀胱的炎症反应，使得NF-κB通路成为可能的治疗此类膀胱炎症的治疗靶点。

2. **临床表现** 见于因肿瘤及自体免疫疾病而使用烷化类化疗药者。血尿可轻可重，严重者伴血块，甚至因血块造成尿潴留。出血严重者甚至出现失血性休克表现。常伴有严重的尿频尿急。

3. **诊断与鉴别诊断** 有相关病史的患者一旦出现血尿和严重的尿频尿急就应高度怀疑出血性膀胱炎，但也应与严重的细菌性膀胱炎、膀胱结石、良性前列腺增生出血、服用阿司匹林及香豆素所致的出血等疾病相鉴别。

一线检查：腹部平片除外尿路结石，尿培养除外细菌性膀胱炎，了解血细胞比容了解失血的严重程度，凝血功能检查除外凝血机制障碍所致的出血。

膀胱镜检查：环磷酰胺相关膀胱炎一般较为严重，因此通常在麻醉下行膀胱镜检查，首先应经膀胱镜将膀胱内血块冲洗干净，仔细观察以除外膀胱肿瘤等可能引起严重出血的其他原因。对于明显出血点应行电灼术止血。膀胱镜检查后应留置三腔导尿管持续膀胱冲洗。

4. **环磷酰胺相关膀胱炎的预防** 对于采用烷化类化疗药物者应着重于预防。预防措施包括：①化疗前及化疗期间应充分经静脉输液水化；②美司钠（Mesna）静脉滴注，常用剂量为化疗药的20%，分3次于化疗同时、化疗后4h、化疗后8h滴注；③膀胱留置尿管生理盐水持续冲洗。

5. **环磷酰胺相关膀胱炎治疗**

（1）一线治疗：轻度血尿患者着重于诊断与鉴别诊断，并不需要特殊处理。对于明显血尿（尤其出现血块）者，首先应清除膀胱内血块，同时留置三腔导尿管持续冲洗。如果血尿持续存在或出现大量血块导致尿管引流不畅，应行膀胱镜检查，清除血块以及电灼出血部位。

（2）二线治疗：膀胱灌注1%明矾曾经是治疗膀胱内各种原因引起出血的有效手段，又称为化学性"电灼"。但明矾吸收易引起脑病，尤其是肾功能不全者发生率更高，甚至可造成惊厥或死亡，目前已很少应用。膀胱灌注1%甲醛溶液也能有效治疗膀胱内大出血。但由于甲醛溶液可导致黏膜纤维化，反流至输尿管易造成输尿管狭窄，有膀胱输尿管反流者应禁用。避免采用更高浓度的甲醛溶液，否则出现低顺应性膀胱的危险性明显升高。

（3）三线治疗：三线治疗主要为外科手术治疗，目前是控制大出血并挽救生命。可以根据术中患者生命体征情况适当选择双侧髂内动脉结扎术（或术前先行双侧髂内动脉栓塞术以观疗效），或膀胱大部切除术及肠道膀胱扩大术，或膀胱全切尿流改道术。

三、膀胱化疗药灌注治疗相关化学性膀胱炎

浅表性膀胱肿瘤经尿道膀胱肿瘤切除术（TUR-BT）后，膀胱灌注化疗药物以减少或延缓膀胱肿瘤复发是目前的标准术后治疗。膀胱灌注的化疗药物均为细胞毒性药物，对膀胱上皮细胞有一定的损害作用，这也是这类治疗延缓或减少膀胱肿瘤发生的主要机制。但是膀胱黏膜的破坏会引起一系列的膀胱炎症反应而产生严重的下尿路症状。有资料显示膀胱灌注化疗后患者出现尿频尿急及膀胱疼痛症状的发生率高达56%，严重者甚至会造成膀胱纤维化。

有关膀胱灌注化疗后出现以刺激性症状为主的下尿路症状是否可诊断为化学性膀胱炎目前并无定论，但从该症状产生的机制、膀胱黏膜的炎症表现和预后看，应该为化学性膀胱炎的一种。在获得诊断之前应该行尿常规和尿培养检查以除外因膀胱灌注操作可能造成的泌尿系统感染。

膀胱化疗药物灌注相关的化学性膀胱炎一旦获得诊断，需要根据患者的耐受程度和膀胱肿瘤治疗的需要以决定进一步治疗。对于症状严重者，建议暂停膀胱灌注，多数患者症状得以逐渐缓解。对于灌注期间出现因化学性膀胱炎而明显影响生活质量者，建议口服阿米替林，该药物因有抗组胺和抗胆碱能的作用，能有效控制因化学炎症所致的膀胱感觉过敏和因此诱发的膀胱过度活动症。

由于此类患者炎症的产生不但与化疗药物渗入有关，也与膀胱黏膜破坏导致尿液渗入引起炎症有关，膀胱黏膜保护也成为缓解此类患者症状的手段。如在膀胱灌注化疗期间采取膀胱灌注透

明质酸钠能有效缓解化学性膀胱炎所致的刺激性症状。

第五节　放射性膀胱炎

放射性膀胱炎特指放疗后膀胱及输尿管受损所引起的一系列疾病，放射性膀胱炎常见于因宫颈癌所致的放疗，其他一些放射形式也可引起放射性膀胱炎，如骨髓移植前放疗等，只是更为广泛的放疗引起的不仅仅是膀胱及输尿管下段的损害。无论是膀胱、输尿管下段或直肠都是比较固定的盆腔器官，因此盆腔肿瘤术后放射治疗时会伤及这些器官，引起一系列与放射损伤相关的病理生理改变，出现一系列的临床症状和相应器官受损后功能丧失所致的症状和后果。对这些放射损伤的了解有助于医生或者患者更好地评估放疗对疾病带来的益处和相关危险。本章节将主要讨论放射治疗所致的泌尿系统损伤问题。

一、膀胱放射性损伤的病理生理学

膀胱放射性损伤后病理改变分为急性期、亚急性期和慢性期。急性期和亚急性期的病理改变见于放疗后3～6个月，镜下表现为尿路上皮脱落、非典型增生和嗜酸性粒细胞浸润等（图4-5-3）。临床主要症状有尿频、尿急和排尿疼痛，大约7.7%的患者会出现血尿。慢性期病理改变多于放疗后6个月逐渐出现，主要病理表现为因血管内皮损伤导致慢性缺血和纤维化，放疗对平滑肌细胞的直接损害也会导致或加重膀胱的纤维化（图4-5-4），

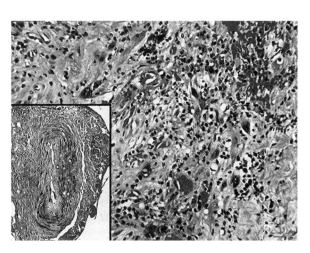

图4-5-3　膀胱放射性损伤急性期与亚急性期的病理改变

严重者出现膀胱壁的破损而导致膀胱阴道瘘（因阴道壁也同时损伤）。从病理生理的角度看，膀胱收缩功能逐渐丧失，膀胱纤维化导致膀胱顺应性减低，储尿功能亦逐渐丧失而导致膀胱储尿期压力过高，严重者出现上尿路积水。

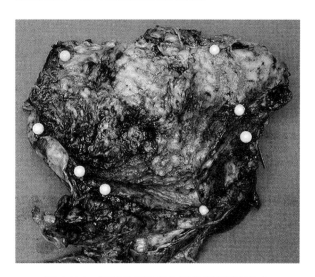

图4-5-4　膀胱放射性损伤慢性期膀胱纤维化

放射性膀胱炎导致肾积水的原因并非仅仅与膀胱本身病变有关。由于受累的下段输尿管也同样发生类似的病理生理改变，出现慢性炎症和逐渐纤维化的过程，多数患者晚期会出现输尿管狭窄，这种长段输尿管狭窄加之放疗损伤的组织难以愈合，使得临床处理极为困难，最终往往以输尿管皮肤造口来解决输尿管梗阻的问题。

二、诊断

对于有盆腔放疗史的患者，无论放疗后多少年，只要出现尿频、尿急甚至血尿，在详尽的泌尿系统检查除外其他器质性疾病后，均应高度怀疑放射性膀胱炎。

三、治疗

1. 急性期治疗　急性期最严重的症状是血尿，因此急性放射性膀胱炎也被认为是出血性膀胱炎的其中一种类型。此时治疗多以膀胱灌注各种止血抗炎的药物为主，临床上常有的药物有：①膀胱灌注1%的铝溶液，每小时250ml膀胱冲洗。其作用机制有促使细胞表面蛋白沉淀以减少黏膜的通透性，减轻炎症、水肿和渗出的作用。②膀胱甲醛溶液灌注，多用于放射性膀胱炎出血

严重时。由于该药物膀胱灌注会引起膀胱明显的纤维化和全身中毒症状，目前已基本弃用。

2. 亚急性及慢性期保守治疗 高压氧治疗应作为放射性膀胱炎的首选治疗，其作用机制为刺激放射损伤组织的新生血管形成。膀胱黏膜保护剂是近年来研究较多的一种治疗手段，其中包括膀胱灌注透明质酸钠和口服戊糖多硫酸钠。这两种药物不但有膀胱黏膜保护作用，使其免受尿液侵蚀而减轻炎症，亦有直接抗炎作用，无论是缓解症状还是减轻膀胱黏膜破损以减少出血均取得良好临床疗效。另有很多药物因样本量小，临床并未获得推广。

3. 手术干预治疗 多用于急性大出血或晚期膀胱纤维化的缓解。对于膀胱大出血患者有出血性休克迹象时应采取积极措施进行止血，常用方法有膀胱内大气囊填塞、双侧髂内动脉栓塞、甚至可行急诊膀胱切除术加尿流改道术。

对于慢性期患者，如膀胱出现明显的纤维化，甚至储尿期压力过高时也可考虑尿流改道术，此时膀胱可旷置，或同时膀胱切除以免因旷置膀胱所致慢性炎症仍引起下腹疼痛。至于采用何种尿流改道术式需慎重考虑，术中应探查肠道和输尿管放射损伤情况，很多情况下输尿管放射损伤严重，有明显的纤维化，此时不宜行回肠膀胱术，否则定期输尿管扩张较为困难，此种情况下通常建议输尿管皮肤造口术。

第六节 氯胺酮膀胱炎

氯胺酮作为一种非巴比妥类麻醉药在 20 世纪 80 年代即在临床广泛使用，而作为一种慢性疼痛止痛药也得到疼痛科医生的广泛认可。但随着俗称为"K 粉"的氯胺酮作为一种兴奋剂在街头泛滥，由于吸食剂量过大并长期滥用，逐渐出现有关氯胺酮所致尿频、尿急和尿痛的报道，俗称"氯胺酮膀胱"，最初的报道来自加拿大多伦多大学圣·米希尔医院，报道了 9 例出现严重下尿路症状的氯胺酮滥用患者，根据当时的膀胱镜检查而称之为"氯胺酮相关溃疡性膀胱炎"。

一、流行病学

由于该病的发生与药物滥用有关，临床上作

为麻醉剂或癌症晚期疼痛患者的镇痛并无此合并症，而在药物滥用人群中调查该病的发生率比较困难，鲜有类似的资料。近年美国学者曾在互联网进行一项 LUT 与氯胺酮相关性的调查，结果显示 18 800 名受调查者中，18.7% 曾经服用过氯胺酮，5.8% 为近 6 个月内至少服用过一次以上氯胺酮，服用氯胺酮者尿频、尿急等下尿路症状发生率为 30%，明显高于未服氯胺酮者（24%），而其中下尿路症状中尿急是最为常见，也是两组间差异最大的症状。英国一项研究调查显示，有26.6% 的经常吸食氯胺酮的药物滥用者出现明显的下尿路症状，而 51% 的经常吸食氯胺酮的药物滥用者停止滥用后症状得以缓解。尽管以上流行病学调查规模不是很大，但也可以看出氯胺酮吸食者中下尿路症状的发生率并不低，而下尿路症状的产生多与过度吸食氯胺酮有关。

二、发病机制及病理生理改变

氯胺酮膀胱炎的发病机制并不清楚，由于氯胺酮原形及代谢产物去甲氯胺酮均从尿中排出，多数学者推测与氯胺酮对尿路上皮的破坏有直接相关性，而多数并非很重症状的患者停用氯胺酮后症状能得以缓解也证明此观点。

氯胺酮膀胱炎的病理生理改变是一种典型的膀胱炎症性疾病的发生发展过程。如膀胱黏膜破坏、黏膜下甚至基层存在以慢性炎症为特征的膀胱炎症改变。肾积水多与膀胱纤维化导致膀胱输尿管反流有关。从 CT 中可以看出膀胱壁明显增厚的现象（图 4-5-5）。氯胺酮对输尿管也有一定的破坏作用，有证据显示因炎症所致，输尿管也

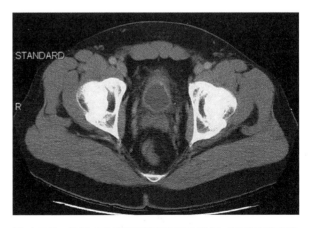

图 4-5-5 盆腔 CT 所致膀胱壁明显增厚，提示膀胱壁出现纤维化迹象

出现阶段性狭窄，输尿管的破坏可明显加重上尿路的损害，并使得治疗变得更为困难。

三、临床表现、诊断和鉴别诊断

首先有明确的氯胺酮滥用病史。临床主要症状为尿频、尿急、憋尿及排尿后疼痛，一般无明显排尿困难。严重者常有肉眼血尿。尿常规常表现为红细胞及白细胞增多，但多次尿细菌学检查并无阳性发现。以上症状常与吸食氯胺酮的剂量有关，即吸食量大者症状加重，而减量或停止吸食后症状常有好转。出现膀胱纤维化的患者症状变为持续存在，即使停止吸食数月仍有明显的症状，提示膀胱破坏到了不可逆的纤维化阶段。

临床诊断需要做详尽的检查以除外其他局部病变所致的尿频、尿急、尿痛等症状。首先应行多次尿细菌学检查以除外泌尿系统感染，尤其女性患者应做此鉴别。男性应与前列腺炎进行鉴别。还应行尿细胞学检查和尿找结核分枝杆菌检查以除外广泛原位癌所致的膀胱疼痛和泌尿系统结核。

超声检查可了解上尿路情况及膀胱壁的厚度，静脉肾盂造影或CT三维成像可以了解上尿路和膀胱的现状。

膀胱镜检查及膀胱黏膜活检是重要的排他性检查。由于患者憋尿时膀胱疼痛严重，故建议在麻醉下行膀胱镜检查和黏膜活检。而膀胱镜检查的主要目的应是膀胱黏膜随机活检，以除外膀胱结核、嗜酸性膀胱炎和广泛原位癌等特异性病变。黏膜活检的病理通常为慢性非特异性炎症，此点与间质性膀胱炎类似。

从临床表现和活检病理分析，氯胺酮膀胱炎与间质性膀胱炎极为类似，鉴别的要点在于氯胺酮膀胱炎患者通常有氯胺酮滥用史。相同的病理生理机制使得两者的治疗并无多大差异。

四、治疗

由于目前对氯胺酮引起膀胱炎症性破坏的确切机制并不清楚，因此目前多数治疗仅限于抗炎措施，以减轻膀胱炎症和纤维化，但治疗的首要条件是患者应停止吸食氯胺酮。采用的治疗手段大多与膀胱疼痛综合征/间质性膀胱炎相同，如膀胱灌注透明质酸钠以保护膀胱黏膜，口服阿米替林等抗组胺药物以减轻膀胱炎症和缓解疼痛和尿频，对于以尿急为主要症状的患者在抗炎的基础上可口服托特罗定等抗胆碱能药物。所有以上药物治疗均有相关的小样本报道，但目前尚无临床随机对照研究。

2010年我国深圳学者报道了25例氯胺酮膀胱炎纤维化采用乙状结肠扩大术治疗的疗效，不但明显改善了肾积水，患者尿频、尿急和尿痛的症状也有很大改观。但采用膀胱扩大术治疗存在一些尚未解决的问题，首先是患者输尿管是否存在病变、如何处理，另外目前的结果为短期疗效，长期疗效还有待于随访。

（郑军华）

参 考 文 献

[1] Ferrero-Miliani L, Nielsen OH, Andersen PS, et al. Chronic inflammation: importance of NOD2 and NALP3 in interleukin-1β generation. Clin Exp Immunol, 2007, 147(2): 227-235.

[2] deGroat WC, Yoshimura N. Afferent nerve regulation of bladder function in health and disease. Handb Exp Pharmacol, 2009, (194): 91-138.

[3] Lidow MS, Song ZM, Ren K. Long-term effects of shortlasting early local inflammatory insult. Neuroreport, 2001, 12(2): 399-403.

[4] Gillenwater JY, Wein AJ. Summary of the National Institute of Arthritis, Diabetes, Digestive and Kidney Diseases Workshop on Interstitial Cystitis, National Institutes of Health, Bethesda, Maryland, August 28-29, 1987. J Urol, 1988, 140(1): 203-206.

[5] Hanno PM, Landis JR, Matthews-Cook Y, et al. The diagnosis of interstitial cystitis revisited: lessons learned from the National Institutes of Health Interstitial Cystitis Database study. J Urol, 1999, 161(2): 553-557.

[6] Li GZ, Zhang N, Du P, et al. Risk factors for interstitial cystitis/painful bladder syndrome in patients with lower urinary tract symptoms: a Chinese multi-center study.

Chin Med J（Engl），2010，123（20）：2842-2846.

[7] Berry SH，Elliott MN，Suttorp M，et al. Prevalence of symptoms of bladder pain syndrome/interstitial cystitis among adult females in the United States. J Urol，2011，186（2）：540-544.

[8] Suskind AM，Berry SH，Ewing BA，et al. The prevalence and overlap of interstitial cystitis/bladder pain syndrome and chronic prostatitis/chronic pelvic pain syndrome in men: results of the RAND Interstitial Cystitis Epidemiology male study. J Urol，2013，189（1）：141-145.

[9] Hanno P，Lin AT，Nordling J，et al. Bladder pain syndrome//Abrams P，Cardozo L，Khoury S，et al. Incontinence. Paris: Health Publication Ltd，2009：1459-1518.

[10] Keay S，Zhang CO，Trifillis AL，et al. Decreased 3H-thymidine incorporation by human bladder epithelial cells following exposure to urine from interstitial cystitis patients. J Urol，1996，156（6）：2073-2078.

[11] Philip M. Hanno. Bladder Pain Syndrome（Interstitial Cystitis）and Related Disorders//Alan J，Wein，Louis R，et al. Compbell-Walsh Urology. Philadelphia: Kennedy Blvd，2007：358-401.

[12] Nigro DA，Wein AJ，Foy M，et al. Associations among cystoscopic and Urodynamic Findings for women enrolling in the interstitial cystitis data base（ICDB）study. UROLOGY，1997，49（Suppl 5A）：86-92.

[13] 善辉，张宁，刘科，等. 间质性膀胱炎发生前后膀胱组织组胺受体变化的动物实验研究. 中华泌尿外科杂志，2010，31（5）：335-337.

[14] Morales A，Emerson L，Nickel JC，et al. Intravesical hyaluronic acid in the treatment of refractory interstitial cystitis. J Urol，1996，156（1）：45-48.

第五篇　泌尿系统结石

第一章 泌尿系统结石的基础研究

第一节 人类对泌尿系结石认识的发展过程

泌尿系结石也称为尿石症（urolithiasis），是一种十分常见且容易复发的疾病，在北美洲其发病率为7%～13%，在欧洲为5%～9%，在亚洲稍低，约为1%～5%。由叶章群等学者最近开展的一项流行病学调查显示我国肾结石的发病率约为6.4%。结石的5年复发率最高可达50%，10年复发率甚至可达80%～90%。

人类罹患和认识泌尿系结石的历史非常悠久。迄今为止，人类发现最早的尿路结石可追溯至公元前4 900年，是一枚黄色的膀胱结石，发现自一名十多岁的埃及男孩木乃伊中。而最早的肾结石则是在一具约公元前3 400年的古墓中发现。公元前2 700多年前的古埃及人就已经对膀胱结石有了认识，并认为这是神灵对人的惩罚。公元前4世纪的著名"希波克拉底誓言"中也已提到泌尿系结石。而成书于2 000多年前的《黄帝内经》和《五十二医方》中也出现了关于治疗泌尿系结石的记载。

人类对泌尿系结石的认识并不单单停留在表面，而是不断探究其发病原因和治疗方法，泌尿系结石基础研究的发展过程就是人类对泌尿系统结石的认识过程（表5-1-1）。古代，人们认为尿路疾病是由痰、暴躁和空气引起的，神父或医生通常用咒语、巫术加上由植物、动物和尿液组成的"药品"来治疗患者。古代中东，人们发现土耳其境内泌尿系结石的发生极为少见，而波斯地域内泌尿系结石则较多见，经过比较研究认为泌尿系结石的发生可能与服用酸奶和水果等食物有关。古罗马时期最著名的医学大师盖伦认为肾结石是肾脏脓肿、溃疡形成或者出血的后果，提出泌尿系结石与遗传、种族、气候和饮食有关，建议采用酒、蜂蜜、欧芹和黄蒿籽来治疗尿路结石。这些都是古代人类对泌尿系结石的初步认识，并且主要集中于具体疾病的表象。随着生命科学的发展和生物技术的不断突破，人们对泌尿系结石病因的认识也不断深入，形成各种理论和学说，但时至今日，人们对泌尿系结石发病机制尚未完全明了，但多认为肾结石是一种多因性疾病，其发病与遗传、性别、年龄、地理位置、饮食、气候和职业等多种因素相关。

表5-1-1 人类对泌尿系统结石的认识过程

时间	发现人或地点	内容
公元前49世纪	埃及古墓	迄今最早的膀胱结石
公元前35世纪	埃及古墓	迄今最早的肾结石
公元前31世纪	Imhotep	最早认识尿路结石的医生
公元前16世纪	Edwin smith 纸草	最早记载尿路结石和会阴切开取石的文献
公元前7世纪	Sushruta	提出经会阴切开取石治疗膀胱结石
公元前4世纪	Hippocrates	注意到尿液的腐败与结石有关系，推荐大量饮水，反对手术治疗
公元前4世纪	Theophielus	加热尿液获取尿沉渣并检查
公元前320年	Alexandria	提出膀胱碎石的想法
2世纪	Calennus	提出遗传、营养和气候是形成结石的原因
2世纪	Galen	最早认识到尿液由肾脏产生

续表

时间	发现人或地点	内容
10 世纪	Avicenna	注意到当尿液是白色和清澈时，结石硬；尿液混浊或黏稠时，结石软
11 世纪	Bingen Hildegard	认识到"代谢综合征"是结石的病因之一
1564 年	Ambroise Pare	首次记载输尿管结石
1550 年	Cardano Girolamo	首次记录肾脏切开取石
1720 年	Boerhaave	发现尿素
17 世纪	Helmont	首次描述尿石成分
1710 年	Herman Boerhave	建议增加液体摄入量预防结石
1767 年	Morgagni	发现膀胱结石伴有肾和输尿管的脓尿，提出了上行感染的概念
1776 年	Scheele	从肾结石中分离出尿酸
1797 年	Wollaston	准确地描述了草酸钙、磷酸镁铵和胱氨酸结石
1817 年	Marcet	①阐述了结石分析的化学方法；②强调需要研究结石的核心和外壳；③研究了尿液中形成结石盐类的溶解度
1824 年	Stromeyer	提出尿液中的异质结晶作用
1863 年	Garrod	指出痛风患者的血尿酸升高
1897 年	Horton-Smith	发现了尿液中的变形杆菌
19 世纪	Rudolf Peter Heidenhain	提出尿中盐的变化是形成尿石的原因
1901 年	Brown	证实了呈三层结构的磷酸盐结石与尿素分解细菌共存的关系
1918 年	Ambery 和 Mcclure	枸橼酸对尿液草酸钙结晶的形成有抑制作用
1922 年	Rosenow 和 Meissner	实验证实某些细菌具有诱发结石形成的作用
1923 年	Rosevig	强调分解尿素的细菌在含钙结石形成中的重要性
1925 年	Hager 和 Magrath	提出尿素酶是感染性结石形成的基础
1937 年	Alexander Randall	观测到肾乳头间质钙盐沉积，即 Randall 钙斑，并提出是结石的起始病变
1939 年	Flocks	指出高钙尿症与肾结石有关
1940 年	Albright	提出用枸橼酸治疗肾小管性酸中毒
1941 年	Kissin 和 Locks	注意到肾结石患者尿枸橼酸排泄减少
1953 年	Albright	提出"特发性高钙尿"一词
1957 年	Watts	提出"原发性高草酸尿症"一词
1968 年	Prien 和 Gutman	报道痛风患者也同时伴有草酸钙肾结石形成
1971 年	Robertson 和 Nordin	开始研究草酸在肾结石形成中的作用
1972 年	Nordin	报道了吸收性高钙尿症
1973 年	Griffirh 和 Musher	发现尿素分解酶是感染性结石形成的主要原因，乙酰羟氨酸能抑制鸟粪石的形成
1973 年	Coe	报道了"肾漏"性高钙尿症
1978 年	Smith	报道了肠源性高草酸尿症
1979 年	Coe	报道了家族性高钙尿症
1983 年	Menou 和 Pak	发现低枸橼酸尿症是肾结石的常见原因之一
1984 年	Baggio	发现草酸钙结石患者血红细胞中草酸转运增加，提出草酸钙肾结石可能是一种分子病的看法
1985 年	Allison	发现可分解草酸的草酸杆菌
1986 年	Danpure 和 Jenniags	证实丙氨酸 - 乙醛酸转氨酶（AGT）缺陷是原发性高草酸尿症 I 型的病因
1993 年	Kleinschmidt	发现结石患者肠道中草酸杆菌定植量减少

续表

时间	发现人或地点	内容
1998 年	Ciftcioglu	发现钙化纳米颗粒与钙化、肾结石相关
2003 年	Evan	提出 Randall 钙斑起源于肾乳头 Henle 袢小管基底膜
2003 年	Kuo	报道应用内镜对结石患者肾乳头活检取材方法
2004 年	Stoller	提出肾乳头血管损伤修复过程中产生了肾乳头钙化，类似于血管粥样斑块形成
2009 年	Thorleifsson	大样本基因组测序发现 CLDN14 序列变异与肾结石相关
2011 年	Jones 和 Konrad	发现 CYP24A1 与特发性婴儿高钙血症相关
2016 年	Asplin 和 Rimer	发现羟基柠檬酸抑制一水草酸钙晶体形成并促进其溶解
2017 年	Okada	对人肾乳头 Randall 钙斑和肾乳头组织进行全基因组表达分析

第二节　泌尿系结石形成的机制

结石形成过程包含一系列复杂的理化过程，其第一驱动因素是尿液中促结石形成的盐类过饱和，突破尿液中晶体形成抑制因子的抑制作用，尿液中的离子和分子析出形成晶核和晶体，如果晶体未随尿液排出体外，而是锚定于管腔、肾乳头或者由于解剖因素等留于肾脏，则晶体逐渐生长、聚集，最终形成结石。目前对结石的形成机制还不完全清楚，并且不同种类的结石主要的形成机制可能不完全相同，目前有一系列结石形成理论来阐释结石形成的机制，如过饱和结晶学说、结石抑制因子缺乏学说、Randall 钙斑学说等。

一、过饱和结晶学说

尿液是一种成分复杂的溶液，结石的形成过程是尿液中液态物质转变为固态物质的过程。随着溶液中离子浓度测定方法的发展，物理化学溶液理论被引入泌尿系结石成因的研究。在 20 世纪 60～70 年代，Robertson 和 Finlayson 等学者提出了泌尿系统结石形成的过饱和结晶学说，认为泌尿系统结石形成可能经历尿中结石盐的过饱和、成核、生长或聚集，以及固相转化等一系列物理化学过程。如果以泌尿系结石盐的溶解度为特征，用溶度积（Ksp）和生成积（KFp）可将尿液区分为不同的物理化学状态：未饱和、饱和与过饱和。在一定温度和压力下，溶液中的溶质浓度超过该温度和压力下的溶质溶解度，而溶质仍不析出的现象称为过饱和。结石形成的基础是尿液过饱和。

1969 年，Robertson 等提出过饱和尿液的两种状态：①亚稳态，在此状态下，虽然尿液是过饱和的，溶液能在较长的一段时间内保持稳定，抑制因子可以防止和阻遏结晶形成，故无沉淀和新的固相形成，一般不会形成结石；②超饱和状态，即不稳定状态，如果尿液的过饱和程度超过了亚稳态的上限（生成积），使之处于超饱和状态，抑制因子抑制作用无效，尿液中将会自发形成大量晶体，即自发的同质成核发生，成为启动结石形成的关键因素。研究发现，无论是结石患者还是健康人群，绝大多数尿液中的结石组分如草酸钙、磷酸钙等处于亚稳态范围，尽管尿液为过饱和状态，但尿液中的成石物质不会自发成核，而原有的结晶可继续生长和聚集。在这种过饱和结晶学说的指导下，Finalayson 等提出了 EQUIL2 分析法，随后 Rodgers 等提出了 JESS 法来计算尿液饱和度，评估成石风险。上述概念和研究方法，深刻揭示了各种离子在结石形成中的重要作用，解释了高草酸尿、高钙尿、低柠檬酸尿等尿液代谢性异常的促成石作用，对于临床泌尿系结石的防治有着重要意义。该学说的不足之处是过分强调了无机矿物质在结石形成中的作用，忽视了基质和尿中大分子的作用。此外，对矿化过程中机体代谢与细胞活动的参与也认识不足。

二、成石抑制物缺乏学说

1959 年 Thomas 发现正常人的正常尿具有抑制佝偻病鼠骺软骨的矿化作用，而结石患者的尿不具备这种作用。因此，把正常尿中存在某些防止晶体沉淀的物质称为抑制物。1983 年 Ellion 等报道，结石患者与正常人尿液中结石盐饱和度并无明显差异，推测尿液中一定存在某种物质，它们能在泌尿系结石形成的化学动力学过程中起作用，这就是泌尿系结石形成的抑制物，它能影响尿盐在饱和的尿液中成核、生长或聚集，以及固相转化等一系列结晶动力学过程。正常人尿液中由于抑制物浓度或活性高，所以不长结石，而结石患者尿液中缺少抑制物，易长结石。泌尿结石抑制物可大体分为小分子抑制物和大分子抑制物，小分子抑制物包括：枸橼酸盐、镁、焦磷酸盐、α-亚麻酸；大分子抑制物包括：酸性黏多糖、黏液素、肾钙素（NC）、骨桥蛋白（OPN）、Tamm-Horsfall（TH）蛋白、尿凝血酶原片段 1（urinary prothrombin fragment 1，UPTF1）、基质 Gla 蛋白（matrix gla protein，MGP）等。上述不少抑制物质也是结石的基质成分，在结石形成过程中起着重要作用。

枸橼酸根是尿中最丰富的阴离子，也是钙性泌尿系结石的重要抑制因子。早在 1931 年，Ostery 首先提出尿液中枸橼酸浓度的降低可促进含钙石的形成，1978 年，Fleish 提出枸橼酸能抑制草酸钙的生长和聚集。1985 年美国食品药物管理局（FDA）批准枸橼酸钾作为单味药治疗低枸橼酸尿性草酸钙结石、尿酸结石及轻中度高尿酸尿性草酸钙结石。作为临床药物，枸橼酸盐具有副作用小、可长期服用且价格低廉等优势，可被广泛用于草酸钙、尿酸和胱氨酸结石的治疗。枸橼酸盐是一种很强的钙性泌尿系结石抑制物，其机制及化学基础表现在：①与钙离子的螯合作用，枸橼酸及其盐与尿液中 Ca^{2+} 形成难于离解且可溶性极高的枸橼酸钙，可以随尿液排出体外，从而降低尿钙的浓度和尿中草酸钙及磷酸钙的饱和度；②封闭草酸钙晶体生长活性位点，枸橼酸及其盐可以封闭泌尿系结石矿物生长的活性位点，加强其抑制活性；③增加尿液中具有抑制泌尿系结石形成活性的大分子如 Tamm-Hosffall（TH）蛋白、凝血酶原片段 1（UPTF1），肾钙素、葡胺聚糖和骨桥蛋白等的浓度；④改变尿液 pH，提高尿 pH 后，首先可以增加酸性泌尿系结石如尿酸和胱氨酸结石的溶解度，其次可增强尿液中其他抑制物质如焦磷酸盐及部分大分子的抑制活性，还可提高自身的抑制作用；⑤诱导二水草酸钙和三水草酸钙形成，在草酸钙晶体的三种水合物水

草酸钙（COM）、二水草酸钙（COD）和三水草酸钙（COT）中，COM 具有最强的吸附枸橼酸盐的能力，因此少量枸橼酸盐能抑制具有强吸附性的 COM 的亚临界成核而促进 COD 和 COT 的形成。

镁是尿晶体形成的一种抑制物，能迅速与游离草酸形成可溶性复合物。有人认为不是尿中钙、镁离子的绝对浓度，而是镁/钙比率影响晶体的形成，高钙尿结石患者尿镁/钙比率比正常对照组低，并用镁制剂治疗后能使镁/钙比率正常及结石复发率降低。焦磷酸盐是尿中排出的一种抑制物，能抑制草酸钙结石的形成。由于其仅占尿总结石的一小部分，因此，它在结石的形成中不起重要作用，文献亦很少提及。前列腺素 E2 通过调节肾小管电解质与血流变化，可影响肾小管对钠、钙等电解质的重吸收，使尿钠、尿钙排泄增多。并促进了尿结石的形成。研究发现 α-亚麻酸能通过减少前列腺素 E2 生成而对泌尿系结石形成起到抑制作用。

酸性黏多糖（glycosaminoglycans，Gags）是各种链长的聚阴离子化的聚黏多糖，它是由己糖醛酸和己糖胺残基通过 β1-3 或 β1-4 链接的。包括 4-硫酸软骨素、硫酸乙酰肝素、硫酸皮肤素、硫酸角质和肝素等。它们是一种长而无支链的聚阴离子，在组织中与蛋白结合为蛋白多糖，但在尿液中不与蛋白结合。研究认为尿液中的酸性黏多糖来源于血清，经肾脏滤出至尿液中。尿液中存在的酸性黏多糖对草酸钙结石形成具有明显的抑制作用，不但能抑制草酸钙晶体的成核、生长和聚集，而且能抑制其与尿路黏膜的黏附过程。不同分子质量和结构的 GAGs 对 CaOx 结石形成的影响也不同。但作为同一类型的聚阴离子，它们对结石形成在成核、生长和聚集的过程中的影响有相似之处。

肾钙素（nephrocalcin，NC）是由 Ito 等发现，一种来源于肾近曲小管和亨氏襻粗段细胞的酸性糖蛋白。NC 是尿液中天然存在的一水草酸钙晶体成核、生长和聚集的主要抑制物。Nakagawa 等研究发现草酸钙肾结石患者肾钙素分子缺乏 γ-羧基谷氨酸（Gla），并认为这是尿结石形成的重要原因之一。推测其作用机制为，具有稳定双极性结构的 NC 分子通过羧基和磷酸基同晶体表面特殊位点暴露的离子结合并包裹，分子中非极性

端朝外，防止了草酸钙晶体进一步生长和相互聚集。当 NC 中缺少 Gla 时，稳定的双极性结构被破坏，便不可能有效地抑制草酸钙晶体的生长和聚集。

骨桥蛋白（OPN）为带负电荷的磷酸化糖蛋白，其多肽链骨架的分子量约 32kDa。Asplin 等将 OPN 对 COM 晶体的成核、生长和聚集的抑制活性进行了检测，表明正常人尿 OPN 的浓度足以完全抑制尿草酸钙晶体的生长和聚集，对晶体成核的抑制作用较弱。相同浓度下 OPN 的抑制效能是肾钙素（NC）的 10 倍，且不受 pH、Na^+ 浓度影响。草酸钙结石中 OPN 的含量很高，这一点非常支持富含天冬氨酸蛋白与草酸钙晶体之间的特异性相互作用，及其在 CaOx 结石形成中起重要作用。不过，它在结石发病中的机制尚不确定。结石中存在 OPN 主要反映它在液相中的保护性作用，它抑制草酸钙晶体生长，但同时也易被极度过饱和的 CaOx 晶体包裹。另外，结构异常的 OPN 可能起促进晶体生长作用，而不再起抑制作用。若 OPN 与病理状态的尿路上皮结合，有可能成为潜在的成核位点。

Tamm-Horsfall（TH）蛋白是在生理状况下人体尿中含量最多的一种蛋白。1895 年由 Morner 首先提出并命名为"尿黏蛋白"，随后 1951 年病毒学家 Tamm 和 Horsfall 进一步研究，他们从正常人尿中用氯化钠盐析的方法分离出这种高分子黏蛋白并发现它能抑制黏病毒诱导性血液凝集。TH 蛋白作为一种尿中大分子在结石形成中的作用虽然是许多学者研究的重点，但长期以来却一直处于争议状态。结石形成的动力学过程包括成核（nucleation）、生长（growth）和聚集（aggregation），故 TH 蛋白对结石形成的影响也从这三方面进行考虑。现已发现 TH 蛋白和许多其他大分子存在于人的结石基质中，与结石晶体的形成有一定的关系。早期 Robertson 用不同化学沉淀的方法将尿中大分子分成五类，采用人工尿种子晶系统测定证明 TH 蛋白对草酸钙结石的生长和聚集均呈抑制作用。随后 Khan 等研究证实 TH 蛋白作为一种含酸性氨基酸的阴离子经过翻译后修饰如磷酸化、糖基化后与钙竞争性结合，从而达到抑制结石形成的作用。但亦有学者发现 TH 蛋白对于结石生长和聚集却有双重作

用，这取决于缓冲液的成分及 TH 蛋白本身浓度：在 pH 较高和电解质的离子强度较弱时，TH 蛋白是结石聚集的抑制剂；在 pH 较低和电解质的离子强度提高时，TH 蛋白是结石聚集的促进剂。Miyake 等研究指出，在低离子强度溶液中 TH 蛋白是一种抑制剂，但随着离子强度增高这种抑制作用明显减弱。不仅如此 TH 蛋白在结石形成、远端肾小管扩张及肾小管损伤后异常分泌，Hallson 检测结石患者尿内 TH 蛋白时发现其唾液酸含量减少，此时 TH 蛋白对结石的作用由抑制转为促进，并指出结石患者 TH 蛋白可能存在基因突变导致其作用性质的改变，成为结石形成的危险因素。

随着泌尿系结石发病机制研究的深入，发现尿液中天然存在多种与泌尿系结石形成密切相关的大分子物质，如富含 γ- 羧基谷氨酸（gamma-carboxyglutamic acid，GLA）的蛋白质，它们依赖肽链上对钙有高度亲和力的 GLA 残基与钙结合，在泌尿系结石形成过程中起重要作用，这是现阶段泌尿系结石研究热点之一。近年来，人们采用草酸钙过饱和结晶法从正常人尿液中分离出一种分子量为 31kD 富含 GLA 的晶体基质蛋白（crystal matrix protein，CMP），后来发现它的分子大小、免疫学特性及氨基酸序列与凝血酶原激活后裂解片段 1 相同，就命名为尿凝血酶原片段 1（urinary prothrombin fragment 1，UPTF1），现在越来越多的研究证实晶体基质中含量最丰富的晶体基质蛋白是 UPTF1。刘继红等学者的研究证实其是正常人尿草酸钙结晶的主要生理抑制因子之一，它的抑制作用与其分子上的 GLA 基团羧化密切相关。他们进一步的研究发现，在结石患者维生素依赖的羧化酶活性较之正常人下降，其可能是导致结石患者羧化 UPTF1 含量下降的原因。最近的研究发现，MGP 也是一种富含 GLA 残基的蛋白质，其遗传基因多态性与结石密切相关，在结石形成中发挥着重要调控作用。王少刚课题组发现高钙可抑制 MGP 的表达，这也可能是高钙尿患者易于产生结石的原因。

三、肾钙斑学说

20 世纪 30 年代，Alexander Randall 进行了 1 154 例尸检，发现其中有 227 例（19.6%）在肾乳

头区域存在奶油样的斑块病变，甚至有65例的斑块上有结石附着。在对既往的结石研究以及自己的发现进行深入分析后，他认为这些斑块是结石的起始病变。这种斑块后来被称为Randall斑块（Randall's plaque，RP），这一结石形成理论被称为Randall钙斑学说。

RP是位于患者一侧或者两侧肾脏的一个或多个肾乳头区域的一种病变。肉眼观察表现为一个或多个白色的不规则斑块，长径约一至数毫米，表面可附着有结石。显微镜下发现，这些斑块是位于肾乳头间质组织而非肾小管内的磷灰石沉积，有的位置较深，有的位置则较为表浅，有的甚至因为缺失原本覆盖在表面的上皮直接暴露于肾盂。这些钙盐沉积在间质沿着Henle管和直小血管的管束分布，其周围富含结缔组织纤维，而血管相对减少，罕见炎性细胞浸润。Evan研究发现RP最先出现于Henle袢细段的基底膜。

RP与肾结石密切相关，目前认为特发性草酸钙结石的主要形成机制是生长于RP上。结石发生率较高的白种人中17.2%存在RP，而极少发生结石病变的Bantu黑种人则仅有4.3%出现RP。内镜检查发现有57%～73%的结石患者出现RP，显著高于非结石患者，并且RP面积与肾乳头总面积之比与结石负荷正相关。RP和结石拥有相同的主要危险因素，即高钙尿和低尿量。RP出现率与结石的主要成分相关，草酸钙结石患者显著高于其他结石患者，约为77%。并且许多肾结石多表现为表面凸起光滑，高度结晶，但有一个部位相对平坦甚至凹陷成脐形。这些肾乳头结石主要由草酸钙组成，而黏附于肾乳头，呈现脐形的部位则由与RP成分相同的磷灰石构成，并且脐形部位甚至可以观察到来源于肾乳头的确切证据——钙化的肾小管。Miller等对9名特发性草酸钙结石患者的共115颗结石进行研究，发现90颗附着于肾乳头上，这其中又有81颗附着于RP上，这说明在特发性草酸钙结石患者中，结石主要生长于RP上。生长于RP上的结石自然是说明这些结石起源于RP的强有力证据，但是还有一部分结石发现时就处于游离状态。Miller等进一步研究其余的25颗游离草酸钙结石后发现，除却丢失的4颗外，有12颗具有明显的形态学证据（如含有组织碎片）说明其曾经附着，另外9颗在

微型CT上可发现其内部含有与Randall斑成分类似的磷酸钙。这说明游离结石也曾经是附着结石，且附着于RP上。

通过对结石与RP连接部位的结构特点进行研究发现，连接部位的上皮已经脱落消失，在扫描电镜表现为有机层和晶体层交替的多层条带样。傅里叶变换红外光谱仪分析连接部位发现接近结石的区域表现为草酸钙样的吸收条带，接近RP的部位表现为磷灰石样吸收条带，中间则为过渡区域。免疫组化可以发现骨桥蛋白在斑块和结石中沉积，而Tamm-Horsfall蛋白仅在斑块侧沉积。实验表明羟基磷灰石可诱导与其接触的肾脏尿路上皮细胞产生氧化应激反应，出现脂质过氧化物，炎性介质表达上调，导致上皮细胞受损。故斑块表面长出结石的机制可能是由于斑块表面的肾乳头上皮受损失去完整性，使得斑块直接暴露于尿液。一些对磷灰石晶体具有亲和力的尿蛋白如骨桥蛋白覆盖于裸露的斑块表面，形成一层基质。当出现前述过饱和学说中描述的那样，尿液过饱和时，晶体可在钙斑上形成并生长、聚集，最终形成结石。

目前对钙斑形成机制的研究也是目前结石基础研究的热点。在Henle袢基底膜形成的球形多层小颗粒是RP的初始沉积，这些小颗粒逐渐扩散入周围间质区域并与1型胶原结合。钙盐小颗粒逐渐相互融合并被有机质包裹形成光镜及肉眼可见的RP。但初始的钙盐颗粒是如何沉积在Henle袢基底膜的呢？最顺理成章的想法可能是肾小管内超饱和尿液形成晶体，并被小管上皮吸收转移到基底膜及间质。但是目前没有在特发性草酸钙结石患者的肾小管管腔及上皮细胞内发现类似基底膜中RP初始小颗粒的磷灰石沉积物。虽然在肠旁路术后结石患者的小管管腔内可发现钙盐晶体，但是这些晶体形态明显与RP初始颗粒不同，并且伴有明显的细胞损伤性表现，最为关键的是在此类患者肾乳头区域并未发现RP。除此之外还有三种相关但是不相同的观点，即血管源性理论、细胞转分化理论和钙化纳米颗粒（calcifying nanoparticle，CNP）理论。

1. **血管源理论** Stoller等认为RP起源于直小血管损伤。肾乳头区域的小血管绝大部分来自于出球小动脉分支形成的直小血管。随着血液

向肾乳头尖部流动,血氧分压不断降低。直小血管在肾乳头尖部区域形成发卡样180°转折,导致该处血流像其他好发粥样硬化斑块的地方一样易于发生湍流。并且肾乳头尖部渗透压可高达皮质区10倍,这些因素均使小血管易于发生损伤。在局部微环境影响下,血管修复过程中发生了类动脉粥样硬化的反应,导致受损血管钙化。有研究发现结石中可发现与动脉粥样硬化密切相关的胆固醇,RP中则富含广泛参与炎症反应的微量元素锌,此外睡眠时经常处于卧位侧的肾脏易于发生肾结石。这些在一定程度上支持这个理论,因为动脉粥样硬化与胆固醇密切相关;卧侧肾脏血流灌注较多,理论上湍流发生更多更强烈,炎性介质也易于聚集。但是依据这个理论,钙化出现的最早区域应该是直小血管周围并且血管应出现炎症损伤性病变,但是这与Evan观察到的实际情况并不吻合。Evan等认为直小血管在RP形成中的作用主要是参与了钙离子向髓质内层的运输。由于特发性草酸钙结石患者近端小管对钙的重吸收减少,原尿经过近端小管后,其内钙含量仍较高。随着尿液流向髓质,水不断重吸收,而钙离子浓度越来越高。最终Henle袢升支粗段重吸收过多的钙离子,这导致其周围间质钙离子浓度增加。间质的直小血管对离子和液体高通透,因而构成许多逆流倍增管道,将髓质外围的钙离子带向髓质内层。根据逆流倍增理论,越往髓质内层间质钙离子浓度将越高。而位于髓质内层的Henle袢细段小管上皮细胞基底膜刚好位于管腔内的高钙尿与间质的高钙组织液之间,因而钙盐易于沉积于此形成RP的起始沉积颗粒。这种主要从物理学角度的观点能较好地解释RP出现的部位,但是一定程度上忽略了局部组织细胞对沉积颗粒吞噬清除的生物学作用。

2. 细胞转分化理论 早在80年前,Vermooten就发现RP间质沉积类似骨样钙化的初期表现。后来研究证实Randall斑主成分与骨矿质相同,均为羟基磷灰石。由于在对动脉粥样硬化的研究发现血管平滑肌细胞可转化为成骨样细胞,表达成骨相关蛋白如骨桥蛋白、骨形成蛋白、碱性磷酸酶、骨钙素、I型胶原等,最终导致了血管钙化。RP与动脉粥样斑块钙化类似,也是一种异位钙化。因而Henle袢上皮细胞或者间质细胞有可

能转分化为成骨样细胞,或者肾乳头区域的干细胞被诱导分化为成骨样细胞,从而引起局部钙质沉积。已有体外研究发现,肾小管上皮细胞在低氧环境下可发生上皮间充质转分化为成肌纤维细胞。内层髓质集合管细胞在经诱导平滑肌细胞分化的方法处理后,可表达骨基质蛋白如骨桥蛋白和骨唾液酸蛋白,并且会迅速生成富含钙盐Von kossa染色阳性的小结节。这意味着这些集合管细胞表现出了成骨细胞的一些表型。最近又有新的研究表明,在高草酸尿结石大鼠和小鼠肾脏均发现有成骨相关分子的表达增加,并且以肾脏钙化和肾结石为主要表现的髓质海绵肾患者的肾脏原代细胞在体外培养可自发形成钙化。王少刚等学者发现,与非结石患者相比,特发性高钙尿结石患者的肾乳头中BMP-2及成骨样细胞转录因子MSX2在mRNA和蛋白质水平的表达明显增加。在肾脏内层髓质,钙浓度是皮质的6~10倍,低氧高渗透压的局部微环境有可能诱发位于该部位的上皮细胞或其他间质细胞发生表型转化成为成骨样细胞,表达成骨基质蛋白,进而促进生物矿化作用。但是,Evan等最近在髓质海绵肾患者的研究表明,钙化部位并没有成骨相关分子的表达异常。所以,这一理论尚需进一步探究和验证。

3. 钙化纳米颗粒理论 钙化纳米颗粒(calcifying nanoparticle,CNP)又称为纳米细菌,由Kajander等在小牛血清中首先发现。虽然目前对于CNP究竟是能自我复制的最小生命体还是不具有生命活力的矿物蛋白复合体尚存在一定争议,但是CNP确实与多种疾病尤其是病理钙化性疾病如动脉粥样硬化钙化和肾结石相关。在62%~100%的肾脏结石标本中可培养出钙化纳米颗粒或检测到其抗原。我国学者发现CNP可诱发大鼠产生肾脏结石,而应用抗CNP的药物则可以抑制其诱发结石的作用。CNP直径一般为80~200nm,包被有厚厚的磷灰石壳及有机质成分,用透射电镜上呈现年轮样结构,与Evan等观察到的Randall斑块早期钙化在组成、形态和大小上具有相似性。并且从肾结石中培养出的CNP在体外培养时可产生新的磷灰石小结石,其形态与化学组成与草酸钙结石的磷灰石核相似。因而Kumar认为CNP可能是在Randall斑发生发展中起着一定作用。随后Çiftçioğlu等发现,在

肉眼可见 RP 的 11 例切除肾中，有 8 例的肾组织可以检测到 CNP 抗原，而在 6 例肉眼检查未发现 RP 的切除肾中仅有一例检测到 CNP 抗原，虽然样本数目不大，但这足以说明 CNP 与 RP 相关。CNP 诱发 Randall 可能机制是，受局部环境影响，CNP 定植于肾乳头 Henle 袢基底膜，并逐渐增殖钙化最终产生 RP。另一种可能是定植于局部的 CNP 和局部微环境共同诱发 Henle 小管上皮细胞表型转化为成骨样细胞，进而在小管基底膜发生钙质沉积，进而形成 RP。如果 CNP 最终被证实确实是引起 RP 及后续结石形成的微生物的话，那就像幽门螺杆菌的发现对胃炎及其相关疾病的影响一样，肾结石的防治理念和方法将产生革命性的转变。

四、其他学说

其他主要成石理论还有 Belini 管栓学说、游离成石学说等。

Belini 管栓子临床上常表现为扩张的 Belini 管内填塞满晶体，甚至突向集合系统，其成分可能为羟基磷灰石、胱氨酸、草酸钙等。对于这些管栓的形成机制，目前认为其可能是小管内形成的晶体损伤小管上皮细胞，在细胞表面黏附蛋白的作用下，黏附于管壁而形成。有学者认为，类似于结石生长于 Randall 钙斑上，结石也可以生长于这些栓子上。但由于目前对 Belini 管栓研究不多，目前该学说尚存在不少争议。

游离成石学说提出主要源自临床中可见一些完全光滑圆润的结石完全游离于集合系统中或扩张的内髓集合管，不存在曾经为黏附结石的证据。在胱氨酸结石患者中尤为常见。这其中一些人可能是由于存在尿路解剖异常导致尿液瘀滞而形成结石，但还有很多人并未存在明显的尿路梗阻因素。

第三节　当前泌尿系结石研究的热点

一、维生素 D 通路在结石形成中的作用

大约 80% 的结石为含钙结石，高钙尿是含钙结石患者最常见的代谢性危险因素，而维生素 D 通路是调节钙代谢最为关键的通路，所以很早就

有学者认为维生素 D 通路在结石的发生发展过程中起了重要作用。25 羟基维生素 D3 是人体血液循环中维生素 D 的主要形式，1,25 二羟基维生素 D_3 是其活性形式，发挥生理效应。从 20 世纪开始就有很多研究比较了结石患者和非结石对照者血维生素 D 水平，最近的一篇系统评价和荟萃（Meta）分析结果显示结石患者和含钙结石患者血 1,25 二羟基维生素 D_3 水平显著高于非结石对照者，相比对照组血 25 羟基维生素 D_3 水平无统计学差异；而在高钙尿结石患者则血 1,25 二羟基维生素 D_3 和血 25 羟基维生素 D_3 均高于对照组。由于目前补充维生素 D 是治疗骨质疏松病的常用方法，并且研究显示补充维生素 D 可以改善代谢综合征、帕金森和异位性皮炎症状，还可以促进长寿，这使得医生和结石患者都担心补充维生素 D 是否会增加肾结石的风险。最近的一项荟萃分析显示，长期补充维生素 D 会引起高钙血症和高钙尿症，但是尚未发现其会导致结石发病增加。但是，高钙尿症可以增加结石风险，故其是否会最终导致结石形成，则需更长时间的研究才能得到可靠结论。另有一项在 21 名结石患者中开展的小型随机对照研究显示，中等到高剂量的补充维生素 D 并未增加尿钙和尿中钙盐饱和度。该研究由于样本研究样本规模较小，其结果尚待大规模随机对照研究进一步证实。最近 Letavernier 等学者基于动物实验的研究提示，单纯补充维生素 D 不会增加小鼠肾脏钙盐沉积和结石形成，但是补充维生素 D 同时加用高钙饮食则会促进动物肾脏结石形成。

随着分子生物学技术的发展，也有不少国内外学者探究了维生素 D 受体（vitamin D receptor，VDR）在结石形成中的作用。Khullar 等的研究提示 VDR 基因与结石密切相关，后续大量研究在不同人种的研究证实 VDR 基因多态性与泌尿系结石、高钙尿相关。我国叶章群教授课题组的研究提示低柠檬酸尿患者中也存在类似的维生素 D 受体基因多态性，这可能是结石风险增加的原因之一。Bushinsky 教授课题组在遗传性高钙尿大鼠研究表明，遗传性高钙尿大鼠血维生素 D 水平正常，但其肠道、肾脏和骨骼高表达维生素 D 受体，加之骨重吸收增强，而肾小管钙重吸收下降，最终导致高钙尿。而最近研究发现，高钙尿可能

抑制 MGP 等钙化抑制因子的表达，进而促进了肾脏钙化的形成。王少刚和席启林等学者的研究发现 VDR 可以正向调节大鼠肾脏细胞中钙离子通道 TRPV5，钙离子结合蛋白 calbindin-D28k 和细胞膜钙 ATP 酶 PMCA1b 的表达，敲减 VDR 可导致大鼠肾脏细胞钙离子浓度下降。王少刚课题组培育了国内首个遗传性高钙尿大鼠品系，他们发现遗传性高钙尿大鼠肾脏 BMP2、Runx2、Osterix 和 OPN 等成骨相关蛋白高表达，敲减遗传性高钙尿大鼠后上述基因表达降低，肾脏磷酸钙盐沉积下降，这提示肾脏 Randall 钙斑形成可能类似于成骨过程，而该过程受维生素 D 通路调控。最近有大量研究发现维生素 D 通路可调控氧化应激和炎症反应，正如前文所述，氧化应激与炎症反应也与结石形成密切相关，所以维生素 D 通路在结石形成中具体的作用机制值得更深入的探究。

二、氧化应激、活性氧与结石形成的关系

活性氧（reactive oxygen species，ROS）是体内具有不成对电子的自由基，原子或分子及其代谢物的统称，主要包括超氧阴离子（·O_2^-）、羟自由基（·OH）、过氧化氢（H_2O_2）、一氧化氮（·NO）、二氧化氮（·NO_2）和过氧化亚硝酸盐（·$ONOO^-$）等。超氧阴离子主要由 NADPH 氧化酶，黄嘌呤氧化酶，脂氧合酶，环氧合酶和血红素加氧酶产生，它们是线粒体呼吸链的副产物。ROS 参与体内各种生理调节过程和信号传导，比如参与调控生物分子的增殖，活化或失活以及转录活性的调节。ROS 通常在稳态水平下发生，根据需要产生，然后通过各种抗氧化剂和清除剂的活性清除。当体内 ROS 产生过多，氧化程度超出细胞对氧化物的清除的抗氧化能力，氧化系统和抗氧化系统失衡，从而导致组织损伤的情况称为氧化应激。

有不少横断面研究显示肾结石患者的尿中和邻近结石的肾组织中氧化应激标志物升高，而血液中抗氧化物质偏低。还有研究发现，结石患者体内氧化应激水平与结石大小成正相关。并且，氧化应激和炎症也可能在 Randall 钙斑形成中起着重要作用。Taguchi 最近对肾乳头钙斑组织和正常肾乳头组织进行全基因组分析发现，钙斑组织中多种促炎因子高表达，氧化应激水平增

高。Khan 等学者认为炎性因子和间质中的磷酸钙晶体沉积被相邻细胞视为异物，并引发这些细胞产生 ROS 并产生黏附分子，如 MCP-1 和骨桥蛋白等。磷酸钙晶体沉积的持续形成导致局部损伤和炎症，随后是磷酸钙晶体沉积物周围的纤维化和胶原沉积和矿化，这导致斑块生长。而大量的体外和动物研究显示草酸盐和草酸钙晶体均可引起细胞损伤，从而激活 NADPH 氧化酶，进而导致 ROS 产生。草酸还可以激活肾素 - 血管紧张素 - 醛固酮系统（RAAS），而 RAAS 可刺激 NADPH 氧化酶和 ROS 产生。最终，产生的 ROS 进一步调节免疫和炎症相关的转录因子的表达，如丝裂原活化蛋白激酶 MAPK 和核因子 NF-κB 等。上述这些转录因子的激活可提高小管上皮黏附分子的表达，如透明质酸，CD44，骨桥蛋白 OPN 和单核细胞趋化蛋白 1MCP-1 等，进而促进晶体的黏附和在肾脏的滞留。有不少学者都试图通过降低氧化应激和活性氧水平，进而减少结石形成。王少刚课题组发现线粒体靶向抗氧化剂 MitoTEMPO 处理肾小管上皮细胞后，可以降低其草酸诱导的线粒体来源活性氧的产生，下调 IL-6 和 OPN 等炎性分子的表达，他们还发现应用氯沙坦抑制 RAAS 系统激活，可以在体内和体外降低草酸诱导的氧化应激水平，减少高草酸尿大鼠肾脏的晶体沉积。刘继红和刘卓等学者们则着眼于草酸转运体 SLC26A6，他们发现结石患者肾脏 SLC26A6 高表达，应用 siRNA 下调高草酸尿大鼠肾脏 SLC26A6 表达后，可以降低其尿草酸水平，进而减少肾脏活性氧和氧化应激和肾脏晶体沉积。还有其他类似的一些动物实验，发现许多抗炎和抗氧化物质如维生素 E、鞣酸、脂联素等具有抑制氧化应激和晶体沉积的作用。草酸、草酸钙晶体同肾脏上皮细胞相互作用致细胞损伤，继而在各种大分子的作用下触发级联反应最终导致结石的形成。这在动物模型、活组织培养、活体内均得到证实。但结石的形成是多种原因、是不同机制共同参与的结果，对其确切的发生机制目前仍存在争议，有待更深入的研究。

三、单基因遗传性肾结石的基因治疗

随着人们对原发性高草酸尿症、胱氨酸尿症、肾小管酸中毒、X- 连锁隐性肾石病以及 Dent

病等遗传性肾结石病因认识的不断深入以及其致病基因被定位和克隆后，已有10余种单基因遗传性泌尿系结石被人们所逐渐认识。虽然明确的致病基因已被确定，但对此类患者目前尚无有效的病因治疗手段，不过近十余年来，随着分子生物学技术的不断发展以及对人类基因认识的不断深入，许多学者正致力于基因治疗的研究。

原发性高草酸尿症（primary hyperoxaluria）是一种常染色体隐性遗传的草酸代谢障碍性疾病。发病机制是肝脏遗传性酶缺陷导致了体内的草酸形成过多，使尿液中排泄的草酸浓度显著升高，易形成草酸钙结晶及结石。临床特点是双侧肾脏草酸钙沉着和泌尿系结石，儿童时期或者成年早期患者就可因肾衰竭而死亡。目前已经证实，根据缺陷酶的不同可将本病分为两型：Ⅰ型较常见，是 AGXT 基因突变导致线粒体内丙氨酸乙醛酸氨基转移酶（alanine-glyoxylate aminotransferase，AGT）缺陷所致；Ⅱ型较少见，是由于 GRHPR 基因突变导致羟基丙酮酸 - 乙醛酸还原酶（glyoxylate/hydroxypyruvate reductase，GR/HPR）缺陷所致。目前临床上对于原发性高草酸尿患者多以对症治疗为主，如减少草酸摄入、增加尿量促进草酸钙溶解、外科手术处理肾结石、透析以及肾移植等，但这些方法治疗效果有限。可采用的病因治疗措施仅有肝移植，由于 AGT 主要存在于肝脏，GR/HPR 在肝脏内的水平也远高于其他组织，因此肝移植可作为酶替代治疗（enzyme replacement therapy，ERT）的有效手段。但器官移植同样存在移植供体有限、手术风险大以及术后需终身服用抗排斥药物等弊端。随着人们对体内错义突变的研究不断深入，发现大多数错义突变通过降低蛋白质产物的稳定性而产生多种异常效应，如聚集、降解加速或靶向错误等，若通过干预使不稳定的蛋白质产物重新获得稳定性，则可部分或全部改善该蛋白质的功能。一些被称为"化学伴侣（chemical chaperones）"的物质可以使蛋白质的稳定性增加，因此针对特异性"化学伴侣"治疗可认为是一种针对基因产物的广义基因治疗。2003 年英国学者 Michael 首先尝试针对 AGT 酶异常的体外实验研究，发现一些非特异性的蛋白质稳定物质在体外能改善一些错义突变导致的 AGT 异常聚集和靶向错误等异常。近年来，随着

基因治疗在恶性肿瘤、自身免疫性疾病、遗传性疾病等领域的研究广泛开展，其已成为最有前景的治疗手段之一。早在 1995 年，Danpure 等就对原发性高草酸尿Ⅰ型的基因治疗作了展望，提出只需要将患者足够比例肝细胞内的 AGXT 异常基因矫正即可达到治疗目的，而并不一定需要将所有肝脏细胞的 AGT 基因进行矫正。Salido 于 2006 年报道用腺病毒载体转染正常 AGXT 基因治疗原发性高草酸尿Ⅰ型小鼠模型，转染后肝细胞能表达正常 AGXT 基因，且小鼠尿草酸分泌降至正常，草酸结晶明显降低。虽然提出基因治疗原发性高草酸这一观点已经有十余年，动物实验也取得了可喜的效果，但由于目前基因转染的效率仍较低及转染的靶向性等问题，临床仍未将基因治疗用于原发性高草酸尿患者的治疗。

胱氨酸尿症是基因突变所导致的一种遗传性疾病，其基因分子基础为：Ⅰ型胱氨酸尿症的编码基因为 SLC3A1，定位于染色体 2p21。目前研究发现，SLC3A1 基因存在有 10 个突变位点；Ⅱ型和Ⅲ型胱氨酸尿症的共同编码基因为 SLC7A9，定位于染色体 19q13.1。目前研究发现，SLC7A9 基因存在有 6 个突变位点。SLC3A1 以及 SLC7A9 基因的突变引起的胱氨酸转输蛋白的异常导致胱氨酸在肾小管重吸收的障碍，进而引起胱氨酸在尿中的溶解度降低，从而形成胱氨酸结石。Knoll 等报道通过 Ho:YAG 激光将裸质粒 DNA 直接转染到肾脏近曲小管细胞中，可获得稳定的 SLC3A1 和 SLC7A9 的表达。这可能是胱氨酸尿症的一种非常有希望的基因治疗途径。

四、性激素在结石形成中的作用

泌尿系结石患者发病率在男女性别上的差异已成共识，在大多数国家，尿路结石男女发病率的比例为 2:1～3:1，在特发性结石中，这种比例更高，达 4:1～5:1。人们理所当然地认为性激素是泌尿系结石形成的一个危险因素。目前有关性激素与泌尿系结石形成的研究也主要集中在草酸钙结石。一般认为，睾酮对泌尿系结石形成有促进作用，而雌激素则可抑制成石。性激素影响泌尿系结石形成的确切机制尚不清楚。

尿中存在钙盐结晶体形成的促进物和抑制物，尿枸橼酸盐能与钙结合形成一种比草酸更易

溶的物质，从而减少尿中草酸钙过饱和，减少尿中草酸钙晶体的析出，阻止泌尿系结石的成核和生长。Finlayson 认为雌激素能刺激枸橼酸盐的分泌，所以女性尿枸橼酸盐量要比男性多，其泌尿系结石发病率也较男性低。Lee 等在卵巢切除后的实验雌鼠中观察到尿枸橼酸盐的分泌量明显下降。Marcus 等用雌激素、孕激素长期治疗原发性甲状旁腺功能亢进的患者，发现雌激素能使多数老年女性患者的血、尿钙降至正常，并能稳定维持。认为雌激素可抑制甲状旁腺素的活性，特别是甲状旁腺素对骨骼的作用，从而降低血、尿钙。用雌激素治疗原发性甲状旁腺功能亢进合并泌尿系结石的患者有一定效果，孕激素虽有此作用但不如雌激素明显。

Kuczera 等调查 26 例男性肾结石和 14 例健康男性发现肾结石患者雄激素、雌激素、FSH、尿钙、尿草酸比对照组要高，提示性激素对肾结石的致病性。Lee 等动物实验发现，在同量进食 0.5% 乙二醇（EG）致结石饮食 4 周的情况下，雄鼠尿草酸排出量明显高于雌鼠；去势雄鼠泌尿系结石发生率为 14.3%，比正常雄鼠明显降低；补充睾酮后去势雄鼠泌尿系结石发生率回升至 80%；对卵巢切除术后雌鼠补充睾酮后，其泌尿系结石发生率也明显提高（40%）；而对正常雌鼠补充睾酮后，其结石发病率为 10%。他认为，睾酮在尿路结石形成中有重要作用。雄激素有促进实验鼠体内草酸钙结石的形成，其机制目前仍不清楚，估计与肝内乙酸氧化酶（GAO）的活性有关。GAO 由肝分泌，它能使体内乙二醇转变为草酸，雄激素有激活此酶活性的作用，雌激素虽然能抑制此酶活性及增加尿枸橼酸盐的分泌，但作用甚微，至少在雄激素作用的掩盖下，其抑制结石的效果可忽略不计。

此外，一些学者发现性激素对尿酸盐代谢也有一定的影响，如体内睾酮的下降与胰高血糖素上升，性激素与前列腺素相互协同，据认为与门腔静脉分流术后实验鼠泌尿系结石几乎发生在雄性而雌性极少出现有关，其作用主要使鼠尿尿酸盐含量明显上升，形成尿酸结石。Terada 等认为雄雌激素相互作用可诱发组织增生及矿物质沉积，引起膀胱结石和肿瘤。

五、蛋白质组学和外泌体研究与泌尿系结石

1975 年双向凝胶电泳技术的出现，从整体上对一个细胞甚至一种生物的全部蛋白质进行分析研究的想法才得以萌生。1986 年第一个蛋白质序列数据库在瑞士日内瓦大学建立。1994 年，Williams 和澳大利亚悉尼 Maquarie 大学的 Marc Wilkins 等首先提出了"蛋白质组（proteome）"的名词，并将其定义为"基因组所表达的全部蛋白质"。这个概念的提出标志着一个新的学科——蛋白质组学（proteomics）的诞生。2000 年，人类基因组计划（the human genome project，HGP）的完成，标志着分子生物学的发展进入了一个新的阶段。但是，每一种生命运动形式都是特定蛋白质群体在特定的时间和空间出现，并发挥特定功能的结果。基因 DNA 的序列并不能提供这些信息，仅用核酸不足以描述整个生命活动。而且由于转录、翻译过程存在着复杂的剪切、拼接、加工、修饰方式，使得基因与蛋白质表达存在一定的差异。人们逐渐意识到研究蛋白质的必要性，只有对生命活动的执行物质——蛋白质进行研究，才能更加客观和直接地反映机体的病理生理变化。

广义上，蛋白质组学研究可分为表达蛋白质组学、结构蛋白质组学、细胞图谱蛋白质组学和功能蛋白质组学。而我们通常所指的蛋白质组学是狭义上的蛋白质组学，即表达蛋白质组学，也是现今研究最热、技术发展最快的蛋白质组学，其中关键的两项技术是蛋白质的分离与鉴定。目前蛋白质分离技术可分为有胶系统和无胶系统：有胶系统是指以传统的二维聚丙烯酰胺凝胶电泳（two-dimensional polyacrylamide gel electrophoresis，2D-PAGE）为基础的经典蛋白质分离方法，是目前使用较为广泛、发展最为成熟的蛋白质分离技术；无胶系统是指脱离了凝胶的蛋白质分离方法，主要包括液相色谱（liquid chromatography，LC）、毛细管电泳（capillary electrophoresis，CE）、微毛细管色谱等。质谱技术（mass spectrography，MS）是目前生物大分子研究中最重要、应用最广泛的鉴定方法，是蛋白质组学的核心技术。2002 年美国研发的基质辅助的激光解析电离 - 飞行时间质

谱（MALDI-TOF-MS）系统集分离纯化和质谱检测于一身，可以直接检测相对原始的生物样品，并可同时进行多样品、多蛋白的检测，从而提供了适合于差异蛋白质组学研究的可比较性系统。

尿液是十分容易获得的人体生物学样本，它包含了许多蛋白分子，能够提供丰富的人体生理和疾病病理信息。因此利用蛋白质组分析技术对泌尿系结石患者尿液中的各种特异性蛋白质进行分析，不仅有较强的可行性和可操作性，还有巨大的临床及科研价值，能给泌尿系结石的早期诊断、鉴别诊断以及发病机制的研究提供有力的依据。国外已经尝试建立了正常人群的尿液蛋白质双向凝胶电泳图谱。最近 Schaub 等将表面增强激光解析电离 - 飞行时间质谱（SELDI-TOF-MS）用于研究正常人的尿蛋白质组，结果显示该方法具有敏感性高、方便快速和不受盐类物质干扰等诸多优点。通过对泌尿系结石患者肾脏组织、尿液及血液中蛋白质表达的差异进行分析对比，首先可以发现有助于泌尿系结石早期诊断的潜在的生物学指标，并可以此建立有效可靠且无创的检测方法，其次通过发现差异性蛋白，还可进一步探讨泌尿系结石的发病机制。

最近几年逐渐兴起的外泌体研究结合蛋白组学将是结石基础研究的一个重要方向。外泌体（exosomes）是由活细胞分泌的一种膜性囊泡，大小约为 30～150nm。外泌体于 1983 年被发现，并于 1987 年由 Johnstone 命名。目前研究表明，几乎所有的细胞都能分泌外泌体，外泌体广泛存在并分布于各种体液中，携带多种蛋白质、mRNA、miRNA 和脂质类物质等。其所包含的物质可以作为细胞与细胞间信息交流的传递信号分子，参与各种病理生理过程。目前外泌体研究是肿瘤领域的一大热点，一些学者也开始研究外泌体与泌尿系结石的关系。He 等人应用高草酸处理人肾小管上皮细胞 HK-2 发现，随着草酸浓度的增加，其分泌的外泌体平均体积和最大体积减小，但外泌体数量，外泌体内的 RNA 和外泌体蛋白含量增加。Singhto 等则应用草酸钙晶体处理巨噬细胞，发现巨噬细胞分泌的外泌体中蛋白表达变化明显。通过蛋白质网络分析发现，这些表达出现变化的蛋白质主要参与细胞骨架和肌动蛋白结合、钙结合、应激反应、转录调节、免疫反应

和细胞外基质的解体。用这些外泌体处理肾小管细胞发现，其可增加肾小管细胞的 IL-8 表达，使肾小管细胞对一水草酸钙黏附力增强。而最近 Bruschi 等学者提取了髓质海绵肾患者尿液中的外泌体，并对外泌体中的蛋白进行基因组学分析，发现髓质海绵肾的患者中鉴定的蛋白质与肾钙化、肾结石相关。

蛋白质组学和外泌体是一门在蛋白质分子水平认识肾脏疾病包括泌尿系结石机制的新兴领域。目前它的许多理论和技术还处于实验室探索阶段，存在许多问题，如更高通量、快速、简便的研究技术尚待开发；尿液蛋白质的质谱分析缺乏充分的标准图谱；外泌体及其内容物如何有效提取和鉴定等。

六、肠道微生物组与泌尿系结石

17 世纪显微镜的发明使微生物研究得以开展，而近几十年来，高通量测序技术的出现和生物技术的发展，使研究人员能够迅速分析特定的肠道微生物组。目前已经有研究发现，肠道微生物组与许多疾病存在联系，如心血管疾病、肥胖、炎症性肠病以及泌尿系结石。

人类最主要的结石种类为草酸钙结石。尿液中的草酸来源于内源性产生和饮食摄取。人的草酸代谢取决于肠分泌和吸收之间的平衡。1985 年，Allison 发现了肠道中可以分解代谢草酸的草酸杆菌，而最近有研究发现草酸杆菌可能与肠道生理学有更复杂的相互作用。目前，草酸杆菌现在被认为具有两种可以降低尿草酸的方法：一是将肠道草酸代谢成甲酸盐和二氧化碳，其将在粪便中排出，从而降低可用的草酸用于肠道吸收；二是通过刺激肠道阴离子交换蛋白 Slc26A6，草酸杆菌可诱导草酸从血浆中分泌回肠道。应用原发性高草酸尿小鼠模型的研究显示草酸杆菌定殖可使尿草酸降低 95%，血浆草酸降低 50%。另一项研究分析了结石患者粪便中的草酸杆菌，发现存在草酸杆菌的结石患者可以降低 70% 的结石复发风险。我国叶章群、陈志强、徐华等学者研究发现，将草酸杆菌中草酸降解酶的基因应用生物工程的方法转入小鼠肠干细胞中，可使小鼠肠干细胞获得降解草酸的能力。并且该研究团队还重新构建了一种具有降解草酸能力的乳酸杆菌，将该

菌种定植于高草酸尿小鼠肠道后可以显著降低其尿草酸水平，减少肾脏草酸钙晶体沉积。但最近的一项Ⅲ期临床试验发现，与安慰剂相比，口服草酸杆菌制剂无法降低尿草酸水平。这提示在人肠道细菌与结石的关系可能更为复杂，除了草酸杆菌，整个肠道菌群可能在其中起着重要作用。

Stern等学者对23名结石患者和6名对照者的肠道细菌组进行了研究。他们共鉴定出178个不同的细菌属。其中，拟杆菌属和普雷沃菌属最常见，分别占结石组的42%和对照组的45%。但拟杆菌属在结石患者中更为常见，普雷沃菌在非结石组中更为常见。Ticinesi等最近开展的研究发现结石患者的分辨微生物多样性更低，结石患者与对照者草酸杆菌定植丰度没有统计学差异，但是结石患者中草酸杆菌中与草酸盐降解的基因表达显著降低。并且细菌中草酸降解基因累积丰度与尿草酸水平呈负相关。

此外，粪便微生物群移植，也就是将健康人粪便细菌经过处理种植到患者肠道中，是目前微生物研究的一大热点。粪便微生物移植目前被证实在治疗许多疾病方面是有效的，如艰难梭菌感染、炎症性肠病和代谢综合征等。这种方法也被逐渐应用到结石的研究中来。有学者将健康小鼠的粪便微生物群移植到无菌小鼠体内。在粪便移植后4周，无菌小鼠显示尿钙，草酸盐和铵水平降低以及尿pH的增加。这提示粪便微生物组的变化可以改变尿液参数。这些方向的研究可能会转化为新的防治结石的方法。

七、人工智能技术在结石研究领域的应用

人工智能（artificial intelligence）是研究、开发用于模拟、延伸和扩展人的智能的理论、方法、技术及应用系统的一门新的技术科学。人工智能是计算机科学的一个分支，它企图了解智能的实质，并生产出一种新的能以人类智能相似的方式做出反应的智能机器，该领域的研究包括机器人、语言识别、图像识别、自然语言处理和专家系统等。其目的是通过对人的意识、思维的信息过程的模拟，使机器能够胜任一些通常需要人类智能才能完成的复杂工作。人工智能的重要形式是人工神经网络（artificial neural networks，ANN），

它是基于对人脑神经组织结构和运行机制的认识与理解的基础上模拟其结构和行为的一种工程系统，具有非线性全局作用，良好的容错性与联想记忆能力，很强的自适应、自学习能力等多种优良特性，可用于模式识别、最优化问题计算、信息的智能化处理、复杂控制、信号处理等。目前ANN的应用已渗透到各个领域并取得非常令人鼓舞的进展，在医学领域也有很快的发展。医学中的许多复杂问题，信息来源既不完整，又含有假象，且经常遇到不确定性信息，决策规则往往相互矛盾，有时无条理可循，这给传统专家系统应用造成极大困难。而神经网络技术能突破这一障碍，根据已学会的知识和处理问题的经验对复杂问题做出合理的判断，给出较满意的解答，或对未来过程做出有效的预测。因此神经网络被用于医学领域的临床诊断，图像分析和解释，信号分析和解释以及药物开发等。

而随着全基因组测序技术、RNA组学、蛋白质组学和影像组学在结石研究领域的开展以及大数据时代和精准医学时代的来临，国内外已有不少学者将人工智能运用于泌尿系统结石的临床和基础研究等多个方面，包括全基因组表达谱研究、尿路结石的影像诊断、泌尿系结石成分预测、输尿管结石自行排出率预测、ESWL和经皮肾镜碎石术疗效预测，以及泌尿系统结石相关基因分析等。比如，国内外有不少学者在结石患者进行了基因组测序和表达谱研究，也开展了高钙尿、高草酸尿相关的基因差异化表达研究，正是基于人工智能的软件和方法对这些研究中产生的海量数据进行分析，许多结石的易感基因、单基因致病因素和发病的通路机制得以发现。在临床研究方面，人工智能与影像组学的结合为临床诊疗提供了更多信息。比如李聪和王少刚等学者在国内率先应用CT纹理分析技术来预测体外冲击波碎石治疗输尿管上段结石的效果。CT影像中描述灰度变化规律的数字特征称为图像的纹理特征，可以用纹理参数来进行量化，纹理分析是对医学影像深度发掘和计算。通过对结石进行CT纹理分析，除了可获取传统的CT值，还可计算得到熵、均匀性、对比度、标峰度、偏度等纹理数据。这些数据结合起来可以较好地预测体外冲击波碎石效果，帮助临床决策。

人工智能技术确实给解决复杂的医学问题带来了很大的帮助，但目前其在医学领域应用中还存在训练数量庞大、训练时间长、精确度不够高等缺陷，如何扩大学习能力，以及如何提高学习精度和运算速度都是急需解决的问题。泌尿系结石基础研究的复杂性为人工智能的发展提供了一块肥沃的土壤，相信，人工智能技术的发展将使其在泌尿系结石的诊治和基础研究中起到重要作用。

（王少刚）

参 考 文 献

[1] Randall A. The Origin and Growth of Renal Calculi. Ann Surg, 1937, 105 (6)：1009-1027.

[2] Ciftcioglu N, Bjorklund M, Kuorikoski K, et al. Nanobacteria: An infectious cause for kidney stone formation. Kidney Int, 1999, 56 (5)：1893-1898.

[3] 王少刚, 刘继红, 章咏裳. 草酸钙结石患者尿中蛋白结合型 γ- 羧基谷氨酸的检测意义. 中华泌尿外科杂志, 2002, 23 (7)：43-45.

[4] Evan AP, Lingeman JE, Coe FL, et al. Randall's plaque of patients with nephrolithiasis begins in basement membranes of thin loops of Henle. J Clin Invest, 2003, 111 (5)：607-616.

[5] Kuo RL, Lingeman JE, Evan AP, et al. Endoscopic renal papillary biopsies: a tissue retrieval technique for histological studies in patients with nephrolithiasis. J Urol, 2003, 170 (6)：2186-2189.

[6] Liu J, Chen J, Wang T, et al. Effects of urinary prothrombin fragment 1 in the formation of calcium oxalate calculus. J Urol, 2005, 173 (1)：113-116.

[7] Liu J, Wang T, Chen J, et al. Decreased inhibitory activity of prothrombin to calcium oxalate crystallization by specific chemical modification of its gamma-carboxyglutamic acid residues. Urology, 2006, 67 (1)：201-203.

[8] 王少刚, 罗冬喜, 刘继红, 等. 遗传特发性高钙尿大鼠模型的建立. 中华泌尿外科杂志, 2006, 27 (S2)：63-65.

[9] Thorleifsson G, Holm H, Edvardsson V, et al. Sequence variants in the CLDN14 gene associate with kidney stones and bone mineral density. Nat Genet, 2009, 41 (8)：926-U992.

[10] Wang T, Yang J, Qiao J, et al. Activity and expression of vitamin K-dependent gamma-glutamyl carboxylase in patients with calcium oxalate urolithiasis. Urol Int, 2010, 85 (1)：94-99.

[11] Zhu C, Ye Z, Chen Z, et al. Association between vitamin D receptor gene polymorphisms and idiopathic hypocitraturia in the Chinese population. Urol Int, 2010, 85 (1)：100-105.

[12] 叶章群, 邓耀良, 董诚等. 尿石症. 第 2 版. 北京：人民卫生出版社, 2010.

[13] Schlingmann KP, Kaufmann M, Weber S, et al. Mutations in CYP24A1 and Idiopathic Infantile Hypercalcemia. N Engl J Med, 2011, 365 (5)：410-421.

[14] Xi Q, Wang S, Ye Z, et al. Adenovirus-delivered microRNA targeting the vitamin D receptor reduces intracellular Ca(2)(+) concentrations by regulating the expression of Ca(2)(+)-transport proteins in renal epithelial cells. BJU Int, 2011, 107 (8)：1314-1319.

[15] Chen Z, Liu G, Ye Z, et al. The construction of an oxalate-degrading intestinal stem cell population in mice: a potential new treatment option for patients with calcium oxalate calculus. Urol Res, 2012, 40 (2)：131-141.

[16] Liu Z, Wang T, Yang J, et al. Calcium oxalate monohydrate crystals stimulate monocyte chemoattractant protein-1 and transforming growth factor beta1 expression in human renal epithelial cells. Mol Med Rep, 2012, 5 (5)：1241-1244.

[17] 何登, 王少刚, 唐锦辉, 等. BMP2 及 Msx2 在特发性高钙尿肾结石患者肾乳头组织表达的研究. 临床泌尿外科杂志, 2012, 27 (12)：881-885.

[18] Tefekli A, Cezayirli F. The History of Urinary Stones: In Parallel with Civilization. Sci World J, 2013, 2013 (423964.)

[19] 何登, 王少刚, 唐锦辉, 等. 特发性高钙尿肾结石患者肾乳头组织中 Runx2、Osterix 的表达. 华中科技大学学报（医学版）, 2013, 42 (02)：172-175.

[20] Jia Z, Wang S, Tang J, et al. Does crystal deposition in genetic hypercalciuric rat kidney tissue share similarities with bone formation? Urology, 2014, 83 (2)：509, e507-514.

[21] Khan SR. Reactive oxygen species, inflammation and calcium oxalate nephrolithiasis. Transl Androl Urol, 2014, 3(3): 256-276.

[22] 顾晓箭, 吕建林. 尿石症诊疗策略. 北京: 人民卫生出版社, 2014.

[23] Evan AP, Worcester EM, Coe FL, et al. Mechanisms of human kidney stone formation. Urolithiasis, 2015, 43(S1): 19-32.

[24] Halbritter J, Baum M, Hynes AM, et al. Fourteen monogenic genes account for 15% of nephrolithiasis/nephrocalcinosis. J Am Soc Nephrol, 2015, 26(3): 543-551.

[25] Chung JH, Granja I, Taylor MG, et al. Molecular modifiers reveal a mechanism of pathological crystal growth inhibition. Nature, 2016, 536(7617): 446-450.

[26] Coe FL, Worcester EM, Evan AP. Idiopathic hypercalciuria and formation of calcium renal stones. Nat Rev Nephrol, 2016, 12(9): 519-533.

[27] Pearle MS, Antonelli JA, Lotan Y. Urinary lithiasis: etiology, epidemiology, and pathogenesis//Wein AJ, Kavoussi LR, Partin AW, et al. Campbell-walsh urology. Philadelphia, PA: Elsevier, 2016, 2: 1170-1199.

[28] He Z, Guan X, Liu Y, et al. Alteration of exosomes secreted from renal tubular epithelial cells exposed to high-concentration oxalate. Oncotarget, 2017, 8(54): 92635-92642.

[29] Hu H, Zhang J, Lu Y, et al. Association between Circulating Vitamin D Level and Urolithiasis: A Systematic Review and Meta-Analysis. Nutrients, 2017, 9(3): 301.

[30] Sorokin I, Mamoulakis C, Miyazawa K, et al. Epidemiology of stone disease across the world. World J Urol, 2017, 35(9): 1301-1320.

[31] Taguchi K, Hamamoto S, Okada A, et al. Genome-Wide Gene Expression Profiling of Randall's Plaques in Calcium Oxalate Stone Formers. J Am Soc Nephrol, 2017, 28(1): 333-347.

[32] Zeng G, Mai Z, Xia S, et al. Prevalence of kidney stones in China: an ultrasonography based cross-sectional study. BJU Int, 2017, 120(1): 109-116.

[33] Zhang J, Wang Q, Xu C, et al. MitoTEMPO Prevents Oxalate Induced Injury in NRK-52E Cells via Inhibiting Mitochondrial Dysfunction and Modulating Oxidative Stress. Oxid Med Cell Longev, 2017, 2017: 7528090.

[34] Jiang H, Gao X, Gong J, et al. Downregulated Expression of Solute Carrier Family 26 Member 6 in NRK-52E Cells Attenuates Oxalate-Induced Intracellular Oxidative Stress. Oxid Med Cell Longev, 2018, 2018: 1724648.

[35] Qin B, Wang Q, Lu Y, et al. Losartan Ameliorates Calcium Oxalate-Induced Elevation of Stone-Related Proteins in Renal Tubular Cells by Inhibiting NADPH Oxidase and Oxidative Stress. Oxid Med Cell Longev, 2018, 2018: 1271864.

[36] Rodgers A, Trinchieri A, Ather MH, et al. Vision for the future on urolithiasis: research, management, education and training-some personal views. Urolithiasis, 2019, 47(5): 401-413.

[37] Wang Q, Hu H, Dirie NI, et al. High Concentration of Calcium Promotes Mineralization in NRK-52E Cells Via Inhibiting the Expression of Matrix Gla Protein. Urology, 2018, 119: 161.e1-161.e7.

[38] Xun Y, Li J, Geng Y, et al. Single extracorporeal shock-wave lithotripsy for proximal ureter stones: Can CT texture analysis technique help predict the therapeutic effect? Eur J Radiol, 2018, 107: 84-89.

[39] Zhao C, Yang H, Zhu X, et al. Oxalate-Degrading Enzyme Recombined Lactic Acid Bacteria Strains Reduce Hyperoxaluria. Urology, 2018, 113: 253.e1-253.e7.

[40] Zhu J, Wang Q, Li C, et al. Inhibiting inflammation and modulating oxidative stress in oxalate-induced nephrolithiasis with the Nrf2 activator dimethyl fumarate. Free Radic Biol Med, 2018, 134: 9-22.

[41] Bruschi M, Granata S, Santucci L, et al. Proteomic Analysis of Urinary Microvesicles and Exosomes in Medullary Sponge Kidney Disease and Autosomal Dominant Polycystic Kidney Disease. Clin J Am Soc Nephrol, 2019.

[42] Capolongo G, Zacchia M, Perna A, et al. Urinary proteome in inherited nephrolithiasis. Urolithiasis, 2019, 47(1): 91-98.

[43] Lee JA, Stern JM. Understanding the Link Between Gut Microbiome and Urinary Stone Disease. Curr Urol Rep, 2019, 20(5): 19.

[44] Schoenthaler M, Boeker M and Horki P. How to compete with Google and Co.: big data and artificial intelligence in stones. Curr Opin Urol, 2019, 29(2): 135-142.

[45] Tavasoli S, Taheri M. Vitamin D and calcium kidney stones: a review and a proposal. Int Urol Nephrol, 2019, 51(1): 101-111.

第二章 泌尿系统结石治疗现状与展望

第一节 泌尿系统结石治疗历史

泌尿系统结石是最早进行外科治疗的疾病之一,有关结石的治疗可以追溯到 3 000 多年前。最早进行的手术是经会阴膀胱取石术,公元前 400 年希波克拉底(Hippocrates)时代膀胱切开取石术已经是一项专业的工作。希波克拉底则用利尿法对肾绞痛进行治疗。文艺复兴时期有关结石的研究取得了很多成绩,但对结石的病因研究和结石的治疗没有进展。18 世纪以后,随着科学的发展,对结石的病因有了一定的认识。同时经过不同时期和不同医生的摸索,逐渐形成了现代的膀胱取石术和肾切开取石术。19 世纪晚期尼采(Nitze)发明了膀胱镜,以后又发现了 X 线,很快就用于结石的诊断。20 世纪 60 年代以后,由于科学技术的发展,先后出现了经皮肾镜取石术、输尿管镜取石术和体外冲击波碎石术,形成了现代的结石治疗。

一、早期膀胱取石术

泌尿系统结石手术是最早实行的手术。公元前 12 世纪,Susruta 已经开始做经会阴的取石手术(perineal lithotomy)。公元前 4 世纪,希波克拉底的医德誓言中提到:“因我没有治疗结石病的专长,不宜开展此项手术,有需要治疗的,我就将他介绍给治疗结石的专家”,可以看出取石手术已经是一项专业工作。早期的取石手术是经会阴完成的,公元 1 世纪改进以后,称为 Celsus 手术。会阴切口月牙形,偏左侧,横行切开直至膀胱,触及结石后取出或用钩子钩出。这种手术称“小器械手术”,用了 1 000 多年。到 16 世纪增加了扩张尿道的探子和钳子,扩张尿道,钳出结石,称为“大器械手术”。1552 年 Franco 首次从下腹部切开膀胱,取出结石,但认为这一路径危险,不推荐

使用。1698 年 Jacques 行会阴旁切开取膀胱结石手术演示,手术时间 1min 多一点。早期经会阴取膀胱结石要求快,以减少出血和痛苦。1720 年左右 Chesselden 和 Douglas 在英国提出了经耻骨上手术入路,但因腹膜损伤和没有满意的留置导尿而放弃。1753 年 CÔme 在巴黎开办了一个结石医院,他发明一种带尖头芯子的直导管,经会阴切口从尿道球部插入膀胱,然后耻骨上切口,将尖头芯子穿出导管,刺破膀胱前壁,沿芯子扩大切口,取出结石,完成耻骨上切开取石术。以后由于经验的积累和对局部解剖充分的认识,形成现代的耻骨上膀胱切开取石术。

二、早期肾切开取石术

公元前 4 世纪,希波克拉底对脓肾采取切开引流的方法进行治疗,但并不进行肾脏取石手术。公元 2 世纪,盖伦(Galen)主张用“溶石液”治疗结石。公元 16 世纪古希腊和罗马有外科取出肾结石的详细记载。1635 年 Dominicus de Marchetti 在维也纳第一次为肾结石患者行切开取石术,由于出血手术分为二期完成,第一次手术后一天,取出填塞止血的纱布,重新显露创口,取出几枚结石。术后腰部有一瘘口,间断排出结石,术后 10 年患者仍然健在。早期肾切开取石的适应证是有感染和梗阻的肾结石。1872 年 Ingalls(美国)第一次进行了择期的肾切开取石术。1880 年 Morris(英国)第一次对无感染肾行肾切开取石术。20 世纪以来由于对肾脏解剖和血管的充分了解,使肾脏的切开取石手术取得很大的进展,形成了现代的肾切开取石术。

三、现代泌尿系统结石的治疗

现代泌尿系统结石的治疗除了已经广泛使用的各种开放取石手术,主要包括经皮肾镜手术、

输尿管镜手术和体外冲击波碎石术。

Young 1912 年报道使用输尿管镜,观察到患后尿道瓣膜的儿童扩张的输尿管,并观察到肾盂和肾盏。1964 年 Marshall 用可弯性 F9 内腔镜逆行插入输尿管观察结石,但由于器械限制,无法取出结石。1977 年 Goodman 用 F11 儿童膀胱镜作为输尿管镜观察成人输尿管,证明硬镜可以进入输尿管。1979 年 Lyon 报道了专门制作的输尿管镜,可以用作观察、电切和用套石篮套石。随着输尿管镜器械的发展,逐渐出现了直径细、亮度高、操作通道大、半可弯、可弯的现代输尿管镜和各种腔内碎石技术,使输尿管镜取石和碎石更容易操作,形成现代输尿管镜的取石手术。

经皮肾镜手术始于 1941 年,Rupol 和 Brown 通过手术的肾造瘘口,用内镜取出手术后残留的结石。1955 年 Goodwin 和 Casey 报道了经皮穿刺肾造瘘治疗梗阻性肾积水。1976 年 Ferstrom 和 Johannson 应用经皮穿刺建立的皮肾通道取石套石成功,1981 年 Wickham 和 Kellett 将这项技术命名为"经皮肾镜取石术(percutaneous nephrolithotomy,PNL)"。国内经皮肾镜技术 1984 年开始应用,1986 年可以见到北京、广州和南京等地的多篇报道。早期的 PNL 技术多采用 F24～F34 的经皮穿刺通道,1992 年吴开俊等提出了穿刺通道仅扩张到 F14～F16 的微造瘘术,后又提出一期微创经皮肾穿刺取石术(mPNL),取得了很好的疗效。体外冲击波碎石(extracorporeal shockwaves lithotripsy,ESWL)最早由 Chaussy 于 1980 年首次介绍,当时只治疗肾内比较小的结石,以后适应证逐渐扩大,几乎治疗所有的泌尿系统结石,但是经过经验积累,目前已经掌握了比较好的适应证范围。

第二节 泌尿系统结石治疗现状

泌尿系统结石常用的治疗方法包括排石、溶石、腔内取石术(膀胱镜,输尿管镜,肾镜)、体外冲击波碎石术(extracorporeal shock wave lithotripsy,ESWL)、腹腔镜取石术以及开放手术等。这些治疗方法都可供临床选择使用,但是,对于具体的患者来说,应该根据结石的具体位置,选择损伤相对更小、并发症发生率更低的治疗方式。

近 30 多年,腔内泌尿外科和 ESWL 发展迅速,已经能够治疗大多数的结石。有些结石治疗中心,基本已经取消单纯针对结石的开放手术。目前开放性手术仅适用于一些特殊病例,例如需要同时进行解剖重建的结石患者。腹腔镜取石手术在减轻手术损伤程度方面具有一定的优势,但仅适用于需要开放手术的患者。

ESWL 具有创伤小、并发症少、无需麻醉等优点,是治疗直径≤20mm 或表面积≤300mm^2 的肾结石的标准方法。如果 ESWL 效果不好,可以选择软性输尿管镜或经皮肾镜治疗。对于体积较大的结石,ESWL 和软性输尿管镜虽然也能够成功碎石,但是需要反复多次的治疗,治疗后容易发生结石碎片的残留或形成"石街",因此要根据条件慎重选用。经皮肾镜取石术(percutaneous nephrolithotomy,PNL)能够更快更有效地碎石和取石,因此对于比较大的肾脏和输尿管上段结石,如果技术和设备条件具备,一般选择 PNL 治疗。用 ESWL 和输尿管镜碎石(ureteroscopic lithotripsy)治疗输尿管结石哪种方法更好一直存在争论。尽管相对于输尿管镜而言,ESWL 再次治疗的可能性较大,但无需麻醉,即使加上各种辅助治疗措施,ESWL 仍然是创伤最小的治疗方法,因此输尿管结石的治疗应该首选 ESWL。选择何种诊疗方法最合适,取决于泌尿外科医生的经验、所拥有的设备及治疗环境。目前各种有关泌尿系统结石的指南,在治疗输尿管结石时,无论结石处于输尿管的哪段,都把 ESWL 和输尿管镜碎石术并列作为第一选择。

经皮穿刺行灌注溶石治疗可以清除结石的残留碎片,降低结石复发的危险性。胱氨酸结石可以用溶石的方法作为辅助治疗手段。而尿酸结石,口服溶石效果良好,口服药物溶石是首选的治疗措施。碎石后再行溶石治疗可以提高溶石的速度,适用于较大的尿酸结石患者。但需要注意溶石治疗对于纯结石效果比较好,而对于混合结石效果比较差。

一、体外冲击波碎石术

结石的成分和结构是决定体外冲击波碎石术治疗效果的主要因素,结石的位置和肾脏集合系统的形态对结石的排出有明显的影响,患者的体重与体型对碎石效果也有影响。由于科学技术的发展，体外冲击波碎石机与早期的碎石机相比，已经取得了明显的进步。目前的碎石机可以选择不同的冲击波源，包括液电、电磁波和压电晶体作为冲击波源。冲击波方式有所变化，常用的单冲击波源，可以根据结石的大小调整焦斑的直径。也可以采用双冲击波源的冲击波进行碎石。早期的碎石需要患者浸泡于水中进行碎石，现在已经改为干性碎石。碎石后有专用的促进排石的器械可以使用。

目前常用的定位方式为超声定位或 X 线定位，也可以采用双定位，但是由于呼吸的影响，碎石过程中患者不可避免存在细微的移动，可能影响碎石的效果。针对这一问题，目前正在研究有结石追踪功能的碎石机，以提高碎石的准确性。

1. 适应证

（1）肾结石：①单个结石≤2cm；②结石 2～3cm，碎石前可留置双 J 管；③铸型或多发结石，一般选择综合治疗，先行 PNL 治疗，残余结石再行 ESWL；④下盏结石、马蹄肾、异位肾和移植肾结石等肾脏集合系统形态不利于排石的患者，碎石后可以选择体位排石，或选择其他方法治疗；⑤难碎结石（胱氨酸、一水草酸钙结石）如果试行碎石 2～3 次，结石无变化或变化很小，应该换用其他方法治疗；⑥孤立肾结石＞1.5cm，术前放置双 J 管。

（2）输尿管结石：应该先选择 ESWL，如果合并感染、肾功能损害严重需要急诊处理，可以考虑先用其他方法治疗。

（3）膀胱尿道结石：一般不使用 ESWL，特殊情况下需泌尿外科医生视具体情况处理。

2. 禁忌证

（1）禁忌证：结石远端尿路梗阻，基质结石和肾盏憩室结石。

（2）相对禁忌证：①肥胖者（体重超过标准体重一倍以上）冲击波能量衰减明显或定位困难；②脊椎畸形或肢体挛缩不能按要求摆体位者；③伴有不能治愈的出血性疾病、心肝功能严重不全、血肌酐≥正常值 2 倍以上、传染性疾病活动期和糖尿病未控制的患者；④孕妇；⑤未育女性输尿管下段结石，注意避免损伤卵巢和输卵管。

3. 操作注意事项

（1）术前准备：①术前明确诊断。常规行腹平片（KUB）和静脉尿路造影（IVP）或 CT 检查，CT 对于结石的诊断和对肾脏输尿管立体结构的了解，与 KUB＋IVP 相比，有明显的优势，已经可以取代 IVP。②常规术前检查包括血常规、尿常规、尿培养、血电解质、血糖、凝血功能和心肺肝肾功能检查。有条件的单位做 24h 尿液的钙、磷、尿酸、草酸、胱氨酸、枸橼酸、镁、钾和肌酐检查，血钙、磷、尿酸和甲状旁腺激素检查，查找结石的病因。患者如果排出过结石，做结石分析。③术前一天肠道准备，术前禁食水。

（2）麻醉：一般不需要麻醉，可以适量使用镇痛药物。必要时可以使用连续硬膜外麻醉或蛛网膜下腔麻醉。小儿患者可以使用全身麻醉。

（3）体位：①肾及上段输尿管结石患者仰卧位。远端输尿管结石患者俯卧位。②膀胱结石患者俯卧位或半坐位。尿道结石患者半坐位。③儿童患者，麻醉后妥善固定，尽量采用 B 超定位。

（4）定位：阳性结石采用 X 线或 B 超定位，阴性结石采用 B 超定位。

（5）工作电位及轰击次数：根据仪器的波源、型号和结石的部位、大小、数目成分等情况综合决定。一般电压 8～14kV，或选择更小的工作电压，轰击次数＜3 000 次。

（6）注意事项：①间断采用 X 线或 B 超观察结石粉碎情况；②术中监测生命体征，观察患者反应，并及时做出相应的处理；③感染性结石或合并尿路感染先控制感染再碎石；④双侧上尿路结石，分期分侧行 ESWL；⑤一个位置的结石 ESWL 治疗次数不超过 3～5 次（依所使用的碎石机而定），如果碎石 2～3 次后结石没有变化，应该选择其他治疗方法。治疗的间隔时间目前无确定的标准，多数的学者认为间隔的时间以 10～14d 为宜。

（7）术后处理：使用抗生素、解痉药，多饮水，口服预防结石复发药物。收集排出的结石做结石分析，制定预防复发方案。定期复查，直至结石排空。

4. 并发症

（1）血尿：几乎所有患者碎石后都有轻重不同的血尿，通常无需处理。严重时，避免剧烈活动，多饮水。

（2）绞痛：对症处理，解痉，止痛。

（3）发热：静脉使用抗生素，注意解除尿路梗阻。较大结石碎石前，可以先留置 D-J 管。必要时可以行肾造瘘引流。

（4）石街形成：需要积极处理，包括行石街的 ESWL、输尿管镜取石术、PNL 等，解除梗阻，保护肾功能。

（5）急性肾损伤：包括严重血尿、肾包膜下血肿、肾周血肿、肾挫裂伤等，须严密监测生命体征，明确诊断，积极处理。必要时可以行肾动脉造影栓塞治疗或手术治疗。

（6）消化道出血、穿孔、咯血、腹主动脉瘤破裂：目前已经很少见，需针对具体情况处理。

（7）其他：皮肤瘀斑、尿潴留等，对症处理。远期合并症包括肾萎缩、高血压，由于目前使用的碎石机的能量比较低，冲击次数有比较严格的掌握，发生率比较低。如果出现以保守治疗为主。

5. 术后随访　随访 2～12 周，进行 KUB、B 超或 CT 检查。结石排空后每年至少检查一次。

二、输尿管镜取石术

输尿管镜取石术是最常用的取石碎石手术。由于医疗条件的改善，正常体检越来越普及。早期发现结石，并追踪随访和及时治疗，使结石体积比较小时即可得到及时治疗，体积比较大的结石已经越来越少。而小体积结石的治疗，通常使用硬性或软性输尿管镜能够达到满意效果，经皮肾镜碎石取石术已经逐渐减少。

由于生产水平的发展，输尿管镜的视野越来越清晰，镜体更纤细，常用的输尿管硬镜头端为 8F 和 6F，还有 F4.5 的输尿管镜可以使用。碎石的设备常用的是钬激光和气压弹道碎石机，目前铥激光碎石机也已经应用于临床。

以往由于纤维性和数字输尿管软镜造价昂贵，影响了软镜的推广使用。近年来一次性输尿管软镜逐渐应用于临床，清晰度和操控性都不亚于传统的输尿管软镜。

1. 适应证

（1）中下段输尿管结石，保守治疗无效。

（2）上段输尿管结石，ESWL 无效，或停留时间比较长，可能有输尿管水肿结石嵌顿。尽量原位碎石取石，必要时将结石用灌注液冲回肾盂，用输尿管软镜进行治疗。如果输尿管狭窄，软镜上镜困难，可以留置输尿管支架管，二期再行输尿管软镜治疗。或行 ESWL 或 PCN 治疗。

（3）肾结石，输尿管镜治疗肾结石以输尿管软镜为主，输尿管软镜配合钬激光可以治疗肾结石（<2cm）和肾盏憩室结石。

2. 禁忌证

（1）全身性出血性疾病未控制、重要脏器严重疾病不适合手术和传染性疾病活动期的患者。

（2）结石远端输尿管狭窄，无法用输尿管镜同时解决。

（3）尿道狭窄尿道扩张不成功。

（4）泌尿系统急性感染性疾病，需先行控制。

（5）身体严重畸形，不能摆截石位；前列腺增生硬镜无法观察到输尿管口，可以考虑用软性输尿管镜。或电切增生部分前列腺，再行输尿管镜手术。

（6）女性月经期。

3. 操作注意事项

（1）术前准备：①术前明确诊断。常规行腹平片（KUB）和静脉尿路造影（IVP）或 CT 检查，CT 对于结石的诊断和对肾脏输尿管立体结构的了解，与 KUB＋IVP 相比，有明显的优势，已经可以取代 IVP。②常规术前检查包括血常规、尿常规、尿培养、血电解质、血糖、凝血功能和心肺肝肾功能检查。有条件的单位作 24h 尿液的钙、磷、尿酸、草酸、胱氨酸、枸橼酸、镁、钾和肌酐检查，血钙、磷、尿酸和甲状旁腺激素检查，查找结石的病因。患者如果排出过结石，做结石分析。③术前一日肠道准备，常规备皮。术前禁食水。

（2）麻醉：常用蛛网膜下腔麻醉或连续硬膜外麻醉。效果不好或不适合采用上述麻醉，可以考虑全麻。

（3）体位：常用截石位，双下肢尽量下垂，使输尿管口与尿道外口处在一条直线上。

（4）硬性或半硬性输尿管镜手术步骤

1）常规会阴部消毒铺巾，0.3% 稀释碘伏冲洗尿道，经尿道放入膀胱镜或直接放入输尿管镜，找到输尿管开口，逆行插入导丝或输尿管导管，注意不要太深，以免推走结石。输尿管口如果比较紧，可以用金属橄榄头扩张器或用气囊导管先行扩张，从 Fr6 扩张到 Fr12；也可以先行留置输尿管导管或双 J 管，3d 后再行输尿管镜操作。由于现在应用的输尿管镜头端为 Fr8 或者更细，常常不需要扩张，即可直接放镜。

2）将输尿管镜沿导丝或导管贴近输尿管开口，灌注泵稍微加大压力，冲开输尿管口，用镜尖挑起导丝或沿导丝表面滑入输尿管口。输尿管口有时比较紧，可以沿导丝稍微用力或旋转镜体使输尿管镜进入输尿管。旋转镜体 180°，使输尿管镜的视角朝向上前方（常用输尿管镜有 5°～10°的视角），通常更容易进镜。

3）在放输尿管镜过程中，导丝要始终在视野中，输尿管管腔要尽量在视野中央。输尿管镜进入输尿管后，尽量减低灌注泵的注水压力，以免将结石冲走。进镜要慢，有时镜体将黏膜搓起，放镜时阻力增大，可以稍微退镜并轻摆镜体，然后再进镜。盆腔段输尿管由于骶骨作用，放镜时有"爬坡"的感觉，男性患者由于骶骨岬更向前突，"爬坡"更明显，可以下压镜体逐渐进入。跨越髂血管处可见输尿管随着血管的搏动而搏动。

4）沿导丝找到结石，小结石可以用取石钳或套石篮直接取出，大结石需要用气压弹道碎石机、超声碎石机或钬激光将结石击碎，如果结石上方输尿管扩张明显，可以使用阻石工具，例如阻石网或锥型导丝。3mm 以下的结石碎屑可以待其自行排出，大结石可以用取石钳取出，应该尽量减少进出输尿管的次数。结石下方有增生的肉芽组织时，可以先用钬激光或用活检钳将其切除，或直接击打结石使其向上方稍移位，以便于操作。如果输尿管镜放入困难，不要勉强，尽早结束手术，改用其他方法处理结石。

5）结石处理完毕后，退出输尿管镜，直视下沿导丝放入双 J 管，1 个月后拔除。如果输尿管损伤很轻微，也可以留置输尿管导管 3～7d 后拔除。留置导尿管，1～3d 后拔除。

（5）软性输尿管镜手术步骤

1）常规会阴部消毒铺巾，0.3% 稀释碘伏冲洗尿道，在 X 线监视下，使用膀胱镜或输尿管硬镜向输尿管内插入 2 根导丝至肾盂，一根作为工作导丝可置入输尿管软镜或软镜输送鞘；另一根为安全导丝，术中全程留置于肾盂内，一旦出现肾盂穿孔、出血等严重并发症时可沿安全导丝置入双 J 管，随时终止手术。

2）置入输尿管软镜，观察到结石后，可以直接通过软镜钬激光碎石。输尿管结石也可以先用输尿管硬镜碎石或者在硬镜下将结石推回至肾脏，然后再用软镜处理硬镜碎石后回冲至肾脏的大的碎石块或者整个推回至肾脏的输尿管结石。

3）对于体积较小的结石或输尿管内径较小的患者，可以不用软镜鞘，直接沿着工作导丝进镜至输尿管结石或者肾脏，然后碎石，需要注意肾盂的压力不能太高。另外，由于灌注液的流量和肾盂压力的影响，获得比较清晰的视野需要相对比较长的时间。对于体积较大的结石或输尿管内径较粗的患者，可以先置入软镜输送鞘，然后在鞘内进镜，寻找结石并碎石取石。软镜输送鞘的置入可以在 X 线的监视下沿工作导丝置入，头端位于结石下方或者肾盂输尿管开口处。

4）目前认为软镜鞘的使用存在如下优势：①可降低软镜手术操作难度，同时减少镜身的轴向阻力，降低软镜损耗；②可保持灌洗液的进出通畅，利于保持视野清晰，同时可避免肾盂内压力过高；③对需要镜体多次进出或需要取石的病例，软镜鞘的保护可以减少输尿管的损伤。若不能置入输尿管软镜或者软镜鞘，可以先放置双 J 管行被动扩张，2 周后再碎石。

5）选用 200μm 或 365μm 钬激光光纤碎石，术中使用 0.9% 氯化钠溶液作为灌洗液，灌洗方式可采用压力泵或注射器人工灌注。在保持视野清晰前提下，需注意控制肾盂内压力，避免长时间压力过高。碎石可以采用"蚕食法"，尽量将结石粉末化，术中注意避免激光误伤输尿管壁或肾盂壁。对于体积偏大的结石，碎石后可以用套石篮将比较大的碎块取出。手术结束前，不仅要检查输尿管，还要检查肾脏集合系统有无大的碎石块残留，按照肾盂、上盏、中盏、下盏、输尿管的顺序进行检查。根据手术情况决定是否留置双 J 管。

6）术后处理：术中和术后使用抗生素 3～5d，肠蠕动恢复后恢复饮食。KUB 检查有无残留结石，双 J 管 1 个月后拔除，导尿管和输尿管导管3～7d 后拔除。

4. 并发症

（1）输尿管黏膜损伤：一般较轻，有少量出血，可以继续处理结石，术后留置导管后可以很快愈合，一般不造成输尿管狭窄。输尿管镜操作时要注意动作轻柔，尽量减少损伤。

（2）输尿管穿孔：常由于用力插导管或导丝

引起,当输尿管镜视野中没有管腔和导丝时,强行放镜也容易造成输尿管穿孔。术中发现输尿管穿孔后,尽量减少注水冲洗,尽快结束手术,一般术后留置导管后可以愈合。

(3)输尿管黏膜撕脱或输尿管断裂:是输尿管镜手术最严重的并发症,小的黏膜撕脱(小于5mm)可以先留置导管观察,否则需立即开放手术,视损伤部位和长度采用输尿管膀胱吻合术、肠代输尿管或自体肾移植术。损伤一般出现在试图钳夹或套石篮套较大结石时,因此较大结石应该先碎石。

(4)术后发热和感染:输尿管镜术后发热较常见,对症处理后可缓解。但有输尿管梗阻并感染或肾积脓时,术中冲水压力大或手术时间长,可以引起感染中毒性休克和尿源性败血症。如果术前有感染,应尽量控制后再行输尿管镜手术,必要时可先行肾造瘘。术中和术后注意使用敏感的抗生素。

(5)术后肾绞痛:由于术中冲水压力过大尿液外渗、输尿管水肿或血块阻塞输尿管所致,对症处理很快缓解。

(6)输尿管狭窄或闭锁:主要由于输尿管壁的损伤造成,术中应该尽量避免输尿管损伤。

(7)膀胱输尿管反流:偶有发生,如果不伴有尿路感染无需处理。

5. 术后随访　随访2~12周,进行KUB、B超或CT检查。结石排空后每年至少检查一次。

三、经皮肾镜取石术

经皮肾镜取石术近年发展很快,包括经皮穿刺通道的大小变化和术中取石的改进。常用的微通道(mPCNL)为F14~F18,目前有超微通道经皮肾镜碎石术[UMP(ultraminiPCN)和SMP(super-miniPCN)],通道为F11~F14。另外有Micro PCN,通道仅为F4.35和F4.85,穿刺针内置观察镜,可全程观察穿刺过程。但是Micro PCN无法取石,只能碎石。SMP改进了以往的肾镜和穿刺通道鞘,进水和出水选择不同的通道,同时出水通道可以接负压吸引,方便碎石的取出,同时保持视野的清晰。

1. 适应证

(1)所有不能排出的肾结石都是PNL的适应证。由于体外冲击波碎石(ESWL)和软性输尿管

镜的广泛应用,目前PNL主要用于ESWL或软性输尿管镜不适合应用或疗效不好的结石。

(2)铸型结石或多发结石,可以先行PNL,残余结石再行ESWL。

(3)开放手术取石术后残余结石,手术中可以留置肾造瘘管,术后经造瘘进行取石碎石术。

(4)孤立肾、蹄铁形肾和移植肾结石,有经验的操作者可以行PNL。

(5)有症状的肾盏憩室内结石、基质结石和胱氨酸结石。

(6)第4腰椎水平以上的输尿管结石,梗阻时间长合并肾积水,ESWL和输尿管镜手术不成功,或输尿管结石直径>1.5cm,可以考虑行PNL。

(7)肾结石合并肾盂输尿管连接部狭窄,可以碎石取石与肾盂输尿管连接部切开同时进行。

2. 禁忌证

(1)全身性出血性疾病未控制、重要脏器严重疾病不适合手术和传染性疾病活动期的患者。

(2)身体严重畸形,不能保持PNL体位。

(3)过度肥胖,皮肤到肾脏的距离超过穿刺扩张器的长度。

(4)肾内或肾周围急性感染未能有效控制或合并有肾结核。

(5)脾脏或肝脏过度肿大,穿刺建立通道过程中有可能引起损伤的患者。

(6)糖尿病或高血压未纠正。

3. 操作注意事项

(1)术前准备:①术前明确诊断。常规行腹平片(KUB)和静脉尿路造影(IVP)或CT检查,CT对于结石的诊断和对肾脏输尿管立体结构的了解,与KUB+IVP相比有明显的优势,已经可以取代IVP。②常规术前检查包括血常规、尿常规、尿培养、血电解质、血糖、凝血功能和心肺肝肾功能检查。有条件的单位做24h尿液的钙、磷、尿酸、草酸、胱氨酸、枸橼酸、镁、钾和肌酐检查,血钙、磷、尿酸和甲状旁腺激素检查,查找结石的病因。患者如果排出过结石,做结石分析。③术前交叉配血并备血2个单位。术前一日肠道准备,常规备皮。术前禁食水。

(2)麻醉:常用连续硬膜外麻醉,如果术中要进行输尿管插管,加用蛛网膜下腔麻醉。也可以使用全麻。

（3）体位：①常用俯卧位，腹部垫高使腰背成一水平面。②也可以选择侧卧位或向健侧斜30°卧位等不同的体位，根据操作者的操作习惯和手术方式选择。

（4）手术步骤

1）首先采用截石位，用膀胱镜向患侧输尿管内插入输尿管导管，将导管固定在导尿管上，改俯卧位或其他需要的体位。

2）选择腋后线到肩胛线之间肋缘下或11肋间隙为穿刺点，在C形臂X线机或B超的引导下，用18G肾盂穿刺针穿刺，穿刺方向朝向结石或准备进入的肾盏，与水平面成30°～60°，进入肾盂或肾盏后，拔除针芯，可见尿液流出，如果采用C形臂X线机定位，可以经输尿管导管注入20%复方泛影葡胺，方便穿刺并证实穿刺针在集合系统内，同时可以观察结石和集合系统的位置关系。

3）通过穿刺针鞘放入导丝，最好能够插入输尿管腔内。如果插入肾盂或肾盏内，至少放入5～10cm。用小尖刀沿穿刺针切开皮肤和筋膜，退出针鞘留下导丝。

4）沿导丝用扩张器进行扩张，注意保持导丝拉直有一定的张力，可以选用筋膜扩张器、金属同轴扩张器和气囊扩张器。由Fr8开始，逐渐扩张每次增加2～3号，保持每次扩张深度相同，可以在X线透视下了解扩张器的深度。传统PNL扩张至Fr24～Fr34，微造瘘PNL扩张至Fr14～Fr18即可。SMP需要使用专用配套穿刺鞘。最后把操作鞘扩入肾盂。留置导丝，并由助手专门固定操作鞘，以免术中导丝或操作鞘脱出。

5）经操作鞘放入相应型号的肾镜（微造瘘可以选用输尿管镜），灌注泵持续灌洗，流量200～350ml/min，压力≤30cmH$_2$O，操作鞘出水通畅时，流量和压力稍有增加视野更清晰，但要注意水吸收过多或外渗。观察到结石后，使用气压弹道碎石机、钬激光或超声碎石机进行碎石，将结石碎成小块随灌洗液冲出，稍大结石用取石钳取出。如果使用超声碎石机或超声联合气压弹道碎石，可以把结石直接吸出来，减少取出结石时间，取石比较干净，术中肾盂压力比较低，但是通常需要F22～F24操作鞘。根据术前造影显示的肾盏情况，详细检查各肾盏，无结石残留，经操作鞘放入比操作鞘小2号或相同号的肾造瘘管，缝合固定。

6）术中如果有较多出血时，应该及时终止手术，留置肾造瘘管，待3～7d后再行二期手术。肾镜无法达到的肾盏有残余结石时，不必勉强取，可以1～2周后ESWL处理或用软性肾镜进行取石碎石术，也可以另外建立通道取石。术中如果操作鞘脱出，可沿导丝放入肾镜，或镜下寻找原通道放入肾镜，不成功则需重新建立通道。

（5）术后处理：①术中和术后使用抗生素3～5d，根据情况可以使用1～3d止血药物（多数不用），如果术后出现发热，注意及时退热、保持肾造瘘管的通畅。肠蠕动恢复后恢复饮食。②术后3d减少活动，KUB或B超显示无残留结石，可以拔除导尿管、输尿管导管和肾造瘘管，2周内尽量减少活动。

4. 并发症

（1）术中出血：术中出血影响操作时，可以暂停手术，封闭操作鞘，使用止血药物，必要时输血，10～20min后再行手术。如果出血不能停止，应该终止手术，留置肾造瘘管，并夹闭30～60min，待二期再行PNL。

（2）肾集合系统损伤：肾盂和肾盏的黏膜损伤一般不严重，出血多能自行停止，在肾穿刺扩张时，注意宁浅勿深，碎石时要视野清晰，与黏膜始终保持一定的距离，肾盏结石不易暴露时，不必勉强，以免损伤肾盏颈部血管。碎输尿管结石时，注意不要暴力进入输尿管，可以沿输尿管导管逐渐进入，以免损伤输尿管。

（3）术中寒战：由于结石合并感染，灌注液压力高造成细菌或毒素进入血液，引起菌血症或毒血症，导致患者出现寒战。注意术中应用抗生素，灌洗液压力不要过大，操作鞘出水要时刻保持通畅，定期取出肾镜放水，一旦出现寒战，可以静脉推注10～20mg地塞米松。注意灌洗液的加温和手术室保暖。

（4）术中邻近脏器损伤：术中胸膜损伤可能与穿刺点选择过高有关，穿刺时注意不要过高，在呼气末屏气后进针，能够减少胸膜损伤的机会，如果出现气液胸，需要放置胸腔闭式引流。肝、脾和结肠损伤出现机会不大，术前CT注意有无肝脾肿大和结肠的位置，手术操作时注意穿刺和扩张不要太深，必要时辅助X线或B超，避免肝脾结肠的损伤，一旦出现损伤，可以先行保守治疗，如果出血比较多或保守治疗无效,需开放手术。

（5）术后出血：少量出血多数是由于输尿管导管和肾造瘘管刺激或术中的轻微损伤造成的,无需处理。大量出血可能由于小动脉损伤假性动脉瘤形成,应及早做高选择性肾动脉栓塞止血。

（6）肾盂输尿管连接部狭窄：手术中如果损伤肾盂输尿管连接部,术后可能引起狭窄,如果出现损伤,应留置双J管,定期复查,如果出现狭窄,可以行肾盂输尿管内切开。

5. 术后随访 随访 2～12 周,进行 KUB、B 超和 CT 检查。结石排空后每年至少检查一次。观察有无肾功能丧失、肾周积液、复发性尿路感染、集合系统狭窄、输尿管狭窄和结石复发等。

四、开放手术

随着体外冲击波碎石和腔内泌尿外科技术的发展,特别是经皮肾镜和输尿管镜碎石取石术的应用,开放性手术在结石治疗中的运用已经显著减少,仅占 1%～5.4%。但是,开放性手术取石在某些情况下仍具有极其重要的临床应用价值。

1. 适应证

（1）应用 ESWL、输尿管镜取石术和 PNL 进行治疗存在困难,例如无相应的器械、经济原因。

（2）ESWL、PNL 和输尿管镜取石术治疗失败,或上述治疗方式出现并发症需开放手术处理。

（3）存在同时需要开放手术处理的疾病,例如肾内集合系统解剖异常、漏斗部狭窄、肾盂输尿管连接部梗阻或狭窄、肾脏下垂伴旋转不良等。

（4）伴行其他外科手术；肾下极无功能或萎缩肾,需要肾部分或全切；移植肾结石和异位肾结石。

（5）巨大的膀胱结石,儿童的巨大肾结石。

2. 禁忌证

（1）全身性出血性疾病未控制、重要脏器严重疾病不适合手术和传染性疾病活动期的患者。

（2）身体严重畸形,不能保持手术体位。

（3）肾内或肾周围急性感染未能有效控制。

（4）糖尿病或高血压未纠正。

3. 注意事项

（1）术前准备：①术前明确诊断。常规行腹平片（KUB）和静脉尿路造影（IVP）或 CT 检查,CT 对于结石的诊断和对肾脏输尿管立体结构的了解,与 KUB＋IVP 相比,有明显的优势,已经可以取代 IVP。②常规术前检查包括血常规、尿常规、尿培养、血电解质、血糖、凝血功能和心肺肝肾功能检查。有条件的单位做 24h 尿液的钙、磷、尿酸、草酸、胱氨酸、枸橼酸、镁、钾和肌酐检查,血钙、磷、尿酸和甲状旁腺激素检查,查找结石的病因。患者如果排出过结石,做结石分析。③如果需要术前交叉配血并备血 2 个单位。术前一日肠道准备,常规备皮。术前禁食水。

（2）麻醉：常用连续硬膜外麻醉或全麻。

（3）体位：①常用健侧卧位,腰部垫高；②输尿管中下段手术,选择平卧位,患侧垫高；③膀胱取石术,选择平卧位。

（4）双侧上尿路结石的治疗原则：①双侧输尿管结石,如果总肾功能正常或处于肾功能不全代偿期,先处理梗阻严重一侧的结石；如果总肾功能较差,处于氮质血症或尿毒症期,先治疗肾功能较好一侧的结石,条件允许,可同时行对侧经皮肾穿刺造瘘,或同时处理双侧结石。②双侧输尿管结石的客观情况相似,先处理主观症状较重或技术上容易处理的一侧结石。③一侧输尿管结石,另一侧肾结石,先处理输尿管结石。处理过程中建议参考总肾功能、分肾功能与患者一般情况。④双侧肾结石,一般先治疗容易处理且安全的一侧,如果肾功能处于氮质血症或尿毒症期,梗阻严重,建议先行经皮肾穿刺造瘘,待肾功能和患者一般情况改善后再处理结石。⑤孤立肾上尿路结石或双侧上尿路结石致急性梗阻性无尿,只要患者情况许可,应及时外科处理,如果不能耐受手术,应积极试行输尿管逆行插管或经皮肾穿刺造瘘术,待患者一般情况好转后再选择适当治疗方法。⑥对于肾功能处于尿毒症期,并有水电解质和酸碱平衡紊乱的患者,建议先行血液透析,尽快纠正其内环境的紊乱,并同时行输尿管逆行插管或经皮肾穿刺造瘘术,引流肾脏,待病情稳定后再处理结石。

4. 手术方法

（1）肾盂或经肾窦肾盂切开取石术。

（2）非萎缩性肾实质切开取石术。

（3）输尿管切开取石术。

（4）肾盂成形术。

（5）肾部分和全切术。

5. 并发症 可能的并发症包括出血、气胸、周围脏器损伤、残留结石、肾盂输尿管严重撕裂和肾衰竭。

6. 术后随访 随访 2～12 周，进行 KUB、B 超和 CT 检查。观察有无漏尿、输尿管梗阻、肾萎缩、结石复发和反复发作的尿路感染等。结石取净后每年至少检查一次。

五、溶石疗法

1. 溶石简介 溶石治疗是通过化学的方法溶解结石或结石碎片，以达到完全清除结石的目的，是一种有效的辅助治疗方式，常作为体外冲击波碎石、经皮肾镜取石、输尿管镜碎石及开放手术取石后的辅助治疗，被击碎成小块的结石由于结石表面积增加溶石效果比大块结石好。目前可以化学溶解的结石包括尿酸结石、胱氨酸结石和感染石，而对于草酸钙和磷酸钙结石，药物溶石还处于探索阶段。

常用的溶石方法包括口服药物溶石、静脉输液溶石和局部灌注药物溶石。口服药物溶石包括多饮水、口服减少结石盐形成和增加结石盐溶解度的药物，常用于尿酸结石和胱氨酸结石的溶石治疗。静脉输液溶石包括多饮水、静脉输液碱化尿液，同时可以辅助口服药物，用于尿酸结石和胱氨酸结石的溶石治疗，由于静脉输液对人体代谢影响比较大，目前应用比较少。局部灌注药物溶石采用经皮肾内灌注溶石药物，一般需要建立至少两条通道，可以减低肾盂内压力，减少药物流入膀胱内。如果治疗大结石，需置入双 J 管保护输尿管。局部灌注药物也可以用输尿管导管插入肾盂进行溶石或单一肾造瘘加输尿管导管进行溶石，但是需要严格控制进水压力和流量（70～120ml/h，压力≤30cmH$_2$O）。局部灌注药物溶石常用于感染结石、尿酸结石和胱氨酸结石的溶石治疗。根据结石成分不同灌注的药物溶液也不同。

2. 不同成分结石的溶石方法

（1）感染性结石：感染结石的主要成分为磷酸镁铵和碳酸磷灰石，多采用局部灌注药物溶石，常用药物为 10% 的肾溶石酸素（renacidin，pH 为 3.5～4 的酸性溶液）及 Suby 液（包括 Suby G 和 Suby M，pH 为 4.0 和 4.6）。溶石时间的长短取决于结石的大小，完全性鹿角型结石往往需要比较长的时间才能被溶解，一般很少单独应用溶石

治疗。冲击波碎石或 PNL 术后残余结石的表面积增加或者形成结石残片，增加了结石和溶石药物的接触面积，有利于结石的溶解。局部灌注药物溶石不需麻醉即可实施，可以作为高危病例或者不宜施行麻醉和手术的患者的治疗方法。

口服药物溶石：①抗生素治疗；②氯化铵 1g，每天 2～3 次，或者甲硫氨酸 500mg，每天 2～3 次，以酸化尿液；③对于严重感染者，使用尿酶抑制剂，例如乙酰羟肟酸和羟基脲等；建议乙酰羟肟酸的首剂为 250mg，每天 2 次，服用 3～4 周，如果患者能耐受，则可将剂量增加到 250mg，每天 3 次。口服药物溶解感染性结石效果有限，但是对预防感染性结石的复发和生长有一定的疗效。

（2）胱氨酸结石：胱氨酸在碱性环境中可溶解。多采用口服药物溶石，多饮水、保持每日尿量在 3 000ml 以上，注意保持夜间尿量要多。口服枸橼酸钾或碳酸氢钠片碱化尿液，使尿液 pH 在 7.5 以上。尿液胱氨酸的排泄高于 3mmol/24h 时，可以用抗胱氨酸药物 D- 青霉胺、乙酰半胱氨酸、α- 巯丙酰甘氨酸（α-MPG）和巯甲丙脯氨酸等，这些药物全部属于硫醇类，可以使难溶的胱氨酸转变为水溶性的二硫化物衍生物，在尿液中的溶解度要高得多。D- 青霉胺因副作用较多，使用时需要特别注意；α-MPG 是比较合适的药物，每日口服 0.5～2g，一般从低剂量开始，逐渐增加直到尿液胱氨酸水平低于 200mg/L。

局部灌注药物溶石可以用 0.3mol/L 或 0.6mol/L 的三羟甲氨基甲烷（THAM，pH 8.5～9.0）或用 THAM-E（pH 10.5）。THAM-E 溶石的效果更好。另外可以用硫醇类药物青霉胺、α-MPG 或乙酰半胱氨酸局部灌注。两类药物可以联合使用。

（3）尿酸结石：纯尿酸结石口服药物溶石效果良好，一般选择口服药物溶石。要求大量摄入液体、口服别嘌醇及使用碱性药物以提高尿液的 pH。①大量饮水使 24h 尿量达到 2 000～2 500ml 以上；②口服别嘌醇 100mg，每天 2～3 次，降低血尿酸、减少尿液中尿酸的排泄，使 24h 的尿酸排泄总量低于 4mmol；③使用枸橼酸钾以碱化尿液，使尿液的 pH 保持在 6.8～7.2 之间。枸橼酸钾是临床常用的碱化尿液的药物，同时枸橼酸钾还是尿液中结石形成的抑制物，一般剂量 2g，每天 3 次。

第三节 泌尿系统结石治疗展望

近 30 年来，泌尿系统结石的治疗出现了突飞猛进的发展。以 ESWL、输尿管镜技术和经皮肾镜技术为代表的治疗技术，能够治疗泌尿系统任何部位的结石而不需要开放手术，为泌尿系统结石的治疗带来了革命性的进步。尤其是 ESWL技术，创造了外科治疗的新理念，在不直接接触病灶的情况下，治疗疾病。但是由于结石成分、大小、部位等的多样性，患者病情的个体差异，以及医生所用设备的不同和使用设备的熟练程度不同等原因，结石的治疗远未达到完美的程度。

腔内泌尿外科的发展在很大程度上得益于医疗器械的发展，数字成像技术和制造工艺的进步，使各种腔镜管径越来越细，视野越来越大，操作通道越来越大，腔镜的操作越来越容易掌握。碎石设备包括激光和超声气压弹道的进步，使腔内碎石速度更快。各种软性镜的使用，使泌尿系统的任何部位都可以比较容易的观察到，同时对一些硬性镜不能看到的结石进行处理。随着科学技术的发展，医疗器械还将不断地进步。胶囊式消化道检查镜已经用于临床，但目前仅用于消化道的检查，还没有加入可遥控操作的活检或治疗器械。远程机械人软输尿管镜系统已经见于临床报道，在操作台上可以远程控制进行肾结石的碎石。也许将来可以向泌尿系统置入自动导航的设备，自动或遥控寻找到结石，并进行粉碎取出。

溶石治疗目前多用于尿酸结石的治疗，胱氨酸结石和感染性结石应用有一定的局限性。还没有找到能够用于人体的溶解草酸钙和磷酸钙结石的药物。最近研究发现肾脏结石在体内结晶和生长过程中，在不断地发生溶解，而不是以前认为的主要为尿液中结石表面的单向结晶沉淀。由于自然状态下即存在溶解，因此找到方法促进溶解过程，就有可能通过药物治疗，溶解各种成分的结石，使泌尿系统结石成为内科治疗的疾病。

有关结石病因的研究有很多进展，但是由于结石病因的复杂性，因此从病因上对结石治疗，还仅限于一些特殊的疾病，这些疾病有些是我们已知的形成结石的疾病，例如甲状旁腺功能亢进、远端肾小管酸中毒、胱氨酸尿和痛风等。对这些疾病的治疗能够防止结石的形成。有些结石患者有基因的异常，由于基因变异造成代谢异常而引起结石，例如家族性特发性高钙尿症、黄嘌呤尿症、腺嘌呤磷酸核糖转移酶缺乏症和原发性高草酸尿症等，可以预期在不远的将来能够对这些疾病进行基因治疗，减少结石的产生。预防结石的药物比较常用的有枸橼酸钾、别嘌呤醇、双氢克尿噻和维生素 B_6 等，口服草酸降解酶是否有预防结石的作用，还需要长时间的临床研究。

（张晓春）

参 考 文 献

[1] Wein AJ，Kavoussi LR，Novick AC，et al. Campbell-walsh Urology. 10th ed. Philadelphia，PA：WB Saunders Company，2012：1257-1410.

[2] 吴阶平. 吴阶平泌尿外科学. 济南：山东科学技术出版社，2004：1-11.

[3] Paik ML，Resnick MI. Is There a Role for Open Stone Surgery. Urol Clin North Am，2000，27（2）：323-331.

[4] 那彦群. 中国泌尿外科疾病诊断治疗指南. 北京：人民卫生出版社，2014：129-242.

[5] 曹履成，章绍舜. 尿石症基础与临床研究. 济南：山东科学技术出版社，1990：497-506.

[6] 郭应禄. 泌尿外科内镜诊断治疗学. 北京：北京大学医学出版社，2004：107-130.

[7] Bader M，Gratzke C，Schlenker B，et al. the "All-seeing needle"—an optical puncture system confirming percutaneous access in PNL. J Urol suppl，2010，183：e734（abstract 1890）.

[8] Zeng G，Wan S，Zhao Z，et al. Super-mini percutaneous nephrolithotomy（SMP）：a new concept in technique and instrumentation. BJU Int，2016，117（4）：655-661.

[9] Rassweiler J，Fiedler M，Charalampogiannis N，et al. Robot-assisted flexible ureteroscopy：an update. Urolithiasis，2018，46（1）：69-77.

[10] Sivaguru M，Saw JJ，Williams JC Jr，et al. Geobiology reveals how human kidney stones dissolve in vivo. Sci Rep，2018，8（1）：13731.

第六篇　泌尿生殖系肿瘤

第一章 肾上腺恶性肿瘤

第一节 肾上腺恶性肿瘤的概念与分类

一、肾上腺组织来源

肾上腺是由多种腺上皮细胞组成的内分泌腺器官，参与人体的重要的生理调节功能。肾上腺按胚胎发生学分为原始上皮组织的肾上腺皮质和来自外胚层神经嵴的肾上腺髓质两部分，表面有被膜包裹。从组织病理学分析，由外向内共由4层排列不同、性质特异的内分泌细胞组成，外三层为肾上腺皮质，由中胚层发育而来，在发育的第5周，位于肠系膜根部和发育中的性腺之间的间皮细胞增殖并进入间质。这些细胞形成胎儿皮质，而细胞的二次迁移形成最终的皮质。最内层为髓质，来自神经嵴细胞并在第7周迁移聚集进入胎儿皮质，而神经母细胞小结则散布于皮质。髓质形成后皮质神经母细胞小结便退化。到第20周，原始髓质形成。

皮质最外层为排列成球状团块样、体积较小的上皮细胞组成的球状带，主要分泌盐皮质激素——醛固酮，主要作用是维持正常的血容量及血钠浓度，作用于肾脏的远曲小管和集合管上皮细胞，促进这些细胞对原尿中的钠离子的重吸收，排出钾离子和氢离子，除此之外，还生产重要的雄激素脱氢表雄酮（DHEA）、脱氢表雄酮硫酸盐（DOHEAS）；中间层为上皮细胞排列成束条状的束状带，主要分泌糖皮质激素——皮质醇，主要作用是参与机体的各种代谢，该激素遍及体内所有细胞、组织及器官；内层为网状排列上皮细胞的网状带，主要分泌性激素，其分泌量占人体总性激素的量不大。其中束状带细胞层最厚，约占肾上腺总体积的70%。球状带细胞层最薄，约占肾上腺总体积的13%，网状带为7%。皮质占据了肾上腺的90%的体积。虽然皮质结构要到10~12岁才能达到完全成熟，上述三层的带区完成却仅需要18个月的时间。

髓质层由排列成团或索状的多形性神经内分泌细胞组成，主要分泌儿茶酚胺类（肾上腺素，去甲肾上腺素）物质，而糖皮质激素的参与可使这个分泌过程的反应更为容易。髓质占肾上腺的10%。髓质细胞在功能上相当于交感节后神经元，因其细胞内所含颗粒可被二铬酸钾染成棕黄色，故称为嗜铬细胞，髓质细胞间还夹杂有少量的交感神经节细胞。

二、肾上腺恶性肿瘤的功能性与非功能性

从病理角度分析，由于各种病因引发细胞恶变及增殖并形成新生物，成为肿瘤。肿瘤细胞根据其生长特性和转归，分为良性和恶性两大类。作为内分泌腺器官的肾上腺，上述各层细胞具有各自特定的内分泌功能。在发生恶性肿瘤时，随着肿瘤细胞的增生，可能会出现相应的某种激素过量的分泌，并出现相应的内分泌功能紊乱的症状及体征。但临床大多数肾上腺肿瘤为非功能性，特别是非功能性肾上腺皮质肿瘤（nonfunctioning adrenal cortex tumor）。目前尚无明确的病因解释，但推测与以下原因有关。

1. 正常肾上腺组织细胞，由于在先天及后天因素作用下，发生癌基因的突变或过表达所引起的促细胞增殖通路过度活化、抑癌基因失活，引起肾上腺相关细胞生物钟的失调和DNA错配及修复基因功能失常。从细胞分子生物学角度，肿瘤细胞分化不良导致这种异常细胞的无限增殖，而凋亡过程失衡，这些分化差的细胞，已不具备肾上腺皮质或髓质细胞的特定的内分泌功能，因

此尽管其在肾上腺或其他转移灶区域无休止的恶化、增殖，却不能引发内分泌功能紊乱的症状及体征。

2. 肾上腺恶性肿瘤细胞内，由于酶系不完备，如肾上腺皮质肿瘤，缺乏 17- 羟化酶或 Δ5-3B- 羟类固醇脱氢酶，不能使孕烯醇酮转变为具有生物活性的糖皮质激素、盐皮质激素及性激素，故不能产生肾上腺功能亢进的临床表现。故称之为"无功能"或"非激素性"肾上腺肿瘤。

3. 也有研究认为无功能的肾上腺恶变是功能亢进患者的前期病变。肿瘤细胞是否到一定程度有突发内分泌功能甚至亢进，有待进一步证实。

三、肾上腺恶性肿瘤的分类

发生于肾上腺的恶性肿瘤称为肾上腺癌（adrenal carcinoma）。进一步分为：

（一）肾上腺皮质癌（adenocortical adenocarcinoma）

（二）肾上腺髓质恶性肿瘤（malignant adrenal medullary carcinoma）

1. 源于神经内分泌肿瘤

（1）恶性嗜铬细胞瘤（malignant pheochromocytoma）；

（2）恶性交感性副神经节瘤（malignant sympathetic paraganglioma）；

（3）恶性副交感性副神经节瘤（malignant parasympathetic paraganglioma），亦称为恶性化学感受器瘤（malignant chemodectoma）；

（4）恶性副神经节瘤（malignant paraganglioma）。

2. 源于交感神经节细胞的神经性肿瘤

（1）节神经母细胞瘤（ganglioneuroblastoma）；

（2）神经母细胞瘤（neuroblastoma）；

（3）混合性神经内分泌 - 神经性肿瘤。

（三）其他类肾上腺恶性肿瘤

1. 杂性肿瘤，如恶性黑色素瘤（malignant melanoma）等；

2. 未分类肿瘤；

3. 瘤样病变；

4. 肾上腺间质性恶性肿瘤。

其中 1、2 两类相对多见，第 3 类临床少见。除 1、3 类外多为无功能神经肿瘤。神经母细胞瘤

和节细胞神经母细胞瘤在组织学上常有交叉，病变恶性程度稍有不同，后者相对较轻。

四、其他相关的名称及概念

1. **原发性肾上腺恶性肿瘤（primary adrenal malignant carcinoma）** 指原发于肾上腺皮质或髓质的恶性肿瘤或由原发性肾上腺良性肿瘤发生的恶变。

2. **肾上腺转移癌（metastatic carcinoma of adrenal gland）** 由其他部位转移致肾上腺发生的癌变，多数为恶性肿瘤的晚期。肾上腺转移癌比肾上腺原发癌发病率高，约占全身脏器转移癌的第四位。近些年其发病率逐渐上升。因其解剖的特点，除非肿瘤巨大偶可引起腰痛等压迫症状，同时转移癌常为无功能性，所以少有临床症状及特征，患者不易发现或被临床医师忽略。因此，肾上腺转移癌应引起重视。肾上腺转移癌常见于肺癌、肾细胞癌和乳癌，其中肺癌最为常见。

3. **肾上腺偶发瘤（adrenal incidentaloma）及肾上腺恶性偶发瘤（adrenal malignant incidentaloma）** 肾上腺偶发瘤是指在健康体检和其他肾上腺无关疾病进行影像学检查时偶然发现的肾上腺肿瘤，不包括癌症患者为明确肿瘤分期而检查发现的肾上腺肿瘤。因此，已有明显的向心性肥胖、阵发性、恶性高血压或伴有低血钾等体征和症状的患者不属于偶发瘤。偶发瘤中经进一步诊断及治疗，明确为恶性称为肾上腺恶性偶发瘤。

4. **肾上腺非功能性恶性肿瘤（nonfunctional adrenal carcinoma）** 指不分泌或少分泌肾上腺皮质激素，不分泌或少分泌儿茶酚胺，临床上不表现肾上腺皮质功能亢进的症状和体征，或不存在以高血压为主的儿茶酚胺血症的一系列临床表现的肾上腺恶性肿瘤，临床以发现肾上腺占位而就诊。

第二节 肾上腺皮质癌

一、肾上腺皮质癌的概述及发病率

肾上腺皮质肿瘤有良性及恶性两类。良性肾上腺皮质肿瘤临床多见，3%～10% 的人群可受累。而恶性的肾上腺皮质癌（adrenocortical carcinoma，

AAC）临床较罕见，恶性程度高，侵袭性强，早期确诊率不高，目前人们还无法认清其致病原因以及病状预断，其治疗仍以根治手术为主，尚缺乏有效的辅助治疗，术后复发率、远处转移发生率高，预后较差。

肾上腺皮质癌发病率约为每年（0.7～2.0）/100万，占所有恶性肿瘤的 0.02%，占恶性肿瘤死亡的 0.2%。其中无功能肾上腺皮质癌占肾上腺皮质肿瘤为多。上海复旦大学中山医院曾统计1962—1990 年肾上腺皮质肿瘤 60 例，其中无功能性肿瘤 17 例，占 28.3%。17 例中属无功能性肾上腺皮质癌有 9 例占 53%。田慧总结 1988—1996 年我国几组较多病例的无功能肾上腺肿瘤，并作统计，其中无功能肾上腺瘤占 21.6%，无功能肾上腺皮质癌占 18.2%，表明我国肾上腺皮质癌所占比例也较大。因其无功能，所以不易早期发现，往往要待病变增大足以压迫邻近组织、器官或肿瘤组织出现坏死症状时才就诊。就诊发现时肿瘤体积通常很大，直径往往超过 10cm。

在年龄分布上肾上腺皮质癌有两个高发年龄段：<5 岁的幼儿和 50～69 岁的成年人。儿童肾上腺皮质癌的发病率占所有肾上腺肿瘤的 6%，而且有数据显示 ACC 占儿童恶性肿瘤的 1.3%，这个比例远高于成人。儿童 ACC 患者的另一个特点是较成人更容易伴发其他部位的恶性肿瘤，但病理类型并无特点，据认为和患儿的胚系 TP53 突变有关。ACC 的男女比例 1:1.3，单侧多见，双侧仅占 2%～6%，但临床上目前尚无法确认对侧病变是一个新的原发 ACC 还是来自转移。绝大多数的 ACC 是散发性病变，而仅有少数属于 Li-Fraumeni 综合征、Lynch 综合征、I 型多发内分泌瘤或家族性腺瘤样息肉病等遗传性疾病的表现。

肿瘤早期确诊率不高，许多患者就诊时，肿瘤已出现周围浸润或远处转移。肾上腺皮质癌常在健康体检或因其他疾病就诊时偶然发现，占肾上腺偶发肿瘤的 10%～20%，故近年的实际发病率有所增高。发病年龄从 1 岁至 80 岁不等，以成年人或老年多见，男性多于女性。转移至淋巴结、肺、肝多见，至骨、脑者较少见。

二、肾上腺皮质癌的病理特征

无功能性肾上腺皮质癌的瘤体一般体积大多直径 >6cm，甚至可达 30cm。统计数据表明只有 9%～14% 的肿瘤 <6cm，而瘤体直径 <4cm 者仅占 3%。多为单侧发病。肿瘤外形常不规则，小瘤体可有薄的被膜，大肿瘤常已侵犯包膜及周边组织，呈浸润性生长，正常肾上腺组织被破坏或被湮没。肿瘤可向上浸润至肝脏、胰腺或脾脏，向下及肾脏，前至腔静脉，后至脊柱均有报道，常常可引起周边脏器受压移位。癌肿切面颜色和腺瘤相似，呈棕黄色，质地较松脆，常见广泛出血和坏死，有时可见装满坏死物的假性囊肿，较大者可见钙化和灶性纤维化。常转移到腹主动脉淋巴结或血行转移到肺、肝等处。

光镜下肿瘤细胞呈多形性，瘤细胞大小不等，分化差者异型性核不规则，可见大量梭形细胞和核分裂象，亦可见病理分裂象。肿瘤内血管丰富，血管壁薄，癌组织易侵入血管内。分化高者镜下像腺瘤，如果癌体小又有包膜，则很难与腺瘤区别。有人认为直径超过 3cm 者，应多考虑为高分化腺瘤。

由于肾上腺皮质肿瘤的形态学特征在良、恶性之间并无明显界限，肾上腺皮质癌的组织病理学诊断较为困难。经过多年研究，国内外许多学者对肾上腺皮质癌的诊断出了各自不同的标准。Weiss 等提出 9 项特征：核异型性大；核分裂数 >12% 高倍视野；异常核分裂；具有嗜酸性胞质的瘤细胞占全部细胞 75% 以上；瘤细胞呈弥漫性分布≥33%；坏死；静脉侵犯；窦隙状结构浸润；包膜浸润。然而，不是所有肾上腺皮质癌都具备上述 9 项特征，故 Weiss 等经过多年随访认为，9 项中只要具备 3 项即可作出恶性肿瘤诊断，同时指出核分裂象、不典型分裂、静脉侵犯是最重要的 3 条诊断依据。Wajchenberg 等提出在 9 项中如果≤3 项，临床表现为良性生长，可考虑腺瘤；如≥4 项，可诊断肾上腺皮质癌。另有研究认为如肾上腺皮质肿瘤有脉管内瘤栓、明显的核异型及核分裂象，可作为诊断肾上腺皮质癌的重要指标。而宽大的纤维条索、肿瘤质量 >60g 及肿瘤直径 >6cm 也是比较重要的参考指标。

三、TNM 分期及临床分期

肾上腺皮质癌的分期多根据病理和临床相结合。过去多采用 2004 年版国际抗癌联盟 / 世界卫生组织（Union for International Cancer Control/World Health Organization，UICC/WHO）的分期系统，但现在则倾向于选用欧洲肾上腺肿瘤研究协作组（European Network for the Study of Adrenal Tumors，ENSAT）的系统（表6-1-1）。

表6-1-1 肾上腺皮质癌分期系统

	分期系统	
	UICC/WHO	ENSAT
Ⅰ期	T_1, N_0, M_0	T_1, N_0, M_0
Ⅱ期	T_2, N_0, M_0	T_2, N_0, M_0
Ⅲ期	$T_{1\sim2}$, N_1, M_0	$T_{1\sim2}$, N_1, M_0
	T_3, N_0, M_0	$T_{3\sim4}$, N_0, M_0
Ⅳ期	$T_{1\sim4}$, $N_{0\sim1}$, M_1	$T_{1\sim4}$, $N_{0\sim1}$, M_1
	$T_{3\sim4}$, N_1, M_0	
	T_4, N_0, M_0	

T_1，肿瘤≤5cm；T_2，肿瘤＞5cm；T_3，肿瘤浸润周围组织；T_4，肿瘤侵犯邻近器官；N_0，无淋巴结转移；N_1，有淋巴结转移；M_0，无远处转移；M_1，有远处转移

四、肾上腺皮质癌的临床表现

约40%～60%的ACC患者因激素分泌引起的相关内分泌症状被发现，30%左右因肿瘤局部压迫引起的症状就诊，20%～30%为意外发现。肾上腺皮质癌临床症状多不典型，大体可分为有内分泌紊乱（功能性肿瘤）与无内分泌紊乱（无功能性肿瘤）两类。临床上部分患者呈现混合型激素分泌异常，约占肾上腺皮质癌患者35%。由于激素分泌过多引起的相关性症状并不具有特异性，因此临床上延迟诊断较为常见。

有内分泌紊乱（功能性肿瘤）表现者多以库欣综合征合并女性男性化为最主要表现，尤其表现为多毛征，月经过少。由于有50%～80%的ACC分泌糖皮质激素，因此当患者有持续性肌肉无力及快速进展的库欣综合征表现时应该想到有ACC的可能。40%～60%的ACC分泌肾上腺源性雄激素，引起女性男性化表现，但对于男性患者则不易引发注意。而男性患者中产生雌激素的仅有1%～3%。大约50%的ACC患者同时有雄激素和皮质激素分泌增多的表现。原发性醛固酮增多症者相对少见，引起醛固酮增多症的ACC，多数同时或相继分泌糖皮质激素或雄激素，瘤体常大于3cm，有出血和坏死，常有局部浸润和远

处转移。在生化检查中可以出现混合性异常改变，既有库欣综合征又可以伴发低血钾，而且这种低钾常表现为顽固性，常规补钾见效缓慢，这可能与恶性肿瘤生长的无限制性及分化程度低有关。值得注意的是，与成人相比，儿童功能性ACC临床表现男性化最为常见，单纯雄激素高分泌者达55%，混合皮质醇分泌者为30%，而单纯高分泌皮质醇者不到5%。

无功能肾上腺皮质癌，起病多缓慢，症状表现各异，常有乏力、消瘦，约1/2患者出现间歇性低热，与肿瘤内坏死组织吸收有关。约2/3患者出现病灶侧腹部及腰部疼痛，瘤体大者在体位变化时疼痛加重，可因肿瘤侵犯包膜或使肾脏扭转、移位引起。体检时1/3病例可触及腹部包块，少数病例可因瘤体挤压致肾动脉狭窄引起高血压。较大肿瘤可伴发低血糖。而在无功能紊乱表现者中常有尿17-KS的增高。

临床上有时初发表现即为远处转移的症状，如肺部的多发性病灶，阴道转移后出现的妇科症状，肾转移而出现的血尿，肠转移的消化道出血以及骨、脑、眼转移等症状。肾上腺皮质癌的转移主要为血行转移，最常见转移部位为肺（占40%～80%），其次为肝脏（40%～90%），骨转移（5%～20%）及淋巴结也较常见，淋巴转移主要为肾上腺周围及大动脉周围淋巴结转移。除此之外，还有胰腺、脑、小肠、膈、甲状腺转移的报道。尽管早期报告称49%的ACC患者在初诊时就已经发生了转移，但近年来的这个数字则降到了25%～30%。在一项单中心超过400例ACC的研究报告中称，T_1、T_2、T_3和T_4期转移的比例分别为14%、45%、27%和24%。

五、实验室检查

对所有怀疑肾上腺皮质肿瘤的患者都应进行肾上腺功能测定，尤其是非功能性肾上腺皮质肿瘤，目的在于：确认或排除激素水平异常；确认肿瘤来自肾上腺皮质；当发现雄激素和/或雌激素水平升高时增加恶性肿瘤的可能性；利用类固醇激素水平作为瘤标进行监测和随访；术后评估是否需要激素替代治疗；指导术后激素拮抗药物的使用。需要注意的是，有时虽无突出的临床症状，但不一定是非功能性肿瘤；而实验室检查异

常者，不一定都有相应的临床表现；肿瘤的大小也并不与激素水平成正比。

内分泌相关的基本检查包括血液：小剂量地塞米松抑制试验、晨 8 点皮质醇及 ACTH、脱氢表雄酮（DHEAS）、睾酮、醛固酮及肾素、甲氧基肾上腺素及甲氧基去甲肾上腺素（除外嗜铬细胞瘤）。可选择的血液内分泌检查项目有：17 羟 - 孕酮、17 羟 - 孕烯醇酮、11- 去氧皮质甾酮、孕酮、雄烯二酮、雌二醇、卵泡刺激素（FSH）和黄体素（LH）。常规血液检查项目应包括：血常规、电解质、ALT、AST、GGT、肌酐、脂酶；可包括：碱性磷酸酶、TSH（促甲状腺素）、甲状腺素。尿检项目为 24h 游离皮质醇，需除外嗜铬细胞瘤时应检查 24h 尿香草扁桃酸（VMA）。非功能性肾上腺皮质肿瘤血、尿皮质醇多正常，因肿瘤过大，消耗过多，可发生低蛋白血症、低血糖。如双侧大肿瘤可伴发血、尿皮质醇低于正常，醛固酮多正常，17- 酮皮质类固醇少数可有轻度增高。

近年来，细胞和分子生物学研究发现，局部高水平表达的两种胰岛素样生长因子（IGF-1、IGF-2）受体和肾上腺皮质癌的生长特点、肿瘤细胞的恶性程度密切相关。Weber 等研究发现，IGF-2 和 IGF-1 在肾上腺肿瘤形成和转化过程中起核心作用，并在肾上腺皮质癌中呈高水平表达。Aubert 等采用免疫组化法发现，皮质癌组织中核抗原 Ki267 的单克隆抗体 MIB21 呈高水平表达，与皮质腺瘤有显著性差别。单一细胞周期蛋白（如 P53、MDM22 等）表达阳性或阴性对诊断皮质癌作用不大，但 Stojadinovic 等通过免疫组化法，对多因子研究发现，在正常肾上腺组织和肾上腺皮质癌组织中 P21、MDM22 等表达明显不同。P21（-）和 MDM22（+）表达形式在正常肾上腺组织中占 83%，皮质癌中仅 3%；而 P21（+）和 MDM（+）在正常肾上腺中为 0 表达，在原发皮质癌中占 26%，因此这种差异具有显著意义。

六、肾上腺皮质癌影像学检查

影像学检查在肾上腺皮质癌诊断中不可或缺。特别是非功能性无症状的肾上腺肿瘤更需要依靠影像学检查明确诊断，以确定肾上腺有无异常，是否有肿瘤，帮助定位与确定肾上腺肿瘤的性质。大部分 ACC 的直径都大于 6cm，而且肿瘤越大，恶性可能性越大，对于大于 4cm 且质地不均匀的肾上腺肿瘤都应除外恶性可能。4cm 肾上腺占位被影像学检查诊断为恶性肿瘤的敏感性是 97%、特异性为 52%，而 6cm 病变诊断恶性的敏感性 91%、特异性 80%。肿瘤内部常有出血、坏死和钙化，体积巨大者会对周围组织造成挤压和侵犯，肿瘤侵入静脉形成肾静脉甚至下腔静脉瘤栓也并不罕见。增强 CT 或 MRI 是首选检查，功能性 PET/CT 在判断是否为恶性肿瘤方面意义较大。超声检查经济、无创、简便、易行，可以对肾上腺肿瘤进行初步的定位、定性诊断，但受其固有缺陷的影响，一般仅作为初筛手段。

CT 检查对肿块性质的确定可供较多帮助，目前普遍认为，CT 检查是诊断肾上腺皮质癌的首选影像学诊断手段，CT 薄层扫可以辨别小到 0.3cm 的肾上腺结节。典型的 ACC 在 CT 表现为肾上腺区域巨大的、有不均匀强化的软组织包块，约 30% 的病灶内近中心区域有粗大或点状钙化，内部出血坏死常见，包膜外浸润、静脉瘤栓形成等均为肾上腺恶性肿瘤的影像学表现。常侵犯周边结构，如肝、肾、腔静脉，推挤肝、肾，压迫胃、结肠。9%～19% 的病例可发生肾静脉和 / 或下腔静脉侵犯。

MRI 检查较 CT 对其诊断有更多组织特性，清楚显示与周边结构的关系。MRI 图像中 T_1 和 T_2 加权信号比值对鉴别皮质癌、无功能腺瘤、嗜铬细胞瘤有重要意义。肾上腺腺瘤在 T_1 和 T_2 加权像上都类似于肝脏的信号强度，而肾上腺皮质癌的磁共振成像信号特点是在 T_1 加权像中多为等信号，有坏死则为低信号，有出血则为高信号，钙化较难显示，在 T_2 加权像上信号明显增高，高于与之相邻的肝脏信号强度；常规 T_1 及 T_2 加权像加上化学位移成像、动态钆增强扫描，对肾上腺皮质癌的灵敏度为 99%，特异度为 93.9%。

近年来，核素计算机断层扫（PET）技术也应用于肾上腺恶性肿瘤的诊断。除上述 CT 及 MRI 描述的形态特点外，ACC 在 PET/CT 上的特征性表现为对 ^{18}F-FDG 的摄取高于肝实质，在一项含 77 例经病理证实的肾上腺皮质肿瘤的回顾性研究中，以肾上腺肿瘤摄取 / 肝实质摄取的比值为 1.45 做界值，恶性肿瘤大于 1.45，而良性肿瘤小于 1.45，敏感性 100%，特异性 88%；在同一研究中还发现，最大 SUV 值大于 3.4 诊断 ACC 的敏感性为 100%，特异性为 70%。Becher 等用 ¹⁸F-FDG 技术检查 10 例肾上腺皮质癌患者，发现所有原发病灶和转移病灶 FDG 的摄取均明显增强，其敏感性和特异性分别达 100% 和 97%。但对于具有内分泌功能的腺瘤或嗜铬细胞瘤，¹⁸F-FDG 与 CT、磁共振成像相似同样无法准确地区分。Barzon 等采用 ⁷⁵Se 标记甲基去甲胆固醇进行肾上腺扫描发现，所有无功能腺癌和 70% 有功能腺癌均无核素的吸收，而所有正常肾上腺组织均有吸收，说明核素扫描在诊断肾上腺皮质癌中有一定价值。¹¹C-Metomidate-PET（¹¹C- 美托咪酯 - 正电子发射断层扫描）是新近出现的检查方法，因美托咪酯与肾上腺 ¹¹C- 羟化酶结合，能够准确鉴别肾上腺皮质肿瘤和非皮质肿瘤，从而可以清楚地分辨复发性和转移性肾上腺皮质癌，但其诊断价值有待进一步探讨。

除此之外，血管造影和细针抽吸活组织检查在对于肾上腺皮质癌的诊断和鉴别诊断都有一定的价值和意义。细针抽吸活组织检查（FNA）存在较高的假阴性，很少改变能够手术切除的恶性肿瘤的临床处理，较易发生穿刺针道的肿瘤种植、出血、致命的血流动力学改变等并发症，故而一般不主张行 FNA，只有当高度怀疑 ACC 远处转移或肾上腺转移癌、与邻近器官肿瘤鉴别困难、手术无法切除并排除了嗜铬细胞瘤后才考虑应用。

七、肾上腺皮质癌的鉴别诊断

1. 转移癌　肾上腺区域发生的恶性肿瘤转移并不少见，最常见的是肺癌转移，其次为乳腺癌、甲状腺癌、结肠癌、黑色素瘤、肝癌、胃癌，以及肾癌、淋巴瘤等。可由周围肿瘤直接蔓延，或经血、淋巴转移。应行相关之体格检查，胸部 X 线摄片、肝、肾 B 超、CT 检查、泌尿系统造影等寻找原发病灶。转移瘤本身有其特点，短期内可见增大，发展速度快，瘤内可有出血、坏死和钙化。对于有恶性肿瘤疾病史的患者，当发现肾上腺区域的占位性病变时，更应当除外转移。

2. 肾上腺皮质腺瘤　有报道称在 1 049 例肾上腺偶发瘤中仅有 8% 为 ACC，而在 ACC 中仅有不到 1% 的肿瘤是小于 4cm 的。一般情况下，均质、小于 4cm、CT 值小于 10HU、廓清率超过 40% 的肾上腺偶发瘤不考虑 ACC。Bertagna 和 Orth 报道库欣综合征伴男性化是肾上腺皮质癌区别于肾上腺皮质腺瘤的主要特征。这是由于腺瘤细胞比较单一，只分泌皮质醇，雄激素的分泌低于正常。而肾上腺皮质癌细胞不仅分泌大量皮质醇，还分泌较多量的雄激素。有些皮质癌患者分泌的醛固酮、去氧皮质酮和雌二醇的量也高于正常而出现相关的症状和体征。在 CT（计算机断层扫）和 MRI（磁共振成像）的检测下，肿瘤表现为边缘坏死和形状不对称，而且由于其低脂肪含量，很容易和良性腺瘤相区别。

3. 肾上腺髓样脂肪瘤（myelolipoma）　典型的肾上腺髓样脂肪瘤的影像学特点突出，诊断容易，但较大的肾上腺髓样脂肪瘤可有出血坏死，瘤内密度不均，须与肾上腺皮质癌相鉴别。后者多有包膜或周边脏器浸润征象，MRI 和 CT 增强扫描可见不规则密度增强影，而肾上腺髓样脂肪瘤为少血管性肿瘤，增强扫变化不大。

4. 嗜铬细胞瘤　和 ACC 在影像上鉴别较为困难，但多数情况下嗜铬细胞瘤可通过症状及血、尿儿茶酚胺及其代谢产物的测定被诊断。对于无法排除嗜铬细胞瘤的患者，即使各项生化检查都正常，仍需按嗜铬细胞瘤患者用 α- 受体阻滞剂进行术前准备。

5. 原发性肾上腺淋巴瘤　一般而言，孤立的肾上腺大肿瘤都需手术切除治疗，而唯一的例外即是原发性肾上腺淋巴瘤，应该采用全身药物治疗。本病罕见，常常双侧发病，质地均匀，界限清晰，CT 和 MR 可以鉴别。

八、肾上腺皮质癌治疗

到目前为止，ACC 唯一的治愈性手段是彻底切除肿瘤。但由于本病起病隐匿而又进展迅速的特点，初诊时即已存在转移或术后发生复发转移的概率较高。对无法手术切除的患者，仍应采取以缓解症状、改善生活质量、延长生存为目的的局部和 / 或全身治疗。

1. 手术治疗　手术彻底切除是目前治疗肾上腺皮质癌最有效的方法。在美国国家癌症数据库（National Cancer Data Base）登记的近 4 000 例 ACC 中，R0、R1 和 R2 切除的 5 年生存率分别为 49%、21% 和 10%。由于肿瘤多进展迅速，虽然部分患者因激素过度分泌引起的相关症状需要进行内科纠正，但不可因此而过度推迟手术时间。另外，术前最好做影像学复查以免肿瘤快速进展造成的分期误判。据统计，约 25% 的临床 T_1 及 T_2 期患者的术后病理分期为 T_3 期。经验丰富的医院及手术团队是获得良好疗效的重要条件之一。如果术前不能排除恶性肿瘤的可能，就应按照恶性肿瘤的原则完成手术。对于有下腔静脉瘤栓的病例，也可以采取手术治疗。但对于 T_4 期病例的手术治疗存在争议，往往需要个体化选择。一般认为侵犯单一器官的肿瘤可以考虑直接手术，也可先进行数周期的化疗或米托坦治疗，如果肿瘤有缩小或稳定，则可试行手术切除。淋巴结清扫在 ACC 治疗中的意义尚不明确，需要在有限手术获益与巨大手术创伤之寻求平衡。在一些回顾性研究中发现，淋巴结清扫仅对少部分局限性病例带来生存获益。

腹腔镜手术治疗良性肾上腺外科疾病具有微创、术后并发症少、恢复快等优点，已经成为标准。然而，腹腔镜手术治疗肾上腺皮质癌仍然存在较大争议。由于肾上腺皮质癌多体积巨大、组织松脆、与周围组织结构关系密切，手术操作容易造成肿瘤组织残留或包膜破裂形成局部播散，有人认为其是腹腔镜手术的禁忌证。随着技术的进展和经验的积累，经验丰富的术者对原发性肾上腺皮质癌在腹腔镜下能达到有效的根治性切除。来自德国的 117 例 ACC 注册研究的结果表明，腹腔镜手术与开放手术相比在总生存、肿瘤特异性生存、术中肿瘤包膜破损和术后肿瘤腹腔转移等方面均没有差异。而一项来自美国的回顾性研究则发现，虽然腹腔镜手术组较开放手术组的 ACC 更小（7.0cm *vs.* 12.3cm），但术后复发更早（9.2 个月 *vs.* 19.2 个月），R1 或 R2 切除比例更高（50% *vs.* 18%）。另一项来自 MD Anderson 癌症中心的研究也显示，开放性手术后的腹腔肿瘤播散率为 25%，而腹腔镜手术则为 60%。因此在这方面需要进行更多的高水平临床研究来解除这些疑惑。美国内分泌外科医生协会（American Association of Endocrine Surgeons，AAES）建议由有经验的外科医生采用开放手术的方式治疗 ACC，而欧洲内分泌外科医生学会（European

Society of Endocrine Surgeons，ESES）则认为可以选择用腹腔镜手术治疗 8～10cm 以下的 T_1 和 T_2 期 ACC，前提是要做到 R0 切除并切除肾上腺周围组织。一般建议在腹腔镜切除 ACC 的手术中，一旦发现肿瘤周围粘连较重或有周围浸润倾向，应更主动地考虑中转开放手术。

肾上腺皮质癌术后易复发，且每次复发，肿瘤本身更具有侵袭性，如果多次复发，复发间隔也会缩短。一般认为，对于局灶性复发病灶可再次甚至多次行手术切除。一般认为单发且仅累积单个器官的复发灶更适合进行切除治疗。需要提起注意的是，有报道称腹腔镜术后复发的病例，术中更可能发现腹腔内多发的术前影像学检查没有显示的微小播散病灶。ACC 远处转移灶最多见于肺、肝脏和骨。对于单发的或孤立性的远处转移病灶，也可考虑采用手术治疗，与单纯用化疗等姑息性治疗的患者比较，手术治疗存活时间延长，并可缓解皮质醇过度分泌产生的症状。手术的治疗效果依次为病灶部位为瘤床最佳，腹腔次之，远处最差。有患者甚至可以行第 3 次、第 4 次手术切除复发 / 转移病灶。有回顾性研究结果显示，能够彻底切除病灶的患者的中位生存期为 74 个月、5 年生存率为 57%，而不能彻底切除者的中位生存时间仅有 16 个月，5 年生存率为 0%。手术患者的选择需考虑：初发 ACC 的分期和分级情况，复发 / 转移发生距初次手术的间隔时间，复发灶的大小、数目及局部侵犯程度及初次手术的方式。欧洲内分泌协会及肾上腺肿瘤治疗合作组建议，一年后才发生复发 / 转移的 ACC 可以考虑局部治疗，而半年内发生的病例应选择药物治疗。

ACC 切除术后的局部复发率为 19%～34%。实际上，在 ACC 术后有 9% 的镜下切缘阳性率（R1）和 10% 的大体切缘阳性率（R2）。长期以来各医疗中心在临床实践中都建议对这部分患者进行术后针对瘤床的辅助性局部放疗，但确切效果尚存争论。有小样本研究发现米托坦可能是 ACC 放射治疗的增敏剂。而术后辅助性米托坦治疗也已长期开展，是目前部分 ACC 术后的推荐的辅助治疗方案。

2. 米托坦　双氯苯二氯乙烷（O，P-DDD，Mitontane，米托坦）是杀虫剂 DDD（dichlorodiphe-

nyldichloroethane，DDD）的衍生物，能够相对特异性地破坏肾上腺皮质，其代谢产物可以抑制多种肾上腺皮质合成激素所需的酶，但抗肾上腺活性的机制仍未被彻底搞清。米托坦是目前唯一被美国 FDA 和欧洲药品管理局批准用于治疗 ACC 的药物。

ACC 术后辅助应用米托坦的研究较多，并且有近 30 年的历史，但均为回顾性且入组的病例数较少。2007 年发表在《新英格兰医学杂志》上的一篇大宗病例回顾性研究发现，米托坦辅助治疗组（47 例）的中位无瘤期为 42 个月，显著优于对照组（130 例，本研究有两个对照组）的 10 个月和 25 个月；辅助治疗组的中位总生存期为 110 个月，而对照组为 52 个月和 67 个月。该研究的进一步亚组分析显示似乎有皮质醇分泌功能的 ACC 更能从辅助治疗中获益。但遗憾的是，在其余大多数研究中，米托坦仅显示出在无病生存方面的优势，而总生存则并无差异。因此欧洲内分泌协会及肾上腺肿瘤治疗合作组在 2018 年推出的指南中建议：①推荐对术后没有肉眼残留但有高复发风险的 ACC 应用米托坦辅助治疗；②不推荐对Ⅰ~Ⅱ期行 R0 切除且 Ki67≤10% 的 ACC 进行米托坦辅助治疗；③如需辅助治疗，应在术后尽早开始；④如果患者对米托坦耐受良好且没有复发和转移发生，治疗至少维持 2 年，但不应超过 5 年。

米托坦是目前晚期 ACC 的标准治疗，对不能手术的复发及转移性 ACC 的临床获益率（完全缓解 + 部分缓解 + 病灶稳定）在 18%~34%。米托坦治疗的最重要的疗效预测指标是其血浆浓度。由于米托坦的生物利用率的个体差异很大，少数患者在 4~6 周即可达到目标血药浓度，但多数患者则需要数周到数月。米托坦维持治疗的最佳血药浓度为 14~20μg/ml。米托坦用药需从低剂量开始，1g/d 起，分两次口服，以后每 4~7d 增加 0.5~1g/d，至 5~7g/d 维持。目前尚无米托坦治疗的疗程数据。虽然米托坦是治疗 ACC 的首选药物，但其疗效确认缺乏高等级研究数据的支持，更多的学者认为在新型抗肿瘤药物不断涌现的时代，需要将新型治疗药物与 MTT 做一线治疗的对照研究。

米托坦的副作用发生率较高，主要反映在消化系统：恶心、呕吐、腹泻及肝功能异常；神经系统：乏力、嗜睡、昏迷、共济失调、记忆力减退、抑郁、语言障碍；内分泌代谢方面：肾上腺功能低下引起的乏力、恶心、腹痛及 ACTH 升高；性腺功能低下引起的性欲低下、疲乏、肌肉无力；甲状腺功能低下引起的体重减轻、疲乏、皮肤干燥、抑郁；男性乳房发育；高胆固醇血症和皮疹。症状严重者、肝酶超过正常值上限 3~4 倍时需停药至症状缓解。内分泌功能减退往往需要根据具体表现补充皮质激素（氢化可的松、醋酸泼尼松）、睾酮或甲状腺激素。由于有 CYP3A 诱导作用，合并用药时需根据药物相互作用情况进行剂量调整。鉴于药物剂量调整过程复杂且副作用多样，米托坦使用期间的密切随诊十分重要，建议在剂量稳定前每月进行血药浓度检测及肝功能、胆固醇、肾上腺皮质激素、甲状腺功能的检验，稳定后可改为每三个月进行一次。

3. 细胞毒药物治疗 长期以来利用细胞毒类化疗药物治疗晚期或转移性 ACC 的研究一直都在进行中。常用于研究的药物包括阿霉素、环磷酰胺、5- 氟尿嘧啶、顺铂、依托泊苷等，单药治疗的效果较差，临床获益率在 10%~20%，因此目前基本已不再单独应用这类药物。1998 年 Berruti 等报道用依托泊苷、阿霉素、顺铂联合米托坦（EDPM 方案）治疗 28 例 ACC 患者，客观缓解率（完全效应 + 部分效应）为 54%，临床获益率高达 82%，中位有效治疗时间长达 24.4 个月。后续的类似研究虽然不能重复出同样出色的结果，但荟萃研究结果也显示出 EDPM 方案可以使晚期 ACC 患者获得 43% 的临床获益率。因此欧洲内分泌协会及肾上腺肿瘤治疗合作组建议：①在术后 6 个月内发生复发或转移的 ACC 采用 EDPM 治疗；②单独应用米托坦后进展的病例加用 EDP。但也有作者认为，米托坦的 CYP3A4 诱导作用可能加快顺铂的代谢，因此应开展不含米托坦的化疗方案研究。

4. 靶向治疗 有多种分子靶向药物被用于治疗晚期 ACC，包括舒尼替尼、索拉非尼、伊马替尼、厄洛替尼、贝伐珠单抗等，其中开展研究最多的是抗 IGF-R 抗体。在一项抗 IGF-1R 单抗 Cixutumab 的Ⅰ/Ⅱ期研究中，14 例进入研究的晚期 ACC 有 8 例获得了疾病控制，但在 6 个月后全部发生了疾病进展。而在另一项 Cixutumab 联合 mTOR 抑制剂替雷帕霉素治疗的研究中，入组的 10 例 ACC 中有 4 例获得疾病控制，最长时间超过 8 个月。但由于进入上述研究的患者都是经过米托坦治疗后失败的病例并且肿瘤负荷大，因此可能影响了研究结果。另外，在一项利用多靶点酪氨酸激酶抑制剂舒尼替尼进行治疗的研究中，米托坦与舒尼替尼之间由 CYP3A4 引起的药物相互作用再次引起关注。目前已经有不含米托坦的靶向药物方案一线治疗晚期 ACC 的研究正在进行中。

5. 放疗 放疗在 ACC 治疗中的地位一直存在争议，开展的医疗中心也十分有限，因此目前发表的研究也都是小宗的回顾性的，集中在术后辅助性治疗和晚期姑息性减症治疗。早期的数据认为术后辅助性放疗的作用非常有限，但现在有越来越多的报告显示其在减少局部复发方面的优势。相比较于单纯手术组 33%～86% 的局部复发率，术后辅助放疗可以使这一数字降低到 11%～12%，照射剂量为 42～55Gy。对晚期 ACC 病灶的姑息性放疗效果争议较少，无论是软组织病灶还是骨转移灶，50% 以上的病例可以获得症状缓解甚至肿瘤缩小，照射剂量 10～60Gy。

6. 射频消融治疗 射频消融治疗适用于无法手术的肾上腺皮质癌或其多发转移病灶，具有安全、微创等优点。Wood 采用 B 超或 CT 引导下射频消融治疗肾上腺皮质癌及其转移病灶，发现所有肿瘤均体积减小、图像上增强信号消失，肿瘤由瘢痕组织所替代。目前的报道都是回顾性的，并且多是大宗实体瘤治疗中的亚组分析结果。在一项有 103 处（29 例患者）ACC 病灶的回顾性研究中报道称，21% 的病灶有缩小，62% 的病灶稳定。射频消融治疗主要适用于小于 3cm 的病灶。近年来采用介入治疗栓塞肿瘤供血动脉，术后肿瘤体积明显缩小，分泌功能降低，缓解了原发病灶引起的局部症状，提高了晚期肿瘤患者的生存质量。

第三节 恶性肾上腺髓质肿瘤

胚胎发育过程中，由神经嵴来源的交感神经元细胞分化为神经母细胞和嗜铬细胞，沿脊髓腹侧游走，逐渐形成交感神经节和副神经节及肾上腺髓质，神经母细胞需经过节细胞神经母细胞阶段才能成为交感神经节细胞，该系统一般不具备内分泌功能，嗜铬母细胞转化为具有内分泌功能的副神经节和肾上腺髓质。副神经节在胎儿及幼儿时期最发达，以后逐渐退化，仅余一些特殊部位的副神经节体。较为特殊的是，肾上腺髓质内尚有少量交感神经节细胞，因此，肾上腺可发生来自神经母细胞分化而来的各种神经节瘤，也可发生来自嗜铬母细胞分化而来的各种嗜铬或非嗜铬副神经节瘤。据此组织来源将肾上腺髓质发生的恶性肿瘤划分为如下三类：①源于神经内分泌肿瘤，包括：恶性嗜铬细胞瘤（malignant pheochromocytoma）；恶性交感性副神经节瘤（malignant sympathetic paraganglioma）；恶性副交感性副神经节瘤（malignant parasympathetic paraganglioma），亦称为恶性化学感受器瘤（malignant chemodectoma）；恶性副神经节瘤（malignant paraganglioma）；②源于交感神经节细胞的神经性肿瘤，包括：肾上腺节神经母细胞瘤（adrenal ganglineuroblastoma）；肾上腺神经母细胞瘤（adrenal neuroblastoma）；③混合性神经内分泌 - 神经性肿瘤。由于以上恶性肿瘤有着共性及特殊性，下面将相对常见的恶性嗜铬细胞瘤及肾上腺神经母细胞瘤的诊治特点讲述如下。

一、恶性嗜铬细胞瘤（malignant pheochromocytoma）

1. 概述及流行病学特点 嗜铬细胞瘤起源于嗜铬细胞（chromaffin cell）。胚胎期，嗜铬细胞的分布与身体的交感神经节有关。随着发育成熟，绝大部分嗜铬细胞发生退化，其残余部分形成肾上腺髓质。因此绝大部分嗜铬细胞瘤发生于肾上腺髓质。肾上腺外的嗜铬细胞瘤可发生于自颈动脉体至盆腔的任何部位，但主要见于脊柱旁交感神经节（以纵隔后为主）和腹主动脉分叉处的主动脉旁器（又称 Zuckerkandl Organ）。嗜铬细胞瘤 90% 以上为良性肿瘤，肿瘤切面呈棕黄色，血管丰富，间质很少，常有出血，肿瘤细胞较大，为不规则多角形，胞质中颗粒较多。细胞可被铬盐染色，因此称为嗜铬细胞瘤。

恶性嗜铬细胞瘤临床上相对较为罕见，在原

发于肾上腺的嗜铬细胞瘤中约占 13%～29%，而在肾上腺外的嗜铬细胞瘤中的比例却高达 43%。直径大于 5cm 者比小肿瘤更常见为恶性（76% vs. 24%）。恶性嗜铬细胞瘤患者通常预后不佳，平均 5 年生存率为 40% 左右。肾上腺嗜铬细胞瘤中良性、恶性之比大约为 9:1，肿瘤可发生在肾上腺内、外，占比约为 9:1；单侧及双侧肿瘤，分别约占 9:1。良、恶性嗜铬细胞瘤在临床症状和组织病理表现上均缺乏特异性，诊断往往存在困难，因此经常是在肿瘤出现转移后才被考虑是恶性的，导致预后不佳，5 年生存率只有 60%。另外，恶性嗜铬细胞瘤的自然病程的差异性也非常显著，对其无疾病进展生存和总生存的预测也缺少指标。长期以来，恶性嗜铬细胞瘤公认的诊断标准是在没有嗜铬细胞的区域出现转移灶，如脊柱、淋巴结、肝、肺等。无论是原发于肾上腺还是肾上腺外病灶，如何准确迅速的判断其性质，是临床工作中亟待解决的问题。有研究发现，原发肿瘤的大小与转移相关，5cm 以上的肿瘤发生转移的风险显著上升，而 5cm 以下的肿瘤发生转移的风险不到 3%。而肾上腺外嗜铬细胞瘤也是发生转移的预测因子。50% 的恶性嗜铬细胞瘤发生的转移是异时性的，可以发生在原发灶出现的数年甚至数十年后出现，因此对于有恶性可能的嗜铬细胞瘤需要进行长期随访。

恶性嗜铬细胞瘤发生转移的常见部位包括淋巴结（80%）、骨骼（72%）、肝脏（50%）和肺（50%）。值得注意的是，有 20% 的患者仅发生骨转移，而这部分患者的预后要优于同时伴有肝脏或肺转移者。但骨转移引起的骨相关事件较高。多数的恶性嗜铬细胞瘤都分泌产生儿茶酚胺类物质，可以引起卒中、心律失常、充血性心力衰竭、肺水肿及严重的糖尿病。

2. 恶性嗜铬细胞瘤的病理与分期（表6-1-2）　如前所述，难以凭借单一的病理形态准确判断嗜铬细胞瘤组织的良恶性质。Linnoila 等将侵犯血管或包囊、肿瘤组织块状坏死、每 10 个高倍镜下大于 5 个有丝分裂细胞的肿瘤组织称为交界性肿瘤，以示区分良、恶性的嗜铬细胞瘤。Salmenkivi 等通过对患者的长期随访发现，肾上腺外交界性肿瘤发展为恶性的比例明显高于肾上腺内的交界性肿瘤，对长期随访的要求也就更高。最近，

Thompson 提出了一项肾上腺嗜铬细胞瘤量化评分系统（PASS），他将肉眼和镜下的组织标本形态逐一予以量化：弥漫性生长或较大的巢状组织记 2 分、中心性或块状坏死记 2 分、每 10 个高倍镜下 >3 个有丝分裂细胞记 2 分、非典型性有丝分裂记 2 分、核染色加深记 2 分、大量胞质记 2 分、细胞均一化记 2 分、异型分裂记 2 分、浸润脂质组织记 2 分、血管侵犯记 1 分、包囊侵犯记 1 分等，总计 20 分。应用 PASS 对 100 例肾上腺嗜铬细胞瘤患者进行随访和统计分析，结果发现 PASS≥4 分的 50 例患者中 33 例临床确诊为恶性嗜铬细胞瘤，另外 17 例组织学上均有恶性倾向但临床未出现转移灶，而 PASS<4 分者均为良性嗜铬细胞瘤。在总结既往组织学研究经验的基础上，PASS 的提出确实为判断嗜铬细胞瘤性质供了有用的帮助，但正如 Thompson 本人所说，此标准广泛应用还有待于通过更多的临床病例和长期的随访来不断进行修正。

表 6-1-2　恶性嗜铬细胞瘤及副节瘤的 TNM 分期

原发肿瘤	
TX	原发肿瘤无法评估
T_1	肿瘤最大径小于 5cm，无肾上腺外侵犯
T_2	肿瘤大于等于 5cm 或任何大小的有症状的副节瘤，无肾上腺外侵犯
T_3	任何侵犯肾上腺外组织（如肝脏、胰腺、脾脏、肾脏等）的肿瘤
区域淋巴结	
NX	区域淋巴结无法评估
N_0	无区域淋巴结转移
N_1	区域淋巴结转移
远处转移	
M_0	无远处转移
M_1	远处转移
	M_{1a}：仅有骨转移
	M_{1b}：仅有远处淋巴结转移/肝脏或肺
	M_{1c}：骨及其他部位转移

近年来推荐对嗜铬细胞瘤及副节瘤患者进行胚系基因检测。最重要的恶性病变的分子预测指标为线粒体酶复合物 2 的 B 亚型或琥珀酸脱氢酶（SDHB）的胚系突变失活。将近 50% 的发生 SDHB 突变的嗜铬细胞瘤会发生转移并且生存期短。

3. 恶性嗜铬细胞瘤的临床表现及诊断 相比于嗜铬细胞瘤或副节瘤，除非由转移灶压迫引起的症状，恶性嗜铬细胞瘤并没有特异性临床表现，最主要的临床表现是儿茶酚胺分泌过度增加所引起的高血压及其并发症。持续性高血压、阵发性高血压及持续性高血压阵发性加重均常见于这部分患者，但也有少数患者血压正常。高血压发作时常有头痛、心悸和多汗为表现的三联征。其他临床表现可以为面色苍白或面红、体重下降、头晕、高血糖、便秘、胸腹痛、恶心呕吐、疲乏、紧张焦虑、肢端发凉、胸闷、震颤、发热和视物模糊等。

恶性嗜铬细胞瘤的常规影像学检查同样尚缺少特异性，而放射性核素检查和影像学检查间碘苄胍（MIBG）由于其对嗜铬细胞组织特异的亲和力，一直是诊断嗜铬细胞瘤的重要手段，对异位的阳性病灶能判断其恶性性质。MIBG 最小可检出直径 0.4cm 的病变，灵敏度和特异性分别达 88.4% 和 98.5%，但缺乏对肾上腺原发灶的诊断能力和无法对转移灶精确定位。需要注意的是，^{123}I-MIBG 显像用于诊断的意义明显高于 ^{131}I-MIBG，这是因为：首先，^{123}I 释放的 γ 射线更适用于临床上已普遍应用的 γ 照相机；其次，^{123}I 的半衰期只有 13.2h，患者暴露于射线的时间短，而 ^{131}I 的半衰期长达 8d；最后，^{123}I 不释放 β 射线，对组织的影响小。基于以上特点，现建议应根据 ^{123}I-MIBG 显像结果来评估 ^{131}I-MIBG 治疗的可能性。另外，MIBG 显像对转移性、复发性及位于颅底、颈部、胸腔及膀胱的检出敏感性较低。生长抑素受体显像对头颈部肿瘤定位的敏感性为 89%～100%，明显优于 MIBG 的 18%～50%，故推荐用来筛查恶性嗜铬细胞瘤的转移灶。CT、MRI 对肾上腺外转移病灶无法判断其性质和来源，但配合 MIBG 技术联合诊断有一定优势。有报道采用 MIBG、SPECT、MRI 融合图像技术在恶性嗜铬细胞瘤转移病灶识别和精确定位中显示出很好效果。近年来 PET 技术也应用于恶性嗜铬细胞瘤诊断，文献显示其对于转移灶的诊断敏感性为 88%。

4. 恶性嗜铬细胞瘤的外科治疗及围手术期处理 手术切除病灶是临床治疗恶性嗜铬细胞瘤的有效方法，同时也是治愈肿瘤的唯一方法。而对于不能彻底手术切除的病灶，治疗目的在于缩小肿瘤体积、控制儿茶酚胺相关性不良反应、缓解肿瘤负荷过大引起的相关症状及延缓肿瘤进展。对单发肾上腺或肾上腺外嗜铬细胞瘤，术前判断其良、恶性质较困难，但仍有一些临床依据可对其恶性倾向做出初步估计，如恶性嗜铬细胞瘤体积明显大于良性，而且易浸润邻近组织器官。

肾上腺恶性嗜铬细胞瘤手术前准备的意义非常重要。由于肾上腺髓质肿瘤平时可分泌过量的儿茶酚胺，患者的周围血管受其影响处于收缩状态，患者机体处于低血容量状态，当手术切除肿瘤后上述影响迅速消失，血管张力下降，血管容积相对增加，回心血量及心输出量可能出现快速减少，导致严重的难以纠正的低血容量休克的发生，进而引发心脑血管事件的发生甚至危及患者的生命。因此，充分的术前准备是降低围手术期合并症及死亡的关键。无论患者是否有持续或阵发性高血压的临床表现，术前均应应用肾上腺素能阻滞剂进行充分的准备，目的在于有效地扩张周围血管以避免麻醉诱导和术中、术后出现血压大幅波动而危及患者的生命。可先用选择性 α1-受体阻滞剂或非选择性 α- 受体阻滞剂进行准备，用药准备时间不应低于两周。对于术前血压高的患者应准备至血压正常或接近正常。而术前血压正常的患者同样需要进行药物准备，低剂量开始逐渐增加药量，当患者出现鼻塞、四肢末端温暖等表现时表明周围血管已经扩张，可维持剂量至手术，但需注意直立性低血压的发生。如单纯应用 α- 受体阻滞剂后仍不能满意控制血压，则可加用钙通道阻滞剂。应用 α- 受体阻滞剂治疗后，如患者出现心动过速，则再加用 β- 受体阻滞剂。需要注意的是，对于嗜铬细胞瘤患者，绝对不能在未服用 α- 受体阻滞剂之前就使用 β- 受体阻滞剂，因为这部分患者先用 β- 受体阻滞剂可导致急性肺水肿和左心衰竭的发生。此外，患者应摄入高钠饮食并增加液体摄入量以帮助增加血容量。术前药物准备充分的标准是：①患者血压控制正常或基本正常，无明显直立性低血压；②血容量恢复，包括血细胞比容降低、体重增加、肢端皮肤温暖、微循环改善；③高代谢综合征及糖代谢异常得到改善；④药物准备时间至少为 2～4 周，对于较难控制的高血压及伴有严重并发症的患者应根据具体情况延长用药时间（表6-1-3）。

文献报告认为，对于恶性嗜铬细胞瘤或副节瘤，即使不能切除全部肿瘤，切除原发灶对患者的整体预后也有着积极影响，不仅可以改善患者的儿茶酚胺相关症状、缓解或预防巨大原发肿瘤对周围器官压迫引起的并发症，更是有可能延长患者的总生存期。当然必须注意的是，这部分患者的原发、复发或转移瘤体往往体积巨大、与邻近的重要脏器和血管关系密切并且血供极为丰富，手术复杂难度及风险均较高，应该在充分的术前准备和讨论后由经验丰富的手术团队进行，往往需要多个手术科室合作完成。手术入路可选择经腰部或腹部切口，巨大肿瘤甚至可采用胸腹联合切口路径。腹腔镜手术不是恶性嗜铬细胞瘤治疗的禁忌证，但术中应特别注意防止肿瘤破裂，术中一旦发现有邻近组织浸润或转移表现，应考虑转为开放性手术，以尽可能清除病灶。在保证安全的前提下，手术中应切除可见肿瘤组织，去除周围软组织和局部淋巴结，并行邻近组织探查以去除所有可能存在的残留病灶。

由于手术中对瘤体不可避免的触碰可导致肿瘤细胞中所含的儿茶酚胺的大量释放进入血液循环，进而引起患者急剧的血压升高。而当肿瘤被完全切除后，又会因儿茶酚胺释放的突然减少而造成血压剧降。因此对这类手术进行的麻醉也是一个非常具有挑战的工作。手术中至少应建立两条静脉通路，应持续监测血压、心率、中心静脉压和心电图。有心脏疾病的患者应监测肺动脉楔压；术中如出现血压明显升高，可静脉滴注或持续泵入酚妥拉明或硝普钠；如心率显著增快或发生快速型心律失常，则在先使用 α- 受体阻滞剂后，再静脉用速效型半衰期较短的选择性 β1- 受体阻滞剂艾司洛尔治疗。如切除肿瘤后患者血压明显下降或出现低血压，则应立即停用 α- 受体阻滞剂并快速补充血容量，维持正常的中心静脉压，必要时使用血管活性药物。同时为了保证术后患者的循环稳定，建议术后要密切监测患者的血压和心率24～48h以上直至平稳。术后应注意双侧肾上腺部分切除或孤立性肾上腺行单侧肾上腺部分切除患者可能存在继发性肾上腺皮质功能减退的风险。

恶性嗜铬细胞瘤或副节瘤的病灶完全通过外科手术切除的机会很少，对于无法根治的患者，需要进行系统的综合治疗。

5. 恶性嗜铬细胞瘤的系统治疗　恶性嗜铬细胞瘤对化疗的反应不佳，包括环磷酰胺、多柔比星、长春碱、5-FU、氨甲蝶呤、异环磷酰胺及含铂类等多种化疗药物在内的单药及多药方案都曾被用于治疗本病，但由于临床病例数量相对较少，相关的高水平、高等级临床研究难以设计和开展，因此最佳化疗方案尚未找到。目前化疗多用于缓解儿茶酚胺过度分泌所产生的症状，属姑息性治疗。临床上最常使用环磷酰胺 + 长春新碱 + 达卡巴嗪（cyclophosphamide，vincristine，and dacarbazine，CVD）三药联合治疗方案，21d为1个治疗周期。CVD方案多在2～4个疗程后起效。有研究表明，此方案的血生化效应比例可达64.3%。另有Meta研究显示，该方案的影像学缓解率为37%。另有单中心研究报告，使用CVD治疗的总体5年生存率为51%，其中对CVD有反应的患者的中位总生存率为6.4年，而没有反应者仅为3.7年。目前尚无预测CVD方案疗效

表6-1-3　肾上腺恶性嗜铬细胞瘤术前用药

治疗方法	药物使用选择	开始剂量	常用终剂量
治疗1：确诊后即可开始治疗，视血压情况逐渐增加剂量	α受体阻滞剂		
	酚苄明	5～10mg BID	1mg/（kg·d）
	多沙唑嗪	2mg/d	32mg/d
治疗2：视病情需要，可与治疗1合用，应选择控释、缓释或长效制剂	硝苯地平	30mg/d	60mg/d
	氨氯地平	5mg/d	10mg/d
治疗3：按治疗1服药至少3～4d后如发生心动过速或合并儿茶酚胺心肌病时，方可开始使用	β受体阻滞剂		
	美托洛尔	12.5mg BID	25mg BID
	阿替洛尔	25mg/d	50mg/d

的预测指标。但有临床观察发现，有将近 50% 的患者的肿瘤负荷小或者病灶进展缓慢，通常情况下这部分患者没有临床症状或是症状很容易被 α-受体阻滞剂及 β- 受体阻滞剂控制，因此多数学者不建议对其进行化疗。整体而言，CVD 治疗恶性嗜铬细胞瘤的完全有效率、部分有效率及病情稳定率分别为 4%、37% 和 14%。虽然近年来不断有报道称采用 CVD 化应可以使有转移灶的恶性嗜铬细胞瘤患者的血儿茶酚胺减至正常，转移灶的体积明显缩小，但该方案引起的毒副作用也需要重视，主要包括骨髓抑制、周围神经病变、胃肠道反应、肝功能异常和低血压等，甚至在 CVD 化疗过程中可出现高血压危象。因此在治疗过程中应密切关注患者的症状、血压及血常规变化以及时调整用药量。依托泊苷联合顺铂的 EP（etoposide and cisplatin）方案也可用于恶性嗜铬细胞瘤的治疗。目前，没有任何利用上述化疗方案进行恶性嗜铬细胞瘤围手术期的新辅助或辅助治疗的报告。另有研究发现联合化疗配合放射性核素治疗可减少化疗药物使用剂量，缩短治疗时间并减少并发症的产生。

放射性核素治疗也是一种姑息性治疗方法，适用于无法手术切除或已形成复发转移病灶的恶性嗜铬细胞瘤。对于术后高血压持续不改善而考虑到残留病灶存在可能时，也使用放射性核素缓解儿茶酚胺过度分泌和病灶转移产生的症状，如高血压、骨转移造成的疼痛等。但放射性核素治疗无法彻底治愈肿瘤。目前放射性核素适用的药物中最为常用的为 ^{131}I-MIBG。

MIBG 是一种去甲肾上腺素的类似物，可以被交感髓质系统内的细胞所摄取。当将其标记上放射性碘元素后就可用于诊断或治疗目的，通常选择 ^{131}I 标记的 MIBG 进行治疗。目前尚无 ^{131}I-MIBG 治疗剂量和疗程的统一标准，这也造成了无法开展相应的多中心临床研究。临床上主要存在两种治疗模式：低剂量多次给药模式和高剂量有限次数给药，两种模式均可获得临床效应。1999 年欧洲放射核素治疗会议统计 143 例嗜铬细胞瘤患者应用 ^{131}I-MIBG 的平均治疗剂量为 5.3GBq，肿瘤缓解率为 39%。^{131}I-MIBG 的治疗效应与每克肿瘤组织的吸收剂量和肿瘤体积密切相关，其直径应尽量小于 1～2cm 以保证放射

性药物的良好摄取。由于临床中更多见的是较大体积的肿瘤，应先行手术切除瘤体后再进行放疗，以清除残留病灶和预防转移。在一项纳入了 17 个研究的 Meta 研究中，共包含了 1984—2012 年间的 243 例接受 ^{131}I-MIBG 治疗的患者，累计剂量为 186～1 065mCi（6 882～39 400MBq），治疗次数 1～7 次，中位随访时间为 24～62 个月，完全缓解率为 3%，部分缓解率为 27%，疾病稳定率为 52%，生化指标完全缓解率为 11%，部分缓解率为 40%，稳定率为 21%，病灶局限于软组织的患者较伴有骨转移的患者有更高的客观缓解率。^{131}I-MIBG 的治疗效果往往是暂时的，Sisson 等的研究指出，治疗中能达到完全缓解效应的比例很小，2 年内几乎均会出现复发或转移。^{131}I-MIBG 治疗的主要副作用是骨髓抑制，但与药物剂量似乎并无明显关系。Rose 等用大剂量 ^{131}I-MIBG 治疗发现可较以前提高患者的生存率，并可达到完全缓解。也有学者认为延长治疗时间可解决复发问题，有的患者可治疗 2～3 年甚至更长。近年来，^{131}I-MIBG 联合多药物化疗方案证明也能增强治疗效果。国内常用的单次治疗剂量为 200mCi，可根据患者对治疗的疗效和不良反应来决定治疗的频度和剂量，累计治疗剂量可达 800～1 000mCi，每次治疗后至少 3～6 个月内应做评估疗效。国内治疗的完全有效率为 3%～5%、部分有效率和病情稳定率可达 73%～79%、患者的 5 年生存率达 45%～68%。^{131}I-MIBG 的剂量增加可提高缓解率，但不良反应也随之增多。最常见为骨髓抑制，87% 的患者可出现 3～4 级中性粒细胞减少，83% 的患者血小板减少，也有发生骨髓增生异常综合征、急性或慢性髓系白血病的报道。必须指出的是，由于 ^{131}I-MIBG 的制备需要特殊的环境和设备，仅能够在极少数地区进行，而放射性药品又对有效时限、保存和运输有严格的管理要求，这些不利因素极大地限制了其在国内的普遍开展应用。另外，因为接受治疗剂量 ^{131}I-MIBG 的患者体内带有较高的辐射剂量，因此在治疗半衰期内需要对患者在特殊区域内进行隔离防护，以避免正常人群受到不利辐射。

第二种用于治疗目的的放射性核素为生长抑素类似物。由于恶性嗜铬细胞瘤生长抑素的受体过度表达，用放射性核素标记生长抑素的类似物

奥曲肽（octreotide）可特异性结合于受体起到诊断和治疗作用。Eriksson 等用奥曲肽治疗 30 例神经内分泌肿瘤，对抑制激素释放和肿瘤细胞增殖取得了很好的效果。副作用主要为骨髓抑制。其他药物如 ^{111}In 四氮四乙酸环十二烷（DOTA）Octreotide、90Y DOTA Octreotide 等和其他受体介导的肽类物质或其类似物也已在动物实验或临床研究中显示了治疗恶性嗜铬细胞瘤的巨大潜力，但实际进展有限。

新生血管形成是肿瘤发展、浸润和转移的重要前提，其中血管内皮生长因子（VEGF）的过表达是其重要特征。临床上嗜铬细胞瘤多表现为富血管高血供。Favier 等对 19 例嗜铬细胞瘤组织的血管形成研究后发现，恶性嗜铬细胞瘤血管构造均异常，VEGF 表达明显高于良性肿瘤。用 VEGF 中和性抗体来抑制其表达从而抑制肿瘤的血管形成可能成为治疗恶性嗜铬细胞瘤的重要方法。Zielke 等用 VEGF 中和性抗体 M461 抑制异体移植鼠嗜铬细胞瘤的血管形成，结果发现治疗后肿瘤体积仅为对照组的 60%，且 VEGF 表达明显减少。抗血管生成靶向治疗药物舒尼替尼、卡博替尼、阿西替尼、培唑帕尼和乐伐替尼都曾在临床上被用于试验性治疗嗜铬细胞瘤。在一项有 17 例晚期恶性嗜铬细胞瘤患者参加的舒尼替尼治疗研究中，47% 的受试者表现出临床和影像学获益。目前已经有至少两项应用舒尼替尼治疗恶性嗜铬细胞瘤的 II 期临床研究正在进行中。在另一项针对卡博替尼进行的 II 期临床研究中，患者的中位 PFS 达到 11.2 个月。

随着免疫检查点抑制剂在肿瘤治疗领域的广泛应用，相关药物治疗恶性嗜铬细胞瘤的研究也已开展。一项利用 PD-1 抗体派姆单抗（pembroli-zumab）进行治疗的 II 期临床研究也已经开始进入招募受试者阶段。近年来的研究显示，虽然恶性嗜铬细胞瘤是一种罕见的恶性内分泌肿瘤，但也表现出不同的基因组变化。在对 43 例晚期恶性嗜铬细胞瘤进行的全基因组分析中发现，肿瘤的突变丰度低，只有 2.3/ 例，中位肿瘤突变负荷（TMB）也仅为 2.4/Mb，几乎没有微卫星不稳定，也不表达 PD-L1。而有可能的作为治疗目标的靶点包括 RET、NF1、FGFR1 和 VHL。基于这些研究结果，认为应将全基因组分析作为进一步研究

的重点，这对开展恶性嗜铬细胞瘤的精准治疗是十分重要的。

其他治疗包括对肿瘤及转移病灶的局部放疗、伽马刀、射频消融和栓塞治疗等，这些措施可减轻部分患者的临床症状和减少肿瘤负荷，但对患者生存时间的改变却不明显。近年来有学者在 CT 引导下对恶性嗜铬细胞瘤行肿瘤内乙醇注射消融治疗，使嗜铬细胞瘤及其转移灶坏死、消失，取得良好效果。这种微创性治疗对无法手术的恶性嗜铬细胞瘤可能成为有价值的治疗手段。

70%～80% 的恶性嗜铬细胞瘤患者会发生骨转移，其中的 70% 左右会发生骨痛、病理性骨折和 / 或脊髓压迫，往往需要放疗和手术干预，预防性应用唑来膦酸和迪诺单抗可以减少骨相关事件的发生。

二、肾上腺神经母细胞瘤

肾上腺神经母细胞瘤（adrenal neuroblastoma）又称为神经细胞瘤，是来源于交感神经系统的高度恶性的肿瘤，生长迅速，很小的肿瘤即可通过淋巴系统和血液转移至肝脏、骨髓甚至皮下，临床少见。成人偶有发生，是儿童最常见的一种肿瘤，占儿童恶性肿瘤的 15%，多发生于婴幼儿，半数为 2 岁以前小儿。男女之比为 1.7∶1。其发生可能与遗传因素有关。半数发生于肾上腺髓质，亦可谓肾上腺髓质无功能性神经肿瘤；亦可见于腹部、颈部、纵隔、腹主动脉旁交感神经链、盆腔等外周交感神经的任何部位。

肾上腺神经母细胞瘤早期有完整包膜，肿瘤呈实质性、中等硬度、呈分叶状或结节状，表面血管丰富；肿瘤大小、形状不定，小者数厘米，大者可占据整个腹腔。较小时有包膜，发展到较大时，包膜即不完整，可合并出血、坏死、囊性变及钙化等。肿瘤组织内有神经分泌颗粒、可合成、分泌、储存及释放多种儿茶酚胺化合物，但因在进入血液循环前已经失活，故无相关临床表现。肿瘤可多发，恶性程度高，发展快，发生转移早，可早期穿破包膜浸润至周围组织，发现时半数已有远处转移，可经血液、淋巴转移到骨髓（如颅骨眼眶部）、肝脏、皮下及骨髓等处。有时转移瘤很多，原发瘤很小。有时可自然消退或者转化为良性神经节细胞瘤。

临床表现包括：①肿块可于腹部、颈部、盆腔扪及肿块，呈球形，深而固定，表面不光滑，发展较快，可越过中线；②恶病质表现有贫血、消瘦、苍白、发热等表现；③消化道症状有食欲缺乏、恶心、呕吐、腹痛、腹泻等症状；④肿瘤出血症状肿瘤增大、局部疼痛、腹腔内出血表现等；⑤内分泌表现因分泌儿茶酚胺化合物，可有皮肤潮红、出汗、心悸、不安、易激惹、感觉异常等症状；⑥压迫症状肿瘤增大后可压迫周围组织而产生相应压迫症状。若在颈部，可有 Horner 征，呈患侧瞳孔缩小、上睑下垂、虹膜异色症。若压迫喉返神经，则有声音嘶哑。如在纵隔，可有咳嗽、呼吸困难、吞咽困难等。若压迫下腔静脉、淋巴，可有下肢肿胀。压迫脊髓时，可有瘫痪表现。在盆腔压迫输尿管时，可致肾盂积水、肾功能损害；如压迫直肠膀胱，可致便秘、尿潴留。肿瘤发生在肾上腺，可使肾脏受压并被推移向外下方。如为脊柱旁沟部位肿瘤，则沿神经根侵入椎管，形成哑铃状肿瘤。⑦转移症状转移至眼眶则有突眼、眶上出血症状；转移至骨，则有局部疼痛，如四肢痛，可发生病理学骨折；转移至肝脏，则有肝大、疼痛；转移至皮下，则有皮下结节以及淋巴结转移时有淋巴结肿大等。

实验室检查可发现：①常规检查血红蛋白降低、淋巴细胞增多，$>3 \times 10^9/L$；②生化检查显示肾上腺皮质功能正常，血、尿中肾上腺素（E）、去甲肾上腺素（NE）、高香草酸（HVA）及 3- 甲氧 -4 羟基苦杏仁酸（VMA）升高；③血浆癌胚抗原阳性，预示预后差；④尿中查出胱硫醚（cystathionine）表示有转移；单克隆抗体 E3 显示有转移性肿瘤；特异性血清试剂显示淋巴结转移；⑤放射性免疫性检查显示有细胞毒性淋巴细胞、血清封闭抗体、细胞毒性抗体；血中血管活性肠肽（VIP）值增高，可区别肿瘤性腹泻与非肿瘤性腹泻。

影像学检查表现如下：

（1）X 线检查：X 线片显示肿块软组织阴影。25%～50% 肿块阴影内有散在呈斑点状钙化灶；排泄性尿路造影显示肾上腺肿瘤将肾脏、输尿管压迫、推挤向外下方移位；肿瘤在盆腔压迫输尿管致肾积水时，肾脏不显影；动脉造影显示肿瘤的供应血管。在骨转移时，X 线检查显示骨质破坏、骨质疏松、病理性骨折；骨皮质有溶骨表现，骨骺近端有虫蚀状破坏，骨膜下有新骨形成。

（2）放射性核素骨扫描：显示骨转移，较 X 线检查可早期发现骨、骨髓转移。

（3）超声检查：显示实质性占位病变。呈界限清楚，但不规则、非均质光团，有钙化之声影；合并坏死、出血时，则密度不均；可显示肝转移。

（4）CT、MRI 检查显示密度不均之肿瘤及钙化灶，可显示与周围组织关系及大血管受累情况。

其他检查诸如骨髓检查行骨髓穿刺涂片检查可明确诊断，但现已很少用。细针穿刺活组织检查在 B 超引导下对肿瘤行细针穿刺活检可确诊。

本病需与肾上腺皮质癌进行鉴别诊断。肾上腺皮质癌的肿瘤病程短、发展快、体积大，影像学检查密度不均、有液化、钙化，向周边组织浸润、转移征象，可与之混淆，但往往年龄较大，多发生于成年人或老年人中，无明显骨、骨髓转移。而神经母细胞瘤多为婴幼儿发病，早期肝、骨、淋巴结转移，肿瘤穿刺活组织检查可予以明确鉴别。

早期发现的小肿瘤如能确诊可争取手术切除，转移灶引起局部功能异常可行姑息性手术，但预后多较差。仅一小部分肾上腺神经母细胞瘤可自然消退，甚至可发生在有广泛转移的晚期病例，类似情况在年龄越小者出现的机会越多，原因尚不明白。

肾上腺神经母细胞瘤一经诊断，应及早手术切除。术中如已发现肿瘤转移，应尽量切除原发病灶及转移的淋巴结。如肿瘤巨大与周围大血管粘连时，应尽量大部切除肿瘤，残余瘤组织留置金属标记物，待术后做放射治疗。对于已证实有广泛转移的病例，则不宜选择手术治疗，可考虑配合化学治疗及放射治疗。术前必须作全面查体，了解是否已经有转移。必要时做骨髓穿刺及同位素骨扫描。全身情况较差、贫血、恶病质者，应先输血，加强支持疗法，改善营养状况后再手术。巨大的肿瘤应先放射治疗，等肿瘤缩小后再做手术，可增加手术切除率。根据肿瘤切除的难度大小，术前宜充分备足血液。术中一般采用气管内麻醉。手术体位为仰卧位，患侧垫高。右侧肾上腺神经母细胞瘤切除术手术步骤：多采用上腹横切口，或上腹部肋缘下"人"字形切口，巨大的肿瘤可做胸腹联合切口。也可采用单侧腹部斜直切口。分离肿瘤时将肝脏向上牵引，切开右侧三角韧带及镰状韧带，切开十二指肠外侧腹膜，将升结肠及横结肠肝曲向内侧翻转；切开肾周围筋膜，显露肾脏，钝性游离肾周围脂肪，显露肾上腺及肿瘤；也可先显露下腔静脉，防止撕破肾上腺静脉；结扎切断肾上腺静脉，抬起肿瘤，显露肾上腺底部及肾上极，利用肾上腺底部组织做牵引，将肿瘤切除。左侧肾上腺神经母细胞瘤切除手术步骤：因左侧与脾、胰尾及腹主动脉甚至下腔静脉关系密切，手术中应特别注意，防止上述脏器的损伤。切口选择原则与同右侧肾上腺神经母细胞瘤切除术相同，打开腹腔后，切开胃结肠韧带及脾结肠韧带，胃大弯向上作牵引；切开肾周围筋膜，游离肾周围脂肪囊，显露出左侧肾上腺及肿瘤；分离肿瘤时先分离及结扎肾上腺静脉，将胰腺体尾部向上牵开，再分离肿瘤。注意防止损伤左侧肾静脉、脾静脉及胰尾。术中如果发现肿瘤已侵犯肾脏时，患侧肾脏也应同时切除。多数情况下肿瘤瘤体巨大，而且瘤组织脆弱，血液循环丰富，术中有可能大出血及失血性休克，甚至危及生命，术中应保证足量输血，密切监测血压。分离右侧肿瘤时，应防止损伤下腔静脉、十二指肠；而左侧肿瘤要注意保护胰腺体尾部、脾静脉、左侧肾及结肠。术后常规禁食及胃肠减压，减少腹胀。静脉补充液体，加强支持疗法。伤口愈合后，开始放疗或化学治疗。神经母细胞瘤对放疗敏感，但单独使用放疗效果并不理想。化学药物常用长春新碱及环磷酰胺合用。每隔 2 周应用长春新碱 $1.5mg/m^2$，环磷酰胺 $300mg/m^2$，交替用药，每种药物各用 6 周。持续 1 年。

（何志嵩）

参 考 文 献

[1] 卫中庆，孙则禹. 现代肾上腺外科学. 南京：南京大学出版社，1999：5-6.

[2] Kostiainen I，Hakaste L，Kejo P，et al. Adrenocortical carcinoma: presentation and outcome of a contemporary patient series. Endocrine，2019，doi: 10.1007/s12020-019-01918-9.

[3] Victoria M. Raymond，Jessica N. Everett，et al. Adrenocortical carcinoma is a Lynch Symdrome-associated cancer. J Clin Oncol，2013，31：3012-3018.

[4] Tobias Else，Alex C. Kim，Aaron Sabolch，et al. Adrenocortical carcinoma. Endocrine Reviews，2014，35：282-326.

[5] Gimenez Roqueplo AP，Favier J，Rustin P，et al. Mutations in the SD HB gene are associated with extra adrenal and/or malignant phaeochromocytomas. Cancer Res，2003，63（17）：5615-5621.

[6] Allolio B，Fassnacht M. Clinical review: Adrenocortical carcinoma: clinical update. J Clin Endocrinol Metab，2006，91（6）：2027-2037.

[7] Hahn PF，Blake MA，Boland GWL. Adrenal lesions: attenuation measurement differences between CT scanners. Radiology，2006，240（2）：458-463.

[8] Martin Fassnacht，Olaf M Dekkers，Tobias Else，et al. European Society of Endocrinology Clinical Practice Guidelines on the management of adrenocortical carcinoma in adults，in collaboration with the European Network for the Study of Adrenal Tumors. European Journal of Endocrinology，2018，179，G1-G48.

[9] Maria Cristina De Martino，Peter M. van Koetsveld，Richard A. Feelders，et al. IGF and mTOR pathway expression and in vitro effects of linsitinib and mTOR inhibitors in adrenocortical cancer. Endocrine，2019.

[10] Frederic Castinetti，Xiao-Ping Qi，Martin K Walz，et al. Outcomes of adrenal-sparing surgery or total adrenalectomy in phaeochromocytoma associated with multiple endocrine neoplasia type 2: an international retrospective population-based study. Lancet Oncol，2014，15：648-655.

[11] Elsayes KM，Mukundan G，Narra VR. Adrenal masses: MR imaging features with pathologic correlation. Radiographics，2004，24（4）：573-575.

[12] Ng L，Libertino JM. Adrenocortical carcinoma: Diagnasis, evaluation and treatment. J Urol，2003，169（1）：5211-5219.

[13] Szolar DH，Korobkin M，Reittner P，et al. Adrenocortical carcinomas and adrenal pheochromocytomas: mass and enhancement loss evaluation at delayed contrast-enhanced CT. Radiology，2005，234（2）：479-485.

[14] HahnerS, Fassnacht M. Mitotane for adrenocortical carcinoma treatment. Curr OpinInvestig Drugs, 2005, 6(4): 386-394.

[15] Ferruzzi P, Ceni E, Tarocchi M, et al. Thiazolidinediones inhibit growth and invasiveness of the human adrenocortical cancer cell line H295R. J Clin Endocrinol Metab, 2005, 90(3): 1332-1339.

[16] Heaney AP, Fernando M, Melmed S. PPAR-receptor ligands: novel therapy for pituitary adenomas. J Clin Invest, 2003, 111(9): 1381-1388.

[17] 嗜铬细胞瘤和副神经节瘤诊断治疗的专家共识. 中华内分泌代谢杂志, 2016, 32(3): 181-187.

[18] van Hulsteijn LT, Niemeijer ND, Dekkers OM, et al. 131I-MIBG therapy for malignant paraganglioma and phaeochromocytoma: systematic review and meta-analysis. Clinical Endocrinology, 2014, 80: 487-501.

[19] Hana Turkova, Tamara Prodanov, Marek Maly, et al. Characteristics and outcomes of metastatic SDHB and sporadic pheochromocytoma/paraganglioma: an national institutes of health study. Metastatic Pheochromocytoma/Paraganglioma, Endocr Pract, 2016, 22(3): 302-314.

[20] Julien Hadoux, Judith Favier, Jean-Yves Scoazec, et al. SDHB mutations are associated with response to temozolomide in patients with metastatic pheochromocytoma or paraganglioma. Int J Cancer, 2014, 135: 2711-2720.

[21] Weigang Wang, Ping Li, Yishu Wang, et al. Effectiveness and safety of laparoscopic adrenalectomy of large pheochromocytoma: a prospective, nonrandomized, controlled study. The American Journal of Surgery, 2015, 210: 230-235.

[22] Grace Kong, Simona Grozinsky-Glasberg, Michael S. Hofman, et al. Efficacy of Peptide Receptor Radionuclide Therapy for Functional Metastatic Paraganglioma and Pheochromocytoma. J Clin Endocrinol Metab, 2017, 102: 3278-3287.

[23] P F Plouin1, L Amar, O M Dekkers, et al. European Society of Endocrinology Clinical Practice Guideline for long-term follow-up of patients operated on for a phaeochromocytoma or a paraganglioma. European Journal of Endocrinology, 2016, 174: G1-G10.

[24] Lauren Fishbein, Shana Merrill, Douglas L. Fraker, et al. Inherited Mutations in Pheochromocytoma and Paraganglioma: Why All Patients Should Be Offered Genetic Testing. Ann Surg Oncol, 2013, 20: 1444-1450.

[25] Giovanni Conzo, Mario Musella, Francesco Corcione, et al. Laparoscopic adrenalectomy, a safe procedure for pheochromocytoma. A retrospective review of clinical series. International Journal of Surgery, 2013, 11: 152-156.

[26] Oksana Hamidi, William F. Young, Nicole M. Iñiguez-Ariza, et al. Malignant Pheochromocytoma and Paraganglioma: 272 Patients over 55 Years. The Journal of Clinical Endocrinology & Metabolism, 2017, DOI: 10.1210/jc.2017-00992.

[27] Konstantinos Nastos, Christos Toumpanakis, Anne-Marie Quigley, et al. Peptide Receptor Radionuclide Treatment and (131)I-MIBG in the management of patients with metastatic/progressive phaeochromocytomas and paragangliomas. J Surg Oncol, 2017, 9999: 1-10.

[28] Jacques W. M. Lenders, Quan-Yang Duh, Graeme Eisenhofer, et al. Pheochromocytoma and Paraganglioma: An Endocrine Society Clinical Practice Guideline. J Clin Endocrinol Metab, 2014, 99: 1915-1942.

第二章 肾细胞癌

第一节 概　述

肾细胞癌（renal cell carcinoma, RCC）简称肾癌，又称肾腺癌，是起源于肾实质泌尿小管上皮系统的恶性肿瘤。肾癌是肾脏最常见的恶性肿瘤，包括各种肾细胞癌亚型，但不包括来源于肾间质和肾盂的肿瘤，如后肾肿瘤、肾母细胞性肿瘤、间叶性肿瘤、神经内分泌肿瘤、淋巴造血组织肿瘤、生殖细胞肿瘤、转移性肿瘤以及肾盂尿路上皮系统等各种肿瘤。

人们对肾癌的了解经历了一个漫长、曲折的过程，早在 1883 年德国的病理学家 Grawitz 在显微镜下发现肾癌细胞形态类似于肾上腺细胞，从而提出了肾癌是起源于残存肾脏内的肾上腺组织的假说。直到 1960 年 Oberling 根据电子显微镜的观察结果，进而提出肾癌起源于肾近曲小管才纠正了这个被误判了 77 年的错误。故 20 世纪60 年代以前将肾癌称为 Grawitz Tumor 或肾上腺样瘤。

肾癌约占成人恶性肿瘤的 2%～3%，是男性泌尿生殖系统最常见的三大恶性肿瘤之一。随着人们对健康关注度的增加及医学影像学的发展，早期肾癌的检出率逐渐增加。目前肾癌的流行病学、病理分类、影像学和分子标志物诊断、治疗及预后等方面也发生了较大变化。

第二节　肾细胞癌的流行病学及病因

一、发病率

肾细胞癌是肾脏最常见的实体病变，大约占肾脏恶性肿瘤的 80%～90%，其发病率在泌尿系统肿瘤中仅次于前列腺癌和尿路上皮癌。肾癌的发病分布具有明显的地域、年龄及性别差异，男性肾癌患病率高于女性，大约为 1.5∶1，发病高峰为 60～70 岁。北美、西欧等西方发达国家的肾癌发病率较高，而非洲及亚洲等发展中国家的肾癌发病率较低。据 2019 欧洲泌尿外科协会（European Association of Urology，EAU）肾癌指南描述，肾癌约占所有癌症的 3%。总体来说，在过去的 20 年里，全球的肾癌发病率以每年 2% 的速度增长，在 2018 年，欧盟大约有 99 200 例新发肾癌患者和 39 100 例患者死于肾癌。20 世纪 90 年代以前，欧洲肾癌的总死亡率一直呈现出上升的趋势，此后，法国、德国、奥地利、荷兰和意大利等欧洲国家的肾癌死亡率呈现出下降的趋势。然而，在一些欧洲国家（包括克罗地亚、爱沙尼亚、希腊、爱尔兰和斯洛伐克），肾癌死亡率仍呈上升趋势。

我国各地区肾癌的发病率及死亡率差异也较大。2018 年韩苏军等在《癌症进展》杂志发表了中国肾癌发病趋势分析的文章，收集整理了中国肿瘤登记中心 1998—2008 年的肾癌登记数据，分别按照性别及城乡差异进行统计，分析中国男性与女性、城市与农村肾癌的发病趋势。其研究结果发现，10 年间肾癌的总体发病率由 2.38/10万增至 5.08/10 万，增加了 113.6%，年均增长率为 7.89%。按照性别统计分析，男性与女性的发病率为（1.84±0.08）∶1。此外，按照城乡差异进行统计分析，城市与农村肾癌的发病率比例为（5.28±1.16）∶1。其中，城市肾癌的发病率由3.08/10 万增至 6.08/10 万，增加了 97.44%；农村地区肾癌的发病率由 0.55/10 万增至 1.32/10 万，增加了 139.92%。肾癌的发病率由高到低依次分别为城市男性、城市女性、农村男性、农村女性，发病率比例为 9.3∶5.1∶1.7∶1，总体上看，农村男性肾癌的发病率增长最快，而城市女性肾癌的发病率增长最慢。肾癌发病可见于各年龄段，且与年龄呈现明显的相关性。5岁前可见一个肾癌发病的小高峰，发病的性别差异不大，但城市地区肾癌的发病率高于农村地区，这可能与该年龄段儿童肾母细胞瘤高发相关。5～9岁的肾癌发病率逐渐回落，10～34岁处于较低水平的缓慢增长。在此期间，男性与女性、城市与农村肾癌的发病率差异不大。直至35岁以后，肾癌的发病率随着年龄的增长而快速升高，性别和城乡差异逐渐增大，至75～79岁达到第二个高峰。无论是男性还是女性，城市还是农村，中国肾癌的发病率均呈现明显增长的趋势。

二、病因学

肾癌的病因尚不明确，大量的病因学研究已经发现了一些与肾癌发病相关的因素。目前，肾癌的发病被认为与遗传、吸烟、肥胖、高血压及服用抗高血压药物等因素相关。此外，可能还与生活习惯、经济状况、文化背景、环境因素以及肾透析等因素相关。

（一）遗传因素

依据遗传学特点可将肾癌分为遗传性肾癌（家族性肾癌）和散发性肾癌两种。临床上所见的肾癌绝大多数都是散发性肾癌。遗传性肾癌仅占全部肾癌的2%～4%，常以常染色体显性遗传方式在家族中遗传，由不同的基因变异造成，这些基因既包括癌基因也包括抑癌基因。目前已明确有几种抑癌基因和癌基因与遗传性肾癌发病相关，其中包括：① VHL（von Hippel-Lindau）综合征可能导致双侧多发的肾透明细胞癌或肾囊肿，其发病原因已明确为3p25.3上 VHL 基因失活；②遗传性乳头状肾细胞癌（hereditary papillary renal cell carcinoma，HPRC）则是定位于7p31上 MET 癌基因的激活突变；③遗传性平滑肌瘤病肾细胞癌（hereditary leiomyomatosis and renal cell cancer，HLRCC）的病因是定位于1q42上的 FH（Fumarate Hydrase，FH）基因突变；④ BHD（Birt-Hogg-Dube）综合征可能并发多发性肾嫌色细胞癌、杂合性嫌色细胞和嗜酸细胞肾肿瘤、乳头状肾细胞癌，其病因与17p11的 BHD 基因失活有关。有研究者认为如下情况可能是遗传性肾癌的潜在患者：①发病年龄≤45岁的肾癌患者；②双

侧/多发肾脏肿瘤；③肾癌家族史（至少1个一级亲属或者至少2个二级亲属）；④肾癌合并其他肿瘤病史（嗜铬细胞瘤，神经系统血管母细胞瘤，胰胃肠道间质瘤，腺神经内分泌肿瘤等）或肾癌合并其他病变如肺囊肿、自发性气胸等；⑤肾癌合并少见的皮肤病变（平滑肌肉瘤，血管纤维瘤等）；⑥个人或家族有肾癌相关综合征病史。对于以上患者，建议本人及家属行基因突变检测。在散发性肾癌中也存在上述基因的异常变化，有些变化甚至可以作为病理上鉴别肾癌亚型的标志物，如：VHL 基因失活（等位基因缺失、突变、甲基化）可作为肾透明细胞癌的特征性改变。

（二）吸烟

吸烟已被认为是肾癌的发病因素之一，大量研究对肾癌与吸烟的关系进行了探讨，结果证实吸烟是肾癌发病的中等危险因素。2013年Macleod等报道了西雅图华盛顿大学医学中心泌尿外科和弗莱德哈钦森癌症研究中心流行病研究室对华盛顿地区的居民进行了一项前瞻性队列研究，目的是寻找与肾癌发病相关的危险因素。他们对2000—2002年77 260例50～76岁华盛顿居民开展了一份生活方式和健康数据相关的问卷调查。调查问卷内容包括生活方式（身体质量指数、吸烟、饮酒、水果/蔬菜消费水平）和健康状况（高血压、糖尿病、慢性肾脏疾病和病毒性肝炎）。结果证实，肥胖、吸烟、高血压、慢性肾脏疾病和病毒性肝炎都是与肾癌发病相关的危险因素。2016年 Cumberbatch MG 等纳入24篇研究进行 Meta 分析，研究纳入17 245例肾癌患者和12 501例对照者，研究结果显示：与无吸烟人群相比，吸烟者发生肾癌的风险增高1.31倍（95%CI：1.22～1.40），未戒烟者肾癌的相对危险度（relative risk，RR）为1.36（95%CI：1.19～1.56），曾吸烟者发生肾癌的 RR 为1.16（95%CI：1.08～1.25）。研究者根据地理区域分层对肾癌发生率进行分析显示：大洋洲的肾癌发生率最高（RR 1.77，95%CI：1.13～2.75），亚洲最低（RR 1.15，95%CI：0.97～1.36）。按性别进行分层，男性（RR 1.46，95%CI 1.29～1.65）肾癌发生率略高于女性（RR 1.36，95%CI：1.17～1.58）。此外，与无吸烟史人群相比，所有吸烟者死于肾癌的风险均升高（RR 1.23，95%CI：1.08～1.40），尚在吸烟者死于肾癌风险增

高（RR 1.37，95%CI：1.19～1.59），既往吸烟者的肾癌死亡风险无显著性差异（RR 1.02，95%CI：0.9～1.15）。因此，吸烟能显著增加肾癌发病的风险，未戒烟者的肾癌发病率和死亡率风险最高，而既往吸烟史的风险较低，这表明戒烟对于预防肾癌有好处。吸烟会提高肾癌的发生率，戒烟可以降低罹患和死于肾癌的风险。

尽管吸烟导致肾癌的发病机制并不十分明确，亚硝基复合物可能起一定作用，研究曾发现烟草中的亚硝基二甲胺可以引发大鼠 Vhl 基因突变，从而诱导肾透明细胞癌的发生。研究者还认为吸烟本身会促进氧自由基的形成，从而导致DNA损伤。吸烟导致肾癌表型更具侵袭性，在吸烟的肾癌患者行肾切除术后存活率较低。

（三）肥胖

肥胖是目前公认的肾癌发病危险因素之一。包括多个队列和病例对照研究在内的荟萃分析发现，肥胖与肾癌之间存在一致的正相关关系。2019年 Yoon YS 等发表荟萃分析，旨在全面评估肥胖相关的脂联素（adiponectin）、瘦素（leptin）与肾癌发病风险之间的关系，结果证实高水平瘦素会增加罹患肾癌的风险（RR 2.07，95%CI：1.51～2.83）。瑞典一项研究调查了 363 992 名男性的健康记录，其中患肾细胞癌 759 例，应用泊松回归分析评价年龄、吸烟状况、体重指数及舒张压校正后的相对危险度，结果显示 BMI（body mass idex，BMI）较高的男性较 BMI 较低的男性患肾细胞癌危险明显升高（$p < 0.001$），体重指数最高的人群危险度是最低者的 1.9 倍（95%CI：1.3～2.7）。

Hu 等对加拿大 1 279 例肾癌患者（691 例男性和 588 例女性）和 5 370 例对照者进行了病例对照研究。他们以 BMI 指数分成以下几组：低体重（BMI < 18.5kg/m²）、正常体重（BMI 18.5～24.99）、超重（BMI > 25.0），超重再细分为准肥胖（BMI 25.0～29.99kg/m²）、Ⅰ级肥胖（BMI 30.0～34.99）、Ⅱ级肥胖（BMI 35.0～39.99）、Ⅲ级肥胖（BMI≥40.0）。结果证实了体重和肾癌的发病成正相关。其结果显示无论是男性还是女性成年人，超重或肥胖均会造成肾癌发病风险上升。与正常 BMI 组相比，男性Ⅲ级肥胖的 OR 为 3.7（95%CI：1.5～9.4），女性为 3.8（95%CI：2.3～6.4）。雌激素是肥胖导致肾癌发病风险上升的生

物学关联的关键之所在。另一项大规模的前瞻性研究了 1971—1992 年间的 350 000 多名瑞典男性，随访至 1995 年或死亡。其中确诊了 759 例肾癌，与 BMI 最低组相比，中等 BMI 组的肾癌发病风险上升了 30%～60%，BMI 最高组人群患肾癌的风险是最低组人群的 2 倍。越来越多的研究都证实肥胖无论在男性还是在女性中都是肾癌的危险因素之一。有研究分析，在美国 27% 的男性肾癌和 29% 的女性肾癌可能与超重和肥胖相关。

虽然肥胖影响肾癌的机制尚未明确，但胰岛素抵抗和某些生长因子，包括胰岛素样生长因子1（insulin-like growth factor-1，IGF-1）、性激素和脂联素等可能参与其中。研究者发现动物模型中大剂量雌二醇可以诱发肾癌。肥胖导致血浆中游离雌激素的水平上升，肥胖妇女的雌激素水平高于正常妇女，而正常肾细胞和肾癌细胞都有雌激素和孕激素受体，但这种关联性有待进一步研究。在动物模型中雌激素可以诱导肾癌生成。胰岛素和 IGF-1 都对肾癌的生长和分化有促进作用。研究显示，糖尿病患者的血浆胰岛素水平较高，更容易患肾癌。有动物实验研究发现使用降低胆固醇的药物如考来烯胺可以预防肾癌，而胆固醇本身可以促进肾癌的生长。也有学者认为高水平的胆固醇和其他脂类可以通过抑制免疫细胞如巨噬细胞，削弱人体的免疫监视功能，从而促进肾癌的发生和进展。此外，也有研究者认为肥胖会通过增加脂质过氧化副产物来增加风险，而脂质过氧化副产物会导致 DNA 改变。研究还表明，肥胖患者体内 IGF-1 和血管内皮生长因子（vascular endothelial growth factor，VEGF）的循环水平较高，它们在细胞增殖中也发挥了作用，导致肾小管损伤，使肾脏更易受到循环致癌物的影响。

（四）高血压及其他内科疾病

多数病例对照研究发现高血压、糖尿病、慢性肾功能不全等内科疾病与肾癌之间关系密切。Hggstrm 等监测来自挪威、奥地利和瑞典健康人群中 560 388 例男性和女性个体的血压、血糖、胆固醇和甘油三酯水平。平均随访 10 年，结果共发现 592 例男性和 263 例女性患肾癌。在男性人群中，Cox 比例风险模型的结果显示 BMI（HR 1.51，95%CI：1.13～2.03）、收缩压（HR 3.40，95%CI：1.91～6.06）、舒张压（HR 3.33，95%CI：1.85～

5.99)、葡萄糖(HR 3.75, 95%CI: 1.46~9.68)、甘油三酯(HR 1.79, 95%CI: 1.00~3.21)及代谢因素(HR 2.68, 95%CI: 1.75~4.11)是肾癌的风险因素。女性人群中，最高 BMI 组为最低 BMI 组患肾癌的 2.21 倍(95%CI: 1.32~3.70)，并且代谢因素(HR 2.29, 95%CI: 1.12~4.68)也是肾癌的危险因素。研究结果证明无论是男性和女性，BMI 过高、高血压、高血糖和高甘油三酯都是与患肾癌相关的危险因素。

瑞典一项超过 35 万人的队列研究证明高血压，尤其是高舒张压，直接和肾癌危险性相关。男性舒张压≥90mmHg 比≤70mmHg 的危险性高一倍多。肥胖和高舒张压联合作用危险性更高。BMI>26kg/m^2 和舒张压≥100mmHg 的男性，患肾癌的危险性比血压和 BMI 正常的人高出 2.7 倍。

Dhote 等对 6 个已经发表的病例对照研究进行了荟萃分析。其中 5 个研究的结果发现高血压病史和肾癌相关，比值比(odds ratio, OR)介于 1.4(95%CI: 1.2~3.7)和 3.2(95%CI: 1.4~1.9)之间。然而也有研究认为高血压本身不是肾癌的危险因素，而是高血压和高 BMI 的相互作用造成的。另外 3 个队列研究证明高血压和肾癌有关，相对危险度(RR)介于 1.12(95%CI: 1.06~1.18)到 2.2(95%CI: 1.4~3.5)之间。该研究结论认为高血压仅能作为肾癌的危险标志，而不能作为危险因素，因为并没有找到两者之间存在剂量依赖性影响的关系。关于抗高血压药，尤其是使用噻嗪类利尿药或使用其他抗高血压药物的患者，有研究表明患肾癌的危险度会增加 1.4~2 倍，认为抗高血压药物的使用可能是肾癌的发病因素之一，但仍需高质量、大样本的研究进一步证实。

(五)其他因素

除上述病因外，肾癌可能还与饮食、职业暴露、免疫功能障碍等因素有关。Grieb 等在 2003—2006 年进行了针对饮食和肾细胞癌关系的病例对照研究，发现增加蔬菜的摄入可降低肾癌的发病风险，而肉食的摄入可增加肾癌发病风险，水果对于肾癌的发病风险无明显影响。据文献报道，接触石棉、汽油或石油产品、碳氢化合物、铅、镉以及暴露于干洗剂等可能会增加肾癌发病风险。

此外，Williams 等对肾癌的发生风险是否与跑步等运动能量消耗相关进行了研究。通过风险比和 95% 置信区间的 Cox 比例风险模型分析，结果显示发生肾癌的风险与基线体重指数、吸烟、高血压和糖尿病药物使用相关，同时也证实了跑步和步行是预测肾癌发病风险降低的独立因素。

第三节 肾肿瘤病理分类的历史演变及临床意义

一、大体病理

绝大多数肾癌发生于一侧肾脏，双侧肾癌(异时或同时)仅占散发性肾癌的 2%~4%。肾肿瘤常为单发肿瘤，约有 10%~20% 为多发病灶。多发病灶病例常见于遗传性肾癌以及乳头状肾癌。肿瘤瘤体大小差异较大，常有假包膜与周围肾组织相隔。

二、分类的历史演变

(一)肾肿瘤病理分类的历史演变

肾肿瘤的组织来源不同，种类繁多，病理类型复杂。历史上有多种肾肿瘤分类系统，各个分类系统中对肿瘤的命名与分类方法也不尽相同。1826 年 Konig 等最早对肾肿瘤进行了分类描述。1951 年 Foot 等提出将肾肿瘤分为肾实质细胞肿瘤、肾盂移行细胞肿瘤、肾胚胎癌、肾间质肿瘤和继发性肾肿瘤五类。由于早期的分类方法过于简单，并不能充分反映出肾肿瘤的各种组织特点，1970 年 Deming 和 Harvard 将肾肿瘤分为 11 类，包括已知的起源于肾的肿瘤、囊性病变、胚胎组织残留以及起源于肾的肾周及腹膜后的肿瘤，这个分类系统对肾肿瘤进行了比较详尽而精确完整的描述。但这一分类系统过于复杂，1980 年 Glenn 将其简化为 6 种类型，包括所有肿瘤和新生物在内的肾脏病变。1994 年 Barbaric 提出了一种新的肾肿瘤分类方法，以病理特征(分为恶性、良性和炎性)或者影像学特征(分为单纯性囊肿、复杂性囊肿、脂肪瘤和其他病变)为分类依据。以上几个分类系统都在一定时期内为医学的发展做出过贡献，但也存在许多不足：部分分类过于简单或过于繁杂，部分术语不够准确，部分没有对肿瘤与瘤样病变做出区分。

为使肿瘤的命名和分类规范化，1981 年起 WHO 先后推出过 4 版肾肿瘤分类标准。1981 年第 1 版肾脏肿瘤分类系统根据组织学来源将肾肿瘤分为八类。该分类系统各个肿瘤的命名用词准确，并将畸形、胚胎残留组织、囊肿、炎症性病变等归为瘤样病变。1997 年 WHO 根据对遗传性肾癌的研究结果，结合肾癌组织形态学、遗传学、肿瘤细胞起源等特点推出第 2 版肾实质上皮性肿瘤分类标准，由于在许多种肾癌亚型组织中都可见到梭形细胞成分或细胞质中含有嗜酸颗粒，病理学家们认为既往肾癌亚型分类中的颗粒细胞癌和肉瘤样癌不是独立的肾癌亚型，所以在第 2 版分类中取消了这两个亚型。2004 年 WHO 依据肾肿瘤组织形态学、免疫表型、遗传学的特点，结合肾肿瘤患者的临床表现以及影像学改变推出了第 3 版肾肿瘤病理分类标准，该分类系统结合了分子生物学以及免疫组织化学方面的进展，对肾肿瘤的分类更加细化，更加真实地反映了每个肿瘤类型的临床特点。距 2004 年版分类已经发行有十余年时间，随着对肾脏肿瘤组织发生学和分子遗传学研究的不断深入，人们对已知的肾脏肿瘤有了新的认识，许多新的肾肿瘤实体及其独特的临床病理特征也被广泛认知。基于这些变化，新版 WHO 泌尿与男性生殖系统肿瘤分类于 2016 年春季正式出版（表 6-2-1）。新的分型标准已经得到

国际上广大病理和泌尿外科医师们的认可，中国《肾细胞癌诊治指南》中也推荐采用 2016 年 WHO 最新的分类标准。

2016 年 WHO 第四版肾脏肿瘤分类标准沿用了 2004 年版本的框架，根据组织形态学、免疫表型、分子遗传学特征和肾脏疾病背景等方面对肾脏肿瘤进行命名。第四版分类标准对一些认识更深入的肿瘤进行了分类命名上的调整：如将未见有复发转移报道的多房囊性肾细胞癌更新为低度恶性潜能多房囊性肾细胞肿瘤，将 Xp11.2 易位/TFE3 融合基因相关性肾癌归入 MiT 家族转位性癌，后者还包括 TFEB、TFEC 和 MITF 基因转位肾细胞癌。此外，与旧版相比，新版分类标准增加了 6 种新的肾细胞癌亚型，另有 4 种尚未充分认识的肿瘤被列为暂定的肾细胞癌亚型。神经母细胞瘤相关性肾癌现被认为是一组异质性肿瘤，包括了多种类型，如 MiT 家族易位性肾细胞癌等，因此新版分类没有单独将其列为一类。但确实有一类嗜酸细胞性肾细胞癌发生于已有神经母细胞瘤的患者，这类肾癌被列为暂定的肾细胞癌亚型。如前所述，依据与遗传综合征关系，肾癌可分成遗传性肾癌和散发性肾癌，但单纯从病理形态不能区分遗传性肾癌和散发性肾癌。

（二）2016 年 WHO 肾细胞癌病理类型及诊断标准

1. 常见肾细胞癌病理类型特征

（1）肾透明细胞癌：肾透明细胞癌（clear cell renal cell carcinoma，ccRCC）是最常见的肾癌病理亚型，在肾脏恶性肿瘤中约占 80%～90%。发病年龄可见于各年龄段，高发年龄 50～70 岁。男女发病率之比约为 2:1。无症状肾癌占 33%～50%，10%～40% 的患者出现副瘤综合征。

1）大体特征：大体常呈实性，位于肾脏皮质，双侧发病率并无差别，5% 以下的病例可呈多中心性发生或累及双侧肾脏。肿瘤直径 3～10cm，甚至可以更大，但是体积大小并不能决定恶性程度。肿瘤以膨胀性方式进行生长，推挤周围组织，形成纤维性假包膜。因癌细胞中含有丰富的脂质，切面呈金黄色（图 6-2-1）。肿瘤中常见坏死、出血、囊性变，切面呈现多彩状，偶见钙化或骨化。

2）组织病理学特征：癌细胞胞质透明或嗜酸性，胞膜清楚；组织间可见小的薄壁血管构成的网

表 6-2-1　2016 年 WHO 肾细胞癌病理组织学分类标准

肾细胞癌
透明细胞肾细胞癌
低度恶性潜能多房囊性肾细胞肿瘤
乳头状肾细胞癌
遗传性平滑肌瘤病和肾细胞癌相关性肾细胞癌
嫌色细胞肾细胞癌
集合管癌
肾髓质癌
MiT 家族易位性肾细胞癌
琥珀酸脱氢酶缺陷相关的肾细胞癌
黏液性管状和梭形细胞癌
管状囊性肾细胞癌
获得性囊性肾病相关性肾细胞癌
透明细胞乳头状肾细胞癌
未分类的肾细胞癌
乳头状腺瘤
嗜酸细胞瘤

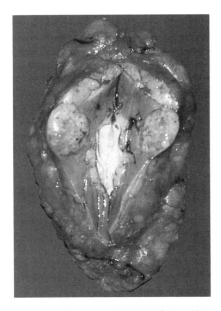

图 6-2-1　肾透明细胞癌的大体切面特征

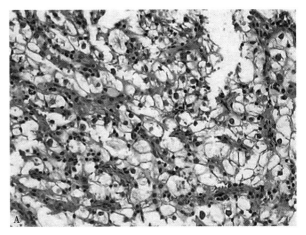

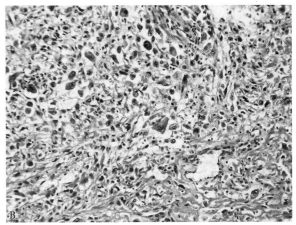

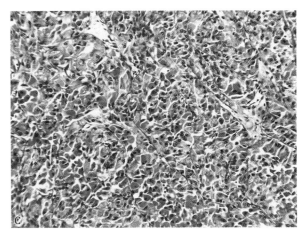

图 6-2-2　肾透明细胞癌的组织病理学特征

状间隔；肿瘤细胞呈巢状和腺泡状结构。5% 的肿瘤可有肉瘤样结构，该成分中可见到瘤巨细胞，提示预后差。有些肿瘤中心有坏死、纤维黏液样间质，有些还可能出现钙化和骨化（图 6-2-2）。大多数的透明细胞癌无炎症反应，偶见较多淋巴细胞和中性粒细胞浸润。既往曾使用的肾颗粒细胞癌因为在其他类型的肾癌亚型中也能见到胞质嗜酸性的颗粒细胞，胞质中的颗粒不再是肾颗粒细胞癌的专有特征，不再列为单独病理类型。因肾颗粒细胞癌细胞核分级的级别高，现将其归为高分级的肾透明细胞癌。此外新版 WHO 分类采用了新的 WHO/ISUP 分级系统，同时也强调肿瘤坏死是独立的不良预后因素。

3）肾透明细胞癌的免疫表型：很多肾肿瘤都可以出现透明细胞，推荐应用一组标志物：CA-IX、Vimentin、EMA、CD10、CK7、AMACR、CD117、TFE3/TFEB 和 HMB-45 以及 Melan-A 进行鉴别诊断。

（2）乳头状肾细胞癌：乳头状肾细胞癌（papillary renal cell carcinoma，PRCC）约占肾癌的 7%～14%。其发病年龄、性别、男女发病率比例、症状和体征与肾透明细胞癌相似。就诊时大多数病例处于Ⅰ期。

1）大体特征：病变累及双侧肾脏和多灶性者较多见；大体多呈灰粉色，出血、坏死、囊性变多见。

2）组织病理学特征：镜下可见多少不等的小管结构和乳头状结构，可见充满乳头的囊腔，囊腔壁的乳头被覆立方或柱状上皮。包括立方或矮柱状细胞，丰富嗜酸性胞质细胞，分泌黏液细胞。1976 年 Mancilla-Jimenez 等首先报道并命名，1997 年由 Delahunt 和 Eble 根据组织病理学改变将其分为Ⅰ型和Ⅱ型两个亚型。Ⅰ型：肿瘤细胞呈乳头状或小管状结构，乳头核心可见泡沫状巨噬细胞和胆固醇结晶；肿瘤细胞较小，胞质稀少

（图 6-2-3）；Ⅱ型：肿瘤细胞胞质丰富、嗜酸性，瘤细胞核分级高。肿瘤中可见大片坏死和肉瘤样区域，前者提示预后较好，而后者约有 5% 的乳头状肾癌可出现，是预后不良的指标。研究显示Ⅰ型 PRCC 患者生存期长于Ⅱ型患者。

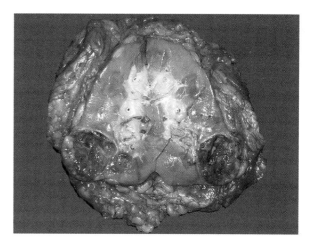

图 6-2-4　肾嫌色细胞癌的大体特征

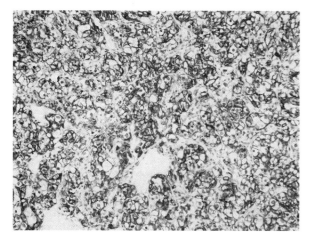

图 6-2-3　Ⅰ型乳头状肾细胞癌的组织病理学特征

3）免疫表型：CD10 阳性、AMACR 阳性、FH 阳性。AMACR 是乳头状肾癌的敏感标记，呈弥漫的胞质颗粒状着色。CK7 在Ⅰ型乳头状肾癌中的敏感性要高于Ⅱ型乳头状肾癌，细胞膜和胞质呈阳性。CD10 在乳头状肾癌中常呈阳性。

（3）肾嫌色细胞癌：肾嫌色细胞癌（chromophobe renal cell carcinoma，CRCC）占肾癌的 4%～10%，平均发病年龄约 60 岁，男女发病率大致相等。与其他肾癌亚型相比无特殊的临床症状和体征。影像学上特征多显示瘤体较大，肿瘤密度或信号均匀，无出血、坏死和钙化。大多数文献中报道肾嫌色细胞癌患者预后良好。当出现肉瘤样结构，提示肿瘤具有侵袭性，可发生转移。Cindolo 等总结 9 篇肾嫌色细胞癌文献报道，共 523 例患者，平均年龄从 53～63 岁，无症状肾癌占 19%～68.9%，肾嫌色细胞癌占肾癌的 3.2%～11%，肿瘤平均大小 7.5cm，≤pT2 病例比例为 53%～95%，转移性肾癌病例数 11（2%），G1/G2 病例数 44/288，平均随诊 3～5 年，16 例肿瘤进展，28 例死亡，5 年生存率 78%～100%。

1）大体特征：肿瘤为无包膜但边界清楚的实性肿物，位于肾实质内，略呈分叶状。大小 4～20cm，切面棕褐、浅黄或者灰白色。可见坏死，但出血灶少见（图 6-2-4）。

2）组织病理学：肿瘤呈实体性结构，可出现灶状钙化及厚纤维间隔；与肾透明细胞癌不同，瘤体中的血管为厚壁血管，而非薄壁血管；瘤细胞体积大，呈多角形，胞质透明略呈网状，细胞膜非常清晰（嫌色细胞），亦可见嗜酸性胞质的瘤细胞，瘤细胞的核周空晕是此型的特征之一，并可见双核细胞（图 6-2-5）；Hale 胶体铁染色示肿瘤细胞质呈弥漫阳性。近年来研究发现嫌色细胞癌存在嗜酸细胞型亚型，其组织学特征包括：小细胞伴有纤细的嗜酸性颗粒状胞质；嗜酸性细胞位于细胞巢的中央，而胞质苍白的细胞位于细胞巢的周边处；细胞核不规则皱缩，染色质凝聚呈块状，可见双核细胞和核周空晕；也可见圆形细胞。

3）免疫表型：CK7 阳性，CD117 阳性，SDHB 阳性，AMACR 阳性，不表达 CA-IX。

4）特殊染色：胞质呈 Hale 胶体铁阳性反应。

（4）低度恶性潜能多房囊性肾细胞性肿瘤：在 2016 年之前的分类中，这一类肿瘤被称为多房囊性肾细胞癌，见于 20～75 岁，平均年龄 51 岁，男女比例 3∶1。肿瘤名称之所以进行变更，主要依据是文献报道中 200 多例患者经过超过 5 年的随访均无复发和转移。低度恶性潜能多房囊性肾细胞性肿瘤是一种完全由囊腔构成的恶性肿瘤，囊腔间隔内有小灶状透明细胞，形态与透明细胞癌（G1/2）不能区分，无坏死、脉管侵犯及肉瘤样分化。需与肾透明细胞癌囊性变、广泛玻璃样变、出血以及含铁血黄素沉着相鉴别。恶性生物学行为低，病程进展缓慢，预后良好。

1）大体特征：肿瘤最大直径可达 13cm，甚至

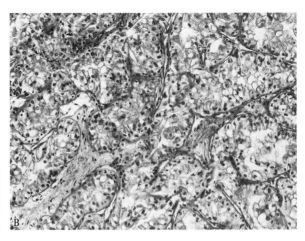

图 6-2-5　肾嫌色细胞癌的组织病理学特征

完全由囊腔构成。边界清楚,有纤维性包裹与周围组织分隔(图6-2-6)。有大小不等的囊腔,其内充满浆液性或血性液体。20%以上的肿瘤间隔内可有钙化,偶见骨化。

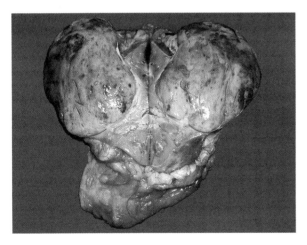

图 6-2-6　低度恶性潜能多房囊性肾细胞性肿瘤的大体特征

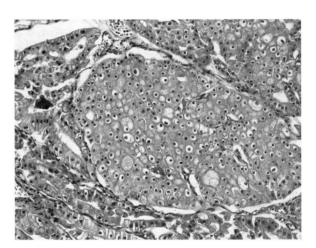

图 6-2-7　低度恶性潜能多房囊性肾细胞性肿瘤的组织病理学特征

2)组织病理学:镜下腔面内衬数层肿瘤细胞,偶见细小乳头。瘤细胞胞质透明,扁平或肥胖,细胞核小而圆,染色质深染而致密,与透明细胞相似。囊腔间隔由纤维组织构成,较为致密,似瘢痕样组织。纤维囊壁中可见癌细胞聚集呈小巢状,瘤细胞呈透明细胞样(图6-2-7),不形成大的结节。癌巢中有较多的微血管。

3)免疫表型:免疫表型与肾透明细胞癌相似,CA-IX阳性,CK7常呈弥漫阳性。

以上四种病理类型诊断主要依据组织形态学和病理学特点,其中低度恶性潜能多房囊性肾细胞性肿瘤的诊断需参照影像学及肿瘤大体检查。四种类型肾癌恶性程度有差异,低度恶性潜能多房囊性肾细胞性肿瘤细胞核 WHO/ISUP 1 级或 2级,生长缓慢,预后好,至今尚无快速进展、复发和转移的病例报告。由于就诊时大多数肾乳头状细胞癌病例处于 I 期,故多数文献中报道其预后良好。Cindolo 等报道肾透明细胞癌的恶性程度高于乳头状肾细胞癌和肾嫌色细胞癌,后两者的 5 年生存率明显高于前者,且嫌色肾细胞癌预后更好。但近年研究结果认为如果依据 TNM 分期分析肾癌各亚型的预后并无明显差别。

(5)集合管癌:Bellini 集合管癌(carcinoma of the collecting ducts of Bellini)是指来源于 Bellini 集合管的恶性上皮性肿瘤。集合管癌发病较为罕见,在肾恶性肿瘤中发病率不到 1%。Chao 等总结文献报道的 64 例集合管癌，发病年龄 13～83 岁，平均发病年龄 55 岁，男女比例 2∶1。就诊时淋巴结或远处转移比例为 33%～83%，肾静脉或下腔静脉受侵比例为 14%～33%。患者平均生存期约 1 年。在 40 例报告中存活一年情况的病例中仅有 2 例存活达到 5 年。

1）大体特征：瘤体直径 2.5～12cm，较小时可以位于肾髓质内，有些肿瘤可以长入肾盂。肿瘤切面呈实性，灰白色，有时呈颗粒状。边界不清，可见坏死，囊性变及卫星灶。

2）组织病理学：需要指出的是，Bellini 集合管癌常为排除性诊断，肿瘤部位对于做出诊断很重要。瘤细胞的形态多种多样，立方、柱状或多边形。胞质嗜酸性或透明，核深染，多形性，可见嗜酸性核仁。典型的集合管癌瘤细胞排列成小管和小管乳头状结构，周围可以有纤维结缔组织增生，部分瘤细胞被促纤维生成的间质所包绕，后者是一个重要的诊断依据。肿瘤的边界不清，腺样结构浸润到肾实质内，黏液卡红染色，有些瘤细胞胞质内可见红染黏液小体。有些集合管癌也可以有乳头状结构，但是与乳头状癌不同的是，集合管癌的乳头边界一般不清，纤维血管轴心较宽，间质纤维化明显，瘤细胞分级高。与其他的肾癌一样，集合管癌也可以出现肉瘤样结构，通常提示预后较差。

3）免疫表型：肿瘤细胞低分子量和广谱细胞角蛋白阳性。高分子量细胞角蛋白（34βE12，CK19）也常阳性，Vi-mentin 阳性；CDIO 和 Villin 阴性。

（6）肾髓质癌：肾髓质癌（renal medullary carcinoma）来源于近皮质区的集合管，是罕见肾恶性肿瘤，患者几乎均伴有镰状细胞性血液病。发病年龄 10～40 岁，平均年龄 22 岁，男女发病率之比为 2∶1；据报道 100% 的肾髓质癌有 INI-1 缺失。肾髓质癌常见症状是肉眼血尿，季肋部或腹部疼痛和肿块；部分患者以转移癌为第一表现就诊。Wanda 等总结文献中报告的 17 例肾髓质癌患者，使用放化疗和 / 或生物治疗方案几乎无疗效，患者存活时间以周计算，最短 4 周，最长 96 周。

1）大体特征：肿瘤位于肾中央部分，边界不清，切面灰白，常见坏死和出血，有时肾实质内可见卫星灶。

2）组织病理学：瘤细胞胞质嗜酸性，胞核透明，核仁明显。瘤细胞排列方式复杂，较高分化的区域排列成腺样囊性结构或呈网状分布，形成大小不等的腔隙。低分化的区域则呈实性片状分布，其中可见鳞状细胞样和横纹肌样瘤细胞聚集。肿瘤间质有纤维组织形成并伴明显水肿。可出现间质性黏液，上皮性黏液。肿瘤中常见坏死出血，并伴有较多的中性粒细胞和淋巴细胞浸润。有时可见镰状红细胞。若肿瘤侵犯肾周组织、肾上腺和肾静脉，则预后极差。

3）免疫表型：AE1/AE3 阳性，EMA 和 CEA 弱阳性。低分子量细胞角蛋白高表达而高分子量细胞角蛋白不表达。近来的研究显示肾髓质癌还可能与干细胞转录因子 OCT4 的过表达有关。

2. 其他肾细胞癌病理类型特征

（1）MiT 家族转位癌：与两个转录因子（TFE3 和 TFEB）出现融合基因相关。Xp11 转位造成 *TFE3* 基因的融合；t（6；11）造成 *MALAT1-TFEB* 融合。这一肿瘤在儿童期多见，仅占成人期肾癌中的 1.6%～4%。t（6；11）肾癌较 Xp11 转位肾癌少见。大体不具有特征性，肿瘤常呈黄褐色，伴坏死、出血。镜下，Xp11 转位性肾细胞癌表现为由透明细胞形成的乳头，是最具特点的结构，伴有散在砂粒体沉着；而 t（6；11）转位性肾细胞癌表现为大小细胞组成的细胞巢，其内可见基底膜样物质沉着。免疫组化表现为：上皮标记物表达下降，如 CK、EMA；表达 PAX8 及其他肾小管标记物；t（6；11）RCC 恒定表达黑色素标记物，如 HMB45、Melan A 以及 Cathepsin K、TFEB；而 Xp11 RCC：部分表达黑色素标记物及 TFE3。对于易位性 RCC 的诊断，原则上应进一步行 TFE3 或 TFEB 的 FISH 检测。需要注意 FISH 检测并非 100% 特异，在一些少见情况下，如 TFE3 FISH 检测 X 染色体臂内易位时会出现假阴性；检测 NONO-TFE3 RCC 时会出现临界信号；检测 RBM10-TFE3 RCC 和 GRIPAP1-TFE3 RCC 时会出现完全阴性的信号，此时的诊断更依赖于形态及免疫组化的判读。

（2）获得性囊性肾疾病相关性肾细胞癌：此类肿瘤常见于终末期肾病以及有获得性肾囊肿的病史，最常伴发于长期进行血液透析的患者。大体标本常为双侧性、多灶性病变，边界清楚，周围可见多囊肾背景。组织学表现为以微囊结构、丰富的肿瘤内嗜酸性草酸盐结晶沉积为特征。免疫组化表现为 RCC、CD10 及 AMACR 阳性，CK7 阴性。

（3）透明细胞乳头状肾细胞癌：透明细胞乳头状肾细胞癌是 WHO（2016 版）泌尿系统分类中收录的新类型，部分与终末期肾疾病有关。此类肿瘤占肾肿瘤的 1%～4%，无性别倾向，呈散发或伴发于终末期肾病、VHL 综合征。大体表现为体积较小，边界清楚有包膜的肿物，常可见囊性变。组织学表现为乳头状结构，细胞较一致，胞质透明，核远离基底膜排列，可见胞突，G1 或 G2 细胞核分级，并未见肿瘤坏死、肾外侵犯、脉管瘤栓。免疫组化表现为：CA-IX 呈杯口状阳性，CK7 弥漫阳性，CK（34βE12）阳性，CD10 局灶阳性或阴性，P504S 阳性率较高，且 I 型较 II 型阳性率为高，部分病例还可表达 GATA3。

（4）遗传性平滑肌瘤病和肾细胞癌综合征相关性肾细胞癌：遗传性平滑肌瘤病和肾细胞癌综合征相关性肾细胞癌（hereditary leiomyomatosis and RCC syndrome-associated RCC，HLRCC）是 WHO（2016 版）分类新增加的肾癌罕见类型，是一类伴有 *FH* 基因胚系突变的肾细胞癌。大体肿瘤可呈囊性改变，伴有明显的附壁结节。HLRCC 常伴发有皮肤或子宫的多发性平滑肌瘤或平滑肌肉瘤。相关的肾癌多数由乳头状结构组成，瘤细胞具有丰富的嗜酸性胞质，明显突出的嗜酸性核仁以及核周空晕，类似于病毒包涵体。另外，HLRCC 也可出现管状、管囊状和实性结构。

形态与乳头状肾细胞癌形态或与集合管癌形态有重合；细胞核可见核内包涵体，并可见核周空晕。免疫组化表现为延胡索酸水合酶（FH）表达缺失、2- 琥珀酸半胱氨酸（2SC）核和胞质弥漫强阳性。AML 不表达上皮标志物，同时 PAX8、CA-IX、CD10 和 AMACR 也呈阴性，而黑色素标志物则被表达，包括 Melan-A、MiTF、HMB-45 和 Mart-1，以及平滑肌标记 SMA。

（5）琥珀酸脱氢酶（succinate dehydrogenase，SDH）缺陷型肾细胞癌：SDH 缺陷型肾癌是 WHO（2016 版）肾肿瘤中的少见新类型，多为遗传性肿瘤，包括 SDHB、SDHC、SDHD 和 SDHA 缺陷型，其中 SDHB 缺陷型肾癌最常见，后三种肿瘤

罕见。大体多呈边界清楚实性肿物。肿瘤细胞排列呈实性，巢状或小管状结构；最显著的形态学特征是肿瘤细胞胞质丰富，轻度嗜酸性而不均匀，含有典型的胞质空泡或包涵体；核轮廓规则光滑，染色质细腻，核仁不明显（类似于神经内分泌细胞）；肿瘤大部分为低核级，偶见高级别细胞核。免疫组化 SDHB 表达缺失。

（6）管状囊性癌：此类肿瘤罕见，常为体检偶发肿瘤。大体呈灰白海绵样或奶酪样外观。镜下呈小到中等大小小管伴有大囊形成，单层扁平、立方状或柱状上皮，可见鞋钉状细胞；相当于 G3 的细胞核。免疫组化表达高分子量角蛋白。

（7）黏液性管状和梭形细胞癌：黏液样小管状和梭形细胞癌（mucinous tubular and spindle cell carcinoma）是新的肾癌类型，临床上罕见，此类肿瘤不足肾脏肿瘤 1%。大体呈边界清楚的实性肿物。在组织形态学的特征性表现是肿瘤组织同时具有黏液样小管状结构和梭形细胞成分；核呈低级别；间质呈嗜碱性黏液样。免疫组化呈 CK7，PAX2 以及 P504S 阳性，CD10 阴性。

（8）未分类的肾细胞癌：目前包括不具备现有肾细胞癌亚型特征的癌，可以低级别或高级别。包括以下类型：含有一种以上肾细胞癌的病理特征、伴有黏液分泌的肾细胞癌、伴有未分类上皮成分的肾细胞癌、低级别或高级别未分类的嗜酸性肿瘤以及肉瘤样癌等。此外，在诊断未分类肾癌之前，需排除浸润性尿路上皮癌或转移性癌。免疫组织化学 PAX8、PAX2、RCC 标志物和 CD10 有助于判断其肾源性。随着对肾细胞癌认识的深入，这一分类所占比例将越来越小。

（三）肾癌 TNM 分期

Flocks 等首先提出根据肿瘤大小等自身特性及肿瘤侵犯范围对肿瘤进行区分的分期系统。此后，Robson 等将血管是否受侵也列入分期中，此研究强调了手术治疗的重要性及基于解剖分期对患者预后预测的价值。肾癌分期目前采用最广泛的是美国癌症联合委员会（American Joint Committee on Cancer，AJCC）制定的 TNM 分期系统，依据手术前影像学和 / 或手术后病理学对 T（tumor）、N（lymph nodes）、M（metastasis）三个方面的评价结果对恶性肿瘤进行分期。20 世纪 80 年代初期，AJCC 与国际抗癌联盟（International

Union Against Cancer，UICC）密切合作，统一了所有解剖部位的癌症的命名和分期标准。从 1983 年第二版起，AJCC 与 UICC 的 TNM 分期保持一致，每隔 6～8 年 AJCC 对其分期标准进行一次修订。现在临床广泛应用的是 2017 年修订的第 8 版（表 6-2-2、表 6-2-3）。

表 6-2-2　2017 年第 8 版 AJCC 肾癌 TNM 分期

分期		标准
原发肿瘤（T）		
T_X		原发肿瘤无法评估
T_0		无原发肿瘤的证据
T_1		肿瘤最大径≤7cm，且局限于肾内
	T_{1a}	肿瘤最大径≤4cm，且局限于肾内
	T_{1b}	4cm＜肿瘤最大径≤7cm，且局限于肾内
T_2		肿瘤最大径＞7cm，且局限于肾内
	T_{2a}	7cm＜肿瘤最大径≤10cm，且局限于肾内
	T_{2b}	肿瘤局限于肾脏，最大径＞10cm，且局限于肾内
T_3		肿瘤侵及主要静脉或肾周围组织，但未侵及同侧肾上腺，未超过肾周围筋膜
	T_{3a}	肿瘤侵及肾静脉或其分支的肾段静脉，或侵犯肾盂系统，或侵犯肾周围脂肪和／或肾窦脂肪，但是未超过肾周围筋膜
	T_{3b}	肿瘤侵及膈下的腔静脉
	T_{3c}	肿瘤侵及膈上的腔静脉或侵及腔静脉壁
T_4		肿瘤侵透肾周筋膜，包括侵及邻近肿瘤的同侧肾上腺
N_X		区域淋巴结无法评估
N_0		区域淋巴结无转移
N_1		区域淋巴结有转移
M_0		无远处转移
M_1		有远处转移

表 6-2-3　肾癌临床分期／预后分组

分期	肿瘤情况		
Ⅰ期	T_1	N_0	M_0
Ⅱ期	T_2	N_0	M_0
Ⅲ期	$T_{1/2}$	N_1	M_0
	T_3	$N_{0/1}$	M_0
Ⅳ期	T_4	任何 N	M_0
	任何 T	任何 N	M_1

与第 7 版 TNM 分期系统相比，第 8 版仅发生了一些微小的变化：T_{3a} 中新加入肾盂系统受累。虽然目前这方面临床研究较少，但有限的证据表明肾盂受累会显著影响患者预后。

第 8 版与第 7 版 AJCC 的临床分期／预后分组相比并无变化，这意味着旧的预后分期分组系统在近 10 年内没有出现新的变化了。但现有的分组系统仍存在不合理的地方，2019 年第 34 届欧洲泌尿外科年会（EAU19）上一项来自中国的研究通过分析 2 120 名肾癌患者以及 SEER 数据库 74 506 名患者，结果表明 $T_3N_0M_0$ 的患者的 5 年生存率远高于 $T_{1\sim3}N_1M_0$ 的患者（72.7% *vs.* 38.1%）。而 $T_4N_0M_0$ 患者的 5 年生存率（36.2%）更接近于 $T_{1\sim3}N_1M_0$ 的患者，而不是 $T_4N_1M_0$（0%）及 $T_xN_xM_1$（12.6%）的患者。

（四）WHO/ISUP 病理分级

病理分级是一个重要的预后相关因素，只适用于透明细胞癌和乳头状肾细胞癌。在以往的 WHO 分类版本中，最为常用的是 1982 年 Fuhrman 四级分类。1997 年 WHO 推荐将 Fuhrman 分级中的 Ⅰ、Ⅱ级合并为一级即高分化、Ⅲ级为中分化、Ⅳ级为低分化或未分化。2016 版病理分级在原 Fuhrman 四级分级系统上做了进一步调整，增加了客观评价标准，形成 WHO/ISUP 病理分级系统（表 6-2-4），使之在实践中操作性更强，重复性更好。

表 6-2-4　Furhman 分级和 2016 版 WHO/ISUP 病理分级标准对比

分级	Furhman 分级	2016 WHO/ISUP
1 级	瘤细胞直径 10μm，圆形，核仁不明显或没有	×400 镜下核仁缺如或不明显，呈嗜碱性
2 级	瘤细胞直径 10μm，不规则，×400 光镜下可见有核仁	×400 镜下核仁明显，嗜酸性，可见但在 100× 镜下不突出
3 级	瘤细胞直径 20μm，明显不规则，×100 光镜下可见有大核仁	×100 核仁明显可见，嗜酸性
4 级	瘤细胞直径大于 20μm，怪异或分叶，大核仁，染色质凝块，梭形细胞	可见明显的核多形性，多核瘤巨细胞和／或横纹肌样和／或肉瘤样分化

第四节 肾肿瘤的影像学诊断及其进展

一、影像学检查的基本原则

随着影像学检查的普及,目前超过 50% 的肾癌是在对腹部非特异性症状或其他器官疾病的检查中意外发现的。医学影像学检查对临床诊断肾肿瘤、评价肾癌的临床分期、决定手术方案等提供重要的参考依据。不同的影像学检查方法在肾癌诊治中过程的不同阶段作用不同,应根据各方法的优劣和临床需要进行规范选择。建议参照中华医学会泌尿外科分会制定的《肾癌诊疗规范(2018 年版)》中所推荐的检查项目和标准进行合理的检查。诊断肾肿瘤可进行的影像学检查项目有腹部超声波检查、腹部 CT 平扫或增强扫描、MRI 扫描检查。超声检查经济、简便、无辐射、普及率高,是首选的筛查方法。腹部 CT 平扫和增强扫描及胸部 CT 是术前临床分期的主要依据。由于既往临床研究结果显示肾癌骨转移的概率约为 25%,且多是晚期肾癌患者,所以核素骨扫描检查不推荐作为常规检查项目,但有骨痛等骨相关症状或血清碱性磷酸酶升高或临床分期 ≥Ⅲ期的肾癌患者,应行骨扫描检查明确是否有骨转移。此外,在某些条件下被推荐的检查项目包括:对未行 CT 增强扫描,无法评价对侧肾功能者需进行核素肾图或静脉尿路造影(intravenous urography,IVU)检查;对有头痛或相应神经系统症状患者需进行头部 CT 检查;对肾功能不全、超声波检查或 CT 检查提示下腔静脉瘤栓患者需进行腹部 MRI 扫描检查。由于费用昂贵,正电子发射断层扫描(positron emission tomography,PET)或 PET-CT 检查通常不被作为常规检查项目,而主要用于发现远处转移病灶以及评定化疗或放疗的疗效。不推荐使用肾血管造影检查来诊断肾癌。

二、超声诊断肾肿瘤的现状及进展

1. **正常肾脏的超声影像表现** 肾纵断面像轮廓清晰,外周有表现为白色线状的肾被膜。肾被膜内为呈黑色灰阶的肾皮质,厚 1～1.5cm。肾髓质的肾锥体,其回声弱于肾皮质。肾的中央有一回声较强,呈白色灰阶的不规则片状或梭形的回声区即为肾盏和肾盂结构。肾横断面像呈扁圆形,肾门处凹陷,可见肾静脉及其分支,或可见输尿管上端。

2. **肾癌的超声影像表现** 大部分肾癌的超声影像表现为低回声或等回声,少部分表现为高回声;肿瘤内有无回声区及周边有低回声声晕也被认为是判断恶性的指征。部分肾癌不具备这些特点,需借助 CT 或 MRI 等进行鉴别诊断。灰阶超声能够显示肿瘤大小、位置、与周围组织的关系。彩色多普勒超声(CDFI)能提供肿瘤的血供状态,亦能对静脉瘤栓的形成做出初步评价。灰阶超声及 CDFI 检查对囊实性肾肿瘤的鉴别有较高的敏感度。

3. **超声检查诊断肾癌的准确性** 超声检查诊断肾癌的敏感性和特异性与肾肿瘤的大小密切相关,对 0～5mm、5～10mm、10～15mm、15～20mm、20～25mm 与 25～30mm 的肾肿瘤,超声与 CT 检出敏感性分别为 0% 与 47%、21% 与 60%、28% 与 75%、58% 与 100%、79% 与 100%、100% 与 100%。常规超声检查对肾脏小肿瘤的检出不如 CT 敏感,但在 10～35mm 的病变中,超声与 CT 检查鉴别肿物为囊性或实性的准确率分别为 82% 与 80%。

4. **超声检查进展** 超声造影剂的研究取得显著进展,静脉内注射超声造影剂能提高血流的回声,增强多普勒信号,提高低速细小血流的检出,同时,谐波超声造影能显示肿瘤的微血管,进行肿瘤微血管的实时成像,为肾脏肿瘤的评估提供了新的平台。超声造影能够很好显示肾脏内各级血管分支、肾组织及其肿瘤外周或内部微小血管灌注情况。实时灰阶超声造影技术(CEUS)可提高血流检查的敏感度和准确度,对肿物早期动脉灌注和肿物微循环状态提供了更多的信息,对于检出及显示肾癌特征具有较高敏感度和特异度。尤其在囊性肾癌、囊肿内壁结节或囊肿恶变,其可明显改善普通彩超偏低的血流显示率,从而明确诊断,并增加了超声与病理诊断的符合率。

注射超声造影剂后,良、恶性肿瘤内血流显示都相应增强,但增强程度和持续时间有显著差异,恶性肿瘤血流显像增强程度明显高于良性肿瘤,造影剂廓清也较良性肿瘤快,可根据这些特点来判断肿物的良恶性。超声造影在肾囊肿、脓肿等良性病灶中无血流信号增强；在胚胎性肾腺瘤、错构瘤表现为在动脉相明显增强，延迟相明显消退。肾癌和肾错构瘤彩色血流都可增强，但肾癌增强程度较肾错构瘤高，且消退快。肾癌假包膜在灰阶超声上显示为肿瘤周围的低回声晕，而在谐波超声造影后显示为肿瘤周围的缓慢增强带。对碘过敏及肾功能不全的患者也可通过超声造影检查获得满意的肾脏增强扫描结果。

三、CT 诊断肾肿瘤的现状及其进展

1. 正常肾脏的 CT 影像表现　肾位于后腹膜腔肾周间隙内，周围有脂肪影，提供了良好的对比。在肾脏的中部平面可见肾窦及肾门，并有肾蒂出入肾门。平扫时肾实质密度均匀一致，40～60Hu，比周边肝脏及脾脏略低。增强扫描可清晰显示肾动脉及肾静脉，注射完造影剂 10～30s 后，肾皮质先增强，出现肾皮质髓质分离现象，并可见肾柱，此时肾实质可强化至 100～120Hu。肾髓质在 1min 后才强化，强化高峰时髓质的密度要略高于皮质。到 3min 时皮质和髓质均等增强，此时肾盂、肾盏开始显影。随之肾盂与输尿管均呈高密度影，要高于同时显示的腹主动脉。

2. 肾癌的 CT 影像表现　病灶主要位于肾皮质，可突出于肾轮廓外，呈圆形、类圆形或不规则形；一般边界清楚，有假包膜征象，但较大或分化差的病灶呈浸润性生长，边界往往不清楚。多数肾细胞癌 CT 平扫上呈低或略低密度，少数病灶呈高密度，这可能与肿瘤内出血或肾癌细胞的乳头、管状排列有关。由于肾细胞癌多数为富血供肿瘤，血流速度快，增强后造影剂不经过肾小球过滤，直接通过血窦经引流静脉引出，其"时间-密度"曲线呈速升速降型，这种典型变化称为皮质期"一过性显著强化"，其 CT 值甚至可以超过同期的正常肾实质；随后造影剂被快速廓清，实质期强化程度迅速减低，通常低于同期的肾实质密度。肾细胞癌内可含囊变、出血、坏死、钙化等结构，也可合并肾盂积水，少数也可合并化脓感染及结石，尤其以坏死改变甚为常见，即使肿瘤体积很小，增强扫描后此种变化也非常清楚。但需注意的是，CT 检查对部分少见类型肾癌与良性肿瘤如嗜酸细胞腺瘤和少脂型血管平滑肌脂肪

瘤的鉴别仍有一定的困难。

3. CT 检查诊断肾癌准确性　腹部 CT 检查是肾癌术前诊断及术后随访的最常用检查方法。完整 CT 检查应包括平扫和增强扫描。CT 扫描可对大多数肾肿瘤进行定性诊断，具有较高的诊断敏感度和特异度，对肾肿瘤诊断及分期判定的准确率达 90%～95%。因此经 CT 检查明确诊断而且拟行手术的患者无需术前穿刺证实。除定性诊断外，CT 检查还能为术前患者提供更多的诊断信息，如：肿瘤的侵犯范围，包括静脉系统是否受侵（T 分期），区域淋巴结是否转移（N 分期），扫描范围邻近器官有无转移（M 分期）；有无变异血管（CTA）及双肾形态及功能的粗略评估等。

4. CT 检查进展　MSCT（multi-slice CT）可在不影响影像图像质量的前提下在任意平面重组图像，且通过多平面重建（multi-planar reformation，MPR）、最大密度投影（maximum intensity projective，MIP）及容积重建（volume rendering，VR）技术等重建方式可清楚显示肾脏动脉及其分支、肾静脉及下腔静脉的情况，可增加囊性肾癌的分隔、结节的强化等恶性特征。MSCT 和 MRI 在肾癌临床分期中的价值相似。MSCT 具有高的空间分辨力，显示静脉内微小癌栓时，其敏感度高于 MRI。但 MSCT 平扫无法区分血液和栓子的密度差异，对栓子的显示需行增强扫描。当癌栓阻塞、肿瘤或淋巴结增大压迫阻碍了对比剂流入时，MSCT 无法准确显示腔静脉癌栓的上缘范围，影响了分期的准确性。多层螺旋 CT 血管造影（multi-slice spiral CT angiography，MSCTA）和对比剂增强磁共振血管成像（contrast-enhanced magnetic resonance angiography，CE MRA）可以准确评价肾血管的数目、走行以及肿瘤与其周围动脉分支的毗邻关系。MSCT 尿路成像能够获得类似于逆行肾盂造影的影像，可更加直观地显示肿瘤与集合系统的关系。

四、磁共振成像技术新进展

1. 正常肾脏的 MRI 影像表现　MRI 能清楚地显示肾脏，不用造影剂就可区别肾皮质与肾髓质。T_1WI 能很好地显示肾脏的解剖结构，与周围组织器官的关系，因肾脏的中低信号与周围高信号强度的肾周脂肪形成鲜明对比，肾皮质、髓质常

在 T_1WI 能清楚显示,皮质的信号强度高于髓质。

2. 肾癌的 MRI 影像表现 一般在 T_1WI 上,肾癌信号与肾皮质的信号接近或略低;在 T_2WI 上多呈等或稍高信号。不过若肾癌内含脂类、中性脂肪、糖原等物质较多时,在 T_1WI 上常为稍高信号,在 T_2WI 上则高信号有衰减现象。相反,若肿瘤内有坏死、囊性变时,则其表现为长 T_1 长 T_2 信号,即 T_1WI 为低信号,T_2WI 为高信号。若肿瘤内有出血时,则无论 T_1WI 或 T_2WI 均为高信号。肾细胞癌多数属于富血管恶性肿瘤,故有明显强化现象。但还要看瘤体内具体的变化,例如囊变、坏死、液化或凝固等,但强化程度仍低于正常肾实质。在 MRI 上肿瘤的假包膜征比 CT 更为清晰。假包膜征即为挤压的肾实质及其周围的纤维组织形成,具有较短的 T_1、T_2 值,故其结构在 T_1WI 及 T_2WI 上均为一低信号的薄环,尤其在 T_2WI 显示较好。

腹部 MRI 检查是肾癌术前诊断及术后随访的较常用检查方法,可用于对 CT 对比剂过敏、孕妇及其他不适宜进行 CT 检查的患者。对于较小的实质性肾肿瘤,MRI 的敏感性低于 CT,因此推荐 CT 作为首选检查,而对于囊性病变 MRI 表现出比 CT 更高的敏感性和特异性,推荐为首选检查。MRI 检查对肾肿瘤分期的判定的准确性略优于 CT,特别在静脉瘤栓大小、范围的判定方面。MRI 的对比分辨力高于 CT,不需对比剂即可将血液与栓子区分开来。MRI 对肾脏囊性病变内结构的显示也较 CT 更为清晰,对于肾癌与出血性肾囊肿的鉴别诊断也比 CT 更具优势。

3. MRI 检查进展

(1)磁共振血管成像:随着新的磁共振血管造影(magnetic resonance angiography,MRA)专用快速成像序列的开发,数据采集填充方式的改进及半自动、自动探测血管峰药浓度软件的出现,使得简单、准确、有效地获得高质量的肾血管影像成为可能。有研究显示 MRA 与数字减影血管造影(digital subtraction angiography,DSA)对肾动脉主干的显示无差异,与手术所见符合率达 92.5%,有很高的一致性,对肾动脉分支显示的特异性为 100%,对肾动脉狭窄、肾动脉瘤及肾动静脉畸形的诊断及肾功能的评价都有重要作用。

(2)弥散加权成像:弥散是指分子的不规则随机运动,弥散加权成像(diffusion weighted imaging,DWI)主要是检测分子的随机微小运动,在临床应用中,它主要反映组织内水分子的运动,是目前唯一能在活体上进行水分子扩散测量的成像方法。病理状态下,病变组织中水分子弥散发生改变,DWI 表现为信号异常。因为 DWI 受很多因素的影响,实际工作中常用表观扩散系数(apparent diffusion coefficient,ADC)值来量化 DWI 上观察到的组织扩散情况。肾脏是人体最重要的器官之一,主要功能是转运水,因而它是 DWI 研究价值较大的脏器。DWI 及 ADC 值能评价肾功能,可以鉴别结核性脓肾与肾积水,还可在合并肾积水的结核性脓肾中较为准确地分辨积脓灶与积水灶,对临床治疗方案的选择有很大的价值。

(3)磁共振灌注成像:组织或器官的微循环血流动力学状态称为灌注,反映灌注状态的成像称为灌注成像。磁共振灌注成像(perfusion-weighted imaging,PWI)是将组织毛细血管水平的血流灌注情况,通过磁共振成像方式显示出来,从磁共振的角度评估组织或器官的活力及功能。目前研究肾脏灌注的方法根据对比剂的来源不同分为两类:外源性对比剂灌注成像和内源性对比剂灌注成像。前者是将顺磁性对比剂注入体内产生对比成像,而后者是利用体内自身物质通过特殊序列成像产生对比,前者最为常用。磁共振灌注成像对肾血管性疾病、尿路梗阻及肾移植供体肾和移植前、后受体的肾功能评价,小肾癌的检出和定性及对囊性肾癌、肾癌伴出血病例与良性囊性病变、多房囊性肾瘤的鉴别亦有较大价值。

(4)磁共振波谱分析:磁共振波谱分析(magnetic resonance spectroscopy,MRS)是在 20 世纪 80 年代初期发展起来的一种利用磁共振现象和化学位移作用对一系列特定原子核及其化合物进行分析的方法。能够从生化代谢水平反映组织和器官的功能信息。MRS 可以测定 ^1H、^{31}P、^{13}C、^{19}F 和 ^{23}Na 等代谢物的浓度。但应用于肾脏的主要是 ^1H MRS、^{31}P MRS,且以后者为多。^{31}P MRS 的研究主要应用于肾移植患者的检查,包括对移植前受体肾脏功能、供体肾脏活性评价和肾脏移植后排斥反应的测定及移植后并发症的发现及鉴别等。^1H MRS 也对肾功能、正常肾脏组织和新生物的区分提供帮助,并可能为肾脏病变术前定性和疗效监测提供新的评价方法。

（5）新型对比剂：由于常用的 MRI 对比剂为低分子量对比剂，通过肾脏时既不被肾小管分泌又不被重吸收，完全由肾小球滤过，而且颗粒小，易扩散入组织间隙，浓度与测得的信号强度之间关系复杂，对提供的肾脏功能信息有限。相对的，新一代的大分子 MRI 对比剂及氧化铁颗粒则能提供更多的肾脏功能信息。

钆联接的白蛋白（Gd-albumin）能发现肾移植后蛋白尿的起源及周期性蛋白尿的发生位置；钆联接的枝状晶体（Gd-dendrimer）的摄取能反映外髓部近曲小管的损伤；超小顺磁性氧化铁颗粒则能显示出肾脏内炎性改变的位置。目前，此类对比剂尚未广泛应用于人体，研究数据大部分来自动物试验，但随着此类对比剂临床上的广泛应用，对肾脏功能及器质性疾病的评价将提供更多帮助。

（6）介入磁共振成像技术：随着开放式 MR 设备和特殊线圈的开发及应用，融合介入治疗与 MR 技术为一体的介入 MRI，可在任意平面显示病变，软组织分辨率高且对患者及医生均无 X 线辐射危害。其内容主要包括 MR 引导下非血管介入（经皮活检、肿瘤消融等）、血管介入以及微创术中 MR 导航系统等方面的应用。目前，介入 MR 在肾脏病变诊断及治疗中的文献报道逐渐增多，临床应用主要集中在 MR 引导的经皮射频消融、冷冻治疗、激光消融及 MR 引导的肾动脉栓塞等研究中。

五、正电子发射断层扫描在肾肿瘤诊断中的应用

PET 和 PET-CT 也用于肾癌的诊断、分期和鉴别诊断。Majhail 等的研究表明肾脏肿瘤的恶性程度越高，细胞膜葡萄糖转运蛋白 1（glucose transporter 1，GLUT 1）的表达越高，对 FDG 摄取增加。静脉注射氟 -18 标记脱氧葡萄糖（[18]F-FDG）后约 50% 未经代谢直接由肾脏排泄，FDG 不被肾小管重吸收，放射性药物浓聚在肾集合系统，影响肾脏病变的显示，而淋巴结转移和远处转移不受影响。由于肾癌组织血运较丰富，肿瘤组织缺氧较轻，Ⅰ～Ⅱ级肾透明细胞癌的细胞膜表达 GLUT-1 表达较低，线粒体内己糖激酶活性较低，

故肿瘤组织葡萄糖代谢水平相对较低，此外肾癌组织内 6-PO4- 脱氧葡萄糖（FDG-6-PO4）分解酶过高，均可导致肿瘤组织摄取 FDG 较低或不摄取，可出现假阴性。因此 ^{18}F-FDG PET-CT 显像对肾癌原发灶的诊断价值有限，不推荐常规使用。其他新型的显像剂研究较多的是 [18]F 或 [11]C 标记乙酸盐，对分化较好、恶性程度较低的肾癌有着良好的显像作用，可弥补单一 ^{18}F-FDG 显像的不足，但目前还处于研究阶段，无法作为常规检查。2018 年的 EAU 和 NCCN 肾癌指南中也明确了 PET 不推荐用于肾癌的诊断和随访。Powles 等复习已有文献，回顾性总结 ^{18}F-FDG PET 对肾脏原发肿瘤的诊断敏感度、特异度分别为 47%～90% 和 80%～100%。假阳性多见于肾血管平滑肌脂肪瘤、肾外纤维细胞瘤和肾嗜铬细胞瘤。Aide 等研究显示 ^{18}F-FDG PET 与 CT 对肾脏肿物和远处转移的诊断准确度分别为 51%、83% 和 94%、89%。Kang 等研究显示 ^{18}F-FDG PET 与 CT 对原发肾癌的诊断敏感度和特异度分别为 60%、92% 与 100%、100%。多项研究表明 ^{18}F-FDG PET 对肾脏原发肿瘤的诊断准确度虽不如 CT，但对肾癌的淋巴结转移和远处转移要优于 CT、MRI、超声、X 线片及骨显像等其他传统影像检查方法，且转移淋巴结很少出现假阴性。尤其在判断肾癌骨转移或骨骼肌转移方面 ^{18}F-FDG PET 更具优势，而且能够通过葡萄糖代谢变化早期监测疗效、预测患者的预后情况。2017 年 CSCO 肾癌诊疗指南中提出 PET 或 PET-CT 可用于肾癌患者明确有无远处转移病灶，或需对全身治疗进行疗效评价的患者。

目前，对于肾癌影像诊断的一个主要挑战是不能区分良性嗜酸细胞瘤和肾细胞癌。最近，Gorin 等人研究了 ^{99m}Tc-sestamibi SPECT/CT 鉴别良性嗜酸细胞瘤和肾细胞癌的效果。该研究对 50 例 T1 肾癌的患者在术前进行了成像，结果表明 SPECT/CT 对诊断嗜酸细胞瘤和嗜酸细胞 / 嗜色细胞混合肿瘤的敏感性和特异性分别为 87.5% 和 95.2%。

随着影像学的技术的发展，提高了肾癌的诊断符合率，临床分期更为准确。临床医师需要掌握各种影像学检查的特点，合理运用各种影像学检查，综合结果制订科学的治疗方案，从而进一步提高肾癌的诊疗效果。

六、肾穿刺活检的研究

肾脏肿物的穿刺活检为有创性检查，不属于常规检查项目，但其能为影像学不能诊断的肾肿瘤提供病理组织学依据。正确掌握肾脏肿物穿刺活检的适应证和禁忌证，可以为临床决策提供有价值的组织学参考结果。肾穿刺活检可能是避免过度治疗的最简单的方法，并可作为热消融或主动监测的依据。但肾穿刺活检存在局限性，可能并不适合所有患者，因此也要避免不必要的穿刺给患者造成创伤甚至严重不良后果。

1. **肾穿刺活检的安全性** 影响肾穿刺的临床使用的最大障碍就是其安全性的问题。然而，各个研究的结果一再表明，肾穿刺是极其安全的。肾脏肿物穿刺活检并发症包括出血、感染、动静脉瘘、气胸等，发生率＜5%。血肿是穿刺术后最常见的不良反应，肾脏穿刺活检后行 CT 发现 91% 的患者均有不同程度的肾周出血，但绝大多数病例完全是亚临床的，不需要干预，仅 1%～2% 的患者需要输血治疗。位于肾上极的肿瘤，穿刺针需经第 11 或 12 肋间隙进入，有可能损伤胸膜或肺而出现气胸，其发生率＜0.1%。肾穿刺活检的死亡率约为 0.031%。文献报道肾脏恶性肿瘤穿刺活检后发生针道种植转移的概率＜0.01%。2016 年 Patel 等人进行了一项系统评价分析，包括了 2 979 例行肾穿刺活检的病例，结果表明出血的发生率为 4.9%，肉眼血尿和穿刺部位出血比较罕见，发生率约为 1% 和 0.4%，无肿瘤播散种植的病例。2016 年另外一项 Meta 分析纳入了 37 篇相关研究，血肿发生率为 4.3%，仅有 0.7% 的病例需要输血。血尿占 3.7%，但只有 1 例血尿需要血管栓塞，而其他所有病例发生的血尿都是自限性的。活检后影像学检查发现 1 例肿瘤播散；但这并没有在肾脏术后的病理评估中得到证实。尽管潜在的扩散风险较低，但穿刺导致的播散种植不可忽视。

2. **肾穿刺活检的准确性** 肾穿刺的主要价值是准确区分良性和恶性疾病及确定恶性肿瘤的病理类型。近期两项大型 Meta 分析证实，肾穿刺对恶性组织的鉴别具有较高的敏感性和特异性，分别为 97.5%～99.7% 和 96.2%～99.1%。Jeon 等人对比分析了 442 例小肾肿瘤患者的活检结果和手术病理诊断，结果表明肾穿刺活检对恶性肿瘤的诊断准确率达 97.1%。值得注意的是，与实体病变相比，肾穿刺活检在囊性病变恶性肿瘤诊断中的准确性较低，敏感性和特异性分别为 83.6% 和 98%。肾穿刺活检的结果能够反映肾癌的组织学亚型，有助于肿瘤行为的评估，并可能影响临床决策。Jeon 等报道与术后病理结果比较，肾穿刺活检的亚型分类准确率为 95.1%。一项总结了 14 项研究的 meta 分析显示，肾穿刺活检与手术病理对肿瘤亚型诊断的一致率为 90.3%（IQR 84%～94.4%）。另一项 Meta 分析也表明，两种方式对诊断肾细胞癌亚型的一致性为 91.3%～96.5%。Richard 等报道了肾穿刺活检在鉴别肾透明细胞癌、乳头状肾细胞癌和肾嫌色细胞癌方面的准确率分别为 93%、86% 和 88%。

核分级是评估肿瘤生物学很重要的一个因素，然而肾穿刺活检并不能对肿瘤核分级做出准确判断。Marconi 等人对 17 项相关研究进行总结分析，表明活检与手术标本在 Fuhrman 四级分级法和两级分级法中分级的中位一致率分别为 62.5%（IQR 52.1%～72.1%）和 87%（IQR 71%～98%）。最近一项回顾性研究分析了 373 例行肾穿刺活检的肾肿瘤，结果表明在 Fuhrman 四级分级法和两级分级法中两者对肿瘤核分级的一致率分别为 58% 和 81%；在两者不一致的这些肿瘤中，肾穿刺活检往往低估核分级。肾肿瘤的异质性问题，可能是影响肾穿刺活检核分级准确率的重要因素。

3. **肾穿刺活检的临床运用** 对于肾穿刺活检在临床上的运用仍存在较大争议。目前的指南认为影像引导下的肾穿刺活检主要用于＜4cm 的肾肿瘤（T_{1a}），也可用于肿瘤较大但组织学特点不典型或不能确定的肾肿瘤的诊断。

拟行物理消融（如冷冻或射频消融）或需系统治疗（化疗、靶向治疗），或不宜手术的治疗的（年迈体弱或有手术禁忌）肾癌患者，或不能手术治疗的晚期肾肿瘤患者，肾活检穿刺有利于为其提供治疗和手术的最佳方案选择。

对于拟手术患者，由于腹部增强影像诊断准确率很高，亦不推荐穿刺活检。同时，由于肾穿刺活检的局限性和风险，危重患者不推荐穿刺活检。而年轻、健康、预期寿命长、手术风险低的患者,更倾向于选择直接进行手术治疗。因此在实际工作中,仍需综合考虑穿刺风险、操作者技术水平以及是否可能影响到当前的治疗方案做综合决定。

流行病学数据表明,偶发肾脏肿物的发病率增幅最大的人群为70～89岁的老年患者。该人群中多数合并一种或多种合并症,因此围术期并发症的发生率和死亡率相对也更高。研究表明,只有少数小肾癌具有侵袭性生长的生物学特征,因此对于患有低级别肿瘤或全身状况不适宜手术的老年患者,可选择密切随访或采用射频消融、冷冻等微创治疗。在随访过程中,若发现肿瘤增长较快,可以行补救性手术。但对于患有高级别肾细胞癌的患者则不适用这种治疗模式,此时对这类患者选择行肾穿刺活检尤为必要,从中获取的病理学诊断对指导个体化治疗提供重要依据。此外,对未行手术的转移性肾癌患者治疗前进行肾穿刺活检可为决定治疗方案提供重要参考依据。

4. **光学活检** 肾穿刺活检存在反复穿刺等缺陷,因此开发先进的诊断模式,使肿瘤的生物学行为与治疗策略完美匹配显得非常有必要。最近一些新的以光学为基础的检验方法应运而生。基于光与肿瘤组织的相互作用,通过检测一些光学现象(如吸收、反射和散射)可以获得肿瘤的生物学特征,特别是在泌尿外科领域,光动力诊断,窄带成像和光学相干断层扫描(OCT)已被用于膀胱和肾脏肿瘤的诊断。此外,共聚焦激光显微内镜系统(CLE)在泌尿外科领域也得到应用,主要用于尿路上皮癌的诊断。Su等人的研究结果表明CLE可以很容易区分肿瘤组织和癌旁的正常组织,然而由于荧光素的在恶性肿瘤细胞中的穿透性不足,不能够对肿瘤的核分级及组织亚型进行评估。

OCT是一种高分辨率成像技术,可以分析组织的特定光学特性。这种方法可以测量每毫米组织穿透的信号强度损失(即衰减系数,μOCT)。由于癌变的组织,其光散射等特性会发生改变,因此测量μOCT可以识别肿瘤及其特点。Wagstaff等人研究了OCT对区分嗜酸性细胞癌和肾细胞癌及其各种亚型。他们分别对40例肾肿瘤进行了OCT成像分析,并随后进行了活检和手术切除肿瘤,结果表明嗜酸细胞癌的μOCT显著低于肾细胞癌、肾透明细胞癌、乳头状肾细胞癌。当μOCT的分界值为3.85/mm时,其鉴别诊断嗜酸细胞瘤和肾细胞癌的敏感性和特异性分别为86%和75%。

第五节 肾细胞癌相关分子标志物及其在临床中的应用

随着对肾细胞癌研究的不断深入,肾癌的分子诊断越来越受到重视,临床期望尽快找到用于肾癌诊断的生物标志物。生物标志物具有早期发现特定肿瘤的作用,而肿瘤标志物的概念在原来的基础上也有所突破,其作用也从单纯的肿瘤诊断扩大到检测肿瘤复发与转移、判断疗效预后以及人群普查等方面。用于肾癌诊断的生物标志物很多,但现有的针对肾癌的生物标志物均缺乏临床推广性,其特异性和灵敏度都有待提高。生物标志物可以用来个体化地评估并预测肾癌的恶性生物学行为、预后以及对不同治疗的应答率。进行生物标志物的研究,有助于肾细胞癌患者的分子诊断、鉴别诊断、预后判断以及确定个性化/精准的肿瘤治疗策略。尤其是近年来,大量前瞻性临床试验显示:靶向药物以及免疫药物在相当一部分晚期肾细胞癌患者中具有良好的疗效,但如何找到确切的分子标志物从而准确筛选出适合接受靶向或者免疫治疗的人群或个体,以及预测患者的疗效成为目前临床决策的关键和热点。

一、与肾癌发生相关的分子标志物

(一) *VHL* 基因

VHL(von Hippel-Lindau)基因是一种定位于3p25-3p26上的抑癌基因,包含三个外显子,全长含有4 400个核苷酸,编码是由213个氨基酸构成的VHL蛋白。另外,位于第54号密码子的第2转录起始位点还可形成含有159个氨基酸残基的VHL蛋白异构体,二者功能相近,均具有抑制肿瘤活性的功能。VHL蛋白二级结构中的A-区可以与转录延长因子C、B和Cullin-2(CUL-2)蛋白相连接组成四聚体复合物,该复合物属于E3-泛素蛋白酶(E3-ubiquitin-proteasome)系统,参与降解多种蛋白,这也是VHL蛋白的基本功能。B-区可以与缺氧诱导因子1α(hypoxia-inducible factor 1 alpha,HIF-1α)等底物分子相结合。A-区

和 B- 区的完整对 VHL 蛋白的功能有重要意义。*VHL* 基因失活（包括突变、甲基化和杂合性缺失）是导致遗传性肾癌发病的根本原因。*VHL* 基因失活与散发性肾癌的发生发展也密切相关，大量研究结果发现在散发性肾透明细胞癌中，*VHL* 基因的突变率为 34%～57%，*VHL* 基因的甲基化发生率为 5%～19%，*VHL* 基因的等位性缺失发生率为 84%～98%。*VHL* 基因突变和甲基化是肾透明细胞癌的特异性基因改变，是诊断肾透明细胞癌重要的分子病理学依据。此外，Yao 等首次报道了 *VHL* 基因失活与生存率的关系，研究结果发现散发性肾透明细胞癌患者中 *VHL* 基因突变与患者预后密切相关：在被检测的 187 例 Ⅰ～Ⅲ 期肾癌患者中，*VHL* 基因异常 108 例，其中 98 例（52%）为 *VHL* 基因突变，10 例（51.3%）为 *VHL* 基因过甲基化，发现 *VHL* 基因突变是与肾癌患者肿瘤特异性生存和无瘤生存相关的独立预后指标。

VHL 基因发生突变或过甲基化导致 VHL 蛋白失活，VHL 蛋白不能表达或功能异常，无法降解 HIF-1a，导致 HIF-1a 发生异常堆积，随之 HIF 的下游基因转录增加而过表达，产生过量葡萄糖转运蛋白 1（glucose transporter 1，GLUT1）、血管内皮生长因子（vascular endothelial growth factor，VEGF）、血小板衍生生长因子（platelet-derived growth factor，PDGF）、促红细胞生成素（erythropoietin，EPO）、转化生长因子 α（transforming growth factor-α，TGF-α）、表皮生长因子受体（epidermal growth factor receptor，EGFR）、碳酸酐酶 Ⅸ（carbonic anhydrase Ⅸ，CA Ⅸ/G250）、碱性纤维生长因子（basic-fibroblast growth factor，FGF）及基质金属蛋白酶（matrix metalloproteinases，MMPs）等。这些因子的表达增加，最终通过 Ras/Raf/MEK/Erk 信号传导通路及 PI3K/Akt/mTOR 信号传导通路促进了肿瘤血管形成及相关信号传导。

（二）*PBRM1* 基因

近年来，随着分子生物学检测技术的进步，人们能够使用基因测序和高通量组织序列等微阵技术检测出更多的生物分子表达。英国桑格研究院的 Varela 等研究发现，通过大规模外显子组测序，在肾透明细胞癌中发现了突变率仅次于 *VHL* 基因的 *PBRM1* 基因，其突变率高达 40%～

50%。另外，在 38 例肾透明细胞癌的研究中发现，*PBRM1* 基因突变均出现杂合性丢失。Varela 等人还发现其研究的 38 例 *PBRM1* 基因突变的肿瘤样本中，大部分伴随 *VHL* 基因的突变，包括部分未检测到的 *VHL* 基因突变样本，几乎全部表现出低氧的现象，提示 *PBRM1* 基因的突变往往伴随着 *VHL* 基因的缺失。与 *VHL* 基因相似，*PBRM1* 基因定位于肾细胞癌常见的突变区域内，位于 3 号染色体短臂（3p21）。*PBRM1* 基因是一个 SWL/SNF 染色质重构复合物基因，SWL/SNF 染色质重构复合物含有多种亚基，在多种肿瘤中都起着抑癌基因的作用。*PBRM1* 基因编码蛋白 BAF180，为 SWL/SNF 染色质重构复合物的其中一种亚基。BAF180 包含两个蛋白相互作用结构、6 个乙酰化组蛋白结合区和一个 DNA 结合结构域。这些结构出现高度结构化和错义突变都会通过扰乱蛋白的稳定性和折叠结构，导致 BAF180 蛋白的失活。SWL/SNF 染色质重构复合物的其他亚基在肾细胞癌中也可出现突变，但是 BAF180 的突变远远大于其他亚基。相对于 BAF170、BAF60A 和 BAF47 的突变，BAF180 在肾透明细胞癌中失活的机制仍不清楚，但 BAF180 的发现可能有着更重要的意义，能给肾细胞癌的早期诊断及特异性靶向治疗指明了新的方向。

（三）*BAP1* 基因

BAP1 基因定位于 3 号染色体短臂（3p21），其在肾透明细胞癌中的突变频率为 10%～15%，而 *BAP1* 基因缺失与高级别肿瘤密切相关。Harbour 等在研究葡萄膜黑色素瘤相关转移基因时首次发现了 *BAP1* 基因在肿瘤中的突变，并且发现 3 号染色体的缺失与 *BAP1* 基因突变有关。Guo 等报道，通过全外显子组测序，发现 *BAP1* 基因在肾透明细胞癌中的突变频率要比预期中高。但最新研究发现，*BAP1* 基因在高级别的肾透明细胞癌中的突变频率要比之前的研究结果要高。表明 *BAP1* 基因的突变频率与肾透明细胞癌的病理分级相关。此外，虽然 *BAP1* 基因与 *PBRM1* 基因同样定位于 3 号染色体，但是它们在肾透明细胞癌中的突变属于两种不同的分子亚型，展现出不同的生物学功能。*BAP1* 基因突变与高 Fuhrman 分级和 mTOR 通道的激活有关，而 *PBRM1* 基因突变出

现在低 Fuhrman 分级的肾细胞癌中，不需要激活 mTOR 通道。相对于 *PBRM1* 基因的缺失，*BAP1* 基因缺失的肾透明细胞癌的患者的生存期明显更短。另外，超过 50% 出现 *BAP1* 基因突变的肿瘤都会出现肿瘤的凝固坏死，可作为判断预后不良的标志。但是 mTOR 通道的抑制与 BAP1 蛋白的缺失是否相关目前仍不清楚。

BAP1 蛋白的过表达可通过突变扰乱催化活性和核定位，抑制细胞增殖。此外，它还参与一系列的细胞生物进程，包括染色质重塑、细胞周期、细胞分化和 DNA 损伤反应。但研究表明，BAP1 蛋白的缺失并不表达出显性失活的功能。BAP1 蛋白自身并不是一个很好的分子靶向治疗的靶点，而 BAP1 蛋白作用于泛素底物的泛素连接酶能更好地成为一个靶点。目前大部分的分子靶向治疗都把焦点集中于蛋白激酶，因此对参与泛素系统的酶的研究将会成为未来肿瘤靶向治疗的一个新的研究领域。

值得注意的是，超过 90% 的肾透明细胞癌患者均表现出 *BAP1* 和 / 或 *PBRM1* 的缺失，并且是肿瘤复发的独立预测因子。研究显示 *BAP1* 突变的患者比 *PBRM1* 突变的患者预后较差。

（四）*SETD2* 基因

随着肾透明细胞癌中潜在于 3 号染色体的抑癌基因相继被发现，*SETD2* 基因也被证实存在于该区域内。在肾透明细胞癌中，*SETD2* 基因的突变率大约占 10%～15%，主要编码 SETD2 蛋白。SETD2 蛋白是一种组蛋白 3 第 36 位赖氨酸三甲基化（histone H3 lysine 36 trimethyl-ating，H3K36me3）转移酶。研究发现，*STED2* 基因和 H3K36me3 与 DNA 的错配修复有关，并且在肾透明细胞癌中发现存在微卫星的不稳定性。Kanu 等研究发现 *SETD2* 基因的功能缺失导致 DNA 修复和复制功能损伤促使肾细胞癌发生发展，同时，该研究还揭示了同源重组、染色体断裂点和 H3K36 三甲基化在肾细胞癌中的密切关系。在肾细胞癌中，*SETD2* 基因的突变将增加非启动子区域的 DNA 甲基化缺失，导致 H3K36me3 在细胞内减少，继而造成下游信号通路异常，最终导致细胞发生恶变形成肿瘤。通过对肾透明细胞癌分析研究发现，*PBRMI* 基因和 *SETD2* 基因同时突变的频率要比只出现其中一种突变的频率要

高。有研究通过对 188 例原发性 - 肾透明细胞癌手术切除标本进行测序后发现，*SETD2* 基因与癌症相关生存率有相关性，而且实验组的平均生存期要低于对照组。另外，该研究还发现，*SETD2* 基因突变与肾透明细胞癌的复发时间有相关性，而 3 号染色体上的 *VHL*、*BAP1*、*PBRM1* 基因突变则与复发时间无关。

（五）*TP53* 基因

TP53 是一种抑癌基因，是迄今发现与人类各种肿瘤相关性最高的基因。人类 *P53* 基因定位于 17p13.1，鼠 *P53* 定位于 11 号染色体。*P53* 基因结构长 16～20kb，由 11 个外显子和 10 个内含子组成，其编码的 393 个氨基酸构成分子量为 53kDa 的核内磷酸化蛋白，故命名为 *P53*。

P53 是一种十分重要的抑癌蛋白，与细胞周期调控、细胞衰老、细胞凋亡、细胞代谢、靶向药物耐药、肾癌发生发展和预后等都存在着重要的联系。在几乎所有的肾癌中 *P53* 都以野生型存在，但是其信号通路以一种组织或者疾病特异性的方式被改变了，丧失了抑癌功能。其抑癌功能的丧失与 *VHL*、*HIF*、*MDM2*、*MDM4*、*PBRM1* 和 *DMP1* 等与肾癌发生发展紧密相关的基因异常有关。肾癌组织中 *P53* 的阳性表达率为 16%～57%，其中乳头状肾癌表达阳性率高于肾透明细胞癌和嫌色细胞癌。俞天麟等发现肾癌组织中 *P53* 阳性表达率介于 42%～54% 之间，且随癌细胞恶性度增加及分期增加而升高，而良性肿瘤及正常肾组织则表达呈阴性。在肾癌中 *P53* 的突变率比较低，只有 3%～33%。*P53* 在肾癌原发灶突变率明显低于其转移灶，而且在原发灶的肾癌样品中 *P53* 阳性表达率显著低于转移性组织样品。原发灶中少数含有特定 *P53* 突变的亚克隆在肾癌的转移过程中可能发挥着一个重要作用。当用雷帕霉素治疗肾癌时，雷帕霉素选择性地降低了 MDM2 的蛋白水平，抑制 MDM2 的翻译，导致 P53/MDM2 比值增高，*P53* 激活，这表明 MDM2－P53 的相互作用可被雷帕霉素调节。

（六）*P16* 基因

P16 基因又叫多肿瘤抑制基因（multiple tumor suppressor，MTS），是一种定位于 9p21 的抑癌基因，全长 8.5kb，由 3 个外显子与 2 个内含子组成，编码一种细胞周期素依赖性激酶 CDK4 的抑制

蛋白,分子量为15.8kD,简称P16。P16具有周期依赖性表达模式,能特异性地抑制CDK4的激酶活性并参与某些组织细胞的分化及增殖的调控。当 P16 基因发生突变和缺失,就会丧失对细胞分裂的调控,导致细胞的异常增殖,最终形成肿瘤。相关研究表明,细胞周期失控是癌变的重要原因。真核细胞周期受多种因素调控,其中细胞周期蛋白和CDK是两组重要的细胞周期调控蛋白。不同的细胞周期蛋白在不同的细胞周期通过与之相应的CDK促进细胞完成周期作用,其中对细胞增殖具有意义的是细胞周期蛋白D,而细胞周期蛋白D过度表达会导致细胞增殖失控,故可视为一种癌基因。在细胞周期中,CDK4由细胞周期蛋白D活化,CDK4和细胞周期蛋白D形成复合物,能促进G1-S期的转变,从而促进细胞增生,这可能是肿瘤发生的主要因素。P16能与CDK4结合,抑制CDK4/细胞周期蛋白D复合物的催化活性,从而抑制细胞增生和恶性转化。研究表明,P16的失活与多种肿瘤的发生发展相关。

Kinoshita 等研究发现,P16 基因的缺失与肾癌的转移有关。而 P16 基因表达阳性组患者的生存率较阴性组高,提示 P16 基因参与了肾癌的发展过程。

(七) P27 基因

P27 基因是抑癌基因,定位于12p12-13,含有2个外显子和2个内含子,编码含有198个氨基酸的蛋白质,分子量为270kD。P27 基因参与调节细胞周期,其调控细胞增殖和分化的因素有多种,主要有细胞周期蛋白(cyclin)、细胞周期蛋白依赖性激酶(cyclin dependent kinases,CDK)、细胞周期蛋白依赖性激酶抑制剂(cyclin dependent kinase inhibitor,CDKI)。P27 是非特异性的周期素依赖酶抑制剂,对肿瘤细胞的增殖有重要的调控作用,与肿瘤的发生、发展密切相关,P27 与CDK 或 CDK-cyclin 复合物结合而参与调节细胞周期。在包括肾癌的多种原发性肿瘤中,P27 蛋白表达水平与肿瘤的恶性程度、侵袭性的强弱及预后有明显的关系。Anastasiadis 等认为,随着P27 在肾癌组织中表达的缺失,肿瘤的恶性程度将增加。抑癌基因 P27 的表达和分布与肾癌的发生、发展及恶性程度密切相关。P27 蛋白的表达低,肿瘤分级高,恶性程度高。这就提示 P27 蛋

白有可能作为判别肾癌分化程度的标志物,并成为判断肾癌预后的指标之一。

(八) C-MYC 基因

C-MYC 是一种细胞癌基因,人类 C-MYC 基因定位于 8q24,由 3 个外显子及 2 个内含子组成,编码一种由 439 个氨基酸组成的核磷酸蛋白,可调控细胞的增殖与分化,介导细胞从静止状态转向增殖状态。C-MYC 癌基因属核蛋白基因,具有转化细胞的能力,并具有与染色体、DNA 结合的特性,在调节细胞生长、分化及恶性转化中发挥作用。根据研究显示,C-MYC 在高达 70% 的人类恶性肿瘤中表达上调。许宁等发现 C-MYC 在肾癌组织中 55.77% 分布于胞质,21.15% 分布于胞核,而在正常肾组织则全部分布于胞核。C-MYC 的胞质表达促进肾癌的发生、发展,并与恶性程度、临床分期有关。其胞质中的表达在病理 G2、G3 级高于 G1 级($p < 0.005$);临床分期 T_3、T_4 期高于 T_1、T_2 期($p < 0.001$)。

(九) SURVIVIN 基因

SURVIVIN 基因编码的蛋白是细胞凋亡抑制蛋白家族的新成员,是至今发现作用最强的凋亡抑制蛋白之一,是一种基因定位于 17q25,编码含有 142 个氨基酸、分子量为 16.5kDa 的胞质蛋白。正常组织不表达 SURVIVIN 蛋白,而在人类肿瘤中却呈高表达,通常在肿瘤发生的早期就能够检测出来,因此可用于肿瘤的早期诊断。有研究证实,肾癌细胞的分化程度越低,SURVIVIN 蛋白的阳性表达率越高,表明 SURVIVIN 蛋白的表达与肾癌的恶性程度相关。SURVIVIN 蛋白可参与肾癌细胞的生长、浸润,提示 SURVIVIN 蛋白是一个潜在的肾癌肿瘤标志物。

二、与肾癌治疗及预后相关的分子标志物

(一) 靶向治疗相关分子标志物

靶向疗法是治疗转移性肾癌的一线或二线治疗手段,包括:抗血管内皮生长因子(vascular endothelial growth factor,VEGF)/血管内皮生长因子受体(vascular endothelial growth factor receptor,VEGFR)和抑制哺乳动物雷帕霉素靶蛋白(mammalian target of rapamycinm,mTOR)等途径的药物。肾透明细胞癌对不同类型的靶向治

疗有不同的反应,但直至目前为止尚没有明确的方法来预测这种反应。因此,高特异性、高敏感度的肿瘤分子标志物在预测靶向药物治疗肾癌的疗效和不良反应是肾癌研究的一个热点,同时其也能为临床医生更好的用药提供指导依据。

1. PBRM1、BAP1 和 KDM5C　发表在《欧洲泌尿外科学》(*European Urology*)上的一项随机试验比较了 471 例转移性肾癌患者中一线依维莫司(mTOR 抑制剂)和舒尼替尼(VEGF 抑制剂)治疗前后肿瘤突变与疗效的关系,他们对 220 例肾透明细胞癌患者的 341 个组织标本进行了测序,其结果显示 >10% 的突变基因为 *VHL*(75%)、*PBRM1*(46%)、*SETD2*(30%)、*BAP1*(19%)、*KDM5C*(15%)和 *PTEN*(12%)。对于一线依维莫司治疗,*PBRM1* 和 *BAP1* 突变分别与较长的 PFS(12.8 个月 *vs.* 5.5 个月)和较短的 PFS(8.1 个月 *vs.* 10.5 个月)相关。对于一线舒尼替尼治疗,KDM5C 突变与较长的 PFS 相关(20.6 个月 *vs.* 8.3 个月)。因此,基于 *PBRM1*、*BAP1* 和 *KDM5C* 突变的转移性肾透明细胞癌分子亚群对 VEGF 或 mTOR 抑制剂治疗的患者具有分型治疗和疗效预测价值。

2. mTOR 通路相关基因(*PTEN*、*TSC1*、*TSC2*、*MTOR*)　PI3K/mTOR 通路关键成分的基因改变被认为是雷帕霉素类似物(rapalog)治疗肾癌的候选预测指标。Voss 等人对 184 名接受依维莫司治疗的患者(RECORD-3 临床试验)进行了二代测序。基因的突变率分别为 6%(TSC1)、4.4%(TSC2)和 8.2%(MTOR);44% 的患者在 ≥1 个 PI3K 通路成分中有变异。IHC 显示 >50% 的患者有 *PTEN* 表达缺失。其亚组分析研究结果显示 *TSC1*、*TSC2*、*MTOR* 有无突变并不影响患者的 PFS。而 *PTEN*(免疫组化确定)阳性 *vs.* *PTEN* 阴性患者的中位 PFS 分别为 5.3 个月 *vs.* 10.5 个月(*HR* 2.5,$p < 0.001$),但 *PTEN* 表达却不影响舒尼替尼治疗的预后。此外,国外的另一项研究纳入了 105 名采用雷帕霉素类似物治疗的肾癌患者,其结果显示在 87 名进行了二代测序的肾癌中,有 11 名发生了 mTOR 通路相关突变(8 *MTOR*,1 *TSC1*,1 *TSC2*),多因素结果显示发生 mTOR 通路相关基因突变的患者有着更好的部分应答率($p = 0.038$)。而来自于 IHC 的结果显示

58% 的患者 *PTEN* 染色阴性,且 *PTEN* 阴性患者对 rapalog 有着更好的应答率(多因素 $p = 0.013$)。因此,对于肾癌的雷帕霉素类似物治疗来说,*PTEN* 表达以及 mTOR 相关通路基因具有潜在的疗效预测作用。

3. 血管内皮生长因子家族(VEGF family)　血管内皮生长因子(VEGF)是肾透明细胞癌中过表达的最为重要的标志物之一。以 VEGF 及其受体(VEGF-2 和 VEGF-3)为靶点的治疗在肾细胞癌的治疗中显示出显著的效果。TARGET 试验为一项对既往接受标准疗法治疗的晚期肾透明细胞癌患者进行索拉非尼治疗的 3 期安慰剂随机对照试验,此试验研究了 VEGF 作为预后生物标志物。在这项研究中,712 名患者的基线血清 VEGF 水平与 PFS 和总生存期呈负相关。高基线水平的 VEGF 也与较高的 MSKCC 评分、ECOG 表现评分,以及不良预后相关。此外,多因素分析显示,VEGF 的表达水平是安慰剂患者 PFS 的独立因素。

Pena 等人在肾癌中的后续研究证实,在安慰剂组中基线 VEGF 高于中位数水平的患者其总生存期较基线 VEGF 水平较低的患者缩短(12.7 个月 *vs.* 18 个月,*HR* 1.645,$p = 0.002\ 7$)。与安慰剂组相比,索拉非尼治疗组 VEGF 水平 >75% 的患者有较好的 PFS(*HR* 0.33 *vs.* 0.69;$p = 0.023$);接着,在试验的第 3 周和第 12 周进行的后续监测中,索拉非尼治疗组的 VEGF 水平上升,而安慰剂组的 VEGF 则无明显变化,VEGF 变化幅度与 PFS 或总生存期均无关。

此外,在接受其他靶向药物治疗的患者中,VEGF 也表现出其作为生物标志物的良好前景。Porta 等评估了肾癌患者接受舒尼替尼治疗的 VEGF 基线水平,他们发现 VEGF 高于正常的患者出现疾病进展的相对风险比(relative risk,RR)为 2.14。De Primo 及其同事在每个治疗周期的第 1 天和第 28 天(舒尼替尼治疗 4 周,暂停 2 周)检测 VEGF、VEGFR-2、VEGFR-3 和胎盘生长因子(PLGF)的水平:其结果显示在治疗过程中,VEGF 降低,VEGF-2 和 VEGF-3 增加,随后在两个周期之间恢复到基线水平,此种变化显示出了明显的药物诱导反应。

4. 乳酸脱氢酶(LDH)　乳酸脱氢酶(lactate dehydrogenase,LDH)是一种在糖酵解和糖异生

通路中重要的细胞代谢酶。有研究表明，血清 LDH 水平随着细胞应激和更新频率而改变，包括缺氧、组织损伤和溶血等生物学现象。Motzer RJ 等针对血清 LDH 纳入 670 例患者为研究对象，他们发现 LDH 是转移性肾癌的一个独立的预后肿瘤分子标志物。LDH 水平越高，患者总生存期越差，当 LDH 大于 300U/L 时，患者的总生存期小于 4 个月。Armstrong AJ 等进行了一项雷帕霉素与 IFN-α 对照实验，结果发现 LDH 是总生存期较差的预后指标（HR 2.81，95%CI：2.01～3.94；$p < 0.001$），其中血清 LDH 升高的患者对于雷帕霉素反应更好［median OS（Over Surviva）= 6.9 mon. vs. 4.2 mon.；HR 0.56，95%CI：0.38～0.81；$p = 0.002$］。因此，他们认为高水平的 LDH 是雷帕霉素用药后总生存期预后较差的一个指标。

5. 循环血核酸标志物

（1）循环 DNA（circulating cell-free DNA，cfDNA）：有研究发现，cfDNA 通过非致病的凋亡和肿瘤相关的坏死途径释放，在肿瘤患者和正常人群中的表达具有差异性，从而可以监测早期肾癌发展及药物反应。Hauser S 等和 Gang F 等研究发现，肾癌患者中 cfDNA 表达水平及长度显著高于健康志愿者。此外，在总 cfDNA 中，线粒体 DNA 同样可以用来鉴别泌尿系统肿瘤患者与健康志愿者的差异。为了更加准确地区分健康志愿者、患非转移性肾癌患者、转移性肾癌患者，Lu H 等联合分析了 cfDNA 长度和线粒体 DNA，结果发现这三组人群中 cfDNA 和线粒体 DNA 有显著性差异。Feng G 等随访了接受索拉非尼治疗 8～24 周的患者 cfDNA 水平，发现血浆内 cfDNA 水平越高，其预后越差。在用药 8 周时敏感性为 66.7%，特异性为 100%。因此在诊断肾癌过程中，cfDNA 可以用来监测索拉非尼的反应，提供疾病复发的潜在依据。

（2）循环 MicroRNA：MicroRNA（miRNA）：是一类内生的、长度约为 18～24 个核苷酸的小 RNA，其在细胞内并不翻译蛋白质，然而在细胞分化、生物发育及疾病发生发展过程中发挥重要的调节作用。有文献表明，miRNA 通过调控肿瘤相关蛋白，从而调节肿瘤的发生发展过程。因此，一些 miRNA 扮演着原癌基因的作用，而另一些则扮演抑癌基因的作用，这些 miRNA 调节着

细胞内各种各样的信号通路，包括 HIF-VHL 缺氧途径和上皮 - 间质转化信号转导途径。

miRNA 可在血清中被检测到，已被报道可以作为生物标志物用于早期诊断。研究显示，血清中升高的 miR-210 和 miR-37 用于肾癌的诊断，其敏感度为 80%，特异性为 78%。最近一项纳入了 27 例肾癌原始研究的 meta 分析揭示出了 8 个致癌 miRNAs（miR-21，miR-1260b，miR-210，miR-100，miR-125b，miR-221，miR-630 和 miR-497）以及 10 个抑癌 miRNAs（miR-106b，miR-99a，miR-1826，miR-215，miR-217，miR-187，miR-129-3p，miR-23b，miR-27b 和 miR-126）。这些 miRNA 与预后相关。

此外，循环 miRNA 也可以作为舒尼替尼用药后的疗效预测因子。Gamez-Pozo 等将舒尼替尼用药后的肾癌患者分为两组；一组是 12 名超过 6 个月有不良反应的患者，另一组为 10 名到 18 个月之前均没有不良反应的患者。他们对比发现两组中有 28 个 miRNAs 存在差异表达，并以此构建不良反应和预后的预测模型。Giante 等人分析了细胞毒性 T 细胞（源于肾透明细胞癌患者和健康志愿者）中 miRNA 的表达。与健康志愿者相比，肾透明细胞癌患者的细胞毒性 T 细胞中的 miR-29b 和 miR-198 表达增强；这些 miRNA 也调节参与抗凋亡途径的 BCL2 家族成员 MCL-1 和与 T 细胞增殖相关的 JAK3 的表达。

（二）免疫治疗分子标志物

随着以纳武单抗（nivolumab，NIVO）为代表的免疫治疗被批准用于晚期肾癌二线治疗，免疫联合治疗，包括程序性细胞死亡蛋白 -1（programmed death-1，PD-1）及其配体（PD-ligand 1，PDL-1）单克隆抗体、联合细胞毒性 T 淋巴细胞相关抗原 4（cytotoxic T lymphocyte associated antigen-4，CTLA-4）单克隆抗体、免疫检查点抑制剂与疫苗、靶向药物的联合研究，已成为晚期肾癌临床研究的重点方向。虽然免疫治疗在临床实践中的作用越来越大，但预测反应因素的研究仍然是一个极为关键且尚未解决的问题。

1. 程序性细胞死亡蛋白配体 -1（PD-L1）

程序性细胞死亡蛋白 -1（programmed death-1，PD-1）及其配体（programmed death ligand，PDL）属于 B7 家族的共刺激分子。PD-1 是一种免疫球蛋白

家族I型跨膜糖蛋白，PD-1胞外区包含一个IgV样结构域，有4个重要的N连接糖基化位点，能与其配体结合，并参与程序性细胞死亡。PDL1-3是PD1的配体，研究表明他们能抑制T细胞增殖和细胞因子的生成，因此能在免疫应答中负性调节T细胞及在免疫耐受中起到关键作用。

在CheckMate 025中的研究显示，Nivolumab的疗效不受PD-L1表达的影响。然而，表达PD-L1超过1%（n=181）的患者在两个治疗组中均表现出更差的总生存期，因此提示其预后作用大于预测作用。另一方面，对CheckMate 214的探索性分析显示，Nivolumab仅在表达PD-L1（1%或更高）的患者中显示出更优的PFS。高PD-L1表达的患者在联合免疫治疗中获得更多的益处。综上所述，这些结果似乎都证实了在接受免疫检查点抑制剂（immune checkpoint inhibitors）的转移性肾透明细胞癌患者中，PD-L1表达不能作为反应的预测因子。此外，肿瘤内PD-L1表达的老化性则是另一个需要考虑的问题。如López等人的研究显示，与目前的肿瘤取样方案相比，多部位肿瘤取样策略鉴定出了更多的阳性病例，以及在同一肿瘤中有不同的阳性和阴性区域的PD-L1表达模式。

值得一提的是，IMMOTION 151试验为一项对未经治疗的转移性肾癌患者使用阿特珠单抗+贝伐单抗联合与使用舒尼替尼进行比较的三期随机对照试验，其主要终点包括PD-L1阳性患者的PFS和意向治疗分析中的总生存期。其结果显示与舒尼替尼相比，阿特珠单抗+贝伐单抗阳性的PD-L1患者的IMMOTION 151试验达到了主要的PFS终点，且不良反应较少。据此可以推断PD-L1的表达与联合免疫治疗的疗效相关。

2. **肿瘤突变负荷**（tumor mutation burden，TMB） 正如其他已成功进行免疫治疗的肿瘤所示，肿瘤突变负荷和非同义突变表达与新抗原较高的肿瘤表达和良好的免疫治疗反应有关。支撑肿瘤突变负荷应用于肾癌的基本原理源自以下证据：在高危肾癌中，免疫治疗有着更高临床效益，这是一种存在高突变负荷的肾癌临床类别。事实上，考虑到Checkmate 025研究的亚组分析以及在Checkmate 214中，纳武单抗+伊匹单抗（ipilimumab）联合治疗中/低风险患者的效果显著更

好，临床特征最差的肿瘤可能对免疫检查点抑制剂有更好反应，这可能是因为其更高的肿瘤突变负荷导致较高的新抗原含量。

此外，关于肾透明细胞癌突变负荷与ICI免疫治疗反应的相关性，De Velasco等人对9例接受nivolumab治疗的转移性肾细胞癌患者进行了全外显子和转录组测序。他们发现肾癌中有相对较少的非同义突变和新抗原，在接受nivolumab治疗的非同义突变的患者中，无应答患者（n=6）明显高于有应答患者（n=3）。此外，他们发现在一个PD-L1表达低于5%，但高于1%的患者中，免疫介导基因（PD-L1，PD-L2，CTLA4，PD-1，PRF1，GZMA，BTLA，CD8A）的表达很高，这些患者均表现出对纳武单抗的完全应答。

3. *PBRM1* Miao等人对35例转移性肾透明细胞癌接受抗PD-1单药治疗的患者进行全外显子测序，其结果提示具有*PBRM1*基因功能缺失突变患者的临床疗效优于*PBRM1*基因未突变的患者。在*PBRM1*缺陷的肿瘤和细胞系中的研究揭示*PBRM1*的缺失会导致包括免疫信号通路在内的基因表达谱的改变。数据表明，肾透明细胞癌中的*PBRM1*缺失可能通过改变基因表达谱，因而与免疫检查点治疗的反应相关。相比之下，来自IMotion150的数据显示，*PBRM1*突变也与舒尼替尼的疗效改善有关，这也与之前对转移性肾癌一线药物的另一项研究结果一致。*PBRM1*在免疫治疗方面的疗效预测作用也被另一项研究所证实。

第六节 肾癌外科治疗原则及外科治疗的演变与现状

一、肾癌外科治疗原则

美国国家综合癌症网络（National Comprehensive Cancer Network，NCCN）是21家世界顶级癌症中心组成的非营利性学术联盟，其制定的《NCCN肿瘤学临床实践指南》不仅是美国肿瘤领域临床决策的标准，也已成为全球肿瘤临床实践中应用最为广泛的指南。2019年NCCN肾癌指南采用了美国癌症联合委员会（American Joint Committee on Cancer，AJCC）2017年第八版肾癌

TNM 分期系统(见本章第三节)。2019 年 NCCN《肾癌临床实践指南》中推荐对Ⅰ~Ⅲ期肾癌患者按分期采用不同的术式。对Ⅰ期(T_{1a})肾癌患者推荐首选肾部分切除术(ER-6-2-1);对Ⅰ期(T_{1b})肾癌患者推荐采用肾部分切除术或根治性肾切除术(ER 6-2-2);对于不能接受手术的 T_1 期肿瘤患者可以选择主动监测或射频消融术;对Ⅱ期肾癌患者推荐实施肾部分切除术或根治性肾切除术;对于Ⅲ期肾癌患者推荐采用根治性肾切除术,若有临床指征则可行肾部分切除术。对Ⅳ肾癌期患者,若原发灶可手术切除,NCCN 肾癌专家组推荐采用减瘤性肾切除术或联合系统治疗,对无法行手术切除的患者推荐参加临床试验或进行系统治疗。

ER 6-2-1 肾部分切除术

ER 6-2-2 根治性肾切除术

二、肾癌外科治疗的演变与现状

(一)肾癌外科手术的历史记载

1861 年美国医生 Woicott 实施的肾切除术是肾癌采用外科手术治疗的最初记载,不幸的是该例患者死于术后并发症。1875 年 Langenbuch 医生首次成功地为 1 例肾癌患者实施了肾切除术,术后患者存活。随后医生们开始尝试用外科手术治疗肾肿瘤。早期的文献报道中多采用单纯肾切除术治疗肾癌,手术后局部复发率高达 25%,早在 1949 年 Chute 等和 1952 年 Foley 等都曾提出过根治性肾切除术(radical nephrectomy,RN)的概念,但并未被广泛采纳。1963 年 Robson 等认为局部复发是由于手术时未能完整切除受侵的同侧肾上腺、肾周脂肪以及邻近的淋巴结所致,应扩大切除范围治疗肾癌,于是对根治性肾切除术的概念进行更新。提出根治性肾切除的范围应包括:肾周筋膜、肾周脂肪、患肾、同侧肾上腺、从膈肌脚至腹主动脉分叉处腹主动脉或下腔静脉旁淋巴结以及髂血管分叉水平以上输尿管。Robson 强调在行根治性肾切除术时,为尽可能减少由于挤压所造成的肿瘤转移,应在分离肾脏前尽早结扎肾血管;为保证具有足够的安全切缘,应将上述组织和器官完整切除,这一手术标准被称为经典的根治性肾切除术。1969 年报道了根治性肾切除术较单纯性肾切除术治疗肾癌 5 年生存率提高了 14%(从 52% 到 66%),从而确定了根治性肾切除术作为局限性肾癌外科治疗的"金标准",被全球泌尿外科医师推荐。2001 年 Pantuck 等总结美国肾癌的流行病学变化,将肾癌患者 5 年生存率的提高首先归功于根治性肾切除术的广泛采用,其次为影像诊断学的发展。

(二)肾癌的手术治疗

1. 根治性肾切除术 1963 年 Robson 等建立了根治性肾切除术的基本原则,并确立了根治性肾切除术作为局限性肾癌外科治疗的"金标准"。Robson 强调在行根治性肾切除术时早期结扎肾血管可避免术中因挤压肿瘤引起癌细胞的扩散。此观点虽然被广大的泌尿外科医师们认可,但并非总能执行,尤其是在瘤体较大、肿瘤位于肾门周围时或肾脏周围粘连明显等状况下,在手术中有时很难先结扎肾血管。为了尽早结扎肾血管,早期在开展经典根治性肾切除术时常把经腹切口作为肾癌外科手术的标准入路。但 1990 年 Droller 报道 36 例经腹膜外入路行根治性肾切除术,并对其中 3 例手术后的肾标本用生理盐水经动脉灌注,在挤压肿瘤和未挤压肿瘤的情况下分别对其流出液做细胞学检测,发现挤压肿瘤不增加流出液中细胞学检测癌细胞的阳性率。随访 3 年,结果显示并未增加远处转移,由此作者认为经腹膜外入路可能不会增加术中肿瘤细胞的扩散。1991 年 Sugao 等报道对 91 例肾癌患者采用不同手术入路比较的结果,其中 56 例经腰入路,35 例经腹入路,两组患者手术后的 5 年生存率无明显差别,而经腰入路的患者并发症明显少于经腹入路患者。1997 年 Ditonno 等报道对 94 例肿瘤最大径 <15cm 的肾癌患者随机采用经腹与经腰入路行根治性肾切除术。随访 3 年,结果表明两组患者的 Kaplan-Meier 生存曲线无明显差别,但经腰入路组的术中出血量、住院时间及并发症

均明显少于经腹入路组。随后的许多临床研究发现无论是选用腹部入路、腰部入路或胸腹联合入路对肾癌患者手术后的生存率并无明显影响。如今对肾癌开放性手术入路的选择除参考肿瘤的分期、肿瘤的部位、患者的体型等因素外，更多的是取决于主刀医师对各种手术入路掌握的熟练程度，同时根据手术中具体情况决定是否能早期结扎肾血管。

根治性肾切除术适应证为：①局限性肾癌，无明确转移者；②肾静脉、下腔静脉瘤栓形成，无远处转移者；③肿瘤侵犯相邻器官，无远处转移，术前估计肿瘤可彻底切除者。

2. 保留肾单位手术 根治性肾切除术后患者仅剩一侧肾脏，可能会导致肾功能下降，增加发生慢性肾功能不全和进行透析的风险，进而增加患者发生心血管事件的风险，提高总体死亡率。对于局限性肾癌患者，如技术上可行，临床分期为 T_{1a} 的肾癌患者，推荐行保留肾单位手术（nephron sparing surgery，NSS）。NSS 治疗肾肿瘤由 Czemy 在 1890 年首次报道，而当时较高的手术并发症发生率限制了其应用。在 1950 年，Vermooten 建议可以局部切除有包膜的肾肿瘤，在肾肿瘤周围保留一个正常肾实质切缘。随后的临床报道将 NSS 用于治疗多发或双肾肾癌、孤立肾或肾功能不全的肾癌患者。NSS 要求必须完整地切除局部肿瘤组织，并且最大限度地保留有功能的肾实质。

肾癌患者行保留肾单位手术的成功率非常高，Campbell 及 Novick 等的研究已表明这些患者的生存率可达 78%～100%，与根治性肾切除术后的患者生存率相当，特别是对于低分期的肾癌患者。报道肾部分切除术最多的是 Cleverland Clinic，他们最初于 1999 年回顾性分析了 85 例行肾部分切除术治疗的局限性肾癌患者，术后平均随访 4 年，总体 5 年生存率和肿瘤特异性 5 年生存率分别为 81% 和 92%。术后 44 例（9%）出现复发，其中 16 例（3.2%）为残留肾脏局部复发，28 例（5.8%）为转移性病灶。2000 年，来自 Cleverland Clinic 的另一项研究回顾性分析了 107 例经肾部分切除术的局限性肾癌患者的长期结果，所有患者均为保留肾单位手术的绝对适应证。该研究随访时间至少 10 年或直到患者死亡，结果显示肿瘤特异性 5 年生存率为 88.2%，10 年

生存率为 73%，其中 100 例（93%）长期维持正常肾功能。2017 年 Maria 等人回顾性分析了包括 11 204 名患者的 21 项病例对照研究，将部分肾切除术（PN＝2 584）与根治性肾切除术（RN＝8 620）进行了对比，结果显示，接受部分肾切除的患者较年轻并且肿块较小；部分肾切除术后并发症的发生率较根治性肾切除术更高；病理学显示根治性肾切除术组的恶性组织学率较高；部分肾切除与术后肾功能改善有关，表现为术后 eGRF 较高；慢性肾脏病术后发病的可能性较低，术后 eGFR 下降程度较低；部分肾切除组肿瘤复发的可能性、癌症特异性死亡率和全因死亡率均较低。其中 4 项研究比较了 T_2 期肿瘤（＞7cm）的特定病例中接受部分肾切除与接受根治性肾切除术的差异，在这一部分患者中，部分肾切除组的估计失血量和并发症发生率均较高，但复发率和肿瘤特异性死亡率均较低。这些数据证实保留肾单位手术为局限性肾癌患者提供了有效的治疗手段，并且在必要时能够保留肾脏功能。

保留肾单位手术适应证为：①绝对适应证：先天性孤立肾、对侧肾功能不全或无功能者以及双侧肾癌患者，根治性肾切除术将会导致肾功能不全或尿毒症；②相对适应证：肾癌对侧肾存在某些良性疾病，如肾结石、慢性肾盂肾炎或其他可能导致肾功能恶化的疾病（如高血压、糖尿病、肾动脉狭窄等）；③可选择适应证：临床分期 T_{1a} 期（肿瘤≤4cm）或 T_{1b} 期（肿瘤≤7cm），肿瘤位于肾脏周边，单发的无症状肾癌，对侧肾功能正常者可选择实施保留肾单位手术。

3. 肾癌外科治疗相关决策

（1）开放手术/腹腔镜手术/机器人辅助技术的选择：自 1990 年 Clayman 等完成首例腹腔镜根治性肾切除术（laparoscopic radical nephrectomy，LRN）后，腹腔镜手术现已被广泛应用于泌尿男性生殖系疾病的治疗。腹腔镜根治肾切除术已经非常普及，是局限性肾癌外科治疗的常规术式。同开放性手术相比，腹腔镜根治肾切除术具有手术后切口疼痛轻、切口及瘢痕小、住院时间短、术后恢复快等优势，已有的预后数据显示腹腔镜根治肾切除术术后的肿瘤特异性生存率与开放手术无明显差异。一项多中心研究表明 157 例临床分期为 Ⅰ 期（T_1～T_2）的肾癌患者腹腔镜根治肾切除

术术后 5 年无病生存率为 91%，仅 5 例患者有腹膜后复发或肿瘤转移。多个研究结果也表明目前的腹腔镜技术遵循了根治性肾切除术的主要手术原则，使得腹腔镜在肾癌外科治疗中的应用价值得到不断提高。腹腔镜根治肾切除术可经腹腔、腹膜后及手助腹腔镜 3 种手术途径进行，切除范围及标准同开放性手术。多数学者认为腹腔镜手术适用于 $T_{1\sim2}$ 期的局限性肾癌患者，对熟练掌握腹腔镜技术的医师选择 T_{3a} 期患者为腹腔镜手术适应证也是可行的。也有学者主张对伴有远处转移的肾癌患者应用腹腔镜手术切除原发病灶，这样将有利于患者手术后尽早进行系统治疗。

2000 年，Binder 施行了首例机器人辅助腹腔镜根治性前列腺切除术，开启了机器人辅助手术（robotic-assisted surgery，RAS）在泌尿外科领域中的应用。随后 Guilloneau 等在 2001 年进行了首例机器人辅助单纯性肾切除术。机器人辅助手术具有和开放以及腹腔镜手术一样的适应证评估原则和规范。相对于传统腹腔镜手术，机器人辅助手术凭借短的治疗时间和良好的临床预后等特点，已经成为泌尿外科医师优先选择的手术方式。机器人辅助肾脏切除手术有经腹腔和腹膜后两种入路，经腹腔入路能够提供更多的手术操作空间和辨认标志性解剖结构，但可能使术后开始进食时间延后；经腹膜后入路能够减少并发症的发生，但工作空间较为局限，不易定位解剖标志。2018 年 Tachibana 等回顾性分析了 253 例对侧肾正常的肾癌患者，其中 131 例接受腹腔镜部分肾切除术（laparoscopic partial nephrectomy，LPN），122 例接受机器人辅助腹腔镜部分肾切除术（robot-assisted laparoscopic partial nephrectomy，RAPN），结果显示，RAPN 的患者急性肾功能衰竭发生率（11%）明显低于 LPN（23%）组（$p = 0.049$），RAPN 的热缺血时间（17min）短于 LPN（25min）组（$p < 0.000\ 1$）。RAPN 术后 6 个月肾功能保存率为 96%，LPN 为 90%（$p < 0.000\ 1$）。RAPN 保留肾实质体积高于 LPN（89% vs. 77%；$p < 0.000\ 1$）。两种手术方式的围手术期并发症发生率、手术切缘和住院时间均相当，但 RAPN 比 LPN 能更好地保存肾功能和实质体积。

目前，在技术条件允许的情况下，开放手术、腹腔镜手术或机器人辅助腹腔镜手术均可应用于肾癌患者的外科治疗，具体如何选择既取决于患者肾肿瘤的大小和部位，毗邻解剖关系，也取决于外科医师的经验程度。

（2）区域或扩大淋巴结清扫术价值观念的转变：目前对行根治性肾切除术的患者是否进行局部淋巴结的彻底清扫仍存在争议。肿瘤沿局部淋巴结扩散转移是与低生存率相关的一个重要预后因素，早期的文献报道肾癌淋巴结转移的概率在 13%～32%，肾癌单纯淋巴结转移而无远处转移征象的概率为 7.5%～22.5%，故主张通过根治性肾切除 + 区域或扩大淋巴结清扫术来提高疗效。然而，一些肾癌的研究者对淋巴结清扫术对治疗的价值持否定态度。首先，肿瘤通过血行转移和通过淋巴转移的概率是相同的；其次，多数伴有淋巴结转移的患者尽管做了根治性肾切除，最后还是发生了血行转移，并且很多原本没有淋巴结受累的肾癌患者发展为播散的转移病灶；此外，肾的淋巴回流是可变的，即使扩大的腹膜后淋巴结清扫也不能保证去除所有可能的转移站点。故认为对局限性肾癌患者行淋巴结清扫术的意义可能仅仅起到了准确判定肿瘤的分期的作用。这些观点否定了常规淋巴结清扫术对大部分局限性肾癌患者的治疗作用，并认为只有相对少数的有微小转移灶的患者才可能因此获益，这些患者术前临床分期为局限性肾癌，而手术后病理 N 分期为 N_1-N_2，手术后显微镜下发现一个或数个肾门淋巴结转移，占局限性肾癌患者的 2%～3%。在这部分患者中，绝大部分转移的淋巴结位于肾门以及近肾门的下腔静脉或腹主动脉旁，而这些部位的淋巴结在行根治性肾切除术的切除范围内，不必扩大切除范围即可达到同样的结果，扩大手术范围将延长手术时间，可能会增加手术的并发症及手术死亡率。2011 年 Capitano 等人在一项纳入 1 983 名患者样本的队列研究中证明，在预后不良（如肉瘤样分化、肿瘤体积大）的患者中，扩大淋巴清扫术可显著延长肿瘤特异性生存率。Kim 等 2012 年的一项回顾性研究中，分析了 361 例淋巴转移风险较高的肾癌患者，其中 213 例行肾切除术（根治性肾切除术或部分肾切除）及淋巴结清扫，其余 148 例未行淋巴清扫，中位随访时间为 4.8 年，5 年局部无进展生存率、远处无进展生存率和肿瘤特异性生存率分别为 84%、

45% 和 64%。这一结果表明，在淋巴转移扩散风险较高的肾癌患者中，进行区域或扩大淋巴结清扫术有助于降低局部复发的风险。然而，2018年 Gershman 等人在一项多中心对照研究中，纳入了 2 722 名局限性肾癌患者，其中 241 名患者（45%）接受了扩大淋巴结清扫术，经过多变量调整后，扩大淋巴结清扫术与远处转移的发生无显著相关性（$HR\ 1.08$，$95\%CI\ 0.86\sim1.35$，$p=0.50$），癌症特异性死亡率（$HR\ 1.07$，$95\%CI\ 0.83\sim1.39$，$p<0.60$），全因死亡率（$HR\ 1.11$，$95\%CI\ 0.90\sim1.37$，$p<0.35$）。目前多数学者认为对局限性肾癌患者在行根治性肾切除术时，不必常规进行区域或扩大淋巴结清扫术，仅对术前影像学检查提示淋巴结转移或术中触及 / 可见淋巴结转移的患者推荐进行区域淋巴结清扫术。

（3）同侧肾上腺切除必要性的变化：切除肾癌同侧肾上腺是经典根治性肾切除术的常规操作，但 1986 年 Robey 和 Schellhammer 回顾性分析了 25 例根治性肾切除术与 27 例保留肾上腺的根治性肾切除术的结果，发现两组的生存率无明显差别，由此提出对肾下极肿瘤，结合术前 CT 扫描和术中探查肾上腺未见异常的患者，建议保留同侧肾上腺。此后这一问题受到关注，2002 年 Kuczyk 等回顾性分析了 819 例根治性肾切除术后的病理及临床情况，病理证实肾上腺转移 27 例（3.3%），其中 19 例（70%）伴有淋巴结或远处转移，19 例肾上腺转移者中术前 CT 检查假阴性 26%（5 例），在 409 例肾上极肿瘤患者中有 16 例发现肾上腺转移，占肾上腺转移的 59%。经统计学分析，作者认为肾上腺转移概率与淋巴结转移、远处转移、T_3 和 T_4 期、肾静脉或肿瘤内血管受侵、肿瘤侵及肾包膜、肾周脂肪或肾门有明显相关性，与肿瘤部位（肾上极）和肿瘤大小也有关。2004 年 Siemer 等总结 1 635 例经病理证实肾癌的患者的临床资料，其中 1 010 例行经典的根治性肾切除术，患者 5 年无病生存率 75%，而 625 例保留同侧肾上腺的患者 5 年无病生存率为 73%，统计学分析两组无显著性差异（$p=0.17$）。2016 年 Weight 等人对 2000—2015 年间有关肾癌手术治疗中肾上腺切除术的 408 项研究进行了系统评价，结果显示没有明确证据表明常规肾上腺切除术能提高肾癌术后的总体生存率，作者认为

大部分的研究都表明肾上腺切除术和保留肾上腺手术有着相似的总体生存率。由于早期肾癌的比例增高以及术前的 CT、MRI 等检查可以明确绝大多数肾上腺转移，同时考虑到对侧肾上腺转移引起的肾上腺皮质功能低下也可导致患者死亡，许多学者认为常规切除同侧肾上腺对大部分肾癌患者属于过度治疗。现代观点认为，切除同侧肾上腺并不能预防术后肿瘤进展，影响患者的主要因素为肿瘤的生物学特性和临床分期。除非术前影像学检查或术中探查发现同侧肾上腺被侵犯或转移，术中应尽可能保留同侧肾上腺。

（三）肾癌的介入治疗

1. **栓塞治疗** 肾动脉栓塞术主要用于根治性肾切除术的术前准备和不适合手术的肾癌患者的姑息性治疗，以减少术中出血、缓解临床症状、提高生存质量。常用栓塞剂有明胶海绵、海螺栓、无水乙醇、聚乙烯醇、闭塞胶等。其中明胶海绵和海螺栓常用于肾癌术前栓塞，但不适用于延期手术和姑息性治疗的患者；无水乙醇和闭塞胶为液体栓塞剂，可引起毛细血管水平的栓塞，使肿瘤彻底坏死，无论手术患者还是姑息性治疗的患者，都有较好的栓塞效果。巨大肾癌根治术前介入治疗可使肾脏肿瘤明显缩小，肾动脉搏动消失，肿瘤表面静脉萎缩，周围组织水肿，易分离，手术出血量明显减少，手术时间缩短，使手术相对变得安全，大大提高了肾癌的切除率；此外，由于肾动脉栓塞，传递到肾静脉的压力下降，则肾内或肾静脉的癌栓在术前、术中向肾外尤其是向双肺播散机会明显减少；术前肿瘤坏死组织还可刺激机体免疫系统，提高免疫功能。Zielinski 等回顾 118 例肾癌根治术前行栓塞治疗的患者的 5 年和 10 年生存率，分别为 62% 和 47%，比单纯行根治术患者的生存率（35% 和 23%）有所提高，不过该结果仍有待前瞻性研究进一步证实。还有学者采取复合式栓塞方法（碘化油 + 抗癌药物 + 明胶海绵），该方法双重阻断肾脏血供并联合应用大剂量抗癌药物，以期术前最大限度的杀伤癌细胞，增加肾癌根治术的成功率和安全性。对于无法手术的患者，多数学者认为应积极进行栓塞治疗，栓塞治疗能明显改善患者生存质量，延长生存期。肿瘤在相当时间内体积缩小，出血停止，从而疼痛缓解，全身症状改善。同时，肿瘤导致

的一些内分泌症状也可以得到改善,如红细胞生成素引起的红细胞增多症、甲状腺素引起的血钙增高、肾素引起的高血压等。姑息性栓塞可考虑重复治疗,间隔时间不定,原则上在症状体征改善后再次复发或影像学提示癌灶增大时可考虑再次肾动脉造影和栓塞治疗。

2. 消融治疗　消融治疗包括冷冻消融治疗和射频消融治疗,已经发展成为局限性肾癌保留肾单位手术的替代治疗方法。其借助医学影像技术的引导对肿瘤靶向定位,局部采用物理或化学的方法直接杀灭肿瘤组织,这两种方法都能通过经皮途径或腹腔镜途径来实施,能够降低潜在并发症的发生率并使患者恢复得更快。与常规手术相比,消融治疗的局部复发率较高,可能需要多次治疗才能达到与常规手术相同的局部肿瘤学疗效。

(1) 射频消融术:射频消融术(radiofrequency ablation,RFA)是一种利用中频交流电(350～500kHz)产生的热量,切除肾脏肿瘤的治疗方式,一般通过经皮或腹腔镜进行。其并发症发生率高达29%,主要为发热、疼痛、出血、感染等,但大多比较轻微,经对症治疗后大部分患者可以完全恢复。一项对少数患者的研究发现,经皮射频消融治疗的患者不完全消融率较高。

目前大多数关于射频消融术的研究都是回顾性,患者数量较少,随访时间有限。Olweny 等研究比较了接受射频消融术(经皮或腹腔镜)和部分肾切除术治疗的 T_{1a} 期肾肿瘤患者,发现两者总体生存率和肿瘤特异性生存率无明显差异。Takaki 等回顾性地研究了 105 例经皮射频消融或根治性肾切除术治疗的 T_{1a} 期患者,两组的肿瘤特异性生存率均为 100%。射频消融术组的总生存率较手术组低,可能是由于接受射频消融术治疗的患者年龄较大。在 Arnoux 等人的单中心研究中,将 34 例射频消融术患者与 16 例开放性部分肾切除术患者进行比较,发现部分肾切除术组并发症和输血的发生率较高。尽管部分肾切除患者的肿瘤较大,但肿瘤进展率相似(0%)。最近,Pan 等人的一项 Meta 分析显示,射频消融术和部分肾切除患者的并发症发生率和术后 eGFRs 相似。但射频消融术组局部肿瘤复发率高于部分肾切除组(OR = 1.81),而远处转移的发生率无差异。

(2) 冷冻消融术:冷冻消融(cryoablation)一般采用经皮或腹腔镜辅助途径。在比较研究中,经腹腔镜和经皮冷冻消融的总并发症发生率并没有显著差异。2013 年 Eric 等的一项比较研究报道了 172 例随访时间较长的经腹腔镜手术患者与 123 例随访时间较短的经皮手术患者,经腹腔镜组 5 年的总体生存率和无复发生存率分别为 79.3% 和 85.5%,经皮组则分别为 86.3% 和 86.3%,两者无明显差异。最近一篇报告显示冷冻消融的并发症发生率在 8%～20% 之间,其中大多数并发症是较轻微的。

此前有研究比较了开放式、腹腔镜或机器人部分肾切除与经皮或腹腔镜冷冻消融的疗效,研究显示二者的总生存率、肿瘤特异性生存率、无复发生存率、无病生存率、局部复发率及远处转移率均没有明显差异。在冷冻消融治疗中,住院时间较短,手术出血较少,但在其他围手术期结果,如恢复时间、并发症发生率或术后血清肌酐水平,冷冻消融较另外两种治疗方式未发现明显差异。

(四) 主动监测

主动监测(active surveillance,AS)是指对于肿瘤直径小于 2cm,良性肿瘤可能性大且转移可能性低的患者,通过连续腹部影像学检查(US、CT 或 MRI)对肿瘤生长情况(肿瘤大小、生长速度、浸润模式)进行测量,并在随访期间内对患者的病情进行定期监控。主动监测的概念不同于观察等待(watchful waiting),观察等待是指患者具有较严重的合并症,不适合主动治疗,等待直到出现相关症状再对症处理,且不需要定期影像学检查。

一项针对小肾肿瘤(small renal masses,SRMs,肿瘤最大径 ≤4cm)的多中心前瞻性研究肾小肿块的延迟干预与监测(Delayed Intervention and Surveillance for Small Renal Masses,DISSRM)显示主动监测与主动治疗相比,小肾肿瘤患者的 2 年总生存率相似,分别为 98% 和 96%;5 年总生存率主动监测组略低,分别为 92% 和 75% ($p = 0.06$);7 年总生存率主动监测组较差,分别为 91.7% 和 65.9%($p = 0.01$)。但在肿瘤特异性生存率方面,主动监测与主动治疗相比在 5 年(99% 和 100%,$p = 0.3$)及 7 年(99% 和 100%,

$p = 0.5$）均没有差异。主动监测组患者的年龄更大，ECOG 评分更差，合并症更严重，肿瘤更小，多发及双肾肿瘤比例更高。

对于大多数 SRMs 中的高龄及合并症多的患者来说，手术麻醉及其他合并症所带来的风险，往往高于肿瘤本身。前瞻性研究显示：主动监测组 SRMs 患者的 5 年总生存率 53%～90%，5 年肿瘤特异性死亡率 0.2%～1.9%，5 年无进展生存率 97%～99%，可以认为主动监测是老年或体弱 SRMs 患者的可行选择。美国泌尿外科学会（AUA）在 2009 年发布的关于 T_1 期肾肿瘤诊疗指南中便提出主动监测可作为存在高危手术因素及合并症者的治疗方案。2017 年美国临床肿瘤学会（ASCO）推荐主动监测可作为存在高危因素及预期寿命不佳小肾肿瘤患者的首选治疗方案，并明确了其适用范围，绝对适应证：存在较高手术麻醉风险或预期寿命 <5 年；相对适应证：如治疗可致终末期肾病风险，SRM < 1cm 或预期寿命 <10 年。但对于年轻的 SRMs 患者不主张进行长期主动监测，另外肾实性小肿瘤具有肾癌影像学特征但身体状况良好的患者也不适合进行主动监测。即使是小于 4cm 的病灶，现有的研究结果也表明其绝大多数会生长至一定体积并表现出转移倾向。因此，当肿瘤小且明显局限时，最合适的治疗措施是行肿瘤的外科切除（或消融治疗），同时应尽量行保留肾单位手术。

（五）局限性肾癌的治疗

局限性肾癌（localized renal cell carcinoma）是指肿瘤局限于肾脏被膜内，包括 AJCC 癌症分期中的 $T_{1\sim2}N_0M_0$ 期，临床分期为 I、II 期的肾癌。随着影像学技术的提高和健康体检的普及，局限性肾癌所占的比例已经超过 50%。越来越多的研究显示在大多数 T_1 期，部分 T_2 期，甚至少部分 T_{3a} 期肾细胞癌中，肾部分切除术与根治性肾切除术具有相似的肿瘤学结果，和更好的肾功能保护。

对 T_{1a} 期肾癌患者，在技术允许的情况下均推荐首选保留肾单位手术。对于解剖结构复杂难以实行肾部分切除术且对侧肾功能正常者可行根治性肾切除术。开放手术、腹腔镜或机器人等辅助技术均可用于开展肾部分切除术或根治性肾切除术。对于不能接受或耐受手术的 T_{1a} 期肿瘤患者可以选择消融治疗，存在高危因素及预期寿命不佳者的可推荐主动监测；对 T_{1b} 期肾癌患者推荐采用保留肾单位手术或根治性肾切除术，在手术方式的选取上仍旧需要考虑肿瘤大小、位置、深度以及患者的个体差异等。T_2 期肾癌患者首选根治性肾切除术，部分有临床需求的适宜患者也可以选择部分肾切除。

（六）局部进展性肾癌的治疗

局部进展性肾癌（locally advanced RCC）是指肿瘤突破肾脏被膜，累及肾周脂肪或肾窦脂肪但仍局限于肾筋膜内，可伴有区域淋巴结转移和 / 或静脉瘤栓，无远处转移的肾癌。AJCC 癌症分期为 $T_{1\sim2}N_1M_0/T_3N_{0\sim1}M_0$ 期，临床分期为 III 期。肾周脂肪受侵者术后 5 年生存率为 65%～80%，伴有下腔静脉瘤栓患者术后 5 年生存率为 40%～60%。

1. **肾细胞癌伴区域淋巴结转移的外科治疗** 肾癌单纯淋巴结转移而无远处转移证据的概率为 7.5%～22.5%。对肾癌淋巴结转移的患者是否在行根治性肾切除术时加区域或扩大淋巴结清扫术尚缺乏多中心随机对照研究结果。一般主张对局部进展性肾癌患者在行根治性肾切除术时应尽可能切除所有肉眼可见的肿大淋巴结。Pantuck 等研究发现 $N_{1\sim2}M_0$ 患者的生存期与 N_0M_1 的患者相当，但手术中切除所有肉眼可见的肿大淋巴患者的预后好于未切除者。区域或扩大淋巴结清扫术有利于准确分期，少部分淋巴结转移的患者可通过外科手术延长生存期，手术前经 CT、MRI 检查已经明确淋巴结转移的患者手术后 5 年、10 年生存率分别为 5%～30%、0～5%。Lam 等总结文献报道淋巴结转移的肾癌患者根治性肾切除术后 5 年生存率为 10%～20%。

对局部进展性肾癌患者手术后尚无标准辅助治疗方案。由于有淋巴结转移的肾癌患者单纯行根治性肾切除术预后差，故主张对绝大多数有淋巴结转移的肾癌患者行根治性肾切除术后需要行辅助性系统治疗。2004 年 Jocham 等报道了德国进行的一项针对局限性和局部进展性肾癌根治性肾切除术后辅助自体瘤苗治疗的多中心随机对照 III 期临床试验结果：1997 年 1 月～1998 年 9 月，55 个研究中心共 558 例肾癌患者登记入组，患者入组后 2 周内行根治性肾切除术，根据手术前影像学检查以及手术后病理检查结果，符合下列条件的进行随机对照研究：病理类型为肾癌，手术后病理分期为 $pT_{2\sim3b}\,pN_{0\sim3}\,M_0$（1993 UICC 分期），年龄 18～70 岁，ECOG 行为状态评分为 0～2 分。共有 379 例符合纳入标准，其中 pT_2 期 264 例，pT_3 期 115 例，随机分为术后注射瘤苗组和对照组，瘤苗组在手术后 4 周内皮内注射 6 次自体瘤苗，对比入组后 5 年及 70 个月时两组生存率及当 25% 的患者出现肿瘤进展时两组生存率及生存期，观察瘤苗是否可减少术后肿瘤进展率。瘤苗组及对照组 5 年无疾病进展生存率分别为 77.4% 和 67.8%，70 个月无疾病进展生存率分别为 72% 和 59.3%；当 25% 的患者肿瘤出现进展时，瘤苗组及对照组中位生存期分别为 63.2 个月和 42.1 个月。pT_2 期患者，瘤苗组及对照组 5 年无疾病进展生存率分别为 81.3% 和 74.6%，70 个月无疾病进展生存率分别为 75.9% 和 64.2%。瘤苗组尚未达到 25% 的患者出现肿瘤进展，对照组当 25% 的患者出现肿瘤进展时中位生存期为 58.9 个月。pT_3 期患者，瘤苗组及对照组 5 年无疾病进展生存率分别为 67.5% 和 49.7%，70 个月无疾病进展生存率分别为 66.2% 和 46.9%。当 25% 的患者出现肿瘤进展时，瘤苗组及对照组中位生存期分别为 47.8 个月和 13.5 个月。结论是瘤苗组中有 12 例有毒副作用，患者耐受性好，对 $pT_{2\sim3}$ 期肾细胞癌根治性肾切除术后辅助性瘤苗注射组疗效优于对照组，但此结果需多中心性研究进一步证实。局部进展性肾细胞癌根治性肾切除术后辅助 IFN-α 和 / 或 IL-2/ 抗 VEGF 靶向治疗相关的多中心、随机对照临床试验正在进行中，结果尚无定论。

Blute 等总结淋巴结转移的高危因素包括：①肿瘤临床分期为 T_3 或 T_4；②肿瘤最大径大于 10cm；③肿瘤细胞低分化；④肿瘤组织中含有肉瘤样成分；⑤肿瘤组织中有坏死。如果具有 2 个或以上危险因素淋巴结转移的概率为 10%，如果低于 2 个危险因素淋巴结转移的概率仅为 0.6%。

2. 肾细胞癌伴肾上腺转移的外科治疗 Paul 等总结文献报道肾上腺转移率为 1.4%～7.8%，平均 3.8%（222/5 822）。Siemer 等报道在 1 010 例经典根治性肾切除术的肾细胞癌患者中有 56 例（5.5%）病理证实肾上腺转移，$pT_{1\sim2}$ 者肾上腺转移率为 1.8%（10/557），$\geqslant pT_3$ 者肾上腺转移率为 12.3%（46/374）。18 例为孤立性肾上腺转移，38

例伴远处转移。孤立性肾上腺转移切除术后 5 年无病生存率为 61%，而伴远处转移者行同侧肾上腺切除术后 5 年生存率为 19%。依据局限性肾细胞癌保留同侧肾上腺的处理原则对局部进展性肾细胞癌患者行根治性肾切除术应考虑切除同侧肾上腺。

3. 肾细胞癌伴静脉瘤栓的外科治疗 肾癌一个特殊的生物学特点就是易侵及下腔静脉形成瘤栓，其发生率为 4%～10%，远高于其他器官的肿瘤，而许多伴肾静脉或下腔静脉瘤栓的肾细胞癌患者影像学检查并无远处转移征象。对无淋巴结或远处转移的肾细胞癌伴肾静脉或下腔静脉瘤栓的患者行根治性肾切除术并能完整取出肾静脉以及下腔静脉瘤栓，手术后患者的 5 年生存率可达到 45%～69%，Golimbu 等甚至报道手术后 5 年生存率高达 84%。静脉瘤栓的患者如果伴有淋巴结或远处转移，手术后 5 年生存率则明显减低至 0～33%。但这些都是小样本的非随机对照研究结果，有待多中心的随机对照研究证实。

腔静脉瘤栓长度是否影响预后目前尚存争议，而腔静脉壁受侵则是预后不良影响因素之一。Hatcher 等报道腔静脉瘤栓手术后 5 年生存率为 69%，如果腔静脉壁受侵则 5 年生存率为 25%。多数学者认为伴肾静脉或下腔静脉瘤栓的局部进展性肾细胞癌患者如果伴有下列 3 个因素之一则手术治疗的效果不佳：①肿瘤侵及肾周脂肪；②瘤栓直接侵及腔静脉壁；③区域淋巴结转移。Ⅲ级和Ⅳ级下腔静脉瘤栓的外科手术需在低温体外循环下进行，腔静脉瘤栓取出术死亡率为 5%～10%。

4. 侵及邻近器官或组织的肾细胞癌外科治疗 肾细胞癌常呈膨胀性生长，极少数肾细胞癌呈浸润性生长，肿瘤浸润范围可超过 Gerota 筋膜，侵及后腹壁、腰大肌、腹膜后神经根以及邻近脏器，相关的外科手术报道不多，deKernion 等报道仅有约 12% 的广泛浸润性肾细胞癌可完整切除，手术死亡率为 6%，手术后患者存活期 1 年。多数报道认为如果肾细胞癌侵及邻近器官，很少有患者手术后能生存过 5 年。

5. 手术后复发肿瘤的外科治疗 根治性肾切除术后局部复发率为 2%～4%，肾细胞患者手术后如能定期复查，加上影像诊断技术的进展，可较早发现局部复发的肿瘤，部分患者仍有再次手术根治的机会。2002 年 Schrodter 等报道在过去的 10 年中诊断 16 例局部复发无远处转移征象，中位复发时间为 45.5 个月。全部实施了手术探查，其中 13 例完整切除肿瘤，3 例病理检查未见肿瘤细胞。7 例手术后 4～68 个月死于远处转移，6 例存活，中位生存期已达 53 个月。

（七）转移性肾细胞癌的外科治疗

转移性肾癌（metastatic renal cell carcinoma，mRCC）指肿瘤已突破肾筋膜，伴区域外淋巴结转移或远处转移，包括 AJCC 癌症分期为 $T_4N_{0～1}M_0$/$T_{1～4}N_{0～1}M_1$ 期，临床分期为Ⅳ期的肾癌。有 25%～30% 肾细胞癌患者在初次诊断时伴有远处转移（同期转移），40%～50% 的患者在初次诊断以后出现远处转移。局限性肾癌行根治性肾切除术后 20%～40% 的患者将出现远处转移，在肾癌患者中有 30%～50% 最终将发展为转移性肾癌。远处转移患者单纯手术治疗后 5 年生存率为 0%～5%。

大多数转移性肾细胞癌通常需要系统性治疗，直到目前为止，已经有两个临床随机对照试验研究了减瘤性肾切除术（cytoreductive nephrectomy，CN）在转移性肾细胞癌患者中的应用价值。对转移性肾癌的原发病灶切除术被称为 CN 或辅助性肾切除术。在早些年的细胞因子治疗时代，研究发现免疫治疗联合 CN 可以改善患者的中长期生存。目前对转移性肾癌尚无标准治疗方案，应采用以全身药物治疗为主的综合治疗，外科手术主要为辅助性治疗手段。

1. 减瘤性肾切除术的价值 对 CN 实际价值的评价一直存有争议，一部分学者认为：① CN 可减少肿瘤负荷；②减少原发病灶分泌相关细胞因子影响后续治疗效果；③可缓解局部症状，如血尿、疼痛等；④减少原发病灶持续发生转移的病灶来源。另一部分学者认为：① CN 术后转移灶自然消退的比例太低；②手术可增加并发症及死亡率；③术后造成患者免疫功能降低不利于后续治疗；④肾动脉栓塞或放疗也可达到缓解症状的作用。2002 年 Bromwich 等回顾性分析 268 例肾癌患者的临床资料，其中 94 例为转移性肾癌，仅有 20 例患者 ECOG 行为状态评分为 0～1 分，19 例行 CN，13 例术后用干扰素治疗，7 例因毒副作用、4 例因治疗中疾病进展而中止治疗，仅有 2 例完成 3 个月的免疫治疗；15 例手术后死亡，中

位生存期 9.5 个月；适于 CN 的仅占肾癌患者的 7%，认为 CN 对肾癌患者的总生存率无明显改善作用。近年来，CN 联合靶向疗法引起了更多的关注。2014 年 Daniel 等对来自国际转移性肾细胞癌联合数据库（International Metastatic Renal Cell Carcinoma Database Consortium，IMDC）的 1 658 名靶向疗法治疗的转移性肾癌患者，回顾性地比较了进行 CN（n = 982）与未进行 CN（n = 676）的预后特征以及总体生存率。结果显示，CN 组的 IMDC 预后特征，即有利、中等、差，分别为 9%、63% 和 28%，非 CN 组的 IMDC 预后特征分别为 1%、45% 和 54%。CN 组与非 CN 组的总体中位生存时间分别为 20.6 个月和 9.5 个月。现在认为选择行为状态评分好的患者行 CN + 靶向治疗可作为对转移性肾癌治疗的标准模式。也有学者认为：由于有相当数量的转移性肾癌患者 CN 后无法进行后续治疗或病变进展或死于手术过程中及术后的并发症，建议对转移性肾癌患者先行全身治疗，仅在转移灶出现缓解之后再行辅助性 CN，以避免手术相关的死亡。

对转移性肾癌患者的选择 CN 和手术的时机尚无统一的标准，最新的欧洲泌尿外科学会（EAU）临床指南认为：① MSKCC 评分高危患者不推荐进行 CN；②对于无症状原发性肿瘤且需要用血管内皮生长因子受体酪氨酸激酶抑制剂（vascular endothelial growth factor receptor tyrosine kinase inhibitors / VEGFR-TKI）进行全身治疗的 MSKCC 评分中危患者，不需要立即进行 CN；③对于经 VEGFR-TKI 治疗的 MSKCC 评分中危患者，需针对其获得长期持续效益或最小残余转移负担而讨论是否延迟进行 CN；④对于不需要全身治疗的表现良好的患者立即进行 CN。但转移性肾癌患者手术死亡率为 2%～11%，仅有 0.8% 的患者在行 CN 后转移瘤会自然消退，故不应仅以自然消退为目的的选择 CN。此外，体力状态评分不良、IMDC 或 MSKCC 评分处于高风险的患者、肿瘤原发灶较小但有高负荷肿瘤转移灶、伴有脑转移的患者不推荐进行 CN。

2. 肾癌转移病灶的外科治疗 在肾癌的远处转移器官中，肺转移约占 75%。由于肺转移患者多于常规复查时发现，一般无明显临床症状，手术耐受性较好，作为新的治疗观点，许多作者

倾向于对肾癌手术后部分肺转移的患者行转移瘤切除术，手术切除后 5 年生存率可达 35%～50%，而观察等待或采用其他治疗方式的患者 5 年生存率仅为 2.7%～17%。1939 年 Barney 首次报道一例肾癌单发肺转移手术摘除，患者生存长达 23 年，最后死于冠心病。文献中报道影响肺转移患者预后的因素包括：肺转移瘤切除的彻底性、肾原发病灶切除手术后至发现肺转移的间隔时间（disease free interval，DFI）、肺转移瘤病灶的数目、是否伴有淋巴结转移、肺转移瘤的大小以及患者年龄等。多数作者认为最重要的预后因素是肺转移瘤切除彻底性，而其他预后因素在不同研究中存在明显差别。有研究认为，即使未彻底切除肺转移瘤的患者，由于降低了瘤负荷，总体疗效仍然好于未行肺转移瘤切除手术的患者，但明显差于彻底切除肺转移瘤的患者。手术治疗所适宜的肺转移患者的类型标准尚无定论，Hofmann 等建议对于一般状态良好、存在较好预后指征（DFI 长的异时性肺转移、肺转移病灶数目少于 7 个）并且技术上可切除的患者行肺转移瘤切除术，而对于肺转移病灶无法切除或者有不良预后指征（同时性肺转移、DFI 较短、肺转移灶数目超过 6 个）者则首选免疫治疗。

在肾癌所有的转移部位中，骨转移占 20%～25%，为肾细胞癌的第二常见转移部位。而尸检发现死于肾癌的患者，其骨转移率为 40%。肾癌骨转移常发生在中轴骨（骨盆、骶骨、脊柱）及四肢骨近端，多为溶骨性病变，约占 79%；而成骨性或混合性骨转移较少见（成骨性病变占 7%，混合性骨损害占 13%）。研究报道骨转移肾细胞癌患者的中位总生存期为 12～28 个月。同时，最近的研究报道伴有 1、2～5、>5 处骨转移的肾细胞癌患者的中位总生存期分别为 28 个月、18 个月、9 个月。肾癌骨转移患者常合并其他器官或组织转移，或为多发骨转移，而孤立的骨转移占 1.4%～2.5%。骨转移主要引起顽固性疼痛、病理性骨折以及脊髓压迫等并发症。骨转移较其他部位转移者预后差，此类患者多采用非手术治疗，外科治疗的主要作用是缓解骨痛、治疗和预防病理性骨折及缓解脊髓压迫等症状。手术主要包括合并或不合并重建的骨转移灶切除、内固定术、神经减压术。Fuchs 等报道单发性骨转移者手术后 1、3、

5 年生存率分别为 83%、45% 和 23%，行扩大性转移病灶切除术或局部固定术患者的生存期显著长于单纯行辅助治疗者，但是行固定术后 15% 的患者会出现局部进展性病变。此外，与局限性病灶切除相比，扩大性病灶切除显著延长了患者的 5 年总生存期（31% vs. 11%，$p = 0.028$）。对孤立性骨转移患者，手术切除转移病灶不仅可以缓解症状，而且可以显著延长部分患者的生存期。最新的研究发现，如果患者的骨转移灶可以完全切除，5 年总生存期将从 <10% 升高到 >40%。因此，对于转移灶可以完全切除的患者应建议行手术切除治疗。对于多发性骨转移患者多采用姑息性治疗，包括手术进行骨成形术、放疗及药物性抗癌痛治疗。

肾细胞癌患者骨转移手术治疗的主要指征包括：骨转移造成的顽固性疼痛、患者出现病理性骨折或者病理性骨折高风险、存在脊髓压迫症状、患者手术意愿非常强烈等。

第七节 影响肾细胞癌预后的相关因素

影响肾细胞癌的预后的相关因素主要有解剖学因素、组织学因素、临床因素和分子生物学因素。

一、解剖学因素

肿瘤的 TNM 分期是目前肾细胞癌最重要的预后影响因素。TNM 分期包括肿瘤的大小，有无肾静脉、肾包膜的侵犯，肾髓质有无受累，有无淋巴结和远处转移等因素。

依据 2002 年 TNM 分期，$pT_{1a}N_0M_0$、$pT_{1b}N_0M_0$、$pT_2N_0M_0$、pT_{3b}～cN_0M_0、$pT_4N_0M_0$ 期患者的 5 年生存率分别为 90%～100%、80%～90%、70%～80%、40%～60%、0%～20%。而 $pT_{3a}N_0M_0$ 期侵及肾周脂肪患者的 5 年生存率约为 60%～80%，$pT_{3a}N_0M_0$ 期侵及肾上腺患者的 5 年生存率约为 0～40%。2005 年 Lam 等通过对 5 729 例行手术治疗的肾癌患者的分析发现，T_3 期侵及肾上腺的患者预后较其他 T_3 期差，而与 T_4 期患者预后相似，中位生存时间为 12.5 个月，五年生存率为 0%。因此其建议将肿瘤侵及肾上腺的患者分在 T_4 期，并认为肾上腺受侵是局部进展性肾癌患者

独立的预后不良因素。2010年第七版TNM分期相较2002年第六版除了T_{1a}，T_{1b}和T_{3c}不变外，其他均有改动。例如：将肿瘤累及肾上腺分在T_4，以10cm为界，将T_2分为T_{2a}和T_{2b}，将N_1和N_2合并为N_1等。2011年Kim等的一个纳入3 996肾癌患者的单中心队列研究，其比较2010版肾癌的TNM分期相比2002年的预测预后的能力，提示2010版较2002版在预测预后的能力上只有小幅度提高。估计pT_{1a}、pT_{1b}、pT_{2a}、pT_{2b}、pT_{3a}、pT_{3b}、pT_{3c}和pT_4十年生存率分别为：96%、80%、66%、55%、36%、26%、25%和12%。

此外，淋巴结转移显著影响肾癌患者的预后，无论T或M分期如何，伴有淋巴结转移的肾癌患者预后均不良，其五年肿瘤特异性生存率为11%~35%。转移性肾癌中无淋巴结转移的患者的中位生存期明显长于伴有淋巴结转移的患者（14.7个月和8.5个月）。CT和MRI诊断淋巴结转移的假阴性率虽然较低，但特异性较差，影像学提示淋巴结肿大但术后只有30%~42%病理证实有淋巴结转移。区域或扩大淋巴结清扫术的价值目前尚存有争议，一些学者认为根治性肾切除术加淋巴结清扫术有可能治愈部分只存在单纯淋巴结转移的患者，而对于已经发生远处转移的肾癌患者淋巴结清扫术无明确价值。

有远处转移的肾癌患者预后一般较差，中位生存期仅有6~10个月，2年生存率为10%~20%。转移性肾癌的1年生存率低于50%，5年生存率在5%~30%，10年生存率在0%~5%。

二、组织学因素

组织学因素包括肿瘤的分级，肾细胞癌的组织学亚型，有无肉瘤样特征，有无微血管侵犯，有无肿瘤坏死和集合系统的侵犯。

（一）Fuhrman核分级与预后

1982年Fuhrman等报道根据细胞核形态、核仁大小、核仁形态等将癌细胞分为4级，Robson分期Ⅰ期肾癌患者以此标准分级，Ⅰ~Ⅳ级者5年生存率分别为64%、34%、31%、10%。此后Fuhrman分级系统被广泛采用。2000年Tsui等应用多因素法分析643例肾癌患者预后相关因素，Fuhrman Ⅰ级、Ⅱ级和Ⅲ~Ⅳ级肾癌患者5年肿瘤特异性生存率分别为89%、65%和46.1%。

按1997年国际抗癌协会（UICC）TNM分期，1~4级的T_1期肾癌患者5年肿瘤特异性生存率分别为91%、83%、60%和0%，证实癌细胞分级与患者5年生存率之间有很强的相关性，是影响肾癌患者预后的重要因素。依据癌细胞核多形性程度的核分级方案有几种，但所有分级系统存在的主要问题是可重复性差，特别在非甲醛溶液固定或固定差的组织切片中，对核仁及其大小的评价结果往往与病理医师的主观因素相关。1997年WHO建议采用三级的核分级系统，即将Fubrman分级中的Ⅰ、Ⅱ级合并为一级。2009年Sun M等对接受了部分或根治性肾切除的14 064例透明细胞癌患者的单因素和多因素分析显示，二级/三级分级系统和传统的四级分级系统相比，具有相似的判断预后的准确性。

考虑到核分级有主观因素，建议参考其他形态学因素，如核分裂象、增殖指标、核形态分析等进行综合评定。

（二）组织学亚型与预后

单因素分析的结果提示：嫌色细胞癌的预后要优于乳头状细胞癌，而乳头状细胞癌的预后又优于透明细胞癌。集合管癌侵袭性强，出现远处转移早，肾髓样癌是集合管癌的亚型，几乎只发生于患镰刀状红细胞贫血的黑人青年，其预后很差。但2005年Patard等组织的一项有关细胞亚型与肾癌患者预后的多中心研究，包括4 063例肾癌患者，经多因素分析发现，与TNM分期、癌细胞分级和ECOG评分相比，组织学亚型并不是独立的预后因素，在肿瘤的分期、分级相同情况下各亚型之间的预后没有显著性差异。不同组织学亚型的转移性肾癌对细胞因子治疗的反应率不同，透明细胞癌亚型患者的反应率为10%~20%，而乳头状肾细胞癌和嫌色细胞癌细胞因子治疗效果差，见表6-2-5。

1970—2003年，一项有关部分肾切除或根治性肾切除的单侧散发肾癌的患者长期存活的队列研究结果，见表6-2-6。

（三）肉瘤样成分与预后

2%~5%肾癌组织会发生肉瘤样改变，这一比例在晚期肾癌患者中可以上升至20%。肉瘤样结构可出现在所有的肾癌组织学亚型中，肾透明细胞癌、乳头状细胞癌、嫌色细胞癌和集合管

表 6-2-5 三种不同亚型肾细胞癌的基本特征

分类	占肾细胞癌的百分比	诊断时处于晚期（$T_3 \sim T_4$, N+, M+）百分比	Fuhrman 核分级 3 或 4 级	肿瘤特异性生存率（HR）
透明细胞癌	80%~90%	28%	28.5%	参考值
乳头状细胞癌	6%~15%	17.6%	28.8%	0.64~0.85
嫌色细胞癌	2%~5%	16.9%	32.7%	0.24~0.56

表 6-2-6 手术治疗的不同肾癌亚型的肿瘤特异性生存率

生存时间	5 年 /%	10 年 /%	15 年 /%	20 年 /%
透明细胞癌	71（69~73）	62（60~64）	56（53~58）	52（49~55）
乳头状细胞癌	91（88~94）	86（82~89）	85（81~89）	83（78~88）
嫌色细胞癌	88（83~94）	86（80~92）	84（77~91）	81（72~90）

癌肿瘤中发生肉瘤样变的比例分别为 5%、3%、9% 和 29%。在肿瘤组织中肉瘤样成分所占比例的多少会影响患者预后，Kim 等通过多因素分析发现了一个百分比截点（>25% 肉瘤成分）可作为一个预测生存的独立指标，并且证明没有转移的肾肉瘤样癌且肉瘤样成分 >25% 的患者，不仅有较高的病死率和复发率，其肉瘤样成分更具侵袭性，肿瘤复发的概率更高，生存更差。研究显示，84% 有肉瘤样改变的肾癌患者在就诊时已经发生转移，手术后患者 5 年和 10 年生存率分别为 22% 和 13%，平均生存时间为 9 个月，而无肉瘤样变的肾癌患者的 5 年和 10 年总的生存率分别为 79% 和 76%。不同肾癌亚型肿瘤组织中有肉瘤样成分的患者与无此成分的患者相比，死于肾癌的可能性明显增加，透明细胞癌、乳头状细胞癌和嫌色细胞癌分别增加 6 倍、14 倍和 24.5 倍。Moch 等研究证实，肉瘤样变是透明细胞癌和乳头状癌独立的预后不良因素，且对乳头状细胞癌患者的预后判定（风险比 HR：4.1）比对透明细胞癌患者更有价值（HR：1.5）。

（四）肿瘤组织坏死与预后

肿瘤组织坏死是指除细胞变性（如透明样变、出血和纤维化）之外的其他任何程度的镜下肿瘤坏死。Sengupta 等总结 3 009 例肾肿瘤病理资料：在透明细胞癌、乳头状细胞癌和嫌色细胞癌患者标本中分别有 28%、47% 和 20% 发现有组织坏死，肿瘤组织坏死是透明细胞癌的独立预后因素（HR 1.95）。Lam 等总结加州大学洛杉矶分校（University of California Los Angeles，UCLA）310

例局限性及转移性肾癌患者肿瘤病理资料，分析结果显示肿瘤组织坏死是局限性肾癌的独立预后因素，但是对于转移性肾癌患者，尚不能得出类似结论。肾癌组织坏死被认为是肿瘤进展的标志，对患者的预后判定有参考意义。

（五）微小血管受侵与预后

肾癌患者发生微小血管浸润的比例为 25%~28%。有微小血管浸润的患者肿瘤易复发、肿瘤特异性生存时间短。Van Poppel 等对 180 例肾癌患者术后随访 4 年发现，有微血管浸润的肾癌患者发生进展的比例为 39.2%，而无微小血管浸润的患者为 6.2%，多因素分析发现微血管浸润是肾癌患者独立预后因素。Goncalves 等评估了 95 例局限性肾癌患者行根治性肾切除术预后相关因素，发现微血管浸润与肿瘤相关症状、高分期、高分级、肿瘤大小、肾周脂肪受侵、切缘阳性、淋巴结转移及肉瘤样变等预后不良因素有相关性。

（六）肾盂集合系统受侵与预后

Uzzo 等回顾性总结 426 例肾癌患者病理资料，发现肾盂集合系统受侵的总发生率为 14% 左右，但在 T_1 和 T_2 期患者只有 3%。集合系统受侵的患者预后不良，3 年肿瘤特异性生存率为 39%，显著低于集合系统未受侵的患者（62%）。对于 T_1 和 T_2 期肾癌患者，集合系统受侵者的死亡风险是未侵者的 1.4 倍，中位生存时间为 46 个月。T_1 期患者集合系统受侵和未受侵者的 3 年肿瘤特异性生存率分别为 67% 和 81%；而 T_2 期肾癌患者集合系统受侵与未受侵者的 5 年肿瘤特异性生存率分别为 33.3% 和 76.9%；而对于 ≥T_3 期的肾癌患者，集合系统是否受侵与不良预后并无明显的相关性。Palapattu 等对此进行的多因素分析显示，集合系统受侵常与肾癌组织学亚型（如透明细胞癌）、肿瘤相关症状（血尿等）、高分级、高分期、肿瘤大小、有无转移等因素相关，认为集合系统受侵不是独立的预后因素。

三、临床因素

临床因素包括患者的行为状态评分，局部症状、有无贫血、恶病质，血小板计数，中性粒细胞淋巴细胞比值，C- 反应蛋白，白蛋白水平等。

Karnofsky 和 ECOG 评分是最常用的评价患者行为状态的标准，多数研究认为 Karnofsky 和 ECOG 评分是转移性肾癌患者独立的预后因素，评分差者预后不良。Tsui 等总结 ECOG 行为状态评分对各期肿瘤患者预后的影响，ECOG 行为状态评分差是独立预测因素。ECOG 评分 0 分与 1 分的患者 5 年肿瘤特异生存率分别为 81% 和 51%。2004 年 De Mulder 等总结文献报道了转移性肾癌患者行为状态评分与细胞因子治疗及化疗的疗效相关性，行为状态良好（0 或 1 分）行 IL-2、IFN-α 及化疗的患者的中位生存期分别为 570d、652d 和 352d；行为状态中等（2 分）行 IL-2、IFN-α 及化疗的患者的中位生存期分别为 320d、315d 和 202d；而行为状态评分差（3 分）行 IL-2、IFN-α 及化疗的患者的中位生存期分别为 177d、193d 和 158d，行为状态差的患者对免疫治疗反应也差。ECOG 行为状态评分在局限性肾癌患者预后判断的作用尚无定论。Frank 等回顾性分析 759 例各期肾癌患者临床资料后认为 ECOG 行为状态评分差是患者的死亡危险因素之一，但不是肿瘤特异性生存的独立预后因素。

肾癌患者的临床表现与预后也有相关性，2003 年 Schips 等总结 683 例肾癌患者的临床资料。分析肿瘤相关临床症状与预后的关系，141 例（20.8%）患者伴有肿瘤相关的临床症状，无症状与有症状肾癌患者 5 年生存率、无疾病进展生存率、肿瘤特异性生存率分别为 82%、79%、86% 与 60%、55%、65%。有症状患者的生存率明显低于无症状患者（$p = 0.000\ 1$）。2005 年 AUA 年会上 Kawata 等对比 252 例有症状与无症状肾透明细胞的预后，有症状（n = 108）与无症状（n = 144）

肾透明细胞癌患者 5 年肿瘤特异生存率分别为 59.7% 与 93.1%。文献报道中与预后相关的临床表现还有血尿、腰部疼痛不适、食欲缺乏、患者就诊前 6 个月内体重减轻超过 10%、恶病质、查体时可触及肿瘤等。Kim 等报道，在 250 例 pT_1 期肾癌患者中，恶病质的发生率为 14.8%，并认为恶病质是独立的不良预后因素，显著影响患者无复发生存时间和肿瘤特异性生存时间（HR 分别为 3.03 和 4.39）。

也有文献报道伴有血小板增多症的肾癌患者预后不良，血小板增多症是指血小板计数 >40 万 /mm^3。研究显示血小板增多可导致肿瘤侵袭力增高的级联反应，并可能与肿瘤的血管形成有关。伴有或不伴有血小板增多症的局限性肾癌患者行根治性肾切除术后肿瘤特异性生存期分别为 45.2 个月与 76.6 个月；而伴或不伴有血小板增多症的转移性肾癌患者，两组患者平均生存期分别为 34 个月与 18 个月。

四、分子水平因素

许多分子标记物例如：碳酸酐酶 IX（CA IX），血管内皮生长因子（VEGF）、缺氧诱导因子（HIF、Ki-67、p53、p21、PTEN、E- 钙黏蛋白、CD44、CXCR4 和其他与细胞周期和增殖有关的标记物被广泛研究。但是没有一种标记物被明确证实提高预后判断的准确性。所以目前并不推荐临床上常规将其作为检测指标。

关于分子水平对肾细胞癌患者预后的影响已在本章第五节详细阐述。

五、肾癌的预后多因素评估系统和列线图

肾癌术后的预后多因素评估系统和列线图综合了影响肾癌预后的独立危险因素，并在不断地被外部验证中发展。他们相比单纯的 TNM 分期和 Fuhrman 分级能更准确地预测预后。列线图的优势在于它能评价预测的准确性，可客观评价所有新的预测参数。在被采用之前，新的预后变量或者系统都应该被证明它比传统的术后预后评估系统更好。近年来，有新的列线图被设计出来，他们具有很好的术前预测准确性。表 6-2-7 总结了目前最有价值的一些预后多因素评估系统。

表 6-2-7 局部和转移性肾癌的常用预后模型

预后模型		TNM分期	ECOG行为状态评分	Karnofsky行为状态评分	肾癌相关症状	Furman核分级	肿瘤坏死	肿瘤体积	诊断和治疗之间的时间延迟	乳酸脱氢酶	校正钙	血红蛋白	中性粒细胞计数	血小板计数
						变量								
局限性肾细胞癌	UISS	✓	✓			✓								
	SSIGN	✓				✓	✓	✓						
	术后karakiewicz列线图	✓			✓	✓		✓						
转移性肾细胞癌	MSKCC			✓					✓	✓	✓	✓		
	IMDC			✓					✓		✓	✓	✓	✓

（ECOG = Eastern Cooperative Oncology Group，美国东部肿瘤协作组；IMDC = International Metastatic Renal Cancer Database Consortium，国际转移性肾癌数据库联盟；MSKCC = Memorial Sloan Kettering Cancer Center，纪念斯隆凯特琳癌症中心；SSIGN = Stage Size Grade Necrosis，分期、大小、分级和坏死情况；UISS = University of California Los Angeles integrated staging system，加州大学洛杉矶分枝综合分期系统）

影响肾癌患者预后的因素有很多，既有与疾病相关的因素又有疾病以外的因素，疾病以外的因素如患者的性格、对待疾病的态度、经济状况以及主治医生的技术水平等，但这些因素尚没有可行的客观评价标准。目前应用的主要评价预后的指标都是疾病相关因素，其中，pTNM 分期是目前肾癌最重要的预后影响因素。癌细胞病理学分级也是一个独立的预后因素，目前主要采用 1997 年 WHO 推荐的三级核分级标准。在肿瘤的分期、分级相同的情况下，组织学亚型虽然并不是独立的预后因素，但不同组织学类型可提示细胞因子治疗转移性肾癌的反应率。此外，微血管浸润、肿瘤组织坏死属于局限性肾癌患者的预后影响因素，肉瘤样分化可作为肾癌患者独立的预后指标。患者的行为状态评分是肾癌患者独立的预后因素，肿瘤引起的局部症状（如腰痛）、贫血、恶病质、血小板增多也是比较明确的预后影响因素。但由于恶性肿瘤是多基因、多因素、多步骤参与的疾病，不同个体之间的肿瘤细胞基因的表达存在异质性，任何单因素评价的结果都不能令人十分满意，肾癌预后的多因素评估系统能够更准确地预测患者的预后及对治疗的反应。目前还没有可靠的用于预后评价的分子标记物，但利用分子标志物进行肾癌细胞亚型的诊断、分子分期和预后判定表达必定是未来发展方向。

第八节 转移性肾细胞癌系统治疗的现状及发展趋势

伴有远处转移的肾细胞癌称为转移性肾细胞癌（metastatic renal cell carcinoma，mRCC），习惯上称之为晚期肾细胞癌。有 25%～30% 肾癌患者在初次诊断时伴有远处转移。

靶向治疗显著提高转移性肾癌患者治疗的客观反映率，延长无进展生存期，和总体生存期，已经成为转移性肾癌的首选治疗方案。目前肾细胞癌靶向治疗及免疫治疗的机制主要包括抗血管生成治疗、mTOR 抑制剂及免疫检查点抑制剂。另外表皮生长因子受体（epidermal growth factor receptor，EGFR）的药物以及减瘤性肾切除术也显示出相应的治疗价值。

一、转移性肾细胞癌系统性治疗的研究进展

（一）转移性肾细胞癌靶向治疗及免疫治疗的研究进展

自 2005 年靶向治疗问世以来，转移性肾细胞癌的治疗很大程度上是在细胞因子治疗（interferon-α，interleukin-2）的基础上开展的。转移性肾细胞癌的治疗进入靶向治疗和免疫治疗时代，随着靶

向治疗和免疫治疗药物的不断研发,转移性肾细胞癌患者的疾病稳定以及生存期的延长得到突破。到目前为止,包括舒尼替尼、索拉非尼、培唑帕尼、阿西替尼等药物已经被批准用于转移性肾细胞癌的治疗。转移性肾细胞癌靶向治疗和免疫治疗药物的作用机制主要分为:①抗 VEGF/VEGFR 途径,主要包括舒尼替尼、培唑帕尼、索拉非尼、阿昔替尼、卡博替尼、仑伐替尼、贝伐珠单抗;②抑制 mTOR 途径,包括伊维莫司和替西罗莫司;③免疫检查点抑制剂,包括纳武单抗、伊匹单抗等;④作用于肝细胞生长因子(hepatocyte growth factor,HGF)受体/cMet 的靶向药物;

然而,肾细胞癌的组织学类型和危险分层对靶向治疗药物的选择至关重要。由于许多已经发表了的临床试验只纳入了透明细胞性肾细胞癌。因此,此基于粗糙证据的临床推荐只适用于透明细胞性肾细胞癌。现已经建立了国际转移性肾癌数据库联盟的风险模型,并且通过该模型能够准确判断转移性肾癌患者进行靶向治疗的预后情况。直到目前为止,关于非透明细胞性转移性肾细胞癌的综合治疗的临床研究非常有限,而且疗效欠佳。目前,有证据表明治疗透明细胞性肾细胞癌的靶向药物同样能给非透明细胞性肾细胞癌患者带来获益。

替西罗莫司和依维莫司均为 mTOR 的特异性抑制剂,可与胞质蛋白 FKBP12 结合形成复合物,直接抑制 mTOR 靶蛋白,从而减少内皮细胞增长和增殖,阻止肿瘤细胞释放 VEGF 等因子从而抑制肿瘤血管生成;下调调控细胞周期进程和增殖相关蛋白的表达,抑制肿瘤增长和增殖;降低营养转运蛋白活性,减少细胞代谢所需的摄取,从而抑制肿瘤代谢。最新的一项比较依维莫司和舒尼替尼的二期临床试验结果显示舒尼替尼给患者带来更长的无进展生存期(progression free survival,PFS)。针对非透明细胞性肾细胞癌患者的二期临床试验的荟萃分析、靶向药物的回顾性研究表明靶向药物能给患者带来益处。但是与透明细胞肾细胞癌患者相比,非透明细胞性肾细胞癌患者的反应率显著较低。

贝伐珠单抗是静脉使用的重组人源化 IgG1型单克隆抗体,主要针对血液循环中的 VEGF,通过阻止 VEGF-A 与 VEGFR 的结合而达到抗血管生成作用,由于并不直接作用于肿瘤细胞,通常需要与细胞毒性药物联合使用。

血管内皮生长因子能特异性的刺激血管内皮细胞,增加微血管密度,提高内皮细胞通透性,使微小肿瘤增大并具有转移潜能,在肿瘤血管形成及转移中发挥了核心作用。VEGF 分泌受 *VHL* 抑癌基因调控,90% 散发性透明细胞性肾细胞癌存在 *VHL* 基因突变或甲基化,在其他亚型肾癌中也存在 VEGFR 的过度表达。舒尼替尼是口服多靶点酪氨酸激酶抑制剂(tyrosine kinase inhibitor,TKI),可以抑制 VEGFR1~3、PDGFR、KIT、FLT-3R 的活性。2008 年 5 月 SFDA 批准舒尼替尼在中国上市,舒尼替尼推荐的标准治疗方案为50mg/d,4/2(用药 4 周,停药休息 2 周)。

研究表明舒尼替尼、培唑帕尼等针对 VEGF途径的靶向药物与 IFN、安慰剂相比均延长了转移性肾癌患者的 PFS。因此,这几种药物被批准用于转移性肾癌患者的治疗。并且,大型的三期临床试验结果显示培唑帕尼的临床疗效并不比舒尼替尼差。并且培唑帕尼、舒尼替尼的临床疗效均已被研究所证实。目前,这两种 TKI 产品是目前用于低危、中危转移性肾癌患者治疗最常用的药物。

免疫检查点抑制剂通过结合凋亡因子(programmed death,PD)1、细胞毒性 T 淋巴细胞相关抗原(cytotoxic T lymphocyte associated antigen,CTLA)4 等调节因子,阻断 T 细胞的抑制信号,增加特异性 CD4$^+$ 和 CD8$^+$T 细胞免疫反应,从而发挥抗肿瘤作用,本质属于免疫调节治疗。PD1及其配体(PD-L1)作为 T 细胞抑制受体,可限制 T 细胞效应子的功能,在肿瘤免疫逃逸中具有重要作用。PD-L1 在乳头状肾细胞癌(papillary renal cell carcinoma,PRCC)(10%)、肾嫌色细胞癌(chromophobe renal cell carcinoma,CRCC)(5.6%)、Xp11.2t 肾细胞癌(30%)和集合管癌(collecting duct carcinoma,CDC)(20%)等亚型中均有表达。

通过单克隆抗体阻断抑制性 T 淋巴细胞受体 PD-1 进行免疫检查点阻断或者通过单克隆抗体阻断 CTLA-4 信号通路来恢复肿瘤特异性 T 淋巴细胞免疫的免疫治疗临床试验已经开展。纳武单抗通过与血液中的 PD1 蛋白结合来抑制其与PD-1 结合,使 T 细胞解除免疫抑制进而发挥抗肿瘤作用。CTLA4 抗体主要在外周淋巴结中通过阻断抑制性的 CTLA4/B7 信号通路，促进 T 细胞的激活而发挥抗肿瘤作用，PD1 单抗则主要在肿瘤微环境中发挥改善效应 T 细胞功能，两种药物在不同的环节发挥抗肿瘤的作用，因此联合用药也是目前研究的方向。

除此之外，最新的研究表明在中高危转移性肾细胞癌患者的治疗上纳武单抗（抗 PD1 抗体）联合伊匹单抗（抗 CTLA-4 抗体）优先于舒尼替尼，纳武单抗联合伊匹单抗组患者的总生存期和反应率显著高于舒尼替尼组患者；但在低危转移性肾细胞癌患者中，舒尼替尼疗效则明显优于免疫联合治疗。这一结果导致了转移性肾细胞癌患者一线治疗推荐的更新（表 6-2-8）。一项对比纳武单抗和依维莫司的三期临床试验结果表明纳武单抗组患者较依维莫司组患者有更长的总生存期、更高的生活质量、更少的 3 级和 4 级不良反应。

Ⅲ期临床试验（KEYNOTE-426 研究）：研究表明派姆单抗联合阿西替尼组与舒尼替尼组的 1 年生存率分别为 89.9%、78.3%（死亡风险比为：HR 0.53，95%CI 0.38～0.74，p < 0.000 1）。派姆单抗联合阿西替尼组的中位无进展生存期、客观反应率显著优于舒尼替尼组（15.1 个月 vs. 11.1 个月，p < 0.001、59.3% vs. 35.7%，p < 0.001）。派姆单抗联合阿西替尼组与舒尼替尼组的 3 级以上不良事件发生率分别为 75.8% vs. 70.6%。另外一项针对未经治疗的转移性肾癌患者一线治疗的Ⅲ期临床试验（IMmotion151 研究）：结果显示在 PD-L1 阳性的患者中，阿特珠单抗联合贝伐单抗组患者的中位无进展生存期显著长于舒尼替尼组（11.2 个月 vs. 7.7 个月，p = 0.021 7）。在阿特珠单抗联合贝伐单抗组与舒尼替尼组分别有 40%（182/451）、54%

（240/446）出现了与治疗相关的 3 级、4 级不良反应。此外，另外一项对未经治疗的晚期肾癌患者一线治疗的Ⅲ期临床试验（JAVELIN 101 研究）：结果显示在 PD-L1 阳性的患者中，avelumab 联合阿西替尼组无进展生存期显著优于舒尼替尼组（13.8 个月 vs. 7.2 个月，p < 0.001）。此外，在该研究纳入的所有患者中，avelumab 联合阿西替尼组无进展生存期仍然显著优于舒尼替尼组（13.8 个月 vs. 8.4 个月，p < 0.001），两组的总体生存期分别为 11.6 个月、10.7 个月。avelumab 联合阿西替尼组与舒尼替尼组的不良事件发生率分别为 99.5%、99.3%，3 级以上不良事件发生率在两组分别为 71.2%、71.5%。

HGF 受体 /cMet，HGF 是 c-Met 唯一的高亲和配体。C-MET 基因是乳头状肾细胞癌家族的原癌基因，散发性乳头状肾细胞癌中也有 5%～13% 存在体细胞 c-Met 突变。HGF/c-Met 通过诱导细胞增殖和抑制细胞凋亡阻止肾坏死并加速肾损伤修复，但过度激活时则会诱发肿瘤，还可导致 VEGFR、EGFR、RAS /RAF/MEK 和 Akt mTOR 信号通路对抑制剂的耐药反应。卡博替尼可以抑制 VEGFR、c-Met 和 AXL 活性，2016 年 4 月被 FDA 批准用于转移性肾癌的治疗。Ⅲ期临床试验结果证实卡博替尼治疗透明细胞性肾细胞癌的 OR（17% vs. 3%）、mPFS（7.4 个月 vs. 3.9 个月）与 mOS（21.4 个月 vs. 16.5 个月）均优于依维莫司。现在被推荐用于转移性肾癌患者的二线治疗。

（二）靶向治疗药物常见不良反应及相关处理

1. 高血压 是靶向治疗药物最常见的毒性反应之一，其是 VEGF/VEGFR 类药物的常见不良反应。文献报道 VEGFR 酪氨酸激酶抑制剂类药物治疗相关高血压的发生率为 24%～40%，其中 8%～16% 的患者为三级以上的高血压，所有

表 6-2-8 转移性肾透明细胞癌系统治疗推荐（欧洲泌尿外科协会 2019）

危险分层	一线治疗	二线治疗	三线治疗
IMDC 低危险患者	舒尼替尼或培唑帕尼	卡博替尼或纳武单抗	卡博替尼或纳武单抗
IMDC 中高危患者	伊匹单抗 / 纳武单抗	卡博替尼或 VEGF- 靶向治疗	卡博替尼或替代性靶向治疗
	卡博替尼	VEGF- 靶向治疗或纳武单抗	替代性靶向治疗或纳武单抗
	舒尼替尼		
	培唑帕尼		

IMDC：国际转移性肾癌数据库联盟，International Metastatic Renal Cancer Database Consortium

VEGF：血管内皮生长因子，vascular endothelial growth Factor

级别高血压的不良反应发生率为15%～37%。因此，在治疗之前应该评估基线血压水平。对于原有高血压的患者，治疗期间目标血压应控制在140/90mmHg以下。当高血压达到二级以上或者一级伴有症状时必须用药物控制，药物最好选择血管紧张素转换酶抑制剂或ARB，避免应用非二氢吡啶类钙离子拮抗剂以免与靶向治疗药物产生相互作用。

2. **血液学毒性** 常见的血液学毒性包括中性粒细胞减少、血小板减少和贫血。需要注意的是血液学毒性为一级时常规处理即可，血液学毒性为二级时应当减少靶向治疗药物的剂量；当出现三级或四级血液学毒性时应该立即停药至血液学毒性降至基线后再行治疗。患者出现头晕、视物模糊、气促或其他贫血症状时应予以重视，必要时给予维生素B_{12}和铁剂。

3. **手足综合征与皮肤毒性** 手足综合征(hand-foot syndrome，HFS)通常表现为双侧掌跖皮疹，伴疼痛和感觉迟钝，受机械牵拉的部位易出现过度角化、红斑和脱屑。皮肤毒性的临床表现为干皮、皮疹、瘙痒、水疱、蜕皮、皮肤角质局部增厚，或脂溢性皮炎伴皮肤松垂。通常出现于治疗开始后3～8周。在靶向治疗中，所有分级皮疹的发生率为13%～37%。症状出现时应该立即给予干预，可采用含有10%尿素组分的油膏或乳液；如果出现过度角化，则使用含有35%～40%尿素的油膏进行去角质化治疗。出现二级以上的症状可以使用含0.05%氯倍他索软膏；若伴有疼痛，可使用局部镇痛药如2%利多卡因。若出现严重症状，建议到皮肤科就诊。当发生二级以上的手足综合征时，可以考虑中断给药，直至症状严重程度缓解至低于一级，减量或以相同的剂量重新开始治疗。

4. **胃肠道不良反应** 常见腹泻、恶心和呕吐，轻度腹泻可以补充电解质，发生重度腹泻应静脉输液和补充电解质，同时可用洛哌丁胺、地芬诺酯等药物。

5. **甲状腺功能减退** 使用VEGFR抑制剂治疗的晚期肾癌患者中有12%～19%出现不同程度的甲状腺功能减退，且发生率随治疗时间的延长而逐渐增加。研究结果显示国内人群甲状腺功能减退的发生率略高于西方人群，为14.0%～

24.9%。TSH>10mU/L或者出现甲状腺功能减退临床症状的患者，需用甲状腺激素替代治疗。大多数情况下，甲状腺激素替代治疗可有效控制症状，不需要暂停靶向药物治疗或调整剂量。

6. **间质性肺病**(interstitial lung disease，ILD) 是一组主要累及肺间质、肺泡或细支气管的肺部弥漫性疾病，在二线药物mTOR抑制剂治疗中发生率较高，约为19.8%。较轻的ILD无需采取措施，密切监测即可。严重ILD，应停止靶向药物治疗，并用激素(如甲泼尼龙)冲击治疗。

7. **心脏毒性** VEGFR抑制剂引起的心脏不良事件发生率为2%～10%，表现为左室射血分数(left ventricular ejection fraction，LVEF)下降、心肌缺血等。对于无心脏危险因素的患者，应考虑进行基线LVEF检测。有心脏危险因素或近期发生过心血管不良事件的患者，应密切监测生命体征和LVEF。若发生充血性心力衰竭，应暂停靶向治疗；若未发生症状明显的充血性心力衰竭，但LVEF<50%，或较基线LVEF值下降20%，应减少靶向药物剂量或暂停治疗。既往有QT间期延长病史、服用抗心律失常药物、心动过缓、电解质异常等患者，应定期进行心电图检查和血钾、血镁检测。

二、放疗

放疗曾主要用于肾根治性切除术后的辅助治疗和转移灶的姑息治疗。现绝大多数研究都未能证实术后放疗能使患者的生存率改善或者局部复发减少。目前的观点认为转移性肾癌患者行放疗的主要目的是减轻骨转移症状等。局部治疗策略包括：全脑放疗(whole-brain radiotherapy，WBR)，传统的放疗(conventional radiotherapy，RT)，立体放射外科治疗(stereotactic radiosurgery，SRS)，立体定向放疗(stereotactic body radiotherapy，SBRT)等治疗在经过多学科讨论筛选后的患者中可以开展。转移性肾癌在进行局部治疗之后，良好的行为状态、孤立或寡转移、同步性疾病无病间隔期>2年、系统性治疗疾病无进展、Fuhrmann分级低级或中级、病灶的完全切除等因素都和良好的结局相关。放疗主要用于肾癌的姑息治疗，如对局部瘤床复发、区域或远处淋巴结转移、骨骼、脑或肺转移患者做姑息放疗，达到缓解疼痛、改善生存质量的目的。回顾性分析显示：SBRT可以取得优于常规放疗的治疗效果。在一些回顾性和临床一期或二期的研究中，SBRT取得了很好的近期控制率，并具有良好的治疗安全性。但报道的例数均较少，而且缺乏长期随访的结果。目前尚无随机分组研究证明SBRT疗效优于常规分割放疗或其他局部治疗手段。所以SBRT只能在有精准放疗技术支持的和具备丰富放疗经验的医师及物理师的医疗中心，作为可选择的一种肾癌姑息治疗的手段或开展相关的临床研究。

三、转移性肾细胞癌的化疗

在20世纪80年代有多项临床研究表明肾细胞癌是化疗原发耐药的肿瘤。此前的文献报道了不同治疗方案情况治疗肾细胞癌患者的情况，发现总体反应率为6.0%（95%CI: 5.3%～6.8%）。同时另一项研究发现肾细胞癌患者接受化疗的总体反应率为18.5%。过去的观点认为氟尿嘧啶或长春新碱对转移性肾癌有作用，但一项前瞻性随机试验发现81例单独接受长春新碱化疗的患者的反应率仅为2.5%，总体生存率低于长春新碱联合IFN-α治疗的患者。由此可见对肾细胞癌患者单独进行化疗的疗效并不佳。

转移性肾细胞癌患者的化疗用药包括吉西他滨和多柔比星等。化疗主要用于具有肉瘤样分化的转移性肾癌患者的治疗，集合管亚型和髓质亚型以及其他类型的转移性非透明细胞肾癌也可以考虑化疗。具体为多柔比星（$50mg/m^2$）和吉西他滨（1 500或2 000mg/m^2）30min，每2～3周1次，给予粒细胞集落刺激因子支持治疗。目前的二期临床试验显示转移性集合管亚型对吉西他滨和顺铂化疗的反应率为26%。最新的研究表明转移性集合管亚型肾细胞癌化疗后的6个月PFS率为65%，中位PFS为8.8个月（95%CI: 6.7个月～10.9个月）、12.5个月（95%CI: 9.6个月～15.4个月）；客观反应率为30.8%，疾病控制率为84.6%，患者对治疗的耐受性也较好。主要的3级、4级不良反应包括白细胞减少（26.9%）、血小板减少（23.1%）、贫血（11.5%）、掌跖红斑感觉不良综合征（7.7%）；同时该研究还发现索拉非尼联合吉西他滨化疗，在满足患者耐受性良好的情况下可以让患者的获得更好的临床疗效。因此，化疗联合靶向治疗有望成为转移性肾癌患者的治疗新选择。

四、转移性肾细胞癌系统治疗的发展趋势

自2000年以来，转移性肾癌的系统治疗方案从囿于IL-2和INF-α的局限中取得了重大突破，随着多种靶向药物的问世和对肾癌分子病理机制了解的逐步深入，针对VEGF途径和mTOR途径的靶向药物不断展示出其对于转移性肾癌优异的疗效，并逐渐成为转移性肾癌的一线治疗方案。与此同时，近期免疫检查点抑制剂（ICIs）在治疗转移性肾癌方面所取得的重大突破也使其成为转移性肾癌系统治疗的重要组成部分。PD-1抑制剂纳武单抗（纳武单抗）显著改善了VEGF靶向治疗后转移性肾癌患者的总生存期；CheckMate 214研究亦发现纳武单抗联合伊匹木单抗（伊匹单抗）的联合免疫治疗能改善初诊中/高风险转移性肾癌的总生存期和ORR。这些成果展现了靶向药物和ICIs治疗转移性肾癌的巨大发展潜力。转移性肾癌的系统治疗的发展趋势也势必在这些领域会继续取得突破，包括但不局限于以下几个方面：

1. **以更为精确的风险分层指导转移性肾癌的治疗方案**　风险分层的目的是提供患者的预后风险及他们在既往临床研究患者分层中的相对位置，这些信息对于转移性肾癌治疗方案的选择至关重要。目前常用的风险分层工具主要是继承于细胞因子时代的MSCKK风险分组系统和在靶向时代应用较为广泛的IMDC预测模型。这两个预测模型的共同之处是它们绝大部分的参数指标是患者的一般状况及常规实验室检查结果。这些指标简便易得，但显然缺乏针对转移性肾癌个体分子病理机制的风险评价。在靶向治疗和ICIs的时代，新的风险分层应该会朝向引入更多的分子标记物的方向发展，包括但不局限于对于转移性肾癌整体预后风险分子标记物、遗传性肾癌分子标记物、TKI-VEGF疗效预测评估（PBRM1，KDM5C，VHL，MET，TP53，NF1，PIK3CA等）、mTOR疗效预测评估（mTOR，TSC1，TSC2等）、ICIs疗效评估（PD-L1，PBRM1，dMMR，肠道菌群等），以期达到对转移性肾癌预后和疗效评估的精准预测。

2. **基于手术和药物综合治疗的方案优化** 系统治疗的重大突破使得手术治疗在高级别肾癌和局部进展/转移性肾癌中的地位受到了冲击。对于高级别肾癌而言，治疗方案在逐渐从根治性手术+密切随访向根治性手术+辅助系统治疗倾斜。然而目前几项靶向药物辅助治疗的研究（ASSURE，PROTECT，ATLAS，S-TRAC等）得出的结果并不统一，欧美学界（FDA，EMA，NCCN，EAU等）对于辅助治疗的态度也莫衷一是。将来根据转移性肾癌更加细致的分层或分子分型来帮助制定辅助治疗的方案可能是近期的一大研究热点。另一方面，CARMENA和SURTIME研究的发表让减瘤性肾切手术在和直接系统治疗的竞争中地位进一步弱化。但对于一般状况较好、转移负荷较轻或预测对系统治疗效果不好的转移性肾癌患者减瘤性肾切手术仍不失为一种有效的综合治疗组成部分。对于减瘤性肾切手术患者的精准识别，有选择地进行手术也会是转移性肾癌治疗的一个发展趋势。

3. **系统治疗药物的联合与序贯使用最优方案的探索** 靶向药物和ICIs药物的发展不仅极大地扩充了转移性肾癌系统治疗的选择，也给系统治疗药物的联合与序贯提供了极大的空间。CheckMate 214研究探索了PD-1和CTLA-4双免疫联合治疗转移性肾癌的可行性，阿西替尼与帕伯利珠单抗或阿维鲁单抗联合治疗的尝试也在探索之中。不同类型药物的联合或序贯方案既要考虑到患者不良反应的耐受，也要考虑到对后线药物疗效的促进/削弱作用。显然最佳方案的探索会是转移性肾癌临床研究的热门方向之一。

4. **其他** 转移性肾癌的系统治疗还有很多尚未解决的问题，包括术后辅助治疗时靶向治疗/ICIs的使用时长、系统治疗取得完全缓解后需维持治疗的时间等。这些问题都有赖于将来的临床研究和证据来进一步探究。但可以肯定的是，转移性肾癌的系统治疗定会在精准化、个体化、综合化的方向上取得进一步的发展。

（魏　强　曾　浩　曹德宏）

参 考 文 献

[1] Torre LA，Bray F，Siegel RL，et al. Global cancer statistics，2012. CA Cancer J Clin，2015，65（2）：87-108.

[2] Ferlay J，Colombet M，Soerjomataram I，et al. Cancer incidence and mortality patterns in Europe：Estimates for 40 countries and 25 major cancers in 2018. Eur J Cancer，2018，103：356-387.

[3] Siegel R，Naishadham D，Jemal A. Cancer statistics，2013.CA Cancer J Clin，2013，63（1）：11-30.

[4] Chen W，Sun K，Zheng R，et al. Cancer incidence and mortality in China，2014. Chin J Cancer Res，2018，30（1）：1-12.

[5] Wein AJ，Kavoussi LR，Novick AC，et al. Campbell-Walsh Urology. 9th ed. Philadelphia：Saunders，2007：chapter 47.

[6] Frank I，Blute ML，Leibovich BC，et al. pT2 classification for renal cell carcinoma. Can its accuracy be improved? J Urol，2005，173（2）：380-384.

[7] Lam JS，Patard JJ，Goel RH，et al. Can pT2 classification for renal cell carcinoma be improved? An international multicenter experience. J Urol，2006，175：240-241.

[8] Lam JS，Patard JJ，Goel RH，et al. Significance of tumor size in locally advanced renal cell carcinoma（pT3a）：An international multicenter experience. J Urol，2006，175：234.

[9] Cheville JC，Lohse CM，Zincke H，et al. Comparisons of outcome and prognostic features among histologic subtypes of renal cell carcinoma. Am J Surg Pathol，2003，27（5）：612-624.

[10] Ficarra V，Guille F，Schips L，et al. Proposal for revision of the TNM classification system for renal cell carcinoma. Cancer，2005，104（10）：2116-2123.

[11] Lam JS，Patard JJ，Leppert JT，et al. Prognostic significance of T3a renal cell carcinoma with adrenal gland involvement：an international multicenter experience. J Urol，2005，173：269-270.

[12] Kim HL，Zisman A，Han KR，et al. Prognostic significance of venous thrombus in renal cell carcinoma. Are renal vein and inferior vena cava involvement different? J Urol，2004，171（2 Pt 1）：588-591.

[13] Moinzadeh A，Libertino JA. Prognostic significance of

tumor thrombus level in patientswith renal cell carcinoma and venous tumor thrombus extension. Is all T3b the same? J Urol, 2004, 171 (2 Pt 1): 598-601.

[14] Leibovich BC, Cheville JC, Lohse CMet al. Cancer specific survival for patients with pT3 renal cell carcinoma-Can the 2002 primary tumor classification be improved? J Urol, 2005, 173 (3): 716-719.

[15] Pantuck AJ, Zisman A, Dorey F, et al. Renal cell carcinoma with retroperitoneal lymph nodes. Impact on survival and benefits of immunotherapy. Cancer, 2003, 97 (12): 2995-3002.

[16] Pantuck AJ, Zisman A, Dorey F, et al. Renal cell carcinoma with retroperitoneal lymph nodes: role of lymph node dissection. J Urol, 2003, 169 (6): 2076-2083.

[17] Vasselli JR, Yang JC, Linehan WM, et al. Lack of retroperitoneal lymphadenopathy predicts survival of patients with metastatic renal cell carcinoma. J Urol, 2001, 166 (1): 68-72.

[18] Studer UE, Scherz S, Scheidegger J, et al. Enlargement of regional lymph nodes in renal cell carcinoma is often not due to metastases. J Urol, 1990, 144 (2 Pt 1): 243-245.

[19] Waters WB, Richie JP. Aggressive surgical approach to renal cell carcinoma: Review of 130 cases. J Urol, 1979, 122 (3): 306-309.

[20] Samra Turajlic, Hang Xu, Kevin Litchfield, et al. Consortium Deterministic Evolutionary Trajectories Influence Primary Tumor Growth: TRACERx Renal. Cell, 2018, 173 (3): 595-610.

[21] Blom JH, van Poppel H, Marechal JM, et al. Radical nephrectomy with and without lymph-node dissection: final results of European Organization for Research and Treatment of Cancer (EORTC) randomized phase 3 trial 30881.Eur Urol, 2009, 55: 28-34.

[22] Gershman B, Thompson RH, Boorjian SA, et al. Radical nephrectomy with or without lymph node dissection for high risk nonmetastatic renal cell carcinoma: a multi-institutional analysis. J Urol, 2018, 199: 1143-1148.

[23] Bhindi B, Abel EJ, Albiges L, et al. Systematic review of the role of cytoreductive nephrectomy in the targeted therapy era and beyond: an individualized approach to metastatic renal cell carcinoma. Eur Urol, 2019, 75: 111-128.

[24] Ljungberg B. European Association of Urology Guidelines on Renal Cell Carcinoma: The 2019 Update. Eur Urol (2019), https://doi.org/10.1016/j.eururo.2019.02.011.

[25] Escudier B. Combination Therapy as First-Line Treatment in Metastatic Renal-Cell Carcinoma. The New England Journal of Medicine, 2019, 380 (12): 1176-1178.

[26] Rini B I, Plimack E R, Stus V, et al. Pembrolizumab plus axitinib versus sunitinib for advanced renal-cell carcinoma. New England Journal of Medicine, 2019, 380 (12): 1116-1127.

[27] Escudier B, Porta C, Schmidinger M, et al. Renal cell carcinoma: ESMO Clinical Practice Guidelines for diagnosis, treatment and follow-up. Ann Oncol, 2019, 30 (5): 706-720.

第三章 肾囊性疾病

第一节 概 述

肾脏是人体内最容易发生囊肿的器官之一，肾脏囊性疾病（cystic diseases of the kidney）是肾脏出现了单个或多个囊性肿物的一类疾病，可以发生在婴幼儿、青少年、成年和老年人，并有较高的发病率。从病因学的角度可分为先天性、遗传性、获得性等。肾脏囊性可在母亲孕检时发现遗传性肾囊肿，也可以出生后诊断，甚至在成人时出现。一些完全不同的疾病可以有相同的临床表现，例如：常染色体隐性遗传性多囊肾病、结节性硬化症、VHL疾病、获得性肾囊肿疾病，囊肿有一层增生的上皮，有时有增生的结节或息肉伸入囊肿腔内，但是增生的情况彼此之间相差很大。

对于肾脏囊性疾病最重要的是应该有个正确的认识，最需要关注的两点是恶性风险和对肾功能的影响，要对恶性风险和不同病因对肾功能的影响进行评估，确定治疗和随诊方案。同时，有些不同病因的肾囊性疾病其临床表现类似，需要进行基因学方面的鉴别。

一、肾囊性疾病的分类

一般采用美国儿科学会（AAP，1987）提出的命名分类，将肾囊性疾病分为遗传性和非遗传性两种类型，并通过其临床表现、病理学以及影像学的不同特征做进一步的分类（表6-3-1）。

也可依病因分类，肾囊性病多数属先天性，少数为后天性以及未定性者（表6-3-2）。

多囊肾病（polycystic kidney disease，PKD）是较为常见、也是临床需要重点关注的一种肾囊性疾病，其特点是双肾被多个大小不等的囊肿所占据而使双侧肾脏体积增大，功能性肾组织减少。多囊肾的病因可能是在胚胎发育过程中，肾小管

和集合管间连接不良，使尿液排出受阻，形成肾小管潴留性囊肿，这与部分学者认为的髓质海绵肾的发病原因有所类似。随着病情的进展，肾实质逐渐受压变薄，有功能的肾单位逐渐减少，最终不能维持正常的肾功能而需要透析或肾移植。与多发单纯性肾囊肿及肾多房性囊肿不同，多囊肾属于一种先天性遗传疾病，从遗传学研究角度其一般可分为常染色体显性遗传多囊肾病（ADPKD）和常染色体隐性遗传多囊肾病（ARPKD）两类。

二、肾囊肿的形成原因

虽然肾囊肿的类型众多，但在结构特征上都存在相似性。在肾囊肿发生初期，囊肿与肾小管之间通过传入传出通道连接，当直径大于2mm时，大部分肾囊肿会脱离其起源的肾小管部分，成为内部充满液体的闭合性腔隙，内部覆盖上皮组织。根据成因的不同而将肾囊肿分为以下三种。

表6-3-1 肾囊性疾病分类

遗传性	非遗传性
常染色体隐性遗传性肾多房性囊肿（婴儿型）	多发性肾囊肿（发育不良性多发性肾囊肿）
常染色体显性遗传性肾多房性囊肿（成人型）	良性多房性肾囊肿（囊性肾瘤）
青少年肾消耗病、髓质囊性疾病复合体 （1）青少年肾消耗病（常染色体隐性遗传） （2）髓质囊性疾病（常染色体显性遗传）	单纯性肾囊肿
先天性肾病（家族性肾病综合征）（常染色体隐性遗传）	髓质海绵肾
家族性发育不良性肾小球囊性疾病（常染色体显性遗传）	偶发性肾小球囊性肾病
伴有肾囊肿的多重畸形综合征	获得性肾囊肿 肾盏憩室（肾盏囊肿）

表6-3-2 肾囊性疾病分类

	病名	发病率
先天性	常染色体显性遗传多囊肾病(autosomal dominant polycystic kidney disease, ADPKD)	1/1 000~1/400
	多囊性肾发育不良(multicystic dysplastic kidney, MCDK)	1/4 000~1/1 000
	髓质海绵肾(medullary sponge kidney, MSK)	1/5 000
	青少年肾单位萎缩(juvenile nephronophthisis, JNPHP)	1/5 000
	常染色体隐性遗传多囊肾病(autosomal recessive polycystic kidney disease, ARPKD)	1/55 000~1/6 000
	髓质囊性肾病(medullary cystic kidney disease, MCKD)	1/100 000
	肾小球囊性肾病(glomerulocystic kidney disease, GCKD)	罕见
后天性	获得性囊性肾病(acquired renal cystic disease, ARCD)	>10%(尿毒症人群)
	多房性肾囊肿(multilocular cyst of kidney, MCK)	不详
未定性	单纯性肾囊肿(simple renal cysts, SRC)	>5%
	肾盂旁囊肿(parapelvic cysts, PPC)	1%~3%
	肾盂源囊肿(pyelogenic cyst, PGC)	不详

(一) 先天发育不良

先天发育不良可产生多种疾病, 就肾囊性疾病而言, 主要可造成髓质海绵肾、发育不良性多囊肾病等。区别于遗传性或基因突变引起的肾囊性疾病, 先天发育异常患者的胚系基因一般没有改变。

(二) 基因突变(遗传与非遗传)

就多囊肾病而言, 大多是通过亲代基因遗传, 分为常染色体显性遗传和常染色体隐性遗传, 但也有多囊肾患者既非亲代遗传, 也不属于先天发育不良性多囊肾病, 而是由胚胎形成时的基因突变引起。在胚胎形成过程中, 由于外界因素的影响, 关键基因发生突变而形成多囊肾病。此种情况虽然罕见, 但可以发生, 临床上确实观察到一部分多囊肾病患者并没有家族遗传史。

(三) 感染

感染可使机体内环境发生异常变化, 有利于囊肿基因发生变化, 使囊肿的内部因素活性增强, 这样便可促进囊肿的生成、长大; 同时身体任何部位的任何感染, 都能够通过血液进入肾脏而对肾囊肿造成影响, 如可使囊肿发生感染, 除了使临床症状加剧外, 还会进一步加快囊肿生长速度, 并加重肾功能损害等。无论是细菌感染还是病毒感染, 均可对囊肿产生很大影响。

三、肾囊性疾病的诊断

肾囊性疾病常无特异性临床症状, 一些患者终生也未出现症状, 直至尸体解剖时才被发现。

大部分患者通常是因其他疾病检查同时或健康体检时才发现患病。超声、CT 检查在肾囊性疾病的诊断中发挥了重要作用。其临床表现因囊肿数目、大小、部位、处于发展还是静止状态以及是否伴有出血、钙化、感染、恶变、高血压肾功能损害等情况而表现各异。患者偶有腰、腹部不适或疼痛, 当囊肿巨大时可在患者腹部触及肿块。

肾脏囊性病变的诊断主要依赖于影像学检查, 结合患者的家族史及影像学表现决定是否进一步行基因学检测。对于肾脏囊性病变而言, 所有的影像学检查并非相互替代关系, 而是结合患者的病情需要、互为补充, 提供额外的诊断信息。

1. **超声** 是肾囊性疾病首选的诊断方法, 无创伤, 能够较为准确对囊性或实性肿块进行区分, 能发现直径小至 0.5cm 的肿块。当囊壁显示不规则、增厚、有分隔或结节, 尤其使彩超多普勒超声提示有血流时, 应警惕恶性变; 当超声提示有多个囊肿时, 应区分多发单纯性囊肿、多房性囊肿、多囊肾。超声对诊断肾囊性病变的准确率为 98%, 有时因囊肿直径过小、囊壁钙化、囊内出血、感染、患者过于肥胖或操作者技术欠佳、不熟练, 造成漏诊或误诊。

2. **静脉尿路造影** 囊性病变较大时可能见到肾盂或一个及多个肾盏移位、变形、拉长等受压改变, 且边缘光滑, 无破坏。肾多房性囊肿都有相似的特征性改变, 需要进一步鉴别。随着 CT 和 MRI 应用的日益普及, 目前静脉尿路造影已经不再作为肾脏囊性疾病的常规检查方法。

3. CT　肾囊肿CT上表现出轮廓清晰、光滑均匀的圆或椭圆形状肿块，呈均匀一致的低密度，CT值接近于零，增强后无强化效应。CT对囊性和实质性占位病变的诊断准确率达90%以上，当肾囊肿较小时，可由于部分容积效应造成诊断错误。

4. 磁共振（MR）　磁共振对确定囊液成分有独特的优势，有利于判断囊肿性质。由于MR不采用含碘造影剂对比，对终末期肾功能衰竭患者可以选用MR了解肾脏病变。

5. 肾囊肿的Bosniak分型及临床意义　自1986年首次介绍肾囊肿的Bosniak分型以来，泌尿外科医生和放射科医生已经普遍接受并临床用于指导肾囊肿的诊断和治疗。根据囊肿形态和影像特点可以分为五型（表6-3-3）。对于肾囊肿Bosniak分型为Ⅰ、Ⅱ型患者，可以不需要手术治疗，定期复查即可；ⅡF型的患者则需要密切随访；对于肾囊肿Bosniak分型为Ⅲ、Ⅳ型患者则需要手术治疗。

第二节　常染色体隐性遗传性多囊肾病

常染色体隐性遗传性多囊肾病（ARPKD）临床上较为少见，其发病率约为1/40 000~1/10 000不等。该病又称"婴儿型"多囊肾，患有此病的新生儿约50%于出生后几小时或几天内死亡，极少数较轻类型的患者可存活至儿童期或成年。对于此类型的多囊肾病，应该重视对家族史的调查，并加强产前的规范化检查，以期早期发现并采取针对性的优生优育措施。

（一）遗传学特点及分型

ARPKD是常染色体隐性遗传性疾病，由第6号常染色体上的 *PKHD1* 单基因突变所致。特点为常伴发门静脉周围纤维增殖性病变、不同程度的胆道扩张和门静脉硬化，且随年龄的增长而加重；发病年龄越小肾脏损害越重，而肝损害则相对越轻；临床症状出现越晚，进展相应越慢。

Blyth和Ochenden将ARPKD分为以下四种类型：

1. 围产期型　围产期时已有约90%的集合管严重受累，并伴有少量门静脉周围纤维增殖，多于围产期内死亡。

2. 新生儿型　出生后1个月出现症状，肾囊肿病变可累及约60%集合小管，伴轻度门静脉周围纤维增殖，多在几个月后由于肾功能衰竭而死亡。

3. 婴儿型　出生后3~6个月出现双肾及肝脾肿大症状，肾囊性病变可累及约25%肾小管，伴有中度门静脉周围纤维增殖，多于儿童期因肾功能衰竭死亡。

4. 少年型　肾功能损害相对轻微，偶见肾功能衰竭，仅有约10%以下的肾小管发生囊性变，但肝门静脉区严重纤维性变，一般于20岁左右因肝脏并发症和/或门静脉高压死亡。

（二）病理

肾脏保持幼稚小叶状，在病理切片上可以看到从肾盏到肾包膜呈放射状排列扩张的小管及肾皮质大量细小的囊肿。Guay-Woodford认为髓质小管扩张先出现，然后是皮质集合管的扩张。能够活到儿童期的患儿，皮质囊肿可能是其主要的症状。在出生时即发现患病的年长儿中囊肿大而

表6-3-3　肾囊性病变的Bosniak分型

分型	病变性质	影像表现（CT）
Ⅰ型	良性单纯囊肿	发线样囊壁，没有分隔、钙化、实性成分，CT测量为水样密度、没有强化
Ⅱ型	良性囊肿	有少量纤细分隔，囊壁上或隔上可有小钙化；小于3cm、高密度、边界锐利、没有增强的囊肿
ⅡF型	囊性病变含较多纤细分隔（需密切随诊）	纤细分隔及囊壁可有强化，可有小部分囊壁或分隔增厚；可有结节样钙化，但没有强化，没有强化软组织；大于3cm、高密度、完全位于肾内肿物属于该级，此级病变边界清楚
Ⅲ型	不能定性的囊性肿物（需手术）	有厚而不规则分隔或囊壁，可见强化
Ⅳ型	恶性囊性病变（需手术）	有增强的软组织成分

呈球形，且所有的 ARPKD 患儿均有如高分化胆小管增殖、扩张、分支，并伴有不同程度门静脉纤维化等门脉周围肝脏损伤的表现。

（三）临床表现

ARPKD 的临床表现可因发病时期及类型不同而表现为不同程度的肾集合管扩张、门静脉性肝硬化、胆管扩张和先天性肝纤维化（congenital hepatic fibrosis，CHF）等。胎儿期 ARPKD 可因缺少正常的尿液分泌而导致羊水过少，且由于胎盘的"透析"作用，可出现 ARPKD 婴儿在母亲体内期间血肌酐和尿素氮水平正常而出生后很快升高的现象；起病极早者出生时肝、肾体积相对巨大且质硬，这可能会增加分娩时的阻力；巨大的肝、肾妨碍横膈活动而造成呼吸困难导致新生儿死亡，此外肺发育不全和肾功能衰竭也是此阶段死亡的原因；婴儿期除可显示出 Potter 面容和肢体畸形外，还会伴有贫血、肾性胃萎缩、高血压及生长发育不良等症状。发病越早，预后越差，6 月龄前确诊者，大多数死亡，预后极差；存活到学龄期儿童，临床上则可出现肝功能不全、食管和胃底静脉曲张以及门静脉高压等，而由此继发的脾肿大和脾功能亢进则可进一步引起贫血、白细胞和血小板减少及肝内主要胆管扩张（Caroli 征）等症状。

（四）诊断与鉴别诊断

对 ARPKD 而言，仔细调查三代以内家族史十分重要，因为该病作为常染色体隐性遗传病，子女发病率为 1/4。由于正常新生儿的肾脏周边为呈低回声的典型肾锥体结构，而 ARPKD 患儿的肾锥体与其他肾组织融合，超声波被大量紧闭扩张的集合管之间的交界面反射而显示为强回声，因此产前超声检查时可见子宫内羊水过少，肾脏相对正常胎儿增大、且与肝回声比较呈明显均质高回声，这对围产期型的诊断有明确意义。肾功能损害随时间推移而加重，但 ARPDK 的肾脏体积反而会缩小。延迟静脉尿路造影时，由于扩张的集合小管充满造影剂，可显示持续 48h 的髓质放射条纹状征象（日冕征），但肾盏、肾盂及输尿管却常不显影。此时 CT 检查可以进一步明确诊断。

鉴别诊断方面，儿童双肾积水多因肾、输尿管、膀胱或尿道畸形引起，超声影像多表现为增

大的肾脏伴扩张的肾盂，而明显的 ARPKD 的囊肿常呈弥散分布且体积较大；多囊性肾发育异常多表现为肾实质很少，失去正常形态，其内可见囊肿，且不伴有肝病变；先天性肝纤维增殖症多无肾脏病变；而 Wilms 瘤的超声显像则多表现为单侧性的不均质肿块，且髓质为低回声。另有研究报道，一过性新生儿肾脏肥大患儿的排泄性尿路造影结果有时可与 ARPKD 相类似，但随着年龄增大，前者的肾脏形态会很快恢复正常。

（五）治疗及预后

由于患儿的肾、肝常同时受损，血液透析和肾移植的治疗效果往往不理想。必要的呼吸护理可以减轻症状并延长患儿生命，适当限制钠盐摄入及应用降压药及袢利尿剂等可对高血压、水肿及充血性心力衰竭症状有一定改善作用。如门静脉高压症可能引起上消化道出血时，可考虑采用脾肾分流术、胃切除吻合术或内镜硬化疗法等减压手段。因本病至今无有效的治疗方法，故预后极为不佳。

第三节 常染色体显性遗传性多囊肾病

（一）流行病学

常染色体显性遗传多囊肾病既往又被称为"成人型"多囊肾，常见发病年龄 30～50 岁，但实际上该病可在任何年龄发病，甚至包括胎儿，因此成人型多囊肾这一名称并不准确。作为最常见的遗传性疾病之一，ADPKD 占晚期肾病的 10%，占全部血液透析患者的 7%～15%，也是目前导致肾衰竭的第四大病因。不同国家 ADPKD 的发病率存在明显差异，约为 1/1 000～1/400，且临床表现具有多样性。我国还没有确切的统计数据。

（二）遗传学特点

ADPKD 为一种外显率近 100% 的常染色体显性遗传病，多具有家族聚集性，连续几代均可出现患者，其两性发病及受累机会也均等，且每个子代都有 50% 的机会由遗传获得发病基因。不同于其他的遗传性疾病，ADPKD 在病程开始阶段并不影响肾脏的每一个细胞，而往往仅涉及 1%～2% 的肾单位或集合管。因此，有学者认为在多囊肾的发育遗传机制上可能存在"二次打击"

机制和"纤毛致病"学说，即体细胞的正常 *PKD* 等位基因在毒素、感染等因素的"二次打击"下突变为杂合子后，导致纤毛或多囊蛋白的结构和功能产生异常，从而使细胞周期、细胞内代谢、上皮细胞增殖和基底膜成分等发生改变，进而形成多发囊肿并随着年龄增长引起肾功能损害发生，这种理论也能够较好的解释 ADPKD 发病较晚的原因。

研究显示，多囊肾病基因包括 *PKD1*（约占 ADPKD 患者的 85%～90%）及 *PKD2*（约占 5%～10%）。*PKD1* 定位于 16 号染色体短臂 1 区 3 带的第 3 亚带（16p13.3），并具有 α 球蛋白复合体及磷酸甘油酸激酶这两个特异性的标志基因；*PKD2* 位于 4 号染色体长臂 2 区 1 带至 3 带之间（4q21～23）。*PKD1* 与 *PKD2* 基因突变的临床表现大致相同，但 *PKD1* 突变的患者病情更严重、临床表现更早且发生肾衰竭或者死亡的平均年龄更低，而 *PKD2* 突变者发生泌尿系感染和高血压的概率比较高。如果此病不是从父系遗传下来而是从母系而来的，其临床表现出现的更早、进展更快、病情也更重，这种现象与基因印迹有关。

（三）病理及病理生理学

正常肾小管上皮细胞中 ATP 酶和 EGFRs 一般都位于细胞膜的基底部和侧面，但在 ADPKD 中发现其 ATP 酶及 EGFRs 还位于细胞膜的顶端（腔侧），这可导致 Na^+ 被从细胞内泵出，进而液体流入填充小管腔，而细胞增殖可使肾小管管壁向内折叠或向外膨出折叠，可堵塞肾小管并导致近端扩张，而膨出产生的囊状延伸可使肾小管的连续性中断并最终形成囊肿。因此，细胞外基质、肾小管上皮细胞增生和分化以及囊腔内液体分泌和聚积的异常均可能与 ADPKD 的囊肿形成有关。

ADPKD 的病变通常呈双侧性，但病变程度可有不同。其大体病理特征为：肾脏体积增大，据报道单肾长可超过 40cm，重可达 5kg，肾脏被直径从几毫米到几厘米大小不等、内外层次不同的囊肿占据；囊肿在皮质和髓质分布相对均匀，但在囊肿之间仍可辨认出有较正常的肾实质存在；囊内有尿样液体，出血或感染时可呈不同外观。在光镜下可见囊肿壁内衬单层扁平或立方上皮，而透射和扫描电镜检查可显示囊壁由含有少量线粒体和其他细胞器、但缺乏微绒毛的单纯简单上皮细胞构成。虽然可见病变肾单位的各段均呈囊性扩张，且囊肿脱离肾小管，但来自集合管的囊肿最大最多。在显微镜下还可发现受囊肿压迫后继发性的肾小球硬化、肾小管萎缩、间质纤维化、慢性炎症及血管硬化等改变，最终将导致终末期肾功能衰竭。

（四）临床表现

ADPKD 实质上是一种全身性疾病，可累及多个系统，如肝脏，心脑血管系统等。在幼儿期发病的儿童，主要症状和体征是蛋白尿和血尿等。囊肿随着患者年龄的增长逐渐增大，临床表现及严重程度差异较大。另外，ADPKD 的临床表现具有明显的性别差异，男性患者比女性患者更早出现高血压和肾功能不全，但是临床上女性患者的肝囊肿情况常更为严重。

ADPKD 常见的临床表现包括如下：

1. **疼痛** 是最常见的早期症状，多表现为腰背部或胁腹部胀痛和钝痛，原因与囊肿增大牵扯肾包膜及肾蒂血管或神经有关。当出现囊肿内出血或并发感染时可使疼痛加剧，约有 20%～30% 患者还可因血块或结石阻塞输尿管而发生肾绞痛。

2. **血尿及贫血** 引起血尿的主要原因是囊壁血管破裂所致，合并结石和感染时也可引起血尿。约 50% 的患者出现镜下或肉眼血尿，大部分患者首次发生一过性肉眼血尿的年龄约在 30 岁左右，16 岁前发生者仅有约 10% 左右，但 50 岁以上患者出现血尿时，应注意排除恶性肿瘤发生的可能。长期的血尿可能会导致贫血的发生，但在临床上 ADPKD 患者的贫血并不常见，因为部分 ADPKD 患者肾脏分泌的促红细胞生成素（EPO）水平随着肾脏体积的增大而升高。5% 的患者可因 EPO 水平增加而出现红细胞增多症。

3. **感染及蛋白尿** 约 1/2～2/3 的 ADPKD 患者既往曾有单侧囊肿感染或肾盂肾炎病史，一般女性多于男性。如患者已发生肾功能不全，往往并存慢性感染可能。如发生脓肿形成并扩散至肾周，则死亡率可达 60%。14%～34% 的非尿毒症期患者可出现蛋白尿，在合并终末期肾病的患者中可高达 80%，且男性多于女性。

4. **结石与肾积水** 约 10%～20% 的患者有可出现尿酸盐或草酸钙肾结石，部分结石患者还同时伴有肾积水，但积水有时会对 ADPKD 的诊断产生混淆。

5. 腹部包块 为主要体征,可于单侧(约占15%～30%)或双侧(约占50%～80%)肾区可触及结节状增大的肾脏。

6. 高血压 约60%以上的患者在肾功能损害发生之前就可出现高血压,已成为部分患者的首发症状,高血压进一步诱发的肾功能损害、心脏疾病及颅内出血等,影响ADPKD患者的预后。

7. 终末期肾病(ESRD) 是多囊肾病患者临床进展的最终结局,约50%的患者将最终不可避免地自然进展至终末期肾病。ADPKD患者可因失水、感染及梗阻等因素造成急性肾功能损害,但发生慢性肾功能衰竭时通常无贫血等症状,且全身状况及血液透析治疗效果一般较好。多囊肾引起肾功能不全的原因可能有:①囊肿的形成和生长可使功能性肾单位数量减少;②增大的囊肿可压迫邻近的肾实质而产生局部缺血;③囊肿周围增生的纤维结缔组织可压迫和闭塞肾小管;④多囊肾伴发的肾脏感染可使肾功能迅速恶化;⑤多囊肾肾素分泌增多可并发高血压和肾动脉硬化;⑥多囊肾伴发的结石梗阻可造成结石近端引流系统的尿液潴留和感染,进一步损害肾功能;⑦各种原因的细胞外失水、失钠、感染和梗阻等,也可使多囊肾患者发生急性肾功能衰竭。

(五)合并症

ADPKD病变除肾脏外,还可累及心血管系统、消化系统及其他系统等,主要表现为以下各方面:

1. 其他脏器囊肿 以肝囊肿为最常见,另可见于胰、脾、肺及精囊等处。肝囊肿在成人和女性患者中更为常见,其发生率随年龄增大而增加(30岁为20%,60岁后为75%),且通常晚于肾囊肿的发生。虽然肝脏多广泛受累,但通常对肝功能及全身状况影响不大。

2. 心脑血管病变 约25%～30%的ADPKD患者可出现二尖瓣脱垂、主动脉瓣闭锁不全及左心室肥大等心脏受累情况。对伴有心悸、胸痛等可疑症状的患者,心电图、心脏超声及冠脉造影等相关检查可有助于早期明确诊断。同时,约有4%～16%的ADPKD患者可伴发颅内动脉瘤,其出血概率约为5%～10%,有近9%的患者死于蛛网膜下腔出血。

3. 肾细胞癌 ADPKD患者发生肾细胞癌的概率与正常人群类似,但表现形式具有特异性:ADPKD肾癌多为双侧性,可达12%,而正常人群是1%～5%;28%为多中心性,而正常人群为6%;33%肉瘤型,而正常人群是1%～5%。

(六)诊断

ADPKD需要结合临床症状、家族史、合并症以及影像学检查结果而做出诊断。多囊肾患者多因腰背或胁腹部疼痛、血尿、腹部包块等症状而行相关影像学检查时被发现,如发现有家族史及高血压、肾功能异常、其他器官多发囊肿或心脑血管并发症等情况出现时,则更有助于准确诊断。通过超声筛查无症状但具有ADPKD家族史的成年人时,诊断标准与年龄密切相关。对于年龄小于40岁且有ADPKD家族史的人群,或者潜在的活体亲属供肾者来说,常规超声检查并不是排除ADPKD的最优选择,而推荐基因检测用于排除疾病,因此,对于泌尿系超声结果为阴性的年轻人,在40岁前无法排除罹患此疾病。有学者提出,如患者没有家族史支持,但有双侧肾囊肿且合并有以下两个或两个以上症状时,也可以做出初步诊断:双肾体积增大、三个或三个以上的肝囊肿、脑动脉瘤、蛛网膜、垂体、胰腺或脾脏单个囊肿。

ADPKD的实验室和影像学检查如下:

1. 尿常规 早期尿常规一般无明显异常,中、晚期时可有不同程度血尿,但红细胞管型不常见。部分患者可出现蛋白尿,伴结石和感染时可有白细胞。

2. 尿渗透压及血肌酐测定 在检查前夜禁水并服用血管加压素后测定尿最大尿渗透压(约可降低680 ± 14mOsm)可以敏感地反映肾功能受损的情况,这一表现要早于肾小球滤过率的降低,并有助于鉴定其他家族成员中是否存在此病。ADPKD的患者在病程早期即可出现肾功能受损表现,血肌酐会呈进行性升高。

3. 影像学检查

(1)超声:是目前多囊肾病的首选检查方法,可观察到存在许多液性暗区并增大的肾脏,有些囊肿内可伴有出血。若囊肿太小,也会见到无数异常的小混合回声区布满肾实质。超声诊断ADPKD的标准为:年龄<30岁者,单侧或双侧2个肾囊肿;年龄30～59岁者,双肾各有2个以上

囊肿；年龄＞60岁者，每侧肾脏4个以上囊肿。

（2）尿路平片（KUB）：可观察到外形不规则且明显增大的肾影，如合并囊肿或肾周感染时，肾及腰大肌影像也可显示不清。

（3）静脉尿路造影（IVU）：可显示双侧肾影增大，肾盂可因受压变形呈蟹爪状，而肾盏扁平而宽，盏颈则被拉长而弯曲变细，肾实质出现空泡样改变等。

（4）CT：可显示双肾体积增大，有众多大小不一的薄壁囊肿，囊液CT值接近于水但无明显强化。同时，平扫CT对囊肿伴出血、钙化或同时合并其他脏器囊肿的诊断率较高，而增强CT更有助于显示残存有功能肾皮质的量，但对已有肾功能不全者应慎重使用。临床上有时也采用核素-肾动态显像技术（SPECT），能准确测定出GFR水平及辅助判断肾功能受损情况等。

在有条件的情况下还应选择使用磁共振（MRI）及其血管成像（MRA）对部分因肾功能不全而无法进行增强CT检查或怀疑合并颅内动脉瘤的患者进行筛选。逆行尿路造影及其他逆行性有创检查易引起感染，如非必要，应尽量避免使用。

4. **症状前诊断和产前诊断**　症状前诊断的目的是在高危人群，也即是患者的直系亲属尚无临床表现时，确定其是否为ADPKD患者，以便使患者早期预防并发症，保护肾功能，提高生活质量。可自外周血白细胞获取DNA标本。影像诊断首选B超。小于30岁可疑患者还可选用CT、MRI，如结果仍不明确，可采用基因诊断方法。

产前诊断是指在胎儿出生前确定其是否患有ADPKD，有助于决定是否继续妊娠。一般于妊娠10～12周通过羊膜穿刺术取得胚胎绒毛膜细胞标本。

由于ADPKD的自然史和近100%的外显率，应重视家族史的调查，条件允许时需进行家族成员筛查。但现有的基因分析技术并不十分完善，仍处于实验室研究和探索阶段，且因价格昂贵、设备条件及认识水平等限制，尚不能广泛的应用及推广。目前可通过基因连锁分析技术鉴定16p染色体上是否存在α珠蛋白基因簇下游的高突变区（3'HVR），因其与ADPKD基因高度连锁，进而可推断受检者是否带有致病基因。专家共识推荐应进行基因检测的对象包括：①肾脏影像学检查结果不明确者；②无家族遗传病史的散发PKD患者；③有患病风险的活体肾脏捐献者；④非典型PKD患者和生殖咨询者等。

（七）鉴别诊断

1. **多发单纯性肾囊肿**　该病有时在影像学检查方面与ADPKD区别不大，但其患者家族中往往无类似患者，病因可能是先天性的，也可因创伤、炎症、肿瘤引起，病理上其囊液多为体液，可见红细胞，且临床上一般没有血尿、高血压、肾功能不全、水肿等严重并发症。

2. **肾多房性囊肿**　该病特点是多为单侧发病，病变由许多孤立性囊肿所组成且局限在肾脏某一部分，未受累部分的肾组织表现正常。病理研究该病是由于集合管发育停止造成的，集合管的分支数明显减少，且开口于囊腔内。

3. **肾积水**　肾积水虽可导致腰痛、腹部肿块以及肾功能损害等临床症状，但其影像学表现与多囊肾可完全不同，可见明确的尿路梗阻部位，超声、尿路造影或CT等可以鉴别诊断。

4. **肾肿瘤**　双肾肿瘤在临床上较为少见，且一般肿瘤多为实性或囊实性，总肾功能也常无异常，彩色多普勒超声和增强CT检查可有助于区分囊性与实质性占位。

5. **AML**　双侧肾AML虽有多发性的特点，但是具有典型的脂肪组织的高回声表现，且病变的平扫CT值为负值，与囊肿鉴别不难，如同时存在结节性脑硬化则更有助于准确诊断。

6. **肾小球囊肿**　肾疾病有一种特殊类型的ADPKD，虽然与肾小球囊肿肾疾病在幼儿时期的组织学发生相类似，但前者可能是ADPKD基因突变表达的早期阶段，且囊肿最初是发生在Bowman囊；而后者却不影响家族中的其他成员，且其在新生儿期被诊断时约有10%可合并胆道畸形。

（八）治疗

ADPKD的主要治疗目标是适时采取适当的干预措施，预防并发症的发生，延缓肾功能不全的进展和透析的使用。ADPKD至今尚无特效的治疗方法，主要的治疗方法包括内科综合治疗和外科手术治疗。既往国外曾有学者探索应用利尿剂、皮质激素等来控制肾囊肿的增大，但疗效各有差异。目前一些内科治疗方法均属于对症及支持治疗，目的在于避免加速囊肿生长和导致肾功能恶化的危险因素，同时控制高血压、预防感染等并发症。目前托伐普坦作为全球首个 ADPKD 治疗药物已获美国 FDA 已批准，用于存在病情快速进展风险的 ADPKD 成人患者，以延缓肾功能的下降。

ADPKD 传统上主要依赖于内科治疗。对于是否需要外科手术治疗以及手术方式、介入时机等还充满争议，针对多囊肾的外科治疗也经历了漫长而曲折的探索过程。1911 年 Rovsing 首先采用穿刺治疗肾脏囊肿，后因手术方法上存在某些问题及病例选择不当等原因，且不同学者对手术是否可以改善患者肾功能的认识并不一致，使多囊肾的外科治疗陷入僵局，甚至有学者主张摒弃囊肿去顶减压术，只对多囊肾患者进行观察等待和对症处理，待患者出现肾功能不全后行血液透析和肾移植治疗。近年来，随着人们对 ADPKD 的发病机制、病理生理等方面的深入研究，结合国内外的长期随访资料，ADPKD 手术治疗日益受到重视，认为手术治疗对于改善临床症状效果明显，作用迅速。有学者提出在选择性病例中行多囊肾囊肿减压术可以阻止囊肿进行性增大，减轻对肾实质功能的破坏；Rovsing 指出在多囊肾病变早期进行手术干预是有益的。然而手术治疗对于延缓和治疗 ADPKD 肾功能恶化的作用尚不明确，Milam 等学者发现多囊肾术后 6 个月时手术侧肾功能较术前有所减退，且总肾功能均有不同程度的损害。外科手术对患者血压和肾功能的改善作用是暂时性的，并不能一直持续，而且手术同时也可加重肾功能损害。因此，在针对具体患者决定是否实施手术治疗时，必须在去除增大的囊肿从而缓解症状、保护肾功的获益和手术加重肾功能损害这两方面之间进行权衡。目前提倡

根据患者的发病情况、肾小球滤过率以及肾功能等客观指标进行风险评估和个体化治疗。

我国现代多囊肾病的外科治疗也取得了显著成绩，在总结经验教训并收集大量文献资料后，明确了如下原则：对准备接受手术的病例必须经过严格筛选，术前患者的必须有足够的肾脏代偿功能以经受手术和麻醉的打击；应建立一个以肾功能和高血压为客观指标的临床分期方法，以便对手术前患者评估、手术时机选择、术后疗效观察和预后估计进行客观统一的评价；严格掌握手术适应证。

在此基础上，经过不断的技术改进和经验积累，取得良好的临床效果，并通过肾功能等相关指标对多囊肾患者进行准确的临床分期以更科学地指导个体化治疗方案的制定（表 6-3-4），对早、中期（Ⅰ 及 ⅡA 期）患者可行囊肿去顶减压术以保护和改善肾功能，对已进展至肾功能衰竭的终末期患者可考虑行长期透析治疗，而晚期患者如有条件时可行同种异体肾移植术以延缓生命。

1. **对症及支持治疗** ADPKD 以内科治疗为主。无症状患者可正常饮食起居及适当活动，肾脏囊肿明显肿大者应注意预防因腰、腹部外伤而引起的囊肿破裂。女性还应该限制妊娠次数。ADPKD 常伴有腰痛、囊肿出血、感染、泌尿系结石、高血压等并发症，多以对症治疗为主。

ADPKD 治疗药物：目前全球首个获批的 ADPKD 药物托伐普坦主要用于存在病情快速进展风险的 ADPKD 成人患者，以延缓肾功能的下降。ADPKD 患者血管加压素水平高于正常人群，能促进囊肿的生长，从而使肾脏肿胀体积增大。托伐普坦作为一种血管加压素 V_2 受体拮抗剂通过阻断血管加压素的作用，减缓肾囊肿的生长速度。

表 6-3-4 成人多囊肾病的临床分期

期别	GFR*/ (ml/min)	BUN		Ccr	
		mg/ml	mmol/L	mg/ml	mmol/L
Ⅰ 肾功能正常期	>80	<20	<7.1	<1.5	<133
ⅡA 肾功能不全代偿期	50～80	20～25	7.1～8.9	1.5～2.0	133～177
ⅡB 肾功能不全失代偿期	20～50	26～50	9.0～17.9	2.1～5.0	186～442
Ⅲ 肾功能衰竭期	10～20	>50	>17.9	5～8	451～707

*临床上常用肌酐清除率（Ccr）代表肾小球滤过率（GFR）

控制血压：高血压可进一步加重 ADPKD 患者的肾功能损害并诱发心脏意外事件和颅内出血等，是临床治疗的一个重点，有效控制血压可明显减少并发症的发生。多囊肾患者高血压的控制目标是 130/80mmHg，中度高血压（舒张压在 105～114mmHg 之间）应限制钠盐摄入（<100mEq/d），或选择血管紧张素转换酶抑制剂（ACEI）、血管紧张素受体拮抗剂（ARBs）类和钙通道阻滞剂等降压药物进行有效控制。

止痛：一过性疼痛可先观察。如疼痛持续或较重时可予止痛剂，但一般止痛剂的效果较差。如为囊内出血并发腰痛等症状，可根据实际情况给予患者一定的镇痛措施并加强制动，避免加重出血。如果疼痛严重即为手术治疗指征。

止血：ADPKD 出现肉眼血尿或囊肿出血多为自限性，故采用限制活动或卧床休息。进一步明确血尿原因并给予相应处置。出血量大时可输血治疗。血尿进行性加重且保守治疗无效时可考虑采用肾动脉超选择性介入栓塞术或单侧肾脏切除术。

抗感染治疗：肾实质或囊内感染的病原菌多以大肠埃希菌、葡萄球菌或厌氧菌为主，此时应选用青霉素类、头孢菌素类或喹诺酮类等广谱抗生素行足量及足疗程的抗感染治疗。严重时也可以联合应用水溶性和脂溶性抗生素，因为一般水溶性抗生素通过肾小球滤过、近曲小管分泌，脂溶性抗生素通过囊壁弥散进入囊肿。

泌尿系结石的处理：由于囊肿的压迫、肾盏扩张和肾内的通道不通畅等原因，一旦合并泌尿系结石时往往处理困难。对于多囊肾合并结石的处理仍有争议。有学者建议伴发结石的患者一般可采用如碱化尿液或体外震波碎石等相对保守的方法进行处理，如结石梗阻严重或感染难以控制时可考虑采用手术方式予以解决。

2. 药物治疗

（1）托伐普坦（tolvaptan）：目前已知血管加压素可通过 V_2 受体使 cAMP 在集合小管（ADPKD 囊肿发展的主要地方）聚集，托伐普坦作为一种高效、高选择性的人体 V_2 受体拮抗剂已被证实可有效治疗常染色体隐性多囊肾大鼠模型和常染色体显性多囊肾小鼠模型。一项临床试验表明，托伐普坦治疗 3 年以上可使肾脏体积的年增长率降低 50%（托伐普坦组为 2.8%，而安慰剂组为 5.5%，$p < 0.001$），肾功能损伤每年降低 33%[托伐普坦组血肌酐倒数水平为 2.61（mg/ml）$^{-1}$，而安慰剂组为 3.81（mg/ml）$^{-1}$，$p < 0.001$]。目前，托伐普坦已被批准用于缓解 ADPKD 进展的一线治疗方案，且关于托伐普坦的三期临床试验正在进行中。

（2）奥曲肽（octreotide）：人常染色体显性多囊肾疾病预实验结果显示，作为一种合成代谢稳定的生长抑素类似物，可通过作用 SST2 受体抑制 cAMP 在肾和肝的聚集，从而抑制多囊肾模型大鼠肝囊肿、肾囊肿的扩大。

（3）雷帕霉素（sirolimus）：在一项常染色体显性和隐性多囊肾动物模型实验中，雷帕霉素作为一种 mTOR 抑制剂能有效减缓囊肿的生长和肾功能的下降，这可能与其参与多囊肾活化和多囊蛋白 -1 与结合蛋白的相互作用有关，且已有相关报道显示雷帕霉素可使 ADPKD 移植患者的囊性肾体积有所回缩。

3. 手术治疗

（1）多囊肾穿刺抽液术，对于深层的巨大囊肿合并有感染、腰胀或发热等临床症状，或肾功能及全身情况不宜或不愿接受手术的患者，可在超声或 CT 引导下行较大囊肿的穿刺抽液术，并留取细菌培养，以确定病原菌和指导抗生素的选用。

单纯的抽液术并非去顶减压，故容易导致囊肿的再次发生。可根据囊肿容量大小，抽液后注入相当于抽出囊内液的 1/5～1/4 的 95% 的医用无水乙醇以预防囊肿复发。研究显示，无水乙醇能导致囊壁上皮细胞失去分泌功能并凋亡，且对周围正常肾组织不会产生较大的影响。该治疗方法的关键在于完全破坏细胞从而不再分泌囊液，需要选择最佳的穿刺路径并尽可能最大量的抽出原有囊液，才能保证注入的硬化剂不被原有囊液稀释。

（2）多囊肾去顶减压术。研究显示，囊肿体积大小与 ADPKD 肾功能损害程度呈正相关，而囊肿增大和压迫肾脏局部缺血又可导致疼痛和高血压。因此，通过手术的方式（包括经皮肾囊肿穿刺抽液硬化术和多囊肾去顶减压术）对多囊肾进行减压，可以解除高压囊肿对肾实质的压迫的作用，从而使局部缺血得到改善，并缓解残存正常肾脏组织压力及恢复部分肾功能，对早、中期患者具有降低血压、减轻疼痛、提高生命质量、延迟进入肾功能衰竭终末期等作用。

手术的适应证包括：临床分期为Ⅰ期或ⅡA期；临床上有持续或反复的明显腰背胀痛症状；伴有高血压、血尿和/或反复尿路感染；超声或CT显示最大囊肿直径达4~5cm以上；疑诊肾肿瘤；腹部可触及增大的肾脏和其表面有高低不平的囊肿；多囊肾病伴有肾盂、肾盏结石或输尿管结石引起梗阻。

临床分期为Ⅰ期和ⅡA期的患者，其剩余肾功能约在50%以上，这对手术耐受性、术后恢复和长期疗效均十分重要。ⅡB期患者肾功能在50%以下，已发生失代偿，术后肾功能恢复差，围术期有一定风险。对伴有尿路感染、结石及其他暂时性肾功能损害因素者，在有效地对症治疗后肾功能常可恢复至ⅡA期或Ⅰ期，此时可考虑行手术治疗。对双侧肾脏病变呈对称性发展者，先对囊肿大且症状严重的一侧行肾囊肿去顶减压术，术后6~12个月内行对侧手术。对双侧肾脏病变呈不对称发展，即一侧肾脏和囊肿较大，而另一侧囊肿较小者，也应先对症状较严重的一侧行囊肿去顶减压术，术后定期随访，一旦对侧囊肿增大并出现症状时再行手术处理。

多囊肾患者行减压术前应做好充分的准备，包括尽可能地采用内科方法改善肝、肾功能和调控血压，使用对肾脏无毒性的敏感抗生素控制肾、囊肿或尿路感染，完善心肺功能等各项相关检查及评估，补充优质低蛋白饮食和足够的热量、维生素和α-酮酸。

多囊肾去顶减压既往多采用开放手术，可以分层次地处理大小不等、数目甚多的囊肿，并可将肾门旁及深在的囊肿都彻底减压，减压后肾脏可明显变小变软，故减压效果比较彻底。因为术中使用电刀或超声刀可对肾脏产生热损伤，故术中可使用冰盐水局部降温以保护肾功能。但这一术式创伤大、恢复期较长，对患者的肾功能及机体的损伤也较大。

近年来随着微创技术的发展，腹腔镜多囊肾去顶减压术，具有创伤小、术后疼痛轻、住院时间短及恢复快等优势；但由于囊肿众多，很多囊肿位置深在，为求彻底，需要游离整个肾脏，并且

因为多层次减压包括肾盂、肾蒂旁的囊肿都需减压，所以耗时较长，一定程度影响了微创的优势。同时，术中的冰盐水局部降温保护肾功能不如开放手术方便。

对于以下患者一般不建议行减压手术：①已进展至尿毒症期或伴有严重高血压的高龄患者；②有严重出血倾向或已合并严重血尿且无法控制的患者；③明确合并有肾恶性肿瘤或肾结核的患者；④围产期的孕妇或合并其他不宜手术的患者等。

4. 透析及肾移植 当患者进入肾功能衰竭终末期时，应考虑按尿毒症的治疗原则行透析治疗。

多囊肾患者因其囊肿壁可产生EPO而不易发生贫血，故血液透析的疗效常较好，但应注意因其血细胞比容和血黏度较高，往往容易形成血栓而堵塞瘘管。腹膜透析与血液透析治疗效果相似，且腹膜透析可使多囊肾患者减少约10%的治疗费用，但合并有肾和肝肿大者不宜选择行腹膜透析。

多囊肾一般情况下无需切除，但在多囊肾伴有肾肿瘤、严重的顽固性血尿危及生命、伴有肾结核以及不能用药物控制的严重高血压时可行多囊肾切除。肾移植前切除肾脏的优势在于可缓解多囊肾的相关症状，并给移植创造空间。多囊肾患者如同时伴发脑动脉瘤、结肠憩室、胰腺囊肿或肿瘤等，可能影响移植效果。有条件时，对亲属供肾者应使用基因检测技术判断供者是否携带多囊肾的致病基因。

5. 其他外科治疗 ①对有症状的多囊肝可行手术治疗，包括囊肿去顶减压术和节段性肝切除术，术后可明显缓解临床症状；②对顽固性血尿和顽固性疼痛等多囊肾并发症可采用选择性肾动脉栓塞术以缓解症状，但所使用的栓塞剂应是可吸收的，可使肾功能在短期内得以恢复。

6. 中药治疗 中医以温阳益肾、健脾利水为治疗原则，主要是抑制囊肿的进展，一般选用茯苓、白术、陈皮、泽泻、巴戟天、淫羊藿、补骨脂、制附子、白芍、干姜、薏仁等药治疗取得一定疗效。另有文献研究报道，从中药雷公藤中提取的活性物质雷公藤内酯（triptolide）可通过PC-2途径介导内质网中的Ca^{2+}释放，这可使已伴有蛋白尿症状的ADPKD患者的eGFR明显升高，并可

延缓解蛋白尿等症状的进展，进而对缓解患者病情的进一步恶化有一定的临床意义。

（九）预后

尽管多囊肾病的预后差，但由于肾脏代偿性过度滤过，肾小球滤过率通常在几年内仍保持在正常范围内。当患者的肾功能开始下降后，其肾小球滤过率平均降低 $2.3\sim3.7ml/(min \cdot 1.73m^2 \cdot 年)$。多囊肾疾病放射影像学研究联盟（CCRISP）推荐使用以磁共振成像进行测量的肾总体积作为 ADPKD 疾病进展的标志物，即总肾脏体积每年增加≥5% 提示疾病快速进展，使用这一方法可早期发现疾病存在快速进展风险的患者（Mayo 分类），从而有利于进行早期干预。

研究显示，并非所有的 ADPKD 患者均预后不良。ADPKD 患者可进展为终末期肾衰竭，并最终死于肾衰竭者占 30%，死于高血压肾病（HTN）并发症者约占 30%，约 6%～10% 死于蛛网膜下腔出血。也有研究报道一组 32 例 ADPKD 患者始终未出现症状，其中 27 例平均寿命达 70 岁以上，而另一组 22 例患者症状出现后平均寿命为 4～13 年不等，且 50 岁以上者预后均较差。多数 ADPKD 患者为成人发病，但少数 ADPKD 患者在少儿时就出现临床表现，此类患者预后显著不良。根据以上研究报道结果，提示 ADPKD 进展较快的因素可能包括年幼时即诊断、男性、肾脏体积较大、高血压、女性合并肝囊肿及肉眼血尿和男性合并尿路感染者等。进一步可建立风险评估模型，以便针对性制订治疗和随诊计划。

20 世纪四五十年代研究显示多囊肾患者的平均死亡年龄为 49 岁，而 20 世纪 80 年代时报道已有研究报道 70% 患者在 50 岁时尚未发生终末期肾功能衰竭，有 50% 患者在 73 岁时仍处于肾功能代偿阶段。近年来，伴随分子遗传学的发展，加之早期发现、诊断和治疗，以及降压药和新抗生素的应用，已大大改善了本病的预后。目前，许多患者不需透析或移植仍可拥有较高的生活质量和较长的生存期。

（十）预防

由于本病尚无有效的治疗方法，因此早期诊断和优生优育是关键措施，而防止并发症和维持肾功能是其主要的预防目的。患者需适当控制血压，尽量避免剧烈活动使囊肿因受外力而破裂，

女性患者还应积极预防尿路感染及防治肾结石等并发症的发生，以延长患者的正常生存期。

第四节　单纯性肾囊肿

一、流行病及病因学

单纯性肾囊肿（simple kidney cysts）是最常见的肾囊性疾病，发生于肾内或者肾脏表面的散发囊肿，多为椭圆形或者圆形，边界清楚，表面有扁平立方上皮覆盖，内含漏出液样或者淡黄色囊液。多为单侧单发，亦可有单侧多发，双侧发生则少见。有研究通过 CT 发现 40 岁以下发病率为 20%，而 60 岁以上约为 33%。50 岁以上患者尸检发现肾囊肿占 50%。

单纯性肾囊肿发病机制至今尚未完全明确，属于非遗传性先天性疾病。

肾囊肿一般随着年龄的增长而增大，单纯性肾囊肿可出现于肾脏的各个部位，可见于肾皮质表浅部位，亦可位于皮质深层或髓质，但与肾盂肾盏不相通。囊肿一般多向肾表面生长，边缘光滑，轮廓清楚。当囊肿增至较大时往往会改变肾脏外形，并对邻近正常组织造成挤压。囊肿位于肾下极可能压迫输尿管上段，造成输尿管引流不畅，引起肾积水，甚至继发感染；囊肿继发感染会与周围组织发生粘连。

二、病理

大体：单纯性肾囊肿直径可以从 1cm 以下到大于 10cm，大部分小于 2cm。镜下可见囊壁纤维化，厚度也不尽相同，且没有肾组织。一般囊壁较薄，内衬单层扁平或立方上皮，外观呈蓝色。囊肿多数为单房，内含清亮琥珀色液体，也可伴出血、感染。大约 5%～6% 单纯性肾囊肿囊内液体为血性，其中约 1/3～1/2 的病例发生囊壁恶变。

肾囊肿起源于肾小管，初始表现为肾小管上皮细胞增殖而形成的肾小管壁囊性扩张或微小突出，而这些囊性扩张或微小突出内积聚了肾小球滤过液或上皮分泌液，并且与肾小管相通。最终囊壁及其邻近的细胞外基质重建，形成有液体积聚的孤立性囊腔，此时的囊肿与肾小管不相通。

囊肿壁薄或者受外力可导致其破入肾盂并保

持交通，成为假性肾盏憩室。相反若肾盏憩室与肾盂的交通闭锁，则可能形成单纯性肾囊肿。通过组织学检查可以区分这两种病。从理论上来说，肾盏憩室壁上覆尿路上皮细胞，而单纯性囊肿的壁表面上覆单层扁平或者立方上皮细胞。

三、临床表现

单纯性肾囊肿大多没有自觉症状，多因健康体检或因为其他疾病时行 B 型超声、CT 检查时而发现。往往囊肿直径超过 4cm 才可能出现症状，主要表现为患侧腹部或者后背疼痛不适，疼痛往往以胀痛为主。当出现囊内出血或者感染等并发症时疼痛症状明显；如囊肿继发感染，除疼痛加重外，还有全身毒性反应，例如发热及全身不适等。巨大肾囊肿较罕见，表现为腹部可触及包块，也有囊肿可引起高血压，当增大的囊肿严重压迫与其相邻的肾实质则可出现镜下血尿。单纯性肾囊肿 6.4% 可能出现肉眼血尿；40% 可能出现镜下血尿；12% 可能出现蛋白尿，血尿或蛋白尿的程度与囊肿对肾实质的压迫有关，而与囊肿大小无关。肾下极增大的囊肿可以压迫肾盂、输尿管，引起不完全性梗阻，甚至泌尿系感染。

四、诊断

单纯性肾囊肿根据典型的症状与体征，结合 B 型超声、CT、MRI 等辅助检查不难做出临床诊断。

（一）B 型超声

B 型超声为首选检查，具有经济、无创、方便的优势。典型的 B 型超声显像可见囊肿的直径大多数小于 2cm，也可以小于 1cm 或者大到超过 10cm，呈圆形或者椭圆形，囊内为无回声，囊壁光滑，边界清楚，囊壁处回声增强。当超声显像提示囊壁回声不规则或有局限性回声增强时，应警惕囊肿恶变的可能，囊肿继发感染时可见囊壁增厚，囊液回声混杂。肾囊肿伴囊内出血时表现为无回声及回声增强的复合型图像。大约 1%～2% 的单纯性肾囊肿可见囊壁钙化，呈薄的"蛋壳"样。

B 型超声鉴别肾脏的囊性或者实质性占位的准确率达 98%，特异性大约为 95%。有大约 5% 的非囊性病变超声表现为囊性，包括乳头状腺癌和血管畸形等。

（二）CT

CT 示囊肿呈均匀的圆或椭圆形状，边界清晰，平扫 CT 值接近于零，其范围在 −20～20HU，增强扫描囊肿无强化。小的肾囊肿和肾内囊肿因部分容积效应可出现 CT 值增高。囊肿伴出血或感染时，呈不均质性 CT 值增加，可 >20HU，表现为高密度囊肿。高密度肾囊肿易被误诊为肿瘤性病变，但增强 CT 提示囊肿无强化。当超声发现囊肿有分隔、边缘不规则、钙化、有可疑组织结节等情况时，应该进一步行 CT 或 MRI 检查。注意多发性囊肿有合并小肿瘤的可能性，CT 有助于明确诊断。

（三）MRI

MRI 相对于超声和 CT 来说能够更准确地显示囊液的性质，但对单纯性肾囊肿的诊断价值较低。

（四）囊肿穿刺和囊液检查

由于 B 型超声、CT 和 MRI 的联合应用，大大提高了肾囊肿诊断的准确性，且又为无创性检查，故不推荐囊肿穿刺用于诊断。

五、治疗

单纯性肾囊肿无明显症状和并发症时需定期进行影像学复查，很少需要外科治疗。当肾实质或肾盂肾盏明显受压，或下极囊肿压迫输尿管导致梗阻，患者有明显症状，应行经腹腔镜、或经后腹腔镜囊肿去顶减压术，经皮穿刺吸引、硬化等方法。若有继发感染，应采用广谱抗生素治疗或介入超声实施穿刺引流，在治疗无效时，可考虑手术。

腹腔镜囊肿去顶减压术效果良好，是肾囊肿手术的"金标准"。腹腔镜肾囊肿去顶减压术可经腹腔和经后腹腔两种途径。但需注意术后囊肿有复发可能。如囊肿合并严重感染，肾功能已严重受损而对侧肾功能正常时，可考虑患肾切除术。

囊肿穿刺硬化术是在超声引导下用细针穿刺囊肿并抽出囊液，注入无水乙醇等硬化剂，对小于 8cm 囊肿的有效率为 33%～80%，适用于年老体弱、不愿手术或手术禁忌者，但存在复发率较高的问题。如硬化剂外渗可造成对周围组织的腐蚀以及组织的纤维粘连等，大幅增加再次手术的难度。

对于 Bosniak 分型为Ⅲ、Ⅳ型患者，需要按照恶性肿瘤处理、尽快手术治疗。手术可采用开放或者腹腔镜手术，根据囊肿大小及位置可以采用肾切除术或者肾部分切除术，但术中要避免囊肿破裂，以免引起局部肿瘤种植，增加了治疗难度和肿瘤复发风险。

六、随诊

对于肾囊肿 Bosniak 分型为Ⅰ、Ⅱ型的患者，可以不需要手术治疗，每半年做一次超声随诊。Bosniak 分型为ⅡF 型的患者，应密切随访，每隔 6 个月做 CT 增强扫描或 MRI，如果没有进展，以后每年随访一次，至少观察 5 年，如果仍无进展，之后可以根据个人情况选择每年随访一次，或者适当延长随访时间。

七、多发单纯性囊肿

临床上单侧肾脏的多发性单纯性囊肿并不少见，是指位于两侧肾脏多发、大小不一的囊性病变，实际上是位于一个肾脏内的多个单纯性肾囊肿，诊断标准及治疗方案可以参考单纯性肾囊肿。需要与不典型的单侧 ADPKD 病变相鉴别，需要长期随访对侧肾脏有无新发囊肿，家族内其他人有无发病，其他器官有没有囊肿，但恶性病变的风险并不增加，通过影像学检查以及基因分析能够鉴别单侧肾的多发性单纯囊肿与 ADPKD 病变。

第五节 获得性肾囊肿

获得性肾囊肿（acquired renal cystic disease, ARCD）是指非先天性肾囊性疾病引起的、终末期肾病患者出现的双侧肾脏囊性改变，每侧肾脏至少需出现 3 处囊性病变方可诊断。该疾病名称最初于 1977 年提出时仅见于血液透析患者；随后发现该病在接受腹膜透析的患者中同样常见。目前认为透析并非 ARCD 发病的前提条件，尿毒症状态才是导致病理改变的原因，透析的作用仅在于延长了患者的生存而使该囊性病变得以表现。

ARCD 的患病率和严重程度随着氮质血症的病程延长和透析的需要而增加。约 10% 的终末期肾病患者透析前出现获得性囊肿，而透析开始后 3 年 ARCD 的发病率增加至 44%，透析后 5

年则增加至 60%，而透析 10 年以上者发病率超过90%。男性发病率是女性的 4 倍，通常认为与年龄和肾衰竭的原因无关。非洲裔美国人，或许还有日本人比欧洲裔美国人更容易发展成为 ARCD。儿童也可发生 ARCD，发生率约 23%。最初认为成功进行肾移植能够延迟甚至逆转肾囊性改变，但更多最近的研究结果并不支持这一点。

（一）病因

目前确切的病因尚不清楚，主要的病因学理论是纤维化、草酸盐结晶、血管梗阻或缺血导致肾小管梗阻而产生囊肿。其他研究提示毒素也是病因之一。首先，囊肿，腺瘤以及恶性肿瘤通常为双侧多灶性发病，与毒素诱导小鼠肿瘤试验模型的恶性肿瘤发病一致。其次，移植成功后经常可见囊肿退缩，提示某种囊肿原性或癌肿原性的尿毒症毒素通过移植已经被清除。最后，当移植失败，重新透析时，囊肿会复发，甚至在慢性排斥性移植肾脏中也会产生囊肿。另一个病因学假说是生长因子的累积，如表皮生长因子以及其他尿毒症刺激性化学因子导致囊肿产生。还有另外一种理论是肾组织功能丧失产生促肾物质诱导残存的肾小球增生，产生囊肿，以及极少数情况下肾肿瘤产生。

（二）病理

通常两侧肾脏都比正常肾脏小，囊肿为双侧多发。囊肿主要位于实质内，髓质亦可受累，尤其是疾病进展后期。囊肿大小平均 0.5~1.0cm，但有报道可达 5cm。罕见更大的囊肿。囊肿为单发，内容物为清亮淡黄色液体或胶状液体，常伴出血和 / 或肿瘤。

大多数囊肿内壁由单层扁平上皮细胞构成，细胞胞质丰富，具有大量玻璃样小滴，或者由小的立方细胞构成，类似于远曲小管或集合管细胞。囊肿常伴有继发改变，如腔内沉积变性血液、含铁血黄素或草酸钙。上皮细胞的细胞核圆而规则，没有明显的核仁。不典型或增生的囊肿上皮细胞则具有更大而不规则的细胞核，核仁明显，可有分裂象。这种增生的内壁细胞被认为是肾肿瘤的前体。此外，某些增生性囊肿具有乳头样突起，使得囊肿与肿瘤之间的区分变得困难。

大多数小于 1cm 的肾脏结节是腺瘤，大于 3cm 者大多为癌，而 1~3cm 之间则难以确定。不典型囊肿或腺瘤都有可能转化为肾细胞癌。因此肾移植后也不能忽略原位肾脏的监测。

(三)临床表现

多数 ARCD 患者并无临床症状。大多数临床症状是由一个或多个囊肿自发性出血导致，如最常见的症状腰痛、血尿或者二者兼有。高达 50% 的患者可出现出血。大量出血时，可导致被膜下或腹膜后血肿。由于尿毒症或透析肝素化引发凝血功能障碍，这种出血往往比较复杂。其他比较少见的并发症包括囊肿感染，尿石症以及肾脏合成促红细胞生成素增加而导致血细胞比容快速升高。由于面临肿瘤的风险增加，当透析或移植患者出现镜下血尿时应进行影像学评估。

约 10% 的长期血液透析患者会发生肾脏肿瘤，主要是腺瘤，而当伴发 ARCD 时肿瘤发生率更高，达 20%～25%。血液透析患者肾细胞癌的总患病率约 1%，出现 ARCD 时其患病率增加 3 倍，大的囊性肾脏比小囊性肾脏的患病率高 6 倍。总体而言，透析患者肾恶性肿瘤的发病率是普通人群的 5～50 倍。

与散发病例相比，ARCD 相关性 RCC 具有年龄更轻，以男性为主，多中心和双侧性发病，侵袭性弱的特征。ARCD 相关性 RCC 转移率约 20%，而散发 RCC 约 50%。肿瘤发生的危险因素包括男性、透析时长和肾肿瘤，但与透析类型无关。透析儿童也会发生肾癌。大多数肿瘤（86%）无临床症状，表现临床症状者多与肿瘤出血有关。很多 ARCD 相关性肾癌表现为持续性血尿，但无法通过目前的影像学检查方法明确病变。对于 >3cm 的肿瘤或伴有持续血尿的 <3cm 肿瘤或快速生长的小肿瘤推荐肾切除术。

(四)诊断

超声是诊断和监测 ARCD 的最常用的检查方法。超声可见肾脏变小，呈高回声，伴大小不等的囊肿，可见囊肿壁钙化。如超声提示囊肿内中等回声或囊壁增厚，则应怀疑感染。CT 和 MRI 能够确认更多的囊肿，CT 能够明确囊肿壁钙化，无论平扫还是增强 CT 在区分多个单纯肾囊肿和多个获得性肾囊肿方面都优于超声，在发现肾肿瘤方面最有优势。MRI 在确认和特征化小病灶方面尤其具有优势。对于未透析的终末期肾病患者，应避免增强 CT 检查以免造成肾功能

进一步损伤。此时可替代以超声和以钆作为增强剂的 MRI。然而需要强调的是，肾功能损伤和终末期肾病患者接受钆增强 MRI 时可导致肾源性全身纤维化，该病虽然罕见，但却是一种严重的威胁生命的病变。因此，对此类患者应慎用钆作为增强剂。

ARCD 的鉴别诊断必须考虑肾衰的病因，尤其是 ADPKD 的可能性。相对 ADPKD 而言，ARCD 患者的肾脏更小，囊肿更小，不表现 ADPKD 的肾外症状。血液透析的 ARCD 患者其肾脏通常小于 300g，而 ADPKD 则通常大于 800g。

(五)治疗

囊肿出血通常采取保守治疗，卧床休息，对症处置。当持续性出血且伴有疼痛时，则可能需要肾切除或肾栓塞。若出血与血液透析时的肝素化有关，可用腹膜透析替代血液透析。腹膜后出血的患者具有很高的肾细胞癌风险，因此在不能除外肾癌的风险时推荐肾切除术。如腰痛是由较大的囊肿引起，经皮穿刺抽液并行细胞学检查是一个合理的临时性处理措施，主要是考虑到 ARCD 在成功进行肾移植后能够缓解。囊肿合并感染时，经皮穿刺引流是一种有效的治疗方法，当引流无效时，应考虑行开放手术引流或肾切除。

对于合并大于 3cm 的肾脏肿物的 ARCD 患者推荐手术切除。小于 3cm 的肾肿瘤罕见转移，有研究认为对于条件允许的患者建议肾切除，也有研究推荐每年一次 CT 随诊，仅在肿瘤增大时考虑肾切除。虽然小肿瘤相比较于大的肿瘤转移可能性更小，但这并不是说小肿瘤绝对不会发生转移。有研究认为，腹腔镜下双侧根治性肾切除术对于 ESRD、ACKD 和疑诊肿瘤的患者而言，是比传统开放手术更加值得推荐的替代治疗方式。

(六)随诊

血液透析 3 年以上的患者应该接受超声和 CT 筛查，如果肾脏未发现囊肿或肿瘤，则之后每半年复查一次超声，如果发现囊肿或肿瘤但直径小于 2cm，则每半年复查一次超声和 CT。当然，是否应该对此类患者进行筛查仍充满争议。有研究认为筛查应该仅限于小于 55 岁、透析至少 3 年、一般状态良好的患者。其他研究则建议在存在肿瘤风险时进行筛查，如透析时间长，伴有 ARCD 以及男性等。

肾移植成功后 ARCD 患者的肾囊肿会消退，因此肾细胞癌的发病率也可能在肾移植后下降。但事实上肾移植后仍有 18% 的患者发生新的囊肿，在肾移植 3～8 年期间原位肾脏仍然能够罹患肾癌。肾移植术后 ARCD 的恶性潜能仍然可以持续多年，尤其是年龄更大的和男性患者。最后还需要注意，免疫抑制本身也使这些患者更容易患癌。原位肾脏恶性肿瘤占肾移植受体所有恶性肿瘤的 4.5%。在发展成为 ESRD 而接受肾移植后，继发 RCC 的风险增加超过 15 倍。原位肾脏和移植肾脏均可发生癌变，但 70% 以上发生在原位肾脏。同时，长期血液透析患者罹患肾细胞癌的临床意义也值得探究，因为此类患者的肾细胞癌罕见转移和致死。相反，肾移植患者的肾细胞癌侵袭性强，在移植前后均需审慎评估。

（姜元军 孔垂泽）

参 考 文 献

[1] 吴阶平. 吴阶平泌尿外科学. 济南：山东科学技术出版社，2014.

[2] Wood CG，Stromberg LJ，Harmath CB，et al. CT and MR imaging for evaluation of cystic renal lesions and diseases. Radiographics，2015，35：125-141.

[3] Bosniak MA. The use of the Bosniak classification system for renal cysts and cystic tumors. J Urol，1997，157（5）：1852-1853.

[4] Nicolau C，Vilana R，Del Amo M. Accuracy of sonography with a hydration test in differentiating between excretory renal obstruction and renal sinus cysts. J Clin Ultrasound，2002，9：532-536.

[5] Matlaga BR，Miller NL，Terry C，et al. The pathogenesis of calyceal diverticular calculi. Urol Res，2007，35：35-40.

[6] Estrada CR，Datta S，Schneck FX，et al. Caliceal diverticula in children：Natural history and management. J Urol，2009，3：1306-1311.

[7] Méndez-Probst CE，Fuller A，Nott L，et al. Percutaneous nephrolithotomy of caliceal diverticular calculi：A single center experience. J Endourol，2011，11：1741-1745.

[8] Basiri A，Radfar MH，Lashay A. Laparoscopic management of caliceal diverticulum：Our experience，literature review，and pooling analysis. J Endourol，2013，5：583-586.

[9] Vidal Company A，Gonzalvez Pinera J，Ruiz Cano R. Megacalycosis diagnosed during the study of antenatal hydronephrosis. An Esp Pediatr，2001，54：74-77.

[10] Gittes GK，Gittes RF. The effect of ureteroperitoneostomy on renal mass in fasted rats. J Urol，1984，6：1206-1207.

[11] Moch H，Cubilla AL，Humphrey PA，et al. The 2016 WHO classification of tumours of the urinary system and male genital organs-Part A：renal，penial，and testicular tumours. Eur Urol，2016，70：93.

[12] Ong AC，Devuyst O，Knebelmann B，et al. Autosomal dominant polycystic kidney disease：the changing face of clinical management. Lancet，2015，385：1993-2002.

[13] Pei Y，Hwang YH，Conklin J，et al. Imaging-based diagnosis of autosomal dominant polycystic kidney disease. J Am Soc Nephrol，2015，26：746-753.

[14] Torres VE，Chapman AB，Devuyst O，et al. Tolvaptan in patients with autosomal dominant polycystic kidney disease. N Engl J Med，2012，367：2407-2418.

[15] Irazabal MV，Rangel LJ，Bergstralh EJ，et al. Imaging classification of autosomal dominant polycystic kidney disease：A simple model for selecting patients for clinical trials. J Am Soc Nephrol，2015，26：160-172.

[16] 侯伟斌，董德鑫，肖河，等. 术前怀疑恶性的复杂肾囊肿临床诊治分析. 中华医学杂志，2015，24：95.

第四章　下尿路尿路上皮癌

第一节　尿路上皮癌命名和相关术语

泌尿道被覆上皮统称为尿路上皮（urothelium），亦称移行上皮（transitional epithelium），包括肾盂、输尿管、膀胱及尿道黏膜表面的被覆上皮细胞，它们具有相同的胚胎来源、形态结构和引流尿液的功能。尿路上皮癌（urothelial carcinoma，transitional cell carcinoma）是指起源于泌尿道尿路上皮的恶性肿瘤，可分布于上尿路（肾盂、输尿管）及下尿路（膀胱、尿道）。其中，90%～95%尿路上皮癌发生于膀胱，上尿路发病率约5%～10%，尿道更为少见。下尿路尿路上皮癌包括尿道尿路上皮癌及膀胱尿路上皮癌。尿路上皮癌占膀胱癌约90%，而尿道癌发病率较低，本章主要讨论膀胱及尿道尿路上皮癌。

第二节　尿路上皮癌的流行病学及其相关病因

膀胱癌是全球第九大常见的恶性肿瘤，发病率在男性中排名第七，女性中排名第十九，死亡率在男性中排第九，女性中排名第十七。据统计，每年约有430 000人被诊断为新发膀胱癌，死亡人数约为165 000。膀胱癌发病率与当地经济状况密切相关，发达国家的膀胱癌发病率是发展中国家的三倍，发病率最高的地区主要位于北美、欧洲及部分西亚地区。然而发展中国家的膀胱癌患者死亡率更高。膀胱癌是给卫生系统及患者带来医疗负担最沉重的恶性肿瘤之一，在欧洲部分高发区域，其可占国民医疗总疗费用的5%。目前，较为明确的与膀胱癌相关的危险因素包括：遗传易感性、吸烟、职业因素、性别、辐射、药物及疾病等。

一、遗传易感性

目前，越来越多的证据表明膀胱癌与遗传相关，结论主要基于发现：膀胱癌患者体细胞基因组中存在相关分子表征的变化（如FGFR3和KRAS基因拷贝数异常），其中大部分为获得性及非遗传性突变。据欧洲人群中估计，遗传效应可解释膀胱癌患者中约7%的发病原因。

与膀胱癌发生的基因主要与致癌物质的解毒过程有关：NAT2（N-乙酰转移酶，N-acetyl transferase，NAT）及GSTM1（谷胱甘肽-S-转移酶，Glutathione S-transferase，GST），上述基因功能的异常将导致机体解毒能力降低，后者将导致相关致癌物质长时间的暴露于尿路上皮细胞。人体中NAT编码基因有NAT1和NAT2两种，NAT1被证实与膀胱癌无关，但NAT2突变后可导致致癌物质的乙酰化过程减慢，从而使膀胱癌发生风险增高。GST是人体内与多环芳烃解毒相关的重要基因，有功能的亚型主要包括GSTM1、GSTP1和GSTT1。有研究报道，GSTM1缺失1拷贝和2拷贝后患膀胱癌风险分别增加1.2倍、1.9倍。

种族因素也被认为可能与膀胱癌相关，来自美国的SEER数据库（Surveillance，Epidemiology，and End Results）表明，黑人中膀胱癌发病率较低，但死亡率更高。后者的主要原因可能是黑人患者一般经济情况较差，就诊时已处于疾病的晚期及无法获得较高质量的医疗救治。

二、吸烟

吸烟是目前公认的膀胱癌最重要的致病因素，约50%的膀胱癌与吸烟有关。然而，大部分膀胱癌患者对吸烟可导致膀胱癌这一信息并不知晓，故对普通人群的医疗科普及教育显得尤为重要。在诊断为膀胱癌的患者中，也仅有14%的患者会主动选择戒烟，泌尿外科医生也经常忽略主动向患者提供戒烟这一可明显带来生存收益的建议。

大量研究的荟萃分析显示，既往吸烟者患膀胱癌风险是非吸烟者的 2.04 倍，而目前吸烟者是非吸烟者的 3.47 倍，且烟草的吸食年限与患膀胱癌风险成正相关性。就吸烟程度而言，膀胱癌风险在 15 支 /d 时最高，但随着烟草支数的增多却并未表现出患病风险的增加。相比较于非吸烟者，吸烟者诊断为膀胱癌时疾病的分级及分期更高，MIBC 比例更高，年龄更小（大约年轻 4 岁），疾病特异性死亡率更高。吸烟也可降低卡介苗的疗效。戒烟可降低膀胱癌发生的风险，50 岁前戒烟可降低约 50% 的患膀胱癌风险，并且患病风险可随戒烟年限的增加而稳步下降，戒烟也可改善膀胱癌的预后。但即便戒烟 20 年后，相比较于正常人，膀胱癌的风险仍增高 50%。

二手烟也是膀胱癌的重要危险因素，相对于未接触者，长期暴露于二手烟的未吸烟者，其膀胱癌患病风险将增加 22%。吸烟所导致的风险程度因性别，吸烟史（不同研究者对吸烟程度的定义差异较大）及烟草类型等因素而异。烟草类型中，黑烟草更具有致癌性，可能是因为其亚硝胺、芳胺浓度较高。据报道，吸未过滤香烟比吸过滤香烟烟民膀胱癌罹患风险高 50%，将烟雾吸入胸腔者则更高，但未得到大样本数据证实。

烟雾中约含有 60 种致癌物，大多数为芳香胺和多环芳香烃，这些化合物能通过双链断裂，碱基修饰等方式导致 DNA 损伤。体外实验证实，烟草提取物可通过影响 MAPK 途径造成尿路上皮细胞中癌变。烟草来源的过量活性氧成分也会直接造成 DNA 损伤，从而引起突变及癌变。烟草中的化学物质除了对肿瘤细胞产生直接作用外，也可对膀胱黏膜中的正常细胞产生负性影响。烟草中的致癌物也可抑制机体免疫系统的抗肿瘤特性。

近年来，电子烟在发达国家中的使用逐渐增多。电子烟通过加热液体以产生可吸入性气溶胶，电子烟液体主要包括丙二醇、尼古丁及调味剂的混合物。早期的电子烟监管较为宽松，主要需警惕电子烟中少许的致癌物如砷等。然而，需要注意的是，吸食电子烟和普通卷烟志愿者的尿液中存在类似的致癌物质。

三、性别因素

膀胱癌在男女中的发病率及预后存在明显差异，男女发病率之比约为 4：1，但女性的疾病特异性死亡率更高。女性患者在初诊时往往具有更高的分期，其可能原因在于部分女性患者将血尿或下尿路症状归因于膀胱炎所导致的误诊。男性膀胱癌高发的可能有吸烟、职业暴露等因素；前列腺增生引起尿潴留，致使尿液中致癌物与膀胱黏膜接触时间延长也可部分解释男性中发病率较高。与未绝经妇女相比，绝经女性膀胱癌发病率较低。同时有研究报道，在一定程度内分娩次数越多、首胎分娩年龄越大者，患膀胱癌概率越低，这与暴露于雌激素时间有关，时间越长风险越低。

四、职业因素

除吸烟因素外，职业暴露是导致膀胱癌的最重要致病因素，其约占膀胱癌发病因素的 6%～10%。职业暴露中的毒物多通过与患者的基因突变共同作用导致膀胱癌的最终发生。近年来，随着人们逐步认识到职业暴露与膀胱癌的关系，制订相关工作产所中工人的预防方案，职业因素暴露所致膀胱癌患者比例逐步降低。大多数膀胱癌患者通过呼吸系统，胃肠道及皮肤接触外源性致癌物质，其中以皮肤途径最为隐蔽，容易被监督部门忽视而缺乏相应保护措施。各类致癌物多以活性形式蓄积于膀胱，通常与膀胱黏膜的接触时间长于与机体的其他组织。职业因素所导致的膀胱癌潜伏期可达 30～50 年，但大剂量、长时间接触可缩短潜伏期。目前，由于各类工作环境及条件的改善，职业所致膀胱癌发病率有所降低。有关职业因素与膀胱癌研究中值得注意的是，职业分类往往是确定的，但在具体工作中，工人接触到的致癌物质因其不同的工作环境而存在差异，故在相关研究中存在明显偏倚。

橡胶和染料工业已被明确证实与膀胱癌相关。其中，膀胱癌在烟草及染料工业工人中相对风险最高，而死亡率最高的职业是金属冶炼。金属冶炼工人的高死亡率可能是因为染料（包括红色偶氮染料及荧光染料）的暴露，后者主要用于探测金属的裂缝。暴露于这些致癌物的患者，被诊断时往往具有更高的分期，且肿瘤常为多灶性。除上述职业外，目前被报道与膀胱癌相关的职业还包括：烟囱清扫工，画家，服务员，铝业相关工人，打印员，石油工人，管道工人，艺术相关工人，出租车司机，水手，厨师等。美发师常暴露于芳香胺等，其患膀胱癌风险将增加，但通常在暴露十余年后发病，然而个人使用染发剂与膀胱癌无关。据报道，我国与中药相关（熬制、制作等）的医疗人员膀胱癌发病率增高。

在橡胶和染料职业中主要暴露的化学物质包括 1,1- 二氯乙烷，4,4′- 亚甲基 - 双氯苯胺（MBOCA）等；而打印及绘画相关职业主要暴露于芳香胺及多环芳烃（PAH），但随着电子打印技术的进步，这类暴露将逐步减少，一项对打印工人膀胱癌的发病率的研究表明，相对危险度从 1953 年的 1.47 降至 1998 年的 1.23。与美发师相关的主要致癌物是 4- 氨基联苯。

五、饮食习惯及环境

（一）砷

饮用水中的砷是膀胱癌公认的危险因素。砷进入机体内不经过任何转化后以原型分子从泌尿系统中排出。据报道，当饮用水中砷含量 ≥10μg/L 时，膀胱癌患病风险增至 2.7 倍，而水中砷含量 ≥140μg/L 时为陡增至 5.8 倍。

（二）乙醇

虽然一些小样本研究显示乙醇可能与膀胱癌相关，但一项涉及 476 160 人，随访时间超过 13.9 年的多中心流行病学研究结果显示，两者并无明显相关性（EPIC 研究）。同时，在乙醇脱氢酶缺乏的亚洲人群中没有观察到膀胱癌发病率增加的情况，该基因的缺乏将导致酒精代谢物乙醛的累积，而后者是明确的致癌物。

（三）维生素 / 抗氧化剂

动物研究已经证实了抗氧化剂预防膀胱癌的作用，且这些药物可在尿液中排泄，故被认为具有抗癌特性。但目前对于这类抗氧化物的结果分析存在争议，无明确结论。有研究报道，血清中高水平维生素 D 对预防膀胱癌具有保护作用。

（四）饮料、茶、咖啡、自来水

有研究者总结发现饮用咖啡与膀胱癌之间无明显相关性。同时，茶，可乐，不含咖啡因的能量饮料或乳制品均被报道与膀胱癌发病风险无关。

但对于亚洲人群而言，饮用牛奶和绿茶可降低膀胱癌发病率。部分学者认为，较高水平的水合作用可能通过降低致癌物与尿路上皮的接触，并促进更频繁的排尿来降低膀胱癌发病率，但目前尚无明确证据证实该猜想。由于自来水中可能存在致癌物（消毒剂氯化物产物及三卤甲烷），长时间直接使用自来水将导致膀胱癌患病风险增加。

（五）水果和蔬菜

对于蔬菜和水果，其可能与预防膀胱癌相关，特别是十字花科蔬菜和柑橘类水果。但关于这些研究的局限性包括发表偏倚，回忆偏倚和难以定量分析水果及蔬菜数量，目前尚无无明确定论。

（六）肉类

有研究报道加工肉类和动物蛋白可能与膀胱癌相关。但其相关性可能主要来源于加工肉中存在亚硝基化合物。

（七）硝酸盐 / 硒

目前证据表明，膀胱癌与是否使用含硝酸盐的饮用水不相关，硒也无预防膀胱癌发生的作用，但均为小样本研究结果。

（八）核电站和页岩气开采

居住在核电站 20 千米范围内居民的膀胱癌发病风险将增加。类似的，页岩气钻探区域的居民膀胱癌发病率增加，但上述研究的主要缺点在于混杂因素和样本量较小，无明确结论。

六、辐射

目前，放射疗法被广泛应用于治疗盆腔恶性肿瘤，但其已被明确证实将增加继发性膀胱癌的发病风险，且该类膀胱癌患者预后更差。与之相关的原发疾病主要包括卵巢癌、睾丸癌、宫颈癌、前列腺癌以及非霍奇金淋巴瘤等。在接受放疗的前列腺癌患者中，其继发性膀胱癌的患病风险增至 1.67 倍，并且与放疗的使用方式无关，累积风险在 10 年后达到最高。放疗所致的膀胱癌，在组织学上以非尿路上皮细胞癌比例较高，原位癌更为常见，在解剖学上以三角区常见。

七、药物及毒品

（一）糖尿病相关及他汀类药物

口服抗糖尿病药物吡格列酮可显著增加患膀胱癌风险，亚组分析显示每日吡格列酮 >28g 时所患膀胱癌风险最大；口服抗糖尿病药物二甲双胍及磺脲类药物可降低膀胱癌患病风险，但胰岛素与膀胱癌发生无关。荟萃分析显示他汀类药物与膀胱癌风险无关。

（二）止痛药

对乙酰氨基酚和阿司匹林与膀胱癌患病风险无关。然而，使用非阿司匹林非甾体抗炎药可降低在非吸烟者中43%的膀胱癌患病风险，但这种保护效应在现吸烟者中并不存在。布洛芬也可降低患膀胱癌风险，服用长达10年者尤为显著。

（三）毒品

鸦片已被证实可增加膀胱癌患病风险。然而，毒品导致膀胱癌的研究中常常混杂着烟草因素。大麻也被报道与膀胱癌发生相关，但一项针对34 000名大麻吸食者的大型队列研究发现，11年随访数据显示其与膀胱癌无关。随着美国使用大麻合法化，未来会出现更多有关大麻对膀胱癌发病率影响的数据。

八、疾病

1. **尿路感染** 膀胱癌发生发展与尿路感染密切相关。70%～80%尿路感染均由大肠埃希菌引起，其可通过激活NF-κB通路诱发膀胱癌。在男性尿路感染中35%与HPV感染有关。HPV也已被报道与膀胱癌相关。

2. **血吸虫** 感染血吸虫将导致膀胱癌发病率增高，且多以鳞癌为主。此类现象在北非区域，如埃及等地较为常见。

3. **糖尿病及代谢综合征** 荟萃分析显示糖尿病患者膀胱癌患病风险将增加，其可使膀胱癌发病率增加29%。膀胱癌发病风险与糖尿病的持续时间呈负相关性，患者一般在糖尿病诊断成立五年内发现膀胱癌风险较高。代谢综合征患者膀胱癌患病风险增加了两倍；肥胖与膀胱癌显著相关，体重指数以线性方式与膀胱癌患病风险相关，每增加$5kg/m^2$，风险将增加4.2%。

4. **系统性红斑狼疮** 系统性红斑狼疮患者患膀胱癌的风险增加2.11倍，但这类研究中多混杂着使用细胞毒性药物等因素。类似表现也可见于系统性硬化和炎症性肠病相关的膀胱癌患者中。

5. **脊髓损伤** 一项大型队列研究（54 401例患者）显示两者无相关性。相反，一项小样本研

究（1 816例）显示脊髓损伤患者膀胱癌风险显著升高，目前尚无明确结论。

6. **肾移植** 荟萃分析显示，肾移植术后患者发生膀胱癌的风险将增加2.18倍。但在相关研究中多未对患者进行术前膀胱癌筛查，因此可能存在混杂因素。

尿道癌（urethral carcinoma，UC）有原发性与继发性之分。继发性尿道癌最为多见，多继发于膀胱或上尿路来源的移行细胞癌，好发于后尿道。原发性尿道癌（primary urethral carcinoma，PUC）好发于球部或膜部尿道，其次为阴茎部尿道，发生于前列腺部尿道者很少。本章节将重点介绍原发性尿道癌，而继发性尿道癌可阅读尿路上皮癌相关章节。首先必须注意的是，原发性尿道癌属于非常少见的肿瘤，约占成人所有恶性肿瘤发病率的1%以内。正因如此，目前关于PUC的研究多数为质量较低的回顾性研究。2008年一项纳入欧洲28个国家4 292例患者的流行病学调查显示PUC的发病率经过年龄标准化后约为1.1/百万人。其中≥75岁年龄段UC发病率为7.6/百万人，男女比为2.9∶1，而55岁以下年龄段则发病率仅为0.2/百万人。此外，美国SEER数据分析显示，PUC的发病率与上述结果类似。目前国内的相关流行病学资料欠缺，仅见少数个案报道。

男性PUC的发病因素包括：尿道狭窄、间歇导尿或尿道成形术的慢性刺激、外照射放疗、放射性粒子植入术、慢性尿道炎、性传播疾病伴发的尿道炎（如人乳头瘤病毒相关性湿疣）。对于女性，尿道憩室、反复尿路感染都可能引起PUC。有研究报道尿道中段悬吊术与PUC发病无关。

（汤　壮　黄　健）

参 考 文 献

[1] Cumberbatch MGK. Epidemiology of Bladder Cancer: A Systematic Review and Contemporary Update of Risk Factors in 2018. Eur Urol, 2018, 74（6）: 784-795.

[2] Cumberbatch MGK, Noon AP. Epidemiology, aetiology and screening of bladder cancer. Transl Androl Urol, 2019, 8（1）: 5-11.

[3] Fankhauser CD, Mostafid H. Prevention of bladder

cancer incidence and recurrence: nutrition and lifestyle. Curr Opin Urol, 2018, 28 (1): 88-92.

[4] Antoni S. Bladder Cancer Incidence and Mortality: A Global Overview and Recent Trends. Eur Urol, 2017, 71 (1): 96-108.

[5] 白云金, 李金洪, 魏强, 等. 膀胱癌病因学研究进展. 现代泌尿外科杂志, 2014, 19 (10): 693-697.

第三节　尿路上皮癌的发病机制

尿路上皮肿瘤的病因较为复杂, 上尿道与下尿道尿路上皮肿瘤的发病机制基本相似, 它们的差异主要表现在分子机制上。以下就浸润性膀胱癌、非浸润性膀胱癌以及上尿道尿路上皮肿瘤的病因及其分子机制分别进行阐述。

一、遗传性疾病

Lynch 综合征是一种 DNA 错配修复 (MMR) 基因缺陷引起的常染色体显性疾病。该病患者易患某些类型的结肠外肿瘤, 包括子宫内膜、小肠、胃、卵巢、肝胆、大脑、皮肤和尿道部位的肿瘤。据报道, Lynch 综合征相关的尿道上皮肿瘤更容易发生在上尿道, 但最新的证据表明, Lynch 综合征相关的膀胱尿路上皮肿瘤的发病率也有缓慢增加的趋势。

有研究表明, 在遗传性视网膜母细胞瘤患者中膀胱癌有较高的发病率, 其原因可能与患者接受放射治疗或环磷酰胺化疗相关。

膀胱癌有时表现为 Costello 综合征的一种亚型。据报道, Costello 综合征在患者儿童时期会发展成乳头状尿路上皮癌。

二、浸润性膀胱癌发生的分子机制

研究表明至少有两种或以上的分子通路参与到高级别乳头状瘤或原位癌向肌层浸润性膀胱癌的发展过程中。不同于高级别膀胱癌容易进展转移的生物学特性, 低级别膀胱癌虽然表现出较高复发率, 但却极少发生转移。低级别和高级别肿瘤之间存在着显著的遗传差异, 其中涉及多种染色体改变, 癌基因突变的激活和肿瘤抑制因子的失活。膀胱癌已被证明是单克隆或寡克隆起源, 并且可能是由癌前病变的尿路上皮细胞发育而

来, 因此, 表现出多灶性和异时性的肿瘤不仅存在于原始的突变, 同时也存在所获得的新突变。

(一) 染色体改变

通过比较基因组杂交和 SNP 微阵列芯片已经鉴定出浸润性膀胱癌中的多个大染色体改变。总体而言, 随着肿瘤分期和分级的增加, 其表现出更为显著的染色体增益或杂合性丢失以及基因组不稳定性。此外, 高级别 T_1 肿瘤的分子改变与浸润性膀胱癌非常相似。基因组不稳定性在很多肿瘤中都有发现, 并且可能影响癌症的发展和肿瘤的异质性。从包含多个基因的大染色体丢失或增益中鉴别出对于癌症发展具有重要意义的基因十分困难。浸润性膀胱癌中最常见的发生基因缺失的抑癌基因包括 FHIT (3q14), CDKN2A (9q21), PTCH, DBC1, TSC1 (9q22-34), PTEN (10q23), RB1 (13q14) 和 TP53 (17p13) 等。而最常见的发生基因扩增的癌基因包括了 ERBB2 (17q), CCND1 (11q13), MDM2 (12q13) 和 E2F3 (6q22)。

(二) 基因突变谱

研究表明 TP53, FGFR3, PIK3CA, RB1 和 HRAS 等基因的突变与膀胱癌的发生密切相关, 其中, FGFR3 的激活性突变、TP53 的失活性突变以及 TERT 基因启动子的突变 (存在于 70%～79% 的病例中) 是膀胱癌中最为常见的突变类型。端粒酶活性对于癌症的发生具有非常重要的作用, TERT 基因通过编码端粒酶的催化亚基, 影响端粒酶在染色体末端的延伸进而影响端粒酶活性。TERT 突变是膀胱癌中最常见的突变, 但其发生与临床预后无关。全基因组和外显子组的二代测序证实了膀胱癌中存在大型异质突变架构。来自癌症基因组图谱 (TCGA) 的 131 例肌层浸润性膀胱癌的基因组分析数据显示平均每个样本有 302 个突变, 204 个节段拷贝数改变和 22 个重排。其中 32 个基因具有频发的驱动突变, 这些基因包括参与细胞周期调控, 染色质调节, 激酶信号通路调节的基因和 9 个未在其他肿瘤中显示具有频发性突变模式的基因, 如 MLL2, ERCC2, ELF3, KLF5, RXRA 和 CDKN1A。总体而言, 膀胱癌具有仅次于肺癌的高突变率。然而, 大多数突变可能是不具备任何功能的乘客突变。此外, 还发现膀胱癌中存在大染色体重排和基因融合参与到上

述常见的突变中，例如 FGFR3-TACC3 融合基因可组成性地激活 FGFR3。在膀胱癌中识别频发驱动突变和潜在可干预靶点将可能为其治疗提供新的策略。

（三）通路改变

现存或正在开发的几种药物均通过靶向膀胱癌中最重要的通路组分起作用，包括 PI3K/AKT/mTOR 通路，FGFR3/RAF/RAS 通路，雌激素受体通路，免疫应答检查点以及染色质调节和靶点重塑。以下将阐述与膀胱癌发生相关的一些最重要的通路。

1. FGFR3/RAF/RAS 信号传导通路　该通路在膀胱癌发生发展的所有阶段中均被激活，但 FGFR3 主要在低级别非浸润性膀胱癌中发生激活性的突变（约占这类肿瘤的 77%）。此外，约 11% 的肿瘤存在 HRAS/KRAS/NRAS 的突变。但是这两种突变在膀胱癌中导致完全相反的结果。FGFR3/RAF/RAS 通路通过调控 MAPK 影响与细胞周期相关的重要基因。FGFR3 的突变与 Ta 期低级别膀胱癌的复发风险和 T_1 期膀胱癌的疾病进展均相关。

2. PI3K/AKT/mTOR　该通路主要参与调控膀胱癌发生中的重要步骤，如细胞生长，增殖和存活。该通路受到包括 FGFR3 在内的酪氨酸激酶受体的调节。多项研究表明膀胱癌中存在该通路的重要组分的突变，如发生突变的 PIK3CA，PTEN，AKT，TSC1 和 mTOR 等。而最近的研究显示 38% 的肌层浸润性膀胱癌中可同时出现在该通路中起截然相反作用的多种突变。PIK3CA（17%～35% 的病例）通常以激活性点突变和基因扩增为主，PIK3CA 的突变与接受根治性膀胱切除术治疗的患者的良好预后有关。PTEN 是一种肿瘤抑制因子，在 PI3K/AKT/mTOR 通路起到负向调节作用，研究发现 PTEN 在 12%～50% 的膀胱癌中失活（通常发生基因缺失），并与膀胱癌的分期和分级密切相关。然而 AKT 和 TSC1 的突变在膀胱癌中相对少见。

3. Notch　该通路对于细胞间通信起到重要作用并参与了多种细胞进程，例如增殖，分化和凋亡。该通路的突变普遍存在于各种癌症中，最近研究发现它在膀胱癌的发展中也起到重要作用。约 43% 的膀胱癌中存在 Notch 通路组分的突变，并且 Notch 活化在体外和体内实验中均被证实可通过减少 ERK1/2 的磷酸化来抑制肿瘤的增殖。

（四）染色质重塑

控制染色质重塑过程的基因突变在膀胱癌和其他各种恶性肿瘤中均非常常见。染色质结构的变化导致基因表达的改变从而促使肿瘤的发生。在一项对 131 例肌层浸润性膀胱癌的研究中发现，其中 89% 的病例可观察到具有组蛋白修饰功能的基因发生突变。而在另一项大型研究中，59% 的膀胱癌表现出染色质调节基因的突变，其中大多数突变最终导致基因功能的失活。

（五）治疗策略

多种治疗策略正在研究中。小分子全 FGFR 抑制剂已被证明可以对具有 FGFR 激活性突变或易位的膀胱癌患者起到治疗效果。EGFR 抑制剂可能对 EGFR 或 ERBB 等酪氨酸激酶受体过度表达但未接受过化疗的膀胱癌有效。在 ERBB2 阳性的肿瘤（也称为 HER2）的临床前试验中，曲妥珠单抗与细胞毒性药物 DM1 的联合治疗也取得了令人鼓舞的效果。前期针对膀胱癌的 ERBB2 试验表明，通过免疫组织化学或 FISH 检测肿瘤 ERBB2 的表达可用于指导治疗。与乳腺癌不同，膀胱癌中大多数 ERBB2 过表达与 ERBB2 基因扩增无关，虽然膀胱癌中 ERBB2 突变率较高，但其扩增效率却比较低。此外，联合 mTOR 通路抑制剂、MEK 抑制剂和细胞周期调节剂（PLK1 和 CDK4 抑制剂）治疗膀胱癌的研究也在开展中。CTLA4 和 PD-L1 的中和抗体在前期试验中的阳性结果提示新型免疫调节剂有望在膀胱癌的治疗中发挥重要作用。

三、非浸润性膀胱癌发生的分子机制

目前的数据表明，膀胱癌的发生是一种区域效应，可涉及膀胱黏膜的任何位置。越来越多的证据支持，受影响区域中的尿路上皮干细胞通过获得遗传学上的改变转化为肿瘤干细胞并通过克隆扩增导致肿瘤形成。膀胱癌的发生至少涉及两种独立的机制：FGFR3 相关通路和 TP53 相关通路。由这两种通路介导发生的肿瘤具有不同的表型和基因型，两者间的生物学行为和临床表现也截然不同。低级别非浸润性膀胱癌的特征是激活

FGFR3 突变，而高级别膀胱癌的特征是 TP53 基因或 TP53 调控基因（如 CDKN2A（p16））的遗传学或表观遗传学改变。FGFR3 突变也可见于内翻性乳头状瘤中，但在儿科患者的尿路上皮肿瘤中十分少见。

最近的研究发现端粒酶逆转录酶催化亚基（TERT）基因编码启动子的体细胞突变是膀胱癌中最常见的突变。大约 70%～80% 的非浸润性膀胱癌含有 TERT 启动子突变。这些突变在 FGFR3 突变肿瘤中更为常见，但是与肿瘤分期、组织学分级或临床预后无关。

除了 FGFR3 和 TERT 启动子突变外，内聚蛋白复合基因的失活突变（STAG2）也常见于非浸润性膀胱癌（32%～36%）。与 FGFR3 突变一样，STAG2 的失活突变与较低的肿瘤分期和较低的组织学分级有关。然而，关于 STAG2 突变对肿瘤预后的影响仍存在争议。此外，在非浸润性膀胱癌中还存在着其他突变，包括 PIK3CA 突变（25%）、TSC1 突变（11%～16%）、HRAS 突变（5%～10%）和 APC 突变（4%）。

在非浸润性膀胱癌中，RUNX3、CDKN2A、MLH1、MGMT、VHL、DAPK、TBX2、TBX3、GATA2、ZIC4、GSTP1、CDH1 等多个抑癌基因被证实存在启动子区域高度甲基化修饰所导致的表观遗传沉默。MicroRNA 的失调也对尿路上皮癌的发生起到促进作用，并可见于非浸润性膀胱癌中。通过检测不同的 microRNA 改变所导致的通路及肿瘤表型变化可能实现对尿路上皮肿瘤的分类，进而实现对肿瘤分级、疾病进展和临床预后的预测。

染色体的数量和结构变化在非浸润性膀胱癌中十分常见，其中包括 2q、3p、5q、8p、9p21、9q22-q31、10q23- 25、11p、13q、14、17p13 和 Y 染色体的丢失，以及 1p、1q23、5p、8q22、12q、17 和 20q12 染色体的增加。9 号染色体全部或部分缺失是非浸润性膀胱癌最常见的细胞遗传学异常。在低级别非侵袭性乳头状瘤和尿路上皮增生中均存在 9q 和 9p 的丢失。相邻形态正常的尿路上皮与肿瘤具有相同的 9 号染色体等位基因缺失，这表明 9 号染色体缺失在良性尿路上皮向肿瘤的转化中起着重要的作用。9 号染色体上常见的缺失区域包括 9p21（CDKN2A）、9q22（PTCH）、9q32-33（DBC1）和 9q34（TSC1）。9p21 的缺失使 CDKN2A 失活，从而编码两种剪切产物 INK4A 和 ARF。这些产物分别通过视网膜母细胞瘤蛋白和 p53 信号通路诱导细胞周期阻滞的发生。

（陈长昊 黄 健）

参 考 文 献

[1] Habuchi T, Takahashi R, Yamada H, et al. Influence of cigarette smoking and schistosomiasis on p53 gene mutation in urothelial cancer. Cancer Res, 1993, 53(16): 3795-3799.

[2] 林枫. 预防膀胱癌：从减少环境危险因素开始. 江苏卫生保健, 2016,（23）: 20-21.

[3] 叶涛, 叶章群. 膀胱癌研究的新进展. 现代泌尿生殖肿瘤杂志, 2017, 9（04）: 193-197.

[4] 马伟. 吸烟对膀胱癌病灶数目及病理分级的影响 [D]. 山东大学, 2009.

[5] 孙祖刚, 王哲, 陈怀安, 等. 诱发膀胱癌的常见慢性炎症因素及其免疫治疗的研究进展. 实用肿瘤学杂志, 2018, 32（04）: 357-361.

[6] 陈印, 顾鹏, 李秋艳, 等. FGFR3 在膀胱癌发生及靶向治疗中作用的研究进展. 山东医药, 2018, 58（37）: 94-97.

[7] 袁铭, 李汉忠. 含马兜铃酸成分中药与尿路上皮恶性肿瘤. 现代泌尿外科杂志, 2007,（01）: 68-70.

[8] 孔悦. 多分子蛋白标记物和染色体异常检测在膀胱尿路上皮肿瘤诊断及鉴别诊断中的应用 [D]. 福建医科大学, 2012.

[9] Zhao Yang, Ruiyun Zhang, Yunxia Ge, et al. Somatic FGFR3 Mutations Distinguish a Subgroup of Muscle-Invasive Bladder Cancers with Response to Neoadjuvant Chemotherapy. EBio Medicine, 2018, 35: 198-203.

[10] Daniel H. Hovelson, Aaron M. Udager, Andrew S. McDaniel, et al. Targeted DNA and RNA Sequencing of Paired Urothelial and Squamous Bladder Cancers Reveals Discordant Genomic and Transcriptomic Events and Unique Therapeutic Implications. European Urology, 2018: 741-753.

[11] Patcharawalai Whongsiri, Chaowat Pimratana, Udomsak Wijitsettakul, et al. Oxidative stress and LINE-1 reactivation in bladder cancer are epigenetically linked through active chromatin formation. Free Radical Biology and Medicine, 2019, 134: 419-428.

[12] 罗慧. 基于生物信息学的膀胱尿路上皮癌生物标志物筛选及基因共表达网络分析 [D]. 广西医科大学，2017.

[13] 刘正升. 中国汉族人群中膀胱癌基因突变模型的筛选 [D]. 福建医科大学，2017.

[14] Ciccarese，Massari，Blanca，et al. Tp53 and its potential therapeutic role as a target in bladder cancer. Expert Opinion on Therapeutic Targets，2017，21（4）：401-414.

[15] Borcoman，DeLaRochere，Richer，et al. Inhibition of PI3K pathway increases immune infiltrate in muscle-invasive bladder cancer. OncoImmunology，2019，8（5）：e1581556.

[16] Sun Xin，Deng Qifei，Liang Zhaofeng，et al. Cigarette smoke extract induces epithelial-mesenchymal transition of human bladder cancer T24 cells through activation of ERK1/2 pathway. Biomedicine & pharmacotherapy = Biomedecine & pharmacotherapie，2016，86：457-465.

[17] Ousati Ashtiani Zahra，Mehrsai Abdol Rasoul，Pourmand Mohammad Reza，et al. High Resolution Melting Analysis for Rapid Detection of PIK3CA Gene Mutations in Bladder Cancer: A Mutated Target for Cancer Therapy. Urology journal，2018，15（1）：26-31.

[18] Ricardo Leão，Donghyun Lee，Arnaldo Figueiredo，et al. Combined genetic and epigenetic alterations of the TERT promoter affect clinical and biological behavior of bladder cancer. International Journal of Cancer，2019，144（7）：1676-1684.

[19] Bizhani Fatemeh，Hashemi Mohammad，Danesh Hiva，et al. Association between single nucleotide polymorphisms in the PI3K/AKT/mTOR pathway and bladder cancer risk in a sample of Iranian population. EXCLI journal，2018，17：3-13.

[20] Günes Cagatay，Wezel Felix，Southgate Jennifer，et al. Implications of TERT promoter mutations and telomerase activity in urothelial carcinogenesis. Nature reviews. Urology，2018：386-393.

[21] 江克华，宋兴福，董自强，等. PI3K/Ak/mTOR 信号传导通路靶向治疗在膀胱癌中的研究进展. 广东医学，2011，32（05）：670-672.

[22] 齐雪亮. 沉默 Notch 信号通路对膀胱癌 EMT 影响的体内研究 [D]. 南昌大学，2016.

[23] Maraver A，Fernandez-Marcos PJ，Cash TP，et al. NOTCH pathway inactivation promotes bladder cancer progression. Journal of Clinical Investigation，2015，125（2）：824-830.

[24] 张巧霞，孙小娟，蔡志明. 膀胱癌细胞染色质重塑异常与基因组不稳定性研究进展. 现代泌尿生殖肿瘤杂志，2013，5（02）：113-117.

[25] Barton Grossman H. FGFR3 mutations and a normal CK20 staining pattern define low-grade noninvasive urothelial bladder tumors. Urologic Oncology: Seminars and Original Investigations，2008，26（3）：760-768.

[26] Friedrich Martin G，Weisenberger Daniel J，Cheng Jonathan C，et al. Detection of methylated apoptosis-associated genes in urine sediments of bladder cancer patients. Clinical Cancer Research，2004，10（22）：7457-7465.

第四节　下尿路上皮癌的诊治原则

一、膀胱癌诊断治疗原则

（一）临床症状

1. 血尿　血尿是膀胱癌最常见和最早出现的症状，约 85% 的患者表现为间歇性肉眼血尿，可自行减轻或停止，患者常因此认为"好转"而延误治疗，故出现无痛性血尿时应警惕泌尿系肿瘤，尤其是发病率相对较高的膀胱癌。出现血尿时还应与一些假性血尿进行鉴别，如近期是否服用某些药物如大黄、氨基比林、利福平或进食某些红色蔬菜并出现红色尿液，女性留取尿标本是否混入月经血，近期有无突然加大运动量等。

2. 膀胱刺激征　膀胱癌也可表现为尿频、尿急、尿痛，此类患者多与弥漫性原位癌或浸润性膀胱癌有关。

3. 排尿困难　三角区及膀胱颈部肿瘤可造成膀胱出口梗阻，引起排尿困难，甚至尿潴留。

4. 此外，晚期肿瘤患者还可出现输尿管梗阻后引起肾积水所导致的腰部胀痛，下肢回流障碍导致的下肢水肿。

5. 一般情况　出现食欲不振、贫血、近期体重下降明显等肿瘤晚期恶病质表现。

（二）相关病史

有无家族膀胱肿瘤病史；有无吸烟、饮酒史；有无化学物品长期接触史；有无服用药物史，如非那西汀滥用、环磷酰胺服用等。有任一相关病史提示膀胱肿瘤可能性大。

(三)诊断与鉴别诊断

1. 症状 中老年出现无痛性肉眼血尿,应首先想到泌尿系肿瘤的可能,尤以膀胱肿瘤多见。

2. 体征 进展性肿瘤时可能触及盆腔包块,因此体格检查在膀胱癌诊断价值有限。

3. 辅助检查

(1)尿常规:用以确认患者是否有血尿、蛋白尿、脓尿或其他病理改变。

(2)肾功能:血清肌酐值可除外梗阻性尿路病变引起的肾功能不全。

(3)泌尿系 B 超:B 超可同时检查肾、输尿管、膀胱及腹部其他脏器。

(4)胸部 CT,对于膀胱癌的患者应行相关检查了解肺部是否存在转移的情况。

(5)IVU:在没有条件完成 CT 检查的单位,静脉尿路造影(IVU)可以作为泌尿系影像学的替代选择方案,但 IVU 无法像 CT 一样提供淋巴结、周围器官的信息。

(6)CT 检查:可用于评估肿瘤分期以及上尿路肿瘤检查。CTU(CT 泌尿道成像)可替代传统 IVU 检查,可提供更多的检查信息(图 6-4-1)。

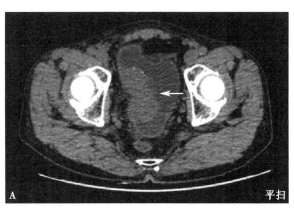

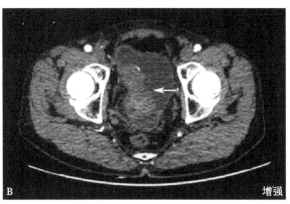

图 6-4-1 膀胱癌的 CT 表现(平扫及增强)

(7)MRI 检查:可用于评估肿瘤分期以及上尿路肿瘤检查。不适合行 CT 的患者可行 MR。膀胱癌在 T_1 加权像尿液呈极低信号,膀胱壁呈低至中度信号,膀胱周围脂肪呈高信号,其有助于检查扩散至邻近脂肪的肿瘤(图 6-4-2)。

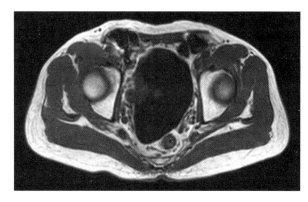

图 6-4-2 膀胱癌 MRI-T_1 像

在 T_2 加权像尿液呈高信号,正常逼尿肌呈低信号,大多数肿瘤为中等信号,低信号的逼尿肌出现中断现象提示肌层浸润(图 6-4-3)。DWI 信号中肿瘤表现为高信号(图 6-4-4)。

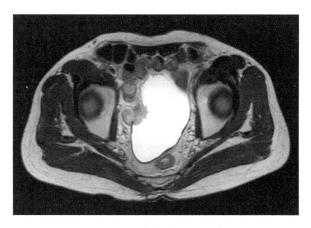

图 6-4-3 膀胱癌 MRI-T_2 像

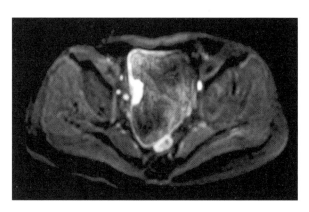

图 6-4-4 膀胱癌 MRI-DWI 像

（8）膀胱镜检：膀胱镜检查和活检是诊断膀胱癌最可靠的方法；通过膀胱镜检查可以明确膀胱肿瘤的数目、大小、形态、部位以及周围膀胱黏膜的异常情况，同时可以对肿瘤和可疑病变进行活检以明确病理诊断。

检查步骤介绍：膀胱镜检查需让患者排空膀胱，取截石位。局麻后膀胱窥镜慢慢沿尿道前壁推至尿道膜部，等尿道括约肌松弛即能顺利进入膀胱。将窥镜缓慢向外抽出，看到膀胱颈缘为止。在膀胱颈缘的两下角处将窥镜推入2～3cm，即可看到输尿管间嵴。在时钟5点到7点的方位、输尿管间嵴的两端，可找到两侧输尿管口。如细心观察，可见管口有蠕动排尿、排血或排乳糜现象。最后，应系统、全面、由深至浅地检查全部膀胱，以免遗漏。组织学上，90%以上膀胱癌为尿路上皮癌，约5%为鳞状细胞癌，少于2%为腺癌或其他来源。而初次就诊的患者中，有将近70%为非肌层浸润性膀胱癌。膀胱肿瘤内镜下示意图见图6-4-5（ER 6-4-1）。

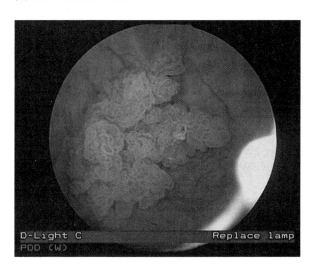

图6-4-5　膀胱肿瘤内镜下示意图

ER 6-4-1　膀胱电切镜镜检

（9）诊断性经尿道电切术（TUR）：如影像学检查提示膀胱内有非肌层浸润的肿瘤占位病变，可以省略膀胱镜检查，直接行TUR，这样可以达到两个目的，一是切除肿瘤，二是明确肿瘤

的病理诊断和分级、分期，为进一步治疗以及判断预后提供依据。TUR方法：如果肿瘤较小（小于1cm），可以将肿瘤与其基底的部分膀胱壁一起切除送病理检查；如果肿瘤较大，则行分步骤切除，先将肿瘤的突起部分切除，然后切除肿瘤的基底部分，基底部分应包含膀胱壁肌层，最后切除肿瘤的周边区域，将这三部分标本分别送病理检查。为了能够精确肿瘤分期，TUR时应尽量避免烧灼，以减少对标本组织的破坏。也可以使用活检钳对肿瘤基底部以及周围黏膜进行活检，这样能够有效地保护标本组织不受损伤，可以配合TUR酌情使用。

（10）荧光膀胱镜检查：荧光膀胱镜检查是通过向膀胱内灌注光敏剂，如：5-氨基酮戊酸（5-ALA）、Hexaminolaevulinate（HAL）或Hypericin，产生的荧光物质能高选择的积累在新生的膀胱黏膜组织中，在激光激发下病灶部位显示为红色荧光，与正常膀胱黏膜的蓝色荧光形成鲜明对比，能够发现普通膀胱镜难以发现的小肿瘤、发育不良或原位癌，检出率可以提高14%～25%。欧洲泌尿外科学会指南推荐，在怀疑有膀胱原位癌或尿细胞学检查阳性而普通膀胱镜检查正常时，应该考虑使用荧光膀胱镜做进一步检查。近来有报道，在荧光膀胱镜引导下行膀胱肿瘤电切术，与普通的电切术相比，能够明显降低肿瘤的术后复发率，但对肿瘤的进展率和患者生存率的影响还有待于做进一步的临床观察。荧光膀胱镜的缺点是诊断膀胱癌的特异性相对不高，炎症、近期膀胱肿瘤电切术和膀胱灌注治疗会导致假阳性结果。

（11）膀胱癌分期分级：见表6-4-1，表6-4-2。

（12）膀胱肿瘤显微镜下表现

1）高分化乳头状癌：大部分细胞排列较规则，局灶细胞增多，轻度细胞极向紊乱，层次增多，细胞核增大，核呈圆形或卵圆形或略不规则形，染色质轻度增多，核分裂象偶见，位于任何层次（图6-4-6）。

2）低分化乳头状癌：大部分细胞排列不规则，极向紊乱，层次增多，失去黏附性，细胞核增大且大小不等，核形态显著多型性，核染色质显著增多，核分裂象多见且位于任何层次（图6-4-7）。

（13）尿细胞学检查：尿细胞学检查是膀胱癌诊断和术后随访的主要方法之一；尿标本应尽量

采用新鲜尿液,晨起第一次尿由于细胞溶解率高而不适合进行尿细胞学检查;尿细胞学阴性不能排除低级别尿路上皮癌,而分级高的膀胱癌或原位癌敏感性及特异性均较高。

表 6-4-1　2009 年膀胱癌 TNM 分期

T- 原发肿瘤	
Tx	原发肿瘤无法评估
T_0	无原发肿瘤证据
Ta	非浸润性乳头状癌
Tis	原位癌
T_1	肿瘤侵入上皮下结缔组织
T_2	肿瘤侵犯肌层
T_{2a}	肿瘤侵犯浅肌层(内 1/2)
T_{2b}	肿瘤侵犯深肌层(外 1/2)
T_3	肿瘤侵犯膀胱周围组织
T_{3a}	显微镜下发现肿瘤侵犯膀胱周围组织
T_{3b}	肉眼可见肿瘤侵犯膀胱周围组织(膀胱外肿块)
T_4	肿瘤侵犯以下任一器官或组织,如前列腺、精囊、子宫、阴道、盆壁和腹壁
T_{4a}	肿瘤侵犯前列腺、精囊、子宫或阴道
T_{4b}	肿瘤侵犯盆壁或腹壁
N- 区域淋巴结	
Nx	区域淋巴结无法评估
N_0	无区域淋巴结转移
N_1	真骨盆区(髂内、闭孔、髂外、骶前)单个淋巴结转移
N_2	真骨盆区(髂内、闭孔、髂外、骶前)多个淋巴结转移
N_3	髂总淋巴结转移
M- 远处转移	
Mx	远处转移无法评估
M_0	无远处转移
M_1	远处转移

表 6-4-2　WHO 1973 年及 2004 年膀胱尿路
上皮癌恶性程度分级

1973 年膀胱尿路上皮癌恶性程度分级系统
乳头状瘤
尿路上皮癌 1 级,分化良好
尿路上皮癌 2 级,中等分化
尿路上皮癌 3 级,分化不良
2004 年膀胱尿路上皮癌恶性程度分级系统
乳头状瘤
低度恶性潜能尿路上皮乳头状瘤
乳头状尿路上皮癌,低级别
乳头状尿路上皮癌,高级别

（14）尿液膀胱癌标记物:为了提高无创检测膀胱癌的水平,尿液膀胱癌标记物的研究受到了很大的关注,美国 FDA 已经批准将 BTAstat、BTAtrak、NMP22、FDP、ImmunoCyt 和 FISH 用于膀胱癌的检测。其他还有许多的标记物,如:端粒酶、存活素(survivin)、微卫星分析、CYFRA21-1 和 LewisX 等,在检测膀胱癌的临床研究中显示了较高的敏感性和特异性。虽然大部分尿液膀胱癌标记物显示出了较高的敏感性,但是其特异性却普遍低于尿细胞学检查,到目前为止,仍然没有一种理想的标记物能够取代膀胱镜和尿细胞学检查而对膀胱癌的诊断、治疗、术后随诊和预后等方面做出足够的判断。相信随着新技术的出现,尿液膀胱癌标记物的研究和应用前景是光明的。

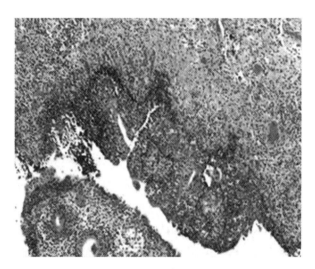

图 6-4-6　高分化乳头状癌镜下

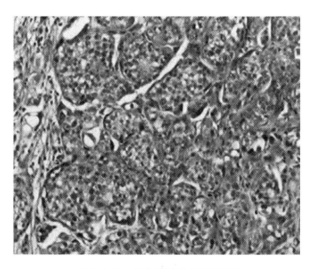

图 6-4-7　低分化乳头状癌镜下

4. 鉴别诊断

（1）非特异性膀胱炎：病因：膀胱本身存在病变，如有膀胱结石、异物和留置导尿管时，或存在尿路梗阻及排尿障碍时；症状：突发血尿，可伴膀胱刺激症状，尿频、尿急、尿痛。血尿常常在膀胱刺激症状之后或同时出现，偶可见无痛全程血尿；体征：无明显体征；辅助检查：尿检：尿白细胞、红细胞升高，尿细菌培养：可出现每毫升尿细菌计数超过10万即可明确诊断。

（2）腺性膀胱炎：病因：可能与膀胱慢性炎症、结石、梗阻、神经源性膀胱、膀胱外翻等疾病有关；症状：反复发作的、难治性的尿频、尿急、尿痛，血尿，耻骨上区及会阴不适，下腹坠胀感，尿失禁，性交痛等一系列症状；体征：无明显体征；辅助检查：膀胱镜检查：病变主要位于三角区及膀胱颈部，呈多中心性，常常散在，成片或成簇存在，具有多形态性，乳头样、分叶状、滤泡样混合存在，肿物顶端接近透明状，其上无血管长入。予活检明确。

（3）放射性膀胱炎：病因：盆腔肿瘤以及子宫颈癌的放射治疗；症状：反复发作尿急、尿频、尿痛，血尿；体征：无明显体征；辅助检查：尿常规检查：有多量红细胞，肿瘤细胞阴性，膀胱镜检查：见黏膜有广泛出血点或片状出血斑及小血管怒张，三角区附近有溃疡和炎性肉芽组织，必要时做活检与肿瘤相鉴别。

（4）膀胱结石：病因：来源于上尿路或继发于下尿路梗阻、感染、膀胱异物或神经源性膀胱等因素而形成；症状：主要症状是疼痛和血尿；体征：直肠指检可能触及前列腺增大；辅助检查：膀胱区摄X线片：多能显示结石阴影，B超检查：可探及膀胱内结石声影，膀胱镜检查：可以确定有无结石，结石大小、形状、数目，而且还能发现X线透光的阴性结石以及其他病变，如膀胱炎、前列腺增生、膀胱憩室等。

（5）前列腺增生：病因：过度疲劳、饮酒、上呼吸道感染、气候突变、房事、服用药物等；症状：排尿等待或费力、排尿间断或变细。尿线无力、射程变短、排尿末滴沥状，可伴尿频、尿急、尿痛、尿失禁、血尿；体征：直肠指诊：前列腺增大，表面光滑，边缘清楚，中间沟变浅或消失；辅助检查：经腹或经直肠前列腺B超：形态增大，形态饱满，中间或两侧叶向膀胱腔突出，内腺与外腺厚度比例达到或超过2.5∶1，出现边界清楚的增生结节，膀胱壁小梁小房形成甚至出现憩室，出现残余尿和尿潴留。

（6）前列腺癌：病因：与遗传因素、性活动、饮食习惯有关；症状：进行性排尿困难、尿频、尿急、夜尿增多、尿失禁、甚至出现血尿；压迫症状；盆腔淋巴结转移可引起双下肢水肿；体征：直肠指检：病灶呈结节样，质地坚硬；辅助检查：血清PSA：异常；经直肠前列腺超声：外周带低回声结节、前列腺穿刺活检阳性。

（四）治疗

1. 非肌层浸润性膀胱癌的治疗

（1）非肌层浸润性膀胱癌的危险分层：影响NMIBC复发和进展的危险因素有：肿瘤的数量、大小、分期、分级，复发的频率以及是否存在原位癌（carcinoma in situ，CIS）。与复发相关的主要危险因素为肿瘤多发和复发，与进展相关的主要危险因素为肿瘤的分期（T_1）、分级（G_3或高级别尿路上皮癌）和存在CIS。根据复发风险及预后的不同，NMIBC可分为以下三组：

低危 NMIBC	原发、单发、TaG1（低级别尿路上皮癌）、直径<3cm，没有CIS。（注：必须同时具备以上条件才是低危非肌层浸润性膀胱癌）
中危 NMIBC	所有不包含在低危和高危分类中的NMIBC
高危 NMIBC	以下任何一项： ①T_1期肿瘤；②G3（或高级别尿路上皮癌）；③CIS；④同时满足：多发、复发和直径>3cm的TaG1G2（或低级别尿路上皮癌） 极高危： T_1G3/HG伴有原位癌，多发或者直径大的T_1G3和/或复发的T_1G3 T_1G3/HG位于前列腺尿道，淋巴血管浸润，其他病理类型的尿路上皮肿瘤

（2）手术治疗

1）经尿道膀胱肿瘤切除术：经尿道膀胱肿瘤切除术（TUR-BT）既是非肌层浸润性膀胱癌的重要诊断方法，同时也是主要的治疗手段。膀胱肿瘤的确切病理分级、分期都需要借助首次TUR-BT后的病理结果获得。经尿道膀胱肿瘤切除术有两个目的：一是切除肉眼可见的全部肿瘤，二是切除组织进行病理分级和分期。TUR-BT术应将肿瘤完全切除直至露出正常的膀胱壁肌层。肿瘤切除后，建议进行基底部组织活检，便于病理分期和下一步治疗方案的确定。对于肿瘤切除不完全、标本内无肌层、高级别肿瘤和 T_1 期肿瘤，建议术后 2～6 周再次行 TUR-BT，可以降低术后复发概率。

2）经尿道激光手术：激光手术可以凝固，也可以汽化，其疗效及复发率与经尿道手术相近。但术前需进行肿瘤活检以便进行病理诊断。激光手术对于肿瘤分期有困难，一般适合于乳头状低级别尿路上皮癌，以及病史为低级别、低分期的尿路上皮癌。

3）二次电切：非肌层浸润性膀胱癌电切术后相当多的肿瘤复发是由于肿瘤残余造成的，特别是中、高分级的 T_1 期膀胱癌，据文献报道首次电切术后肿瘤残余率可以达到 33.8%～36%，此外，由于电切技术和送检肿瘤标本质量问题，首次电切还可以造成一部分肿瘤的病理分期偏差。因此，建议对符合以下情况者建议行二次 TUR：①首次 TUR-BT 不充分；②首次电切标本中没有肌层组织，TaG1（低级别）肿瘤和单纯原位癌除外；③ T_1 期肿瘤；④G3（高级别）肿瘤，单纯原位癌除外。

关于二次电切的时间和方案暂无一致的观点，大多数推荐术后 2～6 周行二次电切，手术中对原肿瘤部位需要再次切除。

膀胱原位癌的治疗：膀胱原位癌的治疗方案是行彻底的 TUR-BT 术，术后行 BCG 膀胱灌注治疗。BCG 灌注每周 1 次，每 6 周为 1 个周期，1 个周期后有 70% 完全缓解。休息 6 周后，进行膀胱镜检和尿脱落细胞学检查，结果阳性者再进行 1 个周期，共 6 周的灌注治疗。另有 15% 的病例获得缓解。休息 6 周后，重复膀胱镜检和尿脱落细胞学检查，若结果仍为阳性，建议行膀胱根治性切除术及尿道根治性切除术。对于缓解的病例，应在第 3、6、12、18、24、30 和 36 个月时进行 1 个周期的 BCG 灌注防止复发。BCG 治疗缓解率 83%～93%，有 11%～21% 在 5～7 年内死于该病。无效及不完全反应肿瘤进展率 33%～67%。若治疗 9 个月时未完全缓解或肿瘤复发，则建议行根治性膀胱切除术。

（3）术后辅助治疗：非肌层浸润性膀胱癌 TUR-BT 术后有很高的术后复发率，且部分患者甚至会进展为肌层浸润性膀胱癌。尤其是原位癌单纯 TUR-BT 手术并不能解决术后高复发率和疾病进展的问题。因此，推荐所有非肌层浸润性膀胱癌患者进行术后辅助性膀胱灌注治疗，包括膀胱灌注化疗和膀胱灌注免疫治疗。

灌注前尽量少饮水，以减少尿对灌注药物的稀释。药物的 pH 可能影响其稳定性及疗效，如丝裂霉素（MMC）在 pH 5.6～6.0 最好。在有创伤或感染时，灌注延迟 1 周，因创伤和炎症可能导致药物全身性吸收。灌注药物后拔除导尿管，保留 1～2h，毒性反应与药物浓度和留置时间相关，长时间留置可增加毒性。持续的小剂量灌注比间断灌注效果好。膀胱灌注的特点是全身吸收少，反应小，其主要副作用是化学性膀胱炎和血尿，严重程度与灌注剂量和频率相关，多数副作用在停止灌注后可自行改善。常用灌注化疗药物包括噻替哌、阿霉素（多柔比星）、丝裂霉素、表柔比星、吡柔比星、羟喜树碱等，吉西他滨也可用于膀胱灌注化疗。膀胱灌注前应避免大量饮水，根据药物说明选择合适的溶剂。

膀胱肿瘤的灌注方案包括术后即刻灌注、术后早期和维持膀胱灌注化疗。术后即刻膀胱灌注化疗：TUR-BT 术后即刻膀胱灌注化疗原理是术后即刻灌注化疗能够杀灭术中播散的肿瘤细胞和创面残留的肿瘤细胞，能显著降低非肌层浸润性膀胱癌的复发率。因此，应在术后 24h 内完成膀胱灌注化疗。若 TUR-BT 术中膀胱穿孔或术后严重肉眼血尿时，不建议即刻灌注。低危非肌层浸润性膀胱癌术后即刻灌注化疗后，复发概率较低，不推荐维持膀胱灌注化疗；中危、高危非肌层浸润性膀胱癌则建议持续膀胱灌注化疗或免疫治疗。术后早期和维持膀胱灌注化疗：维持膀胱灌注化疗能够降低肿瘤的复发率，但不能改变肿瘤进展。因此，中危非肌层浸润性膀胱癌推荐术后维持膀胱灌注化疗，也可选择 BCG 灌注免疫治疗；高危非肌层浸润性膀胱癌建议术后 BCG 灌注免疫治疗，也可选择术后维持膀胱灌注化疗。目前，我国泌尿外科指南建议灌注方案包括：早期灌注（诱导灌注）：术后 4～8 周，每周 1 次膀胱灌注；之后维持灌注：每月 1 次，维持 6～12 个月。

卡介苗（BCG）：是非肌层浸润性膀胱癌最有效的免疫治疗，BCG 可以在 Ta、G2、G3、多发、复发史、T_1、乳头状癌手术后预防复发，治疗残余肿瘤和原位癌，BCG 在中高危 NMIBC 中的作用优于化疗药物。关于 BCG 的最佳疗程目前暂无统一结论，即刻灌注易引起副作用，因此禁止术后即刻灌注。通常在术后 2 周时开始，每周一次共用 6 次的诱导灌注是必需的，一般而言，BCG 需要维持灌注 1 年以上方能得到临床获益，以显著降低肿瘤进展的概率。

2. 肌层浸润性膀胱癌的治疗

（1）根治性膀胱切除术：根治性膀胱切除术同时行盆腔淋巴结清扫术，是肌层浸润性膀胱癌的标准治疗，是提高浸润性膀胱癌患者生存率、避免局部复发和远处转移的有效治疗方法。

1）根治性膀胱切除术的指征：根治性膀胱切除术的基本手术指征为 $T_2 \sim T_{4a}$，$N_{0 \sim x}$，M_0 浸润性膀胱癌，其他指征还包括高危非肌层浸润性膀胱癌 T_1G_3 肿瘤，BCG 治疗无效的 Tis，反复复发的非肌层浸润性膀胱癌，单靠 TUR 或腔内手术无法控制的广泛乳头状病变等；挽救性膀胱全切除术的指征包括非手术治疗无效、保留膀胱治疗后肿瘤复发和膀胱非尿路上皮癌。

以上手术指征可独立选用，亦可综合应用。但应除外有严重合并症（心、肺、肝、脑、肾等疾病）不能耐受根治性膀胱切除术者。

2）根治性膀胱切除术的相关事项：根治性膀胱切除术的手术范围包括：膀胱及周围脂肪组织、输尿管远端，并行盆腔淋巴结清扫术；男性应包括前列腺、精囊，女性应包括子宫、附件。近年来有研究对男性是否应将前列腺完整切除，女性是否应切除阴道及尿道提出疑问。如果手术尿道切缘阳性，原发肿瘤侵犯尿道、女性膀胱颈部或男性前列腺部，则需考虑施行全尿道切除。国内有学者认为若肿瘤累及前列腺、膀胱颈、三角区，或多发肿瘤、原位癌，应行全尿道切除术。亦有报道术中尿道远端切缘送快速病理检查，明确有无肿瘤累及，以决定是否需同时行尿道切除术。对于性功能正常的年龄较轻男性患者，保留性神经和精囊的手术可以使半数以上患者的性功能不受影响，但术后需严密随访，并且患者的长期转归有待进一步证实。

（2）保留膀胱治疗：对于身体条件不能耐受根治性膀胱切除术，或不愿接受根治性膀胱切除术的浸润性膀胱癌患者，可以考虑行保留膀胱的综合治疗。鉴于浸润性膀胱癌较高的淋巴结转移比例，考虑施行保留膀胱治疗的患者需经过细致选择，对肿瘤性质、浸润深度进行综合评估，正确选择保留膀胱的手术方式，并辅以术后放射治疗和化学治疗，且术后需进行密切随访。

浸润性膀胱癌保留膀胱的手术方式有两种：经尿道膀胱肿瘤切除术（TUR-BT）和膀胱部分切除术。对于多数保留膀胱的浸润性膀胱癌患者，可通过经尿道途径切除肿瘤。但对于部分患者应考虑行膀胱部分切除术：肿瘤位于膀胱憩室内、输尿管开口周围或肿瘤位于经尿道手术操作盲区的患者，有严重尿道狭窄和无法承受截石位的患者。近来有学者认为对于 T_2 期患者，初次 TUR-BT 术后 4～6 周内再次行 TUR-BT 并结合化疗与放疗有助于保全膀胱。

由于单一的治疗无法达到理想的保留膀胱的效果，所以目前保留膀胱的综合治疗多采取手术、化疗和放疗的三联综合治疗。该治疗方案的选择指征必须严格控制，且患者必须具有良好的依从性，才能得到较好的治疗效果。有研究显示，TUR-BT 术后辅以顺铂类化疗方案及放射治疗，患者的治疗有效率可以达到 60%～80%。但是期间患者必须接受严密的观察，并及时地调整治疗方案。

3. 膀胱癌的化疗与放疗

（1）膀胱癌的化疗：膀胱癌对含顺铂的化疗方案比较敏感，总有效率为 40%～75%，其中 12%～20% 的患者局部病灶获得完全缓解，约 10%～20% 的患者可获得长期生存。

1）新辅助化疗：对于可手术的 $T_2 \sim T_{4a}$ 期患者，术前可行新辅助化疗。新辅助化疗的主要目的是控制局部病变，使肿瘤降期，降低手术难度和消除微转移灶，提高术后远期生存率。新辅助化疗后，患者死亡率可下降 12%～14%，5 年生存率提高 5%～7%，远处转移率降低 5%，对于 $T_3 \sim T_{4a}$ 患者，其生存率提高可能更明显。新辅助化疗还被用做保留膀胱的手段，但这一方法备受争议。新辅助化疗的疗程尚无明确界定，但至少要用 2～3 个周期基于顺铂的联合化疗。

2）辅助化疗：对于临床 T_2 或 T_3 期患者，根治性膀胱切除术后病理若显示淋巴结阳性或为 $pT_{3 \sim 4}$，术前未行新辅助化疗者术后可采用辅助化疗。膀胱部分切除患者术后病理若显示淋巴结阳性或切缘阳性或为 pT$_{3\sim4}$，术后亦可采用辅助化疗。辅助化疗可以推迟疾病进展，预防复发，但各项对于辅助化疗的研究由于样本量小、统计及方法学混乱，因此结果尚无定论。

3）对于临床 T$_{4a}$ 及 T$_{4b}$ 患者，若 CT 显示淋巴结阴性或发现不正常淋巴结经活检阴性，可行化疗或化疗 + 放疗，或手术 ± 化疗（仅限于选择性 cT$_{4a}$ 患者）。CT 显示有肿大淋巴结经活检阳性的，则行化疗或化疗 + 放疗。

4）转移性膀胱癌应常规行全身系统化疗，尤其是无法切除、弥漫性转移、可测量的转移病灶。身体状况不宜或不愿意接受根治性膀胱切除术者也可行全身系统化疗 ± 放疗。全身化疗 2～3 周期后进行评价，如肿瘤减小或稳定，则追加 2 周期化疗。如果化疗后肿瘤可手术切除，则术后继续 2 周期化疗，可延长患者生存期。如未行手术或放射治疗，则最多使用 6 周期化疗。如化疗 2～3 周期后评价肿瘤无反应，则应更换化疗方案。已确立以下因素可影响预后：Karnofsky PS≤80%，以及内脏转移是独立的预后差的因素，这些叫"Bajorin"预后因素；其他如碱性磷酸酶或乳酸脱氢酶超过正常、病灶 > 3 个、血红蛋白 < 10mg/dl 等都提示预后差。

5）动脉导管化疗（intra-arterial chemotherapy）：通过对双侧髂内动脉灌注化疗药物达到对局部肿瘤病灶的治疗作用，对局部肿瘤效果较全身化疗好，常用于新辅助化疗。文献报道，动脉导管化疗 + 全剂量放疗的完全缓解率可达 78%～91%，动脉导管化疗作为辅助化疗效果不佳。化疗药物可选用 MTX/CDDP 或单用 CDDP 或 5-Fu + ADM + CDDP + MMC 等。

（2）膀胱癌的放疗：肌层浸润性膀胱癌患者在某些情况下，如不愿意接受根治性膀胱切除术、全身条件不能耐受根治性膀胱切除手术，或肿瘤已无法根治性切除时，可选用放射治疗或化疗 + 放射治疗。但对于肌层浸润性膀胱癌，单纯放疗患者的总生存期短于根治性膀胱切除术。膀胱癌的放疗可分为根治性放疗、辅助性放疗和姑息性放疗。

有文献报道，对于肌层浸润性膀胱癌患者保留膀胱，放疗联合化疗不会增加副作用，但能有效地提高局部控制率。

根治性膀胱切除术前放疗对延长患者生存是否有益尚不明确，因此不推荐术前放疗。膀胱全切或膀胱部分切除手术未切净的残存肿瘤或术后病理切缘阳性者，可行术后辅助放疗。

（赖义明　黄　健）

参 考 文 献

[1] Kuroda M, Niijima T, Kotake T, et al. 6th Trial of the Japanese Urological Cancer Research Group. Effect of prophylactic treatment with intravesical epirubicin on recurrence of superficial bladder cancer -The 6th Trial of the Japanese Urological Cancer Research Group（JUCRG）: a randomized trial of intravesical epirubicin at dose of 20mg/40ml, 30mg/40ml, 40mg/40ml. Eur Urol, 2004, 45（5）: 600-605.

[2] Böhle A, Jocham D, Bock PR. Intravesical bacillus Calmette-Guerin versus mitomycin C for superficial bladder cancer: a formal meta-analysis of comparative studies on recurrence and toxicity. J Urol, 2003, 169（1）: 90-95.

[3] Sylvester RJ, van der Meijden AP, Lamm DL. Intravesical bacillus Calmette-Guerin reduces the risk of progression in patients with superficial bladder cancer: a meta-analysis of the published results of randomized clinical trials. J Urol, 2002, 168（5）: 1964-1970.

[4] Stenzl A, Cowan NC, Santis MD, et al. Guidelines on Bladder Cancer Muscle-invasive and Metastatic. European Association of Urology, 2008.

[5] van Rhijn BW, van der Poel HG, van der Kwast TH. Urine markers for bladder cancer surveillance: A systematic review. EurUrol, 2005, 47: 736-748.

[6] 王春荣, 林宗明. 膀胱肿瘤标记物的研究进展. 国际泌尿系统杂志, 2006, 26: 12-15.

[7] Vrooman OP, Witjes JA. Urinary markers in bladder cancer. EurUrol, 2008, 53（6）: 1129-1137.

[8] Shen YJ, Zhu YP, Ye DW, et al. Narrow-band imaging flexible cystoscopy in the detection of primary non-muscle invasive bladder cancer: a "second look" matters? Int Urol Nephrol, 2012, 44（2）: 451-457.

[9] Zhu YP, Shen YJ, Ye DW, et al. Narrow-band imaging flexible cystoscopy in the detection of clinically uncon-

firmed positive urine cytology. Urol Int, 2012, 88(1): 84-87.

[10] Kurth KH, Denis L, Bouffioux C, et al. Factors affecting recurrence and progression in superficial bladder cancer. Eur J Cancer, 1995, 31A: 1840-1846.

[11] Parmar MKB, Freedman LS, Hargreave TB, et al. Prognostic factors for recurrence and follow-up policies in the treatment of superficial bladder caner: report from the British Medical Research Council Subgroup on Superficial Bladder Cancer. J Urol, 1989, 142: 284-288.

[12] Witjes JA, Kiemenig La LM, Oosterhof GON, et al. Prognostic factors in superficial bladder cancer. Eur Urol, 1992, 21: 89-97.

[13] Allard P, Bernard P, Fradet Y, et al. The early clinical course of primary Ta and T1 bladder cancer: a proposed prognostic index. Br J Urol, 1998, 81: 692-698.

[14] Fuji Y, Fukui I, Kihara K, et al. Significance of bladder neck involvement on progression in superficial bladder cancer. Eur Urol, 1998, 33: 464-468.

[15] Klan R, Loy V, Huland H. Residual tumor discovered inroutine second transurethral resection in patients with stageT1 transitional cell carcinoma of the bladder. J Urol, 1991, 146: 316.

[16] Herr HW. The value of a second transurethral resection inevaluating patients with bladder tumors. J Urol, 1999, 162: 174.

[17] Koloszy Z. Histopathological "self control" in transurethralresection of bladder tumors. Br J Urol, 1991, 67: 162-164.

[18] Divrik RT, Yildirim U, Zorlu F, et al. The Effect of Repeat Transurethral Resection on Recurrence and Progression Rates in Patients With T1 Tumors of the Bladder Who Received Intravesical Mitomycin: A Prospective, Randomized Clinical Trial. J Urol, 2006, 175: 1641-1644.

[19] Gerhard Jakse, Ferran Algaba, Per-Uno Malmstrom, et al. A Second-Look TUR inT1 Transitional Cell Carcinoma: Why? - review. EurUrol, 2004, 45: 539-546.

[20] Brauers A, Bruttner R, Jakse G. Second resection and prognosis of primary high risk superficial bladder cancer: is cystectomy often too early? J Urol, 2001, 165(3): 808-810.

[21] Divrik RT, Yildirim U, Zorlu F, et al. The effect of repeat transurethral resection on recurrence and progression rates in patients with T1 tumors of the bladder who received intravesical mitomycin: a prospective, randomized clinical trial. J Urol, 2006, 175: 1641-1644.

[22] Divrik RT, Yildirim U, Eroglu AS, et al. Is a second transurethral resection necessary for newly diagnosed pT1 bladder cancer? J Urol, 2006, 175: 1258-1261.

[23] Brausi M, Collette L, Kurth K, et al. EORTC Genito-Urinary Tract Cancer Collaborative Group. Variability in the recurrence Rate at first follow-up cystoscopy after TUR in stage Ta T1 transitional cell carcinoma of the bladder: a combined analysis of seven EORTC studies. Eur Urol, 2002, 41(5): 523-531.

[24] Serretta V, Galuffo A, Pavone C, et al. Gemcitabine in intravesical treatment of Ta-T1 transitional cell carcinoma of bladder: Phase I-II study on marker lesions. Urology, 2005, 65(1): 65-69.

二、尿道癌诊断治疗原则

(一)组织病理学

1. 组织类型 原发性 UC 中最主要的组织学类型是尿路上皮癌(占 54%～65%),其次是鳞状细胞癌(SCC,16%～22%)和腺癌(AC,10%～16%)。2011 年 SEER 调查了一组男性原发性 UC 患者共 2 065 例,平均年龄 73 岁,其中尿路上皮癌占 78%,而 SCC 和 AC 分别为 12% 和 5%。另外一份来自荷兰针对女性原发性 UC 的报告显示,尿路上皮癌占 45%,而 SCC 和 AC 分别为 19% 和 29%,其他组织类型约 6%。女性患者 AC 比例明显高于男性,具体原因不明确。

2. TNM 分期

(1)参照最新的 2017 年第 8 版 TNM 分期方法,男女分期方法相同。对于发生在尿道憩室中的肿瘤不适用于 T_2 分期,因为尿道憩室缺乏尿道周围肌层。

T 分期

Tx　原发肿瘤无法评估

Tis　原位癌

T_0　没有原发肿瘤证据

Ta　非浸润性乳头状癌

T_1　肿瘤侵犯上皮下结缔组织

T_2　肿瘤侵犯任何以下组织结构:尿道海绵体、前列腺、尿道周围肌层

T_3　肿瘤侵犯任何以下组织结构:阴茎海绵体、前列腺包膜以外、阴道前壁、膀胱颈

T_4 肿瘤侵犯其他周围组织器官,如膀胱

N 分期

Nx 局部淋巴结无法评估

N_0 没有局部淋巴结转移

N_1 单个淋巴结转移

N_2 多个淋巴结转移

M 分期

Mx 远处转移无法评估

M_0 没有远处转移

M_1 有远处转移

(2)尿道前列腺部 UC 被单独列出行 T 分期

T 分期

Tx 原发肿瘤无法评估

Tis pu 原位癌位于前列腺尿道

Tis pd 原位癌位于前列腺导管

T_0 没有原发肿瘤证据

T_1 肿瘤侵犯上皮下结缔组织(仅限于前列腺尿道上皮)

T_2 肿瘤侵犯任何以下组织结构:尿道海绵体、前列腺基质、尿道周围肌层

T_3 肿瘤侵犯任何以下组织结构:阴茎海绵体、前列腺包膜以外、膀胱颈

T_4 肿瘤侵犯其他周围组织器官,如膀胱或直肠

3. 肿瘤分级

(1)尿路上皮来源分为:

PUNLMP 低度恶性潜能倾向的乳头状尿路上皮瘤

低级别 分化好

高级别 分化差

(2)非尿路上皮来源分为:

Gx 肿瘤级别无法评估

G_1 分化好

G_2 分化中等

G_3 分化差

(二)诊断

1. 病史 以临床症状就诊的 UC 患者约有 45%～57% 已伴有局部进展($\geqslant cT_3$ 和 / 或 cN +)。在发病初期,肉眼血尿或血性尿道分泌物在 62% 的患者中可能出现。局部进展性表现包括尿道外口肿物(52%)、膀胱出口梗阻(48%)、盆腔疼痛(33%)、尿道皮肤瘘(10%)、脓肿形成(5%)以及

性交困难等。

2. 体格检查 男性患者包括对外生殖器可疑的硬结或肿块触诊以及肛门指诊。女性患者包括盆腔检查以及尿道的仔细视诊和触诊,特别是伴有排尿梗阻或刺激症状,必要时还需行双合诊(可在麻醉下进行),以明确临床分期同时可排除结直肠或妇科肿瘤可能。双侧腹股沟区触诊用于评估有无肿大的淋巴结,并描述其位置、大小和活动度。

3. 尿液细胞学检查 对于原发性 UC 来说,尿液细胞学检查作用有限,敏感性约 55%～59%。而对于尿路上皮癌和 SCC 不同组织类型的诊断敏感性,男性患者分别为 80% 和 50%,而女性患者则刚好相反,分别是 50% 和 77%。

4. 尿道膀胱镜 + 活检 镜检 + 活检是最主要的评估尿道肿瘤的方法,应该标记活检的远点和近点,便于评估及确定手术切缘。镜检还有助于排除可能共存的膀胱肿瘤。对于大的肿块可选择经尿道切除获取组织病理诊断。而位于前列腺尿道或前列腺管的可疑尿道肿瘤,选择电切膀胱颈 5、7 点位置至精阜周围的组织送检可提高病理检出率。

5. 影像学检查 影像学用于评估 UC 的局部进展以及有无淋巴结和远处转移情况。对于 UC 的局部分期主要依靠 CT 或 MRI,区域淋巴结检查重点集中在腹股沟和盆腔淋巴结,而远处转移重点要检查胸部和肝脏。包括 CT 尿路成像有助于进一步了解其他的尿路上皮改变。

6. 局部淋巴结评估 与阴茎癌患者肿大淋巴结可能源于炎症反应不同的是,UC 患者伴有淋巴结肿大多预示着转移。男性前尿道淋巴液先回流至腹股沟浅、深淋巴结,之后再回流到盆腔淋巴结(包括髂内、髂外和闭孔),而后尿道淋巴液直接回流至盆腔淋巴结。女性近端 1/3 尿道淋巴液回流至盆腔淋巴结,而远端 2/3 尿道淋巴液也是先回流至腹股沟浅、深淋巴结。

(三)治疗

1. 局限性 UC 的手术治疗

(1)男性局限性 UC:男性前尿道 PUC 的治疗过去一直遵循阴茎癌的治疗方案,因切除范围较大,严重影响患者的排尿功能和性功能,并对患者心理造成了较大的伤害。由于前尿道肿瘤的预

后水平明显好于后尿道肿瘤。因此，在保证肿瘤根治性的同时，优化前尿道 UC 的治疗，以改善患者生理功能和生活质量，已成为临床医生工作的重点。一组回顾性分析数据显示，对于 $pT_{1\sim3}N_{0\sim2}$ 的男性前尿道 UC 患者，接受保留阴茎的病灶切除（最小切缘 <5mm）+ 髂腹股沟区肿大淋巴结清扫术，中位随访 17～37 个月后，均未见有局部复发表现，提示 UC 预后可能与切除范围无关。最近还有一些研究报道了阴茎保留手术可行性的结果。然而，接受阴茎保留手术治疗的前尿道 UC 患者中，近端切缘阳性的患者进展风险更高，这在淋巴管血管和神经周围浸润的病例中更常见，可见，保留阴茎手术确保切缘阴性的重要性。

（2）女性局限性 UC：为了提高局部治愈率，根治性尿道切除术应包括所有的尿道周围组织。但是为了维持下尿路的完整性和生理功能，也可选择保留尿道手术或行放射治疗，但可能增加复发风险。一组中位随访 153～175 个月的研究显示，行尿道部分切除术的局部复发率约 22%～60%，远端袖状切除 >2cm 可引起 42% 患者出现尿失禁。对于前尿道 UC 还可考虑行经尿道电切或激光消融术，但有 16% 的局部复发率风险。因此，女性前尿道 UC 患者，如果在术中能够确保切缘阴性，保留尿道手术也可以作为尿道全切的替代术式选择。但需要警惕保留尿道可能增加复发概率。

2. 局限性 UC 的放疗 一项中位随访 91～105 个月，平均累积剂量 65Gy（40～106Gy）的研究显示，5 年局部控制率 64%，7 年肿瘤特异性生存率 49%。且 95% 的局部进展发生在治疗开始后的前 2 年内。尿道肿瘤病变的范围是放疗治疗效果的独立相关因素，而与放疗的方案无关（如外照射或近距离内照射）。而且在控制肿瘤的同时，盆腔照射的副作用也应引起足够的重视，如尿道狭窄、瘘、坏死以及出血性膀胱炎等。

3. 进展性 UC 的综合治疗 术前采用以顺铂为基础的新辅助化疗方案，可明显延长淋巴结阳性或局部进展 UC 患者的生存期。一组 124 例患者的研究中，39 例接受围手术期铂类化疗（12 例接受新辅助化疗，6 例接受新辅助放化疗，21 例接受辅助化疗）。接受新辅助化疗或放化疗治疗的局部晚期（≥cT$_3$ 和 / 或 cN+）PUC 患者，不管

有无进行辅助化疗，其手术后生存率均优于直接手术者。另一组 44 例患者的回顾性分析，总体反应率为 72%，中位总体生存期 32 个月，化疗 + 手术组较单纯化疗组可明显改善总体生存率。

而对于 SCC 患者，术前可采用放化疗联合应用，一组 18 例患者的研究显示，5 年总体和疾病特异性生存率分别为 60% 和 83%，在放化疗联用后再行手术者的 5 年无病生存率明显高于单纯放化疗联用者（72%：54%）。

对于术后尿道复发者，再次接受手术或放疗，其生存率与一期治疗后从未复发的患者相似。

淋巴结转移可通过区域淋巴结清扫、放疗或化疗来治疗。没有充分的证据证明 UC 患者需要预防性的行双侧腹股沟和 / 或盆腔淋巴结清扫。但是对于伴有腹股沟区 / 盆腔淋巴结肿大或者局部进展的 UC 患者，行区域淋巴结清扫可能有助于提高治愈率。

4. 前列腺部原发性 UC 的治疗 对于 Ta 或 Tis 的前列腺部 UC 患者可行经尿道前列腺局部电切 + 术后 BCG 灌注治疗，比单纯行 BCG 灌注治疗的完全反应率明显增加（95%：66%）。如果前列腺部 UC 患者伴有前列腺导管或基质的侵犯，或者对 BCG 灌注无效，也可考虑行根治性膀胱前列腺切除术和 / 或扩大盆腔淋巴结清扫术。

5. 转移性 UC 的治疗 目前没有单独的数据研究转移性 PUC。转移性疾病的全身治疗应根据肿瘤的组织学来选择。如果主要的组织学类型是尿路上皮，则可以遵循转移性膀胱癌的处理原则。虽然尿道癌患者已被纳入免疫治疗的大型临床试验，但迄今为止，尚无反应率等相关结果。

（四）预后

RARECARE 研究显示原发性 UC 患者平均 1 年、5 年生存率分别为 71% 和 54%。而一项基于 SEER 数据库的研究显示，原发性 UC 的 5 年、10 年生存率分别为 46% 和 29%，而 5 年、10 年肿瘤特异性生存率分别为 68% 和 60%，男女性别之间生存率无明显差异。

与 PUC 生存率相关的预测因素包括：年龄（≥65 岁）、种族（黑人）、病理分期、病理分级、淋巴结及远程转移情况、肿瘤大小和位置、手术治疗范围及其他治疗方式、主要的组织学类型、并发膀胱癌、肿瘤复发部位等。

（五）随访

由于 PUC 发病率很低，目前尚缺乏系统性调查资料明确具体的原发性 UC 患者随访内容。建议可将患者个体化的相关危险因素作为随访内容之一。对于行保留尿道手术的患者，尿细胞学检查、尿道膀胱镜检查以及 CT/MRI 等影像学检查是推荐随访的重点内容。

（谢伟槟 黄 健）

参 考 文 献

[1] Gatta G. Rare cancers are not so rare: the rare cancer burden in Europe. Eur J Cancer，2011，47：2493.

[2] Visser O. Incidence and survival of rare urogenital cancers in Europe. Eur J Cancer，2012，48：456.

[3] Rabbani F. Prognostic factors in male urethral cancer. Cancer，2011，117：2426.

[4] Aleksic I. Primary urethral carcinoma: A Surveillance，Epidemiology，and End Results data analysis identifying predictors of cancer-specific survival. Urol Ann，2018，10：170.

[5] Sui W. Outcomes and Prognostic Factors of Primary Urethral Cancer. Urology，2017，100：180.

[6] DiMarco DS. Outcome of surgical treatment for primary malignant melanoma of the female urethra. J Urol，2004，171：765.

[7] Gakis G. Impact of perioperative chemotherapy on survival in patients with advanced primary urethral cancer: results of the international collaboration on primary urethral carcinoma. Ann Oncol，2015，26：1754.

[8] Karnes RJ. Surgery for urethral cancer. Urol Clin North Am，2010，37：445.

第五节 尿流改道的基本原则

1852 年，John Simon 第一次报道了使用肠道进行尿流改道，直到 20 世纪 80 年代是可控尿流改道术研究突飞猛进的十年，涌现出许多尿流改道的术式。随着泌尿外科医生对解剖结构、无菌原则等认识的深入，尽管很多尿流改道术目前已经不再应用于临床，但前辈们的足迹为我们今日的手术原则产生了巨大的影响。

根治性膀胱切除术是治疗肌层浸润性膀胱癌的"金标准"，但膀胱切除后尿流改道方式的选择尚无统一标准。从解剖学的角度出发，目前主要有三种可供选择的尿流改道方式。一是经腹壁尿流改道：主要有输尿管皮肤造口术，回肠或者结肠通道术，以及各种形式的可控贮尿囊。二是经尿道的尿流改道术，主要包括由不同部位的胃肠道构建的形式各异的储尿囊或者新膀胱与尿道连接形成的可控、原位的尿流改道方式。三是经肛门的尿流改道术，这也是一种可控的尿流改道方式，包括乙状结肠直肠膀胱术（Mainz Pouch Ⅱ）等。尿流改道作为根治性膀胱切除术的重要组成部分，而且常常和术后并发症相关，因此，在为患者选择尿流改道方式时应该因人而异，从患者体力情况、肿瘤分期、尿道肠道情况、肾功能情况、伴随疾病、心肺以及认知功能等具体情况出发，与患者及家属详细讲解各种尿流改道方式的优缺点，着重从保护患者肾功能、减少术中术后并发症、提高生活质量、延长生存时间来进行尿流改道方式的选择。目前我国常用的尿流改道方式主要有以下几种：

一、输尿管皮肤造口术

输尿管皮肤造口术（ureterocutaneostomy）是最简单的一种不可控尿流改道方式，也被认为是最安全的一种尿流改道术式，但术后造口狭窄和逆行感染的风险较高。适用于：①预期寿命短、有远处转移；②姑息性膀胱全切；③肠道疾患无法利用肠管进行尿流改道；④全身状态不能耐受肠道手术者。输尿管腹壁造口术作为尿流改道的一种方法，可分为双侧造口和单侧造口。该术式具有操作简单、手术时间短、不干扰消化道功能、术后恢复快等优点。

1. 手术术式 输尿管末端造口分为同侧造口及分侧造口（图 6-4-8），在血运和张力等输尿管条件都允许的条件下，建议采用单侧输尿管造口方便护理，患者生活质量要高于双侧输尿管造口患者。

2. 输尿管造口相关并发症 输尿管造口常见的并发症为输尿管末端坏死、皮瓣坏死、造口狭窄、逆行感染。其中造口狭窄为最常见的并发症。据报道大多成人输尿管造口患者约 50% 甚至更多术后出现狭窄，需长期定期扩张或留置输

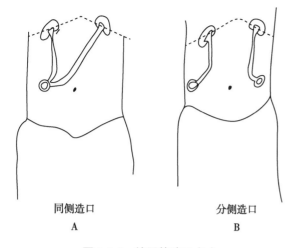

同侧造口　　　　　分侧造口
A　　　　　　　　B

图 6-4-8　输尿管造口术式

尿管支架管。而对于术前输尿管已有扩张的患者,造口则出现坏死、狭窄的概率较低,Alejandro R 等发现对于输尿管直径大于 8～10mm 的患者输尿管口狭窄的概率明显降低。

（1）输尿管末端坏死:输尿管末端坏死多数与输尿管末端血运较差、吻合后的张力大以及术后留置输尿管支架管的压迫有关。因此在术中游离输尿管时注意保护血运、吻合时注意减小张力,术后留置输尿管支架管避免过粗导致压迫缺血。一旦发生输尿管末端坏死,则可考虑在手术后 2 周修剪坏死组织并将输尿管断端与皮缘再次缝合。

（2）皮瓣坏死:皮瓣底边太窄血运不足,张力太大或感染等因素易导致皮瓣坏死,皮瓣坏死后输尿管造口乳头回缩,需长期留置输尿管导管协助引流尿液。

（3）输尿管造口狭窄:输尿管造口狭窄与输尿管末端血运差、张力大、感染等存在关系,而对于术前输尿管已有扩张的患者,造口则出现坏死、狭窄的概率较低。Alejandro R 等发现对于输尿管直径大于 8～10mm 的患者输尿管口狭窄的概率明显降低。在同侧输尿管皮肤造口的患者中左侧狭窄多于右侧,也与输尿管造口常选在右侧导致右侧输尿管张力较大有关。

一旦出现输尿管狭窄则应考虑定期扩张、长期留置双 J 管引流。同时由于输尿管造口路径短,输尿管造口患者逆行感染发生肾盂肾炎的概率要高于回肠通道术。对于输尿管造口的患者术后造口护理尤为重要。

二、回肠通道术

回肠通道术(ileal conduit)是一种经典的不可控尿流改道术式,具有操作简单、疗效确切、术中及术后早期并发症低等优点。回肠通道术适用于绝大多数的尿流改道患者,至今在全世界范围内广泛使用,但不建议用于:短肠综合征患者;炎症性肠病患者;回肠受到广泛放疗辐射患者。该术式缺点是需腹壁造口,终身佩带集尿袋,影响生活质量。

术式　虽然随着机器人技术的推广,越来越多的中心开展原位新膀胱术,回肠通道术仍是目前全膀胱切除术后常采用的尿流改道手术方式。回肠通道术采用远端回肠作为输出道,回肠末段距离回盲瓣 10～15cm 处切取长约 15～20cm 带系膜的游离肠袢,两侧输尿管分别与回肠近侧或近端行直接吻合,远端于右侧腹壁造口(图 6-4-9)。

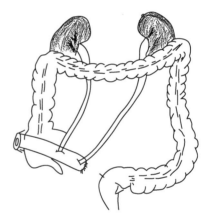

图 6-4-9　回肠造口术式

回肠与空肠相比,回肠位于更远端,肠管直径更小,肠系膜较空肠更厚且有更多的动脉弓,回肠通道术是所有使用肠道的尿流改道方法中操作最为简便且术中及术后并发症最少的。回肠部分缺失主要会导致因维生素 B_{12} 缺乏引起的营养问题,胆盐重吸收不良引起的腹泻以及脂肪吸收障碍。

回肠通道术在改道后一般采用腹部造口套件作为体外集尿器以替代膀胱储尿排尿功能,患者的术后维护需要有较好造口护理条件。这种改道方式方便易行,并发症较少,不需要过多的排尿控尿功能训练,尤其是对于老年患者,是一种非常理想改道方式。

回肠通道术根据不同的输尿管肠吻合方式又可分为多种术式,如黏膜下隧道法、Bricker 术、Wallace 术、Le Duc 术、Hammock 术等。其中 Bricker 术是一种不防反流的输尿管端侧吻合方法,Bricker 术的吻合口狭窄发生率为 4%~22%,平均 6%,尿漏发生率约为 3%。由于其操作较为简单且并发症发生率较低,故而使用最为广泛。

并发症:

1. **尿瘘** 尿瘘往往发生于术后 7~10d,发生率约为 3%~9%。大部分漏尿病例在积极引流、抗感染后可自行愈合。输尿管肠吻合口漏尿可能会导致输尿管周围纤维化从而引起远期的输尿管狭窄。

2. **狭窄** 一般来说采用抗反流吻合技术如黏膜下隧道式输尿管肠吻合更容易引起输尿管肠吻合口的狭窄。回肠通道术患者术后终身都有发生输尿管肠吻合口狭窄的风险,因此需要定期的随访,最长曾有回肠通道术后 13 年发生输尿管肠吻合口狭窄的报道。除输尿管肠吻合口外,左侧输尿管尤其是左侧输尿管在肠系膜下动脉下方穿过主动脉处最容易狭窄,输尿管剥离过多及输尿管行程中迂曲成角也可能导致输尿管狭窄。输尿管肠吻合口狭窄或输尿管狭窄可能导致急性肾盂肾炎和肾积水。狭窄形成后,可考虑重新探查以切除狭窄节段并将输尿管与肠段重新吻合。

3. **肾盂肾炎** 急性肾盂肾炎在术后早期及后期过程中均有出现的可能,多见于术后 3~7d,回肠通道术后发生急性肾盂肾炎的概率大约为 10%~20%。急性肾盂肾炎的发生会提高术后患者死亡率,尤其是在当感染引起肾功能不全以及尿毒症的情况下,患者的死亡率会显著增加。一旦发生急性肾盂肾炎应积极抗感染,不能控制者可考虑行经皮肾穿刺造瘘引流。

4. **肠梗阻** 全膀胱切除术及回肠通道术后肠梗阻主要发生于术后 6 个月内,约为 10%,其中 3% 的患者需要手术治疗,术后 6 个月后肠梗阻发生率明显降低。导致术后肠梗阻最主要的原因是粘连,其次是肿瘤复发,肠扭转以及疝气引起的肠梗阻较少,极少发生吻合口缝线处的狭窄或梗阻。可能会减少术后肠梗阻发生率的措施包括:选用未经放疗的肠段、选择血供良好的肠段、关闭所有裂孔、适宜的肠道准备及胃肠减压等。

5. **造口相关的并发症** 造口相关的并发症也是回肠通道术后常见的并发症。早期并发症包括肠坏死、出血、皮炎、造口旁疝、造口脱垂、吻合口回缩、吻合口狭窄等。多数患者都会出现上述并发症中的至少一种,但这些并发症的发生率大多可以通过提高造口构建质量而降低。如果能做到定期至专业造口师门诊随访,正确使用皮肤保护药物,使用无刺激性的造口粘合剂,正确使用造口袋及集尿袋等,造口相关的并发症发生率也可以得到明显的降低。

三、经腹壁造口的可控性尿流改道 (cutaneous continent urinary diversion)

早在 19 世纪末,外科医生们就开始了寻求除了输尿管乙状结肠造口术之外的可控尿流改道术。1908 年,Verhoogen 发明了采用分离的末端回肠和盲肠构建储尿囊这一手术,再经阑尾腹壁造口达到尿流改道。但该手术方式真正成功用于患者是 1910 年 Makkas 完成的。直到 1950 年,Gilchrist 第一次报道了可控回盲肠膀胱。他们利用回盲瓣的开关作用,达到对储尿囊的控尿效果,而尿液的排出采用间隙性导尿完成。

这类手术主要解决尿流改道后挂置尿袋带来的一系列问题,手术由去管状化的肠段制作高容量、高顺应性、低压力的储尿囊,输尿管与新膀胱抗反流吻合和可控性储尿囊输出道几部分组成,经过近多年不断的手术改进,这类手术在抗反流和控尿两方面已经取得了巨大进步,变得更加持久有效和耐用。常用术式包括:可控回肠膀胱(KockPouch)、可控回结肠膀胱(Indianna Pouch)、可控回结肠膀胱(Mainz Pouch I 膀胱)、阑尾输出道的可控回结肠膀胱术(Penn Pouch)等。可控尿流改道患者需要经常导尿,因此增加了逆行感染的概率。此类手术技术较复杂、需要较长的肠管,且术后输出道脱套失去控尿功能等并发症也较多,因此现在比较少用。

四、经肛门排尿的可控性尿流改道 (rectosigmoid diversion)

输尿管乙状结肠吻合术是起源于 19 世纪初的最古老的尿粪合流的尿流改道术,虽然有逆行感染、高氯性酸中毒、肾功能受损等并发症,但由于没有更好的手术方式一直应用到 Bricker 手术问世。直肠膀胱乙状结肠会阴造口也属于这一类可控性尿流改道方法，它克服了尿粪合流的缺点，但由于新膀胱未去管状化，属于高压膀胱，尿失禁、逆行感染等并发症较多，未被广泛应用。目前应用较多的乙状结肠直肠膀胱术（Mainz Pouch Ⅱ），是根据可控膀胱的基本原理，利用以上两种术式的优点，又克服了所存在的不足，将部分乙状结肠和直肠去管状化，形成低压储尿袋，利用肛门控制排尿，可达到相对尿粪分流的效果，较好地解决了储尿、控尿和保护上尿路功能的问题。该手术适用于不能采用原位膀胱重建的患者。

五、原位新膀胱术（orthotopic urinary diversion）

近年来，原位新膀胱术逐渐成为各大医疗中心根治性膀胱切除术后的首选尿流改道方式。H autmann 等统计分析了全球多个医疗中心 7 129 例根治性膀胱切除术后的尿流改道方式，其中原位新膀胱占 46.9%、回肠通道术占 32.7%，可控性尿流改道皮肤造口占 7.6%。而 2015 年 Siamak 报道目前美国大的医疗中心 75% 的患者接受原位新膀胱术，只有极少数患者选择回肠通道术（小于 15%）。原位新膀胱在有的医学中心已达到男性膀胱全切术后尿流改道的 82%，女性为 65%。目前新膀胱的构建主要采用包括胃、回肠、回结肠、乙状结肠等消化管道，在盆腔原位形成高容量、低压力的储尿囊，与尿道残端吻合，通过自然尿道控制排尿，是最接近正常生理状态的膀胱重建方式。由于原位新膀胱接近正常的储尿和排尿功能，更有利于术后患者自身形象的改善，增强患者自信心，使患者更能融入社会，提高患者术后生活质量。选择新膀胱手术需符合以下条件：①尿道断端 2cm 内无肿瘤，即男性膀胱颈以下无肿瘤，女性膀胱三角区以下无肿瘤；②尿道外括约肌功能良好，无明显前尿道狭窄；③肾脏功能良好；④肠道无明显病变；⑤无膈肌裂孔疝、腹壁疝、腹壁肌松弛、盆底肌松弛等影响腹压的病变。但近年来有学者认为即使肿瘤累及前列腺部尿道，只要膜部尿道切缘的冰冻病理结果阴性，也可考虑行原位新膀胱术。

原位新膀胱术式众多，根据所采用消化道的节段不同可分为原位胃新膀胱、原位回肠新膀胱、原位回结肠新膀胱、原位乙状结肠新膀胱等。目前应用最广泛的还是采用回肠末段制作的回肠原位新膀胱。原位新膀胱术虽然手术难度大，但可以保留正常排尿习惯，避免了挂置尿袋对患者心理生理和社会活动的影响。近十来年，国际上许多较大的医学中心都将原位新膀胱术取代回肠通道术作为尿流改道的标准方式。原位新膀胱术的优势是解剖和功能方面最接近正常膀胱，不需要腹壁造口，保持良好的形象，提高生活质量。原位新膀胱术的不同形式包括 Hautmann、T Pouch、Studer 新膀胱、去带乙状结肠新膀胱等（表 6-4-3）。构建原位新膀胱时应注意把握其原则：①低充盈压，去管折叠，接近球体；②容量适中，回肠约 40cm，结肠约 20cm；③输尿管吻合避免狭窄，减少反流。其中折叠、去管化的作用的实现应做到新膀胱尽量接近球形，使储尿囊容量增加，充盈压从而降级，符合几何原理。目前原位新膀胱已经广泛地应用于男性和女性患者中，术前应对患者的尿道括约肌功能进行评估，但即使是较大的中心也较少应用于超过 80 岁的患者。

表 6-4-3　原位新膀胱的不同构成方法

时间	作者	选取肠段	去管化	名称
1888	Tizzoni & Foggi	回肠	否	（动物实验）
1951	Couvelaire	回肠	否	—
1958	Camey	回肠	否	Camey 膀胱
1977	Rudick	胃	是	胃代膀胱
1985	Hautmann	回肠	是	回肠新膀胱
1986	Light & Engelmann	回结肠	是	Le Bag
1987	Tscholl	回肠	是	S pouch
1987	Rigatti	乙状结肠	是	—
1988	Marshall	回结肠	是	—
1990	Pagano	回肠	是	vesica ileale Padovana
1990	Iwakiri & Freiha	回肠	是	Stanford pouch
1993	Alcini	乙状结肠	去带	—

以下简单介绍几种有代表性的原位新膀胱。

1. M/W 形回肠新膀胱术 德国 Hautmann 及其同事在 1988 年首次报道了为 11 例患者成功实施回肠新膀胱术。其手术方法为距离回盲部 15cm 处截取 70cm 的末段回肠，恢复肠管连续性并闭合肠系膜。将分离的肠段沿对系膜缘切开，将去管化后的肠管排列成 M 形或 W 形，连续缝合各边形成储尿囊，选择回肠储尿囊最低处与尿道残端进行吻合。完成尿道吻合后，经回肠合适位置做小切口进行输尿管新膀胱再植，然后连续缝合关闭剩余的前壁。术后回肠新膀胱储尿期的压力低于 30cm 水柱，无输尿管反流，11 例中有 8 例患者能获得白天和夜间完全控尿，另 3 例患者存在 1 度的压力性尿失禁。Hautmann 后期发现输尿管吻合口狭窄引发的输尿管梗阻肾积水会比输尿管反流产生更大的短期和长期肾功能损害。因而从 1996 年起作者改良了此技术，现应用可自由反流的开放型输尿管端侧吻合，所产生的狭窄率明显减低，仅见于 1% 的反流输尿管，而以前进行的吻合法狭窄率为 9.5%（Hautrnann，2001）。这种新膀胱具有大容量、近似球形，新膀胱顺应性好，能保持新膀胱内低压，可以减少夜间尿失禁。

Hautmann 回肠新膀胱截取的肠管较长，术后发生高氯酸等代谢异常的风险高。自 2004 年来，国内黄健教授对 Hautmann 回肠新膀胱进行了改良，截取的回肠段更短。其方法是在距离回盲部 15～20cm 的近端隔离约 40cm 回肠段。于对系膜缘处用电刀纵行切开肠壁，将去管化后的回肠 M 形折叠，连续缝合形成贮尿囊。首先进行输尿管新膀胱再植。将双侧输尿管末端分别剖开 1cm，将剖开部分外翻后缝合输尿管边缘，形成输尿管末端乳头，分别将输尿管乳头插入贮尿囊后顶部两侧间断缝合固定，缝合贮尿囊前壁，于储尿囊最低点于尿道残端吻合。改良后仅用 40cm 的回肠段，可以明显减少代谢障碍的发生。早期储尿囊容量约 80～120ml，但术后 3 个月至 6 个月，新膀胱容量可达 300ml，临床效果良好。另外同时改良的输尿管末端剖开形成乳头的输尿管新膀胱再植方法，在达到良好的抗输尿管反流效果同时发生输尿管吻合口狭窄的比例较低，仅为 1.2%（图 6-4-10，ER 6-4-2）。

ER 6-4-2 改良 W 形回肠新膀胱

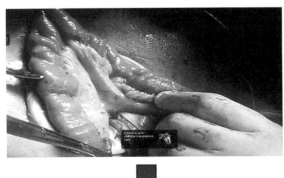

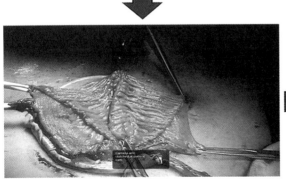

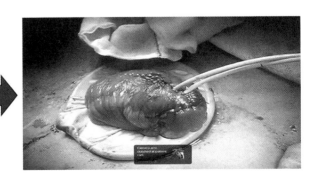

图 6-4-10 改良 W 形回肠新膀胱

2. Camey Ⅱ回肠新膀胱术　Camey Ⅱ回肠新膀胱术是 Camey Ⅰ回肠新膀胱术的改良术。Camey 等在 1958 年首次使用隔离的 40cm 回肠段，中部下移盆腔与尿道吻合，两端闭合后分别与双侧输尿管吻合，实现了原位膀胱替代。Camey 报道了该术式的 25 年应用结果，患者白天控尿率达到 90%。然而，该术式回肠没有去管化，形状呈管状，新膀胱不能做到低压，输尿管反流至肾功能损害的发生率较高。Camey 随后对该术式进行了改良，包括去管化及 U 形折叠法消除肠管蠕动性。手术分离 65cm 长的回肠段，沿对系膜缘纵向剖开全长回肠段，将回肠片横置呈 U 形，并将 U 形的内侧缘以可吸收线连续缝合。在选定的回肠尿道吻合区作一指尖大小的切口，将整个 U 形肠片下移至盆腔，进行尿道肠管的吻合。随后采用 Le Due 法行输尿管回肠吻合。将回肠折叠并以可吸收线连续缝合形成储尿囊。将 U 形的边缘缝针固定于骨盆壁以减少储尿囊的张力。Camey Ⅱ改良后的新膀胱可以达到低压储尿囊，可以更好地保护上尿路功能，并提高白天的控尿率。Mrini 等报道采用 Caney Ⅱ术式，患者术后输尿管反流率（6.8%），输尿管吻合口狭窄率（8.6%），64.2% 患者术后即刻获得白天控尿，术后 3 个月白天控尿率达到 80%。

Massimo 及其同事报道了 Camey Ⅱ改良法及其效果。此法将一段 45cm 的回肠去管化后，排列成垂直的 Y 形，其优点是截取的肠管更短，构建的储尿囊容积相对更小，加上 Y 形膀胱，更有利于术后膀胱排空，避免残余尿，从而减少代谢性酸中毒，237 例患者术后均能完全排空膀胱，白天和夜间控尿率分别达 93.5% 和 83.9%，患者对生活质量总体较为满意（图 6-4-11）。

3. Studer 回肠新膀胱术　Studer 储尿囊的构建：将回肠牵出，距回盲部 20cm 左右截取 45~55cm 回肠拟做贮尿囊。恢复肠道连续性。

用 0.02% 碘伏冲洗拟做贮尿囊的回肠，然后用 200ml 生理盐水冲洗肠管。新膀胱形成时均用 3-0 可吸收线；保留近心端 5cm 肠管用来做输尿管吻合，其余肠管对系膜缘剖开，拟做贮尿囊的回肠近中部对折，对折处缝合一针固定线做标记，相邻的一侧 U 形对折缘纵行（与肠管轴线平行）连续缝合，另一侧缘横行（与肠管轴线垂直）

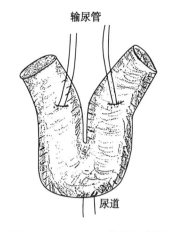

图 6-4-11　Camey 膀胱示意图

连续缝合，即"十字交叉"缝合，制成新膀胱，下端留 1.5cm 不缝合，留着与尿道缝合，注水 100ml，同时用手夹闭回肠末端，检查是否漏水；无漏水后，锁边缝合新膀胱颈，便于膀胱颈与尿道吻合。向两侧输尿管分别插入双 J 管，将输尿管与新膀胱吻合：在近心端未剖开的 5cm 肠管右侧壁切开约 1cm，将右侧输尿管末端剖开约 0.8cm，输尿管内支架管末端插入回肠，用 4-0 可吸收线与输尿管壁全层连续缝合；同法处理左侧；用 3-0 可吸收线连续缝合关闭肠管末端。或两个输尿管做"裤衩"形缝合，然后与肠管尾端做端端吻合。将新膀胱放入腹腔，吻合贮尿囊（新膀胱）与尿道。

4. 乙状结肠新膀胱术　膀胱癌患者行根治性膀胱全切除术后，乙状结肠会显得相对冗长。Reddy 及 Lange 在 1987 年首先报道了应用乙状结肠进行原位尿流改道，术后患者能够取得较满意的效果。方法为取 35cm 降结肠及乙状结肠，将肠管并排成 U 形，沿 U 形肠管中间的结肠带切开至底部，底部肠管保持管状，将切开 U 形肠管的内侧缘以可吸收线缝合形成储尿囊后壁。将双侧输尿管末端隧道抗反流法端侧吻合于肠片后壁上部。于储尿囊的最低处切除指尖大肠壁，与尿道吻合，侧对侧方法闭合储尿囊。2016 年 Giulio Nicita 等报道了改良乙状结肠新膀胱术的远期结果。该术式仅需截取 20~25cm 乙状结肠，该长度肠管足够保证新膀胱的容量，同时由于截取的乙状结肠较短，不会引起恢复结肠连续性时张力过大，从而不需要游离松解降结肠。沿对系膜缘将肠管完全剖开去管化后横置，双侧输尿管末端行端侧吻合于肠片下部近中线两侧，无需行输尿管黏膜下隧道抗反流法吻合。然后将结肠片对折从中部开始连续缝合，在缝至下极时保留 1cm 不关闭，留待与尿道吻合（图 6-4-12）。此法形成的新膀胱近似球形，而且位置居于小骨盆中央。术后平均随访 6.8 年，5 年白天和夜晚完全控尿率达 45%，仅白天控尿的患者比例为 36%，总的白天控尿率可到 81%，平均膀胱容量达 433ml，平均膀胱内压为 17cmH$_2$O，平均最大尿流率为 9.14ml/s。

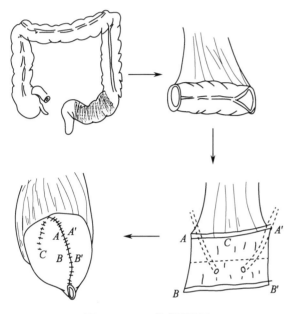

图 6-4-12　乙状结肠膀胱

5. 去带乙状结肠新膀胱术　乙状结肠新膀胱已经被广泛应用于根治性膀胱切除术后的原位尿流改道，取得了较好的控尿效果。目前国际上采用的乙状结肠新膀胱多数需要将结肠去管化，进行复杂的折叠缝合重建膀胱，耗费较多时间。国内刘春晓等从 2003 年开始探索了对乙状结肠新膀胱术的改良，其方法为根治性膀胱切除术后，截取一段 15~25cm 的乙状结肠段，于浆肌切开深至黏膜下层，将黏膜下层以外的肠壁环形平滑肌及浆肌层全部剔除，仅保留黏膜和黏膜下层。注意于肠管两端保留 2~3cm 长的结肠带用于和输尿管做结肠带下隧道吻合，肠管中央部保留约 2cm×2cm 结肠带以和尿道吻合。将两侧输尿管分别吻合于乙状结肠管两端预留的结肠带处，内置单 J 管，由腹壁引出。然后缝闭肠管两端，肠管中部做一小切口与尿道吻合。该方法采取剥除隔离肠段的结肠带及肠壁环行肌，无需去

管化，简化了手术操作，并极大增加了新膀胱的顺应性和保持新膀胱内低压。刘春晓等报道了 210 例行原位去带乙状结肠新膀胱术患者的远期效果，患者术后 5 年的白天和夜间控尿率分别为 74.6% 和 57.1%，平均最大新膀胱容量和残余尿量分别为 328.8ml 和 22.2ml，平均最大尿流率达到 18.5ml/s，膀胱最大容量内压和最大膀胱内压分别为 55cmH$_2$O 和 60.6cmH$_2$O。4.8% 的患者术后出现输尿管新膀胱吻合口狭窄，仅有 4 例患者（1.9%）术后需要开放手术处理。去带乙状结肠新膀胱术安全有效，是原位尿流改道的理想选择之一。

无论采用何种尿流改道方式，患者术后应定期复查，了解是否存在上尿路梗阻、感染以及结石情况，及时治疗以保护肾功能。接受原位新膀胱手术的患者需要更密切的随访。

（于　浩　黄　健）

参 考 文 献

[1] Peters C, Novick A, Kavoussi L, et al. Campbell-Walsh Urology. Elsevier Saunders, 2012.

[2] Pannek J, Senge T. History of Urinary Diversion. Urologia Internationalis, 1998, 60（1）: 1-10.

[3] 黄健，李逊. 微创泌尿外科学. 武汉：湖北科学技术出版社, 2005.

[4] Alfred W J, Lebret T, Compérat E M, et al. Updated 2016 EAU Guidelines on Muscle-invasive and Metastatic Bladder Cancer. European Urology, 2016.

[5] 王文佳，李胜文. 膀胱癌术后尿流改道与膀胱替代的现状与进展. 中华临床医师杂志：电子版, 2015（2）: 188-191.

[6] Bricker EM. Bladder Substitution after Pelvic Evisceration. Surg Clin North Am, 1950, 30（5）: 1511-1521.

[7] Wallace DM. Uretero-Ileostomy. Br J Urol, 1970, 42（5）: 529-534.

[8] Le Duc A, Camey M, Teillac P. An Original Antireflux Ureteroileal Implantation Technique: Long-Term Followup. J Urol, 1987, 137（6）: 1156-1158.

[9] Hirdes WH, Hoekstra I, Vlietstra HP. Hammock Anastomosis: A Nonrefluxing Ureteroileal Anastomosis. J Urol, 1988, 139（3）: 517-518.

[10] Anderson CB, Morgan TM, Kappa S, et al. Ureteroen-

teric Anastomotic Strictures after Radical Cystectomy-Does Operative Approach Matter? J Urol, 2013, 189 (2): 541-547.

[11] De Nunzio C, Cindolo L, Leonardo C, et al. Analysis of Radical Cystectomy and Urinary Diversion Complications with the Clavien Classification System in an Italian Real Life Cohort. Eur J Surg Oncol, 2013, 39 (7): 792-798.

[12] Shapiro SR, Lebowitz R, Colodny AH. Fate of 90 Children with Ileal Conduit Urinary Diversion a Decade Later: Analysis of Complications, Pyelography, Renal Function and Bacteriology. J Urol, 1975, 114 (2): 289-295.

[13] Schmidt JD, Hawtrey CE, Flocks RH, et al. Complications, Results and Problems of Ileal Conduit Diversions. J Urol, 1973, 109 (2): 210-216.

[14] Sullivan JW, Montie JE. Summary of Complications of Ureteroileal Conduit with Radical Cystectomy: Review of 336 Cases (by Jerry W. Sullivan, Md, Harry Grabstald, Md, and Willet F. Whitmore, Jr). 1980.Semin Urol Oncol, 1997, 15 (2): 94-98.

[15] Hautmann RE, Egghart G, Frohneberg D, et al. The Ileal Neobladder. J Urol, 1988, 139: 39.

[16] 黄健, 黄海, 许可慰, 等. 膀胱癌根治术与回肠原位新膀胱术——腹腔镜与开放效果比较. 中华泌尿外科, 2005, 3: 172-175.

[17] Huang J, Lin T, Liu H, et al. Laparoscopic Radical Cystectomy with Orthotopic Ileal Neobladder for bladder cancer: Oncological Results of 171 cases with a median 3-year follow-up. European Urology, 2010, 58 (3): 422-449.

[18] Laguna MP1, Brenninkmeier M, Belon JA, et al. Long-term functional and urodynamic results of 50 patients receiving a modified sigmoid neobladder created with a short distal segment. J Urol, 2005, 174 (3): 963-967.

[19] Xu K, Liu CX, Zheng SB, et al. Orthotopic detaenial sigmoid neobladder after radical cystectomy: technical considerations, complications and functional outcomes. J Urol, 2013, 190 (3): 928-934.

[20] Porena M, Mearini L, Zucchi A, et al. Perugia ileal neobladder: functional results and complications. World J Urol, 2012, 30 (6): 747-752.

[21] Bianchi G, Sighinolfi MC, Pirola GM, et al. Studer Orthotopic Neobladder: A Modified Surgical Technique. Urology, 2016, 88: 222-225.

[22] Skinner EC, Fairey AS, Groshen S, et al. Randomized Trial of Studer Pouch versus T-Pouch Orthotopic Ileal Neobladder in Patients with Bladder Cancer. J Urol, 2015, 194 (2): 433-439.

第六节 尿路上皮癌的化疗

一、肌层浸润性膀胱癌的化疗

(一) 新辅助化疗

约一半的 MIBC 患者在单纯接受根治性膀胱切除术后会发生原处转移。因此, 对于相当多的 MIBC 患者来说, 仅仅接受根治性膀胱切除手术是不够的。临床数据表明对于 MIBC 患者新辅助化疗可以明显提高肿瘤完全反应率并延长患者的总体生存期。已有的几项荟萃分析均表明以顺铂为基础的联合化疗方案可以降低患者死亡风险达 10%～13%, 提高五年总体生存率 5%, 对于 cT_3 患者 5 年生存率提高可达 11%。

新辅助化疗有以下优势: 第一, 根治性膀胱切除术前进行全身性化疗, 患者耐受性良好; 而根治性膀胱切除术后, 可能由于手术并发症或者患者体力衰弱, 化疗需要延迟。第二, 对于有肿瘤微转移病灶的患者, 可能通过新辅助化疗得到治疗。第三, 对于局部进展的肿瘤, 可通过新辅助化疗缩小瘤体, 更加容易实现阴性手术切缘, 降低术后肿瘤复发率。第四, 膀胱癌化疗敏感性存在个体差异, 通过新辅助化疗, 医生可以判断该患者的肿瘤对化疗是否敏感, 以便制订更加合理的后续治疗方案。新辅助化疗的不足之处包括化疗的不良反应, 以及对于化疗不敏感的患者, 因为延迟手术带来肿瘤进展的风险。化疗副作用以及是否会影响手术是影响新辅助治疗决策的重要因素。根据已有的临床实验数据, 新辅助化疗主要引起包括消化道反应、贫血及白细胞降低等不良反应, 但不增加术后 3～4 级并发症发生率, 而且手术完成率也与无化疗组相似, 在 Nordic 研究中, 306 例有意图进行新辅助治疗的患者中, 最终有 80% 接受了治疗, 并且其中 89% 的患者完成了计划的 3 疗程化疗。

虽然新辅助化疗的疗效得到临床实验数据的肯定, 但具体的方案、疗程以及适应证仍需进一步探讨。根据大多数临床实验条件的设定，目前一般推荐新辅助化疗的适应证包括体力状态评分（performance status，PS）0~1分，血清肌酐清除率＞50ml/min。对于有肾功能不全的患者，可以考虑使用卡铂替代顺铂治疗。疗程一般推荐2~3个疗程。

（二）辅助化疗

近年来有研究发现，辅助化疗对于患者生存期的改善不如新辅助化疗，对于pT$_{3~4}$或伴有淋巴结转移的患者可以考虑行辅助化疗。辅助化疗的局限性主要是根治性膀胱切除术后，由于部分患者体质虚弱、肾功能变差或者手术相关的并发症，不能够耐受全身性化疗。目前尚无临床研究比较术后立即开始的辅助化疗和发现转移病灶后再开始的化疗在生存期上的获益。因此，术后常规辅助化疗仍无充分依据。但已有临床研究证实术后有高危复发风险的患者给予含顺铂的联合化疗可以降低肿瘤复发率。在多数已进行的临床实验中，pT$_{3~4}$或伴有淋巴结转移的患者被推荐入组行辅助化疗，方案含顺铂的联合化疗，一般在条件许可的情况下完成4~6个疗程。

尿路上皮癌细胞对于多种化疗药物敏感，但单药治疗的反应率均不高，顺铂为12%，卡铂12%，氨甲蝶呤29%，阿霉素19%，表柔比星15%，丝裂霉素13%，5-FU 35%，长春碱14%，异环磷酰胺29%，吉西他滨25%，多西他赛31%。目前临床中多采用含铂类的联合化疗方案。

（1）吉西他滨和顺铂（GC）方案：是目前临床最常用的标准一线治疗方案，不良反应较氨甲蝶呤、长春碱、阿霉素、顺铂（MVAC）方案轻而疗效相似。吉西他滨1 000~1 200mg/m² 第1、8天静脉滴注，顺铂70mg/m² 第2天静脉滴注，每3周（21天方案）为一个周期。对于转移性膀胱癌的研究显示GC方案的CR为15%，PR为33%，中位疾病进展时间为23周，中位总生存时间为13.8个月。GC方案也有28天方案（增加第15天静脉滴注吉西他滨），但由于延长了给药时间而疗效及不良反应与21天方案相似，临床中现较少应用。

（2）MVAC方案：是膀胱尿路上皮癌传统的标准化疗方案。氨甲蝶呤30mg/m² 第1、15、22天静脉滴注，长春碱3mg/m² 第2、15、22天静脉滴注，阿霉素30mg/m² 第2天静脉滴注，顺铂70mg/m²

第2天静脉滴注，每4周为一个周期。两项随机前瞻性研究已经证实MVAC方案效果明显好于单种药物化疗效果。多项研究显示此方案的CR为15%~25%，有效率为50%~70%，中位总生存时间为14.8个月。目前临床中更推荐采用改良的强化治疗方案，即DD-MVAC方案，氨甲蝶呤30mg/m² 第1天静脉滴注，长春碱3mg/m²，阿霉素30mg/m²，顺铂70mg/m² 第2天静脉滴注，每2周重复，化疗期间常规预防性应用粒系生长因子。采用该方案后，相同时间内化疗药物剂量提高而不良反应反而减少，并且在肿瘤的无进展生存及化疗的总体反应率都优于传统的MVAC，故而在临床中已经基本取代MVAC方案。

（3）CMV方案：氨甲蝶呤30mg/m²、长春碱4mg/m² 第1、8天静脉滴注，顺铂100mg/m² 第2天静脉滴注，每3周为一个周期。在最近报道的一项三期临床实验中，CMV新辅助化疗被证明可降低死亡风险16%，提高10年生存率6%，因而也被作为可用于新辅助化疗的一线方案。

（4）其他药物：近年也有报道采用卡铂替代顺铂可以取得相似的疗效，尤其适用于年老或肾功能受损的不能耐受顺铂治疗的肌层浸润性膀胱癌患者。而在一项采用卡铂/多西他赛联用对照MVAC方案的三期临床实验中，由于卡铂组反应率仅28.2%而提前终止。由于目前尚缺少足够的临床实验数据支持，在不能明确获益的情况下，对于新辅助化疗，除了参加临床实验或患者在充分知情的情况仍有意愿，一般不推荐其他化疗药物或方案来替代上述方案。对于不能耐受顺铂的患者，一般建议直接行手术治疗。

二、晚期/转移性膀胱癌的化疗

目前化疗仍是晚期/转移性膀胱癌的首选治疗方案。对于转移性膀胱癌，如不经化疗，OS（总生存期）约为6个月。目前国际上的主要指南（如EAU指南、NCCN指南以及国内指南等）均推荐基于顺铂的全身化疗方案作为转移性膀胱癌的一线治疗方法（1类推荐）。约有一半的患者不适合使用顺铂，对于这些患者，2017年NCCN指南推荐基于卡铂或紫杉醇的全身化疗方案作为一线治疗方法（2B类推荐）。如果同时存在器官转移和ECOG活动能力评分≥2分则提示化疗预后不佳,不存在这些预后不良因素的患者能从化疗中获益。MSKCC小组一项包含203例难以切除或转移性膀胱癌患者使用M-VAC方案化疗的报告显示,KPS评分(Karnofsky performance status,卡氏评分)小于80%或有肺、肝、骨等器官转移均是化疗预后不佳的独立因素,有0、1、2项危险因素患者的平均生存时间分别为33个月,13.4个月和9.3个月。

（一）一线化疗方案

1. M-VAC方案　1985年M-VAC(氨甲蝶呤、长春新碱、多柔比星、顺铂)方案提出,具体方案:氨甲蝶呤($30mg/m^2$,第1、15、22天),长春新碱($3mg/m^2$,第2、15、22天),多柔比星($30mg/m^2$,第2天),顺铂($70mg/m^2$,第2天),28d为一个周期,最多进行6周期。包含了276例晚期膀胱癌患者的临床研究中,M-VAC方案126例,ORR为39%,OS 12.5个月,单用顺铂150例,OS为8.2个月。最早基于顺铂的化疗方案有CMV(顺铂、环磷酰胺、长春新碱)和CISCA(顺铂、多柔比星、环磷酰胺)。50例转移性膀胱癌患者应用CMV方案的临床试验中,ORR(总反应率)56%,中位生存期8个月,OS未报道。包含了120例晚期膀胱癌患者的临床研究中,M-VAC方案65例,ORR为65%,OS 12.6个月,CISCA方案55例,ORR为46%,OS为10个月。M-VAC方案的总生存期、总反应率、中位生存期优于CMV方案及CISCA方案。因此M-VAC方案是20世纪90年代转移性膀胱癌的标准治疗方案。2006年欧洲癌症治疗研究组织(EORTC)进行了一项Ⅲ期临床试验,比较了HD-M-VAC方案联合GCSF与传统MVAC方案,结果表明两者的OS相近,但HD-M-VAC方案的ORR、CR均优于MVAC方案,且GCSF可以帮助患者更好地耐受化疗带来的血液学毒性。

2. GC方案　20世纪90年代吉西他滨开始用于膀胱癌的化疗,GC(吉西他滨、顺铂)方案问世,具体方案:吉西他滨($1\,000mg/m^2$,第1、8、15天),顺铂($70mg/m^2$,第2天),28d为一个周期,最多进行6周期。一项包含了405例晚期膀胱癌患者的Ⅲ期临床试验中,GC方案203例,M-VAC方案202例,其中GC方案OS 13.8个月,M-VAC方案OS 14.8个月,无显著统计学差异($p=0.75$),

GC方案与M-VAC方案的疾病进展时间(7.4个月,7.4个月)、治疗失败时间(5.8个月,4.6个月)、总反应率(49.4%,45.7%)也均相近。

顺铂最重要的毒副作用是肾毒性,其剂量常常需要根据患者血肾功能水平进行调整,但目前尚无确切的衡量顺铂是否适用于某一患者的标准,目前认为不适宜使用顺铂的临床共识为:至少存在下列一项:ECOG活动能力评分(performance score)>1分;肾小球滤过率(GFR)≤60ml/min;大于等于2级的听力下降和周围神经损伤;NYHA心功能评分心衰Ⅲ级及以上。在水化疗法发明之前,最高可有50%的患者使用顺铂后出现不同程度的肾功能损伤,术前及术后的水化可有效缓解顺铂对肾功能的损伤。目前尚无GC方案与MVAC方案的肾毒性及神经毒性比较的报告,已报道的毒副作用有骨髓抑制包括贫血(GC 16%,MVAC 24%),血小板降低(GC 7.7%,MVAC 29%),中性粒细胞减少(GC 17%,MVAC 41%),粒细胞减少性发热(GC 2%,MVAC 14%);黏膜炎症(GC 1%,MVAC 17.7%);脱发(GC 11%,MVAC 55%)等,化疗相关死亡率GC方案1%,MVAC方案3%。由于与MVAC方案有相近的治疗效果和更低的毒副作用,目前GC方案已经取代MVAC方案成为晚期膀胱癌的标准化疗方案。

3. 基于卡铂的联合化疗方案　对于一般情况较差、肾功能较差等不适宜使用顺铂的患者,使用基于卡铂的联合化疗方案作为转移性膀胱癌的一线治疗。卡铂的抗肿瘤机制与顺铂相似,抗肿瘤作用稍弱于顺铂,但其毒副作用低于顺铂,有较好的耐受性。Bamias等对34例由于一般情况较差或肾功能不全等原因不适合使用顺铂的晚期膀胱癌患者应用卡铂联合吉西他滨的GCa方案,具体方案:吉西他滨($1\,200mg/m^2$,第1、8天),卡铂应用Calvert公式[卡铂剂量(mg)=所设定的AUC(mg/(ml•min))×[肌酐清除率(ml/min)+25],以AUC=5计算,第1天),21d为一个周期,最多进行6周期。ORR 24%,PFS(无进展生存时间)4.4个月,OS 9.8个月,3例患者出现3级毒性反应。在患者可以耐受顺铂的情况下不应使用基于卡铂的联合化疗方案作为一线治疗方法。

4. 基于紫杉醇的联合化疗方案　紫杉醇是从短叶紫杉树皮中提取的具有抗肿瘤作用的活性

物质，是一种新型的抗微管药物。紫杉醇也是一种有效的抗膀胱癌化疗药物。NCCN 指南推荐基于紫杉醇的联合化疗方案作为不适宜使用顺铂的患者的一线化疗方案（2B 类推荐），EAU 指南推荐 PCG 方案作为转移性膀胱癌的一线化疗方案（A 类证据）。

5. **紫杉醇联合吉西他滨** Meluch 等的一项纳入 54 例晚期膀胱癌患者使用紫杉醇联合吉西他滨 3 周方案的临床研究中，具体方案：紫杉醇（200mg/m²，第 1 天，1h 滴完），吉西他滨（1 000mg/m²，第 1、8、15 天），21d 为一个周期，进行 6 个周期。ORR 54%，OS 14.4 个月。3～4 级毒性反应以血液学毒性为主，白细胞下降 46%，血小板减少 13%，贫血 28%。10 例（19%）患者因白细胞下降和发热需要住院治疗，1 例患者死于化疗相关的脓毒血症。另一项纳入 36 例晚期膀胱癌患者使用紫杉醇联合吉西他滨 1 周方案的临床研究中，具体方案：紫杉醇（110mg/m²，第 1、8、15 天），吉西他滨（1 000mg/m²，第 1、8、15 天），28d 为一个周期，进行 6 个周期。ORR 69.4%，OS 15.8 个月。3～4 级毒性反应包括粒细胞减少 36.1%，血小板减少 8.3%，神经毒性 16.7%，肺毒性 13.9%。可见紫杉醇联合吉西他滨方案治疗效率较高，3 周方案的毒性反应耐受性较高。

6. **紫杉醇联合顺铂** 一项纳入了 66 例转移性膀胱癌患者的临床研究使用紫杉醇联合顺铂方案，具体方案：多西他赛（75mg/m²，第 1 天），顺铂（75mg/m²，第 2 天），21d 为一个周期，进行 6 个周期。ORR 52%，OS 8 个月，肿瘤进展时间 5 个月，其中没有出现肝、肺转移，体重下降或贫血的病例对化疗反应更好。3 级及以上毒性反应包括粒细胞减少（33%），贫血（14%），呕吐（7%），腹泻（13%）。

7. **紫杉醇联合吉西他滨与顺铂（PCG）** EORTC 组织的一项Ⅲ期临床试验比较了 PCG 方案与 GC 方案用于晚期膀胱癌的疗效，GC 方案同上文所述，PCG 方案在 GC 方案基础上增加紫杉醇（80mg/m²，第 1 天），改为 21d 为一个周期，进行 6 个周期。结果显示两方案 OS（15.8 个月；12.7 个月），无显著统计学差异，PCG 方案 ORR（55.5%，43.6%）与 PFS（8.4 个月，7.7 个月）均优于 GC 方案。毒副作用方面，GC 方案血小板减少发生率稍高

（GC 11.4%，PCG 6.8，$p=0.05$），但粒细胞下降发生率明显低于 PCG 方案（GC 4.3%，PCG 13.2%，$p<0.001$）。故在 GC 方案中加入紫杉醇能够延长 3.1 个月生存期但差异没有显著统计学意义，而 PCG 方案毒副作用强于 GC 方案，故而 NCCN 指南未推荐 PCG 方案，但 EAU 指南推荐 PCG 方案作为适用顺铂患者的一线化疗方案（A 类证据）。PCG 方案的治疗效果还需要进一步研究证实。

（二）二线化疗方案

对于转移性膀胱癌的二线治疗尚没有明确的推荐。对膀胱癌有效的单药包括铂类、紫杉类、氨甲蝶呤、博来霉素、环磷酰胺、培美曲塞、氟尿嘧啶、长春碱类等。一线化疗效果不佳时可考虑从上述药物中选择一线化疗未使用过的药物进行二线化疗。EAU 指南推荐长春氟宁作为铂类化疗治疗转移性膀胱癌失效的可选药物（A 类证据），同时推荐唑来膦酸和迪诺塞麦作为膀胱癌骨转移的可选药物（B 类证据）。

（三）其他化疗方案

近年来靶向药物得到了越来越多的关注，如舒尼替尼、索拉非尼、拉帕替尼等靶向药物也被尝试用于转移性膀胱癌的治疗。如一项Ⅱ期临床试验比较了顺铂联合吉西他滨与索拉非尼方案和顺铂联合吉西他滨与安慰剂方案治疗晚期膀胱肿瘤的疗效，索拉非尼组与安慰剂组在 ORR（52.5%，47%）、PFS（6.3 个月，6.1 个月）、OS（11.3 个月，10.6 个月）均相近，但索拉非尼组的毒副作用稍明显于安慰剂组。在 GC 方案中加入索拉非尼并不能达到更好的治疗效果。靶向药物在转移性膀胱癌治疗领域还需要更多的研究。

（四）化疗的新进展

可能与化疗敏感性相关的基因。

此前，对于转移性膀胱癌化疗方案的选择均是基于临床试验的结果以及临床医师的经验，根据患者对化疗方案的反应情况调整用药。近年来，随着分子细胞生物学的蓬勃发展，大量分子细胞标志物被发现，其作用和机制也得到了阐明，这使得根据膀胱肿瘤病理标本分析肿瘤标志物特征从而选择最为合适的化疗方案成为可能。目前已经发现的可以作为膀胱癌化疗敏感性预测标志物的基因包括：①癌基因，如 ERBB2、BRAC1 等；②DNA 损伤修复相关蛋白，如 ERCC1、

ERCC2 等；③化疗耐药基因，如 MDR1 等；④其他相关基因，如 GDPD3、PRED1 等。但上述基因与膀胱癌具体化疗方案的对应预测关系及机制尚未阐明，且有待于临床试验的证实，还需要更多的基础与临床研究来证实这些基因表达预测化疗敏感性的临床意义。

三、上尿路上皮癌的化疗

上尿路上皮癌（UTUC）的化疗方案以膀胱癌的化疗方案为依据，目前没有评估上尿路上皮癌患者行辅助或新辅助化疗疗效的随机对照研究。目前没有足够的关于上尿路上皮癌行辅助化疗的临床数据明确患者获益。现在关于上尿路上皮癌化疗争论的焦点在于是否开展新辅助化疗，因为多数患者术前本就可能存在慢性肾功能不全，而行根治性手术后肾功能无疑会变更差。Igawa 等人最早报道了 15 例行新辅助化疗的上尿路上皮癌患者，入组患者分别在术前接受了 MVAC（氨甲蝶呤、长春碱，阿霉素，顺铂），MEC（氨甲蝶呤、依托泊苷和顺铂）或 MVEC（氨甲蝶呤、长春碱、表柔比星和顺铂方案，6 例为 $T_2N_0M_0$，4 例为 $T_3N_{0\sim1}M_0$，5 例为 $T_4N_{0\sim3}M_0$。其中 13% 的患者完全缓解，40% 的患者部分或病理缓解。作者发现病理缓解与肿瘤特异性生存有相关性。另一项回顾性病例对照研究共报道了 150 例高危 UTUC 患者，其中 43 例患者接受了包括 MVAC、CGI（顺铂、吉西他滨、异环磷酰胺）、GTA（吉西他滨、紫杉醇、多柔比星）、GC（顺铂、吉西他滨）等在内的化疗方案的新辅助化疗，发现经新辅助化疗后明显降期，14% 出现完全缓解。近期随访结果显示，接受新辅助化疗的患者与病理信息匹配的分组患者相比，5 年生存率明显改善（94% *vs.* 58%，$p < 0.001$）。

辅助化疗在 UTUC 治疗中应用较少，在晚期患者应用辅助化疗的多项小样本研究中，均未发现辅助化疗使患者获益。然而，Kwak 等人发现在 $pT_{2\sim3}N_0M_0$ 的患者使用辅助化疗后，复发率降低了一半，肿瘤特异性死亡明显改善（28.1% *vs.* 81.8%）。

总之，目前尚缺乏 UTUC 中应用辅助化疗或新辅助化疗的循证医学证据，考虑到化疗对于肾功能的损害，目前研究重点更倾向于新辅助化疗。

参 考 文 献

[1] Chronic kidney disease after nephroureterectomy for upper tract urothelial carcinoma and implications for the administration of perioperative chemotherapy. Cancer，2010，116：2967-2973.

[2] Igawa M，Urakami S，Shiina H，et al. Neoadjuvant chemotherapy for locally advanced urothelial cancer of the upper urinary tract. Urol Int，1995，55：74-77.

[3] A. Yagoda. Progress in Treatment of Advanced Urothelial Tract Tumors. J Clin Oncol，1985，3（11）：1448-1450.

[4] Matin SF，Margulis V，Kamat A，et al. Incidence of downstaging and complete remission after neoadjuvant chemotherapy for high-risk upper tract transitional cell carcinoma. Cancer，2010，116：3127-3134.

[5] Porten SP，Siefker-Radtke AO，Kamat AM，et al. Survival outcomes in patients undergoing neoadjuvant chemotherapy for upper tract urothelial cell carcinoma. Abstract no. 311. Genitourinary CancersSymposium，2013：14-16.

[6] Lee SE，Byun SS，Park YH，et al. Adjuvant chemotherapy in the management of pT3N0M0 transitional cell carcinoma of the upper urinary tract. Urol Int，2006，77：22-26.

[7] Kwak C，Lee SE，Jeong IG，et al. Adjuvant systemic chemotherapy in the treatment of patients with invasive transitional cell carcinoma of the upper urinary tract. Urology，2006，68：53-57.

[8] Bajorin DF，Dodd PM，Mazumdar M，et al. Long-Term Survival in Metastatic Transitional-Cell Carcinoma and Prognostic Factors Predicting Outcome of Therapy. J Clin Oncol，1999，17（10）：3173-3181.

[9] Loehrer PJ，Einhorn LH，Elson PJ，et al. A Randomized Comparison of Cisplatin Alone or in Combination with Methotrexate，Vinblastine，and Doxorubicin in Patients with Metastatic Urothelial Carcinoma：A Cooperative Group Study. J Clin Oncol，1992，10（7）：1066-1073.

[10] Harker WG，Meyers FJ，Freiha FS，et al. Cisplatin，Methotrexate，and Vinblastine（Cmv）：An Effective Chemotherapy Regimen for Metastatic Transitional Cell Carcinoma of the Urinary Tract. A Northern California Oncology Group Study. J Clin Oncol，1985，3（11）：1463-1470.

[11] Logothetis CJ, Dexeus FH, Finn L, et al. A Prospective Randomized Trial Comparing Mvac and Cisca Chemotherapy for Patients with Metastatic Urothelial Tumors. J Clin Oncol, 1990, 8(6): 1050-1055.

[12] Sternberg CN, de Mulder P, Schornagel JH, et al. Seven Year Update of an Eortc Phase III Trial of High-Dose Intensity M-Vac Chemotherapy and G-Csf Versus Classic M-Vac in Advanced Urothelial Tract Tumours. Eur J Cancer, 2006, 42(1): 50-54.

[13] Sternberg CN, de Mulder PH, Schornagel JH, et al. Randomized Phase III Trial of High-Dose-Intensity Methotrexate, Vinblastine, Doxorubicin, and Cisplatin (Mvac) Chemotherapy and Recombinant Human Granulocyte Colony-Stimulating Factor Versus Classic Mvac in Advanced Urothelial Tract Tumors: European Organization for Research and Treatment of Cancer Protocol No. 30924. J Clin Oncol, 2001, 19(10): 2638-2646.

[14] von der Maase H, Hansen SW, Roberts JT, et al. Gemcitabine and Cisplatin Versus Methotrexate, Vinblastine, Doxorubicin, and Cisplatin in Advanced or Metastatic Bladder Cancer: Results of a Large, Randomized, Multinational, Multicenter, Phase III Study. J Clin Oncol, 2000, 18(17): 3068-3077.

[15] Wittes RE, Brescia F, Young CW, et al. Combination Chemothereapy with Cis-Diamminedichloroplatinum (Ii) and Bleomycin in Tumors of the Head and Neck. Oncology, 1975, 32(5-6): 202-207.

[16] Bamias A, Lainakis G, Kastritis E, et al. Biweekly Carboplatin/Gemcitabine in Patients with Advanced Urothelial Cancer Who Are Unfit for Cisplatin-Based Chemotherapy: Report of Efficacy, Quality of Life and Geriatric Assessment. Oncology, 2007, 73(5-6): 290-297.

[17] Meluch AA, Greco FA, Burris HA 3rd, et al. Paclitaxel and Gemcitabine Chemotherapy for Advanced Transitional-Cell Carcinoma of the Urothelial Tract: A Phase Ii Trial of the Minnie Pearl Cancer Research Network. J Clin Oncol, 2001, 19(12): 3018-3024.

[18] Li J, Juliar B, Yiannoutsos C, et al. Weekly Paclitaxel and Gemcitabine in Advanced Transitional-Cell Carcinoma of the Urothelium: A Phase Ii Hoosier Oncology Group Study. J Clin Oncol, 2005, 23(6): 1185-1191.

[19] Dimopoulos MA, Bakoyannis C, Georgoulias V, et al. Docetaxel and Cisplatin Combination Chemotherapy in Advanced Carcinoma of the Urothelium: A Multicenter Phase Ii Study of the Hellenic Cooperative Oncology Group. Ann Oncol, 1999, 10(11): 1385-1388.

[20] Bellmunt J, von der Maase H, Mead GM, et al. Randomized Phase III Study Comparing Paclitaxel/Cisplatin/Gemcitabine and Gemcitabine/Cisplatin in Patients with Locally Advanced or Metastatic Urothelial Cancer without Prior Systemic Therapy: Eortc Intergroup Study 30987. J Clin Oncol, 2012, 30(10): 1107-1113.

[21] Krege S, Rexer H, vom Dorp F, et al. Prospective Randomized Double-Blind Multicentre Phase Ii Study Comparing Gemcitabine and Cisplatin Plus Sorafenib Chemotherapy with Gemcitabine and Cisplatin Plus Placebo in Locally Advanced and/or Metastasized Urothelial Cancer: Suse(Auo-Ab 31/05). BJU Int, 2014, 113(3): 429-436.

[22] Groenendijk FH, de Jong J, van de Putte EEF, et al. Erbb2 Mutations Characterize a Subgroup of Muscle-Invasive Bladder Cancers with Excellent Response to Neoadjuvant Chemotherapy. Eur Urol, 2016, 69(3): 384-388.

[23] Neoadjuvant Chemotherapy in Invasive Bladder Cancer: A Systematic Review and Meta-Analysis. Lancet, 2003, 361(9373): 1927-1934.

[24] Li S, Wu J, Chen Y, et al. Ercc1 Expression Levels Predict the Outcome of Platinum-Based Chemotherapies in Advanced Bladder Cancer: A Meta-Analysis. Anticancer Drugs, 2014, 25(1): 106-114.

[25] Van Allen EM, Mouw KW, Kim P, et al. Somatic Ercc2 Mutations Correlate with Cisplatin Sensitivity in Muscle-Invasive Urothelial Carcinoma. Cancer Discov, 2014, 4(10): 1140-1153.

[26] Hoffmann AC, Wild P, Leicht C, et al. Mdr1 and Ercc1 Expression Predict Outcome of Patients with Locally Advanced Bladder Cancer Receiving Adjuvant Chemotherapy. Neoplasia, 2010, 12(8): 628-636.

[27] Baras AS, Gandhi N, Munari E, et al. Identification and Validation of Protein Biomarkers of Response to Neoadjuvant Platinum Chemotherapy in Muscle Invasive Urothelial Carcinoma. PLoS One, 2015, 10(7): e0131245.

[28] Choi W, Porten S, Kim S, et al. Identification of Distinct Basal and Luminal Subtypes of Muscle-Invasive Bladder Cancer with Different Sensitivities to Frontline Chemotherapy. Cancer Cell, 2014, 25(2): 152-165.

第七节　尿路上皮癌的放疗

随着放射治疗设备和影像医学的不断发展，以及放射生物学的进步，放射治疗作为对抗肿瘤的主要手段之一，越来越受到重视。到目前为止，人类疾病和遗传与环境密切相关，肿瘤的发病环境因素尤为重要。二十年来，随着人民生活和环境发生了巨大的改变，势必也影响泌尿系统肿瘤发生和构成比。近20年来，膀胱尿路上皮癌所占比例呈直线上升趋势，肾盂输尿管癌的发生也明显上升。尿路上皮癌作放射治疗文献报道很少，疗效未能确定，对低分化或浸润型癌作为辅助治疗或有一定疗效，对减轻骨转移癌所致的疼痛可能有效。

一、肾盂输尿管尿路上皮癌的放疗

肾盂输尿管癌是多中心的较少见的尿路上皮肿瘤，其主要治疗手段为根治手术，包括肾脏、输尿管及其膀胱入口锥切的半尿路切除术，国内少见术后辅助放疗的研究。由于输尿管的管壁薄，途径长，输尿管癌容易出现周围组织侵犯和转移，其预后差。同时，研究发现肾盂输尿管癌约半数病例出现膀胱内种植复发和远处转移，其术后处理值得深刻探讨。尽管少数国外的回顾性资料对肾盂输尿管癌术后辅助放疗的治疗靶区的认识、随访结果及生存率统计的结果尚无定论，但放射治疗作为肾盂输尿管癌半尿路根治术后的辅助治疗，其靶区的设计、是否有益于局部控制和生存率、能否减少膀胱内种植复发等问题都值得研究和探讨。

肾盂输尿管癌病例其预后与肿瘤的分级、分期明显相关，Batata（1975）、Reitelman（1987）、Heney（1982）等报道称其术后5年生存率为0%～34%。超过半数的病例因局部复发和远处转移而使治疗失败。肾盂输尿管癌术后接受辅助放疗的目的在于消灭瘤床和区域淋巴结内的潜在病灶，减少继发转移，以期提高局部控制率和生存率。

有关肾盂输尿管癌术后局部复发的情况，目前尚无详细报道。多组单纯术后局部复发率的报道，也未说明随访的方法（临床诊断、影像学检查、穿刺活检等）（Heney; Mufti, 1989）。随着诊断技术的进步，本病局部复发率较前报道的明显上升。Cozad 等于1995报道Ⅲ期病例术后5年局部复发率达50%，而恶性分级高的局部复发率达60%。Brookland 等于同年报道Ⅲ期病例仅手术者，局部复发率为45%。Ozsahin 等于1999报道的一组较大病例数的输尿管癌患者，术后未行辅助放疗的5年局部复发率可达62%。一系列报道提示肾盂输尿管癌局部复发率比我们先前认识的明显要高。肾盂输尿管癌的局部复发有时因全身转移而被忽视，但二者之间的关系尚无法确定。虽然有些报道（Overgaard, 1997）提示二者间可能有联系，局部复发可能是继发远处转移的原因，但 Maulard-Durdux（1996）、Babaian（1980）及陈兵（2008）均认为两者间几乎不相关。陈兵等（2008）报道称远处转移与分期明确相关（$p < 0.05$）。Ⅲ、Ⅳ期患者多见远处转移而死亡，导致生存率下降。故中、晚期患者应考虑术后辅助化疗以期提高生存率。Brian 等于2004报道以顺铂为基础的化疗，使中、晚期输尿管癌术后患者的生存率得以明显提高。

术后辅助放疗有助于局控率的提高，这在上述一系列报道中得到了支持。术后辅助放疗的局部复发率明显低于手术组，说明术后辅助放疗有益于局部控制。同时，陈兵等（2008）发现本病术后继发膀胱种植复发率高达约40%，放疗组中仅行瘤床区域放疗，行肾区输尿管及膀胱区域放疗，与对照组三者间出现膀胱种植复发分别为36%、40% 和40.5%，中位复发时间分别为6个月、27个月和8.5个月（$p = 0.006$）。尽管辅助半尿路放疗并未使膀胱种植复发率明显降低，但使膀胱种植复发的中位时间明显延长。肾盂输尿管癌术后仅作瘤床的术后放疗，其局控率和生存率与单纯手术组并无差异。一些国外报道（Ozsahin, 1999; Saitoh, 1982）均建议行肾盂、输尿管及膀胱区域半尿路放疗。但半尿路放疗的体积大，放射副作用也相对增大，个别病例出现不能耐受放疗的现象。通常认为肾盂输尿管癌为多中心病变，是否能发现其多中心发病的基因表达方式，对于其治疗靶区的勾画非常有帮助，这有待于以后基础医学研究的发展。

肾盂输尿管癌术后辅助放疗对总体生存率无明显影响，但可以提高本病的局部控制率，特别是出现高膀胱种植复发率,膀胱区域预防性放射治疗可明显延缓本病膀胱复发时间,提高无瘤生存率。

二、膀胱尿路上皮癌的放疗

对于身体条件不能耐受根治性膀胱切除术,或不愿接受根治性膀胱切除术的肌层浸润性膀胱癌患者,可以考虑行保留膀胱的综合治疗。鉴于肌层浸润性膀胱癌较高的淋巴结转移比例,考虑施行保留膀胱治疗的患者需经过细致选择,对肿瘤性质、浸润深度进行综合评估,正确选择保留膀胱的手术方式,并辅以术后化学治疗和放射治疗,且术后需进行密切随访(侯建国,2004;孙晓楠,2001),必要时行挽救性膀胱切除术。

肌层浸润性膀胱癌保留膀胱的手术方式有两种:经尿道膀胱肿瘤切除术(TURB)和膀胱部分切除术。对于多数保留膀胱的肌层浸润性膀胱癌患者,可通过经尿道途径切除肿瘤。但对于部分患者应考虑行膀胱部分切除术:肿瘤位于膀胱憩室内、输尿管开口周围或肿瘤位于经尿道手术操作盲区的患者,有严重尿道狭窄和无法承受截石位的患者,术前影像学检查提示上尿路积水以及盆腔淋巴结肿大的患者。手术应最大限度切除肿瘤。近来有学者(Geavlete,2003)认为对于 T_2 期患者,初次 TURBT 术后4~6周内再次行 TURBT 并结合化疗与放疗有助于保全膀胱。

对于不适合膀胱癌根治术或不能耐受化疗的患者可行 TURBT 联合外放射治疗(De Neve,1995;Pollack,1996;Mameghan,1995;Herskovic,1992;Naslund,1994)。这组患者5年存活率30%~60%,肿瘤特异存活率20%~50%;而 Maciejewski(1991)、Zietman(2001)、Shipley(2002)等则认为最大限度经尿道电切手术后,以顺铂为基础的化疗联合放疗可使完全缓解率达到60%~80%,可使40%~45%的患者保留完整膀胱存活4~5年,长期存活达50%~60%(与根治性膀胱切除术相媲美)。如果联合治疗不敏感,则推荐早期行根治性膀胱切除术。

Merseburger(2007)提出由于单一的治疗手段难以达到理想的保留膀胱的效果,所以目前保留膀胱的治疗应多采取手术、化疗和放疗的三联综合治疗。该治疗方案必须严格控制选择指征,

而且患者必须具有良好的依从性,才能得到较好的治疗效果。Kaufman(1993)、Rodel(2002)以及 Weiss(2006)等研究显示,TURBT 术后辅以顺铂类化疗方案及放射治疗,患者的治疗有效率可以达到60%~80%,但是期间患者必须接受严密的观察,并及时调整治疗方案。

肌层浸润性膀胱癌患者在某些情况下,如不愿意接受根治性膀胱切除术、全身条件不能耐受根治性膀胱切除手术,或肿瘤已无法根治性切除时,可选用放射治疗或化疗 + 放射治疗(Stenzl,2011)。但对于肌层浸润性膀胱癌,单纯放疗患者的总生存期短于根治性膀胱切除术(Gitlitz,2003)。膀胱癌的放疗可分为根治性放疗、辅助性放疗和姑息性放疗。

1. **根治性放疗** 膀胱外照射方法包括常规外照射、三维适形放疗及调强适形放疗。Maciejewski(1991)及 De Neve(1995)提出单纯放射治疗靶区剂量通常为60~66Gy,每天剂量通常为1.8~2Gy,整个疗程不超过6~7周。目前常用的放疗日程为:① 50~55Gy,分25~28次完成(>4周);② 64~66Gy,分32~33次完成(>6.5周)(Scottish Intercollegiate Guidelines Network:Management of transitional cell carcinoma of the bladder: a national clinical guideline,2005)。Mark 等(2007)报道放疗的局部控制率约为30%~50%,Rodel 等(2002)报道肌层浸润性膀胱癌患者5年总的生存率约为40%~60%,肿瘤特异生存率为35%~40%,局部复发率约30%。James 等(2012)称对于肌层浸润性膀胱癌患者保留膀胱,放疗联合化疗不会增加副作用,但能有效地提高局部控制率。欧洲文献报道(Moonen,1994),T_1/T_2 期小肿瘤患者可通过膀胱切开显露肿瘤后植入放射性碘、铱、钽或铯行组织内近距离照射,再联合外照射和保留膀胱的手术,从而达到治疗目的。根据肿瘤分期不同,5年生存率可达60%~80%。

2. **辅助性放疗** Smith 等(1997)、Huncharek 等(1998)、Widmark 等(2003)以及 Granfors(2009)报道,通过术前4~6周的放疗,可使40%~65%的患者肿瘤降期,使10%~42%的患者提高局部肿瘤控制率,但根治性膀胱切除术前放疗对延长患者生存是否有益尚不明确,因此不推荐术前放

疗。钱图南等（2002）报道，根治性膀胱切除或膀胱部分切除手术未切净的残存肿瘤或术后病理切缘阳性者，可行术后辅助放疗。

3. 姑息性放疗 短程放疗（7Gy×3d；3～3.5Gy×10d）可减轻因膀胱肿瘤巨大造成无法控制的症状，如血尿、尿急、疼痛等。但这种治疗可增加急性肠道并发症的危险，包括腹泻和腹部痉挛疼痛。

（黄 健）

参 考 文 献

[1] Maulard-Durdux C，Dufoour B，Hennequin C，et al. Postoperative radiation therapy in 26 patients with invasive cell carcinoma of the upper urinary tract: no impact on survival? J Urol，1996，155: 115.

[2] Batata MA，Whitmore WF，Hilaris B，et al. Primary carcinoma of the ureter: a prognostic study. Cancer，1975，35: 1626.

[3] Reitelman C，Sawczuk IS，Olsson CA，et al. Prognostic variables in patients with transitional cell carcinoma of the renal pelvis and proximal ureter. J Urol，1987，138: 1144.

[4] Heney NM，Nocks BN，Daly JJ，et al. Prognostic factors in carcinoma of the renal pelvis.

[5] Noeks BN，Heney NM，DalyJJ，et al. Transitional cell-Carcinoma of the renal pelvis. Urology，1982，19: 472.

[6] Mufti GR，Gove JRW，Badenoeh DF，et al. Transitional cell carcinoma of the renal pelvis and ureter. Br J Urol，1989，63: 135.

[7] Cozad SC，Smalley SR，Austenfeld M，et al. Transitional cell carcinoma of the renal pelvis or ureter: patterns of failure. Urology，1995，46: 796.

[8] Brookland RK，Riehter MP. The postoperative irradiation of transitional cell carcinoma of the renal pelvis and ureter. J Urol，1985，133: 952.

[9] Ozsahin M，Zouhair A，Villa S，et al. Prognostic factors in urothelial renal pelvis and ureter tumors: a multicentre rare cancer network study. Eur J Cancer，1999，35: 738.

[10] Overgaard M，Hasen PS，Overgaard J，et al. Postoperative radiotherapy and high-risk premenopausal women with breast cancer who received adjuvant chemotherapy. N Engl J Med，1997，337: 949.

[11] Babaian RJ，Johnson DE. Primary carcinoma of the ureter. J Urol，1980，123: 357.

[12] Brian C，Anthony Z，Donald K，et al. Adjuvant radiotherapy with and without conecurrent chemotherapy for locally advanced transitional cell carcinoma of the renal pelvis and ureter. J UroI，2004，172: 1271.

[13] Saitoh H，Hida M，Nakamura K，et al. Distant metastasis of urothelial tumors of the renal pelvis and ureter. Tokai J Exp Clin Med，1982，7: 355.

[14] 侯建国，杨波，孙颖浩，等，浸润性膀胱癌患者的保留膀胱综合治疗. 临床泌尿外科杂志，2004，19: 619-620.

[15] 孙晓南，胡建斌，杨起初. 膀胱癌保存膀胱术后综合治疗预防复发的疗效. 中华放射肿瘤学杂志，2001，10: 145-147.

[16] Geavlete P，Georgescu D，Florea I. Second transurethral resection and adjuvant radiotherapy in conservative treatment of pT2N0M0 bladder tumors. Eur Urol，2003，43（5）: 499-504.

[17] De Neve W，Lybeert ML，Goor C，et al. Radiotherapy for T2 and T3 carcinoma of the bladder: the influence of overall treatment time. RadiotherOncol，1995，36（3）: 183-188.

[18] Pollack A，Zagars GZ. Radiotherapy for stage T3b transitional cell carcinoma of the bladder. Semin Urol Oncol，1996，14（2）: 86-95.

[19] Mameghan H，Fisher R，Mameghan J，et al. Analysis of faihire following definitive radiotherapy for invasive transitional cell carcinoma of the bladder. Lnt J Radiat Oncol Biol Phys，1995，31（2）: 247-254.

[20] Herskovic A，Martz K，Al-Sarraf M，et al. Combined chemotherapy and radiotherapy compared with radiotherapy alone in patients with cancer of the esophagus. N Engl J Med，1992，326（24）: 1593-1598.

[21] Naslund I，Nilsson B，Littbrand B. Hyperfractionated radiotherapy of bladder cancer. A ten- year follow-up of a randomized clinical trial. Acta Oncol，1994，33（4）: 397-402.

[22] Maciejewski B，Majewski S. Dose fractionation and tumour repopulation in radiotherapy for bladder cancer. Radiother Oncol，1991，21: 163-170.

[23] Zietman AL，Grocela J，Zehr E，et al. Selective bladder conservation using transurethral resection，chemotherapy，and radiation: management and consequences of Ta，T1，and Tis recurrence within the retained bladder. Urology，2001，58（3）: 380-385.

[24] Shipley WU, Kaufman DS, Zeht E, et al. Selective bladder preservation by combined modality protocol treatment: long-term outcomes of 190 patients with invasive bladder cancer. Urology, 2002, 60(1): 62-67; discussion 67-68.

[25] Merseburger AS, Kuczyk MA. The value of bladder-conserving strategies in muscle-invasive bladder carcinoma compared with radical surgery. Curr Opin Urol, 2007, 17(5): 358-362.

[26] Kaufman DS, Shipley WU, Griffin PP, et al. Selective bladder preservation by combination treatment of invasive bladder cancer. N Engl J Med, 1993, 329(19): 1377-1382.

[27] Rodel C, Grabenbauer GG, Kuhn R, et al. Combined-modality treatment and selective organ preservation in invasive bladder cancer: long-term results. J Clin Oncol, 2002, 20: 3061-3071.

[28] Weiss C, Wolze C, Engehausen DG, et al. Radiochemotherapy after transurethral resection for high-risk T1 bladder cancer: an alternative to intravesical therapy or early cystectomy? J Clin Oricol, 2006, 24(15): 2318-2451.

[29] Duchesne GM, Bolger JJ, Griffiths OG, et al. A randomized trial of hypofractionated schedules of palliative radiotherapy in the management of bladder carcinoma: results of medical research council trial BA09. Int J Rad Oncol Biol Phys, 2000, 47: 379-388.

[30] Gitlitz BJ, Baker C, Chapman, et al. A phase II study of gemcitabine and docetaxol therapy in patients with advanced urothelial carcinoma. Cancer, 2003, 98: 1863-1869.

[31] Maciejewski B, Majewski S. Dose fractionation and tumour repopulation in radiotherapy for bladder cancer. Radiother Oncol, 1991, 21: 163-170.

[32] De Neve W, Lybeert ML, Goor C, et al. Radiotherapy for T2 and T3 carcinoma of the blladder: the influence of overall treatment time. Radiother Oncol, 1995, 36(3): 183-188.

[33] Scottish lntercollegiate Guidelines Network: Management of transitional cell carcinoma of the bladder: a national clinical guideline, 2005: 21-23.

[34] Mark Schoenberg, Mark Gonzalgo. Management of invasive and metastatic bladder cancer // Walsh PC. Campbell's Urology. 9th ed. Philadelphia(PA): W. B. Saunders, 2007.

[35] Rodel C, Grabenbauer GG, Kuhn R, et al. Combined-modality treatment and selective organ preservation in invasive bladder cancer: 10ng-term results. J Clin Oncol, 2002, 20: 3061-3071.

[36] James ND, Hussain SA, Hall E, et al. Radiotherapy with or without chemotherapy in muscle-invasive bladder cancer. N Engl J Med, 2012, 366(16): 1477-1488.

[37] Moonen LM, Horenblas S, van der Voet JC, et al. Bladder conservation in selected T1 G3 and muscle.··· invasive T2-T3a bladder carcinoma using combination therapy of surgery and iridium-192 implantation. Br J Urol, 1994, 74: 322-327.

[38] Smith JA Jr, Crawford ED, Parade10 JC, et al. Treatment of advanced bladder cancer with combined preoperative irradiation and radical cystectomy versus radical cystectomy alone: a phase III intergroup study. J Urol, 1997, 157: 805-807, discussion 807-808.

[39] Huncharek M, Muscat J, Geschwind JF. Planned preoperative radiation therapy in muscle invasive bladder cancer: results of a meta-analysis. Anticancer Res, 1998, 18: 1931-1934.

[40] Widmark A, Flodgren P, Damber JE, et al. A systematic overview of radiation therapy effects in urinary bladder cancer. Acta Oncol, 2003, 42: 567-581.

[41] Granfors T, Tomic R, Ljungberg B. Downstaging and survival benefits of neoadjuvant radiotherapy before cystectomy for patients with invasive bladder carcinoma. Scand J Urol Nephrol, 2009, 43: 293-299.

[42] 钱图南. 膀胱癌 // 殷蔚伯, 谷铣之. 肿瘤放射治疗学. 第 3 版. 北京: 中国协和医科大学出版社, 2002: 788-789.

第八节 膀胱癌的诊疗进展

膀胱癌的发病率在全世界范围内居恶性肿瘤第 10 位, 并居我国泌尿生殖系肿瘤的首位。另一方面, 膀胱癌是造成患者经济负担最重, 平均花费最高的恶性肿瘤之一。目前膀胱癌诊治中面临的难题及研究的重点集中在以下 3 个方面: 膀胱癌早期无创诊断及分期准确性不高; 非肌层浸润性膀胱癌在经尿道膀胱肿瘤电切术后易复发, 其 1 年复发率达 15%～61%, 5 年复发率 31%～78%; 晚期膀胱癌的治疗效果差, 5 年总体生存率仅为 15%。本节内容将对近期膀胱癌的诊断和治疗的研究进展进行总结。

一、膀胱癌诊断新进展

目前膀胱癌的诊断主要依靠膀胱镜检和尿细胞学检查相结合的方式，而最终确诊取决于膀胱镜活检或切除组织病理学评估。对于患者而言，膀胱镜检是一种有创性的诊疗手段，给患者带来痛苦和不便，并且可能损伤尿道黏膜、前列腺及膀胱壁引起出血，也可能引起医源性尿路感染。另一方面，常规膀胱镜检查敏感性较差，难以辨识部分早期、微小的肿瘤病灶，可能导致经尿道膀胱肿瘤电切术后迅速复发。因此，通过辅助技术提高膀胱镜检查的敏感性及特异性显得尤为重要；而另一方面，为了实现无创诊断，目前大量研究致力于寻找更理想的膀胱癌早期诊断技术或相关标记物，以实现减少膀胱镜使用，使膀胱癌的诊断与监测更为无创、准确、高效。

（一）新型内镜技术

1. 光动力诊断（ photo dynamic diagnosis，PDD）技术　　PDD 又称为荧光膀胱镜或蓝光膀胱镜，在 PDD 内镜检查前，需要在膀胱内提前注入光敏剂，目前最主要的两种光敏剂包括 5- 氨基乙酰丙酸（5-aminolevulinic acid，5-ALA）及更亲脂的氨基乙酰己酸（hexaminolevulinate，HAL），这两种药物均可诱导原卟啉在细胞中积累。与正常细胞相比，肿瘤细胞可增加原卟啉的吸收并减少其代谢。对于正常人而言，90% 原卟啉可在 4h 内经尿液清除，而膀胱癌患者原卟啉可在体内停留超过 8h。肿瘤细胞可通过原卟啉的积累发出红色荧光，而正常组织在镜下呈蓝色。与普通膀胱镜相比，该技术可提高原位癌及乳头状癌检查率。Chou 等通过荟萃分析发现，PDD 可减少非浸润性膀胱癌的肿瘤复发率及进展率，其大于 1 年的远期复发率减少 19%。

2. 窄带成像技术（narrow band imaging，NBI）　传统膀胱镜采用白光，波长范围较大，NBI 技术通过滤光器对白光进行过滤，仅留下蓝色和绿色的窄带谱光，其可以穿透黏膜表层，能够细微地反映毛细血管和黏膜表面变化，从而改善图像的对比性和可视性，多项研究证明 NBI 相较于白光膀胱镜可提高膀胱肿瘤检出率，降低肿瘤电切术后复发率；与 PDD 技术相比，其不需要光敏剂，可减少患者的检查时间。然而，该技术仍存

在需额外设备，成本较高等缺点。

3. 其他内镜技术　　目前应用于临床的膀胱内镜技术均不能有效判断肿瘤浸润深度，且缺乏实时组织学显像及分级手段。视觉连贯断层扫描（optical coherence tomography，OCT）利用探头对肿瘤进行扫描，可以获得类似肿瘤超声图像的浸润深度信息。此外，共聚焦激光显微内镜（confocal Laser endomicroscopy，CLE）可通过向目标区域注射荧光剂（fluorescein），并用特殊的激光探头检查以获取细胞结构级的图像，其能够清楚的显示瘤床、弹性纤维、肌层及膀胱外组织。在 TUR-Bt 中，CLE 能够提供实时组织病理学信息，在膀胱镜检查中能够进行肿瘤的分级。此外，CLE 的光学活检可应用于膀胱癌的诊断和随访。目前，以上两种诊断技术仍处于临床试验阶段。

（二）膀胱癌无创诊断与监测

1. 循环肿瘤细胞（CTC）　　CTC 是自发或因诊疗操作由实体瘤或转移灶释放入外周血的游离肿瘤细胞，其可逃过机体免疫杀伤，并与肿瘤的复发及转移密切相关。研究表明对 CTC 的检测分析可为肿瘤诊断、分期、治疗提供重要依据。在膀胱癌中，CTC 检测对低分级肿瘤诊断的特异性和敏感性要优于尿液细胞学等检查，其或可单独应用或结合影像学检查来筛查膀胱癌。相较于 CTC 阴性患者，CTC 阳性膀胱癌患者总体生存、无进展生存及肿瘤特异性生存时间均明显缩短。此外，Paikinson 等研究表明，相比影像学检查，CTC 数量的改变明显早于影像学检查的改变，其可应用于膀胱癌早期微转移灶的监控和检测。目前，各类 CTC 检测方法及平台均存在一定缺陷，CellSearch 系统是目前最权威的一种检测方法，其检测成本昂贵，检测技术及流程仍需进一步完善和标准化。

2. 可溶性蛋白肿瘤标记物　　近年来，尿液膀胱肿瘤标志物受到越来越广泛的应用，美国食品药品监督管理局（FDA）已批准膀胱肿瘤抗原（BTA）、核基质蛋白 22（NMP22）以及尿纤维蛋白降解物（FDP）等应用于临床，作为膀胱癌的早期诊断手段，并可指导膀胱癌治疗及预后评估。目前，仍有很多有前景的蛋白分子可作为膀胱癌无创诊断的潜在标记物。膀胱癌特异性核基质蛋白 -1（BLCA-1）以及膀胱癌特异性核基质蛋

白-4（BLCA-4）为在膀胱癌中特异性表达的核蛋白，研究表明两者可在膀胱癌早期，甚至在肉眼不可见时期，即出现表达升高。尿 BLCA-4 在早期膀胱癌诊断中敏感性为 89%～96%，特异性为 90%～100%，而尿 BLCA-1 的灵敏度为 80%，特异性为 87%，两者均为具有高度特异性及敏感性的早期诊断标志物。透明质酸（HA）可以通过抑制新生血管的生成而抑制肿瘤细胞生长转移，透明质酸酶 1（HYAL-1）可将 HA 降解为小片段从而促进血管生成，两者均可作为膀胱肿瘤诊断标记物。既往研究表明，HYAL-1 在高分级肿瘤诊断中具有一定优越性，而 HA-HYAL-1 的联合检测敏感性可达 83%～94%，特异性 77%～93.4%。存活素，一种抗凋亡蛋白，可导致膀胱肿瘤细胞侵袭能力增强，尿液中存活素升高与高分级、进展期膀胱癌相关。端粒末端转移酶位于染色体末端的一个非常短的 DNA 重复序列中，约 80% 膀胱癌患者能够在尿液中找到端粒转移酶，其诊断特异性可达 92%，然而敏感性较低，仅为 21%。

3. **基因肿瘤标志物** 近年来基因测序技术在膀胱癌中得到应用，研究发现多种基因与膀胱癌发生、发展密切相关，基因相关肿瘤标志物为寻找一种无创、高效、便捷的膀胱癌诊断方法提供了很好的途径。成纤维细胞生长因子受体 3 基因突变常与非肌层浸润性膀胱癌及低级别膀胱癌相关，该突变常与预后较好相关。Van Oers 等报道一种快速检测尿液中 9 种 FGFR3 突变的方法用于诊断膀胱癌，其敏感性可达 62%。Cxbladder 是一种以尿液为基础的检测试剂盒，其量化检测在膀胱癌中过度表达的 4 种 mRNAs：cycline-dependent kinase 1（CDK1）、homeobox A13（HOXA13）、midkine（MDK）和胰岛素样生长因子结合蛋白 5（IGFBP5），而趋化因子受体 2（CXCR2）被用来减少炎症导致的假阳性结果，Cxbladder 的诊断敏感性为 74%，特异性为 82%。此外，表观遗传因子在膀胱癌的发生、发展中起着重要的作用，DNA 甲基化可改变基因表达，从而导致膀胱癌的进展。近期几项研究将 DNA 甲基化应用于膀胱癌诊断，取得较好效果，但仍需对这些标记进行进一步的验证。

4. **MicroRNA（miRNA）** MicroRNA 是短链非编码 RNA 序列，长度为 20～22bp，大量

miRNA 已被证实在膀胱癌和正常膀胱组织中差异性表达，可参与调控膀胱癌肿瘤发生、侵袭、转移等各个环节。由于 miRNA 在组织和体液中具有高度稳定性，在室温下可长期保存，使其具备成为有效的膀胱癌生物标志物的条件。JIANG 等采用多变量 logistic 回归模型，建立了 6 个可用于诊断膀胱癌的 mircoRNA 组合（miR-152，miR-148b-3p，miR-3187-3p，miR3187-3p，miR-15b-5p，miR-27a-3p 和 miR-30a-5p）。这组 mircoRNA 对于 Ta、T_1、T_2～T_4 对应的敏感性显著高于尿细胞学检测，分别为 90.00%，84.85% 和 89.36%。长链非编码 RNA（LncRNA）是非编码 RNA 中一类转录本长度超过 200bp 的 RNA 分子，异常表达的 LncRNA 可在循环癌细胞和癌症患者的血清和尿液中检测到，并且它们在膀胱癌的不同阶段表现出特定的表达模式，因此 LncRNA 可以作为肿瘤检测的有效生物。研究表明尿沉渣中 UCAI 可用于诊断高危肌层浸润性膀胱癌，其敏感性及特异性分别为 86.4% 和 92.3%，其可作为潜在分子标记物。环状 RNA（circRNA）大多由 RNA 的 3′ 端和 5′ 端共价闭合而成环，其稳定性强于普通的线性 RNA 分子，半衰期也要远长于一般的 RNA 分子，因此 circRNA 在未来可以作为一种潜在生物分子标记物。然而，目前膀胱癌 circRNA 研究尚处于探索起步阶段，仍需更多研究及证据明确其在膀胱癌诊断中的价值。

由于疾病的异质性，目前还没有单一的标志物能够充分反映肿瘤生物学，单个或有限的基因标记物难以实现准确的无创诊断，而联合标记物研究可提高膀胱癌诊断的敏感性及特异性。来自英国的 Feber 教授开发了一种基于 150 个基因位点的膀胱癌诊断试剂盒，用于检测患者尿液中基因的突变情况。该试剂盒可有效提高了膀胱癌的检出率，其受试者工作特征（receiver operating characteristic，ROC）曲线下面积（area under curve，AUC）高达 0.95（敏感性 100%，特异性 97%）。

二、膀胱癌治疗新进展

膀胱癌是世界范围内死亡率高的常见肿瘤之一，目前手术切除仍是主要的治疗措施。然而，对于失去手术机会的转移性膀胱癌患者，其一线治疗方案是基于顺铂的联合化疗，其客观缓解率

（objective response rate，ORR）有限，且治疗方案在近 20 年中无突破性的进展。随着我们对膀胱癌生物学行为，基因表达谱及肿瘤分子机制的不断深入研究，我们有了越来越多行之有效的治疗方式选择，如免疫治疗、靶向治疗等，这些现代生物治疗技术为膀胱癌的综合治疗提供了新的治疗模式。

（一）免疫治疗

膀胱癌本身是一种免疫原性很强的肿瘤，基因组学的研究发现膀胱癌组织具有较高的体细胞突变，这些突变可提供肿瘤抗原（neoantigens）有利于免疫系统的激活。需要指出的是，卡介苗免疫治疗早在 50 年前就已经在膀胱癌中得到应用，是目前预防中、高危非肌层浸润性膀胱癌复发的首选药物，其机制主要是通过激活机体效应性免疫应答而阻碍膀胱癌进展。尽管如此，卡介苗免疫治疗对于肌层浸润性膀胱癌并无治疗疗效。在过去 20 年中，研究者已经对于肿瘤免疫逃逸途径有了比较深入的理解，特别是表达于肿瘤细胞和 / 或间质细胞表面功能相关、结构各异的"免疫卡控点"（immune checkpoint）广泛参与促进肿瘤的免疫抑制。目前最受关注的免疫检查点抑制剂包括 PD-1、PDL1 和 CTLA-4 抑制剂。免疫检查点抑制剂通过抑制免疫检查点活性，释放肿瘤微环境中的免疫刹车，重新激活 T 细胞对肿瘤的免疫应答反应，从而达到抗肿瘤作用。

1. CTLA-4：最早发现的免疫卡控点 细胞毒性 T 细胞相关抗原 4（CTL-associated antigen 4，*CTLA-4*）是第一个发现的被阻断后能激活抗肿瘤免疫反应的免疫卡控点。一般认为，T 细胞激活需要两个信号：T 细胞受体（TCR）识别特异性抗原传递第一信号；成熟 DCs 细胞上 B7 分子结合 T 细胞上共刺激分子 CD28 传递第二信号，进而完全激活 T 细胞。T 细胞上表达的 CTLA-4 可通过与 CD28 竞争性结合 B7 分子阻断第二信号，从而抑制 T 细胞的激活。

CTLA-4 阻断药物伊匹单抗（ipilimumab）最早被 FDA 批准用于治疗黑色素瘤，其疗效近期也在小样本膀胱癌中进行了评估。一项研究对 12 例局部晚期膀胱癌患者使用 ipilimumab（术前 3mg/kg 或 10mg/kg）进行新辅助治疗，结果显示：药物使用安全，经治疗患者肿瘤组织和外周血中

CD4 和 CD8 阳性 T 细胞数量均增加。另外一项 II 期累计 36 例患者的单臂临床试验正在进行，中期分析结果显示经治疗患者肿瘤组织和外周血中 CD4 和 CD8 阳性 T 细胞数量增加，且效应性细胞因子 IL-2、IL-12 和 GM-CSF 增加。尽管 CTLA-4 是一个非常重要的卡控点分子，但是其临床应用的副作用较大，这将限制其在早期膀胱癌或联合治疗中的应用。

2. PD1/PD-L1：新一代的免疫卡控点 除 CTLA-4 外，程度性死亡因子 -1（programed death-1，PD1）及其配体 PD-L1（CD274 或 B7-H1）通路是新一代肿瘤免疫治疗的重要靶点。CTLA-4 在 T 细胞起始激活阶段能够抑制 T 细胞活化，但 PD-1 却往往在组织原位参与抑制已激活的 T 细胞反应。PD-1 的表达随着 T 细胞起始激活而升高，而且在功能耗竭的 T 细胞中表达仍然上调。PD-1 与其主要配体 PD-L1 结合抑制 T 细胞的活性。虽然 PD-1 与 CTLA-4 有相似的功能，但临床研究发现两者在抑制效应性免疫反应中并无重叠效应。

多项研究表明 PD-L1 在膀胱癌肿瘤细胞和间质细胞均有表达，且阳性率在 10%～40% 左右。与早期膀胱癌相比，PD-L1 在晚期和转移性膀胱癌中的表达明显升高。而且，术前膀胱癌组织中 PD-L1 的高表达与患者较差的预后相关。这些结果提示：膀胱癌微环境可能通过表达 PD-L1 抑制抗肿瘤免疫反应。近年来阻断 PD1 和 PD-L1 通路的药物临床试验取得了令人振奋的结果。阿特珠单抗（atezolizumab）是第一个在膀胱癌中有活性的抗 PD-L1 单克隆抗体药物，也是目前唯一被 FDA 批准的用于经含铂类化疗药物治疗无效的局部晚期或转移性膀胱癌的免疫卡控点阻断药物。该药物在 2016 年 5 月份被 FDA 批准使用，目前在欧洲正在审核。除抗 PD-L1 的单克隆抗体药物之外，抗 PD-1 的单克隆抗体药物也有很多种，其中被 FDA 批准应用于治疗多种晚期肿瘤的药物包括纳武单抗（nivolumab）和派姆单抗（pembrolizumab）。这两种药物在晚期膀胱癌中的治疗研究也正在开展，但是目前的研究数据提示抗 PD-1 的单克隆抗体药物单独应用相比于常规化疗药物对患者获益并无显著提升，更多卡控点靶向药物联合应用的研究正在进行。

如上所述，卡控点阻断药物在转移性膀胱癌

中的应用给了我们很大的鼓舞，但是仍然仅有10%～40%的患者受益，如何筛选患者进行卡控点免疫治疗是目前面临的重要问题。多项研究表明PD-L1的表达情况能够作为预测免疫治疗有效与否的分子指标，但是由于PD-L1存在多种细胞表达来源及不同抗体的检测阳性率差异，目前尚无统一结论。因此，对于抗体使用、阳性与阴性分割点选择、组织活检类型和分析技术的统一规范，将有助于明确PD-L1作为预测患者对PD-1/PD-L1卡控点免疫治疗有效指标的可行性。

3. 肿瘤疫苗 肿瘤疫苗能诱导抗原递呈细胞（APCs）表达肿瘤相关抗原或肿瘤特异性抗原，通过抗原递呈激活抗原特异性T细胞，进而杀伤肿瘤细胞。但T细胞的功能耗竭是肿瘤疫苗相关的治疗方案临床使用受限的主要原因。功能耗竭的T细胞可以稳定的、分层次的丢失效应功能并上调多种免疫卡控点分子。因此，免疫卡控点阻断药物可逆转T细胞的功能耗竭，这对临床上肿瘤疫苗的使用具有重要提示。目前膀胱癌中有几项肿瘤疫苗的临床试验正在开展。

1）肿瘤细胞疫苗vesigenurtacel-L。该疫苗理论上能够迅速提高肿瘤相关抗原的递呈，进而激活效应性T细胞免疫应答。为了生成这种疫苗，首先需要改造一个同种异源的膀胱癌细胞系，使其分泌内质网伴侣蛋白gp96（HSP90B1）。Gp96具有两个免疫相关功能：第一，能够协助细胞内的蛋白酶降解肽段为MHC I类分子；第二，gp96被细胞释放后可作为危险相关模式分子（danger-associated molecular pattern，DAMP）结合TLR-2和TLR-4激活DCs细胞。因此，vesigenurtacel-L的作用机制是通过促进gp96从死亡的细胞中释放并结合DCs细胞上的相应受体，触发胞吞作用，并促进DCs细胞摄入肿瘤抗原，激活效应性CD8阳性T细胞反应。目前一个vesigenurtacel-L治疗膀胱癌的I/II期临床试验正在开展（NCT02010203）。

2）DCs细胞疫苗lapuleucel-T。该疫苗通过收集患者外周血细胞诱导其产生成熟的DCs细胞，给予肿瘤相关抗原刺激，随后将刺激活化的DCs细胞回输患者体内。在一个I期临床试验中，对于18例HER2/neu阳性膀胱癌患者进行lapuleucel-T治疗，治疗后的效应性免疫反应明显，且安全耐受，其中2例患者病情稳定，持续时间超过48周。

目前该研究II期临床试验正在高危HER2/neu阳性的膀胱癌患者中开展。

4. 联合免疫治疗 卡控点阻断治疗的广泛开展正在形成膀胱癌治疗的新格局，但目前大部分患者对单一靶点药物治疗不敏感。因此，一些合理的联合用药方案可能会带来优势。首先，鉴于抗CTLA-4和抗PD-1药物联合用药在黑色素瘤和肾癌中应用的有效性，卡控点阻断治疗的联合用药在包括膀胱癌在内的多种肿瘤中广泛开展。其次，通过肿瘤/APCs疫苗或免疫激活剂的使用也可能促进抗肿瘤免疫反应。但是激活T细胞分泌的INF-γ除了对肿瘤细胞具有杀伤作用之外，还能刺激肿瘤细胞表达PD-L1抑制抗肿瘤免疫反应，该机制被称为"适应性免疫抑制"（adaptive immune resistance）。这提示：联合疫苗及卡控点阻断治疗方案可以更有效的激活T细胞免疫应答。在膀胱癌中，多项卡控点阻断药物联合化疗药物、疫苗、酪氨酸抑制剂和代谢增强方案的临床试验正在开展。需要注意的是，联合方案的设计应该建立在对膀胱癌组织微环境组成和功能机制更深入的理解之上，也会为新的免疫治疗靶点的发现奠定基础。

（二）靶向治疗

在过去的10年里，以提高生活质量为目标的分子诊断和靶向治疗时代取得了重大进展。靶向治疗主要是用来防止肿瘤的生长和扩散，它们通常能够攻击癌细胞，同时对正常细胞造成的损害较小。目前靶向治疗已在多种肿瘤治疗中取得突出成效，随着对膀胱肿瘤研究的逐渐深入，发现了越来越多重要的肿瘤治疗分子靶点。由于肿瘤的生长和扩散与许多生长因子途径有关，包括成纤维细胞、表皮细胞和血管内皮生长因子途径，目前主要有三大类作用于不同分子靶点的药物进入临床研究，包括抗血管生成药物、成纤维细胞生长因子受体（FGFR）抑制剂、人类表皮生长因子受体（HER）抑制剂等。

VEGF是一类能促进血管内皮细胞增殖和迁移及增加内皮细胞通透性的糖蛋白，VEGF抑制剂可通过选择性阻断VEGF，抑制血管内皮细胞。贝伐单抗是针对VEGF受体的酪氨酸激酶抑制剂（TKI），一项II期临床研究表明贝伐单抗联合顺铂、吉西他滨（GC方案）治疗转移性膀胱癌的

OS 和无 PFS 均要优于单独化疗的效果。贝伐单抗在膀胱癌新辅助化疗中的应用也取得了一定进展，目前已有Ⅱ期临床试验结果表明，联合化疗药物协同治疗后的病理有效缓解率为 53%。吉非替尼是一种选择性针对表皮生长因子受体（EGFR）TKI，能显著抑制细胞外信号调控激酶和蛋白激酶 B 的磷酸化，以及表皮生长因子受体的磷酸化。研究表明吉非替尼联合吉西他滨和顺铂可使肿瘤发展趋于稳定，具有一定的临床疗效。成纤维细胞生长因子受体 3 基因的突变在膀胱癌中很普遍，其激酶的相关抑制剂是多靶点酪氨酸激酶抑制剂多韦替尼。然而，一项Ⅱ期临床研究将该药应用于 44 例转移性膀胱癌患者中，结果显示其中位生存期时间仅为 3 个月。

目前，许多新的靶向治疗药物联合标准化疗药或检查点抑制剂的二联或三联治疗方案正在进行临床研究，这可能为对铂类化疗药物耐药的膀胱癌患者带来新的希望。

（三）展望

目前大量研究聚焦于晚期膀胱癌综合治疗领域，并已取得很多突破性的进展。免疫治疗和靶向治疗的不断进展为膀胱癌治疗提供了新的选择，同时也带来巨大的挑战。尽管前期研究已经取得了重大突破，但新的免疫或靶向治疗方案在膀胱癌中应用仍处于起步阶段。因此，结合临床分析和体内外实验，进一步开展对膀胱癌分子机制以及微环境功能的深入研究，不仅能加深我们对膀胱癌肿瘤及微环境间分子机制的理解，更将有助于发现新的治疗靶点并推动免疫及靶向治疗在膀胱癌中的应用。

（王　博　钟文龙　黄　健）

第五章　上尿路尿路上皮癌

上尿路尿路上皮癌（upper tract urothelial carcinoma，UTUC）包括肾盂癌和输尿管癌，与膀胱癌一样同属于尿路上皮癌。由于肾盂、输尿管的尿路上皮结构比较类似，发病的特征也比较接近，故多数情况下肾盂肿瘤和输尿管肿瘤被学术界一同研究。上尿路肿瘤以恶性肿瘤为主，尿路上皮癌是其中最常见的组织学类型。与常见的膀胱尿路上皮癌相比，虽然二者具有相似的组织学及生物学特征，但UTUC也表现出与其不同的特性，如发病率相对较低、不易诊断、治疗方式、早期易发生浸润转移、预后较差等。

第一节　流行病学及其相关病因

尿路上皮癌（或移行上皮癌）是人体第五大常见肿瘤，但尿路上皮癌中绝大部分是膀胱癌。上尿路的尿路上皮癌所占比例相对较低，在欧美报道中UTUC的发病率仅占尿路上皮癌的5%～10%。在中国人群中这一比例略高一点，2018年全国32家中心住院患者的初步调查显示UTUC占尿路上皮癌的17.9%。各地报道的UTUC发病率差别较大，具有明显的年龄、性别、种族、地理差异。UTUC的总体发病率较低，据报道上尿路肿瘤的最高发病率为10/（10万人·年），西方人群一般统计大约为2/（10万人·年），其中肾盂癌相对较为常见，其发病率约为输尿管癌的两倍。

UTUC的主要高发年龄段为40～90岁人群，极少发生在40岁之前，平均发病年龄为55岁，男性发病率是女性的两倍，非洲裔美国人是白种人的两倍。UTUC多为单侧起病，同时双侧上尿路发生尿路上皮癌的概率不到5%。约7%～17%的UTUC合并膀胱癌。UTUC在手术切除后也很容易出现膀胱复发，中位复发时间为5～15个月，最长可达14年。由于早期症状体征不明显，常规

体检也难以早期发现，约有60%的UTUC在初诊时即已为局部晚期或转移性疾病。这一比例远远高于膀胱癌（膀胱癌一般初诊时仅15%～25%为晚期）。故UTUC整体疾病预后较膀胱癌差。

UTUC的病因及致病因素尚不完全清楚。但由于上下尿路器官的组织学结构相似，故与膀胱癌相关的病因及危险因素也可能与UTUC相关。UTUC可能的病因学和危险因素包括：

1. 吸烟　与膀胱癌一样，吸烟是影响UTUC发生和发展最重要的环境因素之一。UTUC的发生与患者吸烟时间、吸烟总量和吸烟深度等因素有明显的剂量反应正相关关系。研究表明，非吸烟者发生上尿路尿路上皮癌的相对风险度仅为2.5，吸烟者则会升至7，每天吸烟数量小于20支的相对危险度为2.4，数量大于40支的相对危险度是4.8，并且吸烟者更倾向于发生恶性程度更高的肿瘤，而控制吸烟后，风险度可降低。即使是已经戒烟的既往吸烟者，其发生UTUC的风险度也高于无吸烟史者。

2. 职业接触　从事石油化工、塑料工业、燃料产业、橡胶、纺织等行业，长期接触煤、沥青、可卡因、焦油的人员发生UTUC的风险增加。这些行业的工作人员长期接触、暴露于致癌性芳香胺，例如苯胺、β萘胺、联苯胺以及醛类等可能是导致UTUC风险增加的直接原因。此外，理发师、制鞋工、染发业者、画家、油漆工人及染料工等专业人员，因较常接触染料，其UTUC发病风险也有所升高。职业暴露引起UTUC的暴露时间平均约为7年，UTUC可在暴露后长达20年的潜伏期内发病。一般而言，接触这些致癌物质的时间越长、暴露的强度越大，肿瘤发病的潜伏期就越短。

3. 镇痛剂　滥用镇痛剂也是一个发生上尿路癌症的相关危险因素。长期过量服用镇痛剂的

患者可能会出现镇痛剂肾病，即由非类固醇类消炎镇痛剂所引起的各类肾脏病变。最著名的能引起 UTUC 的消炎止痛药物是非那西丁。自 20 世纪 70 年代非那西丁产品被禁用后，非那西丁引起的 UTUC 已基本消失。但咖啡因、可待因、乙酰氨基酚、阿司匹林或其他水杨酸类药物过量使用也可能引起镇痛剂肾病。

4. **慢性炎症、感染或使用化疗药**　长期的尿路结石和泌尿系梗阻引起的慢性细菌感染可能引起鳞癌或腺癌。此外，使用环磷酰胺等化疗药物以及长期使用蒽醌类泻药也可能导致肿瘤发生风险增高。

5. **遗传**　与 UTUC 有关的家族性综合征最常见的为 Lynch 综合征。Lynch 综合征是 DNA 错配修复基因突变所致的常染色体显性遗传病，又称为遗传性非息肉性结直肠癌综合征（hereditary non-polyposis colorectal cancer，HNPCC）。Lynch 综合征以早期发生结肠肿瘤（不包括息肉）和肠外肿瘤为特征，肠外肿瘤即包括上尿路肿瘤、子宫内膜癌等。这些患者通常较为年轻（平均 55 岁），女性更易发生。需要在询问病史期间进行筛查（表 6-5-1）。如果符合 HNPCC 标准，应该进行 DNA 测序并进行家族遗传咨询。

6. **巴尔干肾病**　全称为巴尔干半岛地方性肾病（Balkan endemic nephropathy，BEN），也被称为多瑙河地区性家族性肾病（Danubian endemic familial nephropathy，DEFN）。最早在巴尔干半岛附近国家和地区发现，巴尔干肾病是一种缓慢进展的小管间质性肾病，具有流行性和家族发病的特征，受累家族上尿路移行细胞癌的发生率明显增高，常出现肾盂输尿管上皮非典型化生，在局部地区巴尔干肾病患者 UTUC 发病率远远高于未受累人群。后来发现巴尔干肾病的流行可能与后续的比利时女性中药减肥药所导致肾脏间质性肾炎所导致的肾病变有共同的凶手，即马兜铃酸。

7. **马兜铃酸**　马兜铃酸是一类广泛存在于马兜铃属和细辛属植物中的有机化合物。研究表明，马兜铃酸具有一定的致癌潜力，它可以和 DNA 片段特异性结合并形成马兜铃酸 -DNA 结合物，引起 p53 基因的 139 号密码子的突变而导致肿瘤的发生。病理检查发现，急性马兜铃酸肾病患者中，可出现广泛的肾盂输尿管上皮轻到中度非典型变性和非典型化生，提示马兜铃酸是 UTUC 的重要病因。在中国人群有大量患者的 UTUC 发生与含有马兜铃酸类中草药的使用相关。

表 6-5-1　常见 Lynch 综合征相关筛查标准

Amsterdam II标准（Vasen 1999）
（1）至少 3 个病理证实的结直肠癌亲属
（2）其中 1 例为其他 2 例一级亲属，且两代连续患病
（3）至少 1 例 50 岁前确诊结直肠癌
（4）排除家族性息肉病
（5）经病理证实的 Lynch 综合征相关癌

Bethesda 标准（Umar 2004）
（1）诊断结直肠癌时患者年龄 <50 岁
（2）不管年龄如何，患者同时或异时患有结直肠癌或 Lynch 综合征相关性肠外肿瘤
（3）诊断结直肠癌时患者年龄 <60 岁且具有高频 MSI（MSI-H）
（4）结直肠癌患者有 1 个或多个一级亲属患有结直肠癌或 Lynch 综合征相关性肠外肿瘤，其中 1 例患者诊断时年龄 <50 岁
（5）不管年龄如何，结直肠癌患者有 2 个或以上一级或二级亲属患有 Lynch 综合征相关性肿瘤

中国 HNPCC 家系筛检标准（全国遗传性大肠癌协作组 2004）
家系中至少有 2 例组织病理学明确诊断的大肠癌患者，其中的 2 例为父母与子女或同胞兄弟姐妹的关系，并且符合以下一条
（1）至少 1 例为多发性大肠癌患者（包括腺瘤）
（2）至少 1 例大肠癌发病早于 50 岁
（3）家系中至少 1 人患 HNPCC 相关肠外恶性肿瘤（包括胃癌、子宫内膜癌、肠癌、输尿管或肾盂癌、卵巢癌、肝胆系统癌）

第二节　上尿路尿路上皮癌的诊治原则

一、UTUC 的诊断

（一）症状和体征

UTUC 可能没有任何症状而单纯依靠检查发现，并且大多数患者在查体中常无明显异常发现。在临床症状或体征的患者当中，最常见的症状是肉眼或镜下血尿，可存在于 56%～98% 的 UTUC 患者当中，多为间歇全程无痛肉眼血尿。部分患

者可由于短时间内出血量较多而在输尿管内形成条索状或蚯蚓状血块。血尿的严重程度与肿瘤的恶性程度无关。第二常见的症状是腰痛，约20%～40% 的 UTUC 患者可出现腰痛，多由于梗阻的不断加重导致肾盂积水牵张肾脏被膜，通常表现为进行性腰部不适、胀痛，多为钝痛。如为血凝块梗阻尿路甚至可出现急性的、类似于肾绞痛样的剧烈腰痛。极少数病例可能会触及到腰腹部的肿块，肿块可能来源于肿瘤本身或梗阻继发形成的肾积水。如果存在肿瘤转移或恶病质可能会出现相关体征，一般不具有特异性。此外少数患者可能出现腰部肿块或因下尿路症状就诊等。部分晚期患者可出现全身症状，如厌食、体重减轻、盗汗、乏力和骨痛，以及呕吐、食欲下降、水肿、高血压等肾功能不全表现等。出现全身症状往往意味着已经出现疾病进展，预后较差。总而言之，对于有肉眼血尿、腰痛、反复泌尿系感染的患者，除常规行单纯性尿路感染、结石以及肾癌膀胱癌的筛查外，应在诊疗中考虑 UTUC 的可能。

（二）影像学检查

1. **超声** 超声检查由于其无创、简便易行且费用较低，因此已较多应用于各类体检项目中。临床中有大量的无症状性 UTUC 患者为常规体检中通过超声检查发现，有利于疾病的早期诊断。考虑到我国现状，超声仍是患者筛查和初始评估最常用的方法。

超声可以通过发现肾积水筛查 UTUC，亦可对病灶进行初步评估，但因其对肿瘤的定性难以令人满意，临床上可能无法仅凭超声结果即完成对 UTUC 的诊断。超声造影技术可能会进一步提高诊断的准确性。

2. **断层扫描（CT）** CT 是目前临床价值最高、诊断准确性最高的检查。CT 检查可以判断肿瘤位置、浸润深度及与周围器官关系等，而且增强扫描可以有助于了解肿瘤血供情况，并有助于鉴别肿瘤性质。增强 CT 的诊断敏感性据报道可达 67%～100%；特异性可达 93%～99%，是目前首选的检查。对于疑诊 UTUC 的患者均应行 CT 检查。如 CT 可见上尿路存在软组织密度的造影剂充盈缺损影，且占位存在强化时应高度考虑 UTUC 可能。对于因肾功能不全等原因无法耐受增强 CT 检查的患者，可考虑通过逆行插管

造影或磁共振检查（MRI）辅助诊断。

3. **泌尿系平片及造影检查（kidney, ureter, bladder/intravenous pyelogram, KUB/IVP）** KUB/IVP 曾经是 UTUC 诊断的首选影像学检查，但现在已逐步被 CT 所取代。IVP 可以发现肾盂或输尿管内的充盈缺损，但需与血凝块、息肉等良性病变相鉴别，且受肠道气体、局部梗阻等因素影响较大，诊断准确性欠佳，也难以提供与周围器官关系、血管情况等信息，并且同样受到患者肾功能的限制。在膀胱镜下进行逆行插管造影一般可以通过发现充盈缺损而较好地了解肿瘤的位置和形态，对于肾功能不全而对增强 CT 或 IVP 耐受不好的患者以及因肾脏积水较重肾功较差静脉造影剂显影不理想的患者同样适用，对于诊断不明确的患者也可以选择。

4. **磁共振扫描（MRI）** MRI 是诊断 UTUC 常用的检查方法，水成像（MR Urography, MRU）可以很好地辅助诊断尿路内肿瘤及肿瘤的侵袭情况，特别是对于无法行增强 CT 检查的患者可以作为一个很好的代替手段。MRI 优点是软组织分辨率高，有助于发现肿瘤是否侵入周围软组织器官并判断淋巴结情况。增强 MRI 可以进一步提高诊断率。

（三）尿液检查

1. **尿细胞学** 尿细胞学检查是一项相对简便而特异的技术，特别是高级别肿瘤及原位癌。其特征性改变包括细胞体积增大、核多形性、核深染和核仁突起，其评判方法亦与膀胱癌类似（Ⅰ级：未发现异型细胞；Ⅱ级：细胞有异型性，但无恶性证据；Ⅲ级：具有可疑的恶性细胞，但不能确定；Ⅳ级：具有较明显的恶性细胞；Ⅴ级：具有肯定的恶性细胞）。目前尿细胞学仍然是推荐的常规检查。推荐除了患者自身排尿所收集尿液外，有条件的单位可于膀胱镜下行逆行插管留取肾盂尿液。需要注意的是，单纯尿细胞学的诊断敏感度较低，尿细胞学的阴性不能除外尿路上皮癌的可能。

2. **荧光原位杂交（fluorescence in situ hybridization, FISH）** 采用 FISH 检查可以检测尿脱落细胞的染色体异常，与尿细胞学检查结合可以大大提高诊断敏感性。FISH 检查在 UTUC 诊断中具有较高的敏感性和特异性。

（四）内镜检查

1. **膀胱尿道镜检查**　因超过 10% 的 UTUC 患者常合并膀胱癌，因此在推荐针对所有 UTUC 患者在开展手术治疗前均需进行膀胱尿道镜检查以排除合并的膀胱肿瘤。必要时还可以通过膀胱镜下进行输尿管逆行插管造影检查。

2. **输尿管镜检查**　输尿管镜检能对病灶进行直观观察，输尿管镜下活检术还可以在手术切除前进行病理诊断。但输尿管镜下活检存在病理分级不准确、容易漏诊原位癌的不足，以及造成局部粘连或创伤的风险；已经有研究表明根治术前进行输尿管镜检查会增加术后膀胱复发的概率。对于诊断明确的 UTUC 患者可以不进行输尿管镜检查。

（五）其他检查

1. **核素检查**　肾动态显像是检测泌尿系统疾患的常规核素检查方法，包括肾血流灌注显像和肾动态显像，其最大意义是可以分别估测双侧肾小球滤过率，因此对于判断患者肾功能情况有较大意义。全身骨扫描可协助明确是否存在骨转移病灶，也可以必要时作为补充检查。对于性质不明确的肿瘤必要时可以应用 PET/CT 检查，但检查较昂贵。

2. **介入肾血管造影**　非常规性检查，造影可发现肾脏及肿瘤血管及血供情况。可必要时用于复杂病例术前肾动脉栓塞。

3. **穿刺活检**　并不常规使用，主要用于针对难以切除或已经明显转移的腹膜后肿物，以获取病理信息来指导化疗。可以采取超声引导或 CT 引导的方式开展，转移、气胸、严重出血等并发症相对少见。

二、UTUC 的病理和分期

上尿路肿瘤最常见的病理类型为是尿路上皮癌，又称移行细胞癌，可占 90% 以上。其他组织学类型包括鳞癌、腺癌、未分化癌等（表 6-5-2），良性肿瘤中乳头状瘤是最常见的类型。上尿路肿瘤可单发或多发，其生长方式一般可分为乳头状型（papillary）及平坦型（sessile，也可称无蒂或广基底型）前者多质脆，有宽窄不同的蒂，多数标本可融合成直径 >1cm 大小、表面细颗粒状或绒毛状，多个小肿瘤可融合成直径 >2cm 的较大肿瘤，

成菜花状，其常形成弧形较清楚的边界；后者局部黏膜增厚、粗糙、灰白色，病变处由于纤维组织增生、炎性细胞浸润，可导致局部增厚、僵硬。上尿路的原位癌与膀胱尿路上皮原位癌相似，肉眼难以辨别，类似于黏膜白斑、上皮过度增生，或黏膜下血管增生所致的柔软红色斑块等。

表 6-5-2　上尿路肿瘤的组织学类型

良性肿瘤
尿路上皮乳头状瘤
内翻性乳头状瘤
低度恶性潜能的尿路上皮乳头状瘤
息肉

恶性肿瘤
尿路上皮癌
鳞状细胞癌
腺癌
未分化癌
小细胞癌
大细胞神经内分泌癌
淋巴上皮瘤样癌
巨细胞癌
肉瘤
转移性癌

其他病理类型包括鳞状细胞癌、腺癌、微乳头状癌、肉瘤样癌和淋巴上皮瘤等。

鳞状细胞癌：上尿路上皮鳞状细胞癌约占上尿路上皮恶性肿瘤 6%～15%，其中 70% 为男性，主要部位为肾盂。鳞癌发展迅速，无蒂，多呈外生性生长，易浸润周围组织形成包块，诊断时常常已经是晚期，其分化程度通常为中度至分化差。

腺癌：上尿路上皮腺癌是由尿路上皮化生为腺上皮后形成的恶性肿瘤，占该部位所有恶性肿瘤的比例不到 1%。上尿路上皮腺癌通常与长期梗阻、炎症或尿路结石有关，主要原因可能为慢性炎症刺激尿路上皮腺样化生，从而导致上皮癌变。此病发现时通常为晚期，因此其预后往往较差。

肉瘤：间叶组织来源，发病率很低，可包括平滑肌肉瘤、血管肉瘤、纤维肉瘤等亚类型，预后差。

完全非尿路上皮组织来源的 UTUC 是很少的，存在非尿路上皮分化已被确认为是预后不良的危险因素。

UTUC 的肿瘤分级采用类似于膀胱癌的分

级系统。最早均采用的 WHO 1973 分级方法,根据高分化、中分化、低分化分别用 G_1、G_2、G_3 来表示。后来 WHO/ISUP 1998 改良了尿路上皮癌新分类法,并且 2004 年 WHO 正式公布了此方法,将尿路上皮肿瘤分为低度恶性倾向尿路上皮乳头状肿瘤(Papillary urothelical neoplasms of low malignant potential,PUNLMP)、低级别肿瘤和高级别肿瘤。目前国内外多数中心倾向于采用 WHO 2004 分级法。

UTUC 的 TNM 分期见表 6-5-3。UTUC 患者中常见淋巴结转移的部位包括肾门、腹主动脉旁和腔静脉旁淋巴结、盆腔淋巴结等,与原发肿瘤位置有关。淋巴结所在区域不影响 N 分期。

表 6-5-3 UTUC 的 TNM 分期(Brierley 2017)

T- 原发肿瘤	
Tx	原发肿瘤无法评估
T_0	无原发肿瘤证据
	Ta 非浸润性乳头状癌
	Tis 原位癌
T_1	肿瘤侵犯上皮下结缔组织
T_2	肿瘤侵犯肌层
T_3	(肾盂)肿瘤浸润超过肌层,侵及肾盂周围脂肪或肾实质; (输尿管)肿瘤浸润超过肌层,侵及输尿管旁脂肪
T_4	肿瘤侵及邻近器官或穿透肾脏侵及肾周脂肪
N- 区域淋巴结	
Nx	区域淋巴结无法评估
N_0	无区域淋巴结转移
N_1	单个淋巴结转移,最大直径≤2cm
N_2	单个淋巴结转移,直径大于 2cm,或多个淋巴结转移
M- 远处转移	
M_0	无远处转移
M_1	有远处转移

三、UTUC 的治疗方法

早期局限性 UTUC 的治疗以手术切除为主。非手术治疗则多用于手术后的辅助治疗,以及无法手术切除患者的系统性治疗。

(一)手术治疗

UTUC 的标准手术方式为患侧根治性肾输尿管切除术。切除范围包括患侧肾脏、肾盂、输尿管以及输尿管进入膀胱周围的部分膀胱组织。对于较早期的患者、孤立肾、双侧 UTUC、肾功能不全或保留肾脏意愿强烈的患者,可考虑进行保留肾脏手术。局部进展期的患者可在行根治性肾输尿管切除术的同时进行淋巴结清扫。UTUC 的手术治疗策略详见本章第三节。

(二)非手术治疗

UTUC 的非手术治疗主要包括局部的术后辅助膀胱腔内灌注治疗,以及系统性的放疗、化疗及其他治疗方式。

1. **灌注化疗** 已有文献证实,在根治性肾输尿管切除术后进行膀胱灌注化疗可有效降低膀胱复发率。目前推荐的灌注方案为在根治性切除术后行单次膀胱灌注化疗。可用的灌注药物包括丝裂霉素 C、表柔比星、吡柔比星、吉西他滨等,药物用量和灌注方法类似于原发性膀胱肿瘤的术后灌注。

2. **系统性化疗** 无法手术切除的 UTUC 患者可以通过系统性化疗的方式延缓肿瘤进展。对于晚期 UTUC,目前的治疗与膀胱癌类似,以联合化疗为主。常用的化疗方案主要是以铂类为基础的化疗,一线治疗方案为 GC(吉西他滨 + 顺铂)或 MVAC(氨甲蝶呤 + 长春碱 + 多柔比星 + 顺铂)。备选的非铂类的治疗方案包括基于紫杉醇或吉西他滨的化疗。总体而言,以铂类为基础的辅助化疗可以改善患者总生存率和无病生存率;新辅助化疗有降低分期及改善疾病特异性生存的作用。Birtle 等 2018 年发表的一项 3 期随机对照临床研究显示,T_2 及其以上分期的 UTUC 患者术后接受吉西他滨联合顺铂辅助化疗无复发生存时间显著优于密切观察对照组,也进一步说明化疗可以改善 UTUC 患者的肿瘤控制结局。

然而,UTUC 患者中慢性肾脏病发病率较高,根治术后肾功能会进一步降低。因此,这部分肾功能减退的患者往往难以耐受以铂类为基础的化疗。对于这部分患者,可考虑尝试非铂类的化疗方案。

3. **放疗** UTUC 放疗多为小样本回顾性研究,主要指征为术后病理 T_3/T_4 期或存在残存病灶的患者,但现有证据显示放疗获益有限。

4. **其他治疗** 近年来 PD-1/PD-L1 通路的免疫治疗在尿路上皮肿瘤领域中取得了很大的突破,

有望改善晚期尿路上皮癌患者的总生存率。目前已有多项基础和临床研究正在开展，期待免疫治疗能够在晚期 UTUC 的治疗中发挥更大的作用。

四、预后危险因素和随访

（一）预后的危险因素

针对 UTUC 预后影响因素的报道较多，初步可以概括为：

1. **术前因素**　吸烟、肿瘤位于输尿管、较差的 ASA 评分与 ECOG 评分、术前较高的中性淋巴细胞比值是预后不良的危险因素。

2. **术后因素**　肿瘤的分级和分期是公认的最重要的影响患者预后的因素，此外还包括存在淋巴结转移、存在淋巴血管侵犯、存在鳞样分化或腺样分化也是不良预后的危险因素。

3. **分子生物学标志物**　前有一些针对 UTUC 预后相关的分子标志物的研究，包括 P53、Ki67、EGFR、HIF-1α 等，其对 UTUC 预后的预测能力尚需进一步研究加以验证。

目前已经有了一些针对预后的预测模型的探讨。由于术前进行 UTUC 的临床分期较为困难，因此可以在手术前进行初步的低危与高危的划分，可以辅助治疗决策：当患者满足肿瘤单发、肿瘤直径 <2cm、细胞学提示低级别肿瘤、输尿管镜活检提示低级别肿瘤、CT 未发现肿瘤浸润（必须全部满足）的条件时，其危险度为低危；而当患者满足肾积水、肿瘤直径 >2cm、细胞学提示高级别肿瘤、输尿管镜活检提示高级别肿瘤、既往已行膀胱全切、存在多种组织学类型（仅需满足任意一条）的时候，其危险度为高危。

（二）术后随访

在 UTUC 手术治疗后需要进行密切的随访来留意可能在不同时间发生膀胱肿瘤复发、局部复发和远处转移。UTUC 患者术后容易出现膀胱复发，膀胱复发的危险因素包括性别、年龄、肿瘤位置、手术方式、远端输尿管处理方式、肿瘤分期、有无膀胱肿瘤病史、有无淋巴结转移以及是否伴发原位癌等。推荐进行至少 5 年的随访，需要采用膀胱镜检查来检测有无膀胱肿瘤的复发，采用超声、CT 或 MRI 来评估有无局部原位复发或对侧复发，采用胸片（必要时 CT、骨扫描等）来评估远隔转移。

UTUC 术后的随访方案不同国家和机构有相应的推荐。综合考虑肿瘤特点及我国国情，推荐复查内容包括问诊、查体、血常规、肝肾功能、尿常规、腹部 B 超、膀胱镜、尿细胞学。由于术后 2 年内为肿瘤复发高危时期，因此推荐在根治术后 2 年内，每 3 个月复查一次，每半年到 1 年复查一次腹部 CT 或 MRI。此后随访频率可更改为每年 1 次。在保留肾脏手术治疗后，由于肿瘤原位复发的风险较高，需要密切监测同侧上尿路内的复发。

第三节　上尿路尿路上皮癌的手术治疗策略的选择

一、根治性手术治疗

根治性肾输尿管切除术仍然是 UTUC 治疗的"金标准"。由于尿路上皮癌容易为多灶性起病、容易沿尿路上皮播散，因此完整的从肾盂到膀胱入口的尿路上皮的切除能达到从肿瘤控制学角度最好的效果。特别是具备高危危险因素的患者，如影像学提示浸润性疾病、高级别肿瘤（尿细胞学或活检）、体积大的肿瘤（最大直径 2cm 之上）、多灶性起病的肿瘤更应考虑根治性切除；同时在保留肾脏手术后发现不良病理的患者、术后复发的患者也应考虑根治性切除。相对于输尿管下段肿瘤，肾盂和输尿管中上段肿瘤也多倾向于采用根治性切除。

手术范围应包括肾、输尿管全长及膀胱袖状切除。术中应注意完成输尿管膀胱壁内部分和输尿管口的切除，并尽量保证尿路的完整性。若出现尿液外渗（如输尿管断开）则可能出现肿瘤细胞外溢的风险。标本应完整取出，避免在体内切开肿瘤。传统认为，手术切除范围应该包括同侧肾上腺，但是很少有证据显示切除肾上腺可带来益处，并且 UTUC 很少发生肾上腺转移：所以当肿瘤局限于肾盂而且术前影像学及术中均未发现肾上腺异常时，无需常规切除肾上腺。

虽然局部进展性肿瘤患者（T_3/T_4 或 N+）的预后相对较差，但一般认为采用根治性肾输尿管切除加淋巴结清扫也使这些患者获益。对于已经发生远隔转移的患者多应优先考虑采用全身治疗。

随着腹腔镜技术的广泛应用，目前多数研究

认为开放手术与腹腔镜在肿瘤控制方面没有明显差异。且随着手术技术和设备的改进，腹腔镜手术的适应证会越来越广，对于肿瘤分期、是否存在淋巴结转移、肿瘤大小等方面的限制会越来越少。经腹腔入路与经腹膜后入路对于肿瘤控制的效果目前亦无差异。单孔腹腔镜、3D 腹腔镜、机器人辅助下腹腔镜等创新手术方式也已经有较多报道，可以在技术可行的情况下开展。

已经有研究证实在肌层浸润性疾病中存在较高的淋巴结转移率，推荐可以考虑对局部进展期患者开展淋巴结清扫（lymph node dissection，LND）。LND 可以改善患者生存，并且可以通过进一步明确患者肿瘤分期来指导术后辅助治疗。目前的报道认为肾盂肿瘤及输尿管上段肿瘤应考虑清扫同侧肾门淋巴结、主动脉旁淋巴结或腔静脉旁淋巴结，输尿管下段肿瘤则考虑清扫同侧髂血管淋巴结。

肾脏切除的方法相对较为成熟，而输尿管下段切除方式较多。经典的切除方式为下腹部 Gibson 切口开放手术行输尿管下段及膀胱袖套切除。其他手术方式包括输尿管剥脱术、经尿道内镜下切除术、腹腔镜下输尿管膀胱袖套切除后腹腔镜下膀胱修补、合成夹或切割闭合器封闭膀胱开口等。总体而言，内镜下输尿管剥脱术或部分腹腔镜手术方式因手术过程中存在尿液外渗，容易增加肿瘤复发及种植风险。因此，输尿管下段的处理应尽量避免尿外渗，降低复发风险。

二、保留肾脏手术

由于根治性肾输尿管切除术后可能导致肾功能不全，对于孤立肾、双侧 UTUC 及肾功能不全的患者，或有保留肾脏意愿的患者，在充分评估之后可以考虑开展保留肾脏手术。保留肾脏手术的指征包括：低分级（细胞学或活检病理）、非肌层浸润性疾病（影像学）、直径小于 2cm 及单发肿瘤等。需要强调的是，保留肾脏手术应在主刀医生经验充分、且手术不会增加患者肿瘤复发转移风险时方可考虑采用。

肾移植术后及依赖透析的 UTUC 患者不推荐保留肾脏手术；并且已有研究建议该类患者施行预防性对侧肾输尿管切除术。由于打开集合系统容易引起肿瘤细胞外溢、种植，"肾部分切除

术"和"开放肾盂肿瘤切除术"现已不作为常规的 UTUC 手术方式。

常见的保留肾脏手术方式包括：

1. 输尿管节段切除再吻合、输尿管末段切除膀胱再植 对于体积较小、非浸润性的单发性输尿管肿瘤可以考虑行输尿管节段切除，视肿瘤位置行输尿管吻合或输尿管膀胱再植。原则上术中应行冰冻病理检查，确保切缘阴性。术后常规留置输尿管支架管。所有患者需密切随访，并充分告知有根治性切除的可能。另外，该手术方式多针对低危患者，对于高级别、分期较高的患者需谨慎开展。

2. 内镜下治疗：输尿管镜手术和经皮肾镜手术 输尿管镜治疗推荐采用激光技术处理病灶。切除肿瘤时应避免穿孔。若输尿管镜探查中发现肿瘤浸润较深、无法完整切除，应考虑根治性肾输尿管切除术。

经皮肾镜可用于肾盂肾盏内和上段输尿管的较大肿瘤，对于尿流改道术后（如回肠膀胱术后）的上尿路肿瘤具有一定优势，但术后可能会有通道肿瘤种植的风险。相较于输尿管镜其并发症风险相对较高。

目前已有多项针对内镜下治疗（输尿管镜＋经皮肾镜）与根治性手术的比较性研究，在总生存和肿瘤特异性生存方面两者无明显差异，但局部复发率相对较高，特别是对于高级别肿瘤患者。因此，对于高级别、分期较高的患者需谨慎开展。

3. 肠代输尿管手术 对于病变累及输尿管节段较长的患者，可利用回肠肠段代替输尿管节段重建泌尿系统。在切除病变输尿管节段后，以肠切除、肠吻合的方式，截取回肠肠段，以端端吻合的方式与两端的输尿管断端吻合。

4. 自体肾移植手术 对于病变累及输尿管节段较长的患者，输尿管节段切除＋自体肾移植手术是肠代输尿管手术的另外一种备选方案。术中在切除输尿管全段后，将同侧肾脏一并切除，并于腹膜外将肾动、静脉吻合于髂外动、静脉上，并将其输尿管断端再植于膀胱上。该手术方式难度较大，且对主刀医生技术要求较高，且由于开展单位较少，对于肿瘤控制的效果尚无大样本研究支持。

（魏　强　鲍一歌　杨　璐）

参 考 文 献

[1] 0upret M，Babjuk M，comperat E，et al. Eumpean Association of Urology guidelines on upper urinary tract urothelial carcinoma: 2017 update. Eur Urol, 2018, 73: 111-122.

[2] Munoz JJ. Upper tract urothelial neoplasms: incidence and survival during the last 2 decades. J Urol, 2000, 164: 1523.

[3] Chen XP，Xiong GY，Li XS，et al. Predictive factors for worse pathological outcomes of upper tract urothelial carcinoma: Experience from a nationwide high-volume centre in China. BJU Int, 2013, 112: 917-924.

[4] 方冬，黄吉炜，鲍一歌，等. 中国上尿路尿路上皮癌人群特征和地区差异：基于 cuDA—uTuc 协作组的多中心研究. 中华泌尿外科杂志, 2017, 38: 885-890.

[5] Colin P. Environmental factors involved in carcinogenesis of urothelial cell carcinomas of the upper urinary tract. BJU Int, 2009, 104: 1436.

[6] Guo RQ，Hong P，Xiong GY，et al. Impact of ureteroscopy before radical nephroureterectomy for upper tract urothelial carcinomas on oncologic outcomes: a meta-analysis. BJU Int, 2018, 121: 184-193.

[7] Patel A，Fuchs GJ. New techniques for the administration of tropical adjuvant therapy after endoscopic ablation of upper tract transitional cell carcinoma. J Urol, 1998, 159: 71-75.

[8] Ni S，Tao W，Chen Q，et al. Laparoscopic versus open nephroureterectomy for the treatment of upper urinary tract urothelial carcinoma: a systematic review and cumulative analysis of comparative studies. Eur Urol, 2012, 61: 1142-1153.

[9] Xylinas E，Rink M，Cha EK，et al. Impact of distal ureter management on oncologic outcomes following radical nephroureterectomy for upper tract urothelial carcinoma. Eur Urol, 2014, 65: 210-217.

[10] Fang D，Seisen T，Yang K，et al. A systematic review and meta-analysis of oncological and renal function outcomes obtained after segmental ureterectomy versus radical nephroureterectomy for upper tract urothelial carcinoma. Eur J Surg Oncol, 2016, 42: 1625-1635.

第六章 前 列 腺 癌

第一节 流行病学和病因

一、世界范围的发病率和死亡率

世界范围内，前列腺癌（prostate cancer，PCa）发病率在男性所有恶性肿瘤中位居第二。根据GLOBOCAN 估计，2018 年全球前列腺癌新发病例数约为 1 276 106 例，占所有肿瘤的 7.1%，名列第三位，2018 年全球死亡病例数约为 358 989 例，占所有肿瘤的 3.8%，名列第八位。在美国，前列腺癌的发病率已经超过肺癌，成为危害男性健康第一位的肿瘤。在欧洲，每年得到确诊的新发前列腺癌病例大约有 260 万人，前列腺癌占全部男性癌症的 11%，占全部男性癌症死亡人数的 9%。50 岁以下的男性很少罹患前列腺癌，所占比例不到所有患者的 0.1%。前列腺癌的高发年龄在70~74 岁之间，85% 的患者确诊时年龄都超过了65 岁。亚洲前列腺癌的发病率远远低于欧美国家，但近年来呈现上升趋势。自从前列腺特异性抗原（PSA）检查应用与临床以来，局限性前列腺癌的比例增加，而晚期前列腺癌的比例则有所下降，PSA 的应用同时也导致前列腺癌的病理分期出现了明显降低的趋势。临床上前列腺癌都出现了病理分期降低的情况，而这又大大地提高了外照射放疗或手术治疗后患者的癌症特异生存率。

二、我国前列腺癌的流行病学

我国前列腺癌的发病率远低于欧美国家，但随着人口老龄化、人民生活水平的提高以及前列腺癌筛查的普及，我国前列腺发病率也出现显著升高。我国 1993 年前列腺癌发病率为 1.71/10 万，1997 年发病率升高至 2.0/10 万，至 2002 年升至为3.4/10 万。我国各地区前列腺癌发病率的分布也存在不平衡现象，通常城市发病率高于农村。近30 年来，上海地区男性的前列腺癌的发病率明显升高，从 1973—1975 年的 1.6/10 万升高到 1997—1999 年的 5.3/10 万，增加了 3.3 倍；上海市疾病预防控制中心报道：2009 年上海市男性前列腺癌发病率达到了 25.88/10 万，2014 年达到 38.08/10万，居男性恶性肿瘤的第五位，泌尿生殖系肿瘤的第一位。

由于 PSA 筛查的广泛应用以及公众对前列腺癌认识度的增高，美国 75% 的前列腺癌患者仅有 PSA 的异常而无直肠指诊异常或其他临床症状，91% 的患者为器官局限性前列腺癌。20 世纪90 年代以来，美国前列腺癌患者的 5 年生存率在90% 以上。而过去十几年中，我国很大一部分患者是因尿路症状或骨痛而就诊。中国前列腺癌联盟联合亚洲国家的关于亚洲前列腺癌诊疗现状的报告中指出，中国前列腺癌联盟的大型三甲医院中诊断为器官局限性前列腺癌的患者约为 40%，局部进展型前列腺癌约为 30%，转移性前列腺癌约占 30%。

三、前列腺癌的危险因素

前列腺癌发病相关的危险因子可分为三类：明确的、可能的及潜在的。

（一）明确的危险因子

1. **年龄** 前列腺癌患者主要是老年男性，新诊断患者中位年龄为 72 岁，高峰年龄为 75~79岁。在美国，超过 70% 的前列腺癌患者年龄都超过 65 岁，50 岁以下男性很少见，但是大于 50 岁，发病率和死亡率就会呈指数增长。年龄小于 39岁的个体，患前列腺癌的可能性为 0.005%，40~59 岁年龄段增至 2.2%（1/45），60~79 岁年龄段增至 13.7%（1/7）。随着人类寿命的不断延长，人口构成呈老龄化趋势，男性罹患前列腺癌的可能性不断增加,死于前列腺癌的可能性也不断增大。

2. **种族** 现已明确前列腺癌发生率存在种族差异,如东方人的发病率很低,而北欧斯堪的纳维亚人则很高,此外,生活在美国的黑人前列腺癌发生率比起类似的教育水平和社会经济地位的白人来要高30%左右。与白人相比,黑人所患前列腺癌分期更晚且存活率更低。五年存活率在美国黑人为62%,而白人则为72%。

3. **家族史** 如果一个一级亲属(兄弟或父亲)患有前列腺癌,其本人患前列腺癌的危险性会增加1倍以上。2个或2个以上一级亲属患前列腺癌,相对危险性会增至5～11倍。有前列腺癌阳性家族史的患者比无家族史患者的确诊年龄早6～7年。前列腺癌患病人群中一部分亚人群(大约9%)为真正的遗传性前列腺癌,指的是3个或3个以上亲属患病或至少2个为早期发病(55岁以前)。

(二)可能的危险因素

1. **脂肪** 很多研究均表明高脂肪饮食是重要的前列腺癌的致癌因子。有人假设是因为饮食形式能改变性激素的产生,从而影响前列腺内的致癌区危险性,这不仅仅涉及饮食脂肪摄入量,还波及饮食中脂溶性维生素A、D、E及微量元素,如锌。根据32个国家的统计,前列腺癌死亡率与饮食脂肪摄入高度相关,这类似于乳腺癌。比如日本男性食物含脂量低于美国男性很多,但当日本男性食物脂肪含量增到西方水平,日本男性的前列腺癌发病率开始上升。可资佐证的另一个事实是移居到美国的日本男性,其前列腺癌发病率处于在日本的低发病率和美国的高发病率之间。

2. **激素** 前列腺是一个雄激素(androgen)依赖性器官,正常前列腺上皮的生长必须有睾酮(testosterone)的存在,早期前列腺癌已证明是内分泌激素依赖性的。虽然类固醇性激素与前列腺癌发生之间的关系还不是很清楚,但是低脂高纤维素饮食已证明能降低血液循环中睾酮进而影响男性激素的代谢,这种改变对于前列腺癌的发展起很重要的作用。但是现在还没有观察到前列腺癌患者血中睾酮浓度明显升高的情况。也许其他激素如催乳素和雌激素也在前列腺代谢中起着一种尚未弄清楚的作用。已有研究证明年轻的美国男性黑人血中睾酮的浓度比同年龄的白人要高,这一差异足以解释美国黑人患前列腺癌的高危险性。在另一研究中比较美国和日本男人,发现美国男人的睾酮代谢酶水平不同于日本男人。显然激素对前列腺正常生理学和癌变发生起着一种还不完全清楚的作用。

3. **炎症与感染** 约16%的癌症是由感染引起的。慢性炎症诱导细胞过度增生,参与感染相关癌症如结肠癌、食管癌和肝癌的发生发展。感染所致的炎症能够刺激免疫细胞浸润,炎性环境中的化学和细胞因子分泌促进前列腺干细胞的转化。慢性炎症伴随持续的氧化应激使前列腺上皮细胞中有关DNA修复的基因发生改变,造成基因组损伤,DNA修复反应和凋亡检查点调控缺陷进一步导致永久性的基因组异常。潜在的炎症诱发物质包括食物中的致癌物、雌激素以及感染原等。上述物质引起上皮损伤,导致急、慢性或反复炎性反应,并导致上皮细胞过度增生、DNA损伤、遗传缺陷的累积,最终诱发癌前病变如前列腺增生性炎性萎缩(PIA)和前列腺上皮内瘤变(PIN)。

(三)潜在的危险因子

1. **镉** 镉是烟草和碱性电池中的微量元素,从事电焊与电镀工作的人员接触大量的镉。不少研究均表明镉与前列腺癌的发生有弱相关性。原因可能是镉与锌的相互作用,锌在前列腺组织中的含量很高,是多种细胞内代谢途径所必需的。

2. **输精管结扎术** 有几个大的回顾性和前瞻性研究显示:输精管结扎术可增大前列腺癌危险性1.2～2倍,尤其在输精管结扎时为35岁以下的年轻男性,但这一发现仍然很有争议。首先,这一发现没有可用以解释的生物学基础,其次,其研究的方法也有很大缺陷。另外的研究并未发现有任何联系。因此,即使输精管结扎术与前列腺癌的发生有关,其危险性也是很低的。

3. **维生素A** 维生素A是脂溶性必需维生素,对于上皮细胞的正常分化、生理生长、视觉功能及生殖功能是必需的。维生素A缺乏症在几个动物模型上被证明与几种不同的肿瘤生长有关,而替补疗法能抑制实验性动物前列腺癌。至于增加维生素A摄入是否增加前列腺癌的危险尚有争议。在日本和其他前列腺癌低发地区,维生素

A 的主要来源是蔬菜,而在美国主要来源是动物脂肪。因此,维生素 A 摄入与前列腺癌的危险性实际上与高动物脂肪摄入量而致的高危险相关。

4. 维生素 D 研究显示前列腺癌在北半球国家的发病率要高于赤道附近的国家,美国前列腺癌患者的死亡率与紫外线照射量呈负相关。维生素 D 可诱发前列腺癌细胞分化,并减缓其生长。

5. 秃顶 雄激素与前列腺癌的发生有关,也与男性秃顶的发生有关,在最近一个前瞻性临床研究中美国国立癌症研究所调查了 4 421 名 25～75 岁美国男性公民,用年龄纠正的流行病学统计分析后认为,男性秃顶可增加相对危险 1.5 倍,是一个临床前列腺癌的独立危险因子。

6. 肥胖 体重指数(BMI)可能是前列腺癌的一个危险因素,与肥胖导致的代谢障碍,尤其是胰岛素抵抗可能有关。大型前瞻性研究表明肥胖与低级别前列腺风险下降和高级别前列腺风险增加相关。肥胖与致死性前列腺癌风险增加强相关,而且越来越多的证据也表明肥胖与前列腺癌进展和前列腺癌特异性死亡相关。

7. 吸烟及饮酒 一项纳入 26 000 例研究对象的荟萃分析证明,吸烟能使偶发性和致命性前列腺癌风险增加 9%～30%。相比较于不吸烟者,吸烟前列腺癌患者生化复发、转移和前列腺癌特异性死亡率风险更高。有关饮酒与前列腺癌发生风险的流行病学研究结果并不一致,增加风险、无关和具有保护作用的结论均有报道。

四、分子流行病学

在前列腺癌的分子流行病学研究中,是将血液或组织中反映某种暴露情况的生物标记物,与发病率和死亡率进行相关分析来评估的。这些生物标记物反映饮食、环境污染物等方面的作用,当然其中还包括一些因子,其浓度也部分地受遗传因素决定。

1. 雄激素 雄激素通过影响腺上皮的增殖和分化来影响前列腺的发育、成熟及维持。在一生中前列腺变化的雄激素暴露量,对于前列腺癌的发生起着重要的作用,目前对此基本上没有异议。有一种假说认为,非洲裔美国人前列腺癌发病率之所以高是因为其外周血中雄激素水平较高,其依据是研究发现年轻非洲裔美国男性的总

循环睾酮水平比美国白人高出 15%,同时与日本男性相比其雄激素代谢物水平更高,反映出更多的睾酮被 5α- 还原酶将转化为双氢睾酮。长时期缺乏雄激素似乎可以防止前列腺癌的发生,但目前尚未明确前列腺癌发病风险与雄激素浓度之间确切的量效关系,尤其是还不清楚正常雄激素浓度范围内是否也与前列腺癌发病风险相关。一项对前瞻性研究进行的 Meta 分析并未发现病例对照间的血清雄激素浓度差异,而另一项 PSA 时代(PSA era)的前瞻性研究则发现,具有较高浓度血浆总睾酮及游离睾酮水平的人,其高级别前列腺癌的发病风险较低。

2. 雌激素 推测雌激素可通过抑制前列腺上皮的生长来防止前列腺癌的发生,但另一方面,当它与雄激素联合引发炎症或产生致突变代谢产物,也可增加前列腺癌的发病风险。雌二醇与雌激素 α 受体的结合促进前列腺上皮细胞的生长,与 β 受体的结合则抑制其生长。因此雌激素 β 受体可能在前列腺癌的发生中起着重要的作用。在敲除 β- 雌激素受体的小鼠中,前列腺上皮细胞表现出以分化停止为特征的过度增生,这是上皮细胞癌变的一个理想的微环境。而且在前列腺癌患者中发现,β- 雌激素受体因甲基化而出现表达静默。年龄相关的前列腺疾病与血清雌激素水平升高呈平行趋势,同时在日常饮食富含植物雌激素的人群中其前列腺癌发病率低。但是血清雌激素水平与前列腺癌发病风险的资料现在还不一致。由于雌二醇还可由睾酮经前列腺内的芳香酶产生,因此使得解读血清检查结果变得复杂。

3. 胰岛素样生长因子轴 胰岛素样生长因子 1(IGF-1)是一种肽类激素,可促进儿童及青春期的生长发育,同时与成年人的去脂肪体重相关。体外实验发现 IGF-1 可以促进前列腺正常及肿瘤细胞的生长并抑制其细胞凋亡。IGF-1 在循环中是与蛋白质结合在一起的,主要的结合蛋白是胰岛素样生长因子结合蛋白 3(IGFBP-3)。在前列腺中,IGFBP-3 促进细胞凋亡并可通过 1,25 双氢维生素 D 介导抑制其生长。PSA 可分解 IGFBP-3,减低其促进细胞凋亡的能力。

多个研究发现血浆 IGF-1 水平与前列腺癌之间存在正相关关系,Meta 分析对比高、低血清 IGF-1 水平得到的综合调整比数比为 1.49(95%

的可信区间为 1.14～1.95）。IGFBP-3 与前列腺癌风险关系的研究尚未获得一致的结果。

4. **瘦素** 瘦素（leptin）是由脂肪细胞产生的一种肽类激素，主要功能是通过调控能量的消耗来控制体重，肥胖者瘦素水平升高。虽然有一项病例对照研究发现，前列腺癌患者携带导致瘦素高表达的基因多态位点比对照组高出近 5 倍，但关于循环中瘦素浓度和前列腺癌风险之间关系的研究结果并不一致。由瘦素介导的能量失衡被认为有可能促进前列腺癌的转移及死亡。

第二节 前列腺癌筛查及早期诊断

一、前列腺癌筛查

筛查（screening）是指患者出现相关症状之前应用一些简便有效的检查方法早期发现肿瘤。前列腺癌目前可选的筛查方法包括：前列腺特异抗原（prostate specific antigen，PSA）检查、直肠指诊（digital rectal examination，DRE）、经直肠超声（transrectal ultrasonography，TRUS）检查、前列腺MRI 检查等。其中直肠指诊联合 PSA 检查是最常用和最基础的筛查方法。其他的筛查方法，往往是在直肠指诊或 PSA 检查发现异常时，进行的进一步检查，以明确诊断。

PSA 是由前列腺上皮细胞所分泌的丝氨酸蛋白酶，其半衰期约为 3.15d，其基因属于微血管增渗酶基因家族。PSA 在血液中以三种形式存在：①以自由分子形式存在（F-PSA）；②与 α1- 抗糜蛋白酶形成复合物（PSA-ACT）；③与 α2- 抗糜蛋白酶形成复合物（PSA-α2M）。其中 PSA-ACT 是其主要存在的形式，仅少量以 F-PSA 及 PSA-α2M 的形式存在。正常情况下，富含 PSA 的前列腺腺泡内容物与淋巴系统之间存在着由内皮层、基底细胞层和基底膜构成的屏障相隔。当肿瘤或其他病变破坏了这道屏障时，腺管内容物即可漏入淋巴系统，并随之进入血液循环，导致外周血 PSA 水平升高。

大多数前列腺癌起源于前列腺的外周带，DRE 对前列腺癌的早期诊断和分期都有重要价值。在欧美一些发达国家，由于前列腺癌的发病率较高，因此前列腺癌筛查的方案也比较积极：如美国泌尿外科学会（AUA）和美国临床肿瘤学会（ASCO）建议，50 岁以上男性每年应接受例行 DRE、PSA 检查，对于有前列腺癌家族史的男性应该从 45 岁开始。《2014 年版中国泌尿外科疾病诊疗指南》推荐 50 岁以上有下尿路症状的男性应常规进行 PSA 及 DRE 检查，有前列腺癌家族史的男性从 45 岁开始上述检查。

癌症早期检测极大地提高了癌症治疗成功的机会——这是世界卫生组织给出的癌症早期检测的意义，但是这一点在前列腺癌中引起了争议。随着对前列腺癌认识的深入，研究人员逐渐意识到前列腺癌存在较大的异质性，有些患者的前列腺癌不是导致其死亡的原因，因此也有学者提出了过度诊断和过度治疗的问题，对于大规模筛查是否能提高前列腺癌患者的总体生存率的问题产生了激烈的讨论。

来自欧洲前列腺癌随机筛查研究（European Randomized Study of Screening for Prostate Cancer，ERSPC）的研究结果，PSA 筛查可以降低前列腺癌的肿瘤特异性死亡率，该研究分别在中位随访期为 9 年和 13 年时的数据提示，PSA 筛查能够降低前列腺癌的死亡率。而来自北美的 PLCO 研究则没有证实 PSA 筛查能够带来生存获益。

虽然存在争议，但不可否认的是，在降低 PSA 筛查的力度后，前列腺穿刺活检的数量减少的同时使高危前列腺癌的检出比例增高，但同时漏诊了大量中危的临床可治愈的前列腺癌。前列腺穿刺活检指征的把握同样存在这样的问题，将穿刺目标定位于高危前列腺癌人群是有效减少不必要穿刺的有效手段。比如年龄大于 50 岁或者有家族史的人群，队列研究中对危险因素的分析和筛选也是一种非常有效的减少不必要穿刺的手段，但对于不同危险因素在穿刺策略制订中的权重还不清楚，有待进一步的研究。

因此，各大前列腺癌临床治疗指南对 PSA 筛查有不同的推荐意见，欧洲泌尿指南建议对预期寿命超过 10 年的人群常规进行 PSA 筛查，而 USPSTF 曾经不推荐进行常规筛查，但是在 2018 年又将推荐改为"推荐 55～69 岁男性在与医师充分沟通 PSA 筛查的潜在获益和风险后，结合个人偏好与价值观，个体化决定是否接受筛查"。

总体来说，目前国际上对是否应该在人群中

推广基于 PSA 的前列腺癌筛查还存在一定的争议。但应该强调的是，我国前列腺癌患者就诊时临床分期明显晚于欧美国家。我国前列腺癌的诊断治疗还远远没有达到"过度诊断"或"过度治疗"的阶段，我国患者接受过 PSA 检查的患者比例远远低于欧美，因此，我国泌尿外科医生在提高前列腺癌的早期诊断率方面还有很多可以做的工作。而 DRE 联合 PSA 检测是目前公认的早期发现前列腺癌最佳的初筛方法，在我国一些代表性地区开展前列腺癌筛查研究是非常必要的，有助于制订适合我国国情的前列腺癌筛查的方案。

二、前列腺癌的早期诊断

由于疾病的种族特异性，前列腺癌在我国发病率比欧美国家较低，但随着饮食结构、生活方式的改变，我国前列腺癌发病率近年来急剧上升，年增幅居男性恶性肿瘤首位，现已成为最常见的男性泌尿系统恶性肿瘤。而且，我国的前列腺癌患者就诊时处于晚期者居多，病死率远高于欧美，早期诊断率低是其原因之一。根据中国前列腺癌联盟联合亚洲多个国家进行的联合报告，中国前列腺癌联盟三甲医院成员单位中，初诊时就已经发生转移的前列腺的患者达到 15%～20% 左右，由于前列腺癌一旦发生了转移，患者的生存时间往往有限且治疗效果普遍较差，因此中国前列腺癌患者的生存时间普遍比欧美国家较短，提高前列腺癌的早期诊断率是中国泌尿外科医师应当努力的方向。

1. **前列腺直肠指诊（DRE）** 是检查前列腺最简单易行的一种方法，检查的阳性率预测值同医生的临床经验有关。Rodrignez 等对 500 名患者进行研究，发现 DRE 异常时诊断前列腺癌的敏感性是 25%，而特异性则达 85%。正如《坎贝尔泌尿外科学》所指出的：因为约有 25% 的前列腺癌患者其 PSA 水平小于 4ng/ml，所以无论其 PSA 水平如何，应对全部 DRE 异常的男性进行前列腺活检。提示临床医生对 PSA＜4ng/ml 而 DRE 发现结节的患者应谨慎处理，即使活检阴性也应定期复查并重新评估。

2. **前列腺特异性抗原（PSA）** 前列腺特异性抗原是一种由前列腺导管上皮细胞及腺泡细胞产生的特异性糖蛋白，存在于前列腺组织、前列腺液、血清及精液中。自 20 世纪 70 年代末应用于临床以来得到了广泛应用，是最为经典的前列腺癌血清学标志物。

正常情况下，富含 PSA 的前列腺腺泡内容物与淋巴系统之间存在着由内皮层、基底细胞层和基底膜构成的屏障相隔，可阻止 PSA 进入血液循环，因此血液中 PSA 浓度较低。当肿瘤或其他病变（如前列腺癌、前列腺炎、前列腺损伤等）破坏了这道屏障时，腺管内容物即可漏入淋巴系统，并随之进入血液循环，导致外周血 PSA 水平升高。同时，前列腺体积的增大，如前列腺增生（BPH），引起 PSA 的分泌量增加，也可以引起血清中 PSA 水平升高。由此可见，前列腺特异性抗原的升高并不代表该个体患上了前列腺癌。

（1）PSA 与前列腺癌风险：PSA 的参考值很难界定，目前欧美认同 PSA 4ng/ml 或 3ng/ml 为参考值，高于这一数值前列腺癌的风险较高，低于这一数值前列腺癌风险较低。但需注意，PSA 没有"正常值"仅有"参考值"。2018 年版欧洲泌尿外科指南指出，PSA 是一个连续指标，PSA 越高前列腺癌的可能性越高。很多患有前列腺癌患者 PSA 水平比较低，没有一个 PSA 界值可以排除临床显著的前列腺癌。Catalona 等发现在一项研究中，61 例前列腺癌患者中 13 例（21%）PSA 正常，在另外一组 332 例前列腺癌患者中统计发现 PSA＜4ng/ml 者有 73 人，占 22%。Smith 等报道的比例相似约 27%。故 PSA＜4ng/ml 甚至更低也不能完全排除肿瘤的存在。即使是 PSA 正常的老年男性，如直肠指诊、经直肠超声、CT 或磁共振等检查发现前列腺内有结节存在时，也应行前列腺系统穿刺活检，以除外肿瘤的存在，提高诊断的阳性率，降低假阴性率。

前列腺癌的风险随着 PSA 升高而升高，临床实际操作中一般都认为血清 PSA＜4ng/ml 作为 PSA 无明显升高，4～10ng/ml 为中等升高，＞10ng/ml 为明显升高，其中 PSA＞20ng/ml 的男性，前列腺癌而风险可达到 50% 以上，而 PSA 4～10ng/ml 男性前列腺患病的比例在不同研究中存在差异。在 Gustafsson 的研究中，当 PSA 为 4～10ng/ml 时，前列腺癌的检出率为 26%。Brawer 对一组年龄大于 50 岁的男性进行 PSA 测定，PSA 为 4～10ng/ml 的人中前列腺癌占 27%。

当 PSA 水平 > 10ng/ml 时，前列腺癌的发生率明显增加，从而前列腺活检的阳性率也提高了。Gustafsson、Benson 及 Herranz 等分别研究发现，当 PSA > 10ng/ml 时，前列腺癌的检出率分别为64%、53% 及 46%。

需要注意的是，临床中的穿刺患者与社区筛查研究中的男性相比，前列腺癌的检出率要明显更高。根据国际前列腺穿刺研究协作组的数据，PSA 4～10ng/ml 的人群前列腺癌的检出率在临床研究中为 35%～45%，但是在筛查研究中为20%～40%。

中国前列腺癌联盟在 22 家三甲医院中开展的 13 904 例接受前列腺穿刺的患者中，PSA 4～10ng/ml 的患者前列腺穿刺阳性率为 26%，PSA 10～20ng/ml 的患者前列腺穿刺的阳性率为 35%，PSA 20～50ng/ml 的患者，前列腺穿刺的阳性率为 55%。通过与国际前列腺穿刺协作组的研究对比，该研究提示我国患者同样的 PSA 水平，前列腺癌的检出率低于欧美临床穿刺研究，与欧美的筛查研究类似。

（2）影响 PSA 的因素：一些外源性的因素可影响血清 PSA 水平。直肠指诊（DRE）和前列腺按摩可能引起血清 PSA 升高。因此为避免 DRE 对血清 PSA 带来的影响，应在 DRE 前取血或DRE 1 周后取血检测。前列腺穿刺对血清 PSA 测定也有着显著的影响，对于做过前列腺穿刺的患者，建议至少 4 周后再取血测 PSA。5α 还原酶抑制剂是引起血清 PSA 水平改变最常见的药物之一。前列腺是一个高度依赖雄激素的器官，PSA的分泌与体内雄激素的水平密切相关。长期服用5α 还原酶抑制剂可以抑制睾酮转化为双氢睾酮（DHT），继而减少 PSA 的分泌。对于长期服用 5α 还原酶抑制剂个体，需对 PSA 检测值加以调整作为实际 PSA 值与参考值对照。射精可以引起血清 PSA 的变化，由此引起的 PSA 变化约在 24h 后恢复。其他影响因素：泌尿系统感染、尿潴留、经尿道器械操作（如膀胱镜等）、会阴部长时间挤压（如骑车等运动）均会对 PSA 检查产生相应影响，临床检测时应加以鉴别。

为了提高 PSA 对前列腺癌的鉴别诊断能力，许多学者提出来不同的 PSA 的衍生指标来辅助诊断。

1. **游离 PSA（F-PSA）与总 PSA（T-PSA）的比值（F/TPSA，F/T 比值）** PSA 在血液中以三种形式存在：①以自由分子形式存在（F-PSA）；②与α1- 抗糜蛋白酶形成复合物（PSA-ACT）；③与α2- 抗糜蛋白酶形成复合物（PSA-α2M）。其中PSA-ACT 是其主要存在的形式，仅少量以 F-PSA及 PSA-α2M 的形式存在。1993 年 Christensson等首先报道了 F/T 在前列腺癌鉴别诊断中的应用，发现前列腺癌组 F/T 比值（0.18）显著小于良性前列腺增生组（0.28），$p < 0.001$。目前多数学者认为，当总的 PSA 水平在 4～10ng/ml 之间时，F/T 对鉴别前列腺病变的良恶性、减少不必要的活检具有重要意义。若 F/T 比值在 0.1～0.25 之间，应该行穿刺活检；若 F/T 比值 > 0.25，则前列腺癌的可能性极小，小于 10%；若 F/T 比值 < 0.1时，则前列腺癌的可能性极大，大于 80%，应行穿刺活检。中国前列腺癌联盟的穿刺研究显示，F/T 比值不适用于我国 PSA 4～10ng/ml 患者中的40～59 岁人群，在这部分患者中使用 F/T 比值不能够提高诊断前列腺癌、高级别前列腺癌的准确率。在 PSA 4～10ng/ml 的欧美人群中，F/T 比值> 0.25 的患者可考虑暂不穿刺；在相同 PSA 范围的中国人群中，却不能使用这一界值；而应针对60～69 岁，70～79 岁，80～89 岁的患者分别应用> 24%，> 27%，> 32% 的界值才能达到类似的应用效果。此外，与国际上的传统观点存在差异的是，F/T 比值不仅适用于 PSA < 10ng/ml 的患者，而且在 PSA 10～20ng/ml 的患者中也具有临床应用价值，这可能是由于国外 PSA > 10ng/ml 的男性前列腺癌的检出率已经很高，而我国对应人群前列腺癌检出率明显较低。

2. **PSA 速率** PSA 速率（PSA velocity，PSAV）是指 PSA 水平的年平均升高速度。正常情况下，PSAV 随年龄的增长而缓慢线性升高。BPH 患者 PSAV 的升高分较为缓慢：70 岁以前 PSAV 为0.07ng/ml 每年，70 岁以后 PSAV 的 PSAV 加快为0.15ng/ml 每年，80 岁以上则为 0.23ng/ml 每年。而 PCa 患者的 PSA 的变化则是在短时间内突然快速的升高，即 PSAV 突然升高。PSAV 的特点在于能够纵向反映 PSA 的变化及病变的演变，可提高对前列腺癌的早期监测。研究证实，前列腺癌与BPH 的 PSAV 之间有着本质的差别和显著差异，分别为 2.18ng/ml 每年和 0.48ng/ml 每年。Cater 等提出以 0.75ng/ml 每年作为鉴别良恶性的标准。PSAV 是一种纵向调查 PSA 的方法，由于受 PSA 复查次数及复查时间等的影响，临床应用也受到一定的限制，其应用价值尚待进一步观察。目前学者认为若 PSAV > 0.75ng/ml 每年，则提示患前列腺癌的可能。Carter 等发现 72% 前列腺癌患者的 PSAV > 0.75ng/ml 每年，而非肿瘤者中仅 5% PSAV > 0.75ng/ml 每年。Smith 和 Catalona 等认为，PSAV 更适合于 PSA≤4ng/ml 的人群。目前文献多建议对 PSA 的连续监测时间应至少为 18 个月，PSA 检测结果应取三次的平均值，通过计算平均 PSA 变化速率对诊断更为准确。

3. **PSA 密度** PSA 密度（PSA density, PSAD）是指单位体积的前列腺组织的 PSA 含量，为 PSA 值与前列腺体积的比值。PSAD 由 Benson 等于 1992 年提出，现一般取 0.15 作为鉴别良恶性的界限值。其理论依据如下：血清 PSAD 水平依赖前列腺细胞的数量，即与前列腺体积相关。在一定体积的前列腺内，相对于一定数量的前列腺腺泡细胞，应存在一个良性来源的 PSAD 水平上限。研究显示，良性细胞的平均 PSAD 含量比癌细胞稳定，单位体积癌组织的 PSAD 升高值是良性组织的 10 倍。因此当血清 PSAD 水平超出该体积的前列腺应有的 PSAD 上限时，即应怀疑前列腺癌的存在。有报告显示，对于 PSAD 水平为 4～10ng/ml 的患者，PSAD 可显著减少恶性病变的漏诊率。多数学者以 0.15ng/ml 每年作为其可以接受的正常值。由于 PSAD 受 B 超测量的前列腺体积影响甚大，其临床应用有一定局限性。PSAD 和前列腺移行带密度（PSAI-TZ）的测定意义：PSAD 是血清总 PSA 除以前列腺体积所得到的参数。Seaman 等报道在 PSA 4～10ng/ml 的范围内，正常 PSAD 应小于 0.15ng/ml，建议对 PSAD≥0.15 的患者，无论 DRE 及 TRUS 如何，均应行活检处理。在临床实际工作中，使用 PSAD 有几个不利因素：①不同患者前列腺的形状不一，而计算公式却是统一的，易引起偏差；②即使同样大小的前列腺，由于前列腺上皮（PSA 的来源）量的变化，也可引起该参数出现偏差；③前列腺体积的测量需经直肠超声，测量的准确与医师的经验密切相关，即使同一医师重复检查同一患者，结果也会有不同，因此也会引起偏差。多数文献仍提倡在 PSA 处于 4～10ng/ml 时使用 PSAD，虽然理想的 PSAD 界值仍不统一。由于前列腺增生的部分主要是移行带，PSA 水平也主要是反映前列腺增生的移行带部分，故有人提出并认为，用 PSAD-TZ 作为参数来鉴别 BPH 与 PCa 更有特异性，且建议使用 0.26 为界值。

4. **年龄特异性 PSA（age-specific PSA）** 由 Oesterling 等于 1993 年提出，指不同年龄段的男性 PSA 水平是存在差异的，各年龄段均有正常的上限值。其依据是由于 PSA 的水平随着年龄的增加而升高，因此年龄较高的患者其 PSA 的正常水平也较高。为避免这些 PSA 水平轻度升高，但相对于其年龄段仍属正常的患者接受不必要的前列腺穿刺活检，减少由此而产生的痛苦，同时又不至于漏掉应该接受活检的患者，建立不同年龄段患者的年龄特异性 PSA 水平，就有其临床意义了。

国内学者研究证实，我国 BPH 患者血清 PSA 水平与患者年龄成正相关，PSA 每年增加约 4.4%，这与欧美文献有关黑人及白人的结果相符合。年龄在 40～89 岁之间的 BPH 患者，T-PSA 及 F-PSA 每年分别增加与 4.4% 和 2.7%。但不同年龄的患者 T-PSA 及 F-PSA 的增加速率存在着明显的差异。如对于 T-PSA 而言，年龄为 40～49 岁、50～59 岁、60～60 岁和 70～79 岁的患者，T-PSA 的增加速率分别为每年 8.2%、3%、0.6% 和 3.2%，因此在整个研究的年龄段范围内计算 T-PSA 每年增加的绝对值显示是不合理的。但相对于每个特殊的年龄段，如将 PSA 看作每年大致迅速增长，则对临床有一定的指导意义，如年龄段在 40～49 岁及 70～79 岁的患者，T-PSA 每年增加较快，分别为 0.41ng/ml 及 0.12ng/ml。我国 BPH 患者年龄特异性 T-PSA 的值如下：40～49 岁 0～1.5ng/ml；50～59 岁为 1～3ng/ml；60～69 岁为 0～4.5ng/ml；70～79 岁为 0～5.5ng/ml；80～89 岁为 0～8ng/ml。与 Oesterling 等报道的欧美人的年龄特异性 PSA 水平相比，除 60～69 岁年龄段外，我国相同年龄段的 BPH 患者 PSA 水平均略微偏低。年龄特异性 PSA 提高了 PSA 检测前列腺癌的特异性和敏感性，降低了诊断的假阳性率及假阴性率，临床应用有一定的价值。

5. **再次活检的指征** 第一次活检阴性的患者，

应密切随诊 PSA 等指标的变化，对 PSA>10ng/ml 及 PSA 继续升高的患者应在 3 个月内积极行第二次活检。文献报道，再次活检的癌检出率为 10%~20%，再次活检时应根据前列腺体积大小等因素适当地增加活检的针数。

高级别前列腺内皮细胞瘤（PIN）或非典型增生需再次活检，目前的资料显示 27%~79% 的 PIN 患者将发展为前列腺腺癌。Chan 和 Epstein 等报道，第一次活检结果为非典型增生的患者在第二次活检中约 49% 为前列腺癌，而 Park 等也报道了相似的结果，以前诊断为非典型增生的患者，再次活检阳性结果为 45%。

理想的再穿刺间隔时间仍不明确，不同学者报道不一。目前的文献显示，如果需要的话，6 周后就可以行第二次活检。一般文献报道的再次活检的时间间隔为 3~12 个月。决定是否行第三及第四次活检应慎重，应针对高度怀疑前列腺癌的选择人群或对前两次活检预期值极不满意的患者。文献报道第三、第四次的癌检出率较低，约为 5% 及 4%。

6. **新兴的肿瘤生物标记**　探寻和应用新的肿瘤生物标记物是当前业内研究的热点之一。许多有前景的新的血清标志物被发现，例如前列腺癌抗原 3（prostate cancer antigen3，PCA3），PCA3 是一种非编码 mRNA。国外研究显示，在 PSA<4ng/ml 的患者中，PCA3 对前列腺癌检测的敏感性和特异性分别为 74% 和 91%；4ng/ml<PSA<10ng/ml 时，其敏感性和特异性分别为 58% 和 91%；中国学者对近 500 名前列腺穿刺患者的尿液进行 PCA3 检测，发现 PCA3 在 PSA 4~10ng/ml 的患者中的诊断效能优于 tPSA 及 fPSA/tPSA，但与 PSAD 类似；提示该诊断指标对于这部分患者具有一定诊断效能的提高。

α- 甲酰基辅酶 A 消旋酶（alpha-methylacyl-CoA racemase，AMACR），Sreekunar 的研究发现血清中的 AMACR 在 PSA 4~10ng/ml 时诊断前列腺癌的敏感度和特异性达 77.8% 和 80.6%。融合基因是一种新兴的肿瘤生物标记物，2005 年 Tomlins 和他的同事发现约 80% 的前列腺癌组织标本内出现多个基因重排，ETS 相关基因（ETS-related gene，ERG）可以和 TMPRSS-2 基因之间发生融合，从而使 ETS 利用 TMPRSS-2 基因的

启动子来激活自身的表达，这一发现开启了人们将它作为前列腺癌诊断标志物的研究。但是中国研究人员发现在中国人群中，这一融合基因的阳性率较低，多数文献报道在 20%~35% 之间，这一现象在其他亚洲国家也得到了类似的结果。PSA 异构体 p2PSA 及前列腺健康指数（PHI）可用于预测前列腺癌，血清中 PSA 主要与蛋白酶相结合，另外一小部分则以游离（fPSA）形式存在。proPSA 则是 fPSA 中的一种，它可在 hK2 的激活下裂解掉前导肽后形成 PSA。而其中一种特殊的 proPSA 即（-2）proPSA（p2PSA），p2PSA 是 PSA 的剪切前体，肿瘤组织中的 p2PSA 更易入血。前列腺健康指数（PHI）=[（p2PSA/fPSA）×tPSA$^{1/2}$] 可用于辅助 PCa 的诊断。近年开展的一项跨国研究显示欧洲人群中前列腺健康指数<25、25~35、35~55 和>55 的接受穿刺的男性，HGPCa 检出率分别为 4.1%、4.3%、30% 和 34%。而在亚洲人群中上述界值的 HGPCa 检出率分别为 1.0%、1.9%、13% 和 30%，亚洲与欧洲人群存在显著的差异，应用时需要考虑人种差异。

研究人员通过 RNA 测序发现了长链非编码 RNA MALAT-1 可在前列腺癌组织中出现升高，尿液中检测 MALAT-1 可以有效诊断前列腺癌，并在多中心的研究数据中得到验证。MALAT-1 的片段可以在血液中稳定存在，并可以用于诊断前列腺癌。

第三节　前列腺癌的临床评估及分期诊断

一、前列腺癌的症状

在前列腺癌的早期，由于肿瘤局限未侵犯前列腺癌周围的组织结构，一般无明显的临床症状。随着肿瘤的不断发展，前列腺癌将表现出多种不同的症状，包括肿瘤突入尿道或膀胱颈引起的膀胱出口梗阻症状如排尿等待、尿线无力和间歇排尿等，下尿路刺激症状如尿频、尿急、夜尿增多和急迫性尿失禁等，以及侵犯双侧输尿管开口引起的肾衰竭，局部侵犯射精管引起的血精和射精量减少。在少部分患者，当肿瘤突破前列腺纤维囊侵犯支配阴茎海绵体的盆丛神经分支时，会

出现勃起功能障碍。

前列腺癌转移最常见的是盆腔、闭孔淋巴结群、全身骨骼，以及其他器官如肺、肝、肾上腺以及阴茎等，症状有骨痛、肾功能减退、贫血、淋巴结增大和下肢水肿等。其他少见临床表现包括肿瘤细胞沿输尿管周围淋巴扩散导致的腹膜后纤维化，以及异位激素分泌导致的副癌综合征和弥散性血管内凝血等。

二、前列腺癌的诊断

前列腺癌患者发病初期多无明显临床症状，因此了解患者的前列腺癌家族史就非常重要，尤其对于那些年龄小于 55 岁的男性，这是因为在前列腺癌的所有病例 25% 的患者有前列腺癌家族史。在各种治疗前的诊断措施中，有助于判断前列腺癌发展程度的指标包括直肠指检、血清 PSA、肿瘤分级、影像学检查以及盆腔淋巴结活检。局部肿瘤的范围可综合直肠指检，PSA 和肿瘤分级结果来进行判断。直肠指检联合 PSA 检查是目前公认的早期发现前列腺癌最佳的初筛方法。尽管在一定的情况下，影像学检查在过去数十年间对前列腺癌的诊断没有明显帮助，但随着多参数磁共振技术的不断发展，目前前列腺癌的影像学诊断已经可以为临床医生提供非常重要的帮助。对于淋巴结转移风险高的患者，盆腔淋巴结活检仍然是确诊的"金标准"。总之，前列腺癌的临床分期能够为患者和泌尿外科医生提供有价值的信息，能够明确新确诊的前列腺癌为局限型、局限进展型或转移型，以此来对治疗方案的选择进行指导。

1. **直肠指诊（DRE）**　直肠指诊是发现诊断前列腺癌的最有帮助的第一线检查，大多数前列腺癌起源于前列腺的外周带，DRE 对前列腺癌的早期诊断和分期都有重要价值。但是，DRE 的特异性不高，发现前列腺癌时常常病变的病理分级已达恶性程度较高的级别。考虑到 DRE 可能影响 PSA 值，应在抽血检查 PSA 后进行 DRE。

2. **前列腺特异性抗原（prostate-specific antigen，PSA）检查**　PSA 作为单一检测指标，与 DRE、经直肠前列腺超声（transrectal ultrasonography，TRUS）比较，具有更高的前列腺癌阳性诊断预测率，对评估疾病进展和预后均有重要意义，同时

可以提高局限性前列腺癌的诊断率和增加前列腺癌根治性治疗的机会（详见第二节）。

3. **前列腺穿刺活检（prostate biopsy）**　前列腺系统性穿刺活检是诊断前列腺癌最可靠的检查。推荐经直肠 B 超等引导下的前列腺系统穿刺，除特殊情况不建议随机穿刺。

（1）前列腺穿刺指征：前列腺穿刺活检的指征存在诸多争议，我国 2014 年版中国泌尿外科疾病诊疗指南推荐如下指征：①直肠指检发现结节，任何 PSA 值；②B 超发现前列腺低回声结节或 MRI 发现异常信号，任何 PSA 值；③PSA>10ng/ml，任何 f/t PSA 和 PSAD 值；④PSA 4～10ng/ml，f/t PSA 异常或 PSAD 值异常。注：PSA 4～10ng/ml，如 f/t PSA、PSAD 值、影像学正常，应严密随访。但是这一指征与欧美存在较大的差别，目前欧美等国指南已经不再推荐明确的界值来判断是否启动穿刺，因为他们认识到 PSA 是一个连续的风险变化的指标，在这种情况下可以采用前列腺癌风险预测量表等辅助工具。

（2）前列腺穿刺针数及途径：10～12 针的系统穿刺活检是目前的标准诊断模式。研究结果表明，10 针以上穿刺的诊断阳性率明显高于 10 针以下，并不明显增加并发症。有人建议根据 PSA 水平和患者具体情况采取不同穿刺针数的个体化穿刺方案。经直肠和经会阴穿刺是当今两种不同穿刺途径，经直肠穿刺相对开展的门槛较低，穿刺技术较容易被掌握，常在门诊即可进行。经会阴穿刺活检阳性率与经直肠穿刺类似，主要的优点是穿刺途径为一类切口，理论上讲感染的风险相对更低，以及对于前列腺尖部区域的取样更有优势，主要的缺点是所需要的麻醉相对较为复杂，则需要增加对进针区域皮肤的局部麻醉及前列腺周围的神经组织麻醉，也可以使用全身经脉麻醉等高级麻醉方式。

（3）重复穿刺：第一次前列腺穿刺阴性结果，在以下①～④情况需要重复穿刺：①第一次穿刺病理发现非典型性增生或高级别 PIN；②PSA>10ng/ml，任何 f/t PSA 或 PSAD；③PSA 4～10ng/ml，复查 f/t PSA 或 PSAD 值异常，或直肠指检或影像学异常；④PSA 4～10ng/ml，复查 f/t PSA、PSAD、直肠指检、影像学均正常，严密随访，每 3 个月复查 PSA，如 PSA 连续 2 次 >10ng/ml 或 PSAV>

0.75/（ml·年），应再穿刺。重复穿刺的时机：2次穿刺间隔时间尚有争议，目前多为1～3个月。重复穿刺次数：对2次穿刺阴性结果，属上述①～④情况者，推荐进行2次以上穿刺。有研究显示3次、4次穿刺阳性率仅5%、3%，而且近一半是非临床意义的前列腺癌，因此3次以上穿刺应慎重。

4. 经直肠超声检查（TRSU） TRUS并不是诊断早期局限性前列腺的非常精确的方法，但TRUS可帮助医师检查患者的前列腺以及周围组织寻找可疑病灶，并能初步判断肿瘤的体积大小。此外它还能帮助引导医师进行前列腺的穿刺活检。但TRUS在前列腺癌诊断特异性方面也较低，发现一个前列腺低回声病灶要与正常前列腺、BPH、PIN、急性或慢性前列腺炎，前列腺梗死和前列腺萎缩等鉴别，迫使临床医生去寻找其他诊断方法。

5. 计算机断层（CT）检查 CT检查不能显示正常前列腺的三个带（外周带、中央带和移行带），加之多数肿瘤组织的X线密度与正常腺体近似或相同，故CT对早期前列腺癌诊断的敏感性低于磁共振（MRI）。前列腺癌患者进行CT检查的目的主要是协助临床医师进行肿瘤的临床分期。对于肿瘤邻近组织和器官的侵犯及盆腔内转移性淋巴结肿大，CT的诊断敏感性与MRI相似。

6. 磁共振（MRI/MRS）扫描 MRI有良好的软组织分辨率，可以显示前列腺包膜的完整性、是否侵犯前列腺周围组织及器官，MRI还可以显示盆腔淋巴结受侵犯的情况及骨转移的病灶，在临床分期上有较重要的作用。根据前列腺影像报告和数据系统2（prostate imaging reporting and data system version 2，PI-RADS V2），磁共振序列 T_1WI、小FOV高清横断位 T_2WI、小FOV高清横断位抑脂 T_2WI、小FOV高清冠状位 T_2WI、小FOV高清矢状位 T_2WI、包含至少2个b值的扩散加权成像（multi-b diffusion weighted imaging multi-b DWI）以及动态增强磁共振（dynamic contrast enhancement，DCE）。而之前曾使用的磁共振波谱成像因其较低的诊断效能已不推荐使用。

PI-RADS V2中将有临床意义的前列腺癌定义为Gleason评分≥7分，肿瘤体积≥0.5cm³、腺体外侵犯。根据前列腺 T_2WI、DWI及DCE的综合表现，对有临床意义前列腺癌的可能性给出了评分方法。具体为：1分-非常低，极不可能存在；2分-低，不可能存在；3分-中等，可疑存在；4分-高，可能存在；5分-非常高，极有可能存在。PI-RADS评分4或5分应考虑活检。对于前列腺外周带（peripheral zone，PZ）的病变以DWI结果为主，例如DWI评分为4分，T_2WI评分为2分，则PI-RADS评分为4分；前列腺移行带（transitional zone，TZ）疾病以 T_2WI 结果为主，但DWI也起到重要作用。

7. 全身核素骨显像检查（ECT） 前列腺癌的最常见远处转移部位是骨转移，并多为成骨性转移灶，全身核素骨显像检查（ECT）是检查骨转移最敏感的检查方式。ECT可比常规X线片提前3～6个月发现骨转移灶，敏感性较高但特异性较差。这是因为与骨骼X线摄片相比较，骨骼X线摄片要求50%的骨密度被肿瘤代替才能辨认出远处转移病灶。对于PSA少于10ng/ml并且没有骨痛的患者骨扫描不作为常规。然而，当进行了一次骨扫描后，可以为下一次有骨痛主诉的时候再次行骨扫描提供对比的标准。建议PSA>20ng/ml，GS评分>7分的前列腺癌诊断病例进行全身核素骨显像检查，有助于判断前列腺癌准确的临床分期。

8. 分子影像 分子影像在判断前列腺生物学异质性中表现出一定的潜力。前列腺特异性膜抗原（prostate specific membrane antigen，PSMA）靶向型探针、放射性标记的胆碱类似物、氨基酸类似物、核苷酸类似物探针、雄激素受体（androgen receptor，AR）探针及胃泌素释放肽受体（gastrin releasing peptide receptor，GRPR）靶向探针等被应用于临床。我们可以从前列腺癌细胞代谢水平、PSMA表达水平、AR表达水平、GRPR表达水平等不同方面评估前列腺癌生物学行为，以指导下一步的临床治疗后预后评估，其应用前景巨大，在未来的前列腺癌精准诊断和精准治疗中值得期待。

近年来进展较快的技术是前列腺特异性膜抗原PSMA标记的分子影像，结合PET/CT技术或SPECT/CT技术作为目前较新型的影像学检测手段。PSMA表达于前列腺及前列腺癌细胞表面，PSMA结合放射性元素可用于前列腺癌显像。镓（Ga，gallium）是灰蓝色或银白色的金属。镓-68

会在衰减过程中发射正电子,可用于 PET 显像。国际上在 2013 年首次有学者报道 ^{68}Ga-PSMA 用于前列腺癌诊断的效能,^{68}Ga-PSMA 相比于 ^{18}F-胆碱 PET/CT,具有更高的 SUV 值,并且在肿瘤和正常组织的差异更明显。这一技术目前主要用于检测根治术后或根治性放疗后的生化复发,已经被写入 EAU 指南。有报道显示,在 PSA < 0.5ng/ml 的患者中,该技术可以发现 50% 患者的肿瘤复发位置,在 PSA 0.5~2.0ng/ml 的患者中,可以发现 71% 患者的肿瘤复发位置,显著优于传统的 PET/CT。

三、前列腺癌的组织学分级

最广泛应用的前列腺组织学评分系统是 Gleason 系统。这一系统是根据镜下前列腺癌腺泡的生长形式而定,不需要细胞学特征做出诊断,按照细胞分化程度分为 1~5 级(1 级为最高分化,5 级为未分化的癌腺泡),并把腺体分为主要结构区和次要结构区,二者之和形成 Gleason 评分。Gleason 比较他的分级系统和患者存活时,注意到两种不同生长形式癌肿的死亡率明显不同,提示主要结构区和次要结构区均影响肿瘤的预后。如果一个癌肿只有一种均匀一致的组织学生长形式,那么最常见和次最常见生长形式积分相同。Gleason 评分(Gleason grade or Gleason score)一般在 2~10 之间。病理科医师可根据有限的穿刺活检所得的组织标本做出一个 Gleason 分级的诊断,但必须区分主要结构区和次要结构区,否则易引起误解。Gleason 分级系统可重复性很好,对于活检组织做出的 Gleason 分级已被证明与随后切除的前列腺癌检查而做出的 Gleason 评分相当一致。但由于取样误差等问题,相较于前列腺切除后的完整前列腺样本,对活检组织的分级低估也较为常见。前者发现任何数量的高分级肿瘤,都高度暗示前列腺本身可能存在更多数量的高分级肿瘤。Gleason 分级标准如下:

Gleason 1:癌肿极为罕见。其边界很清楚,膨胀型生长,几乎不侵犯基质,癌腺泡很简单,多为圆形,中度大小,紧密排列在一起,其胞质和良性上皮细胞胞质极为相近。

Gleason 2:癌肿很少见,多发生在前列腺移行区,癌肿边界不很清楚,癌腺泡被基质分开,呈简单圆形,大小可不同,可不规则,疏松排列在一起。

Gleason 3:癌肿最常见,多发生在前列腺外周区,最重要的特征是浸润性生长,癌腺泡大小不一,形状各异,核仁大而红,胞质多呈碱性染色(青紫色)。

Gleason 4:癌肿分化差,浸润性生长,癌腺泡不规则融合在一起,形成微小乳头状或筛状,核仁大而红,胞质可为碱性或灰色反应。

Gleason 5:癌肿分化极差,边界可为规则圆形或不规则状,伴有浸润性生长,生长形式为片状单一细胞型或者粉刺状癌型,伴有坏死,癌细胞核大,核仁大而红,胞质染色可有变化。

四、前列腺癌的临床分期

前列腺癌的临床分期是根据治疗前的指标如 DRE、PSA、穿刺活检和影像学检查对病变发展程度进行评估,目的是估计肿瘤患者的预后并根据病变的程度指导治疗。目前存在两种主要的临床分期方法:Whitmore-Jewett 法和 TNM 法,推荐应用的是美国癌症联合委员会(AJCC)2002 年修改的 TNM 法(表 6-6-1)。

前列腺癌危险因素等级:临床上通常根据血清 PSA、Gleason 评分和临床分期将前列腺癌分为低、中、高危三个等级,以便指导治疗和判断预后(表 6-6-2)。

五、前列腺癌的病理分期

目前所使用的帮助进行临床分期的方法都存在着不能鉴别癌肿究竟是器官局限性肿瘤还是已经发生微转移的局部晚期肿瘤的不足之处,这种鉴别诊断对于患者的预后非常重要。而前列腺癌的病理分期是在前列腺切除后对包括前列腺、精囊以及盆腔淋巴结(如果术中进行了盆腔淋巴结活检或者清扫)在内的标本进行仔细的病理分析后得到的。因此,病理分期显示了对疾病更加精确的判断,对疾病预后的判断更加有价值。肿瘤体积和分级、前列腺包膜和精囊的侵犯情况、手术切缘情况均准确地由病理分期确定。病理分期的重要性更体现在生化复发率、生存率,肿瘤特异性生存率均和肿瘤的病理分期呈负相关。根治性前列腺切除术后判断预后最重要的病理学标准

表 6-6-1　前列腺癌临床 TNM 分期和病理分期

T- 原发灶			
临床			病理
TX	原发灶不能评估		所有局限于前列腺内的前列腺癌均评为 pT$_2$ 期［最新的国际抗癌联盟（Union for International Cancer Control，UICC）］的推荐中不再区分 pT$_2$ 中的亚组
T$_0$	没有原发病灶		
T$_1$	临床不可触及肿瘤		
	T$_{1a}$	偶发肿瘤占电切组织少于 5%	
	T$_{1b}$	偶发肿瘤占电切组织大于 5%	
	T$_{1c}$	因为 PSA 升高穿刺活检发现前列腺癌	
T$_2$	肿瘤可以触及并局限在前列腺内		
	T$_{2a}$	肿瘤局限在小于一叶的一半范围内	
	T$_{2b}$	肿瘤局限于一叶内，但大于一叶的一半	
	T$_{2c}$	肿瘤侵犯两侧叶	
T$_3$	肿瘤侵犯前列腺包膜		pT$_3$ 突破前列腺
	T$_{3a}$	包膜外侵犯（单侧或者双侧）包括镜下发现膀胱颈口侵犯	pT$_{3a}$ 突破前列腺包膜
	T$_{3b}$	肿瘤侵犯精囊	pT$_{3b}$ 侵犯精囊
T$_4$	肿瘤固定并且侵犯除精囊之外的其他邻近结构：外括约肌、直肠、肛提肌和 / 或盆壁		pT$_4$ 侵犯膀胱和直肠
N- 区域淋巴结 2			病理
NX	区域淋巴结不能评估		PNx 无区域淋巴结取材标本
N$_0$	没有区域淋巴结转移		pN$_0$ 无区域淋巴结转移
N$_1$	有区域淋巴结转移		pN$_1$ 区域淋巴结转移
M- 远处转移 3			
M$_0$	无远处转移		
M$_1$	有远处转移		
	M$_{1a}$	区域外淋巴结转移	
	M$_{1b}$	骨转移	
	M$_{1c}$	其他脏器转移	

备注：

1. 侵犯前列腺尖部或者侵入（不是超过）前列腺包膜是不被认定为 T$_3$ 期的，而是被认定为 T$_2$ 期。在 2017 版的 TNM 分期中已经不存在 T$_{2a}$，T$_{2b}$，T$_{2c}$，只有 pT$_2$ 存在

2. 转移灶直径不大于 0.2cm 可以被称为 pNmi

3. 当多于一处的转移存在时，那么这个就属于最高级别的分级，(p)M$_{1c}$ 就是转移分期里面最高级别的

表 6-6-2　前列腺癌危险因素等级

	低危	中危	高危
PSA（ng/ml）	< 10	10～20	> 20
Gleason 评分	≤6	7	≥8
临床分期	≤T2a	T2b	≥T2c

是肿瘤分级，切缘残端情况，肿瘤是否侵犯包膜、神经、精囊以及盆腔淋巴结的进展。

尽管许多诊断指标能够反映前列腺癌的发展程度，但对个体来说没有哪项指标能够准确判断前列腺癌的病理分期。临床医生往往是综合各种指标来判断肿瘤可能的发展程度。列线图和风险预测量表可结合多种临床指标来更准确地预测前列腺癌的病理分期。

第四节 前列腺癌诊治方案

一、局限性前列腺癌的治疗

前列腺癌的发病随年龄的增加而升高。组织活检研究表明，40~50岁之间的男性1/4~1/3具有前列腺癌的镜下病灶，而到了90岁，这一比例超过了3/4。由于一些前列腺癌患者得到了有效的治疗，而另一些前列腺癌由于相对于预期寿命的生物惰性，被诊断为前列腺癌的患者中仅有约16%最终将死于该病。美国男性死于前列腺癌者约占3%。另有部分患者虽患有前列腺癌，但死于其他疾病。

低度恶性潜能的前列腺癌对大多疗法反应较好。肿瘤的恶性程度和所采用的疗法均可影响患者的治疗效果，所以很难比较不同文献报道的治疗效果，因为不同文献报道中的患者总体并不具有严格的可比性。此外，不同治疗方法之间疗效的判定方法也并不一定具有可比性（例如对手术和放疗的生化复发的定义不同），这使得不同疗法的疗效比较复杂化。

（一）保守治疗：主动监测或观察等待

主动监测（active surveillance）和观察等待（watchful waiting）对于前列腺癌的延期治疗是不同的两个概念。观察等待是指监测患者病情变化，待肿瘤转移再给予姑息性治疗。

主动监测（AS）是指对一部分的局限性前列腺癌患者进行严密的监测，当病变的潜在危险进展到即将影响患者的生存时（通常为达到一组预设的临床阈值），即给予治愈性的治疗。AS是为了在合适的时机给予治愈性的治疗，选择时需要充分考虑患者病情程度、心理状态和预期寿命。对预期寿命长的患者很少进行主动监测，因为在病例选择的标准和开始治疗的时机等方面仍缺少确切的依据（表6-6-3）。

而现在主动监测也尝试用于更年轻、肿瘤体积小、低级别或中等级别的前列腺癌患者，以避免或推迟那些可能并不是必须立即进行的治疗。一项研究显示，在新近诊断为前列腺癌的患者中有16%的人符合主动监测的标准，大约有10%的人选择主动监测，另外有4%不完全符合主动监测标准的人也选择了主动监测。

Kattan等学者提出了一个预测模型，在PSA、临床分期、活检Gleason评分、超声测定的前列腺体积以及源自系统性穿刺活检的变量的基础上，预测小的、中度分化的、器官局限的前列腺癌。他们将惰性前列腺癌定义为器官局限、肿瘤体积小于0.5ml、无分化不良成分。

一些学者认为，即使不符合这些标准的患者也适用于主动监测。建议患者主动监测的潜在不利后果是：对于肯定会发生进展的患者进行监测，进行多次过度活检，导致后期的手术复杂化，或耽误了治疗，以致失去治愈机会。对于新诊断的前列腺癌患者，必须根据PSA水平、估计的肿瘤体积以及Gleason评分决定行立即治疗或主动监测。

肿瘤越小、治疗越早则成功的可能性越大，实施保留性功能手术的希望也越大。预期寿命短的老年患者更适合延期治疗。采用主动监测仍需要进一步研究以确定合适的选择标准、随访程序以及干预的时机。同时也有必要确定多大比例的患者在肿瘤进展时接受治疗仍可治愈。

目前，选择主动监测的患者须每三个月或半年行DRE和PSA检查，且每年或每两年行前列腺穿刺活检。如果PSA水平持续上升、DRE检查提示肿瘤生长，或者活检标本存在肿瘤扩大的证据，则需要开始进行治疗。

在预期寿命长的患者中，主动监测存在一定的风险。虽然主动监测能够避免或推迟一些患者的治疗，但不可避免地也会有一些患者失去治愈的机会并最终发生转移而死于前列腺癌。这方面尚需要更多的临床研究来评价。

表6-6-3 主动监测与观察等待的区别

	主动监测	观察等待
治疗性质	治愈性	姑息性
随访流程	预先制定	根据患者情况制定
评价指标	DRE, PSA, 重复活检, mpMRI	不固定
预期寿命	>10年	<10年
目的	减少治疗带来的副作用，兼顾生存	减少治疗带来的副作用，保持生活质量
适应人群	低危患者	预期寿命短的患者

（二）根治性前列腺切除术

根治性前列腺切除术（radical prostatectomy）是第一种用于治疗前列腺癌的方法，已开展了100年以上。到目前为止，没有哪种疗法能够替代根治性前列腺切除术，根治性前列腺切除术仍是局限性前列腺癌的治疗"金标准"，因为激素治疗和化疗并不能治愈前列腺癌，而即使肿瘤局限于前列腺内，放疗或其他物理疗法也无法消灭全部癌细胞。

根治性前列腺切除术的主要优点是，只要操作技巧熟练就有可能在对周围组织损伤最小的情况下治愈前列腺癌。此外，手术标本的病理检查能够提供更准确的肿瘤分期。而且治疗失败更容易被发现，术后恢复过程也比以前更加平稳。与观察等待相比，根治性前列腺切除术显著减少了局部进展和远处转移，提高了肿瘤特异生存率和总体生存率。一些根治性前列腺切除术后肿瘤复发的患者接受补救性放疗也有可能治愈。

根治性前列腺切除术的潜在缺点是必要的住院和恢复阶段；如果手术施行不当或肿瘤没有局限于前列腺内，肿瘤可能会切除不完全；有发生勃起功能障碍和尿失禁的风险。不过保留神经的根治性前列腺切除术发生勃起功能障碍和直肠并发症的可能性比放疗更小，且不管是尿失禁还是勃起功能障碍均有很好的治疗措施。

自从1991年完成了首例腹腔镜根治性前列腺切除术（laparoscopic radical prostatectomy，LRP）以来，腹腔镜手术逐渐开始增加而开放手术逐渐减少。2008年机器人辅助腹腔镜根治性前列腺切除术（robotic-assisted laparoscopic radical prostatectomy，RALP）的开展，更是标志着器官局限性前列腺癌的外科治疗全面进入了微创时代。目前多数循证医学资料显示，机器人手术在肿瘤控制与切缘阳性率方面至少不劣于开放和腹腔镜手术，而在尿控和勃起功能的恢复，以及并发症发生率方面则优于开放和腹腔镜手术。常规RALP术包括下拉膀胱、清扫盆腔淋巴结、打开盆侧筋膜、缝扎背深静脉、离断膀胱颈、分离精囊、分离前列腺背侧、离断尿道、吻合膀胱颈与尿道等步骤（手术视频见 ER 6-6-1），同时目前有更多的新的手术技巧的改进不断出现，优化前列腺癌根治术的手术操作。

ER 6-6-1　机器人辅助腹腔镜下前列腺癌根治术

1. 根治性前列腺切除术的患者选择　接受根治性前列腺切除术的理想对象为健康、不存在不能耐受手术的基础疾病、预期寿命至少10年、肿瘤确实有生物学意义且能够被完全切除的患者，通常可以接受的年龄上限是75岁。

由于影像学检查并不能对前列腺癌进行精确分期，经常用术前的临床和病理学参数来预测前列腺癌的病理分期，以及判断哪些患者更可能从手术中获益。在设计用于预测肿瘤病理分期或治疗后无复发存活率的表格和列线图中经常使用这些参数。

治愈可能性低和预期寿命短的患者不应行根治性前列腺切除术。激素新辅助治疗并不能提高前列腺癌的可治愈性，且常常增加了保留神经手术的操作难度。

2. 癌症控制　根治性前列腺切除术的根本目的是完全切除肿瘤。重要的癌症控制终点指标包括病理提示器官局限性肿瘤且切缘阴性、生化复发（可检测到的血 PSA）、局部进展、转移、肿瘤特异性生存率以及总体生存率。根据 Gleason 评分和 PSA 倍增时间，生化（PSA）复发的出现通常比临床转移早8年而比肿瘤特异性死亡早13年。

无进展率随临床和病理学危险因素而不同。临床独立预后因素为肿瘤分期、Gleason 评分、术前 PSA 水平以及诊断和治疗日期。预后不良的因素包括非器官局限性、神经周围浸润或淋巴血管间隙浸润、包膜外侵犯、切缘阳性、侵犯精囊以及淋巴结转移。

PSA 水平升高常常是根治性前列腺切除术后肿瘤复发的最早证据。生化复发常用作疗效判断的中间点；但并不是所有生化复发的患者最后都会发生转移或死于前列腺癌。少数患者存在不产生 PSA 的高级别肿瘤或神经内分泌肿瘤，因此，即使 PSA 处于难以测出的水平，仍有可能发生复发并可触及肿块，这体现了 DRE 在监测患者方面的作用。

（三）放射治疗

1. 外放射治疗（三维适形放射治疗） 外放射治疗使用 γ 射线（常用光子）通过多个照射野直接照射前列腺及其周围组织。三维适形放射治疗（three-dimensional conformal radiotherapy，3D-CRT）使用计算机将射线束聚焦于前列腺区，其目的是把对膀胱和直肠的放射性损伤降至最小。3D-CRT 的最先进形式叫作调强放射治疗（intensity-modulated radiation therapy，IMRT），能够将射线剂量定位于几何形状复杂的照射野。使用高能质子或中子束的重粒子治疗也已经用于治疗前列腺癌患者。重粒子治疗也是 3D-CRT 的一种形式，射线束能够在组织内"停止"，使得高剂量射线能够传送到局部区域。

IMRT 和重粒子的极度适形治疗的一个可能缺点是由于它们的定位太过精细，因此直肠或膀胱的不同充盈引起的前列腺移动可能会造成肿瘤逃脱，尤其是在前列腺后外周区域的肿瘤。

局限性前列腺癌的放射治疗已经得到了广泛的研究。经肿瘤解剖学范围和其他预后因素校正后，放射治疗的效果与根治性前列腺切除术大致差不多；但这容易引起误解，因为判断治疗成功或失败的终点在放疗和手术治疗是不同的。

放射剂量和照射野：来自前瞻性随机试验的证据表明，剂量增加和三维定界极大地提高了疗效。目前的研究表明，76～80Gy 或更高的剂量能够改善癌症控制。低危患者往往接受 70～72Gy 的治疗，而中危患者为 75～76Gy，高危患者为 80Gy 或更高。

虽然前列腺本身能够耐受高剂量的射线，但可由近距离放射治疗产生的直肠毒性使照射剂量受到了限制。影像学引导以获得更好的目标定界对于剂量增加很重要，而高放射剂量要求对正常组织进行保护。在 IMRT，剂量上升坡度很陡，剂量变化在 50%～100% 之间的范围可能仅有 1～1.5cm。放射剂量递增要求精确的目标定界，并高度准确地配制每日放射剂量。

2. 立体定位放疗（射波刀） 美国国立综合癌症网络（national comprehensive cancer network，NCCN）指南已经将立体定向放疗（stereotactic body radiotherapy，SBRT）作为局限性前列腺癌的治疗手段之一。SBRT 是指采用单次剂量大、分割次数少的分割方式给予靶区高剂量且降低正常组织受量的治疗方式。射波刀（CyberKnife）作为 SBRT 技术的代表，集合应用图像引导技术、图像融合技术、金标追踪系统等，与传统放疗技术相比，具有以下特点：靶区内受照射剂量大，靶区周围正常组织受量小，靶区定位及照射准确。精确的影像引导技术是保证放疗计划准确实施的前提。射波刀治疗前列腺癌采用金标追踪方式，通过曝光采集图像和图像对比来确定机械臂需要校准的数值和度数，进行实时校正。因此，金标植入是前列腺癌射波刀治疗中非常重要的一步。临床上常采用经直肠超声引导下金标植入。同一病灶植入的每 2 个金标间距需 >2cm，植入 4 个金标是同时兼顾降低患者痛苦和增加定位精度的一个适宜选择。术后休息 1～2 周，待穿刺周围水肿、炎症消退后行 CT 定位扫描。

治疗前为每一位患者制作真空体垫固定患者体位，然后进行连续盆腔增强 CT 扫描再勾画靶区。前列腺癌一般不勾画大致肿瘤体积（gross tumor volume，GTV），而直接勾画临床靶体积（clinical tumor volume，CTV）和计划靶体积（planning tumor volume，PTV），CTV 为整个前列腺 ± 精囊腺，PTV 为 CTV 均匀外扩 5mm，为保护直肠，向后外扩 3mm。勾画危及器官，包括：直肠、膀胱、前列腺部尿道、双侧股骨头、尿道球部、肠道。

目前射波刀治疗前列腺癌可应用于低、中、高危患者。其中，在低、中危前列腺癌中应用较多。射波刀治疗低中危前列腺癌的 5 年生化无复发生存率达 90% 以上，高危患者的研究相对少，5 年 bPFS 在 68%～81% 之间。射波刀治疗前列腺癌的不良反应主要为直肠反应、尿道反应和勃起功能障碍。主要为 1、2 级的不良反应，3 级反应较少见，4 级反应未见报道。射波刀治疗前列腺癌的有效性和安全性需要多中心 RCT 研究进一步验证。

3. 外放射与激素联合治疗 局限性前列腺癌随机临床试验表明，雄激素剥夺治疗（androgen deprivation therapy，ADT）联合放疗可以使 PSA 高、Gleason 评分高或肿瘤体积大的前列腺癌患者从中获益，而对低危前列腺癌患者则没有益处。例如，Bolla 及其同事发现，与外放射治疗同时开始进行的持续 3 年的激素辅助治疗可提高局部进展期前列腺癌患者的肿瘤局部控制率和存活率。Hanks 及其合作者（2003 年）对放疗后激素治疗的最佳疗程进行了探讨。他们发现，与在放疗前及放疗过程中进行 4 个月的激素治疗相比，在放疗前、放疗过程中及放疗后进行 28 个月的激素治疗明显改善了除总体生存率之外的所有临床终点。但在 Gleason 评分 8～10 的前列腺癌患者中，更长时间的激素治疗可提高总体生存率。

（1）高危局限性前列腺癌（PSA＞20ng/ml 或 Gleason 评分 8～10）：有关行放射治疗的高危局限性前列腺癌患者接受激素治疗的额外益处尚无深入的研究。但是根据之前提到的局限性进展期前列腺癌的随机研究，提倡对高危局限性前列腺癌患者同时行长疗程的激素治疗。

（2）中危局限性前列腺癌（PSA 10～20ng/ml，Gleason 评分 7 或临床分期为 T_2b）：D'Amico 及其合作者的一项回顾性队列研究表明，6 个月的雄激素剥夺治疗（放疗前 2 周开始持续至放疗后）能够改善中危和高危患者的 PSA 值，而对低危患者则无此影响。在随后的一项随机试验中，D'Amico 及其合作者确定 6 个月的激素治疗能够改善治疗效果，尤其是中危患者。

根据这些研究，对于接受外放射治疗的局限性进展期前列腺癌患者或高危局限性前列腺癌患者，一般推荐行长疗程激素治疗。而对于中危局限性前列腺癌患者，一般则推荐行短期（6 个月）的激素治疗。

治疗成功或失败的终点：由于放疗之后肿瘤细胞并没有立即被杀死，因此评价放疗的效果是很复杂的。这些肿瘤细胞的 DNA 受到了致死性损伤，但要等进入到下一次细胞分裂才会死亡。所以在放疗结束之后 2～3 年 PSA 水平缓慢下降。因此 PSA 一般每 6 个月检测一次直到 PSA 降至最低。接受外放射治疗的患者，前列腺并没有完全切除，残留的前列腺仍会继续产生 PSA。此外前列腺的炎症会造成短暂性 PSA 上升，叫作 PSA"反跳"。PSA 反跳一般发生在治疗过程的前 2 年，接受外放射治疗者比接受近距离放疗治疗者较少出现 PSA 反跳。

4. 近距离放射疗法 近距离放疗（brachytherapy）时，放射源（粒子或探针）直接植入前列腺或周围组织，以将高剂量射线传递给肿瘤而尽可能减少对膀胱和直肠的损伤。现代前列腺癌近距离放疗起初并不成功，因为凭手感植入放射源的剂量分布很差；但新近基于外模板的技术提供了更特异的植入模式。

近距离放疗相对容易施行，因此在治疗临床局限性前列腺癌方面得到普遍应用。近距离放疗可在全麻或局麻下进行。最常用的永久性植入物为碘 -125 或钯 -103 粒子。理论上说，钯的放射剂量率更高，在治疗细胞周期较短的分化不良肿瘤方面较有优势。但在实际应用中，钯并没有表现出显著优势。铱 -192 已被用于治疗侵袭性更高的肿瘤，但在很多临床条件下，该方法耗时、不方便且不实用。

5. 根治性前列腺切除术后的辅助放疗 辅助放疗可能对根治性前列腺切除术后标本有不良发现的患者有益，但没有证据表明辅助放疗可改善长期生存率。辅助放疗一般以 60～64Gy 的剂量照射前列腺原解剖位置周围。建议术后至少 3～4 个月，伤口完全愈合且控尿功能恢复后再进行辅助放疗。由于肠道并发症的发生率高，不提倡行全盆腔照射。根据复发的风险，一些患者不一定选择行辅助放疗，而适合选择监测 PSA 并避免进一步治疗直到有肿瘤复发的生化证据。

回顾性队列研究表明，术后放疗可减少病理分期为 T_3、切缘阳性的前列腺癌患者的复发率。最近的随机前瞻试验表明，术后放疗比观察有利。但是尚无随机试验比较术后辅助放疗和早期补救性放疗。一项来自欧洲癌症研究和治疗组织的试验显示，术后放疗不仅切缘阳性的患者可以获益，包膜外肿瘤侵犯和精囊受侵犯的患者也可以获益。一项来自西南肿瘤学会的试验发现术后放疗术后 10 年有减少复发和 PSA 进展的作用，且总体生存率上升，但没有统计学差异，可能是因为试验样本量小。

6. 激素辅助治疗 选择行术后放疗的高危前列腺癌患者是否需要接受激素辅助治疗尚无定论。目前相关的临床试验正在进行中。这些患者行激素治疗的缺陷仅仅在于费用和激素治疗的相关副作用。一项前瞻性随机试验已经表明，早期雄激素剥夺治疗可显著提高有淋巴结转移患者的生存率。

放射治疗与根治性前列腺切除术的比较：肿

瘤对射线敏感度的不均一是放射治疗作为一种治愈性疗法的重要限制之一。接受放疗的临床局限性前列腺癌患者，照射野肿瘤残存的发生率为 1/3～1/2。因此在很多患者中，有些肿瘤细胞不能被治疗剂量的射线所彻底消灭。所以即使肿瘤局限于前列腺内，放疗仍有可能无法将之治愈，即使是高剂量的（> 75Gy）3D-CRT，仍有将近一半的患者在治疗后超过 2.5 年时行活检发现有癌。此外，治疗后活检发现有癌通常与较差的预后相关。手术后的治疗失败模式与放疗后的不同。没有哪一种疗法能够确保 100% 的局部控制。手术更可能在切缘失败，而放疗更可能在肿瘤中心失败。增加放射剂量和较好的剂量植入策略有助于改善肿瘤中心的局部控制。

尚缺乏放射治疗与当前其他治疗方法之间进行有效比较的资料。而现有的证据表明，对于临床局限性前列腺癌患者，根治性前列腺切除术是取得长期无进展存活更为有效的手段。一项美国监测、流行病学和最后结果（surveillance, epidemiology and end results, SEER）癌症登记处的基于人群的研究，对大约 60 000 名临床局限性前列腺癌患者进行长期生存随访，结果表明，根治性前列腺切除术的效果比放射治疗更好。不过在 PSA 时代，应用最近的技术，两种疗法均可取得更好的效果。

（四）其他疗法

1. 初始激素治疗 初始激素治疗适用于老年患者、有明显合并症而不能行治愈性治疗的患者或不愿意行治愈性治疗的患者。

激素治疗并不能治愈前列腺癌，但很多患者可获得长期缓解。双侧睾丸切除术和雌激素给药的方法多被促黄体生成素释放激素类似物所取代，抗雄激素的性功能障碍和骨质疏松发生率较低而发生心血管并发症的风险较高。

2. 冷冻治疗 冷冻治疗通过冷冻作用而破坏前列腺组织。当前技术使用氩气在中空的针管内循环以冷冻前列腺，使用氦气对尿道进行加温保暖。冷冻治疗已成为根治性前列腺切除术或放射治疗后补救治疗的主要方法。最初的疗效较差，不能完全切除肿瘤，并发症的发生率也高，包括尿潴留、尿失禁、尿道肠管瘘、狭窄、慢性直肠或会阴痛以及几乎都有勃起功能丧失。通过技术改进，并发症的发生率下降，肿瘤控制率得到提

高，而手术本身也更容易耐受。

冷冻治疗的潜在优点为创伤小、没有暴露在射线下和外科手术的危险、可以进行重复治疗、如果对海绵体神经加温保暖即可能保留性功能。但这些优点尚需进一步验证。此外，目前也缺乏有关长期生化控制和生活质量方面的资料。

3. 组织间隙肿瘤射频消融 如果将前列腺组织加热至一个很高的温度，则会无选择性的破坏前列腺，但稍低的高温被认为可选择性的杀灭癌细胞。研究表明组织间隙肿瘤射频消融诱导的高温可作为原发肿瘤的治疗方法，可联合放疗，也可作为放疗失败的补救治疗。

与冷冻切除相似的是，这种治疗也可以重复进行。为了减少对正常组织的损害，谨慎而持续的监测很重要。可重复进行并可同时进行其他治疗是高温消融的优点。但目前尚缺乏有关并发症和肿瘤控制的长期资料。

4. 高能聚焦超声 声能可以通过超声聚焦在前列腺内产生热量以切除病灶或整个腺体。经直肠高能聚焦超声（high-intensity focused ultrasound, HIFU）能将前列腺组织温度升高至 100℃，在数秒之内即可产生迅速的损伤，其范围边界清晰且可以预测，而周围组织完好无缺。HIFU 的作用机制涉及声波与周围组织的相互作用，产生能够导致组织凝固的热量、高压、空腔形成气泡以及化学活性自由基，最终通过凝固坏死造成组织破坏。坏死和空腔形成需要数天至数月。由于 HIFU 能量是非电离的，因此可重复进行治疗。

治疗过程通常耐受良好；最常见的副作用是急性尿潴留，发生率约为 20%。其他潜在的并发症包括尿瘘、尿失禁、尿道狭窄和会阴疼痛。文献报道的勃起功能障碍发生率为 27%～61%。

二、局部进展性前列腺癌的治疗

广义的局部进展性前列腺癌，包括局部或淋巴结受累而无远处转移的肿瘤（$T_{3\sim4}N\pm M_0$）。在新诊断的前列腺癌患者中至少 10% 为局部进展性前列腺癌（locally advanced prostate cancer）（T_3 Nx/+ M_0）。实际上局部进展性前列腺癌或转移性前列腺癌的患者不完全死于前列腺癌。治疗方法的改进能改善这类患者的生活质量，减少肿瘤死亡率。目前，局部进展性前列腺癌的最佳治疗方

法仍未统一。对于临床局限性、低级别的前列腺癌而言，无论应用何种方法治疗，患者的预后均很好。但局部或者区域进展性前列腺癌如果只采用单一治疗方法，其肿瘤复发风险就明显增加。

（一）根治性前列腺切除术

对于局部进展性前列腺癌，由于放疗辅助ADT 治疗可获得比较满意的肿瘤控制和生存获益，而传统前列腺癌开放手术创伤大、操作困难、术中出血多，切缘阳性比例高，且术后尿失禁、勃起功能障碍等并发症严重影响患者生活质量，因此在过去相当长时间外科手术通常不作为首选。近几年来的研究数据显示：对于预期寿命长的进展性前列腺癌、患者，以外科手术为基础的综合治疗在无进展生存、肿瘤特异性生存、甚至总生存等方面的获益比以放疗为基础的综合治疗更有优势。需要注意的是，以根治性前列腺切除术为初始治疗的方案，必须辅助 ADT 或放疗加 ADT，以及新辅助 ADT 后再辅助放疗和／或 ADT 的综合治疗可用于进展期前列腺癌。

（二）新辅助雄激素剥夺疗法

为改善局部进展性前列腺癌或高危前列腺癌患者根治性前列腺切除术后的预后，一些学者对根治术前应用新辅助雄激素剥夺疗法（neoadjuvant androgen deprivation，NAD）进行了评价。早在 1944年，Vallet 就报道了 1 例 59 岁前列腺癌患者，在行睾丸切除术后再接受经会阴根治性前列腺切除术。目前，无论是回顾性还是前瞻性资料都没有证据支持局部进展性前列腺癌（特别是 cT₃ 期肿瘤）可以从术前新辅助雄激素剥夺治疗中获益。

（三）辅助放疗

前列腺切除前不进行局部或全身治疗可以避免手术时机的延迟，减少手术并发症，最重要的是能够确定哪些患者具有不良病理特征或有肿瘤残余而真正需要其他治疗方法，从而避免过度治疗。由于难以区分局部复发还是远处复发，且复发的部位决定了治疗的实际类型，时限以及效果，因此选择合适的辅助治疗方法依旧存在很大困难。

根治性前列腺切除术后行辅助放疗（adjuvant radiation therapy，RT）是否有益目前尚没有得到证实，早期研究表明辅助放疗对远处转移或肿瘤特异性生存期没有影响，最近数据显示它可以改善生化控制率。

辅助放疗的应用与无生化复发生存率相关，其 5 年无生化复发生存率为 50%～88%。在高危患者中，辅助放疗与单纯手术相比可以改善无生化复发生存率（30%～50%）。然而，辅助放疗的疗效还需要合理设计的临床试验验证。

（四）新辅助化疗和化疗

化疗在前列腺癌的治疗中的作用主要限于晚期肿瘤。研究人员证实紫杉醇（taxanes）单用或与其他药物联用对去势抵抗性前列腺癌有效，半数以上的患者 PSA 水平显著下降（> 50%），28%～75% 患者对化疗有反应。米托蒽醌（mitoxantrone）联合低剂量类固醇激素对缓解疼痛效果优于单用类固醇激素，并已证实可用于激素难治性前列腺癌的治疗。基于这些研究，泌尿外科医师越来越关注化疗在高危或局部进展性前列腺癌患者中的早期应用。

（五）临床试验

鉴于有高危特征的患者治疗效果不是最佳，这类患者应该考虑参加新的临床试验。这些研究结果应该能回答一些目前存在的问题，如传统联合治疗的最佳类型和时限，以及化疗对局部进展性前列腺癌和高危前列腺癌的作用。

三、按照患者危险度分组所推荐的治疗方法

在诊断时对肿瘤进行分期，并对患者的合并症作出评价。各种正规的治疗措施及其相关危险和潜在益处见表 6-6-4 和表 6-6-5。对于具体的患者来说，治疗方法的选择取决于医生如何高质量地运用。

表 6-6-4 危险分组的定义

危险分组	临床分期	PSA/（ng/ml）	Gleason 评分	活检标准
低度	T₁ₐ 或 T₁c	<10	2～5	单侧或癌组织<50%
中度	T₁b 或 T₂ₐ	<10	6 或 3+4=7	双侧
高度	T₂b 或 T₃	10～20	4+3=7	癌组织>50% 或神经周围浸润或管样分化
极高	T₄	>20	8～10	淋巴血管侵犯或神经内分泌分化

表 6-6-5　推荐的治疗方法

危险分组	预期寿命/年	推荐的治疗方法
低度	0~5	AM，HT
	5~10	AM，RT，HT，O
	>10	RP，RT，AM，O
中度*	0~5	AM，HT，RT，O
	5~10	RT，HT，RP，O
	>10	RP，RT，O，HT
高度*	0~5	AM，RT，O
	5~10	RT，HT，RP，O
	>10	RT，RP+RT+HT，HT
极高*	0~5	AM，RT，O
	5~10	HT，RT+HT，ST
	>10	RT+HT，RP+RT+HT，HT，ST，IT

注：AM：主动监测；HT：激素治疗；RT：放射治疗；O：其他疗法；RP：根治性前列腺切除术；ST：全身治疗；IT：研究中的多形治疗。*如果淋巴结阳性率超过 20%，则行 AM，HT，ST+HT

第五节　晚期前列腺癌治疗的基本原则

前列腺癌是欧美国家男性最常见的恶性肿瘤，也是全球男性继肺癌之后位居第二位的恶性肿瘤。据估算，2012 年美国前列腺癌新发病例为241 740 例，死亡 28 170 例。其发病率在全球范围内呈上升趋势，近年来尽管联合应用经直肠指检、血（PSA）、经直肠超声检查、前列腺穿刺等手段使早期前列腺癌检出率大大提高，但由于我国目前尚未普及前列腺癌筛查，多数患者在确诊时已伴有远处转移，不再适合接受放疗或前列腺癌根治术等治愈性治疗。因此，对于晚期前列腺癌患者来说内分泌治疗是最主要的治疗方法。

晚期前列腺癌在临床中通常称为进展期前列腺癌或转移性前列腺癌（advanced Pca，metastatic Pca），是指前列腺肿瘤穿透前列腺包膜，发生局限淋巴结转移，甚至侵犯到周围的精囊膀胱等器官并进一步出现远处转移。由于前列腺癌生长具有雄激素依赖的特性，因此激素治疗对这类患者具有显著的疗效。

早在 1941 年，Huggins 等的卓越研究就揭开了晚期前列腺癌激素治疗的序幕，他们报道，基于睾丸切除术或口服己烯雌酚的雄激素剥夺治疗（androgen deprivation therapy，ADT）对晚期前列腺癌具有显著的治疗效果。此后的临床实践表明，80% 以上的转移性前列腺癌患者经过雄激素剥夺治疗可以获得主观和客观的改善。

一、前列腺癌激素治疗的生物学基础

正常或癌变的前列腺上皮细胞需在雄激素刺激下生长和增殖。在正常前列腺中，上皮细胞的凋亡与增殖达到一种动态平衡状态，而当前列腺上皮细胞发生癌变，其凋亡与增殖将分别减少和增加，以上动态平衡遭到破坏。并非所有前列腺癌细胞对雄激素的反应都是相同的，根据细胞凋亡与雄激素的关系，可将前列腺癌细胞分为以下3 类：①雄激素依赖性细胞（androgen-dependent cells），这类细胞的生存需要雄激素的存在，而去除雄激素后，细胞将发生凋亡；②雄激素敏感性细胞（androgen-sensitive cells），这类细胞的生存并不需要雄激素的存在，但雄激素的存在可使细胞发生增殖；③雄激素不敏感性细胞（androgen-insensitive cells），这类细胞的增殖和凋亡与雄激素的存在与否无关。前列腺癌对激素治疗的初期反应取决于以上 3 类细胞哪种在肿瘤中占有主导地位，但是，随着雄激素剥夺治疗的进行，雄激素依赖性的前列腺癌可以逐渐转变为雄激素不敏感性前列腺癌，这可能与在无雄激素生长环境中，雄激素不敏感细胞克隆选择性增殖以及癌细胞雄激素受体突变等适应性调节有关。

前列腺癌的雄激素受体位于细胞质内，睾酮（T）及其代谢产物双氢睾酮（DHT）是其生物活性最强的配体。睾酮来源于睾丸的 Leydig 细胞，其合成受垂体分泌的黄体生成素（LH）控制，而后者则为下丘脑释放的黄体生成素释放激素（LH）所调节，这一内分泌调节轴在垂体及下丘脑水平均有负反馈抑制作用。除睾酮外，血清内尚有5%~10% 左右的弱雄激素来源于肾上腺，这类弱雄激素主要是脱氢表雄酮（DHEA），其分泌受垂体合成促肾上腺皮质激素（ACTH）控制，而后者则接受来自下丘脑的促肾上腺皮质激素释放激素（CRH）调节。来自肾上腺的弱雄激素虽然数量不多，但由于其在前列腺内可以转变为活性雄激素 DHT，因此对前列腺癌的生长仍具有重要的意义。有研究表明，手术去势以后，虽然血清睾酮能够降低到基线水平的 5% 以上，前列腺内的 DHT 仍有去势前的 40% 以上，这也正是后文将要谈到的全雄激素阻断的理论依据之一。

二、前列腺癌激素治疗的分类及其效果比较

就治疗方式而言，前列腺癌的激素治疗可分为 3 类：即去势治疗、抗雄激素治疗以及两者的联合应用，即全雄阻断。

（一）去势治疗

去势治疗是前列腺癌激素治疗的"金标准"，可分为手术去势和药物去势，前者即睾丸切除术，后者包括雌激素、黄体生成素释放激素类似物（LHRH-a）和 LHRH 拮抗剂等三类药物的应用。去势治疗的根本目的在于使血清中睾酮浓度达到去势水平，即基线值的 5%～10% 以下。由于血清睾酮浓度的下降，因此总的来说，去势治疗的副作用包括：性欲的降低、勃起功能障碍等，远期的副作用还包括：精力下降、骨质疏松、肌肉萎缩、贫血等。

手术去势可以在最短的时间内（3～12h）使睾酮达到去势水平，因此对骨转移病灶导致脊髓压迫症状的患者可以急诊施行手术。手术方法包括普通双侧睾丸切除术及双侧睾丸白膜下切除术，两种手术在降低睾酮的作用上并无差别，而后者具有美观、心理创伤小等优点。

与手术去势相比，药物去势最大的优点在于其可逆性，其临床意义有两点：首先，近年来一些学者认为间断雄激素剥夺治疗可以延缓去势抵抗性前列腺癌的发生；其次，间歇用药可以减少去势治疗的副作用，改善生活质量。

己烯雌酚（DES）主要通过抑制垂体分泌 LH 达到去势效果，以 3mg/d 的剂量应用 DES 后 21～60d，睾酮可以达到去势水平，连续用药 3 年后停药睾酮浓度也不会回升。DES 的主要副作用为心血管并发症。早期研究表明，与较大剂量 DES（5mg/d）比较，以 3mg/d 用药，在保证治疗效果的基础上，心肌梗死、充血性心力衰竭、脑血管意外等并发症明显减少。但更小剂量（1mg/d）用药则不能确切保证睾酮去势水平。随着 LHRH-a 等更安全的药物的出现，DES 的应用范围逐渐缩小，

目前临床上雌激素不作为药物去势的一线选择，但对部分激素非依赖性前列腺癌患者，使用低剂量的雌二醇仍然可以起到治疗效果，是二线内分泌治疗的选择之一。

LHRH-a 类药物结构与 LHRH 相似，能够与垂体上的 LHRH 受体结合并发生持续作用，在用药早期（1 周），LHRH-a 与垂体细胞结合后，首先导致黄体生成素分泌增加，后者刺激睾丸产生睾酮，这将导致病灶一过性的加速反应（flare phenomenon），这种加速反应可通过服用抗雄激素药物预防。但在 LHRH-a 的持续使用下，将导致 LHRH 受体耗竭，从而在用药 2～3 周时完全抑制睾丸释放睾酮。在临床随机研究表明，在睾酮抑制、存活率以及治疗不良事件方面，LHRH-a 与睾丸切除术并无差异，提示 LHRH-a 可以代替睾丸切除术。但少数患者应用 LHRH-a 后睾酮并不能降低到去势水平，被称为"睾酮逃逸"，其中机制尚不明确，但对这样的患者，可以改用手术去势治疗。LHRH 拮抗剂通过对 LHRH 受体的拮抗作用，抑制了脑垂体释放 LH 和 FSH，从而降低体内睾酮和它的代谢产物双氢睾酮的水平。与 LHRH-a 相比，LHRH 拮抗剂使用后不导致睾酮的一过性升高（flare phenomenon）及临床症状的加剧，但 LHRH 拮抗剂随着使用时间的延长会引发组胺释放，可能产生严重的过敏反应，从而限制了其在临床上的使用。

LHRH 拮抗剂与垂体 LHRH 受体快速竞争性结合，给药 24h 内体内 LH 水平可下降 84%。LHRH 拮抗剂的直接抑制效应避免了 LH 和睾酮的一过性高峰，而不需要联合应用抗雄激素药物治疗，这也是此类药物的主要优点之一。对于即将发生脊髓压迫或存在严重骨痛、未接受过激素治疗、并且不适于接受手术去势治疗的患者，LHRH 拮抗剂是唯一可能使其获益的选择；并且临床上已经观察到 LHRH 拮抗剂西曲瑞克（cetrorelix）的效应。

在 LHRH 拮抗剂阿巴瑞克（abarelix）的临床试验中观察到，睾酮水平在药物去势 2、4、28d 后分别下降 34.5%、60.5%、98.1%。与 LHRH 激动剂和抗雄激素药物联合治疗相比，采用阿巴瑞克单药治疗达到的睾酮去势水平的能力与前者相同。在一项开放性研究中，90% 有症状的前列腺

癌患者在接受治疗后疼痛或者疾病相关症状得到改善。

许多第一代和第二代 LHRH 拮抗剂会引起显著的组胺介导的副作用，这在第三代和第四代 LHRH 拮抗剂中并不常见。然而，即使在先前的 LHRH 拮抗剂治疗过程中无任何异常，在继续治疗的过程中仍有可能发生严重变态反应。在美国，阿巴瑞克已经批准应用于不能接受其他激素治疗并且拒绝接受手术去势的晚期前列腺癌患者。考虑到此类药物罕见但严重的变态反应，患者在接受治疗后 30min 内必须得到严密的观察。

LHRH 激动剂仅部分抑制 FSH 水平，而在手术去势后，由于失去抑制性反馈，FSH 水平会显著增高。LHRH 拮抗剂能同时减低 LH 和 FSH 水平。在雄激素非敏感性前列腺癌移植瘤模型中，西曲瑞克（cetrorelix）能显著抑制肿瘤生长，这也表明存在其他促进肿瘤生长的因素。对于手术去势后发生疾病进展的前列腺癌患者，采用阿巴瑞克治疗能使 FSH 水平减少近 90%，但是并不能达到出现血清 PSA 有效反应的标准。

（二）抗雄激素

抗雄激素类药物根据化学结构的不同，可以分为甾类与非甾类两种，其作用机制为与前列腺癌细胞内的雄激素受体结合，影响睾酮及双氢睾酮对受体的激活作用。

甾类抗雄激素除了有阻断雄激素受体的作用外，还有抑制垂体 LH 分泌的药物去势作用。此外研究表明，作为甾类抗雄激素的代表，醋酸环丙孕酮尚可抑制肾上腺雄激素的分泌。以上多种治疗机制提示甾类抗雄激素能够作为单一用药治疗前列腺癌，但由于醋酸环丙孕酮同样具有心血管副作用，目前用于前列腺癌治疗中的抗雄激素药物主要是非甾类药物。

非甾类抗雄激素常用的有：氟他胺（fluta-mide）、比卡鲁胺（bicalutamide），这类药物作用机制单一，仅仅是与雄激素受体结合，因此又称为纯抗雄激素。由于纯抗雄激素不降低睾酮，因此具有对性功能无明显影响的优点。

氟他胺服用方法为 250mg，每天 3 次，由于其需要在肝脏内转化为活性药物形式羟基氟他胺，因此药物具有肝脏毒性。轻度的肝脏损伤如氨基转移酶升高等往往在停药后具有自限性（发

生率约为 10%），但也有报道服用氟他胺后致命性肝脏损害的发生率为 3/10 000，高于普通人群 10 倍，因此服药期间应定期检查肝脏功能。较早期的研究表明，单用氟他胺 750mg/d 与 DES 3mg/d 对比，氟他胺组治疗失败的时间较短（9.7 个月 vs. 26.4 个月），说明单用氟他胺的治疗效果低于药物去势。

比卡鲁胺药物半衰期长，可以 50mg 每日 1 次服用，用药依从性较好，而且不需肝脏代谢即可为机体利用，因此无明显肝脏毒性，主要副作用包括男性乳房发育、面色潮红等。较近的研究表明：虽然 50mg/d 服用比卡鲁胺效果不能达到去势治疗，但以 150mg/d 剂量服用比卡鲁胺与药物或外科去势比较，在总生存率、疾病进展时间（随访 6.3 年）等方面无统计意义的差别，而且在维持性功能、生活质量方面优于去势组。同时由于比卡鲁胺药物副作用较小，因此在 314 例服用比卡鲁胺的患者中，仅 1.3% 的患者因无法耐受药物副作用而停药。

（三）联合雄激素阻断

理论上，抗雄激素可以对雄激素受体起到"封闭"作用，完全阻断任何来源的雄激素（包括肾上腺分泌的弱雄激素）对前列腺癌细胞产生作用，但事实并非如此。研究表明，由于前列腺癌内往往具有不同激素敏感度的细胞亚群，因此即使在抗雄激素存在的情况下，部分细胞与雄激素（T 或 DHT）仍以更高的亲和性结合，并继续生长，前文也已提到，氟他胺单一用药的效果低于 DES 治疗。

在这种情况下，产生了联合雄激素阻断的治疗方法，即联合应用去势治疗与抗雄激素药物，在睾酮达到去势水平的情况下，进一步抑制肾上腺来源的雄激素对前列腺癌生长的刺激作用。可见，联合雄激素阻断的主要目的是干预肾上腺雄激素对前列腺癌的作用，除了现在广泛使用的去势 + 抗雄激素治疗外，还包括肾上腺切除术以及抗肾上腺类药物，但后两者的临床应用并不多。

研究表明，联合雄激素阻断方法与单纯去势相比可延长总生存期 3～6 个月，延长无进展生存期 12 个月，平均 5 年生存率提高 2.9%。另外，研究发现应用比卡鲁胺的联合雄激素阻断治疗，相对单独去势可使死亡风险降低 20%，并可相应延

长无进展生存期。所以，目前晚期前列腺癌的治疗方法中，联合雄激素阻断已成为标准疗法。

（四）持续内分泌治疗与间歇内分泌治疗

目前内分泌治疗是治疗晚期前列腺癌的主要的治疗方法，随着雄激素剥夺治疗的进行，前列腺癌经内分泌治疗后由激素依赖性转变为去势抵抗性前列腺癌，最终转化为激素不敏感性肿瘤，是前列腺癌患者癌特异性死亡的原因。近年来研究表明完全雄激素阻断并不能延长前列腺癌细胞进展到去势抵抗性前列腺癌的时间，同时完全雄激素阻断带来患者生活质量的下降，同时增加了患者的相关治疗费用。

1996年，Sato等人制作了前列腺癌间歇内分泌治疗的动物模型：研究者将LNCaP细胞（一种人类身体细胞来源的可分泌PSA的激素依赖性肿瘤细胞）种植于裸鼠体内，并分别进行间歇雄激素与持续的雄激素阻断治疗。结果发现，间歇内分泌组激素依赖的时间为持续内分泌组的3倍。该组数据说明间断雄激素阻断在动物模型中确有可能延迟发展到去势抵抗性前列腺癌的时间。

在此基础上，Goldenberg等提出了间歇内分泌治疗的新概念：全雄激素抑制间断后，存活的肿瘤细胞通过补充雄激素而进入到正常的分化途径，从而恢复凋亡能力，并能推迟进入激素非依赖性细胞的进程。

多家欧美医疗机构的临床数据表明，间歇内分泌治疗与持续内分泌治疗在疾病进展时间、肿瘤相关生存时间等无统计学差异。间歇内分泌治疗的优点在于可减小患者在停用药物时期的治疗相关副作用，同时降低患者的治疗费用。

关于间歇内分泌治疗中停止及开始用药的标准无明确定义，目前，欧美医疗机构临床试验的停药标准为PSA<4ng/ml，重新开始治疗的标准为PSA>10ng/ml、PSA>20ng/ml或PSA上升至治疗前的1/2。间歇内分泌治疗作为晚期前列腺癌标准治疗方式的地位目前尚难确定，还需要大规模的随机对照试验证实。

（五）抗雄激素撤停及更换

抗雄激素撤停现象在前列腺癌激素治疗中具有一定临床意义。虽在1989年即已发现羟基氟他胺等对LNCaP细胞增殖具有刺激作用，临床上观察到，当应用氟他胺治疗的前列腺癌患者

疾病再次进展时，停用氟他胺后部分患者病情得到主、客观的缓解。此后研究表明，氟他胺、比卡鲁胺等均存在抗雄激素撤停现象，但因两者半衰期不同，前者的撤停现象多出现在停药后1周，而后者则出现在停药后6～8周。如果以停药后PSA下降到用药前的一半以上为标准来确立抗雄激素撤停现象，据统计，约有30%患者会出现这种撤停效应。

前列腺癌患者接受抗雄激素药物和LHRH激动剂联合治疗后会出现PSA水平的下降，并且从联合治疗中撤除抗雄激素药物后，血清PSA水平亦会出现下降。基于这样的反应，似乎抗雄激素药物会促进前列腺癌细胞的生长。此种现象最先在氟他胺治疗中被发现，目前在所有抗雄激素药物中均发现此种现象，包括醋酸环丙孕酮、己烯雌酚和孕激素类药物。血清PSA水平在氟他胺撤退后4周、比卡鲁胺和尼鲁米特撤退后6周内发生下降。抗雄激素药物撤除后，15%～30%患者的血清PSA水平下降超过50%，并且平均维持期3.5～5个月，但可测量肿瘤病灶却很少会出现客观改变。相对于无抗雄激素药物撤退现象的患者，其总体生存率并未增加。在设计新药临床试验时必须考虑到此种现象对研究观察的影响。目前尚未确立前瞻性标准来预测哪些患者会发生抗雄激素药物撤退现象，但已经发现在接受雄激素剥夺治疗后PSA水平迅速下降的患者中，抗雄激素药物撤退现象的发生率较高。

目前已有假设认为雄激素受体突变可能是引起抗雄激素药物撤退现象的原因，雄激素受体突变使抗雄激素药物成为雄激素受体的激动剂。目前广泛应用的前列腺癌细胞系LNCaP所表达的雄激素受体具有特异的点突变，当羟基氟他胺存在时，会引起前列腺癌细胞增殖；在抗雄激素药物撤退后PSA明显下降的前列腺癌患者中，其前列腺癌组织中可以发现同样的雄激素受体突变。比卡鲁胺与具有相似点突变的雄激素受体结合后可产生激动剂样作用；采用X线衍射晶体法分析突变结构，发现比卡鲁胺和突变雄激素受体的结合方式与双氢睾酮和野生型雄激素受体的结合方式相似。

另外值得注意的是，氟他胺和比卡鲁胺的撤停效应似乎具有不同的机制，因为Scher等报道：

当氟他胺发生撤停效应后，继续应用比卡鲁胺进行抗雄激素治疗，仍然有 20% 的患者产生明确的疗效。

第六节 去势抵抗性前列腺癌的治疗

一、去势抵抗性前列腺癌（castration resistant prostate cancer，CRPC）的定义

在去势条件下血清睾酮<50ng/dl 或 1.7nmol/L，有至少以下一种表现者：① PSA 进展：每间隔一周复查 PSA 持续三次上升，其中两次结果较基线值上升 50%，且 PSA>2ng/ml；②影像学进展：骨扫描发现两处以上新的骨转移病灶或者一处以上软组织转移病灶。

二、去势抵抗性前列腺癌的发生机制

CRPC 的确切发生机制迄今尚未明确，但普遍认为异常激活的 AR 信号通路仍然是 CRPC 进展的核心因素。但是在去势条件下 AR 持续活化的机制可能包括肿瘤细胞自身合成雄激素、AR 的异常过表达、AR 基因突变 / 扩增、AR 非经典途径的激活以及 AR 剪接变异体的形成。

三、去势抵抗性前列腺癌的治疗

内分泌治疗可以使大多数前列腺癌患者的病情得到控制和改善，但在经过中位时间为 14～30 个月的缓解期后，一旦进入 CRPC 阶段，治疗将变得非常棘手，尽管目前有多种治疗手段，但效果均不是非常理想，有些尚处于研究阶段。

（一）传统的 CRPC 二线激素治疗策略

1. **应用二线激素治疗药物** 由于化疗存在较高的细胞毒性，二线激素治疗对于疾病进展时无症状且仅局部转移的患者（血清 PSA 水平升高且无其他临床表现）来说是个理想的选择。在已经报道使用的二线治疗中，对患者有益的包括己烯雌酚、草药复合物 PC-SPES、植物雌激素、氨鲁米特和皮质激素。但是这些治疗并不能延长患者的生命而仅能轻微改善症状。

2. **加大比卡鲁胺剂量** 比卡鲁胺属于非甾体类抗雄激素药物，与黄体生成素释放激素（LHRH）类似物或外科睾丸切除术联合应用于晚期前列腺癌的治疗。该药物具有剂量效应，其应用剂量越大，其 PSA 反应率越高，降低幅度越大。故而在原治疗基础上加用比卡鲁胺可有 20% 的患者得到 PSA 降低（至少降低 50%）的疗效。目前临床上应用过的最大剂量为 150mg。

3. **交替使用比卡鲁胺和氟他胺** 比卡鲁胺和氟他胺的内分泌治疗机制是有所不同的，那么这样就得到了这种治疗方式的理论基础和实施策略，在停用其中一种药物的同时，改用另外一种药物进行抗雄激素治疗。因为停用了原来的药物，所以这时可以产生雄激素撤退效应，根据 Suzuki 2008 年的研究结果显示，约有 15.1% 的患者可出现雄激素撤退效应，而在加用另外一种药物以后，35.8% 的患者 PSA 从增长变为下降，并持续了 6 个月以上。需要值得注意的是，在二线治疗策略开始时，患者的初始 PSA 越高，那么其 FPS（无进展生存期）越短，PSA 反应率越低。

4. **在停药观察期间应用酮康唑** 人体内循环中起作用的雄激素并不仅仅来源于睾丸分泌，而是有 10% 来自于肾上腺分泌得来的。而酮康唑是一种细胞色素 P450 抑制剂，它与氨鲁米特、糖皮质激素一样都可以抑制肾上腺分泌雄激素的功能。在停药观察期间加用酮康唑，在显著提高 PSA 反应率（应用酮康唑组：安慰剂组，32%：11%）的同时也延缓了 PSA 的进展速率（应用酮康唑组：安慰剂组，8.6 个月：5.9 个月）。其主要副作用为肝毒性、胃肠道反应和雄激素匮乏症状。

5. **应用雌激素** 由根据动物模型得来的理论推测，前列腺癌患者体内的雌激素受体数量或活性相比正常人而言有所上调。所以 Smith 考虑对前列腺癌的患者去势治疗无效的情况下应用雌激素是否会达到一个良好的治疗效果，而其在 1998 年的试验结果表明，己烯雌酚（diethyl stilboestrol，DES）得到了一个良好的 PSA 反应率（24%：11%），同时 80% 的应用己烯雌酚的患者中 63% 的预期生存期要高于 2 年。虽然其治疗效果良好，但是雌激素治疗的副作用远比其他治疗方式严重和强烈得多。在应用小剂量雌激素治疗的情况下，有 1/3 的患者并发了深静脉血栓，7% 的患者并发了心肌梗死。

（二）阿比特龙

阿比特龙可以选择性，并不可逆地阻断细胞

素 CYP17 酶复合体从而阻断体内各个途径的睾酮生成,由于细胞素 CYP17 酶复合体是雄激素生物合成的重要物质,广泛存在于睾丸、肾上腺、前列腺肿瘤组织中,因此阿比特龙可更加彻底地阻断雄激素的产生通路。COU-AA-301 是一项纳入1 195 例患者的国际多中心随机双盲研究,该研究证实醋酸阿比特龙(AA)联合泼尼松(P)比安慰剂联合泼尼松对于治疗多西他赛失败后 CRPC患者来说更有效。COU-AA-302 是一项将阿比特龙联合泼尼松与单用泼尼松治疗无症状或有轻微症状的未经过多西他赛治疗的 mCRPC 患者的随机对照Ⅲ期临床研究。该研究首次证实在没有经过多西他赛化疗的患者中,阿比特龙无论在疾病无进展生存时间还是总生存时间上都会明显获益。然而以阿比特龙为基础的 COU-AA-302 和以多西他赛化疗为主的 TAX327 临床研究结果目前尚不能进行比较,因为后者包含了内脏转移和有症状的患者而前者未包含,目前还不能确定哪种治疗方法更具有优势。

(三)恩杂鲁胺

恩杂鲁胺(enzalutamide)是新研发的第二代抗雄药物,与 AR 有更强的结合力。恩杂鲁胺的首个Ⅲ期临床研究 AFFIRM 针对化疗后进展的转移性前列腺癌,结果显示恩杂鲁胺组的中位生存期显著优于对照组(18.4 个月 *vs.* 13.6 个月),次要终点 PSA 反应率(54% *vs.* 2%)、影像学缓解(29% *vs.* 4%)、影像学无进展生存期(18.3 个月 *vs.* 2.9 个月)也明显占优。PREVAIL 研究探讨了恩杂鲁胺对于多西他赛化疗前的转移性前列腺癌患者的疗效,入组人群不伴有症状或症状轻微。中期分析时即显示出恩杂鲁胺组的显著生存优势。恩杂鲁胺不仅能够用于治疗尚未接受化疗的晚期前列腺癌患者,也可用于治疗已接受化疗的 CRPC 患者。它明显降低了疾病进一步恶化的风险,降低了化疗治疗的要求,综合改善了前列腺癌症患者的生活质量。

(四)多西他赛

多西他赛是一种半合成的紫杉醇衍生物,其通过促进细胞微管聚合和阻止微管正常的生理解聚作用,主要作用于有丝分裂期(M 期),对肿瘤细胞具有抑制生长和诱导细胞凋亡的效果,主要适用于前期化疗。多西他赛是第一个可以提高

mCRPC 患者总体生存率的药物。标准的一线化疗方案为三周一次多西他赛 75mg/m² 联合每日 2次泼尼松 5mg,持续 10 个疗程。两项大规模Ⅲ期随机临床试验 TAX327 和 SWOG9916 结果显示,与以往米托蒽醌联合泼尼松化疗方案相比较,以多西他赛为基础药物的全身化疗能够使转移性前列腺癌患者的总生存期延长 20%~24%。

在运用多西他赛时要考虑到人群的异质性,几种不良预后因素已经被发现,比如 PSA>114ng/ml、PSA 倍增时间低于 55d 或内脏转移。最近基于TX327 试验的研究结果提出了一个更好的风险分组。危险因素包括:内脏转移,疼痛,贫血(血红蛋白低于 13g/dl),骨扫描进展,多西他赛化疗前雌激素占优。患者分为 3 个危险组:低危组(0~1 危险因素,中位生存期 25.7 个月),中危组(2 危险因素,中位生存期 18.7 个月),高危组(3~4 危险因素,中位生存期 12.8 个月)。根据结果显示年龄本身并不是应用多西他赛的禁忌证。

(五)其他经典化疗药物

早期研究显示单药方案双效烷化剂——环磷酰胺抗瘤作用不强(旧文献中记载的中位抗瘤效应仅 10%~20%)。有趣的是,同期临床试验中,在标准剂量口服或大剂量静脉应用环磷酰胺同时使用促血细胞生长因子,取得了更好的抗瘤效应。阿霉素、氟尿嘧啶、顺铂等这些对不同肿瘤类型都较为有效的药物在激素抵抗前列腺癌中仅有轻-中度抗瘤活性。米托蒽醌,一种半合成蒽环类衍生物,虽然鲜有证据证明它具有客观的抗瘤活性,但临床上对肿瘤仍有一定作用。该药与小剂量泼尼松(10mg/d 口服)联用缓解症状的疗效增强。在两个比较米托蒽醌联合或单用激素(一个试验应用泼尼松,另一个为氢化可的松)的前瞻性随机临床试验中,联合方案在改善患者生活质量(如疼痛)显示优势,但生存时间并无改善。这两个试验给 FDA 在 1997 年通过米托蒽醌联合泼尼松治疗有症状的转移性前列腺癌提供了临床依据。

(六)卡巴他赛

基于 TROPIC 研究结果,FDA 在 2010 年 7月批准卡巴他赛用于多西他赛治疗后疾病进展的 mCRPC。卡巴他赛是新一代半合成的紫杉烷类药物,临床前研究显示其对多西他赛耐药的肿

瘤细胞和肿瘤模型均有活性。在一项已经发表的随机多中心Ⅲ期临床研究（TROPIC）中，755 例应用多西他赛为基础化疗方案治疗期间和治疗后出现疾病进展的 mCRPC 患者，按 1:1 的比例被分为卡巴他赛 + 泼尼松组（378 例）与米托蒽醌 + 泼尼松组（377 例），主要观察终点是 OS，次要观察终点是无进展生存（PFS）期。经中位 12.8 个月的随访，卡巴他赛组中位 OS 期为 15.1 个月，米托蒽醌组中位 OS 期为 12.7 个月，使用卡巴他赛治疗的患者较使用米托蒽醌治疗的患者死亡风险降低了 30%[风险比（HR）= 0.70，$p < 0.000\,1$]。卡巴他赛组中位 PFS 期为 2.8 个月，米托蒽醌组中位 PFS 期为 1.4 个月，仍然是卡巴他赛组占优（$HR = 0.74$，$p < 0.000\,1$）。最常见的 ≥3 级的毒副作用是中性粒细胞减少，卡巴他赛组较常见（82% $vs.$ 58%），发热性中性粒细胞减少也多见于卡巴他赛组（6% $vs.$ 1%）。最常见的 ≥3 级非血液学毒性反应为腹泻，卡巴他赛组发生率为 6%，而米托蒽醌组不到 1%。需要特别注意的是，卡巴他赛组有 4.9% 的患者发生治疗相关性死亡，这主要是由于骨髓抑制导致的相关毒性反应所致。

总体结果而言，卡巴他赛 + 泼尼松方案可以延长以多西他赛为基础方案治疗期间和治疗后出现疾病进展的 mCRPC 患者的生存期。

（七）特定的骨靶向治疗药物氯化镭-223（alpharadin）

前列腺癌是最易发生骨转移的实体肿瘤之一，超过 90% 的 mCRPC 患者有骨转移。骨转移所致的症状及其引起的骨相关事件可降低患者生活质量，导致患者正常功能损害，甚至加速死亡。因此，骨微环境是 CRPC 治疗的重要靶点。此理论提供了一个药物的发展方向，用药物来减少肿瘤细胞对骨骼的侵袭和其在骨骼中的增殖。而此类药物中唯一一个有预后改善的是可以利用镭-223 的氯化镭-223（alpharadin）。在一项单中心临床试验中，809 例有症状的骨转移型去势抵抗前列腺癌患者被随机分成氯化镭-223 治疗组和安慰剂组，服用 alpharadin 的患者中位生存期为 14 个月，相比之下安慰剂对照组生存期为 11 个月，可显著改善预后，同时缓解骨转移相关症状，提高生活质量，延长无进展生存期。而患者对其耐受性好，骨抑制副作用小，2013 年美国食品与药物管理局（FDA）通过优先审查程序批准了氯化镭-223（Xofigo）用于治疗晚期骨转移型去势抵抗前列腺癌。

（八）免疫治疗

在前列腺癌的免疫治疗方面，Sipuleucel-T 是一种具有标志性意义的疗法，作为一种树突细胞的肿瘤疫苗，Sipuleucel-T 于 2010 年 4 月被美国 FDA 批准上市。主要通过诱导细胞自体免疫调节功能用于无症状或症状轻微的 mCRPC 患者。将从患者体内通过扩增并在前列腺磷酸抗原（PAP）和粒细胞 - 巨细胞集落刺激因子（GM-CSF）中孵育活化的方式收集的雄激素抗原提呈细胞（APCs）重新注入患者体内，利用产生的抗原抗体反应达到治疗 mCRPC 的目的。Ⅲ期临床试验表明使用该疗法的患者比使用安慰剂的患者，中位生存期延长了 4.1 个月（25.8 个月 $vs.$ 21.7 个月）。但是由于存在价格极为高昂、制作周期较长的问题，该疗法的临床应用受到一定限制。

四、CRPC 的姑息疗法

1. 疼痛和硬膜外脊髓压迫　和其他播散的恶性肿瘤一样，进展期前列腺癌治疗的最重要目标是减轻症状，保持足够高水平的生活质量。

癌症相关疼痛无疑是最使人虚弱的症状，及时诊断疾病相关的疼痛综合征是有效应对这种极严重症状的关键。CRPC 患者的局部骨痛可经体外局部放疗有效缓解。我们也建议骨扫描提示异常的疼痛区域接受平片评估以排除溶解性损害或病理性骨折的存在，这对于四肢和承重骨疼痛的评价尤为重要。

硬膜外转移常见于晚期癌症且可引起潜在致命性的并发症。由于前列腺癌倾向转移至脊椎和椎旁区域，所以硬膜外脊髓压迫风险较高。早期诊断和治疗硬膜外转移是保存下床活动能力、肠道及膀胱功能及缓解背部疼痛的关键。硬膜外脊髓压迫大多来自椎体是因为脊髓直接受到压迫，少数是因为软组织转移灶侵及椎旁区域所致。大多数患者在诊断硬膜外脊髓压迫时骨扫描及放射影像学有异常表现，而软组织转移至椎旁区域的患者的唯一线索可能就是神经内科检查异常。

常规应用脊髓 MRI 可排除有意义的硬膜外病变，它几乎完全取代了其他检查手段，如 CT、

X 线片。治疗首先应包括静脉给予大剂量糖皮质激素，常规每天 16～100mg 地塞米松，通常先首剂静脉给予 10mg，然后每 6h 给予 4mg，最佳剂量仍然不明确。症状缓解后 2～3 周类固醇药物用量须逐步控制。针对转移灶的放疗是治疗硬膜外转移的有效方式。对于放疗期间症状或体征明显加重、存在不稳定病理性骨折可能、或放疗后复发的患者，可考虑针对转移灶的手术治疗。

2. **骨靶向治疗方法** 前列腺骨转移仍是目前研究的主要课题。正常骨的吸收和形成常常按照一个有序的规律进行，两者间的互相转化在大多数恶性肿瘤骨转移中可能起到决定性的作用。正常生理状况下，骨骼重建始于破骨细胞骨吸收，然后成骨细胞分化、成熟并形成新骨，修复由破骨细胞吸收的骨骼。长期雄激素抑制使破骨细胞活性增强，导致前列腺癌相关骨丢失，随之而来的是骨矿物质和有机质的过度吸收。转移灶瘤细胞也能导致矿物质释放和有机质吸收。除了细胞因子、生长因子、肿瘤坏死因子和成骨蛋白已经在临床前期研究中被证明在诱导成骨细胞和破骨细胞活性的过程中扮演重要角色。前列腺癌的骨转移大都是成骨性的，反映在骨重建过程中成骨细胞活性占优势。这种现象归因于负责诱导成骨细胞活性的特异性生长因子的分泌。高钙血症罕见于转移性前列腺癌，事实上，本就不多见的血清钙离子浓度升高和神经内分泌亚型前列腺癌（前述）密切相关。

二膦酸盐已成为治疗前列腺癌骨转移不可或缺的组成部分。这些化合物通过抑制成骨细胞活性和增殖来减低骨吸收。唑来膦酸钠是一种有效的治疗高钙血症的静脉用二膦酸盐，它也可用来治疗绝经后妇女的骨密度下降。在进展期 CRPC 伴骨转移的患者中使用唑来膦酸钠，相比安慰剂，可降低骨事件风险。此外，在长期雄激素阻断的前列腺癌患者中应用唑来膦酸可提高骨矿物质密度。现在，已推荐在有骨转移证据的进展期前列腺癌患者中使用唑来膦酸，方法是 4mg 静脉滴注，每 3～4 周重复 1 次，连续数月。副作用包括：乏力、肌痛、发热、贫血和轻度血清肌酐浓度升高。每日口服补充 1 500mg 钙和 400U 维生素 D 在低钙血症患者中值得推荐。一种不常见的并发症是下颌骨坏死所致的进行性下颌疼痛，具体

病因还不清楚，但这种并发症多见于曾接受牙科治疗或有慢性牙病及不良牙健康史的患者。因此，在这些患者中，唑来膦酸是禁用的。其他二膦酸盐如氨羟二膦酸二钠、阿伦膦酸盐和氯膦酸盐并未在前瞻性随机临床试验中证实有益。

肿瘤细胞和骨髓微环境的相互作用是骨转移原因的重要假说。肿瘤相关细胞因子诱导 RANKL 的表达，RANKL 和 RANK 结合并激活 RANK，而 RANK 存在于破骨细胞。抑制 RANKL 系统已成为研究焦点并代表了骨靶向治疗的兴起。单克隆 RANKL 抗体和重组骨保护素的应用可显著抑制破骨细胞体内外功能。

趋骨性放射性药物的发明给弥漫性骨痛的治疗提供了一个有用的方法。最常用的物质是 89Sr 和 153Sm-lexidronam（来昔决南钐）。早期研究显示，在 CRPC 伴弥漫性骨痛患者中应用 89Sr 可使 25%～65% 的患者骨痛得到不同程度的缓解。一项临床试验结果表明，联合应用体外局部照射可更持久地控制疼痛。89Sr 的药物动力学取决于骨累及的范围。相比相对局限的骨累及，弥漫的成骨性骨转移使放射性核素滞留时间显著延长。有一点必须明确，即这种放射活性物质无疑会影响骨髓毒性的持续时间和严重程度。临床经验提示 153Sm 发生严重骨髓毒性概率较低，可能与它较短的半衰期有关。在一项比较 153Sm（具放射活性）和 152Sm lexidronam 复合物（不具放射活性）的 III 期临床试验中，1mCi/kg 153Sm 可安全而有效地缓解 CRPC 患者严重的骨痛。另有研究报道阿霉素（已知是一种很好的放疗增敏剂）可增强 89Sr 作用。评估不同化疗药物（包括紫杉烷类和放射性药物）协同作用的随机临床试验正在进行中。

第七节 前列腺癌诊治进展

一、前列腺癌的早期诊断进展

PSA 的发现和应用使对前列腺癌的检测和治疗发生了革命性的变化，但 PSA 并非前列腺癌特异性指标，其敏感性较高，但特异性较低。分子肿瘤学领域中的新发现给我们提供了大量可能的前列腺肿瘤标记物，其应用可能最终对前列腺癌

的早期诊断提供更佳的灵敏度和特异度。

前列腺穿刺活检术是诊断前列腺癌的"金标准",但并不完美。传统前列腺系统穿刺的假阴性率为 30%~40%,此外,有研究表明,25%~40%的前列腺癌存在术后病理分级升高的现象,说明传统穿刺方法容易遗漏高级别的肿瘤。为提高前列腺癌的穿刺准确性,近来最新的研究一是不断开发更加灵敏的影像学技术以增加直接穿刺病灶的准确性,二是开发 MRI 实时引导下的前列腺穿刺。

1. 前列腺癌血清分子标记物的研究进展 基因的表观遗传修饰包括 DNA 甲基化和组蛋白乙酰化状态的改变。在前列腺癌进展中已经被评估的两种超甲基化基因的产物是谷胱甘肽硫转移酶 P1(GSTP1)和 ras 相关结构域家族蛋白异构体(RASSF1A)。

α- 甲基 - 辅酶 A 消旋酶(AMACR)基因位于 5 号染色体,已经发现其在前列腺癌组织表达上调。AMACR 的功能在于作为一种酶使从含有牛肉和乳制品的饮食中摄入的支链脂肪酸 β- 氧化。已经通过免疫组织化学分析和 Western 印迹的方法证实临床前列腺癌组织中 AMACR mRNA 水平上调。Luo 和其合作者(2002)证实 88% 的前列腺癌病例中以及未经治疗的转移病例和激素难治性前列腺癌中 AMACR 强阳性。Rogers 和其合作者(2004)测定了 26 个经直肠前列腺穿刺后患者排泄的尿液 AMACR 的水平。26 人中有 18 人(69%)AMACR 水平增高,灵敏度 100%(12 个穿刺阳性患者中 AMACR 水平都增高),特异度 58%。Rubin 及其合作者(2002)通过免疫组织化学研究证实 AMACR 检测前列腺癌时可提供 97% 的灵敏度和 100% 的特异度。另外,通过结合其他标记物诸如 P63 能有助于确认在前列腺癌中的基底细胞的缺失,AMACR 有望成为检测前列腺癌的分子探针。

2. 前列腺癌的分子影像学技术进展 Patrick Walsh 于 2008 年提出:"前列腺肿瘤精确成像的发展将对前列腺癌领域产生最大的影响"。分子影像学是运用影像学手段显示组织水平、细胞和亚细胞水平的特定分子,反映活体状态下分子水平变化,能够在活体状态下对正常及病变组织的细胞和分子进行结构与功能变化信息的定性和定量研究,为前列腺癌的早期诊断、治疗和病情监测提供了新的思路。目前可用于前列腺癌的分子影像学技术主要有核素分子显像、MR 分子成像、超声分子成像和光学分子成像技术。

(1)核素分子显像技术:分子核医学将分子生物学技术和放射性核素示踪技术相结合,从分子水平认识疾病的发生、发展过程。在核素标记的肿瘤非特异性受体方面,整合素 α v β3 参与肿瘤血管生成和肿瘤转移,且对精氨酸 - 甘氨酸 - 天冬氨酸肽有极高亲和力,在前列腺癌的诊断、特别是骨转移的检测中具有良好的应用前景。同时亦有针对肿瘤细胞表面受体 α v β3 和 GRPR 双靶向核素显像的研究。针对于前列腺特异性膜抗原的胞外区抗体如 J591、工程化抗体以及在胞外域配体上标记治疗用核素如 90Y、177Lu 的临床前期研究正在进行。

(2)MR 分子成像:MRS 是目前唯一能够无创检测活体器官组织代谢、生化物质定量分析的方法,常用的有 ^{1}H-MRS,也有关于 ^{19}F-MRS、^{23}Na-MRS 和 ^{31}P-MRS 的报道。在前列腺的 ^{1}H-MRS 研究中,发现枸橼酸盐、胆碱和肌酸是前列腺组织的几种重要代谢物质,可以通过前列腺组织中增高的胆碱和减低的柠檬酸盐来判断肿瘤,同时也可指导穿刺活检。Jung 等确立了以得分为 4 或 5 作为判断前列腺癌的评价标准,其特异性分别为 84.6% 和 89.3%。

(3)超声分子成像技术:靶向超声造影剂能进入血管外间隙对血管外组织显影,为前列腺癌的诊断和治疗提供了新的思路。经直肠前列腺超声还可通过观察造影剂在前列腺癌中的增强模式及时间 - 强度曲线来提高前列腺癌的穿刺成功率。Matsumoto 等发现,在前列腺穿刺中应用 Sonazoid 超声造影剂,可明显提高癌性病变区的显示率。Sanna 等通过将靶向 PSMA 的脲类抑制剂 DCL 与形成微泡外壳的 PLGAPEG 相连,制备能够靶向表达 PSMA 的前列腺癌细胞的超声造影剂,有望用于诊断前列腺癌,并成为潜在的药物递送载体。

(4)光学分子成像技术:光学分子成像技术是将荧光物质与能够代表疾病变化的感兴趣标记物相连接,使用特定波长的光激发荧光物质间接反映疾病的变化,主要包括生物发光和荧光两种技术。生物发光技术通常利用病毒转染、载体转染等为核酸和细胞标记荧光素酶，从而观察细胞和组织中特定基因、蛋白的表达。荧光技术则用荧光基团标记不同的配体，通过与靶标相结合，在外界光源的激发下产生光学信号。SHi 等研制的近红外 QD800 与抗 PSMA 单克隆抗体 J591 相连接，比 QD655 具有更高的敏感性，且能检测到活体小鼠的胫骨微转移病灶。Lyer 等在第三代 HIV-1 病毒载体上携带组织特异性 PSA 启动子，观察前列腺癌细胞和移植瘤中荧光素酶的表达时空效应，为前列腺癌的基因治疗提供了长期持续的评价方法。

3. MRI 引导下的前列腺穿刺活检　系统性前列腺穿刺活检具有 25%～30% 的漏诊率。近年来，影像学技术特别是 MRI 技术的进步可帮助我们明确可疑癌灶的空间位置。在此基础上，基于磁共振检查的前列腺靶向穿刺可提高总体的穿刺阳性率，特别是高级别、临床显著性前列腺癌的穿刺阳性率，同时减少低级别、非临床型前列腺癌的检出。基于磁共振图像的靶向穿刺活检的方法主要有三种：磁共振引导下的靶向穿刺、磁共振超声融合引导下的靶向穿刺、认知融合靶向穿刺。在临床显著性前列腺癌的检出率上，三者没有明显区别，总体检出率只是磁共振引导下的靶向穿刺高于认知融合靶向穿刺，其他任意两者比较都没有差别。

除了基于多参数磁共振的靶向穿刺外，人工智能超声 CT 是人工智能在前列腺靶向穿刺领域的成功应用案例，该技术采用计算机辅助的人工神经网络式模块对传统的 TRUS 图像进行分析及标记，可以在较少的穿刺针数基础上获得较高的穿刺阳性率。

二、PSMA 为基础的前列腺癌诊疗一体化进展

PSMA 是一种存在于前列腺细胞膜的一种多功能的 II 型跨膜蛋白，由 750 个氨基酸残基组成。此种抗原在体内的表达与前列腺肿瘤的恶性程度呈正比，而在正常前列腺细胞，肾小管细胞及唾液腺中表达量远不如恶性肿瘤细胞，因此 PSMA 可作为前列腺癌的特异性肿瘤标记物。镓（Ga，gallium）是灰蓝色或银白色的金属。镓 -68

可发射正电子，可以用于正电子发射断层成像（PET）。目前多采用锗 - 镓发生器生成 ^{68}Ga，基于 ^{68}Ga 的 PET/CT 已经应用于前列腺癌的分子影像诊断。镥 -177（Lu，lutecium）是一种可同时放射出 β- 射线及 γ 射线的放射性核素，其发射的 β 射线最大能量为 0.5MeV，其粒子能量相对较低，在对病灶发生辐射作用同时对骨髓抑制较轻，且其可穿透的有效组织厚度小于 2mm，在用于治疗小病灶时可减少对病灶周围组织的损害；同时这种核素的半衰期为 6.73d，可与多种生物化学物结合，这些特点都决定了 ^{177}Lu 可用于肿瘤的放射性治疗。因此，有研究人员采用 Ga 标记 PSMA 进行前列腺癌显像，并采用 ^{177}Lu 标记 PSMA 进行靶向放疗，治疗前列腺癌转移灶。目前已有多项临床试验完成。在接受 ^{177}Lu-PSMA 靶向放疗前，患者首先进行 ^{68}Ga-PSMA 标记的全身 PET/CT 扫描，以评估肿瘤的转移情况及前列腺癌细胞表达 PSMA 的情况。随后，予 ^{177}Lu-PSMA 示踪剂静脉注射，不同研究采用的每次注射剂量不同（3～8 贝克勒尔，GBq），最多每周期注射 6 次。大多数机构以 8～12 周为一个治疗周期。在接受放疗之后，患者需要再次接受全身 PET/CT 扫描以评估疗效，同时可以 PSA 水平的变化作为标准。同时目前有 12 篇临床研究评估了 ^{177}Lu-PSMA 靶向放疗的疗效，该方法治疗有效的患者（即 PSA 水平下降超过 50%）约占 30%～60%，而 PSA 水平没有下降的患者，约占 10%～40%。

该方法治疗前列腺癌具有安全性好、可重复进行、可辅助其他治疗方法的多种优势，因而受到临床医师的关注，但也因为存在缺乏最佳的评估治疗有效性的标准、价格昂贵，^{68}Ga 和 ^{177}Lu 的购置较复杂，放射性元素的合成和保存使用等需要专门的场地等问题而限制了其发展。

三、前列腺癌分子分型进展

前列腺癌是一种异质性较强的肿瘤，不同患者之间的预后存在较大差别，如果能对患者进行合理的分子分型，对患者的预后进行准确的预测，则有可能为不同的患者提供更合适的治疗。

（一）国际上已商业化分子分型试剂盒

目前国际上已商业化并比较成熟的分子分型试剂盒有三个，分别为 Decipher、Oncotype Dx

Genomic Prostate Score 和 Prolaris。Decipher 是基于 22 个 RNA 分子的预测指标，这 22 个 RNA 分别为调控细胞增殖、分化、免疫调节、雄激素受体信号通路。GenomeDx 风险评分可以用来预测前列腺癌患者在根治性手术后发生远处转移的风险，评分范围为 0 到 1 分。

Oncotype Dx 前列腺癌基因组评分，是采用定量实时 PCR 技术检测甲醛溶液固定的石蜡组织来预测前列腺癌患者的预后情况的检测方式，Oncotype DX 评分共纳入了 12 个肿瘤相关基因，分别为关系到雄激素受体通路、细胞组织、细胞增生和基质反应四个方面，以及 5 个内参基因，评分的范围为 0～100 分。该评分可以根据前列腺穿刺活检标本来预测前列腺癌根治术病理情况及复发情况，从而辅助医师决定是否给予患者根治性的治疗。

Prolaris 检测试剂盒包含了 31 个细胞周期相关基因及 15 个管家基因。根据检测标本的不同，Prolaris 检测试剂盒可以预测不同阶段患者的预后情况。例如，检测穿刺活检标本可辅助医师判断患者是否需要立即接受根治性的治疗还是可选择进行主动监测；检测根治术标本，可以辅助医师判断患者是否需要在根治术后尽快使用辅助治疗。

（二）中国人群前列腺癌分子分型指标探索

中国学者采用高通量深度测序，对 65 例中国人前列腺癌组织进行研究，首次揭示了中国人前列腺癌的基因组特点，综合应用生物信息分析、分子生物学等技术，发现信号通路 Axon Guidance 在前列腺癌进展中发挥作用，并在多中心国际临床验证中确认 PLXNA1 是前列腺癌新型的分子分型指标，可以作为前列腺癌的治疗靶点。

四、前列腺癌治疗进展

（一）局限性前列腺癌的局灶治疗

1. 不可逆电穿孔技术（IRE） 又称纳米刀，是通过电极探针释放微秒级的高压直流电（高达 3kV），在消融组织内细胞的细胞膜上形成不可逆的纳米级微穿孔，造成肿瘤细胞凋亡瓦解、凋亡。与冷冻及 HIFU 相比，不可逆电穿孔技术的优势是：①时间短，治疗 3cm 肿瘤，不超过 5min；②更精确，IRE 不依赖温度变化，治疗区域的重要组织

不会受到误伤；③更彻底，治疗区域清晰，全程可实时监控。第一项前瞻性研究显示，16 名患者术后 12 个月尿控率 100%，仅有一名患者出现勃起功能影响（1/16），12 名完成全部研究的患者，术后 12 个月时有 50% 达到尿控、肿瘤控制、性功能的"三连胜"。但是，也有一些研究报道，这一技术无法彻底消除治疗区域的前列腺癌细胞，再次对该区域穿刺时可发现这一区域的肿瘤细胞残留。

2. 局灶性治疗的问题及发展方向 冷冻、射频消融、不可逆电穿孔技术都属于前列腺癌的局灶治疗，除了上述的技术外，激光技术、光动力技术等也有在前列腺癌治疗方法的初步研究，这些技术从一定程度上为我们提供了治疗局限性前列腺癌的新的方式，但是与此同时也伴随着一些争议，比如有人认为前列腺癌为多灶性疾病，单纯采用局灶治疗无法获得很好的效果。随着这些能量技术及影像学技术的发展，前列腺癌的局灶治疗可能会获得更好的效果，找到这一类治疗适合的患者。

（二）聚 ADP 核糖聚合酶（PARP）抑制剂奥拉帕尼

《新英格兰医学杂志》发表了一项前列腺癌治疗领域里程碑式的临床试验，该试验发现晚期前列腺癌患者的 DNA 修复系统存在缺陷，存在这些突变的患者对奥拉帕尼（olaparib）反映良好。奥拉帕尼是一种 RARP 抑制剂，是 FDA 批准的治疗卵巢癌的药物。在这项研究中，49 名 CRPC 患者接受奥拉帕尼治疗，其中有 16 人的治疗取得效果。奥拉帕尼有效的延缓了肿瘤生长，并降低了前列腺特异抗原（PSA）水平。该实验不仅为晚期前列腺癌患者带来福音，同时也进一步证实"精准医疗"的科学性。

（三）去势抵抗性前列腺癌的免疫治疗

在前列腺癌的免疫治疗方面，Sipuleucel-T 是一种具有标志性意义的疗法，但是由于存在价格极为高昂，制作周期较长的问题，该疗法的临床应用受到一定限制。

程序性死亡因子 1（programmed cell Death-1，PD-1）和程序性死亡因子配体 1（programmed death-ligand 1，PD-L1）抗体相关的免疫治疗，PD-1/PD-L1 是一对免疫共刺激因子，PD-1 通过其配体 PD-L1 发挥免疫调控作用，因其参与肿瘤免疫逃逸机制

而受到关注。肿瘤细胞通过高表达 PD-1/PD-L1 募集免疫抑制细胞及细胞因子,降低肿瘤细胞的抗原性,使免疫微环境的天平由稳态向免疫抑制倾斜。

国际上最早上市的 PD-1 抗体是 Opdivo 和 Keytruda,国内也有药物通过 CFDA 批准上市。编者撰稿时已有 8 项 PD-1 及 PD-L1 抑制剂单药或联合用药治疗 CRPC 的 I 期和 II 期临床试验完成,但上述研究的样本量在 1 例到 23 例之间,对治疗的反应率在 6%～87% 之间。效果最好的研究中,采用 Durvalumab 联合奥拉帕尼(Olaparib)的治疗方案后,患者 6 个月无进展生存比例达到 87%。但截至目前,PD-1 或 PD-L1 抑制剂还没有被批准应用于前列腺癌。

(孙颖浩 高 旭 陈 锐)

参 考 文 献

[1] Bray F, Ferlay J, Soerjomataram I, et al. Global cancer statistics 2018: GLOBOCAN estimates of incidence and mortality worldwide for 36 cancers in 185 countries. CA Cancer J Clin, 2018, 68: 394-424.

[2] Chen R, Sjoberg DD, Huang Y, et al. Prostate Specific Antigen and Prostate Cancer in Chinese Men Undergoing Initial Prostate Biopsies Compared with Western Cohorts. J Urol, 2017, 197(1): 90-96.

[3] 赵平, 陈万青. 中国肿瘤登记年报. 北京: 中国协和医科大学, 2004: 365.

[4] 郭应禄, 周利群. 坎贝尔 - 沃尔什泌尿外科学. 第 9 版. 北京: 北京大学医学出版社, 2009: 3187-3207.

[5] 赫杰, 赵平, 陈万青. 2011 中国肿瘤登记年报. 北京: 军事医学科学出版社, 2012: 2-5, 26-37, 74-75.

[6] Chen R, Ren S, Yiu MK, et al. Prostate cancer in Asia: A collaborative report. Asian Journal of Urology, 2014, 1: 15-29.

[7] 中华医学会泌尿外科学分会, 中国前列腺癌联盟. 前列腺穿刺中国专家共识. 中华泌尿外科杂志, 2016, 37(4): 241-244.

[8] 中国抗癌协会泌尿男生殖系统肿瘤专业委员会前列腺癌学组. 前列腺癌筛查专家共识. 中华外科杂志, 2017, 55(5): 340-342.

[9] 那彦群, 叶章群, 孙颖浩, 等. 2014 版中国泌尿外科疾病诊断治疗指南. 北京: 人民卫生出版社, 2014.

[10] 中华医学会泌尿外科学分会前列腺癌联盟. 中国前列腺癌早期诊断专家共识. 中华泌尿外科杂志, 2015, 36(8): 561-564.

[11] Gronberg H, Damber L, Damber JE. Familial prostate cancer in Sweden. A nationwide register cohort study. Cancer, 1996, 77(1): 138-143.

[12] Hawk E, Breslow RA, Graubard BI. Male pattern baldness and clinical prostate cancer in the epidemiologic follow-up of the First National Health and Nutrition Examination Surgery. Cancer Epidemiol Biomarkers Prev, 2000, 9(5): 523-527.

[13] Andriole GL, Crawford ED, Grubb RL, et al. Mortality results from a randomized prostate-cancer screening trial. N Engl J Med, 2009, 360(13): 1310-1319.

[14] Schroder FH, Hugosson J, Roobol MJ, et al. Screening and prostate-cancer mortality in a randomized European study. N Engl J Med, 2009, 360(13): 1320-1328.

[15] Michael Peyromaur, Bernard Debre, Yinghao Sun, et al. Mangement of prostate cancer in china: a multcenter report of institutions. J Urol, 2005, 174(5): 1794-1797.

[16] Wingo PA, Jamison PM, Hiatt RA, et al. Building the infrastructure for nationwide cancer surveillance and control--a comparison between the National Program of Cancer Registries(NPCR)and the Surveillance, Epidemiology, and End Results(SEER)Program(United States). Cancer Causes Control, 2003, 14(2): 175-193.

[17] Catalona WJ, Richie JP, Ahmann FR, et al. Comparison of digital rectal examination and serum prostate specific antigen(PSA)in the early detection of prostate cancer: results of a multicentre clinical trial of 6630 men. J Urol, 1994, 151(5): 1283-1290.

[18] Carvalhal GF, Smith DS, Mager DE, et al. Digital rectal examination for detecting prostate cancer at prostate specific antigen levels of 4ng/ml or less. J Urol, 1999, 161(3): 835-839.

[19] Eastham JA, May R, Robertson JL, et al. Development of a monogram that predicts the probability of a positive prostate biopsy in men with an abnormal digital rectal examination and a prostate-specific antigen between 0

and 4ng/ml. Urology, 1999, 54(4): 708-713.

[20] Walsh JW, Amendola MA, Konerding KF, et al. Computed tomographic detection of pelvic and inguinal lymph node metastases from primary and recurrent pelvic malignant disease. Radiology, 1980, 137(1 Pt1): 57-66.

[21] 蒋学祥, 王霄英, 肖江喜, 等. 前列腺癌的 MRI 诊断. 中国医学影像技术, 2001, 17(9): 840-843.

[22] 张春雷, 陈锐, 杨琦, 等. 单一术者机器人辅助腹腔镜前列腺癌根治术术中指标影响因素分析. 第二军医大学学报, 2018, 39(4): 366-371.

[23] Platt JF, Bree RL, Schwab RE. The Accuracy of CT in the staging of carcinoma of the prostate. AJR, 1987, 149(2): 315-318.

[24] Wang F, Ren S, Chen R, et al. Development and prospective multicenter evaluation of the long noncoding RNA MALAT-1 as a diagnostic urinary biomarker for prostate cancer. Oncotarget, 2014, 5: 11091-11102.

[25] Gleason DF. Veterans administration cooperative urological research group: Histological grading and clinical staging of prostatic carcinoma. In Urological Pathology: The Prostate. Philadelphia: Lea & Febiger, 1977: 171-197.

[26] Knezevic D, Goddard AD, Natraj N, et al. Analytical validation of the Oncotype DX prostate cancer assay - a clinical RT-PCR assay optimized for prostate needle biopsies. BMC genomics, 2013, 14: 690.

[27] Carroll PR. Nomograms are superior to staging and risk grouping systems for identifying high-risk patients: preoperative application in prostate cancer. Urol Oncol, 2003, 21(6): 484-485.

[28] Spigelman SS, McNeal JE, Freiha FS, et al. Rectal examination in volume determination of carcinoma of the prostate: clinical and anatomical correlations. J Urol, 1986, 136(6): 1228-1230.

[29] Heenan SD. Magnetic resonance imaging in prostate cancer. Prostate Cancer Prostatic Dis, 2004, 7(4): 282-288.

[30] Ravery V, Schimid HP, Toublanc M, et al. Is the percentage of cancer in biopsy cores predictive of extra capsular disease in T1-T2 prostate cancer? Cancer, 1996, 78(5): 1079-1084.

[31] Partin AW, Carter HB, Chan DW, et al. Prostate specific antigen in the staging of localized prostate cancer: influence of tumour differentiation, tumour volume and

benign hyperplasia. J Urol, 1990, 143(4): 747-753.

[32] Partin AW, Mangold LA, Lamm DM, et al. Contemporary update of the prostate cancer staging nomograms (Partin tables) for the new millennium. Urology, 2001, 58(6): 843-848.

[33] Hammerer P, Huland H, Sparenberg A. Digital rectal examination, imaging, and systematic-sextant biopsy in identifying operable lymph node-negative prostatic carcinoma. Eur Urol, 1992, 22(4): 281-287.

[34] Sebo TJ, Bock BJ, Cheville JC, et al. The percentage of cores positive for cancer in prostate needle biopsy specimens is strongly predictive of tumour stage and volume at radical prostatectomy. J Urol, 2000, 163(1): 174-178.

[35] 陈锐, 谢立平, 周利群, 等. 中国前列腺癌联盟成员医院前列腺穿刺活检现状的调查报告. 中华泌尿外科杂志, 2015, 36(5): 342-345.

[36] Erho N, Crisan A, Vergara IA, et al. Discovery and validation of a prostate cancer genomic classifier that predicts early metastasis following radical prostatectomy. PloS one, 2013, 8(6): e66855.

[37] Robinson MR, Smith PH, Richards B, et al. The final analysis of the EORTC Genito-Urinary Tract Cancer Co-Operative Group phase III clinical trial(protocol 30805) comparing orchidectomy, orchidectomy plus cyproterone acetate and low dose stilboestrol in the management of metastatic carcinoma of the prostate. Eur Urol, 1995, 28(4): 273-283.

[38] English HF, Kyprianou N, Isaacs JT. Relationship between DNA fragmentation and apoptosis in the programmed cell death in the rat prostate following castration. Prostate, 1989, 15(3): 233-250.

[39] Isaacs JT, Coffey DS. Adaptation versus selection as the mechanism responsible for the relapse of prostatic cancer to androgen ablation therapy as studied in the Dunning R-3327-H adenocarcinoma. Cancer Res, 1981, 41(12 Pt 1): 5070-5075.

[40] Chen R, Xie L, Xue W, et al. Development and external multicenter validation of Chinese Prostate Cancer Consortium prostate cancer risk calculator for initial prostate biopsy. Urol Oncol, 2016, 34: 416 e411-417.

[41] Ren SC, Chen R, Sun YH. Prostate cancer research in China. Asian J Androl, 2013, 15: 350-353.

[42] Yri OE, Bjoro T, Fossa SD. Failure to achieve castration levels in patients using leuprolide acetate in locally

advanced prostate cancer. Eur Urol，2006，49（1）：54-58.

[43] Vickers AJ，Cronin AM，Roobol MJ，et al. The Relationship between Prostate-Specific Antigen and Prostate Cancer Risk: The Prostate Biopsy Collaborative Group. Clinical Cancer Research，2010，16（17）：4374-4381.

[44] Iversen P，Tyrrell CJ，Kaisary AV，et al. Bicalutamide monotherapy compared with castration in patients with nonmetastatic locally advanced prostate cancer: 6.3 years of followup. J Urol，2000，164（5）：1579-1582.

[45] Fernand L，Bernard C. Maximum androgen blocked in advanced prostate cancer: an overview of the randomized trials. Lancet，2000，355（9214）：1491-1498.

[46] Klotz L，Schellhammer P，Carroll K. A re-assessment of the role of combined androgen blockade for advanced prostate cancer. BJU Int，2004，93（9）：1177-1182.

[47] Sato N，Gleave ME，Bruchovsky N，et al. Intermittent androgen suppression delays progression to androgen-independent regulation of prostate-specific antigen gene in the LNCaP prostate tumour model. J Steroid Biochem Mol Biol，1996，58（2）：139-146.

[48] Gleave M，Goldenberg SL，Bruchovsky N，et al. Intermittent androgen suppression for prostate cancer: rationale and clinical experience. Prostate Cancer Prostatic Dis，1998，1（6）：289-296.

[49] Goldenberg SL，Bruchovsky N，Gleave ME，et al. Intermittent androgen suppression in the treatment of prostate cancer: a preliminary report. Urology，1995，45（5）：839-844.

[50] Wilding G，Chen M，Gelmann EP. Aberrant response in vitro of hormone-responsive prostate cancer cells to antiandrogens. Prostate，1989，14（2）：103-115.

[51] Scher HI，Kelly WK. Flutamide withdrawal syndrome: its impact on clinical trials in hormone-refractory prostate cancer. J Clin Oncol，1993，11（8）：1566-1572.

[52] Schellhammer PF，Venner P，Haas GP，et al. Prostate specific antigen decreases after withdrawal of antiandrogen therapy with bicalutamide or flutamide in patients receiving combined androgen blockade. J Urol，1997，157（5）：1731-1735.

[53] Scher HI，Liebertz C，Kelly WK，et al. Bicalutamide for advanced prostate cancer: the natural versus treated history of disease. J Clin Oncol，1997，15（8）：2928-2938.

[54] Isaacsson Velho P，Antonarakis ES. PD-1/PD-L1 pathway inhibitors in advanced prostate cancer. Expert review of clinical pharmacology，2018，11（5）：475-486.

[55] Wang F，Chen R，Ren SC，et al. Prostate cancer antigen 3 moderately improves diagnostic accuracy in Chinese patients undergoing first prostate biopsy. Asian journal of andrology，2017，19（2）：238-243.

[56] Chiu PK，Ng CF，Semjonow A，et al. A Multicentre Evaluation of the Role of the Prostate Health Index（PHI）in Regions with Differing Prevalence of Prostate Cancer: Adjustment of PHI Reference Ranges is Needed for European and Asian Settings. European urology，2019，75（4）：558-561.

[57] Bray F，Ferlay J，Soerjomataram I，et al. Global cancer statistics 2018: GLOBOCAN estimates of incidence and mortality worldwide for 36 cancers in 185 countries. CA: a cancer journal for clinicians，2018，68（6）：394-424.

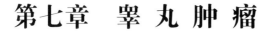

第七章 睾丸肿瘤

第一节 概 述

睾丸肿瘤作为男性恶性肿瘤的一种，总体发病率很低，发病年龄主要集中于14～44岁。全球范围看，睾丸恶性肿瘤的发病率约为(1～9.9)/10万，非洲及亚洲地区发病率较低，欧洲地区发病率较高。由于睾丸恶性肿瘤组织学成分多样，并且随着疾病进展会发生一定程度变型，因此睾丸恶性肿瘤生物学有极为复杂的多样性，只有充分了解睾丸恶性肿瘤的生物学多样性及其生物学行为，理解睾丸恶性肿瘤的发生发展规律，才能对这一疾病有着更深刻的认识。

第二节 睾丸恶性肿瘤的病因、病理类型及其生物学特征

（一）病因

睾丸恶性肿瘤的高危因素包括隐睾、外生殖器发育不良（如尿道下裂）、环境及生活方式等各种因素所致的睾丸退行性变综合征等，遗传因素也有一定的作用，有证据显示睾丸癌患者男性亲属患该病的风险为一般人群的8倍，当然其中也不能除外环境因素的影响。但到目前为止睾丸肿瘤发病分子机制却并不清楚。

（二）病理类型及其生物学特征

睾丸恶性肿瘤组织类型繁多，属于睾丸癌范畴的包括生殖细胞肿瘤（germ cell tumor，GCT）和睾丸非生殖细胞肿瘤，而前者又分为精原细胞瘤和非精原细胞生殖细胞肿瘤（nonseminoma germ cell tumor，NSGCT），后者则主要包括间质细胞瘤（leydig cell tumor）和支持细胞瘤（sertoli cell tumor）等。而为转移癌或血液系统恶性肿瘤的这类睾丸癌的生物学特征与睾丸原发组织恶性

肿瘤区别很大，在此不再阐述（表6-7-1）。

睾丸GCT存在多种生物学特征，但其最特殊的生物学特征为缺乏DNA修复酶，以及细胞毒性药物（例如：顺铂等）转运出细胞膜的机制缺陷，因此理论上GCT对化放疗极度敏感，这也是部分转移性睾丸癌患者能治愈的主要原因。

睾丸GCT出现腹膜后或全身转移时，会出现组织学类型的改变，即转移灶肿瘤组织学类型与原发肿瘤并不完全一致。其中大约15%腹膜后转移灶可变型为对化放疗极度不敏感的畸胎瘤，而睾丸原发畸胎瘤腹膜后转移灶畸胎瘤成分高达50%以上；并且畸胎瘤一旦复发常会变型为恶性度更高的体细胞样恶性肿瘤（腺癌、肉瘤及神经外胚层肿瘤）。而含卵黄囊成分的睾丸GCT化疗后其晚期腹膜后复发转移灶通常包含对顺铂极度不敏感的组织成分。以上这些睾丸肿瘤生物学特殊性往往会造成部分睾丸GCT患者的死亡。

90%的睾丸间质细胞瘤（含Leydig cell并可分泌雄激素）和睾丸支持细胞瘤为良性，仅有10%为恶性，但对化放疗不敏感，主要依靠手术根治（包括睾丸根治性切除术及转移灶清扫术）。其他例如：性索-性腺间质肿瘤极为罕见，多为良性，这些肿瘤与睾丸GCT的生物学特征存在着明显的差异。

近年来根据睾丸GCT的发病特点将睾丸GCT分类三型，Ⅰ型一般与生殖细胞原位瘤样增生（germ cell neoplasia in situ，GCNIS）无关，多见青春期前患者，肿瘤组织以畸胎瘤或卵黄囊为主，Ⅱ型多表现为典型的非精原细胞生殖细胞肿瘤的特征，Ⅲ型以精母细胞精原细胞瘤为主要特征，通常起源于精原干细胞，多为良性并多见老年男性。这种分类更多的是基于某系列基因表达的不同，但目前有关睾丸GCT各种基因表达的差异与临床疗效和预后的关系并不确定。

表 6-7-1　睾丸生殖细胞肿瘤的组织学类型及临床生物学特征

睾丸恶性肿瘤组织学类型	临床生物学特征
小管内恶性生殖细胞肿瘤（原位癌）	5 年内 50% 将进展为浸润性生殖细胞肿瘤
1. 单一组织类型肿瘤	
精原细胞瘤	对放化疗极度敏感，仅 1% 腹膜后转移灶变型为畸胎瘤，15% 伴 hCG 升高
精原细胞瘤伴合体滋养细胞	约 15% 合并合体滋养细胞
精母细胞精原细胞瘤	多见于 60 岁以上老年男性，几乎均为良性肿瘤，治疗以睾丸根治性切除术为主
胚胎癌	对放化疗极度敏感，15%~25% 腹膜后转移灶存在畸胎瘤成分，化疗后腹膜后残余肿瘤 40% 为畸胎瘤，10% 为其他肿瘤组织（多为卵黄囊瘤）
卵黄囊瘤	伴有 AFP 升高，对放化疗极度敏感，15%~25% 腹膜后转移灶存在畸胎瘤成分，化疗后复发顺铂治疗不敏感的癌组织中 50%~80% 为卵黄囊瘤组织
滋养细胞肿瘤	对放化疗极度敏感，15%~25% 腹膜后转移灶存在畸胎瘤成分，容易发生血行转移，伴有 HCG 升高，AFP 通常在正常范围内，最常见的转移部位为脑部，肺及脑部转移灶易引起严重合并症，因化疗时脑出血死亡占该类肿瘤患者的 4%
绒毛膜癌	滋养层细胞肿瘤的最为常见类型
除绒毛膜癌以外的滋养细胞肿瘤	生物学特征基本同绒毛膜癌
单相绒毛膜癌	恶性，需与精原细胞瘤和卵黄囊肿瘤鉴别
胎盘部位滋养细胞肿瘤	罕见，恶性生物学特征同睾丸绒毛膜癌，男女均可见
畸胎瘤	对化放疗极度不敏感，常存在于其他类型的 NSGCT 腹膜后转移灶中，睾丸原发畸胎瘤腹膜后转移灶该组织比例高达 50% 以上
皮样囊肿	良性，如术中冰冻证实，可行保留睾丸组织的肿瘤剜除术
单胚层畸胎瘤	多数为良性
畸胎瘤伴体细胞恶性肿瘤	主要变型为肉瘤、腺癌、及神经外胚层恶性肿瘤，对多数化疗放疗不敏感，预后极差，化疗及腹膜后淋巴结清扫后复发的畸胎瘤中占 15%~20%
2. 混合型肿瘤（一种以上组织类型）	合并两种组织成分以上，临床生物学特征更为错综复杂。原发混合肿瘤中近 50% 合并畸胎瘤成分，预后与所含组织成分有关
3. 性索 - 性腺间质瘤	可单一形式存在，常与生殖细胞肿瘤混合
间质细胞瘤	含 Leydig 细胞，90% 良性，10% 恶性，对放化疗不敏感
支持细胞瘤	含 Sertoli 细胞，90% 良性，10% 恶性，常混合存在于 GCT 中，本身成分对放化疗不敏感
颗粒细胞肿瘤	罕见，多为良性，恶性转移概率也较低
性腺母细胞瘤	罕见，常与精原细胞瘤成分混合，本身易分化为支持细胞，其中 50% 可发展为浸润性 GCT，主要见于性腺发育不良者

除精原细胞瘤外，睾丸 GCT 肿瘤极少仅由单一组织组成，睾丸 NSGCT 多以混合组织成分存在。只有充分认识睾丸 GCT 的生物学多样性、不同组织成分的生物学特征，理解睾丸 GCT 发生发展的规律，才能在临床上为不同的睾丸癌患者制定出最为有效正确的治疗方案。

第三节　临床表现

（一）症状

多数睾丸肿瘤因无意中触及阴囊内无痛性包块而被发现。隐睾者恶变时常在隐睾部位出现无痛性包块，如为腹膜后睾丸，恶变后肿瘤较大时才可能发现腹部的异常包块。睾丸肿瘤生长过快时因肿瘤内出血或栓塞会引起类似炎症的表现，如触痛性包块，甚至伴有严重的红肿表现。大约三分之一患者因肿瘤转移至腹膜后出现腰腹部不适而被发现，严重者因肿瘤压迫患侧输尿管而导致肾积水。

采集病历时需要了解有无隐睾手术病史、睾丸外伤史、腮腺炎病史等与睾丸损害相关的疾病史。

（二）体征

睾丸肿瘤多位于睾丸实质内，任何位于睾丸内的肿物或硬结均应怀疑睾丸肿瘤。典型的睾丸肿瘤通常表现为睾丸明显增大并有沉重感。体检时应注意阴囊包块与睾丸的关系。如肿物位于睾丸外，一般可除外睾丸肿瘤。由于睾丸炎性包块也能造成睾丸弥漫性肿大，但多伴有触痛，必要时需要超声或甚至活检确诊。睾丸肿瘤以实体瘤为主，因此阴囊透光试验可鉴别睾丸鞘膜积液（该病通常透光试验阳性）。体检时不但需要详细检查肿物本身，也需检查对侧睾丸。大约三分之一的睾丸肿瘤患者误诊为附睾炎或睾丸鞘膜积液，误诊的原因有患者年轻而不在意出现的任何异常，也与医生满足于阴囊常见病诊断有关。对于睾丸内可疑的炎症包块（超声显示通常无包膜），除需要进一步了解患者是否存在睾丸炎病史外，很多均需要术中冰冻活检才能做出良恶性判断。

对于腹部不明原因包块的患者，应注意检查阴囊了解有无隐睾及恶变的可能。

第四节 诊断性检查

（一）阴囊超声

阴囊超声为睾丸肿瘤最为便捷和较为准确的检查。超声显示睾丸内肿物均应怀疑睾丸肿瘤的可能性。阴囊超声能准确鉴别睾丸内实质占位和阴囊其他睾丸外包块。

睾丸 GCT 超声多表现为单发或多发低回声肿块，NSGCT 常表现为不均质低回声肿块，而精原细胞瘤表现为均质低回声肿块。但超声对于小于 1cm 直径的睾丸内小结节难以判断良恶性，一般需要活检后病理明确。

（二）血清睾丸癌肿瘤标记

与睾丸 GCT 相关的肿瘤标记主要为 AFP，hCG 及 LDH。通常 50%～80% NSGCT 患者可检测出 AFP，一般只有胚胎癌和卵黄囊瘤可分泌 AFP，绒癌和精原细胞瘤并不分泌 AFP，因此一旦检测到 AFP 升高，基本上能除外纯绒癌和纯精原细胞瘤或提示可能为混合瘤。此外对于 AFP 升高的睾丸 GCT 患者，也需要除外是否同时合并肝癌、胰腺癌或胃癌等消化系统肿瘤。大多数睾丸绒癌及一部分胚胎癌也可分泌 hCG，大约 15% 纯精原细胞瘤可分泌 hCG，而与睾丸 GCT 相关的 hCG 一般为 β-hCG 亚型。LDH 属于非特异性血清标记物，生殖细胞肿瘤中 20%～60% 可出现 LDH 升高，对于 LDH 升高的睾丸 GCT 患者而言，其 LDH 的变化与肿瘤负荷有明显相关，因此 LDH 升高的患者其 LDH 的变化常用于疗效判断。此外，即使血清睾丸肿瘤标记正常也不能除外睾丸 GCT 的可能，但对于血清睾丸肿瘤标记升高的睾丸 GCT 患者而言，患侧睾丸根治性切除术后血清睾丸肿瘤标记的变化常可用于判断患者是否存在腹膜后及内脏器官转移，为制订进一步诊治方案提供依据。

（三）睾丸肿物的活检

睾丸肿瘤体积一般较大，占据睾丸组织的大部分，因此超声发现睾丸内低回声肿物并占据睾丸体积的大部分即可基本诊断为睾丸肿瘤，可不做活检。对于睾丸肿物占据睾丸体积不到 30%，或直径小于 3cm，或双侧睾丸小肿物等不能除外良性的患者，可切除睾丸肿物送冰冻病理检查，一旦确定为睾丸恶性肿瘤，即可行睾丸根治性切除术或保留睾丸组织的肿瘤切除术，如为皮样囊肿等良性肿瘤则可保留睾丸行睾丸部分切除。如果保留睾丸的组织少于 70%，将来出现睾丸萎缩的可能性明显增加，即使良性肿瘤也多建议行睾丸切除术。

术前基本确诊为睾丸恶性肿瘤的患者不建议做经皮穿刺活检，因活检可能改变睾丸恶性肿瘤的淋巴转移途径，例如：会出现腹股沟及盆腔淋巴结转移，最终影响以根治为目的的腹膜后淋巴结清扫术的治疗效果。

（四）影像学诊断

1. CT 检查 标准的 CT 检查为腹部增强 CT，

因睾丸癌淋巴结转移多为腹膜后淋巴结转移,范围多位于肾蒂下方至髂血管分叉处,外侧界为双侧输尿管外侧缘。因此,通过腹部增强 CT 检查判断患者是否存在腹膜后淋巴结转移至关重要,此外对于更晚期的腹膜后淋巴结转移,因阻塞腹膜后淋巴结引流导致淋巴逆流,或曾行睾丸肿物穿刺或其他腹部手术患者由于淋巴结结构的改变可能出现腹股沟区或盆腔区淋巴结转移。

2. 胸片 一般无腹膜后淋巴结转移的睾丸 GCT 患者极少见双肺转移。由于绒癌极易出现血行转移,因此当睾丸癌患者中存在绒癌成分极易出现双肺转移,应以双肺作为重点检查部分。

3. MRI 可用于腹膜后有无淋巴结转移判断,临床诊断价值与腹部增强 CT 无异。

4. 骨扫描 通常用于判断是否存在骨转移,但睾丸肿瘤极少出现骨转移。对伴发骨骼疼痛或绒癌广泛转移时可行骨扫描了解有无骨转移。

5. PET/CT 或 PET/MRI 通常不建议用于患者的分期诊断,但对腹部增强 CT 难以判断性质的原发或化疗后的腹膜后小淋巴结及化疗后难以判断性质的残留腹膜后肿块,可行 PET/CT 或 PET/MRI 检查,不但能了解腹膜后淋巴结大小,也可根据代谢的高低判断有无癌细胞残留。

第五节　睾丸恶性肿瘤的临床分期及风险评估

最新的美国癌症联合委员会(AJCC)有关睾丸肿瘤的分期以术后病理和术前血清肿瘤标记为基础进行分期(表 6-7-2,表 6-7-3)。为综合评估不同组织学类型,不同 TNM 分期和不同水平肿瘤标志物的预后风险,国际生殖细胞肿瘤合作组织(International Germ Cell Cancer Collaborative Group)根据睾丸肿瘤的治疗方案和睾丸癌患者临床随访数据,将睾丸 GCT 分为低危组、中危组及高危组。根据危险性分组能大致了解睾丸 GCT 患者的预后,为进一步制订诊治措施提供依据(表 6-7-4)。

表 6-7-2　2017 年 AJCC 睾丸癌 TNM 分期

T 分期

Tx: 原发肿瘤未能评估

T_0: 无原发肿瘤证据

Tis: 生殖细胞原位瘤样增生

T_1: 肿瘤局限于睾丸内(包括睾丸网浸润),但无脉管侵犯

　T_{1a}: 肿瘤直径 <3cm

　T_{1b}: 肿瘤直径≥3cm

T_2: 肿瘤限于睾丸内并伴脉管侵犯;或肿瘤侵犯睾丸门软组织;或附睾;或侵透白膜表面;伴有或不伴有脉管侵犯

T_3: 肿瘤侵犯精索并伴有或不伴有脉管侵犯

T_4: 肿瘤侵犯阴囊并伴有或不伴有脉管侵犯

cN 分期

cNx: 区域淋巴结未能评估;

cN_0: 无区域淋巴结转移;

cN_1: 区域淋巴结直径≤2cm;

cN_2: 区域淋巴结直径 >2,≤5cm;

cN_3: 区域淋巴结直径 >5cm;

pN 分期

pNx: 区域淋巴结未能评估

pN_0: 无区域淋巴结转移

pN_1: 区域淋巴结转移,单个淋巴结转移包块最大径≤2cm 及 <5 个阳性淋巴结(最大径均未 >2cm)

pN_2: 区域淋巴结转移,单个淋巴结转移包块最大径 >2cm,但不 >5cm;或 >5 个以上阳性淋巴结(最大径均不 >5cm);或有证据显示淋巴结包膜外侵犯

pN_3: 区域淋巴结转移,单个淋巴结转移包块最大径 >5cm

M 分期

M_0: 无远处转移

M_{1a}: 非区域淋巴结转移或肺转移

M_{1b}: M1a 之外的远处转移

血清肿瘤标记

Sx: 肿瘤标记未评估

S_0: 肿瘤标记均在正常值范围内

S_1: LDH <1.5×ULN 及 HCG <5 000mIU/ml 及 AFP <1 000ng/ml

S_2: LDH 1.5~10.0×ULN 或 HCG 5 000~50 000mIU/ml 或 AFP 1 000~10 000ng/ml

S_3: LDH >10.0×ULN 或 HCG >50 000mIU/ml 或 AFP >10 000ng/ml

注:pT_1 亚分期(pT_{1a} 及 pT_{1b})仅适用于纯精原细胞瘤,ULN 指正常值上线;cT、cM 分期与 pT、pM 分期相同

表 6-7-3 依据 TNMS 分期的临床分期分组

分组	T	N	M	S（血清肿瘤标记）
0 期	pTis	N_0	M_0	S_0
I 期	$pT_{1\sim4}$	N_0	M_0	Sx
I a 期	pT_1	N_0	M_0	S_0
I b 期	$pT_{2\sim4}$	N_0	M_0	S_0
I s 期	任何 pT/Tx	N_0	M_0	$S_{1\sim3}$
II 期	任何 pT/Tx	$N_{1\sim3}$	M_0	Sx
II a 期	任何 pT/Tx	N_1	M_0	S_0
	任何 pT/Tx	N_1	M_0	S_1
II b 期	任何 pT/Tx	N_2	M_0	S_0
	任何 pT/Tx	N_2	M_0	S_1
II c 期	任何 pT/Tx	N_3	M_0	S_0
	任何 pT/Tx	N_3	M_0	S_1
III 期	任何 pT/Tx	任何 N	M_1	Sx
III a 期	任何 pT/Tx	任何 N	M_{1a}	S_0
	任何 pT/Tx	任何 N	M_{1a}	S_1
III b 期	任何 pT/Tx	$N_{1\sim3}$	M_0	S_2
	任何 pT/Tx	任何 N	M_{1a}	S_2
III c 期	任何 pT/Tx	$N_{1\sim3}$	M_0	S_3
	任何 pT/Tx	任何 N	M_{1a}	S_3
	任何 pT/Tx	任何 N	M_{1b}	任何 S

表 6-7-4 国际生殖细胞癌协作组睾丸癌预后风险分组系统

预后分组 （风险状态）	非肺内脏转移或 纵隔原发转移	血清肿瘤标记			5 年 PFS/%	5 年 OS/%
		AFP（ng/ml）	βHCG（IU/l）	LDH		
良好 NSGCT	无	<1 000	<5 000	<1.5×ULN	89%～90%	92%～95%
精原细胞瘤	无	正常	任意值	任意值	82%～87%	86%～93%
中等 NSGCT	无	1 000～10 000	5 000～50 000	1.5～10.0×ULN	75%～76%	80%～85%
精原细胞瘤	有	正常	任意值	任意值	67%	72%
差 NSGCT	有	>10 000	>50 000	>10×ULN	41%～55%	48%～64%
精原细胞瘤	不适用	不适用	不适用	不适用	不适用	不适用

第六节 治 疗

（一）睾丸 GCT 治疗的基本原则

睾丸 GCT 是一种生长速度较快，易出现腹膜后淋巴结转移的疾病，经过积极治疗有可能治愈；睾丸 GCT 一经确诊，应尽快完成术前睾丸血清肿瘤标记物及术前常规检查，并尽快施行睾丸根治性切除术，并结合术前或术后腹部增强 CT 等检查结果，确定以系统化疗和必要时腹膜后淋巴结清扫术的积极治疗方案。目前多根据睾丸肿瘤根治术后病理及临床分期分组制订进一步治疗方案。

1. **睾丸生殖细胞原位瘤样增生** 多在手术时进行对侧睾丸活检时发现，因发展为睾丸 GCT 的风险极高，可采取该侧睾丸放疗以保留睾丸分泌雄激素功能，若患者无生殖要求也可行睾丸切除术。

2. **I 期睾丸生殖细胞肿瘤** 如为纯精原细胞瘤，睾丸根治性切除术后 1 个周期单药卡铂化疗后 5 年复发率仅为 5%，即使肿瘤复发之后采用 BEP（博来霉素，依托泊苷和顺铂）方案化疗也能达到接近治愈的疗效。如为 NSCGT，可密切随访；如原发肿瘤病理显示有脉管侵犯或睾丸网浸润，应行至少 1 个周期的 BEP 方案辅助化疗，可将腹膜后转移复发概率从 50% 降至 3%。对于 I s 期患者，尤其是睾丸根治性切除术后血清肿瘤标记持续升高者，尽管影像学未能找到转移证据，但也应以 II 期为原则进行辅助化疗。

3. **II 期睾丸生殖细胞肿瘤** 如为 IIa 及 IIb 期纯精原细胞瘤，仅为膈下腹膜后淋巴结转移并小于 2cm，建议行腹膜后放疗，放疗后复发率不超过 3%，总生存接近 100%；对于转移淋巴结超过 2cm 的患者可采用 3 个周期的 BEP 方案辅助化疗。如为 NSGCT，且术后血清肿瘤标记未升高者，建议做 3 个周期 BEP 或 4 个周期 EP 方案辅助化疗；如辅助化疗后腹膜后淋巴结残留的直径 > 1cm，建议行腹膜后淋巴结清扫术（retroperitoneal lymph node dissection, RPLND）。

4. **IIc 期及 III 期睾丸生殖细胞肿瘤** 对于预后良好者，睾丸根治性切除术后应行 3 个周期 BEP 或 4 个周期 EP 方案辅助化疗；对于预后中等或较差的患者，术后适当延长 1~2 个辅助化疗周期。辅助化疗期间如睾丸血清肿瘤标记下降但影像学评估腹膜后淋巴结转移包块持续增大或再次进展，提示可能存在畸胎瘤成分而应尽快进行 RPLND；对于辅助化疗后腹膜后残余包块仍持续存在且直径 > 1cm 者也应行 RPLND。

5. **转移灶残余肿瘤的处理** 纯精原细胞瘤腹膜后转移者辅助化疗后即使存在残余包块，多为坏死淋巴结组织，极少需要手术处理。对于 NSGCT 而言，腹膜后转移灶残留组织 50% 为坏死组织，40% 为畸胎瘤，另 10% 为对一线化疗方案耐药的活性癌组织（50% 以上为卵黄囊成分），因此一旦残余病灶直径超过 1cm，应行 RPLND；如 RPND 后病理显示存在非畸胎瘤癌组织残余，应行挽救性化疗。

6. **睾丸生殖细胞肿瘤难治性状态或复发** 睾丸 GCT 复发指睾丸根治性切除术后并经辅助化疗和 / 或 RPLND，仍出现睾丸血清肿瘤标记持续或再次升高，亦或再次出现腹膜后可疑转移包块或原有转移病灶明显进展。对于出现难治状态或复发者，尤其是已行 RPLND 者，应行 4 个周期的挽救性化疗。挽救性化疗方案为 TIP 方案（紫杉醇，异环磷酰胺及顺铂）或 VeIP 方案（长春花碱，异环磷酰胺及顺铂），或 2~3 个周期的卡铂和依托泊苷的 HDCT（高剂量化疗方案）。一旦患者伴有脑转移并残留，或畸胎瘤伴体细胞恶性变，则预后均极差，但联合化疗及放疗或手术的综合治疗可延长患者寿命。

（二）手术治疗

1. **睾丸根治性切除术** 睾丸肿瘤一旦确诊应尽快行睾丸根治性切除术。手术经患侧腹股沟切口进入，暴露精索后，沿精索向阴囊游离，直至将睾丸从阴囊内游离至切口视野；沿精索向近心端游离精索至腹股沟内环深处后离断。一般要求游离精索至腹膜后间隙，以便将来行腹膜后淋巴结清扫术时能经腹腔完整切除整条精索及相关血管。

2. **腹膜后淋巴结清扫术（retroperitoneal lymph node dissection, RPLND）** 传统 RPLND 的范围为双侧腹膜后淋巴结清扫术，健侧边缘在健侧精索血管旁并保留精索血管，而患侧则切除精索血管；上至双侧肾动脉水平，下至双侧髂总血管（图 6-7-1）。由于该术式破坏范围太大并因双侧交感干受损后引起逆行射精导致生育障碍，目前建议行改良 RPLND。因右侧腹膜后淋巴引流至左侧，故右侧睾丸癌腹膜后淋巴结转移易往左侧发展，左侧则无此现象，因此右侧 RPLND 范围更多沿左侧延伸至左侧输尿管内侧（图 6-7-2）。

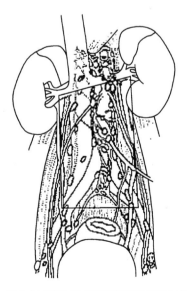

图 6-7-1 睾丸生殖细胞肿瘤双侧腹股沟淋巴结清扫术范围（黑线框内）

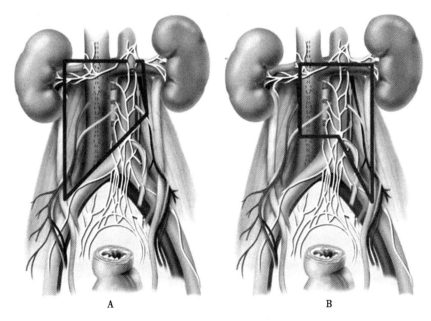

图 6-7-2　改良腹膜后淋巴结清扫术

A 为右侧睾丸生殖细胞肿瘤腹膜后清扫术范围；B 为左侧睾丸生殖细胞肿瘤腹膜后淋巴结清扫术范围

睾丸 GCT 出现腹膜后淋巴结转移时先行化疗还是 RPLND 一直存在争议。RPLND 主要针对腹膜后转移灶中可能存在对化放疗不敏感的畸胎瘤成分，因此对原发肿瘤含畸胎瘤成分或化疗后部分淋巴结转移无效或再次复发者均应考虑行 RPLND。对于腹膜后广泛淋巴结转移转移并融合成团块者应先行化疗，待病灶缩小至可切除状态再决定是否行 RPLND。

（三）睾丸 GCT 的化疗

如前所述，除畸胎瘤或极少卵黄囊瘤外，绝大多数睾丸生殖细胞肿瘤对以顺铂为基础的化疗极度敏感，这也是多数睾丸生殖细胞肿瘤能达到治愈的基本肿瘤生物学特征。本文所介绍的睾丸肿瘤化疗方案则以 2014 年《中国泌尿外科疾病诊断治疗指南》所颁布睾丸肿瘤化疗方案为标准。

1. 一线化疗方案

BEP 方案：即为博来霉素，依托泊苷和顺铂联合化疗方案。具体实施如下：顺铂 20mg/m²，第 1～5 天静脉滴注，依托泊苷 100mg/m² 第 1～5 天静脉滴注，博来霉素 30mg 第 2、9 及 16 天肌注，每三周重复一次为一周期，3～4 个周期。

EP 方案：顺铂 20mg/m² 第 1～5 天静脉滴注，依托泊苷 100mg/m² 第 1～5 天静脉滴注，每三周重复一次为一周期，4～6 个周期。

2. 二线化疗方案

睾丸肿瘤二线化疗方案多用于一线化疗方案失败者，这些化疗方案多因副作用较大而被列为二线化疗方案。这些化疗方案包括 VIP 方案、TIP 方案及 VelP 方案等（表 6-7-5）。

表 6-7-5　睾丸肿瘤常用的二线化疗方案

化疗方案组成	剂量和用法
VIP 方案	
顺铂（cisplatin）	20mg/(m²·d)，第 1～5 天
依托泊苷（rtoposide）	75～100mg/(m²·d)，第 1～5 天
异环磷酰胺（ifosfamide）	1.2g/(m²·d)，第 1～5 天
TIP 方案	
紫杉醇（paclitaxel）	250mg/(m²·d)，第 1 天，持续 24h 输注
异环磷酰胺（ifosfamide）	1.5g/(m²·d)，第 2～5 天
顺铂（cisplatin）	25mg/(m²·d)，第 2～5 天
VelP 方案	
长春花碱（vinblastine）	0.11mg/(kg·d)，第 1～2 天
异环磷酰胺（ifosfamide）	1.2g/(m²·d)，第 1～5 天
顺铂（cisplatin）	20mg/(m²·d)，第 1～5 天

（四）睾丸 GCT 的放射治疗

随着以顺铂为基础的化疗在临床中取得显著疗效，放疗的作用有所受限。对于保留睾丸的早期睾丸 GCT 部分切除者，患侧睾丸的放疗（18～

20Gy）有助于防止睾丸 GCT 的复发。目前对于先放疗还是先化疗主要取决于将来是否行 RPLND，对于精原细胞瘤，如果腹膜后低负荷转移（病灶直径 <2cm），标准范围的腹膜后放疗（25～35Gy dog-leg radiotherapy）即可达到几乎 100% 的总生存率；由于放疗后会给 RPLND 带来极大的困难，因此对于未来有可能行 RPLND 的患者（如原发灶含畸胎瘤成分或睾丸 NSGCT 腹膜后高负荷转移）不推荐放疗而多采用系统化疗，直至转移灶缩小至可切除范围时行 RPLND。辅助化疗且行 RPLND 后，如腹膜后肿瘤仍出现复发，挽救性放疗能延长患者的寿命，也是一种有效的姑息治疗。

（五）其他问题的处理

1. 睾丸 GCT 患者的生育问题 无论是腹膜后淋巴结清扫（因破坏交感神经链而造成逆行射精）、系统化疗（对睾丸生精细胞的破坏）和放疗，均可对睾丸生精功能造成很大影响而导致男性不育。因此对有生育要求的睾丸肿瘤患者而言，目前最为有效的手段是在开始治疗前前往具有精子库资格的医疗机构保留精子便于将来人工授精之用。

2. 对侧睾丸活检及监测 大约 5%～9% 的健侧睾丸会出现小管内生殖细胞瘤样增生（intra-tubular germ cell neoplasia, ITGCN），即所谓的原位癌，而且多见于有隐睾病史或睾丸部分萎缩者，因此对存在这类高风险因素时应在行睾丸根治性切除术同时行对侧睾丸活检。一旦确诊为 ITGCN，可行对侧睾丸切除术，或放疗（能部分保留内分泌功能），或密切监测。

3. 睾丸 GCT 患者治疗后的长期随访 随访重点为睾丸肿瘤标记的监测，腹膜后淋巴结及内脏器官的影像学监测。对于睾丸根治性切除术后并已完成相关辅助治疗的患者应进行密切监测，如每月复查血清肿瘤标记、每 3 个月复查腹部增强 CT 及胸部平扫 CT，随访直至腹膜后转移包块缩小至消失或直径 <1cm，方可适当延长随访时间。对于化疗后已行 RPLND 术患者，随访时间可适当延长，每 3 个月复查血清睾丸肿瘤标记及每 3～6 个月相关影像学检查直至术后 5 年。

（杨 勇 王 硕）

参 考 文 献

[1] Ferlay J, Soerjomataram I, Dikshit R, et al. Cancer incidence and mortality worldwide: sources, methods and major patterns in GLOBOCAN 2012. Int J Cancer, 2015, 136(5): E359-386.

[2] Znaor A, Lortet-Tieulent J, Jemal A, et al. International variations and trends in testicular cancer incidence and mortality. Eur Urol, 2014, 65(6): 1095-1106.

[3] Sonne SB, Kristensen DM, Novotny GW, et al. Testicular dysgenesis syndrome and the origin of carcinoma in situ testis. Int J Androl, 2008, 31(2): 275-287.

[4] Hemminki K, Chen B. Familial risks in testicular cancer as aetiological clues. Int J Androl, 2006, 29(1): 205-210.

[5] Moch H, Cubilla AL, Humphrey PA, et al. The 2016 WHO Classification of Tumours of the Urinary System and Male Genital Organs-Part A: Renal, Penile, and Testicular Tumours. Eur Urol, 2016, 70(1): 93-105.

[6] Cheng L, Albers P, Berney DM, et al. Testicular cancer. Nat Rev Dis Primers, 2018, 4(1): 29.

[7] Ulbright TM, Young RH, Scully RE. Trophoblastic tumors of the testis other than classic choriocarcinoma: "monophasic" choriocarcinoma and placental site trophoblastic tumor: a report of two cases. Am J Surg Pathol, 1997, 21(3): 282-288.

第八章 阴 茎 癌

第一节 阴茎癌的流行病学及病因

一、流行病学

阴茎癌（penile cancer）是较少见的男性泌尿生殖系统肿瘤，也是最常见的阴茎恶性肿瘤。阴茎癌的发病年龄据报告在欧美地区平均为60岁左右，70岁时发病率达到最高峰。近几年来在美国等发达地区患病率处于下降趋势，目前在所有男性恶性肿瘤中占0.4%～0.6%。我国的平均发病年龄为50岁左右，其中高峰为41～60岁。阴茎癌可发生于任何年龄，青年人不常发病，中老年发病率增高，普遍认为年龄每增加10岁发病率就有一次升高。

由于地理位置、宗教信仰、经济状况及卫生习惯的不同，阴茎癌的发病率存在显著差异。在欧美等发达国家阴茎癌较为罕见，其发病率在男性中不足1/10万。亚洲、南美洲及非洲的发病率相对较高，占男性恶性肿瘤的10%～20%。部分地区男性则几乎没有阴茎癌发生，这与宗教信仰在新生儿出生后即行包皮割礼有关。我国的阴茎癌发病率在建国初期较高，1955年有报道称我国阴茎癌占全部肿瘤的11.5%，随着时代的变迁、经济的发展及卫生习惯的改善，我国阴茎癌发病率呈下降趋势。顾方六等报道从1950年开始到1970年，我国阴茎癌发病率约每10年递减10%，根据上海地区近年统计数据，我国城市男性居民阴茎癌发病率已降至发达国家水平，而更大规模的流行病学调查目前国内尚无报道。

阴茎癌的早期诊断尤其重要，因为其手术治疗可导致阴茎外形破坏，功能丧失并影响生活质量。而且阴茎癌一旦发生淋巴结转移，患者的生存时间将大幅度减少（无淋巴结转移者5年生存率85%左右，有腹股沟淋巴结转移者5年生存率29%～40%左右，而盆腔淋巴结转移者生存率更低）。

二、病因

阴茎癌的发病原因目前还不是十分清楚，经过国内外学者多年来的大量研究，认为其发病主要与一些危险因素相关。目前公认包茎（phimosis）、包皮过长（redundant prepuce）、会阴部卫生习惯不良是阴茎癌发生的危险因素。研究显示阴茎癌患者中伴有包皮过长的比例约为44%～85%。包茎、包皮过长等病史可以使包皮垢和传播疾病的阴道分泌物留在包皮与龟头之间，容易产生慢性炎症长期刺激包皮和龟头，从而诱发上皮癌变的发生。许多其他阴茎病变也可能与阴茎癌发病相关，例如龟头炎、阴茎白斑、阴茎裂伤、尿道狭窄、吸烟等。早期行包皮环切术可以显著降低阴茎癌的发病率，如前所述，信仰伊斯兰教和犹太教的民族在幼儿时期就行包皮环切术，其阴茎癌非常罕见。相关统计数据表明，成年后行包皮环切术对阴茎癌发病率无明显影响。另有学者认为，良好的局部卫生清洁也可以有效地降低阴茎癌的发病率，日本人不常做包皮手术，但比较重视生殖器卫生，阴茎癌发病率也很低。

不洁性交、多性伴侣、性传播性疾病也是阴茎癌发病危险因素。研究表明，人类乳头瘤病毒（HPV）与阴茎癌的发病有密切关系，感染HPV是阴茎癌发生的重要诱因。于阴茎癌标本中检测HPV的阳性发现率约为30%～90%，若使用PCR的方法则阳性率在40%～45%之间，其中HPV16和HPV18为最常见的HPV感染类型。HPV感染和不同病理亚型的阴茎癌也有一定相关性。原位癌和浸润性癌的中60%～75%可见HPV16和HPV18感染。阴茎Buschke-Lowenstein瘤和湿疣样癌这类低危类型可以和HPV6和HPV11相关。

疣状癌往往和 HPV 感染关系不密切。据称 HPV 感染后的细胞中可以发现病毒基因 E6 和 E7 高表达，这些病毒基因可能可以通过与 Rb/E2F 或 P53 等信号通路相互作用影响细胞分化和增殖进而导致肿瘤发生。不同的病因导致的同一类型癌症往往会出现生物学行为的不同，阴茎癌也是如此。关于 HPV 感染的阴茎癌患者的预后有多篇研究涉及，目前尚未得到统一的结论，有研究提示 HPV 感染不影响预后，有研究提示 HPV 感染的阴茎癌患者预后更好，这些研究均因病例数的限制很难得到高证据等级的结论。这一方面最可信的结果来自于系统综述和 Meta 分析。在一篇纳入 20 个研究 649 例患者的系统综述中提到，HPV 阳性患者的预后更好，疾病特异性生存的 HR 达到 0.61，但是对总生存时间影响不大。

值得注意的是，阴茎癌患者的性伴侣的宫颈癌发病危险性是正常人的 3～8 倍，而宫颈癌中 HPV-DNA 的发现率高达 90%～100%。据称，HPV 疫苗可有效预防宫颈癌的发生。由于 HPV 感染在阴茎癌中的重要地位，如果宫颈癌通过 HPV 疫苗预防的方法可以复制，则可以预测每年约有 7 000 名男性患者可通过根治 HPV16/18 感染而预防阴茎癌。

阴茎癌还有一些其他病因。HIV（艾滋病）感染可提高阴茎癌风险 8 倍。经过光化疗，即接受紫外线 A 照射的患者阴茎癌的发病率可比正常人群提高数百倍。免疫系统受损时，如器官移植患者使用免疫抑制剂，亦可使阴茎癌发病率升高。

第二节 阴茎癌的病理及其临床分期

一、病理

阴茎癌多从阴茎头、冠状沟及包皮内板发生。阴茎癌由阴茎癌前病变进展而来，鲍恩病、红斑增生病和鲍恩样丘疹是临床常见的癌前病变，统称为阴茎上皮内病变（PIN）。其中，红斑增生病进展为阴茎癌较为常见，约 30% 最终发展成阴茎癌。长期患鲍恩样丘疹病可能转化为鲍恩病或红斑增生病，但鲍恩样丘疹最终进展为阴茎癌的比率不到 1%。硬化性苔藓也可能是男性阴茎癌的危险因素之一。高达 20% 的阴茎癌患者曾患有硬化性苔藓，尤其是非 HPV 相关性阴茎癌。

大多数阴茎癌为鳞状细胞癌，约占所有阴茎癌的 50%～60%，余下的病例类型包括基底细胞癌（4%～10%），疣状癌（7%），湿疣样癌（7%），乳头状癌（5%～15%），肉瘤样癌（1%～4%），腺鳞癌，隧道型癌，假性增生样癌等。其中疣状癌，乳头状癌，隧道型癌和假性增生样癌预后良好，这些病理类型极少转移。而腺鳞癌，基底细胞癌，肉瘤样癌预后差，易于快速转移。

从肿瘤形态上可分为原位癌、乳头状癌和浸润癌。原位癌常位于阴茎头和冠状沟，呈边界清楚的红色斑块状突起，有脱屑糜烂，生长缓慢或数年不变，镜下见癌细胞限于上皮，基底膜完整与正常组织分界清楚，其表皮增厚。乳头状癌常位于包皮内板、冠状沟和阴茎头，呈乳头状或菜花状突起，伴有脓性分泌物和恶臭，质脆易出血，一般较局限，淋巴结转移较少。浸润癌以冠状沟多见，呈湿疹样，有硬块状基底，中央有溃疡，伴脓性或血性渗出液，也有人称其为溃疡型癌。晚期病例肿瘤可突破阴茎筋膜（Buck's fascia）侵犯海绵体。

大约有一半的阴茎癌位于龟头，20% 在包皮上，20% 同时发生在龟头和包皮，其余的发生在阴茎体。有时会出现多个病灶。从首次发现病灶到治疗开始常有 8 个月到 1 年不等，原因可能与阴茎病灶被误诊为感染而接受不适当的治疗有关。包皮过长的男性因很少进行龟头检查，有时直到原发病灶侵犯阴茎包皮或因相伴感染引起恶臭才被发现。阴茎癌有 20%～30% 病例经淋巴转移，早期容易转移到腹股沟浅、深淋巴结，偶有转移至髂外淋巴结。一般腹股沟淋巴结发生转移，则髂淋巴结转移率约为 20%。远处转移较少，一般在已有淋巴结转移或局部病灶治疗后才发现。

与预后有关的病理因素：①累及的淋巴结数目：单侧腹股沟区淋巴结阳性数目超过 2 个，则对侧腹股沟区以及同侧盆腔淋巴结累及的概率增加。累及的淋巴结数目和淋巴结阳性率可影响总生存率。②肿瘤基底浸润：阴茎癌浸润类型分为插入型浸润和推挤型浸润，其中插入型浸润与淋巴结转移风险高相关。③肿瘤侵犯深度：有研究报道肿瘤厚度低于 5mm 则转移的危险性低，肿瘤浸润越深则淋巴结转移的危险通常越大。同理，浸润越深，则肿瘤组织学分级越高。累及阴茎海绵体的肿瘤比仅累及尿道海绵体的肿瘤淋巴转移风险更高。④切缘：切缘阳性是阴茎鳞癌的不良预后因素。⑤脉管侵犯：淋巴管或血管侵犯是阴茎癌不良预后因素。血管瘤栓提示更高的肿瘤分期，而且与阴茎海绵体和尿道海绵体中的特殊勃起血管结构累及相关。

近年阴茎癌分子病理学研究也有一定进展。*P53* 基因的突变和阴茎癌的预后密切相关，据称 HPV 病毒产物 E6 与 P53 的寡聚区结合可导致 P53 降解，从而导致细胞周期紊乱、细胞去分化以及凋亡逃逸。P53 的免疫组化结果是淋巴结转移的预测因素，P53 阴性的患者有更长的 5 年和 10 年生存时间。p16^{INK4A}-cyclin D-retinoblastoma 通路在阴茎癌中也发挥了重要作用，研究显示 p16^{INK4A} 在阴茎癌中的表达率较高，而其下游基因 retinoblastoma 又是 HPV 病毒蛋白 E7 的一个作用靶点，p16^{INK4A} 的表达变化将影响阴茎癌的恶性程度。62% 进展期阴茎癌存在 p16 缺失，其可能还与淋巴结转移及预后相关。DNA 拷贝数变化在阴茎癌中也有一定预测意义，低的拷贝数变化预示预后不良，其中 8q24 的基因变异发挥了重要的作用。端粒酶活性在阴茎癌中会有所升高，据称其将导致肿瘤细胞逃脱程序性死亡。DNA 甲基化研究在阴茎癌中也有一定成果，例如 CDKN2A 的 CpG 岛甲基化状态可通过影响肿瘤抑制蛋白（p16^{INK4A} 和 p14^{ARF}）影响阴茎癌恶性程度。

阴茎鳞状细胞癌在病理学上包括两种分级系统，即 Broders 分级系统和 Maiche 分级系统（表 6-8-1、表 6-8-2）。

二、临床分期

阴茎癌的准确分期与治疗方案的选择及预后直接相关，目前有多种分期系统，如 Jackson 分期法（1966）、Murrell 和 Williama 分期法、TNM 分期法。美国癌症联合委员会（AJCC）和国际抗癌联盟（UICC）的 TNM 分期系统是使用最普遍的分期方法。目前最广泛使用的是 2017 年发布的 AJCC 第 8 版分期系统（表 6-8-3，表 6-8-4）。

表 6-8-1 阴茎鳞状细胞癌 Broders 分级

分级	组织学特征
1，高分化	明显的细胞间桥
	明显的角化珠形成
	细胞核轻度异形
	核分裂象少
2/3，中分化	偶见细胞间桥
	少数角化珠
	细胞核中度异形
	核分裂象增多
4，低分化	细胞核明显多形性
	大量核分裂象
	肿瘤坏死
	无角化珠

表 6-8-2 阴茎鳞状细胞癌 Maiche 分级

角化程度	0 分：无角化珠。角化细胞 <25%
	1 分：无角化珠。角化细胞 25%～50%
	2 分：不完整的角化珠或角化细胞占 50%～75%
	3 分：角化珠形成或角化细胞 >75%
核分裂象（每高倍视野）	0 分：≥10 个核分裂象
	1 分：6～9 个核分裂象
	2 分：3～5 个核分裂象
	3 分：0～2 个核分裂象
细胞非典型增生	0 分：所有细胞非典型增生
	1 分：多数非典型细胞 / 每高倍视野
	2 分：中等量非典型细胞 / 每高倍视野
	3 分：少数非典型细胞 / 每高倍视野
炎细胞渗出	0 分：无炎细胞出现
	1 分：炎细胞（淋巴细胞）出现
细胞分化 1 级	8～10 分
细胞分化 2 级	5～7 分
细胞分化 3 级	3～4 分
细胞分化 4 级	0～2 分

表 6-8-3　2017 年 UICC/AJCC 阴茎癌 TNM 分期

原发肿瘤（T 分期）

Tx	原发肿瘤不能评估
T_0	未发现原发肿瘤
Tis	原位癌
Ta	疣状非浸润性癌
T_1	肿瘤侵犯上皮下结缔组织
	T_{1a}：肿瘤没有脉管侵犯且分化良好（$T_1G_{1\sim2}$）
	T_{1b}：肿瘤伴有脉管侵犯或分化较差（$T_1G_{3\sim4}$）
T_2	肿瘤侵犯尿道海绵体，无论侵犯尿道
T_3	肿瘤侵犯阴茎海绵体，无论侵犯尿道
T_4	肿瘤侵犯其他邻近结构

区域淋巴结临床分期（N 分期）

Nx	局部淋巴结不能评估
N_0	未发现局部淋巴结转移
N_1	单个表浅腹股沟淋巴结转移
N_2	多个或双侧表浅腹股沟淋巴结转移
N_3	腹股沟深层或盆腔淋巴结转移，单侧或双侧

远处转移（M 分期）

M_0	无远处转移
M_1	有远处转移

区域淋巴结病理分期（pN 分期）

pNx	局部淋巴结不能评估
pN_0	未发现局部淋巴结转移
pN_1	1～2 个单侧腹股沟淋巴结转移
pN_2	大于 2 个单侧或双侧表浅腹股沟淋巴结转移
pN_3	盆腔淋巴结转移或单侧或双侧腹股沟淋巴结外侵犯

表 6-8-4　UICC/AJCC 第 8 版阴茎癌分期系统

	T	N	M
0	Tis, Ta	N_0	M_0
I	T_{1a}	N_0	M_0
IIA	T_{1b}, T_2	N_0	M_0
IIB	T_3	N_0	M_0
IIIA	T_1, T_2, T_3	N_1	M_0
IIIB	T_1, T_2, T_3	N_2	M_0
IV	T_4	任何 N	M_0
	任何 T	N_3	M_0
	任何 T	任何 N	M_1

第三节　阴茎癌的手术处理

手术切除目前仍是治疗阴茎癌原发病灶的"金标准"。随着外科手术技术进步、激光技术、冷冻治疗和近距离放疗技术的广泛应用，现代逐渐成为主流治疗的重点是对机体侵袭最少、尽量保留原有功能的治疗方式。外科手术切除前须进行肿瘤的准确分期和分级，明确肿瘤的浸润范围及所属淋巴结有无转移，然后针对原发病灶、区域淋巴结以及转移病灶分别选取最合适的治疗方案。

一、局部病变切除

T_1 期以前的肿瘤即原发病灶局限于包皮和龟头局限区域的早期小肿瘤，无深部浸润，无淋巴结转移，无论是选择手术、激光技术、应用外用化疗药物、冷冻治疗或近距离放疗技术，所有的阴茎癌都应该进行包皮环切。T_1 期分化良好、无淋巴血管侵犯的肿瘤，依从性高可接受严密随访的患者亦可选择保留阴茎的治疗。复发的阴茎肿瘤如果范围局限没有侵犯海绵体可再次选择保留阴茎的治疗。原位癌患者可选择局部切除、外用化疗药 5-Fu 霜、激光技术、冷冻治疗和近距离放疗。颗粒状局部病变行局部广泛切除必须保证皮肤和肿瘤基底切缘阴性。龟头局限病灶切除时会有严重出血情况，务必在缝合关闭海绵体和皮肤缺损后再行松开止血带。阴茎癌仅行包皮环切术的患者，术后肿瘤复发率高达 50%，因此但凡选择保留阴茎治疗的患者均需术后要严密观察随访。

二、阴茎部分切除术

T_1 期分化较差的肿瘤、T_2 期肿瘤局限于阴茎头部附近，无淋巴结转移，可以考虑行阴茎部分切除术（penile partial resection）。阴茎部分切除术是最常用的手术方式，具有手术创伤较小、操作简单、疗效确切等优点，术后能保留部分性功能、站立排尿，也是患者最容易接受的手术方式。肿瘤病灶局限于龟头的患者可选择行龟头切除术，在冠状沟距龟头近心端 5mm 处做一环形切口，游离阴茎干直至肉膜，暴露神经血管束，尽量保留足够长的尿道，将残留的阴茎头端修剪成新龟头后进行尿道重建。龟头切除术在性功能与尿控方面相较于传统方法优势明显。当病灶侵犯阴茎海绵体时需要行阴茎部分切除，该术式必须切除肿瘤近端2cm以上的正常组织；确认阴茎断端无淋巴管或静脉癌栓且无肿瘤浸润；阴茎残留至少2cm以上；无肿瘤侵犯的尿道残端要比阴茎残端长1cm以上，残留的阴茎体长度决定着术后尿控、性功能恢复以及起到减少心理创伤等作用。阴茎部分切除术可采用莫氏显微外科切除术（Mohs micrographic surgery），一种采用多层薄片切除送检直至达到安全切缘的技术，用于尽可能地多保留正常组织。对于具备施行阴茎部分切除术患者，手术的疗效是确切的。其最常见的术后并发症为尿道外口狭窄，其次为阴茎残端肿瘤复发。据统计，局部肿瘤复发率为6%，5年生存率达90%以上，10年生存率为78.6%。另有报道，阴茎部分切除术后5年内有11%~20%发生淋巴结转移，应密切随访。

　　手术步骤：患者麻醉后常规消毒铺巾。应用标本袋或手套隔离肿瘤，阴茎根部扎止血带。

　　标记切除部位后环行切开阴茎皮肤至阴茎筋膜。分离出阴茎背浅静脉并在近端结扎并离断。接着分离、结扎并离断阴茎背深静脉、阴茎背动脉。分离出尿道海绵体，在标记切除部位剪开尿道海绵体及阴茎海绵体间的白膜，接着向阴茎远端分离尿道并在距标记切除部位阴茎海绵体断面的1.5cm处离断尿道。尿道残端置入F18导尿管后切断阴茎海绵体上。应用7号丝线贯穿两侧阴茎白膜和中隔来间断缝合阴茎海绵体残端。缝合确实后松开阴茎根部止血带，如有出血，继续补充缝合。0号丝线间断缝合阴茎残端肉膜，4-0可吸收线间断缝合阴茎残端皮肤。将尿道断端背侧剪开5mm，随后用4-0可吸收线将尿道外口与皮缘外翻缝合，完成尿道外口重建后尿道口以凡士林纱条保护，包扎伤口，术毕。

三、阴茎全切除术

　　T$_2$期以上的阴茎肿瘤、阴茎部分切除术后残端肿瘤复发或发生于阴茎体的恶性程度较高的阴茎肿瘤应行阴茎全切除术（total penectomy）和会阴尿道重建术。T$_2$期阴茎肿瘤行部分切除后阴茎残端过短影响站立排尿也可考虑行阴茎全切除术和会阴尿道重建。N$_2$、N$_3$期的阴茎癌可

以先行新辅助化疗和放疗，待条件许可再行手术切除。对于T$_4$期阴茎癌如有条件，可先行新辅助放疗和化疗，随后行挽救性手术切除。当阴囊受到累及时（T$_4$期），阴茎全切除术应和阴囊睾丸切除术同时进行。阴茎全切除术术后最常见的并发症为局部肿瘤复发和会阴部尿道造瘘口狭窄，Delela提出将周围皮瓣植入尿道外口的内侧面，以防止术后尿道外口收缩引起的狭窄。部分患者术后希望进行阴茎重建。阴茎重建术分为仅再造阴茎的会阴部再造及再造阴茎和尿道的桡动脉阴茎再造术两种。阴茎重建术最主要的并发症是瘘管形成和供体处的瘢痕形成。术前无淋巴结转移的病例，即使是进展性肿瘤，术后长期疗效较好，5年生存率可达70%~80%。

　　手术步骤：患者麻醉后常规消毒铺巾。应用标本袋或手套隔离肿瘤。环绕阴茎根部作梭形皮肤切口，上端达耻骨上，下端环绕阴茎根部。打开阴茎悬韧带，分离、结扎并离断阴茎背浅静脉、背深静脉、背动脉与神经，直至阴茎海绵体分叉处。分离尿道海绵体，距肿瘤边缘2cm处横断尿道海绵体，尿道保留的长度应既要满足肿瘤完整切除又要满足会阴部无张力造口。尿道残端置入F18导尿管后将近端尿道海绵体向阴茎海绵体分叉处分离，需打断球海绵体肌，避免损伤尿道海绵体白膜。完全游离阴茎海绵体至阴茎脚处依次上两把止血钳，离断阴茎海绵体后7号丝线间断合残端。肛门与阴囊根部的中点作一长径1~1.5cm切口，由该切口向尿道海绵体根部分离出一条隧道，将尿道海绵体由小切口引出，确保无成角后剪去多余尿道海绵体，剪开尿道残端形成上下两瓣，4-0可吸收线将尿道黏膜外翻与会阴皮缘缝合。0号丝线间断关闭阴囊皮下组织，缩小创面。将阴囊切缘中点与耻骨上切口中点对位缝合后倒V形4-0可吸收线缝合切口，留置皮下负压球引流，尿道口以凡士林纱条保护，包扎伤口，术毕。

第四节　腹股沟淋巴结清扫指征及范围

　　淋巴系统是阴茎癌转移的主要途径，进展为局部晚期病变才容易出现血行播散。阴茎淋巴回

流分为浅深两组：浅组收集包皮、阴茎皮肤、皮下组织以及阴茎筋膜的淋巴液，与阴茎背浅静脉伴汇入腹股沟浅层淋巴结；深组收集阴茎头、海绵体的淋巴液，与阴茎背深静脉伴行汇入腹股沟深部淋巴结。腹股沟区淋巴引流经位于股管的淋巴管（包含 Cloquet 淋巴结）汇入髂血管淋巴结。无区域淋巴结转移时患者五年生存率可达 90% 以上，出现多个腹股沟淋巴结转移时五年生存率迅速降低至 50% 以下，所以区域淋巴结有无转移、能否根治切除，直接影响治疗的彻底性，是影响生存率的决定因素。因此阴茎癌原发灶切除后，确定区域淋巴结清除术的手术指征成为关键性问题，多年来各持不同见解。

一、腹股沟淋巴结清扫指征

阴茎癌患者就诊时有 50% 可触及腹股沟肿大淋巴结，其中 30%～60% 组织学证实已有淋巴结转移。阴茎癌常伴有局部感染，所以相当一部患者初诊时的肿大淋巴结为原发病灶相关的炎性肿大，可采取先进行细针穿刺抽吸细胞学检查，若无淋巴结转移则在治疗原发病灶同时给予 4～6 周抗感染治疗后肿大即可缓解。因此有学者提出即使腹股沟淋巴结肿大也不主张一律行腹股沟淋巴结清扫（inguinal lymph node dissection）。有研究显示原发病灶切除 1 个月内常规行预防性淋巴结清扫可以提高患者的无瘤生存率。因此，目前推荐以下情况下进行腹股沟淋巴结清扫术：①原发病灶切除后连续应用 4 周抗生素，腹股沟仍可触及肿大固定淋巴结；②组织学或细胞学证实有转移；③有阴茎癌病史，腹股沟又出现肿大淋巴结；④原发肿瘤已侵及海绵体，肿瘤细胞低分化；⑤Ⅱ期肿瘤，临床或影像学检查有淋巴结转移；⑥因各种原因须行姑息性手术；⑦原发肿瘤切除后不能定期随访。

二、腹股沟淋巴结清扫范围

由于阴茎淋巴交叉引流的特殊性，至少有 50% 的转移是双侧的，因此手术常规需要行双侧腹股沟区淋巴结清扫。腹股沟淋巴结清扫术规范的手术范围：上缘达股三角顶端下 2～3cm 平面，外缘缝匠肌外侧缘，内侧缘腹股沟韧带内孔（皮下环）垂直线（阔筋膜内缘水平）。腹股沟深、浅淋巴结（包括股管淋巴结及耻骨上脂肪垫）均需清除，为了清除大隐静脉与股静脉之间的淋巴结及软组织，有时需做大隐静脉切除。髂血管淋巴清扫术用于存在腹股沟淋巴结转移但髂血管淋巴结临床及影像学评估未见转移的患者，髂血管淋巴结术的手术范围：主动脉分叉以下盆筋膜、髂总动脉和髂外血管鞘及周围淋巴脂肪组织。淋巴结清扫术的并发症按时间分为早期和晚期并发症，按严重程度分为轻微和严重并发症。早期并发症包括：皮缘坏死、血肿、淋巴漏、感染、下肢静脉血栓；晚期并发症包括：淋巴囊肿、会阴下肢肿胀、神经麻木。严重并发症包括：败血症、蜂窝织炎、需要引流的血肿、影响活动的水肿、皮瓣坏死、死亡。

手术步骤：患者麻醉后，摆好体位，常规消毒铺巾。首先在患者体表定位清扫范围，髂前上棘和同侧耻骨结节连线为上界，髂前上棘竖直向下划线 20cm 为外侧界，耻骨结节竖直向下划线 15cm 为内侧界，下界为内、外界下缘连线。腹股沟韧带下方 1cm 开始沿股血管表面皮肤作纵行切口长约 15cm，逐步切开至浅筋膜，沿浅筋膜分离皮瓣至上述体表界限。腹股沟韧带上方 1cm 处垂直深切至腹外斜肌腱膜，两侧达髂前上棘和腹股沟管外环口内上方。外侧从髂前上棘开始向下沿缝匠肌外侧缘切开深筋膜直至肌膜。于体表定位下界水平切开的淋巴脂肪组织，注意辨识、缝扎并切断内侧的大隐静脉。于体表定位内侧由下而上沿长收肌内侧缘切开浅层淋巴脂肪组织直至肌膜，注意注意辨识、缝扎并切断大隐静脉分支。在清扫野内上处游离保护精索。分离并切开精索旁脂肪组织外侧缘的肌膜与深部的缝匠肌、长收肌分离达股血管鞘。从股三角尖部沿股动脉表面由下而上打开股血管鞘，并由外向内侧逐步显露股静脉。游离 1.5cm 以上的大隐静脉并于根部缝扎并切断。切断大隐静脉后标本仅残留股管处相连，于股沟韧带处结扎切断取下标本。Cloquet 淋巴结：向腹股沟韧带下游离 2cm 取出股管内脂肪组织，可单独送冰冻，取出后需关闭股管。创面止血后于最低点留置负压引流球。0 号线间断关闭切口皮下脂肪，4-0 可吸收线间断缝合切口皮肤，包扎伤口，术毕。护理过程中需要注意创面皮片贴合情况，保证负压引流不漏气。

第五节 化 疗

阴茎癌多为鳞状细胞癌,对化疗药物多不敏感,因此化疗一般用于局部晚期或者晚期阴茎癌,且多用为辅助治疗和联合治疗。辅助化疗应用范围较广,常用的药物有:氟尿嘧啶、环磷酰胺、紫杉醇、顺铂等。辅助治疗对于腹股沟或者盆腔淋巴清扫术后复发高危的患者是可选择的手段,但目前证据水平较低(C 级)。双侧腹股沟淋巴结转移,盆腔淋巴结转移,转移淋巴结大于 4cm,淋巴结外侵犯均为复发高危因素。尽管目前证据等级较低,很多学者仍然建议进行强调这类患者进行多学科的联合治疗,即化疗、放疗和根治性手术的联合应用,其疗效远高于单一疗法。辅助治疗方案的选择应该基于治疗者的经验和患者的知情情况。有研究报道了阴茎癌患者接受 12 周 VBM 每周方案辅助化疗的情况。接受辅助化疗的患者(25 例)长期(大于 5 年)无瘤生存率是 84%,而未接受化疗的患者(38 例)是 38%。目前国际上常用的化疗方案参考的是新辅助的化疗方案 TIP(紫杉醇＋异环磷酰胺＋顺铂)化疗方案,一般给予 4 个疗程。

对于伴有腹股沟淋巴结转移的阴茎癌,近年来很多学者提出了新辅助化疗的概念,新辅助化疗的含义是在明确的局部治疗前的细胞减量化学治疗,也有解释为局部治疗前的全身化学治疗。新辅助化疗可减少原发肿瘤的肿瘤负荷,使随后进行的局部手术治疗更有可能获得成功。新辅助化疗能够控制原本通过局部治疗所不能控制的病灶。通过术前减少癌细胞的数量,可相应减少手术过程中的血源播散和局部种植的发生率。患者若有大块的腹股沟或盆腔转移淋巴结,推荐选用含有顺铂的 TIP 化疗方案。一般术前给予 4 个疗程化疗。博来霉素因有较强的毒副作用而不推荐选用。而 EUA 阴茎癌指南建议对淋巴清扫术后复发的患者或转移灶固定的患者给予新辅助化疗。

对于已有远处转移不可手术的患者,以顺铂为主的多药联合化疗仍然是标准的治疗,推荐使用 TIP 化疗方案。肿瘤进展期病例中,基于顺铂的疗法比无顺铂疗法的疗效更好,且紫杉醇类化疗药物可以增强疗效。单一应用紫杉醇的二线方案可有 30% 的反应率。

第六节 放 疗

放射治疗是阴茎癌的传统治疗方法之一,适用于 T_1～T_2 期肿瘤直径小于 4cm 的肿瘤,5 年生存率与外科手术接近。放疗可以使阴茎完整保留,保留了部分排尿功能和性功能,大大改善了患者(尤其是年轻患者)的生活质量。

阴茎原发灶外放射治疗有效率为 70%～90%,即使失败,随后进行的根治性切除术也可以达到局部控制的目的,外放疗的剂量为 60Gy,放疗常见的并发症为尿道狭窄(20%～30%)和龟头坏死(10%～20%)。

近距离放疗也是一种结果令人鼓舞的保留阴茎的方法。一项来自多伦多和渥太华的报道描述了采用 60Gy 连续低剂量或者脉冲式瘤内放疗的治疗方法治疗全厚度阴茎病灶。十年中的肿瘤特异性存活率达到了 83.6%。67 例中有 10 例需要进行阴茎切除术,其中局部复发 8 例和组织坏死 2 例。尿道狭窄的发生率为 9%。

新辅助放疗作为一种局部晚期阴茎癌的治疗选择,在最新的各种指南和建议中,均未积极推荐对晚期阴茎癌患者手术前给予新辅助放疗,近年来的资料显示,治疗性淋巴结清扫术后并发症发生率为 30%～70%。对此专家的普遍共识是新辅助放疗可能会增加本来已经很高的术后并发症发生率,因此不加以推荐。

在腹股沟淋巴结清扫术后进行腹股沟区和髂外区放疗可以减少高危患者治疗失败的风险。尽管会增加局部并发症同时临床随访较困难,对于腹股沟淋巴结广泛转移或术后发现淋巴结外侵犯的患者可以考虑辅助放疗。

对于晚期肿瘤已无手术机会的患者,可行姑息性放射治疗,控制病变发展,缓解症状减轻痛苦,但是若患者已经出现恶病质、广泛转移、腹腔淋巴结转移并腹水、腹股沟有较大溃疡易引起大血管损伤出血的不建议行放射治疗。

第七节 随访及预后

一、随访

原发灶局部复发率会因为治疗手段的不同而有较大差异。阴茎部分切除术的局部复发率为4%~5%，而保守治疗的复发率则可达27%。大部分阴茎癌（74%）复发发生于首次治疗后2年内。66%的局部复发，86%的区域淋巴结复发和100%的远处转移均发生于术后2年内。大约有92%的阴茎癌复发发生于治疗后的5年内。因此规范的随访对于提高生存率至关重要，2年内需要进行密集随访建议每3个月一次，2~5年仍需要进行随访，但可以降低随访密度。没有淋巴结转移的患者每次复查主要进行阴茎和腹股沟的体格检查。淋巴结转移后进行淋巴结清扫的患者需要每3个月进行一次盆腔CT或者MR的扫描（表6-8-5）。

二、预后

阴茎癌是早期治疗预后较好的恶性肿瘤。有报道称，阴茎癌5年生存率为84%。手术或放疗的早期治愈率达70%~80%。但若发展到晚期，尤其是伴有区域淋巴结转移，则治愈率明显下降，5年生存率仅为20%~30%。阴茎癌如不治疗，一般2年内死亡。阴茎癌的自然病程是渐进地侵犯阴茎体，而后通过淋巴管道扩散到腹股沟浅表及深淋巴结，并最终累及盆腔淋巴结。远处转移往往仅在淋巴结广泛受累的情况下出现。因此，淋巴结累及程度是预测阴茎癌生存率的重要指标。淋巴结转移是对临床上未触及肿大腹股沟淋巴结的患者（cN_0）进行随访后发现，有9%~21%的患者出现淋巴结转移。对原发肿瘤进行治疗后，有50%的患者于6个月内、77%于1年内和100%于2年内出现疾病进展。早期行双侧腹股沟淋巴结清扫术能够显著改善有腹股沟淋巴结微转移灶患者的预后。然而，有24%~87%的患者接受这种手术后出现各种并发症，致死率为3%。基于这种原因，对于75%~90%的无微转移灶的患者来说，腹股沟淋巴结清扫术可能是过度治疗。原发肿瘤的病理和分子特征可能有助于判断区域淋巴结受累情况。阴茎癌患者区域淋巴结受累情况与临床指标患者年龄，T分期，组织亚型，组织学分级，原发肿瘤浸润深度，HPV感染，P53或E-cadherin表达等相关。

第八节 展 望

肿瘤治疗已经进入了靶向治疗和免疫治疗时代。但是由于阴茎癌为罕见的肿瘤，临床研究数据较少。表皮生长因子受体几乎在所有阴茎鳞状细胞癌中表达，应用西妥昔单抗的抗EGFR靶向治疗也已取得一定成功。文献报道，阴茎癌PDL1的表达与预后相关，应用PD-1抑制剂如帕姆单抗也可能是一种很有希望的治疗方案。此外，病例报道成功应用小分子的酪氨酸激酶抑制剂控制肿瘤。

表6-8-5 2011年阴茎癌随访指南

病情程度	治疗方法	随访时间			检查方法	
		第1、2年	第3年	第4、5年	必要检查	可选检查
肿瘤原发灶	保留阴茎治疗	每2个月	每3个月	每6个月	查体/自我检查/QOL	
	阴茎部分/全切术	每4个月	每6个月	每年	查体/自我检查/QOL	
区域淋巴结	无肿大淋巴结	每2个月	每3个月	每6个月	查体/自我检查/QOL	随访中发现淋巴结肿大可行细胞学或病理活检
	LND（pN_0）	每4个月	每6个月	视具体情况	查体/自我检查/QOL	
	LND（pN+）	每2个月	每4个月	每6~12个月	查体/自我检查/QOL/CT/胸部X线	骨扫描（有相关症状）

LND：淋巴结清扫术，QOL：生活质量，CT：计算机体层扫描

（叶定伟）

参 考 文 献

[1] Misra S, Chaturvedi A, Misra NC. Penile carcinoma: a challenge for the developing world. Lancet Oncol, 2004, 5 (4): 240-247.

[2] Hakenberg OW, Comperat EM, Minhas S, et al. EAU guidelines on penile cancer: 2014 update. Eur Urol, 2015, 67 (1): 142-150.

[3] Heideman DA, Waterboer T, Pawlita M, et al. Human papillomavirus-16 is the predominant type etiologically involved in penile squamous cell carcinoma. J Clin Oncol, 2007, 25 (29): 4550-4556.

[4] Gunia S, Burger M, Hakenberg OW, et al. Inherent grading characteristics of individual pathologists contribute to clinically and prognostically relevant interobserver discordance concerning Broders' grading of penile squamous cell carcinomas. Urologia internationalis, 2013, 90 (2): 207-213.

[5] Pow-Sang MR, Ferreira U, Pow-Sang JM, et al. Epidemiology and natural history of penile cancer. Urology, 2010, 76 (2 Suppl 1): S2-6.

[6] Horenblas S. Lymphadenectomy for squamous cell carcinoma of the penis. Part 2: the role and technique of lymph node dissection. BJU international, 2001, 88 (5): 473-483.

[7] Bleeker MC, Heideman DA, Snijders PJ, et al. Penile cancer: epidemiology, pathogenesis and prevention. World journal of urology, 2009, 27 (2): 141-150.

[8] Langsenlehner T, Mayer R, Quehenberger F, et al. The role of radiation therapy after incomplete resection of penile cancer. Strahlentherapie und Onkologie: Organ der Deutschen Rontgengesellschaft, 2008, 184 (7): 359-363.

[9] Protzel C, Hakenberg OW. Chemotherapy in patients with penile carcinoma. Urologia internationalis, 2009, 82 (1): 1-7.

[10] Novara G, Galfano A, De Marco V, et al. Prognostic factors in squamous cell carcinoma of the penis. Nature clinical practice Urology, 2007, 4 (3): 140-146.

[11] Leijte JA, Kirrander P, Antonini N, et al. Recurrence patterns of squamous cell carcinoma of the penis: recommendations for follow-up based on a two-centre analysis of 700 patients. Eur Urol, 2008, 54 (1): 161-168.

[12] O'Brien JS, Perera M, Manning T, et al. Penile Cancer: Contemporary Lymph Node Management. The Journal of urology, 2017, 197 (6): 1387-1395.

[13] Amin MB, Edge SB, Greene F, et al. AJCC Cancer Staging Manual. 8th ed. New York: Springer International Publishing, 2017.

第七篇　良性前列腺增生

第一章 概 述

良性前列腺增生（benign prostatic hyperplasia，BPH）是引起中老年男性排尿障碍最为常见的一种良性疾病，多发生于50岁以上男性。该疾病的组织学表现主要为前列腺基质和/或腺体增生性改变。

前列腺增生可分为组织学前列腺增生和临床前列腺增生，前者通过尸检确定，可以表现为明显的前列腺体积增大，也可以仅表现为显微镜下的微小增生，可以伴有临床症状，也可以不伴有临床症状。而对于临床前列腺增生，国际良性前列腺增生咨询委员会建议其定义如下：良性前列腺增生症包括组织学上的前列腺间质和腺体成分的增生、解剖学上的前列腺增大、下尿路症状为主的临床症状以及尿动力学上的膀胱出口梗阻。

下尿路症状（lower urinary tract symptoms，LUTS）是中老年男性常见的临床症状，它可以在无BPE及BOO时出现。但BPE导致不同程度的BOO，是导致LUTS的最常见原因。

2012年EAU的BPH/男性LUTS/膀胱出口梗阻（BOO）指南工作组发布的新一版指南已经更名为LUTS指南［Guidelines on the Management of Male Lower Urinary Tract Symptoms（LUTS），incl. Benign Prostatic Obstruction（BPO）］，这标志着BPH治疗理念上的重大变革：在治疗上以指导医生解除患者痛苦为导向，将成为主流，同时研究者一致认为，良性前列腺增生是引起中老年男性下尿路症状原因中最为常见的一种疾病。而2018年EAU指南将BPH的治疗包含在男性非神经源性LUTS的治疗部分中，强调对LUTS的治疗除了对因治疗以外，还要重视对症治疗（图7-1-1）。

一、流行病学

组织学上BPH的发病率增加与年龄的增长成正相关，最初发病年龄通常在40岁以后，60岁

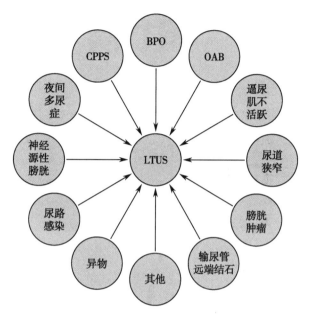

图7-1-1 下尿路症状的病因
良性前列腺增生（BPH）及其导致的BPE和BPO，是老年男性LUTS最常见的原因

时发病率大于50%，而80岁时更高达83%。同时，随着年龄的增长，排尿困难等症状发生率也随之上升。研究表明，组织学诊断BPH的男性中，大约有50%的患者有中度到重度下尿路症状。亚洲人可能较美洲人更容易产生中～重度下尿路相关症状。

二、病因学

BPH的发生必须同时具备两个重要条件：即年龄的增长以及有功能的睾丸。BPH发生的具体机制尚不明确，可能是由于上皮细胞和间质细胞的细胞增殖和细胞凋亡的平衡性被破坏而导致。影响这一平衡的相关因素可能有：雄激素及其与雌激素的相互作用、前列腺间质-腺上皮细胞的相互作用、生长因子、炎症细胞、神经递质及遗传因素等。

第二章 良性前列腺增生的临床进展性

BPH 为一种进展缓慢的良性前列腺疾病，其相关症状随着患者年龄的增加而进行性加重，并可能出现相应的并发症。

一、BPH 临床进展性的定义

不同的研究中，对 BPH 临床进展性的定义有所不同。一些研究者以单个指标等作为该研究中进展性的定义，包括前列腺体积增大、尿流率的下降、症状评分增加、血清前列腺特异抗原（prostate specific antigen，PSA）的升高和急性尿潴留的发生等指标。另一些研究者则以复合指标进行定义。目前较为公认的显示 BPH 发生临床进展的指标包括：下尿路症状加重而导致患者生活质量下降、最大尿流率进行性下降、急性尿潴留、反复血尿、复发性尿路感染以及肾功能损害等，患者接受外科手术治疗是 BPH 临床进展的终点。

二、临床进展性的评价指标

1. LUTS 症状加重 主要通过 IPSS 评分的方法来评价，随着年龄增加，I-PSS 评分逐年增加，年平均增幅为 0.29～2 分不等。

2. **最大尿流率进行性下降** 尿流率是评判 BPH 临床进展性的客观指标之一，但其对膀胱颈部出口梗阻的诊断缺乏特异性。在 Olmsted county 研究中，经过 6 年的随访，40 岁年龄段患者最大尿流率每年下降 1.3%；70 岁以上年龄段患者每年下降值达到 6.5%；所有年龄组患者的最大尿流率呈持续下降，平均每年下降达 2%。

3. **BPH 相关并发症的发生** 急性尿潴留、反复血尿、反复尿路感染、膀胱结石以及肾功能损害等为 BPH 进展中常见的并发症，其中急性尿潴留和肾功能损害为主要评价指标。

MTOPS 研究结果提示：在 BPH 导致的严重并发症包括肾功能不全、反复尿路感染、尿结石和尿失禁中，急性尿潴留发生率最高。急性尿潴留的发生是膀胱功能失代偿的主要表现，为 BPH 进展的一个重要事件。多项研究表明急性尿潴留累计发生风险为（6.8‰～12.3‰）/年。BPH 的临床进展与慢性肾功能不全之间存在着一定的关系。一项研究显示 BPH 患者的慢性肾功能不全发生率为 9%。

4. **BPH 手术治疗概率上升** 需接受手术治疗的风险加大、手术概率的升高是 BPH 的临床进展性的标志。

PLESS 相关研究结果显示：随访 4 年的安慰剂组中，7% 的患者发生急性尿潴留，10% 的患者需要接受外科手术治疗。急性尿潴留为进行手术治疗的首要原因。

三、BPH 临床进展的危险因素

目前支持 BPH 具有临床进展性最为有力的研究是 Olmsted County、ALTESS、PLESS 及 MTOPS 研究。众多的研究资料表明年龄、血清 PSA、前列腺体积、最大尿流率、残余尿量、IPSS、前列腺慢性炎症、代谢综合征及膀胱内前列腺突出程度等因素与 BPH 临床进展性相关。

1. **年龄** BPH 患者 AUR 及需要手术的发生率随着年龄的增加而升高。Olmsted County 研究发现 70～79 岁年龄段 AUR 的发生率比 40～49 岁年龄段高 7.9 倍。MTOPS 研究发现：安慰剂组中，年龄≥62 岁的 BPH 患者发生临床进展的可能性更大。

2. **血清 PSA** 血清 PSA 可预测前列腺体积的增加、最大尿流率的改变以及急性尿潴留发生的危险和需要手术的可能性。高血清 PSA 患者的 PV 增长更快；PLESS 研究显示：急性尿潴留的发生风险和手术需要随着血清 PSA 升高而增加，4 年后累计发生率从最低 PSA 水平（0.2～1.3ng/ml）

的 7.8% 上升至最高 PSA 水平（3.3～12.0ng/ml）的 19.9%。MTOPS 研究发现：血清 PSA≥1.6ng/ml 的 BPH 患者发生临床进展的可能性更大。

3. **前列腺体积** 前列腺体积（prostate volume）可预测 BPH 患者发生急性尿潴留的危险性和需要手术的可能性。PLESS 研究发现 BPH 患者急性尿潴留的发生风险和手术需要随着前列腺体积的增大而增加，4 年后累积发生率从最小前列腺体积组（14～41ml）的 8.9% 上升至最大前列腺体积组（58～150ml）的 22%。Olmsted County 研究发现前列腺体积≥30ml 的 BPH 患者发生急性尿潴留的可能性是前列腺体积＜30ml 的 3 倍。MTOPS 研究证实前列腺体积≥31ml 的 BPH 患者发生临床进展的可能性更大。

4. **最大尿流率** MTOPS 研究发现最大尿流率（maximum flow rate）＜10.6ml/s 的 BPH 患者发生临床进展的可能性更大。另一研究表明，最大尿流率≤12ml/s 的 BPH 患者发生急性尿潴留的风险是最大尿流率＞12ml/s 者的 4 倍。国内学者也发现手术与非手术 BPH 患者的最大尿流率存在明显差异。

5. **残余尿量** MTOPS 研究发现：残余尿量（residual urine volume）≥39ml 的 BPH 患者发生临床进展的可能性更大。国内学者发现 BPH 患者出现肾积水的发生率随着残余尿量的增加而明显上升。

6. **症状评分** I-PSS＞7 分的 BPH 患者发生急性尿潴留的风险是 I-PSS＜7 分者的 4 倍。对于无急性尿潴留病史的 BPH 患者，储尿期症状评分及总的症状评分均有助于预测 BPH 患者接受手术治疗的风险。

7. **组织学炎症** MTOPS 研究发现安慰剂组中发生急性尿潴留的 BPH 患者均具有组织学炎症。REDUCE 研究显示伴有组织学炎症的 BPH 患者的 IPSS 评分显著升高。国内研究显示 BPH 患者组织学炎症的程度与血清 PSA 水平密切相关。

8. **代谢综合征** 代谢综合征（metabolic syndrome）是多种代谢成分异常聚集的病理状态，是一组复杂的代谢紊乱综合征。韩国延世大学医学院的一项研究显示：符合代谢综合征诊断条件越多的患者，其具一个以上 BPH 进展危险因素的风险增加，前列腺体积≥31ml 或残余尿量≥39ml 的比例明显增加，提示代谢综合征可能是 BPH 临床进展的危险因素之一。

9. **膀胱内前列腺突出度**（intravesical prostatic protrusion，IPP） 近年来的研究表明，经腹超声通过中线矢状面测量 IPP 可以预测急性尿潴留患者拔管失败的可能性。另有研究表明，IPP 超过 10mm 的 BPH 患者中，其前列腺体积、血清 PSA 值及残余尿量增加更显著，急性尿潴留发生率更高，因此，IPP 超过 10mm 的患者有可能从早期外科干预中受益。因此，IPP 可能成为一个新的 BPH 临床进展的危险因素。

此外，长期高血压（尤其是高舒张压）、前列腺移行带体积及移行带指数也可能与 BPH 的临床进展有关。尽管研究表明有多种因素可以预测 BPH 的临床进展，但目前得到多数研究支持、预测 BPH 临床进展的指标是年龄、PSA 及前列腺体积等。随着对 BPH 临床进展性的危险因素研究的日益完善，将使筛选出具有临床进展风险的 BPH 患者成为可能，以便适时进行临床干预。

第三章　良性前列腺增生的临床表现与诊断

一、临床表现和症状评分

良性前列腺增生所致的下尿路症状（LUTS）一般在 50 岁以后出现。LUTS 与梗阻程度、病变发展速度，以及是否存在感染、结石、肾功能损害等有关，与前列腺增生后的体积并不呈正比。LUTS 包含贮尿期症状，排尿期症状和排尿后症状，贮尿期症状包括尿频、尿急、夜尿增多和急迫性尿失禁等，排尿期症状包括排尿时尿线细、射程短、排尿中断、排尿后滴沥。排尿后症状包括尿不尽、残余尿增多。

我国近期的研究认为，LUTS 发病年龄呈年轻化发展趋势，40 岁以上的患者占 70%；LUTS 给患者的心理、工作和生活带来了沉重的负担；患者就诊的主要原因包括尿频（72%）、尿急（53%）、夜尿（48%）等储尿症状，且患者自身感觉储尿期症状的影响更严重；LUTS 患者中重度症状为主（IPSS：85%；OABSS：59%），反映出患者就诊意识低、就诊时间偏晚等问题。

良性前列腺增生患者治疗前后的疗效分析，需要有量化的指标。如前所述，国际前列腺症状评分（I-PSS）（表 7-3-1）是目前国际公认的判断良性前列腺增生患者下尿路症状严重程度的最佳手段。

I-PSS 可用于评价患者对治疗的反应性以及下尿路症状的进展情况，但不能用于确诊良性前列腺增生，这是因为当存在其他疾病时，比如下尿路感染、泌尿系统肿瘤、神经源性膀胱等，患者的 I-PSS 也会出现较高的评分；此外，女性也可以具有类似症状。Lepor 等将纳入的 101 名男性（平均 69.3 ± 0.5 岁）及 96 名女性（平均 68.2 ± 0.6 岁）进行 IPSS 评分，结果发现两组的平均评分无统计学差别（分别为 6.7 ± 0.5 及 7.5 ± 0.6，$p = 0.35$）。Chancellor 等的研究结果也显示，IPSS 并不具有前列腺特异性。I-PSS 是由美国泌尿协会的测定委员会所制订的症状评估法，一共有 7 个调查问题，每一个问题都有 5 个答案来表示患者症状的严重程度，答案以 0~5 的计分方法计算，总分可为 0~35 分。

根据 I-PSS 的评分结果，可以将患者分为如下三类：0~7 分为轻度下尿路症状，8~19 分为中度下尿路症状，20~35 分为重度下尿路症状。

表 7-3-1　国际前列腺症状评分表（I-PSS）

在最近一个月内，您是否有以下症状？	在五次中						症状评分
	无	少于一次	少于半数	大约半数	多于半数	几乎每次	
1. 是否经常有尿不尽感？	0	1	2	3	4	5	
2. 两次排尿间隔是否经常小于两小时？	0	1	2	3	4	5	
3. 是否曾经有间断性排尿？	0	1	2	3	4	5	
4. 是否有排尿不能等待现象？	0	1	2	3	4	5	
5. 是否有尿线变细现象？	0	1	2	3	4	5	
6. 是否需要用力及使劲才能开始排尿？	0	1	2	3	4	5	
7. 从入睡到早起一般需要起来排尿几次？	没有	1次	2次	2次	2次	2次	
	0	1	2	3	4	5	
症状总评分 =							

值得注意的是，I-PSS 与膀胱出口梗阻（BOO）的严重程度之间并不具有相关性。Madersbacher 等对 253 例 BPH 患者（$Q_{max} \leq 15ml/s$ 且 $IPSS \geq 7$）BOO 的相关因素进行分析，结果表明，前列腺体积、Q_{max}、残余尿（PVR）与 BOO（通过压力 - 流率测定判断）显著相关，而 IPSS 与 BOO 之间无明显的相关性。El Din KE 等对 803 例 LUTS 患者 BOO 与 IPSS 的关系进行研究，发现两者相关性的临床意义很小，在有轻度下尿路症状的老年男性中，15% 有严重的 BOO，而在有严重下尿路症状的老年男性中，25% 并不存在尿路梗阻，提示单独用 IPSS 并不能预测 BOO 程度。

同时制订的生活质量评分（quality of life, QOL）（表 7-3-2）用于了解患者对其目前下尿路症状水平伴随其一生的主观感受，其主要关心的是良性前列腺增生患者受下尿路症状困扰的程度以及是否能够忍受。该评分由 1 个问题组成，有 7 个不同的答案来反映患者的心情状况，总分可为 0～6 分。

以上两种评分尽管不能完全概括下尿路症状对良性前列腺增生患者的影响，但是它们提供了一种与患者交流的平台，能够使医生很好地了解患者的疾病状态。

二、直肠指诊和局部神经系统检查

直肠指诊（digital rectal examination, DRE）和局部神经系统检查可以初步了解前列腺和直肠的情况、评价肛门括约肌的张力以及初步判断是否有引起患者下尿路症状的神经系统疾病。

DRE 需在膀胱排空以后进行，它可以了解前列腺的大小、形态、质地、有无结节及压痛、中央沟是否变浅或消失以及肛门括约肌张力情况。

DRE 只能对前列腺体积做出初步大致的判断，如果需要相对精确地了解前列腺的形态和体积，则需进行经腹超声或经直肠超声检查（TRUS）。一项多中心临床试验将 DRE 估计的前列腺体积值与 TRUS 测定前列腺的体积值进行比较，发现两者具有很好的相关性（$r = 0.4 \sim 0.9$）；但对于前列腺体积大于 40g 的患者，通过 DRE 估计的体积值比 TRUS 测定的值小 25%～55%。

三、影像学检查

超声检查、计算机体层成像（computed tomography, CT）和磁共振成像（magnetic resonance imaging, MRI）都能了解前列腺的形态及体积，超声检查可以了解前列腺的形态、大小、有无异常回声、突入膀胱的程度，以及残余尿量。良性前列腺增生患者超声检查声像图表现为前列腺体积增大，包膜光滑完整，无中断现象，内部通常呈均匀低回声。经直肠超声可以相对精确测定前列腺体积（计算公式为 V = 0.52 × 前后径 × 左右径 × 上下径）。另外，经腹部超声检查可以了解泌尿系统（肾、输尿管）有无积水、扩张，结石或占位性病变。

四、前列腺特异性抗原

良性前列腺增生、前列腺癌、前列腺炎、泌尿系统感染、前列腺穿刺、膀胱镜检查、急性尿潴留、留置导尿、直肠指诊、射精、前列腺按摩以及经直肠超声检查都可能使血清 PSA 升高。血清 PSA 值和前列腺体积相关，但血清 PSA 与良性前列腺增生的相关性为 0.30ng/ml，与前列腺癌为 3.5ng/ml。血清 PSA 作为一项危险因素可以预测良性前列腺增生的临床进展，从而指导治疗方法的选择。

五、尿动力学检查

尿动力学检查对良性前列腺增生的诊断具有重要意义，这里主要是指下尿路尿流动力学，主要包括尿流率测定、充盈性膀胱测压、尿道压力图、压力 / 流率同步检查、排尿性尿道压力图以及压力 / 尿道外括约肌肌电图同步检查。尿流动力学检查可以确定膀胱出口梗阻的程度，前列腺部

表 7-3-2　生活质量评分表（QOL）

	高兴	满意	大致满意	还可以	不太满意	苦恼	很糟
如果在您今后的生活中始终伴有现在的排尿症状，您认为如何？	0	1	2	3	4	5	6
生活质量评分（QOL）=							

尿道及内、外括约肌阻力，逼尿肌功能状态。根据所测得的尿流率、逼尿肌压力、尿道压力曲线以及括约肌肌电图等数据，可以分析下尿路症状是因梗阻还是激惹所致，可了解是否存在逼尿肌不稳定、逼尿肌收缩功能受损和膀胱顺应性改变。对引起膀胱出口梗阻的原因有疑问或需要对膀胱功能进行评估时建议行此项检查。

六、伴有 LUTS 提示有膀胱出口梗阻男性的诊断流程

对于 50 岁以上的男性以下尿路症状为主诉就诊时，应该考虑良性前列腺增生的可能，其诊断流程应当遵循以下原则进行：

1. 初诊的基本检查 对于所有的以 LUTS 为主诉，提示有膀胱出口梗阻的初诊患者，必须进行该类检查。

（1）病史询问：采集病史时应包括以下内容：①LUTS 的特点、持续时间及其伴随症状；②手术史（特别是泌尿生殖道的手术或操作）、外伤史；③既往史和性传播疾病、糖尿病、神经系统疾病病史；④药物史，可了解患者目前或近期是否服用了影响膀胱出口功能的药物（如抗胆碱能药物）；⑤家族史（如是否具有前列腺癌家族史）；⑥患者的一般状况。

（2）症状评估：使用上述国际前列腺症状评分（I-PSS）和生活质量评分（QOL）进行评估。

（3）体格检查和 DRE：①耻骨上区有无充盈的膀胱；②全面的运动和感觉功能；③肛门括约肌张力及前列腺大小、质地、形态、有无结节及压痛、中央沟是否变浅或消失。

Rous 等 1985 年提出直肠指检前列腺大小的分度方法，Ⅰ度：腺体大小达正常 2 倍，估计质量 20～25g；Ⅱ度：腺体大小达正常 2～3 倍，中央沟可能消失，估计质量 25～50g；Ⅲ：腺体大小达正常 3～4 倍，指检刚能触及前列腺底部，中央沟消失，估计质量 50～75g；Ⅳ度：腺体超过正常的 4 倍，指检不能触及前列腺底部，估计质量 75g 以上。

（4）尿常规：尿常规可以确定下尿路症状患者是否有血尿、蛋白尿、脓尿及尿糖，离心后的尿沉渣镜检还可以了解是否有肿瘤细胞等病理发现，由此可帮助决定进一步的检查（如膀胱镜、

IVU 等）或处理。研究表明，LUTS 不仅可以由 BPH 引起，伴有或不伴有前列腺增大的尿路感染患者也可出现 LUTS，大约 25% 的膀胱肿瘤患者也会出现 LUTS。

（5）血清 PSA：血清 PSA 测定检测前列腺癌的敏感度高于 DRE，而血清 PSA 测定加 DRE 则为筛查前列腺癌的更好方法。应让患者充分了解血清 PSA 测定的意义以及其预示的危险性。

（6）排尿日记（频率 - 容量表）（表 7-3-3）：对于以夜尿增多为主诉的患者，排尿日记的价值甚大，记录 24h 的排尿情况有助于鉴别夜间多尿与饮水量过多。

2. 其他推荐性检查 对于有 LUTS 但无手术指征，而且基本检查支持膀胱出口梗阻的患者，应行进一步的诊断性检查以确定患者的 LUTS 是否为膀胱出口梗阻所致。以下检查是已经被临床验证，并且得到广泛认可的内容。

（1）超声检查。

（2）血肌酐测定：血肌酐测定可以了解患者肾功能是否受损以及受损程度；此外，血肌酐水平上升的患者出现上尿路扩张的概率以及 TURP 术后并发症的发生率明显升高，血肌酐水平上升为上尿路影像学检查的指征。AHCPR 前列腺指南小组曾对 12 028 例有下尿路症状的患者进行测定及评价，发现 13.6% 的患者有不同程度的肾功能损害。而肾功能受损的 BPH 患者，接受 TURP 后并发症的发生率明显高于肾功能正常的患者（分别为 70% 与 25%）。Koch 等通过对 556 名 BPH 患者进行血肌酐测定及超声检查，发现血肌酐升高的患者中 18.9% 出现上尿路扩张，而血肌酐正常的患者中仅 0.8% 出现上尿路扩张。但 MTOPS 研究的结果提示：如果排空正常的情况下可不必检测血肌酐，因为良性前列腺增生所致的肾功能损害在达到血肌酐升高时已经有许多其他的变化，如肾积水、输尿管扩张反流等，而这些可以通过超声检查及静脉肾盂造影检查得到明确的结果。仅在已经发生上述病变，怀疑肾功能不全时建议选择此检查。

（3）尿流率测定：尿流率为客观评价排尿状况的最有价值的方法，反映了膀胱逼尿肌收缩能力与尿道阻力的关系，但它并不能区分排尿异常的原因是膀胱出口梗阻（BOO），还是逼尿肌

表 7-3-3　排尿日记举例

姓名：　　　　　　　　　　　　日期：　　　　　　　　　　（请注明就寝和起床的时间）

排尿日记														
举例					第一天					第二天				
时间	排尿量	尿急	遗尿？	饮水	时间	排尿量	尿急	遗尿？	饮水	时间	排尿量	尿急	遗尿？	饮水
起床														
5:15am	200	0	0											
5:30	100	+	0											
				400ml										
10:10	150													
				300ml										
11:30	275	+	0											
12:30	150	0	0	250ml										
3:00pm	220	0	0											
				250ml										
3:45	0	0												
5:30	175	0	0											
				250ml										
7:45	200	0	0											
				300ml										
9:30	175	0	0											
				250ml										
10:30	100	0	0											
就寝														
3:30am	250	0	0											
合计														

收缩无力。其主要参数包括最大尿流率（Q_{max}）、平均尿流率（Q_{ave}）以及排尿时间等，临床上常以 $Q_{max} < 15ml/s$ 作为排尿异常的判断标准。值得注意的是，Q_{max} 具有容量依赖性，因此进行尿流率测定时，患者的排尿量应大于 150ml，排尿量为 200～400ml 时为本项检查的最佳尿量。

（4）残余尿（PVR）测定：残余尿测定最好采用经腹超声检查。PVR 的增加可能由膀胱出口梗阻引起，亦可能由逼尿肌收缩功能不良引起。一般认为，PVR 达 50～100ml 即提示逼尿肌已处于早期失代偿状态。然而，残余尿存在明显的个体差异，故应进行重复测定；Dunsmuir 等在 3 个月的时间内，对 40 例等待 TURP 手术的 BPH 患者的 PVR 重复测定（采用 TAUS）6 次，结果发现，

1/3 的患者个体内变化范围小于 120ml，2/3 的患者个体内变化范围为 150～670ml，并且 PVR 越大，变化越大。

3. 选择性检查

（1）静脉尿路造影（intravenous urography，IVU）：如果下尿路症状患者同时伴有反复泌尿系统感染、镜下或肉眼血尿、怀疑肾积水或者输尿管扩张反流、泌尿系统结石应行静脉肾盂造影检查。当患者造影剂过敏或者肾功能不全时禁止行静脉尿路造影检查。

（2）尿道膀胱镜（urethrocystoscopy）检查：怀疑良性前列腺增生患者合并尿道狭窄、膀胱内占位性病变时建议行此项检查。通过尿道膀胱境检查可以了解以下情况：①前列腺增大所致的尿道

或膀胱颈梗阻特点；②膀胱颈后唇抬高所致的梗阻；③膀胱小梁及憩室的形成；④膀胱结石；⑤残余尿量测定；⑥膀胱肿瘤；⑦尿道狭窄的部位和程度。

（3）尿动力学（urodynamics）检查：此项检查是通过压力 - 流率函数曲线图和 A-G 图来分析逼尿肌功能以及判断是否存在膀胱出口梗阻。它不仅可以确定膀胱收缩功能以及是否存在下尿路梗阻，而且还能了解储尿期膀胱感觉功能、逼尿肌的顺应性和稳定性。

第四章　良性前列腺增生的治疗

良性前列腺增生所致的下尿路症状是患者的切身感受，最为患者本人所重视。由于患者的耐受程度不同，下尿路症状及其所致生活质量的下降是患者寻求治疗的主要原因。因此，良性前列腺增生的治疗因人而异，在对患者进行治疗之前，应充分了解患者的意愿，向患者交待各种治疗方法的优缺点，以便获得较好的疗效。

一、观察等待

观察等待（watchful waiting）是一种非药物、非手术的治疗措施，主要适用于轻度下尿路症状（I-PSS 评分≤7）的患者，以及中度以上症状（I-PSS 评分≥8）但生活质量尚未受到明显影响的患者。

因为良性前列腺增生组织学上是一种进行性的良性增生过程，其发展过程较难预测，经过长时间的随访，良性前列腺增生患者中只有相对少数患者出现尿潴留、肾功能不全、膀胱结石等并发症。

在接受观察等待之前，患者应该进行全面检查（初始评估的各项内容）以排除各种良性前列腺增生相关合并症。

观察等待应当包括如下内容。

1. **患者教育**　应该向接受观察等待的患者提供良性前列腺增生疾病相关知识，包括下尿路症状和良性前列腺增生的临床进展，尤其应该让患者了解观察等待的效果和预后。同时还应该提供前列腺癌的相关知识。良性前列腺增生患者通常更关注前列腺癌发生的危险，研究结果显示有下尿路症状人群中前列腺癌的检出率与无症状的同龄人群无差别。

2. **生活方式的指导**　适当限制饮水可以缓解尿频症状，例如夜间和出席公共社交场合时限水。但每日水的摄入不应少于 1 500ml。酒精、茶和咖啡具有利尿和刺激作用，可以引起尿量增多、尿频、尿急等症状，因此应该适当限制此类饮料的摄入。指导患者排空膀胱的技巧，如重复排尿等方式。指导精神放松训练，使患者注意力从排尿的欲望中转移开。指导膀胱训练，鼓励患者适当憋尿，以增加膀胱容量和排尿间歇时间。

3. **合并用药的指导**　良性前列腺增生患者常因为合并其他全身性疾病同时使用多种药物，应了解和评价患者这些合并用药的情况，必要时在其他专科医师的指导下进行调整以减少合并用药对泌尿系统的影响。

二、药物治疗

良性前列腺增生患者药物治疗的短期目标是缓解患者的下尿路症状，长期目标是延缓疾病的临床进展，预防合并症的发生。在减少药物治疗副作用的同时保持患者较高的生活质量是良性前列腺增生药物治疗的总体目标。目前，治疗良性前列腺增生的药物主要包括 α- 受体阻滞剂、5α-还原酶抑制剂以及中药和植物制剂。

药物治疗的个体化原则：BPH 药物治疗应针对患者的症状、进展风险及治疗反应等因素，在药物剂量、疗程、联合用药等方面考虑个体化治疗。

不同个体对 α 受体阻滞剂的反应不同，治疗剂量和疗程也存在差异。在治疗剂量方面，可采用剂量滴定来确定 α 受体阻滞剂的最佳治疗剂量；在疗程方面，对于症状明显、临床进展危险较大的患者采用 α 受体阻滞剂 + 5α- 还原酶抑制剂的联合治疗，建议疗程不短于 1 年。

（一）α- 受体阻滞剂

α- 受体阻滞剂适用于中度（I-PSS 评分 9～19 分）或重度（I-PSS 评分 20～35 分）下尿路症状，同时生活质量受到明显影响的 BPH 患者。

该类药物作用机制是通过阻滞分布于前列腺

和膀胱颈部平滑肌表面的肾上腺素能受体，松弛平滑肌，达到缓解膀胱出口动力性梗阻的作用，从而改善患者的症状，提高最大尿流率，减少残余尿量。其禁忌证为对 α- 受体阻滞剂过敏者、有直立性低血压者以及同时服用其他 α 受体阻滞剂者慎用；常见副作用包括头晕、头痛、无力、困倦、直立性低血压、逆行射精等，直立性低血压更容易发生在老年及高血压患者中。

根据尿路选择性可将 α- 受体阻滞剂分为非选择性 α 受体阻滞剂（酚苄明，phenoxybenzamine）、选择性 α1 受体阻滞剂（多沙唑嗪 doxazosin、特拉唑嗪 terazosin、阿夫唑嗪 alfuzosin）和高选择性 α1 受体阻滞剂（坦索罗辛 tamsulosin）。

目前国内外临床指南都推荐坦索罗辛、多沙唑嗪、阿夫唑嗪和特拉唑嗪用于良性前列腺增生的药物治疗，萘哌地尔则作为选择用药，但不推荐哌唑嗪和酚苄明治疗良性前列腺增生。

Djavan 和 Marberger 的 Meta 分析结果显示：与安慰剂相比，各种 α1 受体阻滞剂能显著改善患者的症状，使症状评分平均改善 30%～40%、最大尿流率提高 16%～25%。有研究表明，α- 受体阻滞剂长期使用能够维持稳定的疗效，各种 α- 受体阻滞剂的临床疗效相近，副作用有一定的不同。良性前列腺增生患者的基线前列腺体积和血清 PSA 水平不影响 α- 受体阻滞剂的疗效，同时 α- 受体阻滞剂也不影响前列腺体积和血清 PSA 水平。应注意的是，连续使用 α- 受体阻滞剂 1 个月无明显症状改善时则不应继续使用。

阿夫唑嗪：常用剂量为 2.5mg，每天 3 次（普通型）与 10mg，每天 1 次（缓释型），首次剂量应从小剂量开始，睡前服用，逐渐加量。Jardin 等进行了一项比较阿夫唑嗪与安慰剂效果的多中心 RCT 及其延伸试验（n=518），结果表明，应用阿夫唑嗪治疗 6 个月后，患者的症状、最大尿流率及残余尿量均显著改善；延伸治疗 24～30 个月后，Boyarsky 症状评分由治疗前的 8.7（±0.3）降至 2 年后的 5.2（±0.3），最大尿流率亦未见下降。

特拉唑嗪：国外常用剂量为每日 5～10mg、国内为 2～6mg，首剂应从 1mg 起用，睡前服用，若无不适，以后逐渐加量。能显著改善患者的症状，提高最大尿流率，而对前列腺体积及血清 PSA 水平无显著影响；起效较快，在用药 4～8 周时可达到最大效果；治疗效果与前列腺基线大小无关。

坦索罗辛：为选择性 α1A 受体阻滞剂，对前列腺平滑肌内 α1A 受体的选择性比尿道平滑肌高 13 倍，比血管和其他前列腺以外的受体高 11～12 倍。国外常用剂量为每日 0.4mg，而国内常用剂量为每日 0.2mg，睡前服用。临床研究表明，坦索罗辛可使症状改善 20%～48%，最大尿流率提高 1.2～4ml/s（13%～44%），其效果显著好于安慰剂，且对前列腺体积及血清 PSA 水平无显著影响。与阿夫唑嗪和特拉唑嗪相比，坦索罗辛对患者的血压没有明显影响，且耐受性较好，但是逆行射精的发生率较高。

（二）5α- 还原酶抑制剂

应用 5α- 还原酶抑制剂治疗良性前列腺增生是通过一类假两性畸形遗传性疾病的研究而得到启发的。在多米尼加共和国曾发现 29 个家族 47 名患者，临床现象为假阴道会阴阴囊型尿道下裂。儿时阴茎小，类似阴蒂，阴囊发育不良，形似阴唇，可扪到下降不全的睾丸，但至青春期，阴茎长大，肌肉发育良好，睾丸下降，男性特征显著，但仍扪不到前列腺，血浆睾酮轻度增高，双氢睾酮则显著下降，睾丸活检细胞及精子发生正常，这类患者证实前列腺内缺乏还原酶，不能将睾酮转化为双氢睾酮，致前列腺不能正常发育。

5α- 还原酶抑制剂适用于前列腺体积增大伴有中度（I-PSS 评分 8～19 分）或重度（I-PSS 评分 20～35 分）下尿路症状的患者。其作用机制为通过抑制体内睾酮向双氢睾酮的转化，使前列腺内及血清内的双氢睾酮分别降低 90% 及 68%～80%，引起前列腺上皮和基质细胞的萎缩与凋亡，从而达到缩小前列腺体积、改善排尿困难症状的治疗目的。其禁忌证为对 5α- 还原酶抑制剂过敏者、妇女及儿童。

目前在我国国内应用的 5α- 还原酶抑制剂包括非那雄胺（finasteride）和依立雄胺（epristeride）以及度他雄胺（dutasteride）。多项大规模随机临床试验的结果表明，非那雄胺能缩小前列腺体积达 20%～30%，改善患者的症状评分约 15%，提高尿流率 1.3～1.6ml/s，并能将良性前列腺增生患者发生急性尿潴留和手术干预需要的风险性降低 50% 左右。非那雄胺还能减少良性前列腺增生患者血尿的发生率与复发率。此外，经尿道前列腺电切术（transurethral resection of the prostate，TURP）术前应用至少 2 周的非那雄胺（5mg/d）能减少前列腺体积较大的良性前列腺增生患者 TURP 术中的出血量。使用非那雄胺 6 个月后获得最大疗效，连续治疗 6 年疗效持续稳定。应注意的是，非那雄胺能降低血清 PSA 的水平，服用非那雄胺每天 5mg 持续 1 年后可使 PSA 水平减低 50%。对于应用非那雄胺的患者，将其血清 PSA 水平加倍后，不影响其对前列腺癌的检测效能。其最常见的副作用包括阳痿或射精异常（2.1%）、性欲低下（1.0%）、男性乳房女性化发育（包括乳腺痛）（0.4%）等。

非那雄胺与 α 受体阻滞剂相比较：当患者前列腺体积较小时，α 受体阻滞剂对改善症状、提高最大尿流率的效果优于非那雄胺。Debruyne 等在欧洲进行了一项多中心随机对照试验，将纳入的 1 051 名 BPH 患者，随机分为阿夫唑嗪（5mg，每天 2 次）、非那雄胺（5mg，每天 1 次）及两药合应用共三组，用药时间为 6 个月。在对 IPSS 的影响方面：阿夫唑嗪组与合用组 IPSS 的降低值从用药后 1 个月始即均显著高于保非那雄胺（用药 6 个月后三组 IPSS 的平均降低值分别为 6.3、5.2 及 6.1，阿夫唑嗪组及两药合用组与非那雄胺相比较的 p 值分别为 0.01、0.03）；在对最大尿流率的影响方面：治疗 1 个月时，阿夫唑嗪组与两药合用组最大尿流率的提高值显著高于非那雄胺组，但治疗 6 个月后，三组间的提高值则无显著差别。而对于其中基线 $Q_{max} < 10ml/s$ 的患者（占 47%），单独应用阿夫唑嗪组及两药联合应用组最大尿流率的增加值在治疗 1 个月及 6 个月时均显著高于单独应用保列治组。

通过经济学模型间接进行的经济学评价发现，对于有中度症状的良性前列腺增生患者，若治疗时间小于 3 年，则非那雄胺效果 / 成本比优于观察性等待，若治疗时间小于 14 年，则非那雄胺效果 / 成本比优于 TURP；对于具有重度症状的 BPH 患者，当治疗时间小于 4 年时，非那雄胺治疗的效果 / 成本比优于 TURP。

（三）M 受体拮抗剂

M 受体拮抗剂通过阻断膀胱毒蕈碱（M）受体（主要是 M2 和 M3 亚型），缓解逼尿肌过度收缩，降低膀胱敏感性，从而改善 BPH 患者的储尿期症状，托特罗定、索利那新是目前临床常用药物。BPH 患者以储尿期症状为主时，M 受体拮抗剂可以单独应用。治疗过程中，应严密随访残余尿量的变化。M 受体拮抗剂可以改善 BPH 手术后的储尿期症状，但是目前缺乏大样本研究的支持。

M 受体拮抗剂的不良反应包括口干、头晕、便秘、排尿困难和视物模糊等，多发生在用药 2 周内和年龄 >66 岁的患者。欧美多数研究显示残余尿量 >200ml 时 M 受体拮抗剂应慎重应用，逼尿肌收缩无力时不能应用。尿潴留、胃潴留、窄角型青光眼以及对 M 受体拮抗剂过敏者禁用。

（四）PDE5 抑制剂

磷酸二酯酶 5 抑制剂（PDE5Is）增加细胞内环鸟苷单磷酸，从而降低逼尿肌、前列腺和尿道平滑肌张力。虽然一些选择性口服 PDE5Is 的临床试验已经在 LUTS 患者中进行，但目前仅有他达拉非（每天一次 5mg）被批准用于治疗男性 LUTS。Gacci 通过对随机对照试验进行 meta 分析，发现 PDE5Is 可以显著改善 I-PSS 评分和 IIEF 评分，对最大尿流率无改善效果。此外，meta 回归提示 PDE5Is 对体重指数较低且 LUTS 较严重的年轻男性患者治疗效果最好。PDE5Is 的不良反应包括脸红、胃食管反流、头痛、消化不良、背痛和鼻塞等。

（五）中药和植物制剂

中医药对我国医药卫生事业的发展以及中华民族的健康具有不可磨灭的贡献。植物制剂，如 β- 谷固醇（β-sitosterol）、伯泌松（serenoa repens）等在缓解良性前列腺增生相关下尿路症状方面获得了一定的临床疗效，在国内外取得了较广泛的临床应用。但是，由于中药和植物制剂的成分复杂、具体生物学作用机制尚未阐明，积极开展对包括中药在内各种药物的基础研究有利于进一步巩固中药与植物制剂的国际地位。同时，以循证医学原理为基础的大规模随机对照的临床研究对进一步推动中药和植物制剂在良性前列腺增生治疗中的临床应用有着积极的意义。

（六）β₃ 肾上腺素能受体激动剂

β_3 肾上腺素受体是逼尿肌平滑肌细胞中表达的主要受体，该受体激活后可以诱导逼尿肌松弛。

米拉贝隆（mirabegron）是目前第一个被批准用于成人 OAB 临床治疗的 β3 肾上腺素能受体激动剂。米拉贝隆在治疗 OAB 症状方面表现出显著的疗效，包括尿频、尿失禁、尿急程度等。

米拉贝隆最常见的治疗相关不良事件为高血压、尿路感染、头痛和鼻咽炎等。对于严重高血压（收缩压≥180mmHg 或舒张压≥110mmHg，或两者兼有）患者禁用米拉贝隆。开始治疗前应测量血压，治疗期间应定期监测血压。

（七）联合治疗

1. α1- 受体阻滞剂联合 5α- 还原酶抑制剂 联合应用 α- 受体阻滞剂和 5α- 还原酶抑制剂适用于前列腺体积增大伴有中度（I-PSS 评分 8～19 分）或重度（I-PSS 评分 20～35 分）下尿路症状，同时生活质量受到明显影响的患者。采用联合治疗前应充分考虑具体患者 BPH 临床进展的危险性、患者的意愿、经济状况、联合治疗带来的费用增长及副作用等。

目前已有多项关于 α1- 受体阻滞剂与 5α- 还原酶抑制剂联合治疗的前瞻性随机对照研究，其中最为著名的是 MTOPS 研究和 CombAT 研究。这些长期（1 年以上）的研究结果证实了联合治疗在降低前列腺增生临床进展风险方面优于任何一种单独药物治疗，在下尿路症状以及最大尿流率的改善方面有更好的疗效，而且与 α1- 受体阻滞剂相比，联合治疗可以降低患者急性尿潴留或 BPH 需要接受手术治疗的风险。在缩小前列腺体积方面，联合治疗与 5α- 还原酶抑制剂效果相似。

2. α1- 受体阻滞剂联合 M 受体拮抗剂 α1- 受体阻滞剂和 M 受体拮抗剂联合治疗 BPH 的下尿路症状，既改善排尿期症状，又缓解储尿期症状，从而提高治疗效果。

以储尿期症状为主的中重度 LUTS 患者可以联合 α1- 受体阻滞剂和 M 受体拮抗剂进行治疗。联合治疗方案有两种：先应用 α1- 受体阻滞剂，如果储尿期症状改善不明显时再加用 M 受体拮抗剂，或者同时应用 α1- 受体阻滞剂和 M 受体拮抗剂。联合治疗前后必须监测残余尿量的变化。

α1- 受体阻滞剂与 M 受体拮抗剂联合治疗时，可能出现两类药物各自的不良反应，但是不会导致有临床意义的残余尿量增加（6～24ml），不显著影响 Q_{max}。对于有急性尿潴留史、残余尿量 >200ml 的 BPH 患者，M 受体拮抗剂应谨慎联合使用。

我们应当充分利用现有的筛查和诊断方法，对 LUTS 进行全面准确诊断，根据患者症状的不同选择合适的治疗方案。

3. α1- 受体阻滞剂联合 PDE5 抑制剂 α1- 受体阻滞剂和 PDE5 抑制剂联合治疗 BPH 的下尿路症状，可以改善储尿期及排尿期症状，改善 IPSS 评分，提高最大尿流率，此外，可以提高 IIEF 评分，改善勃起功能。张新华等通过对治疗 BPH/LUTS 的常用药物有效性进行网络 meta 分析（network analysis）并排序，发现 α- 受体阻滞剂与 PDE5-Is 联合治疗对 IPSS 总评分、储尿期及排尿期症状评分效果最好，均排在首位。然而，目前仅有他达拉非（每天一次 5mg）被批准用于治疗男性 LUTS，而 PDE5 抑制剂和其他 LUTS 药物组合应用尚需进一步证实。

三、外科治疗

良性前列腺增生是一种慢性进展性疾病，大多数患者经观察等待或药物治疗后病情保持稳定。但是，对于重度良性前列腺增生、下尿路症状已明显影响生活质量的患者，尤其是药物治疗效果不佳或拒绝接受药物治疗的患者，可考虑外科手术治疗。当患者出现以下并发症时，应采取手术治疗：①反复尿潴留（至少在一次拔管后不能排尿或两次尿潴留）；②反复血尿；③反复泌尿系统感染；④膀胱结石；⑤继发性上尿路积水（伴或不伴肾功能损害）；⑥膀胱巨大憩室；⑦残余尿明显增多以致充盈性尿失禁；⑧BPH 患者合并膀胱大憩室，腹股沟疝、严重的痔疮或脱肛，临床判断不解除下尿路梗阻难以达到治疗效果者，应当考虑外科治疗。

选择何种外科治疗方式应当尊重患者的意愿。外科治疗方式的选择应当综合考虑医生个人经验、患者的意见、前列腺的大小以及患者的伴发疾病和全身状况。

目前，良性前列腺增生的外科治疗可分为经尿道手术治疗、微创治疗及开放性手术治疗。经尿道手术治疗包括经尿道前列腺电切术（transurethral resection of the prostate，TURP）、经尿道前列腺切开术（transurethral incision of the prostate，

TUIP)、经尿道前列腺电汽化术(transurethral electrovaporization of the prostate,TUVP)、经尿道前列腺双极电切术(bipolar electrocautery,PKRP)、经尿道钬激光前列腺剜除术(transurethral holmium laser resection/enucleation,HoLRP)、经尿道激光汽化术(transurethral laser vaporization)以及经尿道激光凝固术(transurethral laser coagulation)。微创治疗包括经尿道微波热疗(transurethral microwave therapy,TUMT)、经尿道针刺消融术(transurethral needle ablation,TUNA)、前列腺支架(stents)以及前列腺段尿道悬吊术(Prostatic urethral lift,PUL)。开放性手术包括耻骨上前列腺摘除术(suprapubic open prostatectomy)及耻骨后前列腺摘除术(retropubic open prostatectomy)。

1. TURP 目前 TURP 仍被公认是良性前列腺增生外科治疗的"金标准"。其主要适用于治疗前列腺体积在 80ml 以下的良性前列腺增生患者,技术熟练的术者可适当放宽对前列腺体积的限制。其禁忌证为常规的手术禁忌,如心衰,凝血异常等、尿路感染或附睾炎、单侧或双侧髋关节强直、前列腺体积过大及膀胱挛缩。研究表明,TURP 能使平均使 88%(70%~96%)的良性前列腺增生患者症状改善 85% 左右。围术期预防性应用抗生素能显著降低 TURP 术后感染性并发症的发生率。

经尿道电切综合征(transurethral resection syndrome,TURS)是重要的术中并发症,术中冲洗液吸收过多导致的血容量扩张及稀释性低钠血症,危险因素包括术中出血多、手术时间长和前列腺体积大等,其发生率约为 2%。术后各种并发症及其发生率如下:逆行射精为 65%~70%,膀胱颈挛缩约为 4%,尿道狭窄约为 3.8%,尿失禁为 1%~2.2%。

2. TUIP 适用于前列腺体积小于 30g、不适合开放手术或 TURP 的高危患者以及担心术后发生阳痿和逆行射精的较年轻患者。禁忌证同 TURP。

对于前列腺较小的良性前列腺增生患者,TUIP 改善患者症状的效果与 TURP 相似,提高最大尿流率的效果类似或稍差于 TURP。与 TURP 相比,TUIP 并发症更少,出血及需要输血危险性降低,逆行射精发生率低、手术时间及住院时间缩短,但是远期复发率较 TURP 高。

3. TUVP TUVP 是除 TURP 或 TUIP 的另外一种选择,为国际前列腺咨询委员会认为可接受的治疗 BPH 的技术之一。早期应用的为滚动电极(roller ball),当高频电流通过电极时,沟槽边缘产生高密度电流区,与前列腺接触时可迅速加热并使其产生汽化,还可以在汽化层下形成一层凝固层,限制液体吸收及减少出血,但手术速度慢,适合于前列腺体积小于 50~60ml 的患者。

近年出现的新的汽化电极包括 VaporTome、WolfWing gold-plated cutting electrode、VaporCut 等,其较粗的电切环装置不仅容许强电流的通过,而且还可以将腺体组织移出,因此具有传统 TUVP(汽化组织,出血少)及 TURP(电切快,能移出组织)的优点,有学者称之为 TUVRP。

相关研究表明,TUVP 能显著改善患者症状、提高最大尿流率,其效果与 TURP 相似;TUVP 手术时间较长,术中出血量及对冲洗液的吸收量均少于 TURP;TUVP 术后留置尿管时间及住院时间较短,但术后勃起功能障碍、逆行射精与尿失禁的发生率等于或高于 TURP。

4. **经尿道前列腺双极电切术(PKRP)** PKRP 是使用双极电切系统,与单极的 TURP 相似的方式进行经尿道前列腺切除手术。采用生理盐水为术中冲洗液。术中出血及 TURS 发生减少。作为 TURP 的另外一种选择,与 TURP 比较 PKRP 的主要优点包括术中、术后出血少,降低输血率和缩短术后导尿和住院时间。远期并发症与 TURP 相似。

5. **经尿道钬激光前列腺剜除术(HoLRP)** Ho:YAG 激光所产生的峰值能量可以导致组织的汽化和前列腺组织的精确和有效的切除。HoLRP 对改善患者症状、提高最大尿流率的效果以及副作用(包括再次手术)的发生率与 TURP 相似;且术后尿管保留时间及住院时间较其他激光治疗方法及 TURP 短。

Gilling 进行了一项比较 TURP 与 HoLRP 的 RCT(n=120),随访 1 年,结果表明,两者对改善患者症状、提高最大尿流率的效果相似,HoLRP 组的手术时间长于 TURP 组,但围术期并发症较少,术后尿管保留时间及住院时间短于 TURP 组,治疗成本比 TURP 组少 24%。而该试验随访 2 年的结果表明,HoLRP 组与 TURP 组的症状改善、最大尿流率的变化,以及尿失禁、勃起功能障碍等并发症及再手术的发生率无显著差别。

6. 经尿道激光汽化术(LCV) 与 TUVP 相似,使用激光能量汽化前列腺组织,以达到外科治疗的目的。Keoghane 等进行了一项比较 LCV 与 TURP 疗效的 RCT,随访 3 年的结果显示,两组患者症状评分及最大尿流率的变化无显著差别,而 LCV 组患者围术期失血量与接受输血的人数显著低于 TURP 组。随访 5 年的 RCT 资料显示,LCV 组患者的再次手术率稍高于 TURP 组,但两组间无统计学差别(18% 与 14.5%)。

7. 经尿道激光凝固术(ILC) 光纤尖端与前列腺组织之间保持约 2mm 的距离,能量密度足够凝固组织,但不会汽化组织。被凝固的组织最终坏死、脱落,从而减轻梗阻。其优点在于操作简单,出血风险以及水吸收率低。目前尚缺乏关于 ILC 效果与安全性的随机对照试验资料。Krautschick 等进行的一项随访 2 年的临床试验(n = 47)显示,经 ILC 治疗 24 个月后,患者平均 IPSS 由术前的 24 降到 9,最大尿流率由 6ml/s 到 12ml/s,2 年内 7 接受了再次手术。

激光在 BPH 治疗中的应用逐渐增多。目前常用的激光类型有钬激光(Ho:YAG)、绿激光(KTP:YAG 或 LBO:YAG)、铥激光(Tm:YAG)。激光的治疗作用与其波长的组织学效应和功率有关,可对前列腺进行剜除、汽化、汽化切割等。

(1)钬激光波长 2 140nm,组织凝固深度 0.5~1mm,可以进行组织汽化和切割。钬激光前列腺剜除术(holmium laser enucleation of the prostate,HoLEP)切除范围理论上与开放手术相同,疗效和远期并发症与 TURP 相当。在粉碎切除组织时应避免膀胱损伤。HoLEP 的学习曲线较长。

(2)绿激光波长 532nm,组织凝固深度约 1mm,用于汽化前列腺,又称光选择性前列腺汽化术(photoselective vaporization of the prostate,PVP)。PVP 适合中小体积 BPH 患者,术后近期疗效与 TURP 相当。PVP 术后不能提供病理标本。

(3)铥激光波长 2 013nm,又称 2μm 激光,主要用于对前列腺进行汽化切割。短期疗效与 TURP 相当。目前还缺少长期疗效的观察。

8. TUMT 适用于药物治疗无效(或不愿意长期服药)而又不愿意接受手术的患者,以及伴反复尿潴留而又不能接受外科手术的高危患者。TUMT 产生的热能能改善前列腺组织的血液循环、破坏交感神经末梢及诱导凋亡,从而达到治疗的目的。与 TURP 相比,TUMT 只能部分改善良性前列腺增生患者尿流率和下尿路症状。TUMT 的并发症较 TURP 少,但是其 5 年的再治疗率高达 84.4%,其中药物再治疗率达 46.7%,手术再治疗率为 37.7%。

9. TUNA 适用于不能接受外科手术的高危患者,对一般患者不推荐作为一线治疗方法。其机制是通过射频使增生的前列腺组织产生局部坏死。术后下尿路症状改善 50%~60%,最大尿流率平均增加 40%~70%,3 年需要接受 TURP 约为 20%。TUMT 术后并发症及发生率:尿潴留为 13.3%~41.6%,泌尿系统感染约 3.1%。

10. 前列腺支架 仅适用于伴反复尿潴留又不能接受外科手术的高危患者,作为导尿的一种替代治疗方法。它是通过内镜将金属(聚亚氨脂)装置放置于前列腺部尿道,可以缓解良性前列腺增生所致下尿路症状。常见并发症有支架移位、钙化、支架闭塞、感染、慢性疼痛等。

北美 Urolume 研究小组进行的一项多中心临床试验,纳入 126 例 BPH 患者(其中 95 例为中到重度 BPH,31 例为尿潴留患者),分别置入 Urolume 支架,随访 24 个月后,无尿潴留组患者的 Madsen-Iversen 症状评分由治疗前的(14.3 ± 0.5)下降到(5.4 ± 0.5)($p < 0.001$),最大尿流率由(9.1 ± 0.5)ml/s 提高到(13.1 ± 0.7)ml/s($p < 0.001$),残余尿由(85 ± 9)ml 降到(47 ± 8)ml($p = 0.02$);安置支架后 24 个月,尿潴留组症状评分为(4.1 ± 0.5),最大尿流率为(11.4 ± 1.0)ml/s,残余尿为(46 ± 7)ml。支架的取出率为 13%。

11. 前列腺段尿道悬吊术(PUL) 适用于 50 岁以上男性,用以改善因前列腺侧叶增生引起 LUTS 或膀胱出口梗阻症状。膀胱颈形态、功能正常,前列腺中叶无明显增大是该手术成功的必要条件。对性功能保留有需求的年轻患者,不愿意长期服用药物或药物控制不理想、不愿意或不适宜接受切除或消融手术的患者均可选择接受 PUL 治疗。而存在以下任一情况的患者则不适宜接受 PUL 手术:①前列腺体积 > 80ml;②由前列腺中叶导致的梗阻或中叶明显突入膀胱;③尿路感染;④尿道存在影响悬吊装置进入前列腺段尿道的情况;⑤尿失禁;⑥目前存在肉眼血尿;⑦对镍过敏。

PUL 可以显著改善 IPSS, Q_{max} 和 QOL, 于此同时对性功能无明显不良影响。因而, 对于有强烈意愿保留射精功能, 前列腺体积 <70ml, 同时无中叶增生的患者, 可推荐 PUL 治疗。

12. 开放性前列腺摘除术 适用于前列腺体积大于 80ml 的患者, 特别是合并膀胱结石, 或合并膀胱憩室需一并手术者。与 TURP 相比, 开放性前列腺摘除术能更完全地摘除增生的前列腺组织, 但是其需要输血的概率较高, 住院周期也较长。术后各种并发症及发生率: 逆行射精为 80%~90%, 勃起功能障碍 3%~5%, 膀胱颈挛缩为 2%~3%, 尿道狭窄约 2.6%, 尿失禁约 1%。

四、新治疗方法的标准化评价

良性前列腺增生的治疗方法很多, 对于每一个患者, 应该结合具体情况选择最合适的治疗方法。新治疗方法的涌现, 必然丰富良性前列腺增生的治疗方法, 同时也是对既往治疗方法的改善和挑战。在评价一个新治疗方法的疗效及不良反应时, 应包括以下几个方面。

1. 与现有的治疗方法相比较, 新治疗方法是否更有效?

2. 与现有的治疗方法相比较, 新治疗方法不良反应的发生率怎样?

3. 新治疗方法是否适合推广于临床应用?

4. 患者的接受程度如何?

5. 新治疗方法的成本 - 效益如何?

五、BPH 患者尿潴留的处理

1. 急性尿潴留 BPH 患者发生急性尿潴留时, 应及时引流尿液。首选置入导尿管, 置入失败者可行耻骨上膀胱造瘘。一般留置导尿管 3~7d, 如同时服用 α 受体阻滞剂, 可提高拔管成功率。拔管成功者, 可继续接受 BPH 药物治疗。拔管后再次发生尿潴留者, 应择期进行外科治疗。

2. 慢性尿潴留 BPH 长期膀胱出口梗阻、慢性尿潴留可导致输尿管扩张、肾积水及肾功能损害。如肾功能正常, 可行手术治疗; 如出现肾功能不全, 应先行引流膀胱尿液, 待肾功能恢复到正常或接近正常, 病情平稳, 全身状况明显改善后再择期手术。

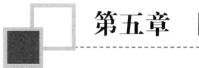

第五章 随 访

BPH 的各种治疗均应进行随访，随访的目的是评估疾病进展、疗效，尽早发现与治疗相关的副作用或并发症并提出解决方案。根据接受治疗方式的不同，随访内容也不同。

一、观察等待

观察等待不是被动的单纯等待，应该告知患者需要定期的随访。第一次随访在初始诊断后 6 个月，之后每年一次。如果发生上述症状加重或出现手术指征，就需及时改变治疗方案。随访内容如下：推荐行国际前列腺症状评分（I-PSS）、尿流率检查和残余尿测定；必要时每年进行一次直肠指诊和血清 PSA 测定。

二、药物治疗

在患者症状没有加剧，没有发展到具有外科绝对手术指征的状况下，随访计划是服药后 1～3 个月进行第一次随访，之后每年一次。随访内容同等待观察。服用 α- 受体阻滞剂的患者，服药后 1 个月内应关注药物副作用。如果患者有症状改善同时能够耐受药物副作用，就可以继续该药物治疗；对于服用 5α- 还原酶抑制剂的患者，随访应该特别关注血清 PSA 的变化并了解药物对性功能的影响。

三、外科手术治疗

在接受各类外科手术治疗（包括各种经尿道手术、开放手术）后，应该安排患者在手术后 1 个月时进行第一次随访。第一次随访的内容主要是了解患者术后总体恢复状况，术后早期可能出现的相关症状并告知患者病理检查结果。术后 3 个月时就基本可以评价治疗效果。术后随访期限建议为 1 年。随访内容如下：推荐行国际前列腺症状评分（I-PSS）、尿流率检查和残余尿测定，可选择行尿液细菌培养。

四、微创治疗

这类患者由于治疗方式的不同，其疗效和并发症可能不同，建议长期随访。随访计划为接受治疗后第 6 周和第 3 个月，然后每 6 个月一次。随访内容同手术治疗。

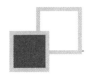

第六章 展 望

良性前列腺增生是引起中老年男性排尿障碍性疾病，其发病率随着年龄的增长而增加。目前，良性前列腺增生已经成为世界各地泌尿外科临床诊疗中最常见的疾病之一，同时其庞大的患者人群以及高昂的医疗费用已经成为一种社会问题。关于良性前列腺增生，虽然在全世界范围内进行了多年的研究与实践，但我们对其的了解仍然不全面，如冰山一角。目前的研究与相应的治疗方法能有效地治疗良性前列腺增生，但是随着对良性前列腺增生研究的逐渐深入，发现有效的治疗靶点，深入干细胞治疗技术研究，开发应用新的治疗技术以及研究成果临床转化等对于怎样预防其发生以及如何使用更为有效的治疗方法尤为重要，对全世界的泌尿外科医师，乃至全人类，将是一个巨大的挑战。

（王行环 张新华）

参 考 文 献

[1] Roehrborn CG. Benign prostatic hyperplasia: etiology, pathophysiology, epidemiology and natural history // Wein A, KavoussiL R, Novick A, et al. Campbell-Walsh Urology, 2016: 2425-2462.

[2] McVary KT, Roehrborn CG, Avins AL, et al. Update on AUA guideline on the management of benign prostatic hyperplasia. J Urol, 2011, 185(5): 1793-1803.

[3] Gratzke C, Bachmann A, Descazeaud A, et al. EAU Guidelines on the Assessment of Non-neurogenic Male Lower Urinary Tract Symptoms including Benign Prostatic Obstruction. Eur Urol, 2015, 67(6): 1099-1109.

[4] Homma Y, Kawabe K, Tsukamoto T, et al. Epidemiologic survey of lower urinary tract symptoms in Asia and Australia using the international prostate symptom score. Int J Urol, 1997, 4(1): 40-46.

[5] Thomas AW, Abrams P. Lower urinary tract symptoms, benign prostatic obstruction and the overactive bladder. BJU Int, 2000, 85 Suppl 3: 57-68; discussion 70-51.

[6] Homma Y, Gotoh M, Kawauchi A, et al. Clinical guidelines for male lower urinary tract symptoms and benign prostatic hyperplasia. Int J Urol, 2017, 24(10): 716-729.

[7] Rhodes T, Jacobson DJ, McGree ME, et al. Longitudinal changes of benign prostate-specific antigen and [-2] proprostate-specific antigen in seven years in a community-based sample of men. Urology, 2012, 79(3): 655-661.

[8] Fukuta F, Masumori N, Mori M, et al. Natural history of lower urinary tract symptoms in Japanese men from a 15-year longitudinal community-based study. BJU Int, 2012, 110(7): 1023-1029.

[9] Fwu CW, Eggers PW, Kaplan SA, et al. Long-term effects of doxazosin, finasteride and combination therapy on quality of life in men with benign prostatic hyperplasia. J Urol, 2013, 190(1): 187-193.

[10] Roehrborn CG, McConnell J, Bonilla J, et al. Serum prostate specific antigen is a strong predictor of future prostate growth in men with benign prostatic hyperplasia. PROSCAR long-term efficacy and safety study. J Urol, 2000, 163(1): 13-20.

[11] Vuichoud C, Loughlin KR. Benign prostatic hyperplasia: epidemiology, economics and evaluation. Can J Urol, 2015, 22 Suppl 1: 1-6.

[12] Poyhonen A, Hakkinen JT, Koskimaki J, et al. Natural course of lower urinary tract symptoms in men not requiring treatment--a 5-year longitudinal population-based study. Urology, 2014, 83(2): 411-415.

[13] Djavan B, Fong YK, Harik M, et al. Longitudinal study of men with mild symptoms of bladder outlet obstruction treated with watchful waiting for four years. Urology, 2004, 64(6): 1144-1148.

[14] Kaplan SA, Roehrborn CG, Rovner ES, et al. Tolterodine and tamsulosin for treatment of men with lower urinary tract symptoms and overactive bladder: a randomized controlled trial. JAMA, 2006, 296(19): 2319-2328.

[15] Bhargava S, Canda AE, Chapple CR. A rational approach to benign prostatic hyperplasia evaluation: recent advances. Curr Opin Urol, 2004, 14(1): 1-6.

[16] Kaplan SA, McConnell JD, Roehrborn CG, et al. Combination therapy with doxazosin and finasteride for benign prostatic hyperplasia in patients with lower urinary tract symptoms and a baseline total prostate volume of 25ml or greater. J Urol, 2006, 175(1): 217-220; discussion 220-211.

[17] Wang X, Wang X, Li S, et al. Comparative effectiveness of oral drug therapies for lower urinary tract symptoms due to benign prostatic hyperplasia: a systematic review and network meta-analysis. PLoS One, 2014, 9(9): e107593.

[18] Qiang W, Jianchen W, MacDonald R, et al. Antibiotic prophylaxis for transurethral prostatic resection in men with preoperative urine containing less than 100,000 bacteria per ml: a systematic review. J Urol, 2005, 173(4): 1175-1181.

[19] Li S, Kwong JS, Zeng XT, et al. Plasmakinetic resection technology for the treatment of benign prostatic hyperplasia: evidence from a systematic review and meta-analysis. Sci Rep, 2015, 5: 12002.

[20] Hoffman RM, Monga M, Elliott SP, et al. Microwave thermotherapy for benign prostatic hyperplasia. Cochrane Database Syst Rev, 2012(9): CD004135.

[21] Rosario DJ, Phillips JT, Chapple CR. Durability and cost-effectiveness of transurethral needle ablation of the prostate as an alternative to transurethral resection of the prostate when alpha-adrenergic antagonist therapy fails. J Urol, 2007, 177(3): 1047-1051; discussion 1051.

[22] Vanderbrink BA, Rastinehad AR, Badlani GH. Prostatic stents for the treatment of benign prostatic hyperplasia. Curr Opin Urol, 2007, 17(1): 1-6.

[23] Perera M, Roberts MJ, Doi SA, et al. Prostatic urethral lift improves urinary symptoms and flow while preserving sexual function for men with benign prostatic hyperplasia: a systematic review and meta-analysis. Eur Urol, 2015, 67(4): 704-713.

[24] Bouza C, Lopez T, Magro A, et al. Systematic review and meta-analysis of Transurethral Needle Ablation in symptomatic Benign Prostatic Hyperplasia. BMC Urol, 2006, 6: 14.

第八篇　膀胱尿道功能障碍性疾病

第一章　神经源性膀胱

第一节　神经源性膀胱的定义及概述

神经源性膀胱（neurogenic bladder，NB）是一个由来已久的医学难题，对其研究与探索至今方兴未艾。在过去的 20 年里，对神经源性膀胱的概念和理解经历了重要的变化。目前认为，神经源性膀胱是由于神经控制机制出现紊乱而导致的下尿路功能障碍，通常需在存有神经病变的前提下才能诊断。所有可能影响储尿和 / 或排尿神经调控的疾病都有可能造成膀胱和 / 或尿道功能障碍，根据神经病变的程度及部位的不同，神经源性膀胱有不同的临床表现。神经源性膀胱的临床表现与神经损伤的位置和程度可能存在一定相关性。神经源性膀胱主要的病因归纳为中枢神经系统因素、外周神经系统因素、感染性疾病、医源性因素和其他原因 5 大类。此外，神经源性膀胱可引起多种长期并发症，最严重的是上尿路损害、肾衰竭。

神经源性膀胱尿道功能障碍并不是一种静止的状态，其下尿路及上尿路随时间可以发生功能和形态学的改变；因此，专门的、规律的泌尿系统检查与随访对于达到上述目的是至关重要的。尿动力学和复杂的神经生理技术的引入为精确、详细地评估下尿路功能状态铺平了道路，这些检查使我们能够确定逼尿肌和括约肌功能障碍的病理生理基础和模式。在膀胱低压条件下实现充足储尿：这对于维持下尿路功能障碍患者尿路的完整性是必需的，这一概念也强调了尿动力学测定的重要性和必要性，影像尿动力学测定是阐明神经源性膀胱患者下尿路病理生理改变、并进行分类的基础和"金标准"。除了复杂的尿动力学和神经生理检查以外，病史采集和体格检查（特别是神经学查体）仍然起着重要作用，尤其是在确定治疗原则时。泌尿系统磁共振成像技术（magnetic resonance urography，MRU）及利尿肾动态检查能够弥补目前常规使用的超声或静脉肾盂造影（intravenous pyelography，IVP）的手段的不足，为神经源性膀胱患者的上尿路状态提供更详尽的信息。

随着基础与临床研究以及临床实践的深入，各种常规疗法得到广泛应用、新的疗法层出不穷，对同一下尿路功能障碍可提供多种治疗方案，目前神经源性膀胱的治疗目的仍然是：①保护肾功能：膀胱必须有足够大的容积、并且能够低压储尿、在无高压及流出道无梗阻条件下能够完全排空膀胱，这些对于维系患者的生命是非常重要的；②尿失禁的处理或重建控尿能力：这一点对于改善患者的生活质量是重要的。

第二节　神经源性膀胱的神经病理性因素及解剖基础

下尿路（膀胱和尿道）具有两个主要功能：在适当的时机进行储尿和排尿。正常控尿需要可控制的膀胱储尿和及时完全的膀胱排空。为了调节这两种生理过程，一个类似于切换电路的复杂神经控制系统，对膀胱的储尿功能和尿道的括约功能进行协调。脑桥排尿中枢对这个系统进行控制，同时又接收来自高级中枢的神经输入，尤其是来源于额叶内侧的神经冲动，因此，脊髓 - 脑干 - 脊髓排尿反射通路的任何部位受损，都将导致储尿和排尿功能障碍。神经源性膀胱的临床表现与神经损伤的位置和程度可能存在一定相关性、但无规律性。神经源性下尿路功能障碍通常可由脑桥上、骶上脊髓、骶髓、骶髓以下及外周神经病变引起。

1. **脑桥上病变**　脑桥上病变由于损伤了大脑的抑制中枢，大脑皮质无法感知膀胱充盈，不能随意控制储尿和排尿，往往出现逼尿肌过度活动（detrusor overactivity，DO），临床上多表现为尿失禁；由于脑桥排尿中枢是完整的，逼尿肌 - 括约肌协同性通常为正常，很少发生逼尿肌 - 括约肌协同失调（detrusor external sphincter dyssynergia，DSD），因此对上尿路的损害较小。常见的脑桥上病变的原因是脑卒中、帕金森病和痴呆等。

2. **骶髓以上的脊髓损伤** 骶上脊髓损伤（spinal cord injury，SCI）患者，中枢调节排尿的下行通路被阻断，这种协调膀胱、肠道、括约肌功能的反射通路因此被打乱；同时，完全 SCI 后膀胱尿道感觉的上传通路被中断，括约肌的保护性反射以及中枢对逼尿肌自主反射的抑制作用丧失。所导致下尿路功能障碍的典型模式是 DO 及 DSD，产生逼尿肌高压、残余尿增加、尿失禁及泌尿系统感染等表现，进而导致膀胱输尿管反流、输尿管扩张、肾积水及肾脏瘢痕化等上尿路损害，严重者导致肾功能不全甚或尿毒症。

3. **骶髓损伤** 骶髓损伤患者根据逼尿肌神经核和阴部神经核损伤情况不同，临床表现也不同。如果逼尿肌神经核损伤而阴部神经核完整，表现为逼尿肌松弛或无反射、膀胱容量增大且压力低，由于外括约肌痉挛，从而导致尿潴留，这类患者对上尿路损害相对较小，出现尿失禁情况也少。如果阴部神经核损伤而逼尿肌神经核完整，则表现为括约肌松弛、DO 或者痉挛、膀胱容量降低，由于膀胱出口阻力较低，很少引起上尿路损害，但尿失禁症状比较严重。如果逼尿肌神经核和阴部神经核同时损伤，则出现混合的改变。骶髓病变多见于骶髓发育异常（如骶裂、骶脊膜膨出等）患者，其下尿路病理生理复杂、个体差异很大，除了上述典型改变以外，经常会出现 DO 及 DSD 等骶髓上损害的特征，可能与神经发育缺损水平及病变累及水平较高有关；由于病变的长期性，这类患者上尿路损害程度不次于、甚或超过骶上脊髓损伤患者。

4. **骶髓以下及周围神经病变** 排尿骶反射中枢受损、或者相关外周神经受损，均可累及支配膀胱的交感和副交感神经，或同时累及支配尿道括约肌的神经，导致逼尿肌反射及收缩力减弱或消失、和 / 或尿道内外括约肌控尿能力减低，出现排尿困难或尿失禁。

近年来，对于人类膀胱储尿和排尿有一些新发现。目前最引人注目的是膀胱传入神经支配的重要性，传入神经被认为能够在几种病理状态下为膀胱充盈、膀胱排空刺激提供信息。从尿路上皮到大脑皮层的传入神经支配中，一旦尿液到达膀胱，膀胱的膨胀过程即激活了尿路上皮的动力学特性；有关尿路上皮和它的神经支配的研究发现：尿路上皮起着一个重要的感觉器官的作用。尿路上皮可以具有分泌特性、也具有代谢活性，可以看到裸露的神经轴突穿透上皮基层、为尿路上皮提供感觉神经支配。在尿路上皮的基层，存在有丰富的被假定为传入神经的神经丛。超微结构研究表明：这些神经纤维有许多清楚的、致密的、含核的囊泡存在于轴突的曲张体中。动物和人类的免疫组化研究表明：无髓神经纤维的香草样和嘌呤类受体存在于膀胱的基层，其在导致 DO 和膀胱过敏等病变中的准确作用尚有待进一步研究。在女性特发性膀胱过度活动症（overactive bladder，OAB）的患者中可以发现嘌呤类神经纤维分布增多，临床上神经源性及特发性 OAB 患者对膀胱内灌注香草碱有效也表明：在这些疾病中，传入神经纤维对于逼尿肌收缩的启动是极其重要的。

传入纤维与躯干神经、交感和副交感神经共同行走、并通过背根进入脊髓。关于人类脊髓功能的研究最近尚无更多进展，通过患者脊髓前侧柱切断术前、术后的临床研究发现了传递下尿路感觉信号的一些神经通路。然而脊髓除了具有外周神经和中枢皮层的连接作用外，还具有许多复杂的节段反射，骶神经调节能够有效抑制 DO 的机制很可能就是作用在这个水平。

第三节 神经源性膀胱的诊断及评估

神经源性膀胱的早期诊断和客观评估非常重要，只有早期诊断才能尽早及时治疗，防止并发症的产生与进展。神经源性下尿路功能障碍的出现有时可能并不伴随神经系统症状，但却仍然提示有神经系统病变存在的可能，早期诊断及治疗，能有效避免不可逆的下尿路、甚至上尿路病变的发生与进展。神经源性膀胱的诊断主要包括 3 个方面。

1. **原发神经病变的诊断** 即对于导致膀胱尿道功能障碍的神经系统病变的性质、部位、程度、范围、病程等，应通过神经系统疾病相关的病史、体格检查、影像学检查和神经电生理检查明确，必要时请神经科医生协助诊断。

2. **下尿路和上尿路功能障碍以及泌尿系并发症的诊断**　如下尿路功能障碍的类型、程度，是否合并泌尿系感染、结石、肿瘤，是否合并肾积水、输尿管扩张迂曲、膀胱输尿管反流等上尿路损害。应从相应的病史、体格检查、实验室检查、尿动力学检查和影像学检查、膀胱尿道镜加以明确。

3. **其他相关器官、系统功能障碍的诊断**　如是否合并性功能障碍、盆腔脏器脱垂、便秘或大便失禁等，应通过病史、体格检查、实验室检查、影像学检查加以明确。

在进行任何侵入性检查之前，必须进行详尽的病史采集与全面的体格检查。对于怀疑神经源性膀胱的患者而言，必须在侵入性检查之前完成病史采集、排尿日记以及体格检查，这些初诊资料对于长期的治疗及随访很有必要。

（一）病史

详尽的病史采集是神经源性膀胱的诊断首要步骤。大多数患者在就诊时已经知道自己患有神经系统疾病，神经源性膀胱的病因、病理生理及分类已在上节作了较为详细的阐述，除此之外还应询问患者的生活方式、生命质量等内容。

1. **遗传性及先天性疾病史**　如脊柱裂、脊髓脊膜膨出等发育异常疾病。

2. **代谢性疾病史**　如糖尿病史，注意询问血糖治疗及控制情况，是否合并糖尿病周围神经病变、糖尿病视网膜病变等并发症。

3. **神经系统疾病史**　如带状疱疹、吉兰-巴雷综合征、多发性硬化症、老年性痴呆、帕金森病、脑血管意外、颅内肿瘤、脊柱脊髓肿瘤、腰椎间盘突出症等病史。

4. **外伤史**　应详细询问自出生至就诊时外伤（尤其是脊髓损伤）的时间、部位、方式，伤后排尿情况及处理方式等。

5. **既往治疗史**　特别是用药史、相关手术史，如神经系统手术史、泌尿系统手术史、盆腔及盆底手术史、抗尿失禁手术史等。

6. **生活方式及生命质量的调查**　了解吸烟、饮酒、药物成瘾等情况，评估下尿路功能障碍对生活质量的干扰程度等。

7. **尿路感染史**　应询问感染发生的频率、治疗方法及疗效。

8. **女性还应询问月经及婚育史**　初潮年龄可能提示代谢相关疾病。

（二）症状

1. **泌尿生殖系统症状**

（1）下尿路症状（LUTS）：症状开始出现的时间非常重要，可为分析与神经系统疾病的因果关系提供依据。LUTS 包括储尿期症状、排尿期症状和排尿后症状。储尿期症状含尿急、尿频、夜尿、尿失禁、遗尿等；排尿期症状含排尿困难、膀胱排空不全、尿潴留、尿痛；排尿后症状含尿后滴沥等。上述症状推荐以排尿日记形式加以记录。

（2）膀胱感觉异常：如有无异常的膀胱充盈感及尿意等。

（3）泌尿系管理方式的调查：如腹压排尿、扣击排尿、挤压排尿、自行漏尿、间歇导尿、长期留置尿管、留置膀胱造瘘管等。

（4）性功能障碍症状：生殖器有无缺损；生殖器区域敏感性；男性注意是否存在勃起功能障碍、性高潮异常、射精异常等，女性注意是否存在性欲减退、性交困难等。

（5）其他：如腰痛、盆底疼痛、血尿、脓尿等。

2. **肠道症状**　频繁排便、便秘或大便失禁；直肠感觉异常、里急后重感；排便习惯改变等。

3. **神经系统症状**　包括神经系统原发病起始期、进展期及治疗后的症状，包括肢体感觉运动障碍、肢体痉挛、自主神经反射亢进、精神症状及理解力等。

4. **其他症状**　如发热，以及血压增高等自主神经功能障碍症状。

（三）体格检查

1. **一般体格检查**　注意患者精神状态、意识、认知、步态、生命体征等。重要的认知功能障碍和记忆混乱与异常排尿行为密切相关。了解患者的精神状态、意识和智力、运动功能状态等有助于制订治疗策略。

2. **泌尿及生殖系统检查**　所有怀疑神经源性膀胱的患者均应进行标准的、完整的泌尿系统体格检查，包括肾脏、输尿管、膀胱、尿道、外生殖器等的常规体检，还要注意腰腹部情况。应常规进行肛门直肠指诊，了解肛门括约肌张力和大便嵌塞。女性要注意是否合并盆腔器官脱垂等。

男性还要检查前列腺，了解软硬程度和是否有波动，因前列腺炎症和前列腺脓肿在神经功能障碍的男性并非少见，特别是长期留置导尿管的患者。

3. 神经系统检查

（1）感觉和运动功能检查：脊髓损伤患者应检查躯体感觉平面、运动平面、脊髓损伤平面，以及上下肢感觉运动功能和上下肢关键肌的肌力、肌张力。感觉平面是指身体两侧具有正常感觉功能的最低脊髓节段，感觉检查的必查部分是检查身体两侧各自的 28 个皮节的关键点。运动平面的概念与此相似，指身体两侧具有正常运动功能的最低脊髓节段。脊髓损伤平面通过如下神经学检查来确定：①检查身体两侧各自 28 个皮节的关键感觉点；②检查身体两侧各自 10 个肌节的关键肌。应特别重视会阴及鞍区感觉的检查。脊髓节段的感觉关键点体表分布见图 8-1-1、图 8-1-2。

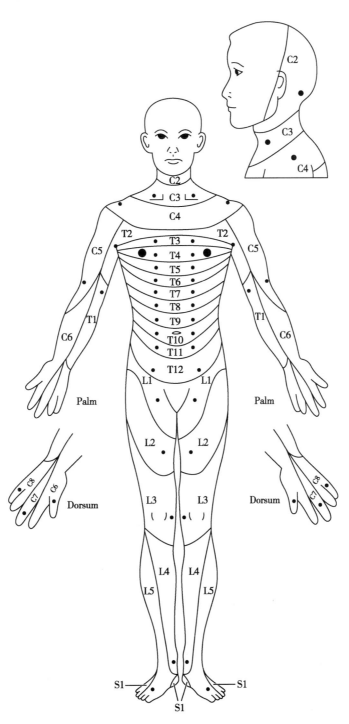

图 8-1-1　脊髓节段的感觉关键点体表分布

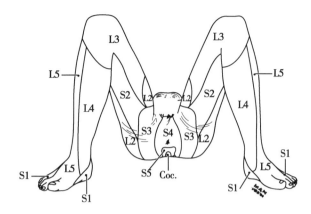

图 8-1-2 脊髓节段的感觉关键点体表分布（会阴、鞍区和下肢）

（2）神经反射检查：包括膝腱反射、跟腱反射、提睾肌反射、肛门反射、球海绵体肌反射、各种病理反射（Hoffmann 征和 Babinski 征）等，常用反射所对应的脊髓节段见图 8-1-3。

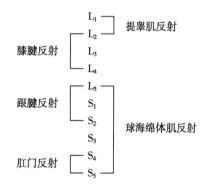

图 8-1-3 常用神经反射所对应的脊髓节段

（3）会阴部/鞍区及肛诊检查：此项检查可以明确双侧 $S_2 \sim S_5$ 节段神经支配的完整性。会阴部/鞍区感觉检查范围从肛门皮肤黏膜交界处至两侧坐骨结节之间、包括肛门黏膜皮肤交界处的感觉，通过肛门指诊检查直肠深感觉。运动功能检查是通过肛门指诊发现肛门括约肌张力、有无自主收缩。也可进行球海绵体反射检查，即男性轻轻挤压阴茎或女性轻轻地将阴蒂挤压到耻骨联合，同时将手指置于直肠中感觉肛门括约肌的收缩，可以评估 $S_2 \sim S_4$ 反射弧的完整性。通过针刺肛门皮肤黏膜交界处的方法检查肛门括约肌收缩，可以评估 $S_2 \sim S_5$ 的完整性。提睾反射弧评估的是 $L_1 \sim L_2$ 感觉神经节。不完全性脊髓损伤指在神经损伤平面以下、包括最低位的骶段保留部分感觉或运动功能；反之，如果最低位的骶段感觉和运动功能完全消失则确定为完全性脊髓损伤。

（四）实验室检查

1. 尿常规 可了解尿比重、尿中红细胞、白细胞、蛋白水平，是否存在泌尿系感染等，并间接反映肾功能状况。

2. 肾功能检查 通过血肌酐、尿素氮水平反映总肾功能状况，反映上尿路功能受损程度，为进一步拟定治疗方案和合理选择影像学检查提供依据。肾功能异常时患者用药应相应调整药物剂量。

3. 尿细菌学检查 通过检查明确病原菌种类，并根据药物敏感试验结果选择敏感药物。

（五）影像学检查

1. 泌尿系超声 此检查无创、简便易行，通过检查重点了解肾、输尿管、膀胱的形态及残余尿量。B 型超声可用来评估肾脏及输尿管解剖的许多特征，包括肾脏大小、肾积水、肾皮质厚度、肾畸形、肾结石和肿瘤、输尿管扩张等。在神经源性下尿路障碍患者，检测肾脏积水及输尿管扩张极其重要，可提示下尿路严重病变，但超声不能辨别功能及器质性梗阻，也不能证实膀胱输尿管反流及其程度，经常需要其他影像技术进一步明确。超声是一种测定肾积水及输尿管扩张程度、观察病情进展、评估治疗反应的有效工具。

2. 泌尿系平片 可了解有无隐性脊柱裂等腰骶骨发育异常、是否合并泌尿系结石等。

3. 静脉尿路造影 这是一个传统的了解肾、输尿管、膀胱形态以及分侧肾功能的影像学方法，检查的成功依赖于有足够的肾功能，且在肾功能异常时应慎重使用造影剂，以免加重肾脏的损害。

4. 泌尿系 CT CT 扫描为上尿路解剖提供有用的信息，能够较直观地了解肾脏皮质厚度、肾盂积水的形态改变、输尿管扩张程度、泌尿系结石和新生物等。增强扫描能更清楚显示解剖特征（依赖于肾功能）。与 B 超和静脉肾盂造影相比，能更清楚显示上尿路及膀胱形态，了解泌尿系统邻近器官情况，但肾功能异常时应慎重选择增强扫描。螺旋 CT 泌尿系统三维重建技术可以在冠状面等多个层面非常清晰地完整显示肾脏大小、皮质厚度、肾盂积水形态、输尿管迂曲扩张、壁段输尿管狭窄、膀胱形态等尿路形态变化，并对上尿路积水扩张程度进行分度。

5. **泌尿系 MR 水成像（MRU）** MRU 对上尿路的评估与 CT 相似，该检查无需使用造影剂即在冠状面等多个层面非常清晰地完整显示肾盂积水形态、输尿管迂曲扩张、壁段输尿管狭窄、膀胱形态等尿路形态变化，并对上尿路积水扩张程度进行分度，且不受肾功能影响。泌尿系 MRU 检查还可辅助诊断硬脊膜粘连或脊椎手术形成的脊髓栓系综合征。当患者体内有心脏起搏器、骨折内固定等金属植入物时禁用。

6. **核素检查** 包括肾图、利尿肾图或肾动态检查，可反映分侧肾功能情况，明确肾脏供血状态。利尿肾图可以鉴别上尿路梗阻（如壁段输尿管梗阻）的性质是机械性或动力性梗阻，但检查结果受到利尿剂注射时间、水合作用和利尿作用、膀胱是否充盈和膀胱内压力等的影响，当怀疑有上尿路梗阻性疾病时推荐采用利尿肾图联合膀胱引流综合判断。

7. **膀胱尿道造影** 可以了解膀胱尿道形态，是否存在膀胱输尿管反流、并对反流程度进行分级，是否存在 DSD 等情况；尿动力学检查时可同期行此项检查，即为影像尿动力学检查。

（六）膀胱尿道镜检查

膀胱尿道镜检查可用于下尿路并发症的评估，同样有助于评估尿道及膀胱的解剖学异常。长期留置导尿管或膀胱造瘘管的患者推荐定期行此项检查以除外膀胱肿瘤。

（七）尿动力学检查

1. 尿动力学检查能对下尿路功能状态进行客观定量的评估，是揭示神经源性膀胱患者下尿路功能障碍的病理生理基础的唯一方法，在神经源性膀胱患者的诊疗与随访中具有不可替代的重要位置。影像尿动力学是证实神经源性膀胱患者尿路功能障碍及其病理生理改变的"金标准"。患者病史、症状及体检结果是选择尿动力检查项目的主要依据。鉴于大部分尿动力学检查项目为有创性检查，因此应当先行排尿日记、自由尿流率、残余尿测定等无创检查项目，然后再进行充盈期膀胱测压、排尿期压力流率测定、肌电图检查、神经电生理检查等有创检查项目。

在尿动力学检查过程中，认识和排除由受检者、检查者和仪器设备等因素产生的干扰，对正确分析和解释检查结果具有重要意义。在进行尿动力学检查之前，患者应当排空大便。鉴于神经源性膀胱患者多合并存在便秘，故建议在检查前晚进行灌肠，以清除直肠内的粪块。如果治疗允许，应停用作用于下尿路的药物 48h 以上，如不能停用，必须在判读检查结果时记录分析。对于高位脊髓损伤的患者，检查过程可能诱发自主神经反射亢进，建议在尿动力学检查中监测血压。对存在泌尿系感染高危因素的患者在行尿动力学检查之前或之后可选择性使用抗生素预防感染。

2. **常用尿动力学检查项目**

（1）排尿日记：是一项半客观的检查项目，建议记录 2～3d 以上以得到可靠的结果。此项检查具有无创性和可重复性。

（2）自由尿流率：该检查项目的结果是对下尿路排尿功能状态的客观和综合反映，但不能反映病因和病变部位。一般在有创的尿动力学检查前进行，并重复测定 2～3 次以得到更加可靠的结果。需要注意的是某些患者无法以正常的体位排尿，可能会影响尿流率检查结果，须在判读时加以考虑。尿流率检查时可能的异常表现包括低尿流率、低排尿量、间断排尿、排尿踌躇、尿流曲线形态非钟形和残余尿增多。

（3）残余尿测定：建议在排尿之后即刻通过超声、膀胱容量测定仪及导尿等方法进行残余尿测量，对于神经源性膀胱患者的下尿路功能状态进行初步判断、治疗策划及随访具有重要价值。便携式膀胱容量测定仪使得残余尿量的临床常规测定成为可能，应积极推广。

（4）充盈期膀胱压力 - 容积测定（cystometrogram, CMG）：此项检查是模拟生理状态下的膀胱在充盈和储尿期的压力 - 容积变化、并以曲线的形式记录下来，能准确记录充盈期膀胱的感觉、膀胱顺应性、逼尿肌稳定性、膀胱容量等指标，同时，也要记录膀胱充盈过程中是否伴随尿急、疼痛、漏尿、自主神经反射亢进等异常现象。正常膀胱应具有良好的顺应性，在充盈过程中只有很小的膀胱压力改变，即使在诱发条件下也不发生逼尿肌的无抑制性收缩。膀胱顺应性反映的是膀胱容量变化与逼尿肌压力变化之间的关系，其计算公式为 $\triangle V/\triangle P_{det}$，单位为 ml/cmH$_2$O。检查前应排空膀胱，充盈膀胱速率应与生理状况相似，最好是以 10ml/min 或更慢的速度充盈膀胱，充盈膀胱所用盐水应加热至体温。过快或者用室温盐水充盈膀胱会刺激膀胱，影响检查结果的准确性。正常膀胱顺应性的标准值很难建立，有人建议正常成年人膀胱顺应性的参考值为 20~40ml/cmH$_2$O。实际膀胱充盈压可能比顺应性的计算更有价值，原因是膀胱顺应性变化较大，其值主要取决于如何确定计算顺应性时膀胱充盈的起始和终止这 2 个点，以及相对应的压力和容量值，如果顺应性的定义被过分简化，则会出现潜在的错误结论。

（5）漏尿点压测定

1）逼尿肌漏尿点压（detrusor leak point pressure，DLPP）测定：DLPP 是指在无逼尿肌自主收缩及腹压增高的前提下，膀胱充盈过程中出现漏尿时的最小逼尿肌压力，可用以预测上尿路损害危险，当 DLPP≥40cmH$_2$O 时上尿路发生继发性损害的风险显著增加。在无逼尿肌自主收缩及腹压改变的前提下，灌注过程中逼尿肌压达到 40cmH$_2$O 时的膀胱容量称为相对安全膀胱容量。因此将 DLPP≥40cmH$_2$O 作为上尿路损害的危险因素，其在神经源性膀胱的处理中具有重要意义。严重的膀胱输尿管反流可缓冲膀胱压力，这种情况下，若反流出现在逼尿肌压力达到 40cmH$_2$O 之前，则相对安全膀胱容量为开始出现反流时的膀胱容量。近年来有研究认为以 DLPP≥40cmH$_2$O 作为上尿路继发性损害的预测指标存在一定局限性，尚需结合其他指标综合判断。目前也有研究认为，最大逼尿肌压力大于 75cmH$_2$O，膀胱测压容量小于 200ml，未规律服用抗胆碱能药物及下尿路影像学异常为脊髓损伤患者上尿路功能损毁的独立危险因素。

2）腹压漏尿点压（abdominal leak point pressure，ALPP）测定：ALPP 指腹压增加至出现漏尿时的膀胱腔内压力，主要反映尿道括约肌对抗腹压增加的能力，该指标在部分由于尿道括约肌去神经支配所致的压力性尿失禁患者中具有意义，对于其他神经源性膀胱患者中的临床应用价值有限。

（6）压力 - 流率测定（pressure flow study）：该检查反映了逼尿肌与尿道括约肌的功能及协同状况，是二者在排尿过程中的共同作用的结果，主要用来确定患者是否存在膀胱出口梗阻（BOO），特别是有无机械性或解剖性因素所致的 BOO。然而，大部分神经源性膀胱患者的 BOO 类型为功能性梗阻，如逼尿肌 - 尿道括约肌协同失调（DSD）、尿道括约肌松弛障碍、膀胱颈松弛障碍等，因此此项检查在神经源性膀胱患者应与括约肌肌电图（EMG）检查或影像学检查联合同步进行，才能更正确诊断功能性 BOO、更具有临床意义。

（7）肌电图（EMG）检查：用以记录尿道外括约肌、尿道旁横纹肌、肛门括约肌或盆底横纹肌的肌电活动，间接评估上述肌肉的功能状态。尿动力学检查中的 EMG 一般采用募集电位肌电图，通常使用肛门括约肌贴片电极记录 EMG，反映整块肌肉的收缩和舒张状态。检查时常规同步进行充盈期膀胱测压或压力 - 流率测定，可反映逼尿肌压力变化与尿道外括约肌活动的关系、排尿期逼尿肌收缩与外括约肌活动的协调性，对于诊断 DSD 有重要价值。同心圆针电极肌电图仅在特殊情况使用。更精细的肌电图检查如运动单位肌电图、单纤维肌电图等，更多应用于神经生理方面的研究。

（8）尿道压力测定：可分为尿道压力描记（urethral pressure profile，UPP）及定点尿道压力测量，UPP 是测量和描记压力沿后尿道的分布，此项检查主要用以测定储尿期尿道控制尿液的能力，反映的是尿道括约肌的状态，以及尿道有无瘢痕狭窄等。而位于膜部尿道的定点尿道压力测量即膀胱压力 - 尿道压力 -EMG 联合测定对于诊断 DSD 具有重要价值。值得注意的是尿道压力测定的影响因素较多，测定结果有时存在较多变异。

（9）影像尿动力学检查（video urodynamics，VUDS）：此项检查是将充盈期膀胱测压、压力 - 流率测定等尿动力学检查与 X 线或 B 型超声等影像学检查相结合，结合的形式可以是完全同步或非同步两种。影像尿动力检查，特别是结合 X 线的影像尿动力检查是目前诊断逼尿肌 - 尿道外括约肌协同失调（DESD）、逼尿肌 - 膀胱颈协同失调（DBND），判断膀胱输尿管反流（VUR）和漏尿点压力等神经源性膀胱患者尿路病理生理改变最准确的方法。在膀胱充盈和储尿过程中观察 VUR 及发生反流时的压力变化是该检查项目的重要内容，VUSD 可以对反流程度进行分级、也可分为高压反流与低压反流。VUDS 对漏尿的观察也很灵敏，对 DLPP 和 ALPP 的判断更加简便。DLPP≥40cmH$_2$O 是上尿路损毁的危险因素，根据 DLPP 及 VUR 发生前的膀胱容积可确定安全膀胱容积。在排尿阶段，在高压 - 低流状态下，影像尿动力检查可以更精确地确定梗阻部位，可以直观地观察到排尿时括约肌的活动，尤其在 EMG 检查效果不佳或不能明确诊断的情况下判断 DESD 及 DBND。同时还可以观察膀胱形态异常、后尿道形态变化和膀胱尿道结石等重要病变和病理生理改变。推荐有条件的医院针对神经源性膀胱患者积极开展影像尿动力检查。

（10）膀胱诱发实验：为确定有无逼尿肌反射存在，以及鉴别神经损伤平面位于上位神经元还是下位神经元，可在充盈期膀胱测压过程中行诱发试验。逼尿肌过度活动往往可以通过增加腹压、改变体位、快速灌注刺激性介质、注射拟胆碱药物等方式诱发出来。

1）冰水实验（ice water test，IWT）：这一试验是在充盈期膀胱测压过程中应用冰盐水快速灌注膀胱，以诱发逼尿肌收缩的出现。IWT 用于鉴别神经损伤位于上位神经元还是下位神经元方面有一定价值，也可判断膀胱感觉功能。逼尿肌反射弧完整的上位神经元损伤患者 IWT 可以诱发出逼尿肌收缩，但结果存在假阳性和假阴性的可能，应结合其他检查项目对结果进行解释。

2）氯贝胆碱超敏实验（bethanechol supersensitivity test，BST）：该试验的原理是基于一种观察到的现象，即当一种机体组织结构发生去神经损伤时，该组织对来自于损伤的神经系统所传递的神经递质具有增高的敏感性。对于逼尿肌而言，其副交感神经的递质为乙酰胆碱，因此，皮下注射拟乙酰胆碱药物（如氯贝胆碱），可诱发逼尿肌的收缩，从而证实膀胱支配神经的受损。BST 可用来鉴别神经源性和非神经源性逼尿肌无反射，BST 阳性结果通常提示神经源性逼尿肌无反射。但此实验具有局限性，结果应综合其他检查结果进行解释。此外，BST 阳性对于预测口服氯贝胆碱的治疗效果具有一定意义。

（八）神经电生理检查

神经电生理检查是对神经系统物理检查的延伸，目前已有专门针对下尿路和盆底感觉和运动功能的神经通路的电生理学检查，对神经源性膀胱患者的膀胱和盆底功能障碍进行评估，为治疗方案的制订和患者的预后判断提供参考。下尿路及盆底神经电生理检查项目有尿道括约肌或肛门括约肌肌电图、阴部神经传导速率、球海绵体反射潜伏期、阴部神经体感诱发电位等。

（1）球海绵体反射（bulbocavernosus reflex，BCR）潜伏期：BCR 是通过电刺激阴茎或阴蒂神经，记录球海绵体肌在刺激后的电位变化（女性患者以肛门括约肌电位变化为参考），测定其潜伏期。该检查主要用于评估下运动神经元损伤患者 $S_2 \sim S_4$ 阴部神经反射弧完整性。然而，目前国内外健康人群 BCR 潜伏期尚无统一标准，但通常认为典型均值为 33ms。若所测患者的 BCR 潜伏期超过均值 ±（2.5~3）倍标准差或波形未引出可判断为异常。BCR 潜伏期在正常范围并不能排除骶髓反射弧轴突存在损伤的可能性。脊髓栓系综合征和骶髓上脊髓损伤患者的 BCR 潜伏期经常可缩短。

（2）阴部神经体感诱发电位（pudendal somatosensory evoked potential，PSEP）：PSEP 是检测脉冲刺激通过阴茎背神经（或阴蒂神经）、阴部神经沿脊髓传导至大脑皮层的速度，从阴部神经刺激点到大脑皮层整个传导通路上存在损害，可以导致诱发电位波峰、潜伏期、波幅的变化。它反映了神经冲动沿阴部神经传入纤维到达骶髓后，沿脊髓上行传导到大脑皮层通路的完整性。目前，国内外健康人群 SEP 潜伏期尚无统一标准，典型值为 39ms，延长或缺失可判断为异常。

（3）阴部神经运动诱发电位（motor evoked potential，MEP）：测定从大脑皮层沿脊髓下传到盆底部的运动传导通路的完整性，从大脑皮层到盆底整个传导通路上的损害，都可以导致诱发电位波峰、潜伏期、波幅的变化。目前国内外健康人群阴部神经运动诱发电位潜伏期尚无统一标准。

（4）阴部神经传导测定（nerve conduction studies）：包括运动传导和感觉传导的测定。尽管神经传导测定在下尿路神经病变的数据较少，但此技术对于鉴别膀胱病变的神经缺陷方面是有价值的。

1）运动神经传导（motor nerve conduction，MNC）：使用特殊的 St Mark's 阴部神经电极，示指尖端为刺激电极，示指末端为记录电极，测定运动动作电位的潜伏期及波幅。潜伏期正常小于 5ms，多为 2ms，波幅为 1mV，延长或缺失为异常。

2）感觉神经传导（sensory nerve conduction，SNC）：使用 2 对贴片电极，刺激电极贴于阴茎尖端、记录电极贴于阴茎根部，可测定感觉电位传导的潜伏期、波幅及传导速度。典型潜伏期为 1.5ms，波幅为 5μV，传导速度为 40ms/s，延长或缺失为异常。

（5）自主神经反应测定

1）副交感神经：使用特定的气囊尿管环形刺激电极及肛塞记录电极，刺激膀胱颈或尿道黏膜，记录肛门应答，可测定副交感反应的潜伏期。刺激后感觉电位的典型潜伏期为 55~70ms。延长或缺失为异常。

2）交感神经：皮肤交感反应（skin sympathetic response，SSR），使用贴于阴茎或阴蒂的表面记录电极，刺激手掌正中神经，在阴茎或阴蒂应答，可测定交感反应的潜伏期与波幅。刺激后 SSR 的典型潜伏期为 1.5s，波幅为 2~3mV。延长或缺失为异常。SSR 是人体在接受引起神经电活动的刺激之后出现的皮肤反射型电位，可有外源性和内源性刺激诱发产生。SSR 可以评价下尿路相关交感功能的完整性，下尿路传入冲动在唤醒主观尿意感觉的同时能诱发 SSR，其可作为判断膀胱感觉的指标，有助于判断膀胱颈功能的健全与否，以及是否存在协同失调。

（九）功能性脑成像技术

膀胱受复杂的神经网络控制，中枢神经、自主神经及外周神经系统均参与控尿过程。最近 20 年，随着影像学技术的发展，可通过测算大脑皮质区域代谢功能以及血流改变间接反映局部神经活动，进而获得大脑功能的影像学资料。基于正电子发射断层扫描（positron emission tomography，PET）和功能磁共振成像（functional magnetic resonance imaging，fMRI）等功能性脑成像技术的出现为研究人类膀胱控制的神经学机制带来了新的曙光。大脑静息态功能磁共振研究（resting-state fMRI，rs-fMRI）成为前沿和热点的影像学新技术。

动物实验表明灰质对于膀胱传入冲动来说是一个重要的感觉传递中枢，PET 成像研究证实了它在人类的中心作用。对膀胱胀满感和尿急的分别研究表明：这两个过程均涉及不同的、复杂的神经元活动网络，通过膀胱充盈而激活的区域位于大脑前叶。这些可能就是膀胱胀满感、恰当的

排尿位置判断、决定排尿以及达到社会性控尿的基础。

国外相关研究推断，大脑的控尿过程非常复杂，受多个大脑功能区域的共同控制。Griffiths 等总结了这些影像学研究，将推断出来的可能参与大脑控尿的功能区域，由出现次数的多少排序如下：脑桥、导水管周围灰质（PAG）、额叶皮质、扣带回、岛叶、小脑、丘脑、豆状核、下丘脑、前运动皮质等。目前的研究假说认为：膀胱、尿道发放传入信号，传入信号通过脊髓传入中脑导水管周围灰质，后经丘脑中继上传至大脑皮层，大脑皮层通过复杂网络系统调节控制实现控尿、排尿。

目前的研究发现大脑皮质多个区域，如前脑的额叶、前扣带回，大脑皮层灰质区域如尾状核、下丘脑、颞叶等在大脑控尿系统中发挥作用。研究中发现大脑控尿区域，不是某一区域单独完成的，而是广泛的、存在着功能相关性的多个区域共同协调完成的。同时几乎每一个种子点都和额叶存在的功能相关性，无论兴奋或抑制。利用 rs-fMRI 来记录分析膀胱储尿时的大脑调控能更好地接近自然生理状态。临床研究结果显示健康受试者在膀胱充盈状态时大脑激活区域包括额叶、扣带回、尾状核、下丘脑和颞叶；默认网络区域的颞叶的激活仍需要进一步探讨在病理状态下的情况。

因此，可以推断额叶可能在大脑控尿过程中起着重要的作用。这样的推断还有 3 个重要原因：①现阶段影像学研究分析得出，额叶可能是大脑控尿诸多区域中较为重要的区域；Blok 等发现有强烈排尿感并且试图想要排尿的这些健康成人，大脑额叶是有明显激活的，由此推断大脑前额叶在排尿机制中起着决断作用，即在特定的时间和地点判断、决定是否排尿。Amodio 等和 Burruss 等指出额叶在大脑中的功能是情感调控，负责对行为进行调配，例如判断、计划将来、决定行为、犹豫、注意力的时间跨度等。② Andrew 等在控尿能力受损的大脑病理解剖学研究中发现额叶皮质的损伤，他们报道了一组由于前额叶肿瘤、枪击伤等导致的膀胱功能障碍，典型症状包括尿频、尿急、急迫性尿失禁。另一项针对脑梗死患者的研究发现急迫性尿失禁的发生与额叶损伤存在一定的相关性。③临床工作中发现部分额叶脑梗死患者出现尿失禁等下尿路症状。

第四节　神经源性膀胱的分类

神经源性膀胱分类标准应包含以下内容：①以尿动力学结果作为分类基础；②反映临床症状；③反映相应的神经系统病变；④全面反映下尿路及上尿路的功能状态。

不同水平的神经病变导致的神经源性膀胱其病理生理改变具有一定规律性，但并非完全与病变水平相对应。同一水平病变、不同病因、不同患者或同一患者在不同病程，其临床表现和病理生理改变均可能有一定差异。另外神经源性膀胱患者储尿障碍与排尿障碍常常并存，必须从储尿、排尿及其协同性多方面来分析病理生理改变。影像尿动力学是揭示神经源性膀胱患者下尿路及上尿路病理生理改变及其规律性的准确方法、"金标准"，也是分类的基础。

目前尚无理想统一的神经源性膀胱分类方法。国际尿控协会（ICS）仅将下尿路功能与功能障碍分为储尿期和排尿期两部分描述，并基于尿动力学结果针对患者储尿期和排尿期的功能提出一个分类系统（表 8-1-1），该分类可以较好反映膀胱尿道的功能及临床症状，但其没有反映上尿路状态，也需要补充相应的神经系统病变的诊断。

Madersbacher 根据神经损伤部位、充盈以及排尿阶段膀胱逼尿肌和尿道外括约肌的功能状态，提出了一个分类图（图 8-1-4），描述了多种神经源性膀胱的类型，是对下尿路病理生理改变的直观描述与总结。

表 8-1-1　ICS 下尿路功能障碍分类

储尿期	排尿期
膀胱功能	膀胱功能
逼尿肌活动性	逼尿肌收缩性
正常或稳定	正常
逼尿肌过度活动	逼尿肌收缩力低下
特发性	逼尿肌无收缩
神经源性	
膀胱感觉	尿道功能
正常	正常
增强或过度敏感	尿道梗阻
减弱或感觉低下	尿道过度活动
缺失	机械梗阻
非特异性	
膀胱容量	
正常	
高	
低	
顺应性	
正常	
高	
低	
尿道功能	
正常	
功能不全	

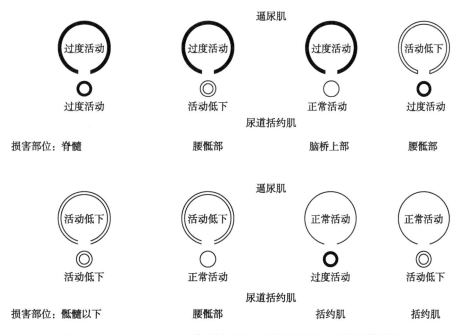

图 8-1-4　Madersbacher 典型神经病变所致下尿路功能障碍类型图

廖利民在既往下尿路功能障碍分类方法的基础之上，提出了一种包含上尿路功能状态的神经源性膀胱患者全尿路功能障碍的新分类方法（表8-1-2），其中对肾盂输尿管积水扩张提出了新的分度标准。此分类方法可为评估、描述、记录上尿路及下尿路的病理生理变化、制订治疗方案提供全面、科学及客观的基础。其中对膀胱输尿管反流的分级参照国际反流分级标准：Ⅰ级：反流至不扩张的输尿管；Ⅱ级：反流至不扩张的肾

盂肾盏；Ⅲ级：输尿管、肾盂肾盏轻中度扩张，杯口变钝；Ⅳ级：中度输尿管迂曲和肾盂肾盏扩张；Ⅴ级：输尿管、肾盂肾盏重度扩张，乳头消失，输尿管迂曲。但是许多神经源性膀胱患者并无膀胱输尿管反流存在，却经常出现肾盂肾盏积水扩张和输尿管迂曲扩张；廖利民依据静脉肾盂造影或泌尿系统磁共振水成像（MRU）检查，新提出了肾盂输尿管积水扩张分度标准：1度：肾盂肾盏轻度扩张、输尿管无扩张；2度：肾盂肾盏中度扩张、

表 8-1-2　廖氏神经源性膀胱患者全尿路功能障碍分类方法

下尿路功能		上尿路功能
储尿期	排尿期	
膀胱功能	**膀胱功能**	**膀胱输尿管反流**
逼尿肌活动性	逼尿肌收缩力	无
正常	正常	有：单侧（左、右），双侧
过度活动	收缩力低下	程度分级
	无收缩	Ⅰ
膀胱感觉		Ⅱ
正常	**尿道功能**	Ⅲ
增加或过敏	正常	Ⅳ
减退或感觉低下	梗阻	Ⅴ
缺失	功能性梗阻（尿道过度活动）	
	逼尿肌-尿道外括约肌协同失调	**肾盂输尿管积水扩张**
逼尿肌漏尿点压力	逼尿肌-膀胱颈协同失调	无
≥40cmH$_2$O	括约肌过度活动	有：单侧（左、右），双侧
<40cmH$_2$O	括约肌松弛障碍	程度分度
	机械梗阻	1
膀胱容量		2
正常（300～500ml）		3
增大（>500ml）		4
减小（<300ml）		
安全膀胱容量		**膀胱壁段输尿管梗阻**
		无
膀胱顺应性		梗阻：单侧（左、右），双侧
正常（20～40ml/cmH$_2$O）		
增高（>40ml/cmH$_2$O）		**肾功能**
降低（<20ml/cmH$_2$O）		正常
		GFR≥50ml/min，左肾、右肾
尿道功能		肾功能不全
正常		GFR<50ml/min，左肾、右肾
括约肌无收缩		代偿期：
功能不全		GFR，左、右肾；血肌酐<132.6μmol/L
膀胱颈（内括约肌）		失代偿期：
外括约肌		GFR，左、右肾；血肌酐≥132.6μmol/L

注：1cmH$_2$O = 0.098kPa

杯口变钝,输尿管轻度扩张;3度:肾盂肾盏中度扩张和输尿管中度扩张迂曲;4度:肾盂肾盏重度扩张、乳头消失,输尿管重度扩张迂曲。上述肾盂输尿管积水扩张经常源自膀胱壁增厚导致的壁段输尿管狭窄梗阻。此方法最后对患者肾功能的损害程度也进行了分类。

第五节　神经源性膀胱的治疗原则

(一)神经源性膀胱的治疗目标与原则

1. 神经源性膀胱的治疗目标　神经源性膀胱的治疗目标:①保护上尿路功能;②恢复(或部分恢复)下尿路功能;③改善尿失禁;④提高患者生命质量。其中,首要目标是保护肾脏功能、使患者能够长期生存;次要目标是提高患者生命质量。在治疗策划过程中应进一步考虑以下问题:患者的残疾状况、治疗成本、技术复杂性以及可能出现的并发症。

研究已证实脊髓损伤患者的首要致死原因是肾功能衰竭,因此保护上尿路功能至关重要。治疗的黄金法则是:确保逼尿肌压力在储尿期和排尿期都保持在低压安全范围内,这将明显降低此类患者源于泌尿系统并发症的致死率。尿失禁治疗对于患者回归社会非常重要,并直接影响生命质量,生命质量是任何治疗决策中必须考虑的一个重要组成部分。

对于在充盈期(DO、低顺应性)或在排尿期(DSD、其他原因引起的膀胱出口梗阻)逼尿肌压力过高的患者,治疗的具体措施是:将一个过度活动的、不稳定的高压膀胱转变成一个被动的低压储尿囊(尽管会导致大量的残余尿),使尿失禁得以控制,然后采用间歇导尿等低压排尿方法来排空膀胱。

2. 神经源性膀胱的治疗原则　神经源性膀胱的治疗原则包括:①首先要积极治疗原发病,在原发的神经系统病变未稳定以前应以保守治疗为主;②选择治疗方式,选择应遵守先保守后外科的次序,遵循逐渐从无创、微创、再到有创的循序渐进原则;③单纯依据病史、症状和体征、神经系统损害的程度和水平不能明确下尿路功能状态,影像尿动力学检查对于治疗方案的确定和治疗方式的选择具有重要意义。制订治疗方案时要综合考虑患者的性别、年龄、身体状况、社会经济条件、生活环境、文化习俗、宗教习惯、潜在的治疗风险与收益比,在患者及家属充分讨论后、结合患者个体情况制订个性化治疗方案;④神经源性膀胱患者的病情具有临床进展性,因此治疗后应定期随访,随访应伴随终生,病情进展时应及时调整治疗及随访方案。

(二)神经源性膀胱诊疗中值得思考的问题

1. 全面了解尿路功能是制订治疗方案的前提　神经源性膀胱的本质是一种由于下尿路神经支配异常或病变导致的功能障碍,目前对于尿路功能障碍的诊断只有依赖尿动力学检查,通过尿动力学检查可以明确膀胱与尿道等下尿路的功能状态及其协同性,尤其是影像尿动力学检查还可以明确输尿管反流等上尿路损毁的程度。同时静脉肾盂造影、超声、放射性核素肾图或泌尿系统磁共振水成像(MUR)技术有助于了解上尿路的形态与功能。只有明确了上尿路及下尿路的功能状态,才能因地制宜、有的放矢地选择不同方法、实施治疗。治疗方案的制订应着眼于长期效应,使患者经治疗后长期获益;还应重视上、下尿路功能的整体性和统一性。应避免不加选择地施行治疗。

2. 在处理下尿路时必须重视上尿路功能的保护　神经源性膀胱等下尿路功能障碍的直接后果是上尿路损毁、肾衰竭、患者死亡。因此,在制定神经源性膀胱的治疗方案时,无论从近期、还是远期的角度,都必须遵循以下神经源性膀胱的治疗目的与原则:①首先是保护上尿路以确保生存寿命,通过各种措施来创造膀胱的尿动力学安全状态(足够的容量、低压储尿、无梗阻的完全排空);②其次是处理尿失禁、恢复可能的控尿,改善患者生活质量。在临床实践中经常可见有违上述原则而导致不良后果的病例,如有的病例在忽略处理膀胱出口梗阻的情况下一味增加膀胱收缩力、排空膀胱,结果导致上尿路损毁。因此,神经源性膀胱的治疗方案制订时,必须考虑和强调远期疗效、以及尿路功能的系统性和完整性。

3. 建立患者恰当的期望值　就目前的科学技术水平,无论是由于神经系统先天异常、还是后天病变或损伤导致的神经源性膀胱尿道功能障碍很难被完全治愈，我们所能做的是采取各种方法来保护肾功能、延长患者寿命，尽可能改善患者生活质量；理想状态是恢复生理排尿。因此在开始各种治疗前应与患者充分沟通，将患者对治疗的期望值降到恰当的水平，以减少医患纠纷的发生。

4. 在维系生命与改善生活质量间努力寻找平衡 如前所述，神经源性膀胱的治疗目的首先是保护肾功能以维系生命，其次是改善患者生活质量。但当两者发生冲突时，维护生命应该占首要地位。比如一高位脊髓损伤患者双侧输尿管重度低压反流、肾功能不全，患者不适合膀胱扩大术时，这样的情况就适合行括约肌切断术、配合外部集尿器控制尿失禁的方法；虽然生活质量有所下降，但生命得到了保障。因此我们在施行治疗时，必须在维系生命与改善生活质量间努力寻找平衡。

5. 正确处理常规治疗与新方法的关系 在神经源性膀胱的治疗的领域，有许多问题尚未解决，因此任何有意义的研究、探索性新方法、新技术均应该得到鼓励。只有不断探索，才能寻找到理想的方法、推进科学的发展。但是探索性研究应该建立在常规治疗的基础之上，因为这些常规的方法是前人经验的积累，比如间歇导尿已经被广泛证明为管理某些神经源性膀胱的有效措施，因此我们必须加以继承与发扬，使其更能为患者所接受和坚持。

6. 正确对待科技进步与临床现实的距离 科技的进步的确为临床医学带来了曙光，在神经源性膀胱的治疗上也不例外。干细胞移植、组织工程、神经再生、器官移植等科技进步的成果不断被应用于该领域，但是成功的基础研究与临床应用往往存在一段距离。我们期待这样的进步，我们同时也在为之而努力，但是有些患者由于缺乏正确的引导而思维发生偏差，比如我们经常遇到这样的患者：他们在苦苦等待干细胞移植、膀胱移植等技术的成功而拒绝临床常规方法的治疗，最终导致了肾功能的损害。这是值得我们深思的现实问题。

7. 科学知识的普及与灌输 在临床实践中经常遇到这样的患者，他们不理解我们的治疗目的和原则、不同意治疗方案、不坚持已经选择的

治疗方法。究其原因还是在神经源性膀胱这个领域我们的科学知识普及和灌输不够，许多正确科学的理论、原则和方法不被广泛了解和接受，这是摆在我们专业人员目前的现实而严峻的问题。

第六节 神经源性膀胱的治疗进展

一、保守治疗

神经源性膀胱的治疗首先应进行保守治疗：有规律地、尽可能地膀胱完全排空、控制液体摄入、避免尿路感染和尿失禁是成功治疗的先决条件。具体地说，保守治疗应该包括行为治疗、间歇导尿、药物治疗、电刺激和外部辅助装置。留置尿管、尤其长期留置尿管已很少使用，但在一些特殊病例也可以应用。对于每一种治疗形式，需要进行更多的研究来改进成功率、降低并发症、获得较好的社会经济效果。生活质量已经变得非常重要，其改变了对治疗的决策。

间歇导尿治疗对于许多神经源性膀胱患者来说仍是主流方法，目前尚无法确定一种最好的导管和一种最好的办法；目前也有一些新型尿管问世，如亲水型重复使用尿管、抗生素覆盖尿管等，这些尿管的长期效果尚有待进一步观察。患者的依从性、良好的技术教育和导尿的基本规则是通向成功的最好途径。许多患者在使用了一段时间间歇导尿后又放弃，对此应该找出放弃的原因。目前重要的问题是对比"无菌导尿"与"清洁导尿"的差别，以及从医学角度出发来讨论何种导尿管、何种润滑剂或技术是最好的。

行为训练和物理治疗仍然需要改进，30年前最常使用的耻骨上叩击排尿和 Credé 手法排尿由于不安全的原因已经在很大程度上被废弃，除非患者有特殊的要求。对于逼尿肌过度活动的患者，定时排尿管理、盆底收缩来抑制逼尿肌、生物反馈、电刺激等手段均在研究中；对于逼尿肌活动低下的患者，最大化电刺激正在被评估，该技术对于轻中度症状者疗效可能会更好。

口服药物治疗：神经源性膀胱的药物治疗效果与作用于膀胱尿道的神经递质及受体分布相关。膀胱收缩主要是通过乙酰胆碱诱导刺激膀胱平滑肌中的节后副交感胆碱能受体引起。乙酰

胆碱是人类膀胱逼尿肌产生收缩的主要神经递质，逼尿肌上主要分布 M_2 和 M_3 受体，其中 M_3 受体被认为是调控逼尿肌收缩的主要受体亚型。M 受体阻断剂通过竞争性抑制乙酰胆碱与逼尿肌上 M_3 和 M_2 受体的结合而抑制膀胱逼尿肌反射性收缩、减轻逼尿肌过度活动（DO）程度，进而起到治疗神经源性膀胱的作用。β3 肾上腺素受体是人膀胱上分布最为广泛的 β 肾上腺素受体亚型，也是调节膀胱逼尿肌放松的最主要的 β 受体亚型。相关实验已经证实其在动物 DO 模型中的有效性。α 肾上腺素受体兴奋可以使尿道平滑肌层收缩、导致尿道内口关闭；α1A 受体在男性尿道前列腺部及女性尿道的分布上占绝对优势，因此 α-受体阻滞剂可降低膀胱出口阻力。应用单一药物治疗神经源性膀胱的疗效有限，包括药物治疗在内的联合治疗才能获得最大疗效。

药物治疗的目标主要是控制神经源性膀胱过度活动、改善尿道闭合功能不全。口服抗胆碱能药物已经应用多年、并获得一些成功，口干和便秘是其主要副作用，因此需寻求一些膀胱组织或 M 受体亚型特异性更强、耐受性更好的新药。多数药物都是 M_3 或合并其他 M 受体亚型的拮抗剂，这些药物的膀胱内直接灌注、经皮途径以及与其他药物（如 α-受体阻断剂、影响下尿路感觉系统的药物）的联合应用等临床实验正在进行。辣椒辣素和 RTX 的膀胱内灌注的研究结果并不令人鼓舞。目前药物治疗中关注的热点是 A 型肉毒毒素（BTX-A）治疗：将 BTX-A 注射入膀胱逼尿肌以治疗神经源性 OAB 以及神经源性尿失禁，这一方法的有效性已被国内外学者确定，这一微创治疗在无效的抗胆碱药物治疗和外科手术治疗之间提供了一种新的治疗选择；然而，必须考虑到反复的 BTX-A 注射可能导致的膀胱壁特性的长期改变。括约肌痉挛和逼尿肌 - 括约肌协同失调（DSD）也可以通过注射 BTX-A 来治疗，这些技术是有希望的，但其长期疗效以及社会经济学研究有待进一步开展。另外，去氨加压素（DDAVP）开始被常规应用，其舌下含服糖衣片剂型也正在研究与应用之中。近年的研究证实了 $β_3$ 受体激动剂治疗非神经源性 OAB 的有效性和安全性，可以缓解尿频、尿失禁的症状，稳定逼尿肌；同时，耐受性良好，并无口干、便秘、认知功能损害等 M 受体阻断剂常见的副作用。但神经源性 OAB 并不是该药临床试验的受试对象，因此其在神经源性 DO 中是否有类似疗效值得进一步研究。

非侵入性神经调节包括通过肛门 - 外生殖器刺激进行的阴部传入神经刺激（阴茎背神经刺激）、膀胱腔内刺激和经皮刺激，有报道获得良好结果。膀胱腔内刺激（IVES）取决于技术细节，必须进行进一步研究，因为 IVES 是一项在皮层或外周神经不全损伤的患者中能够诱导和改进膀胱感觉、增强后排尿反射的技术。目前的研究聚焦于开发一些使用微创技术、更容易地对下尿路不同部位的神经进行刺激的新方法。

外部集尿装置在研究克服阴茎回缩、皮肤病变等问题上似乎取得了长足的发展，目前尚无一种容易使用的、有效的女性外部集尿装置。

二、外科手术

大多数神经方面的疾患能够导致膀胱和尿道功能障碍，包括逼尿肌过度活动（DO）或活动低下、逼尿肌 - 括约肌协同失调（DSD）导致梗阻、括约肌张力减弱导致尿失禁等。多种病变共存可对膀胱尿道功能产生综合影响，这些功能异常可以导致排空障碍、储尿障碍、或储尿排尿障碍。外科治疗的地位随着一些成功的保守治疗的出现而发生改变，外科处理必须依据完整的尿动力学为基础。膀胱排空障碍可由逼尿肌活动低下（逼尿肌无收缩或收缩力减弱）、或尿道阻力增高所致，这种情况通常可以采用自家间歇导尿来治疗，但四肢麻痹和认识障碍者除外。

神经源性膀胱的手术治疗方法分为治疗储尿功能障碍的术式、治疗排尿功能障碍的术式、同时治疗储尿和排尿功能障碍的术式和尿流改道术式四大类。

重建储尿功能可以通过扩大膀胱容量和 / 或增加尿道控尿能力两条途径实现，重建排尿功能可以通过增加膀胱收缩力和 / 或降低尿道阻力两条途径实现。需要特别指出的是：鉴于神经源性膀胱的病因、病理生理机制、临床症状及病程演进的复杂性和多样性，治疗的首要目标是保护上尿路功能，提高患者生活质量而不是单纯提高控尿和 / 或排尿能力，因此在选择任何手术治疗方法之前都应与患者充分沟通,将患者的治疗期望值控制在合理的范围以内。

(1)重建储尿功能的术式

1)扩大膀胱容量的术式:针对神经源性膀胱患者施行该类术式的目的在于:扩大膀胱容量、抑制 DO、改善膀胱壁顺应性,为膀胱在生理安全的压力范围内储尿创造条件,从而降低上尿路损害的风险。术式的选择要遵循循序渐进的原则。

A. A 型肉毒毒素膀胱壁注射术:A 型肉毒毒素(BTX-A)是肉毒杆菌在繁殖中分泌的神经毒素。其注射于靶器官后作用在神经肌肉接头部位,通过抑制周围运动神经末梢突触前膜的乙酰胆碱释放,引起肌肉的松弛性麻痹,这是一种可逆的“化学性”去神经支配过程,注射后靶器官局部肌肉的收缩力降低,随着时间推移,神经轴突萌芽形成新的突触接触,治疗效果逐渐减弱直至消失。

BTX-A 膀胱壁注射术的适应证:药物等保守治疗无效、但膀胱壁尚未严重纤维化的神经源性逼尿肌过度活动患者。对于同时合并肌萎缩侧索硬化症或重症肌无力的患者、怀孕及哺乳期妇女、过敏性体质者以及对本品过敏者禁用 BTX-A 治疗。使用 BTX-A 期间禁用氨基糖苷类抗生素。

目前包括中国在内的多个国家均生产临床使用的 BTX-A。文献报道治疗成人神经源性 DO 的剂量为 200～300U,部分 BTX-A 药品规格不同需要相应调整剂量,使用时将 200～300U 的 BTX-A 溶于 10～15ml 注射用水中,在膀胱镜下通过特制的注射针分 20～30 个点、每点 0.5ml,将其均匀注射于膀胱顶部、体部、两侧壁的逼尿肌内,注射时避开输尿管口周围和膀胱壁大血管,注射部位覆盖膀胱三角区者比避开膀胱三角区者似乎更有优势,能更好地改善尿失禁及尿动力学参数。黏膜下注射与肌内注射效果差异不大,黏膜下注射能更好地定位。对于神经源性 DO 患者,200U 和 300U 两种剂量对患者尿动力学指标、尿失禁、生活质量并无显著差异。

B. 自体膀胱扩大术(逼尿肌切除术):自体膀胱扩大术(逼尿肌切除术)通过剥除膀胱壁肥厚增生的逼尿肌组织,同时保留膀胱黏膜的完整性,形成一“人工憩室”,从而改善膀胱顺应性、降低储尿期膀胱内压力,达到保护上尿路的目的。

该术式的主要目的在于抑制逼尿肌过度活动,术中应切除脐尿管周围膀胱顶、后壁、两侧壁的大约占总量至少 20% 的逼尿肌组织,以期更有效地抑制 DO。

自体膀胱扩大术的适应证:经过 M 受体阻断剂等药物、或 A 型肉毒毒素注射治疗无效的神经源性 DO 患者,推荐术前膀胱测压容量成人不应低于 200～300ml、或同年龄正常膀胱容量的 70%,术后大多数患者须配合间歇导尿。一般术后 1～2 年膀胱容量可以达到稳定状态,在膀胱容量未达到稳定状态前可配合应用抗胆碱能制剂。大约 2/3 的患者术后长期疗效稳定,术后效果不佳的患者仍可接受肠道膀胱扩大术。

主要并发症有膀胱穿孔、保留的膀胱黏膜缺血纤维化等。但由于该术式不涉及肠道,避免了尿液与肠道直接接触导致的肠黏液分泌、电解质重吸收等并发症,手术创伤较肠道膀胱扩大术小,并发症发生率低。腹腔镜自体膀胱扩大术目前尚处于探索阶段。

C. 肠道膀胱扩大术:肠道膀胱扩大术通过截取一段肠管,所截取的肠管沿对系膜缘剖开按“去管化”原则(即 Laplace's 定律)折叠缝合成 U、S 或 W 形的肠补片,将肠补片与剖开的膀胱吻合形成新的有足够容量的储尿囊,从而达到扩大膀胱容量、低压储尿、防止上尿路损害的目的。肠管的选择可以采用回肠、回盲肠、乙状结肠等,空肠因易造成严重代谢紊乱(低钠、高钙及酸中毒等)而禁忌使用。目前最为常用的仍然是乙状结肠及回肠膀胱扩大术。

肠道膀胱扩大术的适应证:严重 DO、逼尿肌严重纤维化或膀胱挛缩、膀胱顺应性极差、合并膀胱输尿管反流或壁段输尿管狭窄的患者。术前应常规行影像尿动力检查,评估患者膀胱的容量、稳定性、顺应性以及尿道括约肌和膀胱出口的功能,判断是否合并膀胱输尿管反流。可使用 B 超、静脉尿路造影或泌尿系磁共振水成像、同位素肾图等检查了解上尿路形态及积水扩张程度、判断分侧肾功能。肾功能不全的患者接受肠道膀胱扩大术前应充分引流尿路以期降低血肌酐水平,严重肾功能不全的患者应慎用该术式。其他的禁忌证有合并 Crohn 病或溃疡性结肠炎等肠道炎症性疾病、既往因接受盆腔放疗或腹部手术导致的严重腹腔粘连等。

当合并膀胱输尿管反流时，是否需要同期行输尿管抗反流再植目前存在争议。有文献报道单纯行肠道膀胱扩大术，Ⅰ～Ⅲ级膀胱输尿管反流的改善率为100%，Ⅳ级反流的改善率为87.5%，Ⅴ级反流的改善率为61.5%。低等级反流和/或高压反流的患者在单纯行肠道膀胱扩大术后，输尿管反流通常会自动消失。但也有文献推荐Ⅲ～Ⅴ高等级膀胱输尿管反流合并上尿路积水时应积极行同期输尿管抗反流再植术，以及时、最大限度保护上尿路功能。因此，对于程度严重的膀胱输尿管反流（高等级反流和/或低压反流）在实施肠道膀胱扩大术时应同期行输尿管抗反流再植术。合并严重括约肌功能不全的患者可选择配合膀胱颈闭合术、膀胱颈悬吊术或人工尿道括约肌植入术。因尿道狭窄、接受膀胱颈闭合术、肢体畸形、过度肥胖等原因术后无法经尿道间歇导尿的患者，可选择同期行可控腹壁造口术（阑尾或回肠）。膀胱挛缩导致的壁段输尿管狭窄患者在肠道膀胱扩大术时应同期行输尿管抗反流再植术。

肠道膀胱扩大术长期疗效确切，目前仍然为膀胱扩大的"金标准"，高度推荐应用本式式治疗严重的神经源性膀胱，尤其是严重逼尿肌过度活动、逼尿肌纤维化或膀胱挛缩所致严重低顺应性膀胱、合并上尿路损毁的患者。术后患者须配合间歇导尿。主要并发症有肠道分泌黏液阻塞尿路、尿路感染、结石形成、肠梗阻、肠道功能紊乱、高氯性酸中毒、维生素 B_{12} 缺乏、电解质紊乱、储尿囊破裂、血栓形成、储尿囊恶变等。术后可能仍有部分患者漏尿（尤其是早期），仍需口服 M 受体阻断剂治疗。此手术在保护肾功能、提高生活质量、改善尿动力学参数方面和 BTX-A 膀胱壁注射术类似，但疗效更长久。鉴于因神经源性膀胱而行肠道膀胱扩大术患者的年龄往往较小，因此术后的长期随访十分重要，高度推荐对术后患者进行终身随访。目前，微创外科技术的快速进步致使腹腔镜和机器人在膀胱扩大术中得到较好发展和运用，未来微创外科可能是膀胱扩大术的主流方式。

2）增加尿道控尿能力的术式：任何增加尿道控尿能力的术式都会相应地增加排尿阻力，因此这类术式对于神经源性膀胱的主要适应证为：因

尿道括约肌功能缺陷（ISD）导致的尿失禁，各种原因导致的膀胱颈或尿道外括约肌去神经支配均可发生压力性尿失禁。在实施该类手术前应通过影像尿动力学检查明确膀胱的容量、稳定性、顺应性、收缩能力，以及是否存在膀胱输尿管反流、肾积水等上尿路损害。

A．填充剂注射术：填充剂注射术通过在内镜直视下，将填充剂注射于后尿道黏膜下，使尿道腔变窄、延长，增加后尿道闭合能力。应用的填充剂有：硅胶颗粒、多聚糖酐、多聚四氟乙烯（Teflon）、胶原、自体脂肪等。目前多聚四氟乙烯、胶原被弃用，而多聚糖酐使用广泛。

填充剂注射术的适应证：尿道固有括约肌功能缺陷（ISD），但逼尿肌功能正常的患者，通过注射增加尿道封闭作用提高控尿能力。填充剂注射后 Valsalva 漏尿点压力增加，但并不影响逼尿肌漏尿点压力和排尿压力。反复注射疗效不确切，但不影响其他治疗。文献报道该术式应用于儿童神经源性尿失禁患者的近期有效率30%～80%，远期有效率30%～40%，远期疗效欠佳，儿童可选择使用。目前缺乏填充剂注射治疗成人神经源性尿失禁的大宗报道，因此不推荐该术式应用于成人患者。填充剂注射后应注意随访，如果尿失禁复发则提示病情有反复。

B．尿道吊带术：尿道吊带术是指通过吊带自膀胱颈或中段尿道下方将膀胱颈或尿道向耻骨上方向悬吊，固定膀胱颈及中段尿道（在女性患者），或者压迫球部尿道（在男性患者），以提高控尿能力。

尿道吊带术的适应证：在神经源性膀胱中应用的指征为尿道闭合功能不全的患者。术前膀胱的容量、稳定性、顺应性良好或可以控制，术后排尿问题可以通过间歇导尿解决。因此在明确适应证的条件下，推荐使用本方法。

吊带材料可选用自体筋膜以及合成材料。该术式在女性神经源性尿失禁患者中的成功率高于男性，但近年来，随着尿道吊带手术方式的改进以及更加严格的适应证选择，其对男性神经源性尿失禁治疗的疗效得到一定提高。男性适用于症状轻微至中等程度患者，否则仍然首选人工尿道括约肌植入术。主要并发症有吊带断裂或松弛、吊带过度压迫导致尿道侵蚀、感染、导尿困难、直

肠损伤等。部分神经源性尿失禁患者术后因膀胱出口阻力增加影响了逼尿肌稳定性，可能造成膀胱顺应性恶化，因此术后要严密随访，必要时应配合使用 M 受体阻滞剂、膀胱扩大术等方法降低膀胱压力、扩大膀胱容量，改善膀胱顺应性。

C. 人工尿道括约肌植入术：目前临床广泛使用 AMS800 型人工尿道括约肌，由袖套 - 储水囊 - 控制泵在管道的连接下构成的 3 件套装置，其原理是利用包绕尿道的袖套充盈来压迫尿道，利用在储水囊调节和控制泵控制下排空袖套、释放对尿道的压迫进而实现排尿。

人工尿道括约肌（AUS）植入术的适应证：尿道括约肌去神经支配导致的神经源性括约肌功能不全。所有准备接受该术式的患者术前均应行影像尿动力学检查评估尿失禁的类型、程度以及膀胱的感觉、容量、顺应性、稳定性和收缩性，排除尿道狭窄、膀胱出口梗阻和膀胱输尿管反流等异常。对于存在 DO 及膀胱顺应性差的患者术前应加以纠正。术前通过膀胱尿道镜检查证实膀胱颈和球部尿道的腔内结构正常，必须排除泌尿生殖系统感染，可能导致感染的诱因（如泌尿系统解剖畸形、泌尿系结石等）必须在术前予以纠正。准备接受人工尿道括约肌植入的患者必须具有正常智力及生活自理能力，双上肢功能良好，能够独立使用人工尿道括约肌装置。

因神经源性尿道括约肌功能不全而接受 AUS 植入术的患者，术后总体控尿率在 70%～95%，AUS 装置翻修率在 16%～60%，装置取出率在 19%～41%。AUS 植入术在神经源性尿失禁患者中的总体疗效不如非神经源性尿失禁患者，主要远期并发症包括感染、尿道侵蚀、尿道萎缩、机械故障等。部分神经源性膀胱患者有可能在接受 AUS 植入术后因膀胱出口阻力增加，膀胱内压力超过安全范围进而导致肾积水、膀胱输尿管反流等并发症，因此术后应及时复查影像尿动力学及上尿路影像学检查，必要时应配合使用 M 受体阻滞剂、自体膀胱扩大术、肠道膀胱扩大术等方法降低膀胱压力、扩大膀胱容量，改善膀胱顺应性。

（2）重建排尿功能的术式

1）增加膀胱收缩力的术式

A. 骶神经前根刺激术：骶神经前根刺激术（SARS）通常使用 Brindley 刺激器，电极安放于 S_2～S_4 骶神经前根（硬膜外），皮下部分接收器置于侧腹部易于患者掌控处，通过导线与电极相连。植入电极刺激骶神经前根诱发膀胱收缩。Brindley 技术包括 Brindley 骶神经前根刺激器 + 骶神经后根切断术。此术式在配合骶神经后根完全性切断术（SDAF）的条件下，可选择应用于骶髓以上完全性脊髓损伤患者，要求患者支配膀胱的传出神经功能必须存在。不推荐不完全性脊髓损伤患者接受此手术。

B. 逼尿肌成形术：该类术式主要包括腹直肌转位膀胱重建术、背阔肌逼尿肌成形术（LDDM）、腹内斜肌瓣逼尿肌成形术等，其主要机制为腹直肌或背阔肌转位后，进行显微外科术行神经血管的吻合，利用腹直肌或背阔肌收缩及腹压增高的力量排尿。逼尿肌成形术的适应证：逼尿肌无反射、且膀胱出口阻力较低的神经源性膀胱患者。手术最常见的并发症是持续尿潴留、上尿路损毁、盆腔脓肿、供皮区皮下积液等。施行该类手术的前提是必须解决尿道阻力过高的问题，术后需长期随访患者以避免形成或加重上尿路损毁。

2）降低尿道阻力的术式：降低尿道阻力的术式主要包括尿道外括约肌切断术、尿道支架置入术、A 型肉毒毒素（BTX-A）尿道括约肌注射术等，用于骶上脊髓损伤或脊膜膨出患者逼尿肌 - 尿道外括约肌协同失调（DESD）等排尿障碍的治疗。通过阻断尿道外括约肌和 / 或尿道周围横纹肌不自主性收缩，改善膀胱排空能力，纠正膀胱内病理性高压状态，从而达到保护上尿路的目的。通常由于术后出现尿失禁而需要配合外部集尿器，因此这类手术主要适合男性神经源性膀胱患者。

A. A 型肉毒毒素尿道括约肌注射术：A 型肉毒毒素（BTX-A）尿道括约肌注射术是一种可逆的"化学性"括约肌去神经支配手术，根据后尿道阻力增高的部位分为尿道外括约肌注射术与尿道内括约肌（膀胱颈）注射术。BTX-A 的一般应用剂量为 100～200U，注射前将其溶于 5～10ml 注射用水中，在膀胱镜下通过特制的注射针于 3、6、9、12 点位将其分 8～10 个点分别注射于尿道外括约肌内和 / 或尿道内括约肌（膀胱颈）内。

BTX-A 尿道外括约肌注射术的适应证：保守治疗无效的 DESD 患者，儿童建议剂量是 100U。

BTX-A 尿道内括约肌或膀胱颈注射术的适应证：成人保守治疗无效的逼尿肌无反射、逼尿肌收缩力减弱、尿道内括约肌（膀胱颈）松弛障碍或痉挛、逼尿肌 - 膀胱颈协同失调（DBND）等治疗。

根据情况部分患者可行 BTX-A 尿道括约肌及膀胱颈联合注射术，注射剂量可适当增加。文献报道术后大多数患者残余尿量减少，排尿期最大逼尿肌压力降低，患者尿动力学参数和生命质量得到显著改善。术后疗效平均维持约 6 个月，随着时间推移治疗效果逐渐下降，但可重复注射。该手术的并发症为短暂压力性尿失禁、需要间歇导尿，尿潴留和无症状尿路感染等。

B. 尿道外括约肌切断术：尿道外括约肌切断术为不可逆的破坏性手术，该手术主要目的在于降低 DESD 导致的病理性膀胱内高压状态。

尿道外括约肌切断术的适应证：主要指征是男性脊髓损伤患者 DESD，次要指征有频繁发作的自主神经反射亢进、因 DESD 导致的残余尿量增多与反复泌尿系感染发作、因尿道假道或狭窄而间歇导尿困难、因膀胱引流不充分导致严重上尿路损害的患者。

由于术后患者需配合使用外用集尿器，因此该术式不适于女性患者和由于阴茎萎缩配戴外用集尿器困难的男性患者。应用针状或环状电极电刀、激光（如钬激光）实施尿道外括约肌 12 点位切断，切口自精阜近端延伸到尿道球部近端，深度直至所有尿道外括约肌肌纤维被切断。具有逼尿肌 - 膀胱颈协同失调或严重良性前列腺增生的患者应同时进行膀胱颈切开或前列腺切除术。术后大约 70%～90% 的患者膀胱排空功能和上尿路的稳定性都可以得到改善。患者自主神经反射障碍的改善率可达 90% 以上。大约 14% 的患者初次手术效果不理想，须二次手术。远期因尿道外括约肌切断不充分、逼尿肌收缩力低下、膀胱颈狭窄、尿道瘢痕狭窄等原因的再次手术率为 30%～60%。主要近期并发症有术中和术后出血、复发、感染（甚至菌血症）、勃起功能的损害、射精障碍、尿外渗等。行尿道外括约肌 12 点位切断，尽量减少横向切口可使出血和潜在的勃起功能障碍并发症降到最低。近年来随着间歇导尿观念的普及与 BTX-A 的临床应用，尿道外括约肌切断术的应用日趋减少，但对于部分特定患者群

体（例如 DESD 合并残余尿量增多的男性四肢截瘫患者），该术式仍有其应用价值。

C. 膀胱颈切开术：神经源性膀胱患者实施经尿道外括约肌切断术时，如果合并膀胱颈纤维化或狭窄，可同期行膀胱颈切开术。也有文献报道对一些逼尿肌无反射或收缩力减弱的神经源性膀胱患者进行尿道内括约肌切断术，其远期疗效尚缺乏证据支持，重要问题是术后膀胱颈瘢痕化导致重复手术、膀胱结构损毁可能破坏残存的排尿反射。

D. 尿道支架置入术：尿道支架置入术可以部分替代尿道外括约肌切断术，目前使用的主要是记忆合金的网状支架。

尿道支架置入术的适应证同尿道外括约肌切断术。与尿道外括约肌切断术相比，尿道支架置入术具有出血少、住院时间短、对残存勃起功能影响小、持久可逆等优点。术后排尿期最大逼尿肌压力和膀胱漏尿点压力降低，残余尿量减少，自主神经反射亢进和泌尿系感染的发生率也显著降低。尿道支架置入术的禁忌证：尿道近端阻塞（膀胱颈病变、良性前列腺增生症等）。主要并发症有会阴部疼痛、支架的变形和移位、支架腔表面形成结石、支架对尿道组织的侵蚀、尿道损伤、支架刺激诱发尿道上皮增生导致继发性梗阻、支架取出困难等；由于上述难以克服的并发症，此方法的远期疗效受到质疑，尤其在 BTX-A 广泛应用后，其临床价值大为受限。

（3）同时重建储尿和排尿功能障碍的术式：神经调节和神经电刺激。

最近在神经泌尿学领域重要的进展是神经电调节和神经电刺激，其为目前治疗下尿路功能障碍最具前景的途径之一。目前，全世界范围内对神经调节的各种方法进行了实验室和临床研究，如脊髓刺激、骶神经刺激、外周的盆神经和阴部神经刺激、盆底肌和逼尿肌等效应器官刺激等。国内外学者也报道将 BTX-A 作为一种神经调节剂来调节膀胱尿道功能。这些技术的进展为我们展示了较好的前景。

1）骶神经后根切断 + 骶神经前根刺激术（SDAF + SARS）：1978 年 Brindley 实施了第一例 SDAF + SARS 术，即 Brindley 刺激器植入术，此术式包括完全切断 S$_2$、S$_3$ 及 S$_4$ 神经后根，同时在

S_2～S_4 骶神经前根植入 Brindley 电极。

SDAF＋SARS 术的适应证：DESD 合并反射性尿失禁、残余尿增多的骶髓以上完全性脊髓损伤患者。通过完全切断骶神经后根可以改善膀胱顺应性、抑制逼尿肌无抑制收缩，因此膀胱壁严重纤维化的患者不适合此术式。由于 Brindley 电极释放的刺激电流超过了正常人的疼痛阈值，因此该术式不适用于不完全脊髓损伤患者。

Brindley 电刺激利用尿道括约肌和膀胱逼尿肌不同的生物学特性，产生一种"刺激后排尿"模式。大约 80% 的患者可以获得足够的膀胱收缩产生有效排尿，但术后应加强对上尿路的随访。电刺激也可能引发患者排便和勃起。主要并发症有完全切断骶神经后根导致患者残存的勃起和射精功能损害、便秘症状加重、电极装置故障、电极植入部位感染和疼痛、脑脊液漏等。由于该术式创伤较大，有可能导致患者残存勃起和射精功能，以及排便功能的丧失，因此临床应用受到一定限制。

2）骶神经调节术：骶神经调节术（SNM 或 SNS）是近年发展起来的一种治疗慢性排尿功能障碍的新方法，适应证为急迫性尿失禁、严重的尿急 - 尿频综合征和无膀胱出口梗阻的原发性尿潴留。目前美国 FDA 尚未将神经源性膀胱列入常规适应证，但研究提示，SNS 对于部分神经源性膀胱（如隐性骶裂、不全脊髓损伤、多发硬化等）也有治疗作用。

SNS 通过刺激传入神经，可以恢复尿路系统兴奋和抑制信号的正常平衡关系。早期 SNM 治疗可以减少尿路感染的机会、保持膀胱容量正常、改善逼尿肌过度活动和尿失禁，同时 SNM 并无神经损伤。目前 SNM 既可以体外实施、也可体内永久植入装置。体外刺激即通过穿刺将电极置入 S_3 神经孔，而电刺激发生装置于体外，刺激仅是临时性的。目前临床广泛使用电刺激装置永久植入的方法，也称为 InterStim 疗法。该方法分两阶段进行：第一阶段，将永久性电极穿刺法植入 S_3 神经孔，进行体外电刺激，测试阶段通过排尿日记、残余尿量和症状改善程度评估疗效，测试期通常为 1～3 周（不超过 1 个月），如患者主观症状以及客观观察指标改善 50% 以上，即可进入第二阶段，即电刺激的永久植入术，将永久性刺激器植入臀部外上象限、并与永久电极相连接。应用患者及医用程控仪来调节各刺激参数（如频率、电压、波宽及频道等）、也可开关装置。根据日常刺激电压的高低及时间长短，装置植入后数年应更换内置电池。测试期间刺激装置有较高的细菌感染率，注意预防。电极植入后可能会发生位移，所以 X 光照片可对比前后电极位置、判断位移情况，必要时可以再次固定。主要并发症有电极植入部位疼痛、感染、腿部疼痛 / 麻木 / 反应消失、电极移位、电极被包裹纤维化等，但这些并发症极为有限。SNM 对于体外测试获得良好效果的神经源性膀胱患者应积极行刺激器永久植入术；一些患者虽然不能完全改善储尿与排尿功能，但在储尿功能改善后可配合间歇导尿解决膀胱排空；SNM 对一些神经源性膀胱患者的大便功能也有较好改善。另外 SNM 并不影响植有心脏起搏器患者的心率。SNM 在治疗神经源性膀胱患者中可以较好提高尿流率、降低残余尿量、改善尿频尿急和急迫性尿失禁症状、改善便秘，显著提高患者的生命质量。总之，由于神经源性膀胱的复杂性，SNM 疗法的临床研究（包括适应证选择、疗效观察、远期随访等）才刚刚开始，并展现出很好的前景。

3）阴部神经调节。阴部神经由起自 $S_{2～4}$ 神经根的躯体纤维组成，是支配盆底肌肉、尿道外括约肌、肛门括约肌和盆腔器官的主要神经。其通过梨状肌下孔穿出盆腔，绕过坐骨棘的背面，出坐骨小孔到达坐骨直肠窝，在离开阴部神经管（Alock）之前，分成 3 个终末支肛（直肠下）神经、会阴神经、阴茎（阴蒂）背神经。最近 20 多年来，不断有学者寻找各种方法直接刺激阴部神经，目的在于获得对盆底功能障碍有益的效应。作为骶神经调节的创始人，Tanagho 研究了动物模型中直接阴部神经刺激的效果。Junemann 和 Schmidt 描述了阴部神经的临床意义和定位技术。1990 年，Schmidt 报道了 2 例脊髓脊膜膨出患者进行植入性阴部神经慢性刺激疗法。最近，2 种新的微创阴部神经调节方法被描述，为临床广泛应用带来了曙光。一种方法采用骶神经刺激器，方法与 SNS 大致相似：经会阴入路或后方入路，局麻下经皮穿刺植入尖端倒刺电极，不同的是要进行神经生理学监测以指导电极进入正确位置，即阴部神经管，尽可能靠近阴部神经。如果测试有效即尿失禁次数改善超过 50%，则二期植入脉冲发生器。另一种是慢性阴部神经刺激方法：采用 Bion（一种自带电池、远程控制、电流可调、整合电极的微型神经刺激器），大小 28mm×3.3mm，重 0.7g。宜先进行筛选，采用穿刺针和外部脉冲发生器，进行尿动力学检查。如果膀胱反射容积或测压容积增加 50% 以上，则适合植入 Bion。上述 2 种方法均微创，技术相对简单，初步研究效果可靠，副作用轻微，患者耐受良好，显示出良好的应用前景，但尚需进行大规模的长期的以及多中心的研究以获取更多的经验。最近 Bion 通过在欧洲临床应用后发现远期疗效存在问题，目前已经退出临床试验。

4）盆神经电刺激，主要用于治疗膀胱收缩无力，系经手术暴露盆神经，将环圈状电极悬挂在神经干上进行电刺激，但实际应用中患者常同时伴尿道外括约肌收缩，因而实际应用价值有限。

5）盆底肌肉电刺激通过增强盆底肌肉的力量可以治疗压力性尿失禁，也通过激活神经通路抑制逼尿肌收缩以达到治疗急迫性尿失禁的目的，多数学者认为效果满意，但方法学需要标准化，且需要一定疗程。

6）逼尿肌直接电刺激主要用于治疗逼尿肌收缩无力，既往通过手术将电极埋植于逼尿肌内进行电刺激的方法，由于电极移位、纤维化、侵蚀等问题使临床应用受限；但经尿道的膀胱腔内刺激方法值得临床应用，尤其对于一些神经传导通路存在或部分存在的脊柱裂患者有一定疗效。

随着神经科学研究的进一步深入和技术的进步，神经调节将在以下方面获得更大的进展。①适应证的选择：如何更好地选择患者以提高疗效；②更好的刺激设备和植入技术的开发、参数的选择；③作用机制的阐明。神经调节正在改变着泌尿外科学尤其是神经泌尿学的未来，排尿功能障碍、盆底疼痛、性功能障碍和肠道功能障碍等一些功能性疾病，将不再依赖于药物或破坏性重建手术。我们可以通过调节神经、用微创方法来治疗这些功能失调和功能障碍；在大的开放性手术实施之前，神经调节将成为一线的治疗方法。

（4）尿流改道术：尿流改道包括可控尿流改道和不可控尿流改道两类。

可控尿流改道的适应证：①神经源性膀胱合并膀胱肿瘤；②膀胱严重挛缩合并膀胱出口功能不全；③患者长期留置尿管产生尿道瘘、骶尾部压疮等严重并发症；④患者因肢体畸形、尿道狭窄、尿道瘘、过度肥胖等原因经尿道间歇导尿困难者。主要禁忌证有合并肠道炎症性疾病、严重腹腔粘连等。所选用肠道必须遵循 Laplace 定律去管化重建成高容量低压的可控储尿囊，同时能满足抗反流、控尿、能自行插管导尿的原则。短期内可控尿流改道的控尿率超过 80%，常见的并发症有肠黏液分泌、感染、电解质紊乱、腹壁造口狭窄、输尿管与储尿囊的吻合口狭窄等。神经源性膀胱患者经腹壁造口自行间歇导尿困难，或因上尿路积水、严重肾功能损害等原因无法接受可控尿流改道时，可选择不可控尿流改道。回肠膀胱术是最常用的术式，主要缺点为需要终身佩戴集尿袋，主要并发症有感染、电解质紊乱、肠梗阻、小肠远端梗阻、营养吸收不良、肠粘连、吻合口漏、吻合口狭窄、腹壁造口狭窄、造口旁疝、结石形成等。尿流改道术在神经源性膀胱治疗中的应用极为有限，应严格掌握适应证。

四、其他疗法

近年来，国内外在神经源性膀胱的治疗方面还有很多进展，如膀胱神经重布线、膀胱神经再支配、组织工程膀胱扩大或膀胱再生、生物工程技术等，这些都为这类患者的治疗带来希望；但是新方法由实验室、通过临床试验、再到成熟临床应用有很长的路要走。神经源膀胱尿道功能障碍是非常复杂的，具有不同的形式，治疗方法也很多。临床工作中必须首先通过尿动力学及神经电生理等检查明确患者的下尿路病理生理改变类型及神经系统完好程度，结合患者的社会和经济状态、选择最适患者的一种方法施行治疗；目前尚缺乏一种能够适合所有类型和形式的神经源膀胱尿道功能障碍治疗的方法。

五、神经源性膀胱常见泌尿系统并发症的处理

1. **膀胱输尿管反流的处理** 膀胱输尿管反流（VUR）分为原发性和继发性，本指南仅阐述神经源性膀胱继发 VUR 的处理。治疗目的和神经

源性膀胱一样，首先保护患者的肾功能。在纠正继发性 VUR 之前，必须首先纠正 DSD、低顺应性膀胱、膀胱内病理性高压、泌尿系统感染等导致 VUR 的诱发因素。部分继发性 VUR 随着 DSD 的纠正、膀胱顺应性的改善可以减轻甚至消失。纠正了诱发因素后仍然存在的 VUR，可以考虑微创或开放手术治疗。膀胱镜下输尿管口填充剂注射抗反流术治疗 VUR 具有微创优点，应严格选择填充剂种类。程度较重的反流（高等级反流和/或低压反流）在行膀胱扩大术的同期行输尿管抗反流再植术，输尿管粗大者应行裁剪或折叠。

2. **泌尿系统感染的处理**　反复发作的尿路感染可导致神经源性膀胱患者肾功能损害、生活质量下降、预期寿命缩短，必须积极控制。神经源性膀胱患者尿路感染有许多病因、诱因及危险因素，在开始治疗 UTI 前或治疗和预防过程中应积极寻找并去除。低膀胱压、排空膀胱、处理 VUR、纠正不正确的排尿方式、去除泌尿系统结石等措施应贯穿于神经源性膀胱患者 UTI 治疗与预防的整个过程。间歇导尿可降低部分神经源性膀胱患者尿路感染发生率。大部分无症状性菌尿患者无需抗生素治疗。对于临床诊断的 UTI 患者在开始经验性治疗前进行尿培养，根据药敏试验选择性使用抗生素。每日适量饮水有利于预防 UTI。常用口服蔓越莓提取物、乌洛托品、L 蛋氨酸酸化尿液等方法来预防神经源性膀胱患者 UTI。常规膀胱冲洗尤其是抗生素盐水进行常规膀胱冲洗来预防神经源性膀胱患者 UTI。常规预防性使用抗生素来防治神经源性膀胱患者 UTI。

第七节　神经源性膀胱的未来

神经源性膀胱的诊疗有很多需要注意的地方。

比如关于间歇导尿，我们需要对照研究，以证明是否此导管或技术比另外的好；当然创新总是受到临床的欢迎，创新的目标是使得间歇导尿更加简单易行。药物治疗将集中在传入通路方面，肉毒素治疗的结果令人鼓舞。虽然骶神经去传入术具有明显的缺点，但联合前根刺激和后根调节的方法颇具前景，但逼尿肌 - 括约肌协同失调的问题需要克服。技术的改进可能为骶神经及阴部神经调节治疗神经源性膀胱带来希望。在膀胱组织工程技术，我们期望来自膀胱的细胞被种植在生物基质上、进而代替神经病变性的膀胱。总之，无论如何，进一步的努力均应该集中在如何避免破坏性手术、改进针对补偿缺陷进行的症状性治疗、开发更多的复原性重建治疗。迄今为止以及近期之内，虽然神经泌尿学尚存在不足，但在脊髓休克期开始即对膀胱施行正确的初始处理、进行恰当的膀胱康复和终生的神经学关注，这仍然是确保神经源性膀胱患者、尤其是截瘫患者享有几乎正常的生活寿命和较高生活质量的关键。

总之，神经源性膀胱是一个多元化的复杂疾病，需要个性化治疗与动态随访。在治疗之前必须对患者进行全面、具体的诊断，并把当前医疗水平、患者心理状况及其对未来期望值等因素都考虑进去。临床医师可以从丰富的治疗方法中进行选择、并与患者及其家属共同确定恰当的治疗方案；每种方案各有优劣，即使某种治疗取得成功，终身密切随访也是必需的。本文提供权威的循证医学推荐及专家建议，以指导我国临床工作者尽可能详实地评估和确定神经源性膀胱状况，并与患者共同选择合适治疗方案。总之在当前技术状态下，神经源性膀胱治疗的黄金法则为"有效、安全、微创"。

（张　帆　廖利民）

参 考 文 献

[1] Guidelines on neuro-urology（2018）. European Association of Urology. Website: http://www.uroweb.org/guideline/neuro-urology/.

[2] Abrams P, Cardozo L, Fall M, et al. The standardization of terminology of lower urinary tract function: Report from the standardization subcommittee of the International Continence Society. Neurourol Urodyn, 2002, 21（2）: 167-178.

[3] Nosseir M, Hinkel A, Pannek J. Clinical usefulness of urodynamic assessment for maintenance of bladder

function in patients with spinal cord injury. Neurourol Urodyn, 2007, 26(2): 228-233.

[4] Guidelines on neurogenic low urinary tract dysfunction(2012). European Association of Urology. www. uroweb.org.

[5] Abrams P, Cardozo L, Khoury S, et al. Incontinence. 3rd ed. Plymouth: Health Publications Ltd, 2005: 97-143.

[6] 廖利民. 神经源性膀胱诊断治疗指南(修订版)// 那彦群, 叶章群, 孙光. 中国泌尿外科疾病诊断治疗指南. 北京: 人民卫生出版社, 2013.

[7] 廖利民, 吴娟, 鞠彦合, 等. 脊髓损伤患者泌尿系管理与临床康复指南. 中国康复理论与实践, 2013, 19(4): 301-317.

[8] 廖利民. 神经源性膀胱尿路功能障碍的全面分类建议. 中国康复理论与实践, 2010, 16(12): 1101-1102.

[9] 廖利民. 尿动力学. 北京: 人民军医出版社, 2012: 298-307.

[10] M 受体拮抗剂临床应用专家共识编写组. M 受体拮抗剂临床应用专家共识. 中华泌尿外科杂志, 2014, 35(2): 81-86.

[11] 廖利民. 神经源性膀胱的治疗现状和进展. 中国康复医学杂志, 2011, 26(3): 201-205.

[12] 廖利民, 李建军. 神经源性膀胱治疗中值得重视的问题与未来展望. 中国康复理论与实践, 2007, 13(7): 601-603.

[13] 骶神经调控术临床应用专家共识编写组. 骶神经调节术临床应用中国专家共识再版. 中华泌尿外科杂志, 2018, 39(11): 801-804.

[14] 张帆, 廖利民, 付光, 等. 肠道膀胱扩大术治疗神经源性膀胱 77 例疗效观察. 中华泌尿外科杂志, 2012, 33(9): 655-659.

[15] Biardeau X, Aharony S, AUS Consensus Group, et al. Artificial Urinary Sphincter: Report of the 2015 Consensus Conference. Neurourol Urodyn, 2016, 35 Suppl 2: S8-24.

[16] 张帆, 廖利民, 付光, 等. 人工尿道括约肌植入术治疗复杂性尿失禁临床结果(附 30 例报道). 中华泌尿外科杂志, 2016, 37(12): 884-888.

[17] Liao L, Zhang F, Chen G. New grading system for upper urinary tract dilation using magnetic resonance urography in patients with neurogenic bladder. BMC Urol, 2014, 14: 38.

[18] Liao L. A new comprehensive classification system for both lower and upper urinary tract dysfunction in patients with neurogenic bladder. Urol Int, 2015, 94(2): 244-248.

[19] 廖利民. 神经源性膀胱患者上 / 下尿路功能障碍的全面分类标准. 中华泌尿外科杂志, 2015, 36(2): 84-86.

[20] Corcos J. Practical guide to diagnosis and follow-up of patients with neurogenic bladder dysfunction. Textbook of the neurogenic bladder. 3rd ed. Boca Raton, FL: CRC Press/Taylor & Francis, 2016: 443-446.

第二章 女性压力性尿失禁及盆底膨出

本章节将涉及中老年妇女最常见的盆底疾病，它包括女性压力性尿失禁（stress urinary incontinence，SUI）和盆腔脏器脱垂（pelvic organ prolapse），后者临床常用称为盆底膨出。两类疾病归属盆底功能障碍性疾病，在本科教材中没有单独讲解此内容。一般的理解，此两类疾病分属泌尿外科中的女性泌尿（female urology）亚专业及妇科学中的妇科泌尿（gynecology Urology）亚专业，但有趋势显示盆底外科（pelvic surgery）可能更能全面系统地管理此类具有相同发病机制或手术途径的疾病。除本章将讲解的两类疾病外，肠道类疾病，如排便功能紊乱也将归属盆底外科。

盆底功能障碍性疾病与其他器质性疾病的主要区别在于其发病基础是自身结构的改变和／或功能变化，而不像其他器质性疾病是受外来病理性改变所致，因此其术前评估、治疗原则及术后效果评价与其他器质性疾病相比有一定差异。对盆底功能障碍性疾病的评估更注重其对患者生活质量的影响；术后疗效评价标准也将以生活质量为核心，其中包括性生活质量，其"治愈"标准因人而异。所以对本章节内容的理解更多地需要尿控理论和对盆底结构的熟悉。

女性压力性尿失禁和盆底膨出是中老年妇女常见的盆底疾病，其根本原因是衰老的病理过程，某些其他因素也可以促进此类盆底疾病的进程。虽然此病对生命很少构成威胁，但却严重影响女性的生活质量，随着人民生活水平的提高，此类患者的就医要求将会急剧增加。我国老龄化进程很快，根据我国的人口调查结果，目前估计60岁以上老龄人口已经达到4.6亿，即使按女性占一半计算，结合美国的统计资料：80岁以前的女性接受上述两种疾病的手术概率为11%，我们不难看出一个潜在的极巨大的医疗需求。

第一节 女性压力性尿失禁的发病机制及分类

一、尿失禁的概况

按照国际尿控协会（International Continence Society，ICS）的定义，尿失禁的临床表现是尿液不自主从尿道口流出，并造成了个人卫生及社交障碍问题。它可以是一种患者描述的主要症状（比如压力性尿失禁、急迫性尿失禁）；也可能是一种疾病的伴随现象（比如前列腺患者的尿失禁）或本身就是一种疾病（存在病理因素，比如输尿管异位后尿道开口、低顺应膀胱）。尿失禁的发病率因判断尿失禁的标准与程度的不同而存在较大差异，国外较早期的文献显示女性为4.5%～53%，男性为1.6%～24%，国内调查的结果显示绝经后妇女压力性尿失禁发生率在30%左右。

目前临床上常见的尿失禁可分为下列四类：压力性尿失禁（stress urinary incontinence，SUI）、急迫性尿失禁（urgency urinary incontinence，UUI）、混合性尿失禁（mixed urinary incontinence，MUI）与充盈性尿失禁（overflow urinary incontinence）。有些尿失禁与上述4类存在区别，ICS也认可下列用语：无意识尿失禁（unconscious/unaware incontinence）、持续尿失禁（continuous leakage）、遗尿（nocturnal enuresis）及排尿后滴沥（postvoid dribble）。在临床工作中，我们多数时间可以从患者的症状叙述中给出尿失禁的正确诊断，但我们需要注意针对可疑患者的鉴别诊断，其中针对女性患者特别提出对可疑患者必须行截石体位的会阴及阴道检查，以及运用尿动力检查最后给出确定的诊断。

二、女性压力性尿失禁的发病机制

女性压力性尿失禁的发病机制以前有尿道扩张缩短、膀胱颈下降、膀胱尿道后角扩大等说法，这些机制的探索也发展出尿道折叠术（Kelly手术）、膀胱颈悬吊术（Marshall-Marchetti-Krantz，MMK）、阴道前壁悬吊术（Burch 手术）、经阴道耻骨上穿刺尿道膀胱颈悬吊术（Raz 手术）等具有代表性的治疗女性压力性尿失禁的手术方法。但至20 世纪 90 年代中期后，对发病机制的认识统一为尿道下移（也称尿道移动过度）及固有括约肌功能障碍。现在回顾女性压力性尿失禁发生机制的探索历史，我们可以感受到如果没有前辈对此疾病的细致观察研究，也不会有现在发病机制的确立。

女性压力性尿失禁是发生在储尿期的问题，为了更好地理解女性压力性尿失禁的发病机制，有必要从尿控的观点了解正常储尿的生理过程。与储尿期有关的尿动力指标包括：膀胱内压、逼尿肌压、腹压、尿道闭合压及固有括约肌压。其中膀胱内压 = 逼尿肌压 + 腹压；尿道闭合压 = 固有括约肌压 + 腹压。当不等式膀胱内压小于尿道闭合压成立时，患者可以获得正常储尿功能，但当其中的变量：腹压、逼尿肌压、固有括约肌压发生变化导致不等式反向变化时即会出现尿失禁。当逼尿肌压顺应性下降或无抑制收缩导致膀胱内压大于尿道闭合压，从而引起的尿失禁为急迫性尿失禁。

正常控尿患者，当腹压增加时，尿道闭合压与膀胱内压会同时增加，从而维持不等式膀胱内压小于尿道闭合压成立。对于女性压力性尿失禁患者，当腹压增加时，由于膀胱颈及尿道会出现下移，腹压传递到尿道的压力会明显小于传递到膀胱的压力，这种腹部压力向膀胱、尿道传导的异常改变就是尿控理论的腹压传导率异常，如果导致不等式反向变化，就会出现压力性尿失禁。但在临床工作中我们发现，不是所有出现尿道下移的患者都会出现压力性尿失禁，也不是压力性尿失禁的患者都存在尿道下移，这说明因为尿道下移导致的腹压传导率异常并不能对压力性尿失禁做出完美解释。

20 世纪 90 年代中期，DeLancey 发现尿道所处的位置在静止状态可以被像吊带样的肌筋膜压迫，这个肌筋膜就是耻骨尿道韧带。他的模型说明正是这层支撑结构的稳定性而不是尿道的位置决定是否发生尿失禁。如果耻骨尿道韧带受损，当患者腹压增加时，韧带就会失去对尿道的支撑（其实就是腹压传导率的解剖基础，只是不把整个尿道下移作为对象，而是把尿道中段作为压力传导点），尿道在下移旋转的过程中尿道中段呈现开放现象，压力性尿失禁也就会发生；如果耻骨尿道韧带稳定，尿道位置即使下移，尿道中段始终处于关闭状态从而达到控尿功能，这个理论就是我们治疗压力性尿失禁所依靠的"尿道中段理论"，也称吊床理论（hammock theory）。

上述腹压传导率和尿道中段理论对女性压力性尿失禁发生机制的解释其实是一致的，因为耻骨尿道韧带稳定完好是腹压传导的解剖基础，腹压增加时将尿道挤压到正常的韧带上，保持尿道中段的闭合是控尿的关键。至于尿道出现下移，但不出现压力性尿失禁的原因可解释为耻骨尿道韧带的长度及强度因人而异，在那些韧带短而弱的患者，尿道下的支撑轻微丧失就足以引起在尿道下移的同时出现中段尿道开放，反之则不然；另外一个重要的原因就是无论腹压增加时尿道下移程度如何，如果患者膀胱颈功能强大，始终处于关闭状态，即使中段尿道此时出现开放，但也不会出现压力性尿失禁现象，这也引出压力性尿失禁的另外一个重要发病机制。

固有括约肌功能障碍（intrinsic sphincter dysfunction，ISD）会引起尿道关闭压的显著下降，也可导致不等式反向变化出现压力性尿失禁，此类压力性尿失禁的发病机制与耻骨尿道韧带的稳定与否没有关系。这类情况多见于 70 岁以上老年患者、先天性 ISD、膀胱颈术后及盆腔术后接受放疗的患者。

三、女性压力性尿失禁的分类

女性压力性尿失禁的分类根据上述发病机制进行。目前常将压力性尿失禁分为两型：解剖型与功能型。

解剖型压力性尿失禁在临床上最常见，约占90% 以上，其发病机制为耻骨尿道韧带松弛，导致腹压增加时腹压传导率不一致，尿道解剖位置下移的同时尿道中段开放。其主要表现为当截石位查体时，嘱患者增加腹压时可见尿道下移。棉签试验就是为检查尿道下移而设计的。

功能型压力性尿失禁约占压力性尿失禁10%，其发病机制为尿道括约肌关闭功能缺陷。高龄（大于70岁）、症状严重、子宫切除术后放疗、膀胱颈切开术后患者需高度怀疑。

针对女性压力性尿失禁的分型，需要特别指出的是不能将两型，即解剖型与功能型压力性尿失禁分开理解，当面对任何压力性尿失禁患者时，我们在考虑最常见的尿道下移因素外，一定要考虑到内括约肌功能障碍所占的比例，也许后者还可能占据主要因素，因为任何类型的尿失禁膀胱颈口一定会开放。明白这个道理，对于尿失禁手术方式的选择很重要。

由于尿道下移与膀胱膨出具有相同的发病机制（盆底韧带松弛），两者经常同时发生，此前根据尿道下移与膀胱膨出的程度不同也将压力性尿失禁分为0、Ⅰ、ⅡA、ⅡB、Ⅲ、Ⅳ五类，但由于此种分类方法烦琐，对临床治疗的指导意义与两型分类方法相当，目前临床已经很少有人采用。如果压力性尿失禁患者合并有盆底膨出，盆腔脏器脱垂定量表（POP-Q）评分即可良好反映患者状况。

第二节 盆底膨出的发病机制及分类

一、盆底膨出概况

盆底膨出是老年女性的常见盆底疾病，尽管我们都知道老龄化导致的盆底功能衰退是盆底膨出的主要原因，但有关盆底的神经、肌肉、结缔组织及它们的相互关联是如何导致盆腔脏器脱垂的发生尚有许多待研究探讨的问题。

我们一般认为盆腔脏器（膀胱、子宫、直肠）是受盆底肌肉支撑的，盆底肌的松弛将导致盆腔脏器脱垂，其实盆腔脏器应当同盆底肌一样是盆腔的一个组成部分，它通过包绕其表面的腹膜、周围的盆底筋膜及盆底肌固定于骨盆上而获得稳定结构，其中的主韧带和骶韧带是固定子宫的最重要结构，膀胱阴道筋膜、直肠阴道筋膜分别是固定膀胱、直肠的重要结构，主骶韧带固定附着点在骨盆骨性结构上，膀胱、直肠阴道筋膜部分

附着在盆底肌表面。盆底肌的作用实际主要是承托及限制生殖器裂孔大小，所以盆底脱垂的发生机制除盆底肌松弛这个因素外，盆底的筋膜韧带老化、损伤、松弛也是重要的因素，毕竟有时肌肉要通过韧带起作用，这也是制订盆底脱垂治疗方案时必须明确的因素。

（一）盆腔脏器分区

尽管可以将盆底看作是一个统一的整体，但由于不同部位受到的损伤或老化程度不尽相同，在临床上也会有不同的表现，为了更详细的描述盆底膨出的特征，习惯将盆腔按脏器位置分为前、中、后三个腔室，前腔室包括膀胱与尿道；中腔室为子宫；后腔室为直肠。目前三腔室的脱垂治疗涉及泌尿、妇科及肛肠科，因"整体理论"将其发病均归于盆底筋膜的受损，有将盆底疾病看作一个整体的趋势，将来由单一的盆底外科处置更具优势。

（二）盆底支撑功能分区

盆底支撑是不同水平的支撑合力的结果，其主要支撑组织是盆内筋膜、盆底肌。按照不同的支撑部位与支撑方向将盆底支撑分为三个水平。我们要非常清楚地掌握各水平支撑的范围，理解其受损后可能出现的膨出表现，这样才能选择有针对性的治疗方案。

Ⅰ水平支撑：支撑宫颈及阴道上三分之一部位，支撑组织是由宫颈旁及阴道旁筋膜组织融合形成，子宫主韧带及骶韧带是其主要组成部分，它附着于骨盆及骶骨上，站立位时分别向上、偏后方牵引并固定阴道上份及宫颈。阴道骶前固定术治疗子宫脱垂即是以修复Ⅰ水平支撑为依据。目前的经阴网片置入（transvaginal mesh，TVM）手术，尽管其固定点在坐骨棘附近的盆筋膜腱弓、骶棘韧带上，由于其也可以达到固定子宫颈及阴道上段的作用，所以也能起到修复Ⅰ水平支撑的作用。

Ⅱ水平支撑：支撑阴道大部，支撑组织的形态和方向与Ⅰ水平支撑已有不同，其主要靠阴道两侧的旁筋膜组织直接附着于盆壁形成支撑作用，两侧盆壁的附着处形成盆筋膜腱弓，盆筋膜腱弓两端分别在耻骨体后方和坐骨棘。Ⅱ水平支撑方向是将阴道向两侧固定，由于Ⅰ、Ⅱ水平的支撑作用，阴道中段呈后斜近水平位，前后壁呈紧贴状。

TVM 手术的前、后盆底重建术可以完全模仿Ⅱ水平支撑，达到对阴道前、后壁膨出的完整治疗。

阴道远端直接与肛提肌、尿道口、会阴体等组织附着融合形成Ⅲ水平支撑，此水平的损伤就是盆底肌肉的损伤，修复的目的就是缝合已经断裂开的阴道壁及肛门括约肌。

三个水平的支撑组织类型和应力方向均不同，可以因受损的方式不同出现不同的临床表现，其修补的侧重点也不同。

二、盆底膨出的发病机制

盆底膨出发生时，盆腔脏器均会经过生殖裂孔，而生殖裂孔的大小和张力是靠肛提肌的活动来完成的；同时我们也了解到盆内筋膜组织是固定盆腔脏器的主要方式，所以肛提肌与盆内筋膜组织的协同作用丧失是盆腔脏器脱垂发生的机制。

如果盆底肌（肛提肌）功能正常，当腹压增加时，其强有力的收缩可以暂时关闭生殖裂孔，同时阴道内压力会随之增加，这样可以对抗盆腔脏器下降的压力，从而减轻对盆内筋膜、韧带的牵拉作用，长久保持器官的正常位置。如果盆底肌（肛提肌）受损，不能很好提供关闭生殖裂孔的作用，短时间内靠盆内筋膜组织、韧带的牵拉作用尚可维持盆腔脏器的位置，但最终会造成不可逆损伤（薄弱、拉长），形成脱垂，所以产后的盆底肌功能恢复训练非常重要。但是如果已经发生了脱垂，再行盆底肌训练的治疗效果就不尽如人意，因为只能训练肌肉力量，不能恢复盆内筋膜组织、韧带的原有长度及牵拉力，这也是下面叙述的盆底整体理论的核心思想。

20 世纪 90 年代初到中期 Petros 和 Ulmsten 通过一系列的研究提出了盆底整体理论（integral theory），此理论对盆底功能障碍性疾病发生的机制作了分析，核心思想为盆底各功能分区中的筋膜、韧带受损会引起患者相应的脏器脱垂、大小便排泄异常，甚至盆底疼痛。与上述发病机制的叙述的主要差别在于："整体理论"强调筋膜、韧带的受损是发病的主要因素，盆底肌对盆腔器官的支撑是通过附着在其上的筋膜、韧带来起作用的。

虽然我们可以怀疑整体理论描述的盆底筋膜、韧带解剖结构改变与相应的症状、体征是否存在必然的联系，但已经从尿道中段悬吊术的治疗效果中得到了肯定的回答。

三、盆底膨出的分类

盆底膨出的分类方法以膨出发生的部位为原则，但其中反映的实质问题应当是盆底支撑结构的损伤部位，下面列举临床中最常见分类的疾病。

（一）前腔室：阴道前壁膨出

前腔室包括膀胱及尿道，主要接受阴道旁筋膜组织形成的Ⅱ水平支撑维持正常形态。尿道的脱垂还与耻骨尿道韧带有关，临床上习惯称为尿道下移，与压力性尿失禁的发生有关，已在其他章节描述。膀胱的膨出也习惯称为阴道前壁膨出，分为中央型缺陷、旁侧缺陷两类。中央型缺陷的原因与阴道壁自身壁张力下降有关，临床表现为阴道壁中央呈膨胀样膨出，其实质为膨大的膀胱壁，子宫的脱垂不明显，如图 8-2-1 所示。旁侧缺陷顾名思义就是阴道旁筋膜组织受损，临床表现大多为阴道前壁整体下移，与中央型缺陷的主要区别为阴道黏膜的皱褶仍然保持，宫颈同时存在下降，如图 8-2-2 所示。但上述两种缺陷常同时存在。

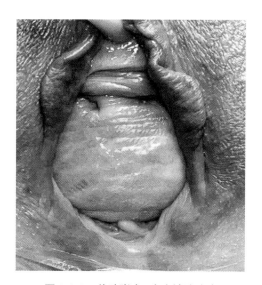

图 8-2-1　前壁膨出，中央缺陷为主

（二）中腔室：子宫及穹隆膨出

子宫处于中腔室，接受主韧带与骶韧带为主构成的Ⅰ水平支撑固定，单纯的子宫脱垂比较少见，常见与膀胱膨出、直肠膨出一起发生。也可以这样理解，由于最常见的膀胱膨出发生后，把

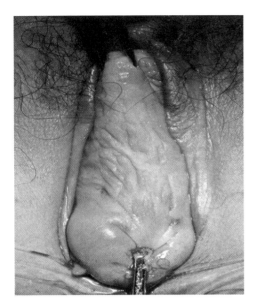

图 8-2-2 前壁膨出,旁缺陷为主

子宫带着下垂,子宫又把直肠带着下垂,最终子宫、膀胱、直肠全部脱垂。当子宫全切后,阴道顶端,也称穹隆端,仍会出现膨出,称为穹隆膨出,如图 8-2-3 所示。

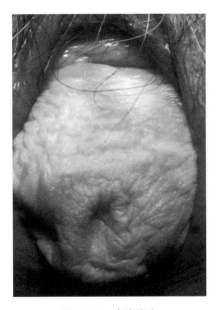

图 8-2-3 穹隆膨出

(三)后盆腔:阴道后壁膨出

阴道后壁中上段的膨出,也称直肠膨出,与阴道前壁旁侧缺陷膨出相类似,也存在宫颈位置下降,如图 8-2-4 所示。但阴道后壁下段的膨出有所不同,因为阴道远端是直接与肛提肌融合而固定的(Ⅲ水平支撑),所以对于因为产伤所致的阴道后壁下段膨出,只需缝合损伤的肛提肌即可。

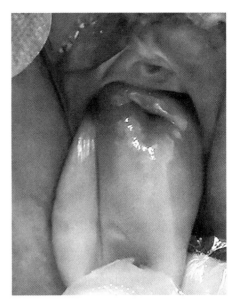

图 8-2-4 子宫及后壁膨出

第三节 女性压力性尿失禁患者尿道及盆底状况的评估

在对女性压力性尿失禁患者病史详细询问,排除诸如急迫性尿失禁、充盈性尿失禁、尿道憩室、生殖器尿瘘及神经源性膀胱后,需要对尿道及盆底的状况进行评估,评估的目的主要是决定采用何种治疗方式才能最大限度地达到患者的治疗期望值。如果患者决定采用保守治疗,评估工作可以暂时不进行。

一、尿道状况的评估

做尿道的评估包括两方面的内容:解剖状态与功能状态。解剖状态的评估可以从截石位详细的查体或膀胱造影、经会阴超声及 MRI 等形态学检查获得;功能状态需要从尿动力学检查获得。观察尿道下移程度是对压力性尿失禁患者尿道状态最重要的评估。棉签试验是常用的方法,但将棉签置入尿道患者会有明显的不适感。POP-Q评分中 Aa 点的位置与膀胱颈位置相当,通过观察 Aa 点的下降程度即可以估计尿道的下降程度。如果尿道下移不明显或未见下移,应当考虑患者压力性尿失禁的原因属于功能性,即内括约肌功能障碍(ISD)为主。功能性压力性尿失禁的主要机制为尿道内括约肌功能障碍导致的膀胱颈口持续开放,膀胱造影和经会阴超声可以从图像上进一步得到证实,但临床中需要依靠影像学证据来评估尿道状况的患者较少,因为通过患者的病史症状特点、查体及尿动力检查基本可以满足对尿道状态的评估。

尽管尿动力检查不是用来诊断压力性尿失禁的方法,对于症状典型的单纯压力性尿失禁术前可以不进行尿动力检查已经得到广泛的认可,但对症状严重、具有其他 LUTS 症状及复发患者行尿动力检查同时采用形态学检查评价膀胱、尿道状态是有必要的。尿动力检查项目中,腹压漏尿点压力(ALPP)仍是我们重视的指标,如小于 $60cmH_2O$ 应当考虑功能性压力性尿失禁占主导。最大尿道闭合压力(MUCP)因为数值波动较大,仅供参考。尿动力检查对尿道状况的评价可以用来帮助选择治疗方式,但对判断术后效果帮助不大。

二、盆底状况的评估

由于女性压力性尿失禁与盆底膨出的发病机制有相同之处,均为相应的盆内筋膜、韧带松弛所致,两种情况也常同时发生,相互影响。所以在对女性压力性尿失禁尿道状况评估的同时,也需要对盆底状况做出评估,以便做出正确的治疗选择。

盆底膨出的种类较多,患者主要描述的症状是阴道内有"肿物"脱出,同时还可能伴发尿失禁、排尿困难,甚至肾脏积水等症状。盆底膨出的诊断并不困难,难点在于对膨出程度的正确估计,按照"整体理论的"要求,需要通过对脱垂程度的检查推断出盆底筋膜、韧带组织的受损类型。此前妇科习惯用阴道半程评价方法(half-way vaginal profile)(表 8-2-1)来评价盆底膨出程度,此方法简单,受临床医师的喜爱,但新的盆腔脏器脱垂定量表(POP-Q)(表 8-2-2)因其对各膨出部位更加精确的描述,对手术方式选择有一定的指导作用,并且不同医师做出的评价效果一致性好,从而成为目前全世界共同认可的盆底膨出程度的评估方法。

根据 POP-Q 的评估结果,可将盆底膨出进行不同程度的分级,分级结果有利判断患者是否需要接受手术治疗。分级结果见表 8-2-3。

表 8-2-1 阴道半程评价方法(half-way vaginal profile)

分级	膨出最低点的位置
0	没有膨出
I	最低点不到阴道长度一半
II	最低点接近处女膜缘水平
III	最低点超出处女膜缘,阴道外露不及一半
IV	阴道几乎完全膨出

表 8-2-2 盆底膨出 POP-Q 评分表
(pelvic organ prolapse quantification)

定位点	定义	变化值
Aa	阴道前壁距处女膜缘 3cm 处固定点	变化范围 −3cm～+3cm
Ba	Aa 点以上阴道前壁最低点	变化范围 −3cm～阴道全长
Ap	阴道后壁距处女膜缘 3cm 处固定点	变化范围 −3cm～+3cm
Bp	Ap 点以上阴道后壁最低点	变化范围 −3cm～TVL
C	宫颈或宫颈阴道瘢痕最低点	变化范围 −TVL～+TVL
D	后穹隆高点(子宫保留时)	

生殖道裂孔(genital hiatus, GH):尿道外口至处女膜后缘距离
会阴体距离(perineal body, PB):处女膜后缘到肛门口距离
阴道全长(total vaginal length, TVL):C 点或 D 点在正常位置时的阴道长度

表 8-2-3 POP-Q 评估结果分级方法

分级	POP-Q 评估结果
0 级	Aa、Ba、Ap、Bp=−3cm; C 和 D≤−(TVL−2)cm
I 级	最低点 <−1cm
II 级	−1cm≤最低点≤+1cm
III 级	+1cm<最低点<+(TVL−2)cm
IV 级	最低点≥+(TVL−2)cm

泌尿科医师在对女性压力性尿失禁的诊治过程中,必然会经常遇到阴道前壁膨出的患者,截石位查体所得到的评估结果可能会小于术中评估结果,如果估计膨出需要同期修复,术前应当向患者提前沟通,以避免术中更改手术方案。

在 POP-Q 的临床实践运用中,遇到像图 8-2-5 所示的患者,POP-Q 就无法准确描述前壁脱垂程度,因为患者前壁较短,其 Ba 点最低值也不能体现出前壁脱垂程度,建议增加前壁长度(anterior vaginal length AVL)，即尿道阴道横沟以下的前壁长度来补充 POP-Q 的准确性。

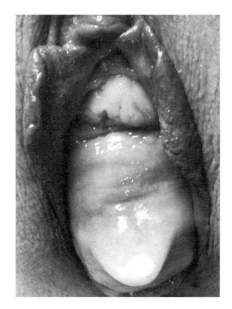

图 8-2-5　尿道阴道横沟以下阴道壁长度仅 1cm

第四节　女性压力性尿失禁及盆底膨出的治疗原则

对女性压力性尿失禁与盆底膨出的治疗选择要根据患者的病史与查体结果，更重要的内容是询问出患者对治疗后的期望值。

在制订女性压力性尿失禁及盆底膨出的治疗前，需要了解其发生机制及评估状况，这些我们已经在前面章节做了一定描述。面对具体制订治疗方案，我们还应当充分了解患者迫切要求解决的症状，因为无论是压力性尿失禁或盆底膨出，抑或两者同时存在的患者，她们的需求均是希望改善生活质量，我们既不能因为两种疾病之间的发病机制有相同之处，就同期施行手术治疗，这样会造成过度治疗；也不能因为患者没有叙述相关症状而忽略术前沟通或同期治疗，使患者术后相应症状出现造成再次治疗或引起医疗纠纷。

在制订治疗方案之前，除需考虑常规的医疗原则，比如先保守后有创、微创优先、有效为先等基本医疗原则外，我们还应当充分认识到没有哪一种治疗方案是对压力性尿失禁或盆底膨出是最佳的治疗方案，其中的原因除疾病的发生机制、种类不同外，外科医师对手术方式的熟悉程度也对制订治疗方案有影响。

目前治疗女性压力性尿失禁及盆底膨出的手术方法及人工合成材料层出不穷，随着科技的发展肯定还会不断涌现出新的治疗方法及材料，比如依靠机器人手术，更理想的生物材料等，但其治疗原则不会有太大的变化。

一、单独女性压力性尿失禁的治疗原则

偶发或较轻微的压力性尿失禁可进行保守治疗，目前保守治疗的内容包含生活方式改变、行为物理治疗，失去手术治疗机会的患者还可使用尿垫、尿管。尚无有效药物治疗女性压力性尿失禁。

临床诊治过程中，一旦患者提出压力性尿失禁症状影响其日常生活，就存在施行抗尿失禁手术的必要性。有时患者对手术会有犹豫，主要原因是压力性尿失禁症状仅对生活造成不方便，患者可以通过改变生活方式或忍受的方式暂时自己处理，要求治疗的愿望不如其他对生命有威胁的器质性疾病迫切。此时耐心、简单地从尿失禁的发病机制、发展规律与患者沟通，是患者接受抗尿失禁手术治疗的关键。

近 20 年来抗尿失禁手术发生了根本性的改变，在中段尿道理论建立之前，我们采用的方法主要是悬挂术（suspension），常用术式为 MMK、Burch 手术，其中 Burch 手术更是此前的抗尿失禁手术"金标准"。自 20 世纪 90 年代中期无张力吊带尿道中段悬吊术（mid-urethra sling，MUS）运用以来，抗尿失禁手术除具有明显微创优势外，更能取得良好的长期有效率。MUS 治疗的机制是在腹压增加导致尿道下移过程中关闭将开放的尿道中段，从而达到治疗目的，其早期代表性产品为 TVT。多项 RCT 均证实 TVT 术十年有效率达 90% 以上。2007 年 ICS 认可无张力吊带尿道中段悬吊术取代 Burch 手术成为治疗女性压力性尿失禁的"金标准"。

目前无张力吊带尿道中段悬吊术产品繁多，但除吊带产品不同外，其根本的手术方式只有三类，即经耻骨后途径（retropubic，RP）、经闭孔途径（trans-obturator，TO）及单切口途径（single incision surgery，SIS）。针对解剖型压力性尿失禁的治疗选择，此前美国泌尿协会（AUA）、欧洲泌尿协会（EUA）的指南均认为经耻骨后途径与经

闭孔途径效果一样，只是倾向于认为前者由于上市时间最长，已经获得长期有效的肯定，对于症状较重、肥胖、体力劳动、有盆底手术史及既往手术失败的患者建议选用经耻骨后途径手术。近年来更多、更长的随访数据显示经耻骨后途经（RP）的长期有效率好于经闭孔途经（TO），分析原因是RP除对尿道中段起到支撑作用外，对膀胱颈还有挤压作用，这对随着年龄的增加，发生的尿道内括约肌功能障碍也有治疗作用，加之经闭孔途经会导致下肢疼痛，甚至可能是严重疼痛的问题，目前认为经耻骨后途经的尿道中段悬吊术是更好的抗尿失禁手术选择。单切口手术无疑是最微创的治疗选择，此前某些单切口产品的退市对此手术方式的长期疗效留下了不确定因素，FDA也将其与TVM一并放入了上市后临床研究系列。经过几年的临床研究，2018年FDA最终批准了一款单切口吊带重新上市，只是明确标明其适应证为单纯性压力性尿失禁。

尽管解剖型尿失禁都会出现颈口开放的情况，也可以理解为这些患者都存在不同程度的固有括约肌功能障碍（ISD），用MUS也可以达到治疗的目的。但对尿道固定，腹压增加时尿道无下移的单一ISD患者，MUS可能不能发挥其治疗机制，达不到治疗效果，此时需要考虑采用耻骨上经阴道自体筋膜悬吊术（pub-vaginal fascia sling）及尿道周围充填剂注射进行治疗。

尽管Burch手术已经失去了在治疗压力性尿失禁中的"金标准"地位，但在压力性尿失禁患者需要同时处理盆腔疾患的情况下，Burch手术仍为最佳选择。

二、单独盆底膨出的治疗原则

盆底膨出治疗的总原则是重建正常的阴道解剖、恢复因盆底膨出而引发的异常症状。尽管盆底膨出可以引起相关的盆底症状，比如尿频、排尿困难、便秘、下腹坠胀等，术后上述症状也可能会得到改善，但是我们很难判断患者主诉的症状就与我们发现的盆底膨出一定相关，有时在消除脱垂症状后，临床其他症状还是很难得到改善，此点术前必须和患者详细交待沟通。

根据患者盆底膨出的程度及患者主诉的盆底症状，其主要治疗原则为：POP-Q评级Ⅰ度及Ⅱ度

无症状患者给予观察或保守治疗；Ⅱ度有主诉相关症状及以上级别膨出患者应当积极考虑手术治疗。在国内，由于保守治疗主要归于妇科盆底康复管理，以下主要讨论手术治疗盆底膨出的原则，重点是手术方式的选择。

盆底膨出的手术治疗方式选择受下列因素的影响，首先是盆底膨出的类型，其次是手术医师对手术的熟悉程度。选择的项目包括经阴手术或经腹手术，选择何种修补材料。已经证实传统盆底修补手术存在较高的膨出复发率，并且有的术式或存在操作难度大，或破坏阴道结构较大，或发生泌尿系统并发症较多，在临床上的运用已在逐渐减少，故本节内容不予讨论。另外，子宫脱垂是否切除子宫目前已经受到极大质疑，主流观点为修补手术同期切除子宫除增加手术难度外，由于切除子宫的同时也破坏了主、骶韧带的自身支持作用，可能增加术后复发的概率，还会增加术后相关并发症，比如合成网片暴露率明显增加，所以除非同时伴有子宫病变，不主张子宫切除是重建手术的一部分，从卫生经济学的角度理解也应该如此。

尽管经阴合成网片重建术（TVM）因网片造成的阴道内暴露、阴道壁僵硬等并发症受到FDA的多次警示，但FDA并未禁止其运用，即使在美国仍有公司在通过上市后临床研究报告后，合法出售相应网片产品。在欧洲TVM也是治疗盆底脱垂的主要方法之一。在学术方面，多个专业组织，包括国际尿控学会（ICS）、国际妇科泌尿学会（IUGA）均认为不应当限制经阴合成网片的运用，但需要根据患者膨出情况做出恰当选择，同时对相关术者进行严格的培训，培训内容包括术前的医患沟通、经阴手术技术及术后与网片相关并发症处理能力的培训。

（一）阴道前壁膨出

阴道前壁膨出，也称膀胱膨出，是盆底膨出中最常见的一种表现，分为中央型缺损和旁侧型缺损两种类型。由于两类缺损术前查体难于完全区分，中央型缺损经腹修补难于达到手术部位，加之目前修补材料套装化程度非常高，经阴途径行前盆腔重建可以很好完成对两类缺损的治疗，故阴道前壁膨出的治疗原则应当首选经阴途径的网片重建。如果患者明确以旁侧缺损为主，同时

存在需要经腹处理的病变,在经腹处理病变的同时,可行耻骨后阴道旁侧修补术给予治疗。

(二)子宫脱垂及穹隆脱垂

临床中单纯的子宫脱垂不多见,常伴有阴道前壁和阴道后壁的膨出,目前因子宫良性病变切除子宫的患者较多,随着女性平均寿命的提高,穹隆脱垂患者会明显增加。尽管经阴合成网片置入术可以治疗子宫及穹隆脱垂,但对于复发患者、重度脱垂及较年轻的患者而言,也有学者主张经腹阴道骶前固定术是首选治疗方案。

(三)阴道后壁膨出

阴道后壁膨出,也称直肠膨出,常随子宫脱垂一并发生,也常在前盆底重建术后数年出现阴道后壁膨出加重而出现症状。由于经腹途径较难处理较低位的阴道后壁膨出,一般不单独采用经腹途径来修复后壁膨出,故经阴合成网片置入是治疗的首选。

(四)全盆底重建术

任何有损盆底结构的因素都可能致三个腔室支撑筋膜、韧带受损。一般子宫Ⅲ度以上膨出以及穹隆膨出基本预示需要进行全盆底重建术。

三、压力性尿失禁与盆底膨出合并发生的治疗原则

在我国目前的就诊模式下,尽管多数单纯盆底膨出患者会首先选择妇科就诊,但多数压力性尿失禁患者会首先选择泌尿门诊就诊,由于压力性尿失禁与盆底膨出具有相同的发病机制,泌尿外科医师肯定会面临如何处理压力性尿失禁合并盆底膨出的问题。

(一)压力性尿失禁合并阴道前壁膨出

在对压力性尿失禁患者进行查体评估时,如果发现阴道前壁、子宫 POP-Q 评分达到Ⅱ度,我们应当意识到患者在麻醉状态下 POP-Q 评分可能还要增加 2cm 左右,所以应当术前告知患者有可能在行尿道中段无张力吊带悬吊时同期进行阴道前壁膨出手术,如果单行抗尿失禁吊带手术,随着阴道前壁膨出的加重,患者可能很快会出现排尿困难症状。

(二)盆底膨出与隐匿性压力性尿失禁

在阴道前壁(膀胱)膨出的程度大于尿道下移(膨出)时,膀胱与尿道会形成扭曲成角,造成

原本存在的压力性尿失禁症状被掩盖。我们应当对下列情况做出正确判断。

1. 存在压力性尿失禁症状时,比如患者目前或既往有明确的压力性尿失禁症状主诉,应当建议患者在接受盆底膨出重建手术的同时,同期接受抗尿失禁手术,以避免盆底膨出修复后压力性尿失禁症状重新出现或加重。

2. 无压力性尿失禁症状时对此类患者不主张同期行抗尿失禁手术,但应当告知患者术后仍可能有约 10% 的患者会出现不同程度的压力性尿失禁症状,其中可能有少数患者需要再行抗尿失禁手术。

第五节 展　望

"整体理论"的建立以及被广泛地接受说明盆底疾病具有相同发病机制,单一专科治疗盆底功能障碍性疾病存在缺陷,我们需要联合其他专科,建立多学科的治疗团队,或建立真正的盆底外科来完整解决盆底功能障碍性疾病。国内已经有医院建立了盆底外科的专门病房或多学科诊疗(MDT)团队。

经过 20 多年的临床实践,中段尿道悬吊术(MUS)已经成为国际认可的"金标准"手术方案,但手术针对的对象是中重度患者。对于轻度症状患者,目前的治疗方向集中在盆底康复及各种形式的能量治疗。对于这些新的治疗方法,目前的报道仅限于有改善,均达不到治愈的水平,而且部分能量治疗方案还存在引起后期阴道壁僵硬的质疑。由于女性压力性尿失禁发病机制主要是耻骨尿道韧带的缺陷,所以对众多的能量治疗方案我们要抱谨慎的研究态度,特别是长期疗效方面。

期盼国产吊带能早日面世,减少患者的医疗费用。

干细胞尿道周围注射仍然处于研究层面,即使将来试验证明治疗有效,能否取代将来更加微创的吊带技术还是一个问题。

盆底功能障碍的研究领域将来会非常广泛,首先是发病机制的研究,其次是各种修补材料的研制。虽然我们已经了解到整体理论机制,但盆底筋膜韧带发生变化的机制我们还不清楚,对阴道壁及盆内筋膜组织成分胶原纤维,弹性纤维的

研究；盆内筋膜和骨盆壁连接缺陷的研究；盆底结构改变与腹压力学的关系研究，这些研究与脱垂的因果关系如何都是我们希望知道的。新型修补材料，包括生物材料的研究也将会是将来的重点，与抗尿失禁吊带一样，我们期盼国产修补材料早日面世。

尽管经阴网片置入手术（TVM）因网片相关并发症受到一定影响，但包括 ICS、IUGA 在内的专业组织仍在总结经验，推广 TVM 手术，毕竟经腹手术的创伤更大、机器人手术在国内难于在广大非大学医院或医疗中心医院推广；加之目前欧洲及东亚的 TVM 手术仍在广泛运用，TVM 的"零暴露"理念的提出，相信将来在盆底膨出的治疗中，TVM 仍将是主流选择。

（沈　宏）

参 考 文 献

[1] Olsen AL，Smith VJ，Bergstrom JO，et al. Epidemiology of surgically managed pelvic organ prolapsed and urinary incontinence. Obstet Gynecol，1997，89（4）：501-506.

[2] Hampel C，Wienhold D，Benken N，et al. Definition of overactive bladder and epidemiology of urinary incontinence. Urology，1997，50（Suppl）：4-14.

[3] DeLancey JOL. Structural support of the urethra as it relates to stress urinary incontinence：The hammock hypothesis. Am J Obstet Gynecol，1994，170（6）：1713-1720.

[4] DeLancey JOL. Stress urinary incontinence：Where are we now，where should we go？ Am J Obstet Gynecol，1996，175（2）：311-319.

[5] Blaivas JG，Olsson CA. Stress incontinence：Classification and surgical approach. J Urol，1988，139（4）：727-731.

[6] De-Yi Luo. Long term Follow-up of Transvaginal Anatomical Implant of Mesh in Pelvic organ prolapsed. Scientific Reports，2018（8）：2829.

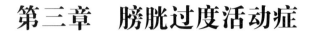

第三章　膀胱过度活动症

第一节　膀胱过度活动症定义的演变及流行病学

一、膀胱过度活动症定义的演变

尿频、尿急、尿失禁是临床常见的下尿路症状。随着尿动力学的发展，人们对这些下尿路症状的认识也不断深入。

20世纪70年代，在尿动力检查过程中发现了一种现象，即在膀胱充盈期，逼尿肌可以出现一种不自主的收缩，研究者需要用一个专业术语来描述这一现象。不同的国家研究者使用了不同的名称，英语国家如美国、加拿大、英国等使用了"unstable bladder，不稳性膀胱"，丹麦、挪威、瑞典等国家则使用"detrusor hyperreflexia，逼尿肌反射亢进"，这样就产生了用词上的混乱。引起逼尿肌不自主收缩的因素很多，以神经系统病变最为常见，为进一步区分病因，1980年，第一届国际尿控协会（International Continence Society，ICS）年会召开，主席Tage Hald建议使用"detrusor hyperreflexia"来形容有神经系统病因的不自主逼尿肌收缩，而用"unstable bladder"来形容病因不详的不自主的逼尿肌收缩。1988年，ICS提出逼尿肌功能活跃（overactive detrusor function）的概念，将其定义为充盈性膀胱测压时，储尿期出现的患者不能完全抑制的、自发或诱发的非自主的逼尿肌收缩。

1996年，Wein和Abram召开了一次关于"unstable bladder"的专题会议，与会专家认为ICS当前定义不符合现状，造成这一现象的病因很多，现用定义不能准确反映真实的疾病情况，此外，在医护沟通和患者宣教中很容易产生歧义。

1999年，ICS标准化委员会第一次使用"overactive bladder，膀胱过度活动症"描述患者的症状，而使用"detrusor overactivity，逼尿肌过度活动"来形容尿动力检查中发现的不自主的逼尿肌收缩。随后在2002年，ICS标准化小组规范了有关充盈性膀胱测压过程中逼尿肌过度活动的一系列定义：①逼尿肌过度活动（detrusor overactivity）：尿动力学检查过程中观察到充盈期自发或诱发产生的逼尿肌不自主收缩；②期相性逼尿肌过度活动（phasic detrusor overactivity）：膀胱测压充盈期出现一连串典型的逼尿肌不可抑制收缩波，伴或不伴有尿失禁；③终末性逼尿肌过度活动（terminal detrusor overactivity）：在膀胱测压过程中发生的单次不可抑制性的不自主逼尿肌收缩，伴尿失禁，且通常为完全性排空膀胱；④逼尿肌过度活动性尿失禁（detrusor overactivity incontinence）：逼尿肌不自主收缩导致的尿失禁；⑤神经源性逼尿肌过度活动（neurogenic detrusor overactivity）：与神经性病变相关，也可用逼尿肌反射亢进来代替；⑥特发性逼尿肌过度活动（idiopathic detrusor overactivity）：无法明确原因的逼尿肌过度活动。此时也称为逼尿肌不稳定。

如此一来，对于病因明确的尿急、尿频、急迫性尿失禁患者，临床医生可以很好地进行诊治。但是在临床工作中还有很大一部分患者通过各种检查都不能找到病因，而他们的尿频，尿急等症状却很严重。如何对这类患者进行准确的诊断和治疗成了临床医生面临的一大问题。

2002年，ICS正式提出膀胱过度活动综合征（overactive bladder syndrome）的概念，即OAB。其同义词包括尿急综合征（urge syndrome）和尿急-尿频综合征（urgency-frequency syndrome）。OAB具体定义为尿急，伴或不伴有急迫性尿失禁，通常伴随着尿频和夜尿增多。其中，尿急是指一种突发、强烈的排尿欲望，且很难被主观抑制而延迟排尿。尿频为一种主诉，是指患者自觉每天排尿次数过于频繁。在主观感觉的基础上，成人日间排尿次数≥8次，夜间排尿次数≥2次。每次尿量<200ml时考虑为尿频。急迫性尿失禁则是指若急迫排尿感未被抑制，或未及时到达厕所而发生尿失禁，且常出现膀胱完全排空。这些症状既可以单独出现，或以复合症状形式出现。膀胱过度活动症对患者的心理、就业、家庭、身体以及性生活等方面均造成不同程度的影响，必须引起医生或患者的重视。

OAB的提出为患者在就医过程中的病情描述以及与医务工作者的沟通提供了一个桥梁，方便于临床诊断及疗效评估；同时也为学术界的研究提供了相对统一的概念，以及临床诊断和治疗行为的逐步规范和完善。中华医学会泌尿外科学分会自2007年开始制定《膀胱过度活动症诊断治疗指南》，每年进行修订。2012年，美国泌尿外科学会（American Urological Association，AUA）与尿动力学、女性盆底医学和泌尿生殖系统重建学会（Society of Urodynamics，Female Pelvic Medicine and Urogenital Reconstruction，SUFU）联合发布了成年人非神经源性膀胱过度活动症诊治指南。

现行的OAB定义学术界还存在不少争议。首先，OAB定义中过分强调尿急在诊断中的地位，而忽略其他影响患者生活质量的症状。临床诊治过程中若严格按照OAB定义进行诊断，而仅具有尿频、尿失禁及夜尿等症状的患者不能诊断OAB。其次，目前概念过分强调膀胱在OAB定义中的核心地位，然而很多具有OAB症状的患者其主要病理改变部位在大脑或其他参与控尿的神经系统，如帕金森病及脊髓多发硬化患者常伴有尿急、尿失禁等OAB症状，如果临床治疗以膀胱为靶点，不仅加重了患者经济负担，更达不到治疗目的。此类患者在缓解症状的基础上，原发病的治疗更为关键。

总之，人类对疾病的认识是一个不断深入和发展的过程，现行OAB概念与定义的缺陷从某种意义上讲并不取决于此概念的提出者与推崇者，而是由于目前对储尿/排尿生理研究的局限，在此领域有很多科学问题尚未阐明。相信随着对下尿路神经生理、储尿与排尿皮层中枢控制、排尿相关感觉传导与控制等科学研究的不断深入以

及OAB概念在临床应用中所发现的问题与积累的经验，OAB概念与定义必将日趋完善。

二、膀胱过度活动症的流行病学

OAB临床患病率高。2001年，Millsom等报道了欧洲6国（法国、德国、意大利、西班牙、瑞典、英国）OAB患病率调查结果，在16 776名被调查者中，2 785名（16.6%）有OAB表现，其中尿频是最普遍的症状，其次是尿急和尿失禁，且OAB患病率随年龄增加而增高，男女间差异无统计学意义。

OAB在美国被列为十大慢性病之一，比糖尿病和胃溃疡的患病率还高。2003年，Stewart等报道了美国膀胱过度活动症评估（the national overactive bladder evaluation，NOBLE）项目调查结果，NOBLE项目组对美国5 204名18岁以上人群进行电话调查，并将OAB分为干性OAB（1个月内尿急次数≥4，且每天尿频次数≥8）和湿性OAB（1个月内发生急迫性尿失禁的次数≥3）。结果显示男性OAB患病率为16.0%（394/2 469），女性为16.9%（463/2 735）。根据患者有无尿失禁进一步分为湿性OAB和干性OAB，女性湿性OAB患病率为9.3%，干性OAB和7.6%，男性湿性OAB患病率为2.6%，干性OAB为13.4%。据此他们推断美国18岁以上人群中约有3 300万OAB患者，干性OAB和湿性OAB者分别为2 100万和1 200万。

2008年，北京大学人民医院泌尿外科在北京地区对2 973名18岁以上女性进行了OAB患病情况问卷调查，调查对象年龄在18～90岁之间。结果显示，北京地区18岁以上成年女性OAB的患病率为4.7%，随年龄增长呈现明显上升趋势。2010年，由中华医学会泌尿外科学分会尿控学组发布了我国首个大规模OAB流行病学调查结果，该调查覆盖了我国华北、东北、华东、中南、西南、西北六大地区的34个城市，结果显示，中国OAB的总体患病率为6.0%，其中男性患病率5.9%，女性患病率为6.0%。OAB整体患病率随年龄的增长明显增高，同年龄段男性和女性OAB的患病率相近。18～40岁人群OAB患病率为1.1%，其中男性的患病率为1.1%，女性的患病率为1.0%。41岁及以上人群OAB的患病率为11.3%，其中

男性患病率为 10.9%，女性患病率为 11.8%。多因素分析显示：男性体重指数（body mass index，BMI）升高将增加 OAB 的患病风险，女性绝经、经阴道分娩、多次分娩增加 OAB 的患病率。

第二节 膀胱过度活动症的发病机制

OAB 定义中已经明确指出其病因不明。相信随着科学研究手段的不断进步，这类疾病的病因一定会最终被阐明。我国《膀胱过度活动症诊断治疗指南》提出了四种可能的发病机制：①逼尿肌不稳定：指由非神经源性因素所致的储尿期逼尿肌异常收缩引起相应的临床症状；②膀胱感觉过敏：在较小的膀胱容量时即出现排尿欲望；③尿道及盆底肌功能异常；④其他原因：如精神行为异常，激素代谢失调等。有关研究也较多，为便于理解和拓展思路，从以下几方面分别进行介绍。

一、排尿生理

OAB 的发生涉及整个排尿活动神经调控的每一环节，因此了解排尿生理有助于我们更好的理解 OAB 症状是如何产生的。排尿活动分为两个不同的周期，即储尿期和排尿期，两个周期协调而有规律地进行。储尿期，膀胱舒张，尿道关闭。当膀胱充盈到一定程度时，逼尿肌收缩，尿道开放，进入排尿期。OAB 的特征性异常即是这种周期活动的间隔时间缩短。一次正常的排尿活动，必须具备如下几个条件：①中枢神经系统正常；②自主神经正常，交感神经及副交感神经系统协调；③膀胱解剖与生理活动正常；④尿道解剖与生理活动正常。这四个环节构成一个统一的整体，任何一个环节出现障碍都会导致排尿活动异常，出现相应的临床症状。

（一）与排尿相关的神经及中枢

1. 大脑中的相关中枢 研究表明，在中枢神经系统中，大脑皮层、丘脑、基底神经节、边缘系统、小脑、下丘脑、脑干均参与了排尿活动的神经调控。位于大脑额叶近中央前回两侧叶上部的有关区域与排尿功能密切相关。主要包含两个中枢，分别是位于额叶上部的逼尿肌运动中枢和位于感觉运动皮质区的尿道外括约肌运动中枢。这

两个中枢接受来自逼尿肌及尿道括约肌的传入冲动和位于脑干排尿中枢传来的冲动，并传出冲动至脑干排尿中枢，参与膀胱功能调节。丘脑是最大的皮层下接收站，接收由内外环境刺激产生的外周传入冲动和本体感觉传入冲动。来自膀胱的感觉传入冲动以及来自脑桥排尿中枢的传入冲动，通过丘脑核传送至大脑皮层，而来自尿道外括约肌的传入冲动则经丘脑的腹侧核传入大脑皮层。基底神经节中的尾状核和壳核具有控制逼尿肌收缩活动的能力。边缘系统是内脏包括膀胱传出冲动与体神经传出冲动的交合处，与排尿控制和尿失禁发生有关。小脑则是协调控制整个运动神经活动的重要中枢。目前认为，小脑在排尿活动中的作用主要包括：维持尿道外括约肌及盆底肌的张力；控制尿道外括约肌收缩节律和强度；与脑桥一起对逼尿肌收缩产生抑制作用；参与逼尿肌和尿道外括约肌的协调。下丘脑的上、下视丘、结节和乳头体与逼尿肌运动有关。电刺激前、侧丘脑可引起膀胱收缩和排尿，刺激后、内侧丘脑则抑制膀胱收缩。神经学研究已证实位于脑干腹侧区的脑桥排尿中枢在排尿控制中起着非常重要的作用。此区主要包括：①脑桥背内侧 Barrington 核区（M 区），能直接兴奋逼尿肌运动神经元，并通过兴奋骶髓中间部位的抑制性神经元，抑制尿道括约肌运动神经元，启动排尿。②脑桥背盖腹外侧的 L 区：此区兴奋可提高尿道外括约肌收缩力，并抑制膀胱收缩，为储尿中枢。③中脑导水管周围灰质区（periaqueductal gray，PAG）接收来自膀胱的传入冲动，并由此传递至 M 区和 L 区。功能磁共振成像（functional magnetic resonance imaging，fMRI）显示脑桥上部的一些区域参与了人的排尿反射的调节，这些区域间的相互协调是通过神经递质实现的，参与排尿反射的中枢神经递质及其受体见表 8-3-1。

2. 脊髓中的相关中枢 脊髓中枢是排尿控制的低级中枢，也是大脑及皮层下中枢传入和传出的必经之路。起源于 $S_2 \sim S_4$ 的副交感神经控制膀胱的收缩，当来自中枢的兴奋性传出冲动到达 $S_2 \sim S_4$ 的副交感神经元后，再经骶前神经、盆神经到达膀胱，通过其节后纤维释放乙酰胆碱（ACh）激活逼尿肌细胞上的胆碱能受体 M_2 和 M_3，使其收缩。而位于脊髓胸腰段（Th11~L_2）的

表 8-3-1 中枢神经系统中参与排尿反射的
神经受体及其配体

配体	受体	功能
去甲肾上腺素（NE） 兴奋：α1 抑制：α2	ARs（α，β） β（?）	排尿反射
γ-氨基丁酸（GABA）	GABAA、 GABAB	抑制排尿反射
甘氨酸（Glycine）	GlyR	抑制排尿反射
类罂粟碱（opioids）	μ，δ，κ	抑制排尿反射
5-羟色胺（serotonin）	5-HT1～7	抑制排尿反射
多巴胺（Dopamine）	D1 和 D2	抑制排尿反射
谷氨酸（Glutamate）	NMDA、AMPA	兴奋/抑制功能
痛敏肽 N/OFQ	NOP	兴奋/抑制功能

注：AR = 肾上腺素能受体；GlyR = 甘氨酸受体；HT = 5-羟色胺；NMDA = N-甲基-D-天冬氨酸；AMPA = α-氨基羟甲基唑丙酸；N/OFQ = 痛敏肽；NOP = 痛敏肽受体

交感神经则通过其节后神经纤维释放的去甲肾上腺素（NE）分别作用于逼尿肌细胞上的 $β_3$ 受体和尿道平滑肌细胞上的 $α_1$ 受体，松弛膀胱，关闭尿道，达到储尿的目的。控制尿道括约肌的躯干神经位于骶髓（Onuf 核），通过释放 Ach 引起尿道外括约肌收缩。

3. **排尿相关器官水平的神经支配** 正常储尿和排尿依赖于支配排尿器官的自主神经和躯干神经间协调。支配膀胱和后尿道的自主神经包括交感神经和副交感神经；支配尿道外括约肌、尿道旁横纹肌的躯干神经为阴部神经。

支配膀胱和后尿道的副交感神经元位于脊髓 $S_{2～4}$ 中间外侧柱，其节前纤维自前根出脊髓组成盆神经，分布至膀胱及后尿道。这些神经元胞体及其树突在脊髓内的分布呈相对器官集中，且各节前神经元发出的轴突通过许多侧突与骶髓不同区域的神经元发生突触联系。盆神经节前神经元的轴突与分布于膀胱的节后神经元的突触联系即可位于盆神经丛的神经节内，也可位于膀胱壁内。排尿、排便、阴茎勃起、射精等生理活动都与盆神经和躯干神经间的共济协调有关。

支配膀胱及尿道的节前交感神经元位于脊髓 $T_{11}～L_2$ 段，沿腰内脏神经下行经位于 $L_3～S_1$ 平面大血管前面的腹下神经丛，再分为腹下神经左右支经骶丛最终达膀胱尿道壁。进入骶丛的交感神经部分与副交感神经和交感链的节后交感神经元发生突触联系。

尿道外括约肌的横纹肌由阴部神经支配，其运动神经元位于 $S_{2～4}$ 节段前角，这些神经元也呈现相对集中现象，即支配尿道外括约肌、盆底横纹肌和肛门括约肌的神经元呈相对集中。Hollabaugh 等通过尸体连续切片的方法证实横纹括约肌受盆神经和阴部神经的盆内支与会阴支支配。提示尿道外括约肌除受躯干神经支配外，同时还受自主神经支配。

盆神经节在排尿调控中起过滤器的作用。盆神经节内包含胆碱能神经元、肾上腺素能神经元及中间神经元，接受副交感节前纤维冲动的兴奋和交感纤维冲动的抑制。排尿阈值以下的副交感传出冲动到达盆神经节时被阻滞，冲动不能继续往下传导。当达到排尿阈值的冲动到达时，被盆神经节放大增强后再下传，使膀胱完全收缩，达到完全排空膀胱的目的。

（二）与排尿相关的神经研究中存在的主要问题

人类的排尿活动为后天习得，相关的神经调控机制十分复杂，目前还有许多问题尚未阐明。比如自主神经系统与排尿的关系复杂：①支配逼尿肌的交感和副交感神经互有突触连接；②交感 α 受体对不同部位的逼尿肌可产生与副交感 M 受体相同的作用；③在以躯体运动神经支配为主的尿道外括约肌也同时受到自主神经支配。此外，精神因素是如何影响排尿活动也有待进一步研究。

二、逼尿肌不稳定与膀胱过度活动症

一旦经尿动力学检查证实 OAB 患者存在逼尿肌不稳定收缩的现象，则可以很好地解释患者的 OAB 症状。虽然病因不明，但这类患者 OAB 症状的产生过程至少应包括两个主要环节：其一，起病原因作用于逼尿肌；其二，逼尿肌组织最终出现不稳定收缩。后一环节所包括的内容较多，如逼尿肌的兴奋及兴奋调节、兴奋的传递、兴奋收缩耦联等。在上述两大环节中起病原因通过哪些环节作用于逼尿肌和逼尿肌的兴奋调控是目前临床和基础研究较多的领域。为便于叙述，在此暂将逼尿肌兴奋变化前、后相关机制分别称为 DI 兴奋启动和兴奋调节相关机制。

（一）兴奋启动相关机制

1. **胆碱能神经超敏学说**　该学说的经典解释为：当膀胱组织中胆碱能神经受到破坏后，胆碱能节后纤维对乙酰胆碱的敏感性增加进而出现DI。有学者发现慢性膀胱出口梗阻和神经源性膀胱的膀胱组织中有胆碱能M受体的高表达。但在有关文献中也有不少的矛盾结果，临床上应用抗胆碱药物治疗DI也并不能取得完全满意的效果，因此仅用胆碱能神经超敏或胆碱能神经学说不能完满解释DI的发生机制。

2. **非胆碱能非肾上腺素能神经（non-cholinergic non-adrenergic，NANC）学说**　有学者发现电刺激盆神经和逼尿肌引起的肌肉收缩反应不能完全被胆碱能和/或肾上腺素能拮抗剂消除，基于这一现象提出膀胱除受胆碱能和肾上腺素能神经支配外还受NANC神经支配的概念。NANC神经是由许多既独立于自主神经系统之外，又对自主神经有影响的神经所组成。

现研究较多且较为明确的能抑制膀胱收缩的有：①嘌呤能神经：指含有嘌呤受体，以三磷酸腺苷（ATP）为递质的神经。ATP能使膀胱表面的神经节后纤维出现去极化并引起膀胱收缩。最近对ATP受体的研究显示膀胱逼尿肌中存在着P2X亚型，对逼尿肌收缩有较显著的抑制作用。②血管活性肠肽（vasoactive intestinal peptide，VIP）：免疫组织化学研究显示，人逼尿肌及尿道平滑肌中有VIP神经分布，动物骶髓排尿中枢及盆神经节中也发现VIP免疫反应阳性的神经纤维。外源性VIP可使逼尿肌及尿道平滑肌松弛。VIP神经功能失常可能与某些不稳定膀胱的发生有关。③一氧化氮（NO）：大多数动物和人体逼尿肌的体外实验显示NO能使逼尿肌松弛，但也不乏持有不同看法的文献报道：大鼠的体外实验研究发现，经动脉给予NOS抑制剂后，膀胱感觉过敏，膀胱的容量和排尿量减少，可能因为NOS直接作用于逼尿肌，减少NO的合成，从而使膀胱的感觉过敏，膀胱的容量减少。在正常的生理情况下，储尿期NO有舒张逼尿肌的作用，对维持膀胱的顺应性有重要意义。另有学者采用同样的方法对幼羊动脉给予NOS抑制剂后发现：膀胱容量增加，残余尿量增加，认为是NOS抑制剂影响了膀胱颈和尿道的松弛，增加膀胱出口阻力的结果。总之NO对膀胱功能的调节还不清楚。

3. **ICC样细胞与逼尿肌兴奋性**　1893年，西班牙神经解剖学家Cajal用甲基蓝及嗜银染色法在胃肠道神经系统中观察到一类特殊的间质细胞，命名为Cajal间质细胞（interstital cells of Cajal，ICC），目前认为它是胃肠运动的起搏细胞并介导神经递质的传递。1996年，Smet等首先描述了在豚鼠和人膀胱内也存在ICC样细胞。最新的研究认为，膀胱中ICC样细胞可能是膀胱逼尿肌的起搏者，在神经肌肉信号传递中起调节作用。人和豚鼠的膀胱ICC样细胞有C-Kit、Vimentin和Cx43表达，它们都可以被作为膀胱ICC样细胞标记物，其中C-Kit被广泛用于标记ICC细胞。C-Kit标记阳性的ICC样细胞在豚鼠的膀胱中主要有3类：位于膀胱黏膜下区域，逼尿肌平滑肌肌束边缘和肌束间的组织间隙。在膀胱黏膜下层，C-Kit标记阳性的ICC样细胞呈星形网状分布。用C-Kit和蛋白基因产物9.5（protein gene product 9.5，PGP9.5）双标记法观察发现，这些膀胱ICC样细胞与神经末梢连接。在膀胱黏膜下层，同样发现了Vimentin标记阳性的细胞网络，而在这些Vimentin标记阳性细胞网络中，只有部分C-Kit阳性，提示在这个区域中ICC样细胞有不同的种群。在肌层，C-Kit标记阳性的ICC样细胞位于平滑肌肌束的边缘，它们通过若干外侧支延伸，平行分布于肌束周围，与神经末梢关系密切。而有些C-Kit标记阳性的ICC样细胞位于逼尿肌肌束间。肌层的这些细胞大都呈星形状并彼此相互连接，用C-Kit和PGP9.5双标记法观察，它们与神经干和神经节紧密连接。Vimentin标记阳性的ICC样细胞在逼尿肌平滑肌肌束边缘和肌束间的组织间隙中被广泛发现，其中肌束间的细胞形成明显的网状结构。用C-Kit和Vimentin双标记法观察发现，这些细胞相互重叠交错。在逼尿肌肌层Vimentin标记阳性的ICC样细胞，部分呈C-Kit标记阳性，部分呈阴性。

McCloskey等利用Fluo-4/AM荧光示踪剂能与钙离子结合产生钙荧光，通过激光共聚焦显微镜观察，结果显示从豚鼠逼尿肌上获得平行分布于逼尿肌束周围的ICC样细胞，能产生自发性电活动，表明这类细胞可能在膀胱中具有起搏功能。Hashitani等的研究表明，逼尿肌的自发性电活动源于逼尿肌束边缘的肌细胞，胞内的钙浓度首先产生自发一过性增高，随后刺激逼尿肌细胞产生动作电位，并通过肌间的缝隙连接传导，引起其他肌束的电位变化和收缩活动，而肌层的 ICC 样细胞位于逼尿肌平滑肌肌束的边缘，形成了通过缝隙连接相互连接的细胞层，这就表明肌层的 ICC 样细胞很可能是自发性电活动的起源。当膀胱 ICC 样细胞被拟胆碱药物或 ATP 刺激时，神经递质产生应答，细胞内有瞬间的钙振荡产生。这些都提示膀胱 ICC 样细胞可能具有起搏功能。

近来有研究显示，膀胱 ICC 样细胞可能与膀胱动力障碍性疾病有关。如许多 ICC 样细胞在正常人的膀胱中被发现，但在巨膀胱 - 小结肠 - 肠蠕动迟缓综合征患者（megacystis-microcolon intestinal hypoperistalsissyndrome，MMIHS）的膀胱中 ICC 样细胞却明显减少，提示膀胱 ICC 样细胞的缺乏，可能影响了膀胱中平滑肌细胞间的信息传递、神经传递及自发性电活动的产生，而这些就可能导致 MMIHS 患者排尿功能障碍。笔者近期研究显示，膀胱出口梗阻以后，大鼠膀胱内 ICC 样细胞数量明显增加，提示 ICC 样细胞可能在膀胱出口梗阻所致的 DI 发生中起重要作用，具体机制有待进一步研究。

（二）兴奋调节相关机制

1. 逼尿肌的兴奋性与 DI 的关系 与所有可兴奋组织一样，逼尿肌组织存在着对刺激产生兴奋反应的能力：在体外试验中，正常逼尿肌组织无自发性收缩，但当受到适当强度的牵拉刺激后将出现节律性收缩反应；在体内试验中，当膀胱充盈至最大膀胱容量时，逼尿肌将出现意识无法抑制的收缩，表明逼尿肌是一种具有自发兴奋能力的组织，但在整体情况下，逼尿肌活动受人为意识的控制，因此既往认为逼尿肌是介于随意和非随意肌之间的一种特殊的平滑肌。

由于用前述以神经调节为基础的理论不能满意地解释 DI 产生机制，且 DI 是一种人为意识不能抑制的逼尿肌收缩反应，因此研究逼尿肌组织的兴奋性及兴奋性调节变化将是认识 DI 的最有效途径之一。近年来已有研究显示：膀胱出口梗阻和脊髓横断可以诱发大鼠膀胱出现 DI，DI 组逼尿肌肉纤维张力和自动收缩的频率均明显高于

正常逼尿肌；DI 逼尿肌在较小的牵张负荷下即出现收缩，在同等的牵张负荷下 DI 逼尿肌的收缩频率明显增加。这些结果表明膀胱出口梗阻和神经源性因素导致逼尿肌组织本身的兴奋增高了，据此提出了肌源性 DI 理论。

2. 逼尿肌细胞兴奋性调节 对于可兴奋细胞，跨膜电位，跨膜离子通道是影响细胞兴奋性的最主要的因素。有关逼尿肌细胞的跨膜电位及离子通道的研究近年来有明显增加的趋势。阐明逼尿肌细胞的兴奋调节才能最终认识肌源性理论。

Ca^{2+} 通道：应用 Ca^{2+} 拮抗剂治疗 DI 已有数十年的历史，其基本的依据是：Ca^{2+} 内流是可兴奋细胞动作电位产生最重要的因素之一，阻断跨膜 Ca^{2+} 内流则将消除或抑制细胞兴奋。但临床应用结果显示硝苯地平、维拉帕米等药物治疗 DI 虽能一定程度缓解临床症状，但并不能完全消除 DI。近年来的研究显示：①在逼尿肌细胞膜上存在着 L 和 T 两种 Ca^{2+} 通道，从功能上看 T 型 Ca^{2+} 通道在动作电位产生的初始阶段发挥重要作用，因此仅阻断 L 型通道在拮抗逼尿肌细胞兴奋中的作用可能十分有限，而阻断 T 型通道产生的抑制逼尿肌兴奋作用可能更大；②在逼尿肌细胞肌浆网上，L 型通道发挥主要作用，阻断 L 型通道后逼尿肌细胞的收缩力将受到抑制。目前临床所用的 Ca^{2+} 通道阻滞剂均为 L 型（尚无 T 型），此类药物缓解症状可能与其抑制逼尿肌收缩力有关，因其仅能阻断 L 型通道，可能因此而不能消除 DI。

K^+ 通道：90 年代后，应用 K^+ 通道开放剂治疗 DI 开始引起人们的兴趣，K^+ 外流是维持膜电位稳定，对抗 Ca^{2+} 内流引起细胞去极化的主要因素。理论上讲如果 K^+ 通道持续处于开放状态将降低或消除细胞的兴奋性。但到目前止无疗效满意的 K^+ 通道开放剂。对心肌等多种可兴奋细胞的研究显示，K^+ 通道有数十种亚型，在逼尿肌中也已发现十余种亚型，但目前尚不清楚何种亚型最为重要，对此问题的研究仍在进行中。

3. 逼尿肌细胞间兴奋传递 在心肌、胃肠平滑肌间存在着电兴奋传递的特殊结构，如存在于心肌中的闰盘，它能将兴奋从一个细胞传入相邻的细胞并最终产生全心收缩。正常逼尿肌间以紧密连接（是机械力传递的主要物质基础）为主，仅有少量的缝隙连接（是易化电传导的结构基础），

现已发现 DI 逼尿肌中缝隙连接的数量有所增加，由于正常逼尿肌收缩（见于排尿时）是由神经参与的一种协调性活动，因此逼尿肌细胞间的兴奋传递作用并不起主导作用，而 DI 发生主要是由于局部的甚至是单个的逼尿肌细胞兴奋引起，因此细胞间的兴奋传递可能有极重要作用。研究逼尿肌细胞间兴奋传递，将有助于我们理解 DI 的发生机制，并为开发新型 DI 治疗药物提供理论依据。

可见，一旦逼尿肌出现不稳定收缩，必然导致 OAB 症状。然而在尿动力学检查时很多患者并不能检测到逼尿肌不稳定收缩，仅表现为功能性膀胱容量减小，感觉过敏。

三、膀胱感觉过敏与膀胱过度活动症

正常的膀胱感觉功能是周期性储尿和排尿的重要前提。当膀胱感觉过敏时，在较小的膀胱容量下，频繁的传入冲动到达脑桥排尿中枢必然会导致尿频。因此膀胱感觉传入通路中任一环节出现问题均可能出现 OAB 症状，

（一）目前对膀胱感觉产生机制的认识及其与 OAB 的关系

目前研究表明，位于膀胱壁内感觉神经及其受体在膀胱感觉功能形成中起着重要作用。从解剖结构上看，膀胱组织主要由上皮、逼尿肌组成。膀胱的感觉传入神经纤维在上皮下形成神经丛，部分延伸到逼尿肌层，少数神经末梢终止于上皮的基底细胞层。膀胱感觉的传入神经纤维包含有髓鞘的 Aδ 纤维和无髓鞘的 C 纤维。Aδ 纤维对膀胱充盈过程中膀胱内压敏感，其兴奋阈值约为 $5\sim15cmH_2O$，即膀胱内压的初感尿意容量。Aδ 纤维兴奋后将神经冲动经脊髓传到脑干，然后传递至中脑导水管周灰质，最后到脑桥排尿中枢产生尿意。在鼠膀胱已证实 Aδ 纤维仅对膀胱充盈产生反应，表现为容量感受特性，对膀胱黏膜的牵张敏感。C 纤维主要是对膀胱黏膜化学性和冷刺激敏感，具有高机械性阈值特征。Smet 等研究发现无髓鞘感觉神经纤维存在多种活性成分，其中包括：降钙素基因相关肽、P 物质、血管活性肠肽、Y 物质、乙酰胆碱以及 ATP。因此，一旦 Aδ 纤维兴奋阈值降低，过早将兴奋传至排尿中枢，必然导致尿频等 OAB 症状。此外，当下尿路出现炎症的时候，感受化学性刺激的 C 纤维必然会

兴奋，同样产生 OAB 症状。

位于神经末梢的神经受体在膀胱感觉功能的形成中起着调节作用。目前研究认为 P2X3 嘌呤受体和 Vanilloid-1 受体在膀胱感觉形成及调控中起着重要作用。研究发现在人的膀胱黏膜及黏膜下神经丛均有 P2X3 受体表达。Vlaskovska 等的实验表明，P2X3 基因敲除后，膀胱充盈虽然可以诱发小鼠膀胱上皮细胞释放 ATP，但是与正常小鼠相比，其膀胱启动阈值明显升高，排尿反射延迟。小鼠膀胱内灌注 P2X3 受体激动剂可以导致伤害性和非伤害性神经纤维兴奋阈值降低，然而灌注 P2X3 受体拮抗剂可以升高伤害性神经纤维的兴奋阈值，而对非伤害性神经纤维无作用。充盈性膀胱测压结果显示，P2X3 受体缺陷小鼠排尿次数较正常小鼠明显减少，麻醉情况下，P2X3 受体缺陷小鼠排尿反射减弱。以上结果提示在病理情况下，位于膀胱黏膜下层的神经末梢的 P2X3 受体表达异常可能会导致 OAB 症状的产生。

除 P2X3 受体外，膀胱逼尿肌组织内的传入神经纤维以及黏膜下神经丛内还大量表达对辣椒辣素（capsaicin）敏感的 vanilloid-1 受体。已有研究表明辣椒辣素及其类似物 RTX（resiniferatoxin）能够引起离体的兔膀胱上皮释放 NO，达到舒张逼尿肌的作用。在对体外培养的膀胱上皮细胞的研究中发现，辣椒辣素可以通过激活钙依赖的一氧化氮合酶的方式诱发细胞一过性释放 NO。而相同刺激条件下去除上皮后的膀胱肌肉纤维 NO 的释放明显减少。用 vanilloid 受体拮抗剂辣椒平（capsazepine）预处理后的膀胱上皮即使给予辣椒辣素也不能引起 NO 释放。vanilloid 受体缺陷的小鼠的膀胱肌肉纤维和上皮不受辣椒辣素及其类似物的影响。由此可见，辣椒辣素引起的膀胱感觉可能主要通过两条途径：直接刺激伤害性感觉神经纤维上的 vanilloid 受体或刺激膀胱上皮细胞上的 vanilloid 受体。因此，某些伤害性刺激激活膀胱上皮细胞上的 vanilloid 受体同样会产生 OAB 症状。

（二）目前对膀胱感觉与尿频产生认识方面存在的主要问题

膀胱感觉过敏可以导致 OAB 症状。由于尿意是经大脑皮层整合后的一种主观意识，精神紧张同样会产生尿意，此时的尿意并非是由下尿路

的传入冲动所致。那么我们如何来评价患者的膀胱感觉功能呢？能否找到一种能够客观量化地评价膀胱感觉功能的方法以鉴别精神因素所导致的OAB症状呢？

四、尿道及盆底肌功能异常与膀胱过度活动症

尿动力学检查发现，许多OAB患者在膀胱测压时不仅没有逼尿肌不稳定收缩，而且没有感觉功能过敏的现象。那么这类患者的OAB症状又是如何产生的呢？目前研究表明：膀胱邻近组织病变：如肛门直肠疾病（便秘、内外痔）、盆底肌功能障碍、慢性前列腺炎、妇科疾病（盆腔及生殖道炎症、子宫脱垂）、尿道外口及包皮疾病等，都可以引起OAB症状。女性内分泌失调，尤其是绝经期前后也是OAB一常见病因。

慢性前列腺炎是中青年男性最常见的泌尿系统疾病，占泌尿外科门诊的25%～45%。该病主要症状为疼痛，排尿症状，性功能异常和生殖功能异常。患者常因此而产生较严重的心理负担，进而对其事业、家庭产生影响，甚至产生某些恶性社会问题。WHO将该病称为21世纪病。

笔者前期研究显示，大鼠前列腺、膀胱、盆底肌伤害感觉神经在脊髓 L_5～S_2 节段。充盈性膀胱测压结果显示，大鼠前列腺在受到炎性刺激时可以引起膀胱功能的改变，而膀胱功能改变则是前列腺炎引起下尿路症状的重要原因。通过神经示踪剂双标研究表明前列腺与膀胱之间存在内脏-内脏神经反射，这种神经通路和自主神经，尤其是副交感神经参与了前列腺炎患者的排尿异常症状产生。

此外，临床上许多OAB患者常伴有便秘现象，而许多直肠功能障碍患者也同时存在尿频、尿不尽等下尿路症状，笔者采用洛派丁胺1.5mg/kg灌胃（早晚各一次）建立大鼠便秘模型，出现便秘的第5天行充盈性膀胱测压，结果显示便秘的情况下，大鼠可以出现功能容量减小、低顺应性以及逼尿肌过度活动等多种改变，由此可见，便秘可引起膀胱功能障碍，并产生相应的排尿异常症状。

可见，膀胱邻近组织病变同样可以引起患者的OAB症状，因此在OAB诊断和治疗时，膀胱邻近组织病变不容忽视。

五、其他原因

（一）神经中枢和神经传递异常

正常人在膀胱容量达到最大容量的1/2出现初始尿意时，上行性神经兴奋冲动和下行性抑制冲动基本相等，在膀胱容量达到3/4出现强排尿欲时，若此时无条件排尿，则下行性神经冲动增加，可暂时延迟排尿并防止尿失禁的发生，只有在达到最大膀胱容量或排尿时才出现下行性兴奋性冲动。如果上行性神经冲动增加或下行性抑制减弱或出现异常的下行性兴奋冲动则将出现尿频尿急或紧迫性尿失禁。曾有学者发现中枢抑制性神经递质GABA减少与尿频产生有关。但有关神经兴奋和传递的研究还较少，尚无完整的认识。

（二）排尿功能发育不全或退化

婴幼儿均为反射性排尿，这种排尿不需要大脑皮层参与，也不能被意识抑制，尿动力学上表现为逼尿肌不稳定。成年后正常人排尿均需要受意识控制，储尿期无逼尿肌收缩。排尿功能发育不全或退化常有以下三种表现形式：①自幼即有尿频、尿急和紧迫性尿失禁症状，其可能的原因是婴幼儿型反射性排尿持续存在，应对造成反射性排尿现象持续存在的原因进行仔细的分析和检查，如中枢神经系统发育、脊髓尤其是腰骶部、膀胱尿道解剖性生理等；②学龄期前后起病，常为突然出现症状，症状也常突然完全消失，尿常规等客观检查常无异常发现，这类患者症状产生的原因多为排尿和控尿不能，心理暗示治疗及行为治疗多可获得显著疗效；③尿路感染、婚姻生育、妇科疾病或手术、精神创伤等后出现持续的尿频尿急症状，客观检查无明显的异常发现，这类患者中可能有部分与排尿和控制排尿功能退化（类似于婴幼儿排尿）有关，排尿训练可起到较好的效果。

（三）紧张、焦虑及异常排尿习惯

排尿活动是除中枢神经系统之外，受神经、精神影响最大的功能活动之一。紧张、焦虑、多疑多虑、怕尿失禁、怕排尿疼痛等均常使患者有意或无意的"自我提醒排尿"，长此以往将形成不良的排尿心理和习惯。这类患者在精神紧张及休闲无事时症状常较重，而在心情愉快或专心于某些有意义的活动时症状较轻中。精神心理因素在致病过程中十分重要。

第三节 膀胱过度活动症的评估

一、患者排尿情况的评估

对 OAB 患者排尿异常情况可采用问卷调查、排尿日记（表 8-3-2）和尿垫记录漏尿量等方法，对排尿异常症状进行量化评价，能为疾病的诊断和疗效评判提供客观的量化指标。排尿日记是通过患者自己连续记录排尿情况 3～7d。记录每次排尿时间、排尿量、尿失禁情况、伴随症状。详细的排尿日记还需记录每日饮水情况。需要注意的是在一段典型的日常生活期间连续记录每天的排尿情况非常重要。由于影响因素太多，生活不规律期间的排尿日记意义不大。

目前常用的有关下尿路症状的问卷调查表为国际前列腺症状评分（IPSS）和生活质量评估（QOL）。虽然在 1994 年第二届国际 BPH 咨询委员会建议将 IPSS 和 QOL 问卷表列为正式的全世界应用于前列腺增生量化评分表，但这两份表格所涉及的排尿异常症状并非 BPH 独有，因而也同样适用于 OAB 患者排尿状况的评估，并可作为疗效观察的量化指标。

表 8-3-2 排尿日记

姓名：　　　　　　　　　日期：

液体摄入		排尿情况	
时间	体积 ml	性质	
时间	尿量 ml	伴随症状	备注

二、膀胱感觉功能的评估

前已述及膀胱感觉过敏是 OAB 的重要发病机制之一，那么我们如何对 OAB 患者进行膀胱感觉功能评价？近年来国内外学者们在膀胱评估方法进行了许多探索，下面分别介绍目前已有的膀胱功能评估方法。

（一）尿动力学检查

尿动力学检查是通过受检者在充盈性膀胱测压过程中的主观感觉进行判断。患者出现尿意后，若继续注入介质，有强烈的排尿欲望、极度不适或下腹部及会阴部疼痛感可诊断膀胱感觉过敏、而膀胱容量大而无尿意及逼尿肌收缩则考虑

感觉迟钝。其主要指标有初始充盈感觉容量、初始尿意容量、强烈尿意容量以及最大膀胱容量以及相应尿意容量时的膀胱内压。显然，这种依赖于受检者主观描述的方法很难对膀胱的感觉功能进行客观量化评估。临床应用证实，即使是正常人的膀胱，其尿意容量也存在较大差别。虽然尿动力学检查在评价膀胱感觉功能上缺乏客观性，但是目前仍然是临床上较常用的方法。

（二）交感皮肤反应（sympathetic skin response，SSR）

SSR 是一项用来客观评价自主神经功能的神经电生理指标。其本质是在中枢神经系统参与下的发汗反射，可以由外源性及内源性因素诱发。已有研究表明，交感皮肤反应的传入通路在脊髓，并且与膀胱的感觉传入密切相关。程伟等采用 Keypiont 诱发电位肌电图仪连续记录了健康成年人、膀胱感觉过敏及感觉减退患者在口服呋塞米后膀胱自然充盈过程中手掌和脚底的 SSR 变化。结果发现膀胱充盈在唤起主观尿意感觉的同时能诱发出 SSR，且 SSR 与主观尿意感觉的出现和消失有着较好的一致性。随着尿意感觉的增强，SSR 的波幅和频率也随之增加。这种现象在不同的膀胱感觉功能状况下都是存在的。表明膀胱充盈所诱发出的 SSR 与下尿路的主观尿意感觉是同步的，通过膀胱充盈诱发的 SSR 可能是反映膀胱感觉的方法之一。然而进一步比较各组间 SSR 波幅下面积值（areas under curves，AUC）时却发现不同组间的 AUC 值无统计学差异，提示 AUC 不能作为膀胱感觉功能的量化指标。由于 SSR 对检测环境要求较高，环境温度改变、噪音等均可不自主诱发出 SSR，故 SSR 的临床运用价值尚值得探讨。

（三）正电子发射断层扫描（positron emission tomography，PET）

PET 是近年来医学影像学领域最先进技术之一。它是通过正电子标记的示踪剂去氧葡萄糖如 [18]FDG 来显示大脑特定区域的代谢活动。由于人的神经精神活动伴随着能量代谢，因此局部大脑葡萄糖代谢率高低可以反映大脑的生理功能的强弱。因此通过观察人在外界刺激下、不同行为及心理活动状态下中枢神经系统相应特定功能区的葡萄糖代谢率变化，可以反映相应脑区的活动。已

有研究表明,在自主控尿和强烈尿意时,大脑额叶和扣带回的神经元兴奋性增强。在膀胱充盈过程中PAG区神经元兴奋性明显增强,提示PAG是连接大脑皮层和下尿路的重要中继站,是排尿反射的感觉运动环路。以上研究结果提示通过PET检测膀胱充盈过程中大脑额叶和扣带回神经元兴奋性改变来判断受检者膀胱感觉功能是可行的,但是由于PET检查费用昂贵,其临床应用受到限制。

(四)电流感觉阈值(current perception threshold,CPT)

CPT则是近年来发展起来的一种应用于躯体感觉功能检测的电生理方法。已有研究证实,根据神经纤维的直径、传导速度及电记录特性可将其分为4种类型:A、B、C及γ纤维;在周围神经中,振动觉及触觉、轻压觉、关节位置觉是由大直径、有髓鞘纤维(Aα,Aβ)传导的;温度及痛觉主要通过小直径、薄髓鞘的Aδ和无髓鞘的C纤维传导的。在进入脊髓后,振动觉、精细触觉由后索传导,痛温觉由脊髓丘脑束传导。研究还表明,高频电流检测阈值与大神经纤维功能的测试具有良好的相关性($r=0.42\sim0.69$,$p<0.01$),低频电流检测阈值与小纤维功能的测试具有良好的相关性($r=0.34\sim0.46$,$p<0.005$)。CPT的工作原理就是针对不同的神经纤维选择不同频率的电流刺激,对感觉神经纤维的主要分支的电流感觉阈值(即能引起感觉而无病痛的最小神经选择性经皮电刺激强度)水平进行定量检测。它不仅能测知感觉神经功能的完整性,而且可以确定与节段性脱髓鞘作用和轴突变形有关的外周神经疾病。CPT可以用来检测代谢性、中毒性、先天性、压迫性、损伤性和其他外周神经病以及中枢神经系统病变的感觉损伤。Ukimura等将这种方法应用于膀胱感觉功能的评价。他们分别采用频率为2 000Hz、250Hz以及5Hz的交流正弦刺激电流,分别选择性地作用于Aβ、Aδ和C纤维,结果显示,除3例脊髓完全横断损伤患者外,所有受检者均能检测到CPT值。在5Hz电流刺激时,8例逼尿肌反射亢进患者(骶髓上脊髓不完全性损伤)膀胱CPT值(4.0 ± 1.9)较正常对照(26.2 ± 17.7)明显降低($p<0.01$),提示无髓鞘的C纤维敏感性增高;11例神经源性膀胱活动低下的患者(包括盆腔手术术后、骶髓下脊髓损伤以及糖尿病)

在2 000Hz($p<0.05$),250Hz($p=0.07$)以及5Hz($p<0.05$)条件下的CPT值较正常组明显升高,提示膀胱感觉功能减退。这一结果提示通过神经选择性的CPT检查对膀胱感觉功能进行量化是可行的。但是,电刺激情况下膀胱感觉神经兴奋性改变与膀胱自然充盈时感觉神经的兴奋性变化是否一致?经尿道插入刺激电极产生的不适感觉是否会影响检查结果?这些都有待进一步研究。

三、膀胱过度活动症的诊断

正常排尿依靠健全的神经系统、正常的膀胱逼尿肌和尿道括约肌功能。OAB的发病机制涉及不同水平的中枢、外周神经和膀胱逼尿肌本身对排尿抑制作用减弱或非正常的兴奋。其他形式的储尿和排尿功能障碍也可引起膀胱逼尿肌的非抑制性收缩。因此,OAB的正确诊断需依靠筛选性检查和选择性检查。

(一)筛选性检查

指一般患者都应该完成的检查项目。

1. 病史 ①典型症状:包括症状出现的时间及严重程度;②相关症状:排尿困难、尿失禁、性功能、肢体运动及排便状况等;③相关病史:泌尿及男性生殖系统疾病及治疗史;月经、生育、妇科疾病及治疗史;其他盆腔脏器疾病及治疗史;神经系统疾病及治疗史。

2. 体检 ①一般体格检查;②特殊体格检查:泌尿及男性生殖系统、神经系统、女性生殖系统。

3. 实验室检查 尿液分析。

(二)选择性检查

如不能明确OAB诊断或怀疑患者有某种病变存在,应该选择性完成的检查项目。

1. 尿流率、泌尿系统超声检查(包括残余尿测定)。

2. 排尿日记 鼓励记录排尿日记,尤其对于不能描述每日液体摄入及排尿情况的患者。另外,排尿日记还可用于评估治疗效果等。推荐连续记录3～7d。

3. 症状问卷 可选择OABSS(表8-3-3)、膀胱过度活动问卷(Overactive Bladder Questionnaire,OAB-q)(表8-3-4)等。

4. 病原学检查 怀疑有泌尿或生殖系统炎症者应进行尿液、前列腺液、尿道及阴道分泌物的病原学检查,如涂片或培养。

5. 细胞学检查 疑有尿路上皮肿瘤者进行尿液细胞学检查。

6. 尿路平片、静脉尿路造影、泌尿系统内腔镜、CT 或 MRI 检查 怀疑泌尿系统其他疾病者。

7. 侵入性尿动力学检查 ①目的:确定有无下尿路梗阻,评估膀胱功能。②指征:侵入性尿动力学检查并非常规检查项目,但在以下情况时应进行侵入性尿动力学检查:尿流率减低或残余尿增多;首选治疗失败或出现尿潴留;在任何侵袭性治疗前;对筛选检查中发现的下尿路功能障碍需进一步评估。③选择项目:充盈期膀胱测压;压力 - 流率测定等。

8. 其他检查 血生化;血清 PSA(男性 55 岁以上);对于高龄或怀疑认知能力有损害的患者可行认知能力的评估等。

表 8-3-3 膀胱过度活动症评分(OABSS)

姓名: 年龄: 性别: 联系方式: 联系地址:

问题	症状	频率 / 次数	得分(请打 √)
1. 白天排尿次数	从早晨起床到晚上入睡的时间内,小便的次数是多少?	≤7	0
		8～14	1
		≥15	2
2. 夜间排尿次数	从晚上入睡到早晨起床的时间内,因为小便起床的次数是多少?	0	0
		1	1
		2	2
		≥3	3
3. 尿急	是否有突然想要小便、同时难以忍受的现象发生?	无	0
		每周<1	1
		每周≥1	2
		每日=1	3
		每日2～4	4
		每日≥5	5
4. 急迫性尿失禁	是否有突然想要小便、同时无法忍受并出现尿失禁的现象?	无	0
		每周<1	1
		每周≥1	2
		每日=1	3
		每日2～4	4
		每日≥5	5

总得分

OAB 的诊断标准:问题 3(尿急)的得分≥2 分,且总分≥3 分

OABSS 对 OAB 严重程度的定量标准:3≤得分≤5 为轻度 OAB;6≤得分≤11 为中度 OAB;得分≥12 为重度 OAB

表 8-3-4 OAB-q 简表

姓名: 日期:

这份问卷主要用于评估在过去 4 周中,以下症状对您的困扰程度。请在最能表述该种症状所带给您的困扰程度的空格内打 √。
在过去 4 个星期中,您是否曾因以下症状而感到困扰?

	没有困扰	有点困扰	有些困扰	相当困扰	非常困扰	极其困扰
1. 因尿急而感到不适						
2. 有些预兆或毫无预兆突发尿急						
3. 偶有少量的漏尿						
4. 夜尿						
5. 夜间因排尿而苏醒						
6. 因尿急而出现漏尿症状						

续表

请仔细回顾在过去的 4 周中,您所有的膀胱相关症状及其对您生活的影响。请尽可能回答每一道有关您多少时间有此感觉的问题,并在最合适的空格内打√。
在过去 4 个周中,有多少时间您的膀胱相关症状使您……

	从来没有	很少时候	有些时候	相当多的时候	多数时候	所有时候
1. 需在公共场所设计到厕所的最快路径						
2. 觉得好像身体的某些地方出问题了						
3. 在夜间无法良好休息						
4. 因经常去厕所而感到沮丧和烦恼						
5. 尽量避免远离厕所的活动(如散步、跑步或远足等)						
6. 在睡眠中苏醒						
7. 减少体育活动(如体育锻炼、运动等)						
8. 与伴侣或配偶之间产生矛盾						
9. 在与他人结伴旅行时因需反复停下来去厕所而感到不自在						
10. 和家人或朋友之间的关系受到影响						
11. 睡眠时间不足						
12. 感到尴尬						
13. 一到陌生地点就尽快找出最近的厕所						

第四节 膀胱过度活动症的治疗

由于 OAB 病因不明,是通过排除诊断确定的一个综合征,因此治疗目的是缓解症状而并非要逆转病理生理异常。综合国内外相关诊治指南及文献,主要治疗方法如下。

一、首选治疗

OAB 患者的首选治疗包括行为治疗和药物治疗。

(一)行为治疗

可同其他形式治疗联合应用。

1. **生活方式指导** 通过指导患者改变生活方式,如减肥、控制液体摄入量、减少咖啡因或酒精摄入等,可以改善患者症状。

2. **膀胱训练** 一是延迟排尿,延长排尿间隔时间,逐渐使每次排尿量大于 300ml。该方法的治疗原理是让患者重新学习和掌握控制排尿的技能,消除心理因素导致的恶性循环,降低膀胱的敏感性。该方法可通过排尿日记等方式增强患者的信心。二是定时排尿,该方法主要针对尿失禁严重,且难以控制者。目的是减少尿失禁次数,提高生活质量。

3. 盆底肌训练
4. 生物反馈治疗
5. 其他行为治疗 改善睡眠等。

(二)药物治疗

1. **目前国内常用 M 受体阻滞剂** 托特罗定(tolterodine)和索利那新(solifenacin)。

这些药物通过拮抗 M 受体抑制储尿期逼尿肌收缩,并对膀胱具有高选择性作用,其在保证疗效的基础上,最大限度地减少了副作用。

(1)托特罗定:托特罗定是膀胱高选择性 M 受体阻滞剂,能够同时阻断 M_2 和 M_3 受体,对膀胱的亲和性高于唾液腺。常用剂量为 $2\sim4mg/d$,分为速释型和缓释型。

(2)索利那新:索利那新对 M_3 受体亚型的亲和性较高,对膀胱的选择性也高于唾液腺,半衰期约为 50h。采用剂量为 $5\sim10mg/d$,可根据病情调整剂量。

M 受体阻滞剂有一些副作用,如口干、便秘、眼干、视力模糊、尿潴留等。因为缓释型药物造成的口干发生率低于速释型,应首先考虑使用缓释剂。窄角型青光眼的患者不能使用 M 受体阻滞剂。

其他 M 受体阻滞剂包括奥昔布宁(oxybutynin)和丙哌维林(propiverine)。

2. **其他可选药物** 有镇静和抗焦虑药、钙通道阻断剂、前列腺素合成抑制剂及中草药制剂,但尚缺乏可信的试验报告。

(三)改变首选治疗的指征

当出现如下情况时可改变首选治疗:①治疗无效;②患者不能坚持治疗或要求更换治疗方法;③出现或可能出现不可耐受的副作用;④治疗过程中尿流率明显下降或剩余尿量明显增多。

二、可选治疗

(一)A型肉毒毒素(botulinum toxin A,BTX-A)逼尿肌注射

对M受体拮抗剂治疗效果欠佳或不能耐受M受体拮抗剂副作用者,可以使用BTX-A逼尿肌注射治疗。BTX是肉毒杆菌产生的神经毒素,通过抑制神经节和神经肌接头处的乙酰胆碱释放,使肌肉麻痹。目前市面上销售的医用BTX-A产品虽然血清型相同,但由于生产过程中分离、纯化工艺的差别,它们的使用剂量、疗效及作用持续时间和安全性差异很大。目前的文献报道支持特发性逼尿肌过度活动和神经源性逼尿肌过度活动的注射剂量分别为200U和300U,BTX-A产品存在发生排尿困难的风险,且呈剂量依赖关系,50U时发生率为8.9%,300个单位时高达25.5%,权衡疗效和并发症风险,100U的剂量较适合。BTX-A的作用持续时间在3~12个月不等。Schulte-Baukloh等对17例因脊髓脊膜膨出所致逼尿肌反射亢进症患儿进行了BTX-A逼尿肌注射治疗。患儿年龄1~6岁,抗胆碱药物疗效不佳,或存在难以忍受的副作用,并在注射前行间隔性清洁自家导尿。注射治疗使用BTX-A 85~300U(12U/kg,不超过300U)对膀胱逼尿肌进行注射(膀胱三角区除外)。2~4周后进行尿动力学检查,结果膀胱反射容量、最大膀胱容量和膀胱顺应性均显著增大,最大逼尿肌压显著下降。Rapp等对35例顽固性OAB患者使用BTX-A注射治疗,男6例,女29例,均有顽固的尿急、尿频伴或不伴急迫性尿失禁,抗胆碱药物治疗失败病史。BTX-A 300U分30个位点进行膀胱逼尿肌注射,包括膀胱底部、两侧壁和三角区。疗效评定指标为尿失禁调查简表评分(IIQ27),未行尿动力学检查。注射后3周,症状完全缓解12例(34%),轻度缓解9例(26%),无改善14例(40%)。7例患者注射后发生轻度血尿、盆底疼痛和排尿困难,均在3d内消失。

(二)膀胱灌注辣椒辣素或辣椒辣素类似物(resiniferatoxin,RTX)

RTX是一种从类似仙人掌的植物中提炼出来的刺激性干乳胶,含与双萜植物有关的大戟二萜醇,与辣椒辣素分子结构类似,二者同属辣椒素族药物,可作用于膀胱感觉神经末梢C纤维上的辣椒素受体(vanilloid receptor 1,VR1),特异性阻滞C纤维的感觉信号传入,从而减弱或抑制逼尿肌的自发活动,达到治疗逼尿肌反射亢进的目的。尽管RTX与辣椒辣素分子结构类似,但两者间仍有明显差异。①RTX的分子更大且脂溶性更高,在组织中的渗透性更慢,因此作用产生起效稍慢。②辣椒辣素作用快、持续时间短、呈暴发式。而RTX则作用慢而持久,通过抑制电压依赖式钠离子通道,导致钙离子内流,在类似条件下RTX导致的内流比辣椒辣素强300倍,钙离子在细胞内积聚到一定浓度后使神经脱敏。③辣椒辣素最初引起C纤维兴奋,使外周神经末梢除极和释放动作电位,然后才对伤害感受器脱敏(神经肽的消耗),而RTX最初只引起轻微兴奋,随后迅速脱敏。④RTX同时具有高香草醛族的结构特性,因此比辣椒辣素的效能高出1 000倍。100nM的RTX与1mM辣椒辣素即可导致完全性脱敏作用,但RTX对膀胱传入神经的刺激性更小。辣椒辣素在灌注期间会导致剧烈的不适,如:疼痛、烧灼感、尿频、尿失禁、血尿和尿路感染、自主反射障碍(头痛、焦急、恶心呕吐、出冷汗、竖毛反应、心动过缓、血压高达170/102mmHg)等,患者通常需在全麻下进行灌注,而RTX不会或只会引起轻微的不适感。

(三)神经调节

行为和药物治疗后OAB患者症状仍不能得到改善,可以进行神经调节治疗,包括会阴周围感觉神经刺激(通过胫骨、腓骨、阴蒂、阴茎、肛门、阴道电刺激等)和骶神经电刺激治疗。以电流刺激会阴周围感觉神经可抑制排尿反射,防止膀胱不自主收缩。此方法可用于神经源性逼尿肌过度活动和特发性逼尿肌过度活动患者。通常使用较低频率(5~10Hz),较低强度(<50mA)的电刺激。治疗方法包括5种:慢性电刺激治疗、最大电刺激治疗(maximum electro-stimulant therapy,

MES）、干扰性电刺激治疗、经皮神经电刺激治疗（transcutaneous electric nerve stimulation，TENS）以及功能性磁刺激（functional magnetic stimulation，FMS）。早在 1963 年 Caldwell 就通过在尿道周围植入电极对尿道外周神经进行电刺激治疗，结果 50% 尿失禁患者得到改善和治愈。以后外周神经刺激治疗的方法大量被应用，但治疗效果仍未得到肯定。Eriksen 等报道由阴道或肛门作电刺激可抑制逼尿肌过度活跃，防止尿失禁的发生，连续治疗 7 次，1 年后随访，77% 患者治愈或改善。Bratt 等对 30 例女性 OAB 患者进行 MES 治疗，随访 10 年，20 例患者尿急、急迫性尿失禁症状消失，对生活质量感到满意。但多数文献无长期随访，无法得知多少患者确实得到真正的治愈和改善。Caputo 等报道了阴道电极电刺激治疗 76 例患者，其中压力性尿失禁 19 例、逼尿肌不稳定 30 例和混合性尿失禁 27 例，经过 6 周的治疗，总有效率达 76%。压力性尿失禁患者治疗有效率 89%，逼尿肌不稳定患者有效率 73%，混合性尿失禁患者有效率达 70%，6 个月后随访，87% 患者疗效稳定。骶神经电刺激治疗通过电刺激骶神经根（S_3）来抑制或兴奋 $S_2 \sim S_4$，令膀胱和尿道恢复正常的储尿和排尿功能。其疗效已得到认可，但机制仍不甚清楚。Janknegt 等对 96 例顽固性尿失禁患者进行了 30.8 个月的骶神经电刺激治疗，其中治愈 26 例（尿失禁现象消失），36 例患者尿失禁现象和尿垫使用量均减少。患者的每次平均尿量和最大尿量均增加，每天排尿次数明显减少。

自 1985 年 Baker 等利用磁场对大脑皮层进行了有效的磁刺激以来，国外学者就磁刺激对神经系统和脑电活动的影响进行了大量的研究工作。磁刺激是根据法拉第原理设计的，即利用一定强度的时变磁场刺激可兴奋组织，从而在组织内产生感应电流。通过刺激盆底神经的肛门直肠分支、阴部神经和下肢肌肉的神经可以抑制逼尿肌的过度活动，刺激 S_3 传入神经根也可以激活脊髓的抑制通路。另外刺激盆底的感觉传入神经通路也可能直接在脊髓水平或经其他神经旁路抑制逼尿肌运动神经元的冲动，从而抑制排尿反射或逼尿肌过度活动和反射亢进。Sheriff 等采用 FMS 治疗，能显著性抑制脊髓损伤导致的膀胱逼尿肌反射亢进。

（四）外科手术

手术治疗仅适用于严重低顺应性膀胱，膀胱容量过小，且危害上尿路功能，经其他治疗无效者。主要方法包括逼尿肌横断术、膀胱自体扩大术、肠道膀胱扩大术、尿流改道术等。

膀胱自体扩大术和膀胱成形术（回肠膀胱成形术、结肠膀胱成形术等），主要适用于 OAB 中小容量低顺应性膀胱的患者，其目的为增加膀胱容量及顺应性，降低膀胱内压，避免上尿路功能损害，并获得良好的贮尿功能，但是其并发症（排尿困难、尿潴留、膀胱结石、膀胱穿孔等）需引起注意。如出现排尿困难和尿潴留等并发症可以采取间隔性清洁自家导尿配合使用。膀胱自体扩大术的手术方法是将膀胱体部的逼尿肌切开或切除，留下膀胱黏膜，形成膀胱憩室，以改善膀胱逼尿肌过度活动。对于神经源性逼尿肌过度活动的疗效比较明确。Leng 等对 69 例 OAB 行膀胱扩大术（37 例行膀胱自体扩大术，32 例行膀胱成形术）的患者进行比较，发现两者并发症（尿潴留和膀胱穿孔）发生率分别为 3% 和 20%，差异有统计学意义。

尿流改道术分为暂时性和永久性两种。而永久性尿流改道术又分为不可控性和可控性两种。尿流改道术较少用于 OAB 患者，但在顽固性 OAB 引起的严重盆底疼痛患者中，尿流改道术优于膀胱成形术。

（五）针灸治疗

针灸是中医学灿烂的瑰宝，与西医相比有着其自身的优越性和独特之处。针灸治疗主要是以中医的基本理论为指导，通过针灸刺激人体一定的部位，从而调理人体的各个脏腑、经络、气血的功能，以达到治疗疾病的目的。虽然针灸治疗的确切机制还是不十分清楚，但一些研究表明其能改善受损的神经系统功能，故相应改善排尿症状。如研究针灸对脊髓损伤的作用机制，发现针刺能增加损伤段脊髓的含氧量，从而促进脊髓的血运增加，减少坏死的程度及减轻水肿。真正的脊髓横贯性损害虽然是不可逆的损伤，但针刺治疗在一定程度上可取得代偿性的功能重建，使处于正常生理功能的脊髓组织发挥代偿作用，从而使肌容量、肌营养、肌张力有明显改善，使得患者排尿症状有所恢复。

排尿低级中枢在腰骶部，与盆神经、$S_2 \sim S_4$ 节前角细胞及阴部神经的反射均有密切关系。而这些部位恰是几个针灸治疗脊髓损伤最常用几个穴位，如位于督脉的主要腧穴如命门、腰阳关和膀胱经脉的肾俞、大肠俞、膀胱俞、次髎穴位所在。

三、OAB 治疗中需注意的几个问题

（一）OAB 治疗中抗胆碱药物应用的时间

现行的 OAB 诊治指南已将抗胆碱能治疗列为 OAB 的首选治疗方法之一。临床医生在治疗过程常面临以下问题。①如果抗胆碱能治疗有效，那么用药多久为宜？②如果无效，以何时间为准？③停换药的指征？针对上述问题，现行指南没有一个明确的规定。Cardozo 等报道的一项采用索利那新 5mg/10mg 进行的随机、双盲、安慰剂对照的临床研究显示，口服索利那新 5mg 3d 后，即可显著改善 OAB 患者的尿急症状。这一结果提示，抗胆碱能治疗对患者尿急症状确实有效。而 Lee 等的一组数据表明，抗胆碱能治疗成功后中断治疗 3 个月时，65% 的患者需要接受再次治疗，62% 的患者出现症状复发，由此可见长期抗胆碱药物治疗可能是 OAB 患者的最佳选择。目前能查到的抗胆碱能治疗试验观察时间在 6 周到数年不等，能查到的指南中 OAB 最短治疗随访时间为 4 周，因此 OAB 患者口服抗胆碱能药物至少 4 周以上。当然，对以下情况应区别对待：病因可控制者，如尿路感染、泌尿系统结石、前列腺术后等可在症状控制缓解后停药；而病因不明或不可控制者建议较长时间使用。

（二）综合应用精神行为和抗胆碱药物治疗 OAB

精神因素对人的排尿活动有着很大的影响。对于因精神因素引起的 OAB 患者，特别是以夜间症状为主的患者，合理应用精神心理药物，有较好的疗效。用药策略：镇静、抗焦虑、安眠。常用药物：多虑平、氟西汀、地西泮、中成药等。

四、其他合并有膀胱过度活动症症状疾病的诊治原则

OAB 是一个独立的综合征，但在临床上，有许多疾病也可出现 OAB 症状，如夜尿症、良性前列腺增生症、神经源性排尿功能障碍、各种原因所致的泌尿生殖系统感染等。在这些疾病中，OAB 症状可以是继发性的，也可能是与原发病伴存的症状，如良性前列腺增生症患者的 OAB 症状。由于这些疾病中的 OAB 症状常有其自身的特殊性，在此介绍几种临床常见疾病的 OAB 症状的诊治原则，以期能为临床医生在治疗原发病的同时处理 OAB 症状提供帮助。

（一）夜尿症

夜尿症是近年备受关注的疾病，是指夜间入睡后因尿意而被唤醒，排尿次数大于 2 次 / 夜。并不是夜间排尿都归结于夜尿症，入睡前的排尿、因其他原因而醒来并附带的正常排尿以及睡眠状态下的遗尿症均不属于夜尿症。

成年男性夜尿症的患病率为 9%～14%，老年人及患有下尿路疾病（如良性前列腺增生）的男性患者的患病率更高。夜尿症的患病率随着年龄的增加而增高。在亚洲，夜尿症的患病率也很高，中国台湾、新加坡和韩国报告的夜尿症患病率分别为 25.9%、55.5% 和 72.7%（40～89 岁人群）。

夜尿症的发生机制主要为膀胱容量减少和多尿，其中膀胱容量减小可分为功能性膀胱容量减小或解剖性膀胱容量减小，前者常见于 OAB 患者，但也见于良性前列腺增生引起的膀胱出口梗阻患者，后者多由神经异常、膀胱壁纤维化或膀胱癌导致。多尿则是指总尿量增多，即体重为 70kg 的成年人在 24h 内排尿量超过 2.8L 或者夜间排尿比例过大，通常夜间尿量不超过全天尿量的 20%，而夜间排尿比例过大的人夜间尿量会超过全天的 33%。无论哪种情况，多尿都有可能是由不适当的饮水或肾小管再吸收水分功能受损造成的。不适当的饮水方式主要包括三种情况：①过量饮水；②睡前不适当饮水；③饮水量正常，但水中含有很大比例的利尿成分，如饮用酒精、咖啡因等。多数过量饮水为行为所致，但在某些疾病情况下患者容易烦渴和多饮水，如糖尿病、尿崩症和原发性烦渴症等。糖尿病患者血糖控制不佳时很容引起渗透性利尿。尿崩症是一种水平衡失调的症状，根据病因又可分为中枢性尿崩和肾性尿崩症。中枢性尿崩是由于下丘脑和垂体后叶的抗利尿激素分泌不足所致；肾性尿崩症则是由于肾脏受体对抗利尿激素不敏感而引起。

排尿日记是诊断夜尿症病因的有效方法，根据患者排尿日记的数据，可以计算夜尿指数（nocturia index，Ni)、夜间多尿指数（nocturnal polyuria index，NPi）和夜间膀胱容量指数（nocturnal bladder capacity index，NBCi），将这些数据综合起来，就可以确定某患者的夜尿症病因。Ni 等于夜间排尿总量（nocturnal urine volume，NUV）除以最大排尿量（maximum voided volume，MVV），如果 Ni 大于 1，说明夜间尿液产生量大于功能性膀胱容量。NPi 等于 NUV 除以 24h 排尿总量，如果 NPi 大于 33%，说明夜间多尿。NBCi 等于实际夜间排尿次数（actual number of noct-urination）和预测夜间排尿次数（predicted number of nocturnal voids，PNV）之差，PNV 等于 Ni-1，NBCi 越大，由于夜间排尿容量小于 MVV 而引起更加频繁的夜尿。夜间多尿在许多疾病或治疗中可能被忽略，如充血性心力衰竭、糖尿病、阻塞性睡眠呼吸暂停综合征、脑血管意外、外周性水肿以及夜晚服用利尿剂或摄入液体等。

禁水试验（water deprivation test，WDT）可以区分尿崩症和烦渴症，禁水试验是指在整个夜晚控制患者饮水，检测晨尿的渗透压，渗透压＞800mOsm/kg 表示抗利尿激素分泌正常。若患者有夜晚饮水的习惯，则试验的时候需要安装监控器，以防止患者脱水。禁水试验正常则意味着多尿症是由原发性烦渴症引起，而原发性烦渴症有可能是过量饮水或精神因素导致。烦渴症可能与中枢神经系统的病史有关，如脑损伤、辐射或有手术史等。精神因素导致的烦渴症是一种长期的行为，需要进行行为矫正治疗，如减少液体摄入量等，但很多患者都会对这种治疗有所抵触。若禁水试验异常，则提示尿崩症。进一步可通过肾浓缩能力测试（renal concentration capacity testing，RCCT）区分中枢性尿崩症和肾性尿崩症，具体方法如下：成年人先排空膀胱，鼻内滴入 40μg 去氨加压素或者口服 0.4μg 去氨加压素，3～5h 后检测尿液渗透压；服药 12h 后进水。服用去氨加压素后尿渗透压恢复正常者为中枢性尿崩症，可用去氨加压素进行治疗。反之，肾浓缩能力下降者（尿渗透压＜550mOsm/kg）则提示肾性尿崩症。

许多患有夜尿症的患者通常有夜间多尿和低夜间膀胱容量的混合症状。一项近期对 850 名膀胱过度活跃的患者的调查显示，对于年轻患者而言，夜间膀胱容量减少是夜尿症发病的主要机制；而对于老年人，夜间多尿症则可能多与夜间多尿密切相关。对 194 例患有夜尿症的患者调查显示，由于夜间多尿而引起的夜尿症占 7%，低夜间膀胱容量占 57%，解剖性膀胱容量减少引起的多尿占 23%，夜间多尿和低夜间膀胱容量混合症状的占 36%。

找到潜在因素是治疗夜尿症的第一步。凡是被诊断为夜尿症的患者，首先要改变生活方式和行为方式，比如夜晚要避免饮酒和咖啡，并尽可能减少水的摄入；睡前穿长筒袜及下午提升腿部可减少水潴留；使用经鼻持续正压呼吸可治疗睡眠呼吸暂停综合征，降低因呼吸疾病引起的夜尿症。任何在夜间可能唤醒患者因素都需要排除，但这些措施并不能单独发挥作用，多数情况下，还须使用药物配合治疗。如今，治疗夜尿症药物的成分主要有醋酸去氨加压素和其他多种抗胆碱能药物。治疗方法的选择取决于排尿失调的具体类型，由于不同药物的治疗效果和安全性有所不同，需要根据不同个体有针对性的选用。当治疗有多种病症的老年患者时，要考虑药物和治疗之间存在的潜在副作用。

醋酸去氨加压素是一种精氨酸抗利尿激素的合成类似物，在过去的几十年中被用来治疗尿崩症和夜尿症。精氨酸抗利尿激素在哺乳动物体内维持液体总量和渗透平衡方面发挥着主要作用，血浆渗透压的变化会刺激脑下垂体分泌精氨酸抗利尿激素，从而刺激肾吸收水分。去氨加压素作为精氨酸抗利尿激素一种类似物，能增加尿液渗透压，降低总尿液量。去氨加压素在治疗夜尿症中的功效在不同人群中已经得到验证，研究涉及男性、女性及老年人，也包括长期和短期的研究。总体来讲，去氨加压素延长了夜尿的间距，降低了夜尿的次数、夜晚排尿量和排尿次数百分比。

然而该药物也存在副作用，包括头痛、恶心、头晕和低钠血症等。使用去氨加压素引起低钠血症的风险随着年龄的增加而增大，药物会降低钠离子浓度基线。一项系统的研究发现，使用口腔或者鼻腔去氨加压素治疗的老年人有 7.6% 出现低钠血症，因此，在对老年人使用去氨加压素治疗时需仔细观察体内钠浓度，同时要避免用去氨加压素治疗患有烦渴症、肝硬化、充血性心力衰竭的夜尿症患者。

抗胆碱能药物，包括曲司氯铵、氯化奥昔布

宁、酒石酸托特罗定、达菲那新和琥珀索利那新，是治疗膀胱过度活动症和其他膀胱相关疾病的首选药物，这些药物可直接抑制逼尿肌内的毒蕈碱受体，而毒蕈碱受体被胆碱能神经丛释放的乙酰胆碱刺激时会导致膀胱收缩和排尿。最近的研究表明，除了这一机制外，抗胆碱能药物也经传入神经发挥作用，缓解尿急症。毒蕈碱受体在人体内广泛分布，意味着抗胆碱能药物的作用不仅仅局限于膀胱，其在膀胱外产生作用会引起口干、便秘、头痛和头晕等副作用，但其治疗膀胱过度活动症的效果是毋庸置疑的。

临床上常用抗胆碱能药物来治疗夜尿症。一些临床试验也为抗胆碱能药物缓解夜尿症状提供了证据支持，如在比较索利那新和托特罗定治疗膀胱过度活动症的双盲试验中，研究者观察到两种药物均有效减少了夜尿（分别减少了 0.71 次和 0.63 次），虽然该试验缺乏安慰剂对照组，使其结果解释受限，但另一项在美国进行的曲司氯铵安慰剂对照研究进一步验证了使用曲司氯铵的患有膀胱过度活动症的患者夜尿次数比使用安慰剂组明显减少（$p<0.05$，1 周治疗 4 次）。达非那新在治疗夜尿症方面的药效还未完全证实，在一个为期 12 周的安慰剂对照试验中，观察到每周的夜尿次数有所改善，而类似的研究却显示达非那新并没有改善夜尿次数。有研究表明，奥昔布宁治疗夜尿症的功效有限，该研究设计了一组安慰剂对照试验，调查行为治疗法和药物治疗法对尿失禁妇女的作用，结果显示，奥昔布宁的效用大大地优于安慰剂，但确不如行为变化作用明显。在一个为期 6 个月的实验中，43 名患有前列腺良性增生下尿路症状曾用 α 阻断剂治疗无效的男性患者，在使用托特罗定后发现其夜间平均排尿次数从 4.1 次降低到了 2.9 次。

虽然这些药物有共同的作用机制，但抗胆碱能药物确有不同的物理化学特性和药代动力学特性，这些特性在一些特定群体中影响了药物的安全性和耐受性。奥昔布宁、索利那新、托特罗定和达菲那新是叔胺类药物，能够穿透血 - 脑屏障，阻断中枢毒蕈碱受体，对中枢神经系统造成不利影响（如意识模糊和产生幻觉）。尽管达菲那新可以透过血 - 脑屏障，但并不伴有认知的副作用，这可能归结于 M_1 毒蕈碱受体的低亲和性。此外，还没有数据显示索利那新对中枢神经系统有明确

影响。曲司氯铵是季铵类，血 - 脑屏障的透过性低，对中枢的影响小。另外，曲司氯铵是这类药物中唯一不大量通过肝脏细胞色素 P450 酶系统代谢的，从而降低了曲司氯铵与其他通过这一渠道代谢的药剂相互作用的可能性。在为老年患者选择恰当的治疗方式时，需要认真考虑到抗胆碱能药物对中枢神经系统造成的潜在威胁或与其他药物在代谢过程中的相互作用。

肉毒杆菌毒素是一种突触前神经肌肉阻断剂，能够阻断乙酰胆碱的囊泡释放，诱导选择性的和可逆的肌无力。关于膀胱相关的功能紊乱已存在大量的研究，主要集中于神经源性和特发性逼尿肌过度活动，但多数研究中参与人群较少。已有研究显示，肉毒杆菌 A 毒素（botulinum A）能减少膀胱过度活动症患者的夜尿次数。目前，肉毒杆菌毒素治疗方法存在局限性，如价格昂贵、药效周期短、必须通过手术重复注射以维持药效等，但在其他方法治疗无效时，肉毒杆菌毒素仍不失为治疗难治性神经源或特发的逼尿肌过度活动症患者的一种有效治疗手段。

（二）良性前列腺增生症

良性前列腺增生症（benign prostatic hyperplasia, BPH）是泌尿外科最常见的疾病。目前研究表明，30%～60% 的 BPH 患者合并有 OAB 症状，47% 的 BOO 患者合并有 OAB 症状，BOO 越严重，OAB 发生率越高，约 50% 的膀胱出口梗阻合并 OAB 的患者在 BOO 解除后 OAB 症状仍然存在，部分没有 BOO 的 BPH 患者也存在 OAB 症状。那么合并有 OAB 的 BPH 患者究竟如何治疗？如何防止尿潴留的发生？欧洲 LUTS 诊治指南提出了以下三条重要原则：①所有男性 LUTS 患者在接受药物治疗之前（或同时）均应给予改变生活方式的建议；②中 - 重度 LUTS 患者如果 α- 受体拮抗剂和 M 受体拮抗剂单药治疗不佳可考虑联合用药；③怀疑存在 BOO 的患者应谨慎应用联合药物治疗。其中，对改变生活方式的建议如下：①采用膀胱训练：延迟排尿间隔时间；②合理液体摄入：每日液体量不少于 1 500ml，注意摄入时间；③改良生活嗜好：避免或减少咖啡因、酒精、辛辣摄入；④优化排尿习惯：放松、二次排尿、尿后尿道挤压；⑤分散尿意感觉：如挤捏阴茎、呼吸练习、会阴加压等；⑥调整治疗用药：替代和更换对排尿有影响的药

物；⑦加强生活护理：对肢体或智力有缺陷的患者提供必要辅助；⑧积极治疗便秘。

此外，在 BPH 治疗过程中，必须合理用药以防止尿潴留的发生。对于有 BOO 的患者，应慎用抗胆碱能药物，对于没有 BOO 的患者，则可以安全使用抗胆碱能药物，而逼尿肌收缩乏力的患者不能使用抗胆碱能药物。剩余尿是重要的参考指标，William 等的一组数据显示剩余尿 <50ml 或 <40% 功能性膀胱容量时发生尿潴留的风险小。在用药顺序上，应先用 α 受体阻滞剂再用抗胆碱能药物。

对于 BPH 术后患者的 OAB 症状，应注意如下几点。首先要保持尿管畅通，尽量排空膀胱。其次，应积极处理膀胱痉挛，如采用硬膜外应用以含吗啡为主的镇痛剂，早期使用 M 受体阻滞剂。逼尿肌收缩功能正常的患者一般都能顺利拔管。

（三）神经源性排尿功能障碍

神经源性排尿功能障碍患者的常见病因为脑卒中、脊髓损伤和帕金森病等。诊治原则：①积极治疗原发病；②根据是否有 BOO 对 OAB 进行治疗，原发病稳定，无下尿路梗阻的 OAB，诊治原则同 OAB；③有 BOO 者按 BOO 的诊治原则进行处理。

（四）压力性尿失禁

对于合并有 OAB 症状的压力性尿失禁患者治疗原则如下：①以 OAB 为主要症状者首选抗 OAB 治疗；② OAB 解除后，压力性尿失禁仍严重者，采用针对压力性尿失禁的相关治疗。

（五）其他

除前述几种疾病外，还有许多泌尿和男性生殖系统疾病都可引起或伴随 OAB 综合征。如急慢性泌尿系统特异性和非特异性感染、急慢性前列腺炎、泌尿系统肿瘤、膀胱结石、膀胱及前列腺手术后膀胱痉挛等。虽然这些膀胱局部病变不称为 OAB，但在控制和解除膀胱局部病变后，仍可使用本原则指导治疗，以缓解 OAB 症状。

诊治原则：①积极治疗原发病；②在积极治疗原发病同时使用抗 OAB 药物，以缓解症状。

（六）OAB 的诊治策略

见图 8-3-1。

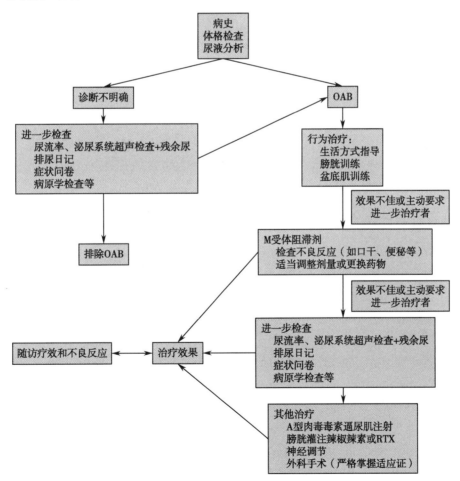

图 8-3-1 OAB 的治疗策略

第五节 膀胱过度活动症的诊治现状与展望

一、膀胱过度活动症的诊治现状

OAB是一个缺乏特异性的疾病，定义中采用了一些"通常"、"伴或不伴有"和"其他明显病变"等不确定的词语。此定义的问题在于其过分简单化了复杂的症状群，并暗示OAB是一个独立的疾病且有着独特的治疗方式。实际情况是，OAB症状之间并不存在协调一致的相关性，OAB症状的原因也不完全清楚，现有的治疗方法，无论是针对尿急、急迫性尿失禁、尿频还是夜尿，都只对部分患者有效。

与所有基于症状进行诊断的疾病一样，OAB也存在将生理性的轻微症状诊断为疾病的倾向，一旦诊断，随之而来的是不必要的治疗。现有的OAB患病率的国外流行病学调查的发病率均较高，但这些调查的回复率均较低，症状发生的时间不明确，所采用的流行病学调查的定义无法区分轻度暂时性症状和真正产生困扰并需要进一步诊治的症状。因此，在临床工作中，应该避免把症状轻微甚至只有暂时性症状者当做患者进行不必要的治疗。而对于确实需要治疗的患者，我们应该分别检查患者的每个症状，了解与之相关的不同危险因素以及各自潜在的病理生理机制，进行针对性治疗。

二、膀胱过度活动症的诊治展望

（一）OAB的生物标志物

由于OAB为一种排他性诊断，若能找到一种生物标志物无疑将会提高OAB的诊治水平。从目前研究来看，可能作为OAB生物标志物的有神经营养因子、促肾上腺皮质激素释放因子、前列腺素和炎性因子如C反应蛋白，而最有应用前景的是神经营养因子。

神经营养因子包括神经生长因子（nerve growth factor，NGF）与脑源性神经营养因子（brain-derived nutrition factor，BDNF），是神经细胞生、分化、生长与存活所必需的生长因子。研究表明膀胱上皮与逼尿肌细胞可分泌NGF和BDNF。NGF可高

选择性地结合于神经营养因子受体Trk A，BDNF可高选择性地结合于受体Trk B，这两种受体均为表达于膀胱上皮细胞与传入神经的细胞表面的跨膜糖蛋白。尿液中NGF与BDNF的升高可通过受体等通路导致膀胱逼尿肌过度活动。

研究表明，膀胱组织内的NGF主要功能是调节交感神经元节后纤维及传入神经的生长与功能，并可能是一种激活传入神经C纤维，介导其病理变化的化学介质。在有尿急或DO患者的膀胱组织与尿液中，均可检测到NGF水平的升高，与对照组相比，OAB患者的尿NGF水平显著升高约12倍。另有研究证实，OAB患者尤其是在有急迫性尿失禁症状的OAB患者尿液中的NGF水平升高。OAB患者尿NGF水平可能还与患者尿急症状的严重程度相关。Liu等研究发现，干性OAB患者与湿性OAB患者的尿NGF水平均显著高于对照组或仅有膀胱感觉过敏的人群；而湿性OAB患者的尿NGF水平又显著高于干性OAB患者。男性BOO/OAB与BOO/DO患者的尿NGF水平显著高于BOO/无OAB人群或对照组人群，BOO/OAB患者与BOO/DO患者的尿NGF/肌酐水平差异无统计学意义。在女性患者中，尿NGF/肌酐比值>0.05的比例在SUI患者中为9%，DO患者中为77%，SUI合并DO的患者中为81%，抗压力性尿失禁术后新发DO的患者中为80%。Chen等研究显示，以尿NGF/肌酐比值>0.05作为诊断OAB的标准时，敏感性与准确性分别为67.9%与93.8%。

BDNF是人体内数量最多的一种神经营养因子。研究表明，BDNF主要由小-中型的肽能神经元分泌，也可由非神经细胞分泌，在感觉神经生长及发挥功能上起重要作用。BDNF较多存在于脊髓中的感觉神经末梢，除了其对神经细胞的营养与重塑作用外，也对伤害感受有重要的介导作用。动物研究证实：阻断BDNF后有慢性膀胱炎症的受试小鼠膀胱功能得到改善。而无论BDNF阻断与否，均不影响正常动物的膀胱排尿反射，提示BDNF对膀胱功能的影响可能仅限于病理状态。另一项临床研究表明OAB患者尿液中的BDNF/肌酐比值与对照组受试者相比显著上升，并且与年龄或尿液取样时间无关。结果提示BDNF有可能作为OAB诊断的生物标志物。

在 3 个月的行为方式调节后，OAB 患者的 BDNF 水平下降，但仍高于健康受试者。该研究也进行了 BDNF 作为 OAB 诊断标准的准确性评估，提示 BDNF 有望成为 OAB 的诊断标志物。

（二）OAB 的治疗药物

近年来，随着 OAB 发病机制的研究不断深入，多种用于治疗 OAB 的新药临床试验正在进行中。相信在不久的将来 OAB 的药物治疗会取得很大的进步。

1. 肾上腺素受体阻滞剂　在体和离体实验均已证实，大脑和脊髓表达多种肾上腺素受体，并参与排尿控制。动物实验显示，肾上腺素受体阻滞剂萘哌地尔（naftopidil）可以作用于大鼠腰骶干而抑制膀胱过度活动。在对 96 例良性前列腺增生患者，联合使用坦索罗辛（tamsulosin）8 周可以明显减轻患者储尿期和排尿期症状。正在进行一项抗抑郁药瑞波西汀用于治疗混合型尿失禁的二期临床试验，这是一种选择性的去甲肾上腺素再摄取抑制剂，与 M 受体亲和力很低，因而口干等副作用很小，有望成为治疗 OAB 的新药。由于吗啡及其类似物对排尿反射具有很强的抑制作用，CNS 中的阿片受体也是治疗 OAB 的另一潜在靶点。阿片受体的配体曲马多（tramadol）可以抑制去甲肾上腺素和 5- 羟色胺的再摄取，其对排尿症状的作用尚处于临床前研究阶段。动物实验显示，曲马多可以抑制脑梗死引起的大鼠逼尿肌过度活动。

2. 5- 羟色胺再摄取抑制剂　5- 羟色胺受体系统与 OAB 的关系的研究结论尚有争议。使用抗抑郁药舍曲林（一种选择性的 5- 羟色胺再摄取抑制剂）后患者的尿失禁发生率增高，尤其是老年患者。而临床上常用的抗抑郁药氟西汀（fluoxetine）对逼尿肌有抑制作用。国外有公司正在研究 5- 羟色胺受体激动剂盐酸卡培色罗（capeserod hydrochloride）治疗急迫性尿失禁的作用。到目前为止，还没有足以令人信服的证据表明针对 5- 羟色胺受体系统的药物对 OAB 的治疗有效。欧洲一项对 306 名 OAB 患者的随机对照研究显示，与安慰剂相比，5- 羟色胺再摄取抑制剂度洛西汀（duloxetine）可以明显减少患者排尿次数，急迫性尿失禁的发生率，提高生活质量评分。

有研究显示中枢神经系统中的 γ- 氨基丁酸及其受体与排尿反射密切相关。口服或鞘内注射 γ- 氨基丁酸受体激动药巴氯芬（baclofen）可以用于治疗由尿道上皮和上皮下 C 纤维活化引起的逼尿肌不稳定。尽管巴氯芬对下尿路的作用几十年前就已经被证实，但是目前还没有足够证据将其应用于 OAB 的治疗。实验研究表明，外源性的 GABA 对排尿反射有抑制作用。临床前研究显示，5- 羟色胺再摄取抑制剂 tigabine 应用于大鼠顽固性逼尿肌活动过度效果满意。

3. 速激肽（tachykinins）　研究表明中枢和外周神经系统中的速激肽在排尿反射调节中起重要作用。哺乳动物源性的速激肽，如 P 物质，神经激肽 A（neurokinin A，NKA），神经激肽 B，可作为感觉神经递质激活特异性受体（NK-1，NK-2）。NK-1 受体拮抗剂可以抑制膀胱至脊髓的感觉传入冲动，从而提高排尿的启动阈值却不影响正常排尿。一项双盲、随机、安慰剂对照研究显示，绝经后有急迫性尿失禁的女性服用 160mg NK 受体拮抗剂阿瑞匹坦（aprepitant）8 周，治疗组患者白天排尿次数及急迫性尿失禁次数较安慰剂组均明显减少。许多新的 NK-1 受体拮抗剂如 casopitant、sanofi-aventis SSR 240600、tanabe A-5538 的疗效还在进行临床试验。

4. β3 受体激动剂　β3- 肾上腺素能受体激动剂治疗 OAB 是源于人类膀胱组织中的 β3- 肾上腺素能受体介导了逼尿肌松弛。到目前为止，已经有 3 种选择性 β3 受体激动剂正被用于 OAB 治疗研究，包括 mirabegron（又称 YM178），ritobegron（也称 KUC-7483、KUC-7322），solabegron（又称 GW427353）。学者们分别从细胞水平、离体组织水平以及在体动物实验以及各种 OAB 动物模型开展了深入研究。其中，多个动物在体研究结果让我们看到了 OAB 治疗的新希望，Takasu 等研究发现，乌拉坦麻醉大鼠，静脉注射 mirabegron 对膀胱的节律性收缩的抑制作用呈剂量依赖性，并且在不超过 3mg/kg 剂量时对膀胱的收缩幅度无明显影响。Hatanaka 等研究显示，在戊巴比妥麻醉大鼠，静脉注射 mirabegron 可降低膀胱内压力和自发性膀胱收缩频率，伴随着心脏速率增幅高达 11%，平均血压下降高达 29%，且呈剂量依赖关系。而对脑梗死诱发大鼠膀胱功能障碍的研究表明 mirabegron 可以明显提高排尿量，甚至接近正常水平。在对膀胱出口梗阻大鼠的研究发现，静脉注射 mirabegron 可以减少储尿期逼尿肌收缩频率，降低膀胱收缩幅度，而对排尿时膀胱的收缩压力、阈值压力、排尿量、剩余尿和膀胱容量没有影响。Maruyama 等研究表明，在乌拉坦麻醉状态下，十二指肠给予 ritobegron 或静脉使用其活性代谢产物 KUC-7322 同样可以降低膀胱内压力，对心率没有影响，血压仅有 10mmHg 的轻微降低。Hicks 等以雌性犬为实验动物，在异丙酚麻醉情况下，通过膀胱内滴入醋酸诱发膀胱收缩，静脉注射 solabegron 可明显增加排尿容量阈值，但没有显著影响排尿效率、膀胱收缩幅度和持续时间。在该研究中，可观察到平均动脉压下降和心率增加。

5. **痛敏肽 / 痛敏肽受体系统** 研究表明痛敏肽在膀胱初级传入神经纤维有明显的抑制作用，一项随机、双盲、安慰剂对照研究显示，膀胱内给予 1mM 痛敏肽可以明显抑制人的排尿反射。Lazzeri 等将痛敏肽用于治疗神经源性逼尿肌反射亢进患者，膀胱内给予 1mg 痛敏肽，连续 10d，患者功能性膀胱容量增大，尿失禁次数明显减少，尿动力学参数明显改善。

（王建业　王建龙）

参 考 文 献

[1] 廖利民. 膀胱过度活动症定义之我见. 现代泌尿外科杂志, 2013, 18(1): 76-77.

[2] Kuhtz-Buschbeck JP, Van Der Horst C, Pott C, et al. Cortical representation of the urge to void: a functional magnetic resonance imaging study. Journal of Urology, 2005, 174(4Pt-1): 1477-1481.

[3] Sui GP, Rothery S, Dupont E, et al. Gap junctions and connexin expression in human suburothelial interstitial cells. BJU International, 2002, 90(1): 118-129.

[4] Davidson RA, McCloskey KD. Morphology and localization interstitial cells in the guinea pig bladder: Structural relationships with smooth muscle and neurons. Journal of Urology, 2005, 173(4): 1385-1390.

[5] 程伟, 宋波, 熊恩庆, 等. 应用交感皮肤反应评价膀胱感觉功能. 中国临床康复, 2005, 9(17): 22-24.

[6] Kuo HC. Videourodynamic characteristics and lower urinary tract symptoms of female bladder outlet obstruction. Urology, 2005, 66(5): 1005-1009.

[7] Schulte-Baukloh H, Knispel HH, Stolze T, et al. Repeated botulinum-A toxin injections in treatment of children with neurogenic detrusor overactivity. Urology, 2005, 66(4): 865-870.

[8] Schneider T, de la Rosette JJMCH, Michel MC. Nocturia: A non-specific but important symptom of urological disease. Intertional Journal of Urology, 2009, 16(3): 249-256.

[9] 关志忱. 夜尿症的临床研究进展. 北京大学学报（医学版）, 2010, 42(4): 487-491.

[10] Steers WD, Herschorn S, Kreder KJ, et al. Duloxetine compared with placebo for treating women with symptoms of overactive bladder. BJU Intertional, 2007, 100(2): 337-345.

[11] Sellers DJ, Chapple CR, W-Hay DP, et al. Depressed contractile responses to neurokinin A in idiopathic but not neurogenic overactive human detrusor muscle. European Urology, 2006, 49(3): 510-518.

[12] Green SA, Alon A, Ianus J, et al. Efficacy and safety of a neurokinin-1 receptor antagonist in postmenopausal women with overactive bladder with urge urinary incontinence. Journal of Urology, 2006, 176(6 Pt 1): 2535-2540.

[13] Igawa Y, Michel MC. Pharmacological profile of β3-adrenoceptor agonists inclinical development for the treatment of overactive bladder syndrome. Naunyn Schmiedebergs Arch Pharmacology, 2013, 386(3): 177-183.

[14] Igawa Y, Schneider T, Yamazaki Y, et al. Functional investigation of β-adrenoceptors in human isolated detrusor focusing on the novel selective β3-adrenoceptor agonist KUC-7322. Naunyn Schmiedebergs Arch Pharmacology, 2012, 385(8): 759-767.

[15] Michel MC, Ochodnicky P, Homma Y, et al. β-adrenoceptor agonist effects in experimental models of bladder dysfunction. Pharmacol Ther, 2011, 131(1): 40-49.

[16] Maruyama I, Goi Y, Tatemichi S, et al. Bladder selectivity of the novel β3-agonist ritobegron (KUC-7483) explored by in vitro and in vivo studies in the rat. Naunyn Schmiedebergs Arch Pharmacol, 2012, 385 (8): 845-852.

[17] Maruyama I, Tatemichi S, Goi Y, et al. Effects of ritobegron (KUC-7483), a novel selective β3-adrenoceptor agonist, on bladder function in cynomolgus monkey. J Pharmacol Exp Ther, 2012, 342 (1): 163-168.

[18] Lazzeri M, Calo G, Spinelli M, et al. Daily intravesical instillation of 1 mg nociceptin/orphanin FQ for the control of neurogenic detrusor overactivity: a multicenter, placebo controlled, randomized exploratory study. Journal of Urology, 2006, 176 (5): 2098-2102.

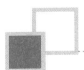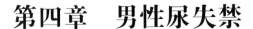

第四章　男性尿失禁

第一节　概　述

尿失禁,简单来说,是指尿液不自主的漏出或溢出,是泌尿外科的一个症状,很多疾病都可以导致。通常认为,由于解剖结构和生理功能的不同,女性更容易发生尿失禁。近年来,随着对尿失禁研究的不断深入,前列腺增生和前列腺癌手术的不断增多,男性尿失禁越来越受到重视。

一、男性尿失禁的流行病学

男性尿失禁的流行病学研究很多,但是各个研究所采用的年龄分组和尿失禁的定义并不相同,大部分的研究基于中老年男性。流行病学资料大部分来自欧美,因此,以白种人群居多。文献荟萃分析表明,基于社区人群调查,在19～44岁年龄组,尿失禁的患病率为平均4.8%;在45～64岁年龄组,尿失禁的患病率增加到11.2%;在65岁及以上年龄组,患病率为21.1%;在17个基于社区老年男性尿失禁的流行病学研究中,平均尿失禁的发生率高达32.2%,可见尿失禁的发生是与年龄密切相关的。在所有的相关研究中,急迫性尿失禁是最常见的尿失禁类型,19～44岁年龄组平均发生率为3.1%,而超过65岁年龄组中,发生率达到11.7%,同样是随年龄增加的(表8-4-1)。

在美国,有少数研究评估了尿失禁的严重程度。一项基于社区的对于778例超过40岁男性人群的横断面调查表明,有10.8%的受访者在过去1年中有尿失禁导致内裤变湿的情况发生。根据美国退伍军人初级保健诊所的统计,在41～60岁年龄组中,有4.8%的人每天都出现尿失禁,这种情况在超过60岁年龄组中增加到8.9%。根据美国的资料,估计每天出现尿失禁的发生率在45～64岁年龄组为4.8%,超过65岁为8.3%,超过80岁则为9.3%。其中,严重的尿失禁需要更换内裤的情况发生率在45～64岁年龄组为2%,超过65岁则为4%。

有关男性尿失禁在种族/民族中的差异的相关研究不多,一项来自美国的大样本人群调查显示,黑人尿失禁发生率(21%)比白人(16%)更高。另一项研究表明,非西班牙裔男性(38%)尿失禁发生率比西班牙裔男性(31%)更高。退伍军人中,白人男性(32%)与黑人男性(33%)的尿失禁发生率相似。

基于社区的研究中,偶发尿失禁的发生率资料很少,报道差异也很大。英国的一项对于40岁

表8-4-1　不同年龄组尿失禁及其亚型的患病率

年龄/岁(研究数)	患病率(95% CI)
19～44	
总尿失禁(11)	4.81(3.69～5.94)
混合性尿失禁(3)	0.70(0.11～1.29)
压力性尿失禁(5)	0.74(0.14～1.34)
急迫性尿失禁(7)	3.09(1.96～4.21)
45～64	
总尿失禁(27)	11.2(10.14～12.26)
混合性尿失禁(4)	1.53(0.94～2.12)
压力性尿失禁(13)	3.78(1.56～6.00)
急迫性尿失禁(14)	7.75(4.99～10.50)
65+	
总尿失禁(41)	21.13(19.90～22.35)
混合性尿失禁(10)	6.13(2.53～9.74)
压力性尿失禁(15)	2.67(1.95～3.39)
急迫性尿失禁(20)	11.70(9.27～14.14)
80+	
总尿失禁(17)	32.17(29.62～34.73)
混合性尿失禁(1)	9.40(9.34～9.46)
急迫性尿失禁(3)	18.18(6.84～29.51)

以上年龄组的研究发现，1年内偶发尿失禁率为4%，其中40～49岁年龄组为2%，而超过80岁年龄组则增加到11%。另一项美国的研究表明，超过60岁年龄组，1年偶发尿失禁率为20%。

二、男性尿失禁的危险因素

很多文献报道了基于社区调查的男性尿失禁的危险因素。研究发现，年龄作为尿失禁的独立危险因素，与尿失禁成正相关；而对于急迫性尿失禁来说，超过70岁的老年人，比年轻组与年龄的相关性更明显。糖尿病作为一个常见的慢性疾病，与尿失禁有持续性的正相关。此外，有数个研究报告，身体健康不佳及有其他合并疾病的男性更容易发生尿失禁。大便失禁是否是尿失禁的危险因素仍不清楚，一个包含 2 198 例男性的研究提示，大便失禁可能会增加急迫性尿失禁的概率，但在另外一个研究中未发现二者有相关性。关节炎患者有更高的尿失禁和急迫性尿失禁发生的概率。加拿大国家人群健康调查资料显示，服用镇静剂、泻药和利尿剂的男性出现尿失禁的概率大大增加。记忆力变差，癫痫和神经系统疾病也与更高的尿失禁发生率相关。在社区男性调查中，卒中与尿失禁显著相关。活动受限也增加尿失禁的风险。

患泌尿系感染的男性有着较高的尿失禁发生率。很多研究表明，前列腺疾病显著增加尿失禁的发生，其中，前列腺癌的相对危险系数（RR）为2，接受前列腺根治术的患者 RR 为 4.3，而前列腺癌放疗后的 RR 为 2.3。

第二节 男性尿失禁的评估

对于一个初诊的男性尿失禁患者，对其进行评估的主要目的是初步确定尿失禁的类型，即是急迫性尿失禁，还是压力性尿失禁，或是充溢性尿失禁。同时应尽量评估尿失禁的严重程度，更好地指导治疗。

一、病史和体格检查

1. **病史** 应详细询问有关尿失禁的情况及合并的感受，以及相关的症状。大部分男性尿失禁的患者可以通过详细询问病史而明确其尿失禁的类型。例如，急迫性尿失禁的患者主要表述为尿急，有尿之后迫切地想要排尿，如果周围找不到厕所就会导致尿失禁。要注意尿急和尿频的区别，尿频的患者主要表述为有尿意，也想排尿，但是如果暂时找不到厕所，也可以憋住。而压力性尿失禁的患者主要症状为尿意并不明显或完全没有尿意的情况下，在站立或行走时有腹压增加时出现不自主的漏尿。与女性不同，由于男性尿道阻力大，所以原发性压力性尿失禁很少见，多数压力性尿失禁患者有前列腺增生、前列腺癌或尿道外伤手术史，应着重询问类似病史。对于充溢性尿失禁患者，在白天清醒状态下很少尿失禁，主要表现为夜间遗尿。只要掌握了尿失禁不同类型的症状特点，并不难区分。

男性尿失禁多数是继发性的，急迫性尿失禁和充溢性尿失禁多继发于膀胱出口梗阻或神经源性膀胱；压力性尿失禁多继发于前列腺或尿道手术，所以，在询问尿失禁相关症状的同时，还应询问相关疾病的症状。

2. **体格检查** 基本的泌尿外科专科检查是必要的。应注意有无下腹膨隆，可能提示大量残余尿。注意有无尿道外口狭窄，对于老年患者有排尿困难想当然认为是前列腺增生，要做手术时才发现是尿道外口狭窄的情况时有发生。必要时做前列腺直肠指诊，了解前列腺情况。如怀疑有神经源性膀胱，可建议神经科就诊行专科体检。

二、排尿日记

对于尿失禁患者来说，排尿日记是非常重要的评估指标。完整的排尿日记应包括每次排尿的时间（包括夜间），大致的尿量（最好用量杯测量），排尿时有无尿急或尿失禁，每次饮水的时间及大致饮水量。排尿日记至少记录 3d（72h）。由于排尿日记由患者自行记录，所以详细的说明是必要的，应使患者基本了解排尿日记的重要性和掌握记录方法，必要时由患者家属记录。通过排尿日记可以非常详细地了解患者每日饮水及排尿次数，每次尿量、尿急及尿失禁情况，是评估尿失禁患者必不可少的工具。

三、尿失禁相关问卷

对于前列腺增生患者，IPSS 评分是必要的。对于尿失禁患者，常用 ICIQ-SF 问卷。而急迫性尿失禁患者，目前常用 OABSS 问卷评估严重程度。

四、实验室检查

1. **尿常规**　必要检查，可以了解有无感染及血尿。老年男性急性前列腺炎常伴有尿频尿急，甚至有急迫性尿失禁。

2. **肾功能**　有肾积水的患者应查。

3. **PSA**　对于前列腺增生患者，应了解 PSA 情况。对于前列腺癌根治术后患者，也应检查，了解肿瘤有无复发。

五、辅助检查

1. **泌尿系 B 超**　对于尿失禁患者，B 超应作为常规检查，了解肾脏有无积水，膀胱及前列腺情况。B 超还可进行残余尿检查，B 超测残余尿，简便无创，准确性较高。值得注意的是，由于要同时观察膀胱及前列腺，患者往往过度憋尿。有文献显示，过度憋尿往往使得排尿不完全，残余尿测定值远远超过平时残余尿量。所以笔者建议单独测定残余尿，即在不憋尿时测定，结果比较准确。

2. **尿流率**　无创又简便易行，尿失禁患者推荐检查。最重要的指标是最大尿流率，而尿流率的曲线形状也需要注意。结合残余尿检查能大致评估下尿路功能。但是尿流率低并不能判断是梗阻还是逼尿肌功能减退引起，需要其他检查综合判断。

3. **CT 和 MRI**　作为较精确但昂贵的检查，需要有明确的目的。如果患者有血尿症状，或怀疑有泌尿系肿瘤，或有肾积水，可考虑行 CT 检查。如 PSA 升高怀疑有前列腺癌可能，应考虑行盆腔 MRI。

4. **尿动力学**　毫无疑问，尿动力学是评估下尿路功能的最准确的方法。但并不建议每个尿失禁患者都要做尿动力检查。一是对于大部分患者来说，通过询问病史能够确定尿失禁的类型，通过尿流率及残余尿等检查能够评估尿失禁的严重程度。二是尿动力学检查属于有创检查，可能会有血尿、尿路感染和发热等并发症，有些还比较严重，对于高龄患者危害更大。所以，尿动力学检查应谨慎，对于一些特定患者，如严重梗阻需

要手术治疗，有肾积水或怀疑神经源性膀胱等才需要考虑。

第三节　男性急迫性尿失禁

一、男性 LUTS 与 OAB

下尿路症状（lower urinary tract symptoms, LUTS）包括储尿期症状（白天尿频、尿急、急迫性尿失禁和夜尿增多），排尿期症状（尿流缓慢、尿流中断、尿等待和用力排尿）和排尿后症状（尿不尽感和尿末滴沥）。膀胱过度活动症（overactive bladder, OAB），根据国际尿控学会的定义，是指以尿急为主要症状，可伴有或不伴有急迫性尿失禁，通常伴有尿频和夜尿增多的综合征。大量研究表明，OAB 是所有 LUTS 症状中最令患者苦恼的症状，无论男女。在男性，通常认为 LUTS 与前列腺增生（benign prostatic hyperplasia, BPH）有关，但实际上，两者的概念和定义是不一样的（图 8-4-1）。

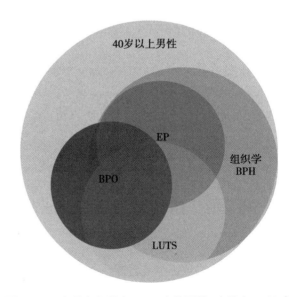

图 8-4-1　在所有年龄大于 40 岁的男性，大约有 50% 会出现组织学 BPH；其中大约 50% 会受 LUTS 困扰，而他们的 LUTS 也可能与其他疾病有关。在组织学 BPH 中，有一部分会出现前列腺体积的明显增大（enlargement of the prostate, EP）。组织学 BPH 或 EP 均可导致膀胱出口梗阻（benign outlet obstruction, BOO），但 BOO 也可能由其他原因所造成。因此，治疗时应考虑 LUTS 患者是否同时存在 EP 或 BOO

EPIC研究显示，LUTS（包括OAB）在男性和女性中都很常见。其中，储尿期症状（男性51.3%，女性59.2%），排尿期症状（男性25.7%，女性19.5%）和排尿后症状（男性16.9%，女性14.2%）在男女间发生率相似。EPIC研究还证实，OAB发生率不但在男女性之间发生率相似（男性11%，女性13%），而且都随年龄而增加。一项日本的流行病学调查得到相似的结果，在40岁以上人群中，OAB总的发生率为12.4%，其中男性为14.3%，女性为10.8%，发生率同样随年龄增加。

显然，由于LUTS，包括OAB，在男女性之间发生率相似，并且都随年龄而增加，因此不能把男性LUTS简单的归因于前列腺增生。而且，在男性，储尿期症状比排尿期症状更常见，更使患者困扰，因此，在治疗LUTS患者时，要考虑到与逼尿肌相关的储尿期症状，特别是最困扰患者的尿急和急迫性尿失禁。

在男性，来医院就诊的LUTS患者与参与社区调查的LUTS患者的泌尿系统症状是不同的。有研究表明，尽管来就诊的男性LUTS患者以排尿期症状为主，其中大部分患者（80%）仍受到尿急和/或急迫性尿失禁等储尿期症状的困扰。因此，储尿期症状仍然比排尿期症状对LUTS患者的生活质量影响更大。日本一项包括10 434例LUTS患者的基于国际前列腺症状评分（IPSS）的问卷调查显示，夜尿增多是最常见的LUTS（94.8%），随后是尿流缓慢（92%），白天尿频（88.2%），尿急（70%），尿流中断（68.7%）和用力排尿（62%）。其中，尿急和夜尿增多有随年龄增加的趋势，而其他症状没有发现这个趋势。这个研究还发现，绝大多数LUTS患者同时具有排尿期症状和储尿期症状，仅有5%的患者仅有储尿期症状，而仅有排尿期症状的患者只占1%。

逼尿肌过度活动（detrusor overactivity，DO）是尿急和其他OAB储尿期症状的最常见原因，通常与膀胱出口梗阻（bladder outlet obstruction，BOO）和良性前列腺增大（benign prostatic enlargement，BPE）相关。BOO患者的尿动力学研究显示，在接受前列腺切除术的患者中，超过50%的患者有DO。手术后，有三分之二之前有DO的患者逼尿肌恢复正常，这说明DO与BOO存在因果关系

（图8-4-2）。但是，无论是DO还是OAB症状，都有可能独立于BOO，因为许多LUTS患者并没有BOO，这些患者的症状更可能与年龄相关

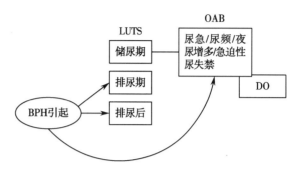

图8-4-2　BPH引起的BOO直接导致排尿期和排尿后LUTS，OAB症状主要与DO有关

基础研究发现，BOO患者膀胱组织中胆碱酯酶染色的神经减少，而对BOO患者膀胱活检进行药理学研究，发现从有DO患者膀胱取出的逼尿肌肌条有去神经化的超敏反应。从尿道部分梗阻产生DO的动物学模型中也发现了同样的去神经化的药理学和形态学证据。已经有证据表明，BOO导致膀胱压力上升，引起膀胱壁血流减少（缺血），是导致逼尿肌部分去神经化的原因。因此，BOO导致膀胱部分去神经化，引起膀胱超敏性，可能是导致OAB的原因。增加的尿流阻力也可能导致逼尿肌电生理特性的改变，重组C纤维介导的排尿反射，这些都与动物模型产生DO相关。也有研究认为，前列腺增生导致前列腺尿道解剖学改变，导致感觉异常（传入异常），同样可以导致DO，证据是单独阻断感觉神经（利多卡因局麻），在梗阻没有解除的情况下，DO消失了。

男性OAB症状可以仅由膀胱功能异常引起，例如DO，而与前列腺疾病无关。OAB的发生似乎与性别无关，可以由多种因素引起的膀胱结构和功能的改变造成，也可能由全身性合并疾病造成。心血管、代谢和内分泌因素可能与LUTS的发生有关。在有关LUTS与血管风险因素（高血压，高脂血症，糖尿病及吸烟）相关性研究中发现，无论男女，具有2项或更多血管风险因素的患者，其IPSS显著增加，提示动脉硬化是发生LUTS的潜在风险因素。动物模型研究显示，血管阻塞导致的缺血和低氧血症引起逼尿肌结构和

功能的改变,氧化应激导致膀胱传入通路超敏,均可导致 DO。

二、男性 OAB 的治疗

1. α受体阻滞剂 男性 LUTS 患者绝大部分为中老年,传统上首先应用针对前列腺和/或 BOO 的药物,例如 5α 还原酶抑制剂和 α 受体阻滞剂。这些药物耐受性良好,而且已经被证实对于 BOO 患者排尿期症状效果良好。那么,α 受体阻滞剂是否能够改善 LUTS 患者的储尿期症状,特别是 OAB 症状呢?迄今为止,共有 4 项临床药物研究涉及这个问题,其中三项研究证实,α 受体阻滞剂坦索罗辛能够显著减少 IPSS 评分中的储尿期症状;另一项研究显示,α 受体阻滞剂赛洛多辛也可以显著减少 IPSS 评分的储尿期症状。但是,目前没有研究显示 α 受体阻滞剂对缓解 OAB 症状有任何作用。

2. 抗毒蕈碱单药治疗 多年以来,抗毒蕈碱治疗主要应用于女性,临床药物试验也通常只包括女性。近年来,抗毒蕈碱治疗开始应用于推测没有 BOO 的男性。有 3 个大型临床研究,均包含推测没有 BOO 的男性和女性。针对男性的亚分析表明,所有这 3 个研究中的男性,接受抗毒蕈碱治疗(2 个为托特罗定缓释片,1 个为索利那新 5mg)后效果良好,没有发生尿潴留或并不比安慰剂对照组更多。有意思的是,Ronchi 等专门研究了索利那新对逼尿肌收缩力弱患者的影响。结果表明,抗毒蕈碱治疗可以导致尿动力学参数的变化,但没有临床意义,患者的排尿困难并未加重,尿潴留的发生率极低。以上研究说明,对于没有 BOO 的 OAB 患者,抗毒蕈碱单药治疗不会增加尿潴留的风险。

迄今为止,抗毒蕈碱单药治疗男性 BOO 合并 OAB 患者的研究很少,效果也不尽如人意。例如,对于 TIMES 研究的亚分析表明,托特罗定单药治疗 BOO 合并 OAB 患者的尿急症状并无显著效果。但是,就安全性来说,急性尿潴留可能仅对于储尿期症状明显且合并严重的 BOO 患者才具风险。在对于另一个抗毒蕈碱药物丙哌维林的研究中,Nishimatsu 等报道的 26 例 BOO 合并 OAB 患者中没有发生一例急性尿潴留。Abrams 等对于经尿动力学证实的 BOO 合并 OAB 患者,

给予托特罗定 2mg 每天 2 次,149 例患者中 87% 完成了 12 周的治疗。他们发现尿动力学参数并没有变化,仅仅是残余尿略有增加(25ml),而且,仅有 1 例尿潴留发生。在这个研究中,储尿期症状明显改善。也有研究显示抗毒蕈碱单药治疗效果不好,Kaplan 等在一项大样本随机对照药物研究中发现,单用托特罗定缓释片每天 4mg,在减少尿急次数,改善 IPSS 以及患者治疗受益方面与安慰剂并无显著性差异,但安全性尚好,仅有 1 例发生急性尿潴留。有研究显示,应用抗毒蕈碱治疗,发生急性尿潴留的风险增加 2.9 倍,但大部分发生于治疗开始的 30d 内,原因仍不清楚。也有研究发现,抗毒蕈碱治疗超过 1 年是残余尿增加超过 50ml 的危险因素,而 PSA 水平及前列腺体积并不是危险因素。

就抗毒蕈碱单药治疗来说,现有的文献提示哪些患者能够得到最佳疗效仍不十分清楚;安全性方面,仅略微增加急性尿潴留的风险。相对而言,轻度梗阻,小前列腺,低 PSA 水平,合并 OAB 患者,应用抗毒蕈碱单药治疗最有可能受益。

3. α受体阻滞剂与抗毒蕈碱联合治疗 1994 年 Chapple 和 Smith 提出 α 受体阻滞剂与抗毒蕈碱联合治疗 BPH 理论上的可能性。从那时起,大量的联合治疗的药物研究问世(表 8-4-2)。

从这些研究可以看出,联合治疗对于排尿日记,主观满意度,IPSS 评分储尿期症状和 QoL 等疗效指标改善均超过 α 受体阻滞剂单药治疗,但在尿流率和残余尿方面疗效相似。而且,安全性方面,上述研究发生尿潴留极少,说明联合治疗对绝大多数患者来说是安全的。

4. 抗毒蕈碱与 5α 还原酶抑制剂联合治疗 Chung 等与 2010 年报道了托特罗定与度他雄胺联合治疗有 OAB 症状的 LUTS 患者。共 51 例患者,接受超过 6 个月的度他雄胺治疗后,加用托特罗定治疗,为期 12 周,发现尿频,尿及急夜尿次数显著减少。IPSS 评分经度他雄胺单药治疗后从平均 19.3 降至 14.3,加用托特罗定后进一步降至 7.1;储尿期评分在加用托特罗定后从 9.8 降至 4.5;残余尿仅增加 4.2ml,最大尿流率仅减少 0.2ml/s。没有尿潴留发生。从研究结果看,这个方案对于较大前列腺(大于 30g)合并 OAB 症状的患者是可行的,虽然这个研究证据水平较低。

表 8-4-2　对男性 BOO 合并 OAB 症状采用抗毒蕈碱和 α 受体阻滞剂联合治疗的主要药物研究

研究 / 年	患者数量	治疗药物	研究类型	服药时间 / 周	效果	尿潴留例数	证据水平
Lee 等（2005）	142	丙哌维林 + 多沙唑嗪	前瞻性随机对照双盲多中心	8	排尿日记（+） IPSS（储尿期症状 +） 患者满意度（+）	0	1b
Kaplan 等 TIMES 研究（2006）	225	托特罗定 + 坦索罗辛	前瞻性随机对照双盲	12	PPTB（+）排尿日记（+） IPSS（+）	2	1b
MacDiarmid 等（2008）	203	奥昔布宁 + 坦索罗辛	前瞻性随机安慰剂对照	12	IPSS（储尿期症状 +） QoL（+） 尿流率和 PVR 改善	0	1b
Chapple 等（2009）	283	托特罗定缓释片 +α 受体阻滞剂	前瞻性安慰剂对照双盲	12	IPSS（+） 症状困扰程度（+） 排尿日记（+） 尿流率和残余尿	3	1b
Kaplan 等（2009）	398	索利那新 + 坦索罗辛	前列腺安慰剂对照双盲	12	排尿日记（+） IPSS 尿流率和残余尿	7	1b
Athanasopoulos 等（2003）	25	托特罗定 + 坦索罗辛	前瞻性随机	12	尿动力学（储尿期 +） QoL（+）	0	2b
Lee 等（2004）	68	托特罗定 + 多沙唑嗪	前瞻性观察性研究	12	IPSS（+）	2	2b
Maruyama 等（2006）	51	丙哌维林或奥昔布宁 + 萘哌地尔	前瞻性随机对照	12	IPSS QoL 尿流率和残余尿	0	2b
Yang 等（2007）	33	托特罗定 + 特拉唑嗪	前瞻性随机	6	IPSS（储尿期 +） 尿流率和残余尿	0	2b
Yokoyama 等（2009）	23	丙哌维林 + 萘哌地尔	前瞻性随机对照	4	IPSS（储尿期 +） 排尿日记（+）	0	2b
Mohanty 等（2009）	38	托特罗定 + 坦索罗辛	前瞻性随机	12	尿动力学（+） QoL（+） 排尿日记（+） IPSS	0	2b
Wiedemann 等（2009）	4 382	氯氮草 +α 受体阻滞剂	前瞻性多中心开放研究	4	IPSS（+） QoL（+） 排尿日记（+） 使用尿垫（+）	未统计	3b
Kang 等（2009）	70	丙哌维林 + 坦索罗辛	前瞻性	12	QoL（+） IPSS 尿流率和残余尿	0	3b
Aldmir 等	45	托特罗定 + 阿呋唑嗪	前瞻性	12	IPSS 尿流率和残余尿	0	3b

PPTB：患者感觉治疗获益；（+）：抗毒蕈碱和 α 受体阻滞剂联合治疗组获益

5. **抗毒蕈碱联合治疗的安全性** 无论是与α受体阻滞剂还是5α还原酶抑制剂联合,抗毒蕈碱制剂的应用并不增加新的副作用。即使抗毒蕈碱制剂本身的副作用,如口干、便秘、低血压等,在临床应用中也并不特别显著。更令人担心副作用急性尿潴留,只要不是残余尿过多(超过200ml),也没有证据会导致。实际上,几乎所有的研究都发现尿潴留的风险微乎其微。

近年来,动物研究发现抗毒蕈碱治疗对排尿期影响很小,这也支持了抗毒蕈碱治疗BOO的安全性。在托特罗定或托特罗定联合坦索罗辛治疗男性LUTS的临床研究中,从安全性和尿动力学参数也显示对于BOO患者是安全的,抗毒蕈碱制剂对逼尿肌收缩力的抑制作用并未使BOO患者排尿困难加重。目前对抗毒蕈碱治疗对中枢神经系统的影响还没有综述性研究,但有些抗毒蕈碱制剂可以通过血脑屏障,可能会影响认知。对中枢神经系统的风险主要集中于身体较弱的人群,如老年患者和多发性硬化、帕金森病等中枢神经系统损害的患者。对这类患者,应谨慎用药。

6. **哪些患者从联合治疗中最能受益** 抗毒蕈碱联合治疗BOO合并OAB患者疗效显著,已成为共识,但究竟哪些患者最能够受益,其具体细节仍不清楚。TIMES研究显示,托特罗定缓释片4mg联合治疗对于基线更小的前列腺(<29ml)和更低的PSA水平(<1.3ng/dl)疗效显著。在Chaaple等研究的亚分析中,托特罗定缓释片4mg+α受体阻滞剂比安慰剂+α受体阻滞剂对持续OAB患者耐受性更好,但与前列腺体积及PSA水平无关。因此,仍需要更多的临床研究来确定哪些患者更能从抗毒蕈碱联合治疗中受益。

7. **治疗新进展** 近来,有关研究显示抗毒蕈碱制剂联合磷酸二酯酶抑制剂5(PDE5-I)可能是个值得考虑的选择。PDE5-I可以增加一氧化氮在平滑肌中的浓度,可以松弛前列腺,就像对阴茎和膀胱颈的作用一样。尽管缺乏长期随访,以及潜在的对心血管系统的影响,已经有研究表明这类药物可以改善某些患者的储尿期和排尿期LUTS症状。但近期一项包括北美、欧洲及澳大利亚50个中心的双盲、安慰剂对照多中心研究中,没有发现PDE5-I对于储尿期LUTS症状有治疗作用。

另一个潜在的治疗选择是β3受体激动剂。以前认为,这类药物仅影响在OAB患者非排尿期逼尿肌过度活动的频率,对逼尿肌活动幅度没有影响。但最新的研究表明,β3受体激动剂有明确的松弛逼尿肌作用。近年来β3受体激动剂已在全球范围内大规模应用,也已在国内上市,相关的临床应用请详阅本书OAB章节。

从以上研究来看,男性急迫性尿失禁属于OAB症状,而OAB症状属于LUTS。LUTS的发生随年龄及BPH产生的BOO而增加。对于LUTS的排尿期症状,应用传统的BPH治疗有良好的效果,但对储尿期症状作用不明显,这就需要考虑采用抗毒蕈碱制剂,单药或联合治疗。从大量的药物研究结果看,抗毒蕈碱制剂与α受体阻滞剂联合治疗,对于BOO合并OAB症状有良好的效果,安全性良好,尿潴留的风险很小。

第四节 男性压力性尿失禁

在自然状况下,男性压力性尿失禁发生率很低,已经被社区流行病学调查所证实。因此,男性压力性尿失禁主要发生因医源性或创伤所造成,其中,前列腺癌根治术后尿失禁是最常见的病因。

前列腺癌根治术后尿失禁的发生率,有很多文献报道,差异很大,从5%直至87%。发生率差异如此之大的原因有以下几方面:

1. 历史因素,前列腺癌发病率越来越高,手术数量越来越多,手术医师的技术越来越熟练,因此,越是近期的文献,报告的尿失禁发生率越低。

2. 随着医学技术的进步,前列腺癌根治术的方式越来越多,从传统的开放手术,到腹腔镜手术,直至近年来越做越多的机器人辅助前列腺癌根治术,手术方式不同,尿失禁的发生率也可能不一样。

3. 前列腺癌根治术手术较复杂,学习曲线较长,手术的熟练程度不一样,有些著名癌症中心的前列腺癌专家,手术后患者的控尿率可达惊人的91%~98%。

4. 不同的医师对前列腺癌根治术后尿失禁的认识不同,没有一个标准的定义和诊断标准,这可能是最重要的一点。

一、发病机制

前列腺癌根治术后尿失禁的风险来源于术前因素(年龄,术前控尿状态等),术中因素(手术技术,医师的经验等)和术后因素。更好地理解和掌握男性盆腔解剖,可以减少术后尿失禁的发生。Walsh 革命性的改良了前列腺癌根治术的手术方式,正是由于保留了血管神经束,不但使患者术后性功能得以保留,术后控尿率也得到了显著改善。

迄今为止,前列腺癌根治术后尿失禁的病因仍不十分清楚,但是,膀胱颈功能的损害,术中神经和括约肌的损伤,可能是几个重要因素。尿道括约肌的功能损害不仅由于肌肉的直接损伤,还可能由神经支配受损所导致。近来的研究表明,前列腺癌根治术后,固有括约肌损害,男性控尿系统的完整性遭到破坏,即使括约肌的功能本身是好的,仍然会导致尿失禁。

功能性尿道长度是维持括约肌功能的重要因素。有研究表明,最小功能性尿道长度应大于28mm,因此,术中尽量保留尿道可以减少术后尿失禁的发生。此外,有文献报道保留膀胱颈也可以增加术后早期控尿率。虽然为了减少前列腺癌根治术术后尿失禁,外科医师为此做了很多尝试和改良,例如保留膀胱颈,膀胱颈重建,尿道周围悬吊,后壁横纹括约肌重建,前壁和后壁联合重建,保留盆筋膜,前壁全保留,保留神经等,但这些术式的效果不一,证据不足,目前仍没有一个公认的能够确切提高控尿率的改良式式。

二、诊断与评估

显而易见,前列腺癌根治术后尿失禁严重影响患者的生活质量,患者要求控尿,得以回归社会的愿望十分强烈。对压力性尿失禁精确的诊断和评估非常重要,因为这是正确的治疗的前提。然而,目前仍然缺乏公认的对于前列腺癌根治术后尿失禁的评估方法。欧洲泌尿外科学会对于男性尿失禁的评估推荐采用两步法。初步的评估包括病史,对于症状的客观评估,体格检查包括直肠指诊和骶区的神经系统检查。此外,需要追加的检查还包括超声(测量残余尿量),尿液分析,尿失禁问卷(推荐 ICIQ-SF,比较简便实用)以及尿垫试验。就诊断精确性来说,24h 尿垫试验最

好,但在临床应用中,1h 尿垫试验最常用,因其简便实用。在初步的诊断评估后,就可以进行一线保守治疗。如这些治疗在 8～12 周后证明无效,则需要进行第二步的诊断评估,包括膀胱镜或尿动力学检查,需要考虑外科治疗,诊断流程见图 8-4-3。

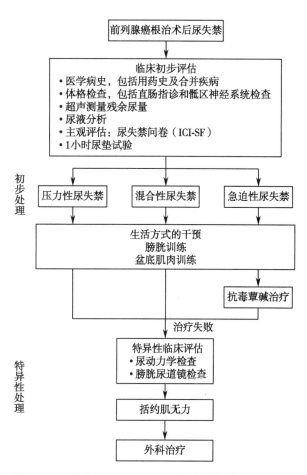

图 8-4-3 前列腺癌根治术后压力性尿失禁诊断和处理流程

三、保守治疗

保守治疗是前列腺癌根治术后尿失禁的一线治疗,尤其在术后 6～12 个月内。保守治疗包括生活方式的干预(如限制液体摄入),盆底肌肉训练(pelvic floor muscle training,PFMT)结合或不结合生物反馈,膀胱训练等。其中,PFMT 是受到广泛推荐的治疗方式。目前对于前列腺癌根治术后尿失禁保守治疗的研究存在很多问题,现有的研究往往既不随机,又缺乏对照,缺乏标准的治疗流程,甚至对于尿失禁及控尿的定义也不统一。因此,在保守治疗前列腺癌根治术后尿失禁方面,循证医学证据要弱于女性压力性尿失禁。

1. PFMT- 生物反馈 - 电刺激 - 行为治疗　PFMT，即"Kegel 练习"，最早由 Kegel 推广，可以在术前或术后立即开始。其开始的最佳时间，练习持续时间及每次练习的收缩次数仍没有确定的标准，但大多数专家认为，应该在拔除尿管后立即开始，每天多次训练，应持续数月直至见效。有研究发现，PFMT 甚至对男性持续性压力性尿失禁有效。有些泌尿外科专家推荐前列腺癌根治术前即开始 PFMT，因为有证据表明，术前开始训练的患者，在术后 3 个月的控尿率显著高于术后才开始训练的患者。而且，术前开始训练的患者，达到控尿的时间也早于术后开始训练者。但是，在术后 1 年时，差异又变得不那么显著（控尿率分别为 98.7% 和 88.0%），说明术前训练可能只是在术后早期起作用。

生物反馈是指采用适当的设备，在患者 PFMT 时提供声音或视觉的反馈，以帮助患者正确的训练。加入生物反馈后的 PFMT，其有效性在不同的研究中是相互矛盾的。很多研究表明生物反馈可以增加 PFMT 的有效性，但更多的研究持相反的观点。因此，对于是否在 PFMT 中加入生物反馈，没有定论。

多个研究证实，电刺激治疗对于尿失禁是无明显效果的。但近来一篇前瞻性随机研究表明，电刺激加生物反馈治疗在 8 周后达到控尿，而单纯 PFMT 组需要 13.88 周。

对于前列腺癌根治术后尿失禁患者，欧洲泌尿外科学会推荐减少液体摄入和膀胱刺激，但目前为止并没有确切的临床证据提示生活方式的干预有确切的作用。

2. 药物治疗　目前，没有任何药物被批准用来治疗前列腺癌根治术后压力性尿失禁。度洛多辛是一种 5- 羟色胺和去甲肾上腺素再摄取抑制剂，已经被证明在治疗女性压力性尿失禁中有效。近年来，也有关于度洛多辛治疗男性压力性尿失禁有效性的研究。Filocamo 等报告，度洛多辛对于 PFMT 有协同效应，其解释是 PFMT 和度洛多辛分别有独立的治疗靶点（盆底肌的支持和外括约肌增强）。安慰剂对照的随机试验显示，度洛多辛每日 80mg，服用 8 周即可明显改善控尿率，在 12 周时，尿失禁次数减少了 52.2%。度洛多辛的常见和可能导致停药的副作用是恶心，可以通过小剂量逐渐加量来缓解。需要指出的是，度洛多辛并没有被批准治疗前列腺癌根治术后尿失禁，属于超适应证范围用药。

在前列腺癌根治术后早期，可能逼尿肌过度活动也是尿失禁的发生原因，这些患者可以应用抗胆碱治疗，但是目前没有有证据的推荐意见。

四、外科治疗

经过保守治疗后，大约仍有 2%～5% 的前列腺癌根治术后尿失禁患者持续漏尿超过 1 年，这些患者推荐外科治疗。

1. 注射治疗　在近几十年，多种物质（如胶原，硅酮，自体脂肪，自体软骨细胞，聚糖苷 / 透明质酸共聚物）被作为填充剂进行尿道内注射，治疗压力性尿失禁。在内镜下用特殊的穿刺针将填充物环形注射于尿道括约肌或其远端的黏膜下，使尿道黏膜向腔内隆起，起到控尿作用。总体来说，短期效果良好，但长期效果较差，因为诸如胶原，自体脂肪，自体软骨细胞等很快会迁移。另外，胶原还会引起过敏反应。Westney 等报道胶原注射后的有效时间为 6.3±8.14 个月，完全控尿率仅 17%。有几个研究显示，特氟龙注射的控尿率为 17%～76%，但后来发现特氟龙在动物实验中可以迁移至淋巴结、脾、肺和脑，已停止应用。

目前应用的注射材料包括聚糖苷 / 透明质酸共聚物（deflux），热解碳微球（durasphere），聚二甲硅氧烷（macroplastique）。这些材料迁移很慢，并且不会危害其他器官。同样的，短期疗效很好，但要达到满意的长期疗效就需要再次注射。

注射治疗的主要副作用是排尿困难，尿潴留及泌尿系感染。注射填充物一般不影响之后的人工尿道括约肌植入，但注射后的炎症反应可能会导致冰冻尿道。

2. 干细胞治疗　首个自体成肌细胞及成纤维细胞注射治疗男性前列腺癌根治术后尿失禁由 Strasser 于 2008 年报道，共 63 例患者，控尿率达到 65%，另外有 27% 患者有改善。但并没有其他研究证实。实际上，由于涉及复杂的伦理问题，很多相关治疗已经停止。

3. 男性吊带　首个男性吊带术式在 20 世纪 70 年代早期由 Kaufman 报道，但由于成功率很低而并发症率很高，并没有得到满意的疗效。随着技术的进步和新材料的出现，目前男性吊带对于括约肌功能存在，未行放疗的前列腺癌根治术后轻、中度压力性尿失禁患者来说，不失为一个疗效不错的治疗选择。男性吊带术式的基础在于被动的，半环形尿道压迫或球部尿道的重置。由于吊带不会影响尿道背部的血流，因此尿道萎缩的风险大大小于人工尿道括约肌。男性吊带有许多改良术式，包括不同弹性的材料，不同的外科入路，不同的吊带位置及不同的固定方法。

（1）骨锚式吊带（bone-anchored sling systems）：InVance 吊带，采用硅涂层聚酯材料，通过经会阴切口放置于球尿道下方，用钛螺钉固定于坐骨耻骨支，每侧 3 枚螺钉。骨锚式吊带最早报道于2001 年，16 例患者控尿率达到 88%，无并发症。Onur 等报道一组 46 例患者，成功率高达 97%，他们推荐骨锚式吊带仅适用于轻到中度尿失禁。Rajpurkar 等报道另一组 46 例患者，治愈率仅为37%。对于放疗后患者，骨锚式吊带并不适合，治愈率仅为 25%。这种术式的并发症包括会阴疼痛，残余尿增多，尿潴留等，少数由于感染或固定螺钉松脱而需要取出吊带。骨锚式吊带失败后，仍可行人工括约肌植入术，而且并不影响疗效。

（2）可调式吊带（readjustable sling systems）：目前可调式吊带有 Argus 和 Remeex 两种。

Argus 吊带是一种不透 X 线的硅酮泡沫软垫，轻柔压迫球尿道。通过耻骨后或经闭孔途径植入，对肥胖患者更有优势。控尿率可达 65%，近期的前瞻性研究显示对于中、重度压力性尿失禁的疗效高达 79%。并发症主要为会阴疼痛，以及感染或尿道、膀胱和腹壁的侵蚀而取出吊带。

Remeex 吊带是一种可调式尿道下吊带，吊带两端分别与两根牵引线相连，经皮于耻骨上 2cm腹直肠筋膜处永久放置一调节器，与牵引线相连。此吊带置入后，可通过外部操作调节张力。此术式由 Sousa-Escandō 于 2004 年首先报道，仅 6 例患者，5 例治愈。一项欧洲多中心研究，51 例患者，平均随访 32 个月，治愈率为 64.7%。但与 Argus吊带相比，Remeex 吊带术后至少需要再调节一次才能达到以上的效果。而且，其术后会阴不适发生率较高，也有术中膀胱损伤及术后感染或侵蚀导致吊带取出的报道。

（3）功能性尿道后吊带（functional retroure-thral sling）：AdVance 吊带是一种新型的创新性吊带悬吊术，第一次提供了一种非梗阻性，功能性的治疗途径。其他吊带以及人工括约肌，其控尿的原理均为压迫尿道。而尿道后吊带，从尿动力学研究来看，并没有产生尿道梗阻。此种吊带可以调整由于前列腺癌根治术所造成的解剖改变，使括约肌周围松弛和下降的支持组织回到术前的位置，从而得以控尿。AdVance 由 Rheder 和Gozzi 于 2007 年首先报道。20 例患者，治愈率（不需使用尿垫）为 40%，改善率（每天使用 1～2块尿垫）为 30%。最新的 67 例患者的治疗表明，治愈率和改善率分别为 52% 和 38%。

（4）Pro-ACT 吊带：这是一种可调节的吊带，可通过逐步调节获得与尿道最佳的结合。有两个球囊置于膀胱颈两侧，与置于阴囊的钛容器相连，容器内有液体，可调节球囊大小。术后调节非常简便，只需通过局麻即可实施。Pro-ACT吊带最早由 Huebner 和 Schlarp 于 2005 年报道。117 例患者，平均随访期为 13 个月，改善率为92%，治愈率为 67%。2 年后，生活质量评分改善近一倍。球囊调节平均为 3 次。尿垫使用从每天平均 6 块减少至 1 块。有 32 例患者需要再次置入吊带，成功率仍然达到 75%。Gregori 等报道采用 B 超引导的球囊置入，显示可以减少并发症。对于放疗后患者不推荐使用 Pro-ACT 吊带，因为并发症高而疗效不满意。

目前常用的男性吊带临床结果见表 8-4-3。

4. 人工尿道括约肌（artificial urinary sphinc-ter，AUS） 人工尿道括约肌目前仍然是外科治疗男性压力性尿失禁的"金标准"。首次报道在1972 年，型号之后经过数次改进，至 1987 年达到令人满意的成熟的型号，并沿用至今。之后除一些小改进（如抗菌涂层）外，在技术上没有大的改进。目前也还有一些其他类型的人工尿道括约肌，如 FlowSecure 和 Zepuyr ZSI 375 等，但仅有少量的文献报道了一些初步的结果。据估计，在世界范围内，大概有超过 150 000 患者接受了人工尿道括约肌植入，其中绝大部分为 AMS-800。当然，价格昂贵，手术创伤较大以及需要有经验的外科医师操作是人工尿道括约肌存在的几个问题。高感染率，尿道受压导致尿道高萎缩率也限制了人工尿道括约肌的应用。

表 8-4-3 目前常用男性吊带临床结果

吊带	首次报道临床应用	成功率	常见并发症			感染/取出	随访/月
			尿潴留	会阴痛	尿急		
InVance	2001	66%~79%	6.6%	16%~22%	0%~4.4%	2%~3%	36~48
Argus	2006	72%~87%	10%	61%	未知	6%~11%	27~35
Reemex	2007	64.7%~75%	0~36%	大部分	0	3.8%	18.6~32
AdVance	2007	76.8%	9%	50%	0.6%	0.6%	36

目前，AMS-800 的成功率高于其他外科治疗，长期随访结果也令人满意。年龄不是人工尿道括约肌的限制因素，即使超过 75 岁的老年人，其成功率也很高。文献荟萃分析结果表明，AMS-800 的治愈率（完全不使用尿垫）为 4.3%~85.7%，改善率为 61%~100%，平均 79%。

2003 年，Wilson 等报道了一项新的植入技术，仅采用单阴囊切口，将调节水囊置于耻骨后间隙，使得手术变得简单易行，手术时间也大大缩短。这组 37 例患者治愈率达到 66%。随访 1 年，并发症与传统术式相比没有增加。对于放疗或冷冻治疗后等高危患者，单切口术式也并不增加并发症。但目前来说，大部分医师仍然选择双切口术式。

人工尿道括约肌的副作用主要为感染/侵蚀，发生率为 8.5%（3.3%~27.8%）；机械故障，发生率为 6.2%（2.0%~13.8%）；尿道萎缩，发生率为 7.9%（1.9%~28.6%）。发生这些并发症，都可以导致人工括约肌的取出和再植入。

综上所述，男性压力性尿失禁在普通人群中发生率很低，主要发生于前列腺手术后的患者。就国内来说，随着生活水平不断提高，人均寿命越来越长，前列腺疾病特别是前列腺癌的发病率会越来越高。可以想象，前列腺癌根治术会越做越多，医源性男性压力性尿失禁也会逐渐受到重视。笔者认为，对于轻、中度压力性尿失禁患者，行为治疗和盆底肌肉训练是最适合的。对于重度患者或保守治疗无效，而对于生活质量有较高要求的患者，应考虑手术治疗。遗憾的是，前文所述的男性吊带及人工括约肌，由于各种原因，进入国内较晚，导致国内相关领域基本还是空白。可喜的是，目前国内有些医院和医师已经开始进行相关的手术和治疗。相信随着男性压力性尿失禁理念的不断推广，会有更多泌尿外科医师重视

这个领域，在不久的将来，也会出现我们自己的经验和结果。

第五节 充溢性尿失禁

充溢性尿失禁是一种特殊类型的尿失禁，是由于膀胱内大量残余尿，超过了膀胱容量而从尿道溢出。在男性，多由老年 BPH 或神经源性膀胱造成。

BPH 造成的充溢性尿失禁，主要症状为尿失禁多发生于夜间，患者往往主诉夜间遗尿。白天偶有遗尿。由于多为慢性尿潴留，患者往往感觉排尿困难并不明显，自述排尿尚可。此类患者 B 超检查发现膀胱内大量残余尿，一般超过 300ml，有些患者还可发现双肾积水，多为轻至中度，少数重度肾积水患者可有肾功能不全。

对于充溢性尿失禁的处理，首先是留置尿管，膀胱持续引流。在此阶段，不要嘱患者夹闭尿管，定时开放，而应持续开放尿管引流。因为由于长期慢性尿潴留，膀胱逼尿肌失代偿，只有充分引流，才能尽快使逼尿肌功能恢复。引流至少 1~2 个月，多数患者肾积水可以消失，肾功能恢复正常。此时可行尿动力学检查，多数患者膀胱逼尿肌功能恢复，应考虑外科治疗。需注意的是，少数患者逼尿肌受损严重，需较长时间恢复。笔者曾诊治一名充溢性尿失禁患者，膀胱引流后 8 个月逼尿肌功能才恢复。对于此类患者，需要耐心等待其恢复。

膀胱逼尿肌失代偿严重，功能无法恢复的，则需要长期膀胱引流，推荐耻骨上膀胱造瘘，定期更换造瘘管。对于行动自如的患者，或家庭护理条件良好的，间断清洁自家导尿是一个很好的治疗方法。

（肖云翔 陈宇珂）

参 考 文 献

[1] Shamliyan TA, Wyman JF, Ping R, et al. Male urinary incontinence: prevalence, risk factors, andpreventive interventions. Reviews in urology, 2009, 11(3): 145-165.

[2] Roehrborn CG. Male lower urinary tract symptoms (LUTS) and benign prostatic hyperplasia(BPH). Med Clin North Am, 2011, 95(1): 87-100.

[3] Yamaguchi O, Aikawa K, Shishido K, et al. Place of overactive bladder in male lower urinary tract symptoms. World J Urol, 2009, 27(6): 723-728.

[4] Athanasopoulos A, Chapple C, Fowler C, et al. The role of antimuscarinics in the management of men with symptoms of overactive bladder associated with concomitant bladder outlet obstruction: an update. Eur Urol, 2011, 60(1): 94-105.

[5] Kaplan SA, Roehrborn CG, Abrams P, et al. Antimuscarinics for treatment of storage lower urinary tract symptoms in men: a systematic review. Int J Clin Pract, 2011, 65(4): 487-450.

[6] Bauer RA, Bastian PJ, Gozzi C, et al. Postprostatectomy incontinence: all about diagnosis and management. Eur Urol, 2009, 55(2): 322-333.

[7] Aa FVD, Drake MJ, Kasyan GR, et al. The artificial urinary sphincter after a quarter of a century: a critical systematic review of its use in male non-neurogenic incontinence. Eur Urol, 2013, 63(4): 681-689.

[8] Adamakis I, Vasileiou I, Constantinides CA, et al. The treatment of iatrogenic male incontinence: latest results and future perspectives. Rev Recent Clin Trials, 2013, 8(1): 36-41.

[9] Tyritzis SI, Katafigiotis I, Constantinides CA, et al. All you need to know about urethrovesical anastomotic urinary leakage following radical prostatectomy. J Urol, 2012, 188(2): 369-376.

[10] Kenana M, Al A, Sarah S, et al. Implantable systems for stress urinary incontinence. Ann Biomed Eng, 2017, 45(12): 2717-2732.

第五章　膀胱颈梗阻

原发性膀胱颈梗阻（primary bladder neck obstruction，PBNO）指排尿时逼尿肌收缩但膀胱颈不能开放而导致排尿困难的一种病症，梗阻的组织成分多指膀胱颈部平滑肌成分而非良性前列腺增生，因此对男性而言多指年龄小于 50 岁且无良性前列腺增生并合并有膀胱出口梗阻的患者；对于女性而言，因为无良性前列腺增生，膀胱颈梗阻的机制更为单纯，多指膀胱颈平滑肌增厚或张力过高导致梗阻。

第一节　流行病学

由于 PBNO 的诊断并无统一标准，而且尿道狭窄或与手术及外伤相关的膀胱颈瘢痕性挛缩等也有类似的症状和表现，因此很难进行基于社区的原发性膀胱颈梗阻的流行病学研究。现有的流行病学资料多来自特殊人群的研究，如 Kaplan 等对 137 例 50 岁以下有排尿困难的男性进行尿动力学分析发现 54% 为原发性膀胱颈梗阻。Nitti 等在另一研究中发现，18～45 岁有下尿路症状的男性中，经尿动力学检查证实 47% 存在 PBNO；而我国台湾一组数据显示，55 岁以下下尿路症状伴尿流率下降者，经尿动力学检查证实 33% 为 PBNO。以上研究显示对于有下尿路症状伴排尿困难的男性（即除外良性前列腺增生、外伤性尿道狭窄和逼尿肌功能障碍等器质性因素），原发性膀胱颈梗阻可能是导致其症状的主要原因之一。但对女性而言，本病可发生于任何年龄，以老年者居多，年龄越大发病率越高，女性患者发病率年龄多在 30 岁以上，且多发生于已婚生育过的妇女，在女性排尿异常疾病中占 2.7%～8.0%。

第二节　病因及发病机制

目前 PBNO 真正的病因并不清楚，但从发病机制看存在两种梗阻机制：一是膀胱颈平滑肌张力过高或肥厚导致膀胱颈开放不良。早年也有学者提示可能与膀胱颈部慢性炎症有关，长期的慢性炎症导致膀胱颈组织内胶原纤维增多而出现梗阻；另一种机制猜测交感神经过度兴奋导致膀胱颈处于协同失调状态，因此很多患者膀胱镜检查并无明显异常，但在同步影像显示逼尿肌收缩时膀胱颈则处于关闭状态。也有学者提出起括约肌作用的尿道周围横纹肌可延伸至膀胱颈而导致膀胱颈梗阻，但临床中并未发现此类患者膀胱颈处存在横纹肌的证据。

第三节　病理生理改变

膀胱颈是指由尿道内口向尿道内延伸约 1～2cm 长的一段管状结构。膀胱颈在排尿和尿控过程中发挥重要作用，但其具体作用机制仍不很清楚。膀胱颈由交感神经和副交感神经共同支配，交感神经分布在内肌层和围绕男性射精管的肌层。由交感神经支配的肌层的强有力的收缩可防止男性逆行射精，在尿道外括约肌缺乏时维持尿液的控制。副交感神经分布在膀胱颈的外肌层，其有抑制交感神经的作用，与交感神经的被抑制和排尿期的膀胱颈开放有关。膀胱颈在排尿期间是主动松弛还是被动张开目前还不清楚。膀胱颈梗阻后，主要病理生理改变发生在膀胱及其上尿路。膀胱颈梗阻时，膀胱为了克服出口的压力被迫增加膀胱压力以帮助排尿，出现膀胱肌肉代偿性肥大，膀胱黏膜表面形成小梁，进一步膀胱黏膜自分离的逼尿肌肌束之间向外突出而形成憩室，憩室内尿液排空不畅，易继发结石、感染和肿瘤；如果膀胱颈梗阻没有及时解除，膀胱通过增加收缩力和膀胱内压力仍不能使尿液完全排空，则出现膀胱失代偿，膀胱腔逐渐增大，过度扩张的膀胱可最终导致膀胱收缩无力；由于梗阻造成排尿期膀胱压力升高，当排尿期膀胱压高于19.6kPa（200cmH$_2$O）时，将影响输尿管排空并逐渐出现上尿路扩张积水，肾积水逐渐加重，并出现慢性肾功能不全的表现。

第四节 评 估

一、临床表现

PBNO 的临床表现多为复杂的下尿路症状，表现为排尿费力、尿流细小、射出无力、分段排尿、排尿淋漓、尿潴留及充溢性尿失禁等。患者往往以长期尿频尿急等储尿期症状为主诉，甚至被诊断为腺性膀胱炎或黏膜白斑等一些继发于梗阻的膀胱慢性炎症病变。如详细询问病史，能发现明显的排尿期症状；由于梗阻的存在常合并感染，因此男性患者也多被误诊为前列腺炎而女性则误诊为泌尿系统感染，尽管抗生素常有效，但因不被认识的膀胱颈梗阻存在使得感染反复发作而导致病情愈发复杂难懂；梗阻严重者可出现急性或慢性尿潴留。

因此在临床中遇到反复或顽固性慢性前列腺炎患者，或反复泌尿系统感染的女性，需进一步询问患者的排尿情况，一旦患者主诉有排尿困难，或对这类患者均进行尿流率检查，不难发现排尿困难的原因，但是否为 PBNO 还需做进一步的影像尿动力学检查；而对无任何神经系统病变和尿道器质性病变的急性或慢性尿潴留患者均应行影像尿动力学检查以明确诊断。

二、检查

1. 尿流率及残余尿量测定 尿流率和残余尿量测定是评估排尿功能的筛选性无创检查，对男性而言如果有效最大尿流率（即排尿量在150ml 以上）≤15ml/s，女性低于 20ml/s 均提示患者可能存在排尿功能减低的问题；而无论男性或女性残余尿量均不应大于 50ml。但尿流率或残余尿量本身并不能区分排尿功能障碍是梗阻所致或逼尿肌收缩力低下而为，因此一旦发现尿流率或残余尿量不正常，应进一步行尿动力学检查。

2. 尿动力学检查 普通尿动力学检查（即非

影像同步尿动力学）能有效区分排尿功能障碍的两大原因，即逼尿肌收缩力减低或膀胱出口梗阻。但无同步影像则难以区分梗阻的原因或解剖水平，而此点对 PBNO 的诊断尤为重要。另一个需要关注的问题是，目前用于判断有无梗阻的尿动力学参数：压力流率测定，是基于男性尿道的特征所建议的数学模型而建立，仅适用于男性膀胱出口阻力的评估。而女性尿道短粗，其正常尿道的阻力现状与男性明显不同，尽管也可以采用压力流率参数判断出口阻力情况，但判断梗阻状态的参数数值显然会与男性有明显差异。尽管目前有关女性膀胱出口阻力判断的研究常有报道，但国际上对此并无共识。

（1）男性影像尿动力学评估：有关尿动力学检查的技术细节并非此文描述重点。对于有排尿功能障碍（即尿流率减低或残余尿量增多）男性，如果并非处于良性前列腺增生的年龄，影像尿动力学检查的主要目的是：①储尿期膀胱顺应性是否良好，是否存在逼尿肌过度活动，膀胱感觉是否正常；②排尿期逼尿肌收缩力是否良好；③排尿期膀胱出口阻力是否处于梗阻状态；④通过同步影像判断，如压力流率显示膀胱出口处于梗阻状态，则梗阻的水平位于膀胱颈或尿道其他部位。通过对逼尿肌收缩功能或梗阻解剖水平的评估，基本可以明确，一旦梗阻解除患者的排尿功能是否能有所恢复。

男性膀胱颈梗阻的影像尿动力学表现：对于有 PBNO 的患者，因长期得不到诊治，多数患者存在一定的焦虑，而在行尿动力学检查时难以诱发排尿期逼尿肌反射，操作者应耐心诱导，并给予患者良好的隐私环境才能获得准确的尿动力学结果。图 8-5-1 为男性 PBNO 患者经典的影像尿动力学图形。

男性，38 岁，排尿困难多年并留置尿管。膀胱镜检查，F24 镜鞘插入顺利，膀胱颈略抬高，并无膀胱颈挛缩。影像尿动力学显示：储尿期逼尿肌稳定，排尿期逼尿肌收缩过强，P-Q 图提示为膀胱出口梗阻，排尿期逼尿肌收缩接近最大时同步影像显示膀胱颈未开放，提示为膀胱颈梗阻所致排尿困难。膀胱颈内切开后 3 年随访，最大尿流率 33ml/s，无残余尿，无尿频尿急，无排尿困难，无逆行射精。

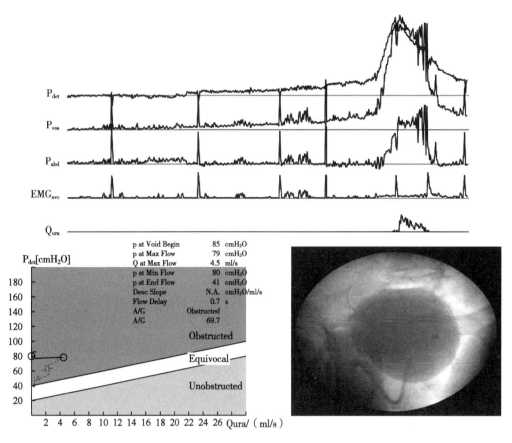

图 8-5-1 男性膀胱颈梗阻影像尿动力学图形

（2）女性膀胱颈梗阻的影像尿动力学检查：女性尿动力学检查最大问题在于膀胱出口梗阻判断的标准与男性不同。P-Q 图作为膀胱出口梗阻诊断的"金标准"并不完全适用于女性，因为 P-Q 图是基于男性尿道而建立，而女性尿道通常阻力远低于男性，如采用 P-Q 图判断将导致很多存在梗阻的女性患者而出现假阴性现象。Axelrod 及 Blaivas 曾建议逼尿肌压力至少大于 20cmH$_2$O 时，最大尿流率低于 12ml/s 即可诊断女性膀胱出口梗阻。Blaivas 于 2000 年再次提出了采用 Blaivas-Groutz 图用于判断女性膀胱出口梗阻，如图 8-5-2 所示，纵坐标为最大逼尿肌压力，而横坐标则以自由尿流率取代通常的同步尿流率。从该图可以看出逼尿肌压力达到 20cmH$_2$O 时，最大自由尿流率应该超过 12cmH$_2$O，否则可诊断为膀胱出口梗阻。由于 Blaivas-Groutz 图为根据女性尿道特征设计的经验公式图形表达，更能反映女性尿道阻力特点，近年来也越来越被人们所认可。

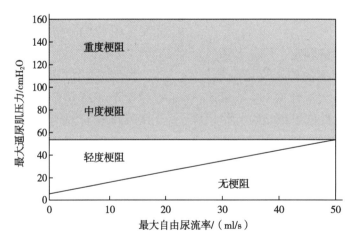

图 8-5-2 女性膀胱出口阻力判断标准：Blaivas-Groutz 图

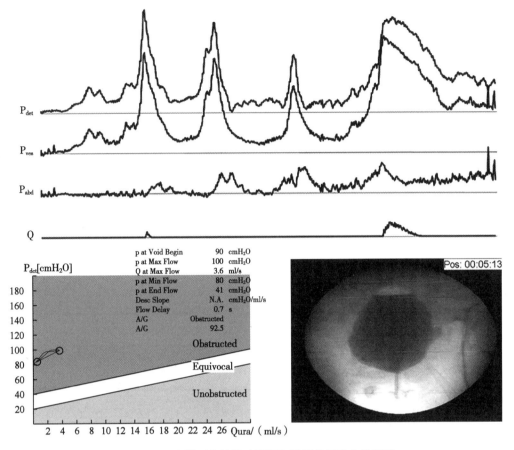

图 8-5-3 女性原发性膀胱颈梗阻的影像尿动力学图形

Blaivas-Groutz 图仅解决了女性膀胱出口梗阻的判断，如需对女性梗阻的解剖部位进行判断仍应行影像尿动力学检查。图 8-5-3 为典型的女性 PBNO 影像尿动力学检查结果，如图所示，逼尿肌收缩至最大时膀胱颈并未开放，提示为膀胱颈梗阻。尽管只有同步尿流率数据，由于患者最大逼尿肌收缩压超过 150cmH$_2$O，应提示有明显的膀胱出口梗阻，结合同步影像，梗阻部位应该在膀胱颈。

储尿期逼尿肌过度活动，排尿期逼尿肌压力超过 150cmH$_2$O，同步透视显示逼尿肌压力接近最大时膀胱颈不开放，提示存在膀胱出口梗阻，而同步透视显示梗阻部位位于膀胱颈。

由于女性膀胱出口梗阻更为常见的原因为尿道中远段狭窄，通过同步影像鉴别女性膀胱出口梗阻的解剖水平显得更为重要（图 8-5-4）。

3. **实验室检查** 实验室检查多为术前一般状况的评估，对该病本身并无诊断意义，其中包括肝肾功能及尿液分析等。对于膀胱出口梗阻的患者，常合并泌尿系统感染，因此尿常规显示有红白细胞者应行尿细菌学检查。严重梗阻而影响上尿路功能者应行肝肾功能检查。

4. **影像学检查**

（1）泌尿系统超声：筛选性影像学检查。主要了解上尿路情况，有无残余尿量及前列腺大小等可能与下尿路梗阻有关的病症。

（2）静脉肾盂造影检查：可更为精细判断上尿路及膀胱的形态。

（3）CT 扫描：用于除外可疑盆腔器官疾病造成的下尿路梗阻。

三、诊断

原发性膀胱颈梗阻的诊断依据详尽的病史收集，在错综复杂的下尿路症状病史中要辨别患者存在排尿困难症状，通过尿流率及残余尿量两种有效的筛选性检查了解患者的排尿功能，一旦这两种筛选性检查提示存在排尿功能障碍，影像尿动力学检查多能做出准确的判断。

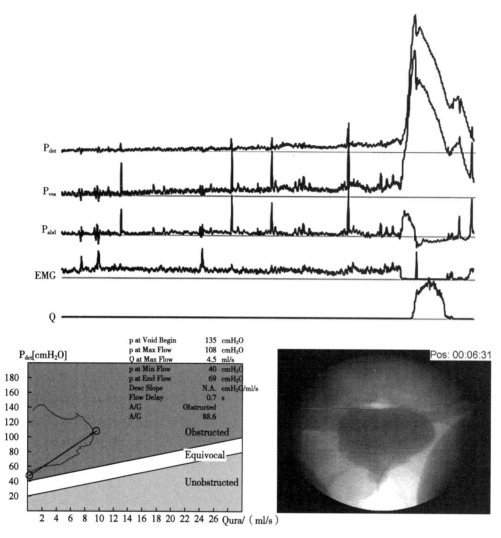

图 8-5-4 女性中远段尿道狭窄的影像尿动力学检查

如图所示,排尿期逼尿肌收缩超过 100cmH₂O,逼尿肌收缩接近最大时,膀胱颈明显扩张,但中远段尿道明显狭窄。该病治疗主要以尿道扩张为主,因此通过影像尿动力学鉴别女性膀胱出口梗阻的解剖水平显得尤为重要

四、鉴别诊断

1. **逼尿肌收缩功能受损** 逼尿肌功能受损的尿动力学诊断有一定的难度,首先需要鉴别逼尿肌不能收缩是检查时排尿环境所致或确实存在逼尿肌反射不能,简单的鉴别方法是:①要了解患者有无可能造成逼尿肌不能收缩的神经系统疾病;②要了解平时的排尿状态,如果患者平时排尿时多用腹压,则尿动力学检查时逼尿肌不能反射可能存在逼尿肌功能严重受损情况;③对女性而言,要获得女性的自由尿流率情况,如果自由尿流率极高,尿动力学检查时因尿道阻力过低而逼尿肌的功能多反映到排尿的动能上(即尿流率),而逼尿肌压力则难以因此升高(势能较低)(图 8-5-5),因此对女性而言,只有自由尿流率较低时,尿动力学检查发现逼尿肌收缩压力过低(一般低于 20cmH₂O)才可做出逼尿肌收缩受损的判断(图 8-5-6);④对女性患者而言,如果一般尿动力学检查一时难以判断逼尿肌收缩功能,可以行逼尿肌等容收缩压测定(即在排尿时突然压迫尿道口而阻断尿流),等容收缩压可迅速升高至 90cmH₂O 以上,提示该女性患者逼尿肌收缩储备功能基本正常。

无论什么机制引起的膀胱出口梗阻,长期梗阻会导致逼尿肌功能的严重受损,但尿动力学本身在逼尿肌收缩力明显减低时(或不收缩时)是难以判断膀胱出口阻力状况,但从经验上看,只要逼尿肌期相性收缩存在,逼尿肌压力超过 20cmH$_2$O,梗阻解除均有助于患者排尿功能的恢复。

2. 尿道狭窄 无论男性或女性尿道狭窄通常经膀胱镜即可获得诊断。但影像尿动力学能提供更为有用的信息,如 P-Q 图提示膀胱出口梗阻

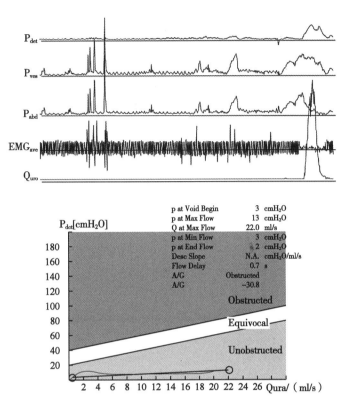

图 8-5-5 排尿功能正常的女性尿失禁患者,从图中可以看出,该患者最大尿流率极高,此时尽管逼尿肌反射能诱导而出,但因尿道阻力过低,逼尿肌压力升高并不明显

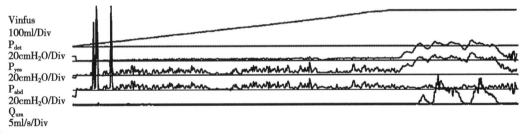

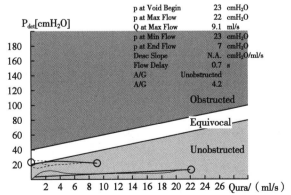

图 8-5-6 女性逼尿肌收缩力受损

尿流率明显减低,逼尿肌收缩力也未明显升高,提示患者尿流率减低的主要原因与逼尿肌收缩力受损有关

可确定该尿道狭窄是否导致了尿道阻力增加至梗阻的程度；或可评估排尿期逼尿肌收缩功能。同步影像对女性尿道狭窄有特殊的诊断作用，如图所示（图8-5-4），女性尿道中远端狭窄往往与盆底肌痉挛有关，此时膀胱镜检查并不一定能发现明显的尿道狭窄，但排尿期尿动力学检查同步影像可清楚显示逼尿肌收缩接近最大时，膀胱颈过度扩张，尿道中远端成鸟嘴样狭窄。

3. **良性前列腺增生** 对良性前列腺增生的男性患者而言，是否引起膀胱出口梗阻需要经尿动力学才能做出诊断。但对于梗阻虽严重但前列腺体积偏小者，一般尿动力学检查却难以确定是良性前列腺增生所致或膀胱颈梗阻所为。1999年杨勇报道了良性前列腺增生尿动力学分析，以因排尿困难拟行TUR-P的患者为研究对象，前列腺体积30ml为界，尽管两组患者经尿动力学分析均存在梗阻且梗阻的分级相同，而30ml以上的良性前列腺增生患者其前列腺体积与梗阻分级成正相关，即前列腺体积越大梗阻越严重；而30ml以下良性前列腺增生患者其前列腺体积与梗阻分级无相关性，提示小前列腺增生患者梗阻的机制可能与BPH无关。在以上研究基础上，该研究小组随后报道了小前列腺增生随机行TUR-P联合膀胱颈内切开术的临床研究，结果显示TUR-P联合膀胱颈内切开组其术后IPSS评分（5.6分）明显低于单纯TUR-P组（13分），而TUR-P联合膀胱颈内切开组术后平均最大尿流率（24.7ml/s）明显高于单纯TUR-P组（12.8ml/s）。该研究进一步证实了小前列腺增生患者其梗阻的主要机制为膀胱颈梗阻。

4. **神经源性膀胱** 神经源性膀胱也是以排尿困难为主要主诉，常伴有尿失禁。神经源性膀胱多有明显的神经系统损伤病史。值得关注的是即使是神经源性膀胱也可能同时伴有膀胱颈梗阻，影像尿动力学能做出准确的判断。

第五节 治 疗

一、男性膀胱颈梗阻的治疗

1. **药物治疗** 主要药物为α-受体阻滞剂，其作用机制是通过松弛膀胱颈后尿道平滑肌而达到缓解或减轻膀胱出口梗阻的作用，以缓解或减轻患者排尿困难的症状。但并非适用于所有膀胱颈梗阻的男性患者。Yang等报道显示对于年轻男性原发性膀胱颈梗阻者，单纯α-受体阻滞剂治疗有效者仅占54.2%，接近一半患者并不能从药物治疗中受益，其中原因或与长期梗阻的膀胱颈出现慢性纤维化，或胶原过度沉积有关。而且药物即使有效也不能彻底消除膀胱颈梗阻，停药后膀胱颈梗阻多近期内即可出现。

2. **经尿道膀胱颈内切开术** 男性PBNO行经尿道膀胱颈内切开术后常见合并症为逆行射精，这对年轻且仍有生育要求的男性患者而言是个问题，也有研究显示单侧膀胱颈内切开术后发生逆行射精的可能性明显低于双侧。另一个担心的问题是勃起功能障碍，尽管从文献报道中看很少发生此类合并症，但膀胱颈两侧深度切开还是有可能伤及勃起神经。手术基本原则为以3，9点或5，7点为切开部位，切开长度为至前列腺窝中部，深度应直达包膜外脂肪。多选择一侧切开以避免逆行射精或勃起功能障碍，对于膀胱颈梗阻内切开后复发者建议两侧切开以便取得更好的疗效。对于年轻男性而言，通常不建议行前列腺切除术，因后尿道组织过多切除会明显增加术后逆行射精的风险。

二、女性原发性膀胱颈梗阻的治疗

1. **药物治疗** 主要药物也是α-受体阻滞剂。但女性原发性膀胱颈梗阻和男性比较属于比较罕见的疾病，相关的临床研究更少。Kumar等报道了有关女性原发性膀胱颈梗阻α-受体阻滞剂治疗的疗效，随访结果显示大约50%女性患者症状得到明显的缓解，最大尿流率从9.5ml/s升至15.1ml/s，但与正常女性比较，其尿流率的改善程度并非满意。

2. **经尿道膀胱颈内切开术** 女性膀胱颈内切开术的主要担忧是出现压力性尿失禁。这类合并症常常难以避免，但如果切开程度掌握恰当，发生率并不高。2014年张鹏等报道女性膀胱颈内切开术后发生压力性尿失禁并行尿道中段悬吊术者为5%左右，而发生膀胱阴道瘘为3.6%；几乎所有的患者排尿困难均得到明显的缓解；手术基本原则是膀胱颈3，9点或5，7点切开两侧膀胱颈，长度不超过 1cm，深度为完全切断膀胱颈环形纤维且达到脂肪层。

总之，无论男性或女性原发性膀胱颈梗阻均为比较少见，也是比较不为临床医生所熟悉的疾病。以 α- 受体阻滞剂为主的药物治疗尽管能缓解部分患者的症状，但并不能治愈该类疾病。彻底的治愈手段为经尿道膀胱颈内切开术，手术成功与否不但取决于手术基本原则的掌握，更需要包括影像尿动力学在内的准确诊断，最终才能获得良好的疗效。

（王行环）

参 考 文 献

[1] Nitti VW, Lefkowitz G, Ficazzola M, et al. Lower urinary tract symptoms in young men: videourodynamic findings and correlation with non-invasive measures. J Urol, 2002, 168（1）: 135-138.

[2] Yang SSD, Wang CC, Hseih CH, et al. α1-adrenergic blockers in young men with primary bladder neck obstruction. J Urol, 2002, 168（2）: 571-574.

[3] Blaivas JG, Groutz A. Bladder outlet obstruction nomogram for women with lower urinary tract symptomatology. NeurourolUrodyn, 2000, 19（5）: 553-564.

[4] 潘柏年, 陶然, 杨勇, 等. 经尿道治疗小前列腺增生引起的膀胱出口梗阻. 中华泌尿外科杂志, 2000, 21（5）: 291-293.

[5] Victor WNitti. Primary Bladder Neck Obstruction in Men and Women. Rev Urol, 2005, 7（Suppl 8）: S12-S17.

[6] Peng Zhang, Zhi-jin Wu, Ling Xu, et al. Bladder Neck Incision for Female Bladder Neck Obstruction: Long-term Outcomes. Urology, 2014, 83（4）: 762-767.

[7] 吴阶平. 吴阶平泌尿外科学. 济南: 山东科学技术出版社, 2004: 529-550.

[8] 黎玮, 张勇. 原发性膀胱颈梗阻. 国外医学: 泌尿系统分册, 2000, 20（1）: 41-42.

第六章 膀胱阴道瘘

第一节 概 述

膀胱阴道瘘（vesicovaginal fistula，VVF）指的是膀胱和阴道之间腔道的异常相联通。大多数膀胱阴道瘘由医源性损伤造成，除此之外先天发育异常、恶性疾病、炎症感染、放疗、外伤、局部缺血、分娩和其他多种原因也可导致。膀胱阴道瘘是泌尿外科最常见的瘘。一旦诊断为膀胱阴道瘘，患者应进行尿液的持续通畅引流，直至手术修复前。膀胱阴道瘘诊疗历史悠久，1663 年 Hendrik von Roonhuyse 首次描述了膀胱阴道瘘的外科治疗过程。1675 年 von Roonhuyse 被认为是首次成功完成膀胱阴道瘘手术的人。著名的妇产手术巨匠 James Marion Sims 在 1852 年首次描述了经阴道修复 VVF 的方法，而首例成功进行经腹入路的 VVF 修复则由 Trendelenburg 于 1888 年报道。Martiaus 于 1928 年首次提出转移皮瓣的方法。

第二节 流 行 病 学

发达国家和发展中国家 VVF 的病因不尽相同，发达国家 VVF 的主要病因是妇产科、泌尿科、盆腔手术术中损伤所致，其中以子宫切除最为常见，其他还包括盆腔手术、盆底重建手术、压力性尿失禁手术等。在发展中国家 VVF 常见的原因则是产程延长过程中胎头使阴道、膀胱、膀胱颈和尿道受压所致坏死。此种情况造成的盆底损伤往往严重和复杂，因盆底广泛受压缺血，术后修复难度也较大。梗阻性分娩损伤综合征被用来描述梗阻性分娩带来的复杂情况。放疗导致的 VVF 一般较大，组织条件差，修复极为困难。我国情况特殊，兼具发达国家及发展中国家 VVF 出现的特点，既有相对大比例外科术后医源性损伤现的特点，既有相对大比例外科术后医源性损伤

所致 VVF，在一些地方医院，也常见梗阻性分娩所致 VVF。因此，熟知各种病因所致的 VVF 具体修复方式的差异，有助于提高 VVF 修复成功率。

第三节 诊 断

典型的临床表现为持续阴道漏尿，但仅凭漏尿这一表现往往不能确定 VVF 的存在。较大的 VVF 往往使患者膀胱失去储尿功能而完全从阴道流出，但一些细小的 VVF 则可能表现为间断性的会阴区潮湿，腹压增加时或者体位改变时才出现漏尿或出现漏尿增加，这类表现往往不典型，需要借助其他的诊断手段来确定。

细致的查体，包括膀胱阴道的内镜检查，都对确诊 VVF 非常重要。大部分 VVF 可以在查体时观察到阴道前壁的瘘口，而少部分较深在者则无法观察到，只有借助于内镜的检查才可观察到具体位置。

此外，向膀胱内注入靛蓝、次甲基蓝等有色染料溶液，观察阴道内有无蓝色漏液可以帮助确定 VVF 存在的有无。若相对小的瘘口，可以向阴道内填塞干燥清洁纱布、按压膀胱、改变患者体位等提高漏液出现的概率。若反复检测阴道内纱布均未被染色，可以静脉注射靛蓝后重复阴道填塞检查，若出现近心端染色则提示输尿管阴道瘘。

膀胱镜检查是 VVF 诊断中至关重要的检查。成熟的瘘在膀胱镜下可观察到清楚的形态和边缘，而未完全成熟的瘘则可能因为组织水肿和炎症表现而看不清瘘口。常见的 VVF 膀胱内瘘口位于三角区远方，若瘘口距离输尿管开口位置较近，则需要高度怀疑同期的输尿管损伤（图 8-6-1、图 8-6-2）。膀胱镜下向窦道内留置导丝或输尿管导管有利于标记，对后续修补过程有帮助。

影像学检查方面，膀胱造影或排泄性膀胱尿

道造影,侧位 X 线拍片可以显示 VVF 的位置和形态(图 8-6-3)。

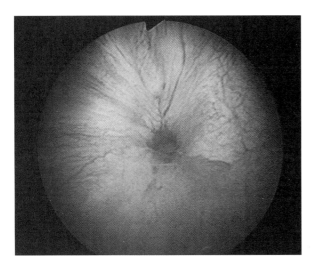

图 8-6-1　膀胱镜下瘘口

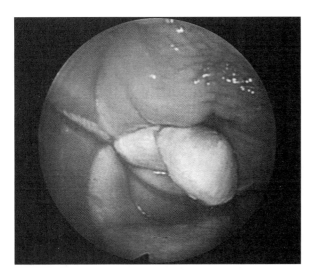

图 8-6-2　经阴道观察,巨大瘘口内异物结石

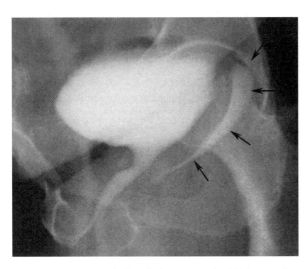

图 8-6-3　排泄期膀胱尿道造影,可见造影剂进入阴道

静脉尿路造影可以帮助评价上尿路,判断有无同期存在输尿管阴道瘘。若输尿管远端不显影,可进一步行逆行肾盂造影。

CT、MR 和超声也可用于 VVF 的评价,阴道内出现造影剂延迟显影则考虑存在 VVF。

术前尿培养有助于围手术期抗生素的选择。尿动力学检查对于评估患者瘘修补术前的膀胱尿道功能状态很重要,可选择应用。

第四节　治　疗

1. 保守治疗　对于一些不成熟的瘘,或者较小的瘘,可能通过留置尿管持续引流并且联合应用 M 受体阻滞剂保持膀胱的稳定,而获得治愈。

对于留置 3 周以上尿管检查发现窦道未能愈合并且有上皮生长于窦道内,这部分瘘仅依靠留置尿管无法获得治愈。

留置尿管可以联合电凝处理一部分瘘比较小的患者,内镜下以细小的电极从瘘的远端逐渐向近端烧灼,将整个窦道进行完整的电灼,瘘道边缘电凝成白色。Stovesky(1994)报道了 15 例小窦道经过电凝和充分引流(2 周以上)后,成功治愈了 11 例。VVF 上皮细胞被破坏、纤维化,瘢痕形成,窦道闭合是此治疗方法成功的可能机制。

笔者应用此方法治疗成功过数例 VVF 患者,对于周围组织条件良好、初次探查时窦道内存在异物、窦道较小(不超过 3mm)、窦道结构简单的患者,可以在取出异物、清理周围环境后,采用特殊细电极将窦道充分电灼,留置尿管时间建议 1 个月,再行复查。治愈率笔者认为在选择性的患者中,可以达到 60% 左右。

2. 经阴道途径的膀胱阴道瘘修复术　关于 VVF 最适宜的修补时机还有争议。从缩短患者痛苦的过程来讲早期修补更适宜,但需要严格遵循外科手术所需条件。经典教科书建议 VVF 修补应等待 3～6 个月后再进行(Persky 1973,O'Conor 1973),待组织水肿、炎症减轻、组织软化后再行修补,便于术中辨认血供正常的组织界限和游离过程中组织的层次,这样伤口缝合的层次更好、组织愈合更佳,缝合张力更小,更易于修补成功。目前认为较清洁的妇科手术后获得明确诊断的 VVF 早期即可尝试修补(Kostakopoulos,1998)。

清洁的外科创伤更应如此（Wang & Hadley，1990）。对于外科创伤所致 VVF，笔者经验是即便污染的外伤，若患者年轻，组织血供良好，经过清创后一期修补可以获得良好的修补结果。笔者曾接诊 2 例建筑工地高处坠落伤，钢筋穿插所致 VVF，均于 24h 内修补，一期修补均成功。此外，一些报道也提出一期关闭瘘口在产科瘘方面也可获得良好效果（Waaldijk，1994，2004）。Raz 认为对于子宫切除术后简单的 VVF 应尽可能经阴道修补，其中在经阴道子宫切除后 VVF 的修补尽量间隔 1～2 个月。对于复杂的腹盆腔手术所致 VVF，需要等待炎症消退后再进行。

VVF 修补的途径分为经阴道和经腹修补，各途径手术效果虽然与患者身体条件、组织状态、瘘口大小、位置、既往手术史等因素密切相关，但影响手术效果的决定性因素为术者习惯。对经验丰富术者，经阴道和经腹修补成功率相仿。经阴道修补需要熟悉阴道及周围解剖，需要泌尿科医生加强学习。经阴道修补具有手术创伤小、时间相对短、住院时间短、恢复快、手术不受既往腹盆腔手术史影响、术后不影响膀胱容量、对后续手术路径的影响小等优点。

但对于一些高位瘘、无经阴道生产史、无法取过截石位的患者，经阴道 VVF 并不适合。此外，需要结合患者意愿，经阴道 VVF 术后往往会有不同程度阴道缩短。

经腹修补的优势包括：瘘口靠近输尿管或有输尿管瘘可以同期修复、需要同期进行其他腹盆腔手术的 VVF。此外巨大瘘和既往多次经阴道修补失败的瘘，可以选择经腹修补。

此外，对于一些巨大瘘、复杂瘘，也可选择联合经腹和经阴道 VVF 修补。

关于窦道是否需要切除也有不同观点，支持切除者认为此法可以获得新鲜的缝合组织边缘，有利于愈合。反对者则认为切除窦道会导致更大的组织缺损，增加后续修补难度，尤其对于距离输尿管开口较近者，切除窦道可能导致原本并不需要的输尿管再植变成为必需。此方法浪费了已经形成瘢痕的窦道纤维组织，此组织也可应用于修复。笔者采取的是不切除窦道的修补方法。至于经腹还是经阴道修复，则取决于患者自身条件和瘘的特点，一般对于低位瘘，相对简单的瘘，选择经阴道修补，而对于一些复杂瘘或者合并输尿管瘘则选取经腹修补。手术时间方面，除去新鲜的瘘（24h 内），一般留置尿管充分引流一段时间，部分患者可能自愈，此外的一般等待 3 个月左右再行修补。此期间，嘱患者持续引流，注意阴道清洁。

经阴道修补非复杂性膀胱阴道瘘的常规方法如下：此方法适用于大多数简单性的 VVF（图 8-6-4）。

体位：患者一般取高截石位，将会阴区充分显露，对于一些有下肢活动障碍的患者，可在麻醉前让患者自行尝试体位是否可以耐受。

第一步：应用阴道重锤、阴唇牵拉线牵开阴唇，若无环状牵引器，可以应用小金属拉钩牵拉暴露术野。以膀胱镜术前行膀胱尿道镜检，再次确认瘘口位置，若与输尿管开口距离接近，则应该留置输尿管导管辅助判断。

第二步：游离阴道皮瓣：以 Foley 尿管（型号与瘘口大小有关，一般可以顺畅置入窦道即可，常用 F12-16），将水囊充起，向下牵拉尿管，将 VVF 拉向阴道外口。设计阴道皮瓣并标记，笔者一般采用包绕瘘道的倒 U 形切口，要选择血供丰富的阴道皮瓣切缘。因为最后需要将阴道皮瓣覆盖于瘘的上方，作为最后一层的阻隔。阴道皮瓣在各个瘘口周围方向都游离出需要后续缝合的区域，一般至少需要 1.5～2cm。

第三步：处理瘘口。牵拉尿管，将瘘口牵拉至接近外口处，在瘘口两端缝合标记线，撤除尿管。以电刀伸入窦道烧灼全部窦道内上皮。严密一字形缝合瘘口。一般笔者选用 3-0 薇乔线缝合。这是第一层缝合。

第四步：包埋窦道及关闭阴道切口。与前一层垂直的缝合方向进行第二层缝合。是膀胱壁浆肌层的包埋缝合。尽量减少张力，并减小与前一层的重合范围。最后关闭阴道皮瓣，确保阴道皮瓣顶端组织血供良好，完全覆盖瘘道远端。

选取这种修补方式一般可以实现三层阻隔。

术后本中心常规阴道内填塞碘仿纱条 24h，帮助止血及清洁伤口。术后常规留置尿管，部分中心术后 3 周行膀胱造影，未发现瘘则拔除尿管。笔者常规留置尿管 3～4 周，并不常规行膀胱造影。留置尿管过程中建议常规应用 M 受体拮抗剂，维持膀胱稳定状态有利于瘘修补的愈合。术后 3 个月建议避免性生活。

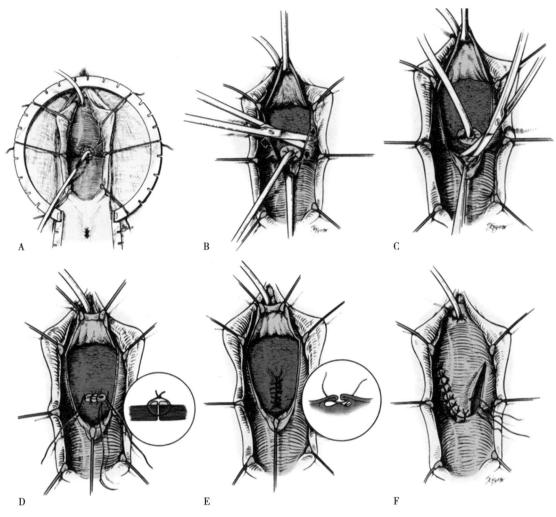

图 8-6-4 经阴道膀胱阴道瘘修补示意图

除了上述经典的经阴道修补术式外，还有诸如阴道缩短、阴道残端切除等。

经阴道修补 VVF 的最主要的并发症为阴道缩短及狭窄，游离过程中应注意勿过多分离正常阴道壁组织，可以尽量减少对阴道的影响。但若权衡瘘修补的成功及阴道长度的缩短与否，笔者认为适当的缩短若能提高瘘修补的成功率，则是有价值的。

对于复发性瘘，仍然可以选择经阴道途径再次修补，但需要评估阴道条件及患者一般状态。经阴道途径联合辅助性肌肉瓣或 Martius 瓣都可选择性的应用于复杂的膀胱阴道瘘患者。

3. 经腹途径的膀胱阴道瘘修复 经腹 VVF 修补对于复发瘘、巨大瘘，特别是需要同期行输尿管再植的患者是一个很好的选择。修补的途径包括开放经腹腔途径、开放经腹膜外途径、腔镜/机器人辅助经腹腔途径（图 8-6-5）。

体位一般选取平卧截石位，便于术中探查阴道情况，可以应用可调节腿架，便于术中随时调整体位。对于瘘口邻近输尿管开口者，术前留置输尿管导管辅助辨认。

经腹手术具体又可分为经腹膜内、腹膜外和经膀胱三种方法。最为经典的手术方式为 O'Conor 法，即于下腹部游离膀胱而不切开腹膜，从腹膜外直接进入膀胱周围间隙，充分游离膀胱顶部及后方，全程保护腹膜完整，垂直劈开膀胱直至瘘口。瘘口的提前定位有助于术中辨认，可以经由阴道于瘘道内留置尿管。在瘘口两端缝合标记线辅助牵拉，而后可以选择切除瘘道或者保留瘘道并电灼。与经阴道手术路径相仿，经腹修补的关键也是窦道周边区域的游离，即需要将膀胱与阴道分离开来，游离至窦道的远心端并有足够范围用于各自缝合。因阴道相对固定，而膀胱的游离度相对较大，所以膀胱的游离非常重要。

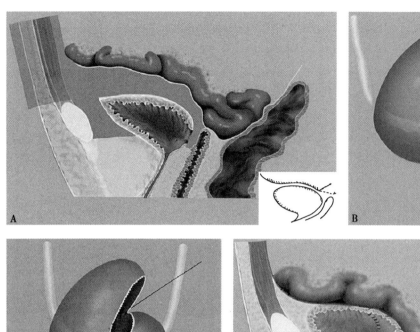
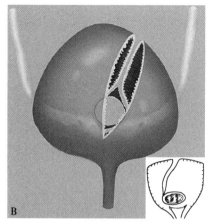
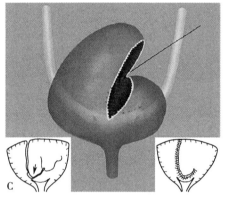
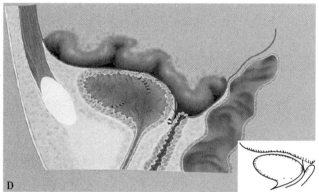

图 8-6-5　笔者经验——经腹 VVF 修补手术示意图

分离充分后，首先缝合阴道瘘口，可应用可吸收缝线连续缝合阴道，或严密地间断缝合阴道瘘口也可。若准备于阴道和膀胱中间游离其他组织瓣（如大网膜瓣或腹膜瓣）则应将组织瓣游离后缝合固定于 VVF 瘘道远心端 1～2cm。然后关闭膀胱，膀胱的关闭方法可以连续缝合一层再包埋一层。缝合膀胱的过程中需要注意，若未切除瘘道，则需要扭转膀胱瓣，使瘘道位于缝合的一侧，而另一侧为健康新鲜的膀胱切缘，这样更加有利于膀胱内瘘口的愈合。常规留置耻骨后引流管 1 根和膀胱内尿管 1 根。尿管的选择，建议应用较粗、支撑力较强的硅胶尿管，笔者常规应用 F20 三腔或双腔尿管，保持尿液充分的引流。阴道内常规填塞碘仿纱条。术后第 1 天可进食后即可开始抗胆碱能药物的应用，因术中对膀胱的游离和劈开缝合，术前膀胱储尿功能的破坏使得膀胱容量缩小，因而术后膀胱刺激症状往往严重而持久，应用此药目的是使膀胱保持充分"稳定"的状态，降低膀胱刺激症状，减少痛苦，促进愈合。术后碘仿纱条的拔除时间同经阴道手术，一般术后

24～48h 拔除，拔除后即可开始阴道清洁，笔者常应用硼酸粉坐浴和 / 或稀碘伏水冲洗。抗生素的静脉应用一般维持 1 周，此后更换口服抗生素。术后关键的三点为：保持阴道清洁、维持膀胱稳定和尿管引流畅通。虽然上述三点看来平淡无奇，但结合 VVF 患者复杂的诊治状态，充分地实现上述三点并不容易。

4. **转移组织瓣的膀胱阴道瘘修复**　对于复杂的膀胱阴道瘘，瘘口周围组织状态往往极差，所谓巧妇难为无米之炊，若无足够可供愈合的组织，纵使手术技巧再精妙，也难以获得修补成功。在这种情况下只有求助于身体其他位置的血供良好的组织，如腹膜瓣、大网膜瓣（图 8-6-6）、Martius 瓣（阴唇脂肪垫）（图 8-6-7）、股薄肌（图 8-6-8）、腹直肌等。

5. **腹腔镜 / 机器人辅助的膀胱阴道瘘修复术**　腹腔镜膀胱阴道瘘修补术分为传统经膀胱途径，即经典 O'Conor 技术，此技术始于 20 世纪 70 年代，术式方法同开放 O'Conor 技术相同。另一种晚一些出现的为腹腔镜下膀胱外途径的 VVF

修补方式。此方法出现于 20 世纪 90 年代，采取特定位点切除及缝合技术，不劈开或切开膀胱，手术采用 4 孔法，过程中通过阴道内瘘道内留置尿管标记，尿管充盈膀胱直至可以寻找到膀胱阴道返折，切除 / 不切除窦道，分别缝合膀胱和阴道壁。有文献总结了膀胱内外途径的成功率，对于有经验的术者，无论初次瘘还是复发瘘，成功率都可达到 90% 以上。

一篇 Meta 分析总结了 1994—2014 年间发表的 VVF 文献，其中 9 篇机器人辅助修补，3 篇腔镜单孔修补，31 篇传统腹腔镜修补。比较了经膀胱修补 VVF 及膀胱外途径修补 VVF 的成功率，其中前者有 22 篇，共 146 例；后者 19 篇，共 103 例患者，而 1 篇兼有经膀胱途径和膀胱外途径。平均随访时间 1～74 个月，整体手术成功率 80%～100%，其中经膀胱途径成功率 95.89%，膀胱外途径修补成功率 98.04%。瘘口关闭层数及是否转移组织瓣的修补成功率无显著差异，但术中是否充盈膀胱检测漏水，则对手术成功率有轻微影响。机器人和腹腔镜 VVF 修补具有安全、有效、微创的优势，对于有相应经验的术者，修补成功率与开放手术相仿。随着机器人和腔镜手术技术及术中器械和材料的不断成熟和进步，相信微创会成为 VVF 修补可靠的选择之一。

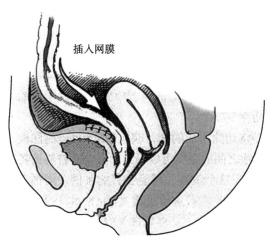

图 8-6-6　转移大网膜瓣

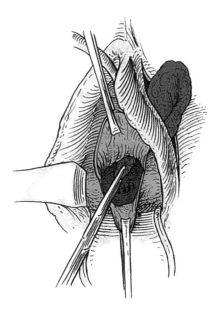

图 8-6-7　Martius 瓣的转移

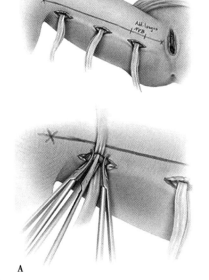

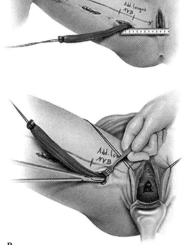

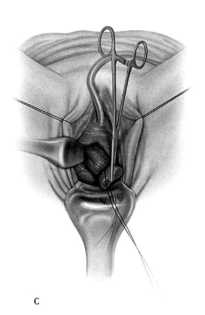

A　　　　　　　　　　B　　　　　　　　　　C

图 8-6-8　股薄肌瓣的转移

第五节 展 望

膀胱阴道瘘的诊断较为复杂，需要综合考虑瘘口位置、组织状态、患者营养、合并存在情况，手术方式的选择同样多种多样，经阴道、经腹、腹腔镜辅助、机器人辅助修补具有各自的优势和局限，术者需要结合自身经验进行适当的选择。目前尿路修复的人工替代材料在尿道损伤修复中已获相对普遍引用，但对于一些复杂瘘，尤其是接受过放疗的 VVF、巨大复杂产伤所致瘘的修补都仍然存在巨大挑战，笔者认为人工材料的进步同样有望对超复杂 VVF 的治疗带来新的契机。术式方面，虽然机器人的应用日臻广泛，但受限于 VVF 好发地区往往经济欠发达，相对于微创的伤口而言，患者可能更为看重能否一次成功。但对于显露、尤其缝合而言，机器人辅助腔镜技术无疑具有明显的技术优势。相信未来 VVF 的修补格局将是百花齐放和百家争鸣。

（吴士良 杨 洋 陈宇珂）

参 考 文 献

[1] Wein. Campbell-Walsh Urology，10th ed. Philadelphia：WB Saunders，2012.

[2] Raz S. Vesicovaginal fistulas//Raz S. Atlas of Transvaginal Surgery. Philadelphia：WB Saunders，1992：158.

[3] Ganabathi K，Sirls L，Zimmern P，et al. Vesicovaginal fistulae：Reconstructive techniques // McAninch J. Traumatic and reconstructive urology. Philadelphia：WB Saunders，1996：317.

[4] Chen Y. Repair of complex vesicovaginal fistulas by combining a rotational bladder flap and full thick vascular peritoneal interposition. Neurourol Urodyn，2016，35（8）：934-938.

[5] von Theobold P. Laparoscopic repair of a vesicovaginal fistula using an omental J flap. Br J Obstet Gynaecol，1998，105（11）：1216-1218.

[6] Tran VQ. Repair of giant vesico-vaginal fistulae using a rotational bladder flap with or without a gracilis flap. BJU Int，2010，105（5）：730-739.

[7] Miklos JR. Laparoscopic management of recurrent vesicovaginal fistula. Int Urogynecol J Pelvic Floor Dysfunct，1999，10：16-17.

[8] Miklos JR，Moore RD. Laparoscopic extravesical vesicovaginal fistula repair：our technique and 15-year experience. Int Urogynecol J，2015，26（3）：441-446.

[9] O'Conor VJ. Suprapubic closure of vesicovaginal fistula. J Urol，1973，109：51-54.

第九篇 男科疾病

第一章　阴茎勃起功能障碍

第一节　概　　述

阴茎勃起功能障碍(erectile dysfunction, ED)是指持续或反复不能达到或维持足够阴茎勃起以完成满意性生活。在我国俗称阳痿,在西方国家曾被称为"性无能"(impotence),但后两种名称均带有一定的贬义,而且均不能说明这一疾病的实质。ED 是 1993 年美国 NIH 性无能大会(NIH consensus conference on impotence)确定的命名,该命名从根本上说明这一疾病的实质,也从心理上更容易为医患双方所接受,现已被学术界广泛采用。ED 按病因可分为心理性、器质性和混合性 ED 三类,其中混合性 ED 多见。ED 是一种常见的男性性功能障碍疾病,与患者及其家人的身心健康、生活质量密切相关。

第二节　阴茎勃起功能障碍的流行病学

国际性医学咨询委员会(International Consultation Committee for Sexual Medicine)发表的一份关于 ED 患病率的报告显示,在 40 岁以下的男性中,ED 的患病率为 1%~10%;在 40~49 岁的男性中,ED 的患病率从 2%~9% 不等;而在 60~69 岁的男性中,患病率上升到了 20%~40%;在 70 岁以上的男性中,ED 的患病率从 50%~100% 不等。美国马萨诸塞州男性老龄化研究(Massachusetts Male Aging Study, MMAS)发现,1 290 名 40~70 岁男性的 ED 患病率为 52%,其中轻、中、重度 ED 患病率分别为 17.2%、25.2% 和 9.6%。同时 MMAS 长期研究资料表明 ED 的年发病率约为 26/1 000,且发病率随着年龄的增长而升高,对于 60~69 岁的男性来说,年发病率可达 46/1 000。

此外,据预测,到 2025 年,全世界 ED 的患者将达到 3.22 亿。最新的流行病学数据显示 ED 在我国也具有较高的患病率。通过对北京、上海、武汉等 46 个医学中心的 1 956 例 ED 患者进行多中心流行病学统计,30~60 岁的 ED 患者占 78.4%,轻度、中度和重度的 ED 患者分别占 47%、37% 和 16%。以上 ED 的流行病学报告结果波动较大,主要与研究设计和方法,以及被调查者的年龄分布和社会经济地位有关。

第三节　阴茎的解剖与勃起的生理

一、阴茎的正常解剖结构

(一)阴茎海绵体

阴茎海绵体的白膜为双层结构,其内侧环行纤维束支持并包容海绵体组织,从白膜内层发出放射状的海绵窦内柱,以加强纵隔的力量,对勃起组织提供必要的支撑。白膜外层纤维束自阴茎头至阴茎脚纵向排列,进入耻骨下支,该层纤维在白膜的 5~7 点处缺失。与阴茎海绵体不同,尿道海绵体无外层纤维及海绵窦内支撑结构,使其在勃起时保持较低压力状态。白膜由弹力纤维组成网状结构,其上覆盖胶原纤维。导静脉在白膜的内、外层间短距穿行,常斜行穿越纤维束。阴茎背动脉走行垂直,但被纤维组织鞘包绕。

(二)阴茎的动脉供血及静脉回流

双侧阴部内动脉是阴茎血供的主要来源。该动脉的终末部分分为三支:尿道球部动脉、阴茎背动脉和海绵体动脉(深动脉)。海绵体动脉供应阴茎海绵体,背动脉供应阴茎皮肤、皮下组织和阴茎头,尿道球部动脉供应尿道海绵体。三支动脉间常见交通支。有些人阴茎供血可能主要来自髂外动脉的副阴部动脉或闭孔动脉。阴茎主要有三条回流静脉，即海绵体静脉、阴茎背深静脉及阴茎背浅静脉。阴茎海绵体静脉引流海绵体血流，并经旋静脉与阴茎背深静脉相吻合。背深静脉仅一条，位于双侧背动脉之间，穿过尿生殖膈至前列腺静脉丛，引流阴茎头及海绵体血流。阴茎背浅静脉引流包皮和阴茎皮肤的血流入外阴静脉。

（三）阴茎的神经支配

脊髓自主神经勃起中枢位于骶 2～4 和胸 12～腰 2 的内侧核。来自胸腰段的神经纤维（交感）与骶段的神经纤维（副交感）汇合形成下腹下丛和盆丛，两者发出神经纤维支配盆腔脏器。下腹下丛和盆丛向前下方发出支配阴茎的神经（海绵体神经）经精囊腺和前列腺的侧后方下行，并与膜部尿道一同穿越尿生殖膈。海绵体神经的部分纤维与海绵体动脉及尿道球部动脉相伴进入阴茎海绵体和尿道海绵体，其余部分与阴茎背神经远行，在不同节段进入阴茎海绵体和尿道海绵体，控制阴茎的中段和远端。海绵体神经末梢支配螺旋动脉和海绵窦平滑肌，负责控制阴茎勃起和消退过程中的血管变化。

躯体运动神经中枢位于骶髓 2～4 节段的腹侧角。运动神经纤维加入阴部神经，支配球海绵体肌和坐骨海绵体肌。起始于阴茎受体的躯体感觉神经纤维汇入阴茎背神经，并通过阴部神经传入骶髓 2～4 节段的躯体感觉神经中枢，向大脑传输痛觉、温度觉、触觉和振动觉。生殖器刺激诱发的性欲感觉的传导通路和中枢仍未阐明。大脑对脊髓勃起通路有调节作用，多个脊髓上区域参与勃起功能，包括下丘脑、边缘系统、丘脑腹侧、中脑盖、侧黑质、脑桥腹侧和延髓。特别是下丘脑的内侧视前区和室旁核，中脑的脑室管周灰质，延髓的旁巨细胞核中枢，均密切参与了阴茎勃起的控制。

二、阴茎勃起生理

（一）阴茎勃起机制

阴茎勃起是在神经系统调控下发生的内皮依赖性海绵体平滑肌舒张，阴茎动脉血流增加和静脉回流受阻等完整的血流动力学过程。其分子机制涉及了多条信号通路，这些信号通路可分为海绵体平滑肌舒张相关信号通路和海绵体平滑肌收缩相关信号通路两大类。目前发现介导海绵体平滑肌舒张的信号通路有 NO/cGMP 通路、cAMP 通路、CO 通路和 H_2S 通路等。另一方面，目前发现与海绵体平滑肌收缩相关的信号通路主要有两条：RhoA/ROCK 通路和 Raf/MEK/ERK1/2 通路。

1. NO/cGMP 通路　NO/cGMP 通路是目前与阴茎勃起相关最为经典、研究最为深入的分子信号通路。NO 是参与阴茎勃起的重要分子。1986 年美国科学家提出乙酰胆碱的舒血管作用依赖于血管内皮细胞释放的某种可扩散物，这种物质便是 NO，后来陆续相关研究发现也证明了这一点。1992 年 NO 被 *Science* 杂志评为"年度分子"并发表专题报道，高度评价了 NO 的生物学意义，美国药理学家 Robert F Furchgott、Ferid Murad 和 Louis J Ignarro 也因在这一领域的突出贡献荣获 1998 年诺贝尔生理学或医学奖。现已阐明，当性刺激信号传递至阴茎海绵体，非肾上腺非胆碱能神经末梢和海绵体内皮细胞内的左旋精氨酸分别在神经源性一氧化氮合酶（nNOS）和内皮源性一氧化氮合酶（eNOS）的作用下产生NO，NO 进入海绵体平滑肌细胞内刺激可溶性鸟苷酸环化酶（sGC）将 GTP 转化为最为重要的第二信使 cGMP，后者激活 cGMP 特异性蛋白激酶（PKG），进而对多种离子通道产生影响：抑制细胞膜上 L 型钙通道（L-Ca^{2+}）活性，阻止细胞外的钙离子内流，同时促进细胞质内钙离子进入内质网，造成细胞质内钙离子浓度降低；抑制钙离子激活的氯离子通道（CaCCs），减少氯离子外流；激活细胞膜大电导钾通道（BK_{Ca}）和 ATP 依赖性钾通道（K_{ATP}），促使细胞内钾离子外流导致细胞内形成超极化电位，最终使海绵体平滑肌细胞肌球蛋白轻链（MLC）去磷酸化而舒张，诱发阴茎组织充血勃起。cGMP 在生理条件下可被 5 型磷酸二酯酶（PDE5）降解为 5′-GMP 而失活，目前临床治疗 ED 常用的口服药物即是特异性针对 NO/cGMP 通路中 PDE5 靶点的抑制剂，疗效较为显著。

2. cAMP 通路　cAMP 通路与 NO/cGMP 通路极为相似。血流中前列腺素 E（PGE）、血管活性肠肽（VIP）和降钙素基因相关多肽（CGRP）等物质进入海绵体平滑肌细胞，激活腺苷酸环化酶（AC），使 ATP 转化为第二信使 cAMP，后者进而激活 cAMP 特异性蛋白激酶（PKA）。PKA 与

PKG 有相似的生理作用，使平滑肌细胞内钙离子浓度降低并产生超极化电位，以利于平滑肌舒张。而 cAMP 在 2/3/4 型磷酸二酯酶（PDE2/3/4）的作用下转化为无活性的 $5'$-GMP，非特异性磷酸二酯酶抑制剂（如罂粟碱）即可抑制 PDE2/3/4 而促进阴茎勃起。

3. CO 通路　内源性 CO 是由血红素在血红素加氧酶（HO）的作用下产生，它是生物稳定性极好的气体递质，体内半衰期达 $3\sim7h$。在 NO 浓度较低时，CO 通过激活 eNOS 和 sGC 的活性来上调 NO 和 cGMP 的含量；在 NO 浓度较高时，CO 通过抑制 eNOS 和 sGC 的活性来下调 NO 和 cGMP 的含量。由此可见，CO 通路可能主要通过与 NO/cGMP 通路的相互作用来调控阴茎勃起。

4. H_2S 通路　内源性 H_2S 是 L 型半胱氨酸（LCys）或同型半胱氨酸在胱硫醚 β 合酶（CBS）和胱硫醚 γ 裂解酶（CSE）的作用下产生的。海绵体神经、内皮细胞和平滑肌细胞内均能产生 H_2S，且平滑肌内的 H_2S 可激活 BK_{Ca}、K_{ATP} 和瞬时感受电位 A1 离子通道（TRPA1），使细胞内产生超极化电位，同时，H_2S 可抑制 PDE5 的活性，减少 cGMP 的降解；而平滑肌细胞外的 H_2S 还可刺激内皮细胞产生内皮源性舒张因子（EDRFs）和内皮源性超极化因子（EDHFs）进入平滑肌诱导细胞舒张。

5. RhoA/ROCK 通路　Rho 是 G 蛋白 Ras 超家族小分子单体，具有 GTP 酶活性。在介导海绵体平滑肌收缩的过程中，首先由内皮细胞和海绵体神经末梢释放内皮素（ET-1）和血管紧张素 Ⅱ（Ang Ⅱ）等物质，使平滑肌细胞内 RhoA -GDP 转化为 RhoA-GTP，进而激活内源性 Rho 激酶（ROCK），ROCK 在 ATP 的参与下促进 MLC 磷酸化，抑制肌球蛋白轻链磷酸酶（MLCP）的去磷酸化过程，最终引起平滑肌收缩。同时，RhoA 还可通过抑制 eNOS 的活性来降低 NO 的产生，从而下调 NO/cGMP 通路活性。

6. Raf/MEK/ERK1/2 通路　Raf/MEK/ERK1/2 通路在介导海绵体平滑肌收缩过程中的核心在于细胞外信号调节激酶 1/2（ERK1/2）的磷酸化。细胞外信号生长因子可依次激活 Raf 蛋白激酶、丝裂原活化蛋白激酶激酶（MEK）及细胞外调节蛋白激酶 ERK1/2，通过级联反应产生磷酸化 ERK1/2。

磷酸化 ERK1/2 可通过 L-Ca^{2+} 通道亚基 Ser1928 位点的磷酸化激活 L-Ca^{2+} 通道，增加细胞内钙离子浓度；其次，磷酸化 ERK1/2 可通过磷酸化作用抑制 eNOS 活性、并激活精氨酸酶减少 NO 的产生；最后，磷酸化 ERK1/2 还可激活 ET-1 引起的平滑肌收缩相关通路，多重作用诱导海绵体平滑肌的收缩。

（二）阴茎勃起类型

人类阴茎勃起有四种类型：反射性勃起、心理性勃起、夜间勃起和人工诱导的勃起。反射性勃起由生殖器部位的触摸刺激诱发，该种勃起持续时间较短，不易主观控制，可在较高位脊髓病变时保留。心理性勃起较复杂，由记忆、幻想或视听刺激下诱发。研究结果显示，性腺功能减退者能保留视听刺激引发的阴茎勃起，说明雄激素对阴茎勃起并非必需，但能增强其功能。夜间勃起可自发于无刺激时或睡眠中。多数睡眠性勃起发生于快速动眼相（REM）睡眠中。触发快速动眼相睡眠的机制位于脑桥网状结构。在快速动眼相睡眠期间，脑桥盖的胆碱能神经元活化，而蓝斑的肾上腺素能神经元和中脑的 5- 羟色胺神经元保持静默。这种不同递质神经元活化的差异可能导致了快速动眼相的阴茎勃起。性腺功能减退或接受抗雄激素治疗者夜间勃起的次数和持续时间均会显著减少。人工诱导的勃起可通过阴茎海绵体局部注射生理盐水及血管活性物质如罂粟碱、前列腺素等诱发。

（三）阴茎勃起过程

在疲软状态下，海绵体平滑肌和动脉平滑肌存在张力性收缩，仅有少量的血流供应，维持营养运输，血氧分压大约 35mmHg。当性刺激引发海绵体神经末梢释放神经递质时，则导致阴茎开始勃起并引发下列事件：①动脉血流增加，微小动脉和动脉扩张；②海绵窦扩张存留流入的血液；③白膜下静脉丛受压，静脉回流减少；④白膜伸展容积增加，导致内外层之间的导静脉闭塞，进一步减少静脉回流达最少的程度；⑤阴茎血氧分压达到 90mmHg，海绵体内压力增加至约 100mmHg，引起阴茎出现坚挺勃起状态；⑥坐骨海绵体肌收缩进一步使压力超过 100mmHg，维持坚硬勃起状态。当阴茎勃起消退时，具体可分为三期：开始消退期有瞬间的海绵体压力增加，表明平滑肌开始收缩，对仍呈闭塞状态的静脉系统具有对抗作用；缓慢消退期表现为压力缓慢降低，表明在恢复基础水平的动脉供血的同时静脉系统缓慢开放；快速消退期呈现压力快速降低，静脉血液回流系统完全恢复。

（四）阴茎勃起的神经递质

阴茎勃起的神经控制涉及了肾上腺素能、胆碱能和非肾上腺素能非胆碱能（NANC）神经效应系统的作用。肾上腺素能神经主要通过去甲肾上腺素（NA）以及神经肽 Y（NPY）介导海绵体内平滑肌的收缩，维持阴茎的疲软状态；胆碱能神经主要通过抑制性中间神经元的作用抑制肾上腺素能神经以及释放乙酰胆碱刺激内皮细胞释放 NO，诱发平滑肌舒张和阴茎勃起；NANC 神经主要通过神经末梢中的 nNOS 使 NO 从 L- 精氨酸中产生并分泌出来，引起阴茎海绵体平滑肌松弛，诱发勃起。同时，血液冲入海绵窦的牵张力会刺激内皮细胞释放 NO，能进一步增强平滑肌舒张和勃起。此外，血氧分压和海绵窦内皮细胞分泌的物质，如前列腺素、内皮素和血管紧张素，也会参与阴茎勃起和消退的控制。能诱导阴茎勃起或消退的物质见表 9-1-1。尽管不同物质的作用有差异，但在大剂量时，所有勃起诱导剂均可使平滑肌舒张，而所有的勃起消退诱导剂均会使平滑肌收缩。

表 9-1-1　已报告的阴茎勃起诱导剂和抑制剂

诱导剂	抑制剂
罂粟碱	新福林
酚妥拉明	肾上腺素
酚卞明	去甲肾上腺素
胸腺胺	间羟基去甲麻黄碱
前列地尔（前列腺素 E1）	麻黄碱
血管活性肠肽（VIP）	
降钙素基因相关肽（CGRP）	
氧化氮供体	
鸟苷酸环化酶激活剂	
多巴胺受体激动剂	
磷酸二酯酶抑制剂	
Rho 激酶抑制剂	
促黑素受体激动剂	

第四节　阴茎勃起功能障碍的病因及病理生理

一、阴茎勃起功能障碍的病因及危险因素

阴茎的勃起是神经内分泌调节下一种复杂的血管活动，这种活动需要神经、内分泌、血管、阴茎海绵体及心理因素的密切协同，并受全身性疾病、营养与药物等多因素的影响，其中任一方面的异常均可能导致 ED。因此，ED 的病因错综复杂，通常是多因素所导致的结果。

（一）精神心理性因素

国内外许多文献报道，精神心理障碍可导致 ED。与 ED 相关的一个重要的心理因素是对性交失败的恐惧焦虑。除此之外，多种认知、情感、人际关系以及环境因素所致的心理压力也与 ED 密切相关。如日常夫妻关系不协调、性知识缺乏、不良的性经历、工作或经济压力、对媒体宣传的不正确理解、对疾病和处方药副作用的恐惧所致的焦虑和抑郁性心理障碍等。同样，ED 也可引起抑郁、焦虑和躯体症状。大鼠实验研究显示，焦虑时的交感神经系统过度兴奋是心理性 ED 的重要原因。有报道认为心理性 ED 可能不是单纯的功能性疾病，下丘脑可能参与了心理性 ED 的病理生理过程，心理性 ED 也可能存在未被人们认识的潜在病因和病理生理机制。

精神性疾病也是诱发 ED 的常见病因之一，如精神分裂症患者的 ED 发生率可高达 16%～78%，其病因复杂多样，患者精神性疾病症状的严重程度与性功能障碍均成正相关。

（二）内分泌性因素

内分泌异常可引起 ED。有报道不同年龄组 ED 患者血清性激素异常的内分泌性 ED 的发生率为 16.1%。

1. **性腺功能减退症**　包括原发性性腺功能减退和继发性性腺功能减退，前者多为性染色体异常导致的遗传性疾病，其病变部位在睾丸，往往发生严重的原发性 ED。常见的有男性假两性畸形、克氏综合征、Turner 综合征，脆性 X 染色体综合征，XXY 综合征等。一些非先天性疾病也可

导致原发性性腺功能减退,如急性病毒性腮腺炎伴发的睾丸炎、放射治疗或系统性化疗造成的睾丸损伤等。继发性的性腺功能减退病变部位在下丘脑和垂体,主要由于先天性因素(如选择性 GnRH 缺乏症、选择性 LH 缺乏症、先天性促性腺素综合征等)或后天性因素(如创伤、梗死性疾病、肿瘤、手术、药物、放疗等)导致性腺功能低下。无论是原发性还是继发性性腺功能减退,其造成 ED 的原因都是睾丸雄激素分泌减少,血睾酮下降,从而造成包括 ED 在内的各种性功能障碍。

2. 甲状腺疾病　甲状腺素异常可以改变下丘脑 - 垂体 - 性腺轴功能,引起 ED。甲状腺功能亢进患者体内雌二醇分泌量增加及其代谢产物的清除减少,使血清雌二醇水平升高和睾酮对 hCG 的应答减弱。甲亢患者性欲减退可能与甲状腺素的高代谢作用和循环中雌二醇升高而抑制间质细胞功能有关。此外,甲状腺功能减退者也可发生 ED,这类患者血清睾酮水平降低。血清泌乳素增高的原发性甲状腺功能减退者,也可发生 ED。

3. 其他内分泌疾病　肢端肥大症者血清生长素水平升高,50% 的患者性欲和勃起功能减退,其血 LH 降低,LH 对 GnRH 的反应减弱,提示下丘脑 - 垂体功能不全。肢端肥大症患者血清泌乳素升高可部分地解释其性腺功能减退的原因。库欣综合征患者血清皮质醇水平升高,抑制 LH 分泌,使血清睾酮水平下降,也可造成继发性性腺功能减退和 ED。

(三)代谢性因素

代谢性疾病导致的 ED,以糖尿病和高脂血症最为多见,其病理生理学机制有所不同。

1. 糖尿病　糖尿病是诱发 ED 的常见危险因素,50%～75% 的糖尿病患者会出现 ED。随着糖尿病患者年龄增长和病程的延长,ED 发生率会明显增加。糖尿病可通过以下病理过程引起平滑肌舒张障碍:①促进晚期糖基化终产物(AGEs)累积而引起阴茎海绵体氧化应激、炎症、钾通道损伤和纤维化等过程;②直接损伤海绵体神经及内皮细胞,激活多聚(ADP- 核糖)聚合酶(PARP),从而影响 NO 和 cGMP 的产生;③直接损伤 PKG。除此之外,糖尿病还可通过:①上调 AngⅡ、ET-1 及其受体;②上调磷酸鞘氨醇受体(S1P2/S1P3),激活 RhoA/ROCK 通路,提高钙通道敏感性来促进海绵体平滑肌收缩,最终共同诱发 ED。

2. 高脂血症　高脂血症也是 ED 发生的常见危险因素,它可降低动脉对舒血管物质的反应性并可诱发动脉粥样硬化。高脂血症可通过:①激活 ROS 和 NADPH 氧化酶,上调氧化应激水平,从而降低 NO 含量;②提高胶原含量而加重组织纤维化;③直接降低 nNOS 和 eNOS 的含量;④提高精氨酸酶的活性而降低组织内精氨酸含量,最终诱发 ED。

(四)血管性因素

阴茎海绵体是全身脉管系统的一部分,正常的血管功能是阴茎生理性勃起的基础。血管性病变是 ED 的主要原因,占 ED 患者的近 50%,并随着男性年龄的增加发病率有明显升高的趋势。

动脉性 ED 是 40 岁以上男性发生 ED 常见的原因之一。造成 ED 的动脉性原因包括任何可能导致阴茎海绵体动脉血流减少的疾病,如:动脉粥样硬化、动脉损伤、动脉狭窄、阴部动脉分流及心功能异常等。高血压与 ED 的发生有共同的危险因素,几乎所有能导致高血压的危险因素,如吸烟、高脂血症、肥胖等均能增加 ED 的发病率。高血压也是引起 ED 的重要因素之一,研究证实高血压患者 ED 的发生率和患病率高达 68%。高血压可:①激活 NADPH 氧化酶活性,上调活性氧(ROS)产生而降低 NO 的利用度;②上调 AngⅡ、ET-1,从而激活 RhoA/ROCK 通路;③上调 ET-1,使阴部内动脉收缩,阴茎供血减少;④降低内源性 H_2S 水平;⑤应用 β 受体阻滞剂、噻嗪类利尿剂等药物治疗高血压时可引起雄激素降低,同时阴茎内血流灌注随血压降低而减少,导致 ED 的发生。静脉性 ED 的发病率也较高,约占 ED 患者的 25%～78%。静脉病变常见的原因有:阴茎白膜及海绵窦内平滑肌减少所致的静脉漏、先天性静脉发育不全、各种原因造成的瓣膜功能受损(老年人的静脉退化、吸烟、创伤、糖尿病等可能使静脉受损后出现闭塞功能障碍)、海绵体白膜变薄、异常静脉交通支和阴茎异常勃起手术治疗后造成的异常分流等。临床及影像学资料提示,随着年龄的增加,静脉漏也随之增多。

(五)神经性因素

大脑、脊髓、海绵体神经、阴部神经以及神经末梢、小动脉及海绵体上的感受器病变可引起

ED，由于损伤的部位不同，其病理生理学机制也不同。

1. **中枢神经系统疾病** 大脑疾病如脑血管意外、帕金森病、肿瘤、癫痫、老年性痴呆及器质性精神病等可能引起下丘脑中枢功能紊乱，或脊髓中枢过度抑制而引起ED。脊髓和中枢神经系统许多疾病常常并发ED，ED仅是中枢神经系统广泛病变所致多种功能障碍之一，这些功能异常通过多种途径对性功能产生影响从而引起ED。脊髓水平的疾病如脊柱裂、椎间盘突出、脊髓空洞症、肿瘤及多发性硬化等可影响传入与传出神经通路，导致性功能障碍。

2. **脊髓损伤** 脊髓损伤引起的ED取决于损伤的程度及损伤部位。上段脊髓完全损伤后，95%的患者有勃起能力（反射性勃起）；而下段脊髓完全损伤的患者，仅25%的人能保留勃起功能（心理性勃起）；但是，若为不完全损伤，两组90%以上的患者保存有勃起能力。目前认为胸腰段交感神经通路可能传送心理性勃起的冲动，由于只有25%的下段脊髓完全损伤患者通过交感通路获得勃起，显然骶段副交感神经元是最重要的勃起中枢。

3. **周围神经损伤或病变** 骨盆骨折，结直肠、膀胱、前列腺等器官的手术可能损伤海绵体神经或阴部神经，破坏神经通路而导致ED。其中接受根治性盆腔手术（如根治性前列腺切除术）的患者发生海绵体神经损伤和继发性神经源性ED的风险尤其高。糖尿病、慢性酒精中毒、维生素缺乏等所致的周围神经病变也可以引起海绵体神经病变，海绵体神经损伤诱发ED的机制包括：①引起阴茎组织去神经损伤，nNOS表达降低影响NO产生；②引起阴茎组织中转化生长因子β1（TGFβ1）和Ⅰ、Ⅱ型胶原纤维含量增多，引起阴茎纤维化；③可直接激活RhoA/ROCK通路；④可激活NADPH氧化酶，引起阴茎海绵体炎症损伤，进而导致海绵体平滑肌凋亡增多。躯体感觉神经损害造成的感觉障碍性ED可有正常的夜间勃起，且开始时对性刺激反应正常，但不能维持坚硬勃起。

（六）药物性因素

近年来对药物导致ED的认识逐渐提高，精神药物和抗高血压药物是与ED发病相关的主要药物类别。在精神药物中，选择性5-羟色胺再摄取抑制剂、三环类药物和神经松弛剂都与ED的发生密切相关。在抗高血压药物中，噻嗪类药物以及β受体阻滞剂常常引起ED，而α受体阻滞剂、血管紧张素转换酶抑制剂以及血管紧张素受体阻滞剂引起ED的可能性较低。另外他汀类药物也与ED的发生有关。部分可能引起ED的药物见表9-1-3，这些药物根据主要成分以及药理作用的差异，引起ED的机制各不相同。

（七）其他因素

阴茎解剖或结构异常，如小阴茎、阴茎弯曲等可能导致ED。肿瘤患者常因焦虑、抑郁或因肿瘤伴随疼痛、发热等症状，以及部分肿瘤能分泌激素从而影响内分泌代谢导致ED。慢性肾功能不全可致性腺功能减退致ED。阻塞性睡眠呼吸暂停综合征（OSAHS）主要通过机体慢性缺氧引起ED。阴茎硬结症（PD）主要引起海绵体纤维化进而导致ED。除此之外，老龄、下尿路症状（LUTS）、良性前列腺增生（BPH）以及吸烟、嗜酒、缺乏运动、性生活不规律等生活方式也是影响ED发生和严重程度的重要因素。

综上所述，ED是多种疾病不同病理过程中的一种表现，即ED可由一种或多种疾病和其他因素引起。常见的如糖尿病、高血压、心脑血管疾病、外伤、手术损伤等原发疾病，以及精神心理、药物、生活方式及社会环境因素等。各种疾病及致病因素通过各自不同的或共同的途径导致ED的发生。

二、阴茎勃起功能障碍的分类

ED有多种分类方法，可依据发病时间、病史、病理生理机制、病因及诱因、发病程度及有无合并其他性功能障碍等不同方法对ED进行分类。目前国际勃起功能障碍研究协会推荐将ED分为心理性ED、器质性ED和混合性ED。

（一）心理性ED

由心理因素所致的ED，又可分为全身性和环境性两种，全身性包括无反应和全身性抑制；环境性包括配偶相关性、行动相关性以及心理急迫或调适相关性。

（二）器质性ED

由器质性病变所致的ED，又分为血管性（含动脉性、静脉性和混合性）、神经性、解剖结构性、内分泌性。

（三）混合性 ED

同时存在心理性病因和器质性病因，临床上以混合性 ED 多见。

第五节 阴茎勃起功能障碍的诊断

一、基本检查项目

（一）问诊

ED 的诊断主要依据患者的主诉，因此获得客观而准确的病史是诊断该病的关键。应设法消除患者的羞涩、尴尬和难以启齿的心理状态，鼓励患者的配偶参与 ED 的诊断。

1. **针对 ED 的关键问题** 确定症状出现的时间、症状出现的频率、症状的严重程度、困扰患者的程度；是否能够勃起且硬度是否足以插入；是否能维持勃起到性交完成；是否存在情境因素（如仅在特定情况下发生、仅在与伴侣性交时发生、仅在与特定的伴侣性交时发生）；是否存在夜间勃起和 / 或晨勃；性幻想或者感官刺激或者手淫时是否能勃起；先前是否接受过促进勃起的治疗。

2. **婚姻及性生活状况** 是否已婚，有无固定性伴侣，性欲如何；有无性高潮异常；有无阴茎形态变化（如 PD 的存在与否）；有无早泄（PE）等射精功能障碍等。需要注意的是，鉴别 ED 与 PE 很重要，PE 指的是阴茎插入之前或插入之后短时间内射精，引起射精后生理性疲软的出现从而无法勃起，以及出现不应期，即射精 / 性高潮期后阴茎无法勃起的一段时间，并且随着年龄增长，不应期的持续时间会增加。

3. **精神、心理、社会及家庭等因素** 发育过程中有无消极影响与精神创伤；成年后有无婚姻矛盾、性伴侣不和或缺乏交流；有无意外坎坷、工作压力大、经济窘迫、人际关系紧张、性交时外界干扰等情况存在；是否存在自身不良感受、怀疑自己的性能力、自卑、性无知或错误的性知识、宗教和传统观念影响等因素。

4. **伴随疾病、损伤、药物及不良习惯**

（1）伴随疾病：①全身性疾病：心血管病、高血压、高脂血症、糖尿病和肝肾功能不全等；②神经系统疾病：多发性肝硬化症、重症肌无力、脑萎缩和睡眠障碍等；③生殖系统疾病：阴茎畸形、阴茎硬结症和前列腺疾病等；④内分泌性疾病：性腺功能低下、高泌乳素血症、甲状腺功能异常等；⑤心理性疾病：抑郁、焦虑、恐惧和罪恶感等。

（2）损伤：①神经系统疾病及损伤：脊髓损伤、脑外伤、交感神经切除术；②骨盆及会阴部损伤：生殖器和骨盆创伤、尿道与前列腺手术、盆腔脏器手术、腹膜后淋巴结清扫术和盆腔放射治疗等。

（3）药物、不良生活方式及嗜好。

5. **患者治疗预期** 充分了解患者对 ED 的认识及治疗预期，有助于针对患者施行个体化治疗方案。

（二）IIEF-5 量表用于 ED 严重程度的评估

1997 年 Rosen 等为了更好地诊断 ED，制定了一个简单、可信、适用各国、敏感性及特异性高的国际勃起功能评分（International Index of Erectile Function，IIEF），此问卷翻译成了 10 种语言，最初为 15 个问题。1999 年 Rosen 等通过调查 1 152 男性（1 036 为 ED 患者，116 为正常对照），利用受试者工作特征曲线（ROC）将 IIEF 的 15 个问题简化为 5 个问题，调查过去 6 个月勃起的情况，称为 IIEF-5（表 9-1-2）。IIEF-5 的结果判定：重度 ED（1～7 分）、中度 ED（8～11 分）、轻到中度 ED（12～16 分）、轻度 ED（17～21 分）、正常（22～25 分）。

（三）体格检查

体格检查的重点为生殖系统、第二性征及局部神经感觉。50 岁以上男性应常规行直肠指诊。既往 3～6 个月内如患者未行血压及心率检查，应行血压及心率测定。

1. **第二性征发育** 注意患者皮肤、体型、骨骼及肌肉发育情况，有无喉结，胡须和体毛分布与疏密程度，有无男性乳腺发育等。

2. **生殖系统检查** 注意阴茎大小，有无畸形和硬结，评估阴茎皮肤病变和尿道口的位置 / 形态；阴囊检查包括评估阴囊皮肤和触诊睾丸的大小和位置。

3. **局部神经感觉** 会阴部感觉、提睾肌反射等。

（四）实验室检查

实验室检查应根据患者主诉及危险因素行个

表 9-1-2 国际勃起功能评分 -5(IIEF-5)

您在过去 6 个月中

	0	1	2	3	4	5	得分
1. 您在性交过程中,对阴茎勃起及维持勃起的信心如何?	无性生活	很低	低	中等	高	很高	
2. 受到性刺激后,有多少次阴茎能坚挺地进入阴道?	无性生活	几乎没有或完全没有	只有几次	有时或大约一半时候	大多数时候	几乎每次或每次	
3. 阴茎进入阴道后有多少次能维持阴茎勃起?	无性生活	几乎没有或完全没有	只有几次	有时或大约一半时候	大多数时候	几乎每次或每次	
4. 性交时保持阴茎勃起至性交完毕有多大困难?	无性生活	非常困难	很困难	困难	有点困难	不困难	
5. 尝试性交有多少时候感到满足?	无性生活	几乎没有或完全没有	只有几次	有时或大约一半时候	大多数时候	几乎每次或每次	

注:各项得分相加,结果判定:重度 ED(1~7 分)、中度 ED(8~11 分)、轻到中度 ED(12~16 分)、轻度 ED(17~21 分)、正常(22~25 分)

体化安排。血清睾酮、空腹血糖或糖化血红蛋白是应该进行的基本实验室检查,部分情况下还要检查血脂水平。低浓度的游离睾酮或总睾酮需要进一步的激素评估,包括卵泡刺激素、黄体生成素、雌二醇、泌乳素的评估。甲状腺功能检查(即促甲状腺激素,游离 T4)和 PSA 也适用于部分 ED 患者。如果在评估 ED 期间检测到血清 PSA 升高,则应该进行适当的咨询。ED 的实验室检测可以提供有关 ED 的病因信息,并揭示其他需要治疗的病症的存在。

(五)心血管系统疾病及性活动

ED 患者心血管疾病患病率较高,目前已有多项研究表明心血管及代谢危险因素与 ED 相关。根据心血管疾病危险因素分层将 ED 患者分为三类(表 9-1-3),该分类可用于指导不同危险因素分层的 ED 患者进行性活动(图 9-1-1)。

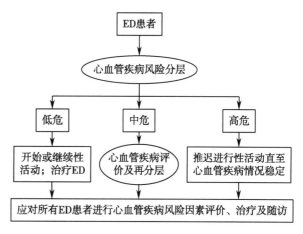

图 9-1-1 根据心血管疾病风险因素分层进行的 ED 治疗流程图

表 9-1-3 心血管疾病风险因素分层

低危组	中危组	高危组
无症状、<3 个冠心病风险因素(除外性别因素)	≥3 个冠心病风险因素(除外性别因素)	高危心律失常
轻度、稳定型心绞痛(已就诊和 / 或已接受治疗)	中度、稳定型心绞痛	不稳定性或反复发作的心绞痛
既往出现心梗但无并发症	近期出现心肌梗死(2~6 周内)	短期内出现心梗(<2 周)
左心功能不全 / 慢性心力衰竭(NYHA 分级Ⅰ级)	左心功能不全 / 慢性心力衰竭(NYHA 分级Ⅱ级)	左心功能不全 / 慢性心力衰竭(NYHA 分级Ⅲ/Ⅳ级)
冠状动脉成功再通术后	动脉硬化性疾病的非心血管表现(如卒中、外周血管病变)	肥厚梗阻性心肌病及其他类型心肌病
高血压控制良好		高血压控制不佳
轻度血管病		中到重度血管病

二、特殊检查项目

(一)阴茎勃起监测

1. 夜间阴茎勃起测试 夜间阴茎勃起(nocturnal penile tumescence,NPT)现象早在1940就被Halverson首先观察到。随着对其生理意义研究的深入,1970年Kanacan提出NPT检测能鉴别心理性和器质性ED。到1995年,NPT测试已被国外指南列入为诊断ED的"金标准"。目前常用的NPT测试方法有:

(1)邮票试验:此方法优点为操作简单,不需要特殊设备。方法是临睡前将未撕开的四张联孔邮票环绕粘贴于阴茎根部,晨起时若邮票孔被撕裂即表示NPT正常,反之则NPT异常。若邮票沿重叠部分分开则不便作出判断,试验无意义。此方法缺点为假阳性高,而且不能评价勃起硬度、次数以及持续时间。

(2)断裂式测量带:该方法与邮票试验基本相同,只不过相比于邮票试验其测量更精确一些。但该方法仍不能评价勃起的时间和频率,对硬度的评价也只能定性不能定量,并且可能出现假阴性。

(3)Rigiscan:最早由Timm G和Bradley W在1985年发明,是一种能连续记录阴茎周径(每15s 1次)和硬度(每3min 1次,当周径增加超过10mm时增至每30s 1次)的家用装置。正常情况下夜间8h熟睡时勃起频率为3~6次,每次勃起持续时间10~15min,硬度超过70%,膨胀大于2~3cm。该方法是公认的可定量测定阴茎硬度和膨胀度的无创检查,不过由于该监测方法也受睡眠状态的影响,如果患者睡眠不好,可能会出现假阳性结果。因此通常需要连续观察2~3个夜晚,以便更准确地了解患者夜间勃起情况。

2. 视听刺激下阴茎硬度测试(visual stimulation tumescence and rigidity,VSTR) 近年来,有学者应用VSTR方法,在诊断记录患者口服PDE5抑制剂后阴茎勃起情况,适用于门诊患者快速初步诊断及评价患者对药物治疗的反应情况。

(二)阴茎海绵体注射血管活性药物试验(intracavernous injection,ICI)

ICI主要用于鉴别血管性、心理性和神经性ED。该检查时间短、易操作,能够评估ED的严重程度。

注射药物的剂量常因人而异,一般为前列腺素E1约10~20μg,或罂粟碱15~60mg(或加酚妥拉明1~2mg)。注药后5~10min测量阴茎长度、周径以及勃起阴茎硬度(通常在手淫、视听觉性刺激后测量)。勃起硬度≥Ⅲ级,持续30min以上为阳性勃起反应;若勃起硬度≤Ⅱ级,提示有血管病变;硬度Ⅱ~Ⅲ级为可疑。注药15min后阴茎缓慢勃起,常表明阴茎动脉供血不全。若注药后勃起较快,但迅速疲软,提示阴茎静脉闭塞功能障碍。对部分患者而言,与阴茎局部注射相关的交感神经紧张和焦虑可能会超过促勃起药物的作用,引起ED的假阳性诊断。由于精神心理、试验环境和药物剂量均可影响试验结果,故勃起不佳也不能肯定有血管病变,需进行进一步检查。ICI试验可发生低血压、头痛、血肿、海绵体炎、尿道损伤和异常勃起等不良反应。规范操作可以减少阴茎血肿及尿道损伤的发生。阴茎根部扎止血带可以降低低血压和头痛的发生率,如注药后阴茎勃起超过4h患者应及时到医院就诊,避免因异常勃起给患者造成阴茎损伤。

(三)阴茎彩色多普勒超声检查(color doppler duplex ultrasonography,CDDU)

CDDU是目前用于诊断血管性ED最有价值的方法之一。评价阴茎内血管功能的常用参数有:海绵体动脉直径、收缩期峰值流速(PSV,收缩时阴茎海绵体动脉血流峰值),舒张末期流速(EDV,舒张末期时阴茎海绵体动脉血流速度)和阻力指数(RI,(PSV-EDV)/PSV)。目前该方法还没有统一的正常值。一般认为,注射血管活性药物后阴茎海绵体动脉直径>0.7mm或增大75%以上,PSV≥30cm/s,EDV<5cm/s,RI>0.8为正常。PSV<30cm/s,提示动脉供血不足;EDV>5cm/s,RI<0.8,提示阴茎静脉闭塞功能不全。当CDDU检查正常时,不需要行进一步的血管检查。除此之外,CDDU还可以观察到白膜和海绵体的斑块和/或纤维化。

(四)神经诱发电位检查

神经诱发电位检查包括多种检查,如阴茎感觉阈值测定、球海绵体反射潜伏时间、阴茎海绵体肌电图、躯体感觉诱发电位及括约肌肌电图等。目前相关研究甚少,应用价值尚需进一步临床验证。

目前应用较多的检查为球海绵体反射潜伏时

间（bulbocavernosus reflex，BCR），该法主要用于神经性 ED 的间接诊断和鉴别诊断。该检查在阴茎冠状沟和其近侧 3cm 处分别放置环状刺激电极，而在双侧球海绵体肌插入同心圆针式电极记录反射信号；由直流电刺激器发出方形波刺激，测量并记录刺激开始至反应起始的潜伏时间。BCR 的正常均值是 30～45ms，超过均值三个标准差以上者为异常，提示有神经性病变的可能。

（五）阴茎海绵体灌注测压及造影

阴茎海绵体造影术用于诊断静脉性 ED。阴茎海绵体造影的适应证：①疑有阴茎静脉闭合功能不全，行静脉手术之前；②行阴茎动脉血管重建手术前，排除静脉阻闭功能不全；③疑阴茎海绵体病变者。注入血管活性药物前列腺素 E1 10～20μg（或罂粟碱 15～60mg/ 酚妥拉明 1～2mg）5～10min 海绵体平滑肌松弛，用 80～120ml/min 流量快速注入造影剂。静脉功能正常者在海绵体内压 100mmHg 时，维持灌流速度应低于 10ml/min，停止灌注后 30s 内海绵体内压下降不应超过 50mmHg。观察阴茎海绵体形态，阴茎和盆腔静脉回流情况。在注入造影剂后 30～60、90、120 及 900s 时摄前后位片。静脉漏的 X 线表现：①阴茎背深静脉及前列腺周围静脉丛显影；②阴部内、外静脉系统显影；③阴茎浅静脉显影；④尿道海绵体显影；⑤少数患者可发现会阴丛显影。静脉闭塞功能正常者在海绵体外难以见到造影剂影像。先天性或创伤性静脉漏者，可分别在阴茎脚或损伤处显示静脉漏影像。海绵体或白膜病变性静脉漏的典型表现是阴茎所有静脉通道的弥漫性泄漏。

（六）阴部内动脉造影

因为阴茎疲软状态下的血流较低不易检测，选择性阴部内动脉造影可以在 ICI 后进行，以便精确地检测流入阴茎内的血流来获得诊断信息。选择性阴部内动脉造影术主要适应证：①骨盆外伤后 ED；②原发性 ED，疑阴部内动脉血管畸形；③ NPT 和 ICI 试验反应阴性，需要进一步诊断者；④彩色多普勒检查显示动脉供血不全并准备行血管重建手术者。选择性阴部内动脉造影可以明确动脉病变部位和程度，并可同时进行扩张或介入治疗。由于该技术并非绝对安全，可造成出血或动脉内膜剥脱等并发症，所以要慎重采用。

第六节　阴茎勃起功能障碍的治疗

一、治疗原则与治疗目标

治疗 ED 前应明确其基础疾病、诱发因素、危险因素及潜在的病因，应对患者进行全面的医学检查后确定适当的治疗方案。尤其应该区分出心理性 ED、药物因素或者不良生活方式引起的 ED，以上原因引起的 ED 有可能通过心理辅导或去除相关因素使之得到改善。器质性 ED 或混合型 ED 通常要借助药物等治疗方法。

作为一种同时影响生理和心理的慢性疾病，ED 治疗的目标应该是全面康复：达到和维持坚挺的勃起硬度，并恢复满意的性生活。以往治疗以患者能够达到充分勃起、完成性交为目的，现在人们认识到勃起硬度与患者的自尊心、自信心及治疗满意度等相关。

ED 的治疗不仅涉及患者本人，也关系到患者伴侣，因此应该既有和患者本人单独的沟通，也有与患者及其伴侣共同的交流。治疗应该基于患者及其伴侣的预期值、性生活满意度以及总体健康满意度等要求。应告知患者及其家属可选的治疗方法，各种治疗方法的有效性和相关风险，以及是否有创伤性。对治疗的经济性也应该适当考虑。由于 ED 的影响因素多，治疗方法的选择也应该同时考虑患者的经历、社会背景、家庭状况等社会因素。对不同患者制订个体化的方案会有更好的治疗效果。

二、基础治疗

建议患者改变不良生活方式应在治疗 ED 前或同时进行，特别是有心血管病或代谢性疾病（如糖尿病、高血压等）的患者。最近的研究结果证明：良好的生活习惯（如戒烟、适度有氧运动和规律性生活等）不仅对勃起功能有益，而且对整体健康有益。同时应当告知患者，部分 ED 经过有效干预或治疗是可以恢复正常勃起功能的。

（一）生活方式的调整

生活方式的调整应该是 ED 治疗的首要事项。增加体育运动，控制体重，戒烟，合理营养，合理补充 ω-3 脂肪酸、抗氧化物、钙等可以改善血管功能和勃起功能，并且可以使患者对 5 型磷酸二酯酶抑制剂（PDE5i）的治疗产生更好的反应。另有研究结果也表明，无论 PDE5i 使用与否，生活方式的改变和心血管危险因素的降低都能一定程度上改善 ED。

对于以上生活方式调整对 ED 的影响，具体而言包括以下几方面：①基础研究和临床研究都证实增加运动和控制体重可以有助于勃起功能的恢复，其机制包括改善内皮功能障碍、胰岛素抵抗以及与糖尿病和代谢性疾病相关的低级别炎症状态等；②研究表明吸烟是 ED 的高危因素，所以从改善 ED 以及促进患者身体健康的角度应该建议患者戒烟；③研究发现，地中海饮食（以水果、蔬菜、坚果、五谷杂粮、鱼为主，少量红肉和精细谷物）可以减少患心脏病的风险，而心血管疾病和 ED 有着共同的病理生理基础。

（二）基础疾病的控制

ED 是可以治疗的疾病，而且部分患者是可以治愈的。对于有明确基础疾病的患者，如：心血管疾病、糖尿病、内分泌异常、抑郁症等，应当与 ED 同时治疗或先于 ED 治疗，以达到病因治疗的目的。ED 和冠状血管疾病往往同时存在，二者有共同的危险因素和病理生理基础。因此心血管疾病的治疗同样也使 ED 的治疗获益，甚至使勃起功能恢复。糖尿病是 ED 的重要危险因素，糖尿病控制可以延缓 ED 的发生。性腺功能减退患者，可以通过睾酮补充或替代治疗使血清睾酮达到正常水平，从而改善勃起功能。

但需注意的是一些治疗药物可能在治疗这些基础疾病的同时引起 ED，如某些降压药会引起 ED 等。

（三）社会心理治疗和咨询

社会心理治疗和咨询被认为是 ED 治疗中的重要步骤，旨在促进患者和他的性伴侣对性问题的沟通，减少进入性生活或性生活期间的焦虑。许多患者拒绝 ED 治疗或不能坚持 ED 治疗，因为他们羞于脸面，社会心理治疗有助于让患者接受 ED 的治疗。对于心理性 ED，药物治疗是有效的，但同时进行社会心理治疗或咨询可以增加药物治疗的疗效，甚至替代药物治疗。即使是器质性 ED 患者，社会心理治疗也是必要的。研究表明，对器质性 ED 患者和他的性伴侣进行社会心

理治疗和指导可以增加治疗成功率。

在对患者进行社会心理治疗和咨询时，应该尽量建立互相信任和良好的关系，使患者能够坦诚地陈述病情，同时要善于发现患者的情绪症状。对新婚或刚经历性生活患者的咨询应该注重于对性生活和性观念的正确引导；对存在明显的情绪异常，怀疑有抑郁障碍或其他精神疾患时应该安抚患者并建议患者到精神科咨询。

（四）性生活指导

首先，应该让 ED 患者理解性生活是生活质量的重要组成部分，并且应该和其伴侣共同面对这一问题。适当调动患者及其伴侣对性生活的兴趣，并鼓励他们在心理治疗或药物等治疗下适当增加性生活频率。逐步学习性生活的技巧，如可增加前戏等步骤。性生活频率则因人而异，并不完全具有可参考性。老年患者根据身体健康状况可以每月 1～4 次性生活，青壮年可根据自身和伴侣状况每周 2～6 次性生活。

三、PDE5i 治疗

（一）PDE5i 治疗

ED 的药物治疗始于 20 世纪 30 年代，随着人类对 ED 的研究，新的药物不断出现。起初 PDE5i 用来研究治疗心绞痛，随后发现其对勃起功能有意料之外的改善作用，当西地那非在 1998 年被美国食品和药物管理局（Food and Drug Administration, FDA）批准时，标志着药物治疗 ED 取得了突破性进展。目前口服 PDE5i 被认为是 ED 的首选治疗。这类药物通过抑制 PDE5 促进阴茎勃起，PDE5 专门负责降解海绵体平滑肌中的 cGMP。根据前文提到的阴茎勃起机制中的 NO/cGMP 通路可知，抑制 PDE5 可以使 cGMP 浓度增加，进一步降低细胞内钙浓度，维持平滑肌松弛，从而强化阴茎勃起。PDE5i 的主要优势在于使用方便、安全、有效、易被多数患者接受，同时，研究表明 PDE5i 除了可以增加勃起硬度和持续时间外，还可以缩短青壮年的射精后不应期。

FDA 批准的用于治疗 ED 的口服 PDE5i 包括西地那非、他达拉非、伐地那非和阿伐那非。4 种 PDE5i 药理作用机制相同，口服后有足够性刺激才能增强勃起功能，对 ED 患者总体有效率 80% 左右。医生应该考虑尝试所有可用的 PDE5i，直

到知道哪一种对患者勃起效果最好,总体副作用最小。在判断一种 PDE5i 成功与否之前,应该至少尝试四次。最新研究的结果表明,长期或每日使用 PDE5i 治疗 ED 可显著改善内皮功能障碍,具有治愈 ED 的潜力。他达拉非是临床上唯一被批准用于每日治疗 ED 的 PDE5i。日常使用 PDE5i 可以治疗按需服用 PDE5i 无效的患者以及帮助患者形成更自然的性功能。但是,日常服用与按需使用相比成本高,且缺乏长期安全评价的调查数据。

1. 西地那非(sildenafil) 西地那非,1998年上市,市场上第一个 PDE5i。西地那非的剂量分别为 25mg、50mg 和 100mg。西地那非推荐起始足量,根据疗效与不良反应调整剂量。西地那非 25mg、50mg 和 100mg 的有效率分别为 56%、77% 和 84%,安慰剂有效率为 25%;西地那非对于糖尿病患者勃起功能改善率为 66.6%,性交的成功率为 63%;而安慰剂对照组分别为 28.6% 和 33%。西地那非在口服后 30~60min 起效,药效维持可达 12h。高脂饮食后可能影响吸收,饮食对药效影响不大,酒精对其药代动力学无明显影响。最近,已经有 50mg 枸橼酸西地那非的口腔崩解片(orally disintegrating tablet,ODT),主要针对吞咽固体剂型困难的 ED 患者。西地那非药物代谢动力学见表 9-1-4,不良反应见表 9-1-5。

2. 他达拉非(tadalafil) 他达拉非,于 2003年 2 月批准用于临床。他达拉非的结构与西地那非和伐地那非有明显差别,具有半衰期长(17.5h)的特点。他达拉非具有按需服用和 5mg 每日一次(once a day,OAD)两种服用方法。若按需服用,他达拉非用药 30min 后起效,2h 后达峰值疗

效,有效浓度可维持 36h。饮食对其药效影响不大,酒精对药代动力学无明显影响。服用他达拉非 10mg 和 20mg 的患者,有效率分别为 67% 和 81%;安慰剂为 35%。统计显示,他达拉非可显著提高患者国际勃起功能指数(IIEF)、性生活日记(SEP)和综合评价问题(GAQ)和满意度评分。他达拉非推荐起始足量,应根据疗效与不良反应调整剂量。他达拉非可使 64% 的糖尿病性 ED 患者勃起功能得到改善;安慰剂组为 25%。他达拉非药物代谢动力学见表 9-1-4,不良反应见表 9-1-5。

他达拉非 5mg-OAD 长期治疗在淡化患者服药与性生活联系、提升患者心理获益的同时,也为改善血管内皮功能、实现 ED 的慢病管理提供了一种可能。他达拉非 5mg-OAD 具有以下疗效特点:①没有时间顾虑,性生活更自然;②可改善性交以外的勃起;③可改善内皮功能;④对下尿路症状(LUTS)/良性前列腺增生(BPH)有改善作用。目前已有许多临床研究证实他达拉非 5mg-OAD 在疗效及耐受性方面的优势。在多项随机、安慰剂对照、双盲、平行组研究中 OAD 治疗方案均取得了很好的疗效。

3. 伐地那非(vardenafil) 伐地那非,2003年 3 月上市。伐地那非的结构与西地那非结构有轻微差异,临床总体疗效和西地那非类似。伐地那非口服后 30min 起效,脂肪餐可影响其吸收,酒精对其疗效无明显影响。伐地那非 5mg、10mg 和 20mg 的有效率分别为 66%、76% 和 80%。临床研究结果显示伐地那非可以显著提高国际勃起功能指数(IIEF)、性生活日记(SEP)、综合评价问题(GAQ)和满意度评分;伐地那非推荐起始足量,应根据疗效与不良反应调整剂量。伐地那非

表 9-1-4 PDE5i 药物代谢动力学

参数	西地那非 100mg	他达拉非 20mg	伐地那非 20mg	阿伐那非 200mg
C_{max}	560μg/L	378μg/L	18.7μg/L	5.2μg/L
T_{max}	0.8~1h	2h	0.9h	0.5~0.75h
$T_{1/2}$	2.6~3.7h	17.5h	3.9h	6~17h
AUC	1 685μg·h/L	8 066μg·h/L	56.8μg·h/L	11.6μg·h/L
protein binding	96%	94%	94%	99%
bioavailability	41%	NA	15%	8%~10%

C_{max}:最大浓度,T_{max}:最大血浆浓度达峰时间,$T_{1/2}$:半衰期,AUC:药时曲线下面积,protein binding:蛋白结合率,bioavailability:生物利用度

可使 72% 的糖尿病患者勃起功能得到改善，安慰剂为 13%。最近，伐地那非的 ODT 已经被批准。ODT 吸收和食物摄入无关，可有更好的生物利用性。几项随机对照试验已经证实伐地那非 ODT 的疗效和常规剂型无差异。伐地那非药物代谢动力学见表 9-1-4，不良反应见表 9-1-5。

4. 阿伐那非(Avanafil) 阿伐那非，2013 年上市。阿伐那非能够高效抑制 PDE5，且相比于其他 PDE5i 副作用最小。阿伐那非按需治疗 ED 的剂型有 50mg、100mg 和 200mg。大约性生活前 15～30min 服用，按照疗效和耐受性调整剂量。阿伐那非随食物服用可延迟起效时间，但是饮食对其药效影响不大。阿伐那非 50mg、100mg 和 200mg 的有效率分别是 47%、58% 和 59%，而安慰剂组是 28%。临床研究结果显示阿伐那非可以显著提高国际勃起功能指数（IIEF）、性生活日记（SEP）、综合评价问题（GAQ）和满意度评分。阿伐那非药物代谢动力学见表 9-1-4，不良反应见表 9-1-5。

表 9-1-5　PDE5i 的常见不良反应

不良反应	西地那非	他达拉非	伐地那非	阿伐那非
头痛	12.8%	14.5%	16%	9.3%
面部潮红	10.4%	4.1%	12%	3.7%
消化不良	4.6%	12.3%	4%	不常见
鼻塞	1.1%	4.3%	10%	1.9%
头晕	1.2%	2.3%	—	0.6%
视觉异常	1.9%	—	<2%	—
背痛	—	6.5%	—	<2%
肌痛	—	5.7%	—	<2%

（二）PDE5i 的安全性

1. 心血管安全性 在冠心病或心力衰竭患者的运动负荷试验中，PDE5i 既没有增加心肌梗死的发生率或死亡率，也没有增加心肌缺血或破坏心脏血流动力学。根据目前证据，西地那非不影响心肌收缩、心肌耗氧量、心输出量。

当 PDE5i 与其他药物联合使用时，需要注意：①伐地那非可引起轻度 QT 间期延长，禁忌与 I a 类（奎尼丁、普鲁卡因胺）或 III 类（胺碘酮）抗心律失常药合用，对有 QT 间期延长病史患者慎用；②PDE5i 与硝酸盐类合用是绝对禁忌，有机硝酸盐（如硝酸甘油，单硝酸异山梨酯，硝酸异山梨酯

等）与 PDE5i 合用可导致 cGMP 蓄积，增加顽固性低血压的发病风险；③ PDE5i 与抗高血压药物（血管紧张素转换酶抑制剂、血管紧张素受体阻滞剂、钙通道阻滞剂、β 受体阻滞剂、利尿剂）合用可产生轻微的协同作用，一般而言，即使服用几种抗高血压药物，PDE5i 也不会增加不良反应；④所有 PDE5i 与 α 受体阻滞剂有一定相互作用，在某些情况下可能导致直立性低血压，如需联合使用，西地那非和伐地那非建议间隔 4h。

2. 视听障碍 除他达拉非外，西地那非、伐地那非对 PDE5 有选择性抑制作用，可致视觉异常，主要表现为眩光、蓝视。前述不良反应通常是轻微、短暂的。PDE5i 与患非动脉性前部缺血性视神经病变（NAION）风险增加相关，不过绝对风险很小。目前 NAION 与 PDE5i 的确切关系尚不明确。发生任何视觉障碍时，首先建议患者停药，并去眼科就诊。除此之外，西地那非与发生听力损伤之间可能存在联系。

3. 肌痛、背痛 服用他达拉非后，少数患者出现可能出现肌痛、背痛，其病理生理机制不详。

4. 皮肤癌 2018 年美国泌尿外科学会 ED 指南中提到，目前一些研究已经明确了 PDE5i 的使用和皮肤癌，特别是恶性黑色素瘤风险增加之间可能存在关系，同时 PDE5i 的使用与患基底细胞癌和日光角化病的风险增加之间存在正相关关系。但是指南中也指出，现有研究结果未能在流行病学上确认两者关联是否构成因果关系。

四、其他药物治疗

（一）雄激素治疗

雄激素缺乏可导致性欲降低或丧失，也可使阴茎夜间勃起的频率、幅度和持续时间减少。各种原因所致的原发性或继发性性腺功能减退症患者往往合并 ED，对此类患者给予雄激素治疗除可增强性欲外，亦可改善勃起功能。睾酮水平较低的 ED 患者，雄激素补充治疗能改善初次对 PDE5i 无反应患者的勃起功能，与 PDE5i 合用有一定增效作用。同时，睾酮水平的恢复也可能有利于其他 ED 治疗方案达到最佳效果。然而，目前对此还没有充分的循证医学证据。雄激素补充治疗睾酮水平低下的 ED 患者是安全的，但对于前列腺癌或怀疑前列腺癌的患者，禁忌应用雄激

素补充疗法。因此，在补充雄激素前，应常规进行前列腺直肠指检（DRE）、PSA测定及肝功能检测。接受雄激素补充治疗的患者应定期进行肝脏功能、前列腺癌指标的检测。雄激素治疗改善勃起功能的效果与血清睾酮水平有一定的相关性，对于睾酮水平正常的ED患者，由于没有循证医学证据，不推荐采用睾酮治疗。目前，用于ED治疗的雄激素主要有：十一酸睾酮胶丸、注射剂和贴剂等。

（二）中药治疗

中药治疗阳痿有着几千年的历史，也是中华民族治疗阳痿的主要药物。目前，对中国草药治疗ED的机制已有初步的研究，其可能涉及NO/cGMP通路、TGFβ1/Smad2通路、睾丸激素水平改变、氧化应激和细胞内钙离子浓度改变等。这些中草药或草药提取物可通过一个或多个途径改善ED，见表9-1-6。目前市场上治疗阳痿的中成药的种类繁多，需要在中医辨病辨证论治的基础上应用，主要针对心理性及轻、中度器质性ED患者。

表 9-1-6　中草药或草药提取物治疗 ED 的潜在机制

中草药或草药提取物	潜在机制
当归	增强 NOS 活性
川芎	增加 cAMP 和 cGMP 浓度
白果叶	增加 nNOS 表达，增加多巴胺能活性
蛇床子	促进 NO 释放，抑制 PDE
刺蒺藜	增加睾酮水平
巴戟天	增加睾酮水平
肉苁蓉	增加睾酮水平
菟丝子	增加睾酮水平
人参	减少氧化应激
枸杞	减少氧化应激
粉防己碱	减少阴茎海绵体细胞内钙离子浓度
甲基莲心碱	减少阴茎海绵体细胞内钙离子浓度，增加 cAMP 浓度
小花山奈	减少阴茎海绵体细胞内钙离子浓度，抑制 PDE5
三七	减少氧化应激，增加 eNOS 表达
小檗碱	减少氧化应激，增加 eNOS 表达
淫羊藿苷	抑制 PDE5，下调 TGFβ1/Smad2 通路，增加 NOS 表达，增加睾酮水平

（三）曲唑酮治疗

曲唑酮（trazodone）是5-羟色胺2C受体（5-HT2C）的激动剂，也是5-HT1A受体的阻滞剂。该药除作用于中枢神经系统外，还能阻断α2受体。其发挥作用的机制可能是阻断α2受体，松弛血管及海绵体平滑肌，从而使阴茎海绵体内的血供增加导致勃起。虽然有临床上报道曲唑酮治疗ED有效，但荟萃分析结果提示与安慰剂差异无统计学意义。

（四）育亨宾治疗

育亨宾能选择性地阻断突触前的α2受体，促进去甲肾上腺素的释放。它使海绵体神经末梢释放较多的去甲肾上腺素，减少阴茎静脉回流，利于充血勃起。在PDE5i应用治疗ED之前，曾经被广泛应用治疗ED，但其有效性及安全性尚未得到充分的评估。

五、物理治疗

（一）真空装置按需治疗

真空装置通过负压将血液吸入阴茎海绵体中，然后在阴茎根部套入缩窄环阻止血液回流以维持勃起。该方法适用于PDE5i治疗无效，或不能耐受药物治疗的患者，尤其适用于偶尔有性生活的老年患者。不良反应包括阴茎疼痛、麻木、射精延迟等，不到30%的患者可发生上述不良反应。使用时应告知患者，负压助勃时间不宜超过30min。禁忌证包括自发性异常勃起、间歇性异常勃起和阴茎严重畸形患者。使用真空装置时，凝血障碍或接受抗凝治疗的患者出现瘀点、瘀斑和血肿的风险较高。单独应用PDE5i或真空装置治疗无效的患者，可以联合治疗。

（二）低强度体外冲击波治疗

与治疗尿路结石时所用的高强度体外冲击波不同，低强度体外冲击波治疗（low-intensity shockwave therapy, Li-ESWT）表现出了可以增强一些器官的血流动力的作用。有许多关于体外冲击波提高血管供给和内皮功能机制的假说，包括诱导产生生理量的非酶产物NO，激活细胞内的信号通路，进而促进VEGF及其受体——Flt-1的表达，最终使新生血管形成。2010年，Vardi等首次将Li-ESWT应用于血管源性ED患者，并随访半年，经过治疗后，患者IIEF评分显著增高，且未观察到疼痛及其他副作用。最近的 meta 分析纳入了 637 名患者，更进一步肯定了 Li-ESWT 对于 ED 患者勃起功能的改善作用。而且，有初步资料显示，Li-ESWT 能够改善对 PDE5i 反应差的严重 ED 患者的阴茎血流动力学、内皮功能以及 IIEF 评分。

六、海绵体活性药物注射治疗

对于口服药物治疗无效的 ED 患者，可以采用海绵体内注射疗法，其有效率高达 85%。这种疗法的主要优点是勃起成功率高、发生速度快。临床上常用的海绵体内注射药物有四种，分别为前列地尔、罂粟碱、酚妥拉明、血管活性肠肽。其中只有前列地尔（5～40μg）是通过美国 FDA 认证的，而且是单一注射使用最具有代表性的药物。联合用药也经常使用，包括：罂粟碱联合酚妥拉明，前列地尔联合罂粟碱及酚妥拉明。单一用药或者联合用药取决于临床医生、患者、患者伴侣的共同意愿，以及副作用的大小。常见副作用为阴茎疼痛、阴茎异常勃起、阴茎纤维化或斑块以及阴茎畸形。临床上可利用药物不同的作用机制，减少每种药的使用剂量以减轻不良反应。罂粟碱（7.5～45mg）加酚妥拉明（0.25～1.5mg）或罂粟碱（8～16mg）加酚妥拉明（0.2～0.4mg）加前列地尔（10～20μg）组合已被广泛使用，有效率有所提高。罂粟碱、酚妥拉明、前列地尔组合有效率最高，达到 92%。该组合与前列地尔单药治疗有类似的副作用，但由于前列地尔的用量减少使阴茎疼痛的发病率降低。

如海绵体注射治疗 ED 有效，也无持续性勃起等不良反应，应教会患者或其配偶如何进行阴茎海绵体注射治疗。医师应指导患者自我注射一次后，才能让其回家进行自我注射治疗。药物注射剂量因个体而定，力求用最小剂量达到满意性生活。应告知患者每周海绵体注射治疗不宜超过 3 次，若注射后阴茎勃起时间超过 4h 应立即就医处理。应定期与患者交流，了解其注射治疗情况并根据情况作相应调整和指导，尽可能减少不良反应的发生。

七、尿道内前列地尔治疗

尿道内使用前列地尔首先需要插入导管，然后通过导管将前列地尔药丸（125～1 000μg）放入尿道内，从而促进阴茎勃起以完成性交。尿道内使用前列地尔的性交成功率为 29.5%～78.1%。阴茎根部使用缩窄环（ACTISTM）能提高疗效。前列地尔的副作用较小且持续时间短暂，最为常见的副作用包括：阴茎疼痛（6.5%～34.7%），尿道损伤（1%～5.1%），尿道痛或灼烧感（0～29%），眩晕（0～7.0%）。低血压和晕厥的发生率极低。一项研究报道有 1% 的患者出现过勃起时间过长或勃起疼痛。目前还没有任何研究出现阴茎异常勃起的情况。虽然研究表明海绵体注射前列地尔的有效率高于尿道内使用前列地尔，但尿道内使用前列地尔为抵触侵袭性治疗的患者提供了一种替代海绵体内注射的选择。

八、阴茎勃起功能障碍的血管手术治疗

（一）阴茎静脉漏的手术治疗

静脉闭塞功能障碍（静脉漏）性 ED 的血流动力学基本明确，但是较难鉴别功能性异常（平滑肌功能障碍）和解剖结构缺陷（白膜异常）。目前，对于静脉闭塞功能障碍性 ED，没有明确的标准化诊断程序，随机对照的临床研究结果并不充分，其手术的有效性尚待验证。

1. **手术适应证** 单纯静脉漏，海绵体平滑肌及白膜结构和功能正常；阴茎海绵体动脉供血正常。

2. **手术术式** 阴茎背浅静脉结扎术；阴茎背深静脉结扎术；阴茎背深静脉白膜下包埋术；阴茎脚静脉结扎术；阴茎脚白膜折叠 + 静脉结扎术；阴茎背深静脉动脉化手术；阴茎海绵体静脉动脉化；尿道海绵体松解术；选择性静脉栓塞术；上述术式的组合；腹腔镜下腹膜外阴茎静脉结扎术。

3. **并发症** 阴茎头麻木；皮肤坏死；伤口感染；阴茎弯曲；阴茎短缩；腹股沟疝；阴茎水肿；栓塞后静脉性疼痛。

（二）动脉性 ED 的手术治疗

阴茎动脉重建手术：血管性 ED 的手术治疗已经有 30 多年的历史，手术方式多种多样，但是由于选择标准、疗效评价并未统一，其效果尚存争议，而显微外科技术的应用也未实现标准化，仅作为可选择的方法之一。

1. **手术适应证** 年龄小于 55 岁；不吸烟或已

戒烟者；未合并糖尿病；无静脉漏存在；阴部内动脉狭窄。

2. 常用术式 腹壁下动脉-阴茎背动脉吻合术（血管成形）；腹壁下动脉-阴茎背深静脉吻合术（静脉动脉化）；腹壁下动脉-阴茎背深静脉吻合＋静脉结扎术。

九、假体植入治疗

假体手术治疗的发展历史悠久：1930年，Bogaras试图用肋软骨为支架实施阴茎成形术，但由于溶骨、感染、脱出等原因限制了其使用；1952年，Goldwin、Scott应用丙烯酸柱形假体进行阴茎浅筋膜下植入术；1966年，Behri报道海绵体内植入聚乙烯棒治疗700例ED患者，收到了较好的疗效；1967年，Pearman将一根硅橡胶棒植入阴茎海绵体外的Buck's筋膜下，但糜烂的发生率相当高；1973年，Scott等首先报道了可膨胀性假体植入手术；1977年，Small等报道用可延展半硬假体治疗160例ED患者。从此，阴茎假体的海绵体腔内植入被逐渐接受，其手术方式及假体机械性能均不断改进。目前，假体植入手术已成为国内外指南推荐的治疗ED的外科方法。

（一）适应证和禁忌证

1. 适应证 重度器质性勃起功能障碍患者，包括阴茎硬结症、阴茎海绵体纤维化、根治性前列腺切除术后、骨盆骨折并尿道损伤后、脊髓损伤所致的ED；其他治疗勃起功能障碍方法无效或禁忌者；无全身性或局部化脓性感染疾病；无重度精神心理性疾病；非同性恋者。

2. 绝对禁忌证 存在全身、皮肤或尿道感染者。

3. 相对禁忌证 存在阴茎严重畸形、阴茎发育不良、阴茎血管瘤患者；未有效治疗的精神心理障碍患者。

（二）阴茎假体和术式的选择

患者及其配偶应该充分了解阴茎假体植入手术的相关信息，包括：①阴茎假体植入术是ED治疗的最后选择，海绵体组织的破坏将使其他治疗（药物、注射、真空装置等）的基础丧失；②术后阴茎勃起与疲软感觉差异，包括阴茎短缩等；③假体类型的选择及其优缺点；④术后并发症，如感染、糜烂及机械故障的发生及处理后果；⑤二次

手术可能性。

阴茎假体可分为半硬式假体、两件套假体和三件套假体。半硬式假体具有使用方便、手术简单、价格便宜、机械故障少等优点，但其存在非自然勃起、缺乏隐蔽性、不能调整粗细等问题；两件套假体主要适用于因水囊放置困难等导致无法接受三件套假体植入者，但其储水容量有限，对于阴茎较长或比较粗大的患者不能提供满意的硬度，而对小阴茎其压缩又比较困难；三件套假体的优点为勃起过程接近生理、勃起时可达最佳硬度、疲软时松弛良好、隐蔽性高，其缺点为机械故障率较高、植入手术复杂、价格较高。调查结果显示，三件套假体是美国最流行的阴茎假体，患者及其伴侣的满意率较高，分别高达70%和90%。

阴茎假体通常通过三种路径植入：冠状沟下、耻骨下和阴茎阴囊交界部，路径的选择通常由假体类型、患者解剖条件、手术史和术者习惯决定。

（三）阴茎假体植入术并发症的防治

阴茎假体手术的术中并发症主要包括海绵体纵隔交叉穿孔、海绵体白膜穿孔以及尿道损伤。以上并发症可通过扩张海绵体远端时扩张器顶端紧贴海绵体外侧白膜、近端扩张顺着海绵体走向、采用8~13号扩张器依次扩张等方法来预防。阴茎假体手术的术后并发症主要包括感染、糜烂致圆柱体穿出、阴茎龟头弯曲（SST畸形）以及机械故障。其中感染和机械故障为最主要的两种并发症。

1. 感染 是阴茎假体植入最常见的并发症，通常发生在手术后的前三个月。目前可膨胀性假体设计改进的主要目的是降低感染风险，术中精细操作联合使用合适抗生素预防革兰氏阴性菌和阳性菌感染，可使感染率降到2%~3%。抗菌涂层技术和亲水涂层技术的应用，感染率可降至1%。糖尿病是感染的高危因素。在脊髓损伤患者，假体感染和糜烂发生率可达9%。基于其他植入物手术的研究结果，使用革兰氏阴性和阳性细菌都适用的广谱抗生素，可有效延长植入物的使用期，较常用的抗生素包括：氨基糖苷类、万古霉素、头孢菌素类和喹诺酮类抗生素，通常于术前使用，并维持到术后24~48h。术区备皮应安排在术前零时，如果备皮过早，皮肤上小的刀割

伤可能发生感染。备皮后，应于术区彻底消毒。

感染一旦发生，应该取出阴茎假体并使用抗生素，并于6～12个月后再行假体植入。如行同期二次假体植入，应在取出阴茎假体后，使用多种药物充分冲洗阴茎海绵体腔，再行假体植入，手术成功率可达82%。

2. 机械故障 机械故障在可膨胀性假体中最为常见，主要是部件（通常是连接管）破裂，从而导致液体泄漏。随着设计的不断改进，最常用的三件套阴茎假体5年机械故障率低于5%。某些产品增加了关闭阀门，以防止自发膨胀。相关研究发现，改进型假体自发膨胀发生率1.3%，而无关闭阀门假体的自发膨胀率为11%。

十、特殊类型 ED 治疗

（一）骨盆骨折尿道损伤后 ED 的康复治疗

骨盆骨折尿道损伤（pelvic fracture urethral injury, PFUI）后所致的 ED 是创伤后 ED 的最常见类型，其发生率在27.5%～72%之间，与血管神经等损伤有关。PFUI 后 ED 的阴茎康复治疗可选择用药物、真空装置及海绵体内药物注射治疗，对于以上治疗均不能奏效的 PFUI 后 ED 患者，可选择阴茎假体植入。

（二）脊髓损伤后 ED 的治疗

脊髓损伤（spinal cord injury, SCI）后患者不仅有肢体感觉及运动功能障碍、排尿及排便功能障碍，也存在不同程度的 ED，严重影响 SCI 康复期患者的生活质量。SCI 后 ED 的治疗包括心理治疗、口服 PDE5i、海绵体内药物注射、经尿道给药、真空装置及阴茎缩窄环、阴茎假体植入手术、骶神经调节等。其中一些治疗需 SCI 患者的上肢功能相对健全，或由其性伴侣操作。总的原则是，高位的 SCI 患者口服 PDE5i 可能获得较好的效果；对于低位的 SCI 患者，采用海绵体内药物注射或者联合治疗的效果较好。

（三）前列腺癌根治术后 ED 的康复

随着保留神经血管束的前列腺癌根治术（nerve-sparing radical prostatectomy, NSRP）的出现和不断完善，RP 术后 ED 的发生率有所降低，但仍高达12%～96%。RP 术后 ED 的发生与海绵体神经损伤、海绵体纤维化、动脉灌注减少、缺氧等病理改变有关。RP 术后勃起功能康复治疗不同于 ED 的治疗，其目的在于改善海绵体组织病理状态，增加患者术后勃起功能恢复的概率。RP 术后恢复勃起功能的治疗方式包括 PDE5i、真空装置及海绵体内药物注射治疗等，其中 PDE5i 是 RP 术后勃起功能康复的首选治疗方式。

（四）直肠癌术后 ED 患者的康复

直肠癌术后 ED 的原因主要包括年龄因素、手术方式、血管神经损伤以及心理因素。直肠癌术后 ED 患者的康复方法：第一阶段爱抚，患者在无心理压力的情况下与伴侣相互抚摸，从而刺激阴茎自然勃起，以缓解患者的精神负担；第二阶段是勃起功能的康复治疗，包括 PDE5i、真空装置及海绵体内药物注射治疗等。约70%的直肠癌术后 ED 患者可因规律服用西地那非得到改善。

（五）高泌乳素血症激发 ED 的治疗

高泌乳素血症可导致 ED、第二性征减退、性欲下降和性功能紊乱。对于高泌乳素血症的治疗应首先去除诱发因素，再根据病因选择治疗方法。通过纠正血清泌乳素水平后，性欲及勃起功能可恢复正常。症状严重的性功能障碍且患病时间较长的患者，还可以同时配合使用 PDE5i 治疗。

以上内容概述了 ED 的治疗方法，总结见表9-1-7。值得注意的是，对于 ED 治疗的选择，2018年美国泌尿外科学会 ED 指南中指出，应采用共同决策的方案进行。与以患者为中心的医疗原则一致，在对患者诊断结束后，需要给出一个有利且详细的治疗方案，该方案中应该包括药物和非药物治疗供患者选择。对于每个患者的选择，如果是合理的，则应得到医师的尊重和支持。在一些特殊方案的选择和摒弃过程中，医师不能专断。相反，医师应该尽可能地教导患者，指导他们认识每种方案的危险性和好处。医师要为共同决策提供有力支持。

表9-1-7 阴茎勃起功能障碍的治疗选择

基础治疗	生活方式的调整、基础疾病的控制、社会心理治疗和咨询、性生活指导、雄激素治疗、中药治疗
一线治疗	PDE5i
二线治疗	真空装置（VED）、海绵体活性药物注射（ICI）、尿道内前列地尔治疗
三线治疗	动脉手术、静脉瘘手术、假体植入

第七节 阴茎勃起功能障碍治疗展望

随着对阴茎勃起的病理生理学的深入理解，ED 的治疗也不断取得新进展。新兴治疗 ED 的方法旨在治疗潜在的微血管畸形，阻止海绵体的纤维化，促进内皮血运重建，调整神经调节通路，并且再生新的阴茎组织。以基因、细胞为基础的治疗方法被设计用来从细胞水平改善特种细胞和酶的功能，从而减缓并且（或者）逆转潜在的 ED。此外，设计工艺学的发展产生了阴茎微血管支架，并且通过组织工程学和干细胞的研究使病变的阴茎组织再生和更新成为可能。近年来，有关 ED 治疗的一些进展如下。

一、海绵体内干细胞治疗

干细胞是一群具有自我复制能力的多潜能细胞，同时满足两大条件：自我更新能力和多向分化能力。干细胞根据分化潜能可分为全能干细胞、多能干细胞、专能干细胞以及单能干细胞。多能干细胞分化能力强大，在再生医学和组织工程等方面极具应用价值，但受伦理、法律等方面的限制较大。诱导性多能干细胞伦理限制小，但由于自我更新能力和分化能力太强，容易在体内形成肿瘤，也限制了其在临床的应用。专能干细胞中的间充质干细胞有多向分化潜能，且取材容易、相对安全、组织相容性好，在临床应用较多，也是目前干细胞领域的研究热点。目前认为干细胞可用于治疗 ED 的机制主要是干细胞在海绵体内注射后可分化为神经细胞、内皮细胞、平滑肌细胞。同时干细胞具有分泌细胞因子的功能，这些细胞因子可能长期改善勃起功能。2010 年韩国 Bahk 等的一项前瞻性、随机对照、单盲临床试验中，通过对 7 例 2 型糖尿病 ED 患者的海绵体内注射人脐血干细胞，发现阴茎海绵体内注射人脐血干细胞治疗对 ED 有一定的保护作用，同时也可以改善糖尿病。2013 年美国 Ichim 等的一项病例报告指出阴茎海绵体内注射自体骨髓单个核细胞（包括造血干细胞、间充质干细胞和内皮祖细胞）治疗 ED 有效。2016 年法国 Hélène Rouard 等的一项临床 I/II 期前瞻性、随机、对照试验指出：单个核细胞治疗前列腺癌根治术后 ED 患者

是有效的，且未观察到严重副作用。以上临床试验的结果证明海绵体内干细胞治疗 ED 具有良好的研究价值和应用前景。

二、血管的药物洗脱支架

冠状动脉支架给治疗缺血性心脏病带来了一场革命，并且这种微创手术给因身体虚弱而不适合行心脏搭桥术的患者带来了新的希望。药物洗脱支架的出现和应用通过降低支架形成血栓造成阻塞的风险而进一步提高了它的临床疗效。最近，Rogers 等报道指出通过对 PANPI（pelvic angiography in non-responders to PDE5 inhibitors，PDE5 抑制剂无反应者的盆腔血管造影）实验发现 ED 患者与血管造影证实存在冠状动脉和阴部内动脉病变的男性有显著的相关性。在 PANPI 实验中，阴部内动脉狭窄就像冠状动脉狭窄一样，右侧阴部内动脉狭窄发生率平均为 52%，左侧为 60%。此外，大多数狭窄发生在阴部内动脉的中段和末段，因此，有利于行经皮血管重建术。ZEN 实验（zotarolimus-eluting，一种用来治疗对 PDE5i 反应低下的 ED 患者的外周支架系统）是第一种安全的、可行性的人体试验，并于 2009 年在医疗器械商的赞助下开始实施。同时进行的 IMPASSE（incidence of male pudendal artery stenosis in suboptimal erections study，勃起功能低下患者阴部动脉狭窄率的研究）实验通过对确诊的或怀疑患有冠状动脉粥样硬化和外周动脉粥样硬化的男性患者进行诊断性血管造影评估与勃起功能相关的动脉粥样硬化的情况。然而，ZEN 实验似乎仅能用于继发于局部阴部内动脉闭塞而没有全身多发性血管疾病的后天性 ED。此外，在它作为一种安全有效的治疗 ED 的方法之前需要收集其潜在并发症和长期安全性及有效性的资料。

三、生长因子靶点：血管再生治疗

在过去的几年里，我们对血管功能和血管内皮功能障碍在 ED 中的作用的认识有了显著的提高。成人的血管床上的内皮细胞处于休眠状态，并且分泌一氧化氮等血管活性物质来维持血管壁的活性。正常血管收缩和舒张功能是通过血管的结构和功能来维持的。体外和体内试验已经证明血管生长因子增强了血管内皮对损伤的抵抗力，

而血管内皮细胞的损伤可以造成不断恶化的血管功能障碍。因此，血管再生治疗利用血管生长因子来修复 ED。有两种血管再生治疗方法：一种是血管发芽式再生，它由新的血管构成；另一种是血管分裂式再生，通过延伸毛细血管床到腔内而将血管一分为二。血管再生是一个复杂的过程，它包括初期 NO 引起的血管舒张，继而血管的通透性和增殖能力增加，血管内皮细胞和平滑肌细胞迁移来支持血管的生长。血管内皮生长因子对刺激内皮细胞的生长和其在体外的增殖以及调整体内的血管增生有着重要的作用。Shirai 等发现阴茎海绵体内注射血管内皮生长因子可显著提高由链脲菌素导致的糖尿病大鼠的阴茎海绵体内压，并且提出糖尿病引起的 ED 大鼠勃起功能的恢复是通过一种胰岛素样生长因子和性激素受体发挥作用的。尽管血管内皮生长因子有激发血管再生的能力，但是它的应用受到很多因素的限制，例如：严重的炎症和组织的水肿以及肿瘤样损害。

四、神经调节

神经营养素（神经营养因子），例如：碱性成纤维细胞生长因子、胰岛素样生长因子 -1、胎盘生长因子、肝细胞生长因子、血小板源性生长因子和它们的配体被成功应用于血管再塑中。血管生成素、胎盘生长因子和肝细胞生长因子通过正性调节血管内皮生长因子来发挥它们的成血管作用，血小板源性生长因子和配体通过酪氨酸激酶发挥它们的成血管作用。脑源性神经生长因子对阴茎来说是一种非常重要的神经因子，通过腺病毒转导到海绵体神经损伤的大鼠模型中可以改善修复大鼠的性交能力。神经胶质细胞源性神经营养因子已经通过单纯疱疹病毒被应用于促进海绵体神经损伤动物模型勃起功能的修复。重组人蛋白，一种由施万细胞分泌的神经营养蛋白，在调节阴茎平滑肌细胞凋亡中起重要作用。它具有抑制大鼠海绵体平滑肌细胞凋亡、促进海绵体神经再生的潜能。Podlasek 等发现阴茎海绵体损伤后激活型的重组人蛋白减少了 1.2 倍；抑制重组人蛋白使阴茎中平滑肌细胞凋亡增加了 12 倍；在阴茎海绵体神经损伤时行剂量依赖方式的重组人蛋白治疗可以减少 1～3 倍的由该损伤诱导的凋亡。

Bond 等指出亲水脂的肽技术同样对阴茎重组人蛋白的释放有作用，同时对抑制阴茎海绵体神经损伤诱导的凋亡有显著的抑制作用。亲免素的发现，如：神经保护剂和神经再生剂，促成了免疫抑制配体（如：FK506）在神经海绵体损伤后的大鼠阴茎神经再生和勃起功能修复中的应用。最近更多的研究发现，红细胞生成素对阴茎海绵体损伤的动物模型和男性前列腺癌根治术后的勃起功能发挥着有效的保护作用。在这些神经调节生长因子有希望成为处理 ED 的治疗方法时，仍存在一些安全性的问题，例如：严重的炎症反应、致癌作用和长期治疗效果。未来的研究需要测试每一种生长因子的安全性、生长因子的最适剂量以及它们确切的作用机制和释放时间过程。

五、基因治疗

基因治疗是治疗 ED 的新方法，也是目前治疗 ED 的研究热点。相对其他疾病而言，基因治疗用于 ED 的治疗将更具独特优势：①目的基因可直接向阴茎海绵体内注射，操作简单方便；②阴茎血流较慢，静息时仅为 5ml/min，便于目的基因的充分摄取和吸收；③基因治疗 ED 作用持续时间长久，无需像口服药物那样必须在每次性交前服用，疗效较好；④阴茎海绵体细胞间存在缝隙连接，使阴茎海绵体成为一个功能性合胞体，并且细胞内勃起相关的第二信使和离子可在细胞间进行非选择性交换，因此只需少量细胞获得有效转染即可产生生理效应，治疗效率较高；⑤阴茎为体表终末器官，定位准确且易于暂时阻断阴茎血流，基因治疗时选择性高、特异性好、安全，导入的基因很少进入体循环影响机体其他组织器官，因此不良反应较小。

ED 基因治疗的常用载体分为 3 大类：病毒类（如腺病毒、慢病毒、逆转录病毒、单纯性疱疹病毒等），非病毒类（如质粒、脂质体、聚乙烯亚胺或裸 cDNA 等）和基因工程细胞（如各种基因修饰的干细胞）。病毒类载体优势在于容易构建且转染效率高，但病毒有高免疫原性且存在染色体整合、破坏及细胞毒性等风险；非病毒类载体免疫原性及染色体整合能力较低，较为安全，但目的基因转染效率低，仅能短暂表达；基因工程细胞载体和非病毒类载体一样具有较高的安全性，然而干细胞有恶变风险，并且可能影响其他细胞的生理功能。3 类载体各有优劣，寻找转染效率高、稳定性好、不良反应小、安全性高的基因载体将是未来载体研究的方向。

ED 基因治疗在众多基础研究中已被证实可明显改善老龄、糖尿病和海绵体神经损伤等难治性 ED 动物的勃起功能。目前，ED 基因治疗靶点中唯一进入临床研究阶段的是 BKCa（或称 hSlo）通道。通过激活平滑肌细胞膜上的 BKCa 通道可产生短暂快速的外向钾离子流引起细胞超极化，从而关闭了电压依赖性钙通道，致使内向钙离子流减少而抑制平滑肌的收缩。Melman 等在 2006 年首先将 hSlo 基因通过质粒导入 11 例 ED 男性患者中，在随访 24 周后使用 IIEF 量表评估疗效。1 期临床试验的结果显示：接受治疗的患者在随访期内 IIEF 评分显著提高，并且未出现治疗相关的不良反应事件，精子中也未见基因转染。目前，该项目已进入 2 期临床试验阶段。这项具有里程碑意义的研究确实在 ED 治疗方面开辟了新的领域，给研究人员带来了新的希望，有可能成为 ED 长期治疗计划或治愈 ED。

在过去的 20 年里，ED 相关研究取得了相当大的进展。尽管目前 ED 的治疗还远达不到理想状态，但在未来的几年里，目前正处在发展阶段的新兴的 ED 治疗方法或许能够逆转、再生和取代处于病态的内皮细胞、神经细胞和平滑肌细胞，达到治愈 ED 的目的。如果这些新兴的治疗方法被证明是有效的并且安全的，它们将革新 ED 的治疗方法，为患者带来福音。

（刘继红）

参 考 文 献

[1] 刘继红，熊承良. 性功能障碍学. 北京：中国医药科技出版社，2004.

[2] 刘继红. 男科手术学. 北京：北京科学技术出版社，2007.

[3] 郭应禄，周利群. 坎贝尔 - 沃尔什泌尿外科学. 北京：北京大学医学出版社，2009.

[4] 刘继红，栾阳. 男性勃起功能障碍的分子生物学研究进展. 中华男科学杂志，2015，21（2）：99-106.

[5] 姜辉，邓春华，商学军，等.“他达拉非 5mg 每日一次治疗勃起功能障碍”中国专家共识. 中国男科学杂志，2018，32（1）：57-62，72.

[6] Arthur L BT, Travis DS, Bruce JT, et al. Serum biomarker measurements of endothelial function and oxidative stress after daily dosing of sildenafilin type 2 diabetic men with erectile dysfunction. J Urol, 2009, 181（1）: 245-251.

[7] Giuseppe MCR, Antonio A, Cristiana V, et al. Chronic treatment with tadalafil improves endothelial function in men with increased cardiovascular risk. Eur Urol, 2005, 47（2）: 214-222.

[8] Monica GF, Hugo HD, Istvan K, et al. Vardenafil prevents fibrosis and loss of corporal smooth muscle that occurs after bilateral cavernosal nerve resection in the rat. Urology, 2006, 68（2）: 429-435.

[9] Wayne JG, Hellstrom, Marc Gittelman, et al. An evaluation of semen characteristics in men 45 years of age or older after daily dosing with tadalafil 20 mg: results of a multicenter, randomized, double-blind, placebo-controlled, 9-month study. Eur Urol, 2008, 53（5）: 1058-1065.

[10] Jarvi K, Dula E, Drehobl M, et al. Daily vardenafil for 6 months has no detrimental effects on semen characteristics or reproductive hormones in men with normal baseline levels. J Urol, 2008, 179（3）: 1060-1065.

[11] Padma-Nathan H, McCullough AR, Levine LA, et al. Randomized, double-blind, placebo-controlled study of postoperative nightly sildenafil citrate for the prevention of erectile dysfunction after bilateral nerve-sparing radical prostatectomy. Int J Impot Res, 2008, 20（5）: 479-486.

[12] Bannowsky A, Schulze H, van der Horst C, et al. Recovery of erectile function after nerve-sparing radical prostatectomy: improvement with nightly low-dose sildenafil. BJU Int, 2008, 101（10）: 1279-1283.

[13] McCullough AR, Levine LA, Padma-Nathan H. Return of nocturnal erections and erectile function after bilateral nerve-sparing radical prostatectomy in men treated nightly with sildenafil citrate: subanalysis of a longitudinal randomized double-blind placebo-controlled trial. J Sex Med, 2008, 5（2）: 476-484.

[14] Montorsi F, Nathan HP, McCullough A, et al. Tadalafil in the treatment of erectile dysfunction following bilateral nerve sparing radical retropubic prostatectomy: a randomized, double-blind, placebo controlled trial. J Urol, 2004, 172(3): 1036-1041.

[15] Engel JD. Effect on sexual function of a vacuum erection device post-prostatectomy. Can J Urol, 2011, 18(3): 5721-5725.

[16] Raina R, Pahlajani G, Agarwal A, et al. Long-term potency after early use of a vacuum erection device following radical prostatectomy. BJU Int, 2010, 106(11): 1719-1722.

[17] Diamond LE, Earle DC, Garcia WD, et al. Co-administration of low doses of intranasal PT-141, a melanocortin receptor agonist, and sildenafil to men with erectile dysfunction results in an enhanced erectile response. Urology, 2005, 65(4): 755-759.

[18] Babaei AR, Safarinejad MR, Kolahi AA. Penile revascularization for erectile dysfunction: A systematic review and meta-analysis of effectiveness and complications. Urol J, 2009, 6(1): 1-7.

[19] Rogers JH, Karimi H, Kao J, et al. Internal pudendal artery stenoses and erectile dysfunction: correlation with angio-graphic coronary artery disease. Cath Cardiovasc Interv, 2010, 76(6): 882-887.

[20] Shirai M, Yamanaka M, Shiina H, et al. Vascular endothelial growth factor restores erectile function through modulation of the insulin-like growth factor system and sex hormone receptors in diabetic rat. Biochem Biophys Res Commun, 2006, 341(3): 755-762.

[21] Lysiak JJ, Kavoussi PK, Ellati RT, et al. Angiogenesis therapy for the treatment of erectile dysfunction. J Sex Med, 2010, 7(7): 2554-2563.

[22] Kato R, Wolfe D, Coyle CH, et al. Herpes simplex virus vector-mediated delivery of glial cell line-derived neurotrophic factor rescues erectile dysfunction following cavernous nerve injury. Gene Ther, 2007, 14(18): 1344-1352.

[23] Podlasek CA, Meroz CL, Tang Y, et al. Regulation of cavernous nerve-injury apoptosis by sonic hedgehog. Biol Reprod, 2007, 76(1): 19-28.

[24] Bond CW, Angeloni NL, Arrington DA, et al. Peptide amphiphile nanofiber delivery of sonic hedgehog protein to reduce smooth muscle apoptosis in the penis after cavernous nerve resection. J Sex Med, 2011, 8(1): 78-89.

[25] Sezen SF, Lagoda G, Burnett AL. Role of immunophillins in recovery of erectile function after cavernous nerve injury. J Sex Med, 2009, 6(3): 340-346.

[26] Allaf ME, Hoke A, Burnett AL. Erythropoietin promotes the recovery of erectile function following cavernous nerve injury. J Urol, 2005, 174(5): 2060-2064.

[27] Burnett AL, Allaf ME, Bivalacqua TJ. Erythropoietin promotes erection recovery after nerve-sparing radical retropubic prostatec-tomy: a retrospective analysis. J Sex Med, 2008, 5(10): 2392-2398.

[28] Vardi Y, Appel B, Jacob G, et al. Can low-intensity extracorpo-real shockwave therapy improve erectile function? A 6-month follow-up pilot study in patients with organic erectile dysfunction. Eur Urol, 2010, 58(2): 243-248.

[29] Müller A, Akin-Olugbade Y, Deveci S, et al. The impact of shock wave therapy at varied energy and dose levels on functional and structural changes in erectile tissue. Eur Urol, 2008, 53(3): 635-643.

[30] NIH Consensus Conference. Impotence. NIH Consensus Development Panel on Impotence. JAMA, 1993, 270(1): 83-90.

[31] Goldstein I, Burnett AL, Rosen RC, et al. The Serendipitous Story of Sildenafil: An Unexpected Oral Therapy for Erectile Dysfunction. Sex Med Rev, 2019, 7(1): 115-128.

[32] Bahk JY, Jung JH, Han H et al. Treatment of diabetic impotence with umbilical cord blood stem cell intracavernosal transplant: preliminary report of 7 cases. Exp Clin Transplant. 2010, 8(2): 150-60.

[33] Ichim TE, Warbington T, Cristea O, et al. Intracavernous administration of bone marrow mononuclear cells: a new method of treating erectile dysfunction? J Transl Med, 2013, 11(1): 139.

[34] Yiou R, Hamidou L, Birebent B, et al. Safety of Intracavernous Bone Marrow-Mononuclear Cells for Postradical Prostatectomy Erectile Dysfunction: An Open Dose-Escalation Pilot Study. Eur Urol, 2016, 69(6): 988-991.

[35] Shamloul R, Ghanem H. Erectile dysfunction. Lancet, 2013, 381(9861): 153-165.

[36] Mobley DF, Khera M, Baum N. Recent advances in the treatment of erectile dysfunction. Postgrad Med J, 2017, 93(1105): 679-685.

[37] Baumann F, Hehli D, Makaloski V, et al. Erectile dys-

function - overview from a cardiovascular perspective. Vasa，2017，46（5）：347-353.

[38] Li H，Jiang H，Liu J. Traditional Chinese medical therapy for erectile dysfunction. Transl Androl Urol，2017，6（2）：192-198.

[39] Yiou R. Stem-cell therapy for erectile dysfunction. Biomed Mater Eng，2017，28（s1）：S81-S85.

[40] Kim JH，Lee HJ，Song YS. Mesenchymal stem cell-based gene therapy for erectile dysfunction. Int J Impot Res，2016，28（3）：81-87.

[41] Yafi FA，Jenkins L，Albersen M，et al. Erectile dysfunction. Nat Rev Dis Primers，2016，2：16003.

[42] Dean RC，Lue TF. Physiology of penile erection and pathophysiology of erectile dysfunction. Urol Clin North Am，2005，32（4）：379-395.

[43] Glina S，Cohen DJ，Vieira M. Diagnosis of erectile dysfunction. Curr Opin Psychiatry，2014，27（6）：394-399.

[44] Kamenov ZA. A comprehensive review of erectile dysfunction in men with diabetes. Exp Clin Endocrinol Diabetes，2015，123（3）：141-158.

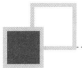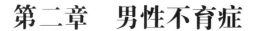

第二章　男性不育症

第一节　生殖生理

一、下丘脑垂体轴

男性生殖功能是通过由下丘脑、垂体和睾丸组成的三级组织结构来控制。下丘脑和垂体均能产生促使下一级组织分泌促性腺激素或性激素的内分泌信使分子。位于视交叉前区的下丘脑神经元的轴突延伸至正中隆起，并分泌促性腺激素释放激素（GnRH）进入垂体门脉系统，即下丘脑垂体回路。垂体前叶含有促性腺物质，或者特异性分泌促性腺激素的细胞，GnRH 可刺激促性腺物质的分泌活性。垂体促性腺激素细胞分泌两种促性腺激素，即黄体生成素（LH）和卵泡刺激素（FSH）。除 GnRH 外，垂体的局部产物二聚体肽也可选择性地刺激 FSH 分泌。这两种促性腺素进入血流并且到达睾丸，LH 通过刺激间质的 Leydig 细胞产生睾酮，而 FSH 通过刺激生精上皮的 Sertoli 细胞促进精子发生。睾酮的分泌量和生精的频率由睾丸与上位生殖轴之间的负反馈网络来协调。睾酮和其代谢产物，即雌二醇通过 GnRH 神经元和促性腺物质抑制其分泌活性。

（一）下丘脑

GnRH 神经元接受大脑其他部位包括杏仁核和嗅觉及视觉皮层的输入信号。GnRH 的分泌量受三种节律性的影响：季节性，春季为高峰值；昼夜节律，清晨时睾酮水平最高；脉冲性，平均 90～120min 有一次峰值。脉冲式分泌 GnRH 的神经元尚未发现，但季节性和昼夜节律分别由来自松果体和视交叉上核的信号调节，在哺乳类 24h 为一间隔。在胚胎发育过程中，GnRH 神经元的前体从嗅球的基板移动到下丘脑的固定区域。在 Kallman 综合征，即促性腺激素分泌不足性性腺发育不全，GnRH 前体神经元未能正常地移动到下丘脑而导致不能分泌 GnRH。故伴随促性腺激素分泌不足的嗅觉缺失或唇腭裂可诊断为 Kallman 综合征。

（二）垂体

垂体有两叶：后叶和前叶。后叶，即神经垂体，是发育过程中形成的位于下丘脑腹侧的囊袋样结构。分泌两种激素即缩宫素和加压素，受神经刺激调节。而垂体前叶是由血液中的因子来调控的腺体样结构。LH 和 FSH 由垂体前叶的促性腺激素细胞分泌。除了促性腺激素细胞外，垂体前叶还有特异性地分泌其他糖蛋白激素的细胞：促皮质激素细胞分泌促肾上腺皮质激素（ACTH）；垂体催乳素细胞分泌催乳素（PRL）；亲躯体细胞分泌生长激素（GH）；另外还有分泌促甲状腺激素（TSH）的细胞。这四类糖蛋白激素对男性生殖功能有显著的影响，ACTH 在男性生殖系统中的功能尚未被确定。在鼠类，观察到 ACTH 对胎儿的 Leydig 细胞甾体合成的刺激作用，并被解释为肾上腺皮质和 Leydig 细胞共同来源于中肾间充质干细胞的迹象。四种糖蛋白激素 LH，FSH，PRL，和 GH 显著影响男性生殖功能，例如垂体腺瘤导致的 PRL 过剩分泌可抑制精子发生。在正常男性，LH 以平均每 2h 一次的脉冲式分泌，每次脉冲的幅度为 6IU/L。血流中 LH 的水平为 10IU/L，维持睾酮水平在 5ng/ml。

（三）下丘脑和垂体的类固醇反馈

GnRH 的负反馈抑制是通过存在于下丘脑神经元和垂体的雄激素受体来产生（图 9-2-1）。睾酮在靶细胞内并非必需的活性类固醇：睾酮可分别被芳香化酶和 5α 还原酶进一步代谢为雌二醇和双氢睾酮（DHT）。遗传学的突变导致的雄激素和雌激素受体功能的部分或完全缺失可引起垂体分泌 LH 增多，提示两种性激素均参与负反馈。

在男性先天的 5α 还原酶活性缺失者其血清 LH 水平较正常者高，说明 5α 还原酶参与负反馈。然而另一些研究提示 5α 还原酶在睾酮通过 DHT 转变为更弱的雄激素即二氢雄酮这一代谢灭活过程中起一定的作用。所以，起因于雄激素受体主要与睾酮结合，协同雌激素受体与雌二醇结合引起的类固醇负反馈是可能的。睾酮的反馈作用主要在下丘脑水平，而雌激素的反馈作用在垂体水平以调节 GnRH 节律引起的促性腺激素分泌。在男性，不同调节作用的促性腺激素分泌导致不同的类固醇激素分泌。而睾酮对 LH 的负反馈作用主要由雄激素本身来调节，对 FSH 的负反馈作用主要由睾酮的芳香化形式即雌二醇来调节。所以雌二醇是男性 FSH 分泌的主要调节因子。雌激素受体 ERβ 在雌二醇的负反馈作用中显然不是必需的。A 型和 B 型雄激素受体的配体结合及转录活性是不同的，但目前对其在下丘脑中的表达是否不同尚不明确。

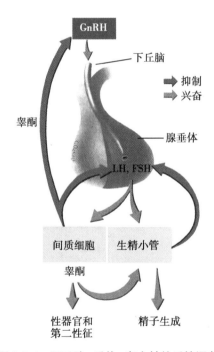

图 9-2-1　下丘脑 - 垂体 - 睾丸轴的反馈调节

二、睾丸的结构和功能

（一）大体结构

在健康青年男性卵圆形的睾丸体积大约 15～20ml，纵向长度约 4.5～5.1cm。睾丸实质被由三层结构组成的囊包绕：最外面是鞘膜脏层，白膜，最里面是血管膜。白膜含有大量的平滑肌细胞组

成的分支进入胶原组织中。这些平滑肌细胞赋予人类睾丸囊收缩的能力，因为通过电刺激和特殊的自律药物可引出离体人类和其他种属睾丸囊的收缩。在人类和其他一些种属，睾丸囊平滑肌的紧张性可影响进入睾丸的血流，因为睾丸动脉以一个倾斜的角度横跨睾丸囊。睾丸动脉穿透白膜在其下方沿着睾丸实质的表面的后方穿行，其分支向前方以多种横向的方式分布于睾丸的实质。较大的睾丸动脉分支也可到达睾丸的下级，穿行到前方并分支于睾丸表面。这种血管分布在临床上非常重要，因为在睾丸固定术或睾丸活检时会损伤血管。从内外侧正中切开睾丸可见少量血管，相比前后切开睾丸可见较多的血管。个别分布于小管的动脉在含有生精小管的中隔内穿行。

在睾丸囊内，睾丸被中隔分隔为独立的睾丸小叶。每个中隔分离一条生精小管并含有至少一支传出动脉。每个中隔有独立的生精小管，包含正在发育的生殖细胞和间质组织。间质由 Leydig 细胞，乳突细胞，巨噬细胞及神经、血管、淋巴管组成。在人类，间质组织占睾丸总容量的 20%～30%。

生精小管是长的、高度卷曲的管道，其两端通常终止于睾丸网。人类睾丸的 600～1 200 条小管加起来总长度约 250m。在睾丸网融合为 6～12 条输出小管，作为运输睾丸内体液和精子的管道进入附睾头。睾丸在局部可能具有固有的"阀门"机制推动精液和精子向附睾移动。

人类睾丸和附睾的动脉供应有三个来源：睾丸动脉及其分支，输精管动脉，和提睾肌动脉。睾丸动脉起自腹主动脉上肾动脉的下方，成为内环以上精索的主要成分，且与最终形成蔓状血管丛的血管网密切相关。与动脉和静脉血流方向相反的蔓状血管丛在一些区域仅血管壁周围菲薄的组织相间隔，其血管分布有利于热量和小分子的交换。例如，睾酮从静脉到动脉的转运就是通过浓度梯度来实现的被动扩散过程。在正常人精索的热量交替传递以提供睾丸的血液温度较直肠温度低 2～4℃。导致睾丸内的温度较直肠内低 3～4℃。这种温度差异的缺失与睾丸功能异常的男性特发性不育，精索静脉曲张及隐睾症相关。

睾丸动脉在离开蔓状血管丛进入睾丸纵隔后

变为高度卷曲状进入睾丸组织。在睾丸动脉和输精管动脉之间有广泛的相互联系，一些男性即使在睾丸动脉切断之后也不影响睾丸的功能。

（二）睾丸的细胞结构和功能

1. 间质 间质含有血管、淋巴管、成纤维支持细胞、巨噬细胞、柱状细胞和 Leydig 细胞。最近发现睾丸巨噬细胞与睾丸实质细胞，包括 Leydig 细胞的调节有关。静息的巨噬细胞常通过释放类固醇前体 25- 羟基胆甾醇来促进睾酮的生物合成。相反，在一些疾病情况下，睾丸巨噬细胞激活后释放促炎症反应细胞因子，比如白介素 -1，可抑制 Leydig 细胞功能。立体分析结果显示，20 岁男性的睾丸大约含有 70 亿个 Leydig 细胞。仅 Leydig 细胞就占睾丸总体积的 5%～12%。

Leydig 细胞可产生大量的类固醇产物。从类固醇前体胆固醇合成而来的睾酮是人类睾丸主要产生的类固醇激素，也产生 C_{18}、C_{19} 和 C_{21} 几种类固醇。

睾酮的产生主要的，快速的调节作用依赖于 LH。通过产生环腺苷酸（AMP）和其他几种细胞内因子，LH 启动胆固醇向线粒体的转运。氯离子流出，钙离子进入，且磷脂释放花生四烯酸都对类固醇激素有快速的刺激作用。垂体肽除了 LH 外，FSH 和 PL 也可调节 LH 的调节作用。可改变 Leydig 细胞激素产生的非垂体因素包括黄体生成素（LHRH），抑制素和激活素，表皮生长因子（EGF），IGF-1，和转移生长因子 -β，前列腺素，和肾上腺素能刺激。然而大部分资料来自实验动物的体外试验，且这些因素的作用对人类正常睾丸功能的影响还不肯定。雌激素和雄激素对 Leydig 细胞的直接抑制作用可能存在。

男性外周血中睾酮浓度在不同年龄阶段有显著的不同。在妊娠 12～18 周间有一个峰值。另一个峰值发生于出生后两个月左右。睾酮在出生后第二个或第三个十年中达到最高浓度，然后是一个平台期，然后降低。另外睾酮浓度还有年和日中的节律存在。进一步观察外周血中睾酮的节律显示是没有规律的波动。

睾酮在一些种属已有详尽的研究，其产生的主要时期提示着下列结果的有序发生：①胎儿生殖道的分化和发育；②新生儿雄激素依赖性靶器官的"烙印"形成，以保证其在青春期和成年后对雄激素产生适宜的反应；③男性青春期的雄性化；④维持成人雄激素依赖性器官的发育和功能。这种睾酮产生的短暂变化可部分地反映垂体和睾丸之间的复杂的相互作用。

2. 生精小管 生精小管及其生殖成分和支持细胞为精子的产生提供了独特的环境。支持细胞包括基底膜的支柱细胞和 Sertoli 细胞。生殖细胞由一群上皮细胞组成，包括一群分裂缓慢的原始干细胞，快速发育的精原细胞，可减数分裂的精母细胞和变形精子细胞（图 9-2-2）。以下部分叙述生精小管的组成及其中"血 - 睾屏障"的形成。

（1）小管周的结构：在人类生精小管周围包绕着几层管周组织。外膜的纤维细胞层将间质和生精小管分开。下一层由结缔组织薄层和散在的肌样细胞组成。小管周的第三层结构是紧贴生精上皮下面的基膜的一层组织，由大量胶原组成。小管周组织分布于生精上皮（SE）的基膜（bm）和间质（IS）之间，共有三层：内层（IL）；肌层（M），含有肌样细胞（MY）和丰富的微纤维（Mf）；和含有成纤维细胞（F）的外膜层。在人类小管周肌样细胞被认为主要有收缩功能。

（2）Sertoli 细胞：Sertoli 细胞的特征为具有不规则形状的细胞核，明显的核仁，低有丝分裂指数，Sertoli- 生殖细胞结合，及相邻 Sertoli 细胞膜的独特的紧密结合复合物。Sertoli 细胞附着在生精小管的基膜上，并伸出丝状的细胞质分支到达小管的内腔。生殖细胞在这些 Sertoli 细胞间的突出物之间排列。未分化的精原细胞靠近生精小

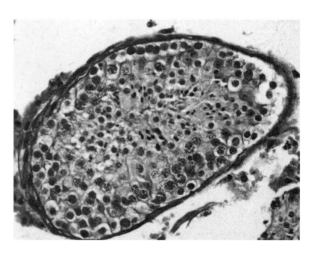

图 9-2-2 生精功能正常的生精小管

管的基膜，而发育更进一步的精母细胞和精子则连续地排列到这一上皮组织的更高水平。在这方面，Sertoli 细胞的功能如同两极分化的上皮细胞，其底部在细胞质环境，而顶部则在上述的生精小管环境中。

通常认为，Sertoli 细胞支持生殖细胞的发育是通过：①创造生精上皮细胞层的特殊微环境；②通过 Sertoli 细胞和生殖细胞间的缝隙连接支持生殖细胞；③促进分化的生殖细胞在生精小管中的运动。此微环境为血-睾屏障的层次之一。血-睾屏障存在于睾丸的不同水平。Sertoli 细胞间的连接被转变为允许"开放"和"关闭"的状态，以促进生殖细胞与 Sertoli 细胞间的连续的相互作用和生殖细胞向小管腔的运动。Sertoli 细胞功能明显地包括与精细胞直接接触、吞噬作用、体液分泌和各种分子的分泌。

雄激素结合蛋白（ABP）是已知最早的 Sertoli 细胞分泌产物之一。ABP 是 Sertoli 细胞内的雄激素载体。另外，它可作为生精小管和附睾的雄激素储藏库，在附睾可能也有此功能。在体外 ABP 产物被证实是测定 Sertoli 细胞雄激素调节功能的良好的标记物。但是，ABP 或其他 Sertoli 细胞产物作为 Sertoli 细胞功能的标记物的测定在评估男性不育中的作用尚不明确。

（3）血-睾屏障：有学者观察到许多物质注入血流将很快出现在睾丸的淋巴液中，而睾丸网液中则没有。基于这种观察，形成了"血-睾屏障"的概念。超微结构研究显示一些种属相邻的 Sertoli 细胞间的特异性连接复合物可将生精上皮细分为基底层和发育层，包括人类。有研究显示 Sertoli 细胞间的紧密连接可阻止微小物质从睾丸间质向生精上皮的渗透。睾丸内的血-睾屏障有三个不同的水平。主要的水平由 Sertoli 细胞和不同于其他生殖细胞的减数分裂前的生殖细胞（精原细胞）间的紧密连接形成。另外两个血-睾屏障的水平存在于毛细血管的内皮细胞和小管周围的肌样细胞。

血-睾屏障功能上在精子发生初始发育形成。然而生殖细胞的存在对血睾屏障的形成并不是必需的。这一屏障似乎对减数分裂很重要，因为生殖细胞周围的液体比屏障外更稳定且明显不同。另外，血-睾屏障可隔离男性免疫系统不能识别的单倍体雄性配子。血-睾屏障的临床重要性只有在青春期后才被认识，因为通过减数分裂发育的生殖细胞-"抗原"-仅在青春期启动后存在。所以，睾丸损伤，比如活检，扭转，或创伤，如果发生于青春期前，将不会诱导抗精子抗体。但是，导致血-睾屏障物理中断的类似损伤和发育中的生殖细胞的免疫暴露会引起与生殖细胞相关（包括精子）抗体的免疫反应形成。实际的思考是不同的药物途径对屏障内细胞作用的可能性，包括化疗药物对生精小管内肿瘤细胞有限的治疗作用。

（4）Sertoli 细胞和生殖细胞的关系实验动物研究揭示睾丸内细胞间相互关系的复杂网络：Leydig 细胞和 Sertoli 细胞之间；Leydig 细胞和小管周细胞之间；Sertoli 细胞和小管周细胞之间（见前述小管周结构）；Sertoli 细胞和生殖细胞之间。Sertoli 细胞和生殖细胞的物理接触可能在促使生殖细胞进入生精小管腔中起到一定作用。而且，浓缩的精子细胞和 Sertoli 细胞顶部在精子发生中的密切关系与精子细胞成熟过程中残余的细胞质的脱去有关。最后，相邻 Sertoli 细胞间的连接复合物明显地形成血-睾屏障的重要组成部分。

3. 生殖上皮 男性生精小管上皮每日可产生大约 123×10^6[从$(21 \sim 374) \times 10^6$]个精子。这一精子产生的过程称为精子发生。包括在增殖期精原细胞变迁为代替其细胞数量（干细胞更新）或者产生成为精母细胞的子细胞，在减数分裂期精母细胞进行减数分裂，结果产生单倍体精子；在精原细胞期精子发生大小和形状的奇特的变形形成成熟的精子。

借助光学显微镜的组织学检查揭示人类睾丸有大量的生殖细胞排列在 Sertoli 细胞间且从生精小管基膜到管腔均有分布。形态学研究表明人类睾丸中至少存在 13 种可识别的生殖细胞类型。这些细胞被认为是代表发育过程的不同阶段。在从最初到最高分化的进程中，它们被命名为暗 A 型精原细胞（Ad）；苍白 A 型精原细胞（Ap）；B 型精原细胞（B）；前细线期初级精母细胞（R）；细线期初级精原母细胞（L）；偶线期初级精母细胞（Z）；粗线期初级精母细胞（P）；次级精母细胞（Ⅱ）；以及 Sa，Sb1，Sb2，Sc，Sd1，Sd2 型精子。

通过细胞质桥互相连接B型精原细胞有丝分裂形成最初的将进行减数分裂的精母细胞。互相连接的成熟精母细胞链存在于Sertoli细胞间紧密连接形成的血-睾屏障后的生精小管的发育层。精母细胞完成随后的减数分裂。在大多数有机体减数分裂随后是中间分裂，导致子细胞群有单倍体的染色体数目，且重组后具有不同的遗传信息。在人类这一过程的结果是形成圆形的Sa精子（图9-2-3）。

（1）精子发生：在精子发生过程中，减数分裂的产物圆形的Sa精子变形为成熟的精子。在变形过程中精子的细胞质和细胞核发生多方面的变化，但细胞不再分裂。包括细胞质的丢失，顶体的形成，鞭毛的形成，和成熟精子的细胞器向特定位置移动。如果人类与大鼠相似，精子的克隆与细胞质桥和Sertoli细胞间的外质膜的特殊性有关。

人类整个精子发生的过程大约64d。如果在固定的生精小管点中观察精子发生，在64d的周期中发生可预测的和连续的形式，即六种可辨认的细胞（生精上皮周期的各阶段）共同存在并接连地发生。相应地，精子发生的增殖期（Ap到B型精原细胞的分化）在周期中发生四次（每16天）并要求Ap型精原细胞分化为精子。结果是在人

类睾丸内存在一或两群精原细胞，一或两群精母细胞，一或两群精子细胞。这种精原细胞的时期专一性保证每日数百万个精子产生。

（2）精子发生的激素调节：男性和其他哺乳动物睾丸的睾酮水平比外周血液循环高近100倍。用外源性雄激素治疗严重的无精子症以维持外周血液循环的睾酮水平支持人类男性睾丸内高雄激素浓度的重要性。与这种观察一致，20%～30%的不育男性外周血睾酮浓度低。睾酮（或GnRH促效剂）作为男性节育的使用已经受到限制，这些措施对于完全抑制垂体产生FSH是失败的。在灵长类模型中，睾酮诱导的生精抑制与FSH抑制的关系比睾丸的雄激素水平更大。

睾酮很确切地启动并维持人类精子的发生。目前人类男性的精子发生数量的保持尚不能完成，可能因为保持血睾酮的足够的高水平很难达到。

FSH在精子发生中的作用尚有许多争议。FSH受体缺失且几乎丧失功能的男性被报告有生育能力，尽管睾丸容量，精子浓度，和形态已被严重损害。性腺功能减退症男性的研究也证实在缺乏FSH的情况下存在生育力。FSH在低促性腺素性功能减退症男性的精子发生的启动中不是必需的，而且睾丸内一些精子发生是在缺乏FSH的情况下启动的。但是有研究提示，FSH可通过一些了解很少的机制促进青春期男性精子发生的启动，并且可引发垂体摘除术后生精上皮退化的动物的精子发生。对于低促性腺素性功能减退症男性，最理想的数量和质量的精子发生要求FSH疗法。只有FSH和睾酮的联合作用才能产生质量和数量足够正常的精子发生。

（3）精子发生的遗传学基础：与精子发生有关的特异性基因的位置仍然是研究的热门课题。与精子缺乏男性相关的Y染色体区域微缺失的检出涉及5%～10%间隔的区域将人们的注意力集中于对精子发生非常关键的因子（Azoospermic Factor）的位置。在Y染色体长臂上与AZFc（Azoospermic Factor）相关的基因是DAZ（deleted in azoospermia）。一项关于12位非梗阻性无精男性的研究证实AZFc区域包括DAZ基因的缺失。无精男性通常有Y染色体的其他缺失的区域，涉及AZFa和AZFb，但正常男性则没有。有AZFa完全缺失的男性出现精子缺失，睾丸活检可显示

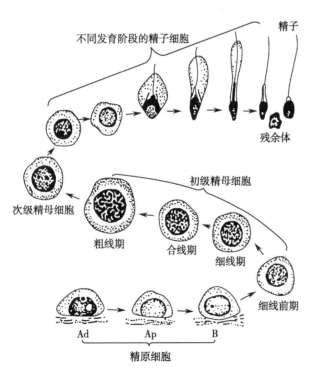

图9-2-3 精子生成的模式图

只有 Sertoli 细胞的结构。在所有严重精子发生损害的患者 AZFa 区域缺失的基因是 DBY，一种转录调节的 DEAD-box 蛋白。AZFb 区域对精子发生的完成是关键性的。没有 AZFa 区域完全缺失的患者睾丸内存在完全发育的精子。其他直接或间接地调节精子发生的自分泌和旁分泌因子可能包括：精子生长因子（SGF），基本的成纤维细胞生长因子（bFGF），IGF-1，Sertoli 细胞分泌的生长因子（SCSGF），转化生长因子 -α（TGF-α），白介素 -1，抑素，减数分裂抑制物，和减数分裂阻挡物。

最近的研究显示男性配子的组成成分在胚胎发育中非常重要。胚胎生长的能力的显著的种间差异性已被揭示。然而，在人类胚胎有丝分裂的活性通常是通过父向衍化的中心体完成。对人类胚胎的观察支持男性配子不仅提供遗传信息而且赋予来自雄性配子的中心体的正常有丝分裂的活性。如果男性配子没有这些功能，男性胚胎的有丝分裂的活性是混乱的，且能生长发育的胚胎不能形成。进一步的观察和实验将对确切地描述男性配子中哪些成分对促进胚胎发育所必需是有必要的。

三、附睾的结构和功能

一般来说，睾丸内的精子不显示渐进的活力且不能形成受精卵。在进入附睾后，精子是有自动力的且可以与卵母细胞结合。然而，在流出管道阻塞时，睾丸精子不能获得渐进的活力。在没有阻塞的情况下，睾丸精子能显示强烈的活力并在应用卵细胞质内注射精子时可形成受精卵。大量的实验和驯养的动物的研究证据以及少量人类的资料提示精子的功能是在附睾的运输过程后获得。不幸的是，人们对附睾对运输中的精子的发挥作用的机制大多仍然不清楚，而且，对人类生殖管道在保存，释放精子后，以及阻塞后的生理学也不很了解。

（一）附睾结构

在男性，附睾管长 3～4m。附睾管的整个长度都呈卷曲状包裹在白膜结缔组织形成的囊状鞘内。在解剖上，附睾可分为三个区域：头部，体部和尾部。在组织学原则的基础上，每个区域可被分为不同的更小的带。人类附睾头由 8～12 个输出小管和附睾管近端组成。输出小管的内腔在靠近睾丸时在某种程度上是大的和不规则的，在靠近与附睾管的结合部时变为窄的和椭圆形。尸检和活体的附睾显示结合部远端小管的直径轻微增加且保持相对的连续性。在附睾尾小管的直径明显增大管腔变为不规则形状。远端继续延伸，小管则逐渐成为有特征的输精管形状。

（二）附睾的功能

1. 精子的运输 据测算，人类精子在附睾中的运输需要 2～12d。精子从附睾的头部到体部的运输时间与从附睾尾运输的时间类似。精子在附睾中的运输时间受到睾丸内每日精子产量的影响而不是年龄的直接影响。有学者研究发现精子在附睾内的运输时间在 20～49 岁和 50～79 岁两组之间没有不同。而且，他们观察到在每日高产精子的男性精子在附睾内的运输时间平均仅为 2d（137×10^6 每侧睾丸），而在每日低产精子的男性（34×10^6 每侧睾丸）平均为 6d。

一般认为在无梗阻因素存在的情况下，人类精子在附睾腔中是不动的，其他机制参与了精子在附睾中的运动。这种机制可从动物研究的结果中得到推断。最初，精子从睾丸网液被运到输精管是通过小管上皮细胞对水的重吸收促进液体的流动。这种重吸收是通过雌激素受体的作用来调节。能动的纤毛和小管周围肌样细胞的收缩也协助精子进入附睾。精子通过附睾的主要机制可能是附睾管周围可收缩细胞的自发性节律性收缩引起。平滑肌细胞的区域化，和上述的附睾内肾上腺素能的神经支配，使附睾管运输精子到输精管的能力得到完善。

2. 精子的储存 精子移动通过附睾头和体之后，精子在附睾尾的停留时间长短根据性活动的程度而不同。Amann 观察到在年龄为 21～55 岁的一组男性中，每侧附睾有平均（155～209）$\times 10^6$ 个精子。在人类，大约附睾内精子总数的一半在附睾尾部区域。

3. 精子的成熟 动物实验的研究结果提示除了作为精子输送和储存的场所，附睾还能使精子获得渐进的活动力和受精能力。

（1）精子活动力的成熟：当人类精子通过附睾移动时可获得渐进的活动力。这种活动力成熟的过程以精子活动力的改变表现出来，显示具有更"成熟"活动力精子的百分数也增加。Bedford及其同事观察到从输精管取出的精子使其再悬浮于培养基中大部分是不能动的或者仅显示微弱的尾部运动。这些标本中的一些精子具有"不成熟的"尾部运动，特征是导致精子小幅度向前的宽的弧形"鞭打样"搏动。在附睾的初始节段精子获得这种不成熟的活动力的数目是增加的。再远一些，在附睾体的中部区域，精子可显示不成熟的活动力的比例下降，相应的具有"成熟"活动力的精子数量增加，特征是向前活动力的高频，低幅搏动。在附睾尾，当精子在培养基中稀释时50% 以上获得成熟的活动力，其余的精子是不动的或者有类似附睾近端观察到的不成熟的活动力。将取自输精管，附睾头，附睾体近端，附睾体远端，或附睾尾部的精子在生理缓冲液中稀释，活动精子的比例分别为0%，3%，12%，30%，或60%。

在与近端附睾上皮细胞接触的期间精子有内在的产生一定活动力的能力，但是正常精子活动力的成熟可能是在通过更远端的附睾管区域期间与附睾的相互作用而形成。

（2）精子生育力的成熟：实验研究证据证明睾丸内的精子不能使卵子受精，除非采用细胞质内精子注射的方法将其带到卵子内。大多数动物精子的受精能力是在精子进入附睾远端区域时逐渐获得。例如，Orgebin-Crist（1969）揭示取自家兔附睾头、体、尾的精子使家兔卵子授精的能力分别为 1%、63% 和 92%。使用无透明带的仓鼠卵子评估人类附睾内精子的生育力，证明从附睾近端区域取出的精子可与无透明带的卵子连接，只有从附睾尾取出的精子能够和卵子相结合并穿透卵子。总之，这些研究提示人类精子生育力的成熟很大程度上是在附睾体远端和附睾尾近端的水平完成。

（3）精子在附睾内成熟过程的生化改变：在通过附睾时精子经历繁多的生化和分子改变。精子在附睾内运输过程中其表面膜有逐渐增加的阴性剩余电荷。另外，精子膜上的巯基团经历氧化作用成为二硫化物结合物，精子头和尾结构中也有同样的巯基团。细胞内二硫化物结合物的形成可能提供精子尾和头向前活动力和成功穿透卵子所需的严密结构。

在附睾内运输期间精子也经历很多代谢的变化，如糖酵解能力增加的获得，细胞内 pH 和钙离子含量的变化，腺苷酸环化酶活性的变更，磷脂和磷脂样脂肪酸含量的改变。

（三）附睾功能的调控

1. 影响附睾功能的因素　尽管附睾履行其精子转运，精子成熟，和精子储存的机制尚不清楚，但这些过程受到附睾腔的体液和内分泌的影响。实验动物的研究表明，附睾液的生化成分不仅与血浆不同，而且会经历附睾内的局部变化。在附睾内不同的区域其渗透性、电解质含量和蛋白质组分有显著的不同。这种体液的局域化不同可能反映附睾的复合功能特性且可能是沿附睾管的血管化不同，血 - 附睾屏障的半渗透性，沿小管长度体液成分选择性吸收和不同的分泌的结果。

附睾液的特殊成分已经在实验研究中被分离出来，包括 GPC（glycerylphosphorylcholine）、肉毒碱和唾液酸。另外，附睾液含有对体外精子产生影响的蛋白质。这些蛋白质有向前活动力蛋白，精子存活因子，向前运动支持因子，精子活力抑制因子，酸性的附睾糖蛋白和诱导精子黏附于透明带的 EP2-EP3 蛋白。其他蛋白分泌进入附睾的特殊区域并随后成为与精子有关的因素。

2. 附睾功能的控制　人类附睾内睾酮和DHT 的浓度非常高。在附睾的不同区域没有雄激素的水平梯度变化。附睾内相对浓缩的 DHT和高水平的 5-α 还原酶说明雄激素对附睾功能是重要的。动物研究表明附睾功能是雄激素依赖的。双侧去势不仅导致附睾蛋白雄激素依赖性的丧失而且导致附睾重量的丢失，组织学的紊乱和附睾液成分包括 GPC，肉毒碱，唾液酸的合成及分泌的变化。最后，附睾丧失了支持精子活动力和生育力成熟及精子储存过程的能力。大多数这些退化的过程可被雄激素替代治疗所逆转。然而，雄激素对附睾初始阶段的影响被认为是由睾酮与雄激素结合蛋白及可能的其他因子结合来调节。如果睾丸与附睾分离，阻止了高水平睾酮和雄激素结合蛋白的运输，雄激素对附睾初始阶段的影响难以通过外源性睾酮逆转。外源性雄激素治疗几天后，可观察到精子功能的变化，这一观察支持雄激素水平对附睾功能的重要性。

用实验动物的研究揭示，与附属性腺相比，附睾需要更高水平的雄激素来维持其结构和功能。雄激素对附睾的调节作用似是依赖 DHT，附睾组织提取液的主要雄激素和 / 或 5α- 雄烷 -3α，17β- 二醇（3α-diol）调控。△⁴-5α- 还原酶催化睾酮形成 DHT 和 3α- 羟基类固醇脱氢酶，将 DHT 转变为 3α-diol，这些酶存在于人类和实验动物的附睾且位于附睾匀浆的亚细胞成分中。

用大鼠的研究表明附睾功能也受到温度的影响。腹部位置的附睾，导致暴露于身体温度，引起精子储存和电荷转运功能的丧失。人类附睾的功能是否也受体温的类似影响尚不清楚。温度对人类附睾功能的可能的影响在研究精索静脉曲张或隐睾症和男性不育之间的关系中有重要意义。

近来的用大鼠的研究证据也表明附睾储存精子的能力受交感神经系统的影响。附睾的外科部分去神经导致附睾尾部精子的异常聚集和滞留，精子直线和曲线运动的速度降低。这些结果提示化学或外科去除交感神经，或神经损伤，可能对随后的生育力有不利的影响。

（四）精子

成熟的精子储存在附睾尾。人类精子长度约 60μm。椭圆形的精子头部长约 4.5μm，宽 3μm，主要由细胞核组成，含有高度致密的染色质，和一个顶体（一种包含受精前穿透卵子外衣所需酶类的与细胞膜结合的细胞器）。精子中部节段是含有螺旋状紧密排列的线粒体的片段，包围着一组外周致密的纤维和特异性的 9 + 2 微导管结构的精子鞭毛轴丝。外周致密的纤维，富含二硫化物，被认为是给精子尾部（长约 60μm）提供向前活动力必需的刚度。精子线粒体含有氧化代谢和产生三磷酸腺苷（ATP）所需的酶，是细胞的主要能量来源。精子鞭毛轴丝含有使 ATP 的化学能量变为机械能运动的转导所需的酶和结构蛋白，导致活动力的形成。外周致密纤维和鞭毛轴丝的结构存在于中部，延伸到精子的主要片段而仅有轻微变化，并被纤维鞘包裹。在主要片段的远端外周致密纤维终止，剩余鞭毛轴丝作为末端区域的主要结构。除了末端区域，精子被高度特异的浆膜包裹，调节离子和其他分子的跨膜运

动。此外，在大鼠的研究显示，包裹精子头部区域的浆膜含有在受精早期参与受精卵相互作用的特异性蛋白。特别是精子膜上的碳水化合物结合蛋白与卵子透明带的种族特异性蛋白相互作用，首先导致精子与透明带结合，随后引起顶体反应。另一个精子膜蛋白 PH3，存在于睾丸内精子，在精子迁移通过附睾的过程中变为活性形式，其功能是在受精过程中作为精子和卵子浆膜之间的融合蛋白。

四、输精管

输精管是组织学上源于中肾（woffian）管的管状结构。在人类，输精管 30～35cm 长；起于附睾尾止于前列腺的射精管。输精管可被分为五部分：没有鞘的附睾部分含于鞘膜中，阴囊部分，腹股沟部分，腹膜后或盆腔部分，和壶腹。在横断面，输精管包括含有血管和神经纤维的结缔组织外膜层，中间环行内外纵行所组成的肌层，和黏膜上皮组成的黏膜内层。输精管直径 2～3mm，无梗阻的输精管内径 300～500μm。

（一）血管和神经支配

输精管的血供来自膀胱下动脉的分支输精管动脉。人类输精管接受交感和副交感神经系统的神经纤维。胆碱能的神经支配在输精管的活动力方面起的作用较小。相反，人类输精管有丰富的交感肾上腺素能神经支配，源于骶前神经的腹下神经。

（二）输精管的功能

1. **精子运输**　在即将射精前，精子从远端附睾和输精管发生快速有效的运输，这明显和交感刺激有关。在人类男性，附睾储存的精子总量约 182×10⁶ 个，26% 在附睾头，23% 在附睾体，52% 在附睾尾。精子在通过附睾头、体和尾部的运输时间估计分别为 0.7，0.7 和 1.8d。输精管中大约储存 130×10⁶ 个精子。所以，人类射出的精液中大部分精子似乎储存在输精管中，不足一半储存在附睾尾部。

在性刺激和 / 或射精后，输精管内容物被推回到近端附睾，甚至附睾尾部，因为输精管的远端部分收缩的幅度，频率，和持续时间均较输精管近端显著。重要的是，这一过程在延长的无性欲期可被逆转，且来源于每日精子产量的附睾内

过剩的精子再次被运输到远端。这些结果意味着家兔的输精管不仅在性活动期间精子运输起重要作用,而且在维持附睾储存精子的过程也起重要作用。人类输精管在精子运输中是否有类似机制尚需观察。

2. 分泌和吸收 人类输精管的主细胞具有合成和分泌糖蛋白功能的细胞特征。人类输精管主细胞的硬纤毛、顶端的囊泡及主要和次要的溶酶体也是细胞具有吸收功能的特征。大鼠的输精管可观察到从管腔内吸收糖蛋白。电子显微镜扫描的结果报道,人和猴的输精管壶腹区域的上皮细胞有精子吞噬体。在人类这种精子吞噬体在壶腹区域和其他区域的数量是否足够排出过剩的精子仍需观察。

输精管的结构和功能可能依赖于雄激素的刺激,因为人类输精管转化睾酮为 DHT;去势引起猴输精管的萎缩,雄激素治疗可恢复;自发的和 α- 及 β- 肾上腺素能刺激引起的输精管收缩可被去势和 / 或睾酮治疗改变。

第二节　男性不育的病因

(一)概述

1. 定义 夫妻规律性生活、未采取避孕措施 1 年内未怀孕称为不育症(WHO 2000)。

2. 流行病学和病因 大约有 25% 夫妇在 1 年内不能实现怀孕,其中 15% 的夫妇会因为不育而去寻求治疗,但最终仍有 5% 的夫妇不能怀孕。不育可能涉及男女双方,其中因为男性因素导致的不育占 50%。在许多夫妇中同时存在男性和女性不育因素。如果仅存在一方不育因素,那么有生育能力的一方可能会弥补生育能力较差的一方。如果男女双方都存在不育因素那么不育就更明显了。这就解释了为什么在不育症的夫妇中同时存在双方的问题。

先天性或获得性泌尿生殖道异常、男性附属性腺感染、阴囊温度升高(如精索静脉曲张)、内分泌紊乱、遗传性疾病和免疫性因素都有可能降低男性的生育能力。有 40%~60% 的不育男性仅表现为精液质量异常,而病史、体格检查和实验室检查都没有发现其他异常,这称为特发性男性不育症(表 9-2-1)。精液分析可发现精子数量减少(少精子症)、活力下降(弱精症)和精子形态异常(畸形精子症)。通常这些异常常同时存在,称为少 - 弱 - 畸形精子症(oligo-astheno-teratozoospermia,OAT)。

表 9-2-1　7 057 例男性不育症的病因和比例

病因	比例 /%
未发现明确原因	48.5
性功能因素	1.7
泌尿生殖道感染	6.6
先天性畸形	2.1
获得性因素	2.6
精索静脉曲张	12.3
内分泌紊乱	0.6
免疫性因素	3.1
特发性精液异常(OAT 综合征)	26.4
其他异常	3.0

3. 预后因素 影响不育症预后的主要因素有:不育症的时间;配偶的年龄和生育状态;原发性或继发性不育和精液分析的结果。

在未采取避孕措施的情况下不育时间超过 4 年者,每月的怀孕率只有 1.5%。目前许多女性将怀孕时间推迟到完成学业或开始职业生涯以后。然而,35 岁女性的生育能力只有 25 岁时的 50%,38 岁时的生育能力只有 25%,而超过 40 岁时生育能力下降到不到 5%。女性年龄是影响辅助生殖结果的最重要的因素。在诊断和治疗男性不育时必须考虑到女性的生育机会,因为这有可能会决定最终的结果。

(二)原发性生精功能障碍

原发性生精功能障碍是指除下丘脑和垂体疾病之外的原因导致睾丸内精子发生障碍。生精功能能障碍在临床上常常表现为严重的少弱畸形精子症(OAT),严重者表现为非梗阻性无精子症(NOA)。生精功能障碍患者的典型体格检查结果是睾丸体积小(每侧睾丸 <15ml),和 / 或 FSH 升高,而血清睾酮在正常范围或较低水平。有些患者甚至出现第二性征异常和 / 或男子乳房发育(表 9-2-2)。

表 9-2-2　生精功能障碍的原因

先天性因素	
1	无睾症
2	睾丸发育不全/隐睾
3	遗传性疾病（Klinefelter综合征，Y染色缺失）
4	生殖细胞发育不良（唯支持细胞综合征）
5	精子发生停滞（成熟停止）
获得性因素	
6	创伤
7	睾丸扭转
8	炎症后（睾丸炎）表现
9	外源性因素（药物、细胞毒性药物、放疗、高温）
10	系统性疾病（肝硬化、肾功能衰竭）
11	睾丸肿瘤
12	精索静脉曲张
13	损伤睾丸血供的手术
特发性因素	
14	OAT综合征

（三）梗阻性无精子症（OA）

1. 定义　OA是由于双侧附睾或精囊或输精管梗阻导致精液和射精后的尿液中没有精子或生精细胞。当睾丸体积和FSH正常，而精液中没有精子或严重少精子时应该怀疑有精道梗阻。

2. 分类　据报道，OA患者中15%为睾丸内梗阻，通常是由于睾丸网的炎症后梗阻所致。

附睾梗阻是OA最常见的原因，占30%～67%。先天性附睾梗阻少见，如输出小管与附睾体失去连接，附睾部分发育不良或闭锁。Young综合征，也被称为鼻窦炎-不育综合征，是一种少见的症状组合，如支气管扩张、鼻-鼻窦炎及附睾梗阻，附睾梗阻是由于细胞碎片机械性阻塞近端的附睾管所致。在获得性原因中，附睾炎症是最常见的。另外，输精管结扎也是获得性附睾梗阻的常见原因，当输精管结扎超过15年时有56%的患者可能出现附睾梗阻。但在国内很多附睾梗阻的患者没有发现明确的原因，这种附睾梗阻被称为特发性附睾梗阻。

输精管结扎后的输精管梗阻是最常见的输精管获得性梗阻。在这些患者中有大约2%～6%以后需要行输精管复通。

先天性双侧输精管缺如（CBAVD）发生率1∶1 600，绝大多数发生于有囊性纤维化（CF）的男性。至少85%患CBAVD的男性出现CF基因突变。因此CBAVD被认为是CF的一种较轻的生殖器表型。

射精管梗阻占OA的1%～3%。这些梗阻可以分为囊性或炎症后梗阻。囊性梗阻通常都是先天性的（苗勒管囊肿或尿生殖膈窦/囊囊肿），位于前列腺内、射精管之间。射精管的炎症后梗阻常继发于尿道前列腺炎。射精管或精囊的先天性或获得性完全梗阻通常表现为精液量少、精浆果糖减少或缺失和精液呈酸。

（四）遗传性疾病

1. 染色体异常　一个来自11篇文献、包含9 766位不育男性的综合资料调查发现，染色体异常的发生率为5.8%，其中，性染色体异常占4.2%，常染色体异常占1.5%。相反，来自3个队列研究总计94 465个男性新生儿的调查发现，染色体异常的发生率只有0.38%，其中性染色体异常131个（0.14%），常染色体异常有232个（0.25%）。核型异常的风险随生精功能障碍的严重程度而增高。精子密度<10×10^6/ml的患者的主要常染色体结构异常的发生率比普通人群高10倍（4%）。根据不同精子密度患者出现染色体缺失的频率，建议无精子症和精子密度<10×10^6/ml的少精子症患者进行核型分析。如果有反复流产、畸形或精神障碍家族史者，无论精子密度如何都应该进行核型分析。Klinefelter综合征最常见于性染色体异常的男性。表型可以从外观正常的男性到雄激素缺乏的特征，如女性毛发分布、缺乏体毛、由于骨骺延迟闭合出现长臂长腿。但所有Klinefelter症的人都有小而坚硬的睾丸，Leydig细胞功能常常受损。睾酮水平正常或低下，雌二醇水平正常或增高，和FSH水平增高。随着年龄增长常常需要雄激素替代。生精功能常常受损，在青春期之后进一步恶化。大多数患有这个疾病的患者都表现为无精子症。然而，睾丸取精，尤其是显微镜下睾丸取精仍然可以达到平均30%～50%的成功率，从而使得克氏症患者通过ICSI可以生育遗传学上属于自己的孩子。根据近期的报道，克氏症父亲生育的孩子都是健康的，只有1例47,XXY胎儿的报道。由于克氏症患者的胚胎产生性染色

体和常染色异常的风险明显增加，因此可以考虑将 ICSI 和胚胎着床前遗传学诊断作为一种预防措施。

2. Y 染色体微缺失 人类 Y 染色体长臂（Yq）上有几个基因与精子生成相关，目前存在几种形式的 Yq 缺失，称为 AZF 缺失，已经明确与生精功能障碍相关。AZF 缺失分为 AZFa、AZFb 和 AZFc 段缺失，是无精子症和严重少精子症最多见的分子遗传学原因。AZF 缺失的临床意义总结如下：

1）精液质量正常的男性中未发现过典型的 AZF 缺失，因此 AZF 缺失与生精功能障碍有明显的因果关系。

2）AZF 缺失在无精子症患者中最常见（8%～12%），其次是少精子症（3%～7%）。

3）精子密度超过 $5 \times 10^6/ml$ 的男性极少出现缺失（0.7%）。

4）最常见的缺失区域是 AZFc（65%～70%），其次是 AZFb 和 AZFb＋c 或 AZFa＋b＋c 段缺失（25%～30%），而 AZFa 段缺失非常少见（5%）。

5）完全 AZFa 和 AZFb 段缺失与严重的睾丸功能障碍相关，分别表现为唯支持细胞综合征和生精停滞。

6）完全 AZFc 段缺失可导致各种临床表型，从无精子症到少精子症。

由于特异性与基因型/表型相关，意味着 Y 缺失分析既可以作为诊断工具，又可以作为睾丸精子提取成功与否的预测指标。所有精子密度少于 $5 \times 10^6/ml$ 的不育症男性都建议进行 Yq 微缺失筛查。Y 微缺失存在于睾丸或射出精液的精子中，必会传递给男性后代，因此，在生育前必须做遗传咨询。男性后代出现生精功能障碍的严重程度可能有很大差异，但 AZF 缺失会导致生精功能受损是很明确的，因此男性后代不可能出现正常的生精功能。已经有几个关于 AZFc 缺失传递给后代的报道，因此建议对 AZFc 缺失携带者的男性亲属都进行分析以查明这个缺失是新产生的。近期有 4 个荟萃分析证实有一种新型的 AZFc 缺失，称为 gr/gr 缺失，是影响精子产生的重要危险因素。在不同种族中这种微缺失的发生率和病理影响是不同的，因此对这种结果进行解释需要谨慎。

3. 囊性纤维化（CF）基因突变和男性不育症 CF 是一种常染色体隐性遗传疾病，也是白种人最常见的遗传性疾病。患有 CF 的男性由于有 CBAVD 表现为无精子症。单独的 CBAVD 被认为是 CF 的轻度外显形式，大于 80% 的患者携带有 CF 跨膜传导调节蛋白（CFTR）基因突变。这个基因定位于 7 号染色体短臂上，编码一种膜蛋白。这种膜蛋白起到离子通道的作用，也影响着射精管、精囊、输精管和 2/3 的附睾生成（Wolffian 管结构）。所有的 CBAVD 男性都应该筛查 CFTR 突变，除了表现为肾脏发育不全/畸形的患者，因为这些患者可能与其他的未知基因缺陷有关。在欧洲家系的个体中 CFTR 突变携带率较高（1∶25）；因此有 CBAVD 而无先天性肾脏异常或有 CF 的男性的女性配偶在辅助生殖前也应该筛查 CF 基因突变。如果双方都检测到突变，那么后代出现 CF 的风险就较高。然而在大多数病例也很难做出准确的风险评估，因为不同个体间的相同基因型的外显程度不同。

（五）精索静脉曲张

精索静脉曲张是一种可导致男科并发症的常见疾病：同侧睾丸生长发育障碍，疼痛和不适症状和生育功能下降。

1. 分类 在临床上常用如下的精索静脉曲张分度：①亚临床型：在安静或 Valsalva 呼吸时既触摸不到也看不到静脉曲张，但可以通过阴囊超声和彩色多普勒检查发现；② 1 级：只在 Valsalva 呼吸时可以触诊到；③ 2 级 Grade：平静呼吸时可以触诊到，但不能看到。④ 3 级：平静呼吸时即可触诊到也可以看到。

2. 精索静脉曲张和不育 精索静脉曲张见于 11.7% 的精液分析正常的男性和 25.4% 的精液分析异常的男性。男性生育力下降和精索静脉曲张之间的确切关系不清楚，但荟萃分析显示在精索静脉曲张手术矫正后精液质量常常有改善。当前的信息符合这个假说：在一些男性中精索静脉曲张可引起从青春期前就出现逐渐的睾丸功能损害，导致以后的生育力下降。精索静脉曲张还会增加精子 DNA 损伤，这种精子病理可能是继发于精索静脉曲张介导的氧化应激。有些研究已经显示精索静脉结扎可以逆转这种精子 DNA 损伤。

3. **精索静脉结扎术** 精索静脉曲张修复是一个已经被讨论了几十年的话题。对于精索静脉曲张修复与观察相比能否提高自然怀孕率一直存在争议。2009年循证医学数据库得出的结论是没有证据表明精索静脉曲张治疗可以改善配偶的怀孕率。但这个荟萃分析受到了质疑，因为它纳入了几个针对精液分析正常和亚临床型精索静脉曲张的研究。有3个随机对照研究（RCTs）证实对亚临床型精索静脉曲张的治疗是无效的。当然也有研究显示对精液质量正常的男性进行精索静脉曲张治疗不比单纯观察的效果好。不育的时间似乎也重要。最近的研究显示不育时间>2年的夫妇治疗精索静脉曲张比不治疗的有明显更高的怀孕率，但对于不育时间更短的夫妇就没有观察到类似的差异。近期的一个包含4个RCT研究的荟萃分析表明，精索静脉修复术对排除其他原因的少弱精子症有改善作用。

（六）低促性腺性性腺功能低下

低促性腺性性腺功能低下是由下丘脑或垂体疾病所致，是先天的或后天获得的。特发性性腺功能低下可能是个独立疾病，也可能与嗅觉减退/嗅觉丧失有关（Kallmann综合征）。有几种遗传性疾病可导致促性腺激素（LH或FSH）的先天性缺乏，但70%的患者病因不清楚。先天性低促性腺性性腺功能减退正常是在成年之前就被诊断了，因为绝大多数男孩会有青春期延迟。但有部分患者因为只表现为生精功能障碍和轻度的雄激素缺乏，可能会延迟到成年后才被诊断。获得性低促性腺性性腺功能低下可由一系列作用于下丘脑或垂体的因素所致。临床表现取决于病因。大多数病例中，促性腺激素缺乏同时伴有其他的垂体激素缺乏或过多（如泌乳素瘤和类肢端肥大症）。

（七）隐睾和睾丸肿瘤

隐睾是最常见的男性生殖器先天性异常，新生儿发生率为2%～5%。在3个月时发生率自然降至1%～2%。隐睾的原因是多因素的，可能与内分泌调节失常和基因缺陷都有关。睾丸正常下降需要正常的下丘脑-垂体-性腺轴。尽管大部分睾丸未降的男孩在出生后没有显示出内分泌异常，但妊娠期的内分泌异常有可能会影响性腺发育和睾丸下降。据推测可能由于在妊娠早期环境和/或遗传的影响导致性腺发育异常，睾丸发育异常就可造成隐睾。这种睾丸发育异常综合征可造成睾丸下降异常、生育力下降、尿道下裂和恶变风险增加。

1. **与不育的关系** 有隐睾病史的男性的精液参数常常受影响。2%～9%的不育症男性有隐睾病史。一般认为3岁以内进行隐睾的手术治疗对精液质量有积极作用。然而，单侧隐睾的男性生育率（89.7%）与没有隐睾的男性生育率（93.7%）几乎相当。而且，单侧隐睾的男性生育率似乎与睾丸固定术的年龄、术前的睾丸位置和睾丸体积都没有关系。在双侧隐睾的男性中，少精子症占31%，无精子症占42%，生育率仅有35%～53%。

2. **生殖细胞肿瘤** 隐睾是睾丸癌发生的一个危险因素，还与睾丸微石症（TM）和睾丸CIS有关。5%～10%的睾丸癌患者有隐睾病史。隐睾患者的生殖细胞肿瘤发生风险增高并影响生育：2%～6%的隐睾男性和0.5%～1%的不育症男性发生睾丸肿瘤。

3. **睾丸微石症** 0.6%～9%的男性在做睾丸超声时发现睾丸实质内有微结石。尽管在一般人群中微石症的真正发生率不清楚，这有可能是一种少见病。然而，在生殖细胞肿瘤、隐睾、睾丸发育不良、男性不育、睾丸扭转和萎缩、克氏症、性腺功能低下、男性假两性畸形、精索静脉曲张、附睾囊肿、肺小结石并和非霍奇金淋巴瘤患者中超声检查常常可以发现微结石。随着高频超声的应用，微石症的发生率似乎在增高。TM和不育症的关系不清楚，但可能与睾丸发育不全有关，变性的细胞堵塞生精小管而Sertoli细胞不能吞噬细胞碎片，继而发生钙化。睾丸中发现TM提示有发生恶变的风险，据报道，生殖细胞癌症患者中TM发生率为6%～46%。这就导致这个假说：TM可能是一种癌前病变。对TM男性进行睾丸活检发现原位癌（CIS）更多见，尤其是有双侧微石症和超声发现睾丸实质不均匀的患者。对于有TM同时有男性不育、隐睾或睾丸癌、睾丸萎缩的患者推荐在超声随访时进行睾丸活检。也鼓励和教育患者进行自我检查，这有助于早期发现睾丸生殖细胞肿瘤。对于单一的TM不建议常规进行肿瘤标志物、腹部和盆腔CT扫描或睾丸活检。

（八）男性附属性腺感染

男性附属性腺感染是男性不育中可以纠正的

病因,如尿道炎、前列腺炎、睾丸炎和附睾炎等。一般认为泌尿生殖道感染对精子质量和生育可能有不利影响。尿道炎和前列腺炎不一定与男性生育力降低或不育有关。在许多患者中,基本的精液分析并不能揭示附属性腺感染和精子功能受损的关系。而且,抗生素治疗常常只能根除微生物,但对炎症变化和/或逆转功能缺陷或解剖和分泌功能障碍却没有肯定的作用。

(九) 特发性男性不育

许多男性不育症为特发性 OAT 或特发性无精子症。特发性男性不育可能是由遗传和环境因素所致。据推测,超过 1 000 个基因与精子生成有关,但只鉴别出非常少的一部分。遗传因素可能是不育的直接原因,也可能是诱发不育。遗传易感和环境因素(如环境污染和活性氧物质)可能共同作用导致睾丸生精功能障碍,影响精子生成。

第三节 男性不育的诊断

一、病史和体格检查

(一) 男性病史询问

1. **性生活史** 不育的时间,之前怀孕的时间及细节,过去应用避孕的方法,性交的频率及时间均应详细记录。要询问患者夫妇是否知道月经中期才有排卵,且此时女方才具备受孕的能力。而在月经周期的其他时间进行性交是无法使女方受孕的。性交的时间不要求与排卵的时间完全吻合,精子可在宫颈黏膜和阴道后穹隆存活 48h 或以上。有研究证实在排卵前 5d 的性交可以导致受孕,但是由于卵子的生存时间太短,排卵后的性交不能导致怀孕。尽管这些观点还存在着一些争论,但大多数专家认为应在接近排卵期时每两天进行一次性交,以保证卵子在输卵管内的 12~24h 有精子存在,保持受孕的能力。频繁的性交可导致阴道穹隆的精子储存减少,同样地也会减少受孕概率。对于排卵来说,性交的时间对孩子的性别无关。

勃起和射精功能也需要评价。另外也要注意性交时阴道内是否应用了润滑剂。大多数常用的润滑剂均可影响精子活力。不影响精子活力的润滑剂包括:花生油、红花油、菜油和鸡蛋清。一般来说,只推荐在性交必要时使用不影响精子功能的润滑剂。

2. **发育史** 单侧隐睾轻微降低生育能力,双侧隐睾可严重影响生育。有试验和临床证据显示只要在青春期前,睾丸下降固定术的时间选择与生精异常无明显关联。青春期延迟或缺乏可能与内分泌或雄激素受体异常有关。男性乳腺增生可能与睾丸癌、高催乳素血症或雌激素代谢异常有关。

3. **手术史** 盆腔或腹膜后手术可影响勃起和射精功能。膀胱颈手术可导致逆行射精。睾丸癌的腹膜后淋巴结清扫可损伤交感神经,导致不射精或逆行射精。通过术式的改良或神经保留可保护交感神经支配的射精功能,临床上已使得大多数患者保留了射精功能。在疝修补术时不慎可造成输精管或输精管供应血管损伤。另外,任何阴囊手术均可造成输精管和/或附睾损伤。睾丸损伤或扭转可导致睾丸萎缩;这些患者也可因感染形成抗精子抗体,虽然这方面尚缺乏足够的证据。

4. **既往疾病史** 患者应被询问泌尿系感染或性传播疾病的病史。前列腺炎和/或脓精病史也应了解,尽管没有证据证明这些因素可造成不育。尽管青春期前的流行性腮腺炎不影响睾丸功能,但是青春期后可发展为流行性腮腺炎并睾丸炎或其他病毒性睾丸炎。10%~30% 的青春期感染患者可发生流行性腮腺炎并睾丸炎。双侧受累者为 20%~60%

5. **用药史** 越来越多的运动员滥用合成类固醇。大量使用合成雄激素可导致低促性腺激素的性腺功能低下。大多数情况下停药后可以恢复正常性腺功能,但也有例外。环境毒素的暴露如杀虫剂等也应注意,它们可能具备性腺毒性。许多药物或毒品如呋喃西林、西米替丁、柳氮磺吡啶、可卡因、烟碱、大麻可损害精子生成。但停止用药后精子生成和/或精子功能可恢复正常。睾丸温度较正常体温低 2~4℃。已有试验证明高温可损害精液质量和精子生成。与之相似,频繁的热水浴可以使精子活力下降 10%。因此,当精液分析在正常值以下时应避免桑拿和热水浴。没有证据显示内衣的穿戴可影响精子生成。

6. **吸烟史** 吸烟是否影响精子生成还不清

楚。21 项研究的统计学荟萃分析提示吸烟可降低精子密度的 13%～17%，但也有其他 14 项研究未发现吸烟对精子生成的影响。但是，吸烟可以是作为其他男性不育的共同因子。患者有性功能障碍的家族史时应考虑雄激素受体异常的可能。包括雄激素受体基因在内，许多影响男性生育能力的基因都定位 X 染色体上。因此，家族史主要集中在母性家族内。宫内己烯雌酚（DES）暴露可增加附睾囊肿的发生，而己烯雌酚可轻度增加隐睾的发生率，但未发生隐睾的患者精液质量仅轻微下降或无影响。最后，还需了解女性配偶的生育能力评价。

（二）女性配偶的评价

不育夫妇中女性的因素占了近 3/4。其中卵巢功能紊乱约 30%，输卵管异常 25%，子宫内膜异位症 4%～5%，宫颈黏膜异常和高催乳素血症各占 4%。女性配偶的评价与男性一样，也需要详细的病史、体格检查及合理的化验检查。

（三）体格检查

体格检查主要是确定与不育有关的异常体征。应观察患者的体型和男性化特征。第二性征的异常可能提示着先天性内分泌紊乱如类无睾症应考虑 Klinefelter 综合征。

生殖器检查　生殖器检查应予特别关注。阴茎检查应注意有无尿道下裂和痛性勃起。这些情况的出现可能会影响精子进入宫颈附近，减少阴道内精子的储存。阴囊内容物的检查应该在温暖

的房间，站立检查以使睾提肌处于松弛状态。睾丸应仔细触诊以确定睾丸的连贯性和排除肿物的存在。因为睾丸内 80% 为生精小管和生精成分，当这些成分减少后可造成睾丸体积缩小或睾丸萎缩。

睾丸的直径也应该测定。睾丸直径可用睾丸测定器或超声测定。美国白人和黑人的睾丸大于 4cm×3cm 或 20ml。亚洲人正常值要稍少些。睾丸容积缩小，无论单侧或者双侧，均可影响生精功能。附睾的头、体、尾也应仔细触诊检查。当有附睾硬结、囊性扩张时提示有附睾梗阻的可能性。精液囊肿和附睾囊肿是常见的，但它们不会造成梗阻。输精管触诊可判断有无缺如和排除萎缩部位。

精索的检查应注意有无精索静脉曲张（图 9-2-4）。精索静脉曲张的临床分级仍然是临床上划分曲张严重程度最常用的方法。轻度精索静脉曲张（G1）仅在 Valsalva 方法可以摸到。中度精索静脉曲张（G2）在患者站立位是可以触摸到，而重度精索静脉曲张（G3）患者站立位时透过阴囊皮肤可以看到，触诊可摸到。精索不对称，经 Valsalva 法更明显，说明有轻度精索静脉曲张存在。如睾提肌反射敏感或高位睾丸，可轻轻牵拉睾丸通过 Valsalva 法可更准确地检查精索。平卧位精索持续增粗和不对称，提示可能有精索脂肪瘤或腹膜后肿瘤、肾肿瘤造成腔静脉梗阻。原发性精索静脉曲张平卧位后消失或缓解。

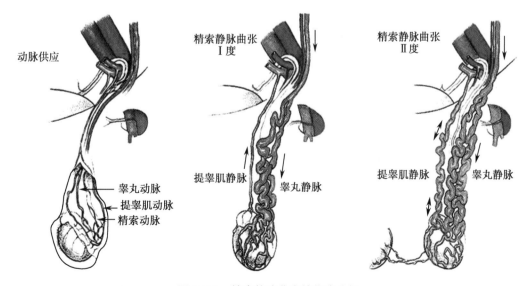

图 9-2-4　精索静脉曲张的临床分级

二、辅助检查

病史采集和体格检查后,不育夫妇的男性配偶应进行适当的实验室检查。所有患者应每间隔2~4周做2~3次的精液分析,综合几次检查的结果。

1. 精液检查

(1)精液分析:大多数样本通过手淫采集。手淫采集时应使用精液采集专用的避孕套,也可以性交时采集。普通的乳胶避孕套可影响精子活力,经常这些避孕套还含有杀精剂。性交中断精液采集不是一种理想的方法,因为这种方法会造成初段精液的丢失以及细菌和阴道酸性分泌物的污染。精液的实验室检查应在精液采集的1~2h内进行。采集器的标签上应注明患者的姓名、采集日期和时间及禁欲时间。大多数患者,几周内2~3次的精液检查可以对生精的基本功能有一个适当的评价。对于精液参数差异较大的患者,应在2~3个月内进行追踪检查。

新鲜射出的精液呈胶冻状,5~25min 内液化。精子计数是指精浆中精子的浓度。利用精子计数器,有许多方法可以在一定模式下对精子进行计数。目前有许多种计数器可以应用。不同的计数器和方法其结果可以出现较大的差异。因为许多实验室缺乏质量控制,不同实验室精液分析的结果可以出现很大差异。有些机构提供了精液分析技术的详细描述(WHO,1999)。当标本中未发现精子应离心后在沉渣中寻找精子。活率是指鞭毛样运动精子的比率。要求最好在射精后1~2h 内,室温或体温保存,以避免精子活率的降低。应注意精子前向运动质量的评价。一般精子活动率分为5级。0级指精子无活率,1级是指缓慢的或无积极运动的,2级是指缓慢的、迂曲前向运动的精子,3级是指中等速度直线运动的精子,4级是指快速直线运动的精子。目前大多数采用的是一种四级分级方法,"A"快速前向运动;"B"缓慢前向运动;"C"缓慢迂曲运动;"D"无运动。精子的形态学检查对于精子生成的质量和生育能力的判断是一项很敏感的指标。未染色的精液在普通光镜或位相显微镜可大体判断部分形态异常,但这样的检查敏感度较低。准确的形态学检查应进行精液标本染色。目前应用的多种系统精子形态分类,各实验室缺乏一致性。性交后子宫颈黏膜或透明带获取的精子被应用于正常精子形态的确认。旧的方法把精子分为几种,如正常(椭圆型头),异形(不规则型头),尖头,大头,小头及不成熟型头。这种分型系统正常形态精子大于60%,而不成熟型小于3%定义为精子形态正常。大多数的实验室目前使用的是更严格确定精子形态正常临界值的标准。处于临界值的精子被认为是异常(表9-2-3)。

计算机辅助精液分析(CASA)定义为应用半自动化技术进行个体化和数字化统计来获得精子动态图像。计算机系统可以检测到手工无法检测到的参数。曲线速率是每个精子在动态位置单位时间内运动的距离。直线速率是精子前向运动的速率。这种前向运动的检测与手工检测的前向运动有相关性。线性的确定是曲线速率除于直线速率。其他的检测还包括侧头精子、鞭毛击打频率和环形运动分析。超活跃活动是精子获能后的一种活动状态,此时精子头和尾大幅度移动,并且呈较慢或不动的活力。尽管 CASA 检测系统有20 余种不同的精液参数,但这些参数大多数的临床价值是有限的。CASA 的优点在于可进行定量数据分析,并且有使精液分析标准化的潜力。但是,设备昂贵,技术仍然缺乏标准化。临床使用

表 9-2-3 WHO 人类精液检验标准第五版

参数	参考值及参考值下限
体积:	1.5ml(1.4~1.7ml)
pH:	≥7.2
精子密度	$15×10^6(12~16)$/ml
精子数量	$39×10^6(33~46)$/一次射精
总活力(快速前向运动+非快速前向运动)	40%(38%~42%)
快速前向运动	32%(31%~34%)
存活率(活精子)	58%(55%~63%)
形态(形态率)	4%(3%~4%)
圆形细胞	$≤5×10^6$ 个/ml
白细胞(过氧化物酶染色阳性)	$<1×10^6$ 个/ml
免疫珠试验	黏附颗粒阳性精子<50%
混合抗球蛋白试验(MAR-test)	黏附颗粒阳性精子<50%

CASA 并没有比手工检测更准确预判病情或对治疗有更大的指导意义。

（2）精浆检查：精浆中还可进行其他许多成分的检测如柠檬酸盐、肉毒碱、α- 苷酶、果糖、粒细胞弹性蛋白、锌、PSA、葡萄糖、胃蛋白酶 C、IGF、PGDS 等。尽管有些成分与精子活力有关，但目前这些检测临床意义不大。

（3）精子功能检测：精子功能检查的目的是明确精子在女子生殖道内存活性和运输以及受精各步骤的异常情况。精子功能检查可分为：活力检查、体内体外精子黏液相互作用检查、及有关获能、顶体反应、透明带结合和穿透卵子各个步骤的检查。只有将这些结果结合起来才能判断精子的活力如何。精子功能检测在辅助生殖技术中有重要的意义。虽然某些检查和体外受精妊娠率相关性很好，但目前尚无通用的标准检查方法组合。以下介绍常用的方法以及 WHO 手册推荐的方法。

1）活力检查：HOS 检查是一项检查精子尾部半透膜完整性和顺应性的简单实验。精液用低渗液稀释后水就渗透性地进入精子内部。完整的精子因肿胀呈现各种形状而死精子的膜不完整它们的尾部仍保持正常的形态。伊红检查法的原理是活精子可将伊红排出，死精子的膜已破坏可被特异地染色。

2）精子 - 黏液相互作用检查：宫颈黏液是精子在女子生殖道内遇到的首道屏障，精子 - 黏液相互作用检查包括体内性交后检查和多种体外检查法。在宫颈取出黏液后即可根据 WHO 提供的标准进行评分，经过联合评分判断黏液是否适于精子穿过。体外精子黏液接触实验（SCMC Test）检查精子或黏液内有无抗体，以及黏液的其他决定性因素。

3）精子获能：体外获能状态的测定方法是用 IVF 中所用的含白蛋白的培养基洗涤和孵育精子。除了检测获能状态以外，还能同时检测顶体反应。

4）顶体反应：随着荧光显微镜的普及，以前顶体反应的染色方法如三联染色和锥虫蓝染色法已经被能够产生更强、更清晰信号的染色方法所取代，如荧光植物凝集素和抗体染色法。因为在体内顶体反应发生在卵子的区带处，并且透明带是生理性的启动剂，所以有学者认为检查区带结合的精子相关性最好。

5）区带结合实验（zona-bingding assays），在半区带实验中透明带在超微操作器下被精确地切为两等份，一份和患者获能后的精子共同孵育，另一份和健康人获能后的精子共同孵育作为对照。结合力用半区带指数（HZI）来表示（HZI = 患者结合精子数 / 健康人结合精子数 × 100）。

竞争性结合实验是将患者和捐献者的精子标记上不同的荧光素（绿色的 FITC 和红色的 TRITC）和卵母细胞区带共同孵育。患者和健康人精子结合比率反映受试样本相对于对照样本的结合能力。

6）仓鼠 - 卵子 - 穿透实验（HOP test）。精子 / 卵子相互作用的最终步骤是精子结合到卵膜上最终两者的膜融合，精子细胞核进入卵浆内。检查精子这种功能的实验是用激素刺激仓鼠过度排卵后搜集卵子来进行的。仓鼠的卵母细胞分别用 hyarulonidase 和胰酶去除卵丘和透明带。只有顶体反应后的精子才能结合到卵膜上，所以 WHO 1999 年手册指出在和仓鼠卵子孵育之前应将精子和离子载体 A23187 预先短暂或过夜孵育来诱发顶体反应。Aitken 1994 年指出虽然此项实验已在临床应用了数十年，但对它的诊断价值仍有争议原因是此实验难以优化实验方案易造成假阴性结果。

7）活性氧和精子功能包括检测精液或精子产生的活性氧的量；精子清除活性氧的能力；抗氧化酶的保护能力；检测精子脂质过氧化程度。这些检查能否用于临床精液分析正在进行研究。对于是否应该对精子质量低于正常的患者应用抗氧化剂治疗仍有争议。

精液分析应该遵从 WHO 的指南和人类精液检查和处理实验室手册来进行。精液分析可以显示精子密度下降（少精子症）、活力降低（弱精子症）和精子形态异常（畸形精子症）。这些异常通常同时出现，称为少弱畸形精子症。精液量和 pH 也可以提示一些疾病，如精囊和输精管发育不良。一般来说，精液分析不能很好地预测怀孕。通过精子染色质结构分析来评价的精子 DNA 完整性似乎是预测自然怀孕的一个有价值的指标。

2. 激素检测 男性不育患者激素评价的目的是确定有无内分泌紊乱影响男性的生育能力和获得生殖预后的信息。尽管男性的生殖功能主要受内分泌的调控，<3% 的男性不育患者是因原发性激素紊乱。男性不育大多数常规化验的激素异常为 FSH 升高。正常生精过程中，FSH 的分泌被 Sertoli 细胞产生的抑制素负反馈抑制调节。当生精功能异常时 FSH 经常升高（也有例外）。因此，FSH 升高提示生精功能受到损害，而 FSH 正常不能说明生精功能正常。当患者睾丸功能完全衰竭时影响 Leydig 细胞和 Sertoli 细胞功能，可引起促性腺激素水平升高，睾酮水平可正常或偏低。当患者下丘脑或垂体功能紊乱时患者血清促性腺激素和睾酮水平下降，生精功能缺乏（低促性腺激素性腺低下）。

促性腺激素释放激素（GnRH）以脉冲模式分泌，所以促性腺激素是间断分泌的，尤其是 LH。一些临床医生认为为了准确评价激素水平，常规应间隔 15min 分段采集血液标本进行测定。尽管单次检查存在着不准确性，但临床患者很少因为单次检查判断内分泌结果是不准确的。我们推荐仅在激素检查结果与临床不符合时才采取分段检测。

整个少儿阶段促性腺激素和睾酮一直保持较低水平。6~8 岁时 LH 和 FSH 开始上升。10~12 岁开始睾酮水平开始上升。育龄期促性腺激素和睾酮保持相对恒定的水平。老年期，睾酮水平开始下降，尤其是游离睾酮，而促性腺激素开始上升。

激素筛查可以局限于检测卵泡刺激素（FSH）、黄体生成素（LH）和睾酮水平，对所有的不育症男性和可能增加性腺功能低下风险的疾病患者都应该进行激素检测。在无精子症中，激素检测对鉴别梗阻性和非梗阻性原因很重要。对于梗阻性无精子症患者来说，FSH 和双侧睾丸体积都应该正常。但是，有 29%FSH 正常的男性却表现为生精功能缺陷（如生精停滞）（表 9-2-4）。

3. 微生物学检查　有尿标本异常、尿路感染、前列腺炎、附睾炎、男性附属性腺感染和性传播疾病的男性应该进行微生物学检查。一般来说，微生物学检查对男性不育的诊断作用较小，而且，在精液中检测到白细胞的临床意义仍不明确。如果同时伴有射精量少，可能提示前列腺活精囊感染造成射精管部分或完全梗阻。

4. 超声检查　男性不育的阴囊超声检查主要用于精索静脉曲张的诊断。精索静脉曲张主要是通过体格检查，但有些患者体格检查无法确诊。与精索内静脉造影术相比，阴囊彩色多普勒超声属于无侵袭、并能客观的诊断精索静脉曲张。精索静脉曲张其他无侵袭的检查包括多普勒听诊器，阴囊热相图和放射性核素检查。诊断精索静脉曲张的初步标准为静脉增粗（>3mm）或 Valsalva 法时静脉逆流。与体格检查和静脉造影术相比，阴囊彩色多普勒超声精索静脉曲张诊断的准确率仅为 60%，进一步的研究还需继续。亚临床精索静脉曲张的修复对男性不育的改善作用有限。当体格检查未发现精索静脉曲张时没有必要进行影像学检查。对过于肥胖或睾丸过于敏感的患者无法进行适当的体格检查时，适合采用阴囊彩色多普勒超声。静脉直径 >3.5mm 作为临床诊断精索静脉曲张的标准。阴囊超声还可对于低生育力患者进行睾丸肿瘤的排查，并且阴囊超声是最好的诊断方法。Leydig 细胞肿瘤触诊一般扪不到，生育力低下睾酮水平和 / 或雌二醇水平升高或男性乳腺增生或者应怀疑该肿瘤的存在。对于阴囊超声睾丸肿瘤的检查应在病史、体格检查或激素检查的提示下进行。这不是男性不育的常规检查。

阴囊超声对评估睾丸大小是必须的，还可发现梗阻征象如睾丸网扩张、附睾囊性病变、输精管缺如。阴囊超声还可以发现不育症男性中的睾

表 9-2-4　各种临床状态下的性激素水平

临床状态	FSH	LH	睾酮	泌乳素
生精功能正常	正常	正常	正常	正常
低促性腺性性腺功能低下	低	低	低	正常
生精功能异常	高 / 正常	正常	正常	正常
高促性腺性性腺功能低下	高	高	低 / 正常	正常
泌乳素性垂体瘤	正常 / 低	正常 / 低	低	高

丸微石症,这可能提示睾丸原位癌(图9-2-5)。

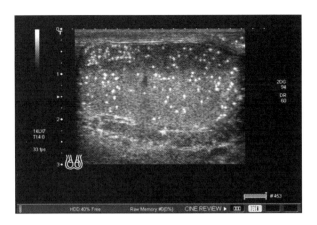

图9-2-5 睾丸微石症的B超影像

对于精液量少和怀疑远端梗阻患者,如精囊扩张、前列腺中线囊肿和射精管梗阻等,可以进行经直肠前列腺和精囊超声检查(图9-2-6)。

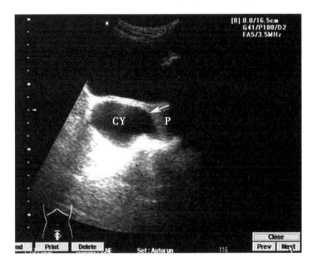

图9-2-6 射精管梗阻
精囊扩张,射精管像"鸟嘴样"进入前列腺基底部

5. 输精管造影 输精管造影术主要用于诊断输精管、精囊或射精管的梗阻。由于操作复杂、有创伤、超声检查的准确性提高,输精管造影术目前在临床的应用减少。

6. 睾丸活检 睾丸活检是了解睾丸生精功能最准确的方法。有两种睾丸活检术。第一种为诊断性睾丸活检术。对于精液中无精子、睾丸体积正常和生殖激素正常的男性可以进行诊断性睾丸活检以鉴别梗阻性无精子症(OA)和非梗阻性无精子症(NOA),另外睾丸活检也可用于前面所述的睾丸CIS的诊断。第二种睾丸活检术是为IVF获取精子进行的。睾丸内精子可以成功用于卵泡浆内单精子注射(ICSI),因此强烈推荐进行睾丸组织冷冻保存(睾丸精子提取[TESE])以备将来的ICSI。

正常睾丸:正常睾丸容积的构成主要是生精小管,生精小管间被一层疏松的间质分隔,间质内有Leydig细胞、血管、淋巴细胞和结缔组织。Leydig细胞是嗜酸的、圆的、多角形的,经常成群聚集,含有Reinke类晶体。支持细胞和精原细胞组成生精小管的基底膜。各级生精上皮包括有丝分裂的干细胞,有丝分裂的生殖细胞(初级和次级精母细胞),精细胞或发育成熟的精细胞。生精上皮的各级生精细胞都应在生精小管内观察到。但是,不是所有的小管都包含各期生精细胞。不像其他大多数哺乳动物的睾丸各期生精细胞沿小管呈波浪形,人生精上皮呈混杂模式。在梗阻性无精子症患者睾丸活检的标本可能是正常的。但是由于远端梗阻,呈现管腔拥挤和层次紊乱。另外,由于长时间梗阻可造成生精小管扩张和管壁增厚(图9-2-7A)。

生精功能低下,生精上皮低下的患者生精小管内各种生精成分的数目均减少。组织学检查显示生精小管内生精细胞层次减少。生精上皮结构中断,在某些病例管腔内有非成熟生精细胞。间质和Leydig细胞是正常的。生精上皮低下的患者经常表现为少精子症,严重者为无精子症。精子产生必须达到一定水平才可在射出精液中找到精子(图9-2-7B)。

成熟阻滞:睾丸的组织学检查显示生精上皮停止在特殊时期的某一点,而在之前的分化是正常的,而之后没有更成熟的生精细胞。这种停止可以发生在初级精母细胞,次级精母细胞,或精子细胞期。在这样的患者,这种障碍在睾丸内是典型一致的。晚期的成熟停止很难与正常生精上皮鉴别。在睾丸接触准备后正常生精上皮可以发现成熟精子,而完全晚期成熟停止患者没有成熟精子。完全成熟停止发生在精子成熟的任何阶段均表现为无精子症,而不完全成熟停止表现为少精子症。在同一睾丸内经常发现成熟停止和生精上皮低下混合存在(图9-2-7C)。

唯支持细胞综合征:睾丸组织学检查显示生精小管内仅为支持细胞而生殖细胞完全缺乏。生精小管直径缩小而间质轻微变化。唯支持细胞综合征患者睾丸体积可正常或缩小,FSH 水平可正常或升高。这种情况无有效治疗方法。但是,许多睾丸活检诊断的唯支持细胞综合征患者在睾丸其他区域有低水平的生精上皮。这种情况很难与末期睾丸鉴别,末期睾丸是指硬化的睾丸某些小管为唯支持细胞综合征(图 9-2-7D)。

末期睾丸,末期睾丸的特征是小管和管周硬化。在硬化的生精小管内无生殖细胞。正常细胞可有可无。在硬化的间质内可没有间质细胞或间质细胞数目减少。临床上,双侧睾丸萎缩而坚硬。Klinefelter 综合征患者生精活动逐渐减少导致所有生殖细胞和支持细胞减少或消失(图 9-2-7E)。

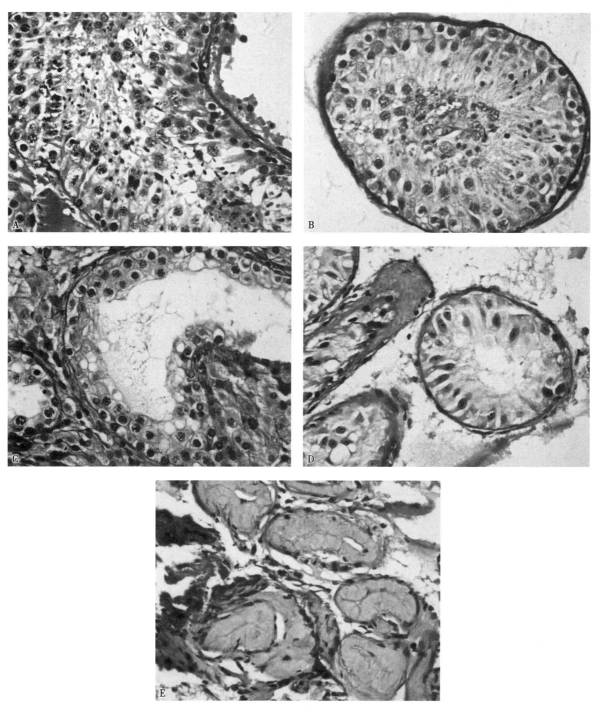

图 9-2-7 各种临床状态下睾丸生精小管的病理表现
A. 梗阻性无精子症;B. 生精功能低下;C. 生精成熟停止;D. 唯支持细胞综合征;E. 末期睾丸

第四节 男性不育的治疗

不育症治疗应该在未采取避孕措施 2 年以后开始治疗,除非有明确影响自然怀孕的问题存在,如严重少精子症或无精子症,不排卵,小管阻塞,女性年龄＞35 岁。

一、咨询

与生育男性相比,不育症男性有更高的并发疾病发生率。有些生活方式有时会影响精液质量,如肥胖、酗酒、大量抽烟、使用合成代谢甾体类药物、剧烈运动(马拉松或高强度体育运动),桑拿、盆浴或高温职业环境导致阴囊内温度升高等。许多药物也会影响精子生成。

二、药物治疗

(一)激素治疗

没有证据表明人促卵泡生成激素(hMG)／人绒毛膜促性腺激素(hCG)、雄激素、抗雌激素(克罗米芬和它莫西芬)、促泌乳素抑制剂(溴隐亭)可改善特发性 OAT 男性配偶的怀孕率。但是,低促性腺性性腺功能低下可以用激素治疗,标准治疗是 hCG,后期可以根据最初的睾丸体积来补充 hMG 或重组 FSH。在有些特发性低促性腺功能低下患者中已经观察到生殖功能的自发性逆转。

抗雌激素治疗是特发性少精子症最常用的药物。抗雌激素治疗封闭反馈抑制作用使垂体促性腺激素分泌增加,因此血清 FSH、LH 和睾酮水平升高。枸橼酸克罗米芬(25mg/d)是标准的推荐治疗。剂量过高可引起垂体系统下调,尽管这种情况偶然出现。有许多非对照研究报道克罗米芬可明显改善患者精液质量和配偶的怀孕率。但是大多数研究怀孕率＜30%。自 1970 年以来有 9 组枸橼酸克罗米芬的对照研究,大多数的结果与安慰剂比较无明显差异。最近的两组研究确实发现精液质量和受孕率有明显提高。他莫昔芬(10～20mg/d)的对照研究没有明显效果。抗雌激素治疗特发性不育价格低廉且口服制剂安全性好,这是其受欢迎的原因。因为其疗效仍存在疑问,长期的经验治疗不能作为有效的治疗模式。

各种雄激素制剂用于特发性不育的治疗,常

用两种方案:大剂量反跳治疗和小剂量持续给药。如果有完整的下丘脑 - 垂体 - 性腺轴,雄激素治疗将降低睾丸内睾酮的浓度。

睾酮反跳治疗是给予大剂量的外源性睾酮抑制患者的垂体腺,抑制垂体的 LH 释放,依次进而降低睾丸内睾酮水平。然后停止雄激素治疗,希望通过性腺轴的反跳改善精子生成。这种方法只有一组对照研究,但未发现明显效果。目前已不采用这种方法,因为其他治疗可以起到同样甚至更好的效果,且这种治疗后某些患者可发生永久性无精子症。

小剂量持续睾酮治疗目的是补充睾酮刺激精子生成。1- 甲氢睾酮是一种合成雄激素制剂在欧洲广泛应用于男性特发性不育的治疗,剂量范围 2～150mg/d。WHO 资助的一组双盲研究患者接受安慰剂或 1- 甲氢睾酮 75mg/d 或 150mg/d。其结果如同其他四组对照研究一样,对男性不育患者没有阳性效果。像睾酮反跳治疗一样,持续雄激素给药通过降低睾丸内睾酮浓度可起到避孕作用,但不应该用于男性不育症的治疗。

(二)经验药物治疗

已经有许多经验性药物治疗方法,但这些经验治疗的科学证据等级较低(表 9-2-5)。溴隐亭、hCG/hMG、α 受体阻滞剂、全身性的皮质类固

表 9-2-5 特发性少 - 弱 - 畸形精子症(OAT)的经验治疗

治疗方法	欧洲泌尿外科协会(EAU)推荐
激素类	
GnRH	矛盾的结果,不推荐
HCG/hMG	缺乏效果,不推荐
FSH	缺乏效果,需要进一步的试验证实
雄激素	缺乏效果,不推荐
抗雌激素(枸橼酸克罗米芬,他莫昔芬 - 十一酸睾酮)	可能有效,使用时必须权衡可能的副作用
非激素类	
促激肽药物	效果未证实,不推荐
溴隐亭	缺乏效果,不推荐
抗氧化剂	对部分患者可能有益
肥大细胞阻滞剂	有效果,需要进一步评估
α 阻滞剂	缺乏效果,不推荐
全身性皮质激素	缺乏效果,有高水平抗精子抗体的患者,在进入 ART 时使用
补充镁	效果未证实,不推荐

醇和补镁对于特发性的 OAT 都是无效的。重组 FSH、叶酸和锌、抗雌激素可能对某些患者有效。循证医学的分析显示与安慰剂相比，口服抗氧化药物可以显著增加活产率。没有研究报告抗氧化物治疗有有害的副作用。有证据表明给不育症男性补充抗氧化剂可能会提高辅助生殖技术的活产率和怀孕率。需要进一步地头对头比较来鉴别是否一种抗氧化剂优于另外一种。

三、手术治疗

（一）精索静脉结扎术

正常男性中 15% 存在精索静脉曲张，其中 40% 的患有男性不育。大约 70% 继发性不育的患者精索静脉曲张是基本的病因。世界卫生组织认为精索静脉曲张与睾丸功能损伤和男性不育密切相关。精索静脉曲张的修复不但可以提高精子发生还能改善睾丸间质功能，精索静脉曲张被认为是最需外科手术校正的男性不育的病因。精索静脉曲张修复是治疗男性不育的常规外科手术。

1. **手术适应证** 夫妇不育，女方生育能力正常或者女方不育可治疗，身体检查可触及精索静脉曲张或者疑似通过超声检查确诊，男性精液质量异常；患有精索静脉曲张的青少年男性如果同侧睾丸体积减小；重度精索静脉曲张导致阴囊坠胀疼痛等。

2. **手术入路**

（1）阴囊入路：阴囊入路是精索静脉曲张修复手术最早的入路之一，但该式已经基本废弃，因为损伤睾丸动脉的风险高而且失败率高。

（2）腹膜后入路：Palomo 是最早描述在腹股沟管内环上方高位结扎精索静脉的人之一。在腹股沟内环水平的横切口，结扎全部的精索内静脉，实际操作中难以保留精索动脉，如果勉强保留动脉易增加精索静脉曲张的复发率。

（3）腹腔镜入路：与腹膜后入路程序基本一致。

（4）显微外科入路：显微外科技术多采用腹股沟或腹股沟下入路。术中保留睾丸动脉和淋巴管，更彻底结扎精索静脉（图 9-2-8）。

显微外科入路和非显微外科入路比较：显微外科手术与非显微外科手术入路的主要区别在于术后并发症显著减少，如睾丸动脉的损伤、阴囊水肿和精索静脉曲张复发。非显微外科手术治疗

后睾丸鞘膜积液发生率 3%～39%，而显微外科手术治疗中罕见报道，并发症的减少归功于更好地发现和保护了淋巴管。显微外科手术治疗后精索静脉曲张的复发率在 1%～2% 而非显微外科手术的复发率为 9%～16%（表 9-2-6）。

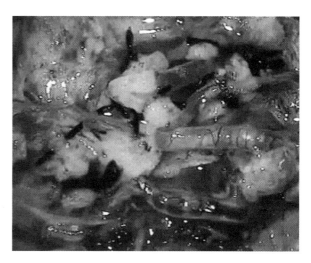

图 9-2-8 显微镜下精索静脉结扎术中保留的动脉和淋巴管

表 9-2-6 不同精索静脉修复术的并发症比较

术式	动脉保留	鞘膜积液 /%	复发率 /%
腹膜后入路	否	7	11～15
腹股沟入路	否	3～39	9～16
腹腔镜	是 / 否	5～8	11～18
介入栓塞	是	0	4～10
显微镜	是	0	<2

3. **结果** 研究表明，精索静脉曲张手术治疗能阻止其对睾丸功能的进一步损害。大多数文献支持精索静脉曲张手术可有效治疗不育。前瞻性随机对照研究显示，精索静脉曲张术后患者精子密度有显著的提高，伴侣的怀孕率也有显著提高。研究表明，精索静脉曲张未治疗者的怀孕率低于 20%，而进行精索静脉曲张手术治疗者的怀孕率可达 30%～60%。一项由 Goldstein 及其同事进行的包括 1 500 例精索静脉显微外科治疗的研究，报道术后 1 年有 43% 的患者配偶怀孕，第 2 年有 69%，同时排除由于女方原因导致的不孕。自然怀孕率增加主要归功于精液参数的改善。文献分析发现，精索静脉曲张术后精液参数总的提高率为 51%～78%，术后总的怀孕率为 25%～53%。一项包含 2 000 例患者的荟萃分析提示，精索静

脉曲张手术后精液参数改善率 50%～60%,怀孕率 30%～40%。甚至有研究证实,严重的精子生成过少或组织学上诊断成熟受阻的无精子症患者在精索静脉曲张手术后精液中重新出现精子。

精索静脉曲张矫正治疗不但能提高精子活力、密度和精子形态,还能提高血清中 FSH 和睾酮水平。精索静脉曲张手术作为一线治疗不育远远比 IVF-ICSI 辅助治疗不育症患者怀孕的代价低。荟萃分析指出:精索静脉曲张术后怀孕的可能性为 29.7%,而 IVF-ICSI 则为 25.4%,但 IVF-ICSI 的代价明显高于前者。

(二)精道复通手术

见图 9-2-9。

1. 输精管输精管吻合

(1)适应证:输精管结扎术后要求复通者;手术损伤输精管如疝修补术、阴囊手术等。

(2)基本手术步骤:取阴囊纵切口,将睾丸挤出切口外,于精子肉芽肿处向上和向下分别游离输精管,于精子肉芽肿两端分别切断输精管,向输精管的远睾端推注生理盐水。如果阻力大盐水不能注入,考虑输精管远端有梗阻,终止探查。如果生理盐水顺利推注提示输精管远睾端通畅,继续探查近睾端输精管,近睾端输精管内流出的附睾液镜下检查发现精子者行显微镜下输精管

吻合术。采用 4 层吻合法,在无张力条件下,在两断端的黏膜层、肌层、浆膜层和被膜分别缝合 6 针。如果附睾端输精管内无附睾液流出或挤出"牙膏样"分泌物,考虑为附睾端梗阻,行显微镜下输精管附睾吻合术。

(3)结果:输精管输精管吻合术最好在显微镜下进行,这样能更有效地提高怀孕率。大样本的研究报道输精管吻合术后通畅率为 75%～85%,配偶怀孕率为 45%～70%。怀孕率可能与梗阻时间呈反比,在梗阻 8 年以后怀孕率 <50%,然而,梗阻时间与继发梗阻后的输精管附睾吻合的相关性更小些。其他的预后因素有抗精子抗体的形成、精液质量和配偶年龄。大约有 20% 的患者在输精管输精管吻合后精液质量在 1 年内恶化至无精子症水平或严重少精子症。术后精液质量差影响了以后的自然受孕,这时建议采用 ART。

2. 显微输精管附睾吻合术

(1)适应证:先天性或获得性附睾梗阻;输精管结扎后的附睾梗阻;阴囊手术所致的医源性附睾梗阻。

(2)手术技术:输精管附睾吻合术发明至今已有 100 余年历史。1901 年宾夕法尼亚大学的外科教授 Martin 首创该式来治疗附睾梗阻。最初的做法是在输精管壁和附睾分别做侧切口,

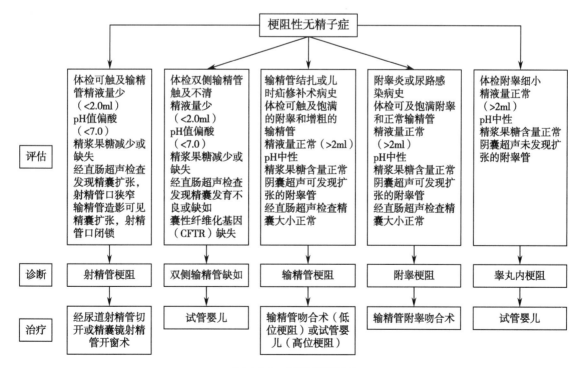

图 9-2-9 精道复通手术

然后用 4 根细银丝将输精管和附睾切缘吻合，做成所谓的"精液池"，这不是输精管与附睾管的精确吻合，但这种式一直被沿用直至 1978 年。

由于附睾体尾部只有一根附睾管，如果将附睾管直接与输精管吻合可以达到精确吻合。基于这个解剖基础，在 1978 年 Silber 首先使用显微技术进行输精管管腔与附睾管的端端吻合，揭开了显微镜下输精管附睾吻合术发展的序幕。此后，手术技术不断改良。端端吻合需要横断附睾，附睾管切开过多，出血多，后来又出现了输精管附睾的端侧吻合术，直接在附睾管上开窗，直接与输精管腔行端侧吻合，避免了过多切开附睾管和出血。但此吻合需要缝合 8～10 针，手术难度较大。

手术改良的目的在于更容易操作和更高成功率，套入吻合术的出现极大地简化了手术过程。Berger 报道了 3 针输精管附睾端侧套入吻合法。游离扩张的附睾管袢，在附睾管上留置 3 针，呈三角形放置，在 3 针中间切开附睾管壁，将切口拉入输精管腔内，保证精确吻合。Marmar 又将 3 针法改良为 2 针横向套入吻合法，进一步有效地简化手术。改良之处在于垂直附睾管留置 2 针，在 2 针之间切开附睾管壁。Chan 等又提出 2 针纵向套入吻合法，平行附睾管留置 2 针。这种方式可以足够地切开附睾管壁，同时保证附睾管壁的支撑而减少精液漏的发生。Chan 通过随机动物实验证实了这种术式的术后复通率高于前 2 种套入术式，而精液漏的发生率却低于前 2 种术式。目前，国内中心所采用的术式多为 2 针套入吻合法。

（3）手术效果：Chan 等初次报道其中心开展显微镜下套入吻合术以来的术后复通率为 84%，3 年后再次报道时复通率已提高至 92%。随访时间长短影响着术后复通率的判断。Chan 等术后 1 个月时随访，复通率仅为 60%，而延长至 36 个月时，复通率达 84%。Jarow 等分析了 89 例吻合术后患者，发现仅有 35% 的患者在术后 3 个内能找见精子，而 41% 的患者延迟 3～15 个月才出现精子，平均延迟 6 个月。精子延迟出现可能与吻合口水肿、吻合口部分梗阻或精液漏形成精子肉芽肿有关。精子延迟出现并不影响精液质量和配偶的自然受孕率。Matthews 等总结了 100 例输精管附睾吻合术病例，发现将随访时间延长 >12 个月时 94% 的复通患者可找见活动精子，因此建议输

精管附睾吻合术后的随访时间至少 12 个月。北京大学第一医院男科中心在 2009—2010 年间共对 73 例特发性梗阻性无精子症患者施行显微镜下 2 针纵行套入输精管附睾吻合术，术后 53 例患者得到随访。总体复通率 72.7%，怀孕率达 33.3%。

复通率直接影响配偶的怀孕率。此外，怀孕率还与精液质量、配偶年龄等因素有关。只有有显微外科经验的泌尿科医生才可以开展这种手术。考虑到怀孕率不是很高（20%～30%），理想情况是在输精管附睾吻合术的同时进行显微附睾精子吸取和收获精子进行冻存以备未来的 ICSI。

3. 射精管或中线前列腺囊肿的经尿道切开　生殖道远端梗阻通常是由于前列腺尿道和附属性腺感染或前列腺中线的囊肿所致。通过经尿道的囊肿或射精管切开治疗梗阻可提高精液质量，甚至达到自然怀孕。

四、辅助生殖技术

（一）适应证

辅助生育技术已经在越来越多的在不育症夫妇中应用。这些技术包括精子或卵子或精子和卵子的操作，以改善受孕率和新生儿的出生率。大多数的 ART 用的是缩写而不是全称（表 9-2-7）。ART 主要用于特发性男性不育、无法解释的不育症或无有效治疗和治疗无效的患者。技术的范围包括仅进行精子操作到更为复杂的精子、卵子和 / 或胚胎的操作。授精可发生在女性的体内或体外。控制性卵巢超刺激，也称为超排卵，指女性用激素刺激多个卵子同时发育，在大多数 ART 技术中起着关键作用。由于进行 ART 的中心越来越多和对严重男性不育应用 ICSI 进行 IVF 的技术越来越成熟，IVF 已经出现跃居一线治疗的趋势。这种方式不但没有考虑男性的治疗，而且可能忽略了更为简单和价格低廉的治疗方式。从经济角度考虑，每个新生儿平均的花费还不支持这样的治疗。精索静脉曲张的修复已经显示是较 IVF-ICSI 更经济有效的治疗；相似的是，输精管造影后再进行重建的患者比 IVF-ICSI 更经济有效；如果一次输精管重建手术失败，再次的重建手术也比 IVF-ICSI 经济。附睾梗阻患者进行输精管附睾吻合术也比 IVF-ICSI 更经济。这些数据清楚地表明 ART 的治疗要有适当的选择，而不

是全部治疗的替代。对于许多轻度或中度男性不育的夫妇，IUI 或 IVF 是可行的选择。因为 IUI 的成本明显低，使它经常成为初始治疗，如果夫妇受孕失败可选择进行 IVF。如果有可以确认的原因，精子在没有辅助的情况下不能使卵子受精，就可将 IVF-ICSI 作为初始治疗。这些病例包括男性没有足够数目的活动精子进行常规的 IVF 或 IUI。另外，精子功能异常的患者如 SPA 评分为 0 分，可进行 IVF 而不是 IUI。

表 9-2-7　辅助生殖技术名称和缩写

技术名称	缩写
子宫内人工授精	IUI
体外受精	IVF
卵泡浆内单精子注射	ICSI
显微镜下附睾精子抽吸	MESA
经皮附睾精子抽吸	PESA
睾丸精子提取	TESE
睾丸精子抽吸	TESA

（二）精液处理

在 ART 之前，精液必须进行处理。有各种的处理程序可以应用，包括简单的精子洗涤、上游法（使圆头精子进入上清液中）、沉淀法和梯度离心法。在这些程序中精浆被去除，其他方法还可将活动精子和不动精子及白细胞分开。

（三）宫腔内人工授精（IUI）

宫腔内人工授精应用细的导管将处理过的精子通过宫颈注射入子宫内。这是希望绕过宫颈黏液，有更多的活动精子可以到达输卵管，增加受孕的机会。精液原液的注射是禁忌的，因为精液中的后清蛋白可引起严重的子宫痉挛，精液中的细菌污染还可导致盆腔感染。男性不育症、不能解释的不育症、宫颈黏液异常和解剖异常导致的精液储存在宫颈外口（严重的尿道下裂、逆行射精和某些勃起功能障碍）均是 IUI 的适应证。女性因素如宫颈因素的不育症、解剖异常导致的性交困难或心理性性功能障碍也可进行 IUI。女性进行 IUI 可通过自然排卵（自然周期的 IUI）和药物诱导的多个卵子成熟（超排卵或控制性超排卵〔COH〕）。自然周期的 IUI 适应于原发性精液进入阴道后不能适当的储存（尿道下裂、射精障碍和性功能障碍）。也适合于冷藏保存的精子在冷

藏保存前精液参数正常。这些病例一般是供者精或在化疗或放疗前冷藏保存的精子。当男性精液参数异常时自然周期授精效果不佳，但 IUI 结合 COH 怀孕率明显上升。活动精子计数上升到 $(10 \sim 20) \times 10^6/\text{ml}$ 怀孕率明显上升，但超过 $20 \times 10^6/\text{ml}$ 再无明显上升。我们的策略是精液处理后活动精子至少在 1 百万～3 百万才为夫妇提供 IUI。因为精液处理后精子仅存留 10%～50%，在精液处理前一般至少有 500 万～1 000 万的活动精子。IUI 的并发症包括子宫痉挛（一般为自限性的）、盆腔感染（发生率＜0.5%）及罕见的对授精介质过敏。尽管诱导排卵可增加受孕率，但也可导致多胎妊娠（发生率 15%～20）。多胎妊娠近 80% 为双胞胎，12% 为三胞胎，7% 为三个以上胎囊。偶尔有 HIV 阴性的女性要求与 HIV 阳性的男性受孕。HIV 存在于精液的白细胞而精浆中没有。已经有中心报道应用清除病毒后的处理精液成功 IUI 的病例。这种方法要求具备检测和处理精液中病毒 RNA 的条件。这种方法进行的 IUI 已经在欧洲广泛实行，在已进行的 4 989 个循环出生的 500 个以上的新生儿中没有发现母体传播病毒感染的情况。ICSI 的 IVF 也用于这些夫妇中。也有丙型肝炎的男性应用类似方法的报道。

（四）体外授精

越来越多的不育夫妇实行 IVF，2002 年美国应用 IVF 技术出生的新生儿有 45 000 个。为了获得更多的卵子大多数中心应用促性腺激素进行 COH。通过超声检测卵泡的发育，在排卵前应用超声引导穿刺收获卵子。体外授精的进行是将处理过的精子和回收的卵子混合。标准的 IVF，授精完成后，发育的胚胎在培养液中孵育 2～3d，然后通过子宫颈置入子宫中。仅有 20%～30% 的转移胚胎可以被植入成为临床妊娠。最近，有培养 5d 的胚胎在胚细胞期进行转移的报道。胚细胞期转移种植成功率可能要高于标准的 3d 胚胎转移，但培养到 5d 只有少数胚胎可以存活。目前的研究提示这种方法对整体妊娠率无明显改善，但可减少多胎妊娠的发生。削弱透明带（辅助孵化）也被用于改善种植率，这可能有助于 IVF 亚组患者。当精子功能正常时，受精率常规可达到 90% 以上。但是，当男性因素存在时授精率明显

下降。应用 IVF-ICSI，单精子注射进入单个卵子中。这种情况使得数量极低的精子授精成为可能。IVF-ICSI 可应用于严重的男性不育，常规的 IVF 失败或授精率很差，或精子授精能力缺陷。临床妊娠的定义为通过超声检查至少在子宫内发现了胚囊的妊娠。这是相对于生化妊娠而言，尚未达到临床妊娠期。临床妊娠率应用于 IVF 结果的报告。ICSI 的 IVF 每个初始循环的临床妊娠率为 20%～30%。女性年龄对 IVF 或 ICSI 的妊娠率影响很大。如疾病控制和预防中心 2002 年的调查在 IVF 和 ICSI 的循环中，35 岁以下妇女妊娠率为 36.9% 而 40 岁以上为 10.7%。应该清楚的是妊娠率不是活产率，因为不是所有的刺激排卵均可获取卵子和胚胎转移，流产也是普遍的。30 岁以下女性流产率为 14% 而 40 岁以上女性流产率为 30%。目前推荐的是每次 IVF 或 ICSI 循环种植不超过 2～4 个胚胎，胚细胞期转移甚至更少。多胎妊娠发生率为 45%。尽管大多数为双胞胎，7% 为三胞胎或三胞胎以上的妊娠。

（五）精子获取

ICSI 的 IVF 仍然要求有活力精子的存在。无精子症或精液中仅有无活力精子存在时，应考虑精子获取。这可在梗阻性无精子症或非梗阻性无精子症患者中进行。目前常用的是经皮穿刺和开放取精技术。梗阻性无精子症患者精子获取可在输精管道或睾丸实质进行，而非梗阻性无精子症仅能在睾丸内获取精子。

显微外科附睾精子穿刺（MESA）普遍用于梗阻性无精子症如 CBAVD 的附睾取精。一些学者提倡经皮附睾穿刺技术（PESA），作为一种侵袭较少的技术其不要求显微外科技巧。梗阻性患者，开放和经皮取精技术怀孕率相当，但 MESA 与 PESA 相比可以获取更多的精子（表 9-2-8）。由于过量精子可以冷冻储存用于随后的 IVF 循环中，当需要进行多次的 PESA 后的循环时应采用 MESA。对于梗阻性无精子症患者，冷冻和新鲜附睾精子怀孕率无明显差异。梗阻性无精子症患者的精子获取技术还包括精囊和输精管穿刺。这些技术仅限于远端梗阻或不射精患者。睾丸精子获取技术可用于梗阻性和非梗阻性无精子症患者。对无精子症患者，无论哪种取精技术对受孕率无明显影响，精子的获取可使用任何技术，但

表 9-2-8　各种精子获取技术的优点和缺点

精子获取技术	优点	缺点
MESA	临床怀孕率最高	需要显微外科专家
	可获得大量精子	费用增加
	非常好的冷冻保存结果	全麻或局部麻醉
	减少血肿的风险	有切口
		术后不适
TESE	不需要显微外科专家	获得的精子数量相对少
	局麻或全麻	多点活检时有睾丸萎缩的可能
	需要的设备少	
	快速和可重复	
PESA	不需要显微外科专家	获取的精子数少
	局麻	血肿的风险
	需要的设备少	可能损伤邻近的组织
	快速可重复	
	术后不适少见	
经皮睾丸活检，TESA，睾丸细针抽吸	不需要显微外科专家	获得的精子数量少
	局麻	睾丸萎缩的风险
	需要的设备少	血肿的风险
	快速可重复	
	术后不适少见	

是，开放技术比经皮技术能获得更多的精子。然而，经皮技术不适用于非梗阻性无精子症。大多数的非梗阻性无精子症患者采用开放手术睾丸取精以获取精子，因为这能比经皮取精获得更多的精子。有些学者发现对非梗阻性无精子症应用显微外科手术技术有助于寻找到可能含有精子的较多的生精小管。应用这种方法开放获取睾丸精子的精子获取率可达到 45%～63%。最近的试验提示这种方法最适合于异质性生精小管，而对均质性生精小管不比多点开放活检更有优势。对非梗阻性无精子症患者我们推荐开放的睾丸取精术。非梗阻性无精子症患者的怀孕率低于梗阻性无精子症。非梗阻性无精子症患者应用冷冻精子和新鲜获取的精子其怀孕率是一样的，其原因仍不清楚。目前的资料显示新鲜或冷冻的睾丸精子其怀孕率可能是相同的。非梗阻性无精子症患者如果

无法获取精子,可使用长形的或圆形精子细胞。在有些中心已经有应用长形的精子细胞成功授精的报道。但是,因为存在着几个未解决的问题,圆形精子细胞的应用还存在着争议。准确地确认圆形精子细胞还存在困难,胚胎中心体也可能受到潜在损害(可能损害卵细胞活性)和未知的遗传异常传给后代。报道的怀孕率也很低,这种方法仍在试验阶段。

在目前男性不育的处理中这些技术尽管代表了主要进展,但必须清楚的是这些技术是相对新的,其长期安全性还需进一步确认。尽管有些报道指出通过 ICSI 受孕的孩子出现了延迟性的心理问题,但最新的研究资料表明这与 ICSI 技术本身无关。另一个受到质疑的是先天性畸形的发生率增加,但目前还存在很大争议。尽管这些技术为许多其他方法无法治疗的夫妇提供了做父母的机会,但是仍有没有解决的安全性问题。临床医生必须合理地应用这些技术,并且尽可能地减少潜在危险因素的发生。

(彭 靖 金 杰)

参 考 文 献

[1] Wein AJ, Kavoussi LR, Novick AC, et al. Campbell-Walsh Urology(Ninth Edition). Philadelphia: W. B. Saunders Co., 2007.

[2] Dohle GR, Colpi GM, Hargreave TB, et al. EAU guideline on Male Infertility. Eur Urol, 2005, 48(5): 703-711.

[3] Schauer I, Madersbacher S, Jost R, et al. The impact of varicocelectomy on sperm parameters: a meta-analysis. J Urol, 2012, 187: 1540-1547.

[4] Mehta A, Goldstein M. Microsurgical varicocelectomy: a review. Asian J Androl, 2013, 15(1): 56-60.

[5] Belker AM, Thomas AJ Jr, Fuchs EF, et al. Results of 1,469 microsurgical vasectomy reversals by the Vasovasostomy Study Group. J Urol, 1991, 145: 505-511.

[6] Chan PT, Li PS, Goldstein M. Microsurgical vasoepididymostomy. A prospective randomized study of 3 intussusception techniques in rats. J Urol, 2003, 169(5): 1924-1929.

[7] Peng J, Yuan YM, Zhang ZC, et al. Patency rates of microsurgical vasoepididymostomy for patients with idiopathic obstructive azoospermia: a prospective analysis of factors associated with patency--single-center experience. Urology, 2012, 79: 119-122.

[8] Practice Committee of American Society for Reproductive Medicine. Sperm retrieval for obstructive azoospermia. Fertil Steril, 2008, 90: S213-218.

第三章　精索静脉曲张

第一节　概　　述

精索静脉曲张（varicocele）是指精索内蔓状静脉丛的异常扩张、增粗和迂曲，可以导致患侧阴囊坠痛不适、睾丸功能进行性减退。精索静脉曲张在普通人群中发病率约为15%，精索静脉曲张是最常见的与男性不育相关疾病，不育男性伴有可触及的精索静脉曲张比例为35%～40%。目前大量的动物和临床研究发现精索静脉曲张可以导致病程相关的睾丸功能进行性下降。精索静脉曲张手术是目前男性不育治疗开展最多的手术治疗方式，精索静脉曲张有多种不同手术方法，包括腹膜后精索静脉高位结扎手术、显微镜下精索静脉结扎术、腹腔镜手术、血管介入栓塞等，在目前所有方法中，显微镜下精索静脉结扎术因其治愈率高、复发率低、并发症发生率低，被认为是最佳手术方法。随着辅助生殖技术的不断发展，有人认为精索静脉曲张治疗的必要性和重要性在不断下降。我们要认识到精索静脉曲张结扎术比辅助生殖技术创伤更小，治疗费用更低，妊娠方式更自然。除了改善生育外，有效的精索静脉曲张手术治疗可以阻止睾丸损害进一步加重，改善生精功能。

第二节　解　剖　学

精索静脉由精索内外静脉、提睾肌静脉和输精管静脉组成，于睾丸上方形成网状交通蔓状静脉丛，睾丸附睾静脉丛于腹股沟管内汇成1～2条精索内静脉，后者多于左侧成直角汇入左肾静脉，而右侧于右肾静脉下斜行进入下腔静脉，左侧精索静脉进入左肾静脉比右精索内静脉进入下腔静脉的位置高8～10cm，因此左侧精索内静脉

压力比右侧高，血流相对缓慢。精索外静脉经腹壁下静脉汇入髂外静脉；输精管静脉汇入髂内静脉。由于精索内静脉走行较长，血液回流阻力较大，因此临床上所指的精索静脉曲张主要是指精索内静脉曲张。

第三节　病因及病理生理

精索静脉曲张的具体病因仍不是很清楚。目前认为其与遗传以及习惯姿势等有关。精索静脉曲张主要有三个解剖学致病因素：①静脉压增加；②侧支迂回循环形成蔓状静脉丛；③精索内静脉瓣缺乏或者功能不全。静脉压增加见如下三个的因素：①左侧精索内静脉相对右侧较长以及其几乎成直角汇入左肾静脉；②肠系膜上动脉和主动脉之间夹角变小，左肾静脉在其间走行时异常受压，形成近端"胡桃夹"现象；③髂总动脉压迫髂总静脉，导致血液向输精管静脉及精索外静脉反流，形成远端"胡桃夹"现象。

精索静脉曲张可进行性损害睾丸、影响精子质量、导致阴囊酸胀不适，其可能的病理生理机制如下：

1. 阴囊局部温度升高　精索静脉曲张患者曲张静脉内血流减慢、瘀滞甚至反流，影响了睾丸的对流热交换，使得睾丸降温受到影响，而精子细胞DNA合成的酶及精子生成过程具有温度依赖性（33～44℃），从而精子生成减少，凋亡增加。

2. 低氧血症　曲张静脉血液瘀滞、反流，可能影响睾丸内氧气、二氧化碳交换，使得氧分压降低，二氧化碳分压升高。

3. 内分泌紊乱　精索静脉曲张患者外周血清FSH、LH及睾酮浓度的变化各家报道不一。有动物实验发现精索静脉曲张可导致睾丸睾酮水平下降，而通常认为睾丸内睾酮水平对精子生成

4. 氧自由基和精子 DNA 损伤　精索静脉曲张可能与氧自由基增加及精液抗氧化能力降低及精子 DNA 损伤有关。

第四节　精索静脉曲张与男性不育

精索静脉曲张被普遍认为是男性不育症常见的可治疗原因，半个多世纪以来多数研究将精索静脉曲张的负面影响与精液质量、精子功能、睾丸组织学和生殖激素联系起来。然而，患有精索静脉曲张的多数男性能够生育。因此，精索静脉曲张和男性不育症之间的确切联系仍有争议。越来越多的观点认为氧化应激在精索静脉曲张相关不育症中起重要作用，但其潜在的病理生理学机制仍局限在许多假设。同样的，虽然有众多关于精索静脉结扎术对男性不育症的效果和手术适应证的研究和讨论，但仍没有确定性的结论。

一、精索静脉曲张和不育症的流行病学

认为精索静脉曲张和不育症之间存在因果关系的观点首次发于 1952 年，Tulloch 在该病例报告中描述了无精子症患者精索静脉结扎术后自然生育。从那时起，大量研究结果支持精索静脉曲张和不育症之间联系。研究结果显示精索静脉曲张在原发性不育男性中的发病率为 35%～44%，而在继发性不育男性中的发病率为 45%～81%。虽然未经校正的流行病学调查结果支持精索静脉曲张和不育之间的联系，但并不是所有精索静脉曲张患者都是不育的。例如，一项对 598名有生育能力的男性的研究表明 16% 的人患有精索静脉曲张，而 1 102 名 Ⅰ～Ⅲ度精索静脉曲张男性精液参数正常。因此，无法通过流行病学研究确认精索静脉曲张与不育症之间的因果关系，引发了更多的研究探索精索静脉曲张引起不育症的病理生理机制。

二、精索静脉曲张引起不育症的病理生理机制

精索静脉曲张引起不育的确切机制尚不清楚。目前认为没有任何单一因素是造成睾丸损伤的原因，而是复杂的和多因素造成的结果。在这一复杂的病理生理机制中，氧化应激似乎起主要作用，可能源于活性氧（ROS）增加和总抗氧化能力（TAC）降低共同作用的结果。氧化应激可直接或间接通过影响非生精细胞和生精小管基底膜而损伤生殖细胞。ROS 和 TAC 之间的平衡紊乱还引起精子膜中脂肪酸的氧化，导致精子形态、活力和受精能力的改变。

其他可能参与精索静脉曲张导致男性不育的病理生理机制包括阴囊温度升高、缺氧、肾脏和肾上腺代谢产物反流、激素失衡以及抗精子抗体的形成等。然而，这些机制并非以单一机制造成睾丸损伤，除某一机制本身的直接作用外，还提高氧化应激水平而加重睾丸损伤。正常情况下，阴囊温度低于体温 1～2℃，以保证睾丸正常产生精子。静脉血液反流提高阴囊温度直接损害精子的正常产生；同时阴囊温度上升及静脉血淤积导致局部缺氧，增加线粒体膜、细胞质和过氧化物酶产生 ROS 而增加氧化应激。肾脏和肾上腺代谢产物的反流不仅可增加氧化应激，还会因精索内静脉压力升高而渗透到睾丸组织引起睾丸小动脉收缩，最终导致睾丸组织缺血、缺氧和精子生成障碍。

然而，目前尚未明确的是，为什么只有一部分患有精索静脉曲张的男性会发生不育。目前的观点考虑可能与以下因素有关：①临床上大多数情况下精子质量随着精索静脉曲张严重程度而降低，亚临床型精索静脉曲张时精子质量往往无明显下降，因此生育能力的下降可能与精索静脉曲张程度有关；②部分患有精索静脉曲张的男性本身具有较强的 TAC，使他们不容易受到 ROS 的损害。另外，不考虑女方的生育能力而单纯认为精索静脉曲张一定导致不能生育是不可取的，这是因为最佳的女性生育能力可补偿精索静脉曲张对男性生殖系统的负面影响。

三、精索静脉曲张手术对男性生育力的影响

众多研究探讨了精索静脉曲张手术对精液参数、精子功能、妊娠结局和生殖激素的影响。虽然精液参数的改善可提高生育可能性，但由于精液参数仅作为男性生育力的预测指标，无法确定精液质量改善就一定能生育。因此，不能以精索

静脉曲张手术后精液参数的改善程度来评价最终女方受孕结局。

1. 精索静脉曲张手术对精液质量的影响 多项研究阐述了精索静脉曲张手术治疗对精液质量的影响。虽然部分缺乏高质量的随机对照试验发现手术治疗精索静脉曲张对精液参数无实质性改善，但 Abdel-Meguid 等对可触及的临床型精索静脉曲张进行的一项早期随机对照试验发现，至少一项精液参数异常的不育男性在手术治疗 12 个月后与基线相比精子浓度、活力和形态等精液参数显著改善，而对照组无明显的差异，表明精索静脉曲张手术对精液参数的改善是有益的。目前，更多的研究也支持手术治疗临床型精索静脉曲张可改善精液质量的观点。

2. 精索静脉曲张手术对氧化应激的影响 Hurtado 等观察到精索静脉曲张男性患者的氧化应激水平高于已证实有生育能力的对照组男性，并且这些氧化应激水平在精索静脉曲张手术后的不同时间段内恢复正常。在 2008 年的一项回顾性研究中发现腹股沟下显微镜下精索静脉结扎术后 6 个月，氧化应激标记物显著降低，且抗氧化剂超氧化物歧化酶的活性也显著降低。Chen 等发现临床型精索静脉曲张不育男性行腹股沟下显微镜下精索静脉结扎术后 6 个月氧化应激标记物显著降低及抗氧化能力显著提高。因此，目前的证据表明精索静脉曲张手术对氧化应激的降低是有益的。

3. **精索静脉曲张手术对精子 DNA 完整性的影响** 精子 DNA 损伤在不育男性中较常见，可能导致生殖能力降低，目前的研究结果表明精索静脉曲张手术对精子 DNA 完整性也有利。Wang 等的荟萃分析、Smit 等的前瞻性研究等发现临床型精索静脉曲张男性精子 DNA 损伤水平显著高于健康且生育力正常的志愿者，精索静脉曲张手术后精子 DNA 损伤水平较手术前显著降低。有超过 1 年不育史的临床型精索静脉曲张男性在精索静脉曲张手术 2 年后，37% 的夫妇自然妊娠，24% 通过辅助生殖技术获得妊娠。在未妊娠的夫妇中，精索静脉曲张手术后的平均 DNA 碎片指数较妊娠夫妇显著增高，突出了精子 DNA 完整性检测的临床意义。虽然目前评估精子 DNA 完整性的检测方法尚不能可靠地预测治疗结果，而且还没有足够的证据支持精子 DNA 碎片检测在

评估男性不育症中的常规应用，但最新的美国泌尿外科学会（AUA）和欧洲泌尿外科学会（EAU）指南中已经承认了精子 DNA 碎片检测的价值。最近发表的关于《精子 DNA 碎片检测临床应用建议》首次推荐对包括精索静脉曲张在内的特定适应证进行精子 DNA 碎片检测。

4. **精索静脉曲张手术对妊娠结果的影响** 临床上最关心的问题是精索静脉曲张手术能否改善妊娠结局。由于持续随访至女方妊娠有一定困难，且女性生育力是一个重要的潜在混杂因素，很难评估精索静脉曲张手术对妊娠结果的影响。2012 年发表在 Cochrane 的综述分析了包括两项新的随机对照试验在内的共 10 项试验和 894 例临床或亚临床精索静脉曲张男性患者，发现精索静脉曲张手术治疗后自然妊娠率的改善。另一项基于两项随机试验和三项观察性研究，包括精液分析异常和可触及精索静脉曲张不育男性的荟萃分析报道，精索静脉曲张手术治疗男性的妊娠率为 33%，而未治疗男性为 15.5%，其比值比（OR 值）为 2.87。总体而言，现有的证据支持精索静脉曲张手术对妊娠结局的有益作用，但仍缺乏对同质患者进行大规模足够有力的随机对照试验来证实部分矛盾的结果。

5. **精索静脉曲张手术对生殖激素的影响** 睾丸的两大功能是生精小管在卵泡刺激素（FSH）的刺激下产生精子和 Leydig 细胞在黄体生成素（LH）的刺激下产生睾酮。因此，除了对产生精子有影响外，精索静脉曲张手术还可能影响睾酮的产生和由此而改变 LH 水平。虽然关于精索静脉曲张手术对生殖激素影响的研究结果仍存在争议，但更多研究显示精索静脉曲张男性的血清总睾酮水平显著降低，促性腺激素（FSH、LH）水平显著升高，精索静脉曲张手术后睾酮水平得到恢复。根据术前睾酮水平进行分层显示，只有基线睾酮水平 <400ng/dl 的患者在精索静脉曲张手术后睾酮水平显著改善，尤其在基线睾酮 <300ng/dl 的患者中显微镜下精索静脉结扎术后这种影响更为明显。然而，大多数研究的设计和结果仍存在一些争议，意味着很难得出关于精索静脉曲张手术对生殖激素影响的明确结论。有趣的是，与健康男性相比精索静脉曲张不育男性的睾丸组织含有更少的睾丸间质细胞，并有睾丸间质细胞凋亡的迹

象。需要进一步研究精索静脉曲张对睾丸间质细胞功能的影响、包括病理学检测在内的评估；这些研究将有助于进一步阐明精索静脉曲张与生殖激素水平之间的关系。

6. 精索静脉曲张手术对生育力的总体影响 临床上精索静脉曲张手术治疗生育力低下的总体结果似乎是积极的。然而，现有研究在患者选择、精索静脉曲张手术方法和结果的报告等方面的异质性使得结果难以进行比较。此外，许多研究设计不恰当，质量较差。因此，需要进一步研究证实精索静脉曲张手术对精液参数、精子功能、妊娠结局和生殖激素可能产生的有益影响。

第五节 临床表现与诊断

精索静脉曲张典型症状是患侧阴囊坠胀不适，久立和长时间行走后加重，平卧后可缓解，部分患者无任何不适症状，自己发现或者在体检时发现不明原因无痛性蚯蚓状阴囊团块，病程较长者可出现患者睾丸萎缩变小，质地变软。精索静脉曲张根据其症状和体征应与慢性前列腺炎、腹股沟疝、精索鞘膜积液、附睾囊肿以及睾丸鞘膜积液相鉴别。

体检应在温暖的房间进行，取仰卧位及站立位，站立位检查时，还应进行 Valsalva 试验。Valsalva 试验是指让患者取站立位，深吸气后紧闭声门，再用力做呼气动作，必要时可用手按压腹部增加腹压。未取站立位体检或行 Valsalva 试验，可能导致漏诊。体检通常发现睾丸上方，有些为睾丸周围无痛、可触及的团块，平卧后减轻或者消失。根据体检特征分为三度：Ⅰ度（通过 valsalva 试验才能扪及）、Ⅱ度（不进行 valsalva 试验就可扪及）、Ⅲ度（通过阴囊皮肤就可见到）。可扪及的双侧精索静脉曲张不足 2%。

体格检查还应包括睾丸体积及质地的评估，睾丸质地评估相对主观，可进行患侧健侧对比，睾丸体积可用睾丸测量器比对。

多普勒超声对精索静脉曲张的诊断和分型具有重要价值，其诊断的敏感性和特异性均较高，为精索静脉曲张的首选辅助检查手段，目前国内外对精索静脉曲张的彩色多普勒超声诊断还缺乏统一标准，目前国内普遍认同的诊断参考标准为：①亚临床型：平静呼吸时精索静脉的最大内景≥1.8mm；Valsalva 试验出现反流，反流时间≥1s。②临床型：平静状态下，精索静脉丛至少检测到 3 支以上的精索静脉，其中 1 支血管内径大于 2mm，或腹压增加时静脉内压明显增加，或做 Valsalva 试验后静脉血流存在明显反流。

大多数精索静脉曲张发生在左侧，对于双侧精索静脉曲张者，左侧往往更为严重。单纯右侧精索静脉曲张较为罕见，往往提示右侧精索内静脉直接汇入右侧肾静脉。对于右侧精索静脉曲张、双侧精索静脉曲张或侧平卧后不能减轻的精索静脉曲张需要做 CT 或 MRI 进一步检查排除腹膜后肿瘤压迫血管可能。精索静脉曲张伴有男性不育需要做精液分析。

第六节 治 疗

原发性精索静脉曲张的治疗应根据患者有无临床症状及其严重程度、是否合并精子质量异常或不育症等情况决定。治疗方法包括一般治疗、药物治疗或手术治疗。继发性精索静脉曲张应积极查找和治疗原发疾病，如治疗原发疾病困难或治疗后精索静脉曲张不缓解，仍需按照原发性精索静脉曲张治疗原则进行治疗。

一、一般治疗

包括生活方式和物理疗法等。生活方式主要为避免或减少长时间跑跳、增加腹压的剧烈运动等。物理疗法包括阴囊温度降温、使用阴囊托等。

二、药物治疗

（一）针对精索静脉曲张的药物治疗

1. 七叶皂甘类 代表性药物为迈之灵，具有抗炎、抗渗出、增加血管弹性及静脉张力、改善血液循环等作用，从而降低血管通透性、增加静脉回流，改善由精索静脉曲张引起的睾丸疼痛、坠胀感等症状。除改善症状外，七叶皂甘类药物还能改善部分精索静脉曲张患者的精液质量。

2. 黄酮类 代表性药物有地奥司明，具有抗炎、抗氧化作用，可以提高静脉张力、降低毛细血管通透性、提高淋巴回流率，减轻水肿，从而改善精索静脉曲张引起的睾丸疼痛等症状。

（二）改善症状的药物

针对局部疼痛不适者，可以使用非甾体类抗炎药，如布洛芬、吲哚美辛等。这类药物能够在一定程度上减轻精索静脉曲张引起的症状，也有部分改善精液质量的作用。

（三）改善精液质量的药物

这类药物本身没有治疗精索静脉曲张的作用，但对于合并生殖功能损害且有生育要求的精索静脉曲张患者，可使用促进精子发生、改善精液质量的药物。

三、手术治疗

手术是目前治疗精索静脉曲张最有效的治疗方法，但对其适应证、手术方法、术后并发症等方面尚无最终定论，需根据患者年龄、精索静脉曲张严重程度、临床症状、精液质量、对生育的要求等情况及医生的手术熟练程度等决定是否手术及采用何种手术方式。

（一）精索静脉曲张手术适应证

1. 成年临床型精索静脉曲张　根据现有指南和临床实践报道，所有有症状的患者（包括阴囊或睾丸疼痛、不适）或不孕不育夫妇的男性，当临床上可触及精索静脉曲张时，需考虑治疗。目前，比较公认的手术适应证包括：

（1）精索静脉曲张伴有明显症状，包括睾丸、腹股沟、会阴部等部位的坠胀、疼痛等，经保守治疗改善不明显，仍明显影响生活质量者，可考虑手术治疗。由于阴囊或睾丸疼痛、不适等症状并非绝对由精索静脉曲张引起，比如前列腺炎、睾丸炎或附睾炎等亦可出现上述症状。因此，决定手术治疗精索静脉曲张前应充分鉴别和排除其他引起不适症状的原因。

（2）不孕不育夫妇中精索静脉曲张患者，当符合以下大部分或全部条件时，应考虑手术治疗：①男方精液参数异常；②夫妻双方试图生育；③体检时可触及精索静脉曲张；④夫妻双方已有生育问题；⑤女方有正常生育能力或有潜在可治疗的不孕原因，且受孕前的时间不是问题。基于对妊娠结局的有益影响，手术治疗临床上可触及的精索静脉曲张的益处已被充分证实，但也有不少精索静脉曲张患者没有任何睾丸功能受损的证据，且男性不育症原因还有内分泌异常、生殖道感染、染色体异常等多种。因此，决定治疗精索静脉曲张之前应充分鉴别和查找引起不育症的原因，临床医生须始终铭记对精索静脉曲张的治疗能否改善生育能力，以避免不必要的创伤性干预。

（3）暂无生育要求，但检查发现精液质量已有异常或进行性下降者，纠正影响精液质量的其他原因后精液质量仍无改善者，可考虑手术治疗。

（4）Ⅱ度或Ⅲ度精索静脉曲张，血清睾酮水平明显下降，排除或纠正影响睾酮水平的其他原因后仍无改善者，可考虑手术治疗。

需要注意的是，流行病学证据表明精索静脉曲张对睾丸功能的负面影响可能是进行性加重的，且随着精索静脉曲张程度的加重而增加，如不及时治疗最终导致不可逆转的不育。然而，并不是所有研究都支持有害作用进行性加重的假说，精液参数正常的男性在妊娠结局方面从精索静脉曲张手术中几乎没有获益。目前更多的观点支持手术适应证选择应根据精索静脉曲张程度进行手术治疗。对于亚临床型精索静脉曲张患者进行手术治疗似乎对妊娠结局影响不大，还没有结论性的证据支持亚临床型精索静脉曲张的手术治疗。另外，尽管有观点认为精索静脉曲张的预防性治疗可抵消精索静脉曲张进行性加重可能带来的危害，但这种预防性治疗似乎对大多数没有不育症的男性来说是不恰当的。因此，从精液质量考虑，应仅对精液参数受影响的男性进行精索静脉曲张手术。如果在精索静脉曲张患者的评估过程中未发现睾丸功能异常，但患者担心其未来的生育能力时，应密切随访，而不是预防性治疗。

一些研究者质疑在辅助生殖时代精索静脉曲张手术的作用。更好地理解精索静脉曲张相关的男性生育力低下的病理生理学，对于阐明精索静脉曲张对精子发生的有害影响和制订新的治疗策略至关重要。在严重少弱精子症，尤其对无精子症男性中，必须对患者进行全面评估，包括完整病史、体格检查、激素评估、染色体核型分析和无精子因子（AZF）微缺失等基因检测。这些检查有助于区分非梗阻性无精子症（NOA）和梗阻性无精子症（OA），后者可从输精管道重建手术中获益。同时，这些检查也有助于确定精索静脉曲张是另一种原因（例如 AZFa/b 微缺失）导致的无精子症患者的偶然发现。如果排除这些原因，可以在 NOA 男性中进行精索静脉曲张手术，有利于提高取精率。然而，对 NOA 男性是否行精索静脉曲张手术的最终结论需要未来更多研究的论证。

2. 儿童和青少年时期精索静脉曲张的治疗　根据现有的研究结果，在以下情况下可考虑精索静脉曲张手术治疗：①Ⅱ度或Ⅲ度精索静脉曲张；②患侧睾丸体积低于健侧 2ml 或 20% 时行精索静脉曲张手术；③睾丸生精功能异常；④精索静脉曲张引起较严重的临床症状；⑤双侧精索静脉曲张。尤其对明显的疼痛、睾丸体积缩小或精液质量下降的情况下，建议在青少年中进行精索静脉曲张手术。但当前的指南和最佳实践声明主要基于低质量的证据（即非随机试验、回顾性综述或专家意见），而且还没有确切的检查方法可断定精索静脉曲张手术肯定能使患者受益。因此，除了疼痛是最受认可的适应证外，基于睾丸发育障碍或精液参数异常而建议进行精索静脉曲张手术的标准仍有争议。

与在成人中观察到的相似，在青少年患者中精索静脉曲张似乎对精液参数也有负面影响，并且这些影响可能在精索静脉曲张手术后恢复。遗憾的是，青少年时期接受精索静脉曲张手术是否有利于今后的生育仍有争议，包括：①现有的精子参数参考值来源于正常成年男性，解释青少年精液分析结果受到限制；②青少年时期接受精索静脉曲张手术和成年后尝试生育期间存在一定时间，甚至需要很长的时间间隔，因此难以确切评价手术对今后生育力的影响；③精液分析对未来生育能力的评价效用仍然未知，也不清楚精索静脉曲张手术所带来的精液参数改善是否会转化为生育力的改善。因此，目前的观点是不建议对青少年患者进行预防性精索静脉曲张手术，而是选择性地对精子质量已有降低或进行性下降的青少年进行精索静脉曲张手术。

对于无法获取精液的儿童或青少年而言，睾丸体积可作为决定是否手术的重要依据。已有研究证实精索静脉曲张对儿童及青少年睾丸体积的负面影响，精索静脉曲张手术后睾丸得到重新发育。虽然欧洲儿科泌尿学会指南建议，当患侧睾丸体积差异低于健侧 2ml 或 20% 时行精索静脉曲张手术，但也有观点认为：①设定两侧睾丸体积差异大于 20% 的标准过大；②无论是否存在精索静脉曲张，儿童及青少年睾丸体积会变化，难以比较；③在患有精索静脉曲张的儿童或青少年中观察到的睾丸生长迟缓可能不是由精索静脉曲张本身引起的。因此，在这个患者群体中过度治疗可能会带来无谓的风险。

总之，对成年后生育能力的不确定性和缺乏可供参考的高质量研究结果，在儿童和青少年患者中进行精索静脉曲张手术是一项临床挑战，对于哪些人需要治疗、合适的治疗年龄、如何治疗等问题上还没有达成共识。无论如何，手术治疗所有儿童或青少年精索静脉曲张代表过度治疗，应对临床型精索静脉曲张充分评估睾丸功能有无受损及是否进展，再决定治疗与否及治疗时机，切不可预防性手术治疗。

（二）精索静脉曲张手术方式

精索静脉曲张手术治疗的目标是保留精索内动脉、淋巴管和输精管的同时，消除静脉血逆流入阴囊。有几种方法可用于精索静脉曲张手术，包括通过开放手术（腹股沟、腹股沟下或腹膜后入路）、显微外科（腹股沟或腹股沟下）或腹腔镜下手术；通过顺行或逆行经皮栓塞或硬化疗法。外科手术和血管腔内手术均基于阻断静脉血从精索内静脉或侧支静脉逆行流入蔓状静脉丛。

1. 经腹股沟或腹膜后精索静脉结扎术　精索静脉曲张的手术方式有多种，20 世纪初，Ivanissevich 提出了经腹股沟上入路精索静脉结扎术，即只结扎精索静脉而保留动脉。后由 Beardi 对这一手术进行了改良，包括经腹股沟入路，这是比腹膜后入路更容易接近精索的方法。在 Palomo 开发的另一种术式中，在内环上方做一切口，于更近端水平结扎精索静脉和动脉。这种腹膜后入路的基础是发现输精管动脉和提睾肌动脉为睾丸提供足够的血液供应。自 20 世纪 70 年代手术治疗精索静脉曲张作为治疗男性不育症获得了全世界的兴趣以来，近些年包括显微外科和腹腔镜技术在内的创新手术方法得到了快速发展。

2. 显微外科精索静脉结扎术　传统精索静脉结扎术最常见的并发症是术后鞘膜积液形成和精索静脉曲张复发。另外，结扎睾丸动脉可能会导致睾丸萎缩及影响睾丸功能。显微外科技术在精索静脉曲张手术中的应用使精索内静脉的辨认和结扎、精索动脉和淋巴管的保留更加容易。有理由认为,术中对精细解剖结构的准确识别可获得更好的治疗效果。有荟萃分析显示在不育男性中,与传统精索静脉结扎术相比,显微镜下精索静脉结扎术可获得更高的妊娠率和更少的术后并发症。

1985年,Marmar等提出了第一例显微外科精索静脉结扎术,他们在术中于腹股沟下水平提出精索,利用手术显微镜和显微手术器械分离精索内静脉,同时保护精索内淋巴管,防止术后鞘膜积液的发生。如遇睾丸动脉痉挛时应用多普勒超声探头和罂粟碱进行识别。所有较大的精索静脉均被在显微镜下识别并结扎,而小静脉则使用十四烷基硫酸钠进行硬化处理。术后精子密度和活力显著增加,术后1年时妊娠率较药物治疗组高一倍以上。此外,术后并发症发生率也非常低,仅出现1例鞘膜积液,复发率为0.82%。之后尽管硬化剂在精索静脉曲张手术中很少应用,但随后出现了由此手术衍生的许多精索静脉曲张显微手术方式。腹股沟下入路的简要手术步骤为:①在外环水平取横切口,长约2～3cm,切开至腹外斜肌腱膜浅层,于外环口找到精索,分出精索,将精索拉出切口,其下放置支撑物(图9-3-1);②小心分离精索内静脉束与输精管及其动静脉间隙,以牵拉线牵至精索一侧,防止术中损伤输精管及其动静脉(图9-3-2);③小心切开提睾肌,暴露精索内部结构,如有曲张的提睾肌静脉予以结扎,防止精索静脉曲张复发(图9-3-3);④ 10倍手术

显微镜下仔细分离结扎所有精索内静脉,同时保护好睾丸动脉及淋巴管(图9-3-4、图9-3-5);⑤逐层关闭切口(图9-3-6)。腹股沟下显微手术入路由于保留了肌肉层和腹股沟管,术后并发症发生率较低。但腹股沟外环下方的精索静脉数量较多;睾丸动脉平常于腹股沟管水平已分支,到腹股沟下水平时其分支数量和被精索内静脉包绕且粘连的可能性是腹股沟水平的3倍以上;从腹股沟下入路提起精索后由于外环边缘压迫精索而睾丸动脉受压,给通过动脉搏动识别动脉带来一定困难,这些因素在一定程度上增加手术难度。因此,经腹股沟入路也被较广泛应用。在腹股沟入

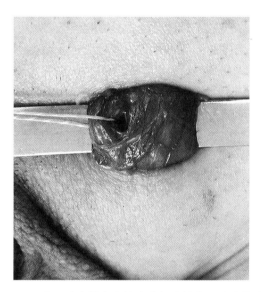

图9-3-2 小心分离精索内静脉束与输精管及其动静脉间隙,以牵拉线牵至精索一侧

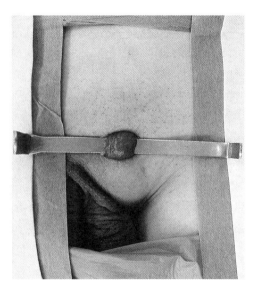

图9-3-1 在外环水平取横切口,长约2～3cm,将精索拉出切口,其下放置支撑物

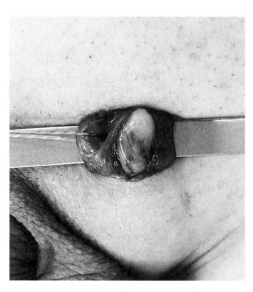

图9-3-3 小心切开提睾肌,暴露精索内部结构

路中,于腹股沟管表面做一 3～4cm 切口,打开腹外斜肌腱膜以暴露精索。与腹股沟下入路相似,在显微镜下识别并结扎所有精索内静脉,保留睾丸动脉和淋巴管。有部分研究结果认为,腹股沟入路显微镜下精索静脉结扎术可以通过较简单的

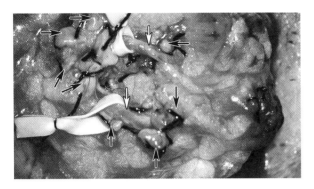

图 9-3-4　10 倍手术显微镜下仔细分离结扎所有精索内静脉,同时保护好睾丸动脉(图中黄色箭头为睾丸动脉,蓝色箭头为精索内静脉)

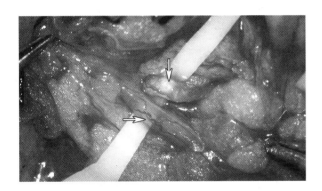

图 9-3-5　10 倍手术显微镜下仔细分离结扎所有精索内静脉,同时保护好淋巴管(图中黄色箭头为淋巴管)

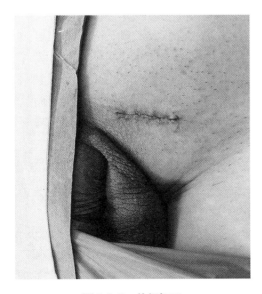

图 9-3-6　关闭切口

手术技术获得与腹股沟下入路相似的结果。腹股沟入路的缺点是,当在局部麻醉下进行手术时出现更明显的术中疼痛。

尽管上述显微手术技术通常能最大限度地结扎精索内静脉,但应注意其他静脉引流途径导致术后复发的可能性,如在 48% 的病例和 7% 的复发病例中发现睾丸引带静脉扩张。因此,有观点建议在显微精索静脉曲张手术中将睾丸从腹股沟下或腹股沟切口提出切口外,结扎睾丸引带静脉。然而,也有研究发现精索静脉曲张手术中分离和结扎睾丸引带静脉没有更多优势,对术后的精液质量或妊娠率没有任何有益的影响,反而导致更多的创伤、更长的手术时间和阴囊的炎性改变。

3. 腹腔镜下精索静脉结扎术　腹腔镜下精索静脉结扎术与上述腹膜后手术(Palomo 法)基本相同。早期研究表明,腹腔镜下的高倍视野有助于识别动脉、分离和结扎精索静脉。然而,腹腔镜下精索静脉结扎术中由于放大倍数不足而容易同时结扎睾丸动脉,导致睾丸功能受损。另外,少数情况下出现空气栓塞、高碳酸血症、腹腔内器官损伤、出口部位疝和粘连引起的迟发性肠梗阻等术后并发症。因此,该入路仅同时处理双侧精索静脉曲张时有一定优势,较少用于治疗成人精索静脉曲张。尽管腹腔镜下精索静脉结扎术中保留睾丸动脉可能会增加术后复发率,但保留睾丸动脉有助于术后精子浓度的改善,通常鼓励保留睾丸动脉。

4. 经皮栓塞术　经皮穿刺栓塞精索内静脉包括使用球囊闭塞和弹簧圈栓塞等。自 1978 年 Lima 等在首例经皮栓塞术中发现通过硬化剂阻断精索静脉逆流的可行性以来,手术入路及手术方式有了多种改良。常用的手术入路中,经颈静脉入路较经股静脉入路有助于识别右侧精索静脉等技术上难以识别的精索静脉。经皮栓塞术具有以下优点:患者痛苦小、恢复快;不需要大的手术切口;使识别包括侧支静脉在内的所有睾丸静脉成为可能;无形中消除了对睾丸动脉的损伤可能。然而,该术式也有精索静脉插管技术上的困难、造影剂反应、造影剂外渗和栓塞材料移位等风险。因此,该手术一般不会作为精索静脉曲张一线治疗方法,一般用于精索静脉曲张复发的情况下,并表现出较好的成功率。

（三）双侧精索静脉曲张的手术选择

双侧临床型精索静脉曲张或左侧临床型精索静脉曲张合并右侧亚临床型精索静脉曲张是临床上最常见的双侧精索静脉曲张病例，其中一般至少有一侧是临床型精索静脉曲张。尽管对于这部分患者是否同时进行双侧精索静脉手术目前仍有争议，但更多的观点推荐同时行双侧临床型精索静脉手术，而对左侧临床型精索静脉曲张合并右侧亚临床型精索静脉曲张时建议仅对左侧临床型精索静脉进行手术治疗。

（四）手术并发症

精索静脉结扎术后常见的并发症主要有鞘膜积液、睾丸动脉损伤致睾丸萎缩、精索静脉曲张复发等。

1. 鞘膜积液　鞘膜积液是精索静脉结扎术后最常见的并发症，尤其多见于非显微镜下结扎术中损伤或误扎淋巴管时，其发生率为3%～33%，平均为7%。虽然鞘膜积液的形成对睾丸生精功能的影响尚不清楚，但可能会提高阴囊温度而降低精索静脉结扎术对睾丸生精功能的益处。显微镜下仔细辨认和保护淋巴管可以降低术后鞘膜积液的形成。如术后鞘膜积液量较大，引起患者不适症状，可行鞘膜积液切除术，其治疗与其他鞘膜积液治疗原则相同。

2. 睾丸萎缩　术后睾丸萎缩多数由于手术时结扎或损伤睾丸动脉所致，其发生率约为1%。显微镜下仔细辨认和保护睾丸动脉是最大限度地降低术后睾丸萎缩的有效措施，如遇睾丸动脉痉挛而搏动不明显时可用多普勒超声探头、罂粟碱或利多卡因进行识别。

3. 精索静脉曲张复发　精索静脉曲张复发率为0.6%～45%，其原因主要与精索内静脉结扎术后新建立的侧支循环静脉功能异常、漏扎精索内静脉的属支（尤其围绕睾丸动脉的细小静脉）、精索外静脉以及睾丸引带静脉等。显微镜下仔细分离和结扎所有精索内静脉，可有效降低术后复发率。另外，虽然仍有争议，但同时处理明显曲张的精索外静脉及引带静脉可能更有助于降低术后复发率。

（五）精索静脉曲张复发的判断与处理

无论采用何种手术方式，精索静脉曲张术后都有可能复发。目前，判断精索静脉曲张是否复发的标准并不统一，一般认为术后6个月以后体格检查及超声检查结果均达到临床型精索静脉曲张的诊断标准时，考虑精索静脉曲张复发，如有必要可采用静脉造影术。精索静脉曲张复发时其治疗以精索静脉曲张的一般治疗原则实施，再次手术的指征需符合手术适应证，同时需根据患者及疾病的具体情况、既往手术方式、手术设备、术者经验等选择合适的手术方式，包括传统开放手术、腹腔镜下或显微镜下手术、经皮栓塞术等。在决定再次手术之前需与患者及/或家属充分沟通。

（六）预后

1. 临床型精索静脉曲张且具有明显睾丸疼痛的患者，术后疼痛完全缓解率最高可达94%，明显改善者最高可达100%。术后睾丸疼痛缓解程度主要与精索静脉曲张持续时间、精索静脉曲张程度、手术方式等有关。但术后约10%的患者睾丸疼痛无明显缓解，可能原因为精索静脉曲张不是引起睾丸疼痛的唯一病因。因此，术前需详细查找其他可能引起睾丸疼痛的病因，并向患者及/或家属充分沟通术后睾丸疼痛无法缓解的可能性。对于排除引起睾丸疼痛的其他原因困难的病例，首选保守治疗。

2. 精索静脉曲张手术对精液质量的改善及妊娠结局的提高程度文献报道不一，但大多数研究认为临床型精索静脉曲张手术可改善患者精液质量。术后60%～80%的患者精液质量改善，配偶无不孕因素的情况下1年后及2年后自然受孕率分别约为43%及69%。

（七）随访

精索静脉曲张无论治疗与否，均需定期随访。随访目的是评估症状变化、疗效，尽早发现可能出现的疾病进展程度、并发症，从而采取合适的治疗方案。随访内容包括症状、体格检查、疼痛程度、阴囊内容物超声、精液分析等。

1. 未治疗的儿童及青少年患者，若睾丸大小正常，至少每年随访一次。未治疗的成年患者，有生育要求且精液质量正常者，至少每年随访一次。

2. 接受药物治疗者，随访时限为3～6个月，首次随访应在药物治疗后2～4周进行，第二次随访在药物治疗后3个月进行，此后每个月进行疗效评估。如无确切疗效，精液质量仍异常、疼痛症状仍较严重时，推荐手术治疗。

3. 手术治疗的患者，随访时限为至少 1 年或直至配偶怀孕，首次随访应在术后 1～2 周进行，主要检查有无手术并发症。第二次随访在术后 3 个月进行，此后每 3 个月进行疗效评估。

4. 对精索静脉曲张合并不育患者的治疗和随访过程中，不仅关注男方的精液质量，还需要关注女方的年龄、生育能力状况等因素，充分考虑夫妇双方在生育方面的需求和意愿。

第七节 展 望

精索静脉曲张与男性不育之间存在关联，其具体关系目前尚未完全阐明，精索静脉曲张作为男性不育患者最常见的疾病，值得广大泌尿外科、男科医生不断深入基础和临床研究。当今辅助生殖技术快速、全面推进，然而显微镜下精索静脉结扎术作为一种病因治疗，可以帮助自然妊娠，手术成功率高、并发症少，是精索静脉曲张治疗不容忽视的一个重要手段。为减少手术医生的疲劳，提高手术精度和稳定性，机器人辅助精索静脉结扎术可能是未来发展的一个方向，但目前的临床应用还处于初步阶段，尚需要开展大量的临床研究。

（王 忠 李文吉 郭建华）

参 考 文 献

[1] Clarke BG. Incidence of varicocele in normal men and among men of different ages. JAMA，1966，198：1121-1122.

[2] Fretz PC，Sandlow JI. Varicocele：current concepts in pathophysiology，diagnosis，and treatment. Urol Clin North Am，2002，29：921-937.

[3] Witt MA，Lipshultz LI. Varicocele：a progressive or static lesion? Urology 1993，42（5）：541-543.

[4] Ghanem H，Anis T，El-Nashar A，et al. Subinguinal microvaricocelectomy versus retroperitoneal varicocelectomy：comparative study of complications and surgical outcome. Urology，2004，64：1005-1009.

[5] Gorelick JI，Goldstein M. Loss of fertility in men with varicocele. Fertil Steril，1993，59（3）：613-616.

[6] Gorenstein A，Katz S，Schiller Marmar JL，et al. Reassessing the value of varicocelectomy as a treatment for male subfertility with a new meta-analysis. Fertil Steril，2007，88（3）：639-648.

[7] Ahlberg NE，Bartley O，Chidekel N. Right and left gonadal veins. An anatomical and statistical study. Acta Radiol Diagn（Stockh），1966，4：593-601.

[8] Pastuszak AW，Wang R. Varicocele and testicular function. Asian J Androl，2015，17：659-667.

[9] Agarwal A，Hamada A，Esteves SC. Insight into oxidative stress in varicocele-associated male infertility：part 1. Nat Rev Urol，2012，9：678-690.

[10] Hamada A，Esteves SC，Agarwal A. Insight into oxidative stress in varicocele-associated male infertility：part 2. Nat Rev Urol，2013，10：26-37.

[11] Sheehan MM，Ramasamy R，Lamb DJ. Molecular mechanisms involved in varicocele-associated infertility. J Assist Reprod Genet，2014，31：521-526.

[12] Yan S，Shabbir M，Yap T，et al. Should the current guidelines for the treatment of varicoceles in infertile men be re-evaluated? Hum Fertil（Camb），2019，23：1-15.

[13] Pagani RL，Ohlander SJ，Niederberger CS. Microsurgical varicocele ligation：surgical methodology and associated outcomes. Fertil Steril，2019，111（3）：415-419.

[14] Zavattaro M，Ceruti C，Motta G，et al. Treating varicocele in 2018：current knowledge and treatment options. J Endocrinol Invest，2018，41（12）：1365-1375.

[15] Jensen CFS，Østergren P，Dupree JM，et al. Varicocele and male infertility. Nat Rev Urol，2017，14（9）：523-533.

[16] Krzyściak W1，Kózka M. Generation of reactive oxygen species by a sufficient，insufficient and varicose vein wall. Acta Biochim Pol，2011，58（1）：89-94.

[17] Kroese AC，de Lange NM，Collins J，et al. Surgery or embolization for varicoceles in subfertile men. Cochrane Database Syst Rev，2012.

[18] Tanrikut C，Goldstein M，Rosoff JS，et al. Varicocele as a risk factor for androgen deficiency and effect of repair. BJU Int，2011，108（9）：1480-1484.

[19] Dabaja AA，Goldstein M. When is a varicocele repair

indicated: the dilemma of hypogonadism and erectile dysfunction? Asian J Androl, 2016, 18(2): 213-216.

[20] 方华, 杜晶. 精索静脉曲张. 上海: 复旦大学出版社, 2010: 97-100.

[21] Chiba K, Fujisawa M. Clinical Outcomes of Varicocele Repair in Infertile Men: A Review. World J Mens Health, 2016, 34(2): 101-109.

[22] Yan S, Shabbir M, Yap T, et al. Should the current guidelines for the treatment of varicoceles in infertile men be re-evaluated? Hum Fertil(Camb), 2019, 23: 1-15.

[23] Pagani RL, Ohlander SJ, Niederberger CS. Microsurgical varicocele ligation: surgical methodology and associated outcomes. Fertil Steril, 2019, 111(3): 415-419.

[24] Zavattaro M, Ceruti C, Motta G, et al. Treating varicocele in 2018: current knowledge and treatment options. J Endocrinol Invest, 2018, 41(12): 1365-1375.

[25] Jensen CFS, Østergren P, Dupree JM, et al. Varicocele and male infertility. Nat Rev Urol, 2017, 14(9): 523-533.

[26] Macey MR, Owen RC, Ross SS, et al. Best practice in the diagnosis and treatment of varicocele in children and adolescents. Ther Adv Urol, 2018, 10(9): 273-282.

[27] Silay MS, Hoen L, Quadackaers J, et al. Treatment of Varicocele in Children and Adolescents: A Systematic Review and Meta-analysis from the European Association of Urology/European Society for Paediatric Urology Guidelines Panel. Eur Urol, 2019, 75(3): 448-461.

[28] Johnson D, Sandlow J. Treatment of varicoceles: techniques and outcomes. Fertil Steril, 2017, 108(3): 378-384.

[29] Chiba K, Fujisawa M. Clinical Outcomes of Varicocele Repair in Infertile Men: A Review. World J Mens Health, 2016, 34(2): 101-109.

第十篇 肾上腺疾病

第一章 皮质醇症

第一节 概述及流行病学

皮质醇症即皮质醇增多症，又称库欣综合征（Cushing syndrome）。库欣综合征是由美国神经外科医生 Harvey Cushing 于1912年首先描述，因而以其名命名。库欣综合征是最常见的肾上腺皮质疾病。库欣综合征指的是因循环中糖皮质激素过多而引起的一系列综合征的总称。本病可发生于任何年龄，但常见于中青年人，女性更易发病。北京协和医院报道了271例库欣综合征中，21~40岁患者占70.6%，国外文献也有类似记载。Mayo中心报道的226例患者中男女比例为1:2.6。北京协和医院报道比例为1:4。首先需要除外因应用类固醇药物而导致的外源性库欣综合征。与西方国家相比，我国库欣综合征的病因和分类主要有两点不同：一是中国肾上腺皮质癌发生率相对很低，报道仅占皮质醇症的2.6%~2.9%。我国肾上腺皮质腺瘤的发生比例明显高于肾上腺皮质腺癌。而西方国家肾上腺皮质腺瘤和皮质腺癌的比例则大致相仿。肾上腺腺瘤和腺癌患者也以女性占多数，北京协和医院报道的72例肾上腺腺瘤中男女比例为1:4.1。二是国外异位ACTH综合征常见，而我国则相对较少。但早期诊断异位ACTH综合征的比率较低，与对此病认识不足相关，近年来诊治率已经明显提高。异位ACTH综合征一般男性略多于女性，北京协和医院20例中男性患者12例，女性患者8例。Mayo中心报道的34例患者中男性患者19例，女性15例。

库欣综合征患者临床表现多种多样，并且很多临床表现具有特异性，对于临床诊断具有很高的价值。发病率为（2~3）/100万。常见临床表现包括向心性肥胖、多血质满月脸、颈背部脂肪垫、皮肤薄弱伴瘀斑、典型的皮肤紫纹（>1cm）、表皮真菌感染、毛发增多、儿童生长发育迟缓；代谢综合征（糖尿病、高血压、高脂血症、多囊卵巢综合征）；少经、闭经、不孕、阳痿、骨质疏松、偶发肾上腺肿物等。

其中向心性肥胖典型表现包括满月脸、水牛背、悬垂腹和锁骨上窝脂肪垫。因高皮质醇水平使糖异生作用增强，胰岛素分泌过量，增加了脂肪的生成，同时皮质醇也可以加强肾上腺素对脂肪的动员。这些综合作用的结果形成了向心性肥胖的表现。因皮质醇具有潴钠排钾离的作用，同时皮质醇过量时盐皮质激素的分泌也可能增加，因而患者可能出现机体总钠、血容量扩大，血压上升并且轻度水肿。同时尿液钾离子排出量增加，可出现低血钾。患者的高血压低血钾一般较轻，血压升高水平也较轻。负氮平衡引起的临床表现：库欣综合征患者蛋白质合成代谢下降，而分解代谢加速，机体长期处于负氮平衡，因而导致前述的一系列临床表现。包括皮肤菲薄、皮肤宽大的紫纹、毛细血管脆性增加因而易有瘀斑、肌肉萎缩无力，严重骨质疏松甚至导致病理性骨折，骨折好发生部位为肋骨和胸椎、腰椎，伤口不易愈合等。单纯肥胖者的皮肤紫纹一般比较细小，可以与库欣综合征患者相鉴别。库欣综合征患者中一半有糖耐量受损，五分之一患者有糖尿病。因血中高皮质醇水平加速糖异生作用，同时使得脂肪细胞和肌肉细胞对胰岛素的敏感性降低，使脂肪细胞和肌肉细胞对葡萄糖摄取和利用减少。若库欣综合征患者同时存在原有糖尿病发病的遗传因素，则更容易出现显性糖尿病。青少年库欣综合征患者会出现生长停滞、青春期延迟。因为过量的皮质醇会抑制生长激素分泌，使生长介素对生长激素的反应性下降。此外皮质醇对性腺存在抑制作用。单纯性肥胖青少年的生长发育一般与同龄儿童相仿，并且往往身高较高。可以与皮质醇增多症患儿相鉴别。除去上述常见表现，部分库欣综合征患者存在不同程度精神状态异常，一般程度不重，如失眠、抑郁、注意力难以集中、记忆力下降等。需要注意的是，在异位 ACTH 综合征患者中，若肿瘤恶性程度低，病程时间较长，则可出现典型的库欣综合征临床表现，但若肿瘤恶性程度较高，病程短，则没有足够时间形成典型的库欣综合征表现。临床上难以出现典型的向心性肥胖而只有消耗性的消瘦表现、严重肌肉萎缩和肌肉无力、高血压、低血钾、水肿等特点。另外周期性皮质醇增多也是小部分库欣综合征的临床表现，周围长短不一，病情时轻时重、肾上腺皮质醇分泌水平时高时低。具体原因尚不清楚。另外肾上腺皮质癌患者可出现因性激素分泌过多而导致的临床表现，比如女子男性化、阴蒂肥大等。

第二节　库欣综合征的分类

库欣综合征包括：垂体过多分泌促肾上腺皮质激素（ACTH），肾上腺腺瘤或肾上腺癌，ACTH 异位分泌，原发性肾上腺皮质结节性发育不良。垂体过多分泌促肾上腺皮质激素（ACTH）：垂体 ACTH 瘤，约 60%～70% 因垂体瘤所致，女性发病率是男性的 8 倍，ACTH 瘤多数在诊断时为微腺瘤，由于分泌 ACTH 过多，常刺激双侧肾上腺皮质弥漫性增生，部分患者可表现为大结节样增生，少数患者为由于下丘脑功能失调，CRH 刺激垂体 ACTH 细胞增生。肾上腺腺瘤或腺癌肿瘤几乎均为单侧。无论是肾上腺皮质腺瘤还是腺癌，皮质醇的分泌均为自主性，因此下丘脑 CRH 及垂体前叶 ACTH 细胞均处于受抑制状态。由于缺少 ACTH 的生理性刺激，肿瘤以外的肾上腺，包括同侧和对侧均呈现萎缩状态。肾上腺腺瘤细胞构成比较单一，只分泌皮质醇，肾上腺雄性激素的分泌经常低于正常值。腺癌细胞则不仅分泌大量皮质醇，也分泌一定量的雄性激素。异位 ACTH 综合征是由非垂体瘤分泌 ACTH 过多引起的，可导致此综合征的肿瘤较多。而垂体以外的肿瘤为何可以合成和分泌 ACTH 则原因尚不清晰。异位 ACTH 分泌一般是自主性的，不受

CRH 兴奋、也不受糖皮质激素的抑制。例外情况存在于肿瘤细胞既分泌 ACTH，同时也分泌异位 CRH，则此时 ACTH 的分泌调节与垂体 ACTH 类似。原发性肾上腺皮质结节性发育不良多见于青少年，肾上腺皮质为多个小结节。库欣病为垂体瘤或下丘脑功能失调引起，内涵与库欣综合征不同，在概念上需要鉴别开来。库欣病的病因和发病机制具有多种病因和发病机制，其中最常见的为垂体 ACTH 腺瘤（80%～90%）。当切除垂体 ACTH 腺瘤，则库欣综合征的临床表现可以缓解，其中部分患者可能出现垂体 - 肾上腺轴功能低下。

Vanderbilt 大学医学中心对 484 例库欣综合征的调查，其中最为常见为 ACTH 依赖性库欣综合征，其中库欣病占总的 68%，异位 ACTH 综合征占 12%，异位 ACTH 释放综合征 <1%；其次为非 ACTH 依赖性库欣综合征，其中肾上腺腺瘤占全部的 10%，肾上腺癌占 8%，大小结节性增生均 <1%；最为少见者为假性库欣综合征，发生比例均 <1%。对 100 例异位 ACTH 患者异位源的分布研究发现，其中最常见的三种为肺癌 52%，胰腺癌（包括类癌）11%，胸腺瘤 11%；其他还有支气管腺瘤 5%，嗜铬细胞瘤 3% 等。

第三节　发病机制及病理生理

皮质醇由肾上腺皮质产生和分泌，它是机体最主要的糖皮质激素。类固醇激素由肾上腺皮质产生，作用于机体，产生各种效果，包括保盐、平衡代谢和维持肾上腺功能。影响皮质类固醇释放的主要器官包括下丘脑、垂体和肾上腺。ACTH 是一种多肽，由 39 个氨基酸组成。ACTH 由垂体前叶分泌，并且存在昼夜节律，进而影响皮质醇 ACTH 的同步变化。而库欣综合征的患者则以丧失血浆皮质醇正常的昼夜节律变化为主要表现之一。促肾上腺皮质激素释放激素（CRH）由下丘脑合成，经过垂体门脉系统进入腺垂体。CRH 是一种线性多肽，由 41 个氨基酸组成。CRH 可以刺激 ACTH 释放，作用机制可能为通过钙离子参与的 cAMP 依赖的过程来实现。除 CRH 外，其他可以刺激 ACTH 分泌的物质包括垂体后叶加压素、催产素、肾上腺素、血管紧张素Ⅱ、血管活性肠肽、血清素、胃泌素释放肽、心房钠尿肽等。

ACTH 的分泌与血液中皮质醇的水平呈现负相关，即二者存在反馈抑制。ACTH 主要调节皮质醇合成和分泌，而皮质醇又反馈作用于 ACTH 和 CRH。ACTH 呈现昼夜节律分泌，因此，血皮质醇在晨起水平最高，下午水平下降，夜间降至最低水平。

糖皮质激素对机体正常运转不可或缺，是生命所必需。糖皮质激素在细胞代谢中发挥巨大作用，包括刺激肝脏葡萄糖异生，增加肝糖原合成，抑制外周组织利用葡萄糖；升高胰岛素水平，促进脂肪合成；增强骨骼肌和心肌收缩、促进蛋白分解、抑制骨形成、抑制胶原合成、增加血管收缩、降低血管通透性、抗炎、抑制免疫、盐皮质激素活性。因而当糖皮质激素过多时就会产生相应的临床表现，如蛋白过度分解导致虚弱、骨密度降低、皮肤薄弱、血管质脆、血压异常等。

循环系统中大部分（80%）皮质醇与皮质酮结合球蛋白结合在一起，小部分（10%~15%）与白蛋白结合，一小部分（7%~10%）为游离状态。血中具有代谢活性的为游离皮质醇（图 10-1-1）。

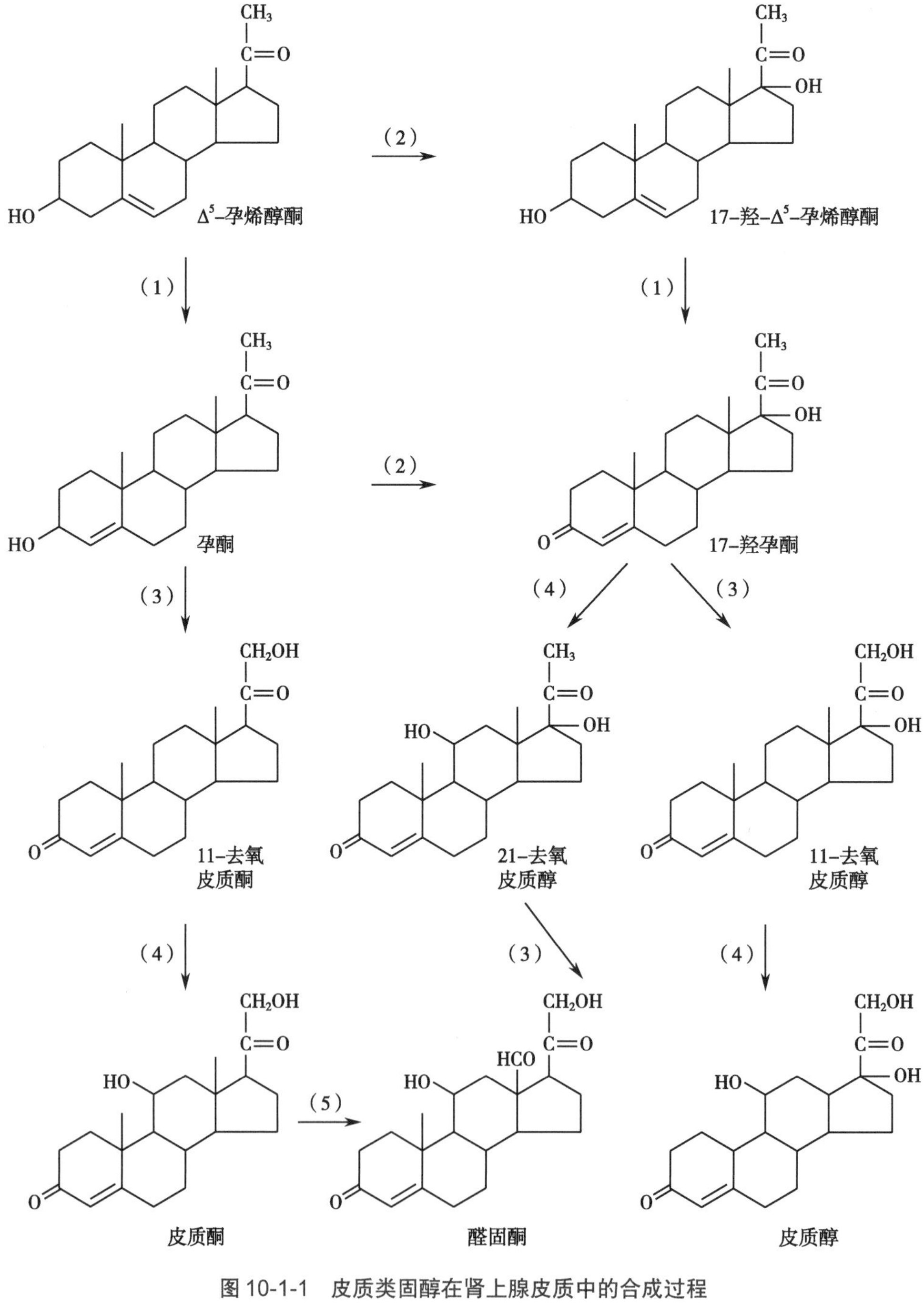

图 10-1-1 皮质类固醇在肾上腺皮质中的合成过程

垂体 ACTH 瘤患者大部分表现为双侧肾上腺皮质弥漫性增生，重量较正常肾上腺稍有增大，切面皮质的内侧 1/2 为棕色，而外侧为金黄色。在镜下，内侧为增宽的致密细胞层，外带为透明细胞，最外层的球状带往往表现正常。大约五分之一此类患者表现为双侧肾上腺皮质结节性增生，结节可单发可多发，大者直径 2～3cm，小者仅能于显微镜下观察到。这些结节含有透明细胞，呈现巢状或索状分布。结节周围的肾上腺皮质则呈现增生状态。部分结节内细胞具有肥大和多核性表现，这部分结节的分泌功能可能相对自主。

异位 ACTH 综合征肾上腺皮质的病理改变与前一类型相同，表现为双侧肾上腺皮质弥漫性增生或结节样增生。由于异位的 ACTH 水平常常较高且难以抑制，因而肾上腺受到比垂体 ACTH 瘤更大的刺激，因此增生更为明显，且具有细胞肥大和核多形性改变的特征。

肾上腺皮质腺瘤一般直径较小，大多 2～4cm，个别也有超过 4cm 较大者。形状多为球形或椭球形，外有完整的包膜，切面呈黄稍暗红，质地均匀，一般很少有坏死或出血。腺瘤一般为单个，左右侧无显著差别。在显微镜下，腺瘤黄色部分细胞和肾上腺正常的束状带相似，棕色部分则与网状带的致密细胞相仿。腺瘤细胞呈巢状或索状排列，细胞多形性不常见。腺瘤周围正常肾上腺组织呈现萎缩状态，这是与结节性增生和正常功能的肾上腺结节的重要区别。结节性增生者结节周围的肾上腺呈现增生状态，而正常功能的肾上腺若出现结节，结节周围的肾上腺组织也形态正常。肾上腺皮质腺癌直径往往较大，形状不规则呈现分叶状。外面无完整包膜，切面呈现粉红色，内部常见出血或坏死、囊性改变。腺癌细胞形态与致密细胞相仿，细胞呈现较大的巢状或者片状。细胞和细胞核大小经常不一致，异型性明显。肿瘤恶性程度较高，早期就可向周围淋巴结、纵隔淋巴结、骨、肺脏、肝脏等处转移。肿瘤周围和对侧肾上腺都处于萎缩状态。

第四节 影 像 学

CT 和 MRI 的发展彻底改进了肾上腺和垂体的成像技术。旧的检查如静脉尿路造影联合断层造影、超声检查和肾上腺动静脉造影如今已经罕用。

一、肾上腺

肾上腺影像学检查在库欣综合征诊断中的地位十分重要。肾上腺超声可发现肾上腺增生或肿瘤，但仪器成像质量、操作者经验和患者体型对结果影响较大，只可作为辅助方法。肾上腺 CT 扫描可探测到大多数人的正常肾上腺，并可区分肾上腺皮质增生与肿瘤。增生者的 CT 表现为肾上腺内外支弥漫性增厚和延长，但双侧突出的腺体仍在正常范围内；PPNAD 双侧肾上腺多发性小结节，可呈小串珠或葡萄样，但肾上腺形态仍保持；二者均表现为双侧肾上腺增生，直径小（<2cm）、结节多发及双侧分布是其区别于库欣腺瘤的特征性表现。较罕见的是大结节性增生，为两侧多发性结节，呈大串珠样，无正常肾上腺形态。肾上腺腺瘤则表现为界限清晰、质地均匀的直径 >2cm 的圆形实质肿块，单发，常伴对侧肾上腺萎缩。肾上腺皮质癌则瘤体较大，边界不清，形态不规则，内部坏死或钙化，不规则增强，有的可出现转移灶。对于库欣综合征患者，怀疑肾上腺癌时，通常需做肾上腺 MRI，癌组织信号强度会远高于皮质信号强度，可精确地将腺瘤与癌区分开来。MRI 还可为判断邻近器官和血管侵袭提供有用信息。

二、垂体

在 ACTH 依赖性库欣综合征中，影像学检查用来识别和定位垂体微腺瘤，为下一步治疗提供依据。CT 平扫病变呈低密度，增强扫描病变未见强化。但 CT 敏感性和特异性均不高，因大多数肿瘤 <5mm。一项统计显示敏感性只有 47%，特异性为 74%。

依赖 ACTH 的库欣综合征患者均应行 MRI 增强，因为 MRI 具有软组织分辨率高的优势，增强后垂体腺瘤与正常垂体组织对比更加明显，尤其动态增强时，早期正常垂体组织信号增强，垂体瘤则呈相对低信号。MRI 检查要结合实验室结果来分析，目前比较一致的观点是：对于大于 6mm 的垂体肿瘤，如果有典型的临床表现，而且实验室检查亦支持，MRI 检查即可确诊，无需其他侵入性检查。

有时垂体瘤与周围正常组织较难区分，但垂体呈现饱满或膨隆。垂体腺瘤还有某些"间接"征象，垂体瘤可侵蚀鞍底骨质，致其变薄，较大垂体肿瘤可使蝶鞍扩大并破坏，瘤体可挤压或牵拉垂体柄，而使垂体柄移位或偏斜。CT对垂体微腺瘤的定位有一定的价值，可发现多数的微腺瘤，近年来的高分辨率CT能查出3~5mm的微腺瘤。CT与MRI相比，CT在显示肿瘤钙化、骨质变化和侵犯周围情况等方面优于MRI，在垂体大腺瘤的诊断率与MRI相似。但CT的软组织分辨率差，易受伪影干扰，鞍区结构常显示欠佳，诊断垂体微腺瘤的敏感性和特异性均低于MRI。使用MRI动态增强扫描技术，垂体微腺瘤检出率最高，可达90%以上，但必须对鞍区进行局部薄层扫描。

近年来出现一种新技术，可提高MRI对肿瘤的检测率，称之为1mm稳态破坏性梯度回返采集（1mm spoiled gradient recalled acquisition in the steady state，SPGR）。该技术优点是采集速度快、薄层扫描、对软组织增强效果好。

三、骨骼系统

皮质醇增多症多数有明显的骨质疏松，有的还有病理性骨折，常见部位是肋骨及胸腰椎。故骨骼系统的X线检查也是必要的。

四、检测异位分泌ACTH部位

异位分泌ACTH的肿瘤很难定位，主要靠CT、MRI以及核素成像。导致异位分泌ACTH的常见肿瘤有支气管肺癌、肺小细胞癌、胰腺癌、胸腺类癌以及甲状腺髓样癌、嗜铬细胞瘤、胃泌素瘤等。以上肿瘤很多都在其细胞表面表达生长抑素受体，异位分泌ACTH肿瘤中最常见的是肺小细胞癌和支气管肺癌，前者一般易见，后者极难辨认，因肿瘤常小于1cm，需薄层扫描才有可能发现，而且常被肺血管掩盖。尽管胸部是异位分泌ACTH肿瘤常见部位，但仍有必要对腹部进行广泛CT扫描。以排除诸如胰岛细胞瘤、小肠类癌、嗜铬细胞瘤等可能。

近年来出现一种新技术，称之为生长抑素闪烁成像技术（somatostatin receptor scintigraphy，

SRS）。但不久人们发现，尽管SRS可发现异位分泌ACTH肿瘤，可是这些肿瘤经常规影像学检查也能发现。所以有作者质疑其应用价值，因对常规检查不能发现的肿瘤并不能显示其优越性，所以能否通过改进使其达到发现隐匿性肿瘤的目的。不过对复发患者来说，SRS在随访中有其应用价值，因其假阳性率较低。

据多个报道SRS对异位分泌ACTH肿瘤的诊断敏感性在33%~80%之间。对小于1cm肿瘤辨认能力有限，可能与生长抑素受体表达较少有关。有人推荐，对复杂病例，SRS与CT、MRI等常规检查联合应用，有助于肿瘤准确定位。如果仍为阴性结果，每6~12个月重复检查。

第五节 诊 断 思 路

确定库欣综合征的病因是一个复杂过程，这个过程涉及一系列多方位的检查的逻辑推理步骤，目的就是要有的放矢、合理治疗。

库欣综合征的诊断包括三步：第一步是确定库欣综合征的存在，即是否是"真性库欣综合征"。第二步是确定库欣综合征为何种类型，是ACTH依赖性还是ACTH非依赖性的。第三步是确定库欣综合征的确切原因。由于确定库欣综合征的检查方法和步骤繁多，所以需要使用合理的手段，用最少的花费获取最准确的诊断信息。目前实验室检查可对大多数患者进行准确诊断。岩下窦取血（inferior petrosal sinus sampling，IPSS）检测技术以及MRI技术的发展极大提高了准确诊断水平。目前的不足是对轻症患者诊断还存在问题。需要指出的是目前还没有一种实验室检查仅凭单一指标就可诊断库欣综合征，每种检查都有其敏感性和特异性。

一、确定库欣综合征是否存在

（一）根据临床症状和体征

典型的皮质醇症临床表现对皮质醇的诊断可提供重要线索。有特殊意义的临床表现有向心性肥胖、宽大紫纹、皮肤菲薄等。80%左右皮质醇症有比较典型的临床表现，故没有典型临床表现者并不能排除皮质醇症。相反，有典型临床表现者不一定是自发的皮质醇症。长期应用较大剂

量糖皮质激素引起的医源性皮质醇症必须小心排除；长期饮用酒精饮料也可引起类似皮质醇症的表现（表 10-1-1）。

表 10-1-1 库欣综合征的临床表现

表现	全部 /%	库欣病 /%	腺瘤或癌 /%
肥胖	90	91	93
高血压	80	63	93
糖尿病	80	32	79
向心性肥胖	80	—	—
虚弱	80	25	82
肌肉萎缩	70	34	—
多毛症	70	59	79
月经不调,性功能障碍	70	46	75
皮肤紫纹	70	46	36
满月脸	60	—	—
骨质疏松	50	29	54
早期皮肤擦伤	50	54	57
痤疮、色素沉着	50	32	—
精神异常	50	47	57
水肿	50	15	—
头痛	40	21	46
伤口愈合差	40	—	—

外源性库欣综合征首先要排除，治疗使用类固醇往往是引起外源性库欣综合征最常见的原因。患者常未意识到自己在使用含有类固醇的制品，尤其是膏剂或洗液。既往人像照片有助于比较患者发病前后的变化。儿童最常见的体征是体重增加和生长发育迟缓。女性男性化或男性女性化要警惕肾上腺癌的可能。库欣综合征的临床表现如下。

1. **向心性肥胖为本病的特征** 患者面如满月，胸、腹、颈、脂肪甚厚。至疾病后期，因肌肉消耗、脂肪转移，四肢显得相对瘦小，和面部、躯干肥胖形成明显的对比。

2. **蛋白质代谢障碍** 蛋白过度消耗，皮肤变得菲薄，毛细血管脆性增加，轻微的损伤即可引起淤斑。在腹下侧、臀部、大腿等处，更因脂肪沉积，皮肤弹力纤维断裂，可通过菲薄的皮肤透见微血管的红色，形成典型的紫纹。病程较久者肌肉萎缩，骨质疏松，脊椎可发生压缩畸形，身材变矮，有时呈佝偻、骨折，常易感染。儿童患者生长发育受抑制。

3. **糖代谢障碍** 血糖升高，患者出现类固醇性糖尿病。

4. **电解质紊乱** 低血钾使患者乏力加重，引起肾脏浓缩功能障碍。部分患者因储钠而有轻度水肿。

5. **高血压** 患者常伴有动脉硬化和肾小动脉硬化，因而在治疗后部分患者血压仍不能降至正常。长期高血压可并发左心室肥大、心力衰竭和脑血管意外。

6. **性功能障碍** 女患者大多出现月经减少、不规则或停经，轻度多毛，痤疮常见，明显男性化者少见，但如出现，要警惕为肾上腺癌；男患者性欲可减退，阴茎缩小，睾丸变软。

7. **多毛** 汗毛、阴毛、腋毛增多变粗，发际线低下，眉浓，女性上唇出现小须，阴毛可呈男性分布。

8. **对感染抵抗力减弱** 患者对感染的抵抗力减弱，故皮肤真菌感染多见，且较严重；化脓性细菌感染不容易局限化，可发展成蜂窝织炎、菌血症、败血症。

9. **造血系统及血液改变** 皮质醇刺激骨髓，使红细胞计数和血红蛋白含量偏高，加患者皮肤变薄，故面容呈多血质。大量皮质醇使白细胞总数及中性粒细胞增多，促使淋巴组织萎缩、淋巴细胞和嗜酸性粒细胞的再分布。

10. **神经、精神障碍** 常有不同程度的精神、情绪异常，如烦躁、失眠多梦、性格改变、抑郁、少言等情绪不稳定，严重者精神变态，个别可发生类偏狂。部分患者可能以月经紊乱或精神心理异常为首诊主诉，少数甚至可出现类似躁狂、忧郁或精神分裂症样的表现。

11. **少数患者可并发消化性溃疡** 有消化道出血、黑便史。个别患者可伴有胆结石。

12. **有类固醇性糖尿病及尿路结石者** 常有蛋白尿，易并发尿路感染，有血尿、脓尿、肾绞痛等，后期多致肾衰竭。

13. **儿童皮质醇增多症** 以全身性肥胖和生长发育迟缓为特征，其中 65% 是肾上腺疾病，多数为恶性。

14. **亚临床皮质醇增多症** 占肾上腺偶发瘤

的 5%～20%。部分可呈周期性变化，其临床特点为皮质醇增多症的症状反复周期性发作与缓解，发作间歇期及持续时间短者 2～3 个月，长者可达 6 个月以上。

15. 25% 的异位 ACTH 综合征患者 可出现色素沉着，是由于 ACTH 及促脂素作用的结果，该型患者常表现有低血钾及碱中毒，是由于去氧皮质酮分泌过多的结果。患者具有皮质醇增多及盐皮质激素增多的双重表现，病程多险恶，常在 1 年内死亡（部分患者自然病程只有几个星期或 2～3 个月，例如小细胞肺癌，患者血皮质醇水平很高，却没有足够的时间形成典型的皮质醇症，临床表现不典型，仅有消瘦、严重肌肉萎缩和肌无力、严重低血钾、高血压和明显水肿。

16. 周期性皮质醇症 属于特殊的临床类型，由于一过性或周期性垂体 ACTH 合成分泌增强，导致肾上腺皮质增生，使皮质醇分泌增加，患者一般为较轻，间歇期症状缓解，很可能有自发缓解倾向。

17. 医源性皮质醇症 是由长期服用大剂量糖皮质激素所引起，多为暂时性，停药后完全缓解。

（二）根据实验室检查

主要有两种方法：①血和尿中肾上腺皮质激素及其代谢产物的测定，包括 24h 尿游离皮质醇测定、血浆总皮质醇测定、24h 尿 17- 羟皮质类固酮测定、24h 尿 17 酮类固醇测定和唾液皮质醇测定；②下丘脑 - 垂体 - 肾上腺皮质轴功能的动态试验，主要指小剂量地塞米松抑制试验。

1. 血和尿中肾上腺皮质激素及其代谢产物的测定

（1）24h 尿游离皮质醇（24h urinary free cortisol，UFC）：该检查为非侵入性，广泛用于库欣综合征的筛选诊断。正常情况下，血液循环中皮质醇约 90% 是以与皮质醇结合球蛋白（CBG）相结合的形式存在的，仅 5%～10% 以游离皮质醇形式自尿中排出。该方法的原理是皮质醇增多时可导致尿中游离皮质醇及皮质醇代谢产物水平升高，而尿中游离皮质醇水平与血浆中游离皮质醇水平呈正相关，当皮质醇结合蛋白呈饱和状态（即血浆皮质醇浓度 >20μg/dl）时，皮质醇分泌只要少量增加即可使尿中游离皮质醇呈指数方式增加。利用这种放大效应测定 24h 尿游离皮质醇浓度可区分患者是否处于皮质醇增多状态。UFC 正常上限为 90～100μg/24h，该方法既直接又可靠，敏感性高但非特异。处于间歇性皮质醇升高的患者若只测定一次则敏感性降低，所以需多次连续测定方能提高敏感性。多次连续测定的意义重大。特异性欠佳是该方法的明显缺陷。

UFC 目前已取代尿中皮质醇代谢产物 17- 羟皮质类固酮（17-hydroxycortisteriods，17-OHCS）和 17 酮类固醇（17-ketosteriods，17-KS）的测定。因这两项指标假阳性率太高。

需要注意的是如果肾功能受损（肾小球滤过率 <30ml/min）或尿液收集不完全，则 UFC 浓度会造成降低的假象。

正常人群 UFC 超过正常值上限 4 倍者极少见。如果三次 UFC 测定处于正常范围，则库欣综合征可能性不大。轻度升高可见于假性库欣综合征如长期焦虑、抑郁症、酒精中毒以及正常妊娠妇女。

UFC 常用测定方法有放射免疫测定法（RIA）、高效液相色谱法（high performance liquid chromatography，HPLC）、串联质谱法（tandem mass spectrometry）。后两者诊断准确率要高于 RIA 法，不过地高辛和卡马西平会导致测定值出现假性升高。质谱测定法（mass spectrometry）与气相层析法（gas chromatography）或 HPLC 合用可解决此问题，但价格昂贵，不能广泛应用。

（2）血浆总皮质醇测定：正常人存在明显的皮质醇昼夜节律性，即清晨醒后最高，后逐渐减低，在午后 4 点左右可有一小高峰，后减低，至午夜最低。而库欣综合征患者皮质醇分泌正常节律消失。清晨皮质醇浓度常处于正常或稍高于正常水平，如果测定单次睡眠中午夜血浆皮质醇浓度 <50nmol/L（1.8μg/dl）可有效排除库欣综合征。即使小剂量地塞米松抑制试验出现皮质醇受抑制情况，如果血浆皮质醇超过 50nmol/L 要考虑库欣综合征。但进行该试验需住院，血标本需唤醒患者 10min 之内抽取。清醒状态时午夜血浆皮质醇浓度 >207nmol/L 可区分库欣综合征与其他原因引起的皮质醇增多症，但约 7% 的轻症患者可能被遗漏。很多因素可影响其测定值，如各种应激、某些药物（糖皮质激素类、雄激素类及口服避孕药等）和严重肝、肾功能不良等。

（3）唾液皮质醇测定：唾液皮质醇可反映血中具有生物活性的游离皮质醇，不受血液 CBG 波动的影响，而且与皮质醇具有良好相关性，是一种有希望检测库欣综合征的手段。该方法简便易行，应用越来越广泛。据多个报道诊断敏感性和特异性都很高，在 95%～98% 之间。而且易重复取样、在室温下一周内保持稳定、不依赖唾液流量为其优点。清晨 8 时唾液皮质醇为 0.17～0.87μg/dl，16:00 唾液皮质醇测值为 0.12～0.44μg/dl，24:00 唾液皮质醇测值为 0.07～0.15μg/dl。

2. 下丘脑 - 垂体 - 肾上腺皮质轴功能的动态试验 小剂量地塞米松抑制试验（low-dose dexamethasone suppression test）于 1960 年由 Liddle 首次提出，目前仍是诊断库欣综合征的重要手段。有两种方法：过夜法和 48h 法。Liddle 当时采用的是 48h 法。

（1）48h 法：每隔 6h 予 0.5mg 地塞米松（分别于 9:00、15:00、21:00、3:00），服用两天。于开始试验时（9:00）及试验结束时抽血测皮质醇。排除 CS 的标准目前比较一致的看法为试验后血皮质醇浓度应＜50nmol/L（1.8μg/dl）。48h 法虽烦琐，但特异性高。该方法早期是以尿中 17- 羟皮质类固酮受抑制作为阳性指标。目前采用的 RIA 法测定血皮质醇方法更为简便，而且敏感性较高。Newell-Price 等一组 150 例库欣综合征患者，将界定值定于 1.8μg/dl，该试验的敏感性为 98%。另有一报道比较 39 例库欣综合征患者与 19 例假性库欣综合征血皮质醇浓度，结果显示该方法特异性 100%，敏感性 90%，而测定尿中皮质醇则敏感性只有 50%～60%。

（2）过夜法：在 23:00 或 24:00 口服 0.5～2.0mg 地塞米松（常用 1mg），次日 8:00 或 9:00 抽血测血浆皮质醇浓度。该方法服药方便，广泛应用于监测试验。不足之处是特异性不高，有些库欣综合征患者易出现假阴性而被遗漏。一般情况下，要排除 CS 血皮质醇浓度应＜50nmol/L（1.8μg/dl）。

不论采用何种方法，要注意影响试验结果的各种因素，如有无导致地塞米松吸收减少的因素存在（胃肠道疾病）、是否服用了增加地塞米松代谢的药物（巴比妥类、苯妥英、卡马西平、利福平、甲丙氨酯、氨鲁米特、甲喹酮）、皮质类固醇结合球蛋白（CBG）浓度升高（应用雌激素、妊娠）、假性库欣综合征。皮质醇检测方法亦是一影响因素，因此检测方法必须有≤1μg/dl 的灵敏度。患者若服用雌激素必须停药 4～6 周方能行 LDDST。考虑到临床上有 3%～8% 库欣病患者 LDDST 试验血皮质醇浓度低于 50nmol/L，而且据报道有些患者甚至一些正常人群众亦有 30% 的假阴性，所以如果高度怀疑库欣综合征，需重复试验或采用其他方法。

二、确定皮质醇增多时 ACTH 依赖性或 ACTH 非依赖性

要区分皮质醇增多是 ACTH 依赖性还是 ACTH 非依赖性，需测定血浆促肾上腺皮质激素浓度，如果浓度持续低于 5pg/ml（1.1pmol/L）则表明为不依赖促肾上腺皮质激素库欣综合征。如果浓度持续高于 15pg/ml（3.3pmol/L），则几乎为依赖 ACTH 者。ACTH 浓度介于 5pg/ml 和 15pg/ml 之间一般是依赖 ACTH 者。ACTH 浓度持续低于 5pg/ml 可见于产生皮质醇的肾上腺腺瘤、自主分泌的双侧肾上腺增生以及应用外源性糖皮质激素所致库欣综合征。

测定血 ACTH 及皮质醇浓度的最佳时间是当二者处于分泌最低点时（即午夜 12:00 与 2:00 之间）。原发肾上腺肿瘤或肾上腺增生者血浆 ACTH 不能测出或浓度较低（＜5pg/ml），血浆皮质醇浓度高（＞15pg/ml）；依赖 ACTH 的库欣综合征患者血浆 ACTH 浓度则高于 15pg/ml。分泌 ACTH 的垂体肿瘤患者 ACTH 浓度介于二者之间，而大多数异位 ACTH 肿瘤患者其 ACTH 浓度常超过 300pg/ml。ACTH 浓度高低可识别是否依赖 ACTH，但却不能区分库欣病与异位 ACTH 分泌者。另外，测定尿 -17- 酮类固醇有助于鉴别皮质醇增多的病因。尿 17- 酮类固醇数值较低（＜10mg/dl）提示肾上腺腺瘤可能；数值极高者（＞60mg/dl）常见于肾上腺癌及异位 ACTH 患者。低血钾见于大多数异位 ACTH 患者以及 10% 库欣病者。

三、确定 ACTH 依赖性库欣综合征的确切原因

这一步主要是区分 ACTH 依赖性库欣综合征原因是库欣病还是异位分泌 ACTH 肿瘤。确定

ACTH 依赖性的库欣综合征的确切原因远比第二步要复杂得多,所以对实验室检查的依赖性大。

(一)非侵入性试验

1. 大剂量地塞米松抑制试验(high-dose dexamethasone suppression test,HDDST) 垂体的促肾上腺皮质激素肿瘤细胞对糖皮质激素的负反馈仍保持敏感性,而异位分泌 ACTH 的肿瘤则否,一般在小剂量地塞米松抑制试验不被抑制,确诊为库欣综合征的基础上,为进一步鉴定病因和定位,需行大剂量地塞米松抑制试验。方法:2mg 地塞米松,每 6h 1 次共两天,建议的服药时间是 08:00、14:00、20:00、02:00,并于最后一次服药后 6h(即 08:00)采血测皮质醇。并于服药前及服药时留取 24h 尿液,用于 24h 尿皮质醇和 17- 羟皮质醇的测定。结果判定:若能被抑制(下降 50% 以上),则为库欣病;若不能抑制(下降未达 50%),提示肾上腺源库欣综合征或异位 ACTH 分泌综合征。一组库欣综合征患者(34 例为库欣病、7 例异位 ACTH 综合征)采用此标准,敏感性为 71%,特异性达 100%。尽管 HDDST 对诊断库欣病敏感性相对性较高,但却不能准确排除异位 ACTH 综合征,而且影响因素多;尿量收集不足、干扰物、个体差异。有作者还认为 HDDST 诊断价值有限,认为如果 48h 小剂量地塞米松抑制试验证实血皮质醇受抑制率超过 30%,就没有进一步行 HDDST 的必要。因此,HDDST 不应作为单独检查手段,而应联合其他方法来鉴别 ACTH 依赖性库欣综合征。故除非不能获取双侧岩窦取血标本,不要常规使用 HDDST。

2. 甲吡酮试验 甲吡酮试验当初是检测垂体功能不全的方法。之后 Liddle 等使用该方法用于鉴别 ACTH 是来源于垂体或异位分泌。方法是甲吡酮 750mg 口服,每 4h 一次,共 6 次。甲吡酮试验的原理是甲吡酮可阻断 11- 脱氧皮质醇转变为皮质醇。库欣病患者血中皮质醇浓度应下降。作为代偿,垂体 ACTH 分泌增加,从而引起血中 11- 脱氧皮质醇及尿中 17- 羟皮质类固酮升高幅度很小或不升高。

一组大宗病例报告显示:170 例库欣病患者有 71% 17- 羟皮质类固酮升高超过 70% 或血 11- 脱氧皮质醇高于基线值 400 倍;而异位 ACTH 综合征中(15 例)无 1 例升高。他们统计该试验敏感性为 71%,特异性为 100%。甲吡酮试验与地塞米松抑制试验联合使用尽管诊断准确率不及 CRH 与 HDDST 合用的结果,但与单用 CRH 的结果相当,所以,在无 CRH 的情况下仍可替代。

3. CRH 兴奋试验 静脉推注 hCRH 1μg/kg,然后分别于注射前后 0、15、30 和 60min 采血测定 ACTH 和皮质醇值。主要用于垂体性库欣综合征与异位 ACTH 综合征的鉴别诊断,原理是库欣病患者中垂体肿瘤促肾上腺皮质激素细胞(pituitary tumor corticotrophs)仍对 CRH 刺激有反应,而肾上腺肿瘤及大多数异位产生 ACTH 的肿瘤则无。

该试验耐受性较好,20% 患者有面部发红,偶尔口中伴有金属味。据报道,该试验以 ACTH 值作为对照敏感性为 70%~93%,以皮质醇值作为对照敏感性为 50%~91%;特异性以 ACTH 值作为对照达 95%~100%,以皮质醇值作为对照达 88%~100%。各个报道中敏感性和特异性有差别的原因是遗传因素、取血时间及 CRH 类型。

NIH 一项大样本研究将诊断库欣病的标准定为应用 oCRH(1μg/kg)后 ACTH 升高 35%,皮质醇升高 20%。在开始使用 CRH 前 5min 和使用当时测定 ACTH 和皮质醇,用药后 15min 和 30min 测定 ACTH,用药后 30min 和 45min 测定皮质醇。结果显示:采用皮质醇升高 20% 的标准该试验敏感性为 91%,特异性为 88%;使用 ACTH 值升高 35% 作为标准,该试验诊断库欣病的敏感性提高到 93%,特异性达到 100%。

该试验方法最早采用 RIA 法测定,目前已被更多敏感性高的、可重复的试验方法如 IRMA 法所代替。

总之,CRH 兴奋试验为一非侵入性的区分 ACTH 依赖性库欣综合征的方法,但单独使用价值有限。目前主要争论在于试验时间的把握和诊断标准值范围太多,而且有 7%~14% 的库欣病患者对 CRH 无反应。不过,CRH 阳性结果与地塞米松抑制试验相结合可提高诊断率,比单独一种方法要好。有 98% 的库欣病患者可通过此法加以识别。但对试验无反应者仍需其他鉴别手段如 IPSS 和影像学检查方法。

抗利尿激素试验和去氨加压素试验等均因敏感性、特性性不及 CRH 试验,目前应用很少。

（二）有创检查

1. **岩下窦取血**（inferior petrosal sinus sampling，IPSS） 在分泌 ACTH 的垂体肿瘤患者中，CT 和 MRI 可正常，但应用 CRH 后进行双侧岩下窦取血测定 ACTH 浓度可检测到大多数垂体肿瘤，而且该方法可鉴别垂体肿瘤、异位 ACTH 肿瘤以及原发于肾上腺的皮质醇增多症。岩下窦取血方法是 1977 年由 Corrigan 等首次报道。库欣病患者中岩窦与外周静脉之间有一明确的浓度梯度，但在异位 ACTH 综合征或原发性肾上腺疾病患者中则无。需要强调的是因为该试验不能区分正常人和库欣病患者，所以只有出现持续性皮质醇增多、CT 和 MRI 等影像学检查不能确定病因时方能使用。

方法是 1μg/kg 或 100μg 羊 CRH 应用前 1min、0min 及应用后 3min、5min、10min 同时取双侧岩下窦静脉和外周静脉血测定 ACTH。据报道注射 CRH 前岩窦静脉 / 外周静脉 ACTH > 2.0 可诊断库欣病，但考虑到 ACTH 分泌呈间歇性，而且有少数库欣病患者比值达不到 2.0，需要应用 CRH 加以刺激。这样若比值 > 3.0 即可诊断库欣病。大多数异位 ACTH 综合征患者应用 CRH 后该比值均小于 2.0。随着 IPSS 应用广泛，假阴性和假阳线率较最初报道有所增加。尽管双侧岩下窦取血试验仍是鉴别垂体性与非垂体性库欣综合征的"金标准"，但有一组报道 179 例患者有 2 例诊为库欣病但实际上为异位 ACTH 综合征；9 例假阴性患者，实际上为库欣病。一项研究结合多个报道，包括 726 例库欣病患者和 112 例异位 ACTH 综合征患者，有 41 例为假阴性、7 例假阳线。诊断敏感性及特异性均为 94%。成功插管至岩窦是试验成功的保证。DSA 可确定插管位置是否准确，还可了解静脉走行情况。岩下静脉窦发育不全或异常是造成 IPSS 试验假阴性的原因之一。其他可造成假性结果的原因有间歇性异位 ACTH 分泌患者处于皮质醇分泌正常时期，假阳线可因分泌 CRH 的肿瘤所致。有人报道 IPSS 时测定垂体前叶其他激素如催乳素可提高诊断率。

IPSS 为侵入性检查，价格昂贵，需要一定的技巧和经验，所以不应常规使用。并发症有血肿、感染、脑干血管损伤、静脉栓塞、肺栓塞、脑神经麻痹等。经验丰富的介入科医师可将并发症降至最低。所以有作者建议如果影像学证实有明确垂体肿瘤，以及 CRH 结果可证实库欣病，或者 HDDST 及 CRH 合用检查结果可诊断库欣病，此时就无需做 IPSS，因这些检查诊断准确率均接近 100%。

应用 IPSS 定位垂体微腺瘤（即肿瘤位于左侧还是右侧）的价值存有争议，诊断准确率只有 70%。

IPSS 定位垂体腺体内分泌 ACTH 肿瘤的作用有争议，有人认为 IPSS 优于影像学检查，但也有人持相反观点。

2. **颈内静脉及海绵窦取血试验** 应用价值要逊于 IPSS，不能代替 IPSS。

第六节 治 疗

病因不同，皮质醇增多症的治疗方法有很大差别，库欣综合征患者的治疗应强调进行病因治疗。概括地讲，库欣病应行经蝶骨手术；垂体放疗只能用于手术失败者。对肾上腺肿瘤或异位分泌 ACTH 肿瘤患者来讲，手术切除是首要和主要的治疗选择。对发生肿瘤转移者则需要放疗、化疗等的综合治疗。

一、不同类型库欣综合征的治疗方法

（一）垂体性库欣综合征（库欣病）

1. **手术治疗**

（1）肾上腺切除术：该术式是治疗垂体性库欣综合征的经典方法。国外多采用双侧肾上腺全切除术，术后皮质醇症可立即获得缓解，但同时带来不少问题：手术危险性大，术中出血，术后急性肾上腺皮质危象可危及患者生命；术后需终身补充肾上腺皮质激素，停药或应激情况下易诱发肾上腺危象；本病的病因在垂体，肾上腺手术不仅未解决病因，还可使已存在的垂体 ACTH 瘤加快发展。有 15%～20% 的垂体性皮质醇症在双侧肾上腺切除术后发展为 Nelson 综合征。所谓 Nelson 综合征，是指这类患者肾上腺手术后垂体 ACTH 瘤进一步长大，分泌大量 ACTH，并出现显著地皮肤黏膜色素沉着。在国内，由于大多数患者来自农村，规律术后随访比较困难，也不能长期坚持补充替代量的肾上腺皮质激素，所以大多数医院采取了改良的办法，即肾上腺一侧全

切，另一侧大部分切除（切除 90%～95%），再加垂体放射治疗。这样的办法使大多数患者的皮质醇症获得缓解。然而，切除多少为最佳方案很难确定，个体差异很大。有些患者切除 95% 还复发，有些患者一侧全切、一侧切除 80% 则显示肾上腺功能低下。垂体病变不可能解决，有 10% 左右变为 Nelson 综合征。近年来，国内有些医院开展了肾上腺自体移植手术，有相当多的病例获得不同程度的成功，多数能减少糖皮质激素替代的剂量。

（2）经蝶骨腺瘤切除术：自从 19 世纪 70 年代初，Handy 首先应用手术显微镜进行经鼻经蝶窦垂体瘤摘除术获得成功以来，该术式因其具有不经颅腔、手术比较安全、能完全摘除限于蝶鞍内的垂体瘤的特点，目前已是治疗库欣病的主要手术方式。约 90% 分泌 ACTH 的微腺瘤可手术切除。手术技术和经验是保证较高成功率最重要的原因之一。该术式可选择切除垂体微腺瘤而对剩余垂体无影响，多项研究表明术后早期缓解率为 60%～80%，大腺瘤缓解率 <15%，因为大腺瘤治疗上有困难，它可侵犯邻近硬脑膜或骨骼，致使手术完全切除率下降，经随访多年复发率达 20%。有人还认为即使在最佳情况下，经蝶骨垂体微腺瘤切除术的复发率也在 42%～86% 之间。手术例数多的医疗中心手术效果好，并发症和死亡率低。当然，产生这些数据差异的原因可能有：手术技术差异、术后复发或疾病持续状态的标准不同。患者如果术后发生肾上腺功能减退需要糖皮质激素替代治疗直至术后 6～18 个月后下丘脑 - 垂体 - 肾上腺轴完全恢复功能。

该术式术后并发症约 10%，死亡率低（微腺瘤约 0.27%，大腺瘤约 0.86%），大多数死亡的直接原因是下丘脑损伤，后期死因常与脑脊液漏和血管损伤有关。其他并发症包括暂时性或永久性的糖尿病性尿崩症、脑脊液瘘、卒中、视力丧失、脑膜炎、脑神经麻痹、抗利尿激素异常分泌综合征（SIADH）及暂时精神病。手术禁忌证有肿瘤大范围地疝入颅中窝、扩张的颈动脉突向中线，此时经颅手术更合适，可直视肿瘤。大腺瘤往往除手术外还需术后放疗。

术后立即测定皮质醇浓度可提供库欣病预后的信息。如果患者术后 24～72h 之内皮质醇浓度降至不足 2～3μg/dl（55.2～82.8nmol/L），一般认为达到临床和生化意义上的缓解。如果术后 4～6 周没有发生继发性肾上腺功能不全则表明患者仍有持续性皮质醇增多情况，或者更可能复发。有人甚至主张再次手术以及对那些初次手术术后皮质醇抑制程度差的患者实施更彻底的垂体摘除术。但是这种方法还没有更多的数据支持。

2. **垂体放疗** 垂体放射治疗对于垂体性皮质醇症是一种辅助治疗。过去肾上腺大部分切除术后一般加垂体放疗。对成年患者经蝶骨术后未能治愈或者不适合第二次行垂体手术者，垂体放疗是二线治疗手段中最合适的治疗选择。垂体传统放疗有 60 钴及直线加速器，剂量一般为 45～50Gy（4 500～5 000rad）一个疗程。疗效出现较晚，至少需要半年时间。传统的分次放疗非常有效，其缓解率在成人为 50%～83%，儿童为 80%，但伴随长期垂体功能减退而使疗效延迟。国内一般都是两个野，英国专家主张三个野，并定做一个有机玻璃或透明塑料的头套，减轻垂体瘤外的损伤，疗效有明显提高。立体定向放射外科（stereotactic radiosurgery）也有报道。近年来有人试用 γ 刀来治疗垂体瘤，其疗效与常规放疗相似，缓解率为 76%，复发率为 20%。在治疗间歇期要使皮质醇分泌正常需肾上腺类固醇治疗 12～36 个月。垂体放疗的副作用虽然不常见，但如果发生可能很严重，包括发生第二种肿瘤星形细胞瘤、颞叶坏死、颞叶性癫痫，而且大多数患者会出现垂体前叶激素不足。

（二）肾上腺源性库欣综合征

肾上腺手术：适用于肾上腺皮质腺瘤和癌、原发性色素结节性肾上腺病、ACTH 非依赖性大结节样肾上腺增生等非 ACTH 依赖性库欣综合征及库欣病不能经蝶窦手术或拒绝行经蝶窦手术、隐匿性异位 ACTH 综合征等。肾上腺切除术死亡率约 1%～2%。

开放手术入路包括前入路（双侧肋下切口或经腹正中切口）、胸腹联合切口及后入路（需切除肋骨）。腹腔镜手术包括侧入路和后入路。切口的选择要依肿瘤大小、生物学特性和生化特性而定。

开放手术最常用的手术入路是经腹切口，后入路主要用于小的良性肿瘤或肾上腺增生。前入路可探查腹部的肝脏以除外转移，还可了解对侧肾上腺以及腹腔内其他肿瘤病灶。大部分恶性肿瘤需胸腹联合切口，虽然入路对单侧病灶的暴露较清楚但对同时了解腹腔内脏器和对侧肾上腺疾病价值有限。该切口较长，术后恢复较慢，易发生机械性肠梗阻及肺部并发症，并且止疼剂用量大，所以除非肿瘤很大，别无选择时才用该入路。影像学技术的提高直接推动肾上腺肿瘤较准确定位，这使得更多的患者选择腹腔镜手术或后入路开放手术。后入路通常用于切除<5cm的良性肿瘤，与前入路开放手术相比，具有简便易行、输血少、恢复快、避免进腹、并发症少的特点，手术时一般需切除第 12 肋，甚至切除第 11 肋以利暴露。不足之处是不能处理较大的肿瘤，不能同时探查双侧肾上腺或腹腔脏器，如果要切除对侧肾上腺则需做另一切口。

肿瘤切除后需行糖皮质激素替代治疗，不必使用盐皮质激素。糖皮质激素替代治疗要等下丘脑-垂体-肾上腺轴完全恢复方可，这个过程有时需两年。

术中如果发现肿瘤与肾脏、肝脏或者右侧与膈肌、左侧与胰腺关系密切则有必要切除部分或全部邻近器官。术前要从影像学检查（CT 或 / 和 MRI）对肿瘤侵犯范围有充分了解。CT、MRI 扫描应包括胸部，以除外膈上方转移，如果右侧肾上腺肿瘤压迫下腔静脉，此时行下腔静脉造影或超声检查有助于了解肿瘤侵及下腔静脉的程度。如果需切除一侧肾脏，必须了解对侧肾功能情况。若肿瘤侵犯肠道，术前应行肠道准备。术后应监测患者类固醇水平，为达到准确测定尿中类固醇水平需将激素替代药物由氢化可的松改为地塞米松，应行 CT、MRI 检查以了解有无局部复发或肺转移。若发现肿瘤复发，应再次切除。如果手术成功，UFC 应不能测出。肾上腺肿瘤患者应每 3～6 个月做 ACTH 刺激试验，如果该试验在正常范围，可放心停用氢化可的松。

对任何原因引起的 ACTH 依赖性库欣综合征，完整切除双侧肾上腺能立即缓解临床症状。术后需终身使用糖皮质激素和盐皮质激素。大多数患者每日氢化可的松 20～30mg，盐皮质激素使用 9α- 氟氢可的松，每日 50～100μg，于静脉输注盐水停止时即应开始。库欣病患者双侧肾上腺切除后需要关注的主要问题是是否发生 Nelson 综合征，这是一种局部进展性垂体肿瘤，特点是分泌高浓度的 ACTH，引起色素沉着。肿瘤进展究竟是肾上腺切除术后缺乏皮质醇反馈的结果，还是肿瘤从开始就表现为进展性特点尚存在争论。肿瘤本身可经手术治疗或放疗。

随着腹腔镜技术的发展，目前除了较大的恶性肾上腺肿瘤，几乎所有肾上腺手术都可通过腹腔镜完成。自 1992 年 Gagner 首次实施以来，该术式逐渐成为肾上腺手术的"金标准"。它具有疼痛轻、恢复快、肺部并发症少等优点。这些特点使后入路开放手术实施数量减少。同时，手术器械的改进进一步缩短了手术时间，并减少了失血量。

（三）异位 ACTH 综合征的治疗

能切除异位产生 ACTH 的肿瘤是治疗产生该综合征的最佳手段，尽早发现原发性癌肿，尽早手术是治疗原则，但往往肿瘤出现转移或为隐匿性而妨碍这种治疗方法，进而转为药物或肾上腺手术。肾上腺手术一是双侧肾上腺全切；二是一侧全切并药物治疗或一侧全切另一侧大部分切除并药物治疗。所选药物为肾上腺皮质激素合成抑制剂。

二、药物治疗

对于各种原因的库欣综合征来讲，上述治疗是第一线治疗，但有时药物治疗也是必需的。药物治疗一般用于术前准备以减轻糖皮质激素过度分泌，减少并发症。对手术失败者更为需要。而且放疗前或对发生转移患者均有利。库欣病患者垂体放疗后起效慢，有时需 10 年，在放疗起效前应用药物治疗极其有利。Albright 等于 1941 年报道睾酮可以减轻库欣综合征患者的组织分解代谢，标志着现代药物治疗库欣综合征的开始。

（一）抗肾上腺皮质激素药物

抗肾上腺皮质激素药物的作用机制是抑制肾上腺皮质类固醇生物合成和分泌，可用于任何原因引起的皮质醇增多症。常见的有美替拉酮（metyrapone）、酮康唑（ketoconazole）、氨鲁米特（aminoglutethimide）、米托坦（mitotane）、依托咪酯（etomidate）、赛庚啶（cyproheptadine）。

1959 年，美替拉酮是作为库欣综合征的检查手段出现的，现已由更好的检查所取代，不过在治疗库欣综合征方面仍发挥作用。该药开始用于肾上腺癌，之后用于治疗依赖 ACTH 疾病。美替拉酮主要抑制 11β- 羟化酶，从而阻断 11- 脱氧皮质醇生成皮质醇，患者血清中 11- 脱氧皮质醇则升高。该药疗效良好，主要不良反应有多毛、痤疮、眩晕、胃肠道不适以及肾上腺功能低下，肾上腺功能低下的表现需对患者事先宣教，对治疗要仔细监测。虽然低血钾、水肿以及高血压不常见，但一旦出现即需停药。

酮康唑是一口服抗真菌药，但在使用该药的患者当中出现男子乳腺发育的现象，说明酮康唑通过抑制类固醇性激素的合成发挥作用。治疗库欣综合征起始剂量为 200mg，每日两次。酮康唑起效慢于美替拉酮。用药后，库欣综合征的临床表现诸如高血压、低血钾及高血糖很快消除，而且常可停用降压及降糖药。该药的主要不良反应是肝毒性。5%～10% 的患者血清转氨酶出现可逆性升高，严重肝损害的发生率为 1/15 000。肝毒性可能与特异体质有关。该药其他副作用有皮肤红疹、胃肠道不适及肾上腺功能不全。女性患者使用该药一定有好处，可避免使用美替拉酮所导致的多毛现象，但男子乳腺发育以及性欲减退在男性患者中则是一个大问题，此时需要替代药物。美替拉酮和酮康唑是酶抑制剂，起效快，但作用不能持久。所以这两种药物如果长期单独使用则疗效差，目前主要用于术前准备或术后辅助治疗及 / 或垂体放疗。

氨鲁米特于 1959 年是作为抗惊厥药出现的。当时发现它可引起甲状腺功能减退和肾上腺功能不全。它不仅抑制皮质醇合成，还抑制雌激素和醛固酮合成。而且还抑制一些将雄激素转换为雌激素的酶类。早期报道称该药疗效良好，但总的来讲，该药治疗库欣病的效果要逊于其他原因引起库欣综合征的病症。不足之处是持续治疗会产生耐受，而且不良反应（如皮疹、发热、眩晕、嗜睡等）发生率高达 58% 限制了其应用。

米托坦（mitotane，邻、对二氯苯二氯乙烷）是杀虫剂 DDD 的异构体，因为观察到服用 DDD 的狗出现了肾上腺萎缩而得以开发。米托坦于 1960 年开始治疗肾上腺癌，一年后开始治疗库欣综合征。米托坦起效慢，但作用持久，亦用于不愿或不适合手术的患者。其除了具有和氨鲁米特相似的对皮质醇合成的抑制作用外，还可直接作用于肾上腺皮质的正常或肿瘤细胞，使束状带和网状带退变萎缩，对球状带影响较小。该药物用于肾上腺癌复发或出现转移时，该药有效率为 20%～30%。若血药浓度 <14μg/ml，则患者反应良好，存活时间可延长。不过该药有效药物浓度与出现梅毒反应浓度相差太小，且有药物蓄积效应，所以，血药浓度达到 14μg/ml 时即应停药。一般情况下，米托坦为化疗一线药物，包括顺铂在内的其他药物为二线药物。副作用有肾上腺功能不全、胃肠道不适、神经功能失调、肝酶升高、高胆固醇血症、低尿酸血症、男性乳腺发育、凝血时间延长。而且会发生激素结合蛋白的变化。药物剂量减少可降低副作用的发生，对高胆固醇血症者如果有必要可应用辛伐他汀等药物。

美替拉酮、酮康唑及米托坦这三种药物对于异位分泌促肾上腺皮质激素（ACTH）的患者可长期服用，不过一些医学中心仍采用手术治疗。

依托咪酯是一种咪唑类麻醉剂，1983 年报道其对肾上腺皮质有不良作用。该药物起效非常快，当发生严重皮质醇增多症不能口服药物需紧急处理时，临时使用可能非常有效，包括儿童患者。不足之处是必须胃肠外给药。

赛庚啶是血清素的拮抗剂，并有抗组胺作用，主要用于过敏性疾病。Krieger 等报道本药对皮质醇症有效，有效率约 50%，有效剂量为 24mg/d，治疗持续 3 个月以上。其他国内外学者认为疗效没有这么好。本药的作用机制尚不清楚，可能作用于下丘脑 - 垂体 - 肾上腺轴，抑制 ACTH 的释放。

（二）其他药物

患者有不依赖 ACTH 大结节肾上腺增生者，可通过以下手段控制皮质醇分泌：阻断异常表达受体如应用普萘洛尔抑制异常 β 肾上腺素能受体表达，或对抑胃肽有反应者可给予生长抑素类似物以抑制异常受体的配体，对黄体激素依赖的库欣综合征患者可给予醋酸亮丙瑞林。

促皮质激素细胞肿瘤也表达多巴胺 2 受体，每周 1～3mg 短期服用卡麦角林（cabergoline）可降低约 40% 患者的皮质醇增多情况，但还需大样本研究。目前还发现一种生长抑素类似物（SOM-230）可降低细胞培养模型以及人促皮质激素肿瘤细胞的 ACTH 分泌。现在正在等待来自人类的报道，初步结果令人鼓舞。

对于异位 ACTH 综合征生长抑素类似物奥曲肽（octreotide）和兰瑞肽（lanreotide）能直接抑制 ACTH 分泌，或与大剂量卡麦角林合用可能有效。对肾上腺皮质肿瘤一般无效。因许多神经内分泌来源的异位 ACTH 肿瘤表达生长抑素受体，奥曲肽治疗这些肿瘤有效。

第七节　库欣综合征主要并发症的处理

因皮质醇增多产生的各种并发症是库欣综合征患者死亡率高于普通人群的原因。所以及早纠正皮质醇增多现象是减少并发症发生、降低死亡率的首要目标。

库欣综合征并发症中最常见的是心血管并发症。导致心血管系统并发症的原因有高血压、糖耐量异常或糖尿病、高脂血症及血液高凝状态、肥胖等。对于高血压，传统降压治疗只对部分患者有效，而加用降低皮质醇的药物可较好控制血压。对于库欣综合征患者糖耐量异常易被忽视，所以提倡口服糖耐量试验。对于血液高凝状态，目前一致认为行 IPSS 时应予肝素，而且在围术期要考虑应用小剂量肝素。

骨质疏松是库欣综合征另一常见的并发症，常致病理性骨折。有研究表明，约 30%～50% 的库欣综合征患者要经历骨折的痛苦（尤其是脊柱骨折）。不过库欣综合征所致骨质疏松是可逆性的，但恢复极慢，需 10 年方能完全恢复。Alendronate 为一有效药物，而且可用于术后持续性皮质醇增多以预防骨质进一步丢失。亦使用钙剂、维生素 D 以及性激素替代治疗，还可使用甲状旁腺素及生长激素。因皮质醇增多症纠正后发生骨折的危险仍持续一段时间，所以，停药时机的掌握要依赖临床监测及双能 X 射线吸收法（dual energy X rays absorptiometry，DEXA）测定骨密度。

库欣综合征患者合并的精神疾病发病率虽高，但症状一般较轻，因而对于心理变化的治疗，最主要的仍是纠正皮质醇增多症，皮质醇增多症治愈后，仍有一些患者还存在一些遗留症状。

库欣综合征患者常合并泌尿系结石。因高皮质醇血症时骨钙被动员，大量钙离子进入血液，而小肠对钙的吸收受影响，大量钙离子从尿中排出，易出现泌尿系结石。对于此类患者，在去除原发病的同时，也需要针对泌尿系结石的大小和位置采用合理的处理方案，缓解尿路梗阻，减少感染风险。

第八节　库欣综合征诊治中需了解的一些问题

一、周期性库欣综合征

Birke 等和 Bassoe 等先后报道了在库欣综合征患者中肾上腺皮质类固醇分泌时有波动现象。之后出现了周期性库欣综合征（cyclic CS）这个概念。引起周期性库欣综合征最常见的原因为 ACTH 依赖性垂体腺瘤，但亦见于库欣综合征的其他任何病因，如肾上腺腺瘤及异位分泌 ACTH 的肿瘤。该症发病机制不明。周期性库欣综合征发作的时间间隔短至数小时，长至数月，间隔期垂体功能完全正常。临床上可表现为仅有一种症状或数种症状，所以症状和体征疑为库欣综合征但皮质醇水平正常或出现波动、或对地塞米松抑制试验结果反常者要想到周期性库欣综合征的可能，必须进行动态监测。

二、亚临床库欣综合征

随着先进影像技术的应用，肾上腺偶发瘤的发现越来越多。而其中 5%～20% 可自主分泌皮质醇，并不完全受垂体反馈抑制，由此出现亚临床库欣综合征（subclinical CS）的概念。亚临床库欣综合征按照 NIH 的定义是指亚临床的、自主性分泌糖皮质激素增多的一类疾病。以往临床前库欣综合征（preclinical CS）常与亚临床库欣综合征互用，但目前认为称为亚临床库欣综合征更为准确，因亚临床库欣综合征发展为库欣综合征的情况很少。

亚临床库欣综合征诊断上有两处难点：①亚临床库欣综合征临床症状不明显，而目前各种辅助检查不易与各种检查的假阳性结果相区分；②许多检查方法对轻度的皮质醇分泌增多的检查敏感度不足，而且有些检查本身就有一些缺陷，造成检查结果出现偏差。所以不能理解在亚临床库欣综合征的诊断标准上存有分歧。

亚临床库欣综合征患者也常见皮质醇分泌节律消失，但清晨皮质醇水平正常，而 UFC 分泌异常的情况少见。原因是对轻度皮质醇增多症者目前所用的检测方法敏感性低。检测 ACTH 浓度可了解其受抑制的程度，但目前主要问题是技术手段不能检测极低浓度的 ACTH，从而影响发现具有自主分泌功能的肾上腺腺瘤。

地塞米松抑制试验一直广泛用于筛选亚临床库欣综合征，但许多研究不具可比性，因地塞米松用量以及抑制试验的界定值不统一。目前已提供 NIH 的标准，即应用 1mg 地塞米松，皮质醇浓度达到 5μg/dl（128nmol/L）为受抑制的界定值。也有人采用 3mg 甚至 8mg 地塞米松抑制试验，但经验尚少。地塞米松抑制试验阳性者应再采用其他检测方法加以证实。

治疗：无论肾上腺切除术还是密切观察均被作为临床上不明显的肾上腺腺瘤的治疗选择。肾上腺切除术虽然可纠正生化方面的异常变化，但手术长期效果以及对生活质量的影响还不清楚，如果治疗的目的是预防代谢方面的并发症以及心血管疾病的发生，手术与否得综合考虑，有时选择非手术治疗往往是明智之举。

三、假性库欣综合征

假性库欣综合征是指一些症状极似库欣综合征，并伴皮质醇分泌增多，而基础疾病原因清除后库欣综合征样状态会消失。假性库欣综合征有时与轻度库欣综合征鉴别很难。以下是一些常见假性库欣综合征的病因。

1. **肥胖** 大多数肥胖患者易与库欣综合征患者区分，方法是应用 LDDST 及 UFC 测定。

2. **抑郁症** 一些严重抑郁症患者如果同时伴有肥胖、高血压、糖尿病可能被误认为患有库欣综合征，因库欣综合征患者也有抑郁症症状，不过由抑郁症引发的 CRH 抑制作用以及皮质醇增多程度轻微且不完全，用胰岛素刺激而引起的低血糖反应可导致抑郁症患者血皮质醇水平升高，而库欣综合征患者不升高。抑郁症患者若对 LDDST 及 CRH 兴奋试验无反应，可排除库欣综合征。库欣综合征患者应用阿片拮抗剂纳洛酮后 CRH 释放水平低于假性库欣综合征患者，而且抑郁症患者血皮质醇水平夜间有一个最低点，库欣综合征患者常无此现象。测定午夜皮质醇若小于 5μg/dl 可排除库欣综合征。还有一个试验可区分库欣综合征与假性库欣综合征，小剂量地塞米松抑制试验 48h 后应用 CRH，假性库欣综合征患者血皮质醇仍处于抑制状态，而库欣病患者则相反。方法是地塞米松（0.5mg/6h），自 12：00 开始应用 8 次，之后 CRH（1μ/kg）于次日 8：00（最后一次地塞米松应用后 2h）静注，假性库欣综合征患者皮质醇不会高于 39nmol/L。

3. **酒精中毒** 酒精中毒有时临床症状与库欣综合征相似。酒精可影响皮质醇分泌，但其机制不清。戒酒后若临床症状消失，激素水平恢复正常是最简单易行的区分方法。

4. **HIV 感染** 假性库欣综合征症状可能与抗病毒治疗有关。

四、库欣病

库欣病（Cushing disease）是垂体 ACTH 腺瘤或 ACTH 细胞增生，分泌过多 ACTH，引起肾上腺皮质增生，产生皮质醇增多症，导致一系列物质代谢紊乱和病理变化，临床上表现为库欣综合征。库欣病理想的首选治疗方法是经蝶窦显微外科切除垂体 ACTH 腺瘤。

第九节 展 望

经过近百年的探索，我们对库欣综合征的认识越来越深刻，但目前面临的挑战仍然是对该综合征的诊断，尤其是对一些少见类型，例如对异位肿瘤、妊娠合并 CS、周期性 CS、亚临床 CS 等的诊断。

虽然对 CS 的诊断有多种检测方法，但尚无一种方法可单独诊断 CS。两种检测方法合用可提高诊断准确性，但目前的不足是对诊断标准值的界定值不统一，而且此项技术受到一些原因影响开展还不普遍，另外临床检测（如 CRH 兴奋试验）所用剂型、种类不同也影响着临床结果的可比性。所以，CS 诊断水平提高一是要发展新的检测技术方法，增加检测的敏感性和特异性；二是进行大样本标准化研究，包括统一受试者、统一检测试剂及其种类、统一样本抽取时间等，以制定 CS 诊断标准值；三是提高影像学仪器检查分辨率，在提高诊断率的同时，达到无创化。

　　库欣综合征的药物治疗可以作为手术前准备或存在手术禁忌证的患者的选择。临床常用组织类固醇合成酶的药物，如美替拉酮、酮康唑和依托咪酯等。将来，17α- 羟化酶抑制剂（例如阿比特龙）可能在临床中有所应用。库欣综合征的药物治疗需要深入的内分泌专业知识。

（张　骞　金　杰）

参 考 文 献

[1] Newell-Price J, Bertagna X, Grossman AB, et al. Cushing's syndrome. Lancet, 2006, 367 (9522): 1605-1617.

[2] Findling JW, Raff H. Cushing's syndrome: important issues in diagnosis and management. J Clin Endocrinol Metab, 2006, 91 (10): 3746-3753.

[3] Findling JW, Raff H. Screening and diagnosis of Cushing's syndrome. Endocrinol Metab Clin North Am, 2005, 34 (2): 385-402.

[4] Lindsay JR, Nieman LK. Differential diagnosis and imaging in Cushing's syndrome. Endocrinol Metab Clin North Am, 2005, 34 (2): 403-421.

[5] Ilias I, Torpy DJ, Pacak K, et al. Cushing's syndrome due to ectopic corticotropin secretion: twenty years' experience at the National Institutes of Health. J Clin Endocrinol Metab, 2005, 90 (8): 4955-4962.

[6] Locatelli M, Vance ML, Laws ER. Clinical review: the strategy of immediate reoperation for transsphenoidal surgery for Cushing's disease. J Clin Endocrinol Metab, 2005, 90 (9): 5478-5482.

[7] Isidori AM, Kaltsas GA, Pozza C, et al. The ectopic adrenocorticotrophin syndrome: clinical features, diagnosis, management and long-term follow up. J Clin Endocrinol Metab, 2006, 91 (2): 371-377.

[8] Terzolo M, Bovio S, Reimondo G, et al. Subclinical Cushing's syndrome in adrenal incidentalomas. Endocrinol Metab Clin North Am, 2005, 34 (20): 423-439.

[9] Sonino N, Bonnini S, Fallo F, et al. Personality characteristics and quality of life in patients treated for Cushing's syndrome. Clin Endocrinol (Oxf), 2006, 64 (3): 314-318.

[10] 吴阶平. 吴阶平泌尿外科学. 济南：山东科技技术出版社, 2004: 1645-1655.

[11] Attard G, Reid AH, Olmos D, et al. Antitumor activity with CYP17 blockade indicates that castration-resistant prostate cancer frequently remains hormone driven. Cancer Res, 2009, 69 (12): 4937-4940.

[12] Orth DN. Cushing's syndrome. N Engl J Med, 1995, 332: 791.

[13] Scott HW Jr, Orth DN. Hypercortisolism. Surgery of the Adrenal Glands. Philadelphia: JB Lippincott, 1990: 145.

[14] Wein. Campbell-Walsh Urology. 10th ed. Philadelphia: WB Saunders, 2012.

第二章 醛固酮症

第一节 流行病学及概述

由于不同原因造成肾上腺皮质球状带分泌过量的醛固酮,导致人体内分泌代谢产生一系列紊乱现象,临床上表现为特征性的高血压和低血钾的综合征,被称为醛固酮增多症(hyperaldosteronism),又称为醛固酮症。其中由于肾上腺皮质球状带自身发生病变所导致的醛固酮症为原发性醛固酮症(primary aldosteronism,PA),简称原醛症,而由于肾上腺皮质以外的因素导致肾素-血管紧张素系统兴奋,使醛固酮分泌过多所导致的醛固酮症则称之为继发性醛固酮症(secondary aldosteronism,SA),简称继醛症。在原醛症中,因为醛固酮是自主性或部分自主性分泌的,醛固酮分泌过多负反馈抑制了肾素的分泌和血浆肾素的活性,因此,有时称之为"低肾素性醛固酮症"。继醛症则是由于肾上腺外因素使肾素分泌过多,通过肾素-血管紧张素-醛固酮轴的作用而导致醛固酮分泌增多。因此,高水平的血浆肾素活性是继醛症和原醛症相鉴别的主要特征之一。

1952年Simpson和Reichstein从肾上腺皮质提取液中分离得到了醛固酮,经研究发现其具有保钠排钾的生物学活性。从此醛固酮走进临床医师的视线,醛固酮的异常增多成为一类疾病的病因在临床上逐渐引起重视。1954年美国密歇根大学Conn医师收治了一名女性患者,有7年间歇性肌肉麻痹和手足抽搐交替症状,伴有尿频和夜尿增多,并有4年高血压病史。实验室检查发现低血钾、高血钠,肾功能正常。他分析了上述症候后,怀疑该患者为肾上腺保钠排钾的激素醛固酮分泌增多所致。实验室血、尿醛固酮的测定进一步证实了患者体内醛固酮活性大大增加。随后Conn对其进行了肾上腺探查手术,发现了右侧肾上腺有一直径4cm的腺瘤,经手术切除后,患者得以康复,高血压症状也随之消失。次年,Conn正式报道了该病例,称之为原发性醛固酮增多症,并指出其临床上以高血压和低血钾为其特征。由于是Conn首先报道该病,并指出其病因是肾上腺皮质腺瘤,故本病又称为康恩综合征(Conn's syndrome)。1957年上海瑞金医院在我国首次报道了该病,在切除了肾上腺腺瘤后,患者也获得痊愈。此后该病的报道不断增加,到2010年由中华医学会内分泌分会牵头在全国11个省19个中心对1 656例难治性高血压患者进行了原醛症的筛查,首次报道其患病率为7.1%。在国外几个大型医学中心,主要使用测定血浆醛固酮与血浆肾素活性比率(见后述)的筛查结果显示:PA发病率实际上高于从前的估计。自从引进醛固酮与肾素比率测定作为筛查基本方法以来,五个医学中心的PA发病报道增加了5~15倍,在所有高血压患者中PAL检出率从3%~32%不等。这种基本筛查方法的应用使更高比例的只有轻微实验室结果异常的PA患者得以发现,也说明为何只在9%~37%的患者中观察到低钾血症。此外,PA亚型的发病率也有了戏剧性改变。在引进醛固酮与肾素比率测定进行筛查之前,2/3的病例报告称醛固酮分泌型腺瘤(aldosterone-producing adenomas,APA)是引发原发性醛固酮增多症的原因,而之后双侧肾上腺增生患者的报告比例显著增加,特发性醛固酮增多症(idiopathic hyperaldosteronism,IHA)成为引发原醛症的首要原因,约占60%。使用醛固酮与肾素比率测定作为PA筛查的基本方法可以在血浆醛固酮水平处于正常范围时对原醛症作出早期诊断,因而被各大指南推荐为原醛症首选筛查指标。

第二节 病因及分类

醛固酮症分为原发性和继发性两大类。

一、原发性醛固酮症

肾上腺皮质球状带本身发生病变，分泌过量的醛固酮，同时又反馈性抑制了肾素的分泌和活性，但不受钠负荷调节，使人体内分泌代谢发生一系列紊乱，临床表现为特征性高血压和低血钾。原醛症按其病理又分为以下几种亚型，其中最为常见的是肾上腺皮质醛固酮瘤（APA）和特发性肾上腺皮质增生（IHA）。APA 主要表现为局限性皮质球状带细胞异常增生形成腺瘤并有分泌醛固酮的功能，占原醛症的 35%。这和康恩综合征是同一个疾病概念。IHA 病理为双侧性肾上腺皮质球状带增生，表现形式可为局灶性、弥漫性或结节样增生。其血浆垂体促肾上腺皮质分泌激素（ACTH）与醛固酮无平行关系，该类型占原醛症的 60%。但是需要注意的是，这两种亚型之间并没有绝对的界限，在临床上发现一个患者往往有这两种不同的病理类型同时存在，如单侧肾上腺腺瘤合并双侧肾上腺皮质球状带增生状态，或者伴有肾上腺皮质球状带结节性增生，该结节可能是功能性的也可能是无功能性的。

还有几种少见的原醛症亚型。①原发性肾上腺皮质增生：病理形态可与特醛症类似，但多为单侧或以一侧肾上腺结节样增生为主，血浆 ACTH 与醛固酮有平行关系。病因仍可能是肾上腺自身因素所致。②肾上腺皮质腺癌：除分泌醛固酮外，往往同时分泌糖皮质激素和性激素。肿瘤发展快，体积大（直径常 > 5cm），预后极差，对手术、药物和放射治疗疗效均不理想。③家族性醛固酮增多症（familial hyperaldosteronism，FH）：又可分为四种类型，家族型醛固酮增多症 I 型：即糖皮质激素可抑制性醛固酮增多症（glucocorticoid-remediable aldosteronism，GRA），属常染色体显性遗传疾病，是由于 8 号染色体的 11β- 羟化酶基因结构发生嵌合改变所致，病理上可从轻度弥漫性增生到严重的结节性增生，常伴有性征改变。醛固酮水平与 ACTH 节律平行，常规降压药无效，但糖皮质激素可维持血压和血钾正常；家族型醛固酮增多症 II 型：是一种常染色体显性遗传病，病因机制尚不完全清楚，可能与染色体 7p22 有关；家族型醛固酮增多症 III 型：与 KCNJ5 突变有关，以发病年龄小为特征；家族型醛固酮增多症 IV 型：由染色体 16p13 上的 CACNA1H 基因杂合突变引起的家族型原发性醛固酮增多症。④肾上腺外分泌醛固酮的肿瘤：特指肾上腺外的一些肿瘤，其中含有肾上腺皮质细胞，并有分泌醛固酮的功能，临床上也表现为醛固酮增多的相应症状。

二、继发性醛固酮症

肾上腺皮质以外的因素导致肾素 - 血管紧张素系统兴奋，使血浆醛固酮分泌增多，同时又有较高的血浆肾素活性水平。肾素水平的高低是鉴别原醛症和继醛症的主要特征之一。

第三节 发病机制及临床表现

一、高血压

高血压是原醛症最主要和最先出现的症状。高血压一般在中等或稍严重的水平，以舒张压升高为主，多为良性高血压，恶性高血压少见，但在儿童较易出现恶性高血压。患者对一般抗高血压药物的反应较差。由体检发现的早期原醛症可无高血压表现。高血压原因主要是血浆容量增加和血管阻力增强，后者与血管壁内钠离子浓度增加，对加压物质反应增强有关。因此，原醛症患者的高血压程度与体内可交换的 Na^+ 量有关。高血压之所以不呈恶性型，可能是肾素 - 血管紧张素系统被抑制，以及体内一些排钠因素如心钠素、激肽 - 前列腺素系统被激活有关。现在发现有血压正常型原醛症，其机制不明，或许亦和排钠因子被高度激活有关。头痛、乏力、视力模糊等是高血压常见的症状，都不严重，眼底血管改变也很轻，但也可见到 Keith-Wagener III 或 IV 型改变。原醛症患者出现心血管事件风险（例如脑卒中、心肌梗死、房颤等）较同等程度原发性高血压患者更高。

二、钠潴留

钠潴留与钾缺失是原醛症的病理生理学基

础。水、钠潴留导致细胞外液容量扩张。原醛症患者其钠代谢可以不呈正平衡，无明显钠潴留，血浆容量也不增加，即在大量醛固酮作用下，出现钠"逃逸"现象。可能当机体滞钠到一定程度后，肾脏组织间液的压力增加，降低了肾小管重吸收 Na⁺ 的能力，近曲小管处 Na⁺ 的重吸收被抑制，还有一些上述的利钠因子被高钠及高血容量所激活，拮抗大量醛固酮的潴钠作用。血钠高时，患者有烦渴症状。

三、低血钾

在无并发症的高血压病例中很少见有自发性低血钾。因此，在高血压患者中见有自发性低血钾或非常容易促发低血钾，或不能解释尿钾排出增多现象时，首先要考虑到原醛症。原醛症钠潴留和血浆容量扩张可出现"逃逸"现象，钾丢失却不能。因钠潴留的"逃逸"现象主要是肾脏近曲小管重吸收钠减少，并不是远曲小管中 Na⁺-K⁺ 交换减少。醛固酮作用场所在远曲小管，故 Na⁺-K⁺ 交换继续进行，且高血钠及高血容量激发体内的各种利钠利水因子是针对钠的，对钾并无影响，故钾从尿中丢失是恒定的。低血钾常出现的症状为：肌无力及肌麻痹。

对心脏的影响：心电图变化与低血钾程度有关。可见有轻度心室肥大，ST 段时间延长，T 波增宽、变低或倒置，出现 u 波或 T 波、u 波相连成双峰型。可出现心律失常、期前收缩或阵发性心动过速，严重者可因心室纤颤而发生心源性脑缺氧综合征。

对肾脏的影响：长期缺钾可引起肾小管上皮细胞空泡样变性，表现为肾浓缩功能障碍，患者表现多尿，尤其夜间多尿。烦渴，尿比重低。夜尿增多除肾浓缩功能减退外，还与原醛症患者尿钠排泄的昼夜规律颠倒有关。正常人因体位关系，大多数钠在白天排泄，而原醛症患者大多数钠在夜间排泄，这种肾浓缩功能的减退，用抗利尿激素不能奏效。

长期低血钾也影响胰岛素的分泌和作用，在原醛症患者中，约有 25% 空腹血糖升高。

四、酸碱平衡失调

细胞外液钾大量丢失，细胞内钾也丢失，Na⁺

由细胞内排出的效能明显减低，于是细胞内 Na⁺ 及 H⁺ 增加，细胞内 pH 下降，细胞外液 H⁺ 相对减少，呈现碱中毒表现。

细胞外液碱中毒时，Ca²⁺ 减少，可出现肢端麻木，手足搐搦。醛固酮还可促进镁的排泄，尿镁增多，血镁降低，更易引起或加重手足搐搦和痛性肌痉挛，Trousseau 及 Chvostek 征阳性。手足搐搦和血钾浓度有关，在低钾明显时，由于神经肌肉应激性降低，手足搐搦较轻或不发生。补钾治疗后，手足搐搦可变得明显起来，此时宜同时补钙甚至补给镁离子。

一些患者还有不同程度的肌无力、痉挛、头痛、心悸、烦渴、多尿或夜尿增多等症状出现。但随着病例积累的增多，临床发现有相当一部分的患者的血压或血钾始终处于正常或临界高限。有报道在归纳诸多关于原醛症与血钾关系后，发现原醛症患者同时有低血钾者不足 50%。疾病典型的临床表现的缺乏，给临床诊断工作带来了困难。

与原醛症相比，继醛症除了高血压、低血钾等特征性症状外，一般还具有其原发疾病的症状，并且具有较高的血浆肾素活性水平。

第四节 诊　　断

原醛症的诊断一般分为以下三个步骤：筛选试验、确定诊断和不同亚型鉴别诊断。

一、筛选试验

低血钾是原醛症的晚期特征。有报道认为，早期发现和治疗原醛症，能降低终末器官的损害程度，如肾上腺切除手术对原醛症患者的左心室肥厚有明显的改善，而单纯的药物治疗却缺乏该特点。在以前的文献中，认为原醛症患者占同期高血压患者的 0.5%～2% 左右。目前根据新的统计资料，有较多报道认为高血压患者人群中，原醛症的患者约占 10% 左右。故在高血压患者人群中应用筛选试验进行早期诊断是有必要的。但为了避免过度检查和医疗资源的浪费，当临床上出现高血压并合并下列情况时，应考虑原醛症的可能，需要进行筛选试验，做进一步检查：① 3 次非同日测定血压在 150/100mmHg 以上；②联合使用 3 种传统降压药（其中一种为利尿剂）血压仍大于 140/90mmHg；③需使用 4 种及以上降压药才能将血压控制在 140/90mmHg 以下；④不能解释的低血钾（包括自发性或利尿剂诱发者）；⑤早发性家族史，或脑血管意外 <40 岁者；⑥伴肾上腺意外瘤；⑦ PA 一级亲属高血压者；⑧伴睡眠呼吸暂停综合征（obstructive sleep apnea-hypopnea syndrome，OSAHS）。

筛选试验选用血浆醛固酮浓度和肾素活性比（PAC/PRA）（aldosterone-to-renin ratio，ARR）的测定。在疾病早期，PAC 及 PRA 均可在正常值范围内，只有当 PRA 极度抑制时，PAC 才明显上升，但两者比例早期即出现改变，较为灵敏，故适用于疾病的筛查。当 PAC>15ng/dl 或 PRA<1ng/（ml•h）以及 PAC/PRA>20[其中 PAC 单位 ng/dl，PRA 单位 ng/（ml•h）]时（也有单位直接采用 PAC/PRA>30 作为阳性指标），原醛症可疑，须进一步做确认试验明确诊断。

为了尽量减小因 ARR 而导致误诊的风险，在 ARR 测定作为原发性醛固酮症筛查试验之前还有几个附加步骤需要进行。

1. 患者早晨起床后非卧位（可以坐位，站立或者行走）2h，但采血前应静坐 5～15min。

2. 应口服补钾以纠正低钾血症，因为低钾时醛固酮分泌减少，导致 ARR 假阴性。

3. 检测前不应限制钠盐摄入（正常饮食）。

4. 抗高血压药物治疗 停用对 ARR 影响较大药物至少 4 周：包括醛固酮受体拮抗剂（螺内酯、依普利酮）、保钾利尿剂（阿米洛利、氨苯蝶啶）、排钾利尿剂（氢氯噻嗪、呋塞米）及甘草制剂。

停用对 ARR 有影响的药物至少 2 周：包括 β 受体拮抗剂、中枢 α-2 受体激动剂、非甾体抗炎药、ARB、ACEI、肾素抑制剂以及二氢吡啶类钙离子拮抗剂。

α- 受体阻滞剂和非二氢吡啶类钙拮抗剂等对肾素和醛固酮水平影响较小，在诊断 PA 过程中，推荐短期应用控制血压。

5. 明确有无使用口服避孕药和激素替代治疗（hormone replacement therapy，HRT），雌激素制剂可导致假阳性。

二、确定诊断

由于 PAC/PRA 测定存在着一定的假阳性率，故当出现患者 PAC/PRA 比率符合可疑原醛症时，就必须通过以下方法来确认原醛症的诊断，以免造成误诊。

1. 盐水负荷试验（saline infusion test，SIT） 目前国内比较常用的原醛症确诊试验，但由于血容量急剧增加，会诱发高血压危象及心功能衰竭，因此对于严重的未控制高血压，肾功能不全，心功能不全，心律失常，严重低钾的患者不应进行此项检查。具体方法为：患者平卧至少 1h，晨 8:00—9:30 开始静脉滴注生理盐水 2 000ml，4h 内滴完；试验前后测定血浆肾素、醛固酮；血皮质醇及血钾水平；滴注后血浆醛固酮 <5ng/dl 排除原醛症，>10ng/dl 原醛症诊断明确。

2. 卡托普利试验（fludrocortisone suppression test，FST） 卡托普利试验安全性更好，同时由于其结果与每日摄盐水平无关，对时间及花费要求更少，可行性更好。但卡托普利存在假阴性结果，给临床诊断带来困扰。建议可在心功能不全、严重低钾血症及难以控制的高血压患者中进行此项检查，以降低试验风险。具体方法为：坐位或者站立位 1h 后口服 25～50mg 卡托普利；试验前及服药后 1h 或 2h 采血测定血浆肾素活性，醛固酮及皮质醇水平；正常人血浆醛固酮可被抑制下降超过 30%；原醛症患者血浆醛固酮不受抑制。

3. 口服盐负荷试验（醛固酮抑制试验） 口服盐负荷试验不宜在严重高血压，肾功能不全，心功能不全，心律失常，严重低钾的患者中进行。具体方法为：试验前留 24h 尿测定醛固酮、肌酐、皮质醇和钾、钠等。试验开始患者每日钠盐摄入量提高至 >200mmol（相当于氯化钠 6g），3d 后清晨留 24h 尿重复测定上述生化指标。如为原醛症患者，则尿醛固酮 >12μg/24h（33.3nmol/L）。由于该试验易致尿钾增多和低血钾，故试验开始前和进行中，需及时监测血钾水平。

4. 氟氢可的松抑制试验 在临床需确认原醛症诊断时，目前国际上一般认为氟氢可的松抑制试验最为可信，但由于操作烦琐、准备时间较长，国内无药等原因，目前在临床很少开展。具体方法为：给予氟氢可的松（0.1mg，4 次 /d）以及氯化钠缓释药物（30mmol，3 次 /d），同时给予患者高盐饮食[确保尿钠 3mmol/（kg•24h）]，并适当补钾（保持血钾在 4mmol/L），四天后于早上 10 点进行立位抽血，如果直立位 PRA<1.0ng/（ml·h），上午 10 点可的松血浆浓度测得值低于 7 点测得值，而且上午 10 点血浆醛固酮水平大于 6ng/dl 者为阳性。

综上所述，一位可疑为原醛症的高血压患者，通过上述检查，如证实其血和尿醛固酮水平增高且不受高钠抑制、有自发性低血钾伴尿钾排出增多、血浆肾素活性水平降低且不易被兴奋、糖皮质激素分泌正常，则原醛症的诊断即可基本确立。

三、亚型鉴定

原醛症亚型众多，治疗方法不尽相同，APA 须手术切除瘤体；而 IHA 可以采用药物干预治疗；GRA 可以通过小剂量地塞米松治疗，维持正常状态。故在原醛症的诊断明确后，还需要进一步检查，明确其病因，区分其亚型。

在临床工作中主要要区别 APA 和 IHA 两种亚型，临床上一般采用鉴别试验（体位试验、赛庚啶试验）、影像学检查（B 超、CT）、肾上腺静脉取血（adrenal vein sample，AVS）这三类方法对两种亚型进行鉴别。

1. **体位试验** 患者清晨未起床时采取血标本，起床后站立 4h，再采取血标本，同时测定两次血标本中的醛固酮、皮质醇、18-OHP、肾素活性和血钾并进行比较。IHA 患者站立体位时其血肾素活性、醛固酮分泌均升高（至少升高 33%）；而 APA 患者体位试验前后变化不大。

2. **赛庚啶试验** 给予患者口服赛庚啶 8mg，于服药前后 30min、服药后 60min、90min、120min 分别抽血检测醛固酮值。如血浆醛固酮值下降 0.11nmol/L 以上则该患者为 IHA；如血浆醛固酮值无明显变化，则为 APA。

3. **影像学检查** ①肾上腺 B 超扫描检查：简便易行，费用便宜，为临床上常用的肾上腺肿瘤筛查和定位诊断方法。文献报道熟练和有经验的医师可在 B 超上发现直径 >1.3cm 的皮质醛固酮瘤，1cm 以下者则显示正确率可能不足 50%。②肾上腺计算机断层扫描（CT）检查：为原醛症首选影像学检查，CT 扫描可辨别 0.8～1cm 直径的腺瘤。当发现一侧肾上腺内有直径 >1cm 肿物时，对诊断醛固酮瘤有较大价值。当腺瘤突出肾上

腺一侧支末端时，表现为类似带柄的"樱桃"征；当腺瘤突出于肾上腺内外支夹角中时，表现为类似于"草莓果"征。腺瘤在平扫和增强时密度均低于肾上腺组织，肾上腺组织增强后密度增加明显，而瘤体组织仅轻度增加，以此可产生明显对比，提高诊断率。特发性肾上腺皮质增生则显示为双侧肾上腺增大或呈结节样的改变。目前已在临床使用的高分辨率 CT 以及薄层扫描技术（层厚 0.3cm），检出率更高。皮质腺癌一般体积都较大（直径一般 >5cm），瘤体内多有钙化或液化区，通常都合并有其他脏器的转移灶发现。③肾上腺 MRI 扫描检查：与 CT 相似，无放射性，适用于孕妇等，但价格较贵，且空间分辨率低于 CT，可能出现运动伪像，仅用于 CT 造影剂过敏者。④ ^{131}I 胆固醇肾上腺扫描：注射 ^{131}I-6-B 磺甲基 -19- 去甲胆固醇后，观察双侧肾上腺放射性碘浓集现象，在一般医院的放射免疫室都能完成该项检查。如一侧肾上腺区放射碘浓集，则提示有腺瘤可能；双侧浓集提示双侧腺瘤或增生性改变。

4. **肾上腺静脉取血** AVS 是分侧定位原醛症的"金标准"，敏感性和特异性分别为 95% 和 100%，优于肾上腺 CT（78% 和 75%），且并发症发生率 <2.5%。依据促肾上腺皮质激素给予与否分为两种方法，各有优缺点。促肾上腺皮质激素能够强烈刺激醛固酮分泌，有助于放大双侧肾上腺之间醛固酮水平的差异，准确性高，但操作要求较高，容易失败。不予药物直接取血者准确性稍差，但仍在 90% 以上，且方法简单可靠，推荐作为 AVS 的操作方法。皮质醇校正的醛固酮比值高低两侧之比 >2，确定为单侧优势分泌，手术效果将良好。试验结果分析要注意插管的位置是否正确：①两侧肾上腺静脉的皮质醇浓度之比应 <1.5，接近 1；②肾上腺静脉内与下腔静脉的皮质醇之比应 >2.0。该检查方法属于有创性检查，且费用较高，应严格掌握检查适应证，推荐于原醛症确诊、拟行手术治疗，肾上腺 CT 提示有单侧、双侧肾上腺形态异常（包括增生或腺瘤）或"正常"肾上腺的患者。对于年龄 <35 岁者，如 CT 提示为明显的单侧孤立肾上腺腺瘤，可直接手术治疗。

5. **ACTH 兴奋试验**，如原醛症患者发病年龄小，早期即出现脑血管并发症，体位试验时血浆醛固酮水平无明显升高且有家族因素时，应怀

疑是 GRA，可行 ACTH 兴奋试验和地塞米松抑制试验以证实。ACTH 兴奋试验步骤：患者滴注 ACTH 后，醛固酮分泌呈过度增高反应。地塞米松抑制试验：每日予地塞米松 2mg，数日后升高的血醛固酮可降至正常水平，3 周后患者血压可恢复到正常，低血钾亦能得到显著的改善。其后小剂量地塞米松治疗（0.5mg/24h）可维持正常状态。APA 和 IHA 患者只能被地塞米松一过性的抑制，抑制时间短，由此可以与 GRA 相鉴别。

另外，GRA 是一种常染色体显性遗传疾病，国内外部分医院已有相应诊断方法应用的报道，可用 Southern 印迹法或长 -PCR 法检测 CYP11B1/CYP11B2 基因进行确认。

综上所述，对原醛症的亚型的区分，主要通过肾上腺 CT 等影像学检查及肾上腺静脉取血辅以 B 超、MRI、基因检测或 ^{131}I 胆固醇肾上腺扫描，一般都能获得较为明确的诊断。

近年来，随着医学影像学的发展和向基层的推广，越来越多的原醛症患者在 B 超或 CT 检查时意外地发现了肾上腺占位，但还尚未出现激素增多导致的临床症状，表现为正常血压、正常血钾或处于临界高值，称为临床前醛固酮增多症，在临床工作中要注意不能漏诊这部分患者。

四、诊疗流程

见图 10-2-1。

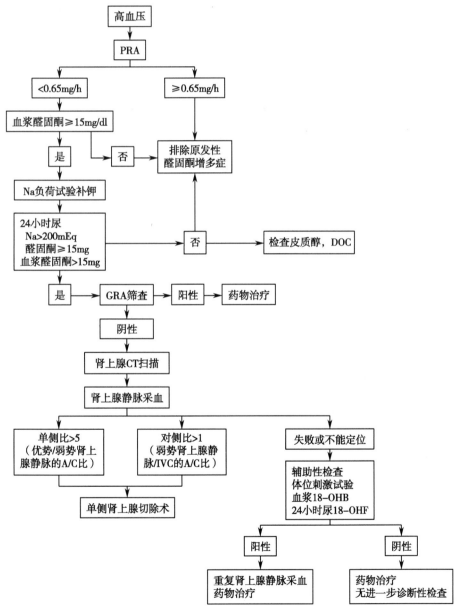

图 10-2-1 醛固酮症的诊断流程

图 10-2-1 表示一个诊断系统,所有疑似原醛症的高血压患者都应进行 ARR 筛查。ARR 值高于 30 的患者应进行确诊试验,确诊实验阳性可诊断为原发性醛固酮增多症。肾上腺影像检查多行增强 CT 扫描,虽不能可靠地除外或证实 APA 诊断,但可帮助医生进行定位和辅助分型诊断,故属合理应用。不管肾上腺放射影像表现如何,拟手术的绝大部分患者均应行肾上腺静脉取血分辨醛固酮分泌优势侧,具有醛固酮分泌优势侧强烈提示患者属外科手术可治疗的诊断分型。肾上腺切除术(或腺瘤切除术)应在充分控制血压和纠正低钾血症及肾脏功能后进行。对于无法做分型诊断、不能耐受手术、诊断为 IHA 或 GRA 的患者,应积极予以药物治疗。

第五节 治 疗

对原醛症的治疗,取决于其病因。其中醛固酮腺瘤应该首选手术切除治疗,对于选择腺瘤切除术还是优势侧肾上腺全切术,目前尚存在争议;特醛症以药物治疗为主;如果临床上难以确定是醛固酮瘤还是特醛症时,应行 AVS 确定肾上腺是否存在醛固酮分泌优势测,若存在优势测,建议行手术切除治疗;肾上腺皮质腺癌则须作肿瘤根治性切除,必要时同时行肿瘤周围区域的淋巴结清扫术(详见有关章节)。有报道称,原醛症患者有明显高血压症状者,其心血管损害要明显大于同期普通高血压患者,而且原醛症患者行肾上腺或肿瘤切除后一年,发现心血管系统损害出现明显好转,但是单纯服用药物治疗的患者,却没有相应变化。这些研究发现进一步说明手术治疗对原醛症患者的重要性。

对继醛症的治疗,主要治疗其原发疾病。对球旁细胞瘤、肾母细胞瘤等患者手术切除肿瘤后其醛固酮的分泌即可快速趋于正常。继醛症所致的高血压、低血钾、水肿及代谢性碱中毒等临床症状可予以相应的对症处理,如采用低钠饮食,补充钾盐,应用醛固酮拮抗剂等药物,常可控制其症状。

一、手术治疗

1. 围术期处理

(1)纠正电解质紊乱,使血钾恢复正常。服用螺内酯 100~400mg,2~4 次 /d,并给予低盐饮食,在此期间,注意监控患者血压和血钾的变化,如果低血钾严重,应口服或静脉补钾,一般两周左右可以基本纠正。

(2)降血压:使用螺内酯后 1 周血压未明显下降者,可加用 CCB、ARB、ACEI 等药物。

(3)补充激素:对于醛固酮瘤患者手术中、术后应适当适时地补充皮质激素,特别是对于拟行肾上腺全切除或次全切除术者,以免出现肾上腺危象。

(4)术前其他准备情况:全面了解患者的心肺功能、肝肾功能等情况,出现心律不齐等情况时,需及时用药至心电图恢复正常才考虑手术治疗。预防感染,同时给予患者营养支持等。

(5)术后处理:由于肾素 - 血管紧张素 - 醛固酮轴的长期抑制,醛固酮瘤切除后的患者储钠能力差,需要适当的补充氯化钠,并及时地监测血电解质水平,作为术后补液的依据。皮质癌患者,根治切除肿瘤并清扫术后,应配合正规的化疗、放疗。

2. 手术方式

(1)开放性手术:开放手术可以选择 11 肋间切口或经 12 肋切口,也可选择经腹切口。可根据腺瘤的大小及病情具体情况,分别选择腺瘤剜除术、腺瘤及部分肾上腺切除术、肾上腺一侧切除术、肾上腺次全切除术、肾上腺全切除术。一侧腺瘤剜除术应动作轻柔,避免肾上腺水肿、渗血;部分肾上腺切除术,剩余的肾上腺应该妥善止血,切缘行扣锁缝合;一侧肾上腺切除术,应先从外侧与上极游离肾上腺,最后处理内侧和肾上腺静脉。

(2)腹腔镜手术:与开放手术相比,腹腔镜手术具有损伤小、出血少、恢复快等优点。特别是对于体积小、位置深、暴露困难的肾上腺,经腹腔镜肾上腺手术更被认为是"金标准"术式。腹腔镜下肾上腺切除术主要通过经腹腔和经腹膜后两种手术径路。经腹膜后路径比经腹腔路径短,出血量、术后疼痛更少,患者恢复更快,但因为缺乏熟悉的解剖标志以及更为狭小的操作空间等因素,对手术者的要求更高。术中注意腹腔镜下先暴露上半部分肾脏,在肾脏内上方深处寻找到肾上腺组织和醛固酮瘤体,分离时应注意严格止血,如出现出血不易止住，特别是可疑肾上腺静脉结夹滑脱或损伤腔静脉时，应及时转为开放手术。对于 AVS 确诊有醛固酮分泌优势测的原醛症患者患侧肾上腺往往存在多发性病灶，而单纯肿瘤切除术后患者血压、血钾可能恢复不佳。若在手术过程中高度怀疑多发性醛固酮微腺瘤或伴有结节样增生可能，应尽量行患侧肾上腺全切除术。

在肾上腺切除术中使用显微腹腔镜器械，只需 2 个 2mm 和 1 个 5mm 直径的操作孔径，对患者的创伤更小。微创手术切除肾上腺的开展，患者恢复快，大大缩短了住院时间。国外更是出现了门诊腹腔镜下肾上腺切除术，而且报道的病例中无需二次入院手术的病例，深受患者欢迎。

（3）机器人手术：是在手术机器人辅助下进行的手术，与腹腔镜手术相比，其具有更好的手术视野，操作更加精细、灵活，住院时间更短，而且，对于双侧肾上腺病变、巨大肿瘤、肥胖等特定患者更具优势。但由于手术机器人系统价格昂贵，患者住院费用多于腹腔镜手术，国内暂未大规模开展此类手术，但可能会成为未来外科手术的趋势。

虽然超过 90% 的患者的血压在术后得到控制，仍有 40%～10% 的患者需要抗高血压药物治疗。与单侧肾上腺切除术后持续高血压相关的因素包括年龄大于 50 岁、高血压持续时间、血清肌酐浓度升高、有直系亲属患高血压以及术后进行两种以上抗高血压药物治疗等。

二、药物治疗

在过去的 30 多年间，螺内酯作为非选择性醛固酮受体拮抗剂一直是原醛症的首选用药。起始剂量为饭后 20mg/d，可逐渐增大到 100mg/d。在服药期间，须经常监测血压、血电解质和血肌酐等指标。但由于该药对醛固酮受体的非选择性，带来了一些不良反应，如：痛性男性乳房发育、男性勃起功能障碍、女性月经不规则等。

2002 年 9 月，美国 FDA 批准了依普利酮用于治疗高血压。依普利酮是类固醇类的高度选择性盐皮质激素受体竞争性拮抗剂，最近被批准用于原发性高血压治疗。与螺内酯相比，该药与雄激素受体亲和力为 0.1%，而与孕酮受体亲和力小于 1%。有报告称依普利酮治疗原发性高血压有效，副作用与安慰剂相似，所以常用于不能耐受螺内酯副作用的患者。依普利酮起始剂量为 25mg/d，最大剂量为 200mg/d，分 2 次服药。

对于螺内酯和依普利酮都不能耐受的原醛症患者，可以选用阿米洛利来纠正血钾。用法为 5～15mg，2 次 /d。若辅以小剂量氢氯噻嗪，能改善原醛症患者的高血容量状态，提高阿米洛利的疗效。

二氢吡啶类钙通道阻滞剂可快速降低原醛症患者的血压，对醛固酮分泌并无明显抑制作用。α 受体阻滞剂及非二氢吡啶类钙通道阻滞剂对肾素及醛固酮影响较小，可用于 ARR 筛查及 AVS 准备期间。

对于部分血管紧张素 II 敏感的特醛症患者，可以选用血管紧张素转换酶抑制剂（ACEI）类和血管紧张素受体拮抗剂类（ARB）降血压药物。不能手术或手术切除后复发的皮质癌患者可以应用双氯苯二氯乙烷，用药后可致肾上腺皮质组织萎缩坏死，可延长患者生存期。

（朱育春　魏　强）

参 考 文 献

[1] 杨勇，李虹. 泌尿外科学. 北京：人民卫生出版社，2008：545-551.

[2] Wein, Kavoussi, Novick, et al. 坎贝尔泌尿外科学. 第 9 版. 北京：北京大学医学出版社，2009：1946-1957.

[3] 吴阶平，郑崇达，张祖豹. 吴阶平泌尿外科学. 济南：山东科学技术出版社，2004：1655-1669.

[4] Espiner EA, Ross DG, Yandle TG, et al. Predicting surgically remediable primary aldosteronism: role of adrenal scanning, postural testing, and adrenal vein sampling. J Clin Endocrinol Metab, 2003, 88（8）: 3637-3644.

[5] Stowasser M, Gordon RD. Primary aldosteronism. Best Practice Research Clinical Endocrinology Metabolism, 2003, 17（4）: 591-605.

[6] Mulatero P, Stowasser M, Loh KC. Increased diagnosis of primary aldosteronism, including surgically correctible forms, in centers from five continents. J Clin Endocrinol Metab, 2004, 89 (3): 1045-1050.

[7] Stowasser M, Gordon RD. Primary aldosteronism-careful investigation is essential and rewarding. Molecular and Cellular Endocrinology, 2004, 217 (1-2): 33-39.

[8] Mulatero P, Dluhy RG, Giacchetti G, et al. Diagnosis of primary aldosteronism: from screening to subtype differentiation. TRENDS in Endocrinology and Metabolism, 2005, 16 (3): 114-119.

[9] Stowasser M. Primary aldosteronism. Best Practice & Research Clinical Endocrinology & Metabolism, 2003, 17 (4): 591-605.

[10] Stowasser M, Gartside MG, Gordon RD. A PCR-based method of screening individuals of all ages, from neonates to the elderly, for familial hyperaldosteronism type I Australian and New Zealand Journal of Medicine, 1997, 27 (6): 685-690.

[11] Young WF Jr. Primary aldosteronism-treatment opions. Growth Hormone & IGF Research, 2003, 13 (Suppl A): S102-108.

[12] Malcolm Ht, Wheeler MD, Dean A, et al. Diagnosis and management of primary aldosteronism. World J Surg, 2003, 27 (6): 627-631.

[13] Xiaojing S, Yiran J, Weiqing W, et al. Prevalence of and risk factors for primary aldosteronism among patients with resistant hypertension in China. Journal of Hypertension, 2013, 31 (7): 1465-1472.

[14] Rossi G P, Bernini G, Caliumi C, et al. A Prospective Study of the Prevalence of Primary Aldosteronism in 1,125 Hypertensive Patients. Journal of the American College of Cardiology, 2006, 48 (11): 2293-2300.

[15] Milliez P, Girerd X, Plouin P F, et al. Evidence for an increased rate of cardiovascular events in patients with primary aldosteronism. Journal of the American College of Cardiology, 2005, 45 (8): 1243-1248.

[16] Funder JW, Carey RM, Mantero F, et al. The Management of Primary Aldosteronism: Case Detection, Diagnosis, and Treatment: An Endocrine Society Clinical Practice Guideline. J Clin Endocrinol Metab, 2016, 101 (5): 1889.

[17] Young WF, Stanson AW, Thompson GB, et al. Role for adrenal venous sampling in primary aldosteronism. Surgery, 2004, 136 (6): 1227-1235.

[18] Nwariaku FE, Miller BS, Auchus R, et al. Primary hyperaldosteronism: effect of adrenal vein sampling on surgical outcome. Archives of surgery, 2006, 141 (5): 497-502.

[19] Gian Paolo R, Auchus RJ, Morris B, et al. An expert consensus statement on use of adrenal vein sampling for the subtyping of primary aldosteronism. Hypertension, 2014, 63 (1): 151-160.

[20] Nomine-Criqui C, Moog S, Bresler L, et al. Operative technique: Transperitoneal robotic adrenalectomy. Journal of Visceral Surgery, 2018: S1878788617301431.

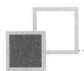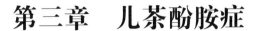

第三章　儿茶酚胺症

第一节　初识儿茶酚胺症——概述及流行病学

一、概述

儿茶酚胺（catecholamine，CA）是肾上腺素、去甲肾上腺素和多巴胺的统称，由体内的嗜铬细胞分泌。儿茶酚胺症，又叫儿茶酚胺增多症，它是嗜铬细胞瘤（pheochromocytoma，PHEO）、副神经节瘤（paraganglioma，PGL）与肾上腺髓质增生（adrenal medullary hyperplasia，AMH）等分泌过量儿茶酚胺而引起的一系列临床症状。一般认为，凡是可以分泌大量儿茶酚胺，血中儿茶酚胺浓度增高，引起高血压、高血糖、高代谢等临床症状的疾病，都属于儿茶酚胺症的范畴。

医学界对儿茶酚胺症的认识经历了较长的一段过程。其中最早得到认知的疾病是嗜铬细胞瘤，它是第一种在肾上腺发现的肿瘤。它的发现可以追溯到一百多年前，Felix Frankel 于 1886 年第一次描述了此病的一个死亡病例，该患者死于高血压、循环衰竭，尸体解剖发现双侧肾上腺肿瘤。这种髓质起源的肿瘤能被重铬酸钾染成黄色或褐色，因此称之为嗜铬细胞瘤。其后逐渐发现肾上腺髓质、交感神经节、旁交感神经节或其他部位的嗜铬组织，都能阵发性或持续性分泌多量肾上腺素、去甲肾上腺素和 / 或多巴胺，使患者产生以阵发性高血压为主的临床症状，故而在 20 世纪 70 年代儿茶酚胺症这一概念也随之形成。

对儿茶酚胺症的定性检查在该病认识的初期阶段一无所知。后来发现 70% 以上的嗜铬细胞瘤患者合并高血压的症状，提出继发性高血压可提示此病。20 世纪 30 年代以后，陆续开展各种功能试验如：冷加压试验、磷酸组胺试验、胰高血糖素试验、可乐定试验等，对该病的诊断有提示意义，但精确度不高，而且危险性大，可引起高血压危象、严重高血压、心律失常等，故现已废弃。酚妥拉明试验等抑制试验有一定的特异性。直至尿中儿茶酚胺及其代谢产物测定在临床中的广泛应用以及血中各种加压物质的定量分析，才使得儿茶酚胺症定性诊断的准确性明显提高。而内分泌肿瘤的实验室检查以及遗传学检查的开展对于恶性嗜铬细胞瘤、家族性嗜铬细胞瘤、遗传性嗜铬细胞瘤等特殊类型的儿茶酚胺症的诊断具有决定性的意义。

对于儿茶酚胺症的定位检查，早期开展了腹平片加静脉尿路造影、腹膜后空气造影，只有极少数患者得以诊断，腔静脉分段采血对该病的具体定位意义也不大，而且创伤较大、费用高，目前这些检查已基本淘汰。具有里程碑意义的是 B 超、CT、MRI 等影像学检查的应用，使其诊断的准确率达到 90% 以上。20 世纪 80 年代以后发展起来的定位核素诊断方法如 ^{131}I- 间位碘苄胍（^{131}I-MIBG）和 ^{123}I- 间位碘苄胍（^{123}I-MIBG）闪烁扫描以及正电子发射断层扫描术（PET）、生长抑素受体（SSR）显像则更加提高了诊断的敏感性和特异性。

儿茶酚胺症的外科治疗以手术切除为主。对于嗜铬细胞瘤切除术的尝试，在 20 世纪初就已开始，但未成功。1926 年，Cesar Roux 首次成功切除嗜铬细胞瘤。在早期因对此病的病理生理学改变认识肤浅，诊断水平不高，多为探查性手术，所以术前无药物扩容准备，以致手术风险极大，嗜铬细胞瘤切除术的死亡率甚至高达 50%。后来应用的普通降压药以及术前输血、输液扩容处理，效果并不理想。直至 20 世纪 60 年代，α- 受体阻滞剂、β- 受体阻断剂、钙离子通道阻滞剂及转化酶抑制剂的配合使用，才显著提高了手术的安全性，使其疗效以及预后得到极大提高。

二、流行病学

关于儿茶酚胺症的流行病学研究较少，目前也缺乏大宗统计数据和结果。以嗜铬细胞瘤/副神经节瘤（PHEO/PGL）为例，据统计其发生率约在 1/（2 500～6 500），门诊就诊的高血压患者中 PHEO/PGL 的患病率为 0.2%～0.6%，而在高血压儿童中这一比例提升至 1.7%。若携带 PHEO/PGL 相关易感基因，则其发病率可高达 50%。PHEO/PGL 发病率女性与男性相近，并无明显性别差异；且可发生在任何年龄阶段：最小年龄为 5 个月，最大为 82 岁，但绝大多数发生于成年人，20～50 岁为此病的高发年龄。家族性肿瘤更常见于年轻人。其中"偶发瘤"占 1.5%～18%，一般是因为其他疾病的检查中或健康体检时发现的。尸检统计结果显示有 0.05%～0.1% 肿瘤未被发现。而人群中高达 50%～75% 的 PHEO/PGL 未被诊断。其中 PGL 占全部 PHEO/PGL 的 15%～24%。

嗜铬细胞瘤以往习惯被称为"10% 肿瘤"，因为嗜铬细胞瘤的很多特性如双侧发生、肾上腺外、恶性嗜铬细胞瘤、多发性、家族性以及儿童嗜铬细胞瘤均约占嗜铬细胞瘤病例的 10%。近年来，由于采用了各种先进诊断技术，以往不易确诊的肾上腺外肿瘤，双侧瘤，多发瘤等检出率增高，都远远超过了 10% 的概率。所以，简单地把嗜铬细胞瘤概括为 10% 肿瘤已经不合时宜。有统计资料证明肾上腺内单发性嗜铬细胞瘤占 60%～80%。

第二节 释放儿茶酚胺的"王者"——嗜铬细胞瘤/副神经节瘤

体内过量的儿茶酚胺多由以嗜铬细胞为主要成分的肿瘤分泌而成，故儿茶酚胺症主要组成疾病为嗜铬细胞瘤和副神经节瘤。嗜铬细胞瘤（pheochromocytoma，PHEO）是起源于肾上腺髓质嗜铬细胞的肿瘤。它持续或间断分泌大量儿茶酚胺类物质，导致高儿茶酚胺血症，从而引起高血压以及多个器官功能和代谢紊乱。副神经节瘤（paraganglioma，PGL）则是起源于肾上腺外的嗜铬细胞的肿瘤，包括源于交感神经（腹部、盆腔、胸部）和副交感神经（头颈部）者。前者多具有儿茶酚胺激素功能活性，而后者罕见过量儿茶酚胺产生。

一、病因

PHEO/PGL 作为一种较少见的继发性高血压病，其病因及发病机制尚不清楚。但随着临床遗传学等基础学科研究的进展，对 PHEO/PGL 基因组学的研究有了新的突破和认识。目前发现至少有 30% 的 PHEO/PGL 具有遗传性，因此认为它是遗传倾向最明显的肿瘤之一，已确认有 19 种易感基因通过胚系或体细胞变异致病。部分患者如家族性嗜铬细胞瘤、多发性内分泌腺瘤病Ⅱ型、Von Hippel-Linclau 病、遗传性嗜铬细胞瘤-副神经节瘤综合征已证实与遗传有关，其致病基因已明确定位，主要有 VH 基因、RET 基因、NF1 基因、SDH B/D 基因等。这些基因突变可以分为两大类：第一类包括低氧血症通路，可以导致血管大量增生，血管内皮生长因子（vascular endothelial growth factor，VEGF）及其受体表达增加，还可以影响 DNA 脱甲基化；第二类突变与激酶信号通路（包括 PI3K/AKT、RAS/RAF/ERK 和 mTOR 通路）的异常激活有关。

二、病理和病理生理学

PHEO/PGL 主要源自肾上腺髓质，9%～24% 来源于肾上腺外，其中 95% 以上位于腹部和盆腔。大部分人认为 PHEO/PGL 有良性和恶性之分，PHEO 中 90% 以上为良性肿瘤，PGL 中 60%～70% 为良性肿瘤。肿瘤直径一般在 3～5cm，也可超过 10cm，重量 5～4 000g。一般呈圆形或卵圆形，表面光滑，有完整包膜，血供丰富。肿瘤可因主要营养血管梗塞而中心退行性囊变，也可因出血而瘤内形成血肿，肿瘤的大小并不与功能大小成正比。恶性肿瘤转移多见于淋巴结、肝、骨、肺等部位。

显微镜下肿瘤组织呈巢状或梁状结构或二者的混合。肿瘤细胞拉长、多形性，形成条索状或滤泡状，胞质颗粒显著，有明显的核仁。部分病例可见到核内包涵体。基质血管丰富。特异性诊断通常要根据细胞形态学及免疫组织化学证实。传统的银染和嗜铬反应并不具有特异性。

怎样去区分 PHEO/PGL 的良性和恶性呢？由

于仅根据病理切片上的组织形态来决定 PHEO/PGL 的良恶性是比较困难的，最新的《WHO 肾上腺肿瘤新分类》（第 4 版，2017 年）已在病理上摒弃了良性和恶性的区别，将两者合并为"嗜铬细胞瘤"，并认为所有嗜铬细胞瘤均有转移潜能。所以与其他肿瘤良恶性鉴别以病理检查为"金标准"不同的是，PHEO/PGL 主要是从肿瘤的生物学行为上来判断其良恶性。目前 WHO 推荐 PASS 系统和 GAPP 系统这两个系统来判定肿瘤的生物学行为：PASS 系统由完全基于嗜铬细胞瘤的 12 个组织学特征开发的，但只能用于嗜铬细胞瘤，其实用性受质疑；而 GAPP 系统则基于 4 种组织学特征（如组织学类型、细胞学形态、粉刺状坏死、被膜／血管侵犯）和 Ki-67 增殖指数以及 PHEO/PGL 分泌的激素类型等参数制订的，后续还加入了 SDHB 等新的指标。这两个系统虽已得到部分验证，但其局限性仍经受质疑。

PHEO/PGL 主要分泌儿茶酚胺（CA）包括去甲肾上腺素（NE）和肾上腺素（E），极少数可分泌多巴胺。儿茶酚胺通过肾上腺素能受体对心血管系统、平滑肌、神经内分泌系统起广泛的生理作用。肾上腺素能受体可分为 α 及 β 两大类。α 受体兴奋时使血管收缩，消化道及膀胱的括约肌收缩，竖毛肌收缩，瞳孔散大，上睑收缩和中枢神经兴奋等。α 受体有 α1 和 α2 两种，α1 受体位于突触后，兴奋时血管平滑肌收缩，阻力增加，血压升高。α2 受体位于突触前，兴奋时抑制去甲肾上腺素从神经末梢释出，使血管扩张，血压下降。β 受体使血管扩张，子宫松弛，支气管平滑肌扩张，对心脏可增加心肌收缩力、加快心率等。β 受体也有 β1 和 β2 两种。β1 受体使心脏兴奋、肠管抑制、脂肪分解，β2 受体使支气管平滑肌扩张、血管抑制、糖原分解。肾上腺素有兴奋皮肤、黏膜、肾脏血管受体的作用，它又有兴奋骨骼肌血管以及心肌 α 受体的作用，降低周围血管阻力，增加心率、心输出量和脉压，使瞳孔扩大、上睑收缩、血糖及游离脂肪酸上升、氧耗量增加，药理剂量可抑制各种过敏反应，使支气管扩张等。去甲肾上腺素主要是兴奋 α 受体，使皮肤、黏膜、肾、脑、肝、骨骼肌等血管收缩，阻力增加，血压上升。它也能兴奋心肌 β 受体使冠状动脉扩张，血流量增加。

PHEO/PGL 还可分泌其他激素或多肽如 ACTH、血管活性肠肽、神经肽 Y、心房利钠素、生长激素释放因子、生长抑素、甲状腺素相关肽、白细胞介素 -6 等而引起不同的临床症状。

CA 可被交感神经末梢再摄取而被灭活，也可转化为无活性的代谢产物，或经肾脏排泄灭活。NE 和 E 在儿茶酚 - 氧 - 甲基转移酶（COMT）作用下，分别被降解为 3- 甲氧基去甲肾上腺素（normetanephrine，NMN）及 3- 甲氧基肾上腺素（metanephrine，MN），并经单胺氧化酶（MAO）的作用生成终产物香草基扁桃酸（urinary vanillylmandelic acid，VMA）。CA 的这种代谢途径也存在于嗜铬细胞瘤的瘤细胞内。甲氧基肾上腺素类物质（metanephrines，MNs）包括 MN 和 NMN。

三、临床分期和分级

目前国际上常用 TNM 分期系统来对肿瘤进行临床分期，用以评估肿瘤的现状及预后。其中，T 指肿瘤原发灶的情况，N 代表着区域淋巴结（regional lymph node）受累情况，而 M 是指是否存在远处转移。对于 PHEO/PGL，其最新的 TNM 分期系统为第八版，由美国癌症联合委员会（American Joint Committee on Cancer，AJCC）于 2017 年制定（表 10-3-1）。

表 10-3-1 TNM 分期

原发肿瘤（T）	
T_x	原发肿瘤无法评估
T_0	无原发肿瘤证据
T_1	PHEO 最大径 <5cm，无肾上腺外侵犯
T_2	PHEO 最大径 ≥5cm，或任何大小的 PGL，无肾上腺外侵犯
T_3	任何大小的肿瘤伴局部侵犯周围组织（例如：肝脏、胰腺、脾脏、肾脏）
区域淋巴结（N）	
N_x	区域淋巴结无法评估
N_0	无区域淋巴结转移
N_1	有区域淋巴结转移
远处转移（M）	
M_0	无远处转移
M_1	有远处转移
M_{1a}	远处转移仅限于骨
M_{1b}	远处转移仅限于远处淋巴结／肝或肺
M_{1c}	远处转移存在于骨和其他多个部位

而与之相对应的还有预后分期分组,其表示肿瘤的预后情况随着分期的增加而越差(表10-3-2)。

表 10-3-2 预后分期

预后分期	TNM 分期		
Ⅰ 期	T_1	N_0	M_0
Ⅱ 期	T_2	N_0	M_0
Ⅲ 期	T_1	N_1	M_0
	T_2	N_1	M_0
	T_3	任何 N	M_0
Ⅳ 期	任何 T	任何 N	M_1

四、临床表现

PHEO/PGL 症状多变,高血压是最常见的临床症状,可伴有典型的头痛、心悸、多汗"三联征",但同时出现以上三个症状的不多见,少数不典型病例其他症状的严重性可能掩盖了高血压症状,形成特殊临床类型,容易被误诊。高儿茶酚胺血症影响机体的代谢以及造成全身血管和各器官损害,从而引起一系列临床症状。

(一)高血压

本病最常见、最主要的临床表现为高血压,发生率为80%～90%。50%～60% 为持续性,40%～50% 为发作性,10%～50% 可出现直立性低血压,5% 血压正常。

1. 阵发性高血压 此型具有特征性,患者平时血压正常,可由体位突然改变、腹压突然增高压迫肿瘤、吸烟、焦虑或有创性操作及某些药物治疗等引发。发作血压(200～300)/(130～180)mmHg。可伴有剧烈头痛、面色苍白、大汗淋漓、心动过速等临床综合征。发作频率可由 1 年 1～2 次到 1 天内频繁发作。

2. 持续性高血压 为持续性儿茶酚胺分泌所致。约 3/5～2/3 患者为此种类型。持续性高血压型患者血压虽有波动,但波动幅度不大,一般患者本人感觉不到这种变化。其伴随的特殊临床综合征亦不明显。少数患者高血压程度可能很重,高达 200/140mmHg 以上。相当一部分患者病情发展迅速,呈急进性高血压,病程演进快,有严重高血压改变并伴有进行性心、肾、脑损害。患者最终可能发生卒中或心肌梗死。

(二)心血管系统

1. 低血压、休克 嗜铬细胞瘤患者不但可以出现高血压,而且可以发生低血压,甚至休克。其原因可能为:①高儿茶酚胺血症引起末梢血管持续强烈收缩,组织缺血、缺氧,毛细血管通透性增加,血浆容量降低,在儿茶酚胺作用去除时,血管扩张,因血容量不足而致血压降低;②心力衰竭或严重心律失常导致心排量减少;③部分患者肿瘤主要分泌肾上腺素,兴奋了 β- 受体,促使血管扩张。

2. 心律失常 常见的有期前收缩、阵发性心动过速、心室纤颤等,部分患者有时出现心动过缓。

3. 急性心肌梗死 高儿茶酚胺血症可影响冠状血管循环而导致心肌缺血。当阵发性高血压发作时,大量儿茶酚胺入血,引起冠状动脉持续性收缩,从而引起急性心肌梗死。

4. 心力衰竭 主要表现为急性左侧心力衰竭、肺水肿。引起心力衰竭的原因是:①高血压、心脏负荷过重;②高儿茶酚胺性心肌病;③冠状血管循环障碍,心肌缺血甚至梗死。

(三)头痛、心悸、出汗

为大量儿茶酚胺突然释放入血所致。患者常伴面色苍白、震颤、恶心、衰弱和难以描述的紧缩感,从下腹开始,上升至颈胸部,最后至头部。患者可表现焦虑和恐惧感,发作终止时可出现迷走神经兴奋症状,如面颊及皮肤潮红、全身发热、流涎、瞳孔缩小等,有时会误诊为神经功能性疾病。已经证实的是,根据高血压并伴有头痛、心悸、出汗三联征诊断嗜铬细胞瘤的特异性为93.8%,敏感性为90.9%。

(四)局部症状

少数患者可出现腰腹疼痛,疼痛一般为钝性,程度较轻。肿块一般很难触及,当肿瘤很大,直径 >10cm 时,可在季肋区扪及肿块。部分嗜铬细胞瘤患者肿瘤很大却没有高血压等症状,称之为"无功能"或"静止型"嗜铬细胞瘤。对于这部分患者,局部症状可能为其就诊的唯一症状。当肿瘤内破裂出血时,可出现剧烈绞痛,呈类似肾绞痛的急腹症情况。

(五)代谢紊乱

儿茶酚胺刺激胰岛 α 受体,使胰岛素分泌下降,作用于肝脏 α、β 受体及肌肉的 β 受体,使糖异生及糖原分解增加，周围组织利用糖减少，因而血糖升高或糖耐量下降。儿茶酚胺还能促进垂体 TSH 及 ACTH 的分泌增加，使甲状腺素及肾上腺皮质激素的分泌增加，导致基础代谢增高，血糖升高，脂肪分解加速，引起消瘦。少数患者可出现低血钾，应与原发性醛固酮增多症相鉴别，并应警惕 MEN-Ⅱ 和恶性嗜铬细胞瘤可能。

（六）神经系统

神经系统症状主要表现为精神症状、恐慌、极度焦虑，也可表现为脑出血、脑栓塞的症状。少数患者智力减退，这可能与肾上腺素进入网状结构长期兴奋大脑皮质有关。

（七）消化系统

部分嗜铬细胞瘤患者可出现消化道症状，表现为：①腹胀、消化不良；②便秘；③消化道出血及急腹症：去甲肾上腺素可导致胃肠道壁内血管增殖性或闭塞性动脉内膜炎，从而引起肠坏死、出血、溃疡等，溃疡破裂穿孔后，可引起腹膜炎以及剧烈腹痛；④胆石症：嗜铬细胞瘤患者发生胆石症的概率较大，这可能与儿茶酚胺致胆囊收缩减弱、胆囊管口括约肌张力增强从而引起胆汁潴留有关。

（八）泌尿系统

主要表现为肾功能损害。病程久、病情严重者，肾内血管损害，晚期可出现肾衰竭。有报道肾动脉旁肿瘤压迫肾动脉而致使肾动脉狭窄者。膀胱内嗜铬细胞瘤患者可出现血尿，排尿时可诱发高血压发作。

（九）血液系统

嗜铬细胞瘤可分泌红细胞生成素（EPO）样物质而刺激骨髓，引起红细胞及白细胞增多。

五、诊断

嗜铬细胞瘤的诊断主要是根据临床表现对可疑的患者进行筛查，再进行定性、定位诊断等，对于有遗传倾向者尚需基因筛查。

（一）可疑病例的筛查

1. 对高血压患者，尤其伴有头痛、心悸、大汗等三联征的高血压者；顽固性高血压者；血压易变不稳定者；麻醉、手术、妊娠中血压升高或波动剧烈者；不能解释的低血压者。

2. PHEO/PGL 家族遗传背景者。

3. 肾上腺偶发瘤。

4. 特发性扩张型心肌病。

（二）定性诊断

由于假阳性、假阴性结果直接影响患者的治疗及预后，因此，高敏感性的检查方法是筛选试验的最佳选择。实验室测定血浆和尿的游离 CA 及其代谢产物如 VMA 是传统诊断嗜铬细胞瘤的重要方法。肿瘤释放 CA 呈间歇性，直接检测 CA 易出现假阴性。但 CA 在肿瘤细胞内的代谢呈持续性，其中间产物如 MNs 缓慢释放入血。血浆游离 MNs 和尿分馏的 MNs 的诊断敏感性优于 CA 的检测。

1. **24h 尿 CA** 是目前定性诊断的主要生化检查手段，敏感性 84%，特异性 81%，结果阴性而临床高度怀疑者建议重复多次检测。

2. **血浆 CA** 血浆 E 及 NE 的测定受很多因素影响，因此假阳性率较高。E 和 NE 是主要的应激激素，任何应激状态包括紧张、恐惧、体位改变都可导致其大量释放。某些药物如大多数降压药和外源性儿茶酚胺类药物或食物如咖啡、巧克力等亦可影响儿茶酚胺类激素的释放及代谢，从而影响检测结果。

3. **血浆游离 MNs** 检测 MN 和 NMN，两者为 E 和 NE 的甲基衍生物。敏感性 97%～99%，特异性 82%～96%，适于高危人群的筛查和监测。阴性者几乎能有效排除 PHEO/PGL，假阴性率仅 1.4%，无症状的小肿瘤或仅分泌多巴胺者，可假阴性。

4. **尿 MNs 检测** 有研究发现在部分无功能或隐匿型嗜铬细胞瘤患者中，MN、NMN 升高是提供诊断证据的唯一生化结果。鉴于有些嗜铬细胞瘤不分泌儿茶酚胺而直接分泌其代谢中间产物 MNs，其可作为诊断嗜铬细胞瘤的较佳指标。

5. **尿甲氧 -4- 羟杏仁酸(vanillylmandelic acid, VMA)** 尿甲氧 -4- 羟杏仁酸敏感性仅 46%～67%，假阳性率 41%，但特异度高达 95%。24h 尿 VMA 测定经济、简便、阳性率高，常作为定性诊断的主要指标。但尿 VMA 检查也可受药物、测定时机体状态等多种因素影响。因此，应反复测定，一般连续 3d 检测，可明显提高其精确度。

6. **血浆 ACTH** 除垂体外，嗜铬细胞瘤细胞也能合成 ACTH，表现为异位 ACTH 肿瘤。通过研究不同种类嗜铬细胞瘤免疫组化时发现，恶性肿瘤 ACTH 过度表达明显高于良性，家族性高于散发病例。ACTH 的高表达提示恶性嗜铬细胞瘤。

（三）定位诊断

目前最好的定位方法是先进行全身的肿瘤筛选定位，然后对肿瘤所在的具体部位行 MRI 或 CT 检查以获得更精确的定位并了解其毗邻关系。这种方法能定位大多数嗜铬细胞瘤。

1. CT 平扫＋增强　是首先推荐的检查。CT 扫描具有密度分辨率高以及横断面扫描、容积扫描等特点，在确定肿瘤位置、形状、大小、血供以及与周围组织关系、有无转移等方面能提供直接详细的资料，能较好显示肾上腺及其病变，对肾上腺内嗜铬细胞瘤检出率为 90%～100%，因此被认为是肾上腺嗜铬细胞瘤定位诊断的"金标准"。计算机断层扫描三维成像为了解肿瘤的立体形态、血管分布以及周边关系提供了更直观准确的资料。肿瘤在 CT 检查中表现为肾上腺区圆形、椭圆形或分叶状肿块，CT 值 30～60Hu，较大肿瘤中央区可见液化、坏死的低密度区，部分肿瘤呈囊性改变，有钙化灶；增强后肿瘤强化明显，周边尤甚，中央增强不明显。

2. MRI　是一种安全、定位较可靠的检查方法，对嗜铬细胞瘤的检出率与 CT 相同。虽然对肾上腺嗜铬细胞瘤的检出率略低于 CT，但 MRI 对肾上腺外嗜铬细胞瘤的检出率要明显高于 CT。嗜铬细胞瘤的 MRI 特征为：信号不均匀、T_1WI 多为低信号、T_2WI 为特征性高信号，强化明显，较大者可见中央区坏死的改变。MRI 对肾上腺小肿瘤及肾上腺外嗜铬细胞瘤具有较高的诊断价值，对恶性嗜铬细胞瘤的诊断有一定意义。推荐以下情况代替 CT 作为首选定位方案：CT 造影剂过敏者；临床高度怀疑嗜铬细胞瘤但 CT 阴性者；肿瘤与周围大血管关系密切，评价有无血管侵犯。

3. B 超　B 超对直径超过 1.0cm 的肿瘤检出率接近 100%，但对肾上腺外和小于 1.0cm 肿瘤的诊断仍较困难。肾上腺嗜铬细胞瘤的典型声像图特征为：肾上腺的中等大小肿块，呈圆形或类圆形，边界回声强而清楚，形态规则；较小肿块内部回声低而均质，较大肿块回声不均，中心常可见液化坏死形成的不规则暗区，实性部分血流信号较为丰富，肿块后方回声稍衰减或不变。局限

性：敏感性低，但因为其简便、无创、价格低廉，可作为初筛检查，但不推荐用于定位。

4. 同位素间位碘苄胍（Meta-iodobenzyl-guanidine，I-MIBG）　^{131}I- 间位碘苄胍（^{131}I-MIBG）是胍乙啶的芳烷衍生物，结构与去甲肾上腺素相似。MIBG 可被肾上腺髓质和交感神经元摄取并储存，很少被代谢，亦不与受体结合而产生类似去甲肾上腺素的药理作用。^{131}I-MIBG 检查前1～2 周停用影响 MIBG 摄取的药物如利血平、可卡因、胰岛素及 α- 神经元阻断剂等，并口服碘化钾饱和溶液封闭甲状腺以减少碘对甲状腺的照射损伤。于注射 ^{131}I-MIBG 后连续 3d 进行显像。正常肾上腺髓质在给予标准剂量 ^{131}I-MIBG（18.5MBq）后通常不显影，轻微显影者 10%～16%。多数嗜铬细胞瘤在 24h 显影，因肿瘤摄取消失较正常组织慢，故延迟显像更为清晰。有学者认为 7d 后重复扫描更有利于诊断。

^{131}I-MIBG 显像反映的是嗜铬细胞瘤细胞数量的多少，并不受肿瘤有无分泌功能限制而直接判断是否有嗜铬细胞存在，具有特异性强、创伤小等优点，特异性可达 95%～100%，敏感性为78%～90%。因此，它对嗜铬细胞瘤的定性及定位有重要的临床应用价值。对肾上腺外、转移或复发肿瘤的敏感性明显高于 CT 和 MRI。

^{131}I-MIBG 显像也存在一定的假阳性和假阴性，应用 ^{123}I- 间位碘苄胍（^{123}I-MIBG）扫描为外科医生提供更优良的图像质量并降低了假阴性率，其敏感度和阳性预测值以及放射量测定值较高，检测效率亦高。更重要的是它能进行单光子发射计算机断层扫描，提供肿瘤三维空间的界限。但是，^{123}I-MIBG 半衰期短而且非常昂贵，目前在国内无法开展。

MIBG 显像可用于：①肾上腺外嗜铬细胞瘤；②无功能嗜铬细胞瘤；③鉴别良恶性嗜铬细胞瘤；④了解术后组织残留以及复发情况；⑤了解病变摄取 MIBG 情况，为 ^{131}I-MIBG 治疗作准备。

5. 正电子发射断层扫描术（PET）　PET 是利用正电子发射体标记的葡萄糖、氨基酸、受体的配体等为示踪剂，以功能图像方式，从分子水平显示机体及病灶组织细胞的代谢、功能、受体分布情况。PET 常用的放射性核素主要有 ^{11}C、^{13}N、^{15}O 和 ^{18}F。用于嗜铬细胞瘤定位诊断的 PET

技术包括以下几种。

（1）2-氟-18-氟-2-脱氧-D-葡萄糖（2-Fluo-rine-18-Fluoro-2-deoxy-D-glucose，18F-Fluorode-oxyglucose，^{18}F-FDG）是葡萄糖的类似物，进入细胞后不能代谢而滞留在细胞内。在葡萄糖代谢平衡状态下，其滞留量与组织细胞葡萄糖消耗量大体一致，故可反映葡萄糖利用状况。^{18}F-FDG 目前是最常用的 PET 示踪剂。^{18}F-FDG PET 的敏感性据报道低于 MIBG，但 MIBG 结果阴性的嗜铬细胞瘤可被 ^{18}F-FDG PET 成功定位。因此，很多学者认为这两种方法在嗜铬细胞瘤的诊断中互为补充。由于 FDG 同时可被其他糖代谢增高的组织摄取，因此 ^{18}F-FDG PET 诊断嗜铬细胞瘤的特异性较低。当高度怀疑嗜铬细胞瘤而 MIBG 扫描阴性时，^{18}F-FDG PET 可作为探查的二线方法之一。

（2）11-碳羟基麻黄素（11C-hydroxyephedrine，^{11}C-HED）是儿茶酚胺类似物，可聚集在交感神经分布的器官如心脏和肾上腺髓质。HED 的摄取反映儿茶酚胺的转运、储存和神经元的再摄取。研究发现，^{11}C-HED PET 诊断嗜铬细胞瘤的敏感性为 91.7%，特异性为 100%，均较 MIBG 更优越，它比 ^{131}I-MIBG 能发现更多的病灶，而且影像对比度更好。但是 ^{11}C 半衰期短（20min），全身扫描比较困难，当需要识别肾上腺外或恶性嗜铬细胞瘤转移灶时，其应用受到限制。此外使用 ^{11}C 作为放射性核素的 PET 检查中心必须具备独立的回旋加速器生产此短半衰期放射性示踪剂，故 ^{11}C-HED PET 技术还未被广泛接受和应用于临床。

（3）18-氟左旋多巴（18F-dihydroxyphenyla-lanine，^{18}F-DOPA）和 18-氟多巴胺（18F-fluoro-dopamine，^{18}F-DA）。左旋多巴（DOPA）和多巴胺（DA）均为去甲肾上腺素转运体的底物。这项检查的基础是神经内分泌肿瘤对氨基酸及其生物源性胺类具有摄取、脱羧、储存的能力。Hoegerle 等首先报道了应用 ^{18}F-DOPA PET 使嗜铬细胞瘤成像。结果表明，^{18}F-DOPA PET 与 MIBG 具有相似的特异性，且其高质量的影像能发现 MIBG 难以显示的微小病灶，敏感性高于 MIBG。并且正常肾上腺对 DOPA 没有任何摄取，这在另两项用 ^{18}F-DOPA PET 探查甲状腺髓样癌和胃肠道良性肿瘤的病例研究中也同样观察到。因而，在这些研究中，每个有 ^{18}F-DOPA 摄取的位点都被认为是病理发现，但此假说需要更多更深入的大样本研究证明。新近一项对同样来源于副神经节组织的颈静脉球瘤的研究发现，^{18}F-DOPA PET 定位诊断的敏感性亦高于 MIBG。

DA 是比 DOPA 更为特异的去甲肾上腺素转运体底物，^{18}F-DA 的组织/血浓度比大于 1 000，可使组织清晰成像。但如果去甲肾上腺素转运系统改变（如未分化的恶性嗜铬细胞瘤去甲肾上腺素转运体缺失或减少），^{18}F-DA PET 的应用将受到限制。

（4）其他 PET 如氟苄胍酸（p-18F-Fluoroben-zylguanidine，^{18}F-PFBG）PET、^{11}C-肾上腺素（11C-epinephrine，^{11}C-E）PET 等。其应用价值均有待进一步研究。

与 MIBG 相比，正电子发射器有利的物理条件使 PET 功能成像具有更高的空间分辨率，能在较短时间（约 4h）内获得高品质影像，放射性暴露少，并可在描绘组织的时间-动力曲线时对摄取动力学进行评估。PET 的不足在于扫描设备要求高、价格昂贵，故目前其实用性仍受到很大的限制。

6. 生长抑素受体（SSR）显像 SSR 显像是用放射性核素标记的生长抑素（SMS）类似物与神经内分泌肿瘤细胞表面表达的 SSR 结合，通过核医学显像仪器在体外追踪定性定位诊断肿瘤的方法。奥曲肽是人工合成的 SMS 类似物，它保留了对 SSR 高亲和力结合活性部分，而体内半衰期明显延长，广泛应用于 SSR 显像中。标记奥曲肽进行受体显像的放射性核素主要有 3 种：^{123}I、^{111}In 和 ^{99m}Tc。研究发现 ^{111}In-奥曲肽和 ^{99m}Tc-奥曲肽在显像质量和对肿瘤诊断的敏感性方面均无显著差异，认为可以用价廉易得的 ^{99m}Tc-奥曲肽代替价格昂贵的 ^{111}In-奥曲肽。但 ^{99m}Tc 标记较困难，如何进一步提高标记率，尚待继续深入研究。另外 ^{99m}Tc-奥曲肽对异位（如心脏部位）嗜铬细胞瘤和恶性多发病灶的探测明显优于 ^{131}I-MIBG 显像，而对肾上腺嗜铬细胞瘤的探测远不及后者。

MIBG 显像的敏感性受治疗药物等各种因素的影响较大，临床常有假阴性的结果，而 SSR 显像剂受药物的影响相对较小，故常常能够发现 MIBG 显像阴性的病灶。但由于 SSR 表达缺乏特异性，放射性核素标记的 SMS 类似物扫描诊断嗜铬细胞瘤的特异性并不高，与 ^{18}F-FDG PET 一样仅适用于 MIBG 扫描和 ^{18}F-DOPA PET 结果阴性的情况。故对临床怀疑为嗜铬细胞瘤而 MIBG 显像阴性的患者，可以用 SSR 显像进一步定性、定位诊断，两者互补可增加嗜铬细胞瘤诊断的敏感性。

六、鉴别诊断

嗜铬细胞瘤因发生部位涉及多系统、多器官，临床表现与肿瘤分泌的肾上腺素和去甲肾上腺素的量、比例及释放时间有关，故临床表现复杂多样。由于对其复杂多样的临床表现认识不足，极易发生误诊。

（一）原发性高血压

嗜铬细胞瘤误诊为高血压的发生率随发病年龄的增长有逐渐增高的趋势，尤以 40 岁以后误诊率增高明显，因 40 岁以后是原发性高血压病的高发年龄。对下列患者，应警惕：① 35 岁以下的恶性高血压；②剧烈活动、变换体位、按压腹部等因素诱发的高血压；③高血压、无甲状腺功能亢进，但基础代谢率高；④一般降压药无效；⑤麻醉诱导或手术中不能解释的高血压或休克；⑥高血压伴发低血压。

（二）冠心病

儿茶酚胺可引起儿茶酚胺性心肌病，伴心律失常，部分患者可发生心肌退行性变，炎性改变，坏死。心电图上可出现心肌缺血表现，临床上如考虑不全面易误诊为冠心病。但冠脉造影显示正常。

（三）肥厚型心肌病

儿茶酚胺可刺激心肌细胞的蛋白质合成增加造成心肌细胞肥大，主要表现为左室肥厚。手术切除病灶，儿茶酚胺水平恢复正常后，心肌肥厚明显好转，心功能得到改善。

（四）糖尿病

由于大量儿茶酚胺抑制胰岛素分泌，刺激胰高糖素分泌，促进肝糖原分解和糖异生，因此嗜铬细胞瘤常伴有糖代谢紊乱，出现血糖增高、糖尿、糖耐量降低而易误诊为糖尿病。但嗜铬细胞瘤所致的血糖增高，肿瘤切除后血糖即可恢复正常。

（五）慢性肾炎

嗜铬细胞瘤可引起阵发性蛋白尿、镜下血尿、管型尿，有时无尿，可出现氮质血症及低比重尿。少数病例表现为持续性进行性加重的蛋白尿，酷似慢性肾小球肾炎混合型，易误诊。但此时的蛋白尿用一般治疗无效，切除肿瘤后蛋白尿明显缓解有助于鉴别诊断。

（六）甲状腺功能亢进

甲状腺素和儿茶酚胺具有使氧耗量增加、心率加快及中枢神经系统兴奋等类同的生理作用，同时儿茶酚胺可促进甲状腺素分泌。因此嗜铬细胞瘤可表现为心悸、消瘦、多汗等甲亢症状。有研究显示儿茶酚胺能通过促进体液免疫反应而致 Graves 病复发。

随着对该病认识的深入和诊断技术的提高，嗜铬细胞瘤的误诊率在不断下降。其实该病诊断并不困难，只要详细了解病史，合理选用或联合选用生化和影像学检查就可避免误诊和漏诊。

七、治疗

手术切除病灶是嗜铬细胞瘤治疗的最佳选择。由于儿茶酚胺对循环以及机体的影响，术前充分的药物准备、改善循环是非常重要的。

（一）术前准备

充分的术前准备是手术成功的基石，它能最大限度地减少手术过程中血压骤变的发生概率，从而保证手术的安全性和有效性。

1. **控制高血压** 包括 α- 受体阻滞剂和钙离子通道阻滞剂。

（1）α- 受体阻滞剂：可扩张血管、降低血压、扩张血容量以控制临床症状，而且它具有一定的镇静催眠作用，使患者平静和放松。在术中可减少血压的大幅波动，减少术后血压突然下降。常用的 α- 受体阻滞剂主要是哌唑嗪，它是一种长效、高效的阻滞剂，一般从 0.5mg，每 8h1 次开始，可逐渐加量，最大可用到 20mg/d（5mg，每 6h 1 次）。要求血压平稳至收缩压 120～140mmHg、舒张压 70～90mmHg。用药时要监测血压以及时调整剂量并警惕血压急剧的降低。选择性 α1 受体阻滞剂的不良反应发生率低、症状轻微、持续时间短暂，与采用非选择性 α 受体阻滞剂的患者相比，选择性 α1 受体阻滞剂可使术中血流动力学的变化更趋平稳，术中所需补充的血容量大为减少。也可选用特拉唑嗪，多沙唑嗪等其他 α1 受体阻滞剂。

（2）钙拮抗剂：能够阻断 NE 介导的钙离子

内流入血管平滑肌内，达到控制血压和心律失常的目的，它还能防止 CA 相关的冠状动脉痉挛，有利于改善心功能。其疗效与 α- 受体阻滞剂类似，且无直立性低血压的副作用，可替代或与 α- 受体阻滞剂合用。

2. 控制心律失常 对于有心动过速或室上性心律失常的患者，需加用 β- 受体阻滞剂，使心率控制在 90 次 /min 以内，但 β- 受体阻滞剂必须在 α- 受体阻滞剂使用 2～3d 后，因单用 β- 受体阻滞剂可阻断肾上腺素兴奋 β2- 受体扩张血管的作用，导致高血压危象、心肌梗死等致命并发症。常用的选择性 β1- 受体阻滞剂包括美托洛尔、阿替洛尔等。

3. 准备标准 合理应用包括 α- 受体阻滞剂、β- 受体阻滞剂和钙离子通道阻滞剂是保证患者安全度过手术的重要条件。一般患者在手术前需准备 10～14d，若有心肌病变者术前准备时间应更长。药物准备应达到的目标是：血压稳定在 120/80mmHg 左右，心率 <90 次 /min；无阵发性血压升高、心悸、多汗；血糖正常；血细胞比容 <45%；四肢暖及甲床红润等微循环灌注好的表现。

（二）手术治疗

嗜铬细胞瘤一经诊断并明确定位，除以下几种情况外均应手术切除或探查：①恶性嗜铬细胞瘤已有肝肺脑的远处转移；②肿瘤浸润广泛、固定，且侵犯周边重要脏器和大血管，无法切除；③患者机体状况不能耐受手术。

1. 麻醉选择 手术采用全身麻醉加气管插管，选用激惹性小的麻醉剂。术中充分给氧，并动脉置管、中心静脉测压。术中积极扩容的同时应注意防治心力衰竭。

2. 手术方式 根据肿瘤大小、部位与周围组织的关系和术者的经验选择合适的方式。

（1）腹腔镜手术：腹腔镜手术是近 10 余年发展起来的新技术，被认为是治疗肾上腺良性肿瘤的"金标准"。腹腔镜在术中血压波动小、创伤小、失血量少、恢复快、切口美观等方面是开放手术所无法做到的，是嗜铬细胞瘤的首选手术方式。腹腔镜手术方式的选择主要取决于肿瘤的大小及术者的经验，多数学者推荐肿瘤大小 <6cm 时选择腹腔镜，但临床中术者可根据经验扩大选择范围。腹腔镜手术分为经腹及经腹膜后，效果

没有明显差异，但后者术后恢复较快。

（2）开放手术：适用于巨大肿瘤，与周围组织粘连紧密，疑为恶性，需手术探查患者。开放手术需根据肿瘤位置选择合适的切口，对于定性诊断不明确的肿块，手术探查前需行药物准备后方可进行。

对于嗜铬细胞瘤，无论选择何种手术方式，均推荐尽可能保留肾上腺，特别是双侧、家族性的肿瘤，有报道称残留肾上腺复发率为 10%～17%。

3. 术后护理

（1）术后监测生命体征，包括患者情绪变化、血压、心率心电波形、血氧饱和度、尿量等。收缩压控制在 120mmHg 左右。低血压多系肿瘤切除后血儿茶酚胺骤减所致，应与腹内出血鉴别。记录每小时尿量和 24h 尿量，尿量 <30ml/h 提示休克。

（2）注意常见并发症的观察和护理，如高血压危象、嗜铬细胞瘤危象、肾上腺皮质危象、低血容量性休克等。其中易被忽视的是肾上腺皮质危象，应高度警惕，

（3）注意营养支持，给予高热、高维生素、高蛋白饮食，必要时行全胃肠外营养。术后电解质和血糖的追踪检查应列为常规。

4. 预后及随访 良性患者术后 5 年生存率 >95%，但仍有 50% 患者仍有持续高血压。复发率为 6.5%～17%，恶性嗜铬细胞瘤患者 5 年生存率约为 50%，有转移者预后差。嗜铬细胞瘤患者应长期随访，有学者建议终生随访。肿瘤可于局部或异位复发，残留肿瘤亦可继续长大。密切注意血压变化、定期复查 CT 及生化指标检测是必要的。携带致病基因的患者及亲属，发生 PHEO/PGL 和其他相关肿瘤的风险明显增加，应定期复查、持续监测，以便早期发现并及时处理。PHEO/PGL 的性质依突变基因的不同而有很大差异，因此根据受累基因制定个体化的随访监测方案显得尤为重要。

八、展望

嗜铬细胞瘤的发现迄今仅 100 余年，对于其病理、生理、临床表现、诊断以及治疗已经有较深刻的认识，但是在很多领域还存在着困扰医学家的问题。

（一）病因及发病机制

对于嗜铬细胞瘤的病因及发病机制虽然进行

了大量的研究，但仅有少数类型如家族遗传性嗜铬细胞瘤被证明是因染色体或基因突变所致，而占绝大多数的散发性嗜铬细胞瘤其病因并不清楚。很多基础研究如肿瘤基因、肿瘤标记蛋白、各种细胞因子的测定以试图解释病因并阐述发病机制，但仍未明了。近年来研究发现，某些原癌基因的高表达与嗜铬细胞瘤的发生有密切关系，如 c-myc 和 bcl-2 基因，此类基因在恶性嗜铬细胞瘤的表达更高，表达强者预后更差。SDHB 基因是一种抑癌基因，若在嗜铬细胞瘤中发现 SDHB 基因突变，则恶性肿瘤的可能性较大，如果发现应进行更加密切的跟踪随访。

（二）诊断问题

随着生化检测和影像学检查技术的提高，嗜铬细胞瘤确诊率大大提高。然而仍存在一定量的漏诊及误诊。

1. **定性**　目前开展的生化检查虽然敏感性和特异性较高，但无一种检测可达 100%。寻找新的检测指标或方法以进一步提高检测的敏感性和特异性，并且做到简单、易行是我们应该考虑的问题。

2. **定位**　B 超、CT、MRI 是常规开展的定位检查方法，如何提高它们的检出率是需要解决的问题。目前开展的 16 薄层 CT 扫描三维成像技术在嗜铬细胞瘤立体描述、周围关系、血管分布等方面的评估价值有待深入研究。放射性核素、PET、SSR 显像等虽提高了嗜铬细胞瘤尤其是多发、肾上腺外和非典型嗜铬细胞瘤的检出率，但是费用昂贵、操作复杂等原因制约了该项目的普及。

3. 嗜铬细胞瘤的检查是分定性和定位两步走，检查和诊断周期长。放射性核素、PET、SSR 显像的应用提示能否找寻一种新的检查方法既可准确定性又能精确定位，以减少烦琐的检查项目、缩短诊断周期并降低诊断所需的检查费用。

4. 对 PHEO/PGL 的基因易感性研究是目前业界的研究热点，对其遗传性的认识也有了明显提高。期望未来能通过基因检测和相关标志物的检验来提高 PHEO/PGL 的诊断水平。

（三）治疗

手术切除病灶仍是最佳选择。非手术治疗对失去手术机会或不能耐受手术患者有重要意义。而对于遗传性的 PHEO/PGL，靶向治疗有着广泛的前景。

1. **围术期准备**　经典的围术期准备包括药物扩容和补液扩容，周期为 2 周。改进药物和补液方法能否安全地缩短周期？作者回顾分析本院所治疗的数百例病例资料，认为术前扩容 5～7d 即可安全耐受手术。新近报道的儿茶酚胺替代法为取消术前扩容准备提供了新的思路，但其临床应用价值及安全性还有待于考证。

2. **手术**　腹腔镜技术的广泛开展有取代开放手术的趋势，恶性肿瘤、巨大肿瘤、复发肿瘤这些在短短几年前被认为是腹腔镜禁忌证的疾患目前亦可应用腹腔镜切除。作者曾应用腹腔镜切除直径 >10cm 的肿瘤 12 例，发现患者术中血压平稳、术后恢复良好，术中患者并未出现血压“跳舞”（急骤波动），这表明腹腔镜切除巨大嗜铬细胞瘤在充分术前准备和具有熟练操作技术的前提下是安全有效的。但是术中气腹以及剥离肿瘤时对血儿茶酚胺浓度的影响有待研究。近年来达芬奇机器人辅助手术系统的使用逐渐增多，已有越来越多的泌尿外科医生通过机器人辅助手术来完成巨大的、位置深的、与大血管关系密切嗜铬细胞瘤的切除，并且手术时间较单纯腹腔镜手术有所缩短，肿瘤的切除也更加顺畅，从而减少了术中血压的波动。随着外科手术器械的不断更新，相信以往的被认为是高危的嗜铬细胞瘤切除术会变得更加简单易行。

非手术治疗：受体阻滞剂的长期应用只能治标不治本，而且有副作用，不是权宜之计。介入治疗是手术治疗的有效补充，方法有 TAI、TACE、PEI、PAI 等。[131]I-MIBG 体内治疗嗜铬细胞瘤的应用研究也在深入开展。针对遗传性的 PHEO/PGL，目前有很多靶向药物处于研究阶段，其中包括了 mTOR 抑制剂、HIF 抑制剂、PHD 激活剂、HER-2 抑制剂、HSP-90 等，它们受到了广泛的关注。但考虑到其遗传异质性与发病机制的复杂性，PHEO/PGL 的靶向治疗仍有很长的路要走。

第三节　本质如此，特点鲜明——特殊类型的嗜铬细胞瘤

嗜铬细胞瘤大部分为发病于肾上腺的良性肿瘤，但根据其起病时期、生长位置和生物学行为的差异，有各种不同类型的嗜铬细胞瘤应引起我

们的重视。了解嗜铬细胞瘤的特殊类型对于提高临床医生对儿茶酚胺症的认识及诊断水平颇为重要。

一、非典型嗜铬细胞瘤

对于无高血压病史的肾上腺嗜铬细胞瘤命名目前尚未统一，有无症状、无功能、静止型或沉默型之称，有学者将其命名为偶发瘤。作者认为称之为非典型嗜铬细胞瘤较为恰当。非典型嗜铬细胞瘤可分为两种表现形式：功能隐匿性嗜铬细胞瘤和无功能性嗜铬细胞瘤。功能隐匿性嗜铬细胞瘤是指平时未表现出高血压等征象，但在严重外伤、感染、手术等应激条件下血压可急骤上升的嗜铬细胞瘤。无功能性嗜铬细胞瘤则是指在围术期和手术过程中均无血压波动的类型。由于在术前很难预测无高血压史的嗜铬细胞瘤患者在手术等应激状态下是否会出现急骤血压升高，所以有学者将其总称为"静止型嗜铬细胞瘤"。

非典型嗜铬细胞瘤的发生率为1.5%～23%。不产生临床症状的可能原因是：①瘤体不具有分泌功能或分泌功能低下；②大部分去甲肾上腺素分泌后储存在肿瘤的内部，很少进入血液循环中；③肿瘤分泌较多的多巴及多巴胺抢占了受体，由于多巴具有降压作用，对抗了肾上腺素和去甲肾上腺素的作用而不发生高血压；④肿瘤相对较大，肿瘤内部更容易出血、坏死，功能受到影响；⑤肿瘤虽然含有大量的儿茶酚胺类物质，但大多在肿瘤的内部代谢。

内分泌检查对非典型嗜铬细胞瘤的作用有限。少数不典型嗜铬细胞瘤仅见尿CA、VMA轻度增高，部分表现为血浆多巴胺水平轻度升高。对于怀疑非典型嗜铬细胞瘤的患者，可以行激发试验。有报道表明胰高血糖素刺激试验可以发现一些隐匿功能的嗜铬细胞瘤。非典型嗜铬细胞瘤在很大程度上依赖影像学检查。肾上腺非典型嗜铬细胞瘤直径常小于2cm或大于5cm，而功能性嗜铬细胞瘤多为2～5cm。一些CA正常的非典型嗜铬细胞瘤，[131]I-MIBG扫描可为阳性。[131]I-MIBG核素显像分析对于嗜铬细胞瘤与皮质肿瘤的鉴别和定性的特异性达100%。[131]I-MIBG核素显像还具有全身扫描的优点，多发的病例、CT禁忌或需要鉴别者，可选[131]I-MIBG核素显像。生长激素的类似物奥曲肽则具有更高的敏感性。有时MIBG扫描不显影，而[111]In-奥曲肽则可显影。

对于瘤体较大、性质不明确的肾上腺肿瘤，术前应该按嗜铬细胞瘤常规作药物准备，以减少手术的危险性。术后亦应长期随访。

二、恶性嗜铬细胞瘤

虽然目前病理学尚无法明确鉴别良恶性，但恶性嗜铬细胞瘤具有高侵袭性和高复发性的生物学行为，受到临床医生的特别关注。嗜铬细胞瘤约10%～16%为恶性，肾上腺外嗜铬细胞瘤恶性率可达30%或更高。恶性嗜铬细胞瘤生长迅速，并浸润或转移至淋巴结、肾上腺周围脏器、骨骼、肝、肺等处，预后极差。5年生存率32%～66%，中位生存时间94个月。其临床特点主要有：①病程可较长，进行性消瘦、红细胞沉降率快、多脏器受累表现；②肿瘤直径>5cm，重量>80g；③影像学多表现为界限不清、包膜不完整、密度不均匀；④局部疼痛或压痛；⑤可有异位ACTH症候表现；⑥肿瘤质硬、表面不平、周围浸润或粘连、瘤体剖面呈鱼肉样或烂肉样，有不规则出血坏死及囊性改变，可有多个肿瘤结节。

影像学检查在肿瘤良恶性的鉴别及分期等方面具有一定的价值，但无特异性。大的嗜铬细胞瘤常见坏死，钙化也并不少见，单凭CT表现肿瘤大和密度不均匀、坏死不能诊断为恶性。如果CT发现有浸润、局部淋巴结肿大或邻近脏器的转移则可肯定恶性。恶性嗜铬细胞瘤的MRI信号强度、增强表现多与良性嗜铬细胞瘤相似，但肿瘤形态不规则，包膜亦不完整，可侵犯局部血管或邻近组织，病灶周围也可出现小的卫星结节，局部淋巴结和远处转移也是诊断恶性嗜铬细胞瘤的重要依据。[131]I-MIBG对恶性嗜铬细胞瘤既可诊断又可治疗。文献报道，多巴胺水平明显增高、术后持续高血压、肿瘤>5cm、肿瘤内部不均、有液化、肾上腺外或多发性嗜铬细胞瘤者应考虑恶性可能。

恶性嗜铬细胞瘤的病理特点是侵及包膜，可达周围组织，小血管腔内有肿瘤细胞。病理检查可见肿瘤有囊性变、切面呈粗结节或多结节、融合、坏死，血管内部浸润，缺乏透明球。但是恶性嗜铬细胞瘤并没有可靠的肉眼和组织学特性。良性肿瘤中亦可见核异型性和瘤巨细胞，而形态学"良性"的肿瘤却可能发生转移，肿瘤包膜浸润或侵入血管也不能作为诊断恶性嗜铬细胞瘤的可靠指标，因此有病理学家认为单从细胞形态上很难鉴别。只有在广泛浸润邻近组织与脏器以及在没有嗜铬细胞的组织或器官内发现转移灶，才能诊断为恶性嗜铬细胞瘤。S 蛋白阳性支持细胞的检测可作为诊断的辅助方法。

根治性手术切除原发灶以及可切除的转移灶是治疗恶性嗜铬细胞瘤并且防止复发的一线措施。外放射治疗对骨骼转移引起的骨痛的缓解有效，化疗对生存率的改善有效。有报道 ^{131}I-MIBG 内放射治疗可使部分患者受益，但效果只能持续 2 年，并没能治愈。但这也为恶性嗜铬细胞瘤尤其是晚期患者的治疗提供了新的思路。寻找一种新的内放射手段或制剂从而达到治愈或取得满意疗效应成为此病治疗研究的主要方向。

研究显示流式细胞仪 DNA 分析的研究发现四倍体和非整倍体肿瘤比双倍体 DNA 预示恶性的可能性要大。细胞遗传研究发现 11 号染色体的变更以及 6q、17p 的丢失在恶性肿瘤中常见。另有研究发现，在病理的免疫组化技术中缺乏神经肽的表达和 / 或 S-100 阳性的支持细胞有恶性倾向。[18]F-DA PET 技术能识别恶性嗜铬细胞瘤。分子生物学方面，线粒体琥珀酸脱氢酶 B 基因（SDHB）突变、原癌基因 c-myc 高表达、抑癌基因 p53 失活、凋亡抑制基因 Bcl-2 与促凋亡基因 Bak 表达紊乱等都可能是嗜铬细胞瘤恶性的预测因素。

三、复发性嗜铬细胞瘤

嗜铬细胞瘤的复发较少见，复发率为 4.6%～10%。肾上腺外、儿童、多发嗜铬细胞瘤复发率较高，平均复发时间为 6 年，部分可多次复发。复发的部位几乎都在肾上腺外组织（肝、骨及淋巴结等），范围广泛、定位困难。这说明肾上腺外嗜铬细胞瘤（副神经节瘤）生物学特性活跃，易复发或转移。复发性嗜铬细胞瘤可能为单个复发，也可以是多个复发。首次发病为单个肿瘤的患者术后复发常常为单个复发，首次发病为多发肿瘤的患者术后复发常常为多个复发，并且复发时间较短。复发的原因可能有：①初次手术时未检

出其他部位并存肿瘤；②初次手术肿瘤组织种植或残留；③肾上腺内部或外部副神经节组织中原发肿瘤的多中心、不同时发生；④恶性肿瘤转移；⑤原发肿瘤腹内破裂伴继发种植；⑥功能性肿瘤切除后，被原功能抑制静止小病灶的发展。复发性嗜铬细胞瘤容易恶变。在无嗜铬组织部位复发者或切除后局部复发浸润者常为恶性，复发于其他部位嗜铬体中的嗜铬细胞瘤多为良性肿瘤。

复发性嗜铬细胞瘤大部分有与原发病相同的临床症状。根据病史、内分泌和影像学检查不难作出诊断。对于非肾上腺部位的复发，放射性核素的诊断率较高。对于局部复发性嗜铬细胞瘤的治疗，仍可手术切除包括切除淋巴结转移灶。如果不能完整地切除病灶，则可采用 α 和 β 受体阻滞剂拮抗高儿茶酚胺症所引起的高血压。对于不能切除的复发性恶性嗜铬细胞瘤，也可用动脉栓塞的方法治疗。外放射及 ^{131}I-MIBG 治疗可以缓解肿瘤转移所带来的骨骼疼痛并可部分缩小瘤体。

复发性嗜铬细胞瘤虽不能与恶性肿瘤同等对待，但因其恶性倾向大，应密切随访。应用流式细胞术随访发现多倍体或非整倍体者约 1/3 有转移，而二倍体者则为良性。同时行尿 CA、VMA 的监测，以早期发现、早期治疗。复发性嗜铬细胞瘤的 5 年生存率为 32%～60%。

四、肾上腺外嗜铬细胞瘤（副神经节瘤）

嗜铬细胞瘤是来源于交感神经系统的细胞，它既可发生在肾上腺髓质（约 80%），也可发生于肾上腺外（近 20%）。2004 年 WHO 将肾上腺外的嗜铬细胞瘤定义为副神经节瘤。副神经节瘤可在从颅底到骨盆沿着副神经系统的任何一处出现，大部分位于腹腔，最常见于嗜铬体（Zuckerkandl 器）中，但也见于颈、咽、后纵隔、心脏、肝、肾、肾门和膀胱，也有见于脑和中耳的报道。可以这样理解，只要有嗜铬细胞的地方都有嗜铬细胞瘤发生的可能。副神经节瘤的临床症状除有儿茶酚胺血症的临床表现（如高血压、头痛、心悸、出汗等）之外，因其发生的部位、器官不同而表现出特殊的临床症状。副神经节瘤因其少见并且定位较困难，漏诊及误诊率较高，它的诊断同样包括定性诊断和定位诊断两方面，而定位诊断尤为重要，这决定了手术方案的制订以及疗效。常规的影

像学检查 B 超、CT、MRI 对肾上腺外嗜铬细胞瘤的敏感性稍差，^{131}I-MIBG、^{123}I-MIBG、^{18}F-FDA、^{18}F-FDOPA、^{18}F-FD 和 ^{11}C-EPINEPHINE 均有报道被用来进行肾上腺外嗜铬细胞瘤的诊治。这些功能性显像中，MIBG 显像具有较高的敏感性和特异性，而其中 ^{123}I-MIBG 优于 ^{131}I-MIBG 显像。手术切除病灶是其治疗原则，而术前的扩容准备亦是必须的。

（一）膀胱

膀胱的副神经节瘤来自膀胱壁副神经节细胞，约占肾上腺外嗜铬细胞瘤的 10%。肿瘤位于黏膜下或肌层内，外形规则，表面有包膜，多发生于膀胱颈或三角区。女性的发病率高于男性，多见于 10～30 多岁的人群，国外曾报道 1 例 7 岁儿童患该病。根据临床表现的不同，膀胱嗜铬细胞瘤可以分为症状型、隐匿型和无功能型。

1. 临床表现　常见的临床表现为肿瘤分泌大量儿茶酚胺所产生的全身症状，如头晕、头痛、阵发性或持续性血压升高。比较典型的是排尿后出现头痛、高血压、面色苍白、冷汗、心悸、视物模糊或上述症状加重，排尿时发作性头痛是因膀胱壁伸张（充盈时）与收缩（排尿时）刺激肿瘤分泌儿茶酚胺所致。其他情况如性交、腹部触诊、阴道检查时亦可出现上述表现。嗜铬细胞瘤血液供应较丰富，易破裂出血，故部分患者以肿瘤破裂出血引起的肉眼血尿为主要症状。少数患者因肿瘤刺激黏膜而引起尿急、尿频、尿痛等膀胱刺激症状。

2. 诊断

（1）定性诊断：血尿儿茶酚胺及其代谢产物的测定对膀胱嗜铬细胞瘤的定性诊断有较重要的意义，表现为 CA 和尿 VMA 的升高。

（2）定位诊断：B 超、CT 和 MRI 检查均对膀胱嗜铬细胞瘤的定位诊断有较高的敏感性。膀胱镜检查可表现为向膀胱内突起的半球形包块，表面光滑或粗糙，基底广。由于膀胱嗜铬细胞瘤多位于膀胱壁肌层内，肿瘤表面血管较丰富，术前活检阳性率低且易出血，另外刺激肿瘤易诱发高血压、头痛、头晕等临床症状，故不建议术前活检。

3. 治疗　手术治疗是膀胱嗜铬细胞瘤的最有效的治疗方法，通常采用膀胱部分切除术。如术前发现有转移应尽可能将转移病灶一并切除，

因为膀胱嗜铬细胞瘤位于膀胱壁肌层而且血运丰富，经尿道电切很难将肿瘤完整切除。膀胱嗜铬细胞瘤多数具有内分泌功能，所以术前准备及术中处理尤为重要。对无法切除或转移的膀胱嗜铬细胞瘤，可采用 ^{131}I-MIBG 大剂量放射治疗，化疗多不敏感。

（二）心脏

心脏副神经节瘤临床罕见，文献报道仅 50 余例。该肿瘤多为良性并有功能，手术切除肿瘤可望获得症状的完全缓解，但由于该肿瘤的位置特殊，其诊断和准确定位较困难。心脏副神经节瘤可有包膜，但与周围结构分界多不清，其沿心脏副神经节分布（心底部及大血管壁）发生，大多数位于左心房顶部或后壁的心外膜，其他部位包括房间隔、心房腔内，极少见于心室内。

1. 临床表现　无特异性，与肾上腺嗜铬细胞瘤相同，亦表现为高血压、头痛、心悸、多汗等。部分患者有心律失常、心力衰竭表现。对于以下特点患者，要进行全面的相关检查。①具有心悸、大汗和头痛等因儿茶酚胺分泌增加所致的临床症状；②阵发性或持续性高血压；③嗜铬细胞瘤多中心起源者；④体检时发现中纵隔占位性病变，伴高血压、心悸等不适症状者。

2. 诊断　心脏嗜铬细胞瘤的定性诊断包括血尿儿茶酚胺及其代谢产物的测定。目前用于筛查嗜铬细胞瘤实验室检查项目至少有 20 余种，99% 的肾上腺嗜铬细胞瘤 24h 尿甲基肾上腺素或儿茶酚胺高于正常水平，多数心脏副神经节瘤血或尿中儿茶酚胺明显升高，但文献报道心脏副神经节瘤实验室检查也可能正常。定位诊断包括以下几种。

（1）超声心动图：超声心动图是明确心脏的解剖结构最常用的检查方法，可发现心脏以及心包内包括主动脉根部的异常病变。特别是经食管超声心动图可提供肿瘤与心脏周围组织的精确关系，对于决定是否适宜手术及手术方式提供有益的信息。但实际临床工作中，通过超声心动图首先发现的病例较少。

（2）CT 和 MRI：心脏嗜铬细胞瘤与相邻的心脏、大血管密度相近，因此肿瘤在 CT 平扫显示不明显，可见局部增大等异常征象，极少数瘤体内可有钙化。CT 增强后一般都能显示病变，由

于血供丰富，肿瘤早期明显增强，多显示为边界清晰、增强欠均匀、边缘增强显著，半数肿瘤可见中心的低增强区，常为肿瘤的变性坏死灶。MRI平扫即可显示病变，邻近的心血管结构因流空效应可显示为无信号，从而可清楚地勾勒出肿瘤范围。心脏嗜铬细胞瘤在 MRI 上显示为与肌肉相比略短或等 T_1、长 T_2 信号，这与肿瘤细胞密集且胞质丰富有关。肿瘤中心显示长 T_1、等 T_2 信号改变与 CT 图像上的肿瘤中心纤维瘢痕相对应。如为囊变，在 MRI 上显示为长 T_1、长 T_2 信号，有时肿瘤出血坏死的演变过程，可以由 MRI 显示。

（3）放射性核素。MIBG、PET 和 SSR 显像等的联合互补，在心脏嗜铬细胞瘤尤其是 B 超、CT、MRI 不能检出的病例中，其意义非常重大。

（4）冠状动脉造影（CAG）：心脏嗜铬细胞瘤是富含血管的肿瘤，CAG 可以帮助判断肿瘤的血供来源以及与冠状动脉的关系，有助于术前选择合适的手术方式。但它可能给患者带来甚至是致命的打击，可尝试用无创的冠脉 CT 血管成像或 MRI 血管成像来部分取代。

3. 治疗　一旦心脏嗜铬细胞瘤确诊后，绝大多数患者需要手术治疗，心脏嗜铬细胞瘤手术切除的成功率在 80% 以上。手术方式有以下几种：单纯切除、切除加心脏血管重建、切除后自体心脏移植和原位心脏移植。对于发生了远处转移或术后复发的恶性心脏嗜铬细胞瘤可考虑再次切除或 ^{131}I-MIBG 内放射治疗。

（三）肾脏及肾动脉旁

肾脏及肾动脉旁嗜铬细胞瘤亦罕见，其临床表现特异性不大。影像学检查可于肾内或肾门处发现肿块，肾动脉旁嗜铬细胞瘤可压迫而导致肾动脉狭窄。治疗方法为切除肿瘤，必要时应切除患侧肾脏。

（四）肝脏

原发于肝脏的嗜铬细胞瘤非常罕见，相关报道很少。原发性肝嗜铬细胞瘤的诊断需满足以下条件：①病灶在肝内；②术前肝外无病灶；③手术切除 24h 后尿儿茶酚胺正常；④术后随诊 2 年肝外未发现其他病灶。手术治疗方案是肿瘤剜除或肝叶切除，对不能手术者应长期药物治疗或介入、内放射治疗。

肾上腺外嗜铬细胞瘤还可以发生在其他部位，如胸腔、胰腺、腔静脉内、远端输尿管、前列腺、精索、骶尾骨区、肛门、肾被膜、子宫阔韧带、卵巢和阴道壁，也有心包内副神经节肿瘤的报道。肾上腺外嗜铬细胞瘤通常是多中心的，约占17%～24%，复发率及恶性发病率亦高（29%～40%），临床上应予以注意。

五、多发嗜铬细胞瘤

多发性嗜铬细胞瘤约占嗜铬细胞瘤的 10% 左右。多发有两种形式：①肾上腺多发嗜铬细胞瘤，可以表现为双侧肾上腺肿瘤和一侧肾上腺多个肿瘤；②肾上腺外多发副神经节瘤，肿瘤都位于肾上腺外的嗜铬体中。儿童和肾上腺外的副神经节瘤多发较常见。家族性嗜铬细胞瘤、多发内分泌肿瘤、Von Hippel-Lindau 病易双侧多发。多发性嗜铬细胞瘤的诊断与一般嗜铬细胞瘤的诊断相同，但是肾上腺外腹膜后多发副神经节瘤由于发生范围广泛，肿瘤大小不一，B 超、CT、MRI 检查难以确定肿瘤的具体数目，^{131}I-MIBG 做全身扫描，可以早期发现多发的微小嗜铬细胞瘤，尤其是发现肾上腺外多发嗜铬细胞瘤的功能表现优于 CT 和 MRI。另外 PET 及 SSR 显影亦可明确。

在术中切除肿瘤之后血压下降不明显的情况下要考虑到多发性嗜铬细胞瘤的可能，应进一步探查腹膜后交感神经节、嗜铬体这些肿瘤好发部位。双侧肾上腺肿瘤的切除最好选择腹部切口以同时可探查双侧。首先切除体积较小、安全容易的肿瘤，术中应该注意保存正常肾上腺组织，以防止术后肾上腺皮质功能不全。对于出现双侧肾上腺嗜铬细胞瘤，需切除双侧肾上腺者，应充分做好肾上腺功能不全的防治。腹膜后多发副神经节瘤也应采取腹部切口，有利于术中探查。

多发性嗜铬细胞瘤的预后与肿瘤发生的部位、首发肿瘤的数目密切相关。肾上腺内、外同时多发嗜铬细胞瘤预后较差。

六、妊娠合并嗜铬细胞瘤

妊娠期嗜铬细胞瘤较罕见，是嗜铬细胞瘤中较严重的一种状况，可严重危及母婴的生命安全。据统计，母亲确诊前死亡率可达 48%，胎儿可达54%，而即使确诊并采取一定措施，母亲死亡率仍有 17%，胎儿死亡率也可高达 50%。死亡原因中，孕妇死亡多因脑血管意外、急性心力衰竭、肺水肿、休克及肿瘤恶性变所致，胎儿死亡多因自发性流产所致，因此早期诊断是十分重要的。

妊娠可加重由于嗜铬细胞瘤引起的高血压、心律失常、代谢紊乱等病理变化，麻醉、阴道分娩、子宫收缩、胎动均可导致致命的高血压。另一方面，升高的血儿茶酚胺可引起全身小血管重度痉挛，使胎盘灌注减少，造成胎儿生长迟缓、窒息甚至死亡。

早期及时产前诊断具有重要的临床意义。但是，妊娠期嗜铬细胞瘤产前诊断率仅为32%。有些患者预先无明显症状，而在分娩或产后突然出现血压增高或休克。因此，对妊娠期有高血压病的患者，应考虑到该病的可能。妊娠合并嗜铬细胞瘤与先兆子痫鉴别应注意：①前者可以在妊娠任何时期出现，仔细询问病史，妊娠之前即可能有表现，后者发生在妊娠20周以后；②前者可表现为发作性高血压伴三联征，后者则为持续性；③前者鲜有蛋白尿，后者多伴有蛋白尿；④分娩后前者高血压持续存在，后者高血压可恢复正常。由于分娩的刺激，大多数是产后突发的高血压或者休克才让医生认识到潜在的嗜铬细胞瘤。虽然患者先前有成功的分娩史，但是如果患者有不稳定的高血压或直立性高血压、充血性心力衰竭、心律失常，应该考虑嗜铬细胞瘤的诊断，并对患者做出相关检查，以便做出正确的诊断。

该病诊断步骤同一般嗜铬细胞瘤，但必须注意到CT、血管造影、静脉肾盂造影及 ^{131}I-MIBG 等放射性检查可对胎儿产生不利，应尽量避免，可采用 MRI 和超声波检查。MRI 检查嗜铬细胞瘤 T_2 相多表现为异常高信号，对于肿瘤定性诊断亦有帮助。

对该病的处理，原则上妊娠3个月以内，最好先采取人工流产后再处理原发病灶。妊娠前半期争取手术切除，后半期用药物控制病情，等待足月分娩。不提倡阴道分娩，因其可诱发致命的高血压发作。应进行剖宫产，条件许可时还可一并手术摘除肿瘤。可以应用腹腔镜切除肿瘤。术前、术中及术后必须严密监护，合理应用 α 及 β 受体阻滞剂，用量不宜过大以免血压过低对胎儿有害。对足月分娩患者，症状缓解后应跟踪追查，以防再次妊娠时发作。

七、儿童嗜铬细胞瘤

嗜铬细胞瘤在小儿比较少见，约占儿童高血压患者的1%，发病率为0.2/100万，约占嗜铬细胞瘤的10%（8.9%～11.6%）。与成人发病在性别上相反，小儿嗜铬细胞瘤男性多于女性，男女之比为3:2。男性儿童各年龄段的发病率是相同的，9～12岁是该病好发年龄，平均发病年龄为11岁。女性儿童患者62%集中于月经初潮。儿童嗜铬细胞瘤的特点是多见肾上腺外（15%～31%）及多发性（15%～32%）。而双侧性病变可占25%。儿童肾上腺髓质增生也有报告，可为独立性疾病，但也常与其他疾病合并存在如与多发性内分泌腺瘤（MEN）并发。在组织学上，儿童恶性嗜铬细胞瘤也多于成人。

儿童嗜铬细胞瘤有较强烈的家族遗传性，约占10%。其特征是：①发病年龄比非家族性早；②双侧病例的家族发病率可达47%；③家族成员中发病者在发病年龄和肿瘤部位往往相同；④常伴发与遗传基因相关的疾病，如多发性神经纤维瘤（Von Reckling-hausen 病）、Von Hippel-Lindau 病及与 APUD 的细胞发生相关的多发性内分泌肿瘤 MEN II 型（或 II a，又称为 Sipple 综合征）及 MEN III 型（或 II b）。

儿童嗜铬细胞瘤患者的表现和成人不同，头痛、恶心、呕吐、体重减轻、视觉困难较成人常见。成人少见的多尿、惊厥等在儿童的发生率可达25%。手部的水肿、发红或发绀的表现也可达11%左右。90%的患儿高血压呈持续性，阵发性高血压较少见，小于10%。易发生高血压脑病，表现面色苍白、大汗、手足湿冷，乃至抽搐和昏迷。交替出现的血压过低可以导致低血压危象。高血压可损害眼底，发生视乳头水肿、萎缩和眼底渗出，患儿出现黑矇和视力障碍，往往是促使患儿就诊的原因。某些患儿初诊的原因是急性肺水肿或充血性心力衰竭。这是因为过多的儿茶酚胺对心肌的毒性，引发儿茶酚胺"心肌炎"。另外，儿茶酚胺增加心脏收缩和输出量，更加重了心肌损害。表现心律失常、心力衰竭或多种异常的心电图表现。患儿可出现白细胞总数增加，中性增加尤其明显，又可伴有发热和多汗，故常误诊为一般性感染或败血症。当然这类患儿也常伴感染而促发危象,给诊断增加困难。患儿常出现神经系统症状如惊厥、四肢麻木、双下肢痛,甚至间歇性跛行,但又缺乏神经定位的特征,这些症状与血中释放的大量儿茶酚胺有关。

由于疾病本身的复杂性和多样性、儿童期生理变化不稳定以及患儿的主诉表达受限,导致儿童嗜铬细胞瘤的诊断常较困难,易延误诊断。诊断的关键是掌握线索,对儿童患有高血压、头痛伴视力模糊、"心肌炎"及不明原因抽搐等,应该考虑儿茶酚胺增多症的可能。诊断亦包括两个部分,即定性和定位。视病情可同步进行,亦可先后进行。

目前,首选的诊断试验为分别测定血浆及/或尿液中的 MN 和 NMN 水平,用该方法诊断交感嗜铬细胞瘤,其敏感性接近 100%。用质谱法测定血浆游离 MN 准确性更高。MN 测定的高敏感性是因为儿茶酚胺的代谢(即 NE 转化为 NMN,E 转化为 MN)在瘤体内进行,该过程与其释放无关,而儿茶酚胺的释放为间断性或速率很低。如测定结果超过正常值 4 倍,则肿瘤分泌儿茶酚胺的可能性几乎为 100%。对肾上腺内的嗜铬细胞瘤一般通过 B 超、CT 或 MRI 都能得到明确的定位诊断,而对肾上腺外及多发病灶、恶性嗜铬细胞瘤可采用放射性核素 ^{131}I-MIBG 扫描。PET 有助于寻找异位肿瘤。

小儿嗜铬细胞瘤的治疗主要是手术切除。90% 以上的病例可通过切除分泌儿茶酚胺的病灶而治愈,对不能切除的或恶性嗜铬细胞瘤需进行长期的药物治疗。儿童嗜铬细胞瘤多双侧受累,应行保留肾上腺皮质的肿瘤切除术。由于儿童嗜铬细胞瘤的多发性和复发性,因此对儿童患者症状和血压的密切随访是十分必要的。手术以后要长期监测儿茶酚胺水平和血压以了解肿瘤是否复发。

八、家族性嗜铬细胞瘤

是嗜铬细胞瘤的一种特殊类型,由 Calkins 和 Howard 于 1947 年首先报道,占嗜铬细胞瘤的 6%~10%。包括单纯家族性嗜铬细胞瘤、MEN II 型 VHL 病及遗传性嗜铬细胞瘤 - 副神经节瘤综合征。

家族性嗜铬细胞瘤的特点有:①好发于儿童,发病年龄较早;②常为双侧发病,约占 50%,尸检双侧发生率可达 75%;③同一家族的发病成员,发病年龄和肿瘤部位往往相同;④恶性率较低,多数在肾上腺内且为良性,有完整包膜,易剥离,无肾上腺外转移;⑤临床主要表现为阵发性高血压伴间歇期血压正常,早期症状隐匿,后期多呈持续性或阵发性高血压,不同家族表现不一,同一家族也不尽相同,有 45% 患者无典型发作综合征,约有 10% 在阵发间期无症状,尿 VMA 测定亦可正常;⑥和一些家族性综合征的基因改变有关。可合并甲状腺髓样癌及 / 或 C 细胞增生、甲状腺瘤及 / 或增生(MEN-2),也可合并神经瘤等、视网膜血管瘤(Von Hippel-Lindau 病)。而单纯家族性嗜铬细胞瘤不并发各种遗传综合征。因此,对青少年嗜铬细胞瘤患者,特别是双侧多发瘤,应注意其家族性倾向,应对其家系进行随访检诊。

家族性嗜铬细胞瘤与常染色体显性遗传有关,可由不同类型的基因缺陷造成,有高度外显率。目前的研究结果显示有 19 种基因(RET、VHL、NF1、SDHA、SDHB、SDHC、SDHD、SDHAF2 或 SDH5,TMEM127 等)的种系突变与家族性嗜铬细胞瘤的发病有关。家族性嗜铬细胞瘤的染色体 1p、3p、17p 和 22q 的等位基因缺失已有报道。有研究认为家族性嗜铬细胞瘤患者 3 号染色体短臂存在杂合性缺失并且在 8 个位点上存在限制性内切酶片段多态性。1 号染色体 1p32.3 和 1p32.1 之间有一 3.9Mb 的片段与家族性嗜铬细胞瘤的发生亦有关系。有学者发现第 15 号染色体也存在缺陷,短臂加长,其 HLA 抗原单倍体存在异常,但其是否可作为家族性嗜铬细胞瘤的遗传标记仍有争议。

家族性嗜铬细胞瘤目前尚无能做出确诊的分子生物学依据,只能依靠家族史及一些临床特征做出诊断。该瘤并发其他内分泌器官的肿瘤都起源于神经嵴细胞的胚胎分化异常是被公认的。尿 VMA 测定及酚妥拉明抑制试验对家族性嗜铬细胞瘤的定性诊断很有意义。B 超、CT、MRI 对定位诊断帮助很大。国外学者对 400 例疑有嗜铬细胞瘤的患者行 ^{131}I-MIBG 扫描,结果显示其阳性率达 90% 以上,假阳性率仅为 1%~2%。由此可见,对于儿童及双侧肾上腺嗜铬细胞瘤的患者,应对其及家属进行肿瘤 ^{131}I-MIBG 检查，以利于早期发现、早期治疗可能存在的家族性嗜铬细胞瘤患者。

由于其靶向治疗药物的研究仍处于基础实验阶段，故手术切除仍然是治疗本病唯一有效的方法。但对家族遗传性嗜铬细胞瘤的外科治疗仍有争议，因为双侧肾上腺全切的患者需要终身的皮质类固醇替代治疗并且有相关的 Addison 危象。肾上腺部分切除术可避免双侧肾上腺全切后的皮质类固醇替代治疗，但对残留腺体仍需定期生化检测以防复发。对于家族性嗜铬细胞瘤合并甲状腺髓样癌患者，其淋巴结转移出现较早，故一经确诊应先行嗜铬细胞瘤切除，然后再行甲状腺切除及淋巴结清除术，可减少高血压危象的发生。

家族性嗜铬细胞瘤病因及遗传学的深入研究必将为家族性嗜铬细胞瘤诊治提供更多的有利的帮助，使该病能够及早准确诊断，拟定精确的个体化治疗方案，并进行有效的术后随访。

九、多内分泌功能性嗜铬细胞瘤

某些特殊型 PCC 起源于胚胎期的神经嵴细胞，属于 APUD 细胞系产生的 Apudoma，可分泌 2 种以上的内分泌激素。如，可自主性分泌类甲状旁腺活性激素而引起高血钙；分泌 ACTH，表现为 Cushing 征，其儿茶酚胺和皮质醇均有增加。另外，还可分泌一种红细胞生成刺激因子、α-MSH、VIP、前列腺素和多种神经递质等。

十、分泌多巴胺的嗜铬细胞瘤

几乎一半的嗜铬细胞瘤，无论起源何处，都分泌一定量的多巴胺。然而，仅分泌多巴胺者较少见，约占 10%，以恶性肿瘤居多，即使是分泌较少量的多巴胺的肿瘤中，恶性发病率也比较高（≥50%）。

临床症状除完全没有高血压之外，少数患者有发热、体重减轻、红细胞沉降率升高和罕见的干燥、刺激性咳嗽。这些症状无特异性，可能是因为肿瘤的坏死引起。患者血容量不高，但仍有严重心力衰竭的危险。α- 受体阻断剂是禁忌的，甲基酪氨酸是唯一能用于仅分泌多巴胺的嗜铬细胞瘤的药物，它能抑制催化酪氨酸转变为多巴的限速酶酪氨酸羟化酶，剂量 1～4g/d，能减少 35%～80% 的多巴胺合成。因分泌多巴胺的嗜铬细胞瘤恶性率高，手术治疗是最佳方案。

第四节　以拗口之名，行内分泌之实——APUD 系统与嗜铬细胞瘤

1964 年，Pearse 发现在各种内分泌器官中含有一种能产生内分泌性多肽物质的细胞，将其称为胺前体摄取和脱羧细胞系（amine precursor uptake and de-carboxylation，APUD），这类细胞能从血液中摄取胺前体物质，并在胞质中进行脱羧合成各种胺类多肽激素。APUD 细胞来源于胚胎外胚层神经嵴细胞，在机体各器官几乎都存在。当这种 APUD 细胞在发育过程中受到遗传因素影响产生变异时，会发生不正常的增生甚至形成肿瘤。神经外胚层细胞可以移向内胚层，着落至前肠、中肠、甲状腺、肺、胃、大小肠、胰、肾上腺髓质，交感神经系统、皮肤等器官都可以发生此类肿瘤，故可遍布全身。有学者将这些肿瘤统称为 APUD 瘤（apudoma）。

一、APUD 细胞肿瘤的起源

APUD 细胞是否来自一个共同起源，尚有争议。公认的各种 APUD 细胞肿瘤的起源为：①来源于神经嵴的神经内分泌细胞包括有甲状腺 C 细胞、颈动脉窦Ⅰ型细胞、成黑色素细胞、肾上腺和 / 或肾上腺外的嗜铬细胞瘤；②来源于外胚层神经内分泌细胞，包括丘脑、松果体、甲状旁腺、脑垂体等激素细胞；③来源于外胚层神经母细胞内分泌细胞，主要为胃肠胰细胞系统。最常见的消化系统及泌尿生殖系统的 APUD 细胞瘤已确认为来自神经组织。

二、APUD 细胞的生理

APUD 细胞超微结构包括：①粗面内质网的含量水平低；②在成形的管泡中所含滑面内质网平面高；③大量游离形核酸糖小体；④电子密度深及固定不牢的线粒体；⑤附着于细胞膜的管泡内含有嗜锇酸物；⑥直径为 100～200nm 内分泌颗粒。

APUD 细胞在摄取内分泌性蛋白或非特异性吸收多巴胺初期，首先形成细胞内浆的网状质，

继而转换成内分泌颗粒（Golgi 复合体）。Golgi 复合体在泡浆内可保持相当长时间，称为分泌储存期。当颗粒向细胞的一极移动并发展成为有膜的复合体时，可与细胞膜相融合并使之破裂而溢出细胞外，称为细胞排出期。若所形成的颗粒不被释放，或释放至体液后对靶细胞不起反应，可无临床征象。

APUD 细胞所合成的胺和肽激素都具有神经传递功能，从 35% 的神经内分泌细胞中可检测出活性激素的肽。由于 APUD 细胞的起源和类型不同，故合成的胺也各具特殊功能，而且在细胞内合成、储存和排入体液后对机体发挥激素活性作用时，尚受着神经、化学、生理以及体液等多方面的控制。当 APUD 细胞内含有的胺前体经被刺激的细胞膜的受体作用后，使细胞内信使增加，并经激素酶激活及钙离子强化，促使内分泌颗粒合成释放至体液内而产生内分泌功能。

三、APUD 细胞肿瘤的分类

50% 以上的 APUD 细胞可发展为 APUD 瘤，产生错综复杂的临床征象。根据肿瘤产生的激素可分为三类：①正统 APUD 瘤（orthoendocrine apudoma）：各器官 Apudoma 所分泌的多肽激素和 / 或胺与正常的内分泌器官细胞所分泌者相同，产生典型的临床征象；②旁分泌 APUD 瘤（paraendocrine apudoma）：或称 paraendocrine syndrome（PES），此类肿瘤虽发生在内分泌器官的原位，却分泌不配称激素或肿瘤生长在异位腺体或组织，所分泌的激素可能是一种，也可能是多种；③多发性内分泌肿瘤（multiple endocrine neoplasia，MEN）。

四、与 APUD 系统相关的嗜铬细胞瘤

嗜铬细胞起源于神经嵴的神经内分泌细胞，属 APUD 系统。因此，APUD 肿瘤中往往合并嗜铬细胞瘤。与 APUD 系统相关的嗜铬细胞瘤包括：家族性嗜铬细胞瘤、肾上腺外嗜铬细胞瘤、多发性以及多内分泌功能性嗜铬细胞瘤和多发性内分泌肿瘤（MEN）、遗传性副神经瘤等。

（一）多发性内分泌肿瘤

多发性内分泌肿瘤综合征是一种常染色体显性遗传性疾病，可累及多种内分泌器官，两个或两个以上的内分泌腺体可同时或先后发生功能性肿瘤综合征，引起相应激素过剩的临床综合征。分为 MEN-1 型、MEN-2A 型、MEN-2B 型、MEN-1 和 MEN-2 混合型四型。MEN-I 型含有：①垂体腺瘤；②甲状旁腺瘤或增生；③胰岛细胞瘤，I 型不合并 PHEO。发生嗜铬细胞瘤的主要是 MEN-2 型。MEN-2 其病理学特征为甲状腺髓样癌（MTC）或甲状腺 C 细胞增生。根据不同的临床表现可分为 MEN-2A、MEN-2B、家族性甲状腺髓样癌（FMTC）及其他型。MEN-2A 占 MEN2 的 60%，以 MTC 为主要临床表现，约 50% 伴有 PHEO，30%～40% 伴有甲状旁腺增生或腺瘤（HPT）。MEN-2B 是在 MEN-2A 基础上伴有黏膜或黏膜下多发性神经瘤，少数还伴有肠道神经节母细胞瘤、类马方综合征、角膜神经粗大、骨骼发育异常及发育延缓等。MEN-2 型 PHEO 特点是多在 11～30 岁发病，且多为双侧性，其发病率可高达 70%，几乎均限于原位肾上腺髓质，且皆为良性。FMTC 则仅有 MTC，且患有 MTC 的家族成员不少于 4 个。MEN-2A 患者的发病年龄较轻，不同腺体的受累往往相继出现，若漏诊或延误病情，预后较差。

1. **病因**　MEN-2 有明显的家族性，为常染色体显性遗传的单基因病，最初发现该病的致病基因位于 10 号染色体长臂的着丝粒，1985 年将其命名为 ret 原癌基因。ret 原癌基因是一种可经 DNA 重新排列而激活的致癌基因，位于 10 号染色体长臂（10q11.2），长 60kb，含 21 个外显子。98% 的 MEN-2A，95% 的 MEN-2B 和 88% 的 FMTC 家系有 ret 原癌基因突变。

2. **发病机制**　ret 原癌基因编码一组约 1 100 个氨基酸的酪氨酸激酶受体（RTKR）超家族的跨膜蛋白（ret 蛋白）。RTKR 是一组跨膜受体，由胞外区、跨膜区和胞内区三部分组成，与很多基因导致的疾病相关。RTKR 的表达具有组织特异性，主要表达在来源于神经嵴细胞和神经母细胞的肿瘤中，如脑组织、交感与副交感神经节以及甲状旁腺和泌尿生殖组织。几乎所有的 MEN-2 均是由 ret 原癌基因突变引起的。ret 原癌基因的突变是 MEN-2 发病的分子病理基础，迄今为止尚未发现 ret 以外的基因突变。在 MEN-2 及其相关肿瘤中，ret 突变是通过增强 ret 的转化能力

而致疾病表型出现。ret 原癌基因突变可影响到受体蛋白细胞内及细胞外两个区域，导致不同的临床表型。ret 的突变位点、碱基置换类型与疾病的表型密切相关。MEN-2 各亚型之间表型的差异提示不同的 ret 突变类型具有不同的组织特异性效应。ret 原癌基因突变常发生于 ret 第 8、10、11、13、14、15、16 外显子，最为常见的突变类型为错义突变，常累及受体蛋白胞外富含半胱氨酸的二聚体结构域（8～13 号外显子）和胞内酪氨酸激酶催化位点（15、16 号外显子）。8～14 号外显子的突变一般发生于 MEN2A 和 FMTC，而 15～16 号外显子的突变一般发生于 MEN2B。其中 8～11 号外显子突变导致受体自发形成二聚体，13～14 号外显子突变导致酶催化位点与底物异常结合，15～16 号外显子突变则使 ret 蛋白从一个膜受体变为细胞内受体，从而激活了胞内异常的信号传导途径。

95% 以上的 MEN-2A 患者有 ret 原癌基因的第 10 和第 11 外显子突变，其中有 10%～15% 的 MEN-2A 病例的基因突变位点位于 ret 原癌基因第 10 外显子的 609、611、618 和 620 密码子（胞外酪氨酸富集区），约 85% 的 MEN-2A 突变发生于第 11 外显子酪氨酸富集区的 634 密码子，且最常见的 634 突变类型为半胱氨酸替换为精氨酸（C634R）。11 号外显子发生重复或插入突变较少见。其余突变还可发生于 635、637 及 13 号外显子的 790 和 791、891 等密码子。以上突变导致正常状态下参与分子内二硫键形成的半胱氨酸残基被破坏，而与其他 ret 分子形成分子间键，导致 ret 二聚体化及酪氨酸激酶活化，从而引发细胞内的信号级联反应，导致肿瘤的发生。MEN-2A 中 ret 原癌基因第 11 外显子 Cys634Arg 的发生率最高。

ret 原癌基因不同的密码子突变对 MEN-2A 患者 MTC 的发病率并无影响。不同的位点突变有不同的临床表现（起病年龄、累及腺体、病程演变、预后等），但同一位点的碱基置换类型对临床表现无明显影响。半胱氨酸 634 位点（C634）的突变和 MEN-2A 中的肾上腺髓质和甲状旁腺病变关系密切，密码子 634 突变引起的基因的转录与表达的影响比其他密码子突变的作用都强。634 密码子突变的个体有发生嗜铬细胞瘤的高危性，但 634 密码子中无特定的碱基突变类型与

之相关。确诊年龄也和特定的外显子相关，与同一个密码子中不同的碱基改变不相关。20% 的 MEN-2A 患者可发生 HPT，HPT 的发生和 634 位点的突变密切相关，而和密码子 609、611、618、620、790 及 791 关系不大。其中 C634R 突变与 HPT 的发生尤其密切。C634R 或 C634Y 突变与甲状旁腺病变相关，因此可用 634 位密码子突变及其类型来预测甲状旁腺发病的危险性。

MEN-2 的临床特点在同一家系不同成员之间存在变异，这说明还有其他因素影响 MEN2 的表型，除了单个碱基位点突变外，可能还存在多位点突变或杂合缺失（即 ret LOH）。有研究认为肿瘤组织学侵袭行为与第 2 次基因突变作用有关，即单个位点突变启动了原癌基因的活化，肿瘤细胞的再次突变从而加剧了肿瘤的侵袭能力。除了突变基因的蓄积效应外，也许还存在其他原癌基因功能的共同激活等情况以及环境因素的共同作用。这更有助于合理地解释临床表现的差异性。

3. 临床表现　MEN-2A 发病有以下几种形式：① MTC；② MTC + PHEO；③ MTC + PHPT；④ MTC + PHEO + PHPT。临床以甲状腺肿物及发作性高血压、头痛、心悸、出汗等儿茶酚胺增多症状为最常见。甲状旁腺受累者少有典型 HPT 症状。MEN-2A 临床的基本特征是 MTC，发病率几乎 100%，是由甲状腺 C 细胞增生导致的多中心肿瘤，常累及双侧甲状腺组织。MTC 恶性程度介于未分化癌和乳头状或滤泡癌之间，可迅速发展和广泛转移。临床症状多于 10 岁以后出现，随着年龄的增长，发病率逐渐升高。MTC 肿瘤细胞可以产生多种物质，包括降钙素、降钙素基因相关肽（CGRP）、癌胚抗原（CEA）、生长抑素、促肾上腺皮质激素（ACTH）、血管活性肠肽、前列腺素、5- 羟色胺等，可产生腹泻、便秘、潮热等一系列非特异的早期临床表现。

MEN-2 中的 HPT 均出现在 MEN-2A 中，发生率为 20%～30%。MEN-2A 相关的 HPT 临床表现轻，大多数患者无症状，少数伴发肾结石。近一半患者仅有单腺体病变。多数 MEN-2A 患者是在手术室发现甲状旁腺增大，少数因 MTC 术后出现血钙异常而诊断。

肾上腺嗜铬细胞瘤的发生多见于甲状腺病变出现之后，见于约 50% 患者，双侧可间隔数年。

MEN2 患者中大多数嗜铬细胞瘤为良性,极少为恶性,可为肾上腺髓质弥漫性或结节性增生及多发性嗜铬细胞瘤。甲状旁腺增生仅见于 10%～25% 的患者,多于老年发病,仅表现为组织增生,极少见腺瘤或腺癌的发生。部分患者有类马方综合征体形及唇、舌的黏膜神经瘤。各个腺体起病先后和发病率的不同提示对激活后的 ret 原癌基因的敏感性有差异。

大多数患者以嗜铬细胞瘤症状为首发,可能是由于嗜铬细胞瘤所致心悸、高血压等症状易引起患者注意。甲状腺髓样癌病变虽发生早,但症状隐匿,多在就诊后检查中发现。

4. 诊断 主要依据临床表现、基因检测、内分泌实验室检查及影像学检查。

(1) 临床诊断:MEN-2 型多见于青少年,MTC 是 MEN-2 型主要的最早出现的病变,占 80%～90%,一般出现在嗜铬细胞瘤和甲旁亢之前,其发病的主要特征是双侧和多中心病变。嗜铬细胞瘤多为良性,典型症状是阵发性高血压,伴有头痛、心悸、多汗,肾上腺以外及恶性嗜铬细胞瘤少见。MEN-2 甲旁亢的表现与一般的甲旁亢相似。MEN-2 分 A、B 两型,MEN-2A 型又称 Sipple 综合征,是最常见的类型,95% 发生 MTC,50% 发生嗜铬细胞瘤,20%～30% 发生甲状旁腺瘤或增生,并可出现新生儿巨结肠或皮肤苔藓淀粉样变。MEN-2B 型除有 2A 型表现外,还可合并口腔和胃肠黏膜神经瘤,消化道弥漫性神经节细胞瘤,骨骼畸形,马方综合征面容及体型等,很少有甲状旁腺病变。MTC 早期,特别是 c 细胞增生阶段,患者多无症状,以致贻误诊断。

(2) 生化指标

1) 降钙素:是主要的生化指标,用于 MTC 的诊断及术后随访。MTC 患者血降钙素水平高于正常。对有基因突变的 MEN-2A 家族成员,应随访血基础降钙素水平。手术治疗的 MTC 患者,若血降钙素水平降至正常则表明肿瘤被完整切除。若术后血降钙素水平升高,则提示手术不彻底或疾病复发。

2) CEA:在 MTC 患者中,血清 CEA-2 的升高往往与降钙素水平的升高一致。但 CEA 对 MTC 的诊断无特异性,若 CEA 异常升高与降钙素水平不平行,常提示其他组织的恶性肿瘤。

3) 儿茶酚胺及其代谢产物:对 MEN-2A 患者应经常测量血压,检测血或尿儿茶酚胺、甲氧基肾上腺素(MN)、甲氧基去甲肾上腺素(NMN),以确定有无嗜铬细胞瘤。

4) 血钙及甲状旁腺素浓度:以确定有无甲状旁腺疾病。

(3) 影像学检查:颈部摄 X 线片或 B 超可作为 MTC 定位诊断的筛查,MTC 的原发肿瘤及转移灶在 X 线片及 B 超上可表现为致密的钙化灶。对于伴发甲状旁腺疾病或肾上腺疾病的患者可行颈部或肾上腺的 CT 或 MRI 检查。^{131}I-MIBG 有助于甲状旁腺腺瘤及嗜铬细胞瘤的定位。

(4) 基因诊断:突变基因检测(ret 原癌基因)已成为 MEN-2 诊断的重要手段。DNA 直接测序法对临床诊断为 MEN2A 的先证者及其家系成员进行 ret 基因的突变筛查。

MEN2 的诊断标准来源于国际 ret 突变协会。以下 3 种情况可诊断为 MEN-2A:①家族中有同时罹患 MTC、PHEO 和 HPT 的患者;②家族中有同时罹患 MTC 和 PHEO 的患者;③家族中有同时患有 MTC 和 HPT 的患者。

5. 治疗 目前 MEN-2A 的治疗仍以手术为主,有 MEN-2A 临床表型的患者必须尽早手术切除肿瘤。对同时有嗜铬细胞瘤和甲状腺髓样癌的患者,应先行嗜铬细胞瘤切除术。若先行甲状腺髓样癌手术,有可能诱发高血压危象或心力衰竭等不良事件发生。对 MEN-2A 基因携带者,建议进行早期预防性甲状腺全切。但是,目前对预防性手术的时机和手术范围尚无统一意见。高危组 634 位点的突变对 MTC 的早期发生有较高的危险性,因此对携带此突变位点的危险个体应进行早期预防性甲状腺切除以降低 MTC 的发生。但在已行预防性甲状腺切除的年轻患者中仍有侵袭性 MTC 的发生,因此有学者推荐在 5 岁之前即进行预防性甲状腺手术。在进行预防性甲状腺切除术前,颈部 B 超、基础降钙素水平升高等征象怀疑有颈部淋巴结转移或患者手术时年龄已较大时,均应同时进行颈部淋巴结清扫。

6. 展望 MEN-2A 虽是一种少见的常染色体显性遗传性疾病,但我国是一个多民族的人口大国,若国内医学界能提高对此病的认识,相信会有更多的 MEN-2A 患者得到确诊,从而减少漏诊、误诊。基因诊断对 MEN-2A 的早期诊断、预防性治疗及改善预后有很大的价值。国外 MEN-2A 的基因诊断已作为常规手段，国内尚需进一步完善此项工作。

有文献报道即使在同样的遗传背景下，ret 原癌基因突变导致的临床表型间也有差异。因此对 ret 原癌基因突变导致 MEN-2A 各临床表型的发病机制方面还需进一步探明。只有掌握这些信息之后，才有希望对基因携带者采取最适合的治疗手段。

（二）遗传性副神经节瘤综合征

遗传性副神经节瘤是软组织神经内分泌瘤，属于 APUD 瘤，起源于神经嵴细胞，能合成、贮存和分泌儿茶酚胺，产生多种肽类神经激素及嗜铬蛋白颗粒，主要分布于头颈、纵隔、肾上腺及腹腔后等有副神经节细胞聚集的部位。发病率约 1/300 000，为一组家族遗传性疾病。根据其发生的部位分为肾上腺内及肾上腺外两大类，同时还有功能性和非功能性之分，发生在肾上腺内的习惯上称为肾上腺髓质嗜铬细胞瘤，而发生在肾上腺外的，则通常以其解剖部位结合功能活性而命名。

目前对家系的研究发现 2 个可能与副神经节瘤相关的染色体位点，分别位于 11q13 和 11q23。嗜铬细胞瘤和副节细胞瘤多数是良性、生长缓慢的肿瘤。在缺氧的状况下，编码线粒体复合物Ⅱ失活性的突变有可能存在于这些肿瘤中。分别编码线粒体复合物Ⅱ的 4 个蛋白的基因为 SDHx 包括 SDHA、SDHB、SDHC 和 SDHD 与此病有关，目前已知 SDHB、SDHC 和 SDHD 的突变存在于部分嗜铬细胞瘤和副节细胞瘤患者中。琥珀酸脱氢酶（succinate dehydrogenase，SDH）是呼吸链中最小的复合物，由核基因编码，含有 FAD 辅基，2 个铁硫中心，1 个细胞色素 b。2 个催化亚基 SDHA（flavoprotein，Fp，黄素蛋白）、SDHB（Ip，铁硫蛋白）形成水溶性的具有催化活性的异二聚体，由两个跨膜蛋白 SDHC、SDHD 亚基锚定于线粒体内膜。SDHB 是由 280AAs 形成的大小 30kDa 的多肽链，SDHB 基因编码线粒体复合物Ⅱ的铁硫蛋白，含有 8 个外显子，位于染色体 1q36-1q35，其突变见于嗜铬细胞瘤和副节细胞瘤。SDHC 基因编码细胞色素 b 的大亚基，含有 6 个外显子，位于染色体 1q21，其突变仅报道

见于副节细胞瘤。SDHD 基因编码细胞色素 b 的小亚基，含有 4 个外显子，位于染色体 11q23，其突变见于嗜铬细胞瘤。SDHx 的突变为错义突变和无义突变，功能学研究表明，细胞色素 b 小亚基的缺失会减弱线粒体复合物Ⅱ的作用，从而激动缺氧途径，进而在 HIF-1 的诱导下促进 VEGF、VEGRF 等基因的转录，参与肿瘤血管形成，在嗜铬细胞瘤的发病机制上可能起一定作用。SDHD、SDHC 及 SDHB 等已被确定为候选抑癌基因，但突变导致肿瘤的机制还有待进一步阐明。

第五节　多种表现，各显神通——神经外胚层综合征

神经外胚层异常是一组较少见的临床综合征，常伴有嗜铬细胞瘤，往往有皮肤病损，有明显的家族性。

一、Von Hippel-Lindau 病

Von Hippel-Lindau 综合征（VHL）是一种常染色体显性遗传病，表现为发生于神经系统或视网膜的血管母细胞瘤、肾透明细胞癌、嗜铬细胞瘤、错构瘤，以及肝脏、肾脏、胰腺、附睾等器官的多发性囊肿或肿瘤。由 Von Hippel 和 Lindau 首先报道。发病率为 1/500 000～1/360 000。患者的中位存活年龄是 49 岁，最常见的死亡原因是小脑血管母细胞瘤的中枢神经系统合并症或转移性肾癌。

VHL 分三型：Ⅰ型包括视网膜和中枢神经系统血管母细胞瘤（CNS Hb）、肾囊肿、肾癌和胰腺囊肿。Ⅱ型除视网膜和 CNS Hb 外，还包括胰腺嗜铬细胞瘤和胰岛细胞瘤。Ⅲ型包括视网膜和 CNS Hb、嗜铬细胞瘤、肾和胰腺疾病。

（一）病因及发病机制

VHL 综合征呈常染色体显性遗传，患者的子女有 50% 的概率发病。它是由 VHL 基因突变所引起。VHL 基因是一个抑癌基因，位于染色体 3P25 区，编码一种含有 214 氨基酸、分子量为 30ku 的细胞蛋白。VHL 基因编码的蛋白参与构成一种多蛋白复合体，可以负性调节低氧诱导的如血管内皮生长因子（VEGF）等相应 mRNA 的

表达。VHL 基因的突变可造成该蛋白功能丧失、VEGF 表达升高而发生血管母细胞瘤。VHL 基因突变事件主要局限于基因内突变的第一次打击（点突变、微缺失等）和第二次打击，第二次打击引起更大的缺失或有丝分裂的重组事件，导致杂合性丢失和甲基化。VHL 基因在 VHL 病中突变率为 75%。带 VHL 基因父母的子女有 50% 的机会带 VHL 基因。一些家庭子代患病率不到 50%；反过来子代患病，其父母也不一定发病，即基因被遗传但并不表达。也有许多病例是无症状的携带者。VHL 病患者自双亲遗传的突变或缺失的 VHL 基因形式多样，如错义突变、无义突变、插入和缺失突变，有时表现为染色体 3p 的杂合性丢失（LOH）。有意义的是，只有当位于易感器官的另一条野生型 VHL 基因也发生突变时才能发生肿瘤。为何肿瘤的发生具有组织特异性，其中的机制目前还不清楚。

基因型 - 表型相关性将 VHL 病分为两大临床亚型。1 型主要与大片段缺失或截断突变导致编码的蛋白质具有很少或没有活性有关，主要有视网膜和中枢神经系统血管母细胞瘤，肾细胞癌，但无嗜铬细胞瘤。2 型通常是与编码错义突变形成的有限的活性的蛋白质有关，这一型包括嗜铬细胞瘤。

小脑，脊髓，视网膜等易发生血管母细胞瘤，而周围神经嵴组织易发生嗜铬细胞瘤、神经节细胞瘤及胰岛细胞瘤。研究表明 VHL 病有其自然发展规律，病变发展曲线是随年龄增长而变化的，即最早出现视网膜血管母细胞瘤，接着是小脑血管母细胞瘤，肾细胞癌出现较迟，这些病变的平均发病年龄分别是 25 岁、29 岁和 37 岁。

（二）临床表现

VHL 最常见的临床表现是视网膜、小脑及脊髓血管母细胞瘤、肾囊肿、肾癌、胰腺囊肿、附睾嗜铬细胞瘤和乳头状囊腺瘤。

肾细胞癌（RCC）在 VHL 病患者中往往是多发、双侧或复发性肿瘤。家族性血管母细胞瘤是 VHL 的标志，表现为视网膜剥离、黄斑水肿、青光眼、白内障、眼色素膜炎及交感性眼炎，晚期可出现失明。有些患者表现为内淋巴囊肿瘤引起的耳痛和感音神经性听力损失。

嗜铬细胞瘤在某些家族是主要的表现，占

7%～18%，发病平均年龄为 20.2 岁。有研究发现单纯的嗜铬细胞瘤实际有 19.5% 是 VHL。约 50%～80% 嗜铬细胞瘤是双侧的。VHL 患者也可并发副神经节瘤，病理上与嗜铬细胞瘤相似。常见的位置主要包括颈静脉球、颈动脉体、主动脉周围、脾周及肾内。VHL 病的嗜铬细胞瘤患者可无症状，血儿茶酚胺水平也不升高。有症状者包括阵发性或持续性高血压、头疼、心悸、间歇性出汗及焦虑。可被误认为焦虑或压抑。嗜铬细胞瘤可能引起高血压危象、心肌梗死、心力衰竭、卒中及转移瘤。因此，VHL 患者术前均应排除嗜铬细胞瘤以避免麻醉诱发高血压危象。CS Gandhoke 首次阐述了该病患者在怀孕期间表现为双侧嗜铬细胞瘤的病例。

（三）诊断

影像检查对该病的诊断有重要价值。MRI 对小脑及中枢系统血管母细胞瘤有优势，主要表现为小脑及中枢系统的囊状结节混合或单纯囊性、单纯实质性病变，其他小脑肿瘤鉴别要点为病灶周围、实体内较多异常紊乱的流空血管。嗜铬细胞瘤的实验室检查包括血清和尿儿茶酚胺及代谢产物。影像检查包括 CT、MRI、^{131}I-MIBG 等。多层螺旋 CT 以及动态增强扫描对胰腺、肝脏、肾脏占位有优势。其他病变（眼球病变、附睾病变等）应根据不同情况选择检查方法。同时医学影像学在追踪监测、发现新病灶和并发症上也起着重要作用。经过影像学详细检查，可以发现患者目前尚有病灶、病灶数目、并发症的危险程度。

VHL 诊断标准是：患者存在中枢神经系统血管母细胞瘤，以及①视网膜血管瘤、肾细胞癌、嗜铬细胞瘤或附睾囊腺瘤；或②任何一级亲属表现 VHL 病的损害；或③基因检查结果阳性。

（四）治疗

该病能侵犯多个系统，部分病变症状隐匿，发病较晚；部分患者遗传外显率呈不完全或表现度有变异，常与临床所见不一致。因此凡确诊为 VHL 综合征的患者，应对其家族成员进行长期随访并定期全面体检，以尽早发现可能患病者并予以治疗。

由于 VHL 综合征临床表现多样，以致常造成漏诊。临床上根据患者的症状、体征和 B 超、CT 及 MRI 等影像学检查做出诊断时，病情已非早期，患者预后常较差。所以对于该病早期诊断和治疗显得尤为重要，目前临床应做到的是尽早发现肿瘤并彻底切除。良性肿瘤或虽属恶性但尚无播散的预后较好。随着基因研究的不断深入，产前基因诊断、预防和产后基因治疗提供了新的途径和良好的应用前景。

二、多发性神经纤维瘤病（neurofibromatosis，NF）

多发性神经纤维瘤病 I 型（neurofibromatosis，NF1）又称 Von Reckling-hausen 病，是一种源于神经嵴细胞发育分化异常的疾病。有以下临床表现：多发性（6 个以上）咖啡色斑、多发的或丛状纤维神经瘤、多个虹膜错构瘤、骨损害及一级亲属患病。常有血管畸形，如主动脉缩窄、肾动脉狭窄或肾动脉瘤等，少数患者合并胃肠道类癌。现在亦有学者发现合并原发性甲状旁腺功能亢进的 NF1 病例，嗜铬细胞瘤的发生率为 0.1%～5.7%。嗜铬细胞瘤多为孤立病变，双侧病变＜10%，副神经节瘤约占 6.1%。大多数患者有嗜铬细胞瘤相关的症状或者高血压，11.5% 有嗜铬细胞瘤转移或者局部浸润表现。6.0% 的患者死于怀孕、手术、高血压危象。因此，对神经纤维瘤病中高血压患者进行嗜铬细胞瘤筛选，防止在激发处置或怀孕中发生危险。嗜铬细胞瘤患者中，约 5% 伴有 NF1。最近的人口为基础的研究表明，多达 32% 的患者有某个突变的易感基因（包括 NF1VHL，RET，SDHB，SDHD，SDHC），建议所有的嗜铬细胞瘤 / 副神经节瘤的患者都应该进行临床基因检测。

NF1 是一种常染色体完全显性遗传病。NF1 是由于 NF1 等位基因突变所引起。NF1 基因属抑癌基因，位于 17q11.2，有至少 60 个外显子。目前报道的 NF1 抑癌基因翻译后的产物为神经纤维瘤蛋白，该蛋白作为 Ras-GTP 酶的激动剂，加速 Ras-GTP 转变为 Ras-GDP。由于其序列较长（300kb），所以突变检测困难，仅有 15% 的患者被检测出存在突变。另外，有接近 50% 的突变都是新发现的，但没有明确的热点突变外显子，这给 NF1 基因的研究带来了困难。有研究认为白血病抑制因子有可能是 NF1 嗜铬细胞瘤中的一个重要的因子。遗传学的最新研究表明：

TMEM127，MYC- 相联的第 X 因子，缺氧诱导因子 2α 与 NF1、嗜铬细胞瘤 / 副神经节瘤的发病有密切关系。

目前已经能够对神经纤维瘤病进行基因检测，由于 NF1 基因突变位点较多，无法进行特异性突变检测。因此诊断仍主要依靠临床表现。

对患者进行密切观察，定期检查，尽可能做到恶变肿瘤早发现、早治疗，这是本病治疗的关键。对多发性神经纤维瘤病可不作处理，对伴有其他临床症状者，可行对症处理。纤维瘤结节较大或有疼痛疑有恶变者，应及时手术治疗，可施全切除或大部切除。中药桂枝茯苓丸治疗本病有一定疗效。新近应用法尼基转酶抑制剂可抑制Ras 信号转导活化，抑制本病恶变发展。对本病的基因治疗，尚待进一步研究。

NF1 是家族性病，患者直系亲属有 50% 的患病风险。因此应对患者进行家系调查、系谱分析，并定期随访，对可疑患者进行早期预防性干预。

三、三叉神经多发性血管瘤

即 Sturge-Weber 综合征，又称脑 - 面血管瘤，是以脑部血管畸形、智力下降等为特征的一种神经皮肤综合征，属脑血管畸形的一种特殊类型，亦是错构瘤病的一种。该病临床上罕见，部分患者并发嗜铬细胞瘤。

Sturge-weber 综合征与遗传有关，但具体遗传方式未确定。一般认为系胚胎的 4～8 周时原始血管发育异常所致。仅在少数病例中发现有三倍体染色体。因此，本病系先天性疾病而非遗传性疾病。

临床表现如下。①颜面血管畸形主要表现为皮肤血管痣，其中面部焰色痣为典型表现。出生后即有，呈灰红或紫红色，压之不褪色，边缘清楚，扁平或略凹陷。也可表现为其他类型的血管瘤或淋巴管瘤。多位于颜面一侧，常沿三叉神经 1、2 支范围分布，或在口腔黏膜、颈部、躯干或四肢皮肤，在受累区可见偏侧肥大。②癫痫、偏瘫和智能减退是神经系统的主要表现。癫痫发作是最常见和最早出现的神经症状，多表现为血管痣对侧肢体局限运动性发作。可伴血管痣对侧中枢性瘫痪及对侧肢体发育较慢。智能障碍的程度不一，主要表现为注意力减退、记忆力下降、语言障碍、行为改变和智能低下。癫痫发作出现越早，智能和肢体功能障碍发生率越高。③眼部以青光眼最常见，多发生在面部血管瘤的同侧，与小梁发育异常和巩膜静脉压升高等有关。可伴眼球突出、同侧偏盲、角膜血管翳、视神经萎缩、脉络膜萎缩、晶体浑浊等。其中弥散性的脉络膜受累时可见"番茄酱"眼底。

Canpolat 的一项研究中，11 例 Sturge-Weber 综合征患者中的平均年龄为(61.82±39.73)个月。最常见的症状为抽搐，面部血管瘤、鲜红斑痣、癫痫、偏瘫、精神运动性迟缓和青光眼等。

Sreenivasan 等研究表明：尿液内的某些血管生成标志物可以用来判断该病的严重程度和进展情况，如尿中基质金属蛋白酶(MMP)-2、MMP-9；而碱性成纤维细胞生长因子水平可能对判断该病的神经系统方面治疗的是否有效有一定帮助。

治疗主要是针对癫痫的对症处理，如癫痫为难治性，或有反复出血者，则予手术切除脑部血管瘤。但由于患者一般血管瘤广泛，血管扩张和闭塞常并存，手术方法、效果很难肯定。放射治疗以闭塞硬化颅内病变血管可能起到一定的效果。对于合并嗜铬细胞瘤者应手术切除。

其他神经外胚层异常也应考虑有嗜铬细胞瘤的存在。包括：结节性硬化症(tuberous sclerosis，以多发性皮脂腺瘤样痣和智力减退为特征，同时可伴多发性血管瘤、癫痫发作，也可见脑血管畸形和囊肿)和 Carney 三联症(胃上皮样平滑肌肉瘤、肺软骨瘤和肾上腺外嗜铬细胞瘤)。

第六节 没有肿瘤的外形，发挥同样的作用——肾上腺髓质增生

肾上腺髓质增生(adrenal medullary hyperplasia，AMH)罕见，属儿茶酚胺症的一种。人们对 AMH 的认识始于 20 世纪 30 年代，但当时认为不伴肿瘤的肾上腺髓质功能亢进不是一个临床症候。有人认为髓质增生和嗜铬细胞瘤是一个疾病的不同发展阶段：肾上腺髓质弥漫性增生、结节增生、肿瘤形成是一个连续的过程，髓质增生是嗜铬细胞瘤的前期病变。20 世纪 60 年代后，有学者发现有不伴有其他疾病而单独发生的 AMH 的存在，由此提出 AMH 可以是一个独立存在的

疾病，其临床表现和内分泌检查结果与嗜铬细胞瘤结果相同。随着 AMH 认识的深入，AMH 被分为两种：单纯性(或原发性)AMH 和作为多发性内分泌肿瘤Ⅱ型(MENⅡ)组成部分的 AMH。在中国，本病由吴阶平于 1977 年首次提出，并认为这是一种独立的疾病，并发现单纯的 AMH 和作为 MENⅡ组成部分的 AMH 都是存在的，而且是两种不同的疾病过程。因此，普遍把 AMH 看作为一个独立的疾病。

一、病因和发病机制

AMH 多为双侧性，其病因和发病机制仍不明了。AMH 的病因与发病机制与环境因素、遗传因素、交感神经系统介导的药物作用等多种因素有关，可能是神经和激素综合作用的结果。实验发现，肾上腺髓质细胞在内源性和外源性因素影响下均可发展为弥漫性、结节性增生甚至形成肿瘤。内源性因素包括种系、年龄和性别，外源性因素包括各种长期的刺激如：药物、生长激素或泌乳素分泌过多、刺激胆碱能神经、高钙血症和环境因素等。AMH 的发病可能是由于神经介质信号的异常持久及高强度的刺激，或信号转导通路的持续性激活。另外，缺氧及低气压也可刺激肾上腺髓质分泌儿茶酚胺，长期的内分泌活动旺盛导致髓质增生或新生物的形成。许多研究发现，基因突变主要是 ret 基因以及某些受体包括维生素 D 受体在肾上腺髓质增生中发挥着重要作用。AMH 的发病也存在一定的地域性，1984 年以后，我国只见单纯性 AMH 的报道，未见 MENⅡ的临床报道，国外多见作为 MENⅡ组成部分的 AMH 的报道，偶见单纯性 AMH 的报告。

二、病理

AMH 的最后确诊有赖于病理学检查。通过形态学鉴定和分析可以判明肾上腺弥漫性或结节性增生。以肾上腺中央静脉作为肾上腺头体部分界线。Dobbie 认为正常肾上腺髓质与皮质的比例为肾上腺头部 1:5，体部为 1:18 至 1:8，尾部没有髓质。正常肾上腺的髓/皮比值平均为 12.5%，若超过 20% 即属髓质增生。正常人肾上腺髓质平均重量为 0.43g，肾上腺髓质增生时，其重量和体积达到同年龄正常人的 2～3 倍。也有

部分肾上腺髓质增生的患者,其髓/皮比值正常,但髓质绝对重量增加。Visser 提出 AMH 诊断依据:髓质重量增加 2 倍以上;肾上腺髓、皮质比增大,大于 1∶10;肾上腺尾部及两翼见到髓质。显微镜下髓质增生的病理表现是:腺体增大、圆钝,髓质比重增多,尾部可见髓质;髓质细胞增殖,伸入皮质,把皮质细胞分割成岛状;增生的细胞体积大,胞质丰富,许多细胞内出现空泡,可见巨核及双核细胞;增生可表现为弥漫性、结节性或二者共存。

三、临床表现

AMH 与 PHE 的临床表现基本相同。最主要的症状是高血压,患者多无代谢改变,在持续性高血压的基础上突然阵发性加剧较多见。与 PHE 相比,AMH 的表现可能有以下差异:①精神刺激、劳累作为诱因的比例似略高;②压迫腹部不引起发作;③病程一般较长而且有时并不符合肿瘤的一般规律。

四、诊断

1. **实验室检查** 与嗜铬细胞瘤的实验室检查相同,尿或血中儿茶酚胺及其代谢产物升高,而且以肾上腺素含量增加为主。

2. **影像学** B 超和 CT 可发现肾上腺增大,MRI 对 AMH 敏感性较高,可以发现 T_2WI 上可有信号异常。最重要的影像学检查是 ^{131}I-MIBG,其敏感性和特异性都很高,对 PHE 和 AMH 可在形态上显示比较明确的区别。

最可靠的诊断还是术中肉眼所见和病理改变。AMH 的诊断标准如下:①临床表现类似嗜铬细胞瘤,发作期伴尿儿茶酚胺升高;②髓质内无肿瘤;③增生的肾上腺髓质伸入到肾上腺的翼部或尾部,伴或不伴结节状增生;④髓质/皮质的比值增加,并且髓质重量增加;⑤髓质由增大的具有多形性或没有多形性的细胞组成。

五、鉴别诊断

由于 AMH 与 PHE 都起源于肾上腺髓质,均分泌过量的儿茶酚胺,实验室检测亦无明显差异,临床都表现为高儿茶酚胺血症的一系列症状,细胞形态学上亦无明显差异,鉴别上有一定

困难。但从组织学上来看,PHE 具有明显的肿瘤包膜及肿瘤形态,而 AMH 仅仅是肾上腺髓质的弥漫性增生,没有明显的包膜组织。

由于嗜铬细胞瘤通常可表达胰高糖素受体因而临床上常用胰高糖素做激发试验,其敏感性为 83%,特异性为 96%。但是阴性结果不能排除诊断。目前还不清楚在增生的肾上腺髓质是否也有胰高糖素受体表达。有学者对肾上腺髓质增生的患者进行胰高糖素兴奋试验结果为阴性,由此可见胰高糖素兴奋试验对鉴别嗜铬细胞瘤和髓质增生的价值有限。

另外 MRI 对于鉴别 AMH 具有一定价值,文献报道:MRI 扫描 T_2WI 回波时间上两者有差异,嗜铬细胞瘤的 T_2 回波时间在 70ms 以上均可显示,而 AMH 在 T_2WI 回波时间为 58ms 时可见高信号灶显示。病理检查显示,嗜铬细胞瘤有一完整的包膜,其包膜发出的纤维条索伸入瘤组织内将其分隔成分叶状,而瘤体外的肾上腺髓质无明显变化或被挤压而萎缩,80% 以上为单侧病变;AMH 则呈弥漫性或小结节样改变,没有包膜,其增生的髓质细胞可伸入到两翼及尾部内,髓/皮质比值发生根本变化,且 80% 以上是双侧病变。核酸染料免疫荧光技术发现增生的肾上腺髓质其 DNA 分布是二倍体或整倍体的,而 80% 以上的良性和所有恶性的嗜铬细胞瘤 DNA 分布为非二倍体或整倍体。

目前认为 ^{131}I- 间位碘代卞胍(^{131}I-MIBG)放射性核素髓质显像可能是 AMH 最敏感的检查手段,其敏感性和特异性都很高,是一种安全、特异和无创性的检查技术,对 B 超、CT 及 MRI 不能明确诊断者可采用此法。间位碘代卞胍(MIBG)是胍乙啶的类似物,与去甲肾上腺素有相似的吸收及储存机制,MIBG 与肾上腺素能受体有高度特异性结合能力,同时反映肾上腺髓质功能和形态,根据髓质显像及其相对定量分析方法来区分正常、增生的肾上腺及嗜铬细胞瘤。

六、治疗

手术切除是 AMH 的最佳治疗手段。约 80% 的 AMH 为双侧性病变,但部分患者一侧增生而对侧增生不明显或正常,因此手术方式应视具体情况而定。单侧增生者行患侧肾上腺全切除术;

双侧增生者行增生明显一侧的肾上腺全切除,对侧切除 70% 的肾上腺,而后刮除剩余的髓质,再用甲醛溶液涂抹,这样手术后无需长期补充肾上腺皮质激素。也有人主张切除双侧肾上腺,术后长期补充肾上腺皮质激素。有些双侧增生患者,其一侧增生明显,而另一侧不明显,容易造成漏诊,故对单侧肾上腺髓质增生患者术中应仔细探查,并在术后进行长期的随访。

手术切除增生的肾上腺髓质不仅疗效明确持久,且术中探查及病理检查可以明确诊断。但在手术取活检时应仔细,因增生的腺体容易破裂,易使髓质流失而难以得到全面的病理结果。AMH 既可以是一独立的疾病,也可能是多发性内分泌腺病Ⅱ型的表现之一。因此,对 AMH 患者要进行术后随访,不仅随访临床疗效(主要是血压情况及血尿儿茶酚胺水平)和手术并发症(如肾上腺皮质功能不全),还应注意有无甲状腺、甲状旁腺等其他内分泌腺体肿瘤的发生。

对于不能耐受手术者,可应用 α- 受体阻滞剂等药物治疗。也有资料认为 ^{131}I-MIBG 在有效剂量下可产生放射治疗的作用,对 AMH 有一定的疗效。

七、展望

AMH 罕见,其病因和发病机制目前未明。在治疗上经验亦较少。国外动物实验发现某些药物如利血平、维生素 D3 和钙短期可以诱导 AMH,长期可导致嗜铬细胞瘤的形成。其机制有待进一步阐明。

近年来人们从基因水平研究肾上腺髓质增生的发病机制。发现胚源细胞 ret 基因点突变可引起多发性内分泌肿瘤综合征、形成嗜铬细胞瘤或肾上腺髓质增生。但是目前并没有发现单纯 AMH 有特异性的基因改变。单纯 AMH 是否存在遗传基础有待进一步考证。

手术虽然是目前较好的治疗方法,可产生持久疗效,同时可获得病理诊断。但对于双侧增生患者,手术打击大、手术方案较难确定、术后可出现复发以及皮质功能不全等危险。近些年开始腹腔镜治疗 AMH 取得良好的效果,也是一种方便可行的治疗途径。同时有学者运用生物酶消融治疗 AMH 大鼠取得一定的效果,可能为后面开展更佳的微创方法打下基础。另外 ^{131}I-MIBG 内放射治疗的发展也为此病的治疗提供了新的思路。

(齐 琳)

参 考 文 献

[1] Esienhofer G, Lenders JW, Goldstein DS, et al. Pheo-chromocytoma catecholamine phenotypes and predic-tion of tumer size and location by use of plasma free metanephrines. Clin Chem, 2005, 51(4): 735-744.

[2] Ilias I, Pacak K. Current approaches and recommended algorithm for the diadnostic localization of pheochro-mocytoma. J Clin Endocrinol Metab, 2004, 89(2): 479-491.

[3] Kunz PL, Reidy-Lagunes D, Anthony LB, et al. Con-sensus guidelines for the management and treatment of neuroendocrine tumors. Pancreas, 2013, 42(4): 557-577.

[4] Eisenhofer G, Bornstein SR, Brouwers FM, et al. Malig-nant pheochromocytoma: current status and initiatives for future progress. Endocr Relat Cancer, 2004, 11(3): 423-436.

[5] Brink I, Hoegerle S, Klisch J, et al. Imaging of pheo-chromocytoma and paraganglioma. Fam Cancer, 2005, 4(1): 61-68.

[6] 李芳, 王进京, 邓会岩, 等. WHO(2017)肾上腺内分泌肿瘤新分类解读. 临床与实验病理学杂志, 2018, 34(7): 709-713.

[7] Gimenez-Roqueplo AP, Favier J, Rustin P, et al. Con-sequences of a SDHB gene mutation in an apparently sporadic pheochromocytoma. J Clin Endocrinol Metab, 2002, 87(10): 4771-4774.

[8] Kouvaraki MA, Shapiro SE, Perrier ND, et al. Ret Proto-oncogene: a review and update of genotype-phenotype correlations in hereditary medullary thyroid cancer and associated endocrine tumors. Thyroid, 2005, 15(6): 531-544.

[9] Brierley JD. TNM classification of malignant tumors. UICC International Union Against Cancer. 8th ed.

Oxford: Wiley Blackwell, 2017.

[10] Gertner ME, Kebebew E. Multiple endocrine neoplasia type 2. Curr Treat Options Oncol, 2004, 5(4): 315-325.

[11] Santoro M, Melillo RM, Carlomagno F, et al. Minireview: RET: normal and abnormal functions. Endocrinology, 2004, 145(12): 5448-5451.

[12] Park JI, Powers JF, Tischler AS, et al. GDNF-induced leukemia inhibitory factor can mediate differentiation via the MEK/ERK path-way in pheochromocytoma cells derived from nf1-heterozygous knockoutmice. Exp Cell Res, 2005, 303(1): 79-88.

[13] 吴阶平. 吴阶平泌尿外科学. 济南: 山东科学技术出版社, 2008.

[14] Garcia Alonso MP, Balsa Breton MA, Paniagua Correa C, et al. Complete hormonal and metabolic response after iodine-131 metaiodobenzylguanidine treatment in a patient diagnosed of malignant pheochromocytoma. Rev Esp Med Nucl Imagen Mol, 2013, 32(6): 390-393.

[15] Al-Zahrani AA. Recurrent urinary bladder paraganglioma. Adv Urol, 2010: 912125.

[16] Park BK, Kim CK, Park SY, et al. Percutaneous radiofrequency ablation of renal cell carcinomas in patients with Von Hippel Lindau disease: indications, techniques, complications, and outcomes. Acta Radiologica, 2013, 54(4): 418-427.

[17] Merrill S, Fraker DL, Cohen DL, et al. Inherited mutations in pheochromocytoma and paraganglioma: why all patients should be offered genetic testing. Annals of surgical oncology, 2013, 20(5): 1444-1450.

第十一篇 肾 移 植

第一章　肾移植发展史及其面临的挑战

第一节　概　　述

在 20 世纪医学发展史上，器官移植作为一个新兴的、迅速崛起的学科格外引人注目。人类从 20 世纪初进行器官移植的初步尝试开始，经历了近百年的艰苦探索，最终将移植器官这一亘古的梦想变成了现实。器官移植学科对社会的影响已远远超过了医学领域的范畴，因为它不仅带动了医学基础学科如免疫学、遗传学、分子生物学、病理生理学、生物工程学等相关学科的发展，也对传统的社会学、法律学、伦理学观念提出了新的课题与挑战。事实上，作为现代医学的集合成果，器官移植水平已成为衡量一个国家、地区整体医学实力的重要标志。

肾脏是人类最早移植成功的器官，肾移植也是目前临床开展最早、效果最好的、例数最多、技术最成熟的实体大器官移植。

肾移植作为救治终末期肾病最有效的医疗手段，是当代医学发展极具代表性的前沿技术。100 多年来，它经历了初期手术技术和无免疫抑制措施的探索，20 世纪 60 年代进入试用免疫抑制剂预防排斥反应的阶段，随着各种新型免疫抑制剂的开发应用、器官保存技术以及配型技术的发展，肾移植得以广泛应用，全球接受肾移植的受者过百万人，而且移植的基础和相关研究的进展也激励和推动了其他器官移植的发展。

近年来全球每年肾移植数量超过 3 万例，截至 2009 年底累计完成肾移植 90 万余例次。统计最长移植肾存活，亲属肾移植超过 47 年；尸体肾移植超过 41 年；活体非亲属超过 38 年；接受肾移植最小受者 4 个月，现已成活超过 20 年。

我国临床肾移植始于 20 世纪 60 年代，70 年代末逐渐开展起来，80 年代形成一定规模，至 1989 年每年肾移植数量超过 1 000 例次，到了 90 年代已形成较大规模。截至 2010 年，据中华医学会器官移植分会中国器官移植登记处统计，我国共施行各种实体大器官移植 12 万例次，其中肾移植占 85% 以上，累计 10 万余例次，其中活体肾移植 1 万余例，尸体肾移植最长有功能存活 3 例超过 35 年。

50 年来，全世界同种肾移植取得了长足进步，用于组织配型与肾脏保存方法的不断改进、强有力免疫抑制剂的问世、对移植免疫学认知的进展以及临床经验的不断积累，同种肾移植近期效果明显提高，超急性排斥反应已罕见，急性排斥反应大为减少，移植物近期丢失即早年影响移植效果的主要问题已基本解决，但当前肾移植仍面临着严峻的挑战，移植肾长期存活无明显提高，虽然使用各种诱导耐受的方案，但仍未取得确切的效果。此外，供移植器官的严重短缺影响肾移植的开展，所以不得已采用扩大标准的供肾，包括心脏死亡供者的肾移植的应用，并选择合适亲属活体供肾和夫妻间供肾移植。

我们追溯肾移植的发展史，不仅可以进一步认识肾移植取得今天成就的来之不易，而且可以更深入了解肾移植在临床治疗中所需要克服的困难，通过学习和继承前辈的科学精神，更好地激励我们去征服和解决尚未解决的难题。

第二节　肾移植发展史

肾移植的发展是科学技术进步与人类社会文明发展的共同结果，它自幻想、实验、步入临床直至临床广泛应用的历史，是一个漫长而又艰辛的过程。而现代肾移植是在经历了三个重要的技术突破之后逐步发展起来的，首先是血管吻合技术的发展；其次是应用低温及器官保存液技术保存供移植用器官的成功；还有应用免疫抑制药物成功地控制了免疫排斥反应。

一、国外肾移植的发展历程

（一）早期探索阶段

肾移植的首次文献报道是 1902 年奥地利维也纳大学的 Ullmann 的报道，他进行了第一例有记载的动物肾的同种自体移植，他将狗的肾脏通过金属圆管套接到狗自体的颈部，开放动静脉后有尿液流出，表明肾脏转移在技术上是可行的，同年他还施行了将狗肾移植给山羊的异种移植实验。

1902 年法国医生 Carrel 在大量研究的基础上，成功地建立了现代血管吻合技术，并发表了他们关于血管吻合缝合技术的著名论文，通过这项技术可以保持血管内血流的长期通畅，使得器官移植外科在技术上有了一定的保障，为后来肾脏移植的外科技术奠定了基础，且此技术一直沿用到现在，由于 Carrel 在血管外科方面的研究成果对外科的贡献巨大，1912 年他被授予诺贝尔生理学或医学奖。

1906 年法国里昂 Jaboulay 使用猪和山羊的肾脏分别移植到两位女患者的肘窝，移植肾均无功能，患者分别在术后 3d 和 9d 死亡。同年，Papin 也尝试异种移植，也以失败告终，他们都归咎于外科技术问题导致的血管栓塞。

1909 年德国 Unger 将 1 只猕猴的肾移植到一名肾衰竭小女孩的腋窝部，但无尿液排出。1910 年他将猕猴的双肾移植给一名 21 岁肾衰竭的女患者腹股沟部，移植后 32h 受者死亡，尸检显示血管栓塞，经过这个尝试使他认识到阻碍肾移植的成功并非完全是外科技术问题。

（二）初步临床应用阶段

进行人类首次同种肾移植尝试公认的是苏联乌克兰医生 Voronoy，他 1933 年为一例汞中毒所致的急性肾功能衰竭女患者施行了尸肾移植，供者是头部创伤死亡，供肾热缺血时间长达 6h，且血型不合，术后移植肾仅排出少量尿液，很快丧失功能。在随后的十多年中他共施行了 6 例，均未成功，但他强调了应用尸体器官的益处。

1945 年，波士顿 Landsteiner，Hufnagel 和 Hume 等为一名因流产感染和出血所致的急性肾功能衰竭妇女施行了尸体同种肾移植，供肾移植至前臂，用桡动脉和头静脉作吻合，移植后移植肾随即排出尿液，在短时间内维持了肾脏的功能性存活，使患者度过了急性肾衰竭。

1950 年，Lawler 施行了美国首例尸体供肾原位肾移植，他将因肝病死亡的供者的肾移植给一位血型相同的因多囊肾导致肾衰竭的妇女，切除受者左侧多囊肾后行原位移植，术后有尿液生成，53d 后经靛胭紫静脉注射试验，提示移植肾仍有功能，但在 10 个月后手术探查时发现，移植肾缩小、变色，已被排斥。

1953 年，法国 Michon 和 Hamburger 施行了首例活体肾移植。16 岁的男子因孤立肾外伤破裂切除，他母亲执意要将她的肾移植给儿子，术后移植肾立即有功能，维持了 3 周，21d 突然无尿，因排斥反应而失败。

在 20 世纪 30 年代到 50 年代这一阶段，虽然施行了一定量的临床同种肾移植，但因术者对免疫反应的认识不足，缺乏有效的抗移植排斥反应的措施，同时器官保存和手术技术尚不成熟，均未获得长期存活。肾移植令人失望的结果，使许多人灰心地认为肾移植治疗肾脏疾病几乎是不可能的或者是不合理的。

但是，在 Murray 同卵孪生肾移植获得成功后则完全改变了这一观点。1954 年 12 月 23 日，在波士顿 Peter Bent Brigham 医院，由 Murray、Harrison 和 Merrill 共同完成了这例具有里程碑意义的同卵孪生活体亲属肾移植手术。他们成功地为受者 Richard 和供者 Ronald 实行了同卵双胞胎间的肾脏移植，术后 Richard 的肾脏以及心脏和肺部功能得到明显改善，首次证明肾移植可以挽救生命。该例受者术后与护理他的护士结婚，并做了 2 个孩子的父亲，该例存活 8 年，死于冠心病。这是移植医学史上首次获得长期有功能存活的病例。从此，肾移植成为临床治疗慢性肾功能衰竭的有效手段，掀开了现代医学器官移植的新篇章。Murray 医生也因其开创性的成就而荣获 1990 年诺贝尔生理学或医学奖。

（三）稳步发展阶段

20 世纪 50 年代末 60 年代初由于免疫抑制治疗、组织配型和透析用于同种肾移植，使肾移植成功率大为提高。

1959 年法国 Hamburger、1960 美国 Murry 分别对异卵孪生间或同胞亲属间的肾移植受者应用全身照射,作为术后免疫抑制治疗获得成功。

20 世纪 60 年代初,硫唑嘌呤及皮质类固醇的使用,使非亲属供肾移植的存活时间明显延长。1963—1964 年间 Starzl 在 64 例同种异体肾移植后,采取联合应用硫唑嘌呤及皮质类固醇的标准免疫抑制方案,使绝大多数移植肾有功能存活超过一年,取得了一个飞跃,该方案成为传统经典的免疫抑制方案。

1964 年 Terasaki 应用了微量淋巴细胞毒方法,奠定了 HLA 分型方法的基础,为选择良好的供受者间配对提供了可能。1966 年 Terasaki 等又开始用组织配型选择供受者,认识到交叉配型试验对于抑制排斥反应的重要作用。

器官保存液的不断改进也是推动器官移植发展的基本保障。1967 年 Belzer 最初用持续灌注法保存肾脏 3d,随后相继研制了 Collins 液、改良 Collins 液、Euro-Collins 液。尤其是 1988 年 Belzer 等在美国 Wisconsin 大学研制出新型的器官保存液,名为 UW(University of Wisconsin)液。应用 UW 保存液实现了保存肝脏 30h,保存肾脏 72h,保存胰腺 72h。

1960 年血液透析用于慢性肾功能衰竭,使肾移植受者能在术前得到较充分准备,并可较长时间地等待适合的供肾。

自 20 世纪 60 年代后期到 70 年代,由于 HLA 配型的进一步提高、脑死亡概念的确立、器官保存技术的进步以及国家和地区的进一步协作,使肾移植稳定于较好水平,1 年肾存活率约 50% 左右。

(四)免疫抑制剂逐渐成熟发展阶段

1976 年,瑞士 Dreyfuss 从真菌中发现环孢素(cyclosporine),Borel 使用小鼠、大鼠和豚鼠同种皮肤移植证明环孢素 A(cyclosporine A,CsA)具有强大的免疫抑制作用,而且没有硫唑嘌呤和环磷酰胺的骨髓抑制作用等毒副作用。

1977—1979 年间英国剑桥大学的 Calne 首次将 CsA 应用在肾移植、胰腺移植和肝脏移植取得满意效果。

进入 20 世纪 80 年代,开展了 CsA 在器官移植领域的广泛临床应用和研究,并形成环孢素与皮质类固醇和硫唑嘌呤三联免疫抑制剂用药的常规。CsA 的应用大大提高了移植肾的存活率,尸体供肾一年肾存活率由原来的 50% 左右提高到 80% 左右。肾移植从此进入环孢素时代,CsA 微乳剂的应用,更提高了 CsA 的生物利用度,减少了个体差异。事实上 CsA 经历 40 余年迄今仍是预防排斥反应的主要免疫抑制剂之一。

1987 年日本 Kino 等在真菌中提取了一种物质当时命名为 FK506,体外实验中证明它具有免疫抑制作用。随后,在临床肝移植、心脏移植和肾移植中都证明 FK506 有预防排斥反应的作用。1994 年美国 FDA 正式批准 FK506 上市,后正式命名为他克莫司(tacrolimus,TAC;),他克莫司的问世进一步推动了各种器官移植的发展。

随后,吗替麦考酚酯(mycophenolate mofetil,MMF)由研制成功,1995 年美国 FDA 批准其用于肾移植,雷帕霉素(正式命名为西罗莫司)1999 年美国 FDA 批准用于肾移植,这些新型免疫抑制剂的开发和应用,使得临床更有效地实施个体化的治疗方案。多种免疫抑制剂联合使用,减少了各种药物的剂量,从而减少了免疫抑制剂的毒副作用,提高了移植效果。

20 世纪 90 年代以后强有力的免疫抑制剂不断出现。尸体供肾的一年肾存活率提高到 90% 以上,更新的免疫抑制剂的不断研发,将进一步推动肾移植的发展。

二、国内肾移植历程回顾

我国肾移植始于 20 世纪 60 年代,经历了几代人半个世纪的艰辛努力,取得了举世瞩目的成绩。

(一)20 世纪 60 年代起步

1956—1958 年间各地已有单位开展各种器官移植的动物实验,包括肾移植、肝移植等动物实验。

1960 年吴阶平等在北京医学院第一附属医院施行国内首例尸体肾移植,共行 2 例尸体肾移植,术后早期移植肾排尿,但当时对免疫抑制认识不足,移植肾存活了 3~4 周。

(二)20 世纪 70 年代逐步开展

1970 年上海第一医学院中山医院熊汝成开始实施尸体肾移植。

1972 年，梅骅等在广州中山医学院第一附属医院与北京友谊医院于惠元合作，成功地进行了我国首例亲属活体肾移植，受者存活一年后因重症肝炎死亡。

20 世纪 70 年代北京友谊医院于惠元、上海第一人民医院谢桐和武汉同济章咏裳等相继开展临床肾移植，不仅推动了他们所在地区肾移植的发展，也激励了其他地区如广州、杭州、西安、长春和南京等开展肾移植。

（三）20 世纪 80 年代后形成规模

1983 年 3 月由宋名通、章咏裳等 4 人组成的首次中国肾移植考察组赴前民主德国考察学习。此后国际合作和交流不断加强，不仅赴国外参观学习，而且邀请国际肾移植著名专家来访，一批中青年学者先后走出国门到国际先进的移植中心进修学习，他们陆续回国后成为我国肾移植事业发展的主要骨干和学科带头人。

1988 年我国从事肾移植工作的专业队伍已经形成，学科已逐步建立，开展肾移植的单位逐年增多，至 1989 年肾移植年移植量超过 1 000 例次。

（四）20 世纪 90 年代迅速发展

20 世纪 90 年代，随着外科技术的进步和新型免疫抑制剂的应用，肾脏移植才进入了飞跃发展时期。1998 年底，全国规模开展肾移植的单位已达 80 个，肾移植总数达到 2 万余例。其中，北京友谊医院、上海第二军医大学长征医院、广州中山医科大学附属第一医院、第一军医大学南方医院、武汉同济医科大学同济医院、广州第一军医大学珠江医院等单位年度移植数均超过百例。至 1999 年底肾移植累计达 29 000 余例。1993—2002 年的十年间，中国肾移植的增长率为 322%。

（五）21 世纪健康有序发展

进入 21 世纪国内肾移植工作得到全面迅速发展，2004 年肾移植年移植量超过 10 000 例次。事实上，直到 2005 年，我国器官移植缺乏专门的法规支持和监管机制，长期处于一种无序发展状态。为了进一步规范与加强人体器官移植技术临床应用管理，促进国内器官移植科学化、规范化和法制化建设，2007 年 5 月，国务院颁布施行了《人体器官移植条例》，卫生部审定了器官移植的准入单位。2013 年卫生部制定《中国人体器官分配移植与共享基本原则和肝脏与肾脏移植核心

政策》和《人体捐献器官获取与分配管理规定（试行）》，并在此基础上开发了器官分配系统，实现公平、公正、公开地分配器官，我国逐步建立了一个科学的、符合伦理规范的国家层面的器官获取与移植分配体系，这个体系被 WHO 称为“中国模式”。自 2015 年 1 月 1 日起，全面停止使用死因犯器官，公民器官捐献成为唯一合法的器官来源。中国的器官移植事业实现了器官来源的根本转型，走上规范化、法制化发展的轨道。

2017 年，全国共施行肾移植 10 793 例，居世界第 2 位，我国的肾移植技术已经发展到较为成熟的阶段，肾移植术后 1 年、3 年肾存活率分别达到了 97.9% 和 92.65%，居世界前列。活体器官移植作为公民逝世后器官捐献的重要补充，近年来稳步发展，特别在 ABO 血型不合肾移植方面做了很多有益的探索。

第三节　肾移植未来的挑战

肾移植虽然取得了令人鼓舞的成就，但远未达到理想的水平，仍有许多问题亟待解决，如何进一步提高移植物的长期存活？如何诱导产生抗原特异性免疫耐受？如何突破器官短缺的瓶颈？都是需要面对的难题，也是在肾移植工作中面临的挑战。

一、晚期移植物失功能的预防

在过去的数十年间，移植肾的短期存活率有很大的提高，但长期存活率仍不乐观，移植肾长期存活一方面受到慢性排斥反应的影响，另外一方面受到很多非免疫因素的影响。如何维持长期良好的移植肾功能和生活质量，是目前器官移植领域的研究热点。

影响肾移植长期效果的因素很多且错综复杂，既有免疫因素，也有非免疫因素，既有来自于供者的因素，也有来自于受者自身的因素。慢性移植物肾病，带功能死亡及复发性肾病是导致晚期移植物丧失的主要原因。

慢性移植物功能减退和丧失的防止依然是今后工作的重点。

抗体介导的排斥反应（antibody-mediated rejection，AMR）是影响移植肾失去功能的主要因

素，已经成为国际移植界共识，而供者特异性抗体（donor specific antibody，DSA）是 AMR 发生、发展的重要危险因素，探索有效防治方法及深入机制研究十分重要。移植临床面临复杂的 DSA 及 AMR 个体，迫切需要针对个体的病理生理、临床表现及 DSA 特异性和基因表型来制定治疗策略，使用现代新技术细化 DSA 及 AMR 的风险分层和区别异质性不同的患者，区别性精准防治，是改善预后的重要环节。新的药物和优化治疗方案有助于改善 AMR 的临床防治和预后，基于移植免疫的复杂调控机制，多靶点联合治疗可提高疗效。

慢性移植物丧失的组织学表现，不易与长期药物作用、功能性消耗等造成的血管间质病变相区别。随着模式生物学的发展，有望建立理想的动物模型，进一步分析免疫和非免疫因素在慢性移植物失功过程中的作用及相互影响，探索有针对性的治疗方法。例如研究缺血再灌注损伤、手术损伤、高血压、高血脂、糖尿病、药物等非免疫因素对移植物存活的长期影响，在探索有效和针对性治疗方法的同时，应以预防为基础，尽可能防止其发生。防止移植肾慢性功能障碍的发生发展，应贯穿于移植的全过程，探索防治措施，最大程度提高移植物存活时间和受者生活质量。

影响肾移植预后的因素多、流程长，需要建立大型临床数据库并进行长期观察才能获取有效的流行病学数据。同时，医疗数据的多源异构性突出，建设质量提升数据库可以前瞻性建立数据采集的标准化、规范化原则，包括名词标准化、病历结构化、数据同质化、质量统一化等，保证数据的可分析性。质量提升数据库更侧重采集临床结局变量，基于此可以构建与移植预后相关的风险预测模型，识别并更新影响预后的危险因素，促进流行病学研究成果向临床应用转化，实现基于控制移植预后风险的循证医学干预。

二、免疫抑制治疗的合理性和个体化

免疫抑制药物抑制排斥反应、促进移植物存活，但同时也会导致受者和移植物的毒性损伤，影响受者和移植物的存活。免疫抑制药物的每一个新进展都推动了肾移植的发展。通过 20 多年来研究的经验积累，人们认为最佳的免疫抑制剂

至少应达到 3 个目标①选择性：即药物只抑制 T 细胞和 B 细胞的同种免疫反应；②协同性：即治疗方案中的每种药物以超附加的模式发挥作用；③特异性：即诱导受者特异性的对移植物的耐受。但是，当前临床应用的免疫抑制剂只是部分地满足这些目标。

在成功诱导免疫耐受之前，免疫抑制剂合理应用和个体化依然是移植工作者探索的方向。既要防止免疫抑制过度又要避免免疫抑制不足，这是长期以来不断探索和仍未获解决的难题。由于缺乏有效评估受者免疫状态的指标体系，而个体间免疫状态差异极大，目前免疫抑制剂的应用仍停留在依照普遍规律的基础上，缺乏有针对性的个体化合理治疗，随着免疫研究的深入，探索并解决这个难题应予以足够的重视。

近年来随着无肾毒性的新型免疫抑制剂雷帕霉素和抗 CD25 单抗开始进入临床应用，人们期望能使排斥反应进一步降低，在临床实践中必须注意防止免疫不足和免疫过度，应根据不同个体的实际情况，充分发挥免疫抑制剂的功效，并最大限度地减少不良反应。也有学者认为这些新型免疫抑制剂的出现虽使肾移植术后的长期存活成为可能，但在使用新型免疫抑制方案时应着重减少不良反应而不是单纯降低排斥反应发生率。

三、免疫诱导策略的建立

器官移植临床和基础研究的一切策略都来源于对免疫系统的认识。免疫反应也始终是器官移植的最终障碍。相对于生物学领域和其他学科，移植免疫学的发展明显滞后，随着分子生物学的发展，有望对免疫基因组学和蛋白质组学开展更深入的研究，认识免疫应答的细胞、分子特征，确定关键的作用靶位，指导科研工作，随着 T 细胞膜表面分子的发现以及对共刺激通路的进一步了解，以阻断为主的耐受诱导策略将继续探索。天然免疫是肾移植术后排斥的必经阶段，也是适应性免疫的必要条件。长期以来，肾移植移植免疫聚焦于 T 细胞和 B 细胞所介导的适应性免疫，而天然免疫细胞所介导的天然免疫鲜有涉足。对于天然免疫在移植免疫中的作用，目前主要集中于肾脏缺血 - 再灌注损伤研究，而在肾脏移植免疫耐受方面，也有少量研究。

移植免疫耐受是指在不使用任何免疫抑制剂的情况下移植物能长期存活且具有良好稳定的功能。临床免疫耐受已从梦想成为现实，诱导临床免疫耐受方案正在逐渐优化，适应对象从活体人类白细胞抗原（human leukocyte antigen，HLA）匹配扩展到心死亡器官捐献（donation after cardiac death，DCD）及 HLA 不匹配供肾。减少临床免疫耐受诱导过程中严重的并发症，如各种感染、急性肾损伤（acute kidney injury，AKI）以及移植物抗宿主疾病（graft-versus-host disease，GVHD），提高持久完全的混合嵌合率，是未来临床免疫耐受方案需要改进的重要环节。

对免疫应答的免疫学本质的认识及免疫耐受诱导策略的建立是器官移植的最高追求目标。

四、供体短缺问题的解决

移植器官供需不平衡，导致边缘供肾数量尤其是心死亡器官捐献（donation after cardiac death，DCD）供肾数量增加。如何正确评估器官质量，减轻移植肾损伤，促进肾功能恢复以及合理分配使用供肾是当今移植界的热点。

由于供体器官的短缺使人们开始积极探索异种移植。随着外科技术、组织器官低温保存等技术的进步及免疫抑制药物控制排斥反应的成功，肾移植最有前景的方向转移到了器官克隆及组织工程方面，这两种技术可以从根本上解决肾移植中面临的供体短缺以及肾移植组织配型困难，也减少了术后免疫抑制剂的不良后果。

（一）异种肾移植的研究

由于肾源的严重缺乏使异种肾移植具有非常广阔的应用前景，成为目前克服人类肾源不足的途径之一。虽然异种移植在实际应用方面仍面临很多问题如生理功能不相容及各种排斥反应等，但仍可能依靠分子生物学和免疫学的飞速发展加以克服。由于猪具有生理生化与人相似且易于繁殖和进行基因改造等优势，因而成为异种移植较为理想的供体来源。但猪源性供体仍存在两大主要的障碍——免疫排斥较重和交叉感染的风险。前者可通过免疫抑制剂得到一定缓解，但后者由于猪内源性逆转录病毒（porcine endogenous retrovirus，PERV）在长期的进化中整合在猪的基因组中，很难从猪的供体器官去除，从而有可能导致人畜共患病传播的发生。因此，如何降低这一潜在风险成为当前异种移植方向亟须解决的难题。

目前各国学者都纷纷投入到这方面的研究中，其中猪是研究的主要目标。以色列科学家 DekeI 等使用猪的胎肾组织块种植裸鼠体内，诱导形成了有功能的猪肾脏。但异种移植在人类中的应用仍面临诸多挑战：①伦理学问题；②安全性，减少供体来源的细菌、病毒、真菌感染发生风险；③生物相容性；④排斥反应，通过敲除异种移植物基因、多重转基因技术（如血栓调节蛋白基因等）、优化免疫抑制方案及严格受体选择等措施有助于防治并提高异种移植的长期存活率；⑤选择合适的生物标志物及指标体系，实时监测及系统评价移植物功能，是未来需要深入研究及解决的难题。

（二）非血管化组织的异种移植

与血管化组织移植物相比较，非血管化组织移植物能够从猪移植到灵长类动物而不引起超急性或急性血管性排斥反应。例如猪的胰岛能够被移植到人类，同样猪的神经也能够被移植。新动物实验表明，胚胎肾移植后可以成长发育为有排泄功能的肾脏，而大部分血管来源于受体。而近些年来在后肾移植方面的研究表明，后肾可以被成功移植到许多部位包括鸟的绒毛膜尿囊的隔膜下、眼睛的前房、肾脏的包膜下。

（三）器官克隆及组织工程在肾移植中的应用

正常组织器官的发育是由胚胎干细胞分化成组织多能干细胞，进而形成组织器官的。利用人体胚胎干细胞克隆出与患者相同的肾脏是最理想的供体，可以解决肾脏移植中排斥反应和供肾不足。目前，国内一些实验室正在探索如何在体外模拟肾脏胚胎发育过程，期望获得人类胚胎干细胞体外诱导分化的内外干预因素及其作用机制，从而为肾脏体外克隆提供理论依据。

组织工程学是一门新兴的交叉学科，它将体外培养扩增的、具有特定生物学功能的种子细胞与可降解生物材料相结合形成细胞 - 材料复合物，再把复合物植入病损的器官部位，随着生物材料逐渐被降解吸收，细胞形成新的相应组织和器官。目前组织工程学的关键技术尚待突破：寻找可靠细胞来源；获得符合需要的生物材料；解决大体积组织或器官的血运问题；构建体外培养系统。虽然目前组织工程学在肾移植领域尚处于基础研究阶段，但如能获得成功，将具有广泛的应用前景。

肾移植面临诸多挑战，通过单一基因或单一因素的改变来改善肾移植现状是很难实现的，这需要多因子、多细胞、多局部微环境的整体把握，合作共赢仍是发展的趋势，尤其是跨学科的交流，通过多学科交叉的优势，共享研究数据以及患者信息来加速深入研究的进程。同时，基于器官移植和移植免疫研究技术的快速发展，以及新的理论不断建立，我们相信不久的将来肾移植领域将会出现一个新局面。

（韩文科）

参 考 文 献

[1] Calne R. Future concepts in transplantation. Transplant Proc, 1999, 31 suppl 1: 21S-24S.

[2] Cecka JM, Terasaki PI. ChinicalTransplant 2009. Los Angeles: Terasaki Foundation Laborary, 2010, 505-512.

[3] Ullman E. Experimentelle nierentransplantation. Wien Klin Wochenschr, 1902, 14: 281.

[4] Jaboulay M. Greffe de reins au pli du coude par soudures arterielles et veineuses. Lyon Med, 1906, 107: 575-577.

[5] Carrel A. La technique opératiore des anastomoses vasculaires et la transplantation des viscères. Lyon med, 1902, 98: 859-863.

[6] Lowry JB. The transplantation of kidney: A review of experimental and clinical aspects. Ulster Med J, 1963, 32(1): 10-20.

[7] Unger E. Nierntransplantation. Berlin Dlin Wochenschr, 1909, 1: 1057.

[8] Unger E. Nierntransplantationen. Berl Klin Wochenschr, 1910, 47: 573-582.

[9] Matevossian E, Kern H, Huser N, et al. Surgeon Yurii Voronoy (1895-1961) a pioneer in the history of clinical transplantation: in memoriam at the 75th anniversary of the first human kidney transplantation. Transpl Int, 2009, 22: 1132-1139.

[10] Mirski MB. 1st clinical kidney transplant (on the 50th anniversary of the operation by the Soviet surgeon lu.lu. Vorono). [Article Russian]. Klin Med(Mosk), 1983, 61(11): 147-149.

[11] Hume DM, Merrill JP, Miller BF, et al. Experiences with renal homotransplantations in the human: report of nine cases. J Clin Invest, 1955, 34: 327-382.

[12] Lawler RH, West JW, McNulty PH, et al. Homotransplantation of the kidney in the human. J Am Med Assoc, 1950, 144(10): 844-845.

[13] Hamburger J. Past, present and future of transplantation. Transplant Proc, 1981, 13(Suppl 1): 24-28.

[14] Merrill JP, Murray JE, Harrison JH, et al. Successful homo-transplantation of the human kidney between identical twins. J Am Med Assoc, 1965, 160(4): 277-282.

[15] Hamburger J, Vaysse J, Crosnier J, et al. Transplantation of a kidney between nonmonozygotic twins after irradiation of the receiver. Good function at the fourth month. Presse Med, 1959, 67: 1771-1775.

[16] Murray JE, Merrill JP, Dammin GJ, et al. Study of transplantation immunity after total body irradiation: clinical and experimental investigation. Surgery, 1960, 48: 272-284.

[17] Starzl TE. Experience in renal transplantation. Philadephia: WB Saunder, Co, 1964: 1-383.

[18] Terasaki PI, Vredevoe DL, Mickey MR, et al. Serotyping for homotransplantations-IV: Selection of kidney donors for thirty-two recipients: Ann N Y Acad Sci, 1966, 129: 500-520.

[19] Belzer FO, Ashby BS, Dunphy JF. Twenty-four-hour and 72-hour preservation of canine kindney. Lancet, 1967, 2(515): 536-538.

[20] Dreikorn K, Horsch R, Rohl L. 48-to 96-hour preservation of canine kidneys by initial perfusion and hypothermic storage using the Euro-Collins solution. Eru Urol, 1980, 6(4): 221-224.

[21] Belzer FO, Southard JH. Principles of solid-organ preservation by cold storage. Transplantation, 1988, 45(4): 673-676.

[22] Petcher TJ, Weber H, Ruegger A. Crystal and molecular structure of an iodo-derivetive of the cyclic underce-

peptide cyclosporine A. Holv Chim Acta，1976，59（5）：1480-1489.

[23] Borel JF. Comparative study of in vitro dryg effects on cell mediate cytotoxicity. Immenology，1976，31（4）：631-641.

[24] Borel JF，Feurer C，Gubler HU，et al. Biological effects of cyclosporine A：a new antilymphocytic agent. Agents Actions，1976，6（4）：468-475.

[25] Borel JF，Feurer C，Magner C，et al. Effects of the new anti-lymphocytic peptide cyclosporin A in animals. Immunology，1977，32（6）：1017-1025.

[26] Calne RY，White DJG，Thiru S，et al. Cyclosporin A in patients receiving renal allografts from cadaver donors. Lancet，1978，2（8104-5）：1323-1327.

[27] Calne RY，Rolles K，White DJG，et al. Cyclosporin A initially as the only immunosuppressant in 34 recipients of cadaveric organs：32 kidneys，2 pancreases，and 2 livers. Lancet，1979，2（8151）：1033-1036.

[28] Kino T，Hatanaka H，Miyata S，et al. FK506，a novel immunosuppressant isolated from Streptomyces. Ⅱ. Immunosuppressive effect of FK-506 in vitro. J Autibiot（Tokyo），1987，40（9）：1256-1265.

[29] 朱洪荫，郭应禄. 肾移植. 北京：北京出版社，1980，5.

[30] 熊汝成. 尸体肾移植长期存活的探讨. 中华外科杂志，1979，17（5）：320.

[31] Goldstein SA. Tissue Engineering. Ann NY Acad Sci，2002，9（6）：183-192.

[32] 中华人民共和国国家卫生和计划生育委员会. 人体捐献器官获取与分配管理规定（试行）. 器官移植，2016，7（2）：35-36. DOI：10.3969/j.issn.1674-7445.2016.02.017.

[33] 黄洁夫. 器官捐献与移植事业的"中国模式". 中华医学信息导报，2017，32（9）：6.DOI：10.3760/cma.j.issn.1000-8039.2017.09.004.

[34] 张元芳，王翔. 21 世纪中国器官移植的发展与思考. 上海医学，2004，27（11）：791-795.

[35] Korean OAG，Samia AE，Shadia AAD，et al. Compliance of kidneytransplant patients to the recommended lifestyle behaviours：singlecentre experience. Int J Nurs Practice，2008，14（5）：398-407.

[36] 邹本警，王赞滔，张永利，等. 免疫抑制剂在肾移植中的应用. 中国组织工程研究与临床康复，2010，14（37）：5829-5832.

[37] Denner J，Tñnjes RR. Infection barriers to successful xenotransplantation focusing on porcine endogenous retroviruses. Clin Microbiol Rev，2012，25（2）：318-343. DOI：10.1128/CMR.05011-11.

[38] Dekel B，Burakova T，Arditti FD，et al. Human and porcine early kidney precursors as a new source for transplantation. Nat Med，2002，9（1）：53-60.

[39] 刘荣耀，王东文. 肾移植研究的新进展. 国外医学：移植与血液净化分册，2005，3（1）：23-25.

第二章　供肾的选择与评价

第一节　活体肾移植

活体器官移植是一种特殊类型的医疗实践，是为了挽救别人生命而让一个健康供者接受手术及由此带来的短长期风险。因此，如何最大限度地保障供者利益是医学界和法律界最为关注的问题，各国均制定了相应的法律法规和伦理原则，以此作为开展活体器官移植应该遵守的规范。

一、活体供者的法律选择

世界卫生组织在 1991 年颁布了《人体器官移植指导原则》，内容包括器官捐献的自愿原则、非商业化原则、公平原则等，以此构成国际器官移植的基本准则。我国在 2007 年颁布实施了《人体器官移植条例》，这是我国首个关于器官移植的法律文件。2009 年又制定了《关于规范活体器官移植的若干规定》。依据这 2 个文件，我国对活体器官移植规定如下：开展活体肾脏移植的医疗机构仅限于卫生部指定机构；活体器官捐赠者必须自愿、无偿，年满 18 周岁且具有完全民事行为能力；活体器官捐献人和接受人限于以下关系：①配偶（仅限于结婚 3 年以上或者婚后已育有子女）；②直系血亲或者三代以内旁系血亲；③因帮扶等形成亲情关系（仅限于养父母和养子女之间的关系、继父母与继子女之间的关系）。

二、活体器官移植的伦理问题

除法律规定外，活体器官移植还应遵循相应的伦理原则。按《人体器官移植条例》规定，实施活体器官移植的医疗机构必须成立"人体器官移植技术临床应用和伦理委员会"，在摘取活体器官前，负责人体器官移植的执业医师应当向所在医疗机构的人体器官移植技术临床应用与伦理委

会提出摘取人体器官审查申请。经 2/3 以上委员同意，人体器官移植技术临床应用与伦理委员会方可出具同意摘取人体器官的书面意见。

除此之外，活体器官移植还有其特殊的伦理问题：

1. **供者的人文关怀**　无论何种关系，没有任何人有义务捐献器官挽救他人。有时供者并非完全自愿，但迫于各种压力而不能明确表达。医生应通过个别谈话等方法了解供者的真实想法，并通过"善意的谎言"等方式，从医学上拒绝捐献，既遵循了供者的意愿，又不至于使其陷入尴尬。

2. **子代供给亲代问题**　对肾移植供者，目前对捐献几十年后的远期风险并不明确，加上年轻人在漫漫人生路上面临的种种挑战，通常不建议让子代成为供者。只有在患者病情不允许等待，且没有其他供肾来源，而该患者是家庭的唯一精神和经济支柱时，才能在绝对自愿的前提下同意子代成为供者。

三、活体供者评估

活体肾移植供者评估的首要目的是确保供者捐赠肾脏的适合性，最核心的是供者的安全性问题。对活体供者的全面评估，主要目的在于确保供者在心理、生理上符合肾脏捐赠的要求，保障供者的长期健康生活，同时兼顾受者的移植效果。

（一）评估过程

评估过程应该能够快速确定可能的供者，并以伤害最小的方式（生理或者心理）排除不合适的供者，同时判断供者和受者所面临的风险。

（二）评估内容

评估过程应经济有效，其核心过程包括：①供者的教育、咨询及获得供者的知情同意；②心理学评估；③医学评估；④多学科回顾所有结果后作出最终判断。具体过程如下：

1. 教育、咨询及知情同意　在对供者进行教育及咨询前必须获得供者的知情同意，因为评估过程可能会对供者产生危险，如增强 CT 或者 MRI 检查可能会导致患者出现过敏反应。另外评估结果可能会对患者有害或者发现患者并不愿意接受的结果，如发现潜伏的感染或者肿瘤，血型或者 HLA 配型结果可能发现家庭成员之间一直被误认的血缘关系。意向供者应该被告知评估过程他所面临的全部可能风险，以及他可以随时退出该评估过程。

2. 心理学评估　心理评估应当由具有丰富经验的精神科医生或者心理医生进行，或者由具有移植专业知识的社会工作者进行。对于心理状态的评估包括：①心理评估以发现可能的心理健康问题；②社会学评估以发现可能的高危行为；③供者行为能力的评估以确保其捐赠意愿没有受到诱导或者强迫。严重的精神疾病不仅可能影响供者评估的进行，还会由于手术应激引起负面影响，这是活体供肾的禁忌之一。

3. 医学评估

（1）供者全身状况的医学评估：包括详细采集供者的既往史，全面的体格检查和常规实验室检查，目的在于排除不能耐受手术或手术可能加重病情的供者，以及排除可能传染疾病给受者的供者。

（2）免疫相容性评估：包括 ABO 血型和 HLA 配型及抗体检查。国内多认为 ABO 血型相同或相容是筛选供者的首要条件，不相容者不能捐赠。但从欧美以及日本、韩国的研究结果看，ABO 血型不相容移植可以取得和血型相容同样的长期效果。目前认为，影响移植肾长期存活的关键是供者特异性抗体（DSA）而不是血型抗体。考虑到部分亲属供受者间的良好配型，发生 DSA 的概率减少，在没有其他选择的前提下，血型不合肾移植未免不是一种新的选择。

供受者均应行 HLA 位点检查，原则上如有多个供者可供选择，可优先选择 HLA 位点匹配最好的供者。随着免疫抑制剂及使用方案的进步，HLA 位点匹配的重要性存在一定争议。影响移植物长期存活的因素包括肾脏质量、免疫抑制药物、受者状态等多个因素，需要分层研究 HLA 匹配在不同移植状态的重要性。对免疫不相容的

患者，替代措施包括寻找其他的活体供者，加入死亡捐赠等待列表，考虑交换移植或者术前脱敏治疗。

（3）供者肾脏功能的评估：肾小球滤过率（GFR）是评估意向供者能否最终捐献的重要指标。标准方法为测定菊粉清除率，此法昂贵而烦琐，目前很少使用。替代方案主要采用核医学 SPECT 测定放射性滤过标志物（如 ^{51}Cr-EDTA、^{99m}Tc-DMSA、^{125}iothalamate）的清除率。此外，根据所测定的血清肌酐或血清胱抑素 C 值估算 GFR（eGFR）也是可选择方案。常用公式包括 Cockcroft-Gault（CG）、The Modification of Diet in Renal Disease（MDRD）、Chronic Kidney Disease Epidemiology Collaboration（CKD-EPI）等。每种计算公式的效能存在争议，主要问题包括：获得该计算公式的人群是否具有代表性、该公式是否适用于活体供者。此外，肾脏具有一定的储备功能，而现有的 mGFR 和 eGFR 测量结果均不能反映其储备功能，这可能使我们过高地估计供者终末期肾病的发生风险。

目前公认的 GFR 下限为 80ml/（min·1.73m^2）。少数中心以 90ml/（min·1.73m^2）为标准，主要原因在于现有慢性肾病二期的定义为 GFR 60～89ml/（min·1.73m^2）。

值得注意的是，肾功能的测定必须结合供肾的解剖学等检查。总肾功能达标，但有一个肾的功能受损的情况并非罕见。对分肾功能的测定，目前欧美活体肾移植指南均未提及，也缺乏可靠的实验研究。双肾大小差别大于 10%，或存在各种解剖异常者，建议进行放射性核素扫描测定分侧肾功能，单侧肾脏的 GFR 均应≥40ml/（min·1.73m^2）。

（4）供者的肾脏解剖学评估，供肾的解剖学评估极为重要，不仅与供者的长期健康密切相关，也直接关系着供受者的手术安全。

肾血管造影系有创检查，且只能显示血管情况，在供肾评估中已少有使用。目前的标准检查是 CT 三维重建，要求不仅显示供肾的动、静脉，还必须清晰地显示供肾的集合系统。对有经验的中心，磁共振血管成像也可用于供肾的解剖学评估。

多支血管严格说来属于解剖变异，而非异常，不应作为手术禁忌。对真正解剖异常的供

者,如肾盂输尿管连接部狭窄、重复肾、重复肾盂等,应高度重视并全面评估。原则上,双侧变异者不能用于供肾。对于单侧变异,如果已有病理改变者也不宜用于供肾。如尚无病理改变,则可作为活体供肾的相对禁忌。

(5)传染性疾病:患有可通过器官移植传播的传染性疾病的供者通常不适合捐献,包括病毒、细菌、真菌和寄生虫感染。

供者人类免疫缺陷病毒(HIV)感染曾经是捐献的绝对禁忌证,但目前已开展 HIV 供者捐献给 HIV 受者的尝试。丙型肝炎病毒(HCV)既往也属禁忌,但近年来新型药物极大地提高了 HCV 治愈率,可建议供者在治愈后捐献。应检测乙型肝炎病毒(HBV)标记物,不能排除 HBV 感染者均应以敏感方法检测病毒复制情况。存在病毒复制的供者不能捐献,对没有病毒复制者,目前多认为传染风险极小,对有保护性抗体的受者尤其如此。但应和供受者充分沟通,告知理论上仍有传播风险,并可在术中术后使用抗病毒药物或 HBV 免疫球蛋白。

细菌感染重点是排除结核分枝杆菌感染,尤其是来自结核疫区或者高危人群的供者。注意病史采集和影像学检查,结合结核菌素试验或者 γ 干扰素释放实验进行结核筛查。活动的结核分枝杆菌感染不应作为供者。

(6)供者年龄:我国法律规定供者必须年满18 岁。对供者的年龄上限,国际上并无统一标准。以美国 2007 年的全国调查为例,59% 的中心无年龄上限,1% 为 55 岁,7% 为 60 岁,21% 为 65 岁,5% 为 70 岁,而 75 岁的比例为 4%。考虑到供者的围手术期安全,65 岁及以下可能是目前比较适宜的标准。对年龄大于 65 岁的供者,不仅应进行活体供肾的相关评估,还应对手术相关项目进行全面检查,同时应充分告知供受者,高龄供者围手术期风险远大于年轻者,且受者的长期肾功能有可能不如年轻供者,对年轻受者可能更是如此。

(7)供者体重指数(BMI)评估:肥胖供者的代谢性疾病、心血管疾病以及呼吸系统和肾脏疾病发生率高,捐献肾脏对其有更多的短长期风险。目前对肥胖供者的应用趋于谨慎。绝大多数移植中心认为 BMI 超过 35 为肾脏捐赠的相对禁忌,BMI 超过 30 的供者需进行仔细的术前评估,并建议达到理想体重后再考虑捐赠。

(8)高血压:高血压可导致供者包括肾脏在内的多器官损害,目前的共识是药物不能控制的高血压不适合捐赠。对药物可控的高血压,由于缺乏前瞻性研究,暂无统一标准。有移植中心排除所有高血压供者,也有中心认为只用 1 种药物就能控制血压的供者也可使用,还有中心接受 2 种药物可以控制血压的供者。尚需大样本的长期研究才能明确各种程度的高血压对供者的影响。

(9)糖尿病:既往认为诊断为Ⅰ型或Ⅱ型糖尿病患者不能捐献。然而,目前并无糖尿病患者捐献可导致不良后果的证据。改善全球肾脏病预后组织(kidney disease: improving global outcomes,KDIGO)于 2017 年颁布的活体肾移植供者评估指南建议 1 型糖尿病为捐献禁忌,2 型糖尿病则应综合考虑。

(10)蛋白尿:既往活体肾移植指南均推荐检测尿总蛋白,然而尿总蛋白成分复杂,没有适当的标准对照,导致难以准确测定。现更倾向于检测白蛋白肌酐比(albumin-to-creatinine ratio,ACR)和白蛋白排泄率(albumin excretion rate,AER),AER 小于 30mg/d 适合捐献。

(11)镜下血尿:剧烈运动、外伤和月经可以引起镜下血尿,并非捐献禁忌。如反复镜下血尿,又不能排除泌尿系肿瘤、感染、慢性肾病等疾病者,不应作为供者。

(12)反复尿路感染:反复尿路感染的意向供者应当行膀胱镜和尿流动力学检测以排除解剖畸形或者神经源性膀胱。

(13)肾结石:肾结石病史不是捐赠的绝对禁忌证,应根据结石复发风险和捐献后结石对供受者的影响综合决策。通常认为易复发的双侧结石不宜作为供者。

(14)肾脏遗传性疾病:应详细评估供者的家族肾病史,必要时行基因检测,但应告知一旦查出遗传性疾病,有可能影响供者获得健康或人寿保险。明确诊断或者不能排除供者有遗传性肾病,且可能导致肾功能衰竭时不能捐献。

(15)恶性肿瘤:恶性肿瘤筛查有两个重要目的,一是避免肿瘤传播给受者,二是保护意向供者。供者在捐献后肾功能下降,肿瘤放疗化疗导致的肾毒性和心血管副作用可能影响供者的长期治疗效果。筛查项目应参照当地肿瘤相关指南，必要时咨询肿瘤科医生。

既往指南多数认为恶性肿瘤是捐献禁忌。随着证据的积累，现认为传播给受者概率小的肿瘤患者也可考虑器官捐献。此点尚存争议，宜谨慎从事。

（16）血管平滑肌脂肪瘤：双肾血管平滑肌脂肪瘤者不适合作为供肾，单侧肾脏血管肌脂肪瘤如瘤体可完整切除，且剩余肾脏体积正常可考虑作为供肾。如因肿瘤位置或大小导致不能切除，或预期切除后剩余肾组织不能满足需求者不宜捐献。

总之，活体供者的医学评估标准在近年有放宽趋势。主要原因是高质量供者评估的研究严重缺乏，难以确定供者存在哪些问题会真正影响供者安全。此外，当前活体供者评估的核心问题是供者健康，因各种医学原因而不能捐肾也可对供者造成心理伤害。应该评估捐献后的获益和可能的风险来做出合理的决定。

第二节 尸体供肾肾移植

一、尸体供器官移植在中国的发展

我国很长一段时间内的器官移植供体主要来源于死囚，这使我国器官移植事业长期不能得到国际承认。2005年我国政府在洛杉矶世界肝移植大会上坦诚我国90%移植供体来源于死囚，并承诺将不断规范我国移植管理。自2006年起国家卫生部门等逐步制定了相关法律法规；2007年国务院颁布了《人体器官移植条例》，进一步规范器官移植。2010年开始公民逝世后器官捐献试点，2015年起全面禁止死囚器官捐献。目前，我国移植器官均来自自愿捐献，包括死亡捐献和亲属活体捐献。其中死亡捐献约占80%，且数量仍在不断增加。截至2018年8月底，我国已累计实现器官捐献1.92万例，捐献大器官超过5.4万个。

二、尸体器官分类

1. 脑死亡捐献和心死亡捐献 根据供者死亡原因，尸体器官捐献分为脑死亡器官捐献（donation after brian death，DBD）和心死亡器官捐献（donation after cardiac death，DCD）。

对于DCD，国际上通常采用1995年在荷兰马斯特里赫特国际会议上定义的分类标准：M-Ⅰ，入院前已死亡；M-Ⅱ，心肺复苏失败；M-Ⅲ，有计划撤除心肺支持后等待心脏停搏；M-Ⅳ，脑死亡供者发生心脏停搏；M-Ⅴ，ICU中发生的非计划性、非预见性心脏停搏。M-Ⅰ、M-Ⅱ、M-Ⅴ属于不可控型，热缺血时间长，移植后并发症发生率高，移植物预后差，器官利用率较低；M-Ⅲ和M-Ⅳ属于可控型，热缺血时间相对较短，因此器官损伤较小，移植物远期预后与DBD相近，器官利用率高。

根据我国实际情况，2011年中国人体器官移植技术临床应用委员会通过并颁布了中国标准：中国一类（C-Ⅰ），即DBD；中国二类（C-Ⅱ），即DCD，包含M-Ⅰ～Ⅴ类；中国三类（C-Ⅲ），中国过渡时期脑-心双死亡器官捐献（donation after brain and cardiac death，DBCD），即在供体发生脑死亡后，有计划地撤除支持治疗，1h内心搏骤停。

对于DCD及DBD，需要由非器官捐献及移植相关的专业人员进行死亡判定。对于不可控心死亡，完成30min以上高级心肺复苏仍无自主循环恢复，检查无心电活动或无脉搏，并至少观察5min才能判定。脑死亡定义为包括脑干在内的全脑功能不可逆转的丧失，具体判定方法可以参见国家卫生和计划生育委员会脑损伤质控评价中心所制定的《脑死亡判定标准与技术规范（成人质控版）》及《脑死亡判定标准与技术规范（儿童质控版）》。

2. 年轻供者和老年供者 目前对供肾年龄的低限没有限制。随着人口老龄化加剧及器官短缺，全世界对于老年供者的接受度越来越高。西班牙70岁以上老年供者从2000年的11%上升至2015年的23%，而80岁以上供者从2000年1%上升至2015年的11%。目前世界各国并没有明确的指南限制老年供者的年龄上限。但供者年龄越大，器官废弃率越高；需选择合适的受者，一般建议给老年受体。

3. 标准供者和扩大标准供者 标准供者（standard criteria donor，SCD）指50岁以下的DBD供者。扩大标准供体（extended criteria donor，ECD）指年龄>60岁的供者；或者年龄>50岁的供者，同时伴随有以下 3 个危险因素中的 2 个以上：高血压、死亡原因为心脑血管事件、肌酐 >1.5mg/dl。由于器官短缺，越来越多的 ECD 器官用于移植。和 SCD 供肾相比，ECD 供肾移植物长期存活更差，但患者存活仍明显优于维持透析者。

三、死亡供者的一般评估

发现潜在供者后需要通过一系列评估确定其是否适合器官捐献。除死亡相关评估外，还需进行以下评估以确定器官可用性。

1. **病史**　详细了解患者病史及一般情况，比如年龄、性别、身高、体重、既往史、冶游史、死亡原因，ICU 住院时间等；其中传播性疾病及肿瘤病史需要详细了解。

2. **临床评估**　重点了解供者本次患病经治历史，包括：①体温；②血流动力学变化；③机械通气的时间；④影像学资料：CT 或者 X 线片，B 超及支气管镜；⑤实验室检查结果。以下几点需要特别注意：①对于任何不确定的脑炎、神经精神症状、任何程度的发热、皮疹，均应考虑感染的可能；②对于没有高血压及颅内动静脉畸形的颅内出血，均应考虑颅内肿瘤或颅内转移瘤的可能。

3. **体格检查**　体格检查是对病历资料的补充，主要检查有无新的或者陈旧的瘢痕，已愈合或者仍在化脓的手术切口，是否有皮疹、毒品注射针眼或者明显可触及的肿物。体格检查有助于了解供者的既往史，特别是未被记录的吸毒历史及肿瘤罹患历史，也能提示是否存在潜在的感染风险。

4. **实验室及影像评估**　所有的实验室检查标本必须在心搏骤停前采集。在获取器官前，应该进行拟获取器官的影像学评估。对于体格检查或者影像学发现占位，尽量在获取前进行组织病理评估。

5. **获取过程中评估**　获取过程中，应该详细检视整个腹腔及胸腔内器官，特别是对于有肿瘤病史及获取前影像学提示有占位病变的供者。发现异常，立即取活检并送病理检查。如供者存在系统性疾病，如淀粉样变、胶原蛋白沉积及全身性血管炎，应该详细评估供器官及血管情况，必要时活检。

6. **获取后评估**　器官获取后，立即检视灌注情况，器官大小、质地、血管情况，有无解剖变异及获取术中损伤；如怀疑占位或器官质量不佳，建议送活检行病理评估。

四、肾脏特异性评估及筛选标准

决定一个器官是否可以进行移植主要依赖于对其功能及解剖学评估。对于肾脏移植而言，需要从以下几个方面对供肾进行评估：

1. **供者年龄**　供者年龄是移植物失功的独立危险因素。目前各国并没有设定明确的供者年龄上限，但由于老年供肾肾功能相对较差，移植物预期存活相对较短，与老年患者相对较短的预期生存更匹配，一般推荐将老年供肾分配给老年受者。

供肾的年龄低限没有限制。全世界报道的最小供者为英国 2018 年所报道的出生 100min。极低龄供肾，由于供肾及血管过小，需要特殊手术技巧，比如整块移植（en-block transplantation）。儿童供肾需要根据供者的体重、年龄、供肾大小决定行单肾还是整块移植。

2. **伴随疾病**　代谢综合征、高血压、糖尿病、蛋白尿、多囊肾以及其他慢性肾脏疾病或者能够影响肾脏功能的全身性疾病均是影响移植肾长期存活的危险因素。虽然这些伴随疾病并不是肾脏捐献的禁忌证，但是应该详细评估患病时间、治疗经过及控制效果，以评估对于肾脏的潜在影响。如果供者存在上述伴随疾病，更需要详尽的实验室检查及影像学结果评估肾脏质量，必要时行活检。

3. **肾脏功能及影像学评估**　肾脏功能包括尿量，基线肌酐及目前的肌酐、尿素氮、eGFR，尿液成分分析及尿培养等。

尿量的评估包括目前的小时尿量，发病以来是否出现过少尿及无尿，特别是对于心肺复苏的患者。如果有持续数日的无尿，提示肾脏存在严重的不可逆急性损伤，捐献需要慎重。

蛋白尿通常提示慢性肾脏损伤，而不可逆的慢性肾功能不全是肾脏移植的禁忌。尿液检查发现尿白蛋白肌酐比 >30mg/g 或者尿蛋白肌酐比 >1g/g，提示严重的不可逆慢性肾脏损伤。血尿，特别是大量血尿通常提示肾脏外科性损伤，需要影像学和获取过程中详细评估。

单纯泌尿系感染并不是肾脏捐献的禁忌证，但是泌尿系多重耐药菌（multiple drug resistance，MDR）感染，肾脏弃用。

根据供者基础肌酐值及目前肌酐水平可以判定是否发生急性肾损伤（acute kidney injury，AKI）。AKI 可能是完全可逆的，并不是肾脏捐献的绝对禁忌；但如果肾脏本身存在慢性疾病，AKI 完全恢复的可能性较小。急性肾小管坏死引起的 AKI 通常可逆；但是一旦出现皮质坏死，结局不佳。

术前影像评估需要获得肾脏的长、宽、厚度；评估是否有肾脏实质损伤（有外伤病史）或者实质损害（慢性肾病）；实性或者囊性占位；肾盂、肾盏或输尿管结石。

4. 获取后肾脏评估　获取肾脏后，可以对肾脏做出直观评估，包括有无损伤，肾脏大小、质地、肾脏表面光滑或者有瘢痕，有无高血压肾脏损害的颗粒样改变，有无囊性或实性占位，肾脏灌注以及血管输尿管情况。

5. 活检评估　获取后发现有任何可疑的实性占位，建议立即完整切除占位并送病理检查。如果对于肾脏质量存疑，也可以行冰冻活检评估肾脏质量。目前活检有两种方式：细针穿刺和楔形切除。Banff 工作组推荐楔形切除优于穿刺活检，认为楔形切除可以避免穿刺到位于较深部位直径较大的血管而引发的出血并发症，而且可以取得足够的肾皮质和肾小球数量；但楔形活检可能对肾小球硬化程度评估过高，而且无法获得髓质。常用的病理活检标准有三个：Banff 病理评分；Remuzzi 病理评分；Pirani 病理评分。活检有助于器官质量评估，特别是对于老年或者 ECD 供者。也有研究证实移植前病理活检并不能很好的预测移植肾功能及长期存活，而且冰冻切片与石蜡切片的病理结果吻合度较差。不能完全依赖于病理结果决定供肾是否弃用。

6. 机械灌注评估　目前低温机械灌注已广泛运用于肾脏保存和质量评估。最常用的机械灌注为 Lifeport，可以通过灌注的流量及阻力指数（resistance Index，RI）评估器官质量，但这些参数的阈值尚未达成共识。需要注意的是，Lifeport 灌注参数仅仅作为器官评估的辅助手段，有报道显示经 Lifeport 评估弃用的肾脏移植后仍然获得

良好的临床效果。另外，体外常温灌注已开始应用于临床，评估标准包括大体外观、肾脏血流及灌注时产生的尿量等。

7. 新兴的评价指标　新兴的评价指标，比如尿或者血 KIM-1，NAGL，IL-18，血浆游离线粒体 DNA 或者肾脏组织的线粒体电位等，能够更好地预测移植后肾脏的功能或者延迟肾功能恢复（delayed graft function，DGF），但是限于检测方法及试剂较贵，尚未在临床普及。

8. 肾脏质量总体评价　目前全世界尚无供肾质量统一的评价标准。美国使用 OPTN 所开发的肾脏供者百分位指数（kidney donor profile index，KDPI），根据 KDPI 评分进行受者分配。KDPI 纳入患者年龄、种族、高血压、糖尿病、终末肌酐等指标，并与前一年的全美供肾的评分做比较；如果 KDPI ＞ 85% 则认为肾脏质量较差，建议弃用或者分配给高危受者。KDPI 计算可以参见下列网址：https://optn.transplant.hrsa.gov/resources/allocation-calculators/kdpi-calculator/。但其长期效果以及是否适用于不同种族尚待研究。

五、感染风险评估

急性或者潜在感染可能通过器官移植传播给受者，并导致受者出现感染甚至死亡。能够通过器官移植进行播散的病原微生物包括：细菌、真菌、病毒、寄生虫及朊病毒。根据病原感染的时间轴，将感染分为隐蔽期、窗口期及血清学转换期。窗口期血清学检测可能阴性，隐蔽期核酸检测也可能是阴性，进一步的感染证实可能需要检测相应的组织，比如脑组织（狂犬病毒），心脏（嗜心肌病毒）等；但往往无法实现。如果临床强烈怀疑某种病原感染而无法确诊，该供者不能进行器官捐献，尤其是在没有有效治疗手段的情况下。

1. 病毒　所有供者在器官捐献前必须进行 HIV、HBV、HCV 血清学检测；HIV 血清学阳性需要核酸检测复核；对于 HIV、HCV 高危供者（与感染者有过性生活史，同性恋，吸毒、有多个性伴侣），应进行核酸检测。

既往认为 HIV 供肾不能进行肾脏移植，现有证据表明 HIV 供肾可以移植给 HIV 受者并取得良好效果。在清除丙肝病毒的直接抗病毒药物（direct anti-viral agent，DAA）（如索非布韦、达

卡他韦等）出现之前，HCV 供肾只能捐献给 HCV 感染者。目前已有数个临床实验证实将 HCV 供肾移植给非 HCV 感染者，术后严密监测 HCV RNA，出现病毒阳性时立即使用 DAA，短期临床结局满意，但是缺乏长期临床结果。如果供者存在 HBV 感染（HBsAg 阳性或者 HBV DNA 阳性），HBV 可以通过任何器官或者组织传播给受者，所以，此种供肾仅仅能移植给 HBV 感染者、有乙肝保护性抗体者（anti-HBS +）或者在采取预防措施下进行移植（抗乙肝病毒药物 + 乙肝免疫球蛋白）。对于 HBsAg 阴性而 anti-HBC 阳性供者（无论有无 anti-HBsAg），肝脏仍然具有传染性，肾脏可以移植给非 HBV 感染者，但需要严密监测 HBV 并接种乙肝疫苗。

建议捐献前进行巨细胞病毒（cytomegalovirus，CMV）IgM 或 DNA 检测。怀疑病毒性脑炎患者，尽量明确病毒类型，不明原因者，器官弃用；有动物咬伤病史供者，应检测狂犬病毒 RNA，怀疑或者确诊，器官均弃用。JC 病毒导致的多灶性白质脑病有受者传播风险，不建议器官捐献。

2. **细菌** 供者在器官捐献前需要进行详细的感染评估，建议进行血、尿及痰甚至肺泡灌洗液的培养，尤其是有感染症状或 ICU 住院时间过长者（>1 周）。有活动性感染（菌血症或者有明确局部感染）的供者不建议器官捐献，除非接受抗生素治疗 24～48h 或者治疗后感染症状及实验室指标明显好转。

目前对于多重耐药菌（multiple drug resistance，MDR）感染的器官使用经验有限。仅仅在呼吸道分泌物或肠道分离出耐药细菌，器官可以考虑谨慎使用；在泌尿系培养出 MDR，肾脏弃用，其他器官可以考虑使用。血培养发现 MDR，所有器官弃用。

3. **结核** 活动性、播散性结核是器官捐献的绝对禁忌。有结核病史并接受 6 个月以上有效治疗的供者，除了肺部，其余器官均可以捐献。结核性脑膜炎如果仅仅局限于中枢神经系统，排除其他播散来源，可以考虑捐献。对于怀疑结核或者肺部发现陈旧结核病灶者，排除活动性感染可以捐献。

4. **真菌感染** ICU 住院时间较长的供者，需要筛查是否存在潜在的真菌感染，存在播散性真菌感染或真菌血症是器官捐献的绝对禁忌。

5. **寄生虫、原虫及线虫感染** 活动性寄生虫感染是器官捐献禁忌证；播散性包虫病患者不适合器官捐献；如果包虫为局限性感染，除感染器官以外的其他器官，可以考虑谨慎使用；目标器官存在蠕虫（线虫、绦虫、吸虫）感染，不能进行器官捐献，而其他器官可以考虑捐献。

6. **朊病毒** 朊病毒引起的海绵状脑病传染病例非常少见，但是一旦出现，可能出现致死性后果。由于目前没有证据证实克 - 雅病供器官能够安全移植，建议谨慎使用，并做好受者充分知情。

7. **儿童供者** 6 个月以内的婴儿或者新生儿供者，感染的血清学筛查结果不可靠。建议对其母亲进行血清学筛查或者对婴幼儿供者进行核酸检测筛查。

六、肿瘤传播风险

肿瘤能够通过器官移植从供者播散至受者。通过严格的供者筛查，供者来源的肿瘤传播风险非常低，不到 0.05%。随着老年供者的增加，潜在供者肿瘤播散风险也相应增加。临床实践中需要评估器官移植带来的获益和潜在的肿瘤传播风险。

1. **肿瘤标志物检查** 肿瘤标志物不推荐常规检测，不能仅凭肿瘤标志物阳性就排除器官捐献，需要联合其他的检查结果综合评价。

2. **影像学检查** 怀疑有恶性肿瘤的潜在供者，需要进行全面的影像学检查。对于影像检查发现的任何可疑病灶，需要进一步评估，必要时进行活检。

3. **循环肿瘤细胞** 多种实体器官肿瘤、甚至早期肿瘤均可在外周血中发现循环肿瘤细胞（circulating tumor cell，CTC）。由于检测手段的局限（假阴性率高），时间成本及经济成本较高，目前尚未用于临床实践。

4. **器官获取及组织学评估** 医师应该在获取过程中完整探查整个胸腔及腹盆腔器官，对于获取前的异常发现应进行重点探查。获取过程中任何怀疑肿瘤的异常发现均应完整切除后送病理评估，在具体病理结果知晓前不能进行器官移植。颅内肿瘤常常无法获得具体病理类型，需要根据受者情况权衡利弊并对受者进行充分知情告知。

5. 不同肿瘤类型的播散风险　血液系统肿瘤是器官捐献的绝对禁忌，而实体器官肿瘤的播散风险取决于肿瘤的病理类型及治疗情况。具有肿瘤病史，接受完整治疗并长期严格随访并没有发现肿瘤复发或者转移的供者，可以考虑进行器官捐献。中枢神经系统肿瘤播散风险根据 2016 WHO 中枢神经系统分类，推荐意见如下：

（1）WHO 组织分级 Ⅰ/Ⅱ级：肿瘤播散风险极低（<0.1%），所有受者均可接受；

（2）WHO 组织分级 Ⅲ级：如果没有危险因素（手术切除、脑室分流或者放化疗），肿瘤播散风险为低 - 中度（0.1～10%），根据受者情况及风险获益比，可以接受；有任何危险因素，播散风险会明显增高；

（3）WHO 组织分级 Ⅳ级：如果没有危险因素，肿瘤播散风险为中 - 高度（1～>10%），无其他治疗选择，只有移植作为挽救患者性命的治疗方式，可以接受；有任何危险因素，播散风险会明显增高。

（4）原发性中枢神经系统淋巴瘤：播散风险极高，不能捐献。

（林　涛　宋涂润）

参 考 文 献

[1] Matas AJ，Smith JM. OPTN/SRTR 2013 Annual Data Report: kidney. Am J Transplant，2015，15 Suppl 2：1-34.

[2] 广州中山医学院附属医院外科. 同种异体肾移植 1 例临床报道. 新医学，1974，5：593.

[3] Kidney Disease: Improving Global Outcomes（KDIGO）Living Kidney DonorWork Group. KDIGO Clinical Practice Guideline on the Evaluation and Care of Living Kidney Donors. Transplantation，2017，101（Suppl 8S）：S1-S109.

[4] Remuzzi G，Cravedi P，Perna A，et al. Long-term outcome of renal transplantation from older donors. N Engl J Med，2006，354（4）：343-352.

[5] Tangdhanakanond K，Mandelbrot D. Evaluation of high-risk living kidney donors. Frontiers in Bioscience，2015，1：181-192.

[6] 国家卫生和计划生育委员会脑损伤质控评价中心. 脑死亡判定标准与技术规范（成人质控版）. 中华神经科杂志，2013，46（9）：637-640.

[7] 国家卫生和计划生育委员会脑损伤质控评价中心. 脑死亡判定标准与技术规范（儿童质控版）. 中国小儿急救医学，2014，21（12）：772-775.

[8] Summers DM，Watson CJ，Pettigrew GJ，et al. Kidney donation after circulatory death（DCD）. State of the art. Kidney Int，2015，88（2）：241-249.

[9] Roufosse C，Simmonds N，Clahsen-van Groningen M，et al. A 2018 Reference Guide to the Banff Classification of Renal Allograft Pathology. Transplantation，2018，102（11）：1795-1814.

[10] Boffa C，van de Leemkolk F，Curnow E，et al. Transplantation of Kidneys From Donors With Acute Kidney Injury: Friend or Foe? Am J Transplant，2017，17（2）：411-419.

第三章　免疫抑制剂及其应用原则

第一节　免疫抑制剂是器官移植成功实施的重要因素

免疫抑制剂是具有抑制机体免疫应答能力药物的总称。在探究同种异体移植物排斥反应细胞和分子机制的同时，免疫抑制剂的发展也取得了长足进步。回顾当代免疫抑制治疗的发展历程，早在1953年氢化可的松就被应用于逆转犬同种异体肾移植出现的急性排斥反应，但真正首先应用于临床的免疫抑制方案却是1959年进行的全身X线照射治疗。20世纪60年代初，硫唑嘌呤（azathioprine，Aza）首次应用于临床，联合应用全身X线照射、泼尼松和Aza的免疫抑制方案可显著提高移植肾存活率，并成为当时标准的免疫抑制方案。此后，多克隆抗体——抗淋巴细胞球蛋白（antilymphocyte globulin，ALG）和抗胸腺细胞球蛋白（antithymocyte globulin，ATG）相继问世，并主要用于免疫诱导和治疗排斥反应。同时，由于配型方法和器官保存技术的进步，移植肾的存活率得到较大提高，1年存活率约为50%，受者死亡率为10%～20%。1978年，Calne首先将钙调磷酸酶抑制剂（calcineurin inhibitor，CNI）——环孢素A（cyclosporin A，CsA）用于免疫抑制维持治疗方案后，移植肾1年存活率显著提高至80%左右，"CsA＋泼尼松＋Aza"成为当时标准的三联疗法。在这些药物得到逐步普及之后，全世界很多移植中心的肾移植成功率提高到90%以上，死亡率也大大降低。尽管CsA优势明显，但其依然存在一些明显的不足，如对肝肾等脏器的毒副性作用。1985年，第一个单克隆抗体制剂——OKT3（抗人T细胞CD3单抗）在临床应用以后，虽然药物毒性反应限制了它的应用，但OKT3对耐激素的急性排斥反应表现出良好的治疗效果。

20世纪90年代后更加强效的免疫抑制剂不断出现，其中他克莫司（tacrolimus，Tac）和霉酚酸酯（mycophenolate mofetil，MMF）的出现更是免疫抑制剂领域的又一重大进展。Tac作为一种全新的CNI在20世纪90年代早期即在临床得到应用，与CsA相比，它更有效地降低了急性排斥反应发生率，且肝肾毒性更小，但对提高移植物远期存活率并无明显优势。MMF则是一种公认比Aza更好的辅助药物，它与CsA（或Tac）和皮质类固醇联用能有效降低急性排斥反应发生率，并提高移植肾存活率。1999年，雷帕霉素（sirolimus，SRL）被正式列入免疫抑制剂名单，其免疫抑制效果强，同时兼具抗肿瘤和改善肾脏纤维化的作用。2000年后，抗白介素2受体（interleukin-2 receptor，IL-2R）单克隆抗体巴利昔单抗（basiliximab）的问世，为免疫诱导治疗提供了更多、更安全的选择。此外，尚有一批新的化学和生物制剂正在研究中，随着免疫抑制剂的逐步发展，免疫抑制方案的组成也将变得更加丰富。

第二节　合理应用免疫抑制剂对提高器官移植效果至关重要

一、免疫抑制剂分类及其作用机制

免疫抑制剂按照使用时机可分为：诱导药物，维持药物和抗排斥药物。不同免疫抑制剂作用在免疫细胞的不同细胞周期，机制也不尽相同。

诱导药物可分为多克隆抗体和单克隆抗体，常用于围术期，多为静脉给药，在长期免疫抑制维持之前和/或同时进行。诱导药物使用的主要目的是预防早期急性排斥反应的发生，所以与维持药物相比，诱导药物具有更强的免疫抑制作用。由于诱导药物免疫抑制效应较强，故不适合长期应用。维持药物包括 CNI、抗增殖药物和皮质激素。维持药物为术后长期使用，主要目的是预防排斥反应的发生。维持药物多联合使用，一般初始用量较大，移植后期可逐渐减量。抗排斥药物包括所有用于诱导和维持治疗的药物，均可用于治疗急性排斥反应。下面介绍一些常见免疫抑制剂的作用机制。

（一）多克隆抗体

多克隆抗体主要抑制细胞和抗体介导的免疫应答，抗体与淋巴细胞表面受体结合，通过补体协助的抗体依赖性细胞介导的细胞毒性作用和胸腺及移植物内的 T 细胞产生黏附作用，从而清除循环内的 T 细胞，并持续抑制 T 细胞的增殖。目前应用于临床的多克隆抗体主要包括马抗人胸腺细胞球蛋白（equine anti-human thymocyte globulin，ATGAM）和兔抗人胸腺细胞球蛋白（rabbit anti-human thymocyte globulin，rATG）。此类多克隆抗体不仅可用于诱导治疗，也能用于耐激素和抗体介导排斥反应的治疗。

（二）CNI

CNI 可选择性抑制免疫反应，作用机制既不同于皮质类固醇激素抑制中性粒细胞的吞噬活性，也不同于 Aza 的骨髓抑制。CsA 和 Tac 作用于细胞周期的 $G_0 \sim G_1$ 期，通过影响多种细胞因子的合成，使 T 细胞从 $G_0 \sim G_1$ 期的活化和增殖受阻。其作用的发挥依赖于胞质受体蛋白复合物，CsA 依赖于环啡啉（cyclophilin），Tac 依赖于 Tac 结合蛋白（FK506 binding protein，FKBP）。钙调磷酸酶具有类似磷酸酯酶的作用，能够使细胞核的某种调节因子去磷酸化（如活化 T 细胞核酸因子），去磷酸化后这些因子就可穿过核膜。CsA 与环啡啉、Tac 与 FKBP 形成的复合物均可抑制钙调磷酸酶的这一作用。CNI 通过抑制 T 细胞活化因子的基因表达起作用，这些因子包括 IL-2、IL-4、干扰素 -γ（interferon-γ，IFN-γ）、肿瘤坏死因子 -α（tumor necrosis factor-α，TNF-α）。其他基因的转录，如 CD40 配体、原癌基因 H-ras 和 C-myc，也都被阻断。总之，CNI 可抑制大量细胞因子的产生，并抑制淋巴细胞的增殖。CsA 促进了转移生长因子 β（transforming growth factor-β，TGF-β）的表达，而后者可抑制细胞因子 IL-2 及细胞毒性 T 细胞的增殖。但 TGF-β 可促进肿瘤细胞的增殖，这在某种程度上能够解释应用 CNI 后出现的癌变现象。

使用 CNI 的患者在免疫抑制的同时也保持着一定的机体免疫力，而这些免疫力足够维持患者的自我防御。这种相对的免疫抑制可能是由于 CNI 的治疗浓度只能抑制体内 50% 钙调磷酸酶的活性，而未被抑制的部分则可产生一定强度的信号，启动细胞因子表达，产生免疫效应。研究表明，在应用 CsA 病情稳定的患者体内，$CD4^+T$ 细胞所产生的 IL-2 的量与药物浓度成反比。所以钙调磷酸酶活性的抑制和 IL-2 生成的减少应保持精确的平衡，否则会造成免疫抑制过度或抑制不足。

（三）哺乳类雷帕霉素靶蛋白抑制剂

哺乳类雷帕霉素靶蛋白（mammalian target of rapamycin，mTOR）是细胞分裂过程中的关键酶。mTOR 抑制剂是指可阻断 mTOR 且作用机制相似的两种免疫抑制剂。西罗莫司（sirolimus），也称为雷帕霉素，为大环内酯类抗生素，与 Tac 的结构相似。伊维莫司（everolimus），是一种与雷帕霉素相似但半衰期更短的复合物。mTOR 抑制剂的免疫抑制活性与 CNI 有特异性差别。与 CNI 相似的是，雷帕霉素也与细胞质蛋白（即 FKBP）结合。但是雷帕霉素 -FKBP 配体不会抑制钙调磷酸酶，而是作用于 mTOR，由于它的发现与研究雷帕霉素的作用机制有关，故而命名为 mTOR。mTOR 是一个关键性调节激酶，mTOR 受抑制会减少细胞分裂周期中 G_1 和 S 期细胞因子依赖性的细胞增殖，并对造血及非造血细胞都会造成影响。由于雷帕霉素与 Tac 有共同的结合蛋白，所以早期人们认为雷帕霉素会影响 Tac 的药效，因而只能与 CsA 共同应用。目前大量临床实践表明，人体有足够的 FKBP，使得雷帕霉素与 Tac 合用时不会发生竞争抑制，而且小剂量联用两药的初步实验表明，联合用药更为有效和安全。

（四）抗增殖药物

Aza 是 6-MP 的硝基咪唑衍生物，嘌呤的同工异质体，为最早应用的抗增殖类药物。它通过竞争性地阻断核苷酸的从头合成途径和补救途径，来阻断骨髓细胞和淋巴细胞嘌呤合成，从而抑制淋巴细胞的增殖。Aza 不会抑制基因激活，但它可抑制基因复制进而抑制 T 细胞激活。Aza 是广谱的髓细胞抑制剂，可抑制骨髓中前髓细胞的增殖，从而使血液循环中可分化为巨噬细胞的单核细胞数量减少。Aza 可较强地抑制初始免疫反应，并可有效降低急性排斥反应发生率，但 Aza 对于已发生的排斥反应无效。

霉酚酸酯是霉酚酸（mycophenolate，MPA）合成酯类的前体药物，口服吸收后可被血浆脂酶水解转换为活性原药 MPA 而发挥作用，并在肝脏中经二磷酸尿苷葡萄糖醛酸转移酶代谢为无活性作用的葡萄糖苷 MPA，后者经胆汁排泄到肠道后，由酶和细菌转化为 MPA 从而被重吸收，形成第二个吸收峰。MPA 为次黄嘌呤核苷酸脱氢酶（inosine-5′-monophosphate dehydrogenase，IMPDH）的可逆性抑制剂。在嘌呤合成和鸟嘌呤核苷酸的形成过程中，IMPDH 是重要的限速酶，MPA 可通过抑制 IMPDH 来抑制鸟苷酸的形成，最终选择性抑制淋巴细胞的增生。选择性抑制淋巴细胞的机制为，淋巴细胞对嘌呤合成的依赖性比其他类型的细胞更强，而其他类型的细胞还可通过"补救"途径合成鸟苷酸。与 Aza 相比它对抑制淋巴细胞增殖的特异性和选择性更高。此外 MMF 对抗体的生成也有抑制作用。咪唑立宾（mizoribin，MZR）是第三种已用于临床的抗增殖药物，其活性形式为 IMPDH 和鸟苷酸合成酶的竞争性抑制物。

（五）肾上腺皮质激素

肾上腺皮质激素有多种作用，对移植而言最重要作用的是广泛的抗炎效应和阻断抗原提呈细胞功能以抑制抗原识别。阻断抗原提呈作用是通过阻断淋巴细胞、巨噬细胞及其他抗原提呈细胞如树突状细胞的细胞因子的基因转录，来影响免疫系统的初始抗原识别功能，进而发挥免疫抑制作用。肾上腺皮质激素为疏水性物质，可弥散至细胞内与胞质中的受体结合，而此受体与 90-kDa 热休克蛋白相关联。所以当肾上腺皮质激素与胞质受体结合时，90-kDa 热休克蛋白与胞质受体分离，而肾上腺皮质激素与胞质受体形成的复合物则转运至细胞核，与肾上腺糖皮质激素应答元件（glucocorticoid response elements，GREs）的 DNA 片段相结合。GREs 片段存在于多种细胞因子的 DNA 启动区，当肾上腺皮质激素与细胞质受体形成的复合物与 GREs 结合时，将会抑制一些细胞因子基因的转录。肾上腺皮质激素还可抑制核因子 κB 因子在核内的转位，此转录因子在编码

多种细胞因子基因的诱导过程中发挥重要作用。肾上腺皮质激素还可抑制 IL-1、IL-2、IL-3、IL-6、TNF-α 和 IFN-γ 的基因表达，从而使 T 细胞活化的各个阶段都受到抑制。目前常用的药物有泼尼松和甲基泼尼松龙。

（六）其他种类免疫抑制剂

排斥反应涉及复杂的免疫机制，包括固有免疫与适应性免疫，众多免疫细胞与细胞因子参与了上述免疫过程。目前研究人员已研发出多种生物制剂来针对免疫过程中起重要作用的细胞因子。

嵌合型抗 IL-2R 的单克隆抗体巴利昔单抗，可影响 IL-2 与活化 T 细胞表面的 IL-2R 结合，进而阻断 IL-2 介导的增殖信号通路，可作为诱导药物预防急性免疫排斥反应，但不能用于治疗已发生的排斥反应。

T 细胞的活化和增殖离不开 T 细胞表面及抗原提呈细胞（antigen-presenting cell，APC）表面的共刺激分子间的相互作用，如 CD28 与 CD80/86、CD40L 与 CD40 的相互作用等。APC 表面的 CD80/86 可与 T 细胞表面起到促进 T 细胞活化作用的 CD28 及起到抑制 T 细胞活化作用的细胞毒性 T 淋巴细胞抗原 4（cytotoxic T-lymphocyte antigen 4，CTLA-4）结合。贝拉西普（belatacept）是一种将 CTLA-4 连接到人免疫球蛋白 IgG 重链的融合蛋白，这种融合蛋白可竞争性结合 CD80/86 从而抑制 CD28 向 T 细胞内传导信号，进而抑制 T 细胞的活化和增殖。贝拉西普作为一种替代传统 CNI 而研发的药物，与 CNI 相比其在预防急性排斥反应、降低移植物失功率和患者死亡率的效果无显著差异，但贝拉西普可有效降低慢性移植肾纤维化的发生率，且应用贝拉西普的患者具有更高的肾小球滤过率、更低的血压及更好的脂质谱特征。贝拉西普的常见副作用包括贫血、头痛、胃肠道反应及电解质紊乱，需注意的是其还可能导致严重的移植后淋巴组织增生性疾病（post-transplant lymphoproliferative disorder，PTLD），特别是 EB 病毒血清学阴性的患者，故而此类患者应禁用贝拉西普。

CD52 存在于 T 细胞、B 细胞、单核细胞与自然杀伤细胞等细胞的表面，其具体作用机制仍未被阐明，可能是参与 T 细胞活化的共刺激分子之一，还可能与 T 细胞的迁移和黏附有关。研究

发现应用人源化抗 CD52 抗体阿仑单抗（alemtu-zumab）可迅速有效减少外周及中枢免疫器官中淋巴细胞的数量，并维持数月，其可作为诱导及治疗急性排斥反应的药物。目前阿仑单抗主要用于慢性淋巴细胞白血病与多发性硬化的治疗，在肾移植领域临床应用较少。

B 细胞以及补体系统在抗体介导的排斥反应（antibody-mediated rejection，AMR）中起到重要作用。CD20 是一种存在于外周前体 B 细胞与成熟 B 细胞表面的糖蛋白，而利妥昔单抗（rituximab）是一种与 CD20 结合的嵌合型单克隆抗体，因此利妥昔单抗可有效清除循环中 CD20$^+$B 细胞，从而起到预防和治疗 AMR 的作用。依库丽单抗（eculizumab）是抗补体蛋白 C5 的人源化单克隆抗体，可抑制 C5 蛋白剪切为 C5a 和 C5b，从而抑制膜攻击复合物 C5-9 的形成，降低补体协助的抗体依赖性细胞介导的细胞毒性作用，进而预防和治疗 AMR 的发生。不过目前上述两种药物在肾移植中的应用仍属超说明书用药。

二、免疫抑制方案的制订

（一）免疫抑制方案制订原则

肾移植后免疫抑制治疗的理想目标是人和肾的长期存活率达到 100%、不发生急性排斥反应、保持良好的肾功能，且无药物相关的副作用。为达到上述目标，应充分了解各种免疫抑制剂的特性、药效、用法和不良反应，并重视个体差异，尽可能做到个体化治疗。

目前有多种免疫抑制剂可用来制订不同的免疫抑制方案，各器官移植中心常依据各自的临床经验和当地需要，形成独具特色的抑制方案。医生应灵活掌握用药方案，不能循规蹈矩，对不同的患者、不同的情况应随时做出调整，且需不断更新知识和学习新技术来改进用药方案。但验证新免疫抑制方案的效果，往往需对数百例患者进行长期随访，因此不同免疫抑制方案对移植物长期存活影响的研究还比较有限。目前针对免疫抑制方案效果的研究多为回顾性，然而此类研究的结果意义有限。总而言之，免疫抑制剂方案的制订应遵守以下基本原则。

1. 根据移植手术时间及时给予免疫抑制剂　肾移植一旦开放循环，供、受者之间的组织、细胞、抗原接触可立即启动排斥反应。为尽可能避免排斥反应的发生，有必要及早使用免疫抑制剂，如诱导治疗时非清除性抗体的首剂使用时间应该在移植前 2～24h 内给予。大多数移植中心在移植术中和术后早期均会静脉给予大剂量糖皮质激素进行免疫抑制治疗，后转换为口服制剂，并逐渐减至小剂量维持。若采用术后给药方案，也应在术后 72h 内及时给予糖皮质激素。CNI 给药时间和早期剂量的选择取决于是否使用诱导治疗以及移植肾功能有无延迟恢复。

2. 根据移植术后时间调整免疫抑制方案　移植术后早期，尤其是术后 1～3 个月内，免疫抑制剂的用量宜大。随着移植后时间的推移，在术后 3 个月，尤其是 1 年以后，受者体内的供体器官和受者免疫系统间逐渐趋于互相包容的状态。此时主要矛盾已从排斥反应转化为各种免疫抑制剂直接和间接的毒副作用对移植肾和受者的损害，如感染、肝功能异常、肾功能异常、造血系统异常、肿瘤等，故可考虑适当减少免疫抑制剂的用量。然而同种异体肾移植具有很长时间的免疫记忆，停药可能会造成迟发性急性排斥反应或加速慢性排斥反应的发展进程，因此即使已用药 20 年或更长时间仍不能停药。但对病情平稳的患者，在严密监测下逐渐减少用药量，甚至停用某一种免疫抑制剂也可能是安全的。

3. 根据是否发生排斥反应调整免疫抑制方案　在术后随访期间，若发生排斥反应或在程序性活检时发现亚临床排斥反应，均提示免疫抑制效果不足，需积极进行抗排斥治疗，并在排斥反应纠正后的一个阶段里，调整原有免疫抑制方案，适当加大免疫抑制的强度。待各种指标和临床表现稳定后再逐渐调整到合适的药物组合和用量进行维持治疗。

4. 根据是否发生药物毒副作用调整免疫抑制方案　在术后免疫抑制用药期间，如果发生与某种免疫抑制剂相关的毒副作用，首先应确定毒副作用发生的原因，并根据不同原因采取相应的处理措施。其次，应明确毒副作用的程度，积极给予对症治疗。如果保守和对症治疗无效，则应逐渐降低免疫抑制剂的用量，甚至停药或更换免疫抑制剂。受者发生感染多提示免疫抑制过度，应选择性地减少免疫抑制剂的用量或种类。免疫抑制剂减量时,应遵守优先减少或者撤除非特异性免疫抑制剂,尽可能适量保留特异性免疫抑制剂的原则。

5. **根据受者个体情况调整免疫抑制方案** 不同患者如儿童、成年人、老年人的免疫系统功能强弱不等。虽然儿童对药物的吸收利用率与成年人并无太大差别,但儿童肝脏内单胺氧化酶的活性远远强于成人,对各种免疫抑制剂的代谢和清除速度显著快于成人。因此,儿童受者免疫抑制剂的用量和用药频率应高于成年人。老年人的免疫功能降低,容易发生感染,肝脏药酶 P450 系统的活性明显下降,对免疫抑制剂的代谢能力也降低,因此老年人心、肝、肾等重要脏器对药物毒性极为敏感,所以老年人的免疫抑制剂用量应低于成年人。

6. **根据有无高免疫风险调整免疫抑制方案** ABO 血型不相容供受者之间的移植、HLA 明显错配、高群体反应性抗体(panel reactive antibody,PRA)滴度、多次移植、多器官移植以及发生移植肾功能延迟恢复等情况均属于高免疫风险,这类患者容易发生排斥反应,因此免疫抑制强度应加强,并且推荐使用诱导治疗。

(二)常用免疫抑制方案

国内外普遍采用 CNI 联合一种抗增殖类药物加糖皮质激素的三联免疫抑制方案作为维持治疗的标准初始方案,即 CsA/Tac + Aza/MMF/MZR + 激素,也有应用二种药物或诱导治疗加三联治疗。总结国内外用药经验,常用免疫抑制剂的起始剂量如下:CsA 4～8mg/(kg•d),Tac 0.1～0.15mg/(kg•d),霉酚酸酯 1～2g/d(体重 75kg 以上 2g,45kg 以下 1g),Aza 2～3mg/(kg•d),雷帕霉素负荷剂量 6mg,维持剂量 2mg/d,糖皮质激素用量尚未统一。

研究证实抗体诱导治疗可使术后早期急性排斥反应发生率降低 30%～40%。对高危或高致敏患者,如 PRA 滴度高、多次移植、移植肾功能延迟恢复等患者,诱导治疗的必要性已达成共识。KDIGO 指南建议,除受者和供者是同卵双生之外,所有的肾移植受者都需接受诱导治疗以预防排斥反应,目前最常用的诱导剂是巴利昔单抗。现有免疫抑制剂种类的可选择性大,故而存在一系列改良方案。研究证实对于无并发症的成人肾移植而言,最具成本效应的方案为诱导剂用巴利昔单抗,维持剂用速释型 Tac 和 MMF。而使用巴利昔单抗作诱导剂,贝拉西普和 MMF 做维持剂的免疫抑制方案受者,移植肾存活率和患者总体生存率都显著提高。

随着对 mTOR 抑制剂和共刺激因子阻滞剂贝拉西普应用和认识的逐步深入,mTOR 抑制剂和贝拉西普已成为 CNI 的替代药物。然而由于 mTOR 抑制剂相对较低的疗效和严重的副作用,尚无法在移植早期替代 CNI,但因其抗增殖作用与较低的诱发癌变概率,移植后患恶性肿瘤的受者或恶性肿瘤高危的患者可能会受益于将 CNI 转换为 mTOR 抑制剂的免疫抑制方案。使用贝拉西普的受者虽然在移植后 1 年内的急性排斥反应发生率高,但术后 7 年的移植肾功能相比于常规 CNI 方案大大提高。

同种肾移植术后免疫抑制方案的选择,是基于各种药物的不同作用环节、不同机制和不良反应,以联合应用方式达到充分的免疫抑制效应,最终防止排斥反应的发生。由于术后诱导期急性排斥反应的发生概率最大,而此后维持期排斥反应的发生概率逐渐减少,所以免疫抑制作用应在术后早期最强,而在以后的长期治疗中逐渐减弱。虽然维持方案是终生的,但依据个体的临床情况,可考虑将三药联合方案转换为二药联合甚至单药方案。免疫抑制剂最令人担心的副作用,机会性感染和诱发恶性肿瘤往往与免疫抑制剂总量密切相关,而非某一种药物的剂量。因此术后各个时间段均需监测和考虑免疫抑制剂总量的问题,从而尽可能减少因免疫抑制过度而导致的感染或肿瘤以及药物的不良反应所造成的各种影响。

肾移植术后免疫稳态的建立是一个动态过程,鉴于个体差异性和免疫系统复杂性,不可能采用统一免疫抑制模式,应遵循选择性、协调性和特异性的用药原则。由于对移植免疫的了解还不够深入,尚无有效的能真正反映免疫抑制状态的指标来指导用药,且由于各种免疫抑制剂问世的时间不同步,各种不同药物组合的疗效尚待进一步确定,加之个体对药物的吸收、分布、代谢、利用等差异大,到目前为止尚无统一和行之有效的方案。目前免疫抑制方案的选择更多是根据实际用药经验而定。

总之,免疫抑制方案的选择应根据不同药物

的组合和术后时间的推移而调整，也应根据患者的免疫状态，供者来源和有无排斥等高危因素进行调整，尽可能做到免疫抑制剂的个体化应用。

（三）免疫抑制治疗的适应范围

同种异体肾移植术的免疫抑制治疗根据实际情况的不同，可分为诱导治疗、急性排斥反应预防或免疫抑制维持治疗、抗排斥反应治疗。

诱导治疗一般于术前即应用，为肾移植时提供较强的免疫抑制从而避免或延迟急性排斥反应的发生，但并非所有患者都需要。常用的免疫诱导制剂包括清除性抗体和抗 IL-2R 单抗，通常清除性抗体比 IL-2R 单抗更有效，因此在制订诱导治疗方案时，医生应综合患者情况决定诱导方案。此外若术后出现移植肾功能延迟恢复，由于使用 CNI 会延迟移植肾缺血再灌注损伤的恢复而加重肾损害，往往需减量或停用 CNI，因此为防止急性排斥反应的发生，常考虑使用诱导治疗药物。术后也可常规应用免疫诱导治疗，但可能会发生毒性反应。

预防急性排斥反应或免疫抑制维持治疗是用药物抑制受者免疫系统对植入器官的免疫反应，主要通过抑制细胞免疫来防止排斥反应的发生。常用的免疫抑制剂包括肾上腺皮质激素、CNI、mTOR 抑制剂和抗增殖药物。由于急性排斥反应大多发生于移植术后早期，因此该阶段应给予足量的免疫抑制剂维持，以防止急性排斥反应的发生。当免疫抑制剂用量不足时，可导致亚临床排斥反应的发生，其虽无明显临床征象，但若病变持续存在，也会影响移植物的长期存活。大多数受者的免疫抑制剂维持剂量随时间逐渐减少，此现象与移植肾逐渐被宿主接受，处于免疫适应状态后，异体组织相容性抗原或致炎物质释放减少有关。

抗排斥反应治疗是对经活检证实或临床诊断的急性排斥反应的针对性治疗。一般情况下，应用激素冲击治疗后，大多数患者病情能被控制，并可恢复至维持治疗。但若激素冲击治疗无效即出现耐激素排斥反应，或证实为血管性排斥反应或抗体免疫介导的急性排斥反应时，需使用抗体治疗。若抗体治疗无效即出现难治性急性排斥反应时，尤其是受者体内出现供者特异性抗体，则应考虑应用血浆置换或免疫吸附治疗。

（四）免疫抑制剂的不良反应和毒性反应

免疫抑制治疗是器官移植获得成功的重要环节，有效地保证了移植物的存活。但免疫抑制剂具有双面性，在防止排斥反应发生的同时，可明显增加感染和肿瘤的发生率，同时免疫抑制剂本身的不良反应和毒性反应也可不同程度地影响机体的主要器官，引起高血压、高脂血症、心血管病、糖尿病、肝功能损害、肾毒性、骨髓抑制或神经毒性等并发症，而这些都是影响受者和移植物存活的重要因素。因此如何充分利用其有益的一面而尽可能避免或减少不利的一面至关重要，对常用免疫抑制剂的不良反应和毒性反应的充分了解是用好免疫抑制剂的前提，也是决定移植成败的重要因素。

肾上腺糖皮质激素是最早应用的非特异性免疫抑制剂，其对单核细胞、粒细胞和巨噬细胞均有明显抑制作用，且作用于免疫激活的整个过程，包括抗原呈递、细胞因子释放以及淋巴细胞的增殖等，因此长时间大剂量使用糖皮质激素极易发生细菌和真菌感染。糖皮质激素还影响体内物质代谢，使机体产生胰岛素抵抗，进而造成血糖和血脂的升高，影响心血管系统，甚至导致糖尿病。同时糖皮质激素可促进蛋白质的分解，抑制骨基质蛋白的合成和维生素 D 的转化，进而影响肠道钙的吸收，最终导致骨质疏松，并可能造成股骨头坏死等。此外糖皮质激素还能造成负氮平衡，引起儿童青春期发育延迟，生长停滞。而药物性类皮质醇增多症的体征如向心性肥胖、脂肪异常堆积形成的满月脸和水牛背，皮肤变薄，伤口愈合缓慢，体重增加和肌肉萎缩等也是其常见的不良反应。糖皮质激素的水钠潴留和排钾作用，亦可导致高血压和低血钾。糖皮质激素还会引起消化道应激性溃疡和出血。糖皮质激素的不良反应还与剂量相关，高剂量糖皮质激素可能产生神经毒性，包括头痛、失眠、情绪失调等。因每个人体内激素受体浓度不同，激素代谢的水平不同，所以上述并发症发生率的个体差异也较大。就目前使用激素的用量而言，出现严重并发症的可能性相对较小。在选择性更高、特异性更好的新型免疫抑制剂问世后，尽早降低激素使用剂量甚至撤除激素以减少不良反应和毒性反应，已成为移植界关注的焦点。目前有研究发现较早撤除糖皮质激素，可显著提高移植物的 5 年存活率。

CNI 是最常用的免疫抑制剂，其中 CsA 和 Tac 是临床常用的两种药物，最常见的不良反应为肾毒性，此外还有代谢障碍、电解质紊乱、高血压和神经毒性（常为震颤性头痛）等。两种药物的不良反应为肾移植后心血管事件发生率高的主要原因，但两者的不良反应和毒性作用并不完全相同。CsA 出现高血压、高尿酸血症、高胆固醇血症、痛风、齿龈增生和毛发增多的发生率较高，而 Tac 出现胰腺毒性、神经毒性、脱发和消化道反应的发生率较高。CNI 还可造成可逆性、与剂量相关的肾血管收缩，导致功能性肾血流及肾滤过量的下降，最终引起慢性移植肾失功。血栓性微血管病是 CNI 特有的血管毒性表现，可仅表现为肾脏病变或全身性器官病变，临床表现为溶血性尿毒症综合征和血栓形成性血小板减少性紫癜。CNI 所致肾毒性可表现为急性、亚急性和慢性三种类型。供肾质量差、围术期低血压和移植物功能延迟恢复的患者易发生急性肾毒性，应暂缓应用 CNI。而亚急性和慢性肾毒性的发生与高水平的药物暴露有关，亚急性肾毒性可在调整剂量后 3~14d 内逆转。慢性肾毒性则呈进行性移植肾功能异常，为移植物失功的主要原因之一。CNI 的肾毒性可通过减少剂量和采取相应治疗措施而得到纠正，因此血药浓度监测和必要的移植肾活检对及时发现并防治 CNI 导致的肾毒性极其重要。在肾活检证实的肾毒性发生后，应减少或停用 CNI，并加大霉酚酸酯的剂量或转换为雷帕霉素。

抗增殖类药物中 Aza 最常见的不良反应为骨髓抑制和消化道反应，常表现为白细胞减少、血小板减少和贫血等[8]。Aza 偶尔可导致急性肝炎或胆囊炎，常表现为转氨酶及胆红素的可逆性升高，若肝功能严重受损，则应停用或减少 Aza 的剂量，但 Aza 导致胰腺炎的可能性极小。此外患有炎症性胃肠道疾病的患者在使用 Aza 后，易发生与超敏反应相关的皮肤表现，包括丘疹、水疱、结节性红斑等。相比于 Aza 而言，霉酚酸酯的安全性较高，其最常见的不良反应为胃肠道反应，可能与巨细胞病毒感染有关。1/3 的患者使用霉酚酸酯后会出现腹泻，近 20% 的患者会出现不同程度的恶心、消化不良、腹胀和呕吐，5% 的患者出现伴有消化道出血的食管炎、胃炎。MPA 肠溶片剂型的消化道不良反应要比普通剂型少一些。由于 MPA 对淋巴细胞的抑制有相对特异性，故白细胞减少、血小板减少和贫血出现的概率要低

于 Aza。此外，MPA 还与早期妊娠流产和先天性胎儿畸形有关。抗增殖类药物还可增加感染和肿瘤的发生率，尤以 Aza 为甚，应用此类药物时应密切注意不良反应的发生。

mTOR 抑制剂可引起不同程度的高胆固醇血症和高甘油三酯血症，因此联合使用 CsA 的患者更应被告知在移植后 2~3 个月，其血脂水平会达到高峰。大多数患者血脂可通过使用他汀类药物来控制。雷帕霉素可增加移植后新发糖尿病的风险，这可能与胰岛素分泌减少和胰岛素抵抗有关。mTOR 抑制剂还可导致血细胞减少和贫血，其程度与 MPA 和 Aza 相似，但血小板减少症更为常见，而白细胞减少相对较少。上述不良反应多见于治疗的前 4 周，且与血药浓度呈正相关，90% 左右患者可自行恢复。当 mTOR 抑制剂单独应用时可出现与剂量相关的蛋白尿，但并无类似 CNI 的肾毒性，而与标准剂量 CNI 合用时则表现出潜在的肾毒性，此时细菌、真菌、病毒感染的发生率也会增加。mTOR 抑制剂的不良反应还包括水肿、口腔黏膜病变、非传染性间质性肺炎、皮肤的恶性肿瘤、伤口愈合延迟和淋巴囊肿，这与抑制包括表皮生长因子、成纤维细胞生长因子等在内的生长因子分泌有关。

抗 CD3 单克隆抗体 OKT3 的不良反应主要为细胞因子释放综合征（cytokine release syndrome, CRS），是由于功能性 T 细胞百分比骤降时，T 细胞产生了一系列细胞内子，如 TNF、IL-2 和 IFN-γ 等大量释放入血所引起。此综合征在抗 CD3 单克隆抗体初次使用时的发生率为 50%，临床表现为发热、寒战、震颤、呼吸困难、胸痛、恶心和呕吐，严重者可出现肺水肿。应用 OKT3 还可能出现一系列神经系统并发症，严重程度从普通的偶发性轻微头痛到严重的脑病均可出现。剂量大、应用时间长则巨细胞病毒感染和淋巴细胞增殖性疾病（PTLD）的发生率会明显增加。在使用 OKT3 的过程中，出现急性排斥反应的比率约为 40%，但排斥程度较轻微，常可通过低剂量激素冲击治疗逆转。由于应用 OKT3 后会出现人抗鼠抗体而影响再次治疗效果，因此接受过 OKT3 治疗的患者需再次治疗时必须检测有无这类抗体存在，并同时注意免疫抑制剂用量，尽量避免多次使用。

抗 CD52 单克隆抗体阿仑单抗常见的不良反

应包括淋巴细胞减少和输液反应，后者包括低血压、寒战、发热、支气管痉挛、皮疹以及随后可能发生的机会性感染，适当使用抗生素预防可降低机会性感染出现的风险。有研究报道肾移植患者使用阿仑单抗后可出现自身免疫性甲状腺疾病，其机制可能与淋巴细胞减少后继发免疫重建时自身免疫耐受的缺失有关。

抗 IL-2R 单克隆抗体巴利昔单抗常见的不良反应为过敏反应，但不会引起 CRS。此外儿童肾移植中，使用巴利昔单抗后出现发热、血压异常、上呼吸道感染、尿路感染、毛发增多、单纯疱疹、败血症和便秘等不良反应的概率约为 20%。

多克隆抗体均为异种血清制品，因此不良反应主要为外源性蛋白质引起的寒战、高热和关节痛等过敏反应。而 ATG 在输注过程中也可引起 CRS，表现为发热、呼吸困难、恶心呕吐、腹泻、高血压或低血压、皮疹、头痛等，且若剂量大、应用时间长，巨细胞病毒感染和 PTLD 的发生率会显著增加。此外多克隆抗体还可引起血小板和白细胞减少。

不同免疫抑制剂都有各自的不良反应，尤其是肾毒性、代谢障碍、心血管事件、感染和肿瘤等不良反应，是影响患者生活质量和移植肾长期存活的主要因素。为进一步提高疗效，将免疫抑制剂的双刃作用向有利方向转化，寻求最佳的联合治疗方案是今后亟须解决的重要问题。

第三节　免疫抑制剂的发展趋势和展望

由于强效免疫抑制剂的问世，急性排斥反应发生率大为降低，移植肾 1 年存活率已提高至 95% 以上。但由于药物的非特异性免疫特性及其不良反应的存在，可导致慢性移植物功能障碍和带功能肾死亡，故移植肾的长期存活率并未得到同步提高。诱导免疫耐受和研发新型的免疫抑制剂，依然是当前和今后的研究热点和重点。新型免疫抑制剂应尽量符合下面 4 个条件：①特异性强，选择性高，不良反应小；②可诱导免疫耐受；③可防治慢性移植物功能障碍；④适用于异种移植。此外在研发新药的同时，探索高效低毒方案和个体化治疗策略以提高长期疗效，也是当前探索的重点。

（胡小鹏）

参 考 文 献

[1] Wiseman A C. Immunosuppressive Medications. Clin J Am Soc Nephrol, 2016, 11（2）: 332-343.

[2] Johnson R J, Feehally J, Floege J, et al. Comprehensive clinical nephrology E-Book. Elsevier Health Sciences, 2018.

[3] 石炳毅, 袁铭. 中国肾移植受者免疫抑制治疗指南（2016 版）. 器官移植, 2016, 7（5）: 327-331.

[4] Masson P, Henderson L, Chapman J R, et al. Belatacept for kidney transplant recipients. Cochrane Database Syst Rev, 2014（11）: CD010699.

[5] Weir M R, Lerma E V. Kidney Transplantation: Practical Guide to Management. Springer Science & Business Media, 2014.

[6] Van Der Zwan M, Baan C C, Van Gelder T, et al. Review of the Clinical Pharmacokinetics and Pharmacodynamics of Alemtuzumab and Its Use in Kidney Transplantation. Clin Pharmacokinet, 2018, 57（2）: 191-207.

[7] Holt C D. Overview of Immunosuppressive Therapy in Solid Organ Transplantation. Anesthesiol Clin, 2017, 35（3）: 365-380.

[8] Jasiak N M, Park J M. Immunosuppression in Solid-Organ Transplantation: Essentials and Practical Tips. Crit Care Nurs Q, 2016, 39（3）: 227-240.

[9] Ilyas M, Colegio O R, Kaplan B, et al. Cutaneous Toxicities From Transplantation-Related Medications. Am J Transplant, 2017, 17（11）: 2782-2789.

[10] Ventura-Aguiar P, Campistol J M, Diekmann F. Safety of mmTOR inhibitors in adult solid organ transplantation. Expert Opin Drug Saf, 2016, 15（3）: 303-319.

[11] Van Den Hoogen M W, Hoitsma A J, Hilbrands L B. Anti-T-cell antibodies for the treatment of acute rejection after renal transplantation. Expert Opin Biol Ther, 2012, 12（8）: 1031-1042.

[12] Crins N D, Rover C, Goralczyk A D, et al. Interleukin-2 receptor antagonists for pediatric liver transplant recipients: a systematic review and meta-analysis of controlled studies. Pediatr Transplant, 2014, 18（8）: 839-850.

第四章　影响移植肾长期存活的主要因素和对策

第一节　影响移植肾功能短期及长期疗效的因素

回顾近20～30年来同种异体肾移植的临床发展进程,移植效果有了明显提高。短期移植效果提高主要归功于强效的免疫抑制剂的应用,使急性排斥反应发生率和患者死亡率明显降低。短期(1年内)移植肾的丢失率在过去20年间明显改善,但长期(大于1年)移植肾的存活率并没有明显的提高(图11-4-1)。死亡供体移植物的中位存活时间为9年,而活体供体移植物的中位存活时间为12年。下文将详细介绍影响移植肾短期及长期疗效的相关因素。

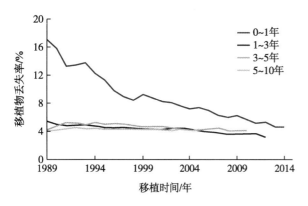

图11-4-1　美国全因移植肾每年的丢失率
在过去的20多年中,1年内的移植肾的丢失率大幅下降,但长期的移植物丢失率则保持相对稳定

一、影响移植肾功能短期疗效因素

影响短期移植肾功能的因素主要有急性排斥反应、移植肾功能延迟恢复(delayed graft function,DGF)、免疫药物的肾毒性、感染、输尿管梗阻以及肾周积液等。

急性排斥反应主要临床表现为发热、畏寒、移植肾区触痛和少尿,实验室检查可见肌酐值上升,行激素冲击治疗后部分患者的症状和指标可以迅速缓解。自从应用环孢素以后,很多急性排斥的患者仅表现为血肌酐值的升高。急性排斥反应主要发生在移植术后第1周至第3个月之间,90%是以细胞介导的排斥反应。其他有20%～30%体液排斥的成分,组织学表现为肾小管周围毛细血管有补体退化成分C4d沉着,但也可表现为缺血损伤。

排斥反应的传统分类方法主要依据手术后排斥反应的发生时间,包括超急性或急性加速性排斥、急性排斥和慢性排斥。其中,"超急性"或"急性加速性"排斥反应是指在术后48h内或3～5d发生的排斥反应,而慢性排斥反应是指移植后3个月以上发生的排斥反应。然而,这些笼统的定义并不确切,没有将排斥反应引起的移植肾损伤和组织重建分类,无法指导治疗,也无法判断预后。其他常见的分类方法还包括"细胞介导"的排斥反应和"体液/抗体介导"的排斥反应,当然,这种分类方法也存在问题,随着近年来C4d染色在活检中的应用,在移植肾损伤和排斥反应中,抗体所起的作用更加频繁,因此将"细胞介导"和"体液介导"的排斥反应完全分开并不合适。临床上,血清肌酐和尿素氮水平并不能准确反映移植肾脏改变。移植肾损伤包括排斥反应发生时,可以没有明显的肾功能不全,即亚临床排斥反应,反之亦然,血清肌酐的升高也不代表一定存在排斥反应。普遍认为,移植肾穿刺活检是评估临床或亚临床移植肾损伤的"金标准",也是排斥反应分类和分型的"金标准"。Banff和CCTT两个分类体系结合了排斥反应的组织学、临床和病理生理学改变,并且定义了明确的病变分类。

DGF是另一个影响移植肾功能短期疗效因素,尸体供肾DGF发生率为2%～50%,活体供肾

DGF 发生率为 4%～10%。一般认为术后 1 周内至少需进行一次血液透析或术后 1 周内血肌酐未下降至 400mol/L 为诊断标准。DGF 的发生主要有肾前性原因和肾源性原因两方面，肾前性原因是指术后严重的血容量不足伴随的低血压导致肾灌注不足。肾源性原因包括急性肾小管坏死、急性排斥、感染、血栓性微血管病、复发性肾小球病等。

钙调神经酶抑制剂（calcineurin inhibitors，CNI）中的环孢素 A（cyclosporin A，CsA）和他克莫司（tacrolimus，Tac/FK506）均可损害短期移植肾功能，表现为移植肾血流和肾小球滤过率（glomerular filtration rate，GFR）减少，甚至形成血栓性微血管病变。这种短期移植肾功能损害与全身性 CsA 和 FK506 暴露水平较高有关。这使得肾移植术后的主要问题是维持免疫抑制剂疗效（预防排斥）和毒性（尤其是 CNI 肾毒性）间的平衡。

术后早期感染也是移植肾功能短期疗效不可忽视的因素，最常见的是泌尿系统感染和巨细胞病毒（cytomegalovirus，CMV）感染（详见本章第二节）。另外移植肾输尿管梗阻、肾周积液、移植肾动脉狭窄、动静脉血栓等外科并发症也会导致短期移植肾失功。

二、影响移植肾功能长期疗效因素

移植肾功能远期疗效提高的不理想，尤其是 5 年以后的移植物存活率未明显提高的主要因素较为复杂，大体分为免疫和非免疫因素，前者包括：急性排斥反应、组织配型情况、群体反应性抗体（panel reactive antibody，PRA）水平等，后者包括 DGF、肾单位不足、供者年龄、缺血再灌注损伤、高血压、高脂血症、药物毒性、病毒感染等（详见本章第三节）。

第二节 带功能肾死亡对移植物长期存活的影响

肾移植受者因其他原因死亡时移植肾功能仍保持良好状态，即不是由于移植肾失去功能导致的死亡，称之为带功能肾死亡。随着肾移植相关技术的发展，带功能肾死亡的现象正逐渐增多。目前导致带功能肾死亡的常见原因有心血管病、感染和肿瘤。

一、心血管病

移植后，心血管疾病（cardiovascular disease，CVD）的发生对移植受者的生存有着重要影响。心血管疾病包括心脏疾病、脑血管病、高血压、高血脂等。常见的心脏疾病有缺血性心脏病、充血性心脏病和左心室肥厚。脑血管疾病包括脑血栓形成和脑出血。外周血管疾病包括肢体动脉闭塞性疾病。移植受者除了会受到引起一般人群心血管病的危险因素如生活方式（饮食、超体重、不运动和吸烟）、年龄、性别、遗传因素、糖尿病等的影响外，还具有肾移植受者所特有的高危因素，例如移植前原发病和透析，免疫抑制治疗以及移植肾功能异常所致的病变。这些特有的高危因素均增加了移植受者心血管病的发病率，并使移植受者较一般人群更易发生心血管病。例如原发性终末期肾病和透析引起的左心室肥大、高血压、贫血、高同型半胱氨酸等，在移植术后仍可能对受者有持续影响；免疫抑制治疗会引起不良反应如高血压、高血脂以及糖尿病、感染等，移植肾功能异常也能引起高血压和高血脂等，这些都会导致心血管病的发生；CMV 感染和移植后蛋白尿也是引起心血管病发生的危险因素。这些相关因素都增加了移植肾受者发生心血管病的风险及危害。

根据目前国外大宗病例统计，带功能肾死亡者中由心血管疾病引起的超过 40%。其中，脑血管病占 7.4%，心肌梗死占 13.0%，其他心血管病占 25.3%。心血管疾病的高发病率提示在移植前及移植后应加强对心血管疾病的监测、预防和治疗，应谨慎对待心血管疾病对移植肾受者所带的生命危险。幸运的是，有些高危因素是可以被改变和纠正的，如通过戒烟，加强锻炼，控制体重，合理应用免疫抑制剂，控制糖尿病、高血压、高血脂而预防或治疗心血管疾病。降低心血管疾病的发生和死亡率不仅能提高受者的肾功能和生存率，也能提高生活质量和预期寿命。

二、感染

多年以来，感染一直是导致肾移植受者术后死亡的重要原因。44.9%～81% 的肾脏移植受者出现移植后感染，包括了泌尿道感染，菌血症，肺炎，伤口感染和 CMV 感染。近些年来，随着有效免疫抑制方法的进步,诊断和治疗感染的手段都有了不同程度的提高,感染所致的死亡率正逐渐下降。然而,时至今日,大多数肾移植受者仍然容易感染,特别是肾移植术后几个月内,肾移植术后患者发生一种或多种病原体感染的发生率仍然高达53%～70%,死亡率约为3%～10%。防止致命感染的发生对肾移植后长期存活至关重要。预防措施和注意事项应贯穿移植的全过程,尤其是围术期和术后短期。手术前对供受者的全面评估,术后对手术切口和各种引流管的正确护理,周围环境的尽可能净化,不与感染人群接触,加强个人卫生,避免与宠物和植物近距离接触,合理应用抗生素和免疫抑制剂都是预防感染的重要事宜。免疫抑制状态下感染的后果是十分严重的,应尽可能地采取有效措施预防感染,如果感染发生了,应尽快的确立病原生物学诊断和制订有效的治疗方案。

（一）肾移植术后常见的病原微生物

肾移植术后患者可能接触到的病原微生物包括革兰氏阴性菌、革兰氏阳性需氧菌、革兰氏阴性球杆菌、真菌、病毒、支原体、原虫和寄生虫。其中常见的移植术后感染分为两类:内源性和外源性感染。内源性感染的菌群有两种来源:一类是胃肠道菌群,包括鼻咽部及口腔黏膜的寄居菌群;另一类是口腔和肛门周围皮肤的病菌,可以通过伤口、入侵血管或淋巴造成全身感染。外源性感染则较为复杂。包括外界环境,周围人群,器官供者以及血液和血制品所带的病原体。

（二）移植术后感染发生的时间

1. **第1个月** 移植术后第1个月,机会性感染少见。一些患者感染复发的主要原因在于受者或供者本身就存在感染,但没有被发现或相关处理不积极。发生在这个阶段的大多数感染是医源性细菌,气管内插管或伤口引流管、伤口、肺部、泌尿系统或血管装置的细菌或念珠菌感染。当移植肾的菌血症或真菌血症来自供者时,容易在血管缝线上产生真菌性动脉瘤导致动脉破裂,但这样的感染较少发生。

2. **1～12个月** 第1个月以后,移植受者持续的免疫抑制状态可能会导致来自病毒(特别是CMV、EB病毒、疱疹病毒和肝炎病毒)的感染,以及卡氏肺囊虫、曲霉菌、单核细胞增多性李斯特菌、隐球菌和念珠菌等机会性感染。此阶段常发生CMV感染,多数患者常具有"无法解释的发热"症状。肺部、中枢神经系统、视网膜、泌尿系统和胃肠道是最常见的感染部位。

3. **12个月后** 大多数患者,移植术后12个月内发生的感染类似于社区普通人的感染,特别好发于呼吸道感染。泌尿系统感染也是这一时期的常见感染,但预后较好。

由于高强度的免疫抑制治疗,5%～10%的患者容易发生机会性感染。预防性服用甲氧苄啶-磺胺甲噁唑(TMP/SMZ)和抗真菌药物能显著减少卡氏肺囊虫和真菌感染。10%的患者容易发生CMV、EB病毒、乙型或丙型肝炎、乳头瘤病毒感染。这些感染是侵袭性的,可导致脉络膜视网膜炎、淋巴瘤、肝衰竭或鳞癌、利什曼病、埃利希菌病和其他罕见的感染性疾病也会发生。

（三）感染的发病部位

1. **肺部感染** 在器官移植的并发症中,肺脏由于其特殊的解剖学特点而最易受累,除了致病原和细胞因子网络的参与外,还与机体免疫抑制药物的应用密切相关。常见肺部并发症包括急性呼吸窘迫综合征、肿瘤和肺部感染。肺部感染是移植术后的主要并发症,也是造成移植患者死亡的主要原因。病情严重者,应暂时减少或停用免疫抑制剂,增强免疫力,采用特效治疗。

近年来,尽管肺炎的发病率已下降,但是对肾移植受者来说,肺部感染仍然是最严重的感染性疾病,各种不同病原学肺炎通常缺乏特异的临床和影像学特点,有时需要有创检查,如纤维支气管镜及支气管肺泡灌洗液检查是最常见的检查方法,有些患者还需开放的肺部穿刺活检和经胸廓细针抽吸。常见的肺部感染有细菌性肺炎、社区性肺炎、肺结核、CMV肺炎、卡氏肺囊虫肺炎(pneumocystis carinii pneumonia, PCP)、真菌性肺炎、弓形虫病等。

2. **泌尿系统感染** 泌尿系统感染仍是最常见的细菌性感染,预防性使用小剂量的TMP/SMZ可降低泌尿系统感染发生率。感染发生在移植术后4～6个月,通常伴有肾盂肾炎和菌血症,部分患者正规抗生素治疗10～14d后仍频繁复发。有学者提出无症状性菌尿也需要抗菌治疗至少10d,然后再行尿培养。如果是急性肾盂肾炎和/或阳性菌血症需要抗生素治疗4~6周。大多数尿路感染由革兰氏阴性菌引起，开始治疗可以用头孢菌素、第三、四代甲砜霉素类抗生素，如亚胺培南、美罗培南和氨曲南。念珠菌感染通常用氟康唑治疗。

3. 中枢神经系统(central nervous system, CNS)感染　通常肾移植受者CNS感染发生在术后1~12个月内，其症状可呈亚急性表现，常缺乏系统性体征。能说明CNS感染最可靠的症状就是头痛和无法解释的发热，患者如有此类症状时应行头颅CT和腰穿检查。

大多数感染的病原菌是单核细胞增多性李斯特菌、新型隐球菌和烟曲霉菌。Fishman和Rubin报道，CNS感染有四种不同形式。①单核细胞增多性李斯特菌，通常引起急性脑膜炎，发热、感觉异常和头疼是最常见的症状。但是，40%患者无脑膜刺激征，脑脊液中无大量白细胞和蛋白。1/3患者有局灶性神经病学体征，1/4发展为癫痫，这些患者预后极差。治疗上可以静脉注射氨苄西林14~21d和氨基糖苷类7~10d。②亚急性或慢性脑膜炎，典型症状是发热和头痛，持续几天或几个月，伴有意识障碍，多由新型隐球菌引起，发生时间较晚，其他致病菌包括单核细胞增多性李斯特菌、荚膜组织胞浆菌、星球菌、结核分枝杆菌。③局灶性的脑部感染可以发生癫痫或者是局灶性神经病学异常，最常见的原因是转移性曲霉菌感染。其他致病菌包括单核细胞增多性李斯特菌、星球菌。④侵袭性痴呆，伴有或不伴有局部异常，可由BK病毒或者更少见的单纯疱疹病毒、CMV、EB病毒引起，有时会进展为多灶性的脑白质病。

4. 伤口感染　在过去，伤口感染很常见，但近年来已经很少见。发生率下降的主要原因是外科手术技巧的提高和抗生素的应用，主要的易感因素是伤口血肿、尿漏和淋巴漏。治疗上需行持续外科引流和应用抗生素。但是，有时候深部的伤口感染通常是多种微生物感染，治疗上比较棘手。

三、移植后新发生肿瘤

(一)流行病学

根据目前现有的病例资料统计，肾移植受者术后恶性肿瘤的发病率为1%~6%，而患有先天性免疫缺陷疾病的患者恶性肿瘤发病率约为4%，两者发病率相当。根据Montagnino等报道，若将移植后新发恶性肿瘤定义为器官移植1年后发生的恶性肿瘤，根据此标准，肾移植患者恶性肿瘤的发病率为8.9%，比正常相同年龄人的恶性肿瘤的发病率高3~4倍。肾移植后恶性肿瘤发生率和类型在不同地区和国家不完全相同。欧美国家最常见的肿瘤是皮肤癌，淋巴组织增生性疾病(posttransplant lymphoproliferative disease, PLTD)和Kaposi肉瘤。田野等人对国内公开报道的肾移植术后肿瘤文献进行了总结分析，我国肾移植后肿瘤总体发病率约为2.19%，各中心报道的发病率差别较大，约为0.6%~5.17%。前5位最常见的肿瘤部位是泌尿系统、消化系统、血液系统、呼吸系统和皮肤。前10位最常见的肿瘤类型是尿路上皮细胞癌、肝细胞癌、胃肠道肿瘤、肾细胞癌、淋巴癌、肺癌、乳腺癌、皮肤癌、卡波西肉瘤和宫颈癌。

(二)肿瘤的发病机制

移植术后恶性肿瘤的发生的因素可能与免疫抑制、慢性抗原刺激、病毒、老龄、环境、尿毒症的持续时间长短、遗传差异和移植手术的持续时间长短等因素有关。而免疫抑制治疗是最重要的致病因素之一，发生肿瘤的风险与免疫抑制的强度明显相关。

移植后新发生的肿瘤的一个特征是随术后时间的延长其发病率趋向升高，这可能与抗原持续刺激的时间长短、移植人群的自然衰老过程和患者接触免疫抑制剂及病毒微生物的时间增加有关。根据目前现有数据表明，移植后患者发生恶性肿瘤的累积风险10年时为18%，20年时为50%。目前认为，由移植物和病毒感染导致的慢性抗原刺激是肿瘤组织发生的一个重要原因，至少15%的恶性肿瘤与病毒感染有关。而人类乳头瘤病毒(human papilloma virus, HPV)感染和皮肤癌、口咽癌、食管癌和膀胱癌的发病有关。EB病毒则是导致PTLD的主要病因，而乙肝病毒(hepatitis B virus, HBV)和丙肝病毒(hepatitis C virus, HCV)在肝细胞癌的致病作用已被证实。移植前尿毒症状态的延长可能是另一个导致恶性肿瘤发生的原因。一些肿瘤，如肝脏、甲状腺和结肠的腺癌，在透析患者和肾移植后患者中的发病率相同；另外一些肿瘤如会阴生殖器恶性肿瘤则在透析患者和肾移植后患者中的发病率相似。目前认为终末期肾脏疾病的患者易发生肿瘤与下列因素有关：①尿毒症被认为是一种免疫缺陷状态；②肾脏疾病和发生恶性肿瘤的风险之间可能有某种联系；③以前曾患过接受免疫抑制治疗的肾脏疾病，如原发性肾小球肾炎、狼疮性肾炎、脉管炎、混合性结缔组织病等；④长期使用有可能致癌的药物，如非那西汀。其他病因包括年龄、环境因素、遗传因素和移植后时间的长短。发生肿瘤的风险与受者的年龄相关，即年龄越老，发生肿瘤的风险越高。衰老的一个显著特征是，当遭受到紫外线辐射时，机体修复性的细胞增殖和对损伤 DNA 的修复能力下降，而且，暴露在致癌因子（医源性和病毒性）环境中的时间越长，发生肿瘤的风险就越高。

研究发现，一些肿瘤可能有遗传和种族的差异，一些 HLA 抗原如 B27 和 DR7，与器官移植受者中皮肤癌的发病率较高有关。在环地中海国家以及来自这些国家的第一代和第二代移民中卡波西肉瘤比较多见。另一方面，环境因素可能在诱导卡波西肉瘤的病变发生过程中也起着同样重要的作用，因为在环地中海国家肾移植患者卡波西肉瘤发病率的持续增长可能与这些人群 HHV-8 的感染率不断增高有关。

（三）预防与治疗

肾移植后定期随访和筛查是早期发现肿瘤的重要手段。移植后肿瘤的发生与免疫抑制和病毒感染密切相关，故应从防治病毒感染和调整免疫抑制治疗方案入手。合理应用免疫抑制剂防止免疫过度和选用肿瘤发生率低的药物是积极有效的措施。移植后发生肿瘤时首先要减少免疫抑制剂的剂量，移植后新发肿瘤的治疗与一般人群不完全相同，有其特殊性。应综合考虑肿瘤的危险性，治疗的危险性，移植物丢失的危险性。首要的是减少或停用免疫抑制剂，调整免疫抑制方案，转换为肿瘤发生率低或有可能治疗肿瘤的药物必要时停用其中一类或两类免疫抑制剂。不应过多考虑移植物丢失和恢复到透析而影响对肿瘤的治疗。对于单发的或较局限的肿瘤可以手术切除。位置较深、不易手术的肿瘤，可采取局部放疗，或部分切除加局部放疗，亦可进行化疗。

第三节　慢性移植肾肾病

一、概述

（一）定义

慢性移植肾肾病（chronic allograft nephropathy，CAN）是指肾脏移植后出现的一种临床综合征，是慢性移植肾功能减退的主要原因，免疫性因素及非免疫性因素均可诱发。其定义为：在没有急性排斥反应、没有明显药物中毒、没有复发或新发特征性肾病的情况下，同种异体移植肾 3 个月以后所发生的具有特征性病理改变的移植肾功能减退。临床特征是肾功能进行性下降，常伴有高血压和蛋白尿。组织学特征是肾间质纤维化、肾小管萎缩和血管的改变，包括血管壁纤维内膜增厚和管腔消失。肾小球变化最常见的表现包括系膜沉积物和肾小球硬化。CAN 的最终结果是慢性移植肾功能衰竭。

（二）在肾移植术后的发生率

目前各移植中心所报道的 CAN 存在较大的差异。据统计，CAN 的发生率 1 年为 15%～22%，2 年为 20%～50%，5 年为 35%～70%，10 年为 50%～80%。值得注意的是，即使在移植肾功能正常的情况下，仍有许多患者经活检证实存在不同程度的 CAN。

（三）对移植物长期存活的影响

近 10 年肾移植成功率明显提高。首次尸体和活体肾移植患者 1 年移植肾存活率分别为 90% 和 95%。长期存活率也有所提高，移植肾半数存活时间是 11.6 年。

然而，仍有大量的患者将发生慢性移植肾衰竭。慢性移植肾衰竭的并发症发生率和死亡率较高。肾移植术后的时间不同移植物失去功能的原因也不一样。慢性移植肾肾病正在成为影响移植肾长期存活的重要障碍，早期发现，明确原因及有效干预对改善预后至关重要。

二、发生因素

已经明确，供者特异性抗体（donor specific antibody，DSA）、亚临床排斥反应（subclinical rejection，SCR）、细胞性排斥反应、抗体介导排斥反应以及组织相容性问题等原因是诱发CAN的重要免疫性因素,病毒感染可介导免疫应答上调,具有免疫性和非免度性因素的双重影响。

（一）免疫学因素

1. 供者特异抗体及抗体介导排斥反应 供受者间人类主要组织相容性抗原（human leukocyte antigen,HLA）配型不良既往一直被认为是影响远期移植器官功能重要的危险因素,强效免疫抑制剂和免疫抑制剂优化组合的应用使急性排斥反应发生率明显下降,导致移植肾短期存活率大幅度升高,供受者间HLA配型的重要性一度似乎不再被强调。但近年来文献报道显示,供、受者间HLA相配程度仍是影响移植肾长期存活的一个重要因素。肾移植后,受者体内因HLA错配（尤其是HLA Ⅱ类错配）而形成的DSA是导致慢性抗体介导排斥反应和移植肾功能逐步恶化的重要原因。一项对美国138 000例肾移植资料的分析发现,极佳的HLA配型和极差的HLA配型之间移植肾早期和晚期存活率的差异分别是15%和10%。

美国加州大学Everly等6年随访研究结果显示:HLA-DQ错配的患者更容易发生DSA,并伴有移植肾肾小球肾病,纳入研究对象的186例肾移植受者至少有1个HLA位点错配,与无DQ错配的患者比较,5年累积DSA发生率是25%～30%（DQ错配）对5%（DQ匹配,$p=0.004$）。研究者认为,HLA-DQ错配对移植受者可能导致非常高的长期风险,这些患者不成比例的同种异体抗体的产生,在移植前应尽可能避免,或预先给予积极处理。

众多累积的科学数据显示,基于DSA产生的抗体介导的排斥反应（antibody-mediated rejection,AMR）是导致移植肾失功的主要因素,目前已成为专家共识（图11-4-2）。美国Gaston报道了NIH资助的北美多中心临床研究（2006—2010年）4 500例肾移植受者6年的随访研究结果:C4d（+）/DSA（+）组移植肾6年存活率为19%,而C4d（−）/DSA（−）组移植肾存活率为78%,$p<0.000\,1$。术前未致敏的肾移植受者,可在术后产生新生DSA（de novo DSA,dnDSA）,dnDSA形成后将会显著降低移植肾的长期存活率（图11-4-3）,移植术后应重视预防dnDSA的形成,并采取必要措施清除或降低受者体内DSA的抗体滴度,从而提高移植肾存活率,改善肾移植预后。

那么从DSA产生到形成AMR导致移植肾失功的发生机制是什么呢？移植排斥反应的体液学说认为:供者的上皮细胞是同种异体抗体作用的最初靶点,DSA与移植物血管内皮细胞上表达的抗原结合,继而补体激活,趋化因子、白细胞激活、迁移、细胞黏附导致微血管炎症,内皮细胞坏死,血小板沉积、凝血,导致移植肾组织损伤。因此,AMR的发生发展过程可分为4个阶段（图11-4-4）:

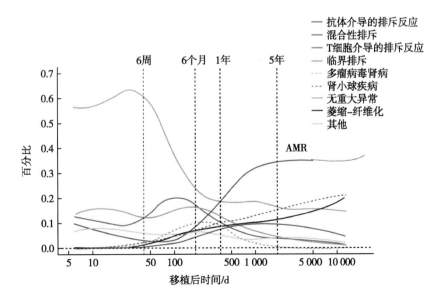

图11-4-2 移植肾活检的组织学变化随移植时间变化的分布
AMR是超过1年的最常见不良结局,而T细胞介导的排斥反应相对罕见

①移植受者体内产生 DSA，在外周血中可以检测出 DSA；②DSA 与移植肾血管内皮细胞结合，并激活补体，C4d 在移植肾微血管沉积，但不伴其他病理改变；移植肾出现病理性损伤，而生理功能尚在代偿范围，此阶段也称为亚临床性排斥反应；③移植肾功能出现下降，如肾移植受者出现氮质血症和蛋白尿。

基于 DSA 对肾移植受者的长期不利影响，肾移植术后应加强 DSA 监测并识别 DSA 形成的危险因素。除了我们熟知的 s 既往 12 个月内行输血治疗、既往发生排斥反应等显著增加肾移植受者术后新生 DSA 形成风险，免疫抑制不足同样是肾移植受者新生 DSA 形成的危险因素。有研究提示与以他克莫司为基础的免疫抑制方案相比，以环孢素为基础的免疫抑制方案治疗的肾移植受者术后 8 年随访期间新生 DSA 阳性率更高。多因素分析显示，以他克莫司为基础的免疫抑制方案可将术后 AMR 发生风险降低 68%。此外他克莫司谷浓度过低将显著增加肾移植术后新生 DSA 形成风险，与标准他克莫司谷浓度相比（≥8ng/ml），他克莫司谷浓度过低（<4ng/ml）显著增加肾移植受者新生 DSA 风险达 5.7 倍（$p<0.001$）。临床实践中可通过计算他克莫司谷浓度标准差判断他克莫司谷浓度个体内变异度。转换为他克莫司缓释

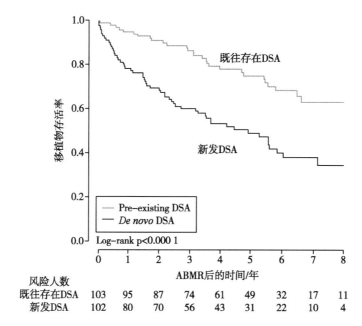

风险人数									
既往存在DSA	103	95	87	74	61	49	32	17	11
新发DSA	102	80	70	56	43	31	22	10	4

图 11-4-3　既往与新生 DSA 对移植肾存活率影响
新生 DSA 显著降低移植肾的长期存活率

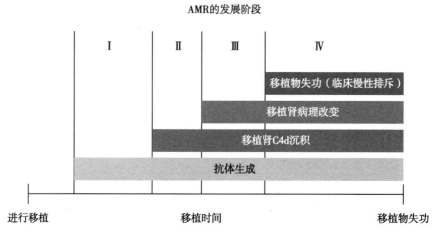

图 11-4-4　从 DSA 产生到移植肾失功的发展阶段

剂型将可显著降低他克莫司谷浓度个体内变异度，从而将可能为肾移植受者带来长期生存获益。

目前治疗 AMR 的进展集中在去除或抑制抗体生成细胞（抗 CD20 抗体，抗 IL-6 受体抗体，阿仑单抗和硼替佐米等）及抑制补体功能（依库丽单抗、C1 酯酶抑制剂等）。一项来自芝加哥的研究报道，硼替佐米联合贝拉西普的双靶点治疗，可以清除现存的浆细胞并抑制新的浆细胞形成，迅速并显著降低 DSA，抑制抗体反弹，改善肾移植受者急性 AMR 预后。新型抗 CD20 单抗及 IL-6 受体拮抗剂治疗 IVIG + 抗 CD20 抗体失败的 AMR，也取得一定进展，可稳定肾功能，改善 1 年及 6 年移植物 / 移植患者存活率。补体抑制剂（C1 抑制剂）可抑制 C1q 结合 DSA 引起组织分子表型，但对无 C1q 结合 DSA 患者组织损伤无影响。尽管目前在 AMR 的治疗上尚有进展，尤其是生物制剂的研究进展，但目前没有被 FDA 批准用于治疗 AMR 的药物。所有这些治疗策略的研究都不能忽略基础免疫抑制剂在防治 AMR 中起着至关重要的作用。AMR 的管理应该始于器官移植的初始时期，DSA 出现前因尽量避免 DSA 产生的危险因素，保证足量的免疫抑制强度，他克莫司 + 吗替麦考酚酯（Tac + MMF）方案对 DSA 的抑制强度最强，并可逆转早期 AMR，减少移植物丢失。

2. 亚临床排斥反应　亚临床排斥反应是慢性移植肾肾病发生与发展的重要潜在危险因素。亚临床排斥反应是指移植肾活检证实有排斥反应的组织学证据，而患者尚未出现移植肾排斥的临床表现，SCR 包括：亚临床细胞性排斥反应及亚临床抗体介导的排斥反应，而后者更具慢性移植肾失功的风险。

亚临床排斥反应的发生受诸多因素影响，其中供、受者之间组织配型相容程度最为重要。研究发现，移植后 1、2、3 个月亚临床排斥反应的发生率分别为 20%、25% 和 0%（HLA-DR 错配数为 0 个）；30%、32% 和 32%（HLA-DR 错配数为 1 个）；63%、37% 和 30%（HLA-DR 错配数为 2 个）。同时，应用不同免疫抑制剂方案，其发生率也会存在差别。

亚临床排斥反应移植肾穿刺活检标本呈现较多的炎性细胞浸润的排斥反应病理特征，管周毛细血管 C4d 阳性，可伴有间质纤维化和小管萎缩，但没有明显的临床和实验室表现。因此，亚临床排斥反应只有通过移植肾程序性活检或监察性移植肾活检才能发现。亚临床排斥反应的危险性在于：移植肾脏以临床不易察觉的变化隐匿地转变成慢性排斥反应；或转变为急性排斥反应导致移植肾功能急剧恶化。肾移植术后免疫抑制治疗相对不足（免疫抑制剂血药浓度和剂量相对低水平），或是移植受者依从性不良是发生亚临床排斥反应的主要原因。

法国巴黎器官移植研究中心 Loup 对 2000—2010 年 1 307 例 ABO 血型匹配的肾移植受者进行了前瞻性研究，提出应重视亚临床抗体介导排斥反应的发现与干预；该研究采用移植肾程序性活检，结合外周血 DSA 监测等项目，共计 1 001 例肾移植受者根据移植后 1 年时移植肾程序性活检结果分出 3 个组别：727 例（73%）没有发生排斥反应；132 例（13%）发生亚临床 T 细胞介导的排斥反应（T cell mediated rejection，TCMR）；142 例（14%）发生亚临床抗体介导的排斥反应。结果：发生亚临床 AMR 患者显示：8 年移植肾存活率为 56%（最差）；发生亚临床 TCMR 8 年移植肾存活率为 88%；而无排斥反应者 8 年移植肾存活率为 90%，$p < 0.000\ 1$。而且，患者一旦发生亚临床 AMR，移植肾失功速率较亚临床 TCMR 和无排斥患者明显加快。研究者运用临床，组织学，及免疫学参数进行校正分析，显示亚临床 AMR 是独立危险因素，移植肾失功风险将增加 3.5 倍，而且不考虑移植肾活检时肾功能状态怎样，亚临床 AMR 依然与移植肾失功重要相关。研究者认为，肾移植亚临床 AMR 与移植肾失功风险显著相关，而通过移植肾程序性活检或监察性移植肾穿刺活检（通常在移植后 1 年内进行的无症状且移植肾功能正常患者的移植肾穿刺活检）对这些高危人群的识别与发现，为移植临床医生早期有效的干预性治疗奠定了基础。

多数学者认为 SCR 增加了慢性移植肾肾病的发生率，反复发生 SCR 者显示肌酐清除率下降、移植肾长期存活率降低的特点。Choi 等对 504 例活体肾移植受者于移植后第 14 天进行移植肾活检，发现 SCR 的发生率为 13.2%，其移植肾存活率低于未发生 SCR 者，且 HLA-DR 配型良好和亲属供肾能减少 SCR 的发生。移植临床医师只有充分认识亚临床排斥反应对移植肾不良预后的重要性，采取程序性活检或监察性活检才能早期发现，早期干预治疗，进而改善肾移植预后。

3. 急性排斥反应　急性排斥反应（acute rejection, AR）处理不当或不及时，将使慢性移植肾肾病发生的风险显著增加。然而，急性排斥反应虽是影响长期存活的重要危险因素，但实际预后需要作进一步细分，并非所有的急性排斥反应均会影响长期存活，尤其是早期发生的、但能完全纠正的急性排斥反应通常并不影响移植肾长期预后（图 11-4-5）。一组 60 000 多例的病例分析研究发现，不发生急性排斥反应和发生急性排斥反应但能完全纠正的的移植肾 6 年存活率分别为74.4% 和 72.7%，无显著差别。早期 AR 与诸多因素有关，如：年龄、性别、透析时间、移植史、输血次数、妊娠史、供体冷、热缺血时间 HLA 配型原发病、种族和供体情况，以及免疫抑制治疗方案等因素。移植术前致敏是早期发生 AR 的高危因素。临床循证医学的资料显示，反复发作的急性排斥反应（>1 次）、晚期急性排斥反应（移植术后6 个月以上）、急性抗体介导的排斥反应或称体液性或血管性急性排斥反应（PTC 有 C4d 沉积）、未完全纠正的急性排斥反应（肾功能未能恢复至排斥反应前的基础水平），以及 AR 临床逆转后但存在有亚临床排斥反应（活检证实），以及细胞性与体液性混合的急性排斥反应均是慢性移植肾肾病发生与发展的高危因素，成为影响移植肾长期存活的重要障碍。晚期 AR 是移植肾功能不全进而导致晚期移植肾失功的强力预示因子，少数晚期的急性排斥反应可以用免疫学因素解释，比如发生在转换免疫抑制剂后的排斥反应，但是晚期 AR 更多的是由于患者不依从性所致，最近的一项荟萃分析报告指出，晚期移植物失功的患者未能按医嘱用药，导致慢性移植物失功风险增加7 倍。移植医生认识到移植受者不依从这一重要分类并提出相关建议，认为应把它作为一种"医学综合征"，或许有助于使这一逐渐加重的移植临床问题转化成目标治疗，使移植肾长期存活得到改善。

4. 慢性排斥反应　慢性排斥反应包括：慢性活动性抗体介导的排斥反应由抗体介导，又称慢性体液性排斥反应（chronic humoral rejection, CHR）和慢性活动性 T 细胞介导的排斥反应。慢性活动性抗体介导的排斥反应与急性抗体介导的排斥反应不同，前者缺乏急性的炎症性病变，如中性粒细胞浸润、水肿、坏死和栓塞的形成。对于抗供者特异性抗体阳性病例，部分患者表现为急性抗体介导的排斥反应，部分则表现为 CHR，但具体机制仍不清楚，推测可能与抗体的滴度、亲和力和效应性有关。近年来许多临床资料提示DSA 在慢性移植肾肾病的发病中起了重要作用，HLA 抗体直接参与移植物的免疫损伤，血管内皮是 DSA 作用的靶组织。抗体介导的内皮损伤分为原发效应和继发效应两个阶段。原发效应导致内皮细胞损伤，引起继发效应，导致血管腔狭窄和阻塞，最终导致移植物失功。Aragao 等在 60%慢性移植肾肾病患者中检测到抗 HLA-IgG 抗体。移植肾肾小管周围毛细血管（PTC）补体 C4d 沉积是体液性免疫反应的重要标志，出现管周毛细血管内皮细胞的 C4d 沉积都表明患者体内存在较活跃的体液免疫反应。在慢性移植肾肾病患者移植

急性排斥反应和 恢复至基线无排斥反应的比例	对照组	
	风险比	95%置信区间
急性排斥反应并恢复到基线的>95%	1.067	（0.882, 1.291）
急性排斥反应并恢复到基线的85%~95%	1.223	（0.874, 1.713）
急性排斥反应并恢复到基线的75%~85%	2.739	（2.024, 3.705）
急性排斥反应并恢复到基线的<75%	<5.130	（4.332, 6.076）

图 11-4-5　急性排斥反应与移植物丢失风险比
采用美国科学肾移植登记处（SRTR）数据，对治疗应答的急性排斥反应受者与移植物丢失风险增加无关（肌酐应答率＞基线的 85%）

肾活检组织中，C4d沉积的阳性率为35%～61%；而C4d阳性的慢性移植肾肾病患者，DSA的阳性率高达46%～88%。

慢性活动性T细胞介导的排斥反应：移植肾的慢性损伤由T细胞介导，其诊断标准与慢性抗体介导的排斥反应类似，必须有移植肾慢性结构损伤的证据同时在慢性损伤处有T细胞浸润，但与CHR不同，C4d染色阴性，DSA(−)。

5. **移植前患者的免疫致敏状态** 肾移植术前患者体内存在高滴度抗供者抗体或存在未完全纠正的免疫性疾病，如系统性红斑狼疮、大动脉炎、未能控制的反复溶血性链球菌感染等，可使移植受者处于致敏状态，在肾移植术前应用血浆置换(plasmapheresis, PP)及静脉注射用免疫球蛋白(intravenous immunoglobulin, IVIG)预处理以及避开致敏的供者抗原，有助于减少移植术后的排斥反应频次及强度，使慢性移植肾肾病的发生减少。免疫因素导致慢性移植肾肾病的发生与发展是多重因素共同作用的结果，确切机制仍有待于进一步阐明。多种细胞因子、补体和炎症因子造成移植物损伤，损害因素的持续存在，最终导致移植肾实质纤维化。因而，严格做好移植前ABO血型相配（对特殊患者如施行ABO血型不相配肾移植，围术期需经特殊方案去致敏处理）、HLA配型、淋巴细胞毒性试验、PRA及DSA检测，对预致敏的患者移植前去致敏治疗合理选择免疫抑制剂，定期监测SCR、DSA、行移植肾程序活检，或在有必要时行移植肾监察性活检，早期诊断、及时治疗AR的发生并加以多环节控制，是减少慢性移植肾肾病发生率的重要措施。

（二）非免疫学因素

1. **缺血再灌注损伤** 缺血和再灌注损伤是由于供者长时间的低血压和使用血管紧张素，或过长的冷热缺血时间造成移植肾内氧自由基及其他炎性介质（包括细胞因子、化学因子和补体成分，如C3a和C5a）释放所致早期炎性反应。黏附受体、生长因子和辅助调节因子上调表达，激活内皮细胞导致额外的白细胞进入移植肾内。内皮细胞促进抗原呈递细胞分化，同时增加MHC在移植肾内的表达，激活T细胞引起亚临床免疫反应，造成动脉炎，肾单位减少，单核/巨噬细胞浸润和间质纤维化。

2. **肾单位减少** 肾移植后各种原因所致的肾单位减少，形成肾小球高滤过，早期代偿性肾小球肥大和渗出增加，加重了肾小球硬化的进展，尽管移植肾功能正常，但不易维持受者内环境稳定，可逐渐形成移植肾衰竭。造成肾单位减少与下列几种因素有关：①供/受者间体积不匹配，或肾重量/体重比率不恰当；②低龄或高龄供者，其肾质量欠佳，前者肾单位不成熟，不耐受成人肾灌注压力，后者肾血管硬化，肾单位减少；③性别差异，女性供肾3年生存率比男性供肾低5.0%。

3. **巨细胞病毒感染** CMV感染患者术后1年内急性排斥反应发生率较高而移植物1年存活率低。分析大量肾移植患者时发现血清学证实CMV感染的供者移植肾长、短期存活率均较低。发生急性排斥反应的患者使用更强的免疫抑制剂，使CMV感染危险性增加。尚不能证实CMV感染是否引起人类CAN，动物模型中发现CMV感染可加速CAN的进展。其机制如下：CMV的立刻早期基因能编码定序成同源蛋白，与HLA-DR-β链起免疫交叉反应，增强受者对供者抗原的自动免疫反应；此外，CMV编码的一种糖蛋白，与MHC I类抗原重链同源性，能与其轻链结合后发生反应。活动性CMV感染，毛细血管内皮细胞上VCAM-1表达增强，白细胞黏附和浸润，可长期影响移植器官功能；CMV感染炎症反应的细胞因子也可增加内皮细胞的损害和血管的病理改变。

4. **CNI的肾毒性** CNI类免疫抑制药物包括：FK506、CsA及同类产品。早在CsA进入临床使用以前，就已经注意到了它的肾毒性，它可以潜在性地引起终末肾衰竭。FK506的肾毒性与CsA相似。CNI类药物肾毒性分急性、慢性二种。引起CNI类药物的急性肾毒性主要原因为药物导致肾内小动脉痉挛；表现为肌酐升高；临床可同时有或没有手指震颤、牙龈增生等其他毒副作用的表现。这种改变经减少药物剂量或停药可获逆转。急性中毒常见于术后近期或增加药物剂量以后。CNI类药物慢性肾毒性病理表现为不可逆的肾内小动脉玻璃样变、弥漫性条纹状间质纤维化和肾小管空泡样改变；表现为肌酐爬行上升。长期使用CNI类免疫抑制剂慢性肾毒性发生率五年大约为50%～60%，10年以上发生率几乎达

100%。对慢性中毒患者，少量或中等量减少 CNI 剂量可能难以逆转病变，采用完全撤用 CNI 的免疫抑制方案可能有助于减缓病变进程。CNI 的治疗剂量和中毒剂量间常常出现重叠。不同个体对药物的敏感程度也不同。所以，不应单纯依靠药物浓度或药物剂量作为判断是否发生中毒的依据。

CNI 肾毒性的机制可能与下列因素有关：①刺激肾素 - 血管紧张素系统，引起血浆肾素活性增高；②引起线粒体钙离子转运障碍，造成线粒体内钙离子聚集，形成微小钙化灶，可以使血管内皮细胞分泌 PGI2 减少，引起血管内皮损伤；③减弱 Na^+-K^+-ATP 酶活性，造成肾小管基底膜损害；④环孢素 A 的相对不溶，易于在肾小管细胞沉积形成空泡，引起栓塞。

5. 移植肾功能恢复延迟 DGF 是肾移植术后的一种常见并发症，其发生率在 20% 左右，而亲属活体肾移植中 DGF 的发生率大约仅为 6%。此外，老年和儿童供肾 DGF 的发生率相对较高。近年来，随着器官捐献与移植转型，DCD 器官捐献肾移植术后 DGF 发生率接近 50%。DGF 不仅能增加移植肾短期丢失的可能，同样也能增加长期丧失的危险性。同时，DGF 的程度与长期存活有明显关系。有数据表明：发生和不发生移植肾功能延迟的患者 3 年的移植物存活率各为 84% 和 68%（$p < 0.001$）。并非所有的功能延迟都会影响长期存活。轻度移植肾功能延迟或功能恢复缓慢造成的轻微病理损伤可获完全修复，对长期存活影响不显著。但重度移植肾功能延迟损伤造成的基底膜破坏，使肾小管上皮坏死等病理变化无法修复，导致广泛纤维化，大量肾单位丧失功能。残余的正常肾单位处于超滤、超负荷状态，引起早期纤维化。更少的残余肾单位进一步进入超负荷的恶性循环，最终导致早期肾功能不全，明显降低长期存活率。移植肾功能恢复延迟时间越长，被破坏的肾单位越多，预后越差。

6. 原病复发 原病复发是指术后不同时期出现于移植肾的导致原肾衰竭的疾病，最后导致移植肾功能衰竭。目前对此尚无有效的治疗方法。肾移植患者原病复发的发生率可达 10%～20%，最终导致 5% 移植肾失功。

7. 供肾质量 供肾质量直接影响长期存活率。冷、热缺血时间过长、老年、婴幼儿、糖尿病、高血压供者、体积过小供肾等供肾质量较差。

8. 其他因素（高脂血症、高血压等） 有资料显示下列几种因素与 CAN 有关。①血压升高与移植肾衰竭有关。当然，是移植肾衰竭导致高血压，还是高血压导致 CAN 和移植肾衰竭还不清楚，也没有相关的随机实验证实。②吸烟是另一个造成移植肾血管病变的因素，并可以导致慢性移植肾失功，但对于肾移植患者中吸烟对移植物影响的研究很少。③流行病学认为，肾移植后持续蛋白尿发生率大约 20%，其中有约 2/3 的患者有 CAN。一些研究已经证实，蛋白尿是导致 CAN 的肾脏损害使得移植物丧失的重要危险因素，这可能与持续性蛋白丢失，耗竭上皮细胞的修复功能，并导致其萎缩以及继发纤维化有关。④一般认为高脂血症是肾脏疾病进展的一个危险因素。它可以改变巨噬细胞功能，导致血管活性物质的分泌，诱发动脉硬化和增加氧化作用，氧化低密度脂蛋白的毒性，可致平滑肌细胞增殖和移动，加重血管病变导致移植肾损害。

三、病理学变化

（一）大体标本

CAN 早期移植肾体积可无明显变化，后期可明显缩小，表面色泽暗淡、苍白、粗糙，有大小不一的瘢痕。质硬韧，包膜明显增厚粘连，剖面皮质萎缩。

（二）光镜观察

CAN 的组织学特征是肾小球硬化，肾小管萎缩，肾间质纤维化和血管内膜增殖的改变。

1. 肾小球 肾小球可呈排斥反应性肾小球肾炎或复发性肾小球肾炎改变。部分病例呈现明显的增生性肾小球肾炎，肾小球系膜区增宽，内皮细胞肿胀，基膜分层和内皮下腔隙增宽，致使毛细血管袢增厚。

2. 肾小管 肾小管萎缩是 CAN 中最常见的小管病变，小管基膜皱缩、增厚，上皮细胞扁平、单层化，小管外径缩小。小管萎缩的分布不规则，若间质存在较多的细胞浸润，则萎缩的小管也可见"小管炎"，提示肾实质损害仍在进行。

3. 间质 肾间质弥漫或局灶性纤维组织增生是此型最突出变化，病变从肾皮质开始逐渐扩展到肾髓质。肾间质呈不同程度的基质增生，细胞稀少，可见数量不等的淋巴细胞、单核细胞浸润。

4. 血管 以细动脉和小动脉受损最为严重，可波及叶间动脉和弓形动脉。可见小叶间动脉和入球动脉以及较大的动脉内膜呈不同程度的平滑肌和成纤维细胞增生和纤维化，内膜明显增厚，管腔狭窄，甚至闭塞。增生的细胞大多来自原有的内膜成纤维细胞，平滑肌细胞则由内膜平滑肌细胞增生而来，两者最终产生胶原纤维。部分病例可见靠内皮下方平滑肌细胞以管轴为中心的"同心圆样"增生。动脉的严重病变可影响肾脏的血液供应，致使多发性梗死以及肾实质缺血性萎缩、肾间质硬化。

（三）免疫荧光观察

免疫球蛋白 IgG、IgM 及 C3 沉积在肾小球毛细血管壁和间质小血管壁上，特别是在闭塞性血管炎中，浸润的炎细胞含有强荧光的 IgM。

（四）电镜观察

肾小管周围毛细血管基底膜多处断裂，这是 CAN 特征性表现。毛细血管襻内皮与基底膜间隙明显增宽，其间电子致密物呈线状或颗粒状沉着，基底膜明显增厚。肾小管基底膜亦有多量线状或颗粒状沉着。系膜基质及其周围的基底膜明显增厚，常呈曲折图像。细小动脉胶原纤维增多，平滑肌细胞、成纤维细胞增生。平滑肌细胞胞质内脂滴增加，肌丝减少，并演变为成纤维细胞，部分转化为泡沫细胞。

四、发病机制

在 CAN 发生可概括为四个阶段：①由抗原或非抗原依赖性因素所导致的损伤，启动受者产生免疫应答；②T 细胞及随后的巨噬细胞、B 细胞等免疫效应细胞活化、增殖和分化；③不断产生效应分子，并作用于移植肾；④在这调节和反应过程中，肾实质和血管发生纤维化。这一过程受多种因素调控，关键调节分子似乎是细胞因子、化学因子以及肽生长因子，后者在损伤反应时主要由内皮细胞合成。原有的损伤、缺血引起再灌注损伤；组织非相容性和不充分的免疫抑制治疗导致免疫反应；急性排斥、炎症和其他对内皮的损伤参与诱导炎性细胞、T 细胞、单核细胞和血小板在血管壁聚集，因此发生血管内皮持续性轻度损伤。血管壁炎症细胞和实质细胞两者协同作用，

通过对损伤反应分泌不同种类的生长促进肽，如 IL-1、IGF-1、PDGF、bFGF 等，与平滑肌细胞相互作用造成后者由收缩至合成型转变及其从血管中层游走至内膜并增殖。细胞因子 IL-4、IL-10、TGF-β 等生长因子升高，可促使细胞外基质积聚、纤维增殖，导致血管腔变窄，间质纤维化，呈典型的 CAN 改变。

（一）体液免疫因素所起的作用

抗体可以通过传统的途径，如活化补体和 ADCC 作用参与移植排斥，即抗体在与移植抗原结合后，激活补体，活化补体 - 血凝系统，直接导致破坏靶细胞、扩张血管、形成血栓等一系列病理性变化，产生移植物排斥。虽然这种作用在超急性排斥中最为典型，但是已证实 CAN 移植肾血管内皮增厚和血管壁坏死区，有补体、免疫球蛋白和抗内皮细胞的存在。异基因识别的间接通路的强化，辅助性 T 细胞Ⅱ型（CD4＋Th2）产生的 IL-4、IL-10 涉及体液免疫反应，辅助 T 细胞表面的抗原特异性 TCR 激活后启动细胞内的反应过程，合成有针对性地新抗体，在 CAN 中起主导作用，是诱发和维持慢性排斥的免疫反应的关键。

（二）细胞免疫因素所起的作用

肾移植术后早期急性排斥时，CD4[+]T 细胞直接识别移植肾上 MHC Ⅱ类抗原，即 CD4＋Th2 直接递呈；CD8[+]T 细胞直接识别移植物上 MHC Ⅰ类抗原（直接递呈），其免疫反应所产生的细胞和细胞因子反应强烈，临床表现急性排斥反应。而 CAN 是通过 CD4＋Th2（间接递呈）产生不那么强烈的反应。但有些学者认为，急性排斥经用免疫抑制剂处理后，急性排斥被阻止，诱导了 CD4＋Th2 反应，发展成慢性排斥，尽管移植肾内细胞浸润消失，但其效应细胞因子如 Rantes，它是巨噬细胞的化学诱导剂，可持续呈低度免疫反应，引起内皮细胞的亚临床反应损伤。CD4＋Th2 细胞因子，特别是 IL-4、IL-10 和 TGF-β，抑制平滑肌细胞和巨噬细胞上金属基质蛋白酶的合成，该酶可调控细胞的基质沉着 / 降解，释放数种生长因子和细胞因子，受抑制后血管内皮细胞的基质堆积，逐渐发展成动脉硬化。虽然此过程偏向 CD4＋Th2 反应，但还必须有其他类型细胞参与，包括内皮细胞、CD8＋T 细胞、NK 细胞和巨噬细胞，如 CD8＋T 细胞可激活在内皮细胞上交叉连

结同种异体 I 类抗原,产生 IL-4、IL-10 和 TGF-β。

五、诊断

(一)病史和临床表现

CAN 多发生在肾移植术后 6 个月至数年后,临床表现主要为蛋白尿、高血压、尿量减少、进行性贫血、血肌酐缓慢升高及移植肾功能进行性减退。术后有缺血再灌注损伤,早期存在多次急性排斥反应或移植肾功能延迟恢复,CMV 感染等病史,有助于诊断。

(二)影像学检查

1. **B 超检查** 移植肾体积开始增大,以后逐渐缩小,长径常小于 9cm,肾实质回声增强、增粗,皮质变薄,肾实质与肾窦分界不清,晚期肾结构紊乱。彩色多普勒血流显像(CDFI)频谱示血管数量减少,晚期严重者叶间及弓形动脉血流信号消失。当结果正常或 RI<0.7 时,超声检查不能排除 CAN,彩色多普勒能量图(CDE)示肾血管灌注减低,以皮质为明显。

2. **其他** 放射性核素显像:移植肾肾影减小,灌注、摄取、排泄功能均受损,摄取功能受损突出,放射性核素扫描肾图显示灌注减少。血管造影及数字减影(DSA):肾内动脉数目减小,显示的动脉狭窄变细并呈串珠样,肾实质相密度不均匀呈半片状改变。

(三)肾穿刺病理诊断

目前最直接、可信的诊断手段,但在临床应用过程中,还必须密切结合各种临床表现和其他免疫、生化及影像学检查的结果予以综合分析判断。活检主要经皮常规粗针穿刺或细针抽吸活检。CAN 的起病隐匿,没有明显临床发病预兆。早期发病时往往肾功能稳定而正常,有或无高血压和蛋白尿。因此,CAN 的早期诊断主要靠计划性活检。计划性活检是早期发现 CAN 的唯一方法。

必须进行计划行活检的指症:有 CAN 高发危险因素存在;随访中出现蛋白尿和高血压;肌酐出现进行性升高。

六、鉴别诊断

复发性肾小球肾炎在移植肾中重新出现,可通过受者原有的病理检查来识别。排斥反应性肾小球肾炎与局灶性肾小球肾炎需借助血管病变来区别。严重的排斥反应性肾小球,肾小球毛细血管丛基底膜明显增厚,应与膜性肾小球肾炎区别,可通过 PAS 或 PASM 染色在光镜下鉴别,排斥反应性肾小球肾炎基底膜上皮表面无钉突样沉积物,而呈现双层基底膜现象。

CAN 的血管硬化须与动脉粥样硬化鉴别。前者血管内有典型的同心层环状平滑肌增生和内弹力膜离断,但无胆固醇结晶出现;后者内膜纤维排列紊乱,且有明显的胆固醇结晶存在,易于鉴别。

CAN 的间质硬化有时很明显,需与慢性间质性肾炎鉴别。前者核极度稀少,纤维疏松似间充质结构,很少有炎性细胞浸润。后者纤维较致密,极丰富,并有一定的炎性细胞浸润。

七、治疗和预防

(一)治疗

1. **免疫药物治疗** 目前任何药物均不能逆转 CAN。所以寻求新型免疫抑制剂来控制早期亚临床排斥显得十分重要。临床证实白介素 -2 受体的单克隆抗体显著地减少了肾移植术后早期(3 个月)亚临床排斥反应的发生。然而,有少数报道应用抗白介素 -2 受体的单克隆抗体在移植半年后与对照组排斥反应发生率没有差异。

大量的报道显示雷帕霉素可以延缓 CAN 发展成为移植物功能衰竭。雷帕霉素似乎没有肾毒性,它是抗真菌的大环内酯类抗生素,在细胞内可与 FK 结合蛋白(FKBP)结合形成 Rapa-FKBP 复合物。该复合物不仅能够阻断 S6 蛋白激酶达到抑制细胞增殖的作用,而且也能阻断 CD28/CTLA4 共刺激途径。雷帕霉素具有抑制 B 细胞免疫球蛋白合成和抗体依赖的细胞毒性作用,而且能抑制因 T、B 细胞激活而对 CsA 耐药的几条旁路。Kahan 给一组患者应用雷帕霉素、霉酚酸酯和泼尼松联合方案,从而避免使用钙调神经素抑制剂,结果并无急性排斥反应。这也许可作为钙调神经素抑制剂能够被取代的证据,延缓或减少 CAN 的发生。

莱氟米特(lelfunomide)在伴有慢性血管性排斥的啮齿类心脏移植模型中的疗效非常显著,其可减少和逆转移植心脏的慢性血管性病变。与其他免疫抑制剂不同，莱氟米特的一大优点是无致糖尿病作用。此药尚未应用于临床，但有可能为今后治疗 CAN 提供一方法。

多聚不饱和脂肪酸如鱼油等在实验和临床研究中证实可以调节免疫反应，在鼠心脏移植中，给予 ω-3 多聚不饱和脂肪酸，可明显延长移植物的成活时间。但事实上，移植物成活时间的延长与 ω-6 脂肪酸含量减少相关，可能饮食中 ω-3/ω-6 脂肪酸的比值比某一种脂肪酸的水平起更重要的作用。ω-3 多聚不饱和脂肪酸可能具有多种免疫调节机制：抑制 IL-1/TNF 的效应，改变 DR 抗原的表达，减少血管平滑肌细胞的增生和减少血管的通透性。另有一项研究证实使用 ω-3 多聚不饱和脂肪酸（如鱼油）和 β- 甲基 -β 羟基戊二酰 - 辅酶 A（HMG-CoA）还原酶抑制剂作为一种辅助治疗，可减少移植物排斥的发生率。与目前用于治疗 CAN 的各种免疫抑制剂相比，上述制剂无明显毒副作用。

2. **抗凝治疗**　由于慢性肾功能不全患者多存在凝血障碍，研究表明抗凝治疗可以延缓肾脏疾病的进程。最近国外有动物实验研究表明低分子肝素能有效改善慢性肾病的功能及形态学状态，但其确切机制有待于进一步阐明。另外还可以采用活血化瘀的中药如丹参、川芎等，其对于 CAN 的治疗具有一定的疗效。但这些疗法的临床应用前景还需要更多的实验研究和临床观察来证实。

3. **中医中药**　百令胶囊、雷公藤多苷片在 CAN 中的治疗作用在国内已受到高度重视，服用后有助于保护残存的肾单位和改善 CAN 时的肾功能，但其作用机制尚不明确，应深入研究其作用机制及其在人体内的药代动力学过程，探讨最佳用药方案及合适剂量，提高中医学在器官移植中的地位。

4. **饮食疗法**　饮食疗法的主要目的是通过饮食控制最大限度地减少代谢废物的产生，供给患者最基本的生理需要量，调整和纠正已存在的营养物质代谢失调，从而达到减轻残余肾单位内压力，改善血流动力学紊乱，延缓肾脏疾病的进展。包括：①低蛋白饮食；②给予必需氨基酸（EAA）；③低磷饮食和补钙；④补充维生素和部分微量元素。临床和实验研究证实低蛋白饮食和必需氨基酸疗法，可使大多数 CAN 患者的病程得到延缓。据报道一组 CAN 的患者，当使用低蛋白饮食后血肌酐重吸收率降低。

（二）预防

目前由于没有有效治疗 CAN 的方法，所以预防十分重要。CAN 的预防应从术前开始。针对引起 CAN 的各种术前危险因素采取相应措施。例如：良好的 HLA 配型、尽量缩短冷热缺血时间、供受体间 BMI 的匹配、对扩大标准的供肾应进行双肾移植、避免粗暴的手术操作等。术后预防急性排斥是预防 CAN 的最重要手段。尽管不是所有的急性排斥都会引起 CAN，但多次、反复、严重、晚期、未能及时发现和完全逆转的急性排斥都是引起 CAN 的高度危险因素。肾小管周围 C4d 沉积是不良预后的强烈预测指标。

1. **增加供肾单位数量**　尽可能提供给每一个受者最高数量的有效肾单位。已经有人建议给受者移植两个而不是一个尸体供肾，移植后肾功能将会更好。据报道使用老年供者两个供肾的短期移植效果较好。儿童整块肾脏移植提供了额外的肾单位，移植后长期效果较好。使用扩大肾源的两个供肾移植是否能提高移植物长期存活率目前还不清楚。

2. **减少缺血和再灌注损伤**　取肾时采取有效措施，得到高质量的供肾。尽可能减少冷、热缺血时间。术中高质量血管吻合技术，尽可能避免恢复血液循环后再次阻断血流是减少缺血 / 再灌注损伤的重要因素之一。尸体供肾肾移植手术时使用重组超氧化物歧化酶（RH-SOD）200mg，可减少自由基损伤，降低移植物免疫力，抑制 MHC Ⅱ抗原和黏附分子上调，可减少急性和慢性排斥反应。

3. **干预同种抗原识别过程的环节**　移植肾在发展为 CAN 过程中免疫识别非常重要。CTLA4Ig 是一个重组黏附蛋白，可以阻断 B7-CD28 的相互作用。在动物模型试验中发现用 CTLA4Ig 阻断 B7-CD28 之间相互作用可以延长移植物的存活时间，同时可以防止 CAN 发生。在某些情况下，可以介导供者特异性免疫耐受。阻断 APC 细胞内 CD40 和 T 细胞上 CD40 配体之间的相互作用，也可以延长移植物的存活时间。动物模型研究显示同时阻断 B7-CD28 和 CD40-CD40 配体之间的相互作用可以防止 CAN 的发生。

4. 细胞因子基因型的多态性 细胞因子是急性和慢性排斥反应及炎症最重要的介质。最近研究显示所研究的细胞因子基因的调节区存在多态性。细胞因子多态性与细胞因子产生的不同水平相关。发生急性排斥反应的肾移植患者的基因型和产生 TNFα、白介素 -10、γ 干扰素多少相关。CAN 患者细胞因子的基因型与高水平的 γ 干扰素和转化生长因子 β（TGF-β）相关。所以在移植术后治疗应当采用个体化免疫抑制方案，对于一些相关细胞因子产生较高的移植患者应当密切注意病情并且强调免疫抑制治疗。另一方面，对于细胞因子产生较少的患者，适当地减少免疫抑制剂的用量以避免恶性肿瘤和感染的发生。

5. 排斥反应的监测——有计划的定期活检 延迟急性排斥反应的治疗对移植肾的长期存活是非常有害的。临床医生最能接受急性排斥反应的早期指标是血肌酐升高。但是在移植后 3 个月内具有稳定肾功能的受者进行移植肾活检时发现有 30% 组织学改变和急性排斥反应一致。这些患者的排斥反应称为亚临床排斥反应。在移植后 1 年评价这些亚临床排斥反应的患者时发现其移植物组织和功能变坏的危险性较高。有研究发现移植后前几个月进行有计划的活检发现排斥及时处理的患者，两年内肌酐保持较低的水平，而未进行经常活检的对照组在进行活检和治疗时，肌酐水平较高。目前临床上诊断急性排斥反应的方法不够敏感，容易忽视亚临床排斥反应，最终发展为 CAN。因此扩大移植肾穿刺活检的范围很重要。未来研究应当阐明，常规组织学和分子生物学检测阻断损害移植物的特异性介质，是否可以减少 CAN 的发生率。

6. 预防 CMV 病毒感染 使用抗病毒药物更昔洛韦可以有效地防止 CMV 感染，以防止 CMV 所诱发的 CAN。有报道移植后一些患者发生急性排斥反应合并 CMV 感染，在使用更昔洛韦治疗后，这些患者的移植肾功能得到了改善。

7. 使用 HMG-CoA 还原酶抑制剂 CAN 表现为血管内膜中层增生，类似于普通人群的动脉粥样硬化。他汀类（statins）常用于降脂治疗，不论患者的脂质水平高低，此类药物均具有良好的保护作用。研究表明这类药物除降低胆固醇外，还可以刺激血管内皮细胞释放一氧化氮，恢复内皮细胞功能，改善肾内血流动力学，也可以抑制血小板凝聚，减少血栓形成。据报道，辛伐他汀可减少鼠心脏移植模型冠心病的发生率，其可能是通过减少 TXA2 的产生而起作用。他汀类是通过保护移植肾受者的血管从而间接地减少 CAN 的发生率。

8. 控制高血压和蛋白尿减缓 CAN 的进程 钙通道阻滞剂治疗肾移植后高血压特别有效，因为钙通道阻滞剂可以有效地降低血压，同时可以改善使用 CsA 后所产生的入球小动脉狭窄继而出现的肾血流量和肾小球滤过率的下降。使用钙通道阻滞剂的患者 1 年移植物存活率较高。加用钙通道阻滞剂是否对移植物长期存活有益目前还不清楚。血管紧张素转化酶抑制剂（ACEI）专门扩张出球小动脉降低肾小球高血压。ACEIs 可以有效地降低蛋白尿和延缓糖尿病和非糖尿病肾病的进程。ACEIs 可以减少肾移植患者的超滤过和蛋白尿。阻断肾素 - 血管紧张素通道是否影响移植肾存活还不清楚。

9. 采纳防止不依从的策略 有不少观察研究表明，依从性差是 CAN 的一个重要的、不可避免的因素。为此有研究提出以下有效的办法：其包括教育患者使其明白不规律服药会导致移植肾失功，帮助患者建立一个提醒他们服药的系统，与患者保持密切的联系等。因此，重视肾移植术后随访工作，对于提高肾移植受者的依从性，移植肾长期存活及生活质量有着十分重要的意义。由于器官来源匮乏，如何使有限的资源最大限度的发挥功能，加强对新接受移植的患者和已经接受了肾脏移植的患者的随访显得尤为重要。另外，肾脏移植受者是一个特殊的群体，需要终身服用免疫抑制药物，在移植后不同的时间段，免疫抑制药物也需要进行相应的调整。掌握不同时期受者的心态变化和关注重点。受者在接受肾脏移植前后的不同时期存在着不同心态，要根据其不同的特点进行不同的教育。

（田 野 林 俊）

参 考 文 献

[1] Wekerle T, Segev D, Lechler R, et al. Strategies for long-term preservation of kidney graft function. Lancet, 2017, 389 (10084): 2152-2162.

[2] Coemans M, Süsal C, Döhler B, et al. Analyses of the short- and long-term graft survival after kidney transplantation in Europe between 1986 and 2015. Kidney Int, 2018, 94 (5): 964-973.

[3] de Weerd AE, Betjes M. ABO-Incompatible Kidney Transplant Outcomes: A Meta-Analysis. Clin J Am Soc Nephrol, 2018, 13 (8): 1234-1243.

[4] Griva K, Davenport A, Newman SP. Health-related quality of life and long-term survival and graft failure in kidney transplantation: a 12-year follow-up study. Transplantation, 2013, 95 (5): 740-749.

[5] O'Regan JA, Canney M, Connaughton DM, et al. Tacrolimus trough-level variability predicts long-term allograft survival following kidney transplantation. J Nephrol, 2016, 29 (2): 269-276.

[6] Wan SS, Cantarovich M, Mucsi I, et al. Early renal function recovery and long-term graft survival in kidney transplantation. Transpl Int, 2016, 29 (5): 619-626.

[7] Fujiyama N, Satoh S, Saito M, et al. Impact of persistent preformed and de novo donor-specific antibodies detected at 1 year after kidney transplantation on long-term graft survival in Japan: a retrospective study. Clin Exp Nephrol, 2019, 23 (12): 1398-1406.

[8] 田普训, 薛武军, 丁小明, 等. 影响肾移植受者长期存活的多因素分析——单中心989例经验总结. 中华器官移植杂志, 2012 (12): 706-709.

[9] Helanterä I, Egli A, Koskinen P, et al. Viral impact on long-term kidney graft function. Infect Dis Clin North Am, 2010, 24 (2): 339-371.

[10] Sharif A, Borrows R. Delayed graft function after kidney transplantation: the clinical perspective. Am J Kidney Dis, 2013, 62 (1): 150-158.

[11] Zhang J, Ma L, Xie Z, et al. Epidemiology of post-transplant malignancy in Chinese renal transplant recipients: a single-center experience and literature review. Med Oncol, 2014, 31 (7): 32.

第五章　活体肾移植

第一节　活体肾移植发展概述

20世纪50年代早期，巴黎的Jean Hamburger报道了第一例母亲给儿子的活体肾脏移植，移植肾在术后22d失功。此后多家医院尝试开展了肾脏移植，均未取得长时间存活。尽管当时已经知道，失败主要是免疫学原因，由于没有免疫抑制药物，临床医生对肾脏移植的热情逐渐消退。1954年12月，Joseph Murray在波士顿Peter Bent Brigham医院（现为Brigham and Women's医院）为Richard施行了以其同卵双生兄弟Ronald Herrick为供者的活体亲属肾移植，这是人类历史上第1例成功的活体器官移植，供受者均长期存活。术前对供者进行了全面评估，同时还通过指纹分析、回溯生产记录以确保他们是同卵双生，并以皮肤移植来检测供受者之间的免疫相容性。这次成功深刻地影响了其后的医学史，人类器官移植终于完成了从实验到临床应用的转变。除免疫学障碍外，此前人们对肾脏移植多有质疑，包括担心膀胱输尿管反流可致移植肾破坏、单肾移植不足以满足受者生理需求等。这次成功的肾脏移植显示，只要能克服免疫学障碍，肾脏移植完全可行。此后多家中心进行了同卵双生子间的肾脏移植并取得成功，其中1例受者还成功怀孕生子，彻底打消了人们的顾虑。

此后20多年，由于缺乏强效的免疫抑制剂，亲属活体肾移植由于成功率高，一度成为肾移植的主流。随着20世纪70年代脑死亡立法和80年代环孢素等免疫抑制剂的应用，死亡捐献肾移植占据了主导。但进入20世纪90年代，活体肾移植再度增加，主要原因如下：①供器官远远不能满足需求；②活体肾移植的自身优势（详见第二节）；③微创技术的应用增加了供者的捐献意愿。美国UNOS数据显示，1988—2012年间美国活体肾移植总例数超过尸肾移植，其活体移植数量在2004年达到顶峰后逐渐进入平台期，尽管在近年有所下降，但目前活体移植数量仍占肾脏移植总数的30%左右。欧洲各国均开展活体肾移植，其中荷兰、冰岛等国活体肾移植例数超过尸体肾移植。在一些东方国家和地区，出于传统、宗教和社会原因，活体肾移植一直占主导地位。伊朗自1984年以来施行的16 000余例肾移植中，活体肾移植的比例达到95%以上。日本的活体肾移植比例也超过90%。

中国的首例亲属活体肾移植于1972年12月由中山医学院附属医院外科施行，受者存活1年余。截至2018年，全国施行活体移植数量超过10 000例，多数中心移植肾5年存活率超过90%，明显好于美国的总体水平。

第二节　活体肾移植的优势及风险

就临床效果而言，活体肾移植是治疗终末期肾病的最佳方式。但同时，活体捐献也有可能给供者带来风险。必须权衡获益和风险，以做出正确的临床决策。

一、活体肾移植的优势

（一）缩短透析和等待时间

与透析相比，肾脏移植有着更长的存活率和更好的生活质量。然而，供器官远远不能满足需求。尽管我国已是器官移植第二大国，由于供器官不足，每年肾移植数量还不及新增等待人数。2018年，我国每个月有147位患者因为等不到器官而死亡。此外，透析时间长本身也是移植后长期存活的危险因素。抢先移植比透析后移植有着更好的存活率，这也只能通过活体移植实现。

（二）人/肾长期存活率优于尸体肾移植

活体肾移植能充分进行术前检查，评估供肾质量，排除肿瘤感染等传播风险，并选择合适的手术时机。与尸体移植相比，移植肾缺血时间短，并发症发生率低。活体肾移植供受者有较好的组织相容性，更好的远期存活率，即使 HLA 配型不理想的活体肾移植其远期存活率也优于 HLA 配型良好的尸体肾移植。

（三）便于组织不相容受者的预处理

组织不相容包括供受者血型不合及受者具有供者特异性抗体（donor specific antibody, DSA）。此类患者需要在移植前预先处理，通常只有活体移植才有时间进行。

二、活体肾移植的供者风险

活体肾移植供者术后最确定的风险是抗肾脏疾患风险能力下降。对普通健康人群，当因为外伤、疾病（如肿瘤、结石）等原因造成一侧肾脏破坏，正常的对侧肾脏仍可满足其需求。而对只有一个肾脏的供者，严重的肾脏疾患将把供者置于肾功能衰竭等危险境地。定期体检、避免高风险活动可将此类风险减至最低。除此以外，供者还存在其他短、长期风险。

（一）短期风险

围手术期死亡是供者最严重的并发症。近30年来的多项研究显示，肾移植供者的围手术期死亡率（术后90d）约为0.03%。死亡原因包括肺栓塞、心肌梗死等心血管事件以及血管夹脱落导致的大出血。大样本的对照研究表明，供者手术后1年的死亡率与对照相当，提示死亡的主要原因可能是伴随疾病而非手术本身。尽管围手术期死亡发生率极低且具有一定的不可预知性，由于其严重后果，仍需从供者评估、改进手术、完善围手术期管理和术后随访等多方面努力，最大限度地减少发生。

（二）长期风险

活体供者的长期安全性是目前器官移植界最为关注的问题之一，涉及器官移植的基本决策。理论上，随机对照试验是研究供者长期风险的最佳方式，但由于伦理问题而几乎不可能实现。目前的结果主要来自于回顾性研究，由于样本量、随访时间以及对照人群的不同，对结果的判定需要仔细分析。

1. 死亡　活体肾脏捐献是否会增加供者死亡率？较早的研究比较了二次世界大战中失去一个肾脏的老兵与普通人群，观察45年，结果二者死亡率相当。瑞典研究纳入430例供者，观察25年，发现供者的生存率优于普通人群。而在美国密里苏达的研究中，一共纳入3 698例供者，随访时间最长超过40年，结果显示供者生存率与普通人群仍然没有差别。尽管这2项供者相关研究都发表在包括《新英格兰医学杂志》等的高质量期刊上，其共同的重大缺陷为对照选择不恰当。肾移植供者是普通人群中经过严格筛选的群体，术前健康水平优于普通人群，以后者为对照显然并不恰当。但这些研究发现肾移植供者死亡率并不高于普通人群，为进一步的研究奠定了基础。

迄今为止，对照恰当的大样本研究共有4项，3项均表明捐献并不增加供者的长期死亡率。约翰霍普金斯大学的Segev等以美国1994—2009年的80 347例供者为研究对象，对照是美国第3次国家健康和营养调查的20 024例人群，以肾移植供者标准筛选其中9 364例，按年龄、性别和教育程度等与供者配对，中位随访时间6年，结果显示供者的全因死亡率并不高于对照。其他2项研究观察了加拿大供者和美国的老年供者，结果与之类似。随访时间不够长是这几项研究的共同缺陷。

Mjoen等研究了1963—2007年挪威单中心1 901活体供肾供者，中位随访时间15.1年。对照为挪威北部Nord-Trøndelag省1985—1987年参加健康调查的74 991例普通人群，选取其中符合捐献条件的32 621例作为对照，中位随访时间24.9年。研究发现肾脏捐献后最初5～10年，供者全因死亡率和对照一致，但10年后显著增加，达到健康对照的1.3倍。该研究对照选择相对恰当且随访时间最长，发表后得到广泛关注但同时也受到较多质疑，包括供者与对照的入组时间差异大、随访时间不同等，而质疑最多的是2组入组年龄的不同：供者平均年龄为46岁，而对照为38岁，随着观察时间的延长，年龄本身也是死亡率差异的影响因素。依照美国社会保障的资料，把人群分别按46岁和38岁分组，观察25年，结果显示46岁组在观察10年后死亡率已经明显超过 38 岁组,其差别完全达到了挪威研究。

2. 终末期肾病(ESRD) 肾脏捐献使供者失去了大约 50% 的肾单位,GFR 也随之下降。健存的对侧肾脏具有一定的代偿能力,这种代偿能力的大小与年龄、种族及体重有关。术后大约一周 GFR 可增加单侧肾脏的 20%～40%,从而使供者总肾功能达到手术前的 60%～70%。同时,供者可能伴有尿酸、蛋白尿的增加以及血压升高,加上健存肾脏的超滤过,可以加重肾功能的损害。

前文提到的 Segev 等采用同样的入组方法,纳入 96 217 例供者,中位随访时间 7.6 年,发现肾移植供者 ESRD 发病率显著大于健康对照,99 例肾脏捐赠者在平均随访 8.6 年后发生 ESRD,36 例匹配的非捐赠者在平均随访 10.9 年内发生 ESRD。ESRD 的发生与种族密切相关,黑人最高,捐献后 15 年 ESRD 的估计累积发病率为 0.747%;其次是西班牙裔,累积发病率为 0.326%;白种人最低,为 0.227%。按 80 岁计算,供者发生 ESRD 的估计终生风险为 0.9%,明显高于健康对照(0.14%),但同时显著低于普通人群(3.26%)。

而在挪威研究中,1 901 例供者中位随访 15.1 年,共 9 例供者出现 ESRD,发病风险较健康对照增加 11.38 倍。9 例 ESRD 患者的发病原因 7 例为原发肾病,而原发肾病与遗传密切相关。该研究中 1 519 例供者为直系亲属,89 例为其他亲属,而健康对照组未按肾病家族史与之配对,这也可能是导致供者 ESRD 发病率高于对照的原因之一。

3. 心血管疾病 目前研究肾脏捐献与心血管疾病相关性的高质量研究很少。有研究表明,捐献 5 年后供者血压较对照升高,收缩压增加 4mmHg,舒张压增高 6mmHg。而来自美国和加拿大的研究表明,肾脏捐献并不增加主要心血管事件的发生。

4. 妊娠 对育龄期女性,肾脏捐献后的妊娠安全是目前普遍关心的问题。Garg 等研究了加拿大安大略的 85 例捐肾后怀孕妇女,按 1:6 比例与 510 例健康孕妇配对比较。结果显示,与健康孕妇相比,捐肾后怀孕女性出现妊娠高血压的风险比为 2.5,先兆子痫的风险比为 2.4。但其他主要指标,包括早产、低体重儿、胎儿和母亲死亡等 2 组没有差异。其他 2 项研究结论与之类似。表明在发达地区,供者术后妊娠总体安全。

总之,现有研究表明,活体肾移植供者的总体风险不大,即使有 ESRD 发病率增加,其绝对发病人数仍然极少,且比例显著低于普通人群。然而,供者的长期风险以及评估标准在很多方面仍有待进一步研究。

第三节 活体供者的种类及免疫学特征

活体肾移植可分为活体亲属肾移植和活体非亲属肾移植。

一、亲属活体供肾

包括供受者间具有血缘关系或夫妻间移植。

(一)同卵双生同胞间的移植

移植物主要组织相容性抗原和次要组织相容性抗原完全相同,肾移植术后不会发生排斥反应。由于此类患者有较高的肾病复发率,对原发疾病为慢性肾病的受者,使用小剂量免疫抑制剂可以减少复发风险。目前对哪些患者需要免疫抑制剂以及药物种类和剂量尚无统一意见。

(二)非同卵双生同胞间的其他亲属移植

非同卵同胞间的主要组织相容性抗原 HLA 有 1/4 机会完全相同,1/4 机会完全不相同,1/2 机会半相同。父母子女间至少有一单倍体相同。符合我国法律规定的其他三代内血亲,HLA 相合情况需要术前评估。这类移植物均存在不同程度的排斥反应,需要终身服用免疫抑制药物。

夫妻间虽无血缘关系,但移植效果和存活率均较高,平均生存 14.5。有人认为夫妻间由于生活习性相近,常发生的体液接触行为可诱导夫妻间不同程度的免疫耐受,因而术后发生排斥反应的风险也相对较低。但缺乏高质量研究证实。

二、活体非亲属肾移植

(一)朋友间捐献或"善意捐献"

部分国家只要供者符合完全自愿、没有买卖、心理正常等条件,可以捐献给朋友或同事。供者获益是活体捐献的重要内容,包括情感获益。而"善意捐献"并不需要指定获得器官的受者,其获益需要特别严格的评估,以确保供者利益。在我国为了杜绝器官买卖,尚不支持开展此类移植。

（二）交换移植

对于血型不合或者高致敏受者，术前预处理是一种方案，另一种方案是和其他患者交换，从而不需特殊处理即可解决血型或 HLA 不相容问题。此类移植除了常规评估外，还要考虑交换双方的年龄、体重以及交换意愿等，往往需要较大的患者库才能找到匹配的供受者。交换移植可以减少费用和并发症，并提高移植物存活，在欧美国家逐年增加，但在包括我国在内的亚洲国家尚未普遍开展。

第四节　活体供者术前准备

良好的术前准备有利于手术安全和术后康复。入院前，供受者应完成各项评估并获得卫生行政部门的许可。入院后准备工作包括身份确认、宣教、侧别选择以及基于加速康复外科（enhanced recovery after surgery，ERAS）的术前准备。

一、身份确认和患者宣教

首先应确认供受者身份，并再次告知供者任何时候均可以退出。术前常规的心理辅导可以减轻围手术期应激。告知术后围手术期及远期注意事项，有利于供者快速康复和长期安全。

二、活体供肾的侧别选择

供者两侧肾脏在解剖和功能上不尽相同，侧别选择的基本原则是将相对更好的肾脏留给供者，同时兼顾供受者的手术安全。建议如下：①分侧肾脏的肾小球滤过率相差 10% 以上者，选用 GFR 较低一侧为供肾；②选择血管简单的一侧为供肾；③若供者为有生育计划的女性，宜取右肾，因为妊娠时合并右肾积水的可能性大于左肾；④既往腹部手术史、外伤史可能导致肾周粘连，应结合其他情况综合考虑；⑤当两侧肾脏各方面条件相当时，由于右肾静脉短可导致供受者手术相对困难，通常选择切取左肾。

三、围手术期处理

活体供肾者术前不做肠道准备，术前禁食固体食物 6～8h，术前 2h 鼓励服用碳水化合物饮品。麻醉诱导前充分补液并留置尿管。麻醉通常采用静脉基础麻醉联合气管内麻醉，这可为侧卧体位的供者提供充分的通气，并可对抗腹腔镜气腹引起的腹压增加。在手术过程中保持良好的肌松可帮助手术视野的显露，并方便小切口取出供肾。目前无证据表明术中使用肝素、呋塞米以及甘露醇等药物能使供受者获益。术前单次预防性使用肾毒性较小的广谱抗生素，如第二代头孢菌素，术后不再使用。清醒后可饮水及进食流质，肠道排气后正常饮食。术后 1d 便可拔除尿管，鼓励早期下床活动。腹腔镜取肾的受者可在术后 3～4d 出院，开放手术适当延长。

第五节　供 肾 手 术

通常情况下肾脏切除并不困难。但与普通肾切除不同，供肾切取有着更高的要求：①是为拯救别人而给一个健康人施行手术，必须最大限度地降低死亡率和并发症发生率；②切取的肾脏将用于移植，必须保证其解剖完整，并尽可能缩短缺血时间，保护肾脏功能；③移植医生应提高技术，缩短手术时间，尽量减少供者创伤。

目前供肾切取有标准开放手术、小切口手术（mini-open donor nephrectomy，MODN）、腹腔镜手术以及机器人辅助供肾切取。手术方式的选择以保障供受者安全为第一要务。

一、开放活体供肾切取

经腰的供肾切取术在过去是获取活体供肾的标准术式。供者取侧卧位，从 12 肋尖部起向下方和向中线依次切开皮肤、皮下组织以及浅层肌肉。游离 12 肋尖部约 3～5cm，切除肋骨尖端。逐层切开腹壁各层肌肉，将腹膜向前推移即可见到肾脂肪囊。切开肾周脂肪囊至肾表面，沿肾表面从各方向肾门方向游离。游离输尿管，注意其系膜的完整性，充分保留周围组织。应完整地保留肾脏下极、肾脏和输尿管之间的三角形区域的脂肪组织，以便保证输尿管最佳的血流供应。向下游离至髂血管水平切断，膀胱端结扎。游离肾静脉，左肾静脉应注意生殖静脉、肾上腺中央静脉、腰静脉分别汇入肾静脉，应一一结扎切断，右肾静脉较短，应游离至肾静脉根部。轻柔地将肾上腺与肾脏上极分离。动脉在静脉的后上方，小心游离。动脉游离时容易发生痉挛，使肾脏处于热缺血状态，导致术后发生肾功能延迟恢复。因此操作过程中要动作轻柔，避免反复翻动、牵拉。首先阻断动脉，再阻断静脉，分别切断、结扎肾动、静脉，将肾脏快速放入 0～4℃灌注液中，灌洗备移植。右肾静脉切除时，可用心耳钳夹住腔静脉，同时切去部分腔静脉，以获得较长的右肾静脉。

传统开放取肾手术主要是经腰或经腹膜外切口，不进入腹腔，腹腔脏器相关并发症风险低。但开放活体供肾切取术的切口长、创伤大、切口疼痛明显、住院时间延长等缺点，不利于供者术后快速恢复，使得大多数供者对开放手术产生顾虑。

为了减少传统开放手术带来的创伤，外科医师发展出"小切口供肾切取术"。小切口供肾切取术前通过血管造影或者其他影像学检查明确 12 肋骨的长度及其与肾脏的关系。沿着第 12 肋骨方向作 6～8cm 的切口，起点位于骶棘肌外缘前方 2～3cm，通过拉钩暴露解剖结构，分离背阔肌和下后锯肌显露第 12 肋骨，切除 12 肋骨，运用变换拉钩位置和数量以获得深部手术视野，序贯地暴露肾脏上极、下极、输尿管、肾门的解剖结构，充分游离肾脏和血管，切除供肾。小切口供肾切取术学习曲线短，减少了传统开放手术大切口带来的疼痛等不适。

二、腹腔镜活体供肾切取术

1995 年 Ratner 等完成了首例腹腔镜活体供肾切取手术，此后 20 余年，腹腔镜手术器械、操作技术都取得了极大的发展，腹腔镜手术具有创伤小、切口美观、供者疼痛明显减轻、恢复快、住院时间短等优点，逐渐被越来越多的医生和供者所接受。据 OPTN/SRTR 2013 年度报告，美国几乎所有的活体供肾切取均采用腹腔镜手术，腹腔镜取肾中转开放手术的比例已从 2005 年的 1.25% 下降至 2013 年的 0.6%。调查显示，意向供者对腹腔镜手术的接受度高，有利于亲属活体肾移植工作的推广，增加活体供肾的数量，已成为活体供肾切除的标准术式。

腹腔镜供肾切取按入路不同分为经腹腔入路和经腹膜后入路，按是否手辅助分为手助腹腔镜和全腹腔镜供肾切取。经腹腔入路取肾的空间较大，操作方便，但有可能损伤肠道及其他腹腔脏器，术后胃肠功能恢复慢，有发生粘连性肠梗阻的功能。经腹膜后入路对腹腔干扰小，不易造成腹腔脏器损伤，术后胃肠功能恢复快。但后腹腔为一潜在腔隙，解剖标志不如经腹腔途径清楚，操作空间小，术中器械易相互干扰而影响操作，故应在腹腔镜开展较熟练的基础上进行。经腹腔入路是临床报道最早的腹腔镜活体供肾切取术式。西方国家多采用经腹腔入路，国内普遍采用经腹膜后入路。

（一）经腹膜后腹腔镜活体供肾切取术

经腹腔途径术中损伤肠道是一种严重危及供体安全的并发症；术中翻动肠管，也可导致术后胃肠道功能恢复缓慢，延长住院时间。为了避免胃肠道并发症和术后腹腔粘连，可采用腹膜后途径，与传统开放手术入路相似，从腰部直接进入腹膜后间隙，打开肾周筋膜就可以暴露肾脏的解剖结构。

1. **体位** 侧卧位，腰部垫高。

2. **放置 trocar** 于腋中线髂嵴上两横指处（A 点），切开皮肤 1.5cm，钝性分离皮下组织、肌肉和腰背筋膜达腹膜后，以手指简单分离出个较小的空间，放入扩张器扩张腹膜后腔，然后在手指引导下于腋前线肋缘下（B 点）置入 5mm trocar，于腋后线肋缘下（C 点）置入 10mm 或 12mm trocar。A 点放入 10mm trocar，缝合切口，自该 trocar 置入腹腔镜。建立人工二氧化碳气腹，压力不超过 2kPa。取右侧肾脏时，B 点与 C 点 trocar 大小相反。

3. **手术步骤**

（1）游离输尿管：切开肾周筋膜，沿腰大肌寻找输尿管，于肾下极水平找到输尿管，注意保留输尿管的血供，尽量向远端游离至近髂血管处。如果脂肪较多，妨碍手术视野，可以清扫腹膜外脂肪。

（2）游离肾脏：打开肾周脂肪囊，于肾包膜外游离肾脏，肾脏腹侧与腹膜相贴，注意避免损伤腹膜，游离时保留肾门处脂肪组织。

（3）显露肾静脉：取左肾时，游离与输尿管伴行的生殖静脉至其汇入左肾静脉处，充分游离腰静脉后离断生殖静脉和腰静脉。取右肾时一般先于肾下极水平分离出下腔静脉，向头侧追踪找到右肾静脉。右肾静脉短，其与下腔静脉交角处常有小的静脉属支汇入,注意避免损伤。

(4)显露肾动脉:沿腰大肌游离肾脏背侧。可根据动脉搏动辨认肾动脉,小心分离,左肾动脉短,尽量将其分离至腹主动脉起始处。右肾动脉较长,分离至下腔静脉后方即可。

(5)切断输尿管:于髂血管前方以钛夹或Hem-O-lock合成夹夹闭输尿管,在钛夹或合成夹近端剪断输尿管。

(6)做取肾切口:于A、B两trocar间连线一长约5cm切口,沿肌纤维方向钝性分离肌肉,不切断肌肉及神经,有利于供体术后快速恢复。此时应做好肾脏灌注的一切准备工作。用湿纱布包裹腹腔镜trocar再次放入A点,维持气腹。

(7)切断肾血管:2枚Hem-O-lock合成夹和1枚钛夹阻断肾动脉近端,于合成夹远端剪断肾动脉。施夹过程中注意避免损伤肾静脉。肾动脉离断后,以2枚Hem-O-lock合成夹阻断肾静脉近端,于合成夹远端剪断肾静脉。右肾静脉短,尽量靠近其起始部位阻断,施夹过程中注意避免损伤下腔静脉。

(8)取出肾脏:肾静脉离断后迅速打开取肾切口,用手将肾脏取出,体外低温灌注,备移植用。

(9)缝合切口:查术野无活动性出血,放置引流管自C点trocar戳口引出体外。逐层关闭切口。

经腹膜后途径对腹腔脏器干扰小,手术时间更短。而且腹膜后途径可以更有效的暴露肾蒂血管,不用牵拉肝脏和分离十二指肠,较经腹腔途径可以保留更长的右肾静脉。有报道称,腹腔镜取右肾时可用心耳钳阻断右肾静脉根部及部分下腔静脉,与开放取右肾的方式类似,可获得更长的右肾静脉。但经腹膜后途径并不适用于预期手术部位曾经做过手术的供者,因为手术后肾周组织粘连严重,也无法获得有效的腔隙建立气腹。

(二)手辅助腹腔镜活体供肾切取术

活体供肾切取的首要前提是保证供者的安全,一部分移植外科医师对全腹腔镜手术最大的疑虑是突发大出血时腹腔镜下难以止血,术中中转开放手术可能延误治疗时机,威胁供者生命。此外,全腹腔镜的学习曲线更长,这也是阻碍全腹腔镜手术广泛开展的一个重要原因。手辅助腹腔镜供肾切取术可部分消除移植外科医师的顾虑。除便于止血,受者还可协助暴露和分离,并

利于肾脏取出。手辅助腹腔镜供肾切取术也分为经腹腔途径和腹膜后途径,术者因为手部固定容易疲乏,而且手助通道的切口比全腹腔镜取出肾脏的切口更长。

手辅助装置通常采用"工"字形双面一体化装置,俗称"蓝碟"。经腹腔途径时其一面置于体外,另一面置入腹腔内。将手自"蓝碟"的通道放入腹腔内,顺时针转动"蓝碟"的体外部分能够关闭通道,维持气腹。在手辅助腹腔镜活体供肾切取术中,手辅助装置切口通常位于腹正中线,切口长度6~8cm。由于手的帮助,使得腹腔镜下显露肾蒂血管、游离肾脏和离断肾动脉、静脉更为方便。离断肾蒂血管后,逆时针旋转"蓝碟"的体外部分,打开通道,用手迅速将供肾取出,体外低温灌注以备移植。

(三)单孔多通道腹腔镜活体供肾切取术

随着腹腔镜技术的不断提高和发展,有些中心尝试进行单孔多通道腹腔镜活体供肾切取术,相比传统腹腔镜手术,单孔腹腔镜手术具有更加美观、更少的疼痛,供者心理上可以有更好的手术体验。但单孔腹腔镜技术不便,手术时间长,而且切口疝发生率高,对于复杂的供肾血管和右肾切取术,目前经验较少。

(四)机器人辅助活体供肾切取术

达芬奇机器人系统逐步应用于临床实践中,我国也开展了机器人辅助活体供肾切取术,由于机器人系统的引入及维护成本高昂,目前机器人手术仅在少数移植中心使用。与普通腹腔镜相比,术者舒适度显著提高,但对供者并无优势。

第六节 肾移植术

肾移植术式已基本标准化,经髂窝腹膜外入路是目前最常采用的方法。一般在不切除原肾的情况下,将供肾异位移植于受者的一侧髂窝,供肾静脉与受者髂外静脉端侧吻合,肾动脉与受者髂内动脉端端(或髂外动脉端侧)吻合,输尿管再植于受者膀胱。

肾移植手术步骤要点如下。

1. 切口 肾移植一般选择下腹弧形切口。切口上缘可达脐水平,下缘在耻骨联合上方。依次切开皮肤、皮下组织,切开腹外斜肌腱膜,在

腹直肌外缘间隙分离进入;当选择髂外动脉吻合时,手术切口可以适当向外侧移,切开腹横肌及腹横筋膜后进入腹膜外间隙。男性游离出精索,女性结扎并切断子宫圆韧带。钝性分离腹膜并向上、向内侧推开,暴露髂血管。

2. **游离髂血管** 首先将髂外动脉牵开,游离适当长度的髂外静脉,选择合适的吻合口位置。选择髂内动脉吻合时游离髂内动脉远端至分叉处,逐一结扎各分支;选择髂外动脉吻合时游离适当长度的髂外动脉,选择合适的吻合部位。

3. **血管吻合** 一般先吻合静脉,再吻合动脉。吻合静脉,用心耳钳阻断髂外静脉,在其前壁纵行切开适当长度,肝素盐水冲洗血管腔。用血管线两点固定后连续缝合前、后壁,完成前使用肝素盐水冲洗血管腔,排出空气。吻合完毕后,用哈巴狗夹在供肾静脉上阻断,移去心耳钳,检查静脉吻合口有无渗血,必要时补针缝合。选择髂内动脉吻合时,哈巴狗夹阻断髂内动脉近心端,在远心端剪断,肝素生理盐水冲洗管腔,远端缝扎。用血管缝线将供肾动脉与髂内动脉端 - 端吻合,吻合完毕之前用肝素水冲洗血管腔,排出空气。选择供肾动脉与髂外动脉端侧吻合时,先用两个哈巴狗夹阻断一段髂外动脉,用血管打孔器于髂外动脉壁上打出适当大小的孔洞,肝素盐水冲净血管腔,供肾动脉与髂外动脉端 - 侧吻合。按先静脉后动脉的顺序开放移植肾血流,维持适当血压保证肾脏灌注。肾实质迅速转为红润,供肾温度、张力、搏动正常。输尿管营养血管充盈,1～10min可见到尿液流出。

4. **移植肾输尿管 - 受者膀胱再植** 剪开约1cm输尿管腔,放入双 J 管。术前留置尿管,生理盐水充盈膀胱。选择合适的吻合部位,用组织钳牵开膀胱壁,切开膀胱外膜、肌层及黏膜,排空膀胱,将双 J 管一端放入膀胱,使用可吸收缝合线将输尿管与膀胱黏膜缝合,肌层包埋输尿管。

5. **关闭切口** 充分止血,将肾脏摆放在髂窝内,检查移植肾血管是否打折受压,观察移植肾颜色红润、质地正常后,清点物品无误,放置引流管,逐层关闭切口。

现在移植医师也在不断追求肾移植手术的改进和完善,手术切口在不断缩小,长度甚至只有4～5cm,以求最大的美观效果,减少受者术后疼痛。随着机器人技术的不断发展,机器人辅助肾移植术已在传统肾移植的基础上成功开展,不断丰富肾移植的手术术式,目的是美观、减少创伤。

第七节 术后处理及常见合并症

肾移植术后处理范畴较广,包括肾移植术后早期观察、外科处理、水电解质和酸碱平衡维持以及免疫抑制治疗等。

一、术后处理

(一)术后早期的监护

持续监测心电图(ECG)、无创血压、血氧饱和度、尿量,病情复杂患者还需要中心静脉测压,以预防心衰和保证移植肾足够的灌注功能。纠正高血压应缓慢,避免在术后早期出现低血压。超过 95% 的活体受者的移植肾能够立即发挥功能,并且产生大量尿液,从而可能使血容量负荷发生波动、电解质失衡。因此,需要对受者的血常规、电解质、肾功能进行监测。绝大多数受者不必进入重症监护室(ICU)监护,而是进入专门的器官移植单元进行监护。

(二)液体和电解质的管理

肾移植术后多尿、少尿甚至无尿均可能发生,而且每个受者差异大、变化快,因而,准确了解出入量非常重要,包括尿量、引流量、输液量、体重等的监测。尿量是观察移植肾功能的主要指标,可以敏感反映肾功能恢复情况。术后应监测每小时出入量,及时了解尿量的变化。术后早期应基本维持出入量的平衡,液体入量过多可导致水肿和充血性心力衰竭,过少则影响移植肾的血流灌注,严重者导致急性肾小管坏死,继而发生 DGF。必要时可通过监测中心静脉压来了解容量情况。

(三)伤口和引流液情况

术后常规放置引流管,当引流量多时,应注意创口出血情况,有无尿外渗和淋巴漏等,严重时需外科手术干预。伤口周围皮肤瘀斑、隆起往往提示出血,需注意有无移植肾周血肿,或其他原因引起的出血可能。引流管的拔出时机视引流量而定,一般尽快拔除以减少感染机会。尿管一般于术后 1 周内将拔除,对于膀胱容量小、术中吻合困难者,则应延长尿管的留置时间。

（四）血常规和生化测定

血常规应重点注意白细胞、血红蛋白、血小板和淋巴细胞的动态变化，血红蛋白的突然降低提示有出血、骨髓抑制的可能。术后大剂量激素的应用往往会导致白细胞的升高，并不一定提示感染或者排斥反应。而霉酚酸类抗增殖药物的应用可能会导致骨髓抑制，血三系下降，应迅速减少霉酚酸剂量。

肾功能的化验应贯穿围术期，它是判断移植肾功能的直接指标。由于大剂量激素和手术应激，移植后血糖升高很常见，应当更为严格的控制血糖，但注意避免低血糖的发生。肝功能化验能反映多种免疫抑制剂造成的肝功能的损害以及营养状态指标。电解质和酸碱平衡的监测和维护是移植肾发挥功能的内环境保证。

（五）彩超监测

彩超监测是移植肾不可缺少的项目，可以直接了解移植肾的整体情况，血管、输尿管情况。排斥反应时血流阻力指数一般会升高，但不具特异性，需结合临床症状、体征等综合判断。

（六）术后饮食

现主张快速康复，由于肾移植手术在腹膜外进行、对腹腔脏器干扰小，受者麻醉清醒后即可饮水及进食流质，如果没有恶心、呕吐、腹胀等情况，可逐渐过渡到正常饮食，大多数在术后 1～2d 内即可恢复正常进食。

（七）预防深静脉血栓（DVT）

尿毒症、大剂量使用激素、卧床休息均使移植受者处于高凝状态，从而诱发 DVT。预防措施包括：早期活动下肢、穿弹力袜。如果受者具有 DVT 的高危因素（曾经发生过 DVT、高凝状态）或者对早期活动不依从，排除出血倾向后，可考虑皮下注射低分子肝素。但对于 DGF 患者要注意减少低分子肝素剂量，以免导致出血。抗凝治疗能否降低移植肾血栓形成尚存在争议。

二、常见并发症

随着肾移植外科手术、围术期监护以及组织配型技术的不断进步，肾移植术后外科并发症的发生率逐渐降低。然而一旦发生，将可能影响移植肾的短、长期存活，仍需高度重视。

（一）血管并发症

1. 血栓形成　血栓形成包括肾动静脉血栓、髂静脉血栓、下肢静脉血栓。血栓通常在术后数天内即可形成，但是出现相关临床表现的时间可能相对滞后。引起肾血管血栓形成的常见原因可分为：供肾血管因素（肾动脉粥样斑块形成、肾动静脉内膜剥脱）、受者血管因素（受者髂动脉粥样斑块形成、髂静脉既往因股静脉插管透析致血栓形成）、外科吻合技术欠佳、肾脏摆放不当导致血管扭曲或压迫、高凝状态、血流动力学改变和使用可能引起血栓形成的药物。

下肢静脉血栓形成最主要的原因是防范措施不足。应评估每位患者血栓形成的风险，并采用相应的预防策略。

2. 出血　尿毒症患者因为血小板功能不全容易发生凝血功能障碍，可导致移植术后早期出血。术后一周内的出血可能是由于静脉血栓形成或者是移植肾破裂所引起。而术后一周以后出血最常见的原因是吻合口感染。术后出血可导致早期休克，表现为烦躁、心率加快、血压下降、引流液血性增多、切口区可触及包块或 B 超证实血肿。多需要急诊手术探查。

（二）泌尿系统并发症

泌尿系并发症的发生率约为 5%～10%。泌尿系并发症多系外科并发症。有报道显示，在 1 535 例肾移植的患者中，45 例发生尿瘘，54 例尿路梗阻，两者的合计发病率为 6.5%。为避免严重后果，应及早发现和合理治疗。输尿管或者肾盂坏死所引起的尿瘘以及早期或者迟发性输尿管狭窄是临床上最常见的泌尿系并发症，其他的泌尿系并发症还包括由于血凝块和膀胱输尿管反流所导致的早期输尿管梗阻。

（三）切口并发症

切口并发症是肾移植术后最常见的外科并发症，发生率约为 5%。切口并发症包括：切口感染、裂开和疝形成。切口并发症可以引起一系列的其他并发症，从而增加住院的时间和费用，甚至可以降低人、肾的存活率。除了具有与普通手术患者同样的危险因素之外，肾移植的患者还具有另外一个重要的危险因素：服用免疫抑制剂。对于切口并发症的诊断依赖于其临床表现，包括：切口疼痛加重、发红、肿胀、渗液、局部压痛、裂开、肾脏和肠管外露等。

（四）免疫抑制剂的毒副作用

免疫抑制剂的首要毒副作用是导致受者感染，而感染是肾移植受者死亡的主要原因之一。除了感染外，各种免疫抑制剂也有着不同的常见的毒副作用。

第八节　血型不相合的活体肾移植

供肾短缺是当前限制肾移植发展的最大障碍，活体肾移植的发展一定程度缓解了供肾来源紧张的情况。然而，任意 2 个个体间出现 ABO 血型不相合（ABO incompatible，ABOi，即：供、受者的 ABO 血型组合不符合输血原则）的概率为 36%。因此，每 3 个供者当中将有 1 个供者与受者 ABOi。这就限制了活体供者的选择范围，许多家庭也出现唯一的活体供者与受者 ABOi 的情况。在施行肾移植时若供、受者 ABOi，受者体内预存的 ABO 血型抗体将与供肾血管内皮细胞上相应的 ABO 抗原结合，进而激活补体，最终导致移植肾超急性排斥反应。因此，供、受者 ABOi 曾一度被视为肾移植的禁忌证。自 Hume 等于 1955 年首次报道 ABOi 肾移植以来，尤其是移植界经过近三十年的不断探索和努力，发现了许多预处理方法，突破了 ABOi 肾移植实施的瓶颈。ABOi 肾移植成功的关键是在移植前清除受者体内预存的血型抗体并抑制新的抗体产生。经过严格的术前预处理，ABOi 肾移植已经取得与 ABO 血型相合（ABO compatible，ABOc）相近的移植效果。

一、ABOi 肾移植的关键理论

ABO 血型系统的 A、B 抗原，是在 α-1，3-N-乙酰半乳糖胺转移酶和 α-1，3- 半乳糖转移酶的作用下，分别将相应的糖基底物连接于前体 H 抗原的半乳糖所形成。所谓 A 型血，即红细胞上表达 A 抗原、血清中含有抗 B 抗体；O 型血的红细胞上既不表达 A 抗原也不表达 B 抗原、血清中含有抗 A 和抗 B 抗体。ABO 血型抗原不仅分布于人红细胞表面，也广泛分布于包括肾脏在内实体器官的血管内皮细胞等表面。

与器官移植相关的 ABO 血型抗体亚型包括 IgM 和 IgG，准确测定血型抗体 IgM、IgG 的效价

是 ABOi 移植成功的基础。血型抗体效价能反应预处理的效果，决定何时能进行肾移植；此外，移植后血型抗体效价动态监测有助于早期发现急性抗体介导排斥反应。目前常用检测血型抗体效价的方法包括试管法、凝胶法和流式细胞仪法。Kobayashi 等将血液标本送至日本的 29 个中心运用试管法检测，同一份标本的血型抗体效价 IgM 测定值在不同中心间的波动范围为 1：32～1：8，而 IgG 则为 1：256～1：16，说明试管法由于采用肉眼观察因而可重复性差。这一结论得到了多个临床研究的进一步印证，Kumlie 和 Tanabe 等发现凝胶法的可重复性优于试管法，而流式细胞法的可重复性又高于凝胶法。因此，流式细胞法被等推荐为最佳检测方法，但由于检测复杂且价格昂贵，目前并未得到临床普及。

ABOi 肾移植成功的关键是在移植前清除受者体内预存的血型抗体和抑制新的血型抗体产生，尤其是保证移植后 2 周内不发生血型抗体效价反弹。移植 2 周以后，受者免疫系统会对移植肾产生"适应"，血型抗体介导的排斥反应便很难发生。Ishida 等随访了 191 例 ABOi 肾移植受者在术后 1 年内血型抗体效价的反弹情况，其中有 21 例（11.0%）出现了明显反弹（≥1：64）。高反弹组（≥1：64）和低反弹组（≤1：32）均未采取任何措施抑制反弹，两组抗体介导排斥反应的发生率相近（$p=0.898$），分别是 10%（2/21）和 9%（15/170）。因此，对于移植 2 周以后出现的血型抗体效价反弹，如无排斥反应表现则无需治疗，也不会影响移植肾存活。

二、ABOi 肾移植的现状

在有经验的移植中心，ABOi 肾移植可以取得和 ABOc 一致的移植效果。全世界范围来看，ABOi 肾移植做得最多的是日本，从 1989—2017 年共计完成了 4 941 例。日本自 2001 年以来完成的 1 427 例 ABOi 肾移植中，1 年、3 年、5 年、9 年的移植肾存活率分别为 96%、93%、91%、83%，1 年、3 年、5 年、9 年的受者存活率分别为 98%、97%、96%、91%，与血型相容肾移植的存活率相近。Opelz 等总结了全球范围内 101 个移植中心 1 420 例 ABOi 肾移植的随访结果，ABOi 肾移植的 1 年受者存活率较 ABOc 者低（97% *vs.* 98.6%，

$p=0.006$），但随访至 3 年时两组的移植肾存活率（93.4% *vs.* 93.2%，$p=0.92$）、受者存活率（95.6% *vs.* 96.3%，$p=0.15$）、血清肌酐水平（$p=0.25$）则相近。

尽管人肾存活率相近，由于预处理的影响，感染、出血等围术期并发症较 ABOc 者更高。合理的预处理方案不仅可以节约费用，也能够减少并发症的发生，这是目前 ABOi 肾移植的研究重点。

三、ABOi 肾移植的预处理方案

ABOi 肾移植预处理方案的基本思路是在移植前清除受者体内预存的血型抗体并抑制新的血型抗体产生。目前常用的预处理的方法包括：

（1）血浆置换：受者的血浆被置换，取而代之的是不含有抗 A 和抗 B 血型抗体的 AB 型血浆。血浆置换方法简单，广泛用于清除预存的血型抗体，但由于其为非选择性，也会同时清除免疫球蛋白和凝血因子，需要补充新鲜冰冻血浆才能减少并发症的发生。

（2）血浆双重滤过：从血浆中选择性地清除抗体，比血浆置换需要更少的置换液，一定程度上能避免凝血因子和白蛋白丢失。

（3）免疫吸附：具有更高的选择性，特异的免疫吸附剂能选择性清除血型抗体而保留其他成分。但免疫吸附价格昂贵，目前尚未在临床广泛应用。

（4）CD20 单克隆抗体（利妥昔单抗）：CD20 是 B 细胞表面标记物，利妥昔单抗可有效破坏 B 细胞，持续抑制抗体的产生，预防移植后血型抗体效价反弹，在预处理方案中已取代了传统的脾切除术。

（5）免疫抑制剂：他克莫司、霉酚酸等免疫抑制剂可抑制 T 细胞、B 细胞的活化、增殖，在一定程度上能抑制血型抗体产生。

经过几十年的探索和研究，国外已经建立了数种预处理方案，有代表性的包括日本东京女子医科大学（Tokyo Women's Medical University）、美国约翰·霍普金斯医院（Johns Hopkins Hospital）和德国弗莱堡大学医学中心（University Medical Center Freiburg）的方案。日本、美国和欧洲是目前 ABOi 肾移植做得最多、经验相对丰富的国家（地区），但他们的预处理方案各有不同。Johns Hopkins 不使用利妥昔单抗，而日本和欧洲则是常规使用利妥昔单抗；对于清除预存抗体，日本常采用的方法是血浆双重滤过，美国是血浆置换联合小剂量免疫球蛋白，而欧洲主要为选择性免疫吸附。预处理方案不统一的原因在于当前仍缺乏头对头的研究，以比较每种预处理方案的优缺点及卫生经济学指标。

ABOi 活体肾移植在中国国内尚处于起步阶段。与国外移植中心采用固定的预处理方案不同，中国有中心提出根据受者初始血型抗体效价水平个体化运用口服免疫抑制剂、血浆置换、血浆双重滤过、利妥昔单抗等单个或多个方法的不同组合，并没有按照固定模式处理每个受者。初步经验表明，个体化预处理不仅效果较好，还可以减少出血、感染等并发症，更有利于 ABOi 肾移植的推广。

四、未来的展望和思考

当前 ABOi 活体肾移植的对象仅限于无 ABOc 活体供者的终末期肾病患者，由于预处理方案的不断改进和简化，今后有可能将 ABOi 肾移植作为一项常规的临床工作来开展。在 ABOi 肾移植 2 周以后，受者免疫系统会对 ABOi 移植肾产生"适应"，血型抗体介导的排斥反应便不会再发生，而 HLA 抗体介导的排斥反应则终身都可能发生，这是为什么？"适应"的本质是一种免疫耐受，那免疫耐受的机制是什么呢？因此，我们能否将 ABOi 耐受的机制应用于 HLA 抗体介导排斥反应的研究中呢？研究显示，ABOi 肾移植的五年移植肾存活率为 96%，显著高于 HLAi 肾移植的 69%（$p<0.05$），主要原因为 HLAi 发生抗体介导排斥反应的风险更高。因此，当一个终末期肾病患者既有一个 ABOi/HLAc 的供者，又有一个 ABOc/HLAi 的供者，ABOi/HLAc 供者是否为更佳的供者呢，可能需要参考受者的初始血型抗体效价、HLA 错配数、HLA DSA 滴度、淋巴细胞毒结果以及预处理的效果等因素综合分析，有待于后续研究来证实。

（林　涛　王显丁）

参 考 文 献

[1] Stuart JK，Morris PJ. Kidney Transplantation-Principles and Practice. Seventh Edition. Amsterdam：Elsevier，2014.

[2] Duerinckx N，Timmerman L，Van Gogh J，et al. Pre-donation psychosocial evaluation of living kidney and liver donor candidates：a systematic literature review. Transpl Int，2014，27（1）：2-18.

[3] Ahmadi AR，Lafranca JA，Claessens LA，et al. Shifting paradigms in eligibility criteria for live kidney dona-tion：a systematic review. Kidney Int，2015，87（1）：31-45.

[4] Segev DL，Muzaale AD，Caffo BS，et al. Perioperative mortality and longterm survival following live kidney donation. JAMA，2010，303：959-966.

[5] Ibrahim HN，Foley R，Tan L，et al. Long-term conse-quences of kidney donation. N Engl J Med，2009，360：459-469.

[6] Mjoen G，Hallan S，Hartmann A，et al. Long-term risks for kidney donors. Kidney Int，2014，86：162-167.

[7] Muzaale AD，Massie AB，Wang MC，et al. Risk of end-stage renal disease following live kidney donation. JAMA，2014，311：579-586.

[8] Garg AX，Meirambayeva A，Huang A，et al. Cardiovas-cular disease in kidney donors：matched cohort study. BMJ，2012，344：e1203.

[9] Garg AX，Nevis IF，McArthur E，et al，and the DONOR Network. Gestational hypertension and preeclampsia in living kidney donors. N Engl J Med，2014，372：124-133.

[10] Wilson CH，Sanni A，Rix DA，et al. Laparoscopic versus open nephrectomy for live kidney donors. Cochrane Database Syst Rev，2011，9（11）：CD006124.

[11] Scurt FG，Ewert L，Mertens PR，et al. Clinical out-comes after ABO-incompatible renal transplantation：a systematic review and meta-analysis. Lancet，2019，Epub. doi：10.1016/S0140-6736（18）32091-9.

[12] 王显丁，邱阳，吕远航，等. ABO 血型不相容亲属活体肾移植的临床分析. 中华器官移植杂志，2018，39（1）：29-34.

第六章 肾移植病理检查及其临床意义

第一节 移植肾病理检查的重要性概述

肾移植术后当移植肾功能出现减退时，我们该如何予以明确诊断呢？临床表现、生化指标及影像学检查必不可少，但仍有较大的概率使移植医生进退两难。此时，进行移植肾穿刺活检（allograft biopsy）和病理学诊断是最为关键的步骤。通过活检后的病理学观察，可对绝大多数移植肾并发症予以及时、准确的诊断和鉴别诊断，进而采取针对性的治疗策略来保护移植肾，否则，一切治疗都是盲目和冒险。

肾移植肾活检即在移植术前、术中尤其是术后，借助活检方法对移植肾进行取材，以对供肾质量进行评估以及对移植术后出现的多种并发症如缺血/再灌注损伤、排斥反应、病毒感染、免疫抑制剂毒性等并发症进行明确诊断，以便指导临床进行有针对性的治疗。较之血生化检查、影像学检查等间接性检查，其更能直接反映移植肾的功能状况与病变性质，因此在临床肾移植中得以广泛的应用，常常被喻为移植肾诊断的"金标准"。

公民逝世后器官捐献（donation after citizen's death，DCD）目前已经成为我国移植器官的主要来源。但DCD供者受多种不稳定因素影响，其供肾质量不能得到有效的保障，导致肾移植术后移植肾原发性无功能（primary non-function，PNF）和移植物功能延迟恢复（delayed graft function，DGF）的发生率较高。DCD供肾质量评估是一项综合评估，包括供肾获取前供体临床指标的评估、供肾获取后肉眼观察、供肾维护阶段机器灌注指标评估等方面，而供肾活组织检查（活检）的组织病理学评估是综合评估中的一项重要内容，尤其对扩大标准供体（extended criteria donor，

ECD）的评估是不可缺少。ECD可能具有不同程度的慢性病变，器官一般经历较长时间的热缺血时间，由此导致组织缺氧、酸中毒、细胞内环境紊乱和大量炎症因子释放等一系列损伤，因此供肾质量以及是否适合移植需要予以准确评估。

近10年来，由于新型免疫抑制剂的广泛应用，肾移植的成功率已明显提高，但是肾移植后早期移植肾功能不全的诊断、亚临床排斥反应（subclinical rejection，SCR）的临床意义、术后排斥反应类型的鉴别、间质纤维化/肾小管萎缩病因的明确等，均离不开移植肾病理活检，开展移植肾活检的病理学诊断具有重要的意义和作用。总的来说，常规开展移植肾病理活检的必要性和重要性主要体现在以下几个方面：

（1）供肾的组织病理学评估不仅可以判断供肾质量以及供肾的预存性病变，而且还可以进一步判断供肾的缺血损伤情况，以协助临床综合判断供肾是否适合移植。

（2）肾移植后早期移植肾功能延迟恢复或移植肾无功能的病因诊断。据国外文献报道，肾移植后发生DGF者有30%在术后第1周活检即可监测出存在急性排斥反应（acute rejection，AR），而肾移植术后早期需要透析者18%发生排斥反应。因此，肾移植后早期肾功能异常，尤其是移植肾原发性无功能时迫切需要与急性肾小管坏死（acute tubular necrosis，ATN）和AR等鉴别，对DGF患者进行透析治疗时，不应忽略有可能发生的排斥反应，这些早期非手术并发症的诊断及鉴别诊断显然需要依赖移植肾活检，此时实施移植肾穿刺活检对于临床治疗意义重大。

（3）肾移植术后临床无症状、血清肌酐正常者，在进行程序性活检（或称计划性活检）时，约有20%～30%的病例根据Banff病理诊断标准符合AR病理改变，即亚临床排斥反应。一部分

受者在以后的随访中发生血清肌酐上升的临床AR，而另一部分受者一直表现为肾功能正常，无AR发生，一方面SCR需要病理活检才能明确诊断，SCR的临床意义仍有待进一步研究。

（4）肾移植术后AR类型的鉴别诊断。相对于急性T淋巴细胞介导的排斥反应（T cell-mediated rejection，TCMR），急性抗体介导的排斥反应（antibody-mediated rejection，AMR）对常规的抗排斥反应治疗普遍缺乏敏感性，临床过程表现凶险，预后差，明显影响移植肾的存活。关于AMR的诊断和治疗一直是国内外临床医师研究的热点和难点。

（5）病毒感染。主要为巨细胞病毒和多瘤病毒感染。活检有利于病毒感染与免疫抑制药物中毒等鉴别，对于治疗有重要的指导意义。

因此，无论是临床诊断和治疗依据的需要，或是开展与病理相关的国内大样本临床对照研究，甚至发表高质量的论文的客观要求，均离不开病理学证据。完善的活检资料有利于国际间及国内多个移植中心间的交流与协作。常规开展移植肾病理活检的重要性和必要性已经得到肯定。通过移植肾活检尽可能明确诊断，并采取及时必要的处理，对改善移植肾的长期存活有非常重大的意义。

第二节　移植肾病理特点及对临床处理策略的影响

1991年移植病理学家及外科医师在加拿大的Banff国家公园举行首届Banff移植病理会议，共同制定了移植肾穿刺活检与分类的国际诊断标准体系即Banff标准，随后定期举行Banff会议对该标准进行修订和完善。

一、供肾质量的病理学评估

供肾的病理学评估主要是观察供肾是否存在预存性病变（pre-existing pathological changes）和严重的灌注保存性损伤。由于供肾的严重短缺，越来越多的扩大标准供者器官应用于移植，其病理学评估已经成为活检病理学诊断的常规工作之一。

供肾病理学评估的基本内容包括供肾急性病变、慢性病变和包括感染、肿瘤等在内的其他病变。

（一）供肾急性病变病理学评估

供肾急性病变的评估主要是观察急性肾小管坏死的程度及其累及范围。严重的肾小管上皮坏死是导致术后近期移植肾PNF或DGF的主要原因之一。其病理改变包括肾小管上皮刷状缘消失、细胞水肿变性、上皮细胞核消失。严重ATN可见肾小管横断面内上皮细胞核完全消失，上皮细胞崩解并全部脱落，小管基膜裸露；肾组织间质内不同程度水肿。多数肾小球正常，少数情况下呈肾小球囊内蛋白渗出物增多。

（二）供肾慢性病变的评估

供肾病理学评估均主要依据Banff诊断标准中对肾小球硬化、小动脉硬化、小动脉透明样变、肾间质纤维化和肾小管萎缩病变的半定量计分方法而建立的复合性组织病理学评分系统（comprehensive histopathlogic scoring system）。目前临床应用最多的评估系统主要包括Banff慢性病变总体计分（total chronic Banff score）、Remuzzi评分（Remuzzi score）、慢性移植肾损伤指数（chronic allograft damage index，CADI）、Pirani评分（Pirani score）、马里兰病理汇总指数（Maryland aggregate pathology index，MAPI）。对供肾质量予以判断和考虑取舍，以及考虑是否施行单肾或双肾移植移植时，必须参考这些病理学评分并密切结合临床各项评估指标予以综合判断。

（三）供肾其他病变的评估

包括经临床评估和获取时肉眼检查发现供肾大小及表面明显异常者，包括疑为出血灶、梗死灶、感染灶和肿瘤占位病变等，在前述的总体病理评估的基础上，必须针对这些肉眼所见病变予以活检取材和病理学诊断以明确病变性质。为避免和减少恶性肿瘤经供肾传播的风险，应注意：①详细询问供者病史，特别要注意任何可疑的、全身性或供者器官内的新生物，肾脏超声及肿瘤血清学标志物的检测等；②供肾切取后，任何可疑的肉眼占位病变均必须进行病理检查；③在获取供肾时如发现其他脏器或部位的恶性肿瘤，禁止使用该供者的器官。

二、移植肾急性T细胞介导的排斥反应

T细胞介导的排斥反应（T cell mediated rejection，TCMR）又称细胞性排斥反应。对急性

TCMR 的明确诊断必须依据移植肾穿刺活检病理学诊断。其致病机制为由细胞毒 T 淋巴细胞（cytotoxic T lymphocyte，CTL）、活化的巨噬细胞以及自然杀伤（natural killer，NK）细胞介导的细胞毒性免疫损伤。急性 TCMR 其基本的病理组织学特征为移植肾组织间质内局灶或弥漫性的单个核炎症细胞浸润（图 11-6-1），在此基础上，淋巴细胞浸润于肾小管上皮层内形成肾小管炎（图 11-6-2），随着小管上皮层内浸润的淋巴细胞的数量逐渐增多，其排斥反应程度也逐渐加重。部分文献中也称为间质 - 小管型排斥反应。严重者也可见移植肾各级动脉血管分支的动脉血管炎表现。浸润的炎症细胞以 T 淋巴细胞和巨噬细胞为主，混有少量 B 细胞和浆细胞、嗜酸性粒细胞和中性粒细胞。间质内弥漫性炎症细胞的浸润对诊断仅具有提示作用，其确定诊断还需在此基础上，有实质

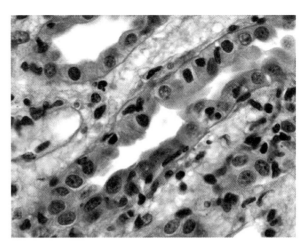

图 11-6-2　移植肾急性 T 细胞介导性排斥反应
图示淋巴细胞浸润进入肾小管上皮层内呈肾小管炎表现（PAS，×1 000）

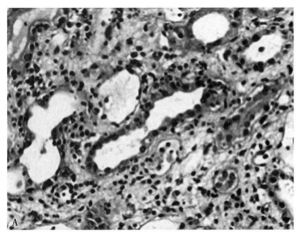

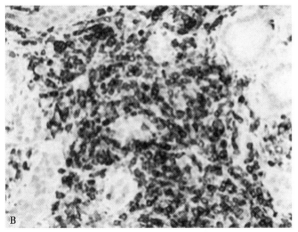

图 11-6-1　移植肾急性 T 细胞介导性排斥反应
A. 图示移植肾穿刺活检组织间质弥漫性淋巴细胞浸润，间质水肿和肾小管炎表现（PAS，×200）；B. 移植肾间质内浸润淋巴细胞经 CD3 免疫组化染色呈阳性（IHC，×400）

细胞的损伤如移植肾肾小管炎甚至动脉炎表现，同时应排除是否同存在急性抗体介导性排斥反应，即应行 C4d 免疫组化染色和 DSA 检测。在移植肾穿刺活检中，有时由于穿刺标本的局限性未能穿刺取得动脉血管分支，或者排斥反应程度轻，无动脉血管内膜炎表现，此时肾小管炎的特征成为诊断急性 TCMR 的关键。

肾小管炎需要注意与感染因素相鉴别，后者多表现为肾组织间质和 / 或肾小管上皮层内混合有中性粒细胞浸润，肾小管上皮细胞内病毒包涵体需要进一步予以相应免疫组化染色协助鉴别诊断。

三、慢性活动性 T 细胞介导的排斥反应

慢性活动性 TCMR 的病理学特征主要包括两方面：即慢性移植物动脉血管病、移植肾间质炎症和肾小管炎的基础上，伴有肾间质纤维化和肾小管萎缩，并排除感染等其他导致肾组织间质纤维化和肾小管萎缩的因素（图 11-6-3）。

四、移植肾活动性抗体介导的排斥反应（antibody-mediated rejection，AMR）

AMR 是由抗体、补体等多种体液免疫成分参与所致的免疫损伤。既往对 AMR 的临床诊断是综合诊断，包括活检组织病理学表现、特异性组织标志物 C4d 免疫组化染色和供者特异性抗体（donor specific antibody，DSA）检测 3 个方面。但

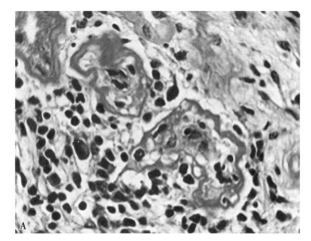

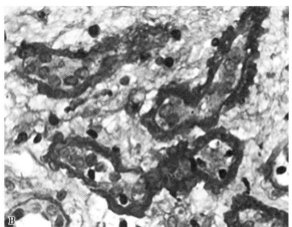

图 11-6-3 移植肾慢性 T 细胞介导性排斥反应
图示移植肾活检组织内萎缩的肾小管上皮内仍可见淋巴细胞浸润呈小管炎表现（PAS,×1 000）

由于 DSA 检测手段的敏感性、受者体内 DSA 水平波动和部分非人类白细胞抗原（human leukocyte antigen, HLA）抗体尚难以检测等，以及部分 AMR 者 C4d 呈阴性，因此最新的诊断中更突出移植肾活检组织内微血管炎的特征，进一步证明活检病理学诊断是 AMR 临床诊断中不可缺少的环节。急性 AMR 的主要靶部位为移植肾广泛的微血管床，导致微血管炎症，其病变包括肾小球炎（glomerulitis）和肾小管周毛细血管炎（peritubular capillaritis, PTC）两个方面。前者表现为肾小管周毛细血管腔内 CD68＋单核细胞／巨噬细胞为主伴淋巴细胞等炎性细胞淤积（图 11-6-4）；后者可见肾小球毛细心血管腔内淋巴细胞淤积（图 11-6-5）。严重者也可出现动脉内膜炎（图 11-6-6）甚至动脉管壁纤维素样坏死。为明确诊断，移植肾穿刺活检组织必须进行补体片段 C4d 的免疫荧光或免疫组化染色，其阳性表现为肾小管周毛细血管内

皮线样的 C4d 阳性沉积。同时必须结合受者外周血 DSA 检测结果。多数活动性 AMR 常伴有一定程度的急性细胞性排斥反应，肾组织间质内常有不同程度的炎症浸润和肾小管炎。

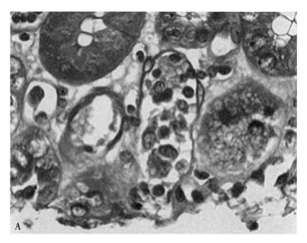

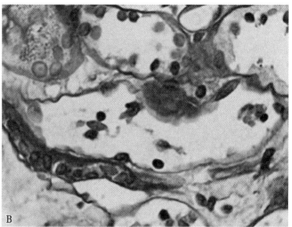

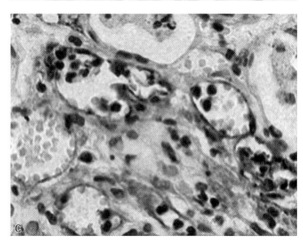

图 11-6-4 移植肾急性抗体介导性排斥反应的肾小管周毛细血管炎
A. 移植肾穿刺活检组织内部分肾小管周毛细血管腔内炎性细胞淤积（HE,×1 000）；B. PAS,×1 000）；C. C4d 免疫组化染色阳性的肾小管周毛细血管腔内可见单个核炎性细胞淤积（IHC,×1 000）

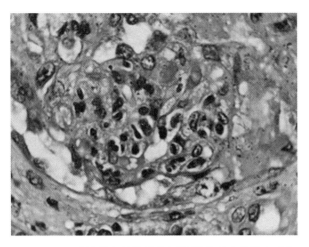

图 11-6-5　移植肾急性抗体介导性排斥反应的肾小球炎
图示移植肾穿刺活检组织内部分肾小球毛细血管腔内单个核炎症细胞浸润（HE，×1 000）

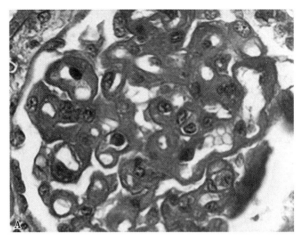

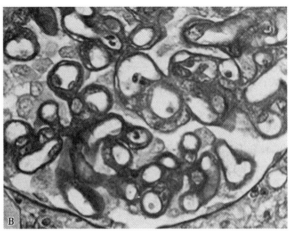

图 11-6-7　移植肾慢性抗体介导性排斥反应的慢性移植性肾小球病
图示肾小球毛细血管系膜基质增生、毛细血管基底膜增厚呈双轨样改变（A. HE，×1 000；B. PASM，×1 000）

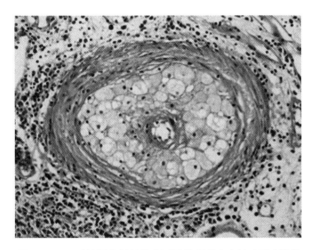

图 11-6-6　移植肾急性抗体介导性排斥反应中的动脉内膜炎
图示移植肾小叶间动脉分支部分内皮细胞空泡变和大量泡沫样巨噬细胞沉积（HE，×200）

　　肾移植受者发生 AMR 时，移植肾功能有可能表现出不稳定或稳定的情况，不同程度地影响移植肾存活率。临床表现为移植肾功能稳定受者发生的 AMR 容易被漏诊，因此肾移植后定期行抗 HLA 抗体监测和移植肾病理穿刺检查非常必要，有助于早期发现和诊断 AMR。

五、慢性活动性抗体介导性排斥反应

　　慢性活动性 AMR 的病理学诊断主要依据 3 个方面：①电镜确诊移植肾肾小球病（transplant glomerulopathy，TG）（图 11-6-7），同时排除了慢性复发性或新发性肾小球病和血栓性微血管病（thrombotic microangiopathy，TMA）；②电镜诊断严重的肾小管周毛细血管基膜多层（peritubular capillary basement membrane multilayering，PTCB-MML）；③慢性移植物动脉血管病（尤其是在增厚的动脉内膜层内有炎症细胞浸润，且之前有 / 无 TCMR 者）。其中前两项病变为必需的诊断要求。

六、间质纤维化 / 肾小管萎缩

　　2005 年，Banff 会议决定取消"慢性移植肾肾病"（chronic allograft nephropathy，CAN）这一诊断术语，将无特殊病因证据的慢性移植物损伤定义为间质纤维化 / 肾小管萎缩（interstitial fibrosis/tubular atrophy，IF/TA）。与亚临床排斥反应相反，间质纤维化 / 肾小管萎缩的发生率随移植后时间的延长而增加，术后第一年内的增加率最迅速。

有研究表明，早期（术后3~6个月）程序性活检发现的间质纤维化/肾小管萎缩可能与长期移植肾功能及移植肾存活率相关。早期免疫抑制剂的转换及ACEI/ARB的应用能够减少术后晚期移植肾间质纤维化/肾小管萎缩的发生。

七、其他病变

即免疫因素所致的排斥反应以外的多种非免疫因素所致的移植肾病变，包括钙调磷酸酶抑制剂（calcineurin inhibitor，CNI）类免疫抑制剂所致毒性损伤、高血压因素、病毒感染因素、肾小管阻塞性病变以及移植肾复发或新发疾病。

（一）CNI类免疫抑制药物所致移植肾损伤

CNI类免疫抑制剂包括环孢素和他克莫司。CNI类免疫抑制剂毒性损伤分为急性和慢性毒性损伤两种类型。其毒性损伤的诊断除了病理学检查外，必须结合临床免疫抑制剂剂量及其血药浓度水平检测予以综合诊断。对于部分疑难病例，需要在排除急性排斥反应等因素后，通过降低免疫抑制剂剂量以进行诊断性治疗后最终予以确诊。

急性毒性损伤形成肾小管上皮细胞胞质内大量细小等大的空泡变性，表现为肾小管尤其是近曲小管直部上皮细胞胞质内细小的、大小均匀的空泡（图11-6-8）。电镜显示主要为多数扩张的线粒体结构。其鉴别诊断包括大量应用利尿药所致非常类似的肾小管上皮细胞内空泡变，必要时需停用利尿药、减少免疫抑制剂剂量或转换其他类型免疫抑制剂后再次活检观察。部分病例可见肾小球入球动小脉管壁平滑肌细胞空泡变。

慢性毒性损伤的特征为肾小球入球小动脉等细小动脉管壁局部透明样变甚至管腔阻塞、肾组织间质条带状纤维化甚至弥漫性纤维化，肾小球因缺血而系膜基质增生、硬化。慢性毒性损伤多与高血压因素损伤难鉴别，应结合临床CNI以及药物浓度与血压监测予以综合判断。

（二）高血压因素所致移植肾病变

主要为肾小球入球小动脉管壁全周透明样物质沉淀以及内膜纤维化，肾小球由局灶性缺血改变至球性硬化，肾间质继而纤维化和肾小管萎缩。高血压因素所致病变必须结合临床血压监测结果，并注意与CNI类免疫抑制剂所致微血管病变相鉴别。

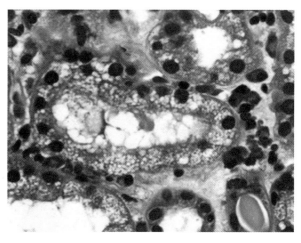

图11-6-8 移植肾急性CsA毒性损伤

图示移植肾活检组织肾小管上皮细胞内多数细小等大空泡变（HE，×1 000）

（三）病毒感染

主要为巨细胞病毒（cytomegalovirus，CMV）和多瘤病毒（polyoma virus）感染。

1. 移植术后CMV 核苷酸定量检测是诊断CMV感染，指导抢先治疗和监测治疗反应的首选方法。移植肾内CMV感染的诊断有赖于在活检组织免疫组化染色中明确可见CMV包涵体。移植肾肾小管上皮细胞内的CMV包涵体表现为感染细胞显著增大、肿胀，胞质或胞核内嗜酸性"猫头鹰眼样"包涵体和免疫组化染色阳性，间质内不同程度的淋巴细胞和中性粒细胞浸润。电镜中CMV感染的细胞核或包浆内可见直径150~200nm的病毒颗粒，中心为致密的核心被较厚的被膜包绕。

2. 多瘤病毒感染 在临床上以BK病毒感染多见。移植肾BK病毒相关性肾病（BK virus associated nephropathy，BKVAN）为移植术后BK病毒感染引发的移植肾肾小管-间质性肾炎，其与免疫抑制过度有密切关系。

尿液沉渣细胞学检测中尿路上皮的Decoy细胞检测可提示BKVAN，但Decoy细胞阴性并不能完全排除BK病毒感染；其确诊需在血液和尿液BK病毒DNA定量聚合酶链反应（polymerase chain reaction，PCR）检测的基础上，移植肾活检病理学诊断。

BKVAN早期病变多局限于肾髓质区，间质炎症浸润不明显。在感染进展期，其病理学特征为受感染的肾小管上皮细胞核显著增大、核内有无定形的、嗜碱性的、污秽的毛玻璃样病毒包涵体,感染的小管上皮细胞常坏死脱落入管腔内。其病毒包涵体的明确诊断须 SV40-T 抗原免疫组化染色阳性(图 11-6-9)。肾间质内单个核细胞浸润或混合有中性粒细胞的炎症浸润(图 11-6-10)。电镜中可见肾小管上皮细胞核内密集或分散存在的直径 40~50nm 呈品格状整齐排列的、均一的病毒颗粒(图 11-6-11)。

目前各大移植中心都开展血、尿 BK 病毒定量 PCR 检测。根据检测结果对患者免疫抑制强度进行适当调整,避免 BK 病毒感染进展为 BKVAN。

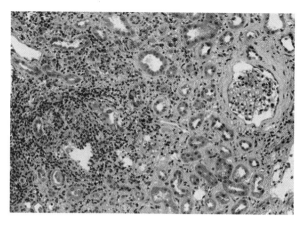

图 11-6-10 间质大量炎症细胞浸润

间质大量炎症细胞浸润,以单个核细胞为主。光镜下类似于急性排斥反应。与急性细胞性排斥反应很难区分(PAS,×200)

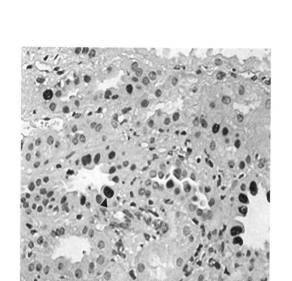

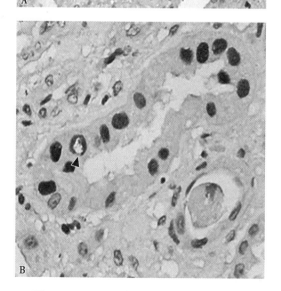

图 11-6-9 BK 病毒感染的肾小管上皮细胞

可见病毒感染的细胞核呈褐色,核体积增大,部分呈空心圆状(▲)。从这个层面看,BK 病毒感染的肾小管上皮细胞比例较多(IHC,SV40 抗原,×400)

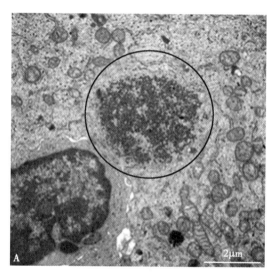

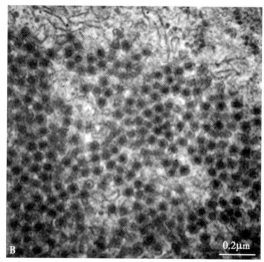

图 11-6-11 肾小管上皮细胞中的 BK 病毒颗粒

肾小管上皮细胞中有 BK 病毒颗粒(A,○),B 图进一步放大提示病毒颗粒直径在 45nm 左右

（四）移植肾慢性阻塞性病变

造成梗阻的原因包括移植肾输尿管周血肿、尿性囊肿或淋巴瘘的压迫、肾盂内血凝块、肾盂积水、肾盂内结石或广泛的肾小管内结晶堵塞等。病理学表现为活检移植肾组织内显著的肾小管扩张、大量的肾小管蛋白管型伴外渗至周边间质引发的间质炎症，其诊断应进行详细的影像学检查。

（五）移植肾复发性或新发性疾病

移植肾复发性或新发性疾病的病理学诊断必须具备原发性疾病的明确病理学诊断。移植肾复发性和新发性疾病主要为多种类型的肾小球肾炎等，其病理学诊断须依据特定肾小球肾炎的诊断标准予以诊断。

八、程序性活检

程序性活检（protocal biopsy）是指在肾功能正常的肾移植患者中，在固定的随访时间点实施的肾脏活检。肾移植后程序性活检的应用目前还是一个争议性的论题。并非所有的肾脏病理改变都伴随临床肾功能异常。亚临床排斥反应的发现是程序性活检的主要目的之一。而持续隐匿的亚临床损害最终可能造成移植肾纤维化和慢性肾功能不全。

诚然，移植肾活检的价值已经得到公认，但毕竟属于"一孔之见"，穿刺所获得的组织标本是否符合要求、取材的部分是否恰当并具有代表性、活检的时机是否合适、甚至标本制作技术以及制片设备或者试剂均可以直接影响病理诊断的可靠性，有时需要重复活检进一步证实。此外，临床诊断与病理所见不符现象也经常出现。因此，目前的 Banff 分类方法和诊断标准仍然存在一定的局限性，需要进一步发现新的病理标记物和提高病理诊断质量。

（张小东）

参 考 文 献

[1] 郭晖. 由表象到实质——论移植肾活检病理学诊断在肾移植中的独特作用. 实用医院临床杂志，2015，12（4）：7-12.

[2] 薛武军，郑瑾. 重视病理学评估在公民逝世后器官捐献供肾评估中的地位和意义. 中华器官移植杂志，2018，39（9）：515-517.

[3] 陈江华. 普及开展移植肾病理活检提高病理诊断质量. 中华器官移植杂志，2012，33（5）：261-263.

[4] 中华医学会器官移植学分会. 器官移植病理学临床技术操作规范（2019版）—总论与肾移植. 器官移植，2019，10（2）：128-140.

[5] 张小东. 移植肾病理诊断. 北京：人民卫生出版社，2016.

[6] Halloran PF, Venner JM, Famulski KS. Comprehensive analysis of transcript changes associated with allograft rejection: combining universal and selective features. Am J Transplant, 2017, 17（7）: 1754-1769.

[7] Haas M, Loupy A, Lefaucheur C, et al. The Banff 2017 kidney meeting report: revised diagnostic criteria for chronic active T cell—mediated rejection, antibody-mediated rejection, and prospects for integrative endpoints for next generation clinical trials. Am J Transplant, 2018, 18（2）: 293-307.

[8] Loupy A, Haas M, Solez K, et al. The Banff 2015 kidney meeting report: current challenges in rejection classification and prospects for adopting molecular pathology. Am J Transplant, 2017, 17（1）: 28-41.

[9] 傅茜，王长希，李军等. 肾移植术后抗体监测和移植肾病理学检查有助于早期诊断抗体介导的排斥反应. 器官移植，2016，7（6）：433-437.

[10] Schwarz A, Mengel M, Gwinner W, et al. Risk factors for chronic allograft nephropathy after renal transplantation: a protocol biopsy study. Kidney international, 2005, 67（1）: 341-348.

[11] Oberbauer R, Segoloni G, Campistol J M, et al. Early cyclosporine withdrawal from a sirolimus-based regimen results in better renal allograft survival and renal function at 48 months after transplantation. Transplant International, 2005, 18（1）: 22-28.

第十二篇 其　他

第一章　成人睾丸鞘膜积液

鞘膜囊内积聚的液体增多而形成囊性病变者，称为鞘膜积液（hydrocele），成年人最常见类型是睾丸鞘膜积液（testicular hydrocele）。

一、病因和病理

在胚胎早期，睾丸位于腹膜后第2～3腰椎旁，以后逐渐下降。胎儿7～9个月时睾丸经腹股沟管下降至阴囊。同时附着于睾丸的两层腹膜也下移而形成鞘膜腔，腹股沟内环口至睾丸鞘膜之间形成一管状通道，称之为腹膜鞘状突。出生前后鞘状突大部分闭锁，因此正常情况下，鞘膜腔和腹腔互不相通。睾丸部分形成一鞘膜囊，其紧贴睾丸表面的称脏层，而靠近阴囊组织的称壁层。正常时鞘膜腔仅有少量浆液，使睾丸有一定的滑动范围，该液体可以通过精索内静脉和淋巴系统以恒定的速度吸收，当鞘膜的分泌与吸收功能失衡时，如分泌过多或吸收过少可形成鞘膜积液。

成人睾丸鞘膜积液鞘状突闭合正常，根据病因分为原发性和继发性。前者原因不明，鞘膜积液为渗出液，透明，呈淡黄色。后者有原发疾病存在，如附睾炎、睾丸炎、精索炎、创伤、肿瘤、丝虫病或血吸虫病等，鞘膜积液为混浊，呈血性、脓性或乳糜状。睾丸鞘膜积液对同侧睾丸组织的结构有一定影响，鞘膜积液量过多、张力过大时可影响睾丸血供，从而引起睾丸萎缩。

二、临床表现及诊断

成人睾丸鞘膜积液以一侧积液多见，临床表现为阴囊内囊性肿块，呈慢性、无痛性逐渐增大，积液量小时无症状，积液量大时感到阴囊下坠、胀痛和牵扯感。巨大睾丸鞘膜积液时，阴茎缩入包皮内，影响活动、排尿及性生活。

有典型的临床表现和病史者，诊断较为容易。睾丸鞘膜积液呈球形或卵圆形，表面光滑，有弹性和囊样感，无压痛，触诊时由于睾丸、附睾被包裹，体检时睾丸和附睾不能触及。透光试验（transillumination test）阳性，即在暗室或用黑色纸筒罩住阴囊，用手电筒在阴囊肿物下方向上照射，积液有透光性。若积液为血性、脓性、乳糜性或鞘膜明显增厚者，透光试验可为阴性。

超声检查积液呈液性暗区，睾丸和液性暗区之间有无较强的回声带分隔，是区别积液是否位于睾丸固有鞘膜腔内的关键。B超既可协助诊断，又能明确睾丸和积液的位置，减少误诊率，有助于与睾丸肿瘤、腹股沟斜疝、附睾囊肿等疾病相鉴别。睾丸肿瘤为实质性肿块，质地坚硬，患侧睾丸有沉重感，掂量时如秤砣，透光试验呈阴性。腹股沟斜疝及睾丸鞘膜积液为临床常见病、多发病，腹股沟疝合并交通性鞘膜积液及精索鞘膜积液临床多见，合并同侧巨大睾丸鞘膜积液较少见。腹股沟斜疝的肿大阴囊，有时可见肠型、闻及肠鸣音，平卧位时阴囊内容物可回纳，咳嗽时内环处有冲击感，透光试验亦呈阴性。附睾囊肿又称精液囊肿，常来源附睾头部，可单发或多发，囊肿分单房和多房，通过超声和MRI能很好鉴别。

睾丸鞘膜积液还应与其他类型鞘膜积液相鉴别。精索囊肿常位于腹股沟或睾丸上方，积液的鞘膜囊与睾丸有明显分界。精索鞘膜积液时阴囊有梨形种物，睾丸亦摸不清。交通性鞘膜积液，立位时阴囊肿大，卧位时积液流入腹腔，鞘膜囊缩小或消失，睾丸可触及。此外睾丸鞘膜积液还应与其他临床罕见阴囊包块相鉴别，诸如睾丸白膜内囊肿伴积液、阴囊肉膜层多发假性囊肿、通过术前超声、MRI，必要时需根据术中结果判定。

三、治疗

成人的睾丸鞘膜积液，如积液量小，无任何

症状,可采取非手术治疗。积液量大,体积大且症状明显者,应施行外科手术。局部穿刺、药物注射疗法,复发率高,宜出现发热、药物过敏、局部红肿等并发症,已不被临床医生使用。目前最常用术式是睾丸鞘膜翻转术或鞘膜切除术。手术原则为切除多余的鞘膜,并将剩余的鞘膜进行翻转缝合。手术切除增大的壁层鞘膜,翻转切开缘并缝合。阴囊组织疏松、血液循环丰富,手术最常见并发症是阴囊血肿,因此术中要仔细止血,术后注意引流、加压包扎,是防止感染和血肿的关键。继发性睾丸鞘膜积液,若为损伤性积血,使用止血药和抗生素,积血较多需手术取血块,严密止血。若乳糜状积液中找到微丝蚴者,口服乙胺嗪治疗血丝虫感染,同样需施行睾丸鞘膜翻转术。随着微创技术发展,越来越多的医生会选择阴囊镜手术,既可以诊断阴囊疾病,同时也是一种治疗手段。因此成人睾丸鞘膜积液可采取阴囊镜辅助睾丸鞘膜切除术,即由阴囊底部 0.8cm 切口分离出足够多的睾丸鞘膜,边切除边止血。

(王　忠)

第二章　阴囊佩吉特病

佩吉特病（Paget 病）又称湿疹样癌，是一种临床上较为少见的皮肤恶性肿瘤，根据肿瘤细胞 Paget 累及的部位——乳房和乳房外皮肤区域（外生殖器和肛门等），可将该病分为乳房 Paget 病（mammary Paget's disease，MPD）和乳房外 Paget 病（extramammary Paget's disease，EMPD）。1874 年英国外科病理学家 James Paget 首次描述了乳房 Paget 病，当时主要发现在乳腺，而到了 1889 年，Radcliffe Crocker 则首先报道了涉及阴囊和阴茎的 Paget 病，并发现其与乳房 Paget 病有相似的组织学特征。阴囊 Paget 病在临床上更为罕见，仅占所有 Paget 病的 14%。在荷兰，基于人群的研究发现乳房外 Paget 病的发病率在 0.11/10 万，最常见于年龄在 45～75 岁之间，其高峰发病率根据解剖位置的不同而异，阴茎阴囊部 Paget 病发病较晚，多见于在 70 岁以后。目前关于该疾病的发病机制和临床特征仍不太明确。

一、病因

阴囊 Paget 病的病因尚不明确，其发病机制也存在争议，目前主要有以下 3 种学说。

（1）顶浆分泌腺演化学说：20 世纪 70 年代提出的并被最新的研究所证实。Paget 细胞要么来源于顶浆分泌腺，要么向顶浆分泌腺分化。此学说可以解释为什么 Paget 病易发生于顶浆分泌腺分布多的区域以及这些部位多处同时发病的现象。

（2）迁移学说：认为病变的表皮下覆盖的恶性肿瘤转移至表皮所致。Paget 细胞可能是来源于胚胎细胞的恶性肿瘤的转移，其发生可能为邻近脏器的肿瘤或他处的肿瘤转移而来，如泌尿生殖系统或消化道等，故对临床确诊为阴囊 Paget 病的患者应常规行全身系统检查以明确有无伴发其他上皮组织癌变。这可以解释部分内脏器官

肿瘤伴发的乳房外 Paget 病，但无法解释乳腺外 Paget 病不伴有内脏器官恶性肿瘤的大多数病例。

（3）表皮内前体细胞癌变学说：即表皮内存在 Paget 细胞的前体成分，在一定条件下恶变。这可以解释这样两种情况：一是皮肤 Paget 病不伴有内脏器官恶性肿瘤，二是皮肤多发 Paget 病。还有研究表明，PRLR 等基因的过表达与阴囊 Paget 病的发生相关。每种学说只是解释了部分发病机制，并不能代表全部，缺乏说服力。同时限于阴囊 Paget 病发病率低，且国内外对其机制的研究数量又少，仅凭现有的文献及研究尚无法得出发病机制的明确解释，有待进一步研究。

二、病理

阴囊 Paget 病典型的病理特征为，即于病变表皮内见到 Paget 细胞，胞体大而圆、核大、胞质丰富而淡染，有的呈空泡状单个散在，或呈巢状分布，核分裂象常见，无细胞间桥，真皮内常可见炎细胞浸润。

三、临床表现

本病好发年龄为 45～75 岁，进展缓慢。临床表现缺乏特异性，早期主要表现在阴囊、阴茎等顶泌汗腺分布的部位出现湿疹样皮损，皮损境界不清、不规则的斑块，可有糜烂、破溃、渗出、脱屑或结痂，通常伴有瘙痒，酷似阴囊湿疹或皮炎，造成误诊（图 12-2-1）。因此，阴囊 Paget 病又称阴囊湿疹样癌、阴囊炎性癌。但随着病变迁延，可形成局部陈旧性橘皮样斑块或导致溃疡，炎性渗出，严重者出现恶臭。由于其皮损无明显特异性，易误诊为湿疹、皮炎、真菌感染等疾病，因此常导致发现较晚，延误治疗。因此，对于连续治疗 6～8 周无效的阴囊皮肤湿疹样改变者应常规行皮肤活检以排除本病。

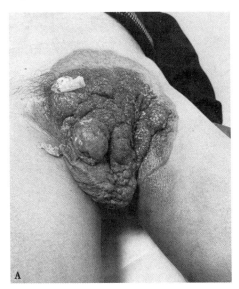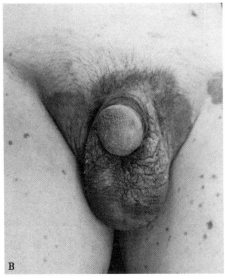

图 12-2-1 阴囊 Paget 病局部表现

四、诊断

由于阴囊 Paget 病常表现为瘙痒、皮疹和红斑，缺乏特异性的临床表现，常被误诊为湿疹或皮炎。在临床查体中，对生殖器的检查不像其他部位彻底，导致该病易被漏诊。确诊主要靠病理活检发现 Paget 细胞。有报道表明，几乎所有阴囊 Paget 病患者活检标本 EMA，CEA，CK7 和 PAS 组化染色均为高表达，所以这些蛋白标记可以用于辅助诊断。相比之下，几乎所有的佩吉特病病例，LCA，VIM 和 HMB45 均为阴性，因此，LCA，VIM，HMB45 可用于辅助排除诊断（图 12-2-2）。

日本学者 K.Ohara 在 2016 年首次发布了 EMPD 的 TNM 系统，并将用于指导进行预后判断。远处转移、淋巴结转移和肿瘤厚度超过 4mm 或淋巴管侵犯提示预后不佳（图 12-2-3）。

但也有学者将起源于表皮的原发型 Paget 病分为 3 个亚型：①上皮内 Paget 病：指 Paget 细胞

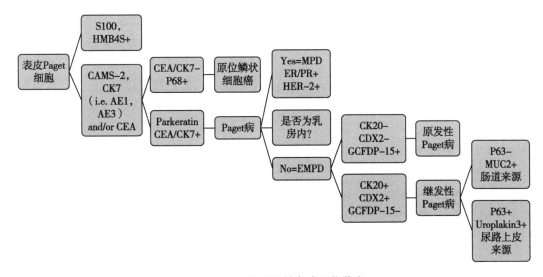

图 12-2-2 EMPD 的免疫组化鉴定

HMB-45＝human melanoma black-45，人黑色素瘤 -45；CEA＝carcinoembryonic antigen，癌胚抗原；
CK＝cytokeratin，细胞角蛋白；AE1/AE3 and CAM5.2＝anti-cytokeratin antibodies，抗细胞角蛋白抗体；
CDX-2＝caudal-type homeobox protein 2，尾型同源蛋白 2；GCFDP-15＝gross cystic disease fluid protein-15，囊性病液蛋白 -15；
MPD＝mammary Paget disease，乳腺佩吉特病；EMPD＝extramammary Paget disease，非乳腺佩吉特病；
MUC2＝mucin 2，黏蛋白 2

TNM	0	1	2
T	原位肿瘤	肿瘤厚度<4mm，无淋巴管浸润	肿瘤厚度>4mm，或淋巴管浸润
N	无淋巴转移	1处淋巴转移	2处或以上淋巴转移
M	无远处转移或盆腔区域淋巴转移	远处转移或盆腔区域淋巴转移	（-）

分期	T	M	M
I	1	0	0
II	2		
IIIa	任意	1	
IIIb		2	
IV	任意		1

图 12-2-3　EMPD 的 TNM 分期

局限在上皮内；②上皮内 Paget 病伴间质浸润（浸润性 Paget 病）：指癌细胞穿破基底膜浸润到真皮及皮下脂肪；③ Paget 病伴腺癌：指除 Paget 病变外伴有皮肤附件的腺癌，后者多为汗腺来源。这种分型有助于临床手术范围的确定和预后的判断。

本病应与湿疹、慢性皮炎、Bowen 病、无黑色素颗粒的恶性黑色素瘤相鉴别，病理可通过某些特殊染色方法如 PAS 染色、阿新蓝染色、多巴反应及免疫组化、酶组化染色等相鉴别。

五、治疗

关于阴囊 Paget 病的治疗，有局部治疗、放化疗、光动力、激光和手术等，但应依据患者阴囊 Paget 病的发展阶段、肿瘤分级分期情况、患者的一般情况来综合选择治疗方案。

1. **手术治疗**　外科手术是目前的主要治疗手段。一项基于美国国家癌症研究所监测、流行病学和最终结果（SEER）计划的研究发现，手术是影响 EMPD 患者生存期的保护性因素。因此在目前的技术条件下，手术的获益是其他治疗手段无法比拟的。手术应切除病灶皮肤全层，包括表皮、真皮及阴囊肉膜，切除范围宜距病灶边缘 2cm 以上。由于边界不规则且肿瘤呈跳跃式生长，所以切除范围很难确定，对于扩切范围尚无统一的定论，需进一步探索。为避免切缘阳性，目前多数主张早期病灶边缘 2～3cm 扩大切除，且术中行切除病灶周围的冰冻活检，若切缘阳性，则继续扩大切除范围。这种手术方法称为局部扩大切除。但是，局部扩大切除也存在着自身的缺陷：

一是仍存在漏诊的可能性，二是过分扩大切除的病灶会导致缺损面积过大，造成修复的困难。因此，精准切除病灶便显得格外重要。Mohs 显微手术能够从皮肤病理学的基础上尽可能做到肿瘤的根治性切除，有助于缩小病灶面积，降低手术难度。不过 Mohs 显微手术费时费力，对于高龄、一般情况欠佳的患者并不友好（图 12-2-4）。

尽管手术是 EMPD 目前的主要治疗手段，但仍存在 30%～60% 的高复发率。面对高复发率和多次手术，切缘问题得到越来越多的重视。Kato 等曾建议，对于边界清晰或通过组织病理确定边界的皮损应扩切 1cm，而边界不清的皮损应扩切 3cm；皮损扩切 2cm，59% 的可完全切净；扩切 5cm 后，97% 的患者手术切缘阴性。但也有研究表明扩切距离≥2cm 还是 <2cm 均与复发无关，手术切缘只要距肉眼边缘 1～2cm 即可确保切缘阴性。此外，还有一种看法认为切缘阳性并不影响术后复发和总生存期，因此建议手术治疗应以保留生殖器外形和功能为主，不必刻意关注切缘阳性率。这显然与肿瘤治疗原则及我们的国情不符。无论如何，尽可能降低切缘阳性率仍是手术医生所应追求的。目前在围手术期切缘的识别尝试术中使用冰冻切片活检引导或荧光显影。但是这些方法仍有其各自的缺点，无法成为一种标准的治疗方案。

手术中皮肤缺损的修复可行皮肤松解后缝合。若缺损较大，可行邻近皮瓣成形、游离植皮术以及创面负压治疗。在皮瓣修复创面中，采用以病灶附近位置的随意性皮瓣为佳，其转移时张

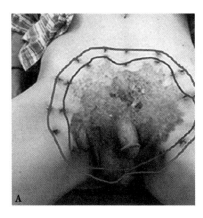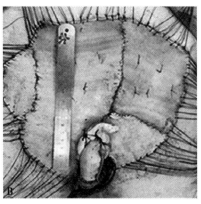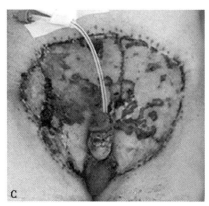

图 12-2-4 阴茎阴囊 Paget 病根治术
A. 术前"时钟法"活检;B. 术中切除病灶、创面修复;C. 术后外观

力少,易成活,且色泽与病灶处相近,感觉功能相同,但需避免血管蒂扭曲、过度牵拉或压迫等。术中涉及重要血管、阴囊时,应避免对血管、睾丸进行压迫。如病变侵犯包皮,则需进行游离植皮。因此,创面的修复需根据缺损的部位、面积、淋巴结清扫、血管裸露以及术者所擅长的技术进行综合判断。

对于阴囊 Paget 病患者是否需要进行淋巴结清扫尚无统一的看法。对于原位癌和侵犯真皮乳头层 Paget 病患者,若未发现淋巴结转移,则不必行淋巴结清扫;对于侵犯真皮网状层和皮下组织者,即使未发现淋巴结转移,应根据肿瘤侵犯深度,选择性的清扫淋巴结。当患者临床出现淋巴结转移或活检证实淋巴结转移时,应行腹股沟淋巴结清扫。有远处转移者,同时要进行化疗,病灶反复者仍可选择手术治疗。

2. 非手术疗法 主要包括放射治疗、化学治疗(5-FU + MMC,多西他赛 + 顺铂,等)、局部用药(1% 5- 氟尿嘧啶乳膏或 5% 咪喹莫特乳膏涂抹)、免疫调节剂的应用、光动力治疗(20% 5-ALA PDT)、激光治疗、分子靶向治疗等。此类治疗方法可以单独实施,也可以相互结合,如光动力结合手术、光动力结合咪喹莫特、光动力结合激光等。不过这些治疗的相关报道中样本量往往较少,因此无法形成一个明确的治疗指南。目前,有研究认为在早期 EMPD 患者的治疗中,放疗是除了手术之外的首选替代方案。

六、预后

一般而言,原位 EMPD 的五年生存率可以达到 100%,而一旦出现局部淋巴结转移,预后便急转直下,五年生存率仅为 24%。对于出现远处转移的晚期 EMPD 患者,总体生存期仅为 1.5 年左右。通过对皮肤浸润深度、淋巴结转移、并存肿瘤的组织特性、阳性切缘、HER-2/neu 过表达、Ki-67 表达情况等预后相关因素的分析,可以对肿瘤的生物学行为和预后进行判断。在病理组织上,如果真皮侵蚀程度超过 1mm,要注意淋巴结转移的可能性,肿瘤浸润的深度和血中癌胚抗原(CEA)的水平高低与肿瘤的预后有关。同时借助 TNM 分类系统发现,在无远处转移的患者中,如出现淋巴结转移提示生存率较低,其中 2 个或更多的淋巴结转移比单个淋巴结转移提示生存率更差。在无远处转移和淋巴结转移的患者中发现肿瘤厚度超过 4mm 或淋巴管侵犯提示预后较差。

有研究表明磷酸化活化转录因子 2(p-ATF2)和磷酸化细胞信号传导与转录活化因子 3(p-ATF3)在侵袭性 EMPD 中表达明显高于非侵袭性 EMPD,Ki-67 和细胞周期蛋白 D1(cyclin D1)在侵蚀性 EMPD 皮损中表达明显高于非侵蚀性 EMPD,且有高转移风险;在 MMP7 和 MMP-19,MMP-7 阳性标本中检测到潜在的病灶,表明这两种酶作为继发性 EMPD 预测因子。

(姚海军 郑大超 王 忠)

参 考 文 献

[1] Kanitakis J. Mammary and extramammary Paget's disease. J Eur Acad Dermatol Venereol, 2007, 21 (5): 581-590.

[2] Siesling S, Elferink MA, van Dijck JA, et al. Epidemiology and treatment of extramammary Paget disease in the Netherlands. Eur J Surg Oncol, 2007, 33 (8): 951-955.

[3] Ahn DK, Kim SW, Park SY, et al Reconstructive strategy and classification of penoscrotal defects. Urology, 2014, 84 (5): 1217-1222.

[4] Perez MA, LaRossa DD, Tomaszewski JE. Paget's disease primarily involving the scrotum. Cancer, 1989, 63 (5): 970-975.

[5] Yao H, Xie M, Fu S, et al. Survival analysis of patients with invasive extramammary Paget disease: implications of anatomic sites. BMC Cancer, 2018, 18 (1): 403.

[6] Lloyd J, Flanagan AM. Mammary and extramammary Paget's disease. J Clin Pathol, 2000, 53 (10): 742-749.

[7] Kariniemi AL, Ramaekers F, Lehto VP, et al. Paget cells express cytokeratins typical of glandular epithelia. Br J Dermatol, 1985, 112 (2): 179-183.

[8] Mariani-Costantini R, Andreola S, Rilke F. Tumour-associated antigens in mammary and extramammary Paget's disease. Virchows Arch A Pathol Anat Histopathol, 1985, 405 (3): 333-340.

[9] Lin JR, Liang J, Zhang QA, et al. Microarray-based identification of differentially expressed genes in extramammary Paget's disease. Int J Clin Exp Med, 2015, 8 (5): 7251-7260.

[10] Ohara K, Fujisawa Y, Yoshino K, et al. A proposal for a TNM staging system for extramammary Paget disease: Retrospective analysis of 301 patients with invasive primary tumors. J Dermatol Sci, 2016, 83 (3): 234-239.

[11] Wilkinson EJ, Brown HM. Vulvar Paget disease of urothelial origin: a report of three cases and a proposed classification of vulvar Paget disease. Hum Pathol, 2002, 33 (5): 549-554.

[12] Wollina U, Goldman A, Bieneck A, et al. Surgical Treatment for Extramammary Paget's Disease. Curr Treat Options Oncol, 2018, 19 (6): 27.

[13] Wang Z, Lu M, Dong GQ, et al. Penile and scrotal Paget's disease: 130 Chinese patients with long-term follow-up. BJU Int, 2008, 102 (4): 485-488.

[14] Zollo JD, Zeitouni NC. The Roswell Park Cancer Institute experience with extramammary Paget's disease. Br J Dermatol, 2000, 142 (1): 59-65.

[15] Kato N, Matsue K, Sotodate A, et al. Extramammary Paget's disease with distant skin metastasis. J Dermatol, 1996, 23 (6): 408-414.

[16] Kim BJ, Park SK, Chang H. The Effectiveness of Mapping Biopsy in Patients with Extramammary Paget's Disease. Arch Plast Surg, 2014, 41 (6): 753-758.

[17] Kato T, Fujimoto N, Fujii N, et al. Mapping biopsy with punch biopsies to determine surgical margin in extramammary Paget's disease. J Dermatol, 2013, 40 (12): 968-972.

[18] Shepherd V, Davidson EJ, Davies-Humphreys J. Extramammary Paget's disease. BJOG, 2005, 112: 273-279.

[19] Kato T, Fujimoto N, Fujii N, et al. Mapping biopsy with punch biopsies to determine surgical margin in extramammary Paget's disease. J Dermatol, 2013, 40 (12): 968-972.

[20] Murata Y, Kumano K. Extramammary Paget's disease of the genitalia with clinically clear margins can be adequately resected with 1 cm margin. Eur J Dermatol, 2005, 15 (3): 168-170.

[21] Hatta N, Yamada M, Hirano T, et al. Extramammary Paget's disease: treatment, prognostic factors and outcome in 76 patients. Br J Dermatol, 2008, 158 (2): 313-318.

[22] Nasioudis D, Bhadra M, Ko EM. Extramammary Paget disease of the vulva: Management and prognosis. Gynecol Oncol, 2020, 157 (1): 146-150.

[23] Black D, Tornos C, Soslow RA, et al. The outcomes of patients with positive margins after excision for intraepithelial Paget's disease of the vulva. Gynecol Oncol, 2007, 104 (3): 547-550.

[24] Nardelli AA, Stafinski T, Menon D. Effectiveness of photodynamic therapy for mammary and extra-mammary Paget's disease: a state of the science review. BMC Dermatol, 2011, 11: 13.

[25] Long B, Schmitt AR, Weaver AL, et al. A matter of margins: Surgical and pathologic risk factors for recurrence

in extramammary Paget's disease. Gynecol Oncol，2017，147（2）：358-363.

[26] Chen Q，Chen YB，Wang Z，et al. Penoscrotal extramammary Paget's disease: surgical techniques and follow-up experiences with thirty patients. Asian J Androl，2013，15（4）：508-512.

[27] Park S，Grossfeld GD，McAninch JW，et al. Extramammary Paget's disease of the penis and scrotum: excision，reconstruction and evaluation of occult malignancy. J Urol，2001，166（6）：2112-2116；discussion 2117.

[28] 王忠，姚海军，郑大超，等. 男性外生殖器修复与重建. 中华男科学杂志，2015，21（07）：579-586.

[29] Tsutsumida A，Yamamoto Y，Minakawa H，et al. Indications for lymph node dissection in the treatment of extramammary Paget's disease. Dermatol Surg，2003，29（1）：21-24.

[30] Kato H，Watanabe S，Kariya K，et al. Efficacy of low-dose 5-fluorouracil/cisplatin therapy for invasive extramammary Paget's disease. J Dermatol，2018，45（5）：560-563.

[31] Rioli DI，Samimi M，Beneton N，et al. Efficacy and tolerance of photodynamic therapy for vulvar Paget's disease: a multicentric retrospective study. Eur J Dermatol，2018，28（3）：351-355.

[32] Lam C，Funaro D. Extramammary Paget's disease: Summary of current knowledge. Dermatol Clin，2010，28（4）：807-826.

[33] Moretto P，Nair VJ，Hallani SE，et al. Management of penoscrotal extramammary Paget disease: case series and review of the literature. Curr Oncol，2013，20（4）：e311-320.

[34] Tolia M，Tsoukala N，Kardamakis D，et al. Primary extramammary invasive Paget's vulvar disease: what is the standard，what are the challenges and what is the future for radiotherapy? BMC Cancer，2016，16: 563-571.

[35] Ogata D，Kiyohara Y，Yoshikawa S，et al. Usefulness of sentinel lymph node biopsy for prognostic prediction in extramammary Paget's disease. Eur J Dermatol，2016，26（3）：254-259.

[36] Cohen JM，Granter SR，Werchniak AE. Risk stratification in extramammary Paget disease. Clin Exp Dermatol，2015，40（5）：473-478.

第十三篇 小儿泌尿

第一章　尿　道　下　裂

尿道下裂（hypospadias）是小儿泌尿生殖系统最常见的畸形之一，由于前尿道发育不全，胚胎发育过程中尿生殖沟没有能自后向前在中线完全闭合，造成尿道口达不到正常位置，而是开口在阴茎腹侧、正常尿道口近端至会阴部的途径上的一种阴茎畸形，多数病例同时合并有阴茎下弯。

尿道下裂的诊断不难，最棘手的是治疗。尽管经过几代小儿泌尿外科医生，包括其他专业如整形、成人泌尿外科医生的努力，但是，尿道下裂仍是一个在手术治疗原则、理念、技巧等方面非常具有挑战的疾病。无论从医师的角度还是患儿或其父母的角度，尿道下裂的治疗结果远不尽如人意，尤其是患者和其父母对阴茎外观的满意程度不高。

国外报道在出生男婴中尿道下裂发病率为3.2/1 000，或每300男孩中有一个。从20世纪90年代开始，尿道下裂发病率明显增加，可能与环境污染有关。

第一节　与病因有关的研究现状以及展望

尿道下裂可能的病因如下。

1. 胚胎学　尿道下裂因胚胎期外生殖器发育异常所致。一般认为是胚胎期尿道沟融合不全导致。由于尿道沟的融合从近端向远端包埋，如果因为各种原因停止，就形成尿道下裂，因而远端型尿道下裂发生率高。

2. 基因遗传　尿道下裂发病有明显的家族倾向，尿道下裂患者的兄、弟也患尿道下裂的概率是正常人的10倍。根据一项430例尿道下裂患者的调查表明，同胞兄弟患病的风险约12%。患者尿道下裂表型越严重，其一级亲属尿道下裂患病率越高。

目前已证实的引起尿道下裂的原因包括：雄激素不敏感综合征、5α还原酶缺乏、多种染色体异常等。涉及尿道下裂患者中，染色体的畸变率较正常人群有明显增高，有常染色体畸变，亦有性染色体畸变。近年来有关尿道下裂遗传学的研究发现了众多基因突变与尿道下裂的发生有关。

3. 激素影响　由绒毛膜促性腺激素刺激睾丸间质细胞（leydig cells）在孕期第8周开始产生睾酮，到第12周达顶峰。从胎睾中产生的激素影响男性外生殖器的形成。中肾管（Wolffian duct）的发育依赖睾酮的局部影响，而外生殖器的发育则受双氢睾酮的调节。双氢睾酮则是睾酮经5α还原酶的作用转化而成。如果睾酮产生不足，或睾酮转化成双氢睾酮的过程出现异常均可导致生殖器畸形。由于生殖器的异常，有可能继发于母亲孕期激素的摄入，对尿道下裂患儿的产前病史，要仔细询问。

4. 尿道下裂病因与环境因素　一些学者认为，环境中广泛存在的雌激素和抗雄激素类物质的污染有可能是造成尿道下裂发病率上升的原因。另外，还发现一些环境化学物能与雄激素受体（androgen receptor，AR）相互之间作用，与雄激素竞争AR，导致产生尿道下裂等泌尿生殖系统畸形。

第二节　尿道下裂的诊断现状和探讨

一、尿道下裂临床特点

尿道下裂有三个典型特点：①异位尿道口。尿道口可异位于从正常尿道口近端，至会阴部尿道的任何部位。部分尿道口有轻度狭窄，如果有尿道海绵体缺如，尿道口附近的尿道经常呈膜状。尿道口位于阴茎体近端时排尿时尿线一般向后，故患儿常须蹲位排尿。②阴茎下弯，即阴茎向腹侧弯曲，多是轻度阴茎下弯。尿道下裂合并明显阴茎下弯者,约占 35%。导致阴茎下弯的原因,主要是尿道口远端尿道板纤维组织增生,还有阴茎体尿道腹侧皮下各层组织缺乏,及阴茎海绵体背、腹两侧不对称。③包皮的异常分布。阴茎头腹侧包皮因未能在中线融合,所以包皮系带缺如,包皮在阴茎头背侧呈帽状堆积(图 13-1-1)。

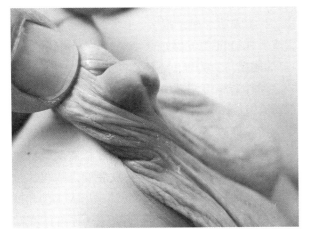

图 13-1-1 尿道下裂外观

根据尿道口位置尿道下裂分为四型:Ⅰ°阴茎头、冠状沟型;Ⅱ°:阴茎体型;Ⅲ°:阴茎阴囊型;Ⅳ°:会阴型。

阴茎下弯的弯曲程度与尿道口位置并不成比例,有些开口于阴茎体远端的尿道下裂却合并重度阴茎下弯。

按此分型,国外尿道口位于阴茎体远端的病例占大多数。国内多数医院的尿道下裂分型的分布与国外资料不相符合,有可能很多阴茎头型、冠状沟型尿道下裂病例被漏诊;因为大部分前型尿道下裂对以后结婚、生育影响不大,故家长不要求治疗;到医院就诊患者中以阴茎体型、阴茎阴囊型病例占多数。

二、尿道下裂伴发畸形

尿道下裂最常见的伴发畸形为睾丸未降和腹股沟斜疝。尿道下裂越严重,畸形的伴发率也越高。其中睾丸未降的发生率约为 9.3%,近端型尿道下裂中其发生率可达 31.6%,中段型的为6.2%,远端型的为 4.8%。腹股沟斜疝的发生率在尿道下裂中总体为 9.1%,其中近端型的为 17%,中段型的为 8.5%,远端型的为 7.1%。但也有报道该两种畸形的伴发率可达 16%~18%。

前列腺囊是发生在重度尿道下裂中的一种合并症,有报道其在会阴型及阴茎阴囊型尿道下裂中的发生率可高达 50%。前列腺囊可能是副中肾管(müllerian duct)退化不全或尿生殖窦男性化不全的后果,其开口于尿道前列腺部的后壁,有可能造成感染、睾丸及附睾炎、结石等,也可影响插导尿管。可经排尿性膀胱尿道造影检出,超声及CT 可明确其位置。无症状时,不必处理。如有反复泌尿生殖系感染要行手术切除,切口入路有经膀胱三角区、耻骨、会阴及骶尾部直肠后矢状入路等,以第一种方法暴露最清楚,损伤小。

尿道下裂患儿也可伴发上尿路畸形,如肾积水、肾输尿管重复畸形等,其报告的发生率从1%~3%。是否必要在尿道下裂患儿中常规进行B 超全尿路、IVU 和 VCUG 检查还有争论。少数尿道下裂患者可合并肛门直肠畸形。

三、诊断中需要探讨的问题

当尿道下裂合并双侧隐睾,尤其是不能触及性腺的隐睾时,要注意鉴别有无性发育异常(disorders of sex development, DSD)疾病,这时尿道下裂可能只是性发育异常疾病的表现之一,遇到这种患者,最重要的是做染色体检查以及性腺超声。体检时要注意观察患者的体形、身长发育、第二性征情况,注意有无阴道,如睾丸可触及,要检查双侧睾丸大小、质地。一般来说,降入阴囊的性腺基本可以认为是睾丸,但如阴茎阴囊发育差,我们的经验认为还是进行全面的性别鉴定为好。尿道下裂合并的 DSD 主要包括:混合性腺发育不全;卵睾 DSD;肾上腺皮质增生;46XYDSD等。DSD 患者的诊断最好和内分泌医生联合会诊,包括基因检测、性激素刺激试验、性腺探查、外生殖器发育情况判断、社会性别等。治疗应该个体化,包括性别决定,外生殖器手术,性腺功能的保留以及恶变的监测等。

第三节 尿道下裂治疗策略以及争议

一、术前激素使用的问题

尿道下裂的阴茎发育有时非常小,尤其是近端型的,这时往往要用促进阴茎发育的激素后再进行手术。对于激素的应用曾经有过比较大的争议，包括激素的种类、用法、用量、时间等。因为性激素的使用会引起患儿体内代谢的异常，甚至引起患儿发育的障碍，如骨骺早闭使小儿难以长高，但总体来说，已有的绝大多数资料对术前性激素应用的评价是正面和有效的，有报道用人绒毛膜促性腺激素（hCG）、肌注睾酮（2mg/kg）、双氢睾酮霜局部擦拭阴茎、口服十一酸睾酮等。为了防止雄激素对伤口愈合可能存在的影响，有报告建议雄激素在术前5周停止应用。

二、对手术基本问题的一些认识

除极少部分尿道开口位于阴茎头部，阴茎、阴茎头外形和包皮分布没有明显异常的病例外，尿道下裂均需接受手术治疗。

（一）最佳手术年龄

尿道下裂最佳手术年龄是6～18个月。6个月内阴茎发育的速度很快，6个月后阴茎发育趋于稳定；并且6个月后患儿对麻醉的耐受力明显提高，加之此时手术患儿记忆不强，术后阴茎外观正常后，则对将来的性心理和性行为影响小。随年龄增大，一般12个月以后，患儿开始对阴茎产生意识。如年龄大后再手术，则尿道下裂的阴茎外观及排尿异常会给患儿心理发育带来不良影响。如果年龄过大，特别是青春期后阴茎明显发育，由于修复尿道的阴茎皮肤相对少，手术操作困难，局部容易感染，影响手术效果。

（二）手术目标

尿道下裂已发表的手术方法多达200～300余种，但是尚无一种满意的、被所有医师接受的术式。目前常应用术式多达30余种。以前一般认为患儿术后能站立排尿、过正常的性生活、进行有效的射精即达到手术的目的。近年来通过长期随访发现，绝大多数患者对术后阴茎的外观不够满意，有一部分患者甚至为此而对其本人的性功能产生怀疑、恐惧，无法进行满意的性交。因此，越来越多的小儿泌尿外科医师认识到阴茎外观重建也是尿道下裂手术成功的一个重要标志。公认的治愈标准为：①阴茎下弯完全矫正；②尿道口位于阴茎头正位；③阴茎外观满意，与正常人一样站立排尿，成年以后能够进行正常性生活。尿道下裂治疗最重要的是阴茎外观满意，最

好做出阴茎阴囊角，尿道口是裂隙状，阴茎头呈圆形。所有这些，阴茎下弯矫正是前提。

（三）阴茎下弯

阴茎下弯是否应该彻底矫正始终存在争论。这对于患者未来的性生活有影响，而对于医生选择哪种手术方法也是至关重要。因为彻底矫正阴茎下弯多需要切断尿道板，而尿道板是否保留，手术成功率相差很多，手术的难易程度相差很远。Baskin曾经做过长期随诊，一般认为小于15°的阴茎下弯为轻度，不影响性生活。

对伴有轻度阴茎下弯的尿道下裂，多数可以保留尿道板。阴茎背侧白膜紧缩是最常用的方法。

对于阴茎下弯大于30°的患者，常需要切断尿道板矫正。阴茎皮肤脱套，彻底松解腹侧纤维索带，完全矫正下弯。阴茎皮肤脱套之后再评价阴茎下弯的程度更为可靠。应该采用人工勃起试验判断阴茎下弯矫正是否成功。具体方法在阴茎根部扎止血带，将蝴蝶型小针头扎入阴茎头内或1ml注射器小针头扎入阴茎海绵体内，在术中间断向阴茎海绵体注入生理盐水借以评价阴茎下弯的程度。也有人采用动脉血管扩张剂—前列腺素E1（PGE1）作为药物勃起试验判断阴茎下弯程度。对于切断阴茎腹侧纤维组织后，人工勃起试验仍有下弯存在的病例，要用阴茎背侧白膜紧缩术矫正。

（四）尿道成形术

这是尿道下裂治疗的最关键部分。尽管尿道下裂至今已报道的手术方式有200余种，尚无一种能被所有医师接受的术式；其术后远期和近期的并发症仍多，发生率也比较高，尤其尿道瘘和尿道狭窄。但从总体来说，经过200余年的发展，尿道下裂手术方式已经基本稳定下来。每个小儿泌尿外科医师都可以依据自己的培养经历、知识水平、技术熟练程度以及患儿的具体情况而找到一种并发症相对少的解决办法。

尿道下裂尿道成形术的首要问题是选取合适的组织材料用于尿道重建。可采用的材料包括阴茎或阴茎周围的皮肤、局部组织皮瓣、周围组织皮瓣以及游离的生殖系统或非生殖系统的皮瓣、黏膜瓣等。一般来说用于尿道重建的皮瓣以尿道周围、阴茎或阴茎周围的皮肤组织为主，其薄、无毛发、易于裁剪；从组织特性上讲其与尿道组织

相近,相容性好;另一方面,距离近,容易获取带有血供的岛状皮瓣,成形的尿道容易存活,并且尿道不易狭窄。如目前应用最多的 Snodgrass 术其本质就是将尿道板缝合成管状,另外如尿道口基底皮瓣(Mathieu 尿道成形术)。临床最通用的是包皮内板岛状皮瓣,即离断包皮内板但保留其血管的连续性。

三、尿道下裂治疗历史、现状、展望

(一)尿道下裂手术方法的选择

尽管尿道下裂手术方法很多,但是并没有一种能够完全被广大医师共同接受的方式,合适手术方式的选择要因人而异,需要综合评估尿道下裂尿道口的位置、阴茎大小及弯曲程度以及阴茎皮肤情况后作出。

1. 无或者合并轻度阴茎下弯的尿道下裂手术 这类手术特点是可用异位尿道口远端尿道板作为修复尿道的部分材料,手术操作相对简单,成功率要高于合并阴茎下弯的病例。按异位尿道口位置介绍手术方法。对于轻度阴茎下弯病例,可以通过背侧白膜紧缩等办法矫正

(1)尿道口前移、阴茎头成形术(meatal advancement and glanuloplasty incorporated procedure,MAGPI)。MAGPI 方法的要点是在尿道口背侧纵向切开,横向缝合,前移尿道口背侧。在白膜水平充分分离尿道口腹侧组织达两阴茎头翼后,褥式缝合阴茎头两侧,达到前移尿道口腹侧目的,同时成型锥状阴茎头和冠状沟。

(2)尿道口基底血管皮瓣法(Mathieu 或 flip-flap 法)主要步骤:以尿道口为中心做平行切口,远端达舟状窝,近端为尿道缺损距离,切口宽度以两个皮瓣缝合后能容纳 F8 导尿管为准。分离尿道板两侧阴茎头翼瓣,翻转尿道口腹侧皮肤与尿道板吻合成尿道。覆盖周围组织后,关闭阴茎头翼瓣成型正位尿道口。

(3)加盖岛状皮瓣法(onlay island flap 法)具体方法:保留阴茎腹侧尿道板,环形切开包皮。阴茎皮肤脱套状退至阴茎根部,测量出尿道缺损长度。取包皮内板或者内外板交界处皮肤,为尿道缺损长度,分离出保留血管蒂的岛状皮瓣。将皮瓣转移至腹侧,与尿道板做吻合,成形新尿道。用血管蒂覆盖尿道。缝合阴茎头翼瓣,成型正位

尿道口和冠状沟、锥状阴茎头。

(4)尿道板纵切卷管法(Snodgrass 或 TIP 法):1994 年 Snodgrass 首次报道尿道板纵切卷管尿道成形术。手术方法:①在尿道板上做从尿道口至舟状窝宽约 0.5~0.8cm 的平行切口;②距冠状沟 0.5~1.0cm 处环形切开包皮,将阴茎皮肤呈脱套状退至阴茎根部;③在阴茎海绵体白膜层次上分离两侧阴茎头翼瓣,于尿道板中央做纵切口,深度达阴茎海绵体白膜层,向两侧分离,围绕 F6~8 导尿管缝合成尿道;④取阴茎皮下浅筋膜覆盖成形尿道;⑤关闭阴茎头翼瓣成形尿道口,裁剪缝合阴茎皮肤。

2. 合并重度阴茎下弯尿道下裂治疗 有重度阴茎下弯的尿道下裂在切断尿道板,矫正下弯后,均需用代替物形成新尿道,术后并发症发生率较高,是困扰治疗尿道下裂医生多年的难题。目前主要应用的手术包括一期和分期尿道成形术。

(1)一期手术:一期尿道成形方法可分为三种:①利用带血管蒂的岛状皮瓣代尿道;②用游离移植物代尿道;③用与尿道口邻近的皮肤代尿道。以第一种方法应用最多,包括国内广泛使用的 Duckett 横裁岛状管形包皮瓣尿道成形术。目前,对于一期尿道成形术,总体报道并发症发生率 20%~50%,再次手术率 44%(Dewan)。应用岛状皮瓣的手术并发症 33%~90%,其中尿道瘘 10%~32%,尿道狭窄 10%~32%。

Duckett(1980)改进 Asopa 及 Hodgson 的方法,这个手术被国内外医生广泛应用,在国内被简称为 Duckett 手术(图 13-1-2)。

具体方法:①距冠状沟 0.5~1.0cm 环行切开包皮内板,阴茎背侧的切口达 Buck 筋膜,阴茎腹侧切断尿道板显露白膜。将阴茎皮肤呈脱套状退至阴茎根部。充分矫正阴茎下弯,采用人工勃起试验检查矫正效果。如果残留下弯,要用做阴茎背侧白膜紧缩等方法矫正。②测量尿道口至阴茎头舟状窝的距离,为尿道缺损长度。③取阴茎背侧包皮内板或内外板交界处皮肤做岛状皮瓣。④用合成吸收线连续缝合皮瓣成皮管。⑤做阴茎头下隧道。⑥将带蒂包皮管经阴茎背侧转至腹侧,其近端与原尿道口做斜面吻合,远端经阴茎头下隧道与阴茎头吻合,注意成型裂隙状尿道口和圆锥状阴茎头。近端吻合口及皮管与海绵体白

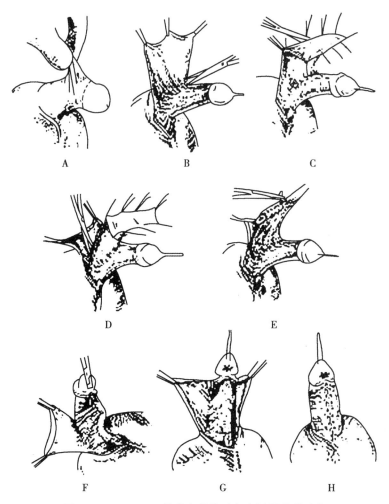

图 13-1-2 Duckett横裁岛状管形包皮瓣尿道成形术

膜固定数针,以防扭曲。可用血管蒂、阴囊肉膜覆盖尿道。⑦纵向切开阴茎背侧包皮,向阴茎两侧包绕,裁剪缝合皮肤覆盖创面。最好成型出阴茎阴囊角,使阴茎外观满意。留置 6-10F 尿道支架管。术后外观如图 13-1-3。

(2)分期手术:由于尿道下裂的治疗非常困难,最初为分期手术,20 世纪 80 年代以来一期手术已成为主流术式。近年来,随着尿道下裂手术远期随诊效果不断受到关注,很多医生意识到对于某些难治性尿道下裂,尤其是重型或首次手术失败病例,片面追求一期修复可能会面临较高的并发症风险,造成再次修复的难度进一步加大,甚至造成阴茎外观及功能上的严重障碍,甚至会导致尿道下裂残疾。因此,分期修复尿道下裂的概念又重新被提出,并受到关注。

一般认为分期手术适应证包括:①局部皮肤材料不足以完成矫形;②纤维化尿道板造成的重度阴茎下曲(>45°),需切断尿道板才能达到充分的弯曲矫正,同时造成长段尿道缺损;③背侧包皮帽皮肤量不足或其形态、血供模式不适合取带

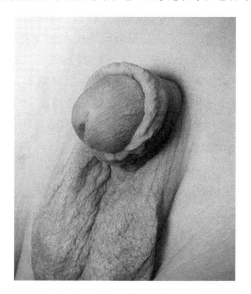

图 13-1-3 尿道下裂术后外观

蒂皮瓣重建尿道；④勉强一期手术难以得到可接受的外观；⑤手术医生对尿道下裂手术矫治经验不多。对于失败的尿道下裂，如果合并阴茎下弯没有矫正，或者尿道成型材料不充裕，也需要分期手术。

主要术式包括：Byars 皮瓣手术；Bracka 手术；第 I 期部分尿道成形的手术（部分重建尿道），以部分横裁包皮岛状皮瓣管状尿道成形术（部分 Duckett）为主。完成一期手术需要丰富的经验积累，尤其是分期 Duckett 手术需要结合自己的经验和每个患者的不同包皮分布特点去操作。二期成形尿道相对容易，根据尿道床质量和宽度采用新尿道口与阴茎头之间原位皮瓣卷管（Duplay）、纵切卷管（Snodgrass）或 Thiersch 等方式。

3. 无尿道下裂的先天性阴茎下弯手术　这种患者尿道口正位，但也应归类于尿道下裂。大多是因尿道发育不良而导致阴茎下弯。手术时首先尝试保留原有尿道，做阴茎皮肤脱套，观察阴茎下弯情况，如果是轻度下弯可先阴茎背侧白膜紧缩矫正下弯。如果下弯矫正不满意或因尿道壁过薄，分离时破裂，可切开膜状尿道作为尿道板使用，切开尿道板两侧、分离阴茎头翼瓣时切至白膜层向上下松解，协助矫正下弯，然后做加盖岛状皮瓣法（onlay）手术或者 TIP 手术。如果下弯严重，需要切断尿道板，做 Duckett 甚至分期尿道成形术。

（二）术后并发症

尿道下裂治疗困难，出现并发症很正常。尿道下裂治疗最重要的是阴茎外观要满意。尿道下裂术后最常见的合并症包括：尿道瘘、尿道狭窄、尿道憩室样扩张、阴茎外观不满意，而这些并发症处理不难。真正的尿道下裂失败的病例包括：残留严重的阴茎下弯；阴茎局部皮肤不能弥补修复尿道；阴茎海绵体或者阴茎头损伤；阴茎外观不可修复等。

（三）随访与心理治疗

尿道下裂修复注重患者的长期效果，对他们应做长期随访。了解有无合并症、排尿异常、阴茎外观是否满意。远期了解患者青春期后的第二性征发育，婚后性生活及生育等情况。让患者及家长了解尿道下裂只是一种外生殖器畸形，治愈后与正常男性一样。成功的尿道下裂修复使术后阴茎外观接近正常，是消除患儿心理负担的最好方法。

（杨　洋　张潍平）

参 考 文 献

[1] Tekgül S, Dogan HS, KocvaraAnkara R, et al. Hypospadias, EAU Guidelines on Paediatric Urology. European Association of Urology, 2017: 21-26.

[2] 李振武, 张潍平, 孙宁, 等. 国内医院尿道下裂治疗现状调查. 中华小儿外科杂志, 2016, 37 (6): 453-457. DOI: 10.3760/cma.j.issn.0253—3006.2016.06.011.

[3] Snodgrass W, Bush N. Primary hypospadias repair techniques: A review of the evidence. Urol Ann, 2016, 8: 403-408.

[4] 唐耘熳, 陈绍基, 毛宇, 等. 尿道板重建卷管尿道成形术在复杂尿道下裂矫治中的应用. 中华小儿外科杂志, 2015, 36 (3): 182-186.

第二章　先天性肾盂输尿管连接部梗阻

肾盂输尿管连接部梗阻（ureteropelvic junction obstruction，UPJO）是小儿肾积水的常见原因。由于肾盂输尿管连接部的梗阻阻碍了肾盂内尿液顺利排入输尿管，使肾盂排空发生障碍从而导致肾脏的集合系统扩张。起初，肾盂平滑肌逐渐增生，加强蠕动，试图通过克服远端的梗阻排出尿液；当不断增加的蠕动力量无法克服梗阻时，就会导致肾盂扩张、肾实质萎缩及肾功能受损。先天性肾盂输尿管连接部梗阻所致肾积水的发生率为 1/2 000～1/750。本症可见于胎儿至出生后各年龄组，新生儿超声筛查 1/500 可发现肾积水，但很少需要手术干预的。本症多见于男性及左侧（图 13-2-1）。有报道在新生儿中约 2/3 病变在左侧，而双侧病变发生率为 10%。患单侧或及双侧肾盂输尿管连接部梗阻，可能有显性遗传，但迄今尚未明确单发 UPJO 的致病基因。

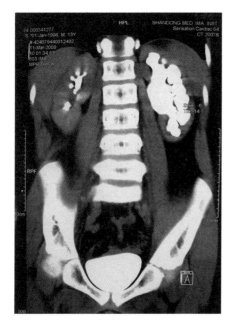

图 13-2-1　左侧 UPJO

第一节　病因探究

一、胚胎学原因

从肾盂输尿管连接部发育的胚胎学来看，正常情况下，胚胎第 4 周时，输尿管芽自中肾管的肘部（弯曲处）发出，并很快生长，穿入后肾胚基，在第 5 周时形成肾盂的雏形。以后形成肾脏集合系统的各部分。中肾管肘部是发生输尿管芽和中肾管向中前方与泄殖腔汇合的地方。输尿管及中肾管分别与尿生殖窦相连。输尿管芽由中段向近端、远端延伸的过程中，起初是闭塞的，之后出现中肾管萎缩、活力消失而再通形成管腔结构。肾盂输尿管连接部是管腔最后再通的部位，如果该处再通过程出现异常，如管化不完全，则会出现梗阻，可能是先天性肾盂输尿管连接部狭窄引起肾积水的重要原因。

二、解剖学原因

（一）管腔内在因素

管腔内的内在因素主要有 UPJ 狭窄、瓣膜、息肉和高位输尿管开口。其中，管腔内狭窄是 UPJO 的常见原因（占 87.2%），狭窄段一般长约 1～2cm，断面直径仅为 1～2mm，常伴有高位输尿管开口。病理所见为肾盂输尿管连接部及输尿管上端肌层增厚和纤维组织增生。其他管腔内狭窄原因包括输尿管腔皱襞、葵花样息肉位于输尿管上端造成梗阻。

（二）管腔外在因

最常见原因为来自肾动脉主干或腹主动脉供应肾下极的迷走血管或副血管，跨越 UPJ 使之受压，并使输尿管或肾盂悬挂在血管之上。肾下极的血管被称为迷走血管。此外，还有纤维索带压迫或粘连等致使 UPJ 纠结扭曲或高位附着。在大多数病例中，输尿管外部粘连是伴随输尿管内部狭窄存在的，所以应做离断性肾盂成形手术。

（三）组织学动力学原因

肾盂输尿管连接部狭窄段的电镜检查显示肾盂输尿管连接部及输尿管上段平滑肌细胞异常，螺旋状排列的肌肉被不正常的纵形排列的肌束和纤维组织替代。大量胶原纤维沉积于狭窄段，将平滑肌分离，失去正常的排列，阻断了肌细胞间电活动的传递，导致自肾盂至输尿管的正常蠕动波消失。这一观点对肾盂输尿管连接部梗阻具有重要临床意义。免疫组化研究表明，UPJO 肾盂输尿管交界处组织 Cajal 间质细胞明显减少，可能为本病发生的关键原因。

（四）遗传学原因

先天性 UPJO 流行病学调查发现存在家族遗传性。各种分子、基因水平上的研究层出不穷，但其发病机制尚不明确。遗传学认为 UPJO 存在遗传性，流行病学调查研究发现 UPJO 发病具有家族聚集性，UPJO 患儿近亲中 37% 存在发病可能，说明存在遗传倾向。

第二节 病理改变与思考

小儿肾盂容量随年龄而异。1 岁婴儿肾盂容量为 1～1.5ml。5 岁以内小儿肾盂容量约为 1ml/ 岁，5 岁以上为 5～7ml。肾积水时的容量可达数百甚至数千毫升。肾积水容量超过患者 24h 尿量时称巨大肾积水，此时肾实质菲薄呈一囊袋样。在梗阻的基础上可继发感染与结石，加重了肾脏的破坏。

肾集合系统的扩张可造成肾髓质血管的伸长和肾实质受压缺血，肾组织逐渐萎缩与硬化以致不可完全逆转。髓质血管的过度伸长可引起断裂，是肾积水发生血尿原因之一，当然更多见的是并发结石所引起的血尿。肾外型肾盂的被动扩张，能代偿一部分腔内压力的增高，因此肾实质的损害较轻，发展亦较慢。肾内型肾盂的病理进程则不同，肾实质受压力的损害较重，肾实质萎缩及肾功能低下均较严重。

双侧肾积水或单肾并发肾积水，梗阻解除后多有显著的尿量增多，排钠、利尿现象。单侧肾积水者尿量大致正常。

第三节 诊断要点及检查方法评价

一、表现各异的临床症状与体征

肾盂输尿管连接部梗阻性肾积水，症状出现的早晚与梗阻程度呈正比，梗阻越严重，症状出现越早。

（一）无症状

近年来由于孕妇产前超声的广泛应用，胎儿肾积水能于产前检出，使无症状的病例显著增加。

（二）腹部肿块

重度肾积水患者因腹部肿块就诊，更有表现为腹大膨隆者，在患侧腹部能触及肿块，多呈中度紧张的囊性感。年龄大的少数病例在病史中，肿块有大小的变化，如突然发作腹痛同时出现腹部肿块，当大量排尿后肿块缩小甚至消失，这是一个重要的诊断依据。

（三）血尿

血尿发生率在 10%～30% 之间，可发生于腹部轻微外伤后，或因肾盂内压力增高，肾髓质血管断裂所致，也可能因尿路感染或并发结石引起。

（四）尿路感染

发生率低于 5%，若一旦出现，均较严重，常伴全身中毒症状如高热、寒战和败血症。

其他表现还有如高血压、实质或肾盂破裂、尿毒症。

二、检查方法变迁、发展与评价

UPJO 诊断主要依靠影像学诊断，肾积水 UPJO 诊断指南主要包括：产前超声；生后超声；静脉肾盂造影；排泄性膀胱尿道造影；利尿性肾核素显像；磁共振成像（MRI）；其他检查。

（一）产前检查评估

1. **超声检查** 由于超声检查具有无创、价廉、可进行连续动态观察等优点，已成为筛查先天性肾积水的首选方法。大部分妇产科医生习惯用肾盂前后径（anteroposterior diameter，APD）分级标准描述先天性肾积水的严重程度。但由于 APD 诊断先天性肾积水的阈值通常决定于胎儿的不同胎龄。不同胎龄 APD 阈值的研究结果并不一致，因此实际应用时亦存在高度不一致性和不稳定性。研究评估了不同胎龄正常胎儿肾盂 APD 值，并来建立规范的数据资料发现 APD 4mm 是孕早期诊断先天性肾积水最常见的阈值，而在较大胎龄则为 7mm。UPJO 极大多数在孕中期 >10mm，孕晚期 >15mm，而这些患者中仅 60% 需要生后手术干预。产前主要用超声测量肾盂前后径、肾盏扩张程度、肾实质厚度等、输尿管扩张程度、膀胱形态，羊水容量。产前肾积水渐进性加重、双侧、羊水量减少、合并其他畸形、家族病史等为肾积水预后差的危险因素。产前诊断肾积水的意义在于指导父母是否需要进一步检查及干预。

2010 年美国胎儿泌尿外科学会在共识中提出胎儿应用 APD 进行肾积水分级的系统。同时，其他的超声结果对评价产前先天性肾积水的严重程度也非常重要，包括：肾积水侧别，肾盏扩张情况，肾实质厚度，膀胱和输尿管异常，性别，羊水量多少以及是否合并其他畸形。另一些分级系统已整合肾盏扩张的程度来评价先天性肾积水的严重程度，如 SFU（society of fetal urology）系统，分为 5 级，主观评价肾盂扩张，区分中央型和外周型肾盏扩张，并评估肾实质厚度。0 级：肾盂无扩张；1 级：轻度肾盂扩张；2 级：中度肾盂扩张，轻度肾盏扩张 3 级：中度肾盂肾盏扩张；4 级：肾实质变薄。

2. 磁共振检查（MRI） 胎儿磁共振也可以作为评估复杂胎儿泌尿系统畸形和其他系统畸形的辅助检查，能更客观地显示泌尿系统精细结构，而且无辐射，并且通过胎儿磁共振评估肾积水 SFU 分级能够提高评判间信度。

（二）产后检查评估

1. 产后超声 在产前超声发现肾积水后，产后可进一步追踪随访，SFU 分级是最为常用的 UPJO 分级系统。建议所有有胎儿肾积水病史的新生儿出生后第一周内都要做超声检查。如怀疑后尿道瓣膜，羊水减少，或严重双侧肾积水的新生儿，要在出生后 48h 做超声检查，生后 2d 内因细胞外液转移，超声可低估肾积水程度，因此应避免生后 2d 内检查。2014 年美国小儿泌尿外科等协会共识提出：生后随访应包括两次超声评估：第一次宜在生后 >48h 至生后 1 个月内，第二次宜在生后 1～6 个月内。对于产前末次随访为轻度肾积水的患儿，出生后 1～6 个月内进行首次超声检

查。单纯轻度单侧或双侧肾积水（APD<10mm 或 SFU1-2 级）只行超声随访积水是否缓解或进展即可，如超声无渐进性加重，可 3 个月左右复查。虽然超声可诊断 UPJO，但仍需进一步影像检查以评估及鉴别其他疾病引起的肾积水。在急性发作期，超声检查可在急性期检查，并出现肾积水一过性加重，肾积水缓解期肾积水可变为轻度甚至消失。

2. 静脉尿路造影（IVP） 静脉尿路造影仍为诊断 UPJO 最常用的影像学检查，典型表现可见肾盂肾盏扩张，造影剂突然终止于肾盂输尿管连接部，输尿管不显影。

3. 利尿肾动态显像 ^{99m}Tc-DTPA 肾动态显像法是一种广泛应用也较为理想的测定 GFR 的方法，此法具有简便、花费时间少、无创性、可重复性等特点，在临床中广泛应用于儿童 UPJO 的测定。但此检查受到很多因素的干扰，例如肾脏及本底兴趣区（ROI）的大小及形状、放射性核素所发的射线在体内的衰减系数、净注射剂量、弹丸注射质量、肾脏深度以及 SPECT 硬件设备等。利尿性肾核素显像是判断 UPJO 梗阻性质的重要判断指标，也是目前判断 UPJO 患者是否进行手术的重要参考指标。

4. 排尿性膀胱尿道造影 排尿性膀胱尿道造影可排除膀胱输尿管反流。

5. 磁共振成像（MRI） 已被广泛应用于尿流梗阻性疾病的诊断。尤其是 MR 尿路成像（MRU）对梗阻的定位及定性诊断很有帮助。

6. 肾盂测压试验 测定肾盂及膀胱的压力差作为肾脏梗阻的指标。如肾盂压力 >1.37kPa（14cmH$_2$O），就说明有梗阻存在，此方法对判断肾盂输尿管连接部是否存在梗阻有一定帮助，但较复杂且有创伤性，临床上较少应用。

第四节　治疗处理方法的演变、现状、争论与进展

一、手术指征

肾盂输尿管连接部梗阻治疗的主要目的是解除梗阻、保护患肾功能。其治疗方法主要包括开放性手术和腔内手术两大类。前者主要有离断性肾盂成形术（Anderson-Hynes 术），Y-V 成形

术（Foley术）和肾盂瓣肾盂成形术（Culp术）等；而后者则包括腹腔镜肾盂成形术、经皮肾穿刺肾盂内切开术（percutaneous renoparacentetic pyelotomy）和输尿管镜肾盂内切开术（ureteroscopepyelotomy）、气囊扩张术（ballon dilation）等。具体方法的选择应根据患者的年龄，肾盂输尿管连接部梗阻的原因、长度，肾实质的厚度，肾盂扩张的程度、是否合并其他畸形因素以及是否具备腔内手术条件等情况来决定。对伴有轻微肾积水，肾盏无明显扩张者，暂无需手术，只需控制或预防感染发生，并定期随访观察。如果一味地采用手术治疗，反而会带来新的问题，如吻合口局部瘢痕狭窄，继发感染等，效果反而不好。因缺乏精确地对UPJO评估及预后的判断，对手术年龄及手术时机尚存在争议。

欧洲泌尿外科协会（European Association of Urology，EUA）手术指征：①有症状的梗阻（肋腰痛、UTI、结石形成）；②分肾功能受损<40%；③系列随访分肾功能下降>10%；④利尿性肾核素显像提示机械性梗阻；⑤超声SFU Ⅲ～Ⅳ级。以上几条每条均可作为独立手术指征。

中国儿童先天性肾积水早期管理专家共识中提出国内UPJO手术指征：①明显梗阻症状；②肾盂进行性扩张；③肾功能损害：分肾功能降至0～35%；④虽无肾功能进行性损害，但梗阻持续4～5年不缓解；⑤并发泌尿系统结石或高血压等。也有文献认为，以下也为手术指征：①APD值>30mm；②APD值>20mm，同时伴有肾盏的扩张；③分肾功能<40%；④肾功能于随访期间持续恶化；⑤持续加重的积水；⑥伴有血尿，肾绞痛等症状的肾积水。

二、手术方法的选择

（一）开放性肾盂输尿管成形术

通常情况下，采用的治疗方法大多为离断性肾盂成形术。由于该手术能切除病变的肾盂输尿管连接部以及多余的肾盂壁，建立漏斗状肾盂和输尿管连接，恢复肌源性的蠕动，且疗效显著，手术成功率高达90%以上。因此，被誉为是肾盂输尿管连接部梗阻治疗的"金标准"。而其他类型的开放手术如Y-V成形术和肾盂瓣肾盂成形术等，则已较少被采用。

（二）腔镜下肾盂输尿管成形术

随着腔内手术器械和手术方法的改进，腔内手术治疗肾盂输尿管连接部梗阻的成功率已逐渐接近开放手术。腔内手术具有创伤小、恢复快、并发症少等优点。

1. **腹腔镜肾盂裁剪成形术**　可采用经腹途径或经腹膜外途径；镜下操作方法与开放手术基本相同。在腹腔镜下能准确地切除多余的肾盂壁，完成肾盂下部与输尿管的吻合，并能处理横跨的迷走血管以及行肾固定术等。

2. **其他腔内手术方法**　经皮肾穿刺肾盂内切开术；输尿管镜肾盂内切开术；气囊扩张术；较少在儿科应用。

3. **肾下盏和输尿管吻合术**　如果遇到小的肾内型肾盂或肾盂外部都是瘢痕组织，不能做肾盂输尿管吻合时，可行肾下盏与输尿管吻合术，必须放置肾造瘘管及经吻合口的内支架管。

（三）术后疗效判断

肾盂输尿管吻合后平滑肌细胞间互相沟通即细胞桥的重新建立需在术后4～6周才能完成。因此，肾盂成形术后疗效至少应在6周以后才能判断手术的成功或失败。一般说来，肾盂成形术后临床症状消失；超声显示肾盂前后径变小、张力降低；影像学检查功能改善就是痊愈。慢性梗阻性肾积水行肾盂成形术后，肾盂、肾盏的扩张虽有所好转，但难以完全消失。必要时，可行利尿肾图检查来判断肾盂输尿管连接部的通过情况。

三、预后

（一）肾盂成形术后

肾盂成形术后3个月内吻合口可能存在水肿及瘢痕，这期间行核素扫描、静脉肾盂造影检查将提示引流差，甚至提示存在梗阻可能。因此，核素扫描、静脉肾盂造影应在术后3个月进行。术后6个月肾功能处于稳定状态，随访中可采用无创性超声检查，观察肾实质厚度及肾积水程度。随访至少延长至1年。

（二）肾盂成形术后再梗阻的治疗

原因为瘢痕增生造成肾盂输尿管连接部吻合口狭窄或闭锁。对于梗阻不严重的病例可放置双J管3～6个月，若梗阻解除，部分患者可免除再次手术之苦。再次肾盂输尿管成形术应选择至少距上一次手术后 6 个月，如再手术前肾积水加重肾功能渐进性损害严重，无法一期肾盂成形情况下可暂行肾造瘘。二次手术还是选择肾盂成形。若发现肾盂为肾内型肾盂，肾盂小吻合困难，可以用肾下盏与输尿管吻合。对于输尿管过短，无法与肾盂重新吻合时，可以根据情况行肾盂瓣缝成管状代输尿管、带蒂的膀胱前壁肌肉黏膜瓣缝成管状代输尿管、阑尾或回肠代输尿管。

（韩文文 张潍平）

参 考 文 献

[1] Jiang D，Tang B，Xu M，et al. Functional and Morphological Outcomes of Pyeloplasty at Different Ages in Prenatally DiagnosedSociety of Fetal Urology Grades 3-4 Ureteropelvic Junction Obstruction: Is It Safe to Wait? Urology, 2017, 101: 45-49.

[2] Esmaeili M，Esmaeili M，Ghane F，et al. Comparison between diuretic urography（IVP）and diuretic renography for diagnosis of ureteropelvic junction obstruction in children. Iran J Pediatr, 2016, 26: e4293.

[3] 黄澄如. 实用小儿泌尿外科学. 北京：人民卫生出版社，2006：198-202.

[4] Stewart K，Bouchard M. Kidney and urinary tract development: an apoptotic balancing act. Pediatr Nephrol, 2011, 26: 1419-1425.

[5] Bohnenpoll T，Kispert A. Ureter growth and differentiation. Semin Cell Dev Biol, 2014, 36: 21-30.

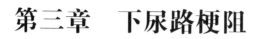

第三章　下尿路梗阻

第一节　后尿道瓣膜

后尿道瓣膜（posterior urethral valves，PUV）是男性儿童先天性下尿路梗阻中最常见的疾病。发病率为 5 000～8 000 活产男婴中有一例。1769年 Maorgani 最早于尸体解剖中发现瓣膜样的后尿道先天性梗阻，随后 Langenbeck 于 1802 年亦于尸体解剖中证实了本病。1919 年 Young 首先对本病做出了内镜下诊断，并进行了详细描述及合理分型。但实际上该病真正被广大医师认识是在 20 世纪 50 年代后期、60 年代初期因为排尿性膀胱尿道造影（VCUG）作为常用诊断方法以后。国内施锡恩与谢元甫（1937）曾报道后尿道瓣膜 5例。由于该病多见于小婴儿、新生儿，症状常表现为呼吸困难、尿路感染、生长发育迟滞、营养不良等，经常被误诊为内科系统疾病，所以必须与内科医师密切合作，做出正确的诊断及治疗。黄澄如（1987）报道了国内例数最多的后尿道瓣膜。

一、后尿道瓣膜病理生理研究的历史及现状

（一）病理分型

后尿道瓣膜可分三型：

Ⅰ型，最常见，占引起梗阻瓣膜的 95%。形态为一对大三角帆样瓣膜起自精阜的远端，走向前外侧膜部尿道的近侧缘，两侧瓣膜汇合于后尿道的背侧中线，中央仅留一孔隙。可逆行插入导尿管，但排尿时，瓣膜膨大，突入膜部尿道，甚至可达球部尿道，导致梗阻。

Ⅱ型，黏膜皱褶从精阜走向后外侧膀胱颈，目前认为不造成梗阻，甚至有人否认其存在。

Ⅲ型，该型占梗阻性后尿道瓣膜的 5%。该类瓣膜位于精阜远端膜部尿道，呈环状隔膜样，

中央有一孔隙。瓣膜主要成分为黏膜。同Ⅰ型瓣膜一样，可逆行插入导尿管，但排尿时瓣膜膨出突入后尿道或球部尿道，造成梗阻。

Ⅰ、Ⅲ两类瓣膜的病理构成虽不相同，但临床表现、治疗方法及预后均无明显区别，甚至尿道镜检查也难以辨别。

（二）病理生理

后尿道瓣膜于胚胎形成的早期就已出现，可引起泌尿系统及其他系统的发育异常及功能障碍。

1. **肺发育不良**　胎儿尿是妊娠中、后期羊水的主要来源。后尿道瓣膜的胎儿因肾功能差，排尿少，导致羊水减少。羊水过少妨碍胎儿胸廓的正常活动及肺在子宫内的扩张，造成肺发育不良。肺发育不良是后尿道瓣膜患儿新生儿期致死的主要原因，生后患儿常有呼吸困难、发绀、呼吸窘迫综合征、气胸及纵隔气肿，多死于呼吸衰竭，而不是肾功能衰竭及感染。

2. **对上尿路的影响**

（1）肾功能异常：后尿道瓣膜患儿肾功能异常包括两方面病因，一是尿路梗阻，二是肾发育不良。尿路梗阻导致肾损害已经在各种动物模型中得到证实。梗阻所致的尿路压力增高，可损害肾小管腔内细胞，影响肾的集合系统，造成肾尿液浓缩功能障碍，尿量增多，尿比重下降。无论液体摄入量多少及有无脱水，尿液排出均增多，从而使输尿管逐渐扩张，同时也增加了膀胱容量。膀胱内压增高，加重上尿路的损害，形成恶性循环。

尽管关于后尿道瓣膜肾损害的病因中是否合并肾发育不良仍存在争论，但产前早期干预并未能明显改善后尿道瓣膜患儿肾脏远期预后，提示合并肾发育不良是肾功能异常的另一病因。超声检查肾脏回声增强、肾皮质变薄伴皮质内小囊泡及皮髓质边界不清高度提示肾发育不良。

（2）上尿路扩张：后尿道瓣膜患儿持续增加

的膀胱内压力势必会进一步向上传递，影响输尿管、肾盂，并最终影响肾单位，导致上述组织的形态及功能改变。形态改变临床上表现为不同程度的肾输尿管积水。治疗后尿道瓣膜后，部分患儿的肾输尿管积水有所减轻，但还有相当一部分患儿的上尿路改变不明显，其原因可能是尿道瓣膜切除后，膀胱功能异常未能改善。

（3）膀胱输尿管反流：50%～80%的后尿道瓣膜合并膀胱输尿管反流，后尿道瓣膜患儿约1/3有双侧反流、1/3为单侧反流、1/3无反流。双侧反流多见于1岁以下婴儿。单侧反流与年龄无关。单侧反流多见于左侧，即使在右侧一般也较轻，容易恢复。

（4）膀胱功能异常，后尿道瓣膜的患儿膀胱功能障碍的发生率可高达75%～80%，尿动力学的主要表现为逼尿肌不稳定、膀胱低顺应性及膀胱容量小，晚期可表现为肌源性衰竭。继发于胎儿期尿路梗阻的膀胱肥厚导致排尿压持续增加，膀胱在代偿期尚可完全排空，但增高的排尿压导致膀胱壁逐渐重构，进一步增加排尿压并最终导致排空障碍，残余尿增多。1982年，Mitchell提出"瓣膜膀胱综合征"的概念，用以定义部分后尿道瓣膜患儿术后仍存在膀胱功能异常，导致肾输尿管积水不缓解和尿失禁的现象。瓣膜膀胱可能是由于瓣膜形成于膀胱胚胎发育前，导致膀胱出现组织学改变，使膀胱壁较正常增厚、扭曲，故膀胱收缩力及顺应性下降，进而导致充盈期膀胱内压力升高。尽管早期成功行瓣膜切除术，膀胱组织学改变依旧是不可逆的，可能最终导致后尿道瓣膜患儿膀胱功能异常。膀胱功能异常可使膀胱内压增高、残余尿量增多而导致肾输尿管积水无好转，最终导致肾功能恶化。

1982年Hoover和Duckett发现后尿道瓣膜合并持续性单侧膀胱输尿管反流伴同侧肾发育不良的患儿，对侧肾脏多未被累及，肾功能得以保存，提出了VURD综合征（vesicoureteral reflux and dysplasia）的概念，即由同侧发育不良的肾脏承受升高的上尿路压力，通过pop-off机制保护对侧肾功能的假说。此概念提出后，pop-off现象可作为远期肾功能预后良好的因素的观点被广泛接受。然而，近年来关于远期肾功能预后的研究证实，VURD综合征可能并不能改善肾功能预后。

二、后尿道瓣膜的诊断现状以及展望

后尿道瓣膜在新生儿期可有排尿费力、尿滴沥，甚至急性尿潴留。可触及胀大的膀胱及积水的肾、输尿管。有时即使尿排空也能触及增厚的膀胱壁。也可有因肺发育不良引起的呼吸困难、发绀、气胸或纵隔气肿。腹部肿块或尿性腹水压迫横膈也可引起呼吸困难。婴儿期可有生长发育迟滞或尿路败血症。学龄期儿童多因排尿异常就诊，表现为尿线细、排尿费力，也有表现尿失禁、遗尿。

（一）诊断现状

1. 产前诊断　产前超声检查可于胎儿期检出先天性尿路畸形。后尿道瓣膜被检出率位于肾盂输尿管连接部梗阻、巨大梗阻性输尿管之后，居第三位。在产前检出的尿路畸形中，后尿道瓣膜约占10%。超声检查有以下特点：①常为双侧肾输尿管积水；②膀胱壁增厚；③前列腺尿道长而扩张；④羊水量少。

2. 产后诊断　除临床表现外，排尿性膀胱尿道造影、尿道镜检是最直接、可靠的检查方法。排尿性膀胱尿道造影（VCUG）可见前列腺尿道伸长、扩张，尿道瓣膜有时可脱垂至球部尿道。梗阻远端尿道变细；膀胱颈肥厚，通道比后尿道细小；膀胱边缘不光滑，有小梁及憩室形成（图13-3-1）。

膀胱尿道镜检查往往安排在术前与手术同期进行。静脉尿路造影可发现肾浓缩功能差及肾输尿管积水，有时可清晰观察膀胱形态及扩张的后尿道；肾核素扫描能了解分肾功能，尤其是手术

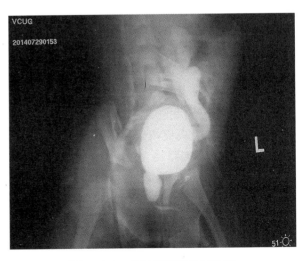

图 13-3-1　后尿道瓣膜的 VCUG

前后对比肾脏功能恢复情况；B 型超声可观察整个尿路形态，可观察肾内乳头的形态，肾乳头形态消失、变形者提示肾脏功能受损严重。

（二）后尿道瓣膜诊断展望

伴随超声检查水平提高，产前诊断尿道瓣膜的准确率会逐渐提高，为诊断以及判断预后提供依据。妊娠 24 周以前即诊断后尿道瓣膜的往往预后差；妊娠 24 周以后诊断后尿道瓣膜、羊水减少不多的病例往往预后较好。

所有的后尿道瓣膜患者都应该做尿动力学检查。尿动力学检查可见逼尿肌收缩增强以克服膀胱出口梗阻，尿流率降低，可于术前协助诊断下尿路梗阻，术后需定期复查，监测膀胱功能。

三、后尿道瓣膜的治疗策略

（一）产前干预

因肺发育不良是后尿道瓣膜患儿新生儿期致死的主要原因，故行膀胱羊膜腔分流解决羊水减少，从而改善肺功能。分流术式较多，常用的有做胎儿开放性膀胱造口、经胎儿镜于膀胱与羊膜腔之间放置分流管，亦有胎儿膀胱镜切除瓣膜的报道。早期文献报道羊水量恢复正常可防止肺发育不良，提高患儿存活率，然而因缺乏对照组，无法证明其有效性。近年来，产前干预的效果不满意，干预指征和必要性仍有待观察探讨。

（二）治疗策略

干预措施因年龄、症状及肾功能不同而异。对重度患者主要原则是纠正水电解质失衡，控制感染，引流及解除下尿路梗阻。

部分患儿经尿道插入导尿管即可控制感染。若患儿营养状况差，感染不易控制，需做膀胱造口或膀胱造瘘引流尿液。膀胱造口的优点是不带造瘘管，减少了膀胱刺激症状及继发感染的机会。

一般情况好转后的婴幼儿及肾功能较好的儿童可用尿道内镜电灼瓣膜。具体方法：采用 8F 或 10F 尿道镜（大患儿可用更大口径）经尿道逆行插入膀胱，后退镜体至膜部尿道，冲水时可清晰看到瓣膜张开。主要电灼 12 点，再补充电灼 5 点及 7 点部位。也有主张电灼 4、8 点。因瓣膜薄有张力，电灼后很快破溃、分离。

（三）后尿道瓣膜合并症的处理

1. 膀胱输尿管反流　由于后尿道瓣膜患儿的膀胱输尿管反流继发于梗阻所致的膀胱内压力升高，故 1/3 在电灼瓣膜或膀胱造口后可自行消失；1/3 应用预防量抗生素治疗下可控制感染；另 1/3 经保守治疗反流无改善，反复尿路感染。应该注意的是有时重度膀胱输尿管反流也有自愈的可能。需要做抗反流手术应用方法最多的是 Cohen 膀胱输尿管再吻合术。手术时机应在电灼瓣膜后 6 个月以上，待膀胱功能改善后。有文献报道，合并膀胱输尿管反流与肾功能预后无相关性，提示无症状的反流不应作为干预指征。有症状的合并膀胱输尿管反流的患儿应注意是否存在残存的膀胱出口梗阻。术后应定期行尿动力学检查评估膀胱功能，改善膀胱功能也能使部分反流好转。

2. 膀胱功能异常　后尿道瓣膜的患儿膀胱功能障碍的发生率可高达 75%～80%，合并膀胱功能障碍，是导致 PUV 患儿晚期肾功能衰竭的主要原因。膀胱功能异常的患儿通常并无临床症状，有系统综述报道 1 474 名后尿道瓣膜患儿中，平均 17% 有尿失禁病史，而尿动力学检查提示平均 55% 的患儿存在膀胱功能异常，故后尿道瓣膜患儿在随访中需常规行尿动力学检查了解膀胱功能。

关于膀胱管理，主要在于对家长和患儿的宣教以及行为训练。此外，生物反馈治疗及家庭盆底肌训练对改善膀胱功能也有帮助。对行为训练无法改善的膀胱功能异常，根据尿动力学检查结果制定相应治疗方案。对膀胱低顺应性和 / 或逼尿肌过度活跃不稳定的患儿可应用抗胆碱类药物治疗。为了开放膀胱颈减轻排尿阻力可同时使用 α- 肾上腺素能受体阻断剂治疗。对膀胱逼尿肌收缩不良、腹压参与排尿、残余尿量增多的患儿可用清洁间歇导尿，必要时可辅以夜间留置导尿。因膀胱颈抬高或尿道敏感难以进行清洁间歇导尿及夜间留置导尿的患儿，可行阑尾输出道可控性肠膀胱术。对经过以上治疗无效，膀胱顺应性差，安全容量低者，可用肠膀胱扩大术以改善症状。膀胱功能改善后上尿路积水有可能好转。

四、后尿道瓣膜治疗的远期效果展望

由于对后尿道瓣膜症的深入认识以及产前诊断、治疗技术的提高，后尿道瓣膜症患儿的治疗效果有一定改善。仍有 20%～50% 的后尿道瓣

膜患儿最终进展为终末期肾病，因此对后尿道瓣膜症应长期随诊，注意有的患儿是在青春期或成年早期发生肾功能衰竭。后尿道瓣膜合并的肾发育不良造成的肾功能受损很难恢复。目前已知的影响预后的危险因素包括：诊断时的年龄；肾发育不良伴或不伴膀胱输尿管反流；1岁内血肌酐最低值；反复尿路感染和膀胱功能异常。

此外，超声检查发现肾回声增强、肾皮质囊性变和皮髓质边界不清亦提示肾功能预后差。有文献报道，1个月时血肌酐在0.8~1.1mg/dl的患儿，肾实质面积每增加1cm^{2}均会降低进展为终末期肾病的风险。

后尿道瓣膜肾衰竭晚期须做肾移植。有报道合并膀胱功能异常的后尿道瓣膜患儿肾移植并发症发生率和移植物丢失率均显著升高。对于后尿道瓣膜患儿，控制膀胱功能不良对上尿路造成的损害，肾移植同样可取得满意效果。

第二节 前尿道瓣膜及憩室

先天性前尿道瓣膜是男性患儿中另一较常见的下尿路梗阻，可伴发尿道憩室，本病较后尿道瓣膜少见。William（1969）报道同期收治患者中有150例后尿道瓣膜，17例前尿道瓣膜，这也是国外前尿道瓣膜例数最多的报道，而国内例数最多的是黄澄如等报道的50例前尿道瓣膜（1990）。Firlit（1978）认为后尿道瓣膜发生率是前尿道瓣膜的7倍，也有报道认为前尿道瓣膜少于后尿道瓣膜25~30倍。北京儿童医院近10年同期收治后尿道瓣膜153例，前尿道瓣膜35例，认为前尿道瓣膜的发生率高于文献报道。

一、前尿道瓣膜及憩室的病理研究回顾

前尿道瓣膜及憩室的胚胎学病因尚不明确，有可能是尿道板在胚胎期某个阶段融合不全，也可能是尿道海绵体发育不全使局部尿道缺乏支持组织，尿道黏膜因而向外突出。前尿道瓣膜一般位于阴茎阴囊交界处的前尿道，也可位于球部尿道或其他部位。两侧瓣膜从尿道背侧向前延伸于尿道腹侧中线会合。同后尿道瓣膜一样不妨碍导尿管插入，但阻碍尿液排出，造成近端尿道扩张。有的伴发尿道憩室，前尿道瓣膜的1/3伴发尿道

憩室。黄澄如等报道50例前尿道瓣膜中有15例伴发尿道憩室。憩室一般位于阴茎阴囊交界处近端的阴茎体部、球部尿道。

憩室分为两种：①广口憩室，若被尿液充满时，远侧唇构成瓣膜，伸入尿道腔引起梗阻；②有颈的小憩室，不造成梗阻，可并发结石而出现症状。憩室后唇不影响排尿。做尿道镜检查时仔细观察，前尿道瓣膜同样有不造成梗阻的后唇。前尿道瓣膜梗阻造成的泌尿系统及全身其他系统的病理生理改变与后尿道瓣膜相同。也可有膀胱功能异常。

二、前尿道瓣膜及憩室的诊疗策略

患儿有排尿困难、尿滴沥，膀胱有大量残余尿。如憩室被尿液充满时，可于阴茎阴囊交界处出现膨隆肿块，排尿后仍有滴沥，用手挤压肿块有尿排出。若并发结石可被触及。危重患者临床表现与后尿道瓣膜相同。婴幼儿常有反复泌尿系感染、败血症、电解质紊乱、肾功能不全及尿毒症。

诊断除病史、体检外，超声以及肾功能的形态学检查可了解上尿路情况。重度前尿道瓣膜也常引起肾输尿管积水。

排尿性膀胱尿道造影可明确诊断。造影显示阴茎阴囊交界处前尿道近端尿道扩张，伴憩室者可见尿道腹侧憩室影像。梗阻远端尿道极细，膀胱可有小梁及憩室形成，可有膀胱输尿管反流（图13-3-2）。前尿道瓣膜及憩室和后尿道瓣膜一样可以有膀胱功能异常，需要做尿动力学检查。

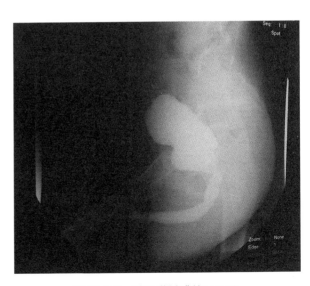

图13-3-2 前尿道瓣膜的VCUG

对于有电解质紊乱及泌尿系感染的患儿应对症治疗，留置导尿管，引流下尿路。若上尿路损害严重，应先行耻骨上膀胱造瘘，待一般状况改善后再处理瓣膜。对新生儿、小婴儿可先施尿道憩室造瘘，日后切除憩室，修复尿道。

对瓣膜的处理。若为单纯前尿道瓣膜可经尿道电灼瓣膜，简单有效。方法是：经尿道放入尿道镜，于前尿道清晰看到瓣膜，电灼4、6、8点三处。注意电灼6点时勿损伤正常尿道，否则，易造成术后局部尿外渗或形成尿漏。选用的电刀以钩状最佳，也可用冷刀。

对合并有憩室的病例应采用手术切除，对憩室大、位置明确的病例可直接做阴茎腹侧切口。一般均在阴茎阴囊交界处阴茎腹侧做纵切口，切开憩室，沿中线剪开瓣膜远侧唇后，可见瓣膜破裂成两叶片，切除瓣膜，裁剪憩室，使其口径与正常尿道相一致。缝合尿道，加强皮下各层组织的缝合，以加固尿道腹侧。术后处理和后尿道瓣膜一样，要定期严密随访。

（张潍平）

参 考 文 献

[1] 冯杰雄，郑珊. 小儿外科学. 第2版. 北京：人民卫生出版社，2014：368-373.

[2] Alan Wein, Louis Kavoussi, Alan Partin, et al. Campbell-Walsh Urology. 11th ed. Elsevier, 2015：3252-3271.

第四章　原发性膀胱输尿管反流

正常的输尿管膀胱连接部具有活瓣样功能，只允许尿液自输尿管流入膀胱，阻止尿液逆流。因某种原因导致这种活瓣样功能受损时，尿液逆流入输尿管和肾，这种现象称膀胱输尿管反流（vesicoureteral reflux，VUR），它可导致反复泌尿系感染、肾瘢痕、高血压、肾衰竭，因此需及时诊断及治疗。膀胱输尿管反流分为原发性和继发性两种。前者系活瓣功能先天性发育不全，后者继发于下尿路梗阻，如后尿道瓣膜症、神经源性膀胱等。本章主要介绍原发性膀胱输尿管反流。

第一节　发病机制历史回顾

一、发病率

原发性膀胱输尿管反流在小儿泌尿外科较为常见。新生儿中发病率为1%，在尿路感染的小儿中发病率达30%~45%。原发性膀胱输尿管反流发病率与种族、性别、年龄关系：白种人发病率三倍于黑种人；女孩发病率两倍于男孩；年龄小于2岁的发病率明显增高。

二、VUR 的遗传学特性

流行病学调查发现原发性膀胱输尿管反流存在家族遗传倾向，是多基因常染色体家族性疾病，它的人群发病率只有1%，但在膀胱输尿管反流患儿的后代中发病率达27%，其兄弟姐妹中达36%，双胞胎中达80%。膀胱输尿管反流的基因位点还未尽知，有学者猜测与基因突变导致膀胱内输尿管黏膜下段缩短有关，虽然用了许多方法寻找基因位点，但最终都失败了，目前主要有6个候选基因位点：AGTR2、HNF1B、PAX2、RET、ROBO2、UPKA3。

三、VUR 发病机制及病理

（一）组织学原因

胚胎时期输尿管远端发育异常引起。组织学研究认为输尿管远端组织学改变，可能为发病原因。组织学研究认为远端平滑肌肌纤维减少，胶原纤维增多，导致输尿管蠕动功能减弱而致尿液逆流，另一种理论认为输尿管 Cajal 间质细胞（ICC）缺少导致输尿管蠕动差而致反流。

（二）输尿管膀胱壁内段发育异常引起

输尿管膀胱连接部的活瓣作用，取决于膀胱内黏膜下段输尿管长度，和三角区肌层维持这个长度的能力；另一方面是逼尿肌对该段输尿管后壁的，足够的支撑作用。当膀胱内压上升时，黏膜下段输尿管被压缩而不产生反流。

（三）输尿管的蠕动能力和输尿管口的关闭能力

在防止反流中，输尿管的蠕动能力及输尿管口关闭能力也起一部分作用。当黏膜下段输尿管纵行肌纤维有缺陷，致使输尿管口外移，黏膜下段输尿管缩短，从而失去抗反流的能力。正常无反流时，输尿管黏膜下段长度与其直径的比例为5:1，而有反流者仅为1.4:1。输尿管口形态异常是发生反流的原因，描述四种形态输尿管口，即火山口形、运动场形、马蹄形和高尔夫球洞形。除火山口形，其他均为异常形态。

第二节　膀胱输尿管反流评价及筛查

一、分级

1985 年经国际反流研究组（International Reflux Study Group）讨论后，Lebwitz 等公布了膀胱输尿管反流的统一分级体系（沿用至今）。该分级体系主要通过排尿性膀胱尿道造影（voiding cystoure-throgram，VCUG）所显示的输尿管，肾盂和肾盏的情况对反流进行分级。该分级体系不仅在临床诊治过程中可对患者进行个体化描述和归类，同时有助于对反流自然进展作出评价，尤其原发性反流的最初分级对反流自然预后有重要的参考价值。

国际反流研究机构根据排尿性膀胱尿道造影将原发性膀胱输尿管反流分为五度：

Ⅰ度　反流仅达输尿管。

Ⅱ度　反流至肾盂肾盏，但无扩张。

Ⅲ度　输尿管轻度扩张或/和弯曲，肾盂轻度扩张和穹窿轻度变钝。

Ⅳ度　输尿管中度扩张和弯曲，肾盂肾盏中度扩张，但多数肾盏仍维持乳头形态。

Ⅴ度　输尿管严重扩张和迂曲，肾盂肾盏严重扩张，多数肾盏乳头形态消失。

二、膀胱输尿管反流的诊断与评价

（一）相关评价

有症状的 VUR 患儿往往因尿路感染而被发现。病史、发热、年龄、有无包皮环切、排尿情况等因素往往有助于对尿路感染进行解释和评价。在评估儿童尿路感染时，还需要注意评价是否存在神经源性病变，例如骶骨凹陷、臀裂异常、明显的便秘或大便失禁等相关的病史和体征，必要时应进行尿动力学检测。对于父母或兄弟姐妹有 VUR 史的儿童，应注意早期筛查反流，以防止无症状 VUR 的存在。

（二）影像学检查

1. **排尿性膀胱尿道造影（VCU）** 是确定诊断和反流分级的精确有效的方法，称之为"金标准"，并可重复使用。

2. **静脉尿路造影** 可很好地显示肾影形态，通过所显示的肾轮廓，可用以计算肾实质的厚度和肾的生长情况。肾盏变钝、输尿管扩张可能是膀胱输尿管重度反流的表现。

3. **超声检查** 可用于计算肾实质厚度和肾生长情况。并可作为常规筛查，及作为诊断明确后常规随诊检查手段。

4. **肾核素扫描** 包括静态和动态扫描两种模式：静态扫描可显示肾瘢痕情况，用于随诊病儿有无新瘢痕形成。动态扫描可比较手术前后的

肾功能，并用于评价肾小球和肾小管功能。

反流使部分尿液在膀胱排空后仍停留在尿路内，并为细菌从膀胱上行到肾内提供了通路，因此反流常并发尿路感染，可表现为急性肾盂肾炎的临床症状和无症状的慢性肾盂肾炎。患反流的小儿中，有 30%～60% 发生肾实质瘢痕，肾瘢痕的程度与反流的严重度成正比。

5. **膀胱镜检查** 不作为常规检查，可在决定继续使用药物治疗之前，用以了解输尿管口的形态和位置、输尿管膀胱黏膜下段的长度、输尿管口旁憩室、输尿管是否开口于膀胱憩室内或异位输尿管口。

6. **尿动力学检查** 原发性膀胱输尿管反流可合并膀胱功能异常可达 50%～75%，因此尿动力学检查非常重要，可根据膀胱功能针对性用药。

（三）临床表现

1. **反复尿路感染，脓尿，尿液浑浊** 尿液化验有多量白细胞。发热，重者可伴嗜睡、无力、厌食、恶心、呕吐。Woodward 和 Holder（1976）评价 350 个患尿路感染的小儿，发现有反流的小儿中，90% 体温高于 38.5℃，在无反流的小儿中仅 40% 有同样的体征。

2. **疼痛** 在婴幼儿无菌反流可表现为肾绞疼，大儿童可明确指出在膀胱充盈或排尿时胁部疼痛，年长儿在并发急性肾盂肾炎时也有胁部疼痛和触痛。

3. 年长儿可因反流造成排便功能异常（便秘），排尿功能异常（尿频、尿急、排尿困难等），长期反流可造成肾瘢痕，可引起高血压、蛋白尿和慢性肾功能衰竭及生长发育迟缓。

4. 无任何症状，体检时偶然发现。

（四）反流的影响

1. **肾小球和肾小管功能** 反流对肾功能的影响，与尿路部分性梗阻对肾脏的影响很相似。反流时上尿路回压增加，肾单位远端首受其害，因此肾小管功能受损早于肾小球。无菌反流影响肾小管的浓缩能力，且持续时间较长。感染对肾小管浓缩能力的影响，在感染根除后 6 周内恢复；反流损害肾浓缩能力，在反流消失后改善。肾小球功能在有肾实质损害时受影响，并与肾实质损害的程度呈正比。

2. **肾的生长** 肾内反流合并生长障碍有不

同的原因，一些可能是胚胎发生被抑制，如肾发育不全或肾发育不良同时合并反流；一些则是因反流引起的获得性生长障碍。

3. 身体的生长 Dwoskin 和 Perlmatter（1973）报道一组反流患儿多有体重偏低。Merrell 等（1974）报道 35 例在经外科矫治反流后，身体生长改善。

4. 高血压 有肾瘢痕的反流患者，在成年后发生高血压的机会较高。高血压的发生与肾素有关，肾瘢痕越少，发生高血压的危险越小。患双侧严重肾瘢痕的小儿随访 20 年以上，18% 有高血压；单侧病变者为 8%。

5. 肾功能衰竭 肾功能衰竭随反流和肾瘢痕而发生，主要发生在患双侧肾瘢痕伴高血压的患者，佛罗里达大学统计 110 例行肾移植手术的有肾瘢痕的小儿中，7%～10% 是反流病儿。

（五）反流的自然过程

原发性膀胱输尿管反流，一般随年龄增长逐渐好转，可能是因膀胱内输尿管段和三角区肌肉的生长和成熟之故。Duckett（1988）报道在他们的研究中，如果患儿感染被控制，反流自然消失率Ⅱ度为 63%、Ⅲ度为 53%、Ⅳ度为 33%。美国泌尿外科协会统计发现随着年龄增长，1 岁内 49.9% 可自愈，1～2 岁 52.0% 可自愈，2～3 岁 53.2% 可自愈。感染和肾瘢痕并不直接影响反流的消失，但肾瘢痕多见于严重反流的病例，反流自行消失机会少。Ⅴ度反流不易自行消失的，由于输尿管的严重扩张，常被称为反流性巨输尿管。

影响反流自愈的因素：

（1）储尿期（低压）反流，膀胱储尿期膀胱内压力未增加或明显增加时，尿液储留期，大多数储尿不到 50%（低压反流）时便出现反流。

（2）与解剖结构发育异常有关（输尿管黏膜下段短，高尔夫球洞状），输尿管黏膜下隧道有时可通过 IVP 或超声观察到，如隧道较短则自愈率低，另外输尿管膀胱开口正常情况下呈现"火山口"状，如呈现"高尔夫球洞"状则自愈率低下。

（3）重度反流，通过追踪随访、回顾性分析均发现反流度数越高自愈可能性越低。

（4）双侧：双侧反流自愈率低于单侧，这与概率学有关，与发病机制关系不太大，但有学者认为双侧反流膀胱功能异常概率增加，进而使反流自愈率下降。

（5）膀胱功能异常，膀胱功能异常表现为逼尿肌及括约肌功能不稳定，导致膀胱内高压增加反流，继而导致自愈率下降可能。

第三节 输尿管反流治疗的现状与展望

一、非手术治疗

（一）药物治疗

原发性膀胱输尿管反流，许多小儿可随生长发育可自然消失。无菌尿的反流不引起肾损害，因此可长期应用抗菌药物治疗，预防尿路感染，防止炎症损害肾脏，也为反流自然消失赢得时间。

所选择的药物应当是抗菌谱广、易服用、价廉、对病儿毒性小、尿内浓度高、对体内正常菌群影响极小的抗菌制剂。抗菌药物的使用应以其最小而足以控制感染的剂量。感染发作时使用治疗量，感染被控制后改用预防量，预防量应为治疗量的 1/3～1/2，这样很少引起副作用。预防量睡前服用，是因夜间尿液在体内存留时间最长，更易引起感染。服药时间一直持续到反流消失为止。

尿动力结果提示膀胱功能异常的原发性反流患儿不主张积极手术，应先改善患儿的排便功能，同时根据尿动力检查结果针对性用药改善膀胱功能。这种膀胱功能异常的患儿出现泌尿系感染概率非常高，同时术后复发反流可能性非常大。治疗主要包括改善便秘药物、排尿训练、盆底肌训练等等，必要时抗胆碱能神经药物治疗。

（二）评估排尿排便功能（膀胱直肠功能障碍，BBD）

需要在询问病史时详细询问患儿有无尿频、尿急、排尿时间延长、排尿困难、白天湿裤、阴茎/会阴疼痛、便秘或大便失禁。存在 BBD 的患儿 VUR 的自发缓解率低（31% *vs.* 61%），存在 BBD 的患儿在口服预防量抗生素过程中出现发热性 UTI 的概率大。

二、手术治疗

（一）手术指征

下列情况应考虑手术治疗：①年龄大于 1 岁，

不能自然消失的Ⅳ～Ⅴ度反流；②较大的输尿管口旁憩室或输尿管开口于膀胱憩室内；③异位输尿管口；④膀胱输尿管反流和梗阻同时并存；⑤异常形态的输尿管口；⑥存在明显药物副作用；⑦药物治疗不能控制感染或不能防止感染复发；⑧肾小球滤过率下降；⑨显著的肾生长抑制；⑩进行性肾瘢痕形成或新瘢痕形成；⑪药物不能耐受或家长要求手术治疗。以上11条每条均可作为独立的手术指征，但往往接受手术的患儿都符合其中多条。

(二)常用手术方法

抗反流的输尿管膀胱再吻合术，或称输尿管膀胱再植术，有多种术式，分为经膀胱外、经膀胱内和膀胱内外联合操作三大类。目前较常用的术式有下列几种：

1. 经膀胱内入路手术 最常用的是横向推进膀胱黏膜下隧道输尿管再植术（Cohen手术）：1975年Cohen报道的术式，将分离后的输尿管横跨三角区上方的横向黏膜下隧道，与膀胱黏膜吻合，起到防反流作用。方法：用组织剪沿输尿管开口在三角区上方做横向推进黏膜下隧道，隧道长度与输尿管直径比例是5∶1。当只有一个输尿管再植时，隧道指向对侧输尿管开口上方。当两侧输尿管都再植时，可以在三角区上方做一个隧道供两条输尿管穿过，也可以做两个隧道。Cohen手术简单，效果良好，成功率达95%以上，已经成为经膀胱内入路最常用的手术。Cohen手术的缺点是新输尿管开口偏向外侧，影响逆行插管、输尿管镜置入。有人推荐经耻骨上膀胱造瘘、经膀胱镜放置导丝指导输尿管导管进入，或使用纤维输尿管镜等方法。

此外经膀胱内入路手术还有Politano-Leadbetter手术、Glenn-Anderson手术、Paquin技术。

2. 经膀胱外入路 Lich等（1961）在美国和Gregoir等（1964）在欧洲分别报道了经膀胱外入路输尿管再植手术。优点是膀胱没有打开，可以减少术后的血尿和膀胱痉挛。操作：输尿管从髂内动脉发出闭塞的脐动脉处穿过，这是识别输尿管很好的解剖标志。结扎闭塞动脉，下方就是输尿管。在输尿管进入膀胱处周围分离输尿管。从膀胱输尿管连接部向上切开膀胱肌层达膀胱黏膜，建立包埋输尿管的切口。将输尿管紧贴膀胱黏膜，从远端向近端缝合肌层，包埋输尿管。逼尿肌的关闭建立了黏膜下隧道。黏膜下隧道的长度根据输尿管宽度掌握，也按照5∶1比例建立隧道。手术后有20%的尿潴留，多见于在双侧经膀胱外入路再植的儿童。

3. 腹腔镜手术在抗反流中的应用 经腹腔镜手术有三种方式：经膀胱外入路再植（Lich、Gregoir手术）、Gil-Vernet技术和Cohen手术。腹腔镜输尿管再植的手术原则与方法和开放手术相同，区别只是入路。由于小儿盆腔小，视野受限制，经腹腔镜操作较处理上尿路困难。建立气膀胱、腹腔镜下分离输尿管，建立膀胱黏膜下隧道、缝合等技术需要长时间的学习曲线。机器人辅助腹腔镜较传统腹腔镜提供了更容易学习、掌握操作的平台，只是由于费用昂贵、设备少，在国内开展较少。内镜下跨三角区再植（Cohen手术）：为了避免干扰腹腔和儿童盆腔小带来的操作不便，Yeung等（2005）最早描述了用标准腹腔镜设备建立气膀胱，再做Cohen再植手术。Peters和Woo（2005）随后报道了用机器人辅助技术帮助建立黏膜下隧道和输尿管吻合术。

4. 内镜下输尿管口旁注射某种物质 通过内镜下输尿管口旁注射某种物质来治疗反流已有十余年的历史。即使用一种特制针头，经膀胱镜在输尿管开口旁的黏膜下注入一定量的生物合成微粒悬液，使输尿管口适当紧缩，以阻止反流。近年来注射技术的成功率已达90%，但远期效果有待观察。

(三)术后合并症

最常见的术后合并症是未能消除反流，其次是新的输尿管膀胱连接部的术后梗阻，这可能是由于输尿管血液供应的破坏或输尿管穿入膀胱壁段扭曲所致。也可有术后反流和梗阻并存。

(四)术后随访

超声检查是排除术后梗阻的最好方法，术后4～8周即可应用，术后2～4个月可做排尿性膀胱尿道造影了解有无反流和憩室存在，静脉肾盂造影了解有无梗阻存在，如检查结果正常，1年后再复查，若仍无反流者，以后不需复查。交替应用静脉尿路造影和超声检查，用于随访肾结构，计算肾生长。肾核素扫描用于了解肾瘢痕。

（李振武 张潍平）

参 考 文 献

[1] Tekgül S. EAU Guidelines on Paediatric Urology，2017: 316-323.

[2] Staff A. Management and Screening of Primary Vesicoureteral Reflux in Children: AUA Guideline，2010.

[3] Antoine E. Khoury，Darius J Bagli. Vesicoureteral reflux//Wein AJ. Campbell's Urology，10th ed. Philadelphia: WB Saunders，2012: 3267-3309.

第五章　隐　睾

隐睾(cryptorchidism)指睾丸未能按照正常发育过程从腰部腹膜后下降至阴囊。其发生率因受调查对象的年龄及诊断标准的影响而众说不一。据报道,早产儿的发病率约为30%,新生儿为3.4%~5.8%,1岁时约为0.66%,成人为0.3%。双侧占10%~25%,单侧者中右侧略高于左侧。对其病因、高位隐睾的诊断和治疗方法的改进一直备受临床关注,目前虽已有很大进展,但仍存较多争议。

第一节　病因及发病机制研究现状

睾丸的发育及下降机制至今仍是一个尚未十分清楚的问题。至今虽有很多解释,但尚无定论。目前认为睾丸下降除受睾丸本身发育缺陷影响外,还与内分泌激素、睾丸下降通道解剖结构异常和环境因素等有关。

一、内分泌因素

隐睾的内分泌研究早在20世纪30年代即已开始,但直至70年代才进入系统和全面的研究。下丘脑-垂体-性腺轴不仅是维持发育和男性第二性征的重要内分泌轴,也与睾丸下降密切相关。该轴存在某种缺陷,特别是LH的缺乏,目前甚至认为LH缺乏是隐睾发生的主要原因。同时研究还表明,下丘脑-垂体-性腺轴任何一环异常都可导致隐睾的发生。但是雄激素影响应是全身性的,因此不好解释的是临床上单侧隐睾明显地多于双侧者,且大多隐睾患儿对激素治疗无效,这些临床现实又强烈地对雄激素理论提出了质疑,因此还有待进一步研究证实。

二、睾丸引带指引牵拉作用

睾丸引带是Hunter首次描述睾丸未降时所命名的,其作用为引导睾丸离开腹部进入阴囊。早在17世纪即有人发现人类睾丸下降与睾丸引带有关,其后众多研究结果确不尽相似。总结目前的研究结果,支持的论据有:①胚胎7月睾丸下降受障时睾丸引带停止生长并缩短一半;②切断能引起睾丸引带收缩的生殖股神经之后啮齿类动物睾丸下降停止;③睾丸引带为一种可收缩的非横纹肌样的横纹肌结构,具备收缩功能。但也有相反的研究结果,因此,睾丸引带在隐睾形成中到底有无作用及有多大作用尚需进一步研究证实。

三、解剖因素

与隐睾发生有关的主要解剖因素有:①鞘状突未闭;②腹股沟部发育异常,内环口过小或阴囊入口有机械性梗阻;③精索血管或输精管过短;④附睾发育异常等。这些解剖上的异常在隐睾手术中常可见到,但这些病理改变到底是隐睾的病因,还是隐睾出现后的结果还有待研究证实。

四、遗传因素

流行病学调查显示,父亲为隐睾的患儿,其隐睾发病率明显高于父亲不是隐睾的患儿。有隐睾家族史者,隐睾发病率是无家族史者的4.25倍,这些临床事实似表明隐睾有一定遗传倾向,但是否为其直接原因还有待进一步证实。同时有人通过基因测定还发现,隐睾患者中存在Y染色体缺失现象。

五、环境因素

由于近年来隐睾的发病率有显著的上升趋势,人们即想到环境因素可能参与了隐睾的发生,这一观点最早于1992年提出。环境内分泌干扰物,也称为环境内分泌干扰因子,或者环境激素:指环境中存在的能干扰人类或动物内分泌系统诸环节并导致异常效应的物质,可通过呼吸道、口、皮肤等多种途径进入机体，导致人和动物生殖器发育障碍、行为异常、生殖能力下降。其主要包括杀虫剂、除草剂、杀菌剂、塑化剂、表面活化剂、有机金属、卤代杂环烃、植物雌激素等。

综上所述，隐睾到底是单一原因引起的？还是多因素共同参与？多因素中又是何种因素起着主导作用及其机制等问题还有待深入研究。

第二节　高位隐睾诊断策略及进展

临床上常将经反复多次多体位体检仍无法扪及睾丸者称为高位隐睾，这些临床摸不到的隐睾可以有三种情况：一是睾丸仍位于腹股沟部，但因睾丸较小或被肥厚的皮下脂肪所掩盖引起，此类实质上应不属高位隐睾，但因其诊断及治疗仍需按高位隐睾处理，故临床报告资料仍被视为高位隐睾范围；二是隐睾位于腹腔内；三是睾丸缺如。Levitt综合6篇报告指出，摸不到的隐睾约占20%。

在高位隐睾，特别是在双侧者中，同时又伴有外生殖器严重畸形时，如会阴型尿道下裂或阴茎发育不良等，应常规进行染色体、性激素水平或性腺活检等检查，以确定性别，然后再考虑是否为高位隐睾。高位隐睾的检查方法如下：

B超检查，目前常作为隐睾的术前定位诊断，和其他的检查方法比较，最大的优点是对患者无明显创伤，且对于大多位于腹股沟管内隐睾的诊断仍有较高的准确性。作为一个筛查的检查方法应是值得推荐的。但对于腹腔内睾丸因易受腹腔内脏器干扰，常影响诊断结果。

腹腔镜检查，1976年Corteri首先报告用腹腔镜诊断高位隐睾获得成功，以后有不少作者相继报道。用腹腔镜检查时临床可有三种发现：①在腹股沟内环以上看到精索血管和输精管盲端，缺乏睾丸；②正常精索进入腹股沟管内环；③腹内睾丸。腹腔镜用于高位隐睾，特别是腹腔内隐睾的诊断与其他方法比较有更安全、准确的优势，特别是可用于各种年龄的患者，同时目前还可同时在腹腔镜下对睾丸和精索血管进行游离松解，一期将睾丸固定于阴囊内，即一期完成诊断和治疗。因此目前在高位隐睾的定位诊断中，特别在疑为腹腔内隐睾时，腹腔镜检查已替代其他方法。诊断性腹腔镜检查是诊断不能扪及隐睾的"金标准"。

第三节　治疗方法的演变、现状及困惑

虽对隐睾的治疗时机目前仍存争议，但大多认为6个月后自行下降的机会极少，且大量的临床资料及实验研究已证明2岁以后隐睾组织，特别是精原细胞将出现明显退行性改变，包括超微结构改变，且此种改变为不可逆性变化，因此认为隐睾的治疗不应迟于2岁，甚至有人认为从新生儿开始就应进行监护，不可再盲目等待。目前推荐隐睾治疗的时机：从6月龄（校正胎龄）开始治疗，最好在12月龄前；不迟于18月龄前完成。目前隐睾的治疗仍分激素治疗和手术治疗两大类。

一、激素治疗

（一）激素药物的种类

1. 绒毛膜促性腺激素（HCG）　从20世纪30年代开始成功治疗隐睾以来，几乎统治隐睾治疗达半个世纪。

2. 黄体生成激素释放激素（LHRH）　或称促性腺激素释放激素（GnRH），1972年Bregada首次试用治疗隐睾，但第一次获得成功者是Bartsch（1974）。同年Daklin首创使用鼻腔喷雾法，并对使用的剂量和方法进行了各种比较研究，为至今仍在使用的剂量及方法奠定了基础。但因药费昂贵，故至今尚未得到广泛应用。

（二）激素治疗的效果

尽管用HCG治疗隐睾已有近半个世纪，但因用药剂量、疗程长短，诊断标准不一，至今疗效结果仍报道不一。LHRH疗效较HCG更好，大多报道在40%以上，如与HCG联合应用还可提高疗效到80%左右。因有作者在用安慰剂进行双盲法治疗研究中发现：用安慰剂者仍有部分隐睾下降。所以也有人认为这些有效的病例中，包含有可能自行下降的回缩隐睾。这就对其真正疗效提出了质疑。

二、隐睾的手术治疗

（一）手术方法的演变

1899年Bevan提出了四条至今仍为临床所遵循的手术基本原则：①腹股沟斜切口；②充分

游离精索；③腹股沟管内环处结扎疝囊；④固定隐睾于阴囊中。其后相继有众多的术式问世，Bianchi 等 1989 年报道了经阴囊高位单切口行睾丸固定术；1999 年 Russinko 等报道了经阴囊皮纹切口的改良 Bianchi 术。Bianchi 手术的适应证为低位隐睾，即术前能够在外环口至阴囊间扪及睾丸，精索相对较松弛。

高位隐睾是手术治疗的难点，上述方法对腹腔内隐睾常感困难。目前为此设计术式有：①分期睾丸固定术，即一期将睾丸先固定于腹股沟管内或外环附近，以后再择期手术；②Fowler-stephens 术，即切断过短的精索血管以利睾丸下降至阴囊中；③腹腔镜手术，腹腔镜将有利于直视下充分高位松解睾丸及精索，并有利于保护睾丸的侧支循环，以便选择 Fowler-stephens 手术；④显微外科技术，利用显微外科技术，将睾丸内动静脉与腹壁下动静脉吻合，以解决精索血管过短问题。⑤睾丸切除术：对于腹内高位隐睾经充分游离精索后，仍然不能完成一期睾丸固定，而没有条件进行其他手术方法，或该侧睾丸发育极差，并无保留的实际意义者，特别是青春期后或者成年人隐睾，其对侧睾丸正常位于阴囊内者，可将该睾丸切除。

（二）手术治疗的现状及困惑

1. 高位隐睾的手术问题　前述高位隐睾的手术方法虽可应用，但均有不足之处，有时术中欲选择 Fowler-stephens 手术，但因睾丸侧支循环常已被破坏而无法施行，因此，此时大多只能将其放在腹股沟管或外环附近，等待再次手术的机会。对于高位隐睾最好术前能明确睾丸位置，并制订合适的手术方案。目前腹腔镜在高位隐睾的应用，不但能明确睾丸的位置，而且保证直视下精索的充分松懈，同时，因睾丸的侧支循环常未首先离断，故在估计不能将睾丸放回阴囊时，常有条件选择 Fowler-stephens 手术，从而避免了广泛游离和张力牵拉复位所致的睾丸萎缩。因此腹腔镜手术已成为高位隐睾的首选方法。

2. 发育不良睾丸切除问题　隐睾睾丸严重发育不良者并不少见，是否予以切除尚存争议，主张保留者认为睾丸虽小，但尚可发育，特别是当另侧睾丸有病变需切除时，其发育后有可能维持血中 T 水平，以免激素替代。虽有恶变可能，但在阴囊或腹股区已可得到有效监控，因此主张尽可能避免切除睾丸。但也有人认为，发育障碍的睾丸其后很难生长发育，且可能恶变，同时，保留一个病变睾丸还可能长期对另侧睾丸产生不利影响而致代偿性肥大等，因此主张切除为好。对于双侧者，因均存在不同程度的损害，故应尽力保存每一侧睾丸。在单侧者，目前虽尚无不同影响程度隐睾发育情况的临床随访报告来说明保存一个发育极差的睾丸是利还是弊。但对确实无发育增大可能者还是切除为好。

3. 术后睾丸萎缩问题　隐睾手术后睾丸的发育往往落后于健侧或正常，已有报告隐睾术后萎缩率约 40%。

4. 隐睾对生育功能的影响　隐睾对男性激素水平影响较小。对生育能力的影响可因手术年龄不同和随访内容不同而结果差异很大。据资料双侧者 60% 和单侧者 20%～60% 无生育能力。Dwes 对一组 492 侧隐睾术后进行随访分析，包括睾丸体积、组织学检查、精子计数等检查，结果表明 66% 无生育，这些均提示生育能力受到了严重影响。

（张潍平）

参 考 文 献

[1] McDougal WS，Wein AJ，Kavoussi LR. Campbell-Walsh Urology. 11th ed，2015：3430-3452.

[2] Abdullah F，JH Salazar，CD Gause，et al. Understanding the Operative Experience of the Practicing Pediatric Surgeon：Implications for Training and Maintaining Competency. JAMA Surg，2016，151（8）：735-741.

[3] Bonde JP，Flachs EM，Rimborg S，et al. The epidemiologic evidence linking prenatal and postnatal exposure to endocrine disrupting chemicals with male reproductive disorders：a systematic review and meta-analysis. Hum Reprod Update，2016，23（1）：104-125.

[4] Lopes RI，Naoum NK，Chua ME，et al. Outcome Analysis of Redo Orchiopexy：Scrotal vs Inguinal，J Urol，2016，196（3）：869-874.

中英文名词对照索引

H

J

M

N

O

P

R

S

W

X

Z

登录中华临床影像库步骤

┃ 公众号登录 >>

扫描二维码
关注"临床影像库"公众号

点击"影像库"菜单
进入中华临床影像库首页

临床影像库
中华临床影像库内容涵盖国内近百家大
型三甲医院临床影像诊断中所能见... ∨

7位朋友关注

关注公众号

影像库

┃ 网站登录 >>

输入网址 medbooks.ipmph.com/yx
进入中华临床影像库首页

进入中华临床影像库首页

注册或登录

PC 端点击首页"兑换"按钮
移动端在首页菜单中选择"兑换"按钮

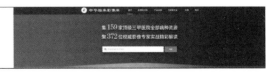

输入兑换码,点击"激活"按钮
开通中华临床影像库的使用权限

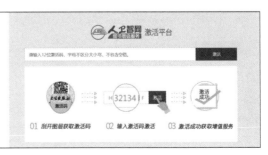

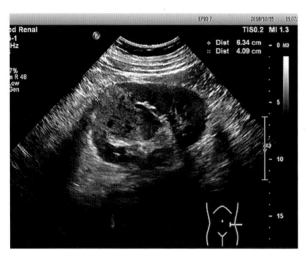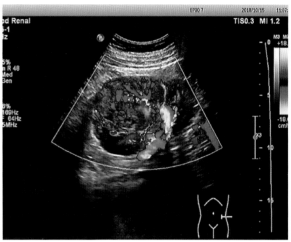

图 1-2-10　灰阶超声和彩色多普勒超声检查
肾癌，灰阶超声显示肾实质内低回声肿物，彩色多普勒超声显示肿物内及肿瘤周围血流丰富

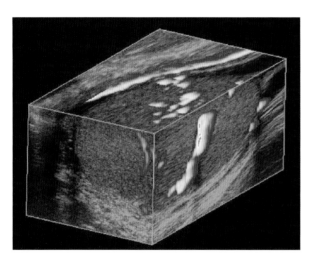

图 1-2-11　三维超声
睾丸三维超声，显示睾丸内的血管情况，其优点是可以任意调节观察角度，明确病变状态

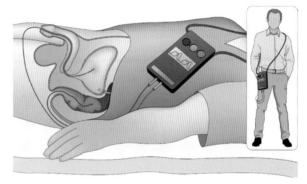

图 1-4-39　动态尿动力仪器留置方法

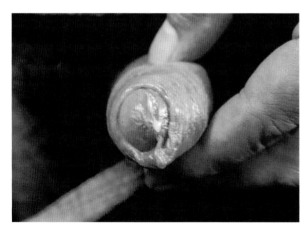

图 4-2-1　淋菌性尿道炎的尿道分泌物（图片由北京大学第一医院皮肤性病科提供）

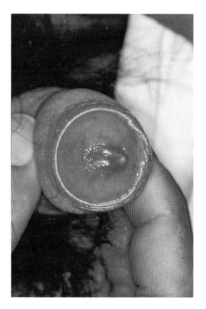

图 4-2-2　非淋菌性尿道炎的尿道分泌物（图片由北京大学第一医院皮肤性病科提供）

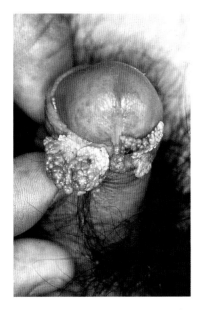

图 4-2-3　包皮尖锐湿疣（图片由北京大学第一医院皮肤性病科提供）

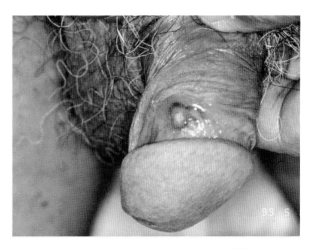

图 4-2-4　一期梅毒硬下疳（图片由北京大学第一医院皮肤性病科提供）

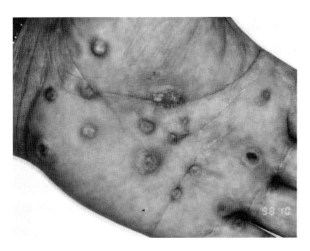

图 4-2-5　二期梅毒的皮肤损害（图片由北京大学第一医院皮肤性病科提供）

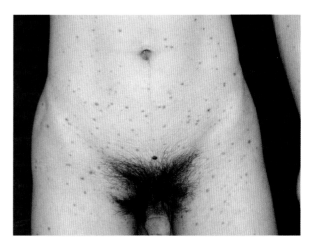

图 4-2-6　二期梅毒的皮肤损害（图片由北京大学第一医院皮肤性病科提供）

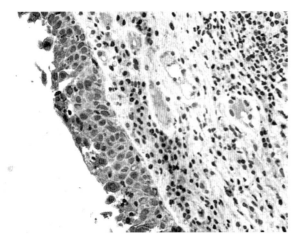

图 4-5-1　BPS/IC 病理表现

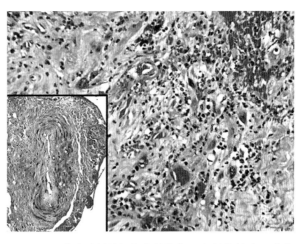

图 4-5-3　膀胱放射性损伤急性期与亚急性期的病理改变

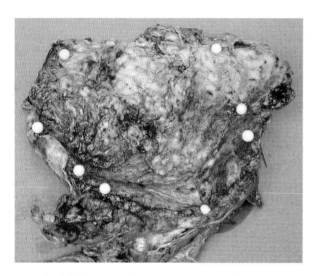

图 4-5-4 膀胱放射性损伤慢性期膀胱纤维化

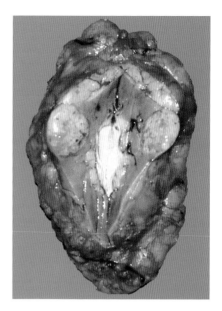

图 6-2-1 肾透明细胞癌的大体切面特征

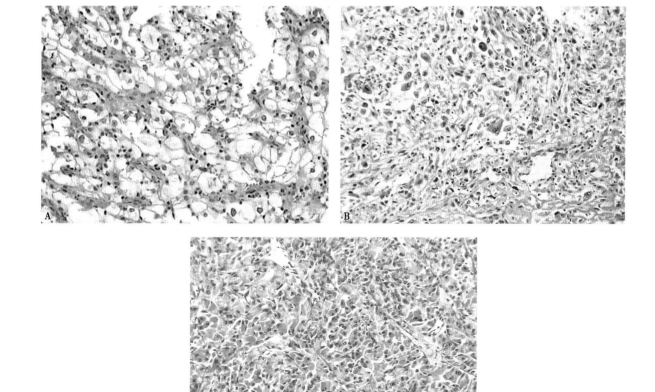

图 6-2-2 肾透明细胞癌的组织病理学特征

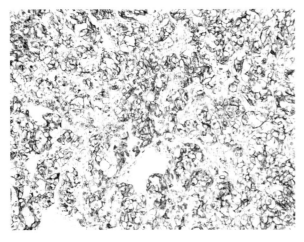

图 6-2-3 Ⅰ型乳头状肾细胞癌的组织病理学特征

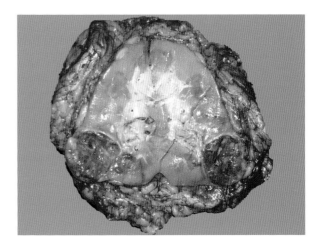

图 6-2-4 肾嫌色细胞癌的大体特征

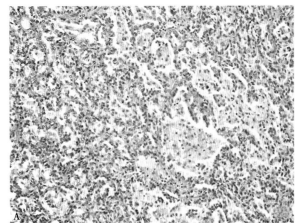

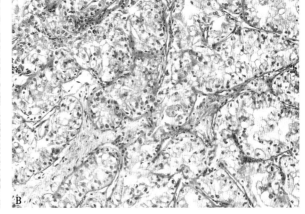

图 6-2-5 肾嫌色细胞癌的组织病理学特征

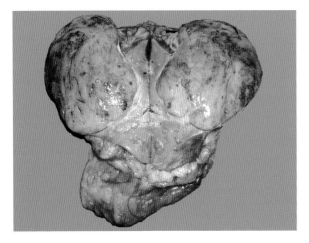

图 6-2-6 低度恶性潜能多房囊性肾细胞性肿瘤的大体特征

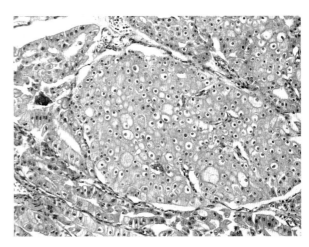

图 6-2-7 低度恶性潜能多房囊性肾细胞性肿瘤的组织病理学特征

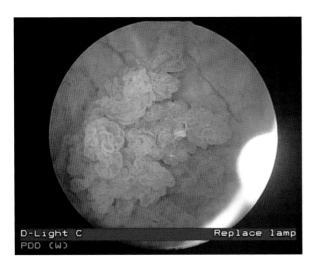

图 6-4-5　膀胱肿瘤内镜下示意图

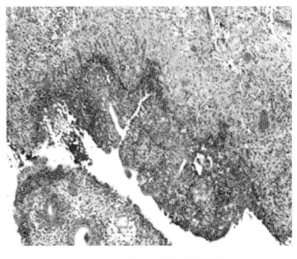

图 6-4-6　高分化乳头状癌镜下

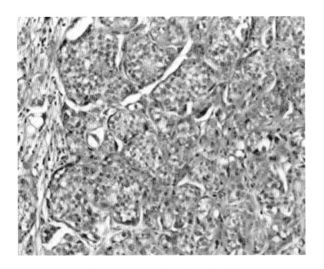

图 6-4-7　低分化乳头状癌镜下

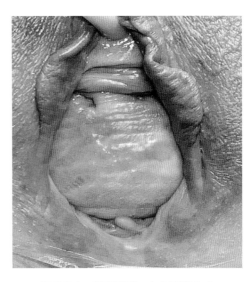

图 8-2-1　前壁膨出，中央缺陷为主

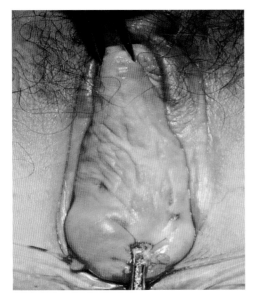

图 8-2-2　前壁膨出，旁缺陷为主

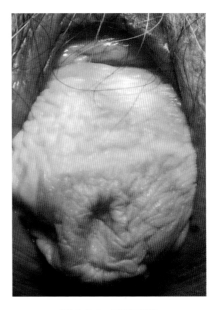

图 8-2-3　穹隆膨出

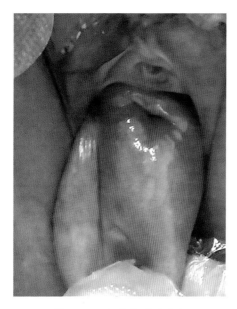

图 8-2-4　子宫及后壁膨出

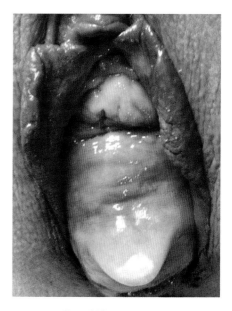

图 8-2-5　尿道阴道横沟以下阴道壁长度仅 1cm

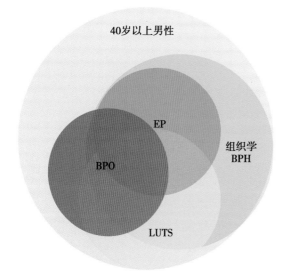

图 8-4-1　在所有年龄大于 40 岁的男性,大约有 50% 会出现组织学 BPH;其中大约 50% 会受 LUTS 困扰,而他们的 LUTS 也可能与其他疾病有关。在组织学 BPH 中,有一部分会出现前列腺体积的明显增大(enlargement of the prostate,EP)。组织学 BPH 或 EP 均可导致膀胱出口梗阻(benign outlet obstruction,BOO),但 BOO 也可能由其他原因所造成。因此,治疗时应考虑 LUTS 患者是否同时存在 EP 或 BOO

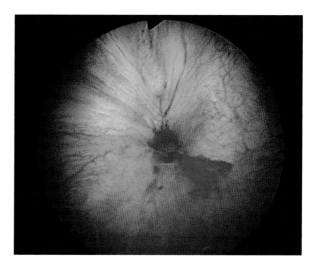

图 8-6-1　膀胱镜下瘘口

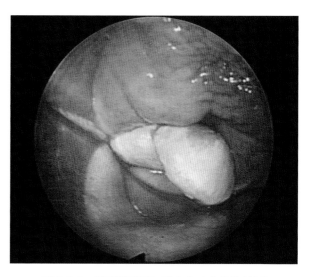

图 8-6-2　经阴道观察,巨大瘘口内异物结石

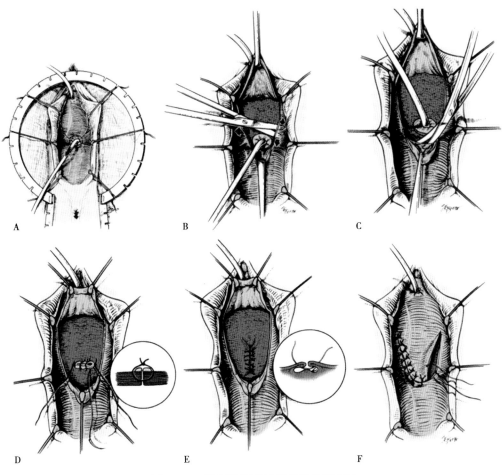

图 8-6-4　经阴道膀胱阴道瘘修补示意图

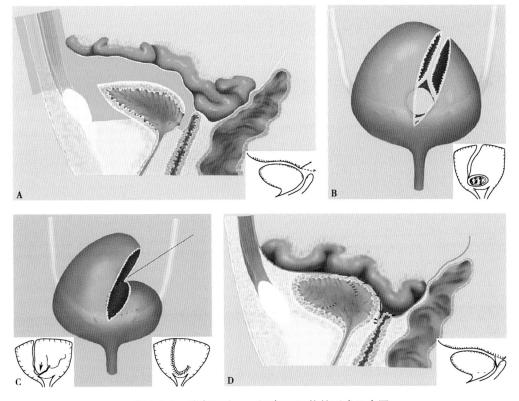

图 8-6-5　笔者经验——经腹 VVF 修补手术示意图

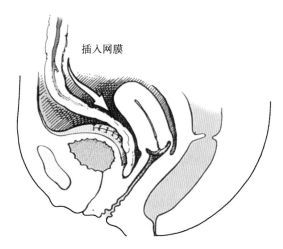

图 8-6-6 转移大网膜瓣

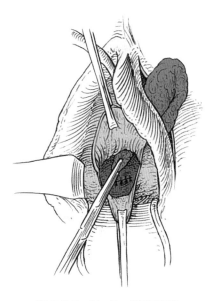

图 8-6-7 Martius 瓣的转移

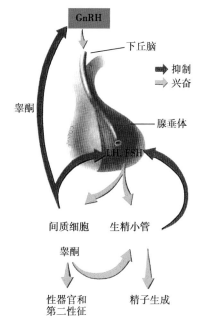

图 9-2-1 下丘脑 - 垂体 - 睾丸轴的反馈调节

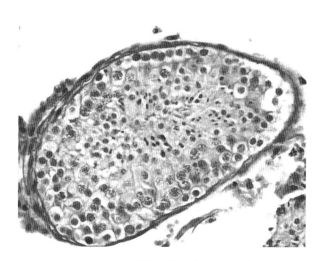

图 9-2-2 生精功能正常的生精小管

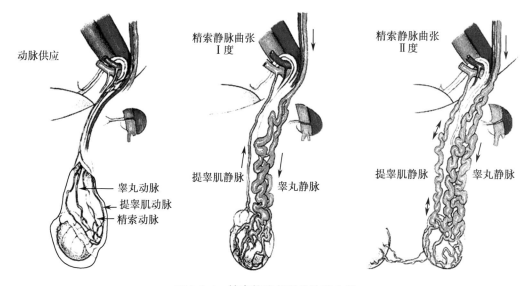

图 9-2-4 精索静脉曲张的临床分级

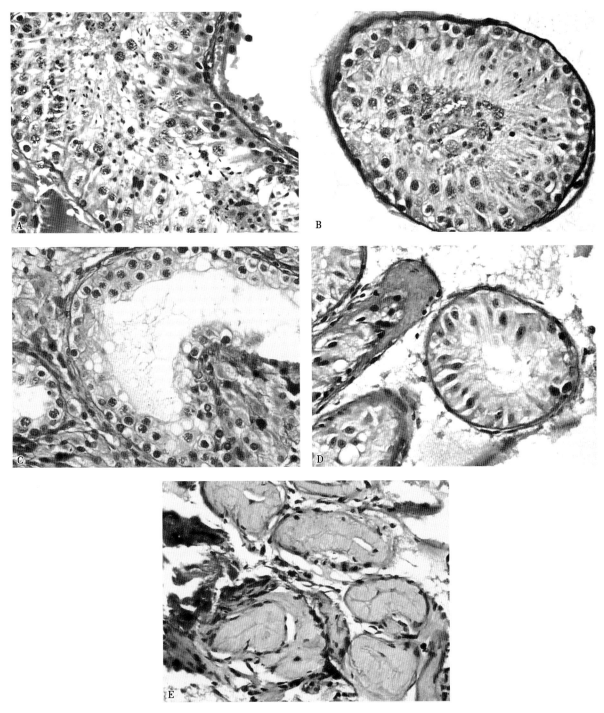

图 9-2-7 各种临床状态下睾丸生精小管的病理表现
A. 梗阻性无精子症；B. 生精功能低下；C. 生精成熟停止；D. 唯支持细胞综合征；E. 末期睾丸

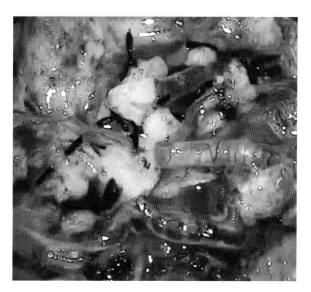

图 9-2-8　显微镜下精索静脉结扎术中保留的动脉和淋巴管

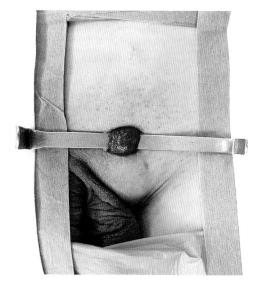

图 9-3-1　在外环水平取横切口，长约 2~3cm，将精索拉出切口，其下放置支撑物

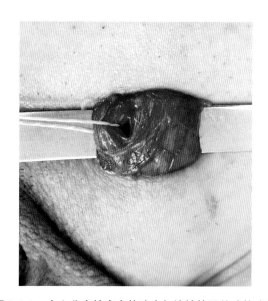

图 9-3-2　小心分离精索内静脉束与输精管及其动静脉间隙，以牵拉线牵至精索一侧

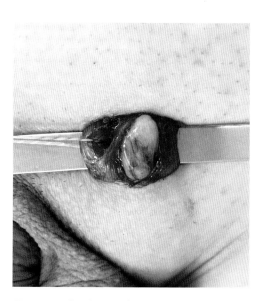

图 9-3-3　小心切开提睾肌，暴露精索内部结构

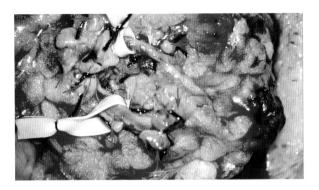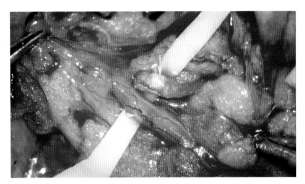

图 9-3-4　10 倍手术显微镜下仔细分离结扎所有精索内静脉,同时保护好睾丸动脉(图中黄色箭头为睾丸动脉,蓝色箭头为精索内静脉)

图 9-3-5　10 倍手术显微镜下仔细分离结扎所有精索内静脉,同时保护好淋巴管(图中黄色箭头为淋巴管)

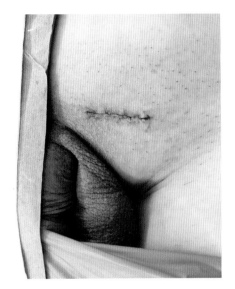

图 9-3-6　关闭切口

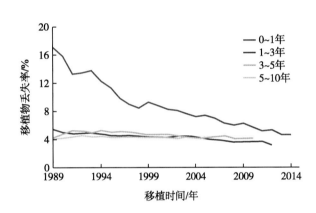

图 11-4-1　美国全因移植肾每年的丢失率

在过去的 20 多年中,1 年内的移植肾的丢失率大幅下降,但长期的移植物丢失率则保持相对稳定

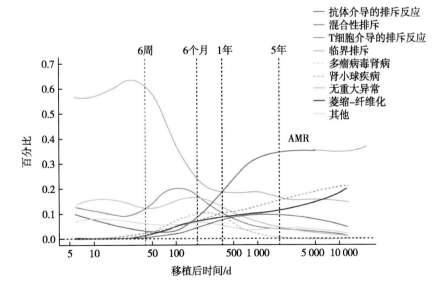

图 11-4-2　移植肾活检的组织学变化随移植时间变化的分布

AMR 是超过 1 年的最常见不良结局,而 T 细胞介导的排斥反应相对罕见

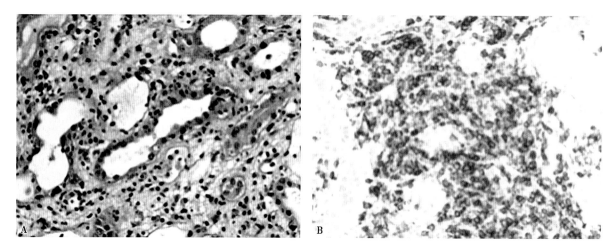

图 11-6-1　移植肾急性 T 细胞介导性排斥反应

A. 图示移植肾穿刺活检组织间质弥漫性淋巴细胞浸润，间质水肿和肾小管炎表现（PAS，×200）；B. 移植肾间质内浸润淋巴细胞经 CD3 免疫组化染色呈阳性（IHC，×400）

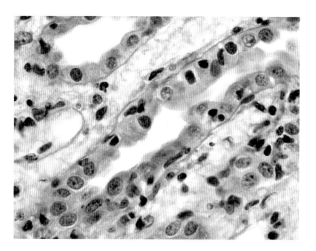

图 11-6-2　移植肾急性 T 细胞介导性排斥反应

图示淋巴细胞浸润进入肾小管上皮层内呈肾小管炎表现（PAS，×1 000）

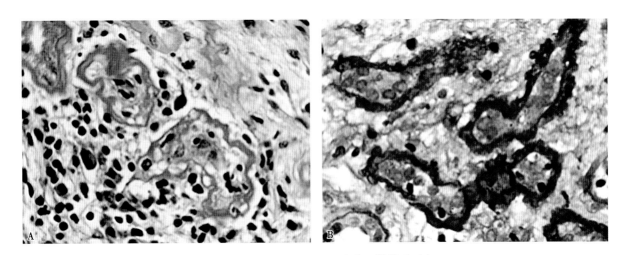

图 11-6-3 移植肾慢性 T 细胞介导性排斥反应

图示移植肾活检组织内萎缩的肾小管上皮内仍可见淋巴细胞浸润呈小管炎表现（PAS，×1 000）

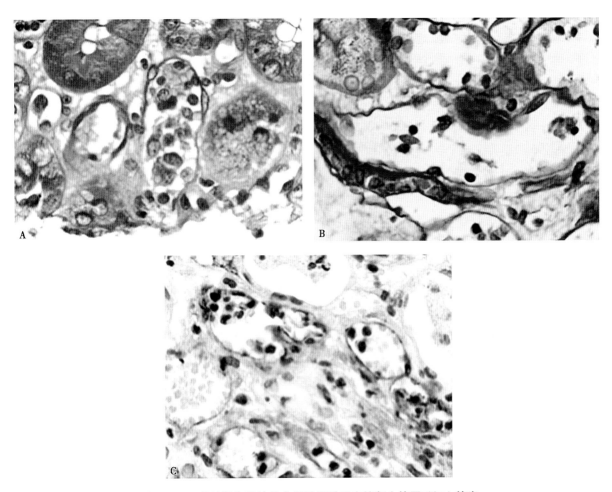

图 11-6-4 移植肾急性抗体介导性排斥反应的肾小管周毛细血管炎

A. 移植肾穿刺活检组织内部分肾小管周毛细血管腔内炎性细胞淤积（HE，×1 000）；B. PAS，×1 000；C. C4d 免疫组化染色阳性的肾小管周毛细血管腔内可见单个核炎性细胞淤积（IHC，×1 000）

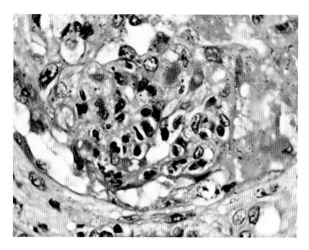

图 11-6-5 移植肾急性抗体介导性排斥反应的肾小球炎
图示移植肾穿刺活检组织内部分肾小球毛细血管腔内单个核炎症细胞浸润(HE,×1 000)

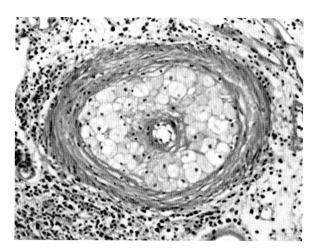

图 11-6-6 移植肾急性抗体介导性排斥反应中的动脉内膜炎
图示移植肾小叶间动脉分支部分内皮细胞空泡变和大量泡沫样巨噬细胞沉积(HE,×200)

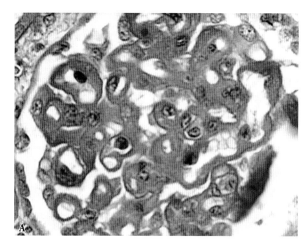

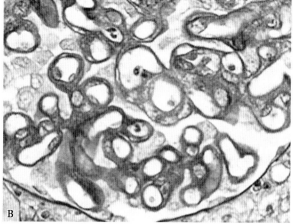

图 11-6-7 移植肾慢性抗体介导性排斥反应的慢性移植性肾小球病
图示肾小球毛细血管系膜基质增生、毛细血管基底膜增厚呈双轨样改变(A. HE,×1 000;B. PASM,×1 000)

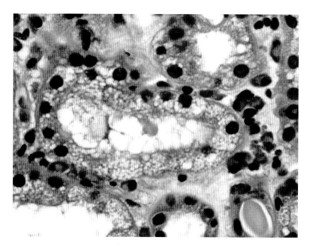

图 11-6-8 移植肾急性 CsA 毒性损伤
图示移植肾活检组织肾小管上皮细胞内多数细小等大空泡变(HE,×1 000)

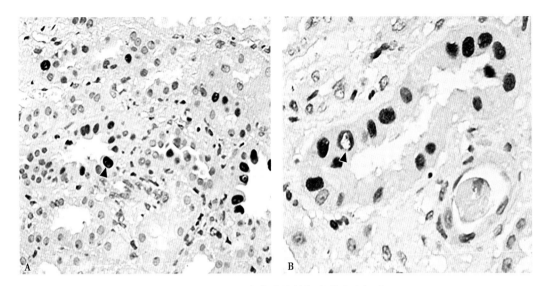

图 11-6-9　BK 病毒感染的肾小管上皮细胞

可见病毒感染的细胞核呈褐色,核体积增大,部分呈空心圆状(▲)。从这个层面看,BK 病毒感染的肾小管上皮细胞比例较多(IHC,SV40 抗原,×400)

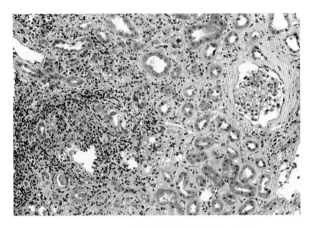

图 11-6-10　间质大量炎症细胞浸润

间质大量炎症细胞浸润,以单个核细胞为主。光镜下类似于急性排斥反应。与急性细胞性排斥反应很难区分(PAS,×200)

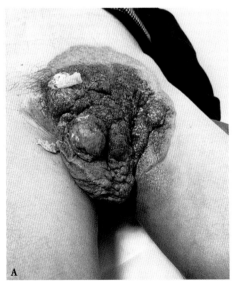

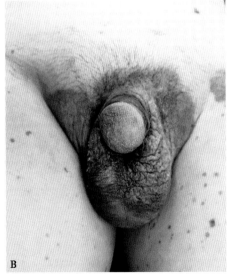

图 12-2-1　阴囊 Paget 病局部表现

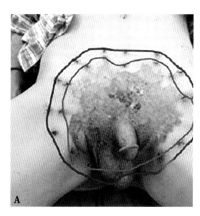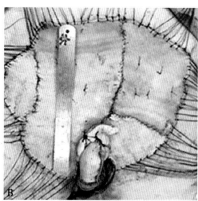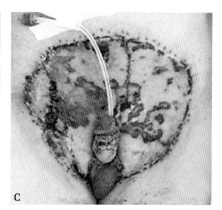

图 12-2-4 阴茎阴囊 Paget 病根治术

A. 术前"时钟法"活检；B. 术中切除病灶、创面修复；C. 术后外观

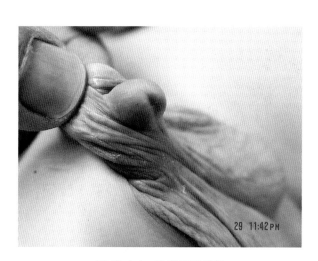

图 13-1-1 尿道下裂外观

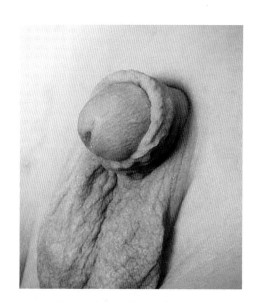

图 13-1-3 尿道下裂术后外观